GOETHE UND DIE KUNST

GOETHE UND DIE KUNST

Herausgegeben von Sabine Schulze

FRIEDMAR APEL
ILSEBILL BARTA FLIEDL
ANDREAS BEYER
HELMUT BÖRSCH-SUPAN
FRANK BÜTTNER
WERNER BUSCH
GUDRUN KÖRNER
DETLEV KREIKENBOM
PETRA MAISAK
HERMANN MILDENBERGER
NORBERT MILLER
JUTTA MÜLLER-TAMM
MARGARETE OPPEL
ERNST OSTERKAMP
ANJA PETZ
SABINE SCHULZE
ANNETTE SEEMANN
BETTINA-MARTINE WOLTER

HATJE

Umschlagvorderseite:
Johann Wolfgang Goethe
Lebensgroß geschnittener
Schattenriß
Stiftung Weimarer Klassik, Museen

Umschlagrückseite:
Johann Georg von Dillis
Cumuluswolken, Ausschnitt
Städtische Galerien im Lenbachhaus,
München

Autorenkürzel:

Andreas Beyer	A.B.
Ilsebill Barta Fliedl	I.B.F.
Frank Büttner	F.B.
Werner Busch	W.B.
Gudrun Körner	G.K.
Detlev Kreikenbom	D.K.
Petra Maisak	P.M.
Hermann Mildenberger	H.M.
Jutta Müller-Tamm	J.M.-T.
Anja Petz	A.P.
Bettina-Martine Wolter	B.-M.W.

INHALT

SABINE SCHULZE

GOETHE UND DIE KUNST

Würde ihm dieses Buch gefallen? Geschmeichelt wäre er von der Idee, seinem Kunsturteil so gründlich nachzuspüren, außerdem liebte er Bilder. Zeit seines Lebens hat er sich mit den bildenden Künsten beschäftigt als Zeichner und Sammler, als Kunstpädagoge und Politiker. Wir beginnen mit Raffaels *Heilige Cäcilie* aus Bologna und enden mit William Turners *Licht und Farbe* aus London: Das Konzept müßten wir ihm gut erklären, schließlich hat er Davids *Belisar* aus dem Louvre nie zuvor gesehen und Füsslis *Rütlischwur* aus Zürich damals eher kritisch aufgenommen. Verschämt würde er der antiken *Tänzerin* begegnen, die er in Neapel einst so heiß begehrte. Vieles, was er hoch verehrte, könnte er wiedersehen, Claudes ewige Landschaften und Ruisdaels *Klosterhof*, aber auch die süditalienischen Ansichten seines Freundes Hackert und Tischbeins Idyllen. Wie er zu der mächtigen Präsenz Caspar David Friedrichs stünde, dessen Talent er respektierte, ohne seine Bilder wirklich lieben zu können? Die Berge von Wolf, die Wolken von Blechen ..., er muß die hier zusammengekommenen Werke als Angebot zum Erkenntnisgewinn begeistert aufnehmen!

Über Goethe ist schon viel geschrieben worden: Die umfangreiche Bibliographie am Ende dieses Buches zeigt, daß wir bei unserer Abeit auf einen breiten Forschungsstand zurückgreifen konnten. Einen Grundstock liefern die quellenkundlichen Apparate der kritischen Werkausgaben. Daneben ist die kunsthistorische Fachliteratur unabhängig von ihrem jeweiligen Goethebezug zu berücksichtigen. In den letzten Jahren wurden zahlreiche Untersuchungen zu Einzelaspekten von Goethes Biographie mit reichem wissenschaftlichen Ertrag ausgerichtet. Einen unmittelbaren Vorläufer zu unserer Unternehmung gibt es jedoch nicht, obwohl das Interesse der Kunsthistoriker und Archäologen an Goethe schon immer groß war. Daß dies heute noch so ist, beweist nicht zuletzt diese Publikation, in der jeder Autor nach seiner eigenen häuslichen Goetheausgabe zitiert – die Philologen mögen es verzeihen.

Alle haben Goethe gelesen. Warburg fand bei ihm den Begriff der »Polarität«, und Hetzer verteidigt Giotto gegen Vasaris Fortschrittsmodell mit seinem programmatischen Ausspruch, die Kunst sei lange bildend, ehe sie schön ist. Vor allem aber hat sich die Kunstgeschichte des Themas im Medium der Festrede bemächtigt. Namen wie Waetzoldt, Pinder und von Einem kommen ins Gedächtnis. Ihr Ansatz ist unterschiedlich, gemeinsam ist ihnen das Verlangen, Goethes Wesensgleichheit mit den Größen der Kunstgeschichte herauszustellen. Voraussetzung für die Beschäftigung mit dem Kunstschriftsteller war die Anerkennung des Dichters als überragender Persönlichkeit, deren Äußerungen uneingeschränkte Aufmerksamkeit gebührt. Dieser Zugang ist uns heute suspekt. Dennoch lohnt es sich, ohne Polemik Stichproben von Goethes Rolle in der Kunstgeschichtsschreibung zu nehmen. Trotz positiver Grundstimmung gab es immer kritische Töne – so mußte Pinder zugeben, daß Goethes Beitrag als Künstler, Betrachter und Kunstrichter »nicht unmittelbar das stärkste an seinem Wesen ist«.[1] Nur vor dem Hintergrund des dichterischen Werks würde verständlich, »was sich hier an Bedingtem vor das Ewige stellen möchte«.[2] Daß Goethe die Kunstentwicklung selbst nicht beeinflußt hat, ist unbestritten, obwohl der Wölfflin-Schüler Franz Landsberger 1931 die vielzitierte Epochencharakterisierung der »Kunst der Goethezeit«[3] eingeführt hat. Von Einem sieht Goethes Beitrag vor allem in seiner Zeitgenossenschaft mit der »tiefsten Umwälzung, die die Geschichte innerhalb einer kontinuierlichen Kulturentwicklung kennt«[4] und nicht in seiner aktiven Einwirkung: »Die bildende Kunst der Goethezeit ist in keiner Weise von Goethe abhängig. Ihre Entwicklung hätte sich in gleicher Richtung vollzogen, auch wenn Goethe keinen Anteil an ihr genommen hätte.«[5]

Der Respekt vor der auratischen Persönlichkeit findet Niederschlag in *Goethes kunsthistorischer Sendung*, in der ihm die Rolle des Sehers zuwächst, der alle Entwicklungsschritte der deutschen Kunst auf hundert Jahre vorausgeahnt hat.[6] Die Vorstellung vom Genius, der vom »Vorgefühl naher Zeitenwende getroffen«[7] als ein erratischer Block in seiner Epoche steht, wurzelt in den Schriften Wilhelm Waetzolds, hat seine Zugkraft jedoch nie ganz verloren. Zur Rolle des Vorreiters tritt der Ruhm des Gründungsvaters, dessen Schriften aus den Jahren um 1830 die »Geburtsstunde der mit streng historischer Methode arbeitenden Kunstgeschichtsschreibung«[8] markieren.

Ein anderer Rezeptionsstrang versucht, Goethe aus den Niederungen des Spezialistentums herauszuhalten. Gerade in seiner Selbständigkeit und Unabhängigkeit von der kontinuierlichen Formierung des Fachs scheint seine Faszination zu liegen. Das »Ewige an Goethe« überblendet Zeitgebundenheit und Launigkeit seiner Stellungnahmen. Bewunderung gilt dem einfühlsamen, vom Genius beflügelten Genießer, dessen Anschauung noch nicht an die Kandare wissenschaftlichen Methodenzwangs genommen war.[9] Diese Theorie bezieht ihre Argumente auch aus seiner eindringlichen Prosa. Mit Gewalt fordert das Pathos der eigenen Beobachtung eine Lösung aus den rhetorischen Sprachmustern der traditionellen Traktatliteratur und ersetzt feststehende, zur Charakterisierung gestalterischer Leistungen über Generationen weitergereichte Begriffe durch freie, aus der Anschauung gewonnene Formulierungen. Deshalb wird Goethe für die Kunstgeschichte, ähnlich wie für die Naturwissenschaften, als der letzte Universalgelehrte aufgebaut, den das Regelkorsett der empirischen Fachwissenschaft noch nicht in seinem subjektiven Zugang einengt, der andererseits das unverbindliche Stadium des Privatgelehrten schon überwunden hat.[10] In Goethes Schriften zur Kunst scheint damit das längst verlorene Paradies eines selbstverständlichen Umgangs mit den bildenden Künsten aufgehoben, frei von Routine und Erfolgszwang.

Ohne diesen Topoi ihren wahren Kern abzusprechen, wollen wir Goethes Stellung in den historischen Fachwissenschaften klarer bemessen. Nur vor dem Hintergrund des Zeitbedingten kann das Eigentümliche von Goethes Kunstbetrachtung sichtbar werden. Detlev Kreikenbom vergleicht Goethes Beschreibungsmethode antiker Plastik mit den gängigen Methoden der damaligen Archäologie. Obwohl Goethes Schulung durch Winckelmanns Schriften nicht zu leugnen ist, bleibt er für detailliertere Ansätze empfänglich. Seine ganzheitliche Sicht auf den antiken Menschen wird er nie vollständig aufgeben, trotzdem öffnet er sich antiquarischer Deutung, bemüht sich um die Hinzuziehung aller Quellen und deren systematische Anwendung. Seiner Gesamthaltung entspricht die Ablehnung romantischpsychologischer Deutungen im Stile Welckers, er verläßt aber auch das Begeisterungspathos Winckelmanns, um sich, zumindest in der nachitalienischen Zeit, der von der Heyneschule vorangetriebenen »Disziplinierung der Disziplin« anzuschließen.

Die unterschiedlichen theoretischen und praktischen Ansätze, die Goethes Zugang zu Werken der bildenden Kunst charakterisieren, lassen sich vor allem im Umgang mit der eigenen Sammlung fassen. Auf der einen Seite ist Goethe immer noch mit dem Renaissancefürsten zu vergleichen, der als sinnstiftender Mittelpunkt seiner Sammlung eine bunte Mischung aus Naturalien, Kunst und Kuriositäten gedanklich zu einem Konzept steigert, das seine ganz individuelle Weltsicht spiegelt. Auf der anderen Seite sammelt er, um sich im anschauenden Vergleich Klarheit über kunstgeschichtliche Entwicklungslinien zu verschaffen. Dabei können seine inhaltlichen Schwerpunkte so zufällig gesetzt sein, wie seine Ankäufe von Finanzen, Chancen und Marktangebot abhängen. Um keinen Fälschungen aufzuliegen, vertieft er seine technische Kennerschaft, achtet auf Qualitätsunterschiede und Materialien und nutzt dabei alle gängigen kunsthistorischen Vorgehensweisen. Sein Umgang mit der Kupferstichfolge nach Mantegnas *Triumphzug Caesars* (Kat. 19–28) zeigt beispielhaft sein breites Erkenntnisinteresse. Zuerst schätzt er das Werk als exemplarische Verknüpfung von Naturnachahmung und Antikenstudium. Gleichzeitig besorgt er sich aus England Informationen über Verbleib, Aussehen und Erhaltungszustand der Originale, um am Ende mit dem Versuch einer Rekonstruktion einen selbständigen Beitrag zur kunsthistorischen Praxis zu liefern. August Schwerdgeburths Ergebnis vermag uns heute nicht zu befriedigen, hier stoßen wir an die Grenzen der Nachvollziehbarkeit und müssen einsehen, daß wir mit Goethes Augen nicht mehr sehen können. Der Prozeß zunehmender Erkenntnis, die Ausbildung der Kennerschaft, Wissensgewinn und Relativierung früherer Positionen sind nur literarisch zu vermitteln. An diesem Punkt kann der Kunsthistoriker Aufklärungsarbeit leisten.

Um dem Thema *Goethe und die Kunst* gerecht zu werden, muß sein individueller Zugang zu den Künsten mit der allgemeinen Kunstentwicklung in Verbindung gebracht werden. Damit ist jeder Reverenz vor dem Olympier deutlich Einhalt geboten. Nur ein klares kunsthistorisches Konzept kann vor Personenkult und anekdotischer Zerstreuung bewahren. Die Bilder sind in Werkgruppen zusammenzuführen, die Einsicht in kunsthistorische Zusammenhänge bieten, der Illustration einer prominenten Biographie dürfen sie nicht dienen.

Tatsächlich macht uns Goethe den Zugang zur bildenden Kunst nicht leicht. Die aus heutiger Sicht wichtigsten Künstler seiner Zeit hat er persönlich nicht gekannt: Viele Monate lebte er in Rom auf dem

1 Pinder 1932/38, S. 161.
2 a.a.O.
3 Landsberger 1931.
4 v. Einem, 1956, S. 85f.
5 v. Einem 1950/1972, S. 156.
6 Waetzoldt 1920, S.285, »Es gibt keine Phase in der Entwicklung der Kunstwissenschaft des 19. Jahrhunderts, die in Goethes Arbeiten nicht schon vorgedeutet gewesen wäre.«
7 Lankheit 1965/1988, S.7.
8 Waetzoldt 1921, S. 178
9 »Die Wissenschaft von der Kunst war in die Hände von Fachleuten übergegangen.« Waetzoldt 1921, S. 178.
10 Lepenies 1988, S. 105.

Corso, nur einen Steinwurf von Canovas Werkstatt entfernt, doch nichts weist darauf hin, daß er sich um dessen Bekanntschaft bemüht hätte. Paris hat er nie betreten, keines von Davids Werken im Original gesehen. Daß er den Namen Goya je gehört hat, ist nicht anzunehmen, ob er von Turner wußte, bleibt zu bezweifeln. Goethes Kenntnis der bildenden Kunst, der zeitgenössischen genauso wie der historischen, war von Zufällen abhängig. Vieles kannte er nur vom Hörensagen, aus der Literatur oder aus der Reproduktionsgraphik. Eine »anschauende Kenntnis« konnte er vor allem auf seiner Italienreise gewinnen, in den ersten vierzig Lebensjahren hatte er wenig Gelegenheit, Originale zu studieren. Auf systematischen Wissensgewinn wurde in den frühen Jahren kaum Wert gelegt, er sah nur, was ihn interessierte. So ist die Geschichte seiner Kunstbetrachtung auch eine Geschichte von Versäumnissen. Bekanntlich geht er 1768 bei seinem ersten Besuch in der Dresdner Gemäldegalerie an den italienischen Meistern unbeeindruckt vorbei, Raffaels *Sixtinische Madonna* findet seine Anteilnahme nicht. Genausowenig besucht er die Antikensammlung, dafür werden die Gipsabgüsse im Mannheimer Antikensaal ein Jahr später zum Schlüsselerlebnis. Wir dürfen uns Goethe nicht als regelmäßigen Museumsgänger vorstellen, seine Besuche in den großen Galerien in München oder Kassel waren, bezogen auf die lange Lebensdauer, Stippvisiten.

Genauso lückenhaft informiert war er über die zeitgenössische Kunstentwicklung, an deren Selbstdarstellung in den großen Akademieausstellungen in Berlin oder Dresden er keinen Anteil nahm. Legendär ist sein Besuch im Atelier Caspar David Friedrichs, wo er 1813 den *Mönch am Meer* und die *Abtei im Eichwald* auf der Staffelei sehen konnte, repräsentativ für Goethes Kenntnis innovativer künstlerischer Entwicklungen ist diese Begegnung jedoch nicht. Mit Künstlern aus der unmittelbaren Umgebung Weimars stand er in Kontakt, dabei darf jedoch nicht übersehen werden, daß Weimar in dieser Zeit kein kulturelles Zentrum war, in dem Malerei und Bildhauerkunst überregionale Bedeutung erlangten. Die Weimarer Klassik der Literatur findet auf dem Gebiet der bildenden Künste keine gleichwertige Entsprechung. Helmut Börsch-Supan dokumentiert Goethes deutlich eingeschränkten Blickwinkel mit dem bezeichnenden Titel *Goethes Kenntnis von der Kunst der Goethezeit.* Ob es Vorurteile waren, die seine Einsicht behinderten, Generationskonflikte oder verpaßte Chancen, Goethe kannte die Kunst seiner Zeit weitaus schlechter, als wir das heute tun.

Diesen Wissensvorsprung müssen wir nutzen, indem wir uns nicht auf Goethes Kenntnisstand festlegen lassen; der authentische Bezug zu seiner Person darf kein vordringliches Auswahlkriterium sein. Deshalb werden auch Bilder besprochen, die Goethe nie gesehen hat, andere kannte er nur im Stichwerk oder aus schriftlichen Quellen. Beliebig darf die Anbindung dabei nicht werden, die Stationen von Goethes Biographie müssen als Bezugsrahmen für die Auswahl der thematischen Schwerpunkte anerkannt werden. Aus Vita und kunsttheoretischen Schriften lassen sich vier Hauptphasen als grobes chronologisches Gerüst unterscheiden: Die Zeit von 1749 bis 1786 umfaßt die Jugend in Frankfurt, die Studienjahre in Leipzig, die Schweizreisen und das erste Weimarer Jahrzehnt. Einen Einschnitt markiert ab 1786 die Italienreise und die anschließende Verarbeitung der dort gewonnenen Eindrücke. In die Zeit der Weimarer Klassik von 1798 bis 1805 fällt der Höhepunkt von Goethes pädagogischen Anstrengungen und seine aktive Einflußnahme gegen die Romantiker, die verbleibenden Jahre bis 1832 zeigen ihn versöhnlich als Vermittler und Anreger.

Der Chronologie soll jedoch die Ordnungsfunktion nicht allein übergeben werden. Schließlich geht es nicht um die Nachzeichnung einer stringenten Entwicklungslinie oder gar eines Fortschrittmodells. Ausgangspunkt unserer Untersuchung sind deshalb die Konstanten, die Goethes Urteil über verschiedene Erkenntnisphasen hinweg bestimmen. Hier werden die aus der Geschichte der Antike und der Renaissance gewonnenen Idealvorstellungen präsentiert, an denen Goethe die Kunst der Zeitgenossen mißt und das Programm seiner kunsterzieherischen Aktivitäten ausrichtet. Goethes Menschenbild und seine Erwartung an eine harmonische Verbindung mit der Natur sind in den Bildern von Raffael, Claude Lorrain und Ruisdael exemplarisch aufgehoben. Dieses hohe künstlerische Ideal hält er in der eigenen Sammlung in Weimar präsent, gleichzeitig dokumentiert die stilistische Breite der dort zusammengetragenen Blätter die Offenheit seines Blicks auch für Werke, die anderen Zeiten und Stilstufen entstammen. Was er verehrte und was ihm gefiel, wovon er lernen und was er im Gedächtnis behalten wollte, spiegelt sich im Mikrokosmos der Sammlung.

In die private Sphäre gehören auch die eigenen Zeichnungen, die in geselliger Runde immer wieder vorgeführt, ansonsten aber sorgsam geordnet, auf Untersatzpapier montiert und mit getuschten Rähmchen gefaßt in Portefeuilles aufbewahrt wurden. Eine öffentliche Ausstellung, die in chronologischer Ordnung und nach Themen sortiert eine Zusammenschau seiner lebenslangen Zeichnungstätigkeit vorstellt, hätte ihn wohl erschreckt. Dem Vergleich mit zeitgenössischen Malern wollte er sich nie stellen, obwohl er zunächst durchaus Ambitionen hatte, sein Talent im Zeichnen auf die Höhe seiner dichterischen Leistungen zu bringen und ehrgeizig an der Ausbildung seines Stils arbeitete. Die von Petra Maisak zusammengestellte Auswahl der Goethezeichnungen zeigt Goethe als durchaus eigenständigen, seiner eigenen Intuition mehr als klassischen Vorbildern trauenden Zeichner.

Im nächsten Kapitel wechselt die Blickrichtung. Konnten wir zuvor mit Goethe auf die Werke der alten Meister und danach auf seine eigenen Zeichnungen schauen, so sehen wir jetzt mit den Augen der Zeitgenossen auf Goethe. Eine Versammlung der charakteristischen Bildnisse kann aus einem reichen Fundus schöpfen. Von der Jugend bis zum Totenbett ist er immer wieder gemalt worden, alle zu seinen Lebzeiten entwickelten Reproduktionstechniken kamen zur Verbreitung seines Porträts in Einsatz. Jeder weiß, wie Goethe aussah. So meinen wir und müssen dennoch verblüfft feststellen, daß uns aus 35 Bildnissen 35 verschiedene Männer anblicken. Zwischen dem sanften Jüngling Angelika Kauffmanns (Kat. 114) und dem griesgrämigen Denker Heinrich Meyers (Kat. 116) liegen nicht nur zehn Lebensjahre. Jeder Künstler hat, wie Gudrun Körner nachweisen kann, sein eigenes Konterfei in das Abbild des Dichterfreundes projiziert. Gesuchte Nähe oder Selbsterhöhung, das zeichnende Gegenüber bringt seine individuellen Wesenszüge mit ein, Goethe ist nie ganz er selbst. Auf diesem Hintergrund wird leicht verständlich, warum er seinen Porträts meist ablehnend gegenübertrat, mußte er doch in seinem Antlitz das Abbild einer fremden Persönlichkeit durchscheinen sehen. Haben wir Goethes Züge verloren und dafür Einblick in die Wunschträume seiner Zeitgenossen gewonnen?

Was von der Physiognomie eines Dichters erwartet wurde, können wir von Lavater lernen, den Ilsebill Barta Fliedl vorstellt. Auf bunten Papptäfelchen montiert, versammelt er Stiche und Kopien der gängigen Bildnisse des jungen Dichters. Der Pfarrer aus Zürich forscht nach Zeichen der Übereinstimmung zwischen der äußeren Erscheinung des Menschen und seinen inneren Anlagen. Nur wer gut ist, so lautet seine Theorie, kann auch schön sein. Auf der Suche nach aussagekräftigen Persönlichkeiten muß ihm der Dichter des *Werther* auffallen. In welchen Zügen offenbart sich das Genie? Wie sieht er aus, »der edle, feürige, selbständige, allwürksame, genialische Göthe?« Mit keiner Lösung ist er zufrieden, stets schleicht sich Mittelmaß in die Darstellung des Genialischen. Der Ausdruck des Überdurchschnittlichen kann sich von der gerade überwundenen barocken Herrscherikonographie nicht lösen: Apoll, der Gott der Künste und des Lichts, überstrahlt mit bewährten Würdeformen das Abbild des Dichters. Doch wird das Porträt des Gottes nicht ungeprüft übernommen. Im Zuge aufklärerischen Erkenntnisinteresses muß sich auch das Götterbild wissenschaftlicher Kategorisierung unterwerfen. In der Entwicklungsreihe *Vom Frosch zum Dichter* (Kat. 152–157) mag jeder den Grad seines intellektuellen Aufstiegs selbst bestimmen. Im Jahr 1775 kam Goethe in der Profilansicht von Melchior Georg Kraus (Kat. 111) der Vollendung recht nahe …

Zurück zu den Ursprüngen! Unter dieser Losung traten Dichter und Maler zum Sturm an auf die alten Vorbilder, auf Griechenschönheit und Franzoseneleganz. Alle Regeln sollten gebrochen, alle traditionellen Leitbilder überwunden werden. Die Rolle des Künstlers ist neu zu definieren, nicht länger fühlt er sich der Nachahmung der Natur verpflichtet und sucht nun die Quelle schöpferischer Gestaltung allein in sich selbst. Das Genie schafft gottgleich neue Welten, in denen Einbildungskraft und Originalität regieren. Im Rausch des Neubeginns verliert die Ratio ihre aufklärerisch zügelnde Kraft. Die alten Themen haben ausgedient, aus dem Dunkel der Vorzeit treten längst vergessene Mythen ans Licht. Homer, Shakespeare und die Helden der mittelalterlichen Sagenwelt bergen gespenstisch schauerliche, grotesk dämonische Stoffangebote. Für ihre künstlerische Umsetzung hält die akademische Ausbildung keine Muster bereit, neue Themen fordern neue Formen.

Die Ursprünge der Sturm- und Drang-Bewegung liegen in der Literatur, der junge Dichter des *Werther* und des *Götz* ist ihr Held. Sein poetischer Beitrag zur Formierung der Genieästhetik ist in Bildern nicht zu fassen. Daher ist hier die unmittelbare Anbindung an die Person Goethes aufzugeben zugunsten einer kunsthistorischen Horizonterweiterung. Der Maler Johann Heinrich Füssli ist mit der Biographie Goethes zu verknüpfen, ohne daß aus diesen sporadischen Überschneidungen der Viten thematischer Gewinn zu ziehen wäre. Goethe kauft im Alter ein Konvolut von Zeichnungen des jungen Füssli, eines »ungewöhnlichen Menschen«. Die voluminösen Shakespearszenen waren ihm nur im Stich bekannt. *Die drei Eidgenossen beim Schwur auf dem Rütli* (Kat. 185) hat er etwa siebzehn Jahre nach der Entstehung im Züricher Rathaus gesehen, eine Reaktion ist nicht überliefert, doch läßt die antirevolutionäre politische Haltung Goethes und seine im gleichen Jahr 1797 konzipierte Gegenstandslehre kein günstiges Urteil vermuten. In dieser Zeitverschiebung zwischen der Entstehung des Werkes 1780 und Goethes Rezeption erweist sich erneut sein oft unzureichender Informationsstand zeitgenössischer Kunstentwicklung. Mit dem intellektuellen Nährboden, aus dem Füsslis Werk entstand, war er jedoch durch seine Reisen in die Schweiz und seinen zweiwöchigen Aufenthalt bei Lavater in Zürich wohlvertraut. Zürich war in den 80er Jahren der Wallfahrtsort für jeden Künstler, der sich Heilung von rationalistischer Regelästhetik erhoffte. Begeisterung für den erregenden Anblick der Alpen, für republikanische Tugend und bürgerliche Freiheit versammelte die deutschsprachige Intelligenz in der Schweiz, dem Jungbrunnen der Geniebewegung.

Der *Schwur der Eidgenossen* ist nicht nur ein Programmbild der politischen Erneuerung im Zeichen mittelalterlichen Freiheitsdrangs. Die Radikalität seiner Bildmittel sprengt den Rahmen aller erprobten Kompositionstechniken und markiert den machtvollen Drang nach Erneuerung, der seit den 70er Jahren in allen europäischen Kunstzentren wie ein Säbelhieb den Traditionsstrang barocker Illusionskunst durchtrennt. Füssli konzentriert sich auf die elementaren Ausdrucksformen, zur Erfassung der charakteristischen Form bedarf es keiner malerischen Finessen. Er verläßt sich auf die menschliche Figur als alleinigen Ausdrucksträger. Wie bemalte Statuen agieren die drei legendären Staatsgründer vor einem Abgrund, kein irdischer Raum, kein transzendentales Himmelsgewölbe gibt ihnen Halt. Das Schwarz des Himmels baut sich wie eine Barrikade hinter ihnen auf und läßt keine Rückzugsmöglichkeit in stimmungsvolle Natursentimentalität. Der Mensch ist in die Welt geschleudert, die ungestaltet auf seinen Zugriff wartet. Eine kraftvolle Schwurgebärde bändigt Einsamkeit und Chaos, die Mauer des Himmels durchbrechend. Extreme Emotionen fordern extreme Gesten, für die die sichtbare Natur kein Vorbild kennt. Nur der Künstler weiß ihnen mit ruppig ungeschöntem Pinselstrich Gestalt zu geben.

Auch in Rom wird um die künstlerische Erneuerung des Menschenbildes gerungen. Aus dem Fundus der römisch-republikanischen Antike treten Tugendhelden zum Kampf gegen Korruption und Herrscherwillkür an. Sie propagieren Staatsraison und persönlichen Verzicht, Vaterlandsliebe, Treue und ein rigoroses Gerechtigkeitsgefühl als Kennzeichen eines neuen Menschen, der Selbstliebe und Egoismus nicht kennt. Die Mittel, mit denen sich die Tugendhelden in Szene setzten, sind rigoros wie die Stoffvorlagen, nach denen sie in antikischer Gewandung agieren. Aus ihrer extremen Stilisierung gewinnen die Bilder eine Signalwirkung, die sie nach 1789 politischen Bedürfnissen verfügbar macht. Entwickelt werden die Prototypen revolutionärer Erneuerung Mitte der 80er Jahre in Rom im Umkreis der französischen Akademie, deren Star seit 1783 Jacques Louis David ist. Hier entsteht der *Schwur der Horatier* (Kat. 190, Skizze). Mit seiner ersten öffentlichen Ausstellung in Rom 1785 beginnt die stürmisch begeisterte Aufnahme dieses Programmbildes der Epoche.

Goethe kam erst ein Jahr später in die Ewige Stadt, David war schon nach Frankreich abgereist und mit ihm die *Horatier*. Er war aber auch nicht gekommen, um die zeitgenössische Kunst der Franzosen kennenzulernen, ihn hatte das Studium der antiken Denkmäler und der großen Renaissancemeister nach Rom getrieben. Wieder führt Goethes Biographie ins Zentrum eines künstlerischen Umbruchs, ohne daß ihm damit eine auslösende Funktion zugesprochen werden soll. Die deutschen Künstler und die Franzosen waren Weggefährten, die, wie Hermann Mildenberger zeigt, in ständigem Austausch standen. Beide suchten unverbrauchte künstlerische Mittel, um dem hohen Ernst der moralischen Entscheidungen Aufmerksamkeit zu verschaffen. Gefühl und Verstand sollten gleichermaßen in Aufruhr versetzt werden. Mit kühler Theatralik agieren die Helden der Davidschule auf der Bühne einer Entsagung fordernden Staatsgemeinschaft. Anders die Deutschen: Angelika Kauffmann und Tischbein interessiert das Seelendrama, Entsetzen, Schrecken und Einsamkeit. Rationale Strenge und sentimentale Gebärde, aus beidem wächst das Pathos des neuen Menschen.

Goethes individueller Beitrag zur künstlerischen Erneuerung des Menschenbildes hat bekanntlich keine befriedigende Gestalt gewonnen. Die Geschichte der *Weimarer Preisaufgaben* ist eine Geschichte des Scheiterns. Was Goethe erhoffte, ist am Erreichten nicht zu messen. Dabei war Goethes praktischer Ausgangspunkt vielversprechend: Mit der Ausschreibung eines Wettbewerbes wollte er der zeitgenössischen deutschen Kunst den ideellen Mittelpunkt verschaffen, den die politische Situation der Kleinstaaterei ihr seit langem verweigerte; es gab Ende des 18. Jahrhunderts in Deutschland keine Institution, die über die Region hinaus schulbildend wirken konnte. Ohne sinnstiftendes Zentrum und ohne intellektuellen Austausch war keine neue Kunstblüte zu erwarten. In Rom hatte Goethe gelernt, daß der kritisch vergleichende Austausch zwischen Künstlern die Ergebnisse jedes einzelnen zu steigern vermag. An diese Erfahrung wollte er anknüpfen und als unabhängige Instanz in einem öffentlichen Beurteilungsverfahren künstlerische Leistungen loben und korrigieren. Dieses Angebot wurde von vielen Künstlern begeistert aufgegriffen.

Die Unternehmung scheiterte jedoch an der inhaltlichen Ausrichtung: Homer sollte der unumstrittene Lehrer der modernen Maler und Bildhauer werden. Aus seiner Dichtung, aus den Themen der *Ilias* und der *Odyssee* wollte Goethe die utopische Vergangenheit der Griechen wiederbeleben und das Bild des Menschen nach dem antiken Ideal gestalten. Nur so konnte aus einer prosaischen Welt, die dem Menschen sich selbst und der Natur entfremdet hat, wieder ein Ort der Harmonie und der Geborgenheit werden. Warum mußte diese Rückkehr der Götter so kläglich scheitern? Ernst Osterkamp charakterisiert Goethes Programm einer Verlebendigung der Antike in der Nachfolge Homers als Sehnsucht nach einer Wirklichkeit, die Geist und Sinnlichkeit, Kunst und Natur in Einklang bringt. Wo dieses Gleichgewicht verloren ist, wird der entwurzelte Mensch Spielball quälender Halluzinationen, wie es das zeitgenössische »klosterbrudrisierende und sternbaldisierende Unwesen« beweist. Damit ist die Richtung benannt, gegen die der Homersche Schutzschild errichtet wird: die Kunst der deutschen Romantik formiert sich, vorerst noch in der Literatur, mit einer Hinwendung zu biblischen und mittelalterlichen Themen und deutlicher Sympathie für Mystik und Legende. Diese romantische Orientierung an Christentum und Nationalgeschichte vereitelt am Ende die Wiedergewinnung eines antiken Kunstgeistes in der Moderne. Indem die romantische Ästhetik die Kunst aus der Verpflichtung zur Naturnachahmung entläßt, öffnet sie sich metaphysischen und religiösen Bedürfnissen. Die Sichtbarkeit der Welt, auf der Goethe beharrt, wird durch die Entfesselung der Träume nachhaltig in Frage gestellt. Ein Konflikt bahnt sich an, der, wie Frank Büttner in seinem Beitrag weiter ausführt, Goethes didaktische Interessen in Zukunft beherrschen wird.

Goethes Opposition gegen die jungen Künstler der Romantik ist mehr als nur ein Generationskonflikt. Zwei unversöhnliche Formen der Wirklichkeitsaneignung treffen aufeinander: Der eine sieht die Welt, der andere träumt sie. Goethe verweigert dem Gefühl jede sinnstiftende Macht, so Friedmar Apel im Schlußwort dieser Publikation, da Wahrheit für ihn nur in der sinnlichen Wirklichkeitserfahrung begründet ist. Dagegen entfremden religiöse und mystische Weltentwürfe den Menschen aus seinen natürlichen Lebenszusammenhängen, der Traumverlorene wird einsam und krank. Goethe wird nie aufhören, die Nursichtbarkeit der Welt zu verteidigen, Angriffe wird es viele geben. Der romantische Subjektivismus und der Siegeszug der wissenschaftlichen Naturbetrachtung sind die beiden großen Herausforderungen an sein Weltbild des Augenscheins. Ein letztes Mal suchen wir Goethes Vermittlung zum Einstieg in eine ästhetische Revolution, die er selbst nicht ausgelöst hat und die, das darf nicht verschwiegen werden, am Ende in ihren formalen Konsequenzen weit über seinen Ansatz hinausreicht.

Goethe sucht in der Natur einen ursprünglichen Lebensraum, in dem sich dem aufmerksamen Betrachtenden die objektiven Gesetze des Weltzusammenhangs offenbaren. Dem Landschaftsmaler kommt die herausragende Aufgabe zu, diese Ordnung in der Fülle zufälliger Erscheinungen zu erkennen und in seinem Werk zur Anschauung zu bringen. Claude Lorrain ist der Meister dieses Fachs. Aus dem Erlebnisraum Süditaliens rettet er in seinen Bildern Visionen eines Goldenen Zeitalters in die prosaische Welt der Moderne – Erinnerungsträume einer schönen Welt, die durch die gesteigerte Nachahmung des Wahren im Wirklichen aufgehoben sind und durch ihn zu neuem Leben erweckt werden. Goethe spricht es aus: »Im Claude Lorrain erklärt sich die Natur für ewig.« Dem Landschaftsbild *Tobias und der Engel* (Kat. 2) begegnet er in Kassel, zum wirklichen Verständnis seiner Kompositionsprinzipien kam es jedoch erst in Italien. Im unmittelbaren Vergleich von Natur und Bild klärt sich für Goethe die Leistung des Künstlers: die Natur betrachten, ihre Regeln erkennen und zur Schönheit vollenden, was in ihrer natürlichen Erscheinung angelegt ist. An diesem Vorbild will Goethe seine Arbeit als bildender Künstler orientieren, an diesem Maßstab muß er scheitern. *Der Dichter ein Landschaftsmaler,* wie Norbert Miller seinen Beitrag nennt, vermag seine überreichen subjektiven Eindrücke nicht in klassische Normen zu binden. Das unmittelbare Erleben der Natur, ihrer Farben, Lichtreflexe und atmosphärischen Stimmungen überlagert am Ende die ersehnte Idealform. Goethe konnte als Zeichner den Konflikt zwischen subjektivem Eindruck und objektiver Gestaltung nicht lösen. Andere werden aus diesem Spannungsverhältnis neue Formen entwickeln. Zur gleichen Zeit und in der gleichen Szenerie der sizilianischen Landschaft entstehen auf den Blättern von Cozens und Hoüel Spiegelbilder des Augenblicks. Die Faszination des Einmaligen und Unwiederbringlichen belebt ihre Aquarelle, kein vordergründiger Effekt, kein Statist aus mythologischen Gefilden, kein arkadisches Schäferspiel. Gerade aus der Nichtnachprüfbarkeit und Unwiederholbarkeit des Stimmungsbildes erwächst die Spannung.

Dieses Vertrauen in die eigene Erlebnisfähigkeit ist als Reaktion des Künstlers auf die zunehmende Objektivierung des Naturbezugs durch die Wissenschaften zu verstehen. Was für Goethe in der Naturbetrachtung noch zwanglos sich verband, Erscheinung und Sinn, Analyse und Synthese, subjektives Erleben und wissenschaftliche Erklärung, das bricht für die Zeitgenossen als unvereinbare Gegensätze auseinander. Wie ist der empirische Anspruch der Wissenschaft mit den Gesetzen ästhetischer Formgebung zu vereinbaren, wie lassen sich Kunst und Wissenschaft verbinden? Werner Busch greift die Meteorologie und die Geologie als zwei sich neu etablierende Spezialwissenschaften heraus, um ihre Auswirkungen auf die Landschaftsmaler zu überprüfen. Dabei dienen ihm Goethes eigene naturwissenschaftliche Interessen als Bezugsrahmen. Trotzdem könnte Goethe der künstlerischen Umsetzung nicht mehr folgen. Wokenstudien, von ihm angeregt als Ordnungsversuch des Flüchtigen, verselbständigen sich im Farbrausch. Er hatte Howards Klassifikation als Vorstoß zum Wesen der wechselvollen Himmelserscheinungen verstanden und sie den Künstlern deshalb als empirische Arbeitsgrundlage empfohlen. In den Ergebnissen könnte er seine Hoffnungen nicht wiederfinden. Die exakte Naturbeobachtung und die genaue Charakterisierung iher Einzelerscheinungen entbinden den Künstler nicht von seiner ordnenden, formgebenden Bestimmung. In seiner ästhetischen Vollendung der zur Wesensschau gesteigerten Detailstudien sieht Goethe die letzte Chance, den Konflikt zwischen wissenschaftlicher Erkenntnis und sinnlichem Augenschein aufzuheben.

Der Künstler als Retter eines ganzheitlichen Weltentwurfs – dieser Rolle verweigert sich Turner und spielt damit als letzter Künstler dieser Publikation die Rolle des großen Verneiners. *Licht und Farbe (Goethes Theorie) – Der Morgen nach der Sintflut – Moses schreibt das Buch der Genesis* (Kat. 380) bindet Anspielungen auf Goethes Farbtheorie, ohne deren physikalische Richtigkeit anzuerkennen oder zu verwerfen, in ein Sinngeflecht aus alttestamentarischem Mythos, naturwissenschaftlichen Weltentstehungsmodellen und künstlerischer Selbstreflexion. Ist es eine Landschaft, dann fehlt ihr das räumliche Kontinuum, ist es eine Historie, dann fehlt die sinnstiftende Gestalt des Menschen. Die zur Formlosigkeit entbundene Natur und der orientierungslose Mensch werden in einem Lichtwirbel zusammengehalten. Die Farbe hat sich zum Handlungsträger emanzipiert, ihr Werden, Sichwandeln und Vergehen wird zur Metapher des Naturkreislaufs. Das hätte Goethe nicht verstanden, der Geborgenheitssuchende hätte sich im Strudel der Farbe ausgesetzt gefühlt. Chaos und Undurchschaubarkeit, verworrene Handlungsstränge und ein Künstler, der den Kosmos seiner ganz individuellen Weltsicht in den Mittelpunkt des Bildes rückt: gandenlos sprengt diese ästhetische Entwicklung Goethes Kunstverständnis.

Welche Botschaft hat er diesem Weg entgegenzusetzen? Ihm ist unsere Arbeit gewidmet, deshalb soll er das letzte Wort behalten. Fragen wir ihn, welches der in seinem Namen versammelten Bilder ihm das liebste ist: Taktvoll würde er die Vorzüge jeder Arbeit loben, um dann vor das Werk Raffaels zu treten. Dieser Künstler hat Goethes Ideal beispielhaft verwirklicht. Die Entscheidung für Raffael ist kein originelles Votum. Raffael wurde schon von seinen Zeitgenossen »Divino« genannt und als Erneuerer der modernen Kunst gefeiert. Seither gab es keine Epoche, die sich seinem Vorbild verschlossen hätte. Mit Winckelmann trat die Rezeption in eine neue Phase, der Renaissancekünstler wird zum Garanten einer möglichen Wiedergeburt antiker Gestaltungsprinzipien in der Moderne. Seine Werke lehren, daß maßvolle Ruhe und ideale Schönheit nicht für ewig verloren sind, sie sind in der Natur aufgehoben und können wiedergewonnen werden von jedem, der ihre Gesetze respektiert.

»... und ich möchte jetzt nichts darüber sagen, als daß es von ihm ist.« Mit diesem lakonischen Ausspruch kapituliert der Dichter vor dem ersten Anblick eines originalen Werkes, der *Heiligen Cäcilie* (Kat. 1), im Jahr 1786 noch an ihrem ursprünglichen Aufstellungsort in der Cäcilienkapelle in San Giovanni in Monte in Bologna. Erst bei der Redaktion der *Italienischen Reise* formuliert er die Gründe seiner unbedingten Bewunderung. In dieser, von Andreas Beyer als antiromantische Programmschrift ausgewiesenen Publikation präsentiert er das Werk Raffaels als Inbegriff einer freien, keinem gesellschaftlichen Bedürfnis verpflichteten Kunst. Leben und Schicksal der um *Cäcilie* versammelten Heiligen interessieren ihn nicht, hier liegen historisch bedingte, in einem aufgeklärten Weltbild überholte Glaubensinhalte verborgen. Von diesem ikonographischen Ballast muß der Anschauende sich befreien. Goethe stellt die »einfache Gegenwart« des Menschen in den Mittelpunkt und fordert damit ein letztes Mal das antike Ideal eines diesseitig erfüllten, »ewigen« Menschenbildes ein. Im Werk Raffaels erfüllt sich sein Wunsch nach Geborgenheit in einer Welt, in der das Leben zu seiner höchsten Entfaltung gelangt, nach einem Menschen, in dem sich Geist und Sinnlichkeit natürlich vereinen.

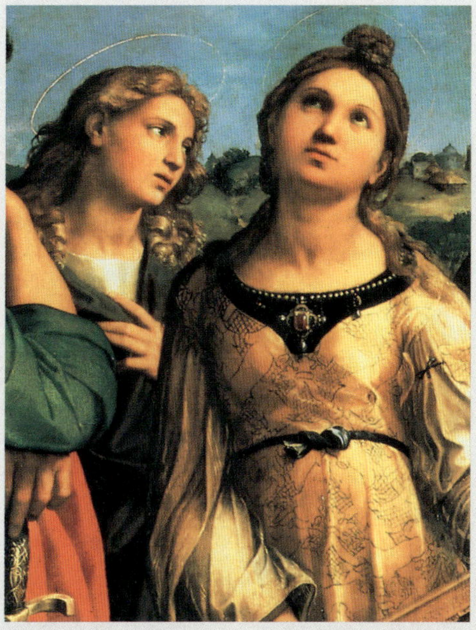

GOETHES IDEAL

Raffael Sanzio
Urbino 1483 – 1520 Rom

1 DIE HEILIGE CÄCILIE MIT PAULUS, JOHANNES DEM EVANGELISTEN, AUGUSTINUS UND MARIA MAGDALENA

1514
Öl, von Holz auf Leinwand übertragen
238 x 150 cm
Pinacoteca Nazionale, Bologna

Literatur: Emiliani 1983 mit weiterer Literatur

Die stupende Wirkung von Raffaels *Heiliger Cäcilie* ist schon früh zum Gegenstand der Kunstliteratur geworden. In seinen Künstlerviten berichtet Giorgio Vasari, daß der Bologneser Maler Francesco Francia, der mit der Aufrichtung der aus Rom geschickten Tafel beauftragt war, bei deren Anblick die eigene Unzulänglichkeit schmerzhaft erkennen mußte, und bald darauf an gebrochenem Herzen starb. Und noch dem 18. Jahrhundert galt die *Heilige Cäcilie* als eines der Hauptwerke, wenn nicht gar als das Hauptwerk unter den Tafelbildern des Urbinaten. Im Verlauf des französischen Raub- und Feldzugs wurde das Bild 1798 nach Paris verschleppt, und kehrte erst nach dem Sturz Napoleons 1815 wieder nach Bologna zurück, wo es seither in der Pinacoteca Nazionale ausgestellt ist. Eine bemerkenswert sorgfältige Restaurierung hat das Gemälde jüngst von den immer wieder beklagten, bei früheren Restaurierungen nachträglich aufgelegten Farb- und Firnisschichten befreit, und so die vielstimmige Farbharmonie aus Raffaels römischer Reifezeit restituiert (vgl. Emiliani 1983).

Goethe sah das Gemälde noch an seinem angestammten Ort, über dem Altar der Cäcilienkapelle in San Giovanni in Monte in Bologna. In Auftrag gegeben wurde das Werk um 1514 von der später selig gesprochenen Elena Duglioli dall'Olio, die am Jahrhundertbeginn durch ihre tugendhafte Lebensführung, wiederholte Visionen und ihre Verweigerung der ehelichen Pflicht – darin dem Vorbild der Hl. Cäcilie folgend – kirchliches Interesse auf sich gezogen hatte. Der päpstliche Legat in Bologna und Titular von S. Cecilia in Rom, Kardinal Alidosi, überließ ihr einen Armknöchel der Heiligen, der in jener Kapelle in einem silbernen Reliquiar verwahrt wurde, das wiederum ein Präsent eines weiteren ihrer bedeutenden Förderer, nämlich des Florentiner Kanonikers Antonio Pucci war. Diesem verdankt sich auch die Autorschaft Raffaels, den für den Auftrag zu gewinnen ihm über seinen Onkel, den Kardinal Lorenzo Pucci, einen der einflußreichsten Männer der Kurie und Vertrauten Papst Leo X., gelang.

Im Zentrum des Gemäldes steht die Protagonistin der Vision, die Heilige Cäcilie, umgeben von anderen Heiligen, die sämtlich mit göttlicher Liebe, dem Verzicht auf fleischliche Lust und göttlichen Visionen assoziiert werden. Alle horchen, in einer subtil inszenierten Skala entzückter Hingabe, dem im oberen Bildteil wie skizzenhaft erscheinenden Engelschor. Zu Füßen der Gruppe entfaltet sich ein – gelegentlich dem Raffael-Schüler Giovanni da Udine zugeschriebenes – virtuoses Stilleben zerbrochener oder saitenloser musikalischer Instrumente, zu dem auch die Pfeifen aus der Orgel in der Hand der Hl. Cäcilie hinabzufallen drohen. Raffael hat durch die Einfügung dieses zeitlichen Moments jenen Augenblick dramatisch festgehalten, in dem durch die Vision des himmlischen Chores die »Musica coelestis« über die vergängliche Sinnlichkeit irdischer Musik triumphiert (zur Deutungs- und Wirkungsgeschichte des Gemäldes vgl. Kat. Bologna 1983).

Goethe war auf die Begegnung mit Raffaels Werk vorbereitet; ja, sie bildet sogar einen der zentralen Beweggründe seiner 1786 angetretenen Reise nach Italien. Hatte den Stürmer und Dränger die ruhige Formvollendung der *Sixtinischen Madonna* bei seinem Besuch in der Dresdner Galerie 1766 noch unberührt gelassen, so war es die Serie der auf Raffaels Entwurf zurückgehenden »Päpstlichen Teppiche«, die anläßlich des Besuchs der Königin Marie Antoinette von Paris nach Straßburg gesandt worden waren, die ihm 1770, die malerische Kraft des Meisters erschlossen. »Das weiß ich, daß ich von dem Augenblicke an, da ich sie zum ersten sah, eine neue Epoche meiner Kenntnisse rechnen werde«, schreibt er am 29. April 1770 dem Jugendfreund Langer, und formuliert in diesem Zusammenhang ein Diktum, das seine Raffael-Begeisterung synthetisch verdichtet: »Es ist ein Abgrund von Kunst so ein Stück.« In diesem Ausspruch ist Goethes Überzeugung aufgehoben, das allein höchste formale und geistige Vollendung gepaart mit bewußter Selbstauslieferung an die Kunst den eigentlichen Genius auszeichnen – es wird dies die Maxime auch von Goethes eigenem künstlerischen Handeln werden.

Am 18. Oktober 1786 notiert Goethe nach dem Besuch der Cäcilienkapelle lakonisch: »...ich möchte jetzt nichts darüber sagen, als daß es von ihm ist.« Und wenn er sich ausführlichere Äußerungen zu Raffaels Werk auch tatsächlich für Rom vorbehält – die »Päpstlichen Teppiche« würdigt er in einem eigenen »Nachtrag«; der »Transfiguration« widmet er eine der eindrücklichsten Bildbeschreibungen der gesamten *Italienischen Reise* überhaupt – erhellen seine konzisen Notizen zu dem Gemälde doch den Vorzug, den Goethe fortan den Werken der römischen Renaissance geben wird, und zu dem ihn spätestens die *Heilige Cäcilie*, auf halbem Wege in die Ewige Stadt, in Bologna überredet: »Fünf Heilige neben einander, die uns alle nichts angehen, deren Existenz aber so vollkommen dasteht, daß man dem Bilde eine Dauer für die Ewigkeit wünscht, wenn man gleich zufrieden ist, selbst aufgelöst zu werden« (MA XV, S. 118).

Hier präludiert Goethe seine später mit Vehemenz fortgeschriebene Abgrenzung gegen die romantische Raffael-Schwärmerei, indem er die Kunst aus jeder Dienstleistung für den christlichen Kultus herausgelöst zu betrachten sucht und in deren Rekurs auf die Antike ihren wirklichen Ewigkeitswert erkennt. Zudem reklamiert Goethe den von der Antike inspirierten Meister – dessen Ruhm in Deutschland sich der schon zuvor von Winckelmann emphatisch gepriesenen Verwandtschaft mit den Griechen und Rolle als Erneuerer des Altertums verdankte – für seine teleologisch auf die Figur Raffaels zugeschnittene kunstgeschichtliche Theorie, wenn er fortfährt: »Um ihn aber recht zu erkennen, ihn recht zu schätzen, und ihn wieder auch nicht ganz als einen Gott zu preisen, der, wie Melchisedeck, ohne Vater und ohne Mutter erschienen wäre, muß man seine Vorgänger, seine Meister ansehen. Diese haben auf dem festen Boden der Wahrheit Grund gefaßt, sie haben die breiten Fundamente emsig, ja ängstlich gelegt, und miteinander wetteifernd die Pyramide stufenweise in die Höhe gebaut, bis er zuletzt, von allen diesen Vorteilen unterstützt, von dem himmlischen Genius erleuchtet, den letzten Stein des Gipfels aufsetzte, über und neben dem kein anderer stehen kann« (MA XV, S. 118).

Es ist diese hier gewachsene und nie aufgegebene Bewunderung für Raffael, die Goethe, zumal in den späteren Auseinandersetzungen mit den für eine Rückbindung des Menschen und der Kunst an das Christentum betreibenden Romantikern, jenes antik gedachte Menschenbild fortdenken lassen, wonach dieser, nicht mehr im »Gefolge des Herrn (...) nunmehr seinem Charakter gemäß das Leben durchzuwirken und auszudulden habe.« (So Goethe in einer Bemerkung zu den Apostelfiguren Marcantonio Raimondis, MA XV, S. 533. Vgl. dazu Osterkamp 1991, S. 54–71.) *A. B.*

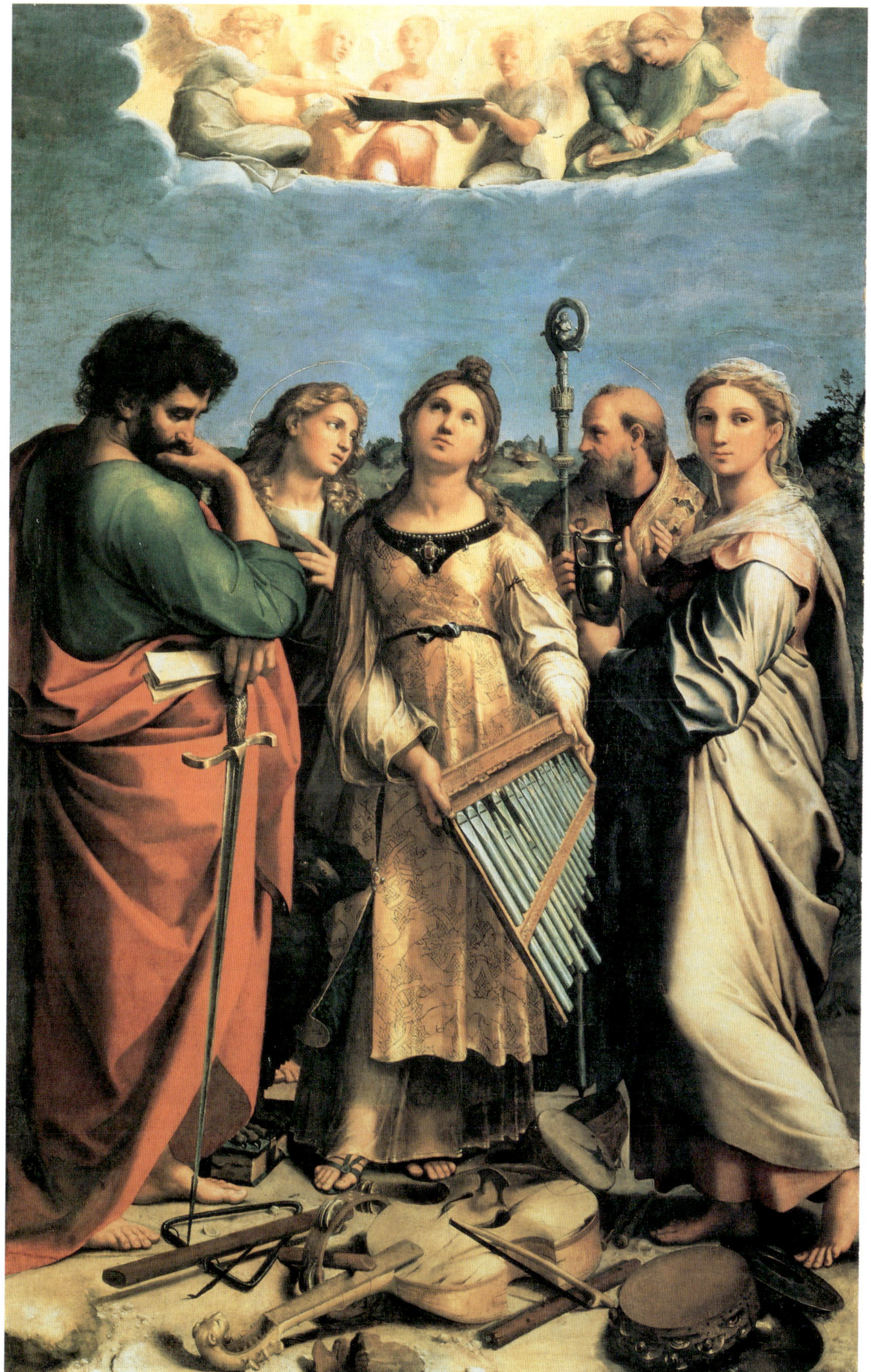

Claude Gellée, gen. Lorrain
Chamagne 1600 – 1682 Rom

2 LANDSCHAFT MIT TOBIAS UND DEM ENGEL (DER ABEND)

1663
Öl auf Leinwand
116 x 158,5 cm
Ermitage Museum, St. Petersburg
Inv.Nr. 1236

Literatur: Friedlaender 1921, S. 93; Réau 1929, Nr. 218; Courthion 1932, S. 60; Weisbach 1932, S. 319 f.; Christoffel 1942, S. 154; Hetzer 1947, S. 16; Roethlisberger 1958, S. 222; Sterling 1958, S. 26, 28; Vogel 1958, S. 16; Kat. St. Petersburg 1958, Nr. 1236, fig. 196; Roethlisberger 1960, S. 210, 218; Roethlisberger 1961/I, S. 379 ff.; Roethlisberger 1961/II, fig. 263; Roethlisberger 1968, Nr. 913–917; Chatelain 1973, S. 179 ff.; Roethlisberger 1977, Nr. 231; Kat. Wien 1981, S. 68 ff.

Goethes Lorrain-Rezeption stellt innerhalb seiner Beschäftigung mit der bildenden Kunst eine fast singuläre Konstante dar. Spätestens seit der Italienreise gilt dem Werk des Franzosen seine uneingeschränkte und nie wieder in Frage gestellte Bewunderung; persönliche Aufzeichnungen, Gesprächsnotizen von Freunden und Bekannten sowie verschiedene kunsttheoretische Fragmente bezeugen die stete Betrachtung und theoretische Auseinandersetzung ebenso wie den exemplarischen Wert, den Goethe der Lorrainschen Landschaftsauffassung zeit seines Lebens beimaß. Einem fühlbaren Wandel unterliegen indessen Form und Absicht der Annäherung; sie reflektieren in der Zusammenschau wesentliche Entwicklungsstufen der Goetheschen Kunstbetrachtung. Diese blieb im Hinblick auf Lorrain zunächst ausschließlich auf Werke der Druckgraphik beschränkt. Eine am 6. Oktober 1772 in den *Frankfurter Gelehrten Anzeigen* erschienene Rezension zweier Stiche nach Gemälden Claude Lorrains liefert entsprechend das früheste Zeugnis für Goethes Wertschätzung. Der kurze Text spiegelt in der Konzentration auf die Figurenstaffage eine deutlich anthropozentrische Landschaftsauffassung. Beschreibend verwandelt Goethe den statischen Bildinhalt mit poetischen Mitteln in Handlung. Das neue Naturgefühl des Sturm und Drang findet sein sprachliches Equivalent im hymnischen, zeitgenössische Literaturformen reflektierenden Stil, der so gar nicht zur nüchternen Zweckbestimmung der Anzeige passen will. Noch überlagert die subjektive Vision des Betrachters jeden objektiv-wertenden Zugang (vgl. Osterkamp 1991, S. 37 ff.).

Die *Landschaft mit Tobias und dem Engel* gehörte wohl zu den ersten Gemälden Lorrains, die Goethe im Original sehen konnte. Zwei Besuche in der Kasseler Gemäldegalerie in den Jahren 1779 und 1783 boten hierzu Gelegenheit. Die in der Ausstellung gezeigte Landschaft hing dort zusammen mit vier formatgleichen Gegenstücken, die ebenfalls eine religiöse Staffage zeigen. Beginnend mit dem Kasseler Galeriekatalog des Jahres 1783 galten die Gemälde als zusammengehörig, sie wurden seither trotz ihrer stilistischen Unterschiede als Tageszeitenzyklus interpretiert, obwohl es in Lorrains Werk hierfür keinerlei Parallelen gibt. Die Frage, ob diese traditionelle Vereinigung zu Recht erfolgte, ist bis heute ungeklärt. Roethlisberger sprach sich dagegen aus und nahm an, daß die Gemälde zwei unabhängige Pendantpaare bilden, wobei die Tobias-Szene durch die 1661 entstandene Landschaftsszenerie mit der Ruhe auf der Flucht nach Ägypten ergänzt würde (Roethlisberger 1961/I, S. 361 f., 379 f.). Koshena (in: Kat. Wien 1981, S. 68 ff.) glaubt ebenfalls nicht an eine von Beginn an vorhandene, stringent durchgeführte Konzeption, vermutet aber, daß Lorrain im Laufe des sich über einen Zeitraum von elf Jahren erstreckenden Entstehungsprozesses zunehmend einen zyklischen Zusammenhang angestrebt und realisiert habe. Die vier Gemälde waren in den Jahren 1661 bis 1672 als Auftragsarbeiten für den Antwerpener Kleriker Henri van Halmale (1624–1676) (Roethlisberger 1961/I, S. 357, 361; Kat. Wien 1981, S. 68) entstanden. Später gelangten sie nach Kassel. Während der napoleonischen Herrschaft wurden die Bilder 1806 nach Malmaison verbracht, 1814 schließlich erwarb sie Alexander I. für die Sammlung des russischen Zarenhauses (Vogel 1958, S. 16; Roethlisberger 1961/I, S. 362).

In Goethes Schriften fanden die Kasseler Galeriebesuche zunächst keinen Niederschlag. Einen zwar noch immer emphatischen, aber gegenüber 1772 anders gewichteten Zugang zur idealisierenden Landschaftsmalerei bringt dann die Italienische Reise. Hier findet Goethe angesichts der sizilianischen Landschaft in Lorrains Gemälden den harmonischen Einklang von Naturwahrheit und Kunstschönem beispielhaft verwirklicht: »Mit keinen Worten ist die dunstige Klarheit auszudrücken die um die Küsten schwebte als wir am schönsten Nachmittage gegen Palermo anfuhren. Die Reinheit der Conture, die Weichheit des Ganzen, das Auseinanderweichen der Töne, die Harmonie von Himmel, Meer und Erde. Nun versteh' ich erst die Claude Lorrain und habe Hoffnung auch dereinst in Norden aus meiner Seele Schattenbilder dieser glücklichen Wohnung hervor zu bringen« (MA XV, S. 288). Galeriebesuche erweitern Goethes Begriff von Landschaftsmalerei entscheidend; er spürt dem spezifischen Naturbezug der älteren Maler nach: »Ich war mit Hackert in der Galerie Colonna wo Poußins, Claudes [gemeint ist Lorrain, A.P.], Salvator Rosas Arbeiten zusammen hängen. Er sagte mir viel Gutes und gründlich Gedachtes über diese Bilder (...). Wenn man nun gleich wieder die Natur ansehn und wieder finden und lesen kann was jene gefunden und mehr oder weniger nachgeahmt haben, das muß die Seele erweitern, reinigen und ihr zuletzt den höchsten anschauenden Begriff von Natur und Kunst geben. Ich will auch nicht mehr ruhen, bis mir nichts mehr Wort und Tradition, sondern lebendiger Begriff ist« (Briefpassage vom 27. Juni 1787; MA XV, S. 427).

Während der französischen Campagne konnte Goethe 1792 in Kassel erneut die dort aufbewahrten Gemälde sehen. Das nächste schriftliche Zeugnis über die Beschäftigung mit Lorrain datiert allerdings erst aus dem Jahr 1796: Wie Goethe brieflich an Meyer berichtet, hatte der in Weimar ansässige englische Maler Charles Gore Herzog Carl August vorgeschlagen, die vier Kasseler Bilder für die Weimarer Sammlung kopieren zu lassen. Während schon Goethe selbst dem Unternehmen sichtlich skeptisch gegenübersteht, rät Meyer in seinem Antwortschreiben rundheraus ab, da »Claude (...) kein Maler« sei, »der leicht zu copieren ist« (J.H. Meyer an Goethe, 25.2.1796, zit. nach Femmel 1980, S. 221). 1797 konnte Goethe dann aus der Stuttgarter Sammlung Abel ein damals Claude Lorrain zugeschriebenes Gemälde erwerben. Auch die graphischen Sammlungsbestände wurden in der Folge ständig komplettiert, bis Goethe schließlich 27 Originalradierungen Lorrains, 17 radierte Blätter nach seinen Gemälden sowie eine Zeichnung sein eigen nennen konnte. Eine komplette Folge graphischer Reproduktionen der Kasseler Landschaften gelangte allerdings nach wiederholten Bemühungen erst 1820 in Goethes Besitz. Bereits in einem 1799 publizierten Aufsatz über die Chalkographische Gesellschaft zu Dessau hatten sich Goethe und J.H. Meyer angesichts eines Nachstichs des sogenannten »Mittags« nachdrücklich für die Komplettierung einer Stichserie der »vier herrlichen Landschaften in der Gallerie zu Cassel« eingesetzt. Insgesamt verraten Goethes Sammlungsprinzipien gerade auf dem Gebiet der Landschaftsmalerei eine zunehmend kunsthistorische Orientierung; die Bestände werden gezielt im Hinblick auf theoretische Überlegungen erweitert. 1818 begann Goethe mit Vorarbeiten zu einem Aufsatzprojekt über die *Landschaftliche Malerei.*

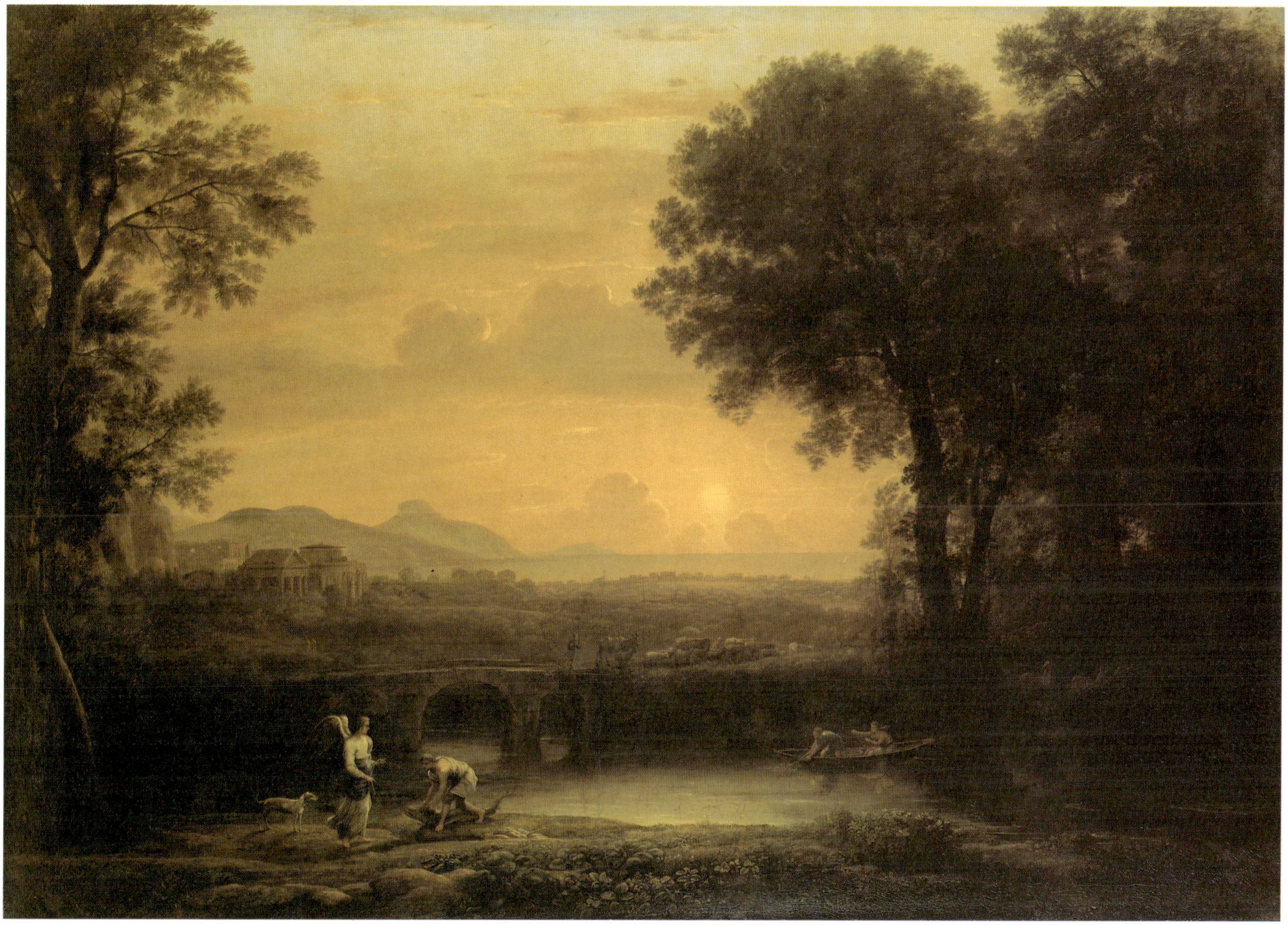

Es ging Goethe um eine gattungs- wie stilgeschichtliche Abhandlung, in der die jeweils epochentypische Landschaftsauffassung in Beziehung zur sich wandelnden Geisteshaltung der Künstler und Betrachter gesetzt werden sollte (vgl. Trunz 1980, S. 156 ff). Die erhaltenen Textfragmente zeigen ein Fortschrittsmodell auf, in dem die Landschaften Claude Lorrains als unerreichter Kulminationspunkt vorgestellt werden (vgl. Osterkamp 1991, S. 335). Die von Goethe zusammengestellte, auch geographisch differenzierte Entwicklungsreihe spannt sich von der mühsamen Emanzipation der Landschaftsmalerei aus dem Verband mit der Historie über die idealisierende Auffassung Lorrains bis hin zu den an die reine Naturbeobachtung gebundenen Veduten der Zeitgenossen. Das Goethesche Diktum »Im Claude Lorrain erklärt sich die Natur für ewig« (aus dem um 1820/24 an John diktierten Schema, BA XX, S. 457) belegt die Distanznahme gegenüber dem »Übergang aus dem Ideellen zum Wirklichen« (aus dem 1829 an Schuchardt diktierten Schema, BA XX, S. 459). Der im Mai 1829 diktierte Textentwurf charakterisiert Lorrains Auffassung innerhalb einer komplexen Entwicklungslinie wie folgt: »Von Claude Lorrain, der nun ganz ins Freie, Ferne, Heitere, Ländliche, Feenhaft-Architektonische sich ergeht, ist nur zu sagen, daß er ans Letzte einer freien Kunstäußerung in diesem Fache gelangt. Jedermann kennt [ihn], jeder Künstler strebt ihm nach, und jeder fühlt mehr oder weniger, daß er ihm den Vorzug lassen muß« (BA XX, S. 462). Zahlreiche Notizen bezeugen auch für Goethes letzte Lebensjahre die wiederholte intensive Auseinandersetzung mit Lorrain; kaum ein geschätzter Gast, den er nicht mit den entsprechenden Portefeuilles aus seiner Sammlung erfreute. 1829 entlieh Goethe aus der herzoglichen Bibliothek das sogenannte *Liber veritatis*, das den wohl bestmöglichen Überblick über Lorrains Entwicklung bot. Der Künstler hatte nämlich von seinen Gemälden, ehe er sie verkaufte, getuschte Zeichnungen angefertigt, die die wesentlichen kompositorischen Elemente skizzenhaft festhielten. Von Richard Earlom radiert, konnte die umfangreiche Sammlung 1777/1819 veröffentlicht werden. Anhand dieser Blätter konnte sich Goethe noch einmal der Methode wie Ästhetik Lorrainscher Kunstübung versichern. Wahrheit und Schönheit, Denken und Empfinden, Stil und Symbolik sieht Goethe in Lorrains Werken unübertroffen verwirklicht. Lorrain gibt nicht – wie die Zeitgenossen – ein getreues Porträt der Landschaft; in seinen Bildern gelangt die innere Gesetzlichkeit der Natur zur Anschauung (vgl. Lenz 1983). Dieser Gegensatz von Wahrheit und Wirklichkeit wird in einer späten Äußerung noch einmal zusammenfassend formuliert: »Da sehen Sie einmal einen vollkommenen Menschen«, heißt es in Eckermanns Gesprächsnotiz zum 10. April 1829, »der schön gedacht und empfunden hat und in dessen Gemüt eine Welt lag, wie man sie nicht leicht irgendwo draußen antrifft. – Die Bilder haben die höchste Wahrheit, aber keine Spur von Wirklichkeit. Claude Lorrain kannte die reale Welt bis ins kleinste Detail auswendig, und er gebrauchte sie als Mittel, um die Welt seiner schönen Seele auszudrücken. Und das ist eben die wahre Idealität, die sich realer Mittel so zu bedienen weiß, daß das erscheinende Wahre eine Täuschung hervorbringt, als sei es wirklich« (MA XIX, S. 320 f.). *A.P.*

Jacob Isaacksz. van Ruisdael

Haarlem 1628/29 – 1682 Amsterdam (?)

3 DAS KLOSTER

um 1650-55
Öl auf Leinwand
75 x 96 cm
bez. unten rechts ›JvR‹
Staatliche Kunstsammlungen Dresden, Gemäldegalerie Alte Meister
Inv.Nr. 1494

Literatur: Walford 1991, S. 85 f., fig. 77; Kat. Dresden 1992, S. 337, Nr. 1494

Ruisdaels Landschaften sah Goethe wohl schon bei seinem ersten Besuch in der Dresdner Gemäldegalerie im Jahre 1768, als ihn nach Ausweis von *Dichtung und Wahrheit* (2. Teil, 8. Buch) besonders jene Stücke begeisterten, in denen »der Pinsel über die Natur den Sieg davontrug« (WA I/27, S. 171). Spätere Besichtigungen – u.a. in den Jahren 1790 und 1794 – werden Möglichkeit zur vertieften Betrachtung gegeben haben (Siegfried Seidel in: BA XX, S. 521). Ihren ausführlichen kunsttheoretischen Niederschlag fanden die Eindrücke indes erst ab Januar 1813. Goethes Tagebuchnotizen zufolge entstand zunächst die Textpassage »über das Ruysdaelische Kloster«, mithin der zentrale und umfangreichste Teil des später zum Triptychon erweiterten Aufsatzes *Ruysdael als Dichter*. Zwei kurze Aufenthalte in Dresden im April und August 1813 dienten offenbar nicht zuletzt der Abklärung des Geschriebenen vor den Bildern, die allerdings infolge der Kriegsereignisse nur in Form von Kopien zugänglich waren (Siegfried Seidel in: BA XX, S. 521). Als der Aufsatz am 3. Mai 1816 erstmals im *Morgenblatt* erschien, geschah dies im Kontext einer bereits angekündigten, jedoch nach zwei Folgen ausgesetzten Artikelserie mit deutlich antiromantischem Akzent (vgl. im folgenden Osterkamp 1991, S. 323 ff.). Die abschließende Überarbeitung und Publikation des Textes fällt zudem in eine Zeit intensiver redaktioneller Arbeit an den sizilianischen Reiseaufzeichnungen. Bei der nun erinnerten Anfahrt auf Palermo waren die unmittelbar vor der Natur gewonnenen Eindrücke mit zuvor angeeignetem Wissen um die Prinzipien der Kunstschönheit verschmolzen; als ideale und unübertroffene Bündelung dieses Erfahrungsganzen galten Goethe die Gemälde Claude Lorrains. Trotz der stilistischen wie motivischen Unterschiede sah er nun in Ruisdaels Gemälden eng verwandte Kunstprinzipien und eine vergleichbare Landschaftsauffassung verwirklicht; die Werke beider Maler entsprechen Goethes klassischer Ästhetik. In diesem Beziehungsgeflecht kann der Aufsatz als Versuch Goethes gewertet werden, den jungen Romantikern mit Ruisdael einen exemplarischen Künstler entgegenzuhalten, der zwar den gleichen – nordischen – Darstellungsgegenständen verpflichtet ist wie sie, diese aber im künstlerischen Schaffensprozeß einer idealisierenden Verwandlung zu unterwerfen weiß. Nicht das Porträt eines existenten Landschaftsausschnittes soll nach Goethes Vorstellung ins Bild gebannt werden, sondern die synthetisierende Zusammenschau vieler vor der Natur gewonnener Sinneseindrücke. Osterkamp wertet den Text im engeren Sinne als kritischen Gegenentwurf zu Caspar David Friedrichs Landschaftsauffassung. Dieser Bezug gewinnt eine besondere Spannung aus dem zwiespältigen Verhältnis Goethes zu dem Werk des jungen Malers. Dessen besondere Begabung stand nämlich für Goethe außer Frage, ja er ließ Friedrich 1805 mit der Zuerteilung des halben Preises bei den letzten *Weimarer Preisaufgaben* sogar besondere Anerkennung zuteil werden. Der sich in Friedrichs Werken aus-

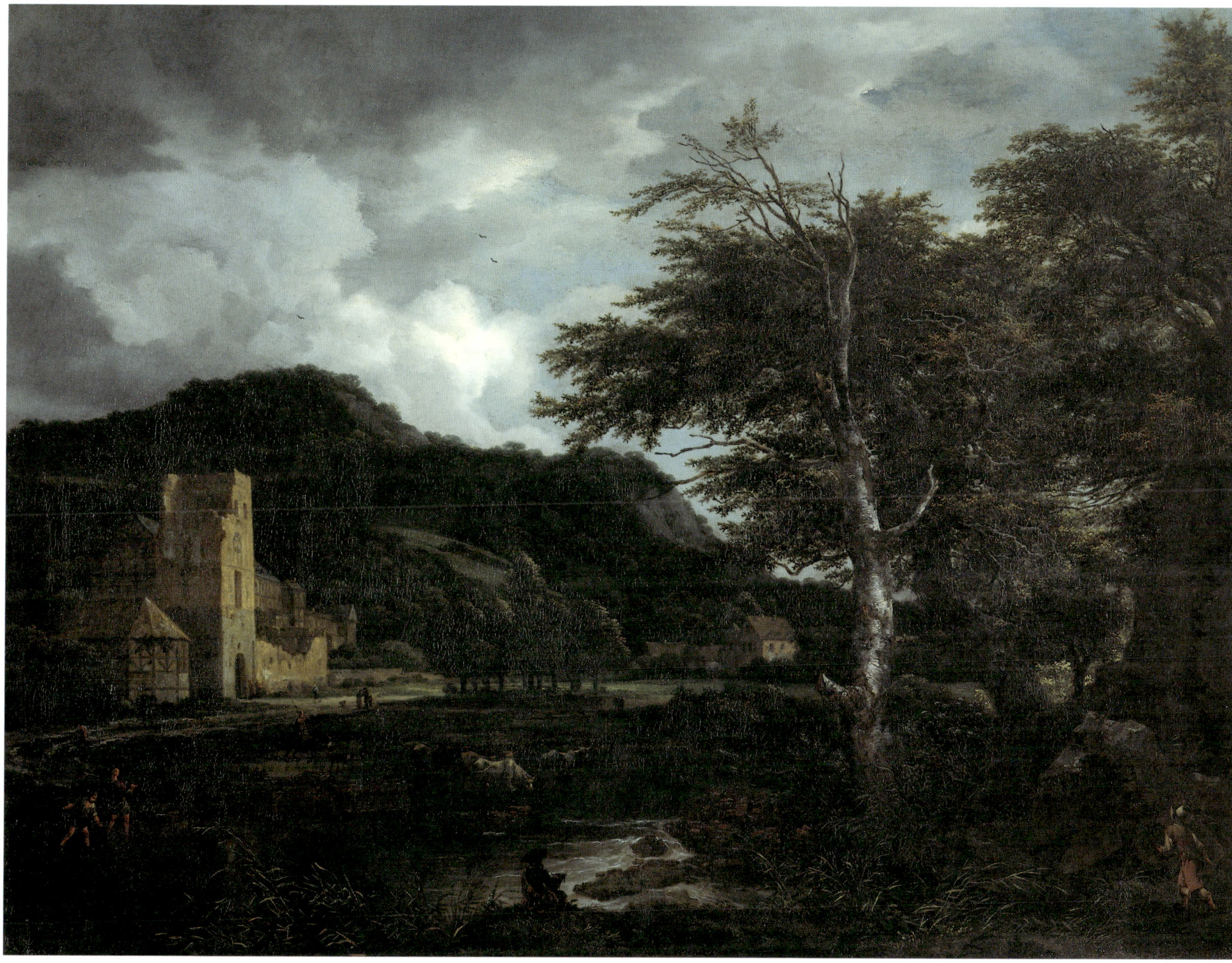

drückende romantische Subjektivismus provozierte allerdings zunehmend Goethes Widerspruch, er sieht den talentierten Maler auf einem Irrweg. In diesem Kontext werden Ruisdaels nördliche Ideallandschaften gleichsam als Handlungsmaxime für die jungen Maler vorgestellt. Bewußt wählte Goethe für seine Bildbeschreibungen aus der Dresdner Galerie jene Werke Ruisdaels aus, deren Motivwelt in besonders engem Zusammenhang mit dem Themenkatalog des Romantikers Friedrich steht: *Der Wasserfall vor dem Schloßberge*, *Das Kloster* und den *Judenfriedhof*. Gegen den religiös und mystisch, aber auch zunehmend patriotisch aufgeladenen Symbolgehalt der romantischen Bildfindungen setzt Goethe den »großen Sinn« der Ruisdaelschen Konzeptionen, in denen der Künstler »bewundrungswürdig geistreich den Punkt gefaßt« habe, »wo die Produktionskraft mit dem reinen Verstande zusammentrifft und dem Beschauer ein Kunstwerk überliefert, welches, dem Auge an und für sich erfreulich, den innern Sinn aufruft, das Andenken anregt und zuletzt einen Begriff ausspricht, ohne sich darin aufzulösen oder zu verkühlen« (MA IX, S. 644). Der textimmanente Adressatenbezug muß dem zeitgenössischen Publikum wohl unmittelbar einsichtig gewesen sein, war doch Ruisdael bereits in der 1809 an prominentem Ort geführten Kontroverse um Friedrichs *Tetschener Altar* als Gegenbild zu dem Romantiker aufgebaut worden. Goethe knüpft an den ebenfalls klassisch fundierten Argumentationsstrang des Ramdohrstreits an, allerdings ohne polemische Absicht – an Ruisdaels Vorbild soll sich die »Einsicht, wie weit die Kunst gehen kann und soll« (MA IX, S. 648), entzünden. Ruisdael gilt Goethe als ein »denkender Künstler, ja als Dichter« (MA IX, S. 644), weil es ihm gelingt, jenseits der Wiedergabe zufälliger Erscheinungen die in der Natur wirkende Idee und Gesetzlichkeit zu veranschaulichen; Innen und Außen, Zeichen und Bezeichnetes sind dabei zu einem unlösbaren Symbolgeflecht verbunden. Dieser Erscheinung und Idee verknüpfenden, klassischen Symboltheorie steht die mystische Allegorik der Romantiker entgegen. Während die von Goethe als vorbildhaft empfundenen Darstellungen vermeintlich objektive Naturgesetze veranschaulichen, dienen die Seelenlandschaften der Romantiker als Spiegel subjektiver innerer Visionen; sie erschließen sich nicht mehr dem leiblichen, sondern allein dem geistigen Auge bzw. der Empfindung. Gegen diesen radikalen Verlust der »Naturwahrheit« in der romantischen Landschaftsdarstellung führt Goethe die Ruisdaelschen Bilderfindungen ins Feld, hier sieht er die »vollkommene«, allein in der Anschauung sich erschließende Symbolik – ähnlich wie in den Bildern Lorrains – beispielhaft verwirklicht. In der Schönheit der Landschaft soll für Goethe zugleich die Ordnung der Lebenszusammenhänge erfahrbar werden. Entsprechend manifestieren sich in dem von Goethe zusammengestellten Zyklus Ruisdaelscher Landschaften drei »verschiedene Zustände der bewohnten Erdoberfläche (...), jeder einzeln, abgeschlossen, konzentriert« (MA IX, S. 644). Die Landschaft wird damit von Goethe als auf den Menschen bezogen erfahren, nicht Überwältigung oder Furcht prägen die zugrundeliegende Naturerfahrung, sondern ein Gefühl selbstverständlichen Einklanges. Entsprechend wird der romantischen Unendlichkeitssehnsucht mit dem ersten Bild, dem *Wasserfall*, die »successiv bewohnte« (MA IX, S. 644) kultivierte Natur entgegengesetzt, in der sich der Mensch behaglich einzurichten vermag. Obwohl diese Sinnschicht in Ruisdaels Gemälde nur angedeutet ist, nimmt Goethe sie zum alleinigen Ausgangspunkt seiner deskriptiven Wiedergabe; die Landschaft wird gänzlich dem Gebot von Ordnung und Harmonie unterworfen. Es fällt auf, daß Goethe die Indienstnahme der Naturphänomene für die nördliche weit mehr als für die südliche Landschaft betont. Während nach Goethes Auffassung in den heroischen Landschaften von Poussin und Dughet »ein Menschengeschlecht zu hausen schien von wenigen Bedürfnissen und (...) großen Gesinnungen«, deren Umgebung unberührt wirkte und allein auf »die älteste und einfachste Benutzung der Erdoberfläche« hindeutete (Entwurf *Landschaftliche Malerei*, 1829, BA XX, S. 462), scheint in Ruisdaels Landschaften erst die Kultivierung dem Menschen eine verläßliche Lebensgrundlage zu sichern. Dem in der Ausstellung präsenten *Kloster* kommt innerhalb des Aufsatzes besonderes Gewicht zu, in ihm sieht Goethe seine Kunstauffassung besonders nachdrücklich veranschaulicht: »Glücklich aus der Natur gegriffen ist dies Bild, glücklich durch den Gedanken erhöht, und da man es noch überdies nach allen Erfordernissen der Kunst angelegt und ausgeführt findet, so wird es uns immer anziehen, es wird seinen wohlverdienten Ruf durch alle Zeiten erhalten ...« (MA IX, S. 646f.). Absicht des Bildes ist es Goethes Deutung zufolge »im Gegenwärtigen das Vergangene darzustellen«, indem »das Abgestorbene mit dem Lebendigen in die anschaulichste Verbindung gebracht« ist (MA IX, S. 645). Das Motiv der Kirchenruine wird damit entgegen der auf die Transzendenz verweisenden Todessymbolik bei Friedrich im Zeichen fortdauernder Lebenskontinuität gedeutet. An die Stelle der romantischen Jenseitsorientierung tritt in Goethes Bildbeschreibung das Bewußtsein der Geschichtlichkeit wie des naturgegebenen Gesetzes steten Werdens und Vergehens. »Erst diese Umdeutung der Vergänglichkeitsallegorien in Lebenssymbole sichert für Goethe die Schönheit von deren ästhetischer Erscheinung« (Osterkamp 1991, S. 345). Indem Goethe im Gemälde die naturhafte Ordnung in zeitloser Wiederkehr ausgedrückt sieht, wendet er dessen Bedeutung letztlich ins Idyllische; nichts bleibt von der Beunruhigung, ja Verzweiflung des romantischen Subjekts angesichts seiner unausweichlichen Todesverfallenheit. Der Vergänglichkeitssymbole häufende *Judenfriedhof* scheint sich in diesen Kontext zunächst nur schwer zu fügen; auch Goethe führt das Bild als »allein der Vergangenheit gewidmet« ein – das Gräberfeld kann unmöglich als irdischer Erfüllungsraum des Menschen gedeutet werden. Goethe schließt aber von den zerfallenden Überresten menschlichen Strebens zurück auf deren einst vollkommene Gestalt; es wird damit erneut auf Sinn und Erfüllung menschlichen Lebens verwiesen. Zudem bemächtigt sich – worauf Goethe abschließend hinweist – die lebensvolle Natur der traurigen Rudimente, wodurch die Todessymbole wiederum in einen künstlerisch geordneten Naturzusammenhang eingebettet werden. Obwohl also Ruisdaels Motive denen der Romantiker so nahe sind, vermag ihre sinnfällige, Harmonie und Balance berücksichtigende Zusammenstellung die gesetzmäßige Ordnung der Natur zu veranschaulichen. Eben die Nachvollziehbarkeit der natürlichen Vorgänge sichert aber für Goethe das ruhige Vertrauen des Menschen, seine »Geborgenheit« in der Welt. Daher »ergetzt, belehrt, erquickt und belebt« (MA IX, S. 648) das die natürliche Gesetzlichkeit spiegelnde Bild den aufmerksamen – und Goethes Sichtweise folgenden – Betrachter.

A.P.

Lucas Cranach d. J.

Wittenberg 1515 – 1586 Weimar

4 CHRISTUS UND DIE EHEBRECHERIN

um 1535/40
Mischtechnik auf Lindenholz
81,7 x 147,2 cm
unbez.
Kunstsammlungen zu Weimar
Inv.Nr. G 19

Literatur: Kat. Weimar/Wittenberg 1953, Nr. 47; Kat. Weimar 1972, Nr. 65, Abb. S. 61; Hintzenstern 1972, S. 87, Abb. S. 86; Friedlaender/Rosenberg 1989, Nr. 364 C; Anderson 1981, S. 50f.; Kat. Weimar 1992a, Nr. 28; Kat. Weimar 1994, Nr. 20

Der Darstellung liegt eine Episode des Johannes-Evangeliums (Joh. 8,3–11) zugrunde: Die Schriftgelehrten und Pharisäer bringen eine des Ehebruchs überführte Frau zu Christus, auf deren Tat nach mosaischem Gesetz der Tod durch Steinigung steht. Christus verhindert die Hinrichtung mit den Worten »Wer unter euch ohne Sünde ist, der werfe den ersten Stein auf sie« und setzt damit der selbstgerechten Gesetzesbefolgung seine verzeihende Gnade entgegen. Das Bildthema wird sowohl von Cranach d. Ä. wie auch von seinem Sohn in zahlreichen formal einander ähnelnden Varianten verarbeitet. In der jüngeren Forschung wurde wiederholt auf die Nähe des Sujets zu protestantischem Gedankengut hingewiesen (vgl. Kat. Basel 1974/II, S. 498ff. und 514ff. mit Hinweisen zur älteren Literatur; Kat. Weimar 1992a, S. 83). Der Szene unterliegt die im Anschluß an Paulus und Augustin entwickelte lutherische Lehre von der Rechtfertigung des Sünders vor dem Gesetz durch die Gnade Gottes und den Glauben. Ausgangspunkt dieses reformatorischen Leitgedankens ist die Antithese von Altem und Neuem Testament, mithin die Ablösung des unerbittlichen mosaischen Gesetzes durch die neutestamentarische Erlösungshoffnung (vgl. Schuster 1983/84, S. 210ff.). Die hier zum Bildvorwurf gewählte biblische Begebenheit schildert die Konfrontation beider Haltungen sowie den transitorischen Moment des Übergangs. Im Gegensatz zu früheren, stärker das Szenische betonenden Darstellungen in Malerei und Graphik interpretierte Cranach d. Ä. seit ca. 1520 den Stoff konsequent im evangelischen Sinne: Durch die Konzentration auf die gedrängte Halbfigurengruppe vor schwarzem Grund wird der lehrhafte Charakter der Auseinandersetzung über Gesetz und Gnade betont. Sein Sohn übernahm die erfolgreiche Bildformulierung ohne wesentliche Änderungen. Die Weimarer Variante weicht allerdings in ihrer Richtungsorientierung von der Mehrzahl der anderen Repliken ebenso ab wie durch die stark individualisierten, teilweise bis zur Karikatur getriebenen Physiognomien der Schriftgelehrten (Kat. Weimar 1992a, S. 83). Insbesondere Figurentypus und Kopf Christi deuten auf Cranach den Jüngeren hin, die Ausführung läßt auf Beteiligung der Werkstatt schließen (vgl. Hoffmann 1994).

Werke der Cranach-Familie traten bereits relativ früh in Goethes Gesichtskreis. Teile des heute sehr umfangreichen Weimarer Cranach-Bestandes sind anhand alter Inventare als alter ernestinischer bzw. herzoglicher Besitz gesichert (Kat. Weimar 1992a, S. 6), sie werden Goethe mithin schon in den ersten Weimarer Jahren bekannt geworden sein. Das große Altarwerk Cranachs d. J. in der Weimarer Stadtkirche St. Peter und Paul entging seiner Aufmerksamkeit zu dieser Zeit wohl ebensowenig wie die in der herzoglichen Bibliothek aufbewahrten Druckgraphiken. 1788 berührte Goethe dann, aus Italien zurückkehrend, Nürnberg, wo er neben anderen altdeutschen Gemälden auch Bilder Cranachs zu sehen bekam. In der Zeit zwischen 1808 und 1813 ermöglichten verschiedene Neuerwerbungen für die herzogliche Sammlung sowie ein Besuch in der Dresdner Gemäldegalerie die vertiefte Auseinandersetzung mit Werken des Cranach-Umkreises, wobei die Dresdner Gemälde Goethe erklärtermaßen als »fürtrefflich« galten. 1813 erschien Meyers umfangreiche Studie *Ueber die Altar-Gemälde von Lucas Cranach in der Stadt-Kirche zu Weimar*, deren Entstehen Goethe zweifelsohne mit besonderem Interesse verfolgt haben wird (vgl. Henning 1972). Im Kontext seiner intensiven Beschäftigung mit altdeutschen Kunstwerken publizierte Goethe 1815 selbst zwei Artikel über verschiedene Gemälde der Cranach-Familie. Der im *Cottaschen Morgenblatt* abgedruckte Artikel *Altdeutsche Gemälde in Leipzig* läßt Goethes Wertschätzung der Werke ahnen, etwa wenn er über eine »Verklärung« schreibt: »Das Bild ist ein Moment, ein Guß des Gedankens, vielleicht der höchste gunstreichste Augenblick in Cranachs Leben« (WA I/48, S. 158). Neben Inhalt und Wirkung der Bilder interessierten Goethe vor allem Zuschreibungsfragen, die Erarbeitung stilistischer wie maltechnischer Kriterien zur Händescheidung gilt ihm als Desiderat: »Es wäre wert, zu untersuchen, wodurch die Werke des jüngern Cranach sich von denen seines Vaters unterscheiden« (WA I/48, S. 161).

Das in der Ausstellung gezeigte Gemälde begegnet in einem besonders interessanten Kontext (vgl. im folgenden Hecht 1985): Seit 1809 setzte sich Goethe für die Einrichtung einer öffentlich zugänglichen Gemäldegalerie in Weimar ein. Eine erste, eher provisorische Ausstellung kam in der Zeit vom September 1809 bis zum Januar 1811 zustande.
Ab 1820 wirkte Goethe dann auf eine dauerhafte Lösung hin. Die Vorarbeiten für das neue Museum im Großen Jägerhaus nahmen in den Jahren 1822 bis 1824 innerhalb der Amtsgeschäfte breiten Raum ein, wobei sowohl organisatorische Fragen als auch die Auswahl der auszustellenden Werke zum großen Teil in Goethes Zuständigkeit fielen. Das handschriftliche Inventar der Schausammlung von 1824 nennt all jene Gemälde, Zeichnungen und Bildhauerarbeiten, die 1825 der Öffentlichkeit zugänglich gemacht wurden. Unter der Nummer 12 dieser nach Räumen geordneten Liste erscheint »Lucas Cranach. Die Ehebrecherin. Gemälde von Halbfiguren. Zum Teil übermalt« (Jägerhaus-Inventar, 1824) in enger räumlicher Nachbarschaft zu verschiedenen Kopien nach Werken von Rubens, Raffael, Guido Reni und Giulio Romano. Dem Cranach-Gemälde - über dessen damalige Zuschreibung an Vater oder Sohn die Eintragung keine Auskunft gibt – werden demnach Repliken an die Seite gestellt, deren Urbilder (mit Ausnahme der figürlichen Werke von Rubens) als Inbegriffe des klassizistischen Ideals galten. Selbst wenn man einräumt, daß eine grob thematische Hängung beabsichtigt war (vgl. Hecht 1985, S. 211f.) und dieses Ordnungsprinzip für die Plazierungsentscheidung verantwortlich macht, muß das deutsche Gemälde dennoch in Goethes Augen den Vergleich mit wahren Inkunabeln der Renaissance-Kunst ausgehalten haben. Berücksichtigt man zudem den eminent didaktischen Anspruch der Ausstellung, die »einheimischen und auswärtigen Kunstfreunden, sowie den Studirenden höchst angenehm und nützlich seyn« sollte (Brief an Christian Gottlob Voigt, 22. Juli 1809, WA IV/21, S. 6), so wird deutlich, daß Goethe dem Werk Cranachs zumindest unter der Prämisse einer geschichtlichen Betrachtungsweise hohen Wert beimaß. Dem Gemälde wurde eine von Goethe ausdrücklich angeordnete konservatorische Behandlung zuteil, die nicht zuletzt Interesse an der ursprünglichen Intention des Künstlers verrät. In einem Schreiben Goethes heißt es hierzu: »Nr. 12 der Museumsbilder: Ehebrecherin von Lucas Cranach. Dieses Bild ist durch Anfügen von ein paar Querleisten vor dem Auseinanderfallen zu sichern, die alten breiten Fugen auszuspänen, die Rückseite mit Ölfarbe gegen die Würmer anzustreichen, sodann müßten die alten Retouchen abgenommen [!] und das Bild frisch gefirnißt werden« (WA I/ 53, S. 409, Paralipomena zur 1. Abt.).

Die Anhaltspunkte für Goethes Wertschätzung können – da weitere schriftliche Zeugnisse fehlen – nur versuchsweise aus den Charakteristika des Werkes selbst abgeleitet werden. Auf die belehrende Absicht der Darstellung im Kontext reformatorischer Bildpropaganda wurde bereits hingewiesen. Die gestalterischen Mittel wurden nach Maßgabe dieser Intention gewählt und betrachterwirksam eingesetzt. Als wesentliches Merkmal protestantischer Bildsprache kann die betonte Konzentration, ja Kargheit im Einsatz der darstellerischen Mittel gelten; die ausschweifende Vieldeutigkeit des von allegorischen wie metaphorischen Konnotationen durchzogenen »katholischen« Bildes soll auf die Eindeutigkeit des Wortes zurückgeführt werden. Hinsichtlich dieses ›hohen‹ Bildgebrauches, also der Veranschaulichung des Bibelwortes, kennt Luther nur den Maßstab der Verläßlichkeit, den noch Goethe mit kunstrichterlicher Strenge vertreten wird (Hofmann 1983/84, S. 31): »Von der bildenden Kunst verlangt man deutliche, klare, bestimmte Darstellungen« (*Über die Gegenstände der Bildenden Kunst*, MA IV/2, S. 121). Die lutherische Forderung nach Wahrheitstreue der ›hohen‹ Kunst (dies gilt nicht für Werke der Gebrauchskunst wie die Bildsatire) wie die Ablehnung aller phantastischen Elemente weisen erstaunliche Parallelen zu Goethes Ordnungsprinzipien auf: »Die vorteilhaftesten Gegenstände sind die sich durch ihr sinnliches Dasein selbst bestimmen« (MA IV/2, S. 121). Goethe macht sich damit jene Grenzen zu eigen, die schon Calvin dem Maler zog: »Es soll also nur gemalt und gebildet werden, was unsere Augen fassen können« (»quorum sint capaces oculi«) (Calvin, *Unterricht in der christlichen Religion (Institutio Christianae Religionis*), zit. nach Hofmann 1983/84, S. 32). Goethe wie auch Calvin und Luther wenden sich mithin gegen die Produkte der Einbildungskraft in der bildenden Kunst und propagieren eine eindeutige, »sich selbst aussprechende« Bildsprache – wenn auch mit völlig unterschiedlicher Zielsetzung. Während es Goethe in letzter Konsequenz stets um die Reinheit und Idealität der künstlerischen Schöpfung zu tun war, er ihre Indienstnahme für jede wie auch immer geartete ideologische Aussage ablehnte, akzeptierte Luther das Bild nur als möglichst verläßlichen Aussageträger im Kontext einer wirksamen Vermittlung der christlichen Heilsbotschaft. Trotz der nicht zu überbrückenden Unterschiede hinsichtlich der sich mit dem Kunstwerk verknüpfenden Intention mußte Goethes Haltung aber doch die humanistisch-protestantische Wertschätzung vereinfachter, eindeutiger Bilder näherkommen als der »Versuch die höchsten Abstraktionen in sinnlicher Darstellung (...) zu verkörpern« (MA IV/2, S. 124). Cranachs Bild könnte wegen seiner kompromißlosen Beschränkung auf die Ausdrucksqualitäten der dargestellten Personen und die leicht faßliche Wiedergabe eines umrissenen, quasi-historischen Ereignisses Goethes Vorstellungen entsprochen haben. All die von Goethe vehement abgelehnten Charakteristika katholischer Ikonographie – die symbolische und allegorische Aufladung, die krude Darstellung wenig ansprechender Gegenstände (z. B. Heiligen-Martyrien), der aussichtslos erscheinende Versuch, abstrakte Mysterien zu veranschaulichen – fehlen in Cranachs Gemälde völlig. Sie werden ersetzt durch jenen konzentrierten Blick auf eine agierende und reagierende Menschengruppe, den Goethe an Leonardos *Abendmahl* so außerordentlich schätzte; hier sah er die traditionelle Bildsprache durch Kunstwahrheit und Humanismus ersetzt (vgl. Kat. 30–37). Wenn auch Cranachs Gemälde für Goethe sicher nicht an die Vollkommenheit der leonardinischen Bildfindung heranreichte, so mag er doch verwandte Gestaltungsprinzipien erkannt und geschätzt haben. *A.P.*

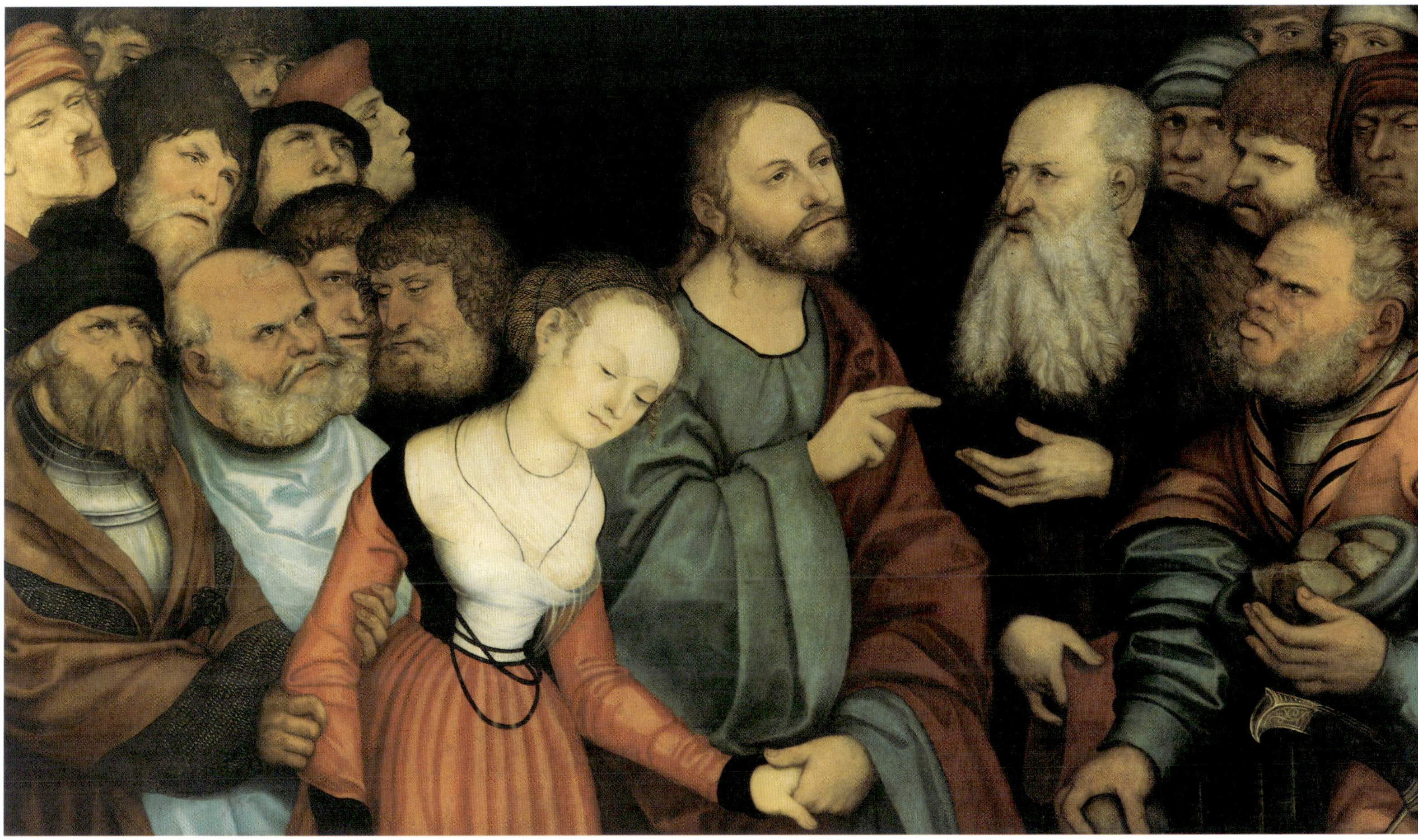

Karl Friedrich Schinkel

Neuruppin 1781 – 1841 Berlin

5 ENTWURF ZUR VOLLENDUNG DER WESTTÜRME DES KÖLNER DOMES, AUFRISS DER WESTFASSADE

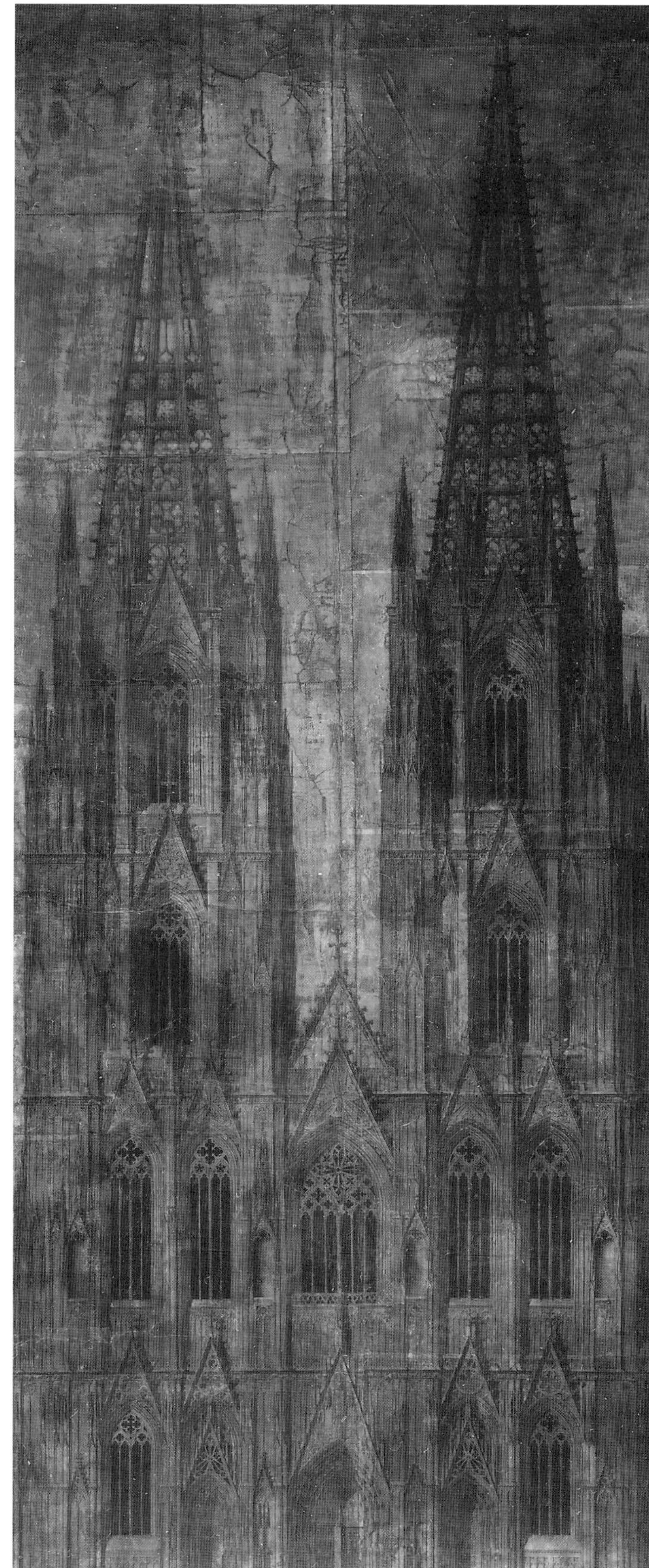

Feder in Schwarz, laviert, mit Firnis übergangen,
Papier auf Leinwand aufgezogen
400 x 170 cm
nicht bez.
Staatliche Museen zu Berlin, Kupferstichkabinett
Inv.Nr. SM B.58

Literatur: Kat. Berlin 1980/81, Nr. 573; Kat. Berlin 1991, S. 114, Abb. III 12

Die Bautätigkeit am gotischen Kölner Dom, dessen Grundstein am 15. August 1248 gelegt worden war, erlahmte im ausgehenden Mittelalter und wurde schließlich 1560 ganz eingestellt. Während der ersten, sich über mehr als 300 Jahre erstreckenden Bauzeit war etwa die Hälfte der geplanten Bausubstanz aufgeführt worden: der am 27. September 1322 geweihte Chor mit Kapellenkranz, das Mittelschiff des Langhauses, die Vierung und je drei Joche der beiden Querhäuser bis in Höhe der Pfeilerkapitelle (13,4 m), große Teile der Langhaus-Seitenschiffe, der 1410 bis auf etwa 59 m Höhe gewachsene Südturm sowie das Untergeschoß des Nordturmes (Wolff 1980; Trier 1980). Es fehlten der Obergaden von Lang- und Querhaus und deren Einwölbung, vor allem aber der gewaltige Westbau mit seinen über 150 m hohen Türmen. Selbst im unvollendeten Zustand aber war der Dom eines der größten Kirchenbauwerke Europas.

Zu Beginn des 19. Jahrhunderts richtete sich infolge der französischen Besetzung ein neues, von patriotischer Gesinnung getragenes Interesse auf den unvollendeten Dombau. Schon 1790 hatte Georg Forster den Kölner Dom als einzigartiges Kunstwerk gepriesen, eine Meinung, in der ihm Friedrich Schlegel 1804 folgte. 1808 begann Sulpiz Boisserée mit der zeichnerischen Bestandsaufnahme für das von ihm projektierte Werk über den Dom, das unter dem Titel *Ansichten, Risse und einzelne Theile des Doms zu Köln* (...) ab 1821 in mehreren Lieferungen zu erscheinen begann. Boisserée war indes nicht nur antiquarisch interessiert, sondern wirkte auf die Vollendung des Kirchenbaus hin. Der Dombaugedanke griff in der Folge immer weiter um sich und gewann schließlich mit Joseph Görres' Aufruf, den Ausbau des Kölner Doms als ein »Symbol des neuen Reiches, das wir bauen wollen« zu sehen, nationale Dimension (Kat. Berlin 1982, S. 315). Wichtige Impulse gingen auch von dem 1814/16 wiederentdeckten mittelalterlichen Fassadenriß (Riß F, um 1300) aus, der eine an der ursprünglichen Planung orientierte Fertigstellung erstmals in greifbare Nähe rücken ließ. Karl Friedrich Schinkel erstellte 1816 im Auftrag der preußischen Regierung ein erstes Gutachten über die Sicherung und Ergänzung der mittelalterlichen Chorarchitektur, weitere folgten in den Jahren 1821 und 1823. Auf der Grundlage des wiederaufgefundenen Planrisses F schuf Schinkel in dieser Zeit die vorliegende Rekonstruktionszeichnung der Westfassade, in der die mittelalterlich-lineare Zeichentechnik in eine moderne perspektivische Ansichtszeichnung umgesetzt wird. Die Zeichnung entstand indes noch nicht im Hinblick auf ein konkretes Bauvorhaben, es ging Schinkel vielmehr allein um die wissenschaftliche Rekonstruktion des mittelalterlichen Entwurfs, in dem Abweichungen der gebauten Teile von der ursprünglichen Planung keine Berücksichtigung fanden. Dennoch wirkte auch Schinkel von Beginn an nicht nur auf eine Sicherung des Vorhandenen, sondern einen Weiterbau am Dom hin, den er für die Erhaltung der mittelalterlichen Substanz als unerläßlich ansah (Kat. Berlin 1982, S. 315 f.). Systematische Instandsetzungsarbeiten wurden im Jahr 1823 aufgenommen. 1833 schickte Schinkel seinen Schüler Ernst Friedrich Zwirner nach Köln, der bald konkrete Pläne zum Ausbau vorlegte. Ein Jahr später stellte auch Schinkel selbst ein Projekt zum Weiterbau vor, dem 1838, von Schinkel befürwortet, ein neuer Ausbauplan von Zwirner – der sogenannte Zweite Schinkelplan – folgte. Am 12. Januar 1842 ordnete der preußische König schließlich definitiv den Ausbau des Domes an, im September erfolgte die feierliche Grundsteinlegung. Gegenüber den zunächst in Aufwand und Ornamentik reduzierten Bauvorhaben setzte sich schließlich eine weitgehend dem Originalplan folgende Ausführung durch. Fast vierzig Jahre später, am 15. Oktober 1880, konnte die Vollendung gefeiert werden (Wolff 1980; Trier 1980).

Der auf mittelalterlicher Vorlage basierende Schinkelsche Fassadenplan vermag – obwohl Goethe ihn wohl nicht aus eigener Anschauung kannte – dennoch einen ebenso wichtigen wie widersprüchlichen Aspekt seiner Kunstanschauung zu repräsentieren: die Gotikrezeption. Voller Ressentiments, ja mit Grauen hatte Goethe im April 1770 den ersten Gang zum Straßburger Münster angetreten, er erwartete den »Anblick eines mißgeformten, krausborstigen Ungeheuers« (WA I/37, S. 145). Vor der Westfassade angelangt, wich das bange Vorgefühl der Überwältigung, aber auch dem Wunsch, die ungewohnten Gestaltungsprinzipien in wiederholter Anschauung verstehend zu durchdringen. Gerade das »Planmäßige der kühn aufstrebenden, wie aus Naturformen gewonnenen Architektur (...) mußte den Kunstentwürfen seiner ersten Sturm- und Drang-Periode entgegenkommen« (Werner Oechslin in: MA XIII/2, S. 677). Jene »himmlisch-irdische Freude (...), den Riesengeist unsrer ältern Brüder in ihren Werken zu umfassen« (WA I/37, S. 145), von Goethe später in relativierender Rückschau auch als »Enthusiasmus« bezeichnet, fand ihren Niederschlag in der hymnischen Schrift *Von deutscher Baukunst, D. M. Ervini a Steinbach* (1772/73). In der Folge wird Goethes Haltung gegenüber der gotischen Kunst von zunehmender Distanznahme bestimmt. Die Italienreise begründete eine neue, klassizistisch orientierte Haltung auch gegenüber der Architektur. Noch 1810 vertrat Goethe gegen den »deutschen Patriotismus« (Brief an Boisserée, 14. Mai 1810) nachdrücklich die Theorie einer Süd-Nord-Entwicklung der Baukunst (Werner Oechslin in: MA XIII/2, S. 669). Ein Umschwung scheint sich dann infolge des sich intensivierenden Kontaktes mit Sulpiz Boisserée anzubahnen. Das erste Zusammentreffen fand im Mai 1811 statt, die Besuche der Boisseréeschen Sammlung in Heidelberg im September und Oktober 1814 und im Herbst 1815. Nur zögernd und nach langem Werben Boisserées war Goethe bereit, sich auf die ihm seit der Italienischen Reise fernstehende und zudem infolge der Kunstschriften von Wackenroder, Tieck und Schlegel auch ideologisch verdächtige Welt der altdeutschen Kunst einzulassen. Vor den Werken empfand Goethe dann aber Bewunderung (Liess 1985, S. 85 ff.; Osterkamp 1991, S. 228 ff.). »... mit Erstaunen und stiller Betrachtung, das Märchen vom Turm zu Babel an den Ufern des Rheins verwirklicht« zu finden (Brief an Reinhardt, 14. Mai 1810, WA IV/21, S. 295), widmete sich Goethe Boisserées Zeichnungen zum Kölner Dom, deren Publikation er später durch zwei Rezensionen begleiten und fördern wird. Das neuerwachte Interesse an der gotischen Architektur fand seinen Niederschlag auch in dem 1811–13 verfaßten 2. Teil von *Dichtung und Wahrheit*, in dem Goethe, zugleich an den frühen Aufsatz anknüpfend und sich von dessen hymnischem Stil distanzierend, eine sachliche, die gestalterischen Prinzipien analysierende Beschreibung der Straßburger Münster-Fassade liefert. Die gleiche Tendenz hin zu einem formal orientierten Umgang mit altdeutscher Kunst prägt die fast gleichzeitig entstandenen Beschreibungen einiger Gemälde aus der Sammlung Boisserée. Der romantischen Begeisterung für den Bildgegenstand wird so implizit die klassizistische Faszination durch die Bildform entgegengesetzt (Osterkamp 1991, S. 229 ff.). Auch Goethes Interesse für den Kölner Dom ist nicht als eine von den Romantikern erhoffte »Bekehrung« des Olympiers hin zur altdeutschen Kunst zu werten; sein Interesse entzündete sich vielmehr an den wissenschaftlich fundierten baugeschichtlichen Forschungen und Rekonstruktionen der Kölner Altertumsfreunde. Neben dem Interesse an formalen Kriterien spielt in der Gotikrezeption des alternden Goethe die historische Betrachtungsweise eine große Rolle; es ging ihm um die gerecht wertende und ordnende Beurteilung einer Epoche (vgl. Liess 1985, S. 88 ff.), keinesfalls aber um die Rückwendung ins Mittelalter, von der sich die Romantiker eine umfassende Lebenserneuerung versprachen. Dem Gedanken einer baulichen Vollendung des Doms stand Goethe denn auch zwiespältig gegenüber. Zwar lassen seine schriftlichen Äußerungen wiederholt den Wunsch nach weiterer Ausführung erkennen, zugleich werden aber Zweifel an der Realisierbarkeit eines so ungeheuren Unternehmens laut. In jedem Falle scheint die gedankliche Rekonstruktion, ermöglicht durch Zeichnungen und Stiche, für Goethe wichtiger gewesen zu sein als deren Verwirklichung in baulichen Maßnahmen. 1823 kommt Goethe in einem bezeichnenderweise erneut *Von deutscher Baukunst* betitelten Aufsatz auf das Thema zurück. In ironischer Wendung gegen jene Zeitgenossen, die vom Eindruck gotischer Kunstwerke »übermannt« werden, sich gar »urväterlich« in solcher Umgebung einzurichten wünschen, bekundet Goethe seine Wertschätzung jener historischen »Produktionen«, »die uns in den Stand setzen, Wert und Würde im rechten Sinne, das heißt historisch zu fühlen und zu erkennen« (MA XIII/2, S. 161). Er erinnert sich der Architekturzeichnungen wie der Boisseréeschen Sammlungsbestände, deren Erkenntniswert er wie folgt zusammenfaßt: »Allein der Natur der Sache nach, besonders aber in meinem Alter und meiner Stellung, mußte mir das Geschichtliche dieser ganzen Angelegenheit das Wichtigste werden« (MA XIII/2, S. 162). Ausdrücklich erwähnt Goethe nun auch den gotischen Planriß F, dessen detaillierte Kenntnis ihm durch Mollers 1818 publizierte Schrift *Bemerkungen über die aufgefundene Originalzeichnung des Domes zu Köln* vermittelt worden war (Norbert Miller in: MA XIII/2, S. 678). Da Schinkel in den Jahren 1816 bis 1826 Goethe wiederholt in Weimar aufgesucht hatte, ist nicht auszuschließen, daß Goethe zumindest theoretisch auch Kenntnis von dessen maßstabsgetreuer Rekonstruktion und Umzeichnung des mittelalterlichen Risses hatte. Die zum Teil ebenfalls auf dem Planfund beruhenden Boisseréeschen Zeichnungen bzw. Stiche bewertet Goethe nun als wertvolle Ergänzung jener Eindrücke, die er während eines kurzen Aufenthaltes in Köln 1815 gewonnen hatte. Zugleich werden die Architekturzeichnungen als wichtige Grundlage einer fundierten Erkenntnis und Mittel gegen die einst selbst empfundene visuelle Überwältigung gerühmt. Angesichts der Abbildungen – so Goethe – könne sich der Kunstliebhaber »von dem höchsten Gipfel, wozu sich diese Bauweise [die gotische] erhoben, völlig (...) überzeugen; da er denn, wenn er gelegentlich sich als Reisender jener wundersamen Stätte nähert, nicht mehr der persönlichen Empfindung, dem trüben Vorurteil, oder im Gegensatz, einer übereilten Abneigung sich hingeben, sondern als ein Wissender und in die Hüttengeheimnisse Eingeweihter das Vorhandene betrachten und das Vermißte in Gedanken ersetzen wird« (MA XIII/2, S. 163 f.). *A.P.*

Anton Raphael Mengs (zugeschrieben)

Aussig 1728 – 1779 Rom

6 JUPITER UND GANYMED

1758/59
Fresko
178,7 x 137 cm
Galleria Nazionale dell'Arte Antica, Palazzo Corsini, Rom

Literatur: Moisy 1986

Als »wunderbar problematisches« Bild bezeichnete Goethe das Fresko *Jupiter und Ganymed*, das er im November 1786, unmittelbar nach seiner Ankunft in Rom, zu betrachten sich beeilte. Es ist, neben dem rotfigurig bemalten Krater im Dom zu Agrigent, das einzige »antike« Gemälde, das Goethe in der *Italienischen Reise* beschreibt. Sein Eintrag (unter dem 18. November 1786, vgl. MA XV, S. 165–166), belegt, daß die später vieldiskutierte Authentizität des Werks bereits in den achtziger Jahren lebhaften Gesprächsstoff lieferte: »Schon vor mehreren Jahren hielt sich hier ein Franzos auf, als Liebhaber der Kunst und Sammler bekannt. Er kommt in den Besitz eines ›antiken‹ Gemäldes auf Kalk, niemand weiß woher; er läßt das Bild durch Mengs restaurieren und hat es als geschätztes Werk in seiner Sammlung. (...) Es stellt den Ganymed vor, der dem Jupiter eine Schale Wein reicht und dagegen einen Kuß empfängt. Der Franzose stirbt und hinterläßt das Bild seiner Wirtin als ›antik‹. Mengs stirbt und sagt auf seinem Todbette: *es sei nicht antik, er habe es gemalt.* Und nun streitet alles gegeneinander. Der eine behauptet es sei von Mengs, zum Scherz, nur so leicht hingemacht, den andere Teil sagt, Mengs habe nie so etwas machen können, ja es sei beinahe für Raphael zu schön.«

Die Zuschreibung des Freskos an Anton Raphael Mengs – es wurde Ende des vergangenen Jahrhunderts als anonyme Kopie des 16. Jahrhunderts nach einem Fresko der Farnesina für die Galleria Nazionale angekauft, und erst Anfang der fünfziger Jahre als das vermeintlich verschollene Werk des 18. Jahrhunderts wiedererkannt –, wird heute kaum noch angezweifelt, allenfalls wird es als Arbeit seines klassizistischen Malerkollegen Giovanni Casanova angesehen.

Es ist offenbar ganz ohne antike Vorlagen geschaffen worden. Unantik etwa ist die Bekränzung Jupiters, die vielmehr an den lorbeerbekränzten Apoll des »Parnass« von Mengs in der Villa Albani erinnert. Und die muschelförmige Lehne des Zeusthrones wie auch die Gefäße in den Händen Ganymeds konnten wohl zur Entstehungszeit als antik gelten, direkte antike Vorläufer zu beiden gibt es aber nicht. Auch die Tatsache, daß antike Fußschemel nur seitlich, nie von vorn verziert sind, belegt eine bewußte (oder unbewußte) Abweichung von antiken Vorgaben.

Einiger Ergänzungen bedarf Goethes kurze Bemerkung: »Winckelmann spricht irgendwo mit Enthusiasmus davon.« Tatsächlich hat sich Winckelmann an elf Stellen zu dem Fresko geäußert – am lobendsten in der *Geschichte der Kunst des Alterthums* –, und betrachtete es als »das schönste Gemälde (...), was jemals aus dem Altertume das Licht zu unseren Zeiten erblicket hat«. Angesichts des prekären Kenntnisstands antiker Malerei zu Winckelmanns Zeit – er selbst kennt nur etwa ein Dutzend antiker Gemälde in Rom –, ist der Enthusiasmus, mit dem er das Werk empfängt, verständlich.

Daß es sich aber um eine eigens für Winckelmann angefertigte Fälschung zu handeln scheint, geht allein schon aus dem Gegenstand der Darstellung hervor, der als bewußte, keinesfalls freilich diskriminierende Allusion auf dessen homoerotische Vorlieben gelesen werden darf – wie denn auch seine Bemerkung über Ganymed, daß dessen »ganzes Leben nichts anderes scheine als ein Kuß«, den wirkungsvollen Effekt der Fälschung unterstreicht. An anderer Stelle nobilitiert Winckelmann das Werk, indem er es im Zusammenhang mit der Schönheit des *Apoll vom Belvedere* (vgl. Kat. 8) und der Kunst des *Laokoon* (Kat. 7) erwähnt: im küssenden Ganymed vereinten sich die Vorzüge sowohl der ruhenden wie der agierenden Statue.

Die Zuschreibungsschwierigkeiten Winckelmanns belegen, daß dieser den zeitgenössischen Klassizismus nicht urteilssicher von der Antike zu unterscheiden in der Lage war; schon angesichts der *Eirene mit dem Plutoskinde* in der Villa Albani hatte er erhebliche Ergänzungen des bedeutendsten Restaurators des 18. Jahrhunderts, Bartolommeo Cavaceppis übersehen. Aber obwohl von der Forschung die Frage danach, ob Winckelmann von der Fälschung gewußt habe, allgemein verneint wird, hat er sich doch nah an die Wahrheit herangetastet, als er eingestand, die Schönheit des Ganymed nicht beschreiben zu können. Dazu gehöre, so Winckelmann, »der feine Pinsel und die Magie der Farbe (...) unseres Mengs«.

Diese Bemerkung macht deutlich, daß die lange virulente Frage, ob die Gruppe von *Jupiter und Ganymed* ein Original oder eine geniale Fälschung sei, Goethe und seine Zeitgenossen schon deshalb interessierte, weil als potentieller Nachahmer oder Fälscher niemand Geringeres in Frage kam als der bedeutendste, oder doch zumindest der namhafteste Maler des frühen Klassizismus in Europa. Seit der Dresdner Hofmaler Anton Raphael Mengs, im Auftrage seines Königs, hauptsächlich in Rom seine prominente Wirksamkeit entfaltete, wurde seine programmatische, auch theoretisch festgehaltene Erneuerung der Malerei aus der Hinwendung zur Antike, zu einem Ereignis, an dem die meisten jüngeren Künstler teilzunehmen suchten. Er war Winckelmanns erster Lehrmeister bei dessen Ankunft in Rom; nicht zuletzt auf ihrer Freundschaft gründete das äußerst wirkungsvolle Bündnis von Theorie und Praxis des Klassizismus. Winckelmann erkannte in Mengs den lebenden Beweis seines 1755 in den *Gedanken über die Nachahmung* niedergeschriebenen Grundsatzes, wonach der einzige Weg, frei und unnachahmlich in der Kunst zu werden, über die Nachahmung der Alten führen müsse, und faßte an anderer Stelle zusammen: »Der Inbegriff aller beschriebenen Schönheiten in den Figuren der Alten findet sich in den unsterblichen Werken Herrn Anton Raphael Mengs (...) des größten Künstlers seiner und vielleicht auch der folgenden Zeit.«

Auch für Goethe waren Mengs' kunsttheoretische Kategorien verbindlich, und galt er als einer der größten Maler seit der Renaissance. Wenn darum selbst für die Kenner nicht mehr zu unterscheiden war, ob ein unbestreitbar eindrucksvolles Werk aus der Antike oder von der Hand des größten lebenden Malers stammte, war in der Fälschung die Wahrheit aufgehoben, war der Idealtypus der modernen Kunst in Winckelmanns Sinn erreicht.

Wiewohl Goethe sich selbst auch eines abschließenden Urteils in dieser für den beginnenden Klassizismus so paradigmatischen Debatte enthielt, betont er gleichwohl, daß er »... nichts schöneres kenne, als die Figur Ganymeds, Kopf und Rücken, das andere ist viel restauriert«. In einem Brief an Frau von Stein vom 15. November 1786 freilich vermerkt er ergänzend: »Ich habe eine Hypothese wie das Bild entstanden, davon nächstens. Wäre es auf Holz wie auf Kalk ich sucht es zu kaufen, denn ich erlebe doch noch daß es ums dreifache verkauft wird, wofür man es jetzt haben kann.« Nicht nur als ein Hauptwerk des Klassizismus, sondern gerade in seiner umstrittenen Zuschreibung hätte das Fresko Goethes Weimarer Kunstsammlung, in der Kopien nicht weniger erwünscht waren als Originale, kongenial ergänzt.

A. B.

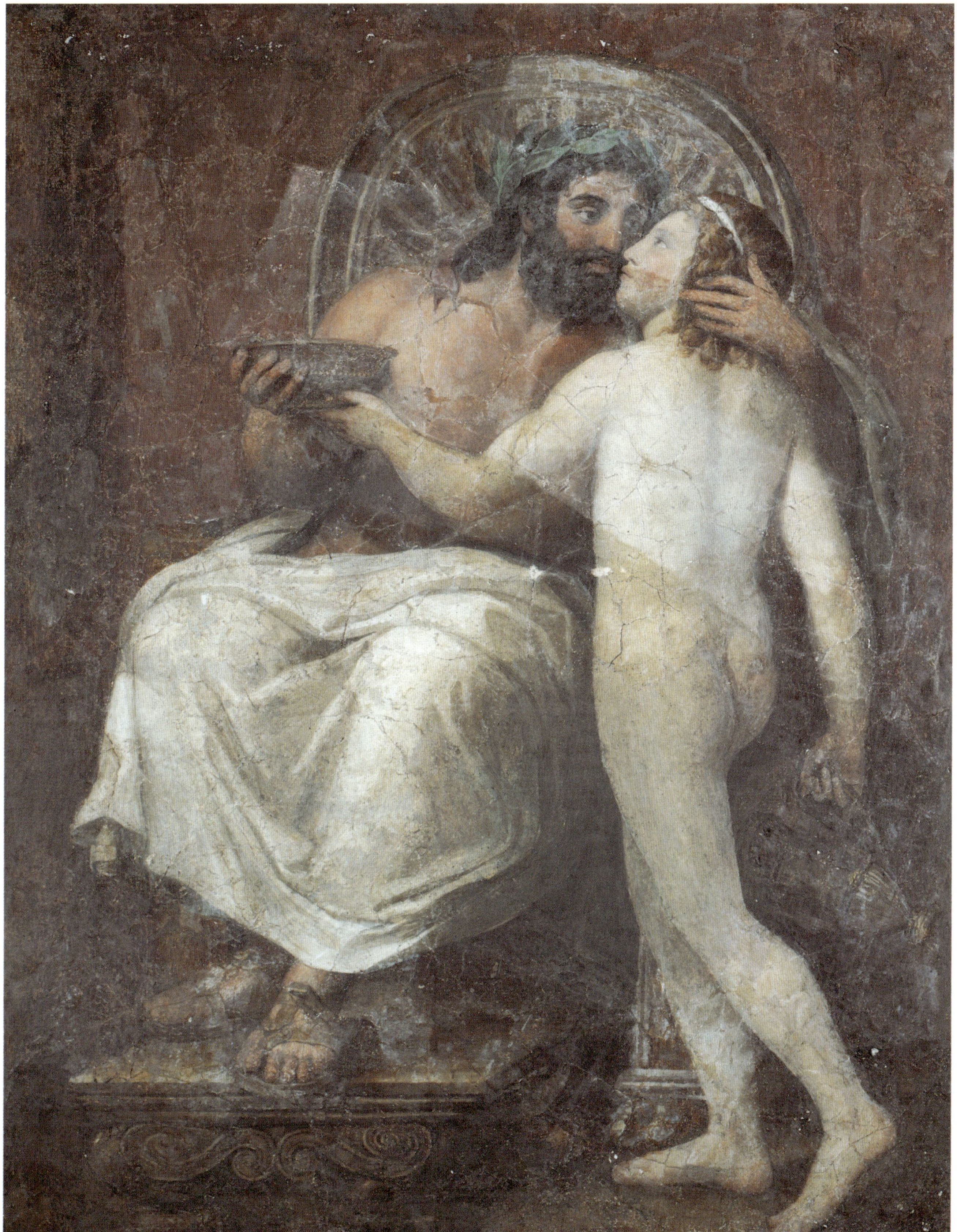

DETLEV KREIKENBOM

VERSTREUTE BEMERKUNGEN ZU GOETHES ANSCHAUUNG ANTIKER KUNST

I. Stück:
Wahrnehmungen auf der Italienischen Reise.
Ich zähle einen zweiten Geburtstag,
eine wahre Wiedergeburt,
von dem Tage, da ich Rom betrat.

Kurz vor seiner Rückkehr nach Weimar meldete Goethe dem Herzog, daß er bis zu seiner Ankunft in Rom »von Kunst eigentlich gar nichts verstand«.[1] Die pointiert kritische Selbsteinschätzung[2] berechtigt zumindest, auch hier von der Italienischen Reise auszugehen und erst im nachhinein die Frage aufzuwerfen, über welche Kenntnisse von Antiken Goethe vordem verfügte. Nur eines ist vorauszuschicken: daß, wie hinlänglich bekannt und in einem wahren Berg von Schriften niedergelegt, Goethes Blickwinkel durch Winckelmann präjudiziert war. Dessen frühe Schriften nahm er schon in Leipzig, vermittelt durch den glühenden Winckelmannverehrer Adam Friedrich Oeser, »mit Andacht in die Hände«.[3] Das Hauptwerk Winckelmanns erwarb er dann erst in Rom, wobei es die italienische Ausgabe von Carlo Fea (Rom 1783) war, die zum geistigen Vademecum avancierte und die er brieflich sofort Herder gegenüber lobte.[4] Unter dem Eindruck von Winckelmanns Gedanken und Idealen stand gleichermaßen sein römischer Freundeskreis.

Abb. 1
Apoll vom Belvedere, 2. Jh. n. Chr.
Vatikanische Sammlungen,
Museo Pio Clementino

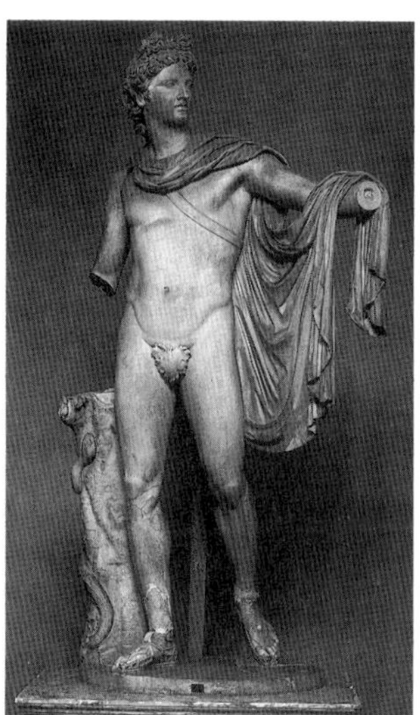

Nach erster Besichtigung von Altertümern in Oberitalien[5] stattete Goethe, in Rom angekommen, gewissenhaft den Zeugnissen der Vergangenheit seinen Besuch ab.[6] Unter den sichtbaren Antiken richtete er seine Aufmerksamkeit zum größeren Teil auf prominente Skulpturen, deren Wert seit langem anerkannt war und die auch bei Winckelmann ihre Rolle beibehalten hatten.[7] Diesen Stücken auf dem Pflichtprogramm eines Rombesuchers[8] widmete er teilweise nur beiläufige Bemerkungen.[9] Daneben war seine Begeisterung etwa für den *Apoll vom Belvedere* (Abb. 1, Kat. 8) aufrichtig, so sehr sie von Winckelmanns ›hymnischer‹ Verehrung gerade dieses Götterbildes vorgeprägt war. In Briefen aus Rom und in der *Italienischen Reise* kontrastierte Goethe den wiederholten Hinweis, die Statue könne in Abgüssen nicht gebührend gewürdigt werden, mit lebhaften Schilderungen der Wirkung des marmornen ›Originals‹ auf den Betrachter.[10] Er gab keine Analyse des Werks, trug keine Beobachtung zu Stil, Komposition oder gar zum Thema bei, betonte statt dessen seinen gewaltigen Eindruck.[11] In der subjektbezogenen Sicht mag die Sturm-und-Drang-Periode noch nachgewirkt haben. Wichtiger ist, daß es nicht um eine vom Gefühl erfüllte Seele ging, sondern um den ›Effekt‹ des vollendeten Kunstwerks, obendrein eines ›göttlichen‹ Marmorbildes. Goethe näherte sich damit antiken literarischen Vorbildern eines durch seine Wahrnehmung ›enthusiasmierten‹ Mannes, vergleichbar beispielsweise der Reaktion des Römers Aemilius Paullus; als dieser den ehrwürdigen Stätten Griechenlands seinen Besuch abstattete und auf seiner *Grand Tour* dem phidiasischen Kultbild des *Olympischen Zeus* zum ersten Mal gegenübertrat, war er von dessen Erscheinung so überwältigt, daß er meinte, im perfekten Abbild den Gott selber zu schauen. Das unmittelbare Erlebnis veranlaßte ihn spontan, dem Gott in außergewöhnlichem Maße zu huldigen.[12] So erlebte Goethe in seinen ersten Tagen auf römischem Boden den *Apoll vom Belvedere* als das »genialischste« Werk schlechthin.[13] Über den ›Enthusiasmos‹ hinaus spielte Goethe auf Momente der ›Ekstasis‹, des Aus-sich-Heraustretens, an, da man dem Anblick nicht gewachsen sei – auch hierin antiken Topoi folgend, wiewohl er den Umstand auf den persönlichen Mangel an bisheriger Anschauung einschränkte. Allerdings hatte er grundsätzlich derartige, das Verhältnis von Werk und Rezipient betreffende Rekurse auf die schriftliche Überlieferung des Altertums keineswegs erst für sich entwickelt, erwies sich vielmehr erneut als getreuer Schüler Winckelmanns. Und speziell den Effekt, den eine göttliche Präsenz auslösen kann, hatte, für Winckelmann wichtig, Thomas Blackwell bereits Homer als besondere Qualität zugeordnet.[14]

Zeitbedingte Vorstellungen einer Wirkungsästhetik, rückprojiziert auf antike literarische Muster, werden uns noch mehrfach begegnen. Doch um Goethes persönliche Aneignung antiker Kunst weitergehend nachzuvollziehen, ist von ausführlicheren Stellungnahmen auszugehen, mit denen er seine Sicht einzelner Werke präzisierte. Aufschluß versprechen besonders Äußerungen zu Denkmälern, die damals erst in das Blickfeld einer interessierten Öffentlichkeit gelangten und die Winckelmann noch nicht oder allenfalls an untergeordneter Stelle erwähnt hatte.

Ein Werk, das dieser Forderung in vollem Umfang entsprach, war die *Medusa Rondanini* (Kat. 12), die Goethe wahrhaft für sich entdeckte und vielschichtig rezipierte. Daß er ihr schon bald in Rom begegnete, beruhte auf dem Umstand der räumlichen Nähe; denn sie gehörte bis zu ihrer Erwerbung für Ludwig I. von Bayern[15] zur Sammlung des Palazzo Rondanini bzw. Rondinini, und genau gegenüber am Corso nahm Goethe Quartier in der Wohnung Tischbeins. Mit aller Wahrscheinlichkeit befand sich die *Medusa* bereits seit dem 17. Jahrhundert im Besitz der Familie, hatte aber kein nennenswertes Interesse gefunden und war auch von Winckelmann nicht erwähnt worden.

Goethes Aneignung vollzog sich schon äußerlich in doppeltem Sinne, indem er der Skulptur nicht nur wiederholt aufwartete, sondern sie auch als Abguß in seine kleine römische Gipssammlung einfügte. Wie beim *Apoll vom Belvedere* bedauerte er jedoch in einem Brief an Charlotte von Stein, den er später, nur wenig redigiert, in seine *Italienische Reise* aufnahm[16], welcher Verlust mit dem Wechsel des Materials eingetreten sei. Die Pointierung, daß im Gips »kreidenhaft und todt« erscheine, was am Marmor mit seiner hautähnlichen Färbung zum »Zauber« beitrage[17], hatte seinen spezifischen Hintersinn in der mythologischen Funktion der Medusa, daß ihr Anblick nämlich den Betrachter versteinere, während sie hier, selbst zu Stein geworden, in hohem Maße eine lebendige Wirkung vermittele. Allerdings wußte Goethe nicht, daß der Oberflächenreiz des Marmorkopfes zu großen Teilen von einer neuzeitlichen Überarbeitung herrühren dürfte[18].

Goethe zollte der »hohen und schönen Gesichtsform« der Maske Bewunderung und attestierte ihr, daß das »ängstliche Starren des Todes unsäglich trefflich ausgedrückt« sei. Es darf davon ausgegangen werden, daß an dieser Einschätzung grundsätzlich die stilistische Ausprägung und der Zustand des Werkes entscheidenden Anteil hatten. Neuzeitlich-klassizistische Sicht fand sich in extrem klassizistischer Stilrichtung der Antike wieder. Die Härte der Formensprache zeugt von einer Arbeit hadrianischer Zeit[19]; großflächige Hautpartien kontrastieren in charakteristischer Weise mit metallisch scharfen Augenlidern und einem präzise geänderten Mund, wobei alle Eigenheiten durch die Überarbeitung noch verstärkt zur Geltung kommen. Und das »ängstliche Starren«, das Goethe doch wohl in den gestreckt geöffneten Augen und den sie überfangenden breiten Lidern zu erkennen glaubte, war an sich kein Spezifikum des einzelnen Kunstwerks, sondern ebenfalls zeitbedingtes Stilmerkmal. Nur wertete Goethe Form und Stil als integralen Teil des Werkes, so daß das an sich grauenerregende Wesen, nobilitiert durch ›griechische‹ Idealität, zu einer Person mit menschlichem Antlitz und menschlicher Würde, aber auch Leidensfähigkeit und »Wollust« aufstieg. Die »hohe und schöne Gesichtsform« war in Wechselbezug Verweis auf eine Kunstperiode wie qualifizierendes Merkmal des einzelnen Werkes, das eben durch die Gestaltung nach jenen Regeln meisterhaft wurde und umgekehrt allein in jener Periode stimmig geschaffen werden konnte.

Die Umdeutung der mythologischen Vorgabe fand im späteren 18. Jahrhundert bedingte Parallelen, wenngleich auf geringerem intellektuellem Niveau. Zehn Jahre nach Goethes Italienaufenthalt entwickelte Canova, ausgehend von derselben Skulptur, seine Idee einer Medusa, die, am triumphierend ausgestreckten Arm des Perseus gehalten und von ihrem Sieger gelassenen Gesichts betrachtet, mit geöffnetem Mund und geknickten Brauen ihr jämmerliches Schicksal präsentiert[20] (Abb. 2). Die betont expressiven Momente und der luftige Lockenkranz stehen noch deutlich in

Abb. 2
Antonio Canova, Medusa, 1797–98.
Possagno, Gipsoteca

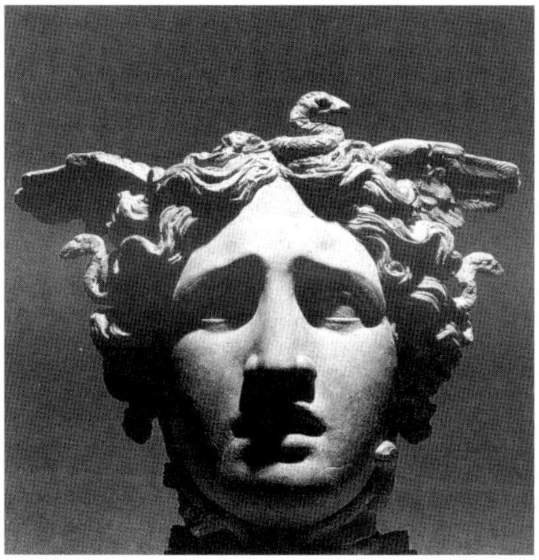

1 Brief vom 25. 1. 1788 (WA IV/8, S. 328).
2 Das genannte Schreiben hatte im Sinne eines Erfolgsberichts legitimatorischen Charakter und strich die betreffenden Akzente stark heraus. Mangel an Anschauung hatte er auch in einem Brief aus München vom 6. 9. 1786 (WA I/30, S. 10) bekannt. Vgl. Hettner 1979/II, S. 358. (s. unten II. Stück).
3 In *Dichtung und Wahrheit* (Tübingen 1812; WA II/8, S. 243 f.). Vgl. Brief an Oeser vom 24. 11. 1786: Kat. Weimar 1969, S. 62.
4 Am 2. 12. 1786: Kat. Weimar 1969, S. 71. Außerdem las Goethe die Briefe Winckelmanns in der zweibändigen Dresdner Ausgabe von 1777 und 1780: H. Weilguny, in: Kat. Weimar 1969, S. 70.
5 Vgl. Rodenwaldt 1942.
6 Brief an Carl August vom 12. 12. 1786: Wegner 1944, S. 79 (WA IV/8, S. 82).
7 Zum Verhältnis altbekannter und ›neuentdeckter‹ Antiken bei Winckelmann vgl. Haskell/Penny 1982, S. 102 f.
8 Es sei allein darauf hingewiesen, daß es weitgehend dieselben Werke sind, die zeitgleich auch Karl Philipp Moritz aufsuchte; in seinen *Reisen eines Deutschen in Italien*, die er 1792/93 vorlegte, verzeichnete er unter dem 10. 11. 1786: »Ich bin denn auch auf dem Vatikan gewesen, habe den Apollo von Belvedere, den Laokoon und den Torso gesehen, den Fechter in der Villa Borghese und so viel andre herrliche Monumente, dennoch aber wage ich es jetzt nicht, über dies alles eine Silbe zu schreiben.« (Zit. nach: Moritz 1981/I, S. 43).
9 Manche berühmte Antike erwähnte er sogar nur dann, wenn er einen Gips erworben hatte. Und dem Abguß des *Jupiter von Otricoli*, aufgestellt gegenüber seinem Bett und schön beleuchtet, konnte er lediglich »das lustigste Geschichtchen« zuordnen, ohne sonst ein Wort über ihn zu verlieren: *Italienische Reise*, 25. 12. 1786: Grumach 1949/II, S. 533 (WA I/30, S. 239). Einem Schreiben an Herder vom 13. 1. 1787 ist zu entnehmen, daß es »die schönste Jupiter Büste« sei; allein ein Grund wird nicht

barocker Tradition. Daß dem Bildhauer ebenfalls die Vorstellung einer Verlebendigung der versteinerten Maske gegenwärtig war, belegt eine Ausfertigung, der er eigens die Funktion beschied, von dem Licht einer Kerze durchglüht zu werden[21]: von außen herangetragener optischer Effekt und Sinnenreiz statt werkimmanenter Interpretation. Einen Parallelfall bietet eine neuzeitliche Wiederholung der *Medusa Rondanini* aus Alabaster (Kat. 12). Goethe begriff das »edle Halbdurchsichtige« der antiken Skulptur als eine dem Objekt innewohnende Qualität.

Wesentliche Aspekte, aus denen Goethes Affinität zur *Medusa* erklärbar wird, gelten mit geringen Modifizierungen für weitere antike Bildwerke. Insgesamt fällt auf, daß er sich gerade von weiblichen Darstellungen angesprochen fühlte. Das betont persönliche Verhältnis kulminierte in der *Juno Ludovisi* (Kat. 13). Ihr ordnete er gar die Klassifizierung als »erste Liebschaft in Rom« zu, wiewohl für die Bewertung dieser emphatischen Äußerung der spezielle Adressat, Charlotte von Stein, einzuberechnen ist[22]: Sich an einen Marmor oder gar dessen Gipsnachbildung zu verlieren, diente zugleich als Beleg für Goethes Treue, die keinen Gedanken an eine Nebenbuhlerin aus Fleisch und Blut zuließ.[23] Andererseits steht seine Zuneigung zu dem Kopf außer Diskussion, von dem er in der *Italienischen Reise* meinte, daß er »den ersten Platz bei uns behauptete«.[24]

Wie die *Medusa Rondanini* wurde die *Juno Ludovisi* damals gleichsam erst entdeckt. Obwohl schon vor der Mitte des 16. Jahrhunderts nachweisbar, blieb der kolossale Götterkopf zunächst einer potentiell interessierten Öffentlichkeit durch Aufbewahrung in den Privatgemächern des Kardinals Lodovico Cesi verschlossen, und noch Goethe merkte an, daß man ihn nur ausnahmsweise sehen dürfe.

Entsprechend hielten sich künstlerische und antiquarische Reflexe in engen Grenzen. Eine um 1540 gefertigte Zeichnung des Francisco de Hollanda[25] und eine Erwähnung in den 1556 publizierten *Statue Antiche* des Ulisse Aldroandi[26] zeitigten keine unmittelbare Folgewirkung, wobei letzterer den Kopf als Sabina/Sabinerin bezeichnete und die knappe Angabe noch um den antiquarisch präzisen Verweis auf das Format vervollständigte. Nachdem ein Teil der Sammlung Cesi 1622 von Ludovico Ludovisi erworben worden war, registrierte das Inventar den nunmehr über dem Grabmonument einer Iulia Heuresis aufgestellten Kopf 1633 als »testa colosea d'una Giulia«.[27] Ansonsten fehlt für rund hundert Jahre jeder Hinweis auf das Werk, das unbeachtet im Garten der Villa Ludovisi lag.[28] Erst ab dem mittleren 18. Jahrhundert stieß die *Juno Ludovisi* auf breitere Resonanz, dafür in um so vehementerer Weise. Nicht Winckelmann selber, sondern Johann Heinrich Füssli, der jedoch, wie zumeist angenommen, durch jenen aufmerksam gemacht worden war, trat 1756 als Protagonist in der langen Reihe der glühenden Verehrer »für den einzigen kolossalischen Kopf der Juno« auf den Plan.[29] Sichtlich stolz ordnete er sich die Leistung zu, endlich das Bild der Königin der Götter schlechthin wahrgenommen zu haben, an dem bis dato jedermann blicklos vorbeigegangen wäre. Und man darf wohl tatsächlich annehmen, daß es vor dem mittleren 18. Jahrhundert an den rechten Augen gemangelt hatte, diesen durch und durch klassizistischen Kopf als die »höchste Idee« zu begreifen – daß nicht allein der entlegene Standort der Hinderungsgrund war, den Füssli übrigens auch weder faktisch anerkannte noch als Erklärungshilfe akzeptierte.

Füssli schlug sofort den höchsten Ton des Lobes an; ihm galt das Werk als »der schönste Kopf der Juno«, was gleichlautend bei Winckelmann wiederkehrte, obwohl dieser einem »kolossalischen« Bild der *Juno* in der Villa Ludovisi – mit größter Wahrscheinlichkeit eben demselben – in seiner *Geschichte der Kunst des Alterthums* nicht viel mehr als eine Randbemerkung einräumte.[30] Des weiteren empfahl Winckelmann 1762 und 1766 brieflich die »testa colossale di Giunone« bzw. »la bellissima testa colossale all'ingresso della Villa« als ein Werk, dessen Besuch sich lohne.[31] Jedenfalls war die *Juno Ludovisi* durch Füssli und Winckelmann als Kunstwerk ersten Ranges geadelt und zur Rezeption prädestiniert. Künstlerische Aufnahme erfuhr sie beispielsweise in Gestalt eines Profilbildes auf einem um 1783 datierbaren Sardonyx, signiert von dem Engländer Nathaniel Marchant[32] (Abb. 3). In Umrißzeichnung fand sie sich auch in Carlo Feas Winckelmannausgabe[33], die Goethe ja besaß. Insofern war es streng genommen keine ›Entdeckung‹, als dieser sie zu einem seiner persönlichen Lieblingsstücke machte, aber sie war eine Entdeckung seiner Zeit und überdies verband sich nach dem Zeugnis der *Italienischen Reise*, wie erwähnt, mit der eingeschränkten Möglichkeit der Betrachtung die Aura der Exklusivität.

genannt: Grumach 1949/II, S. 533 (WA IV/8, S. 135).

10 An den Weimarer Freundeskreis, 7. 11. 1786 (WA IV/8, S. 45); *Italienische Reise*, 9. 11. 1786 (WA I/30, S. 212); Italienische Reise 3. 12. 1786 (WA I/30, S. 231); An Charlotte von Stein, 20./23. 12. 1786 (WA IV/8, S. 100). – Alle Stellen bei Grumach 1949/I, S. 530f. Mit der Anerkennung der Materialbedingtheit als essentiellem Teil der künstlerischen Wirkung, wie sie erst an den ›Originalen‹ erfahrbar war, ging Goethe deutlich über seine früheren Urteile hinaus; dazu s. unten, II. Stück.

11 »Und so hat mich Apoll von Belvedere aus der Wirklichkeit hinausgerückt.« (*Italienische Reise*, 9. 11. 1786). – »Einige reißen uns mit Gewalt an sich (...) So hat (...) der Apoll von Belvedere (...) so mein Gemüth eingenommen, daß ich daneben fast nichts mehr sehe.« (*Italienische Reise*, 3. 12. 1786).

12 Livius XLV, 28. – Vgl. Jucker 1950, S. 72.

13 An den Weimarer Freundeskreis, 7. 11. 1986 (WA IV/8, S. 45).

14 Vgl. Koch 1957, S. 57.

15 Vierneisel-Schlörb 1979, S. 62 Nr. 7. – Zur Geschichte der Münchner Antikensammlung s. Furtwängler 1900, S. 1–7. Wünsche 1985, S. 9–115. – Thorvaldsen hatte versucht, die *Medusa Rondanini* für Wilhelm von Humboldt anzukaufen: Buschor 1958, S. 11.

16 Vgl. Osterkamp 1991, S. 305.

17 *Italienische Reise*, 25. 12. 1786 (WA I/30, S. 238).

18 Vierneisel-Schlörb 1979, S. 62f.

19 Vierneisel-Schlörb 1979, S. 62f.

20 Praz/Pavanello 1976, S. 104f. Nr. 121–124 Taf. 28.

21 Praz/Pavanello 1976, S. 105 zu Nr. 124 (späterer Marmorkopf für die Gräfin Tarnowska).

22 Brief vom 6. 1. 1787: Grumach 1949/II, S. 534f. (WA IV/8, S. 117).

23 vgl. Brief vom 25. 1. 1787: Grumach 1949/II, S. 535 (WA IV/8, S. 149).

24 Bericht April 1788: Grumach 1949/II, S. 535 (WA I/32, S. 321).

25 Bober/Rubinstein 1987, S. 55. Giulia Fusconi, in: Guiliano 1992, S. 19 mit Abb.

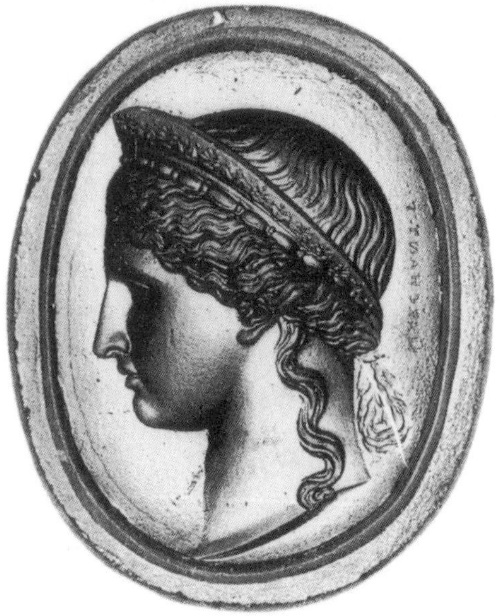

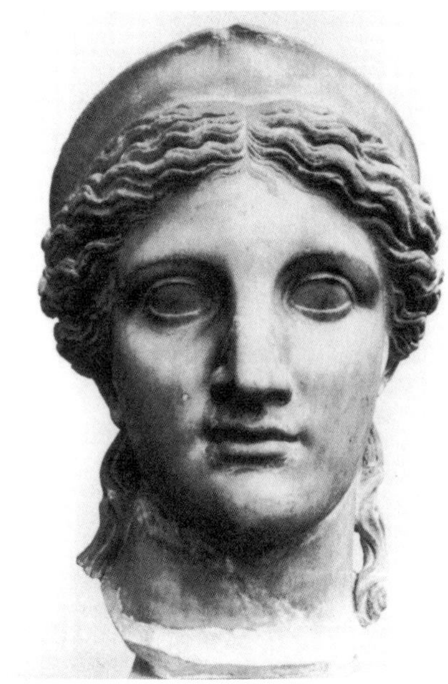

Abb. 3
Nathaniel Marchant, Sardonyx mit Juno Ludovisi, 1783.
Rom, Museo di Roma, Collezione Paoletti

Abb. 4
Juno. Kolossalkopf einer Göttin, 1. Jh. n. Chr.
Kopenhagen, Ny Carlsberg Glyptotek

Zugänglich, ja zu einem Gegenstand des täglichen Umgangs wurde sie, analog der *Medusa,* durch den Erwerb eines Gipses, der sich auf den Teilabguß der vorderen Kopfhälfte beschränkte. Wenn Goethe die Wertschätzung seiner Zeitgenossen für die *Juno* teilte, so lag ein entscheidender Grund gewiß in der ruhigen Monumentalität des annähernd frontal ausgerichteten Bildwerks, das durch die den Hals rahmenden Locken und das steil aufspringende Diadem ganz auf die Vorderansicht angelegt ist. Das gewaltige Format von mehrfacher Lebensgröße tut ein übriges, den Betrachter in ein spezifisches Verhältnis zu zwingen. Bei der Verbildlichung der Götterkönigin ist es natürlich nicht das »Starren« der *Medusa,* das Anziehung und Distanz in einem leistet, sondern die übernatürliche Erscheinung, die hier den Wunsch nach Aneignung auslöst, zunächst aber den Zugang verwehrt. Keiner sei ihrem Anblick beim ersten Mal gewachsen.[34] Die Überwältigung durch die Präsenz des Göttlichen war oben schon anläßlich des *Apoll vom Belvedere* als Charakteristikum damaliger Wirkungsästhetik angesprochen worden. Nur ist die griechische Göttin unvergleichlich menschlicher – so menschlich, daß sie zur »Liebschaft« geraten konnte. Und dazu trägt die Formensprache essentiell bei, da die marmorne *Juno* nicht die Härten der *Medusa* kennt, sondern, im klassizistischen Stil der früheren Kaiserzeit gearbeitet, gerundete Wangen, weich eingebettete Lippen, weniger prononcierte Lider und sanft geschwungene Brauenbögen präsentiert.[35] Besonders die Augenpartie definiert die Beziehung zum Betrachter, indem sich zum einen die Unterlider ein Stück auf den Augapfel hinaufziehen und dadurch einen ›feuchten‹ Blick suggerieren, zum anderen die Augäpfel nach oben stark vorkragen, so daß ein Kontakt zum unter dem Koloß stehenden Menschen hergestellt wird.

Berühmt geworden ist Goethes Parallelisierung der *Juno* mit einem Gesang Homers, angebunden an die Erkenntnis, Worte würden nicht hinreichen, dem Werk gerecht zu werden. Die Unmöglichkeit, bildende Kunst adäquat in Sprache umzusetzen, zieht sich als Grundeinschätzung durch Goethes Lebenswerk[36]; im speziellen Kontext ist es aber die Koppelung mit dem antiken Dichterfürsten, die die Sprachlosigkeit begründet und das gestaltete Marmorbild als Gegenstand der Beschreibung unerreichbar werden läßt. Der Bezug auf Homer ist in doppeltem Sinne zu verstehen. Auf einer ersten Ebene handelte es sich um Homers Bild von Erscheinung und Eigenschaften der Juno, jedenfalls in dem gefilterten Verständnis des griechischen Dichters, das das 18. Jahrhundert besaß. So extrahierte Karl Philipp Moritz in seiner *Götterlehre* Homer selektiv und unter Hervorhebung positiver Epitheta: »Die erhabene Juno heißt die herrschende, großäugige, weißarmige; es ist nicht sanfter Reiz der Augen, der ihre Bildung zeichnet, sondern Ehrfurcht einprägende Größe; und von dem übrigen Umriß dieser Göttergestalt berührt die Dichtkunst nur die Schönheit des mächtigen Arms.«[37] Mit annähernd identischen Kategorien hatte zuvor Winckelmann in der *Geschichte der Kunst des Alterthums* sein Homer entlehntes Göttinnenideal beschrieben: »... Juno zeigt sich als Frau und Göttin über andere erhaben, im Wuchs sowohl als königlichem Stolze. Die Schönheit im Blicke der großen rundgewölbten Augen der Juno ist gebieterisch wie bei einer Königin, die herrschen will, verehrt sein und Liebe erwecken muß.«[38] Solche »homerische« Sicht konnte Goethe uneingeschränkt adaptieren, zumal sie sogar seine »Liebschaft« legitimierte. Auch die Kolossalität als Ausdruck innerer Größe der Göttin scheint ihm, wie es sich in einem Brief an Herder andeutet, wichtig gewesen zu sein.[39] Und daß er sich tatsächlich mit der Frage auseinandersetzte, inwieweit die *Juno Ludovisi* unmittelbar mit homerischer Beschreibung übereinstimmt, geht aus einem Paralipomenon zur

26 Heintze 1957, S. 5f.
27 Heintze 1957, S. 6.
28 Alessandra Costantini, in: Giuliano 1992, S. 125.
29 Zit. nach: Heintze 1957, S. 6.
30 Winckelmann 1942, S. 147.
31 Lucia Pirzio Biroli Stefanelli, in: Giuliano 1992, S. 51.
32 Giuliano 1992, S. 61 mit Abb.
33 Giuliano 1992, Abb. S. 51.
34 *Italienische Reise*, April 1788: Grumach 1949/II, S. 535 (WA I/32, S. 321).
35 Zu Datierung und neuerer archäologischer Deutung: Small 1990, S. 125 f. Kreikenbom 1992, S. 92f. (mit Lit.).
36 Osterkamp 1991, S. 1–3.
37 Moritz 1948, S. 86.
38 Winckelmann 1942, S. 147.
39 Brief vom 13. 1. 1787: Grumach 1949/II, S. 535 (WA IV/8, S. 135).
40 Grumach 1949/II, S. 535 (WA I/32, S. 447).
41 Wünsche 1985, S. 91 Abb. 71.

Italienischen Reise hervor: Die Augen seien eigentlich zu klein, jedenfalls gewinne man zuerst diesen Eindruck.[40] Dem Postulat, Hera habe – mit den Worten Homers – »kuhäugig« zu sein, entspricht eher ein der *Juno Ludovisi* schwersterlich verwandter kaiserzeitlicher Kolossalkopf, ehemals im Palazzo Sciarra und heute in Kopenhagen, den Winckelmann bereits gerühmt hatte[41] (Abb. 4). Auf diese ›Juno‹ und nicht, wie zu lesen, auf die *Juno Ludovisi* geht eine Buntmarmorbüste des 18. Jahrhunderts in der Galleria Borghese zurück.[42]

Aber diese im Sinne der Zeit konventionellen Bezugspunkte erklären nicht ausreichend, daß das Bildwerk »wie ein Gesang Homers« sei. Der Hinweis auf die literarische Gattung will ernstgenommen werden; er ist auch mehr als eine allgemeine Metapher für perfekte Antike. Gemeint sein kann nur die Goethe prinzipiell wesentliche Einheit von Form, Stoff und Gehalt.[43] Das schließt notwendig ein, daß für ihn Komposition und Stil des Kopfes dem Darstellungsgegenstand angemessen, ja so vollendet gewesen sein müssen wie die Dichtung Homers. Hieraus folgt des weiteren die entscheidende Parallele zur *Medusa Rondanini:* formale Bewältigung und Stil eines Werks sind primär nicht Sache des Kunstgeschmacks, sondern werden vom Inhalt mitbestimmt. Durch diesen Anspruch befreite sich Goethe, zumindest theoretisch, vom normativen Klassizismus Winckelmanns. Daß allerdings die Eigenart des Kopfes, ebenfalls wie bei der *Medusa,* nicht im Einklang mit dem Schönen Stil der Griechen den individuellen Gegenstand reflektiert, sondern vornehmlich aus der römischen Kunstperiode heraus verstanden werden muß, konnte Goethe nicht wissen und tut seinem theoretischen Angang nicht den geringsten Abbruch.

Auf der anderen Seite versteht es sich von selbst, daß Goethe den Stilidealen seiner Zeit verhaftet blieb. Die Unterscheidung, die hier vertreten wird, hätte er nicht als Widerspruch anerkannt. Ihm war vielmehr an der Fortentwicklung und weitergehenden Differenzierung der Normen Winckelmanns gelegen. Aber was die stilistischen Ideale seiner Zeit anbelangt, stellt sich die frappante Beobachtung ein, daß das, was für den Hohen und Schönen Stil der Griechen gehalten wurde, sich inzwischen häufig genug als Charakteristikum des römisch-kaiserzeitlichen Klassizismus herauskristallisiert hat. Der Geschmack der zweiten Hälfte des 18. Jahrhunderts besaß starke Berührungspunkte mit jener reflektiven und retrospektiven Kunstproduktion. Neben der *Medusa* und der *Juno* vertritt eine weitere, wiederum weibliche Antike diese Konvergenz mit aller Entschiedenheit: eine Statue, vielleicht eine Nymphe oder auch die Göttin Venus darstellend[44], von Winckelmann als *Tänzerin* (Kat. 14) erachtet, die sich bis 1788 im Palazzo Colobrano zu Neapel befand und die es Goethe derart angetan hatte, daß er sie erwerben wollte, als sie ihm im selben Jahr in Rom zum Kauf angeboten wurde. Der Kontrakt scheiterte allerdings an der ablehnenden Haltung von Angelika Kauffmann, der Goethe und Meyer zuerst den Ankauf nahegelegt hatten, dann auch, nachdem Goethe selber den »Credit« aufgebracht hatte, aus Gründen, die er nicht klar darlegte.[45] Vielleicht hatte Pius VI. interveniert, auf dessen Befehl jedenfalls die Statue sofort in die Vatikanischen Sammlungen gelangte.

In der Frage der Datierung berief sich Goethe auf Meyer. Dieser hielt die Statue für eine griechische Arbeit, die deutlich vor der Kaiserzeit entstanden sein müsse, vielleicht schon unter der Regierung Hierons II. (1. Hälfte 3. Jh. v. Chr.). Nach dem Wortlaut der Stelle in der *Italienischen Reise*[46] gelangte Meyer zu der Ansicht schon im Jahre 1788. Welche »Gesammtzeichen« für ihn ausschlaggebend waren, wird zwar nicht ausgeführt, doch geht man kaum fehl in der Annahme, daß er sich an Winckelmanns Kriterien orientierte. Mit seiner Datierung verwies er die Statue noch in die Zeit, die Winckelmann in der *Geschichte der Kunst des Alterthums* als Phase des Schönen Stils definiert hatte.[47] Und Winckelmanns Beschreibung der für die Blüteperiode charakteristischen Gewandbildung läßt sich unmittelbar auf die *Tänzerin* anwenden: »In dem höchsten und schönsten Stile wurden die Falten mehr in Bogen gesenkt, und weil man die Mannigfaltigkeit suchte, wurden die Falten gebrochen, aber wie Zweige, die aus einem Stamme ausgehen, und sie haben alle einen sanften Schwung. An großen Gewändern beobachtete man, die Falten in vereinigte Haufen zu halten... Wenn aber der Künstler Absicht war, die Schönheit des Nackenden zu zeigen, so setzten sie derselben die Pracht der Gewänder nach, wie wir an den Töchtern der Niobe sehen: ihre Kleider liegen ganz nahe am Fleische, und es sind nur die Hohlungen bedeckt; über die Höhen aber sind leichte Falten als Zeichen eines Gewandes gezogen.«[48] Ferner gilt

42 Staccioli/Moreno 1981, S. 103 Abb. S. 94. Alessandra Costantini, in: Giuliano 1992, S. 125 mit Abb.
43 Vgl. Osterkamp 1991, S. 1.
44 Amelung 1903–08/II, S. 673–676 Nr. 425 Taf. 75. Wegner 1944, S. 50–52 Abb. 12. Hans von Steuben, in: Helbig 1963–72/I, S. 149 Nr. 206. – Die Statue wurde in Campanien gefunden; der antike Kopf ist nicht zugehörig.
45 Zur *Tänzerin* äußerte sich Goethe in der *Italienischen Reise* kurz unter dem 7. 3. 1787 (WA I/31, S. 33f.) und ausführlich unter dem April 1788. Bericht (WA I/32, S. 328–33). Aufnahme fand im letzteren Abschnitt ein Brief Meyers aus dem Jahre 1828. Vgl. Wegner 1944, S. 50–52.
46 Bericht zum April 1788: s. vorige Anm.
47 »... es ist also der Stil nicht lange vor und zur Zeit Alexanders des Großen und seiner Nachfolger«: Winckelmann 1982, S. 219.
48 Winckelmann 1982, S. 201f.
49 Winckelmann 1982, S. 217–221.
50 Zum Begriff der Mannigfaltigkeit vgl. auch Osterkamp 1991, S. 14f.
51 Bieber 1977, Taf. 23–28 Abb. 124–159 einschließlich verschiedener römischer Adaptionen.
52 z. B. bei der *Venus Capitolina:* Haskell/Penny 1982, S. 318–320 Abb. 169.
53 Hans von Steuben, in: Helbig 1963–72/I, S. 149 Nr. 206.
54 Schlegel 1988, S. 43–49 Abb. 16. 17. 19. 49.
55 Canova 1992, S. 264–273 Nr. 128. 129.
56 Bieber 1977, S. 122 Taf. 90. 91 Abb. 554. 555 (Statue ehemals Palazzo Giustiniani, jetzt Vatikanische Sammlungen, Braccio Nuovo); Abb. 556, 557, 560 (antike Wiederholungen desselben Typus).
57 Haskell/Penny 1982, S. 269–271.
58 *Italienische Reise*, 13. 1. 1787 (WA I/30, S. 250): Wegner 1944, S. 48f. Grumach 1949/II, S. 536.
59 Brief vom 25. 1. 1787 (WA IV/8, S. 149): Wegner 1944, S. 49. Grumach 1949/II, S. 537.
60 *Italienische Reise*, 25. 12. 1786: Grumach 1949/II, S. 533 (WA I/30, S. 239).

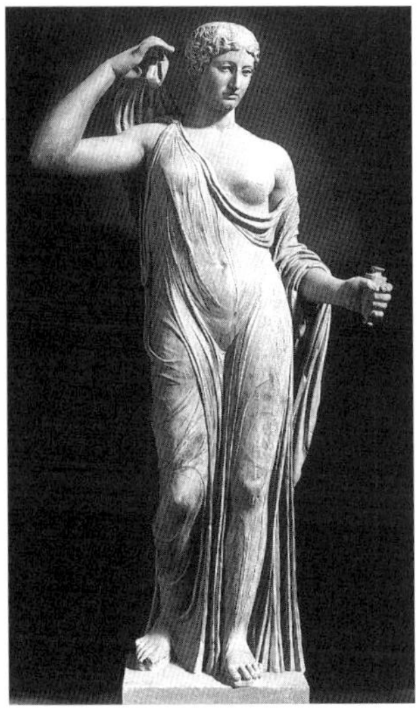

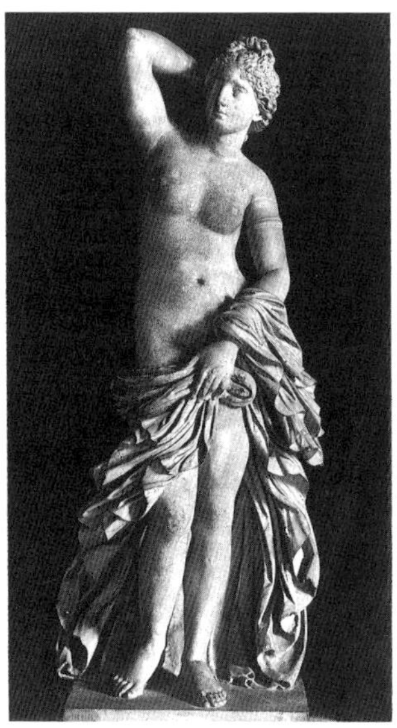

Abb. 5
Venus Genetrix, 1. Jh. n. Chr.
Neapel, Museo Nazionale

Abb. 6
Aphrodite, 2. Jh. n. Chr.
Paris, Musée du Louvre

Abb. 7
Antonio Canova, Tänzerin, 1809–12.
Berlin, Staatliche Museen zu Berlin, Skulpturengalerie

Abb. 8
Minerva Giustiniani, 2. Jh. n. Chr.
Vatikanische Sammlungen, Museo Chiaramonti

Abb. 9
Minerva Giustiniani, Kopf, 2. Jh. n. Chr.
Vatikanische Sammlungen, Museo Chiaramonti

laut demselben, daß das »Eckige« im Hohen Stil noch nachwirkte, während sich im Schönen Stil die Grazie des bewegten Körpers und das »Wellenförmige« des Umrisses durchsetzten.[49] In Übereinstimmung mit solchen Maßstäben erkannte Goethe die Tänzerin als »sehr leicht und schön« wie auch als »lieblich bewegte Gestalt, im anständigsten Gewande«, abgesehen davon, daß ihr ein »allerliebstes Köpfchen« aufsitze. Dabei bezog Goethe die Art der Darstellung zugleich auch wieder auf den Gegenstand, indem Mannigfaltigkeit und lebendige Bewegung den »Künstlerinnen« des Tanzes eigen seien.[50] Erneut ergibt sich die Kongruenz von idealem griechischem Stil und thematisch bedingtem Stil des Werks.

In der kunsthistorischen Zuweisung an den Schönen Stil kann man auch nach heutigem Kenntnisstand ein Stück des Weges mit Goethe und Meyer gemeinsam gehen; hinter der *Tänzerin* steht als Vorbild ein klassischer Aphrodite-Typus, bekannt als *Venus Genetrix*[51] (Abb. 5). Doch was den grazienhaften Reiz der *Tänzerin* ausmacht, beruht vorwiegend – den nicht zugehörigen Kopf beiseite gelassen – auf späterer bildhauerischer Interpretation, auf gezielter und durchaus geschmäcklerischer Umbildung. Den Körper durchziehen Verschiebungen bis hin zur stark gesenkten linken Schulter und dem in Gegenrichtung gewendeten Kopf. Eine im Prinzip vielfache Achsenbrechung wird kaschiert und wirkt als fließender Rhythmus. Das rechte Bein biegt sich in der Art zahlreicher hellenistischer Aphroditestatuen schamhaft nach innen[52], wie auch der Chiton sittsam die linke Brust überfängt. Die nachhaltigste Veränderung findet aber im Rückenmantel statt, der auf der rechten Seite die Körperflanke mit schnörkeligem Faltengeriesel folienhaft hinterfängt, auf der anderen Seite bogig die Hüfte umschreibt, um von der linken Hand vor die Scham gedrückt zu werden – auch dies ein Motiv, das in vielfachen Varianten an hellenistischen Aphroditen vorformuliert ist (Abb. 6). Abwärts werden die bewegten Mantelteile mit plötzlich ausglockenden Chitonfalten verlängert, die die Unterschenkel schwingend rahmen, als befände sich die Figur in einer Drehbewegung. Mit Recht ist der zitathafte Umgang mit einem klassischen Urbild, angereichert um Motive späterer Zeit, als Kennzeichen des kaiserzeitlichen Klassizismus erkannt worden.[53] Dafür spricht ebenso die effektvolle und in der Ausführung brillante Addition von Teilen, ohne einem organischen Zusammenhang in herkömmlich griechischem Sinne Tribut zu zollen.

Ist demnach zum wiederholten Male eine Berührung zwischen antikem Klassizismus und dem Geschmack des 18. Jahrhunderts zu konstatieren, so bietet die *Tänzerin* darüber hinaus Anlaß zum Hinweis auf neuzeitliche Werke verwandter Thematik, da damit noch klarer wird, welche Akzeptanz die antike Statue erzielen mußte. Der transparente Stoff »ganz nahe am Fleisch«, der nur »die Hohlungen bedeckt« und nur »leichte Falten als Zeichen eines Gewandes« kennt, um Winckelmann noch einmal zu zitieren, erinnert spontan an Statuen Canovas bis hin zur *Berliner Tänzerin* (Abb. 7), auch wenn diese einem anderen antiken Typus verpflichtet war.[54] Die über dreißig Jahre später entworfene und ausgeführte Statue zeigt sich im Umriß schon wesentlich beruhigter als die antike *Tänzerin*; deren »barock« anmutenden Mantelfalten kommt die 1796 modellierte Hebe mehr entgegen.[55]

Eine weitere marmorne Frauenstatue, von der Goethe nicht lassen wollte, ist die *Minerva Giustiniani*[56] (Abb. 8). An sich seit ihrer ersten Bekanntgabe im Jahre 1631 eine der prominentesten Antiken dieser Sammlung[57], wurde sie von Winckelmann nicht berücksichtigt, was Goethe mit dem Ausdruck des Bedauerns anmerkte.[58] In einem Brief an Charlotte von Stein nannte er sie der *Juno Ludovisi* annähernd gleichrangig – nur versage sie sich der Mitnahme in Form eines Gipses.[59] Von Goethes Annäherung an das überlebensgroße Werk seien zwei Aspekte hervorgehoben: zum einen die Anbindung an eine Anekdote, zum anderen die stilistische Einordnung.

Das Göttinnenbild auf dem Hintergrund des Unverstandes einer einfachen Römerin zu erläutern, während eine namenlose Engländerin die wahre Anbetung für das Kunstwerk aufbrachte, macht zugestandenermaßen einigen Witz. Dieser reflektierte wie »das lustigste Geschichtchen« zum *Jupiter von Otricoli*[60] die literarische Bildung des Verfassers. In den zwei anekdotischen Parallelfällen schlug Satire in der Art Lukians durch, indem die Ehrwürdigkeit eines großen Götterbildes mit den Niederungen des Alltags kontrastiert wurde. Das hatte in Lukian sein Vorbild mit der Unvereinbarkeit von »kolossalischen Bildern eines Phidias, Myron und Praxiteles« und deren prononcierten Anfechtungen durch Mäuse und Ratten, »die oft zu ganzen Haushaltungen darin nisten und ihr Wesen

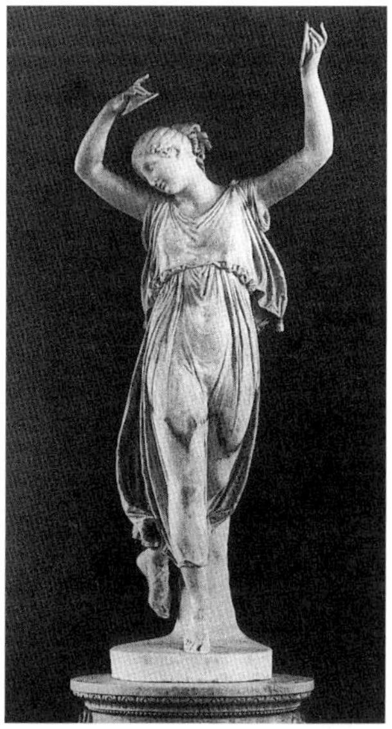
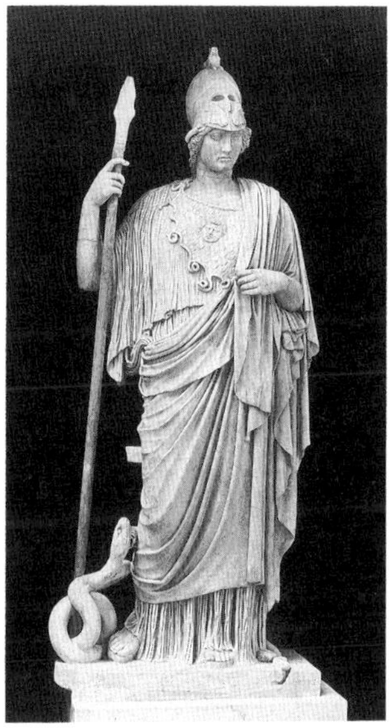
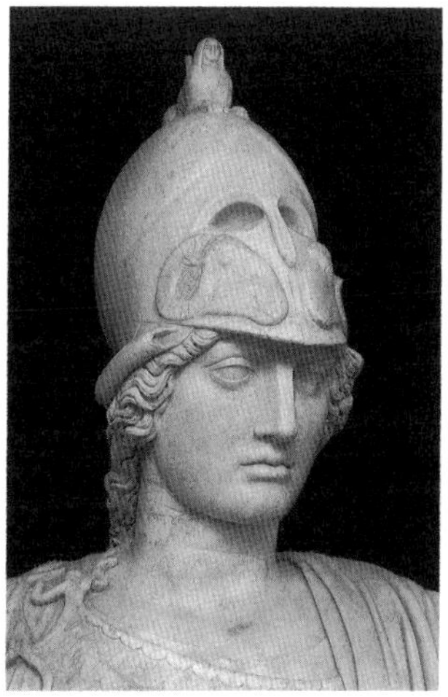

haben«.[61] Im Unterschied aber zu Lukian richtete sich der Spott nicht gegen die Kultbilder; spielte dieser den Widerspruch zwischen ideellem und ästhetischem Anspruch der Denkmäler einerseits und ihrer Verletzlichkeit andererseits aus, wodurch er ihnen zugleich die Glaubwürdigkeit entzog, so gingen bei Goethe die Götterdarstellungen wörtlich wie bildlich unbeschadet hervor. Seine Stoßrichtung war eine andere: Er nutzte die skurrilen Situationsbeschreibungen, um die mangelnde Einsicht der christlichen Zeitgenossen zu brandmarken, deren Religionszugehörigkeit auch unverblümt genannt wurde. Einmal war es eine Christin, die »nur Anbetung und Liebe« kannte, während sie »von der reinen Bewunderung eines herrlichen Werkes« nichts verstand; das andere Mal vermochte eine Christin im *Jupiter von Otricoli* nichts anderes zu erkennen als Gottvater. Aus ihrem verengten Blickwinkel heraus meinte die wundergläubige Katholikin sogar, ihrer Katze Glaubensfähigkeit zusprechen zu dürfen, da diese dem Gipskopf die Pfoten auf die Brust lege. Die großformatigen paganen Bildwerke erstrahlten in um so hellerem Licht, von dem einige Strahlen auch auf den kunstverständigen Autor herniederfielen.

Die anekdotische Einkleidung darf zuversichtlich der Zeit der Italienreise zugerechnet werden. Das gilt leider nicht ohne weiteres für die kunsthistorische Klassifizierung der *Minerva Giustiniani* als Werk des Hohen Stils entsprechend dem Winckelmannschen Modell, auf das Goethe auch eigens verwies. Im Text ist ein sprachlicher Bruch festzustellen, indem in direktem Anschluß an die Erzählung, nicht einmal durch einen Absatz getrennt, unvermittelt Adressaten (»meine Freunde«) eingeführt wurden, ferner Inhalt und Tonlage nichts mit dem Vorausgegangenen gemein haben. Der Verdacht einer späteren Redaktion liegt auf der Hand. Die Bedeutung der Stelle ist vor allem darin begründet, daß hier erstmals ein Begriff eingeführt wurde, der für die Kunstgeschichte der Antike und die Archäologie als Disziplin folgenreich geblieben ist; Goethe grenzte nämlich aus dem Hohen Stil eine frühe Phase aus, die er als »Strengen Stil« titulierte. Dieser Strenge Stil findet sich in der *Italienischen Reise* noch einmal, indem er auch auf die Tempel von Pestum übertragen wurde.[62] Die unerwartet »stumpfen, kegelförmigen, enggedrängten Säulenmassen« lösten zunächst Befremden aus. Aber durch den Vergleich mit dem Strengen Stil, den Goethe in der Plastik vorgefunden hatte, und unter Hereinnahme eines dezidiert historischen Verständnisses konnte er sich mit diesen, den Bauten seiner Zeit völlig fremden Proportionen rasch »befreundet« fühlen. Angesichts aber der auch hier bestehenden Möglichkeit einer nachträglichen Erkenntnis steht sogar zur Disposition, ob Goethe überhaupt die Autorschaft für die Begriffsfindung »Strenger Stil« zuerkannt werden darf oder ob Meyer der Ruhm gebührt.[63]

Dennoch verbleibt, daß sich Goethe mit der *Minerva Giustiniani* zum wiederholten Male von einem Werk angezogen fühlte, das, wenngleich tatsächlich Kopie nach einem klassischen Vorbild und nicht etwa erst römische Schöpfung, doch auf ein Original zurückgeht, das mit seinem steifen Aufbau und harten Umriß bereits ältere Stilstufen verarbeitet. Überdies ist die Kopie ausgeprägt in der Art des Klassizismus des 2. Jahrhunderts n. Chr. gestaltet.[64] Neben den metallischen Falten, die für den ›Pseudobronzestil‹ hadrianischer und frühantoninischer Zeit ebenso charakteristisch sind wie die großflächige Gesichtsbildung, scharfe Ränderung der Augenlider und drahtige Ausziehung der Haarsträhnen[65], muß besonders der Kopf im ganzen als klassizistische Rückstilisierung begriffen werden (Abb. 9). Anleihen beim Strengen Stil sind unübersehbar. Hinzu kommt eine Verhärtung der Formen durch starke Putzung und partielle neuzeitliche Überarbeitung.

Darf man eventuell Goethes Einordnung der Statue in den Strengen Stil doch für seinen römischen Aufenthalt in Anspruch nehmen, läge ein weiteres Zeugnis für das doppelte Stilverständnis schon in jenen Jahren vor, da er ausdrücklich die Übereinstimmung von Zeitstil und Angemessenheit des Gegenstandes festhielt: »die Knospe, indem sie sich öffnet, und nun eine Minerva, deren Charakter eben dieser Übergang so wohl ansteht«. Ansonsten steht die Minerva zumindest ebenfalls gültig für seine damalige Vorliebe für antik-klassizistische Werke. Durch andere Beispiele ließe sich dies noch erhärten. Dagegen wendete Goethe sonstigen antiken Skulpturen auffällig wenig Interesse zu; den *Laokoon* erwähnte er in der *Italienischen Reise* nur am Rande.[66]

II. Stück:

Frühe Begegnungen.

Wie schäme ich mich allen Kunstgeschwätzes, in das ich ehemals einstimmte.

Mehrfach vertrat Goethe die Ansicht, er habe erst in Rom Urteilsfähigkeit über Kunst im allgemeinen und Antiken im besonderen gefunden, da ihm vorher die Anschauung abgegangen sei.[67] Aus verschiedenen Situationen und Anlässen heraus verfaßt, von unterschiedlichen Intentionen geleitet und an diverse Adressaten direkt oder indirekt gerichtet, können solche Behauptungen nicht absolut genommen werden. Es gilt, knapp die früheren Stationen nachzuzeichnen, auf denen Goethe mit antiken Werken oder doch deren Reproduktionen in Berührung kam.

Die Kupferstiche, die sein Vater 1740 aus Italien mitgebracht hatte und die unter anderem Ansichten antiker Gebäude Roms vorstellten, sollen nach Goethes späterer Meinung der Ursprung seiner Italiensehnsucht gewesen sein.[68] Seinen Kunstverstand dürften sie kaum nachhaltig beeinflußt haben. Skulpturen sah er nach eigenem Bekunden in diesen Jahren nicht.[69]

Auch während seiner Leipziger Studienjahre (1765 bis 1768) blieb die Anschauung alter Bildwerke gering. Durch Oeser lernte er in Abgüssen den Kopf des Vaters aus der *Laokoongruppe*[70] (Kat. 7) und die Statue des *Tanzenden Fauns* (Abb. 10) in Florenz kennen. Letzterer prägte sich ihm so tief ein, daß er noch zwei Jahrzehnte später eine wache Erinnerung an ihn gehabt haben will.[71] Damit formierten zwei ausgeprägt hellenistische Werke den ersten visuellen ›Begriff‹ antiker Plastik, zu deren Verständnis jedoch Oesers Erläuterungen offenkundig nicht beitrugen.[72] Die Bildung, die sich Goethe in Leipzig hinsichtlich der Antike aneignete, war literarisch bestimmt; neben einigen Schriften Winckelmanns[73] wurde er besonders durch Lessings *Laokoon* »von der Seite des Begriffs« beeinflußt.[74]

In Dresden nahm Goethe bewußt Abstand von einer Besichtigung der Antiken in den Pavillons des Großen Gartens, während er seine Aufmerksamkeit ganz auf die niederländische Malerei in der Bildergalerie richtete. Auf eine bewußte Konfrontation mit antiker Skulptur ließ er sich dann aber ab 1769 ein, als er zum ersten Mal den Mannheimer Antikensaal aufsuchte. Die Sammlung, die von diesem Jahr an bis 1803 bestand, umfaßte Abgüsse von rund vierzig Statuen und Gruppen, außerdem etwa zwanzig Büsten bzw. Köpfe.[75] Von Goethes ersten Eindrücken ist so viel bekannt, daß der *Laokoon* (Kat. 7) sofort das Interesse auf sich sammelte; daß Goethe bei der Betrachtung des Werks der Schriften von Lessing, Herder und Klotz gedachte und seine Beobachtungen brieflich Oeser mitteilte.[76] Um welche berichtenswerten »descouvertes« es sich handelte, geht mittelbar aus Angaben in *Dichtung und Wahrheit* hervor.[77] Der betreffende Passus bezieht sich auf den zweiten Mannheimer Aufenthalt im August 1771 und darf wohl tatsächlich auf diese Zeit zurückgeführt werden.[78] Goethes Beobachtungen zeugen von einer frappanten Eigenständigkeit trotz – oder gerade wegen – der reichen vorausgegangenen Literatur zur Gruppe. Das antiquarische Problem, mit welcher speziellen antiken Überlieferung des Geschehens denn die Darstellung übereinstimme, ließ er beiseite; nicht einmal der Mythos im allgemeinen scheint für ihn ein diskussionswürdiger Punkt gewesen zu sein. Den Ansatzpunkt lieferte ihm vielmehr Lessings Frage, warum denn der *Laokoon* nicht schreie. Seine Antwort basierte nun nicht etwa auf theoretischen Überlegungen zum Gegenstand unter den Bedingungen einer Gattung[79], sondern wurde allein aus der Anschauung gewonnen: Er verstand die »Conception der Gruppe«, indem er sie als »Streben gegen die Schlangen«, also als Bewegungen gegen die vielfache Umschlingung, aufschlüsselte, das thematische wie kompositorische Zentrum aber in dem Biß der Schlange erkannte, dessen Angriff auf den Punkt und den Moment verdichtet ist. Aus dieser Fokussierung erklärte er sich die Einziehung des Unterleibes beim Vater als Reaktion, um den »Schmerz zu mildern«, wodurch zugleich »das Schreien unmöglich gemacht« wird. Die existentielle Bedrohung nimmt zu den Seiten ab, da nach Goethes Ansicht auch »der jüngere Sohn nicht gebissen sei«, was für den älteren ohnehin außer Frage steht. Hiermit legte Goethe die Kerngedanken fest, die dann mit ausführlicherer Beschreibung und breiterer Explizierung der Motive in den *Propyläen* wiederkehrten.[80] Die entscheidende Leistung erfolgte aber allem Anschein nach schon 1771, indem er den *Laokoon* werkimmanent interpretierte.

Es mag zutreffen, daß Goethe seine Besuche der Mannheimer Abgußsammlung vornehmlich als ästhetisches Erlebnis wertete, wie es vielen künstlerisch

61 Lukian 1974/I, S. 78 (Der Hahn oder Der Traum des Mycillus, 24).
62 23. 3. 1787 (WA I/31, S. 71f.): Wegner 1944, S. 9f. Grumach 1949/I, S. 454f.
63 Vgl. Schiering 1969, S. 28, 31, der sich aber entschieden für Goethe ausspricht.
64 Werner Fuchs, in: Helbig 1963–72/I, S. 344 Nr. 449 (zur Datierung).
65 Lauter 1966, S. 93, 98–104 (zum Begriff und seiner Bewertung in kopienkritischem Sinn).
66 Vgl. Wegner 1944, S. 71.
67 Vgl. oben: I. Stück mit Anm. 1, 2; ferner das hier vorangestellte Zitat: *Italienische Reise* 29. 7. 1787 (WA I/32, S. 39).
68 Vgl. Wegner 1944, S. 142.
69 *Italienische Reise*, Bericht April 1788: Grumach 1949/II, S. 478 (WA I/32, S. 324).
70 Wegner 1944, S. 70.
71 *Italienische Reise*, Bericht April 1788: Grumach 1949/II, S. 478 (WA I/32, S. 324).
72 »...was uns Oeser bei Gelegenheit dieser Bildnisse zu sagen beliebte, war freilich räthselhaft genug.« *Dichtung und Wahrheit XI:* Grumach 1949/II, S. 546 (WA I/28, S. 84).
73 s. oben (I. Stück mit Anm. 3).
74 Vgl. Stark 1880, S. 224.

Abb. 10
Tanzender Faun. Satyr aus der Gruppe *Aufforderung zum Tanz*, 2. Jh. n. Chr.
Florenz, Galleria degli Uffizi

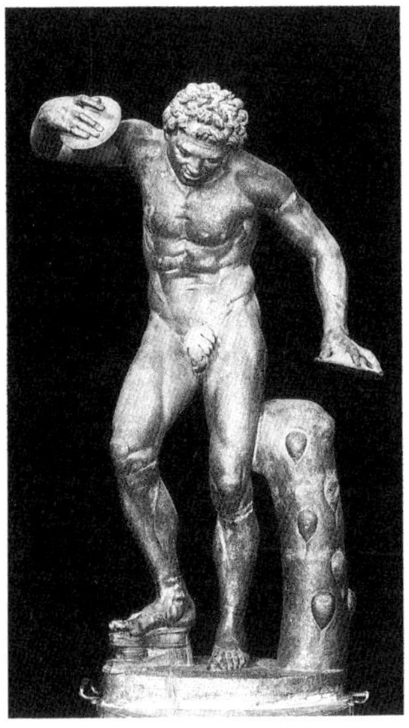

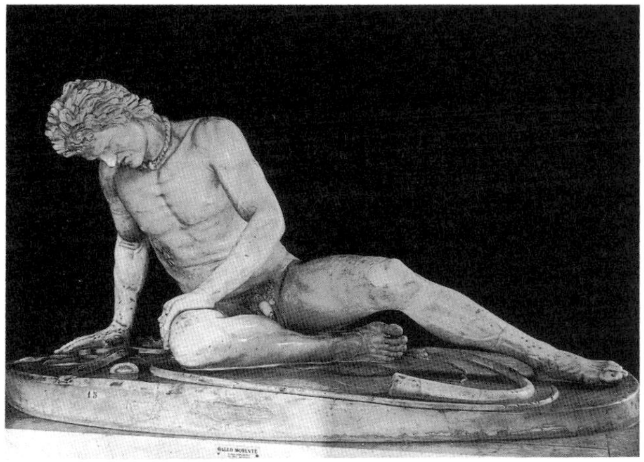

Abb. 11
Sterbender Fechter (Gallier),
2. Jh. n. Chr.
Rom, Museo Capitolino

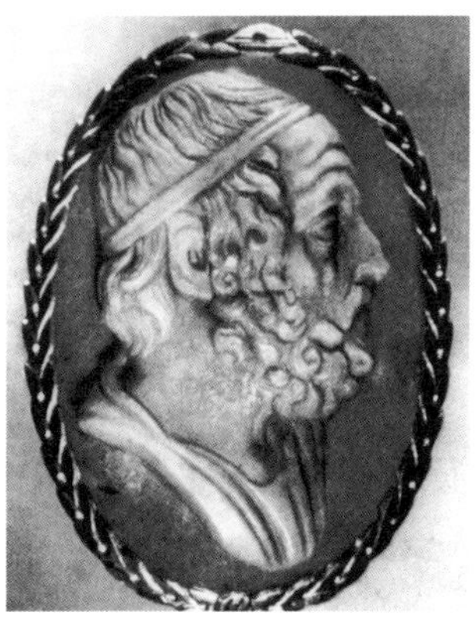

Abb. 12
Jaspis mit Büste des Homer, 18. Jh.
Stiftung Weimarer Klassik, Museen

Interessierten jener Zeit erging, die anhand von Reproduktionen Winckelmanns Gedanken in der Anschauung nachvollziehen konnten[81], wenngleich man mit dieser verkürzten Sicht seiner Bereitschaft, sich intensiv mit einzelnen Werken auseinanderzusetzen, nicht gerecht wird. Der *Sterbende Fechter* (Abb. 11), den Aloys Hirt Jahrzehnte später zutreffend auf einen Gallier deuten sollte[82], schlug ihn zumindest ebenfalls in seinen Bann. Wiederum war es eine hellenistische Skulptur, an der sein Blick haften blieb[83]; wie der *Laokoon* eine Statue, in der das Ende einer menschlichen Existenz in hoher Tonlage vorgetragen wird. Allen genannten Werken, die Goethe in Leipzig und in Mannheim kennenlernte, ist ferner gemeinsam, daß sie schon auf eine längere Wertschätzung zurückblicken konnten. Das gilt auch für eine weitere Gruppe, die Goethe in Mannheim sah und die ihn mehr beschäftigte als der *Sterbende Fechter:* die zu jener Zeit als *Kastor und Pollux* aufgefaßten Jünglinge (Kat. 11). Goethe räumte ein, daß er sich mit den »problematischen Resten« schwer tat. Ohne an dieser Stelle die Gründe auszuloten, sei allein angemerkt, daß der antik-klassizistische Stil der Gruppe[84] ihn noch befremdet haben muß. Zugleich aber wurde mit der Gruppe für Goethe erstmalig ein antikes Denkmal wichtig, das den Geschmack vertritt, der auf der Italienischen Reise dann im Vordergrund stehen sollte.

In Frankfurt und Weimar kaufte Goethe verschiedene Gipse. Ihre beschränkte Zahl reichte nicht aus, um eine repräsentative Vorstellung von alter Skulptur zu erhalten.[85] Auf seine drei Köpfe der *Laokoongruppe* bezog sich eine spätere Notiz, in der er deren genaue Haltung und Ansichtigkeit reflektierte.[86]

Neben die *Laokoonköpfe* (Kat. 7) trat *Homer* (Kat. 9, 10). Die Existenz eines Gipses ist seit 1775 gesichert. Mutmaßlich handelte es sich um den Abguß einer neuzeitlichen Kopie nach dem antiken Kopf der Sammlung Farnese.[87] Mit Sicherheit kann gesagt werden, daß eine Gipsreplik dieses hellenistischen Homertypus vor ihm stand, als er Lavater auf dessen unzureichende Abbildungen entgegenhielt: »Also in beyden nicht Homer!«[88] Mit einiger Wahrscheinlichkeit besaß er die Büste schon 1773, wie sich in einem Schreiben an Kestner andeutet.[89] 1776 kam eine Gemme hinzu, wahrscheinlich identisch mit einem Jaspis in Weimar, der ebenfalls die berühmte Neapler Büste wiederholt[90] (Abb. 12). Goethe hielt seinen Cameo vermutlich für eine antike Arbeit.[91]

Die berühmte Interpretation des rundplastischen Bildnisses in den *Physiognomischen Fragmenten*[92] (»Tret ich unbelehrt vor diese Gestalt ...«) kann unter mehreren Blickwinkeln mit Goethes Auffassung des *Laokoon* verglichen werden. Wiederum berief er sich ganz auf seine eigene Anschauung. Erneut suchte er ein Zentrum, von dem aus sich das Werk erschließt; in diesem Fall fand er es im »Sitze des Gedächtnisses« hinter der Stirn, auf den alle Teile des Gesichts kompositionell und inhaltlich hinführen. Die Details des Kopfes verstand er jeweils zugleich als Form und Aussage: So binden die »Muskeln« den Geist als Mittelpunkt mit den »sprechenden Wangen« zusammen. Die Augenpartie ist eingesunken, veranschaulicht damit Blindheit, die Goethe aber sofort in »einwärts gekehrte Sehkraft« wendete, um die geistige Potenz zu unterstreichen und in seine Deutung des seit der Antike als ›Seher‹ berühmten Mannes auf den »Vater der Dichter« zu integrieren. Die dem Schädel innewohnende Größe erweiterte er bildlich dahingehend, daß hier die gesamte Welt der griechischen Mythologie ihren Platz findet. Der Mund ist nur ausführendes Organ, er hat die »Naivetät der ersten Unschuld«. Haar und Bart sind eine »Hülle«, die das Gesicht »verehrwürdigt«.

Im Unterschied zum *Laokoon* bleibt *Homer* nur auf sich bezogen. Er reagiert nicht, sondern existiert, die Welt des Geistes bergend, für sich, wobei er »eine sichere Ruhe verbreitet«. Das hatte in der Antike seine literarischen Vorprägungen, etwa wenn die Götter eben schon bei Homer in jeder Weise ungestört sein durften, in ihrer eigenen Welt lebten[93] oder bei Platon

75 Wolfgang Schiering, in: Beck u. a. 1981, S. 257–272.
76 Brief an C. Th. Langer, 30. 11. 1769: Wegner 1944, S. 70. Grumach 1949/II, S. 547.
77 XI. Buch: Wegner 1944, S. 70f. Grumach 1949/II, S. 547f. (WA I/28, S. 85f.).
78 Wegner 1944, S. 142f. Osterkamp 1991, S. 119 mit Anm. 90 (S. 390).
79 Vgl. Preiß 1992, S. 34f.
80 s. unten (III. Stück).
81 Röttgen 1981, S. 143.
82 Schiering 1969, S. 31.
83 Haskell/Penny 1982, S. 224f.
84 Zanker 1974, S. 28ff. Nr. 26.
85 Wegner 1944, S. 143f.
86 *Paralipomenon zum Laokoon:* Grumach 1949/II, S. 554 (WA I/48, S. 235).
87 Boehringer 1939, S. 76 Taf. 58 d.
88 Boehringer 1939, S. 76.
89 Wegner 1944, S. 67.

in ihrer Vollkommenheit mit sich alleine waren.[94] Und in der Leidenschaftslosigkeit, die Goethe ihm attestierte, klingt nicht minder das antike Ideal der Unerschütterlichkeit der Seele an.

Verbleibt, um andererseits die formale Parallele des *Blinden Homer* und des *Laokoon* nicht zu übergehen, auf die stilistische Nähe beider Werke hinzuweisen. Es waren die durchgestalteten Gesichter, an denen Goethe in doppelter Hinsicht seine lebendige Anschauung finden konnte: als qualitative Kennzeichnung des Erscheinungsbildes und im sprachlichen Nachvollzug.

III. Stück:
Goethes Beiträge zu einer systematischen Archäologie nach der Italienischen Reise.

...und wir sondern was nach prüfender Betrachtung des Bildes, nach Lesung der darüber verhandelten Schriften klar geworden, und was allenfalls zweifelhaft geblieben, sorgfältig voneinander...

Ohne Frage betrachtete Goethe antike Kunstwerke in Italien vornehmlich mit an Winckelmann geschulten Augen; ganz unter dem Eindruck Winckelmanns standen auch die Arbeiten Aloys Hirts und Johann Heinrich Meyers. Daneben sollte nicht übersehen werden, daß zur Zeit von Goethes Italienreise in Rom bereits eine neue Generation von Archäologen wichtig geworden war, die in den folgenden Jahren bestimmend blieb. An ihrer Spitze standen Ennio Quirino Visconti und Georg Zoëga.[95] Letzterer lebte dort von 1784 bis 1809 und fungierte seit 1798 zugleich als konsularischer Vertreter des dänischen Hofes, wurde damit zunächst diplomatischer Kollege des preußischen Residenten Wilhelm Uhden, bis 1802 der mit beiden befreundete Wilhelm von Humboldt dieses Amt übernahm.[96]

Alle drei – Zoëga, Uhden, Humboldt – waren in ihrer altertumswissenschaftlichen Orientierung durch die gemeinsame Schülerschaft bei Christian Gottlob Heyne geprägt. Auch in den Arbeiten Viscontis, der mit Zoëga in Verbindung stand[97], sind Einflüsse Heynes beobachtet worden[98].

Zoëga erwarb sich neben seiner wissenschaftlichen Tätigkeit nicht minder große Verdienste durch die Vermittlung von Kontakten zwischen Italienern und Gästen aus Dänemark und Deutschland. Herder lernte er 1788 im Zirkel des Monsignore Borgia kennen.[99] Selber aus einer ursprünglich oberitalienischen Familie stammend, aber im dänischen Jütland geboren, neigte Zoëga nur wenig zu Geselligkeit und beschränkte die Zahl seiner Bekannten bewußt, wirkte dafür innerhalb des exklusiven Kreises um so intensiver. Daß er auf Romreisende starke Anziehungskraft ausübte, mit Künstlern wie Friedrich Müller, Lund, Canova, Rauch und Thorvaldsen Freundschaften schließen konnte und als archäologischer Berater Achtung genoß[100], beruhte nicht zuletzt auf seinem Verhältnis zu antiken Denkmälern: »Mit Visconti gemein ist ihm die den älteren Gelehrten und auch noch Winckelmann meist fremde Weise, das einzelne Kunstwerk nicht als Objekt ausgebreiteter Gelehrsamkeit, sondern vor allem eben als Werk der Kunst zu betrachten und ebenso sehr im Zusammenhange verwandter Monumente, wie aus seiner besonderen Eigenthümlichkeit heraus zu erklären«[101], wobei letzteres durchaus Parallelen in Ansätzen Goethes schon während seiner römischen Zeit besaß. Gleichwohl blieb Zoëga in Publikationen der philologischen Gewissenhaftigkeit seines Göttinger Lehrers Heyne treu, wie er auch dessen Insistieren auf exakter Erfassung aller verfügbaren Quellen fortführte. Sein geistiger Erbe und Verehrer Friedrich Gottlieb Welcker, mit dem er über Wilhelm von Humboldt in Verbindung kam, hat die bemerkenswerte methodische Koppelung Zoëgas 1819 treffend charakterisiert: »Er hat immer die Frische der Anschauung mit der Schärfe des Begriffs, das Gemüthliche, womit das Große und Schöne aufgefaßt werden muß, mit der Kälte und Kritik, die Poesie, womit man der Antiquität entgegen kommen muß, mit der Trockenheit so vieler nothwendigen Kenntnisse und Untersuchungen verbunden.«[102] Konsequent stellte Welcker ihn über den Ahnherrn der Archäologie, wenn er den Sekretär des Dänischen Ritterordens zitiert: »... sein Name wird unter den Europäischen Gelehrten stets groß bleiben; ein jeder Altertumsforscher wird in Zukunft Aufklärung und Wegleitung bei Winckelmann und Zoëga suchen; und von dem großen Geiste beider durchdrungen, wird er dem Dänischen Gelehrten in Ansehung seiner gründlichern Gelehrsamkeit, schärfern Kritik, tiefer forschenden Urtheilskraft den Vorzug geben.«[103]

Goethe und Zoëga wurden 1806 zu Mitgliedern der Berliner Akademie der Wissenschaften gewählt, doch beachtete Goethe den Archäologen wenig. Das mag auch durch die eher spröde Sprache Zoëgas bedingt

90 Gerald Heres, in: Femmel/Heres 1977, S. 87, Nr. 54, weist auf den Typus hin. Die Rückführung speziell auf die Neapler Büste wird durch die mitkopierte Büste möglich. Der Gemmenschneider arbeitete aber wohl nicht nach dem Original, sondern nach einer Wiedergabe desselben.
91 Aber mindestens seit 1792 war ihm die Problematik der Echtheitsbestimmung von Gemmen durchaus bewußt: Gerald Heres, in: Femmel/Heres 1977, S. 159 f.
92 Wegner 1944, S. 67 f. (WA I/37, S. 339f.).
93 z. B. Ilias 21, 123; 24, 526.
94 Timaios 34 B.
95 Vgl. im folgenden Stark 1880, S. 243–249.; Michaelis 1879, S. 3–7. Schiering 1969, S. 33–44. Hans B. Jessen, in: Lullies/Schiering 1988, S. 10 f.
96 Der heute wenig bekannte Uhden würde aufgrund seiner vielfältigen Verbindungen eine eingehendere Würdigung verdienen. Seit 1790 in Rom ansässig, pflegte er Kontakte zu zahlreichen Künstlern. Mit Heinrich Gentz reiste er nach Sizilien. Sein Weggang aus Rom wird allgemein mit dem beschönigenden Hinweis auf familiäre Umstände begründet; Anlaß war, daß Uhden seine Frau an Thorvaldsen verloren hatte: Lenz 1910, S. 163 Anm. 1. – Von Humboldt gefördert, erlangte der nachmalige Staatsrat in Berlin eine Reihe von Ämtern, nahm an der preußischen Bildungsreform und am Aufbau der Universität teil, an der er als Mitglied der preußischen Akademie Archäologie und Italienisch lehrte. Er gehörte 1829 zu den ersten Mitgliedern des römischen Instituto di Correspondenza Archeologica.
97 So sollte Zoëga an Viscontis geplanter Gesamtdarstellung des Altertums teilnehmen.
98 Preiß 1992, S. 30.
99 Welcker 1819/II, S. 407: »Von Herder erzählte er [Zoëga], daß er in Rom manchmal sehr unzufrieden gewesen, sich Vorwürfe gemacht habe gereist zu seyn, und sich nicht zum besten in Borgias Circel befunden habe, weil er nicht wohl Italiänisch sprach und die anderen nicht gern Lateinisch.«

100 Zoëgas Einfluß auf befreundete Bildhauer, besonders Thorvaldsen, und sein Anteil an der Ausprägung klassizistischer Skulptur soll nicht unerheblich gewesen sein: Welcker 1819/II S. 405f. – Auch Humboldt partizipierte an Zoëgas reichem Wissen; vgl. O. Harnack, Wilhelm von Humboldt, Berlin 1913, zit. bei: Scurla 1976, S. 246f. – Zu Zoëgas Zöglingen zählte Carl Ludwig Fernow: Welcker 1819/II, S. 406. Vgl. auch S. 229 (Brief Zoëgas an Friederike Brun vom 16. 10. 1799): »Fernow befindet sich wohl und studirt unablässig, um Philosophie und schöne Künste recht in einander zu knäten.«
101 Michaelis 1879, S. 4.
102 Welcker 1819/II, S. 404.
103 Ansprache des Sekretärs des Dänischen Ritterordens am 28. 6. 1809: Welcker 1819/II, S. 425. Von Schiering 1969, S. 37, insofern mißverständlich wiedergegeben, als dort suggeriert wird, es handele sich um Welckers eigene Worte.

Abb. 13
Victoria, 1./2. Jh. n. Chr.
Stiftung Weimarer Klassik, Museen

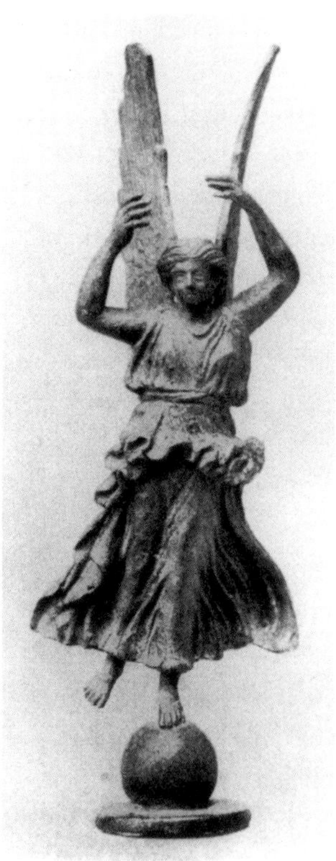

gewesen sein. Zudem handelten dessen größere, zu Lebzeiten gedruckte Untersuchungen nur bedingt von Monumenten, auf die sich Goethes Interesse erstreckte.[104] Erst der postum publizierte, 1817 von Welcker herausgegebene Aufsatz *Über den uranfänglichen Gott der Orphiker* weckte Goethes Aufmerksamkeit, wobei das Thema, nicht der methodische Anspruch entscheidend war.[105] Davon, daß Goethe und sein Kreis die Bedeutung der »römischen Altertumsforscher« nach Winckelmann einschließlich Visconti und Zoëga nicht wahrnahmen – oder nicht anerkennen wollten –, zeugen 1804 Meyers abschätzige Worte im *Entwurf einer Kunstgeschichte des achtzehnten Jahrhunderts.*[106] Entsprechend urteilte Goethe noch später, als er weiterhin Winckelmanns Kunstbegriff hoch hielt und in Zoëga einen Abstieg sah, von dem an die Altertumskunde sich in »Deuteleyen« verloren habe.[107] Ihn befremdeten die Thematik und der Verlust einer ganzheitlichen Sicht des griechischen Menschen und seiner Kultur. Größtes Unbehagen erregten ihm Interpretationen zur antiken Mythologie, um die sich in den ersten Jahrzehnten des 19. Jahrhunderts vornehmlich Johann Gottfried Hermann, Friedrich Creuzer und Welcker bemühten. Ein gelegentlicher freundlicher Hinweis auf Zoëga konnte dann doch statthaben, da dieser noch »von der älteren Zeit« sei, so daß »man sich in bekannter gewohnter Gesellschaft« finde.[108]

Auf der anderen Seite scheint es erwägenswert, daß Goethe, der mindestens seit 1804 eine Vorstellung von Zoëga besessen haben muß[109], mittelbar schon früher mit dessen Systematik vertraut geworden war. Angesichts der fachlichen Anerkennung, die Zoëga gegen Ende des 18. Jahrhunderts genoß[110], und der gemeinsamen Bekannten scheint es geradezu undenkbar, daß ihm seine Neuerungen nicht vermittelt worden wären. Bereits vor der Jahrhundertwende verfaßte Goethe, wie gleich noch auszuführen, die Analyse eines antiken Kunstwerks, deren konstanter, sich in Schritten vollziehender Aufbau einen wissenschaftlich-archäologischen Ansatz bietet, der so von Winckelmann nicht zu lernen war. In der Erschließung des einzelnen Objekts manifestierte sich Goethes Leistung, indem er nicht Gesichtspunkte summierte, sondern in steigender Form auf eine Klassifizierung des Gegenstandes hinzielte. An Zoëga erinnert dabei vor allem die Anerkennung des Werkes als Zeugnis der Kunst, das primär aus sich selbst heraus verstanden werden muß. Und dies mit einer interpretatorischen Konstanz, die Goethe in Rom noch nicht aufbrachte.

Sollte Zoëga denn doch ohne Bedeutung für Goethe geblieben sein, so müßte sein Lehrer als Quelle in Betracht gezogen werden, obwohl dessen in dem Kontext möglicherweise relevante Veröffentlichungen rund 15 Jahre zurücklagen. Doch erlangte Heyne eine eminente Wirkung für die Formierung der Archäologie als wissenschaftliche Disziplin, was kürzlich in verdienstvoller Weise verdeutlicht wurde[111], nachdem schon im 18. Jahrhundert sein Wert zu Unrecht auf eine Winckelmann-Nachfolge reduziert worden war[112] und Justi mit seiner Winckelmann-Biographie ein übriges getan hat, diese Sicht festzuschreiben.[113] Justi unterstellte Heyne, er habe auf Winckelmann schlichtweg neidisch reagiert; wäre für diesen aber theoretisch »sehr nützlich gewesen, wenn er dessen schmutzige Wäsche besorgt hätte«, das heißt: den kritischen Apparat überprüft hätte.[114] Tatsächlich rückte Heyne, seit er 1763 seine Göttinger Lehrtätigkeit aufgenommen und 1767 die erste Vorlesung zur Archäologie gehalten hatte, zur zentralen Persönlichkeit der deutschen Altertumswissenschaft auf.[115] Für die Verbreitung seiner Ideen sorgte eine zahlreiche Hörerschaft, aus der führende Männer des Geisteslebens hervorgingen.[116] Goethe selber wollte bei Heyne studieren; wurde er durch seinen Vater daran gehindert, so verfügte er später immerhin über Nachschriften von Vorlesungen.[117]

Jenes methodisch aufschlußreiche Beispiel für Goethes eigene archäologische Bemühungen ist die ein Jahr vor dem *Laokoon* geschriebene Deutung einer in seinen Besitz gelangten Bronzestatuette der *Victoria* (Abb. 13); seine Gedanken, die er zuerst mit einem »Glas Wein in der einen Hand« mündlich entwickelt hatte[118], teilte er brieflich Meyer mit.[119] Um zu klären, was Goethe Heyne – direkt oder mittelbar über seine Schüler – verdankte, seien die Gliederung und die Reihenfolge der Aspekte nachvollzogen:

Vorangestellt sind Angaben zu Herkunft, Material, Größe. Es schließt eine allgemeine Beschreibung an (Tracht, ›Standmotiv‹, axiale Ausrichtung und Aufbau des Körpers, Gestik, Motivik der Flügel). Kurze Angaben zur Ausführung (nackte Partien, Gewand) leiten über zu einer umfänglichen Beschreibung, die speziell die Drapierung und deren Verhältnis zum Körper kennzeichnet. Auf diese Beobachtungen baut die

Bestimmung der Ansichtigkeit auf. Die Beschreibung der oberen Partie – des Kopfes und der Flügel – wird getrennt gegeben. Es folgen Bemerkungen zum Erhaltungszustand der Statuette. Den Schluß bilden die künstlerische Würdigung, die Präzisierung des Darstellungsgegenstandes und die antiquarische Einordnung.

Die Klarheit der Darstellung hätte gewiß Heynes Wohlwollen gefunden. Seiner Maxime, daß »alles auf die gute Ordnung der Theile, auf die Auswahl der Wichtigen und Wesentlichen und auf das Uebersehbare des Ganzen« ankomme[120], genügt der Text uneingeschränkt. Wie der Umgang mit Werken zu handhaben sei, erläuterte Heyne in der *Prüfung einiger Nachrichten und Behauptungen vom Laocoon im Belvedere* (1779) durch einen Katalog von Kriterien. Ähnlich strukturiert stellte sich seine *Einleitung in das Studium der Antike, oder Grundriß einer Anführung zur Kenntniß der alten Kunstwerke* (1782) dar. Großen Wert legte Heyne darauf, daß bei der Erläuterung von Werken vorab die Herkunft berücksichtigt werde, darauf erst die eigentliche Beschäftigung einsetzen dürfe[121], wobei Goethe diesem Postulat hier nur so weit nachkommen konnte, als seine *Victoria* lediglich bis zur »Wackerischen Sammlung« zurückzuverfolgen war. Wichtig waren Heyne ferner exakte Beobachtungen zum Erhaltungszustand, die auch Goethe gewissenhaft vermerkte. Gleichermaßen entsprach Goethe im mittleren Teil mit seinem durchgängig deskriptiven Angang Heynes empirischer Methodik. Und daß er die Deutung seiner Bronze an den Schluß verlegte, steht wiederum im Einklag mit Heynes Vorgehensweise.[122]

Über das Verfahrensmuster hinaus berührte sich Goethes Auffassung mit der Heynes, indem der Ton der Beschreibung nüchtern blieb und selbst dort, wo ästhetische Momente im Vordergrund stehen, jeder Anflug von Emphase vermieden wird. Lediglich durch die Anmerkung einzelner qualifizierender Attribute im deskriptiven Teil wird die hohe Gesamteinschätzung des Werkes vorbereitet, und auch diese ist wiederum nicht Selbstzweck, liefert vielmehr die Begründung für die These einer Kopie nach bedeutendem Vorbild. Die ästhetische Kritik ist in die kunsthistorische integriert. An Stelle der subjektbezogenen Annäherung an seine ›Liebschaften‹ zehn Jahre zuvor in Rom herrscht distanzierte, auf Erkenntnis gerichtete Betrachtung, die gleichwohl die Analyse und Würdigung des Kunstwerts einschließt, ja zur Voraussetzung hat. Solche Sicht kam kunsttheoretischen Strömungen jener Jahre nahe. Überwunden war der moralisch-aufklärerische Anspruch, der noch für die Italienreise den Hintergrund abgegeben hatte. So forderte nun der einflußreiche Karl Philipp Moritz zu Beginn der 90er Jahre: »Wir bedürfen des Schönen nicht so sehr, um dadurch ergötzt zu werden, als das Schöne unserer bedarf, um erkannt zu werden.«[123] Hiermit ging Moritz auch deutlich über Heyne hinaus.[124]

Daß Goethe etwa antiquarische Gelehrsamkeit ausgegossen hätte, wäre von vorneherein nicht zu erwarten gewesen. Bemerkenswert aber ist die Art, mit der – erneut im Sinne Heynes und seiner Schule – altertumskundliche Vorbildung eingesetzt wird. Sie übernimmt, unauffällig präsentiert und auf das Wesentliche beschränkt, die Aufgabe, am Ende des Textes und im Anschluß an die ikonographische Bestimmung die der Statuette selber nicht ablesbaren, doch für ihr Verständnis wesentlichen funktionalen Aspekte darzulegen: Daß das Vorbild Attribut einer Götterstatue gewesen sein könnte und daß die erhaltene Kopie ein (römisches) Militärzeichen bekrönt haben mag. Schon die saubere Trennung von Werkbetrachtung, Ikonographie – der Begriff »Victoria« fällt vorher kein einziges Mal – und weitergehender Deutung auf quellenkundlicher Basis entspricht bis heute gültigem archäologischem Standard. Allein, es erübrigte sich, in einem an Meyer gerichteten Text Quellen nachzuweisen, etwa für die Kombination der Siegesgöttin mit einem größerformatigen Götterbild die umfangreiche numismatische oder literarische Überlieferung namhaft zu machen. Aber er weigerte sich auch – wie Zoëga – prinzipiell, »mit Gelehrsamkeit bedeutend oder allegorisch interessant sein« zu wollen.[125]

Einiges an Goethes stilistischen Einschätzungen ist konventionell; mit seinem Hinweis etwa, das Gesicht sei »sehr still und edel«[126], unterlag er dem zeitüblichen Geschmack der Winckelmann-Nachfolge. Und in der Wertschätzung der »größten Leichtigkeit«, die bei einer Betrachtung aus wechselndem Blickwinkel »eine unglaublich anmuthige Bewegung in allen Theilen der Figur« erzeuge, spiegelte sich Winckelmanns Begriff der ›Grazie‹, wenn nicht gar noch ein Rokokoideal wider[127]; zu erinnern ist auch an Goethes Wertschätzung der *Tänzerin* in der *Italienischen Reise*. Doch um nunmehr den künstlerischen Wert seiner Statuette zu bestimmen, verlegte sich Goethe weniger auf nachge-

104 ›Numi Aegyptii imperatorii‹ (1787); ›De origine et usu obeliscorum‹ (1797); Bassirilievi antichi di Roma‹ (1808).
105 Brief an C. v. Knebel, 9. 10. 1817: Grumach 1949/II, S. 710 (WA IV/28, S. 272).
106 Holtzhauer 1969, S. 195. – Viscontis epochale Rolle blieb Meyer völlig verschlossen: Daß jener als erster mit dem Entwicklungsmodell Winckelmanns brach, findet keine Erwähnung. Statt dessen attestierte Meyer ihm wie auch Fea und Guattani lediglich partielle Korrekturen gegenüber Winckelmann, kritisierte dann gar seine Identifizierungen von griechischen Vorbildern in römischen Kopien, etwa der meisterhaften Bestimmung der knidischen Aphrodite!
107 Brief an S. Boisserée, 16. 1. 1818: Grumach 1949/II, S. 711f. (WA IV/29, S. 12).
108 Brief an H. Meyer, 28. 10. 1817: Grumach 1949/II, S. 711 (WA IV/28, S. 291).
109 Das geht aus einem Brief Humboldts an Goethe vom 23. 8. 1804 hervor, in dem der Absender ohne Ausführungen auf Zoëga zu sprechen kam, also Kenntnis der Person bei Goethe voraussetzte. Humboldt verglich sich in dem Schreiben mit Zoëga und dessen Beobachtungen zur Freilegung von »... Ruinen. Wir haben immer einen Ärger, wenn man eine halbversunkene ausgräbt. Es kann höchstens ein Gewinn für die Gelehrsamkeit auf Kosten der Phantasie sein. Ich kenne für mich nur noch zwei gleich schreckliche Dinge: wenn man die Campagna von Rom anbauen und Rom zu einer polizierten Stadt machen wollte ...« (Zit. nach Scurla 1976, S. 256f.).
110 Für Zoëgas öffentliche Anerkennung sei auf seine Aufnahme in zahlreiche ›Gelehrte Gesellschaften‹ verwiesen: Welcker 1819/II, S. 424.
111 Preiß 1992, passim.
112 Anonyme Rezensionen in der *Neuen Bibliothek:* Körner 1990, S. 21f.
113 Preiß 1992, S. 8.
114 Justi 1898/III, S. 201f.
115 Zur Vita Heynes s. K. Fittschen, in: Lullies/Schiering 1988, S. 8f. (mit bibliographischen Hinweisen).

ordnete Details als auf das Thema und dessen formale Bewältigung: eben die Leichtigkeit einer schwebenden Frau, veranschaulicht durch in sich stimmige kompositorische Mittel, wobei der Zusammenschluß der »größten Mannigfaltigkeit« einem von Goethe früh adaptierten und auch schon auf seine *Tänzerin* angewendeten Grundprinzip klassizistischer Ästhetik folgte.[128] Darüber hinaus gemahnt die thematische Akzentuierung an eine der bekanntesten Schilderungen von Victorien in der antiken Literatur, nämlich im *Goldenen Esel* des Apuleius. Der Autor erscheint dort selber als Hauptperson seines Romans. Er betritt ein luxuriös ausgestattetes Haus, das seine Begeisterung weckt: »Ich wurde in einen überaus schönen Saal geführt. In jeder der vier Ecken desselben stand eine Säule mit einer Viktoria. Die Flügel ausgebreitet, den einen ihrer rosigen Füße zum eilenden Schritt vorgeworfen und mit der Spitze des andern eine rollende Kugel kaum noch berührend, schien die Göttin jetzt emporzufliegen.«[129] Obwohl etwas simpel im Angang, werden mit der Funktion der Kugel als ›Basis‹, dem Verhältnis der Füße zu ihrem ›Träger‹, der Rolle der Flügel und insgesamt mit der artifiziellen Aufhebung der Schwere des Bildwerkes Punkte angesprochen, die auch Goethes *Victoria* bestimmen.

So sehr es reizt, hier einen Reflex auf die kaiserzeitliche Quelle zu wähnen, so wenig läßt sich die Mutmaßung letztlich auf sichere Füße stellen. Goethe kannte früh das Kernstück aus dem Sittenroman, das Märchen von *Amor und Psyche*, das zum allgemeinen Bildungsgut zählte.[130] Eine Ausgabe des gesamten Buches in deutscher Übersetzung, der auch das (überarbeitete) Zitat entnommen ist, wurde 1783 in Berlin verlegt[131], nur weiß man für Goethe erst aus späten Jahren, daß er sie las.[132] Und die gemeinsamen Aspekte der antiken und der neuzeitlichen Schilderung könnten schlicht auf der augenfälligen Erscheinung zweier Plastiken von vergleichbarem Schema beruhen. Jedenfalls war für Goethes entwickelte Methodik aus Apuleius nichts zu gewinnen – es sei denn, daß Goethe einen bewußten Gegenentwurf zur Betrachtungsweise des antiken Autors gestaltete: Während dieser seinen Blick von den Flügeln abwärts gleiten ließ, um von vornherein die illusionistische Wirkung herauszustellen, schlug Goethe den umgekehrten Weg ein; er erschloß, den allgemeinen Regeln einer Skulpturenbeschreibung nachgehend, seine Statuette von unten nach oben, begründete somit das Schweben als dem Werk immanente Konsequenz, machte das Thema nicht von einem Motiv abhängig.

Insofern darf Goethes *Victoria* als Zeugnis für eine strikte archäologische Abhandlung genommen werden, die, partiell zwar herkömmlichem Geschmack verhaftet, im wesentlichen aber der kritischen Methode eines Heyne oder Zoëga folgte und hinsichtlich der kunsttheoretischen Seite hoch aktuell war. Besonders ist hervorzuheben, daß das ästhetische Moment eine neue Qualität erhielt. Es wurde nicht überlagert, sondern in ein Erkenntnisinteresse integriert, dem letztlich ein historisches Verständnis zugrundelag und das sich am gegebenen Beispiel in der Funktionsbestimmung manifestierte.

Man könnte einwenden, daß der Traktat gar nicht zur Publikation bestimmt gewesen sei, Form und Gegenstand auf den Adressaten Meyer bezogen waren und somit in der Angelegenheit keine repräsentative Aussage für spezifische archäologische Intentionen des Verfassers abgeleitet werden dürfte. Aber die *Victoria* nur als eine Art Lehrstück abzutun, würde zu kurz greifen. Sie fiel in ein Jahrzehnt, in dem Goethe die Idee entwickelte, die Weimarer Kunstsammlungen sollten einschließlich seiner eigenen Bestände in Katalogen vorgelegt werden. In einer Notiz Goethes zu dem Vorhaben, seine Antiken zu veröffentlichen, findet sich ein Eintrag von der Hand Johann Jacob Ludwig Geists mit der Auflistung einiger Gemmen.[133] Wenn unter ihnen nur zwei durch die Darstellung definiert wurden und es sich zum einen um eine Muse, zum anderen um einen sitzenden Dichter (Abb. 14) handelte, tritt das vom Metier geprägte Interesse des Besitzers unmittelbar hervor. Schon die erste für Goethe nachweisbare Erwerbung einer Gemme hatte Homer gegolten.[134]

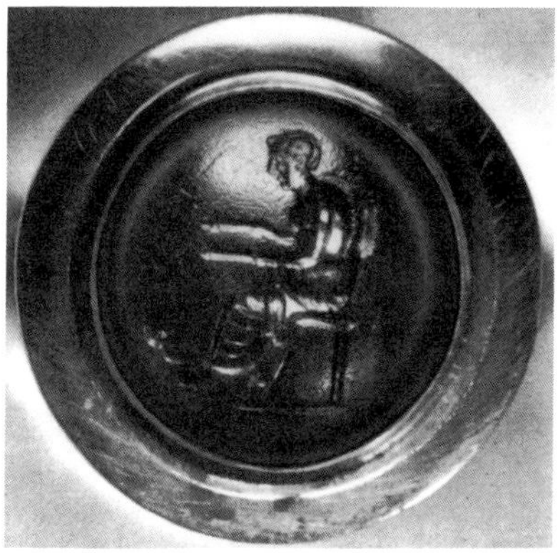

Abb. 14
Sardonyx mit sitzendem Dichter, 1. Jh. v. Chr.
Stiftung Weimarer Klassik, Museen

116 Neben den schon Genannten seien nur Alexander v. Humboldt, die Gebrüder Schlegel, Friedrich Thiersch, Karl August Böttiger, Johann Heinrich Voß und Friedrich August Wolf hervorgehoben.
117 Preiß 1992, S. 136.
118 Charlotte v. Stein, 16. 5. 1796: Grumach 1949/II, S. 566 (Goethe/Biedermann 1909–11/I, S. 246).
119 Brief an H. Meyer, 20. 5. 1796: Grumach 1949/II, S. 566 ff. (WA IV/11, S. 72).
120 Zitiert nach Preiß 1992, S. 135.
121 So in der *Prüfung* und auch in der *Einleitung*, III. Abschnitt, Erste Abtheilung. Von den Bildsäulen, Erstes Hauptstück. Von den ganzen Bildsäulen, §. 1: »... Anzeige der historischen Umstände von jedem Stücke ... Sujet und Idee jedes Werks, mit dessen Erläuterung.«
122 In der *Einleitung* findet die »Hermeneutik der Bildwerke, und Insbesonderheit Anleitung zur Deutung der Bildsäulen« erst gegen Ende des genannten Hauptstücks (§. 8) ihren Platz. Nachgestellt (§. 9) sind nur noch »Praktische Regeln ...«.
123 Moritz 1962, S. 4. – Vgl. Heinrich Dilly, in: Buddensieg/Düwell/Sembach 1987, S. 54. – 1790 hatte (der von Goethe wenig geschätzte) Kant in seiner *Kritik der Urtheilskraft* Schönheit als Qualitätsbegriff zum Gegenstand interesselosen Wohlwollens deklariert: Stark 1880, S. 19.
124 Für Heyne war 1782 in seiner *Einleitung* – noch im Sinne Winckelmanns – die Verpflichtung des Künstlers zum »delectare« selbstverständlich: Preiß 1992, S. 138.
125 Vgl. Schiering 1969, S. 27.
126 Obendrein fällt es etwas schwer, dem Urteil beizupflichten; besonders stört, daß, wie Goethe selber vermerkte, »die Ecken des halboffenen Mundes ein wenig herunter gezogen« sind.
127 Zum Verständnis von ›Grazie‹ im Rokoko und bei Winckelmann vgl. Osterkamp 1991, S. 12.
128 Osterkamp 1991, S. 14 f. – Bemerkenswert ist auch, daß sich Goethe die Mannigfaltigkeit der Statuette im Umriß – durch Projektion auf eine helle Fläche – erschloß.

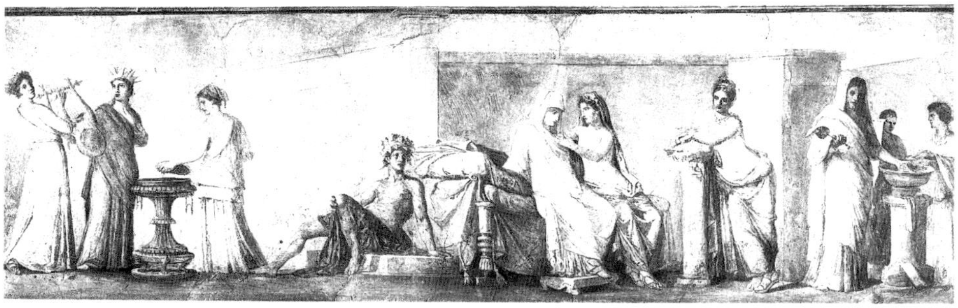

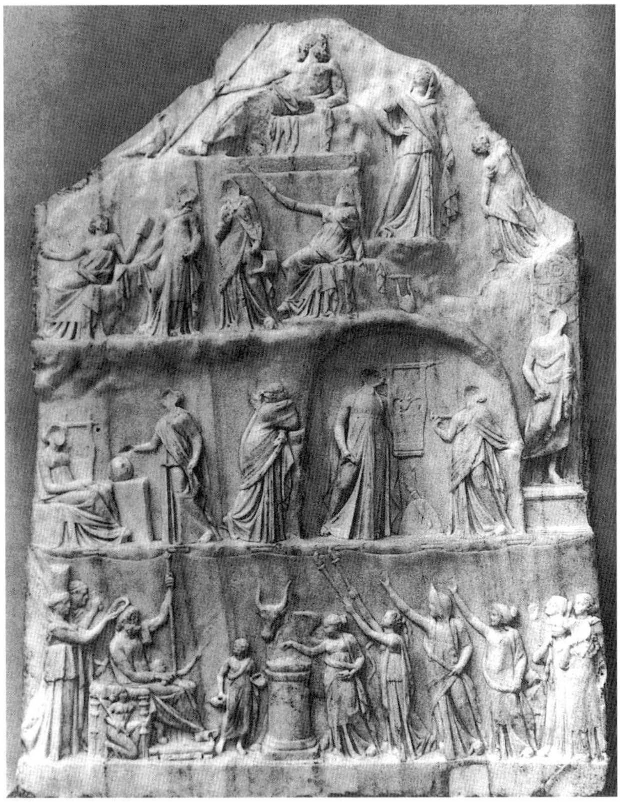

Abb. 15
Aldobrandinische Hochzeit, 1. Jh. n. Chr.
Vatikanische Sammlungen, Biblioteca

Abb. 16
Archelaos von Priene, Apotheose des Homer, 2. Jh. v. Chr.
London, British Museum

Sieht man aber vom Sujet jener zwei Steine unter den zahlreichen, zur Publikation vorgesehenen ab, kommt Goethes über viele Jahre sich erstreckende Beschäftigung mit antiken Gemmen für die hier zu verhandelnde Frage Aussagekraft zu. Nach der Italienischen Reise, auf der er als wichtigste Gemmensammlung die im Neapler Capodimonte kennengelernt und selber Steine, teils als Originale, teils im Abguß, erworben hatte[135], bemühte er sich wiederholt um weitere Ankäufe, die häufig auch zum Erfolg führten.[136] Als einen Wendepunkt in der eigenen Beschäftigung mit der Gattung definierte er sein Kennenlernen der Sammlung der Fürstin Gallitzin, die diese ihm 1792 zum Studium anvertraute und die er bis 1797 behielt.[137] Die Problematik, daß geschnittene Steine eine Angelegenheit für Spezialisten seien, war ihm nach mehrfachem Zeugnis bewußt. Im nachhinein – in der 1820/22 verfaßten *Campagne in Frankreich* – verlegte er das Datum, bis zu dem er an Gemmen »freilich nur das Poetische schätzen, das Motiv selbst, Composition, Darstellung überhaupt beurtheilen und rühmen« konnte und ab dem er sich in die speziellen Fragen der Gemmenkunde einarbeitete, in das Jahr 1792.[138] Im Dankesschreiben an die Fürstin fünf Jahre später hob er hervor, welche »Übung der Sinne und des Geistes« ihm zuteil geworden wäre: Fähigkeit zum kritischen Umgang mit herkömmlichen Ansichten und Fähigkeit zur Unterscheidung von Hochwertigem und Minderem[139], was unausgesprochen die Schärfung des Blicks zur Aussonderung von Fälschungen einschließt. Die Basis des Urteilsvermögens bildete für ihn die erweiterte Materialkenntnis. Das berührt sich bereits eng mit der ein Jahr darauf in der Einleitung der *Propyläen* erläuterten Vorstellung des »geistigen Gesichts« als Vehikel des Erkenntnisprozesses.[140] Auf dem Hintergrund seiner sonstigen Anstrengungen in den Jahren nach der Italienischen Reise, antike Objekte in nüchterner, objektgebundener, selbst technische Aspekte berücksichtigender Weise zu erfassen, scheint es nicht unglaubwürdig, den Übergang vom Kunstkenner zum ›Wissenschaftler‹ in Sachen alter Gemmen ebenfalls in die 90er Jahre zu datieren.

Die archäologischen Ansätze hatten, zeitlich gesehen, eine signifikante Parallele in der Entwicklung eines auf Mengs' *Gedanken über die Schönheit und über den Geschmack in der Malerei* von 1762 aufbauenden Kategorienschemas zur Bildbeschreibung, das für Meyer wichtig wurde.[141] Ziel war, die wichtigsten Kunstwerke Italiens nach einheitlich angewandten Kriterien zu erfassen und in eine wissenschaftliche Veröffentlichung einmünden zu lassen.[142] Dieses System, nach dem er Meyer eifrig sammeln ließ, durchbrach Goethe 1798 selber massiv in seinem *Laokoon* (Kat. 7), geleitet von der Einsicht, daß die rasterartige Rubrizierung in einen Schematismus hineinführen mußte, mit dem spätestens diesem Meisterwerk nicht beizukommen war.[143] Bemerkenswert scheint, daß er vielmehr auf einen Ansatz aus Mannheimer Tagen zurückgriff und diesen zum Zentrum seiner Interpretation machte: daß die Gruppe vom Biß der

129 Apuleius, Metamorphosen II 4, 1. Zitat nach: Apuleius 1985, S. 26.
130 Z. B. das Motiv in den *Wahlverwandtschaften* verarbeitet. Belege bei Grumach 1949/I, S. 397f.
131 Zur Editionsgeschichte s. Rudolf Helm in: Apuleius 1957, S. 24ff.; S. 27 zur Übersetzung von August Rode und deren Verbreitung.
132 1826 und 1831: Grumach 1949/I, S. 398 mit Anm. 2.
133 Femmel/Heres 1977, S. 7. 170 Nr. 157 (WA I/53, S. 397).
134 Femmel/Heres 1977, S. 130 Nr. 7.
135 Femmel/Heres 1977, S. 12–14. 36–38.
136 Femmel/Heres 1977, S. 28.
137 Zur Rückgabe s. Brief an die Fürstin Gallitzin vom 12. 1. 1797: Femmel/Heres 1977, S. 180 Nr. 173 (WA IV/12, S. 7).
138 *Campagne* unter dem November 1792: Femmel/Heres 1977, S. 159f. Nr. 132 (WA I/33, S. 236–240).
139 S. Anm. 137.
140 Vgl. Osterkamp 1991, S. 90f.
141 Osterkamp 1991, S. 92–113.
142 Osterkamp 1991, S. 100.
143 Osterkamp 1991, S. 113–116.

Schlange aus zu verstehen sei.[144] Diesen Gedanken legte er nunmehr ausführlich dar. Von einer archäologischen Abhandlung kann mit dem Beitrag zu den *Propyläen* gleichwohl nicht die Rede sein. Goethe faßte selber am Ende des Aufsatzes seine Intention zusammen: »Genug wir dürfen kühnlich behaupten, daß dieses Kunstwerk seinen Gegenstand erschöpfe, und alle Kunstbedingungen glücklich erfülle.« Die Gruppe figurierte nicht als Denkmal der Antike, sondern, gemäß der Zweckbestimmung der *Propyläen,* als überzeitliches Zeugnis für vollendete Darstellung eines Themas.

Goethes Hinwendung zu archäologischen Belangen hielt ungebrochen an. So erkannte er 1799 als erster, daß die *Aldobrandinische Hochzeit* (Abb. 15), von der Meyer für Weimar eine Kopie hatte anfertigen lassen[145], keine einheitliche Komposition bietet, sondern »aus verschiedenen Stücken« zusammengefügt sein müsse[146], was damals Befremden auslöste, sich aber mit heutiger archäologischer Einschätzung deckt.[147] Die *Elgin Marbles* – die Skulpturen des *Parthenon* – beschäftigten ihn von 1787 bis zu seinem Lebensende.[148] In der zu Beginn des 19. Jahrhunderts lebhaft diskutierten Frage, ob die Giebel Phidias zuzuweisen seien, schlug er sich mit seiner Bejahung auf die Seite der Mehrheit und hatte damit Anteil an der Festschreibung einer folgewirksamen Sicht.[149] 1827 wurde noch einmal das Thema ›Homer‹ für ihn wichtig, als er seine Überlegungen zu einem Relief abfaßte, das er selber im Palazzo Colonna gesehen hatte und das nunmehr nach London gelangt war; einzelne Figuren der Marmorplatte kamen ihm als Abgüsse wieder unmittelbar zur Anschauung.[150] Sein Beitrag zur *Apotheose Homers*[151] (Abb. 16), im Aufbau nach Heynes Art systematisch[152] wie die *Victoria,* beinhaltete ein Meisterstück hermeneutischer und ikonographischer Deutung, die an Aktualität nichts eingebüßt hat. Seiner These zufolge war das Kunstwerk die Stiftung eines siegreichen Dichters an den zeusgleichen, göttlich verehrten Homer: Reverenz eines ›Großen‹ an einen noch ›Größeren‹.

IV. Stück:

Reflexionen in den letzten Jahrzehnten.

...gewisse Zustände vergegenwärtigen, gewisse Empfindungen erneuern...

Goethes Verhältnis zu antiken Kunstdenkmälern während seiner letzten Jahrzehnte stellt sich zwiespältig dar. Einerseits verfolgte er mit größter Aufmerksamkeit jeden wichtigen Neufund und dessen Publikation bis hin zur *Venus von Milo,* bezüglich der er von Meyer 1827 Angaben zum Fundort, zur gegenwärtigen Aufbewahrung, zum »Werth« und zu eventueller erster Veröffentlichung einforderte[153], und bis hin zum *Alexandermosaik,* das ihm 1832 durch Zahns Entgegenkommen in Zeichnung bekannt wurde.[154] An erster Stelle rangierte die originale griechische Bauplastik: die *Giebelfiguren von Ägina,* der *Fries vom Tempel zu Phigalia-Bassai* und die *Parthenonskulpturen.* Von letzteren hatte er schon in Rom einige Zeichnungen sehen können[155], aber 1818 erhielt er dann »Copien in schwarzer Kreide, gleich groß mit den Marmoren«[156] (Abb. 17).

Andererseits pflegte er einen memorierenden Altersstil. Gezielt beförderte er in diesem Sinne seine Abgußsammlung. Zu einem guten Teil nämlich fanden sich alte Bekannte ein. Mit der Beschaffung der *Medusa Rondanini* (Kat. 12), die ihm noch immer am Herzen lag, hatte er einige Mühen.[157] Mit der *Juno Ludovisi* (Kat. 13) – sie kam als Geschenk aus Berlin[158] – erweiterte er 1823 neben anderen Monumenten die Reihe der Werke, die als Vehikel der Erinnerung dienten. Die Bedeutung des letztgenannten Aspekts führte Goethe chiffriert, aber unschwer auflösbar durch die

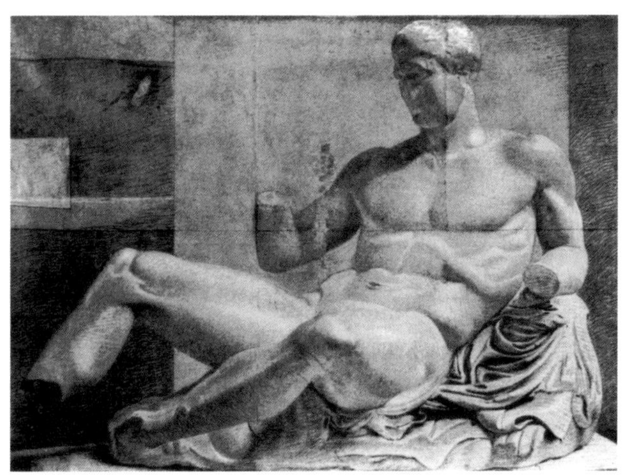

Abb. 17
Werkstatt Benjamin Robert Haydon, Dionysos aus dem Ostgiebel des Parthenon, nach 1815. Stiftung Weimarer Klassik, Museen

144 S. oben (II. Stück).
145 Stark 1880, S. 231.
146 K. A. Böttiger, 16. 1. 1799 (Goethe/Biedermann 1909–11/I, S. 272): Grumach 1949/II, S. 655.
147 Schiering 1969, S. 28.
148 Nachweise bei Grumach 1949/II, S. 494–511.
149 Schiering 1969, S. 29.
150 Brief an S. Boisserée vom 11. 11. 1827 (WA IV/43, S. 164): Grumach 1949/II, S. 575f.
151 Grumach 1949/II, S. 574f. (WA I/49.2, S. 25).
152 Ganz im Sinne Heynes wird zunächst die Herkunft genannt, dann auf ältere Veröffentlichungen in Abbildungen verwiesen. Bisheriger Gelehrtenstreit wird »ohne weitläufige Wiederholung« angeschnitten. Es folgt eine Auflistung gesicherter Forschungsergebnisse, bevor strittige Fragen verhandelt werden. Im letzten Absatz verdichtet sich seine These.
153 Brief an H. Meyer vom 18. 1. 1827: Wegner 1944, S. 127. Grumach 1949/II, S. 539 (WA IV/42, S. 18).
154 Nachweise bei Grumach 1949/II, S. 670–672.
155 *Italienische Reise,* 23. 8. 1787 und Bericht August 1787: Wegner 1944, S. 38. Grumach 1949/II, S. 694 (WA I/32, S. 63. 69).
156 Tag- und Jahreshefte 1818: Wegner 1944, S. 43. Grumach 1949/II, S. 502 (WA I/36, S. 145).
157 Nachweise bei Grumach 1949/II, S. 540–542.
158 F. v. Müller, 7. 10. 1823: Grumach 1949/II, S. 535 (Goethe/Biedermann 1909–11/III, S. 22).
159 Brief an C. L. F. Schultz vom 8. 3. 1824: Wegner 1944, S. 80. Grumach 1949/II, S. 536 (WA IV/38, S. 67).
160 Zur Statue und den Repliken, besonders der Büste, von der der Weimarer Abguß genommen war, s. Vierneisel-Schlörb 1979, S. 136ff. Nr. 12.
161 Brief an Schiller vom 20. 12. 1804: Wegner 1944, S. 127. Grumach 1949/II, S. 537 (WA IV/17, S. 229).
162 *Italienische Reise,* 15. 12. 1787: Grumach 1949/II, S. 563 (WA I/32, S. 158).
163 Brief an C. D. Rauch vom 3. 11. 1827: Wegner 1944, S. 85. Grumach 1949/II, S. 564 (WA IV/43, S. 144).

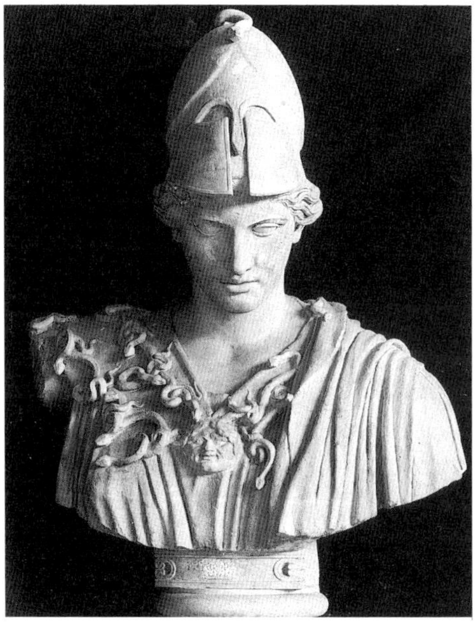

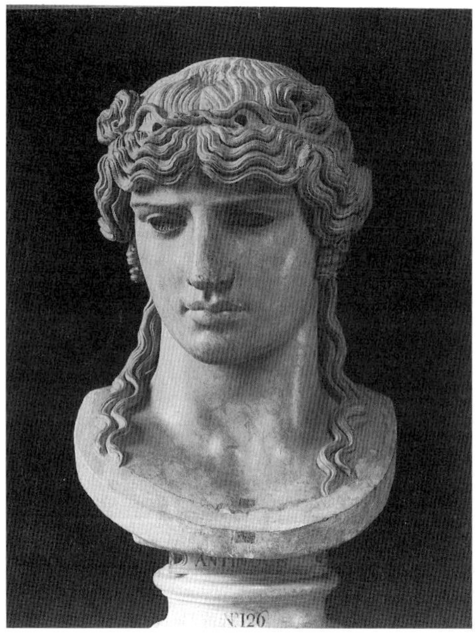

Abb. 18
Minerva Velletri. Büste der Athena, 2. Jh. n. Chr. München, Staatliche Antikensammlungen und Glyptothek

Präsentation des Kolosses und seine Erfahrbarkeit im Weimarer Gemach aus, wenn er auf die unerwartete Gegenwart der Göttin dort abhob, nachdem er ihrer im »durchkältete(n) Zimmer« eine Zeitlang nicht gewahr geworden war:[159] Es fungierte der Topos des Erschreckens durch die Epiphanie der Gottheit wie damals, als niemand bei erster Begegnung »diesem Anblick gewachsen« war; die Göttin wurde erneut lebendig, indem sie Goethe entgegentrat, nicht er ihr (er erhielt nur Eintritt in ihr Zimmer); er durfte sie »wieder täglich und immer wieder mit neuem Eindruck« sehen, entsprechend der römische Gips schon einmal den vertrauten Umgang gestattet hatte. Hinzu kommt, daß das Zimmer zum Kultraum der Göttin wurde, indem er es, ihrem inneren und äußeren Format gemäß, mit dem Prädikat »groß« auszeichnete. Ferner scheint die Mutmaßung nicht abwegig, daß Goethe mit dem Hinweis auf die vorausgegangene ›hyperboreische‹ Kälte auf die nach Jahreszeit wechselnde Besetzung eines Ortes durch eine Gottheit anspielte, wie denn Apoll Delphi nur im Sommerhalbjahr für sich beanspruchte.

Ähnlich konnotierte er sogar manchen Neueingang. Über die Büste der *Minerva Velletri* (Abb. 18), aktuell geworden erst 1797 durch den Fund einer weitgehend kompletten Statuenreplik am für den Typus namengebenden Ort[160], ist 1804 zu erfahren:[161] »...daß die Minerva Velletri angekommen ist und ganz verwundert aussieht, das Christfest mitfeyern zu sollen.« Die ›lustigsten Geschichten‹ der *Italienischen Reise* werden auf ein Bonmot verknappt. Doch mit doppelbödigem Witz: neben die Konkurrenz von Christentum und heidnischer Religion, welche natürlich zugunsten der letzteren ausschlug, trat der Gegensatz zwischen einer lebendigen alten Göttin und einem anstehenden Ereignis der Gegenwart. Obendrein war die Göttin ja aus Gips, den Goethe in anderem Zusammenhang als »kreidenhaft und todt« apostrophiert hatte.

Der *Antinous Mondragone* (Abb. 19), den er in der *Italienischen Reise* als »köstlichen« Kopf gestreift hatte[162], hielt 1828 Einzug in seine Wohnung. Ein 1827 an Rauch gerichteter Brief[163], der im übrigen ein Teil seiner Erwerbungskampagne war, belegt, daß er diesen Koloß noch in guter Erinnerung hielt, wobei eine Zeichnung in seinem Besitz als Gedächtnisstütze half. Ein halbes Jahr danach wandte er sich, baldiger Ankunft seines »lieben Gastes« (!) harrend, an Tieck, um ihm, diplomatisch geschickt verpackt, darzulegen, warum er sich gerade auf dieses Stück kapriziert habe.[164] In diesem Zusammenhang sprach er das Moment der vorgeblich wertfreien Erinnerung so offen an, daß die diesbezüglichen Worte unkommentiert eingerückt werden: »Es hat nämlich mit diesem Kopfe die Bewandtniß wie mit einigen anderen Antiken, z. B. der Meduse von Rondanini (...), daß sie nämlich, neben ihrem Kunstwerthe, mir gewisse Zustände vergegenwärtigen, gewisse Empfindungen erneuern, welche zu den besten und harmlosesten zu zählen sind die uns das Leben gewähren kann.«

Aber sein anhaltendes Verlangen, über wichtige neue Entdeckungen oder jüngst erst zugänglich gewordene Werke informiert zu sein, erstreckte sich ebenfalls auf die Gipse. Abschnitte des *Parthenonfrieses*, die er in Darmstadt sah[165], rechnete er unter »das Höchste, was mir zu Theil geworden«.[166] Sie mußten in ihm den Wunsch stärken, in seiner eigenen Nähe die Möglichkeit plastischer Wahrnehmung zu etablieren, was 1819 mit dem *Urpferd* – einem Pferdekopf aus dem Ostgiebel – auch gelang.[167] Zusammen mit den vorzüglichen Zeichnungen verfügte er über reiches Anschauungsmaterial der Parthenonskulpturen. In den *Tages- und Jahresheften* notierte er 1820: »Die äußersten Gränzen menschlicher Kunstthätigkeit im höchsten Sinne und mit natürlichster Nachbildung wurden wir gewahr und priesen uns glücklich auch dieß erlebt zu haben.«[168]

164 Brief an C. F. Tieck vom 23. 4. 1828: Wegner 1944, S. 85. Grumach 1949/II, S. 565 (WA IV/44, S. 72–74).
165 Wegner 1944, S. 39.
166 Brief an C. v. Knebel vom 9. 11. 1814: Grumach 1949/II, S. 537 (WA IV/25, S. 76).
167 Wegner 1944, S. 43 f. (WA II/12, S. 147).
168 Wegner 1944, S. 44 (WA I/36, S. 170).

7 LAOKOON
(Abguß der antiken Gruppe im Zustand des 18. Jahrhunderts)

1. Jahrhundert v. Chr. – 1. Jahrhundert n. Chr.
Gips (Marmor)
H 2,42 m
München, Abgußsammlung des Archäologischen Instituts (Città del Vaticano, Musei Vaticani, Museo Pio Clementino, Cortile del Belvedere, Inv. 1059)

Literatur: Daltrop 1982; Haskell/Penny 1982, bes. S. 243–247, Nr. 52; Geese 1985, S. 24–26, S. 37–41, S. 328–330, Nr. 10–11; Bober/Rubinstein 1986, bes. S. 151–155; Andreae 1988; Schulze 1989, S. 173–193; Andreae 1991; Himmelmann 1991; Osterkamp 1991, bes. S. 113–116; Hafner 1992; Maurach 1992; Preiß 1992

Bei der Entdeckung der Gruppe auf dem Esquilin im Jahre 1506 stand ihre Identifizierung mit dem von Plinius gelobten, einst im Palast des Titus aufgestellten *Laokoon* sofort fest. Zahlreiche Romguiden bis in das 18. Jahrhundert hinein wiederholten den sich auf die Gruppe beziehenden Passus im 36. Buch von Plinius' *Naturalis Historia* oder verwiesen zumindest auf ihn, da er – zugleich das einzige schriftliche Zeugnis der Antike zur Gruppe – in knappen Sätzen wesentliche Angaben einschließlich eines definitiven Kunsturteils enthält. Denn laut dem antiken Diktum war die Skulptur allen anderen Werken der Malerei und der Bronzeplastik überlegen. Allerdings ist die letztere, die »statuaria ars«, häufig als ›statuarische Kunst‹ im allgemeinen neuzeitlichen Wortsinn mißverstanden worden, was dem antiken Autor den Kernpunkt seiner Aussage nimmt: die Konfrontation von Darstellungsmöglichkeiten in verschiedenen Medien. Daneben geriet ein scheinbarer Widerspruch zwischen der literarischen Quelle und dem Bildwerk zu einem 1506 anhebenden und noch immer nicht ausgestandenen Streitpunkt. Das »opus« sei »ex uno lapide«, was insofern vordergründiger Lesart entgegensteht, als das Werk de facto aus mehreren, aneinander gefügten Blöcken griechischen Marmors gefertigt war. Auch die spätere Hilfserklärung, es sei lediglich eine einzige Marmorsorte gemeint, hilft nicht weiter, weil sie nur bedingt zutrifft – ein Stück der Rückseite besteht in Abweichung vom wesentlichen Teil aus italischem Stein – und weil sie vor allem im Kontext der Pliniusstelle keinen Sinn gibt. Der Disput erscheint müßig. Entscheidend ist, worauf Silke Vry mündlich aufmerksam machte, daß im Unterschied zu manch anderer antiker Marmorgruppe, etwa den *Florentiner Niobiden*, nicht für sich gearbeitete, jeweils aus einem Block gelöste Einzelfiguren arrangiert sind, sondern ein überaus kunstvoller Verbund von mannigfaltigen Stellungen, Berührungen und Überschneidungen geleistet ist. In der Anschauung ist es ›ein Stein‹, der eine Komposition zusammenschließt, wie sie in anderen Techniken problemloser zu gestalten gewesen wäre. Ob Plinius ferner daran dachte, wie kürzlich gefolgert wurde, der *Laokoon* sei eine Kopie nach einem Bronzeoriginal, bleibe dahingestellt. Jedenfalls hat die literarische Überlieferung ihren Stellenwert als gültiges Zeugnis in den antiquarischen wie archäologischen Erläuterungen behaupten können.

Dieselbe römische Quelle führte die Namen dreier rhodischer Bildhauer auf und qualifizierte sie als »summi artifices«. Als das Werk aus der Fundstelle gehoben wurde, stand auch Michelangelo bewundernd am Rand der Grube. Antik vorgeleistete Nobilitierung und zeitgenössische Garantie für höchste Qualität trafen zusammen. Tatsächlich entsprach der *Laokoon* vollkommen den Erwartungen, die im frühen 16. Jahrhundert an eine Bildhauerarbeit herangetragen wurden. Sein künftiger Ruhm war festgeschrieben. Rasch in den Belvederehof des Vatikan überführt, trug der exzeptionelle Standort noch zu seiner Wertschätzung bei. Er hätte sie aber verlieren können, wäre er nicht nahezu stets als absolutes Werk und Sinnbild erkannt worden, das jeden Geschmackswandel unbeschadet überdauert – auch ephemeres päpstliches Verdikt.

Die konstanten Sichten wurden gleichwohl ab der Entdeckung der Skulptur von gelehrten Erörterungen begleitet. Besonders zwei Fragen erregten Antiquare und Literaten: auf welche antike Fassung des Mythos die Darstellung zu beziehen sei und ob der Vater schreie, stöhne oder nur leise seufze.

Der erste Aspekt griff zugleich in die Problematik der Ergänzungen ein. Ein Guß Primaticcios von 1540 zeigt die Gruppe noch ohne neuzeitliche Vervollständigungen (Fontainebleau, Musée). Neben kleineren Stellen galt es vor allem, die fehlenden rechten Arme des Vaters und des jüngeren Sohnes hinzuzufügen. Auch der Schlangenkopf an der linken Hüfte des Laokoon ist kürzlich wieder in Diskussion gekommen. Primaticcios Bronze kennt ihn nicht; andererseits erscheint auf einer Federzeichnung, die vor jeder Restaurierungsmaßnahme entstand (Düsseldorf, Kunstmuseum) bereits ein Schlangenkopf etwa an der Stelle, an der später ein ergänzter angebracht wurde; dieser mag einen alten, vielleicht beschädigten ersetzt haben. Ohne auf diese Problematik näher einzugehen, genügt es, Goethes Beobachtung in seinem *Laokoon* von 1797 anzuführen: »Die Stellung des restaurierten Kopfes der Schlange hat den eigentlichen Biß nie recht angegeben, glücklicherweise haben wir noch die Reste der beiden Kinnladen an dem hinteren Theil der Statue erhalten.«

Wäre man im 16. Jahrhundert der Interpretation eines Überlieferungsstrangs durch Vergil gefolgt, so hätte Laokoon womöglich eine Waffe in die Hand bekommen. Am 31. Januar 1506 meinte Giovanni Sabadino in einem Brief, »che al patre mancha uno bracio in quo habebat telum«. Vierzehn Tage später griff Giovanni de Cavalcanti diese Vorstellung auf. Vergil stand aber ebenfalls Pate für die Idee, die Baccio Bandinelli seiner komplettierten Kopie von 1525 (Florenz, Uffizien) gab, indem beide Hände des Vaters Schlangenleiber umgreifen, als sollten diese, der *Äneis* gemäß, zerrissen werden. Ohne Präzisierung auf eine bestimmte mythologische Situation wurde die Gruppe, nachdem Michelangelo sich 1532 der Übernahme des Auftrags entzogen hatte, von dessen Schüler Montorsoli in der folgewirksamen Weise ergänzt, die zusammen mit späterer Anfügung der fehlenden Teile an den Söhnen, wohl im frühen 18. Jahrhundert durch Agostino Cornacchini, bis 1957 Bestand hatte, nur zeitweilig unterbrochen durch eine abweichende Restaurierung, als die Gruppe unter Napoleon nach Paris entführt war. Der Arm des Vaters streckt sich weit vom Körper weg. Die Entschiedenheit des Gestus übertrifft Bandinellis Rekonstruktion ebenso wie einen unvollendeten, in den Vatikanischen Museen aufbewahrten Arm, der nachweislich einmal als Ergänzung begonnen wurde. Den denkbar größten Gegensatz bildet aber ein um 1530 datierbarer zeichnerischer Rekonstruktionsvorschlag im Skizzenbuch des Amico Aspertini (London, Britisches Museum), indem dort der Arm gewinkelt zum Kopf des Vaters führt. Offenkundig hatte sich Aspertini den Schulteransatz genau angesehen, wie er heute noch an Primaticcios Guß verifizierbar ist, während die Schulter am Original aus Gründen der Restaurierung gekürzt wurde. Ein wesentlicher Eingriff fand doch wohl bereits im 16. Jahrhundert statt und nicht erst, wie vermutet worden ist, im 18. Jahrhundert, denn sonst wäre Montorsolis diagonal aufsteigendes Haltungsmotiv nicht verständlich. Exakte Beobachtung des antiken Bestandes gestattete es dagegen 1806 Johann Heinrich Dannecker, ebenfalls einen zum Kopf hin eingebogenen Arm zu fordern. Analoge Motivik wurde von der archäologischen Literatur des 19. Jahrhunderts mehrfach beansprucht. Die Annahmen bestätigten sich durch den 1905 entdeckten ursprünglichen, jetzt mit der originalen Figur verbundenen Arm.

Ohne eine bestimmte mythologische Vorgabe auf das Werk zu proji-

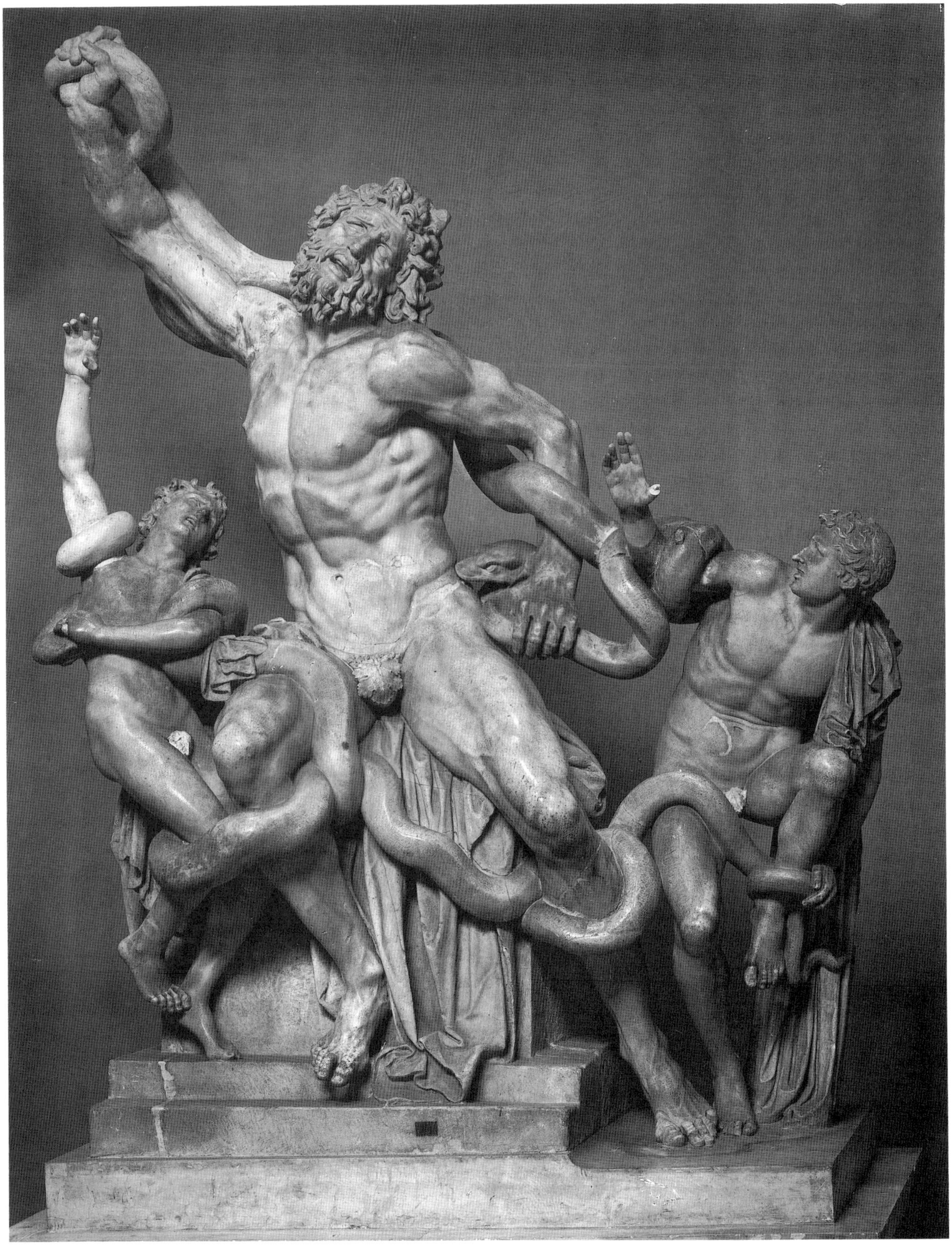

zieren, entwickelte Montorsoli seine Rekonstruktion aus der Komposition der Skulptur und thematisierte ein auf höchstes Maß gesteigertes Leiden. Damit brachte er Pathos in seinem ursprünglichen Wortsinn zur Geltung. Als ›exemplum doloris‹ figurierte der *Laokoon* in den folgenden Jahrhunderten und konnte auch von einer christlichen Interpretation vereinnahmt werden. Die eigentliche Bedeutung von Pathos und nicht ihr abgeflachtes modernes Verständnis blieb für lange Zeit verbindlich. In diesem Sinne verstand auch Schiller unter Goethes direktem Einfluß die Gruppe mit seiner Einschätzung, sie sei »ohngefähr ein Maß für das, was die Kunst der Alten im Pathetischen zu leisten vermochte«. Und das ›exemplum virtutis‹ wirkte in seinem Gedicht *Das Ideal und das Leben* fort: »Wenn der Menschheit Leiden euch umfangen,/Wenn Laokoon der Schlangen/sich erwehrt mit namenlosem Schmerz/...«

Der von Schiller angesprochene Aspekt, daß der *Laokoon* den Angriff der Schlangen nicht passiv hinnimmt, sondern Widerstand leistet, war in differenzierter Weise vorher von Goethe gesehen worden. Am Mannheimer Abguß beobachtete er bereits, daß die »Conception« der gesamten Gruppe und speziell des Vaters »aus dem Streben gegen die Schlangen, und aus dem Fliehen vor dem augenblicklichen Biß« entwickelt ist. Der Vater sucht den Schmerz mit der Kraft seines Körpers zu lindern. Dieser Ansicht kam natürlich Montorsolis Rekonstruktion entgegen. Neuzeitliche Komplettierung unterstützte ebenso Goethes Urteil, daß selbst der jüngere Sohn – der ja in der ergänzten Fassung seinen Arm noch energisch emporstreckte – nicht gebissen sei.

Goethes entscheidender Beitrag zum Verständnis des *Laokoon* bestand in seinem Vermögen, diesen als Kunstwerk wahrzunehmen. Er ließ sich auf die Anschauung ein und löste sich von Meinungen in sekundärer Überlieferung. Dies war im selben Moment unausgesprochene Kritik an Lessing. In dem 1766 erschienenen Traktat *Laokoon* oder *Über die Grenzen der Malerei und Poesie*, dessen Vorarbeiten bis 1762 zurückreichten, ging Lessing von Sophokles und Homer aus und legte in einem souveränen Diskurs alle ihm verfügbaren Äußerungen seit dem 16. Jahrhundert dar, wobei er vorab seine Gedanken im Dialog mit Nicolai und Mendelssohn geklärt hatte; nur vergaß er über aller Polemik, das Bildwerk in die Betrachtung einzubeziehen. So stand für ihn von vornherein fest, daß alle drei, der Vater wie die Söhne, dem Untergang geweiht wären. Und anläßlich der Erörterung der Nacktheit übersah er vollkommen, daß die Gruppe auch Gewandstücke kennt, die in die Komposition integriert und als Aussage wirksam sind.

Goethe machte den Laokoon nicht als Paradigma theoretischer Überlegungen gefügig, sondern begriff ihn als Gegenstand der Analyse. Dazu gehörte, daß er ihm auch keine Version des Mythos unterstellte. Noch 1797 warnte er: »Man ist höchst ungerecht gegen Vergil und die Dichtkunst, wenn man das geschlossene Meisterwerk der Bildhauerkunst mit der episodischen Behandlung in der Äneis auch nur einen Moment vergleicht.«

Im Vorausgang hatte sich Goethe bei seinen Mannheimer Besuchen Winckelmann und Lessing in Erinnerung gerufen. Nachdem er »bald da – bald dorthin gezogen« war und als er sich »einen eignen Gesichtspunkt« suchte, den er im Vertrauen auf seine Augen fand, wird ihm ersterer Autor willkommener gewesen sein. Am Beispiel der Gruppe hatte dieser 1755 in den Gedanken über die Nachahmung seinen Begriff der ›psyché‹ als einer von den Griechen gewahrten ethischen Norm erläutert, durch die die Affekte stets gezügelt worden wären. »Diese Seele schildert sich in dem Gesichte des Laokoon, und nicht in dem Gesichte allein, bei dem heftigsten Leiden. Der Schmerz, welcher sich in allen Muskeln und Sehnen des Körpers zeigt und den man ganz allein, ohne das Gesicht und andere Teile zu betrachten, an dem schmerzlich eingezogenen Unterleibe beinahe selbst zu empfinden glaubt; dieser Schmerz, sage ich, äußert sich dennoch mit kleiner Wut im Gesichte und in der ganzen Stellung.« Hier fand Goethe einen dem Werk selbst abgelesenen Kontext von Aufbau, Körpergestaltung und Gesichtsbildung vor. Nur blieben für Winckelmann die einzelnen Teile gleichgewichtige Aussagepartikel, die zeichenhaft einem ethischen Prinzip untergeordnet gewesen wären, und en passant forderte Winckelmann mit dem ebenfalls der Antike entlehnten Bild des Mit-Leidens, der ›sympathía‹, den neuzeitlichen Nachvollzug mit wiederum ethischer Konnotation ein. Er fügte noch hinzu: »sein Elend geht uns bis an die Seele; aber wir wünschten, wie dieser große Mann, das Elend ertragen zu können«. Gegen die additive und außerkünstlerisch begründete Sicht setzte Goethe den erzählerisch-organischen Zusammenhang, indem die situative Ursache des Schlangenbisses den gesamten Körper erfaßt und die sich steigernde Folge von Reaktionsmomenten bis zum Kopf hin auslöst.

Damit wird die zweite, eingangs skizzierte, seit 1506 diskutierte Frage berührt, in welchem Maße und in welcher Weise nämlich der Mund des Vaters einen Laut von sich gebe. Winckelmann, Lessing und Goethe waren der einen Meinung, er schreie nicht. Stellt man aber erneut die Begründungen des ersteren und des letzteren einander gegenüber, ergibt sich derselbe Parameterwechsel. Winckelmanns *Laokoon* darf aufgrund seiner »Seele« nicht schreien, wie es denn auch die isolierte Beobachtung bestätigt: »Die Öffnung des Mundes gestattet es nicht; es ist vielmehr ein ängstliches und beklemmtes Seufzen.« Goethes Laokoon kann nicht schreien, weil es die Einziehung des Unterleibes unmöglich macht.

Alle diese Beobachtungen fielen bereits in die Zeit der Mannheimbesuche. Konsequent hielt Goethe aber an seinen Erkenntnissen fest und wurde von anderen Stellungnahmen jener Jahre kaum beeindruckt. Der Aufsatz in den *Propyläen* erweist sich als Erläuterung und gedankliche Erweiterung der frühen Ansätze. Ausdrücklich kennzeichnete Goethe die Gruppe nun als eine von jedem »Beiwesen« befreite Darstellung eines Vaters und seiner Söhne. Die Veranschaulichung des variablen, transitorischen Geschehens wurde noch stärker betont; die Präzisierung des momentanen Charakters gemahnt dabei nicht zufällig an das antike Darstellungsideal des ›fruchtbaren Augenblicks‹, des ›kairós‹, der den Wendepunkt zwischen zwei Perioden betrifft und der schon von Lessing mit der Gruppe in Verbindung gebracht worden war. Und wenn die Stellung des Vaters von Goethe als »fixirter Blitz« beschrieben wurde, wird noch einmal deutlich, daß er ganz von Montorsolis Ergänzung ausging.

Im deskriptiven Teil konkretisierte Goethe die Spannungsverhältnisse: die formale und thematische Abstufung der Beteiligten wie den dialektischen Bau des Vaters. Zentrum der Komposition blieb der Angriff der Schlange an dessen Hüfte. »Der Punct des Bisses, ich wiederhole es, bestimmt die gegenwärtigen Bewegungen der Glieder.« Aber »man sehe keinen Todeskampf bei einem herrlichen, strebenden, kaum verwundeten Körper«. Der »höchste pathetische Ausdruck«, der in dem Vater erreicht sei, beruhe eben »auf dem Übergange eines Zustandes in den anderen.« Die physische und die geistige Potenz des Menschen gingen hier für Goethe zusammen. Das Ethos der Darstellung entwickelte er deduktiv. Vor allem aber würdigte er den *Laokoon* als vollendete Schöpfung, die Gegenstand der Wahrnehmung, aber nicht Zielpunkt individueller Einschätzung zu sein habe: »nur trage man die Wirkung, die das Kunstwerk auf uns macht, nicht zu lebhaft auf das Werk selber über.«

1764 hatte Winckelmann dem *Laokoon* in der *Geschichte der Kunst des Alterthums* versuchsweise einen historischen Platz zugewiesen. 1779 war Heyne in der *Sammlung antiquarischer Aufsätze* der Gruppe mit kritischer Sichtung älterer Äußerungen und mit entwickelter Methodik zu Leibe gerückt. Da diese ersten archäologischen Herangehensweisen für Goethe ohne Relevanz waren, was jedenfalls den Laokoon betrifft, sei nur angemerkt, daß hinsichtlich der zahllosen fachspezifischen Probleme unverändert Dissens herrscht.

D.K.

August Wredow
Brandenburg 1804 – 1891 Berlin

8 BÜSTE DES APOLL
(Teilkopie des Apoll vom Belvedere)

um 1835? (2. Jahrhundert n.Chr.)
Marmor
H 79 cm, H Sockel 14 cm
Stiftung Schlösser und Gärten Potsdam-Sanssouci, GK III Nr. 840, Skulpt. Slg. Nr. 3401 (Città del Vaticano, Musei Vaticani, Museo Pio Clementino, Cortile del Belvedere, Inv.Nr. 1015)

Literatur zum Künstler: Springer 1981, S. 299–301; Antike Statue: Haskell/Penny 1982, S. 148–151 Nr. 8. Ridgway 1990, bes. S. 93f.; Aufstellung im Belvederehof: Geese 1985, S. 26–28; Ergänzung durch Montorsoli und Rezeption bei Bernini, in: Schulze 1994; Kleinbronzen des 16. Jahrhunderts: Geese 1985, S. 41f. 323–328 Nr. 3–8; Mengs' Kunsttheorie bei Goethe: Osterkamp 1991, S. 92–100; Für Hinweise zur Potsdamer Büste danke ich Saskia Hüneke.

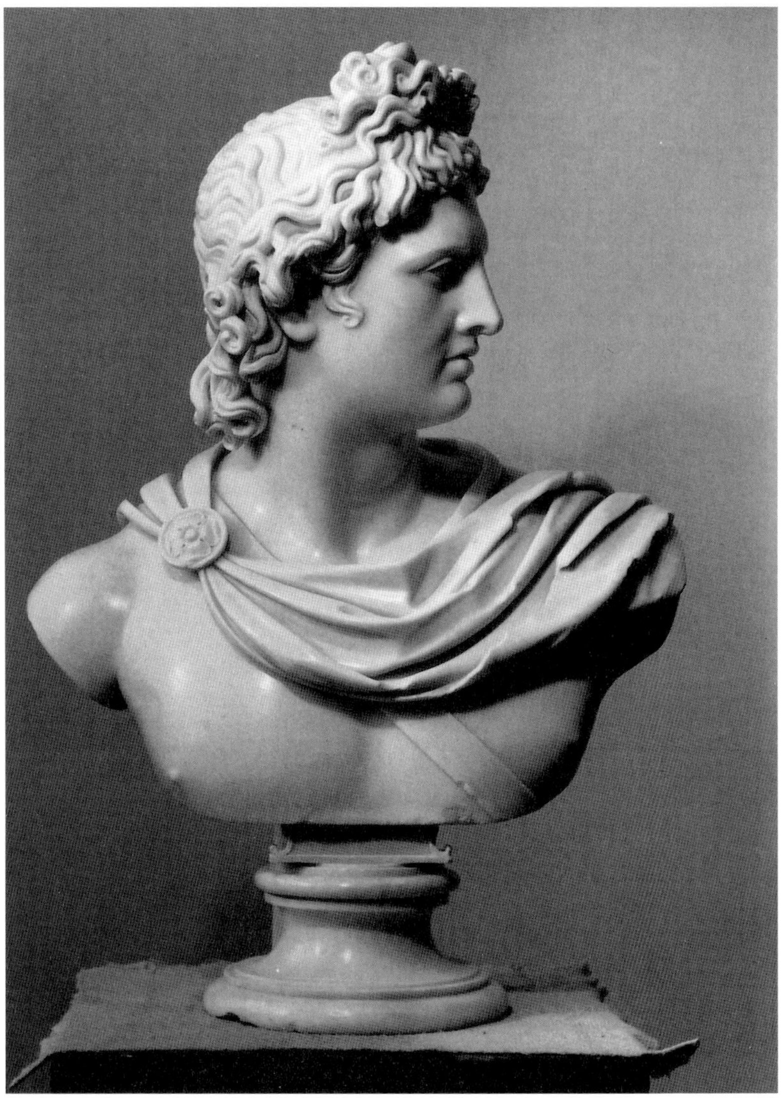

Mit ihrer Auffindung im späteren 15. Jahrhundert erlangte die nach ihrem nachmaligen Standort als *Apoll vom Belvedere* bekannte antike Statue sofort höchstes Ansehen und galt als die bedeutendste antike Skulptur – ein Ruhm, den ihr bald der Laokoon (Kat. 7) streitig machte. Goethe besaß seit Beginn des Jahres 1782 eine qualitätvolle Gipsbüste des Apoll. Vielleicht handelte es sich um die Ausformung eines direkt vom Original genommenen Negativs: »Der Herzog von Gotha hat mir einen Abguß der wahren Büste des Vatikanischen Apolls geschickt, gegen den der unsre wie ein würcklicher Bauerbube ist« (Brief an Charlotte von Stein, 16. 1. 1782). Einen weiteren Teilabguß erwarb er in Rom (Brief an Herder, 13. 1. 1787). Mechanische Nachformungen des Bildwerks konnten damals schon auf eine mehr als zweihundertjährige Geschichte zurückblicken. Tatsächlich dürfte es die am häufigsten abgegossene und kopierte Antike überhaupt sein, deren Reproduktionen bis zu serieller Anfertigung seit dem 19. Jahrhundert reichen. Man darf ferner davon ausgehen, daß der Apoll zum festen Bestand von Abgußsammlungen in römischen Künstlerateliers gehörte.

Wredows unsignierte Büste ist nicht datiert. Daher bleibt ungewiß, ob der von Schadow geförderte und mit Thorvaldsen befreundete Bildhauer sie noch in Italien anfertigte, wo er sich bis 1835 in Rom und anschließend bis 1841 in Carrara aufhielt, oder ob er sie erst nach seiner Rückkehr nach Berlin ausführte. Seit den 80er Jahren des 19. Jahrhunderts im Potsdamer Generalkatalog nachweisbar, entstand die Büste eventuell im Zusammenhang mit dem Aufbau der Berliner Antikensammlung und wurde vermutlich später an das Potsdamer Marmorpalais abgegeben.

Für frühe künstlerische Auseinandersetzung mit dem *Apoll vom Belvedere* auf hohem Niveau stehen Kleinbronzen des Pier Jacopo Alari-Bonacolsi, gen. Antico. Sie markieren den Beginn einer vielschichtigen Rezeption seit dem 16. Jahrhundert. Aus dem unüberschaubar breiten Spektrum bildmotivischer Verwendung der Statue sei aber allein der *Parnaß* der Villa Albani genannt. Das 1760/61 von Mengs ausgeführte Deckengemälde, dessen Musagetes sich auf jenen Apoll berief, wirkte im Sinne des sich formierenden Klassizismus programmatisch. Mengs wurde vornehmlich über seine Kunsttheorie für Goethe wichtig. 1762 veröffentlichte er die Winckelmann dedizierten *Gedanken über die Schönheit und den Geschmack der Malerei*. In der *Italienischen Reise* (20. 7. 1787) merkte Goethe denn auch im Zusammenhang mit der Statue des Apoll eine Beurteilung von Mengs an. Bei den Besuchen in Mannheim, als er von der Wirkung der Statue in einer sehr persönlich gehaltenen Mitteilung an Herder im Herbst 1771 berichtete: »Mein ganzes Ich ist erschüttert«, war aber Winckelmanns Sicht griechischer Kunst entscheidend. Der Bezug wird deutlich, wenn Goethe an derselben Stelle Herder gegenüber seine hochgradige Erregung mit der Erscheinung des Gottes begründete: »Apollo vom Belvedere, warum zeigst du dich uns in deiner Nacktheit, daß wir uns der unsrigen schämen müssen.« Dahinter stand Winckelmanns griechischer Körperkult. So schrieb letzterer in den *Gedanken über die Nachahmung* von »der schönen Natur der alten Griechen (...), und kann die vorzügliche Schönheit ihrer Körper vor den unsrigen mit der größten Wahrscheinlichkeit zu behaupten Anlaß geben«. In *Dichtung und Wahrheit* erinnerte sich Goethe, daß ihn am Mannheimer Gips Körperbau, Bewegung und Blick faszinierten. Ähnlich schilderte er 1772 »Pythius Apollo« in *Wanderers Sturmlied*.

Goethes direkte Erwähnungen des Apoll konzentrierten sich vornehmlich auf die Zeit der Mannheimbesuche und der *Italienischen Reise*, während nach 1787 kaum noch unmittelbare Bezüge wiederkehrten. Dies mag mit dem Einfluß durch Winckelmann zusammenhängen, unter dem Goethe gerade in den frühen Jahren und in Rom stand. Besonders Winckelmanns panegyrisches, nach dem Muster einer antiken Ekphrasis verfaßtes Lob des Bildwerks erzielte im Klassizismus eminente Resonanz.

Winckelmann leitete auch die archäologische Klassifizierung der Statue ein. Hielt er sie für ein griechisches Werk, das Nero nach Rom gebracht hätte, so plädierte Mengs als erster auf eine römische Kopie. Die Einschätzung, die heute unbestritten gilt, wobei das Vorbild gemeinhin der zweiten Hälfte des 4. Jahrhunderts v. Chr. zugesprochen wird, fand im 18. und 19. Jahrhundert durchaus nicht immer Zustimmung. Und unabhängig von dieser Frage bewahrte der *Apoll vom Belvedere* auch noch für gewisse Zeit seinen Rang als die wichtigste antike Bildhauerarbeit schlechthin. Entsprechend stellte Flaxman ihn sogar über den *Theseus* vom Parthenon. *D. K.*

Alexander Trippel
Schaffhausen 1744 – 1793 Rom

9 BÜSTE DES HOMER
(Kopie der antiken Büste der Sammlung Farnese)

um 1780 (2. Jahrhundert n. Chr.)
Marmor
H 62,5 cm
Stuttgart, Schloß Ludwigsburg (Neapel, Museo Nazionale)

Literatur: Dieter Ulrich, in: Kat. Schaffhausen 1993, S. 30 Abb. 29; Nachantike Homerbildnisse: Boehringer 1939, S. 98 – 102; Torso in Oxford: Haynes 1975, S. 4, 19, Taf. 4; Homerbüste von Cavaceppi: Fittschen 1979, S. 94f., Nr. 52; Ausstattung der Bibliothek von Sanssouci: Oesterreich 1775, S. 24 Nr. 131 – 134; Homerbildnisse in Mantua und Verona: Richter 1965/I, S. 50 Nr. 9. 10.

Antike Bildnisse Homers vom sogenannten hellenistischen Blindentypus waren seit der Renaissance begehrte Sammlungsobjekte (Kat. 10). Mit dem 16. Jahrhundert setzten auch neuzeitliche Wiederholungen in Stein oder Bronze und Wiedergaben in anderen Medien ein, wobei das Spektrum von mechanischer Kopie bzw. antiquarisch-exakter Repetition bis zu freier künstlerischer Umgestaltung reichte. Frühes Zeugnis für graphische Adaption liefern Marten van Heemskercks *Römische Skizzenbücher*. 1601/03 komplettierte Rubens in einer Kohlezeichnung einen antiken Gewandtorso (früher Arundel Collection; jetzt Oxford, Ashmolean Museum) mit einem Homerkopf, der ohne Kenntnis des antiken Typus nicht denkbar ist. In einem 1653 datierten und signierten Gemälde Rembrandts wendet sich Aristoteles in zeitgenössischer Tracht nachdenklich einer Büste Homers zu. 1663 entstand Rembrandts nur als Fragment erhaltenes Bild des aus seinen Epen rezitierenden Homer; der Kopf, dem wiederum derselbe Typus zugrundeliegt, stellt den greisen Dichter ganz auf seine innere Welt konzentriert vor.

Rundplastische Nachbildungen, zumeist nach der Büste aus der Sammlung Farnese, wurden gerade im späteren 17. und im 18. Jahrhundert zahlreich gefertigt. Nur einige Beispiele sollen als Beleg genügen: Einen Bronzenachguß bezog Leibniz für die Wolfenbütteler Bibliothek (Braunschweig, Herzog Anton Ulrich Museum); eine weitere bronzene Ausfertigung, wohl des 18. Jahrhunderts, wird im Louvre aufbewahrt (Gallerie Mollien, Salle XXVI). Dem 17. bzw. 18. Jahrhundert ist ein Marmorkopf zugewiesen worden, der, eigenartig mit einer Imperatorenbüste verbunden, eine Medaillonnische an der Fassade von Schloß Cheverney bei Blois schmückt. Seit 1776 kann eine Marmorbüste nachgewiesen werden, die von Henry Blundell – neben einem antiken Homerköpfchen – für seine umfangreiche, ab 1777 aufgebaute Sammlung in Ince erworben wurde. Der Sammlung des Prinzen von Hannover gehört eine von Bartolomeo Cavaceppi signierte Büste an (z. Zt. Göttingen, Archäologisches Institut). Der Gips, den Goethe wohl seit 1773 besaß, dürfte ebenfalls auf eine neuzeitliche Arbeit zurückgegangen sein. Und als er drei Jahre später eine Gemme (s. Abb.) wiederum mit einem Bildnis desselben Typus' ankaufte, fiel das in die Zeit, als Josiah Wedgwood seine Reproduktion von Antiken in Biskuitporzellan aufnahm, darunter auch Homerbüstchen.

Bildnisse Homers und anderer literarischer Größen der Antike dienten im 18. Jahrhundert, ob als Originale oder als Kopie, häufig zur Ausstattung von Bibliotheken. So schlossen sich die Büsten mit antiken Köpfen des Homer, des Sokrates und eines weiteren Philosophen, vereint mit einer Apollonbüste, in der Bibliothek von Sanssouci programmatisch zusammen. Eine entsprechende Funktion läßt sich für Trippels *Homer* nicht nachweisen. Er stammt aus dem Nachlaß des Künstlers. Dessen Hinterlassenschaft regelte Wilhelm Uhden, der in den 90er Jahren des 18. Jahrhunderts eine zentrale Figur des deutschen Künstler- und Gelehrtenkreises in Rom war (s. oben, III. Stück). Seine Listen verzeichnen unter anderem 129 Abgüsse aus dem Besitz Trippels. Direkt nach einem Gips wurde anscheinend auch diese marmorne Büste gefertigt.

Vorbild war der *Homer* aus der ab 1786 von Rom nach Neapel überführten Sammlung Farnese. Trippels Kopie weist einige Abwandlungen auf: Das Büstenstück, bei dem Neapler Bildnis eine Ergänzung, ist durch knapperen Umriß und schlichtere Gewandbildung vereinfacht. Direkte Parallelen bieten Büstenstücke, mit denen andere antike Homerköpfe neuzeitlich komplettiert wurden (Mantua, Palazzo Ducale und Verona, Biblioteca Capitolare). Durch die Reduzierung des Trägers soll dem Kopf größeres Aussagegewicht erwachsen. Das Indextäfelchen präsentiert gelehrt, in griechischen Majuskeln eingemeißelt, den Namen des Dargestellten.

Das Porträt richtete Trippel streng frontal aus, obwohl er die Asymmetrien des Gesichts und der Frisur übernahm, die im Prinzip von einer Schrägansichtigkeit zeugen. An ihr orientierte sich auch der Restaurator des Vorbildes, indem er das Haupt mit einer leichten Wendung zu seiner rechten Seite montierte. Angemerkt sei, daß der antike Bildhauer der *Schweriner Herme* (Kat. 10), als er den Typus ebenfalls, aber dem Bildnisträger gemäß frontalisierte, dem veränderten Haltungsmotiv dadurch Rechnung trug, daß er die axialen Divergenzen in Mund und Augen aufhob und die Gesichtshälften auf annähernd gleiche Breite brachte.

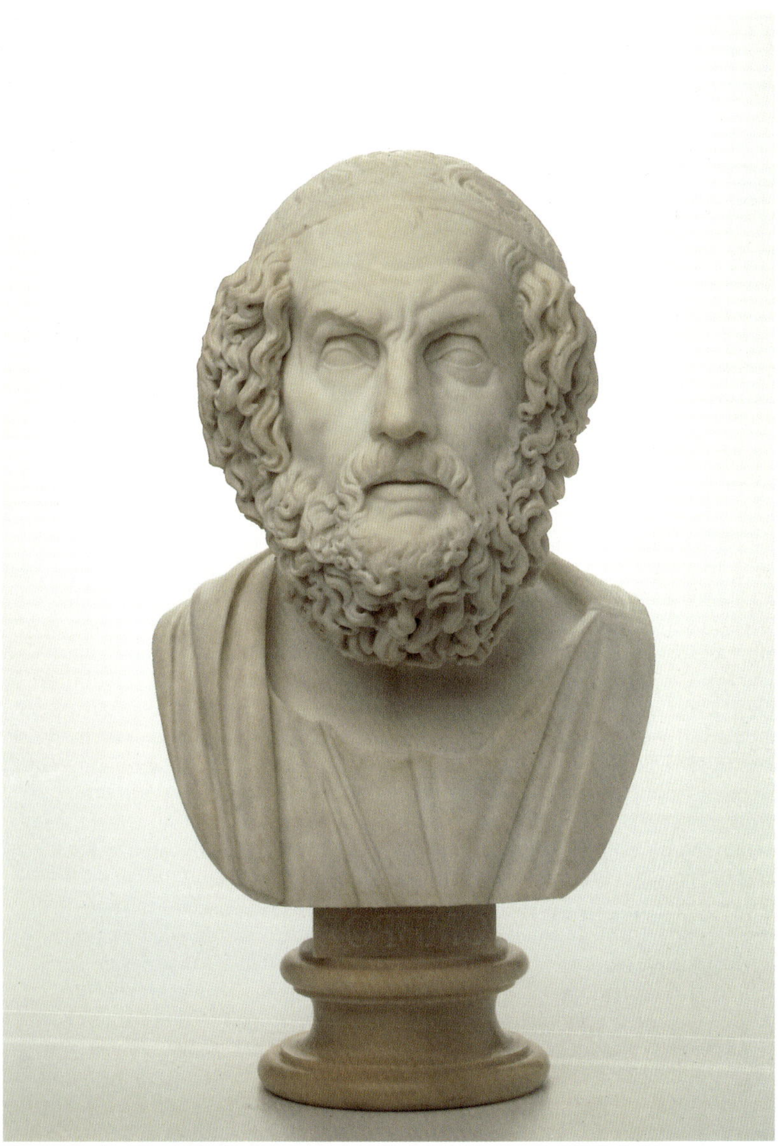

Trippels Werk wiederholt im Gesicht die Details der antiken Skulptur formal exakt. Verzichtet wurde aber auf die kleinteilige Nuancierung, die den qualitätvollen Ausführungen unter den römischen Repliken ihre innere Dynamik und – scheinbare – Individualität verleiht. Trippels Transformierung folgte dem zeitbedingten Gebot des ruhigen Ausdrucks. Und die welke Haut mit eingesunkenen Wangen ist durch eine in sich geschlossene Konsistenz der Oberfläche ersetzt. Zwar bleiben die Altersmerkmale gewahrt; aber dort, wo sie als Zeichen körperlichen Verfalls aufgefaßt werden könnten, werden sie im Sinne eines überzeitlichen Schönheitsideals gemildert.

Die Stilisierungen der Gesichtszüge gehen mit der Frisur überein. Auch sie orientiert sich motivisch präzise an der Vorgabe, ergänzt diese sogar an den Stellen, an denen die Lockenspitzen weggebrochen sind. Die ›archäologische Rekonstruktion‹ mündet gleichwohl in eine Arbeit des fortgeschrittenen 18. Jahrhunderts ein. Dem Umriß eignet eine Geschlossenheit, die der alte Kopf auch in vollständigem Erhaltungszustand nicht besessen hatte. Vornehmlich in der Einzelausführung der Haare machen sich die Entstehungszeit und Trippels persönlicher Stil geltend: Die Strähnen sind sorgfältig umgrenzt und addiert. Verschattete Eintiefungen wirken prinzipiell konturbegleitend, verletzen nirgends die Locken als Einzelformen – im Gegensatz zu den effektvollen antiken Bohrungen, die so radikal in die Haare einschneiden, daß diese ihre Materialität zu verlieren drohen. Trippels Umsetzung kann einerseits erneut als ein ›archäologischer‹ Versuch begriffen werden, durch die römischen Veränderungen der Neapler Kopie hindurch eine Vorstellung vom Urbild zu leisten, zeugt andererseits aber von seinem Stilbegriff und seiner Handschrift. Die Tendenz zu ausgeprägter Harmonisierung kennzeichnet allgemein – analog den Werken seiner Zeitgenossen – seine Haargestaltungen, beispielsweise die alexanderhafte Frisur seiner *Goethebüste* (Kat. 131); insbesondere die Anwendung des Bohrers in Verbindung mit geschmeidiger Strähnung kehrt trotz abweichendem Lockenduktus eng vergleichbar an seinem *Herderbildnis* wieder.

Die Aspekte zusammengenommen, verlangt die Büste dem Betrachter ein spezifisches Verhältnis ab. Die frontale Ausrichtung zielt auf direkten Kontakt; Beiwerk in Gestalt des Trägers wird zurückgenommen, um die Aussage auf das Porträt zu verdichten. Die beibehaltenen Asymmetrien sind nicht mehr künstlerische Mittel, sondern Eigenart des Dargestellten. Homer wird aber seiner prononcierten Individualität und seinem Alter zum Trotz in eine ideale Sphäre gehoben. Gemeint ist das verlorene Original, für das auch die plakative griechische Inschrift als Garant steht.

D. K.

10 HERMENBÜSTE DES HOMER

2. Jahrhundert n. Chr.
Marmor
H gesamt 51,8 cm, H des Kopfes (Bartende-Scheitel) 32,5 cm, Br des Kopfes 25,5 cm.
Schwerin, Mecklenburgisches Staatsmuseum, Inv. 1900

Literatur: Richter 1965/I, S. 51, Nr. 17, Abb. 91–93; Fittschen 1988, S. 3, 5, 26, Taf. 140 (Abguß);– Zum Typus: Schröder 1993, S. 96, Nr. 19.

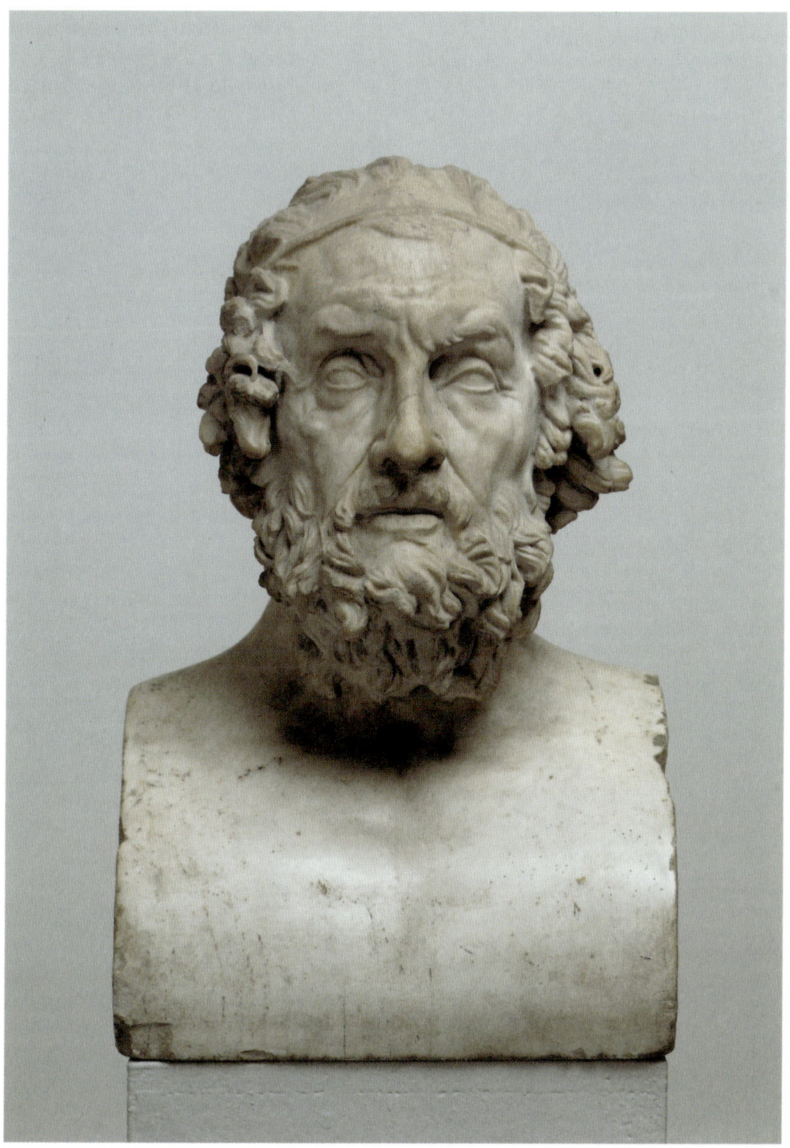

Die Schweriner Herme, eine Arbeit des 2. Jahrhunderts n. Chr., zählt zu einem in mehr als zwanzig antiken Ausfertigungen bekannten Bildnistypus, der auf ein hellenistisches Vorbild wohl des 2. Jahrhunderts v. Chr. zurückgeht. Dieses Porträt stellte aus dem Abstand mehrerer Jahrhunderte den zu jener Zeit bereits als Urbild des griechischen Dichters verehrten Homer dar. Der berühmteste Vertreter innerhalb der Reihe, den auch Goethe aus Nachbildungen kannte und hoch schätzte, gelangte mit der Sammlung Farnese nach Neapel.

Antike Wiederholungen des Typus fanden seit der Renaissance wiederholt Eingang in Sammlungen, so eine heute nicht mehr identifizierbare Herme des Kardinals Carpi; eine Büste, die Philipp II. von Spanien im Madrider Alcazár beherbergte und die am Ort verblieb (Museo del Prado), oder eine weitere, von der Forschung bisher nicht erfaßte Herme, die in Fontainebleau aufbewahrt wird. Diese Tradition wirkte im 18. Jahrhundert fort. Prominentes Beispiel für die Wertschätzung des Typus im Umfeld des späten Absolutismus und der Aufklärung ist die Erwerbung einer Replik aus der Sammlung Polignac durch Friedrich II. von Preußen. Friedrich würdigte seinen *Homer*, indem er ihn mit ausgewählten weiteren Antiken in die Bibliothek von Schloß Sanssouci aufnahm (vgl. Kat. 7). Daß Homer in jenen Jahren zugleich zum maßstabbildenden Bezugspunkt für zeitgenössische Geistesheroen aufrücken konnte, verdeutlicht die wohl absichtliche Kombination eines Abgusses der Neapler Büste mit einem Bildnis Voltaires in Mannheim – eine Gegenüberstellung, die Schillers Unwillen erregte: »Ich weiß keine beißendere Satire auf unser Zeitalter.« Dabei mag Schiller weniger die von ihm an sich anerkannte Person Voltaires als vielmehr Verschaffelts Werk im Blick gehabt haben.

Die Beliebtheit des antiken Homertypus hielt ungebrochen an und veranlaßte noch 1869 den Ankauf der ein Jahr zuvor bei Terracina gefundenen Herme für die großherzoglichen Kunstsammlungen zu Schwerin. Ihr Kopf reflektiert wie die Neapler Replik das hellenistische Vorbild auf hohem handwerklichen Niveau und betont das vom Original vorgegebene, dann auch für Goethe wesentliche Thema: die Blindheit des vergeistigten Dichters. *D. K.*

11 ILDEFONSOGRUPPE – GRUPPE DES KASTOR UND DES POLLUX (Nachguß der Ildefonsogruppe)

1796 (Vorbild frühes 1. Jahrhundert n.Chr.)
Eisen (Marmor)
H 180 cm
Stadt Weimar (Madrid, Museo del Prado)

Literatur: Reelfs 1994, S. 186–225; Inventar der Slg. Ludovisi von 1623: Palma 1983, S. 68; Polyklet bei Goethe und Meyer: Schneider, in: Polyklet 1990, S. 476; Datierung der Marmorgruppe: Kreikenbom 1990, S. 91f. Maderna, in: Polyklet 1990, S. 358 (S. 357–359 zur Komposition); Ergänzung mit Kopf des Antinous: Meyer 1991, S. 53f., Nr. I 33; Mythologische Bedeutung in der Antike: Simon 1987, S. 291–294

Als Goethe in Mannheim die Gruppe zweier Jünglinge kennenlernte, verdankte er ihr laut späterem Selbstzeugnis in *Dichtung und Wahrheit* »die seligsten Augenblicke«, sprach zugleich aber von »problematischen Resten«. Eine Ursache seiner zwiespältigen Haltung ist oben angesprochen worden: Der Stil war für ihn eine neue Erfahrung, auf die er durch seine vormalige Anschauung antiker Skulpturen nicht vorbereitet war. Darüber hinaus betraf die Problematik die inhaltliche Bestimmung der beiden Figuren. Als Lessing im Jahr von Goethes erstem Besuch in Mannheim die Abhandlung *Wie die Alten den Tod gebildet* publizierte, deutete dieser sie wegen der »sanften melancholischen Stellung« und der Attribute – Altar und Fackeln in den Händen des einen Jünglings – auf die mythischen Brüder Hypnos und Thanatos. Goethe bezeichnete sie herkömmlich als das Dioskurenpaar, wußte aber anscheinend um die Schwierigkeiten, den Darstellungsgegenstand zu definieren; noch in einem Schreiben an Meyer vom 10.12.1812 (WA IV/23, S.127) ist die Rede von »dem sogenannten Castor und Pollux«. Winckelmanns Interpretation als Orest und Pylades in den *Monumenti Antichi Ineditі* von 1767 dürfte ihm während seiner Mannheimer Aufenthalte unbekannt gewesen sein.

Der Gips in Mannheim ging auf eine Antike zurück, die, 1621/22 in Rom gefunden, über mehrere Stationen 1724 nach Spanien gelangt war und in San Ildefonso Aufstellung gefunden hatte. Bereits im ersten Inventar der Sammlung Ludovisi vom 2.11.1623 findet sich die Eintragung: »Dui statue di marmo alte p.^{i} 8 d'un'Castor' Appolluccio che smorza una face sopra un'piedistallo…« Seitdem oszillierten nahezu alle Deutungsversuche um die enge Verbundenheit der Jünglinge, augenfällig zum Ausdruck gebracht durch ihre weitgehend spiegelbildliche Anordnung, die Zuwendung der Körper und den Zusammenschluß mit dem Armgestus im Schulterbereich. Die jeweilige mythologische Fixierung änderte nichts am thematischen Kern. Ob man die Jünglinge als ein durch natürliche Bande gehaltenes Brüderpaar oder ein auf freien Beschluß geeintes Freundespaar verstand, zielte doch jede Auffassung auf die Unzertrennlichkeit der Dargestellten. So avancierte die *Ildefonsogruppe* zum Sinnbild menschlicher Eintracht und Verständigung schlechthin und konnte mit dieser Referenz als Prototyp zahlreicher neuzeitlicher Freundschaftsbilder reklamiert werden. Daneben prägte die Todessymbolik, die sich in den Fackeln und dem Altar manifestierte und die bedingt auch in der Lorbeerbekränzung und dem archaistischen Idol an der Seite gesehen werden konnte, den gedanklichen Bezug auf Überzeitlichkeit vor, so daß die Jünglinge gleichermaßen für Aufgaben im Bereich der Sepulkralplastik relevant wurden.

Zusammen mit ähnlichen, von intensivem Stimmungsgehalt getragenen Werken wie der von Herder als »stille Vertraute« titulierten Gruppe (Rom, Museo Nazionale Romano delle Terme) erfuhren *Kastor und Pollux* aufgrund ihrer inhaltlichen Besetzung, nicht minder wegen

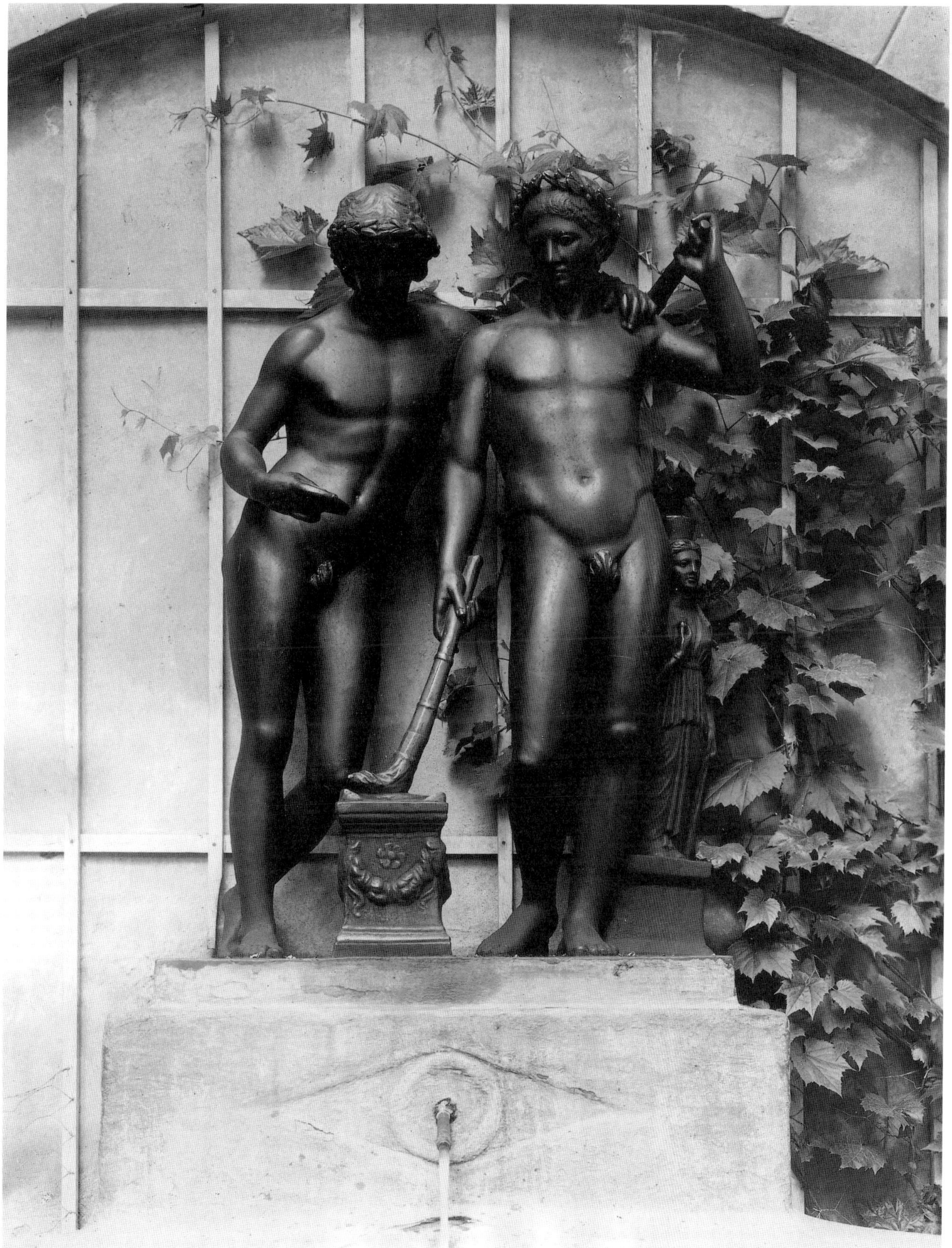

ihres antik-klassizistischen Stils noch zunehmende Akzeptanz seit der 2. Hälfte des 18. Jahrhunderts. Die Rezeption in verschiedenen Medien beförderte ebenso die Herstellung von Ab- und Nachgüssen. Ihren Ausgang nahmen die Reproduktionen allerdings schwerlich von der Antike in Spanien, vielmehr von deren Gipsabformung, die in der Französischen Akademie zu Rom verblieben war.

Die inhaltlichen wie formalen Voraussetzungen lagen gewiß Goethes Entschluß zugrunde, Nachbildungen der *Ildefonsogruppe* um 1800 in Weimar gleich drei Mal zu präsentieren: in seinem Treppenhaus, im Gentzschen Schloßflügel und mit dem hier gezeigten Eisenguß, den der Herzog 1796 aus der Hütte von Lauchhammer bezog und der zuerst auf einem Brunnen gegenüber dem Haus der Frau von Stein plaziert war. 1824 erfolgte eine Umsetzung des Brunnens samt seiner skulpturalen Bekrönung vor das Rote Schloß. Daß Goethe die Aufstellung der Weimarer Gruppen nicht ausdrücklich mit der ethisch normierten, auf die Wertvorstellungen ›Concordia‹ und ›Amicitia‹ präzisierten Sinngebung begründete, erklärt sich hinlänglich aus der allgemeinen Verbreitung der Konnotationen der Gruppe zu seiner Zeit. Und der räumliche Bezug zu Charlotte von Stein durch die erste Positionierung des ›Denkmals‹ spricht für sich – mit der pikaten Note, daß es in jenen Jahren um das persönliche Verstehen der Kontrahenten recht wechselfällig bestellt war.

Im Rahmen seiner archäologischen Bemühungen, die seit den 90er Jahren zu beobachten sind, widmete Goethe 1812 auch wieder der *Ildefonsogruppe* seine Aufmerksamkeit, wobei er auf den Abguß im eigenen Haus verwies. Wie aus dem genannten Schreiben an Meyer hervorgeht, warf er die Frage der Meisterzuweisung auf und beantwortete diese mit dem Vorschlag, die Jünglinge mit Schöpfungen Polyklets oder eines nach dessen Regeln arbeitenden Meisters zu verbinden. Die nach Alter und Haltung differenzierte Gestaltung erinnerte ihn an die unterschiedliche Charakterisierung der Hauptwerke Polyklets durch Plinius, indem der antike Gewährsmann das eine, den *Diadumenos,* als »molliter iuvenem«, das andere, den *Doryphoros,* als »viriliter puerum« umschrieb. Angeregt wurden diese Überlegungen vielleicht durch Böttigers sechs Jahre zuvor veröffentlichte Abhandlung *Myron und der athletische Kreis,* in der mehrere Meister der griechischen Klassik miteinander verglichen wurden. Daß Polyklet einen ›Kanon‹ geleistet hatte, war der antiken Literatur zu entnehmen; aber Goethes Klassifizierung der »beyden meister- und musterhaften« Jünglinge gemahnt unmittelbar an Boettigers »unübertreffbar und canonisch gewordenen« Polyklet. Bei ihm war auch nachzulesen, daß Polyklet auf symmetrische Kompositionen Wert gelegt und gegenüber Myron die »zarteren Knaben- und Jünglingsfiguren« geschaffen habe. Auf der anderen Seite belegen Goethes lateinische Zitate, daß er Plinius doch wohl selber zu Rate zog, wie er ja auch nach Ausweis eines längeren Passus in den *Skizzen zu einer Schilderung Winckelmanns* spätestens 1805 Quintilian gewissenhaft studiert hatte. Später teilte Goethe übrigens Wilhelm von Humboldt seine Freude mit, »dem Doryphorus des Polyclet … auf die Spur gekommen zu sein«.

Zuvor aber war Meyer, nur einen Tag nach Goethes Anschreiben, auf dessen Vorschlag zur Meisterbestimmung eingegangen. Nach einer einleitenden Entschuldigung, daß ohne Kenntnis des Originals keine definitive Aussage getroffen werden könne, bezog Meyer sehr konkret Stellung. Der »gerade stehende Jüngling« entspreche dem »hohen Style« und sei tatsächlich Polyklet verwandt, wohingegen der andere eine Kopie des *Sauroktonos* sei. Dessen Kopf habe aber schon Visconti als Bildnis des Antinous erkannt, worin Meyer ihm beipflichtete. Verklammert wird Meyers Gesamteinschätzung der Gruppe zu Beginn und am Ende durch Bemerkungen, daß »ein zusammen gesetztes« Werk vorliege bzw. daß »das Ganze mit feinem Sinn zusammen gestellt« sei.

Meyers Urteil ist frappant. Ihm ist zu konzidieren, daß die archäologische Bestimmung noch heute gilt. Der Körper des Fackelträgers spiegelt, ephebenhaft verjüngt, eine Statue des Polyklet oder seiner Schule wider, während der Kopf in direkter Abhängigkeit vom *Doryphoros* steht, nur maßstäblich verkleinert ist und mit seiner sanften Neigung, dem versonnenen Blick und dem atmend geöffneten Mund von einem unklassischen Kunstgeschmack zeugt. Sein Gegenstück darf mit Meyer auf den *Apollon Sauroktonos* des Praxiteles zurückgeführt werden. Im Kopf ist zweifelsfrei Antinous dargestellt. Insgesamt handelt es sich um ein eklektisches Werk, in dem Vorbilder verschiedener Zeitstufen verarbeitet und klassizistisch umstilisiert wurden.

Die Marmorgruppe von San Ildefonso entstand in spätaugusteischer Zeit (Anfang 1. Jahrhundert n. Chr.). Möglicherweise geht ihre ›invenzione‹ auf eine etwas frühere Vorlage zurück; wahrscheinlich aber darf das artifizielle, schaubildhafte Arrangement zweier Jünglinge, die erst durch ihre Kombination Halt finden, als ›Neuschöpfung‹ augusteischer Zeit gesehen werden. Das Antinousporträt wurde nachträglich ergänzt – eher in der Neuzeit als unter Kaiser Hadrian. Was die mythologische Deutung der Gruppe betrifft, so wird sie noch immer kontrovers gehandelt, doch neigt sich die Waagschale mit gewichtigen Argumenten zugunsten der ältesten bekannten Inanspruchnahme für die Zwillinge Castor und Pollux.

D. K.

12 RELIEFKOPF DER MEDUSA

Wohl 19. Jahrhundert nach Vorbild des 2. Jahrhunderts n.Chr.
Alabaster
H mit Sockel 42,5 cm, Br 20,5 cm
Würzburg, Martin von Wagner Museum, Inv.Nr. H 1780a

Literatur: Schaaf, in: Brink/Hornbostel 1993, S. 133f., Nr. 1.3; Antikes Vorbild: Paoletti: Gorgones Romanae, in: LIMC 1981–92/IV, S. 347f., Nr. 27; Ikonographie der Gorgo in der Klassik: Krauskopf: Gorgo, Gorgones, in: LIMC 1981–92/IV, S. 324–328.

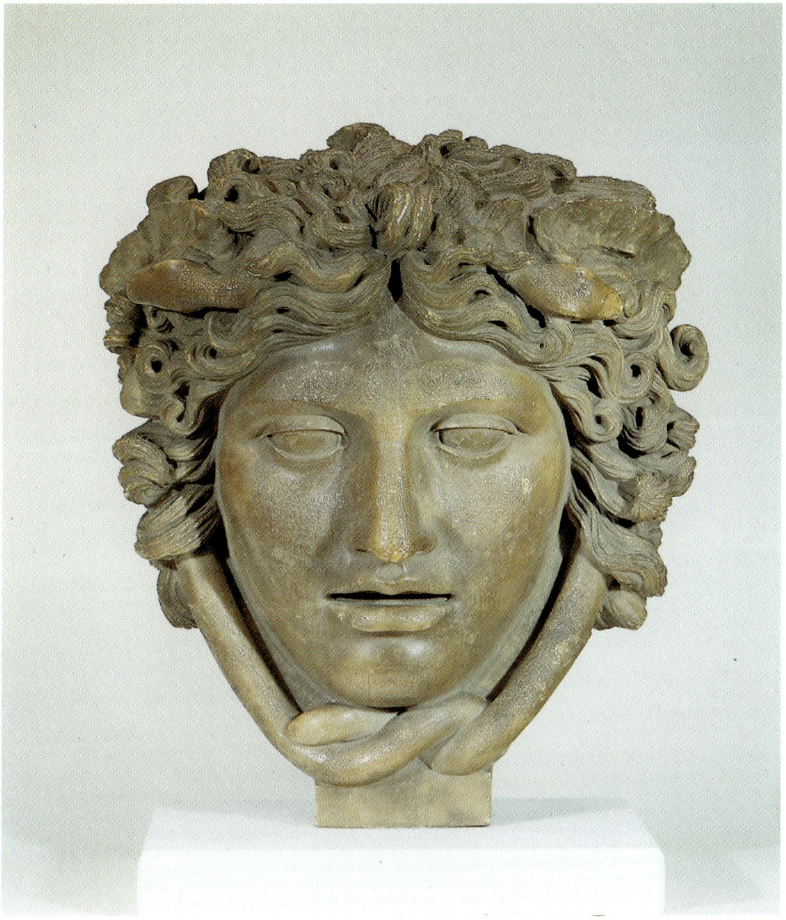

Der neuzeitliche, mutmaßlich im 19. Jahrhundert ausgeführte Alabasterkopf wiederholt maßgleich und detailgetreu die von Goethe seit seiner italienischen Reise hoch geschätzte *Medusa Rondanini.* Wie bei einem oben erwähnten Medusenhaupt Canovas ist die Rückseite zur Aufnahme einer Kerze zugerichtet. Überdies gestattet der transparente Stein eine wirkungsvolle Durchleuchtung.

Das antike Vorbild des Würzburger Kopfes galt lange als Kopie nach einem griechischen Original. Neuere typologische Untersuchungen erbrachten dagegen eine Zuordnung zum kaiserzeitlich-römischen Klassizismus. Zwar vollzog sich der Wechsel des Gorgonenbildes von einer dämonischen, Schrecken verbreitenden Fratze zur schönen Frau tatsächlich schon in der griechischen Klassik; vom Kunstgeschmack der Kaiserzeit zeugt aber die Addition des abgeklärten Gesichts, der ruhig stilisierten Haarwellen und der röhrenförmig glatten Schlangenleiber, die das Kinn wie ein Halsreif umschließen. Klassische Formen sind zitiert, jedoch formelhaft eingesetzt und schönlinigem Zusammenschluß der Teile untergeordnet. *D.K.*

13 JUNO LUDOVISI (Abguß)

1. Hälfte 1. Jahrhundert n. Chr.
Marmor (Gips)
H gesamt 1,16 m
Rom, Museo Nazionale Romano delle Terme, Inv.Nr. 8631
(Abguß: Archäologisches Institut der Johann Wolfgang Goethe-Universität Frankfurt am Main)

Literatur: Anneliese Kossatz-Deissmann: Hera, in: LIMC 1981–92/IV, S. 674f., Nr. 131; Small 1990, S. 125f.; Kreikenbom 1992, S. 92f.; Giuliano 1992, S. 19, 51, 61f. 122–127, Nr. 10.

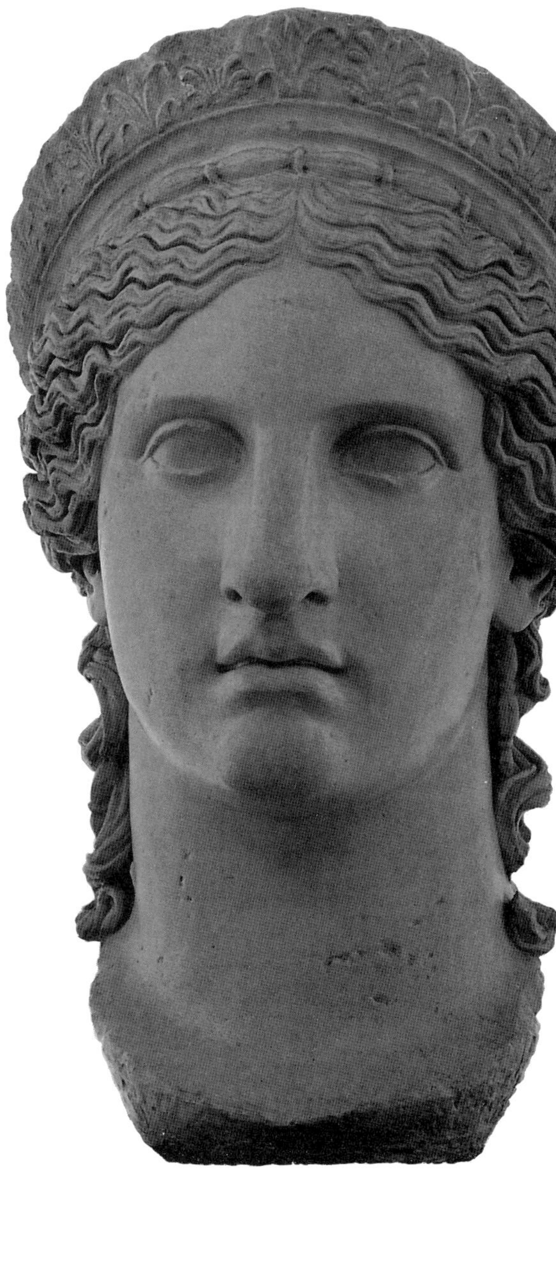

Dem Kolossalkopf aus der Sammlung Ludovisi räumte Goethe in Rom »den ersten Platz bei uns« ein. Im Vordergrund seines Verständnisses der *Juno* stand die unmittelbare Vergegenwärtigung der Göttin. Darin folgte er der Sicht Winckelmanns, der in seiner Würdigung des *Apoll vom Belvedere* gemäß antiken literarischen Vorgaben mit aller Konsequenz die Fiktion der Theophanie entwickelt hatte: Die Statue bildet nicht den Gott ab, sondern ist der Gott. Aus der göttlichen Präsenz leitet sich die Wirkungsmächtigkeit her. An diesem ›Modell‹ hielt Goethe sogar in den späten Weimarer Jahren fest, als er auf die Juno die Qualität der lebendigen Erscheinung projizierte. Dieser Aspekt klang bereits in der *Italienischen Reise* an, wenngleich er den Kopf zu dieser Zeit noch stärker als ein Werk charakterisierte, das sich in der Betrachtung erschließt, nachdem niemand dem ersten (göttlichen) Anblick gewachsen sei.

In einer Reihe von Briefen aus Rom vermerkte Goethe die Kolossalität des Kopfes. Über die oben genannten Bedeutungsebenen hinaus darf vermutet werden, daß der reale Maßstab auch als Prädikation antiker Kunst schlechthin rangierte. In einer Zeichnung Füßlis hockt die personifizierte Kunst resigniert vor den riesigen Fragmenten der Statue Konstantins des Großen, die Sinnbild für vergangene Größe sind. Entsprechend waren schon in der antiken Literatur Darstellungen von mehrfacher Lebensgröße durchgängig positiv konnotiert; Plinius feierte die »turmgleichen« Kolosse als Wunderwerke technischen Vermögens. Und die herausragenden klassischen Skulpturen wie der *Zeus von Olympia*, die *Hera von Argos* oder die *Athena Parthenos* zeichneten sich neben erlesenen Materialien und hervorragender künstlerischer Gestaltung ebenso durch ihre Kolossalität aus.

Für die Rezeption der *Juno Ludovisi* seit Goethe blieb der Maßstab nicht unwichtig. In voller Größe zog ein Abguß in Humboldts Tegeler Schloß ein. Zugleich begannen aber schon im 18. Jahrhundert kleinformatige Reproduktionen, die im 19. Jahrhundert mit Nachbildungen aus Porzellan ihre Fortführung fanden. Parallel setzte sich die archäologische Forschung mit der *Juno* auseinander; 1828 nahm Eduard Gerhard sie in seine *Antiken Bildwerke* auf. Dabei hielt die Wertschätzung, die Goethe und Schiller ihr gezollt hatten – letzterer hatte ihr die Verbindung von »Anmut« und »Würde« und eine überzeitliche »himmlische Selbstgenügsamkeit« bescheinigt – unter direkter Repetition der Urteile seitens der Fachliteratur bis zum ausgehenden 19. Jahrhundert an, beispielsweise durch Carl Friedrichs' *Bausteine zur Geschichte der griechisch-römischen Plastik* von 1868, 1885 übernommen in die Neubearbeitung von Paul Wolters. Der Stern der *Juno* sank aber in demselben Maße, in dem sich fortschreitend die Meinung durchsetzte, sie sei eine römische Arbeit und nicht einmal Darstellung einer Göttin, sondern einer Frau aus dem Kaiserhaus. Nach einem ersten Vorstoß von Alexander Conze (1867) waren es Adolf Furtwängler (1893), Jan Six (1895), Andreas Rumpf (1941) und J. H. Jongkees (1942), die der veränderten Sicht zum Durchbruch verhalfen. In neueren Stellungnahmen wird die römische Herkunft unter Anleihen am Stil des 4. Jahrhunderts v. Chr. nicht bezweifelt; ob aber ein stark idealisiertes Porträt oder nicht doch eine Göttin in dem Kolossalkopf gemeint ist, bleibt umstritten. *D. K.*

14 STATUE EINER TÄNZERIN (VENUS?)

1.–2. Jahrhundert n. Chr.
Marmor
H 1,80 m
Città del Vaticano, Musei Vaticani, Museo Pio Clementino, Gabinetto delle Maschere, Inv.Nr. 813

Literatur: Amelung 1903–08/II, S. 673–676 Nr. 425 Taf. 75; Steuben, in: Helbig 1963–72/I, S. 149 Nr. 206; Venusstatue in Cherchel: Landwehr 1993, S. 32f. Nr. 15 Taf. 24–25; Venus Landolina in Syrakus: Angelos Delivorrias, in: LIMC 1981–92/II, S. 83 Nr. 743 mit Abb.

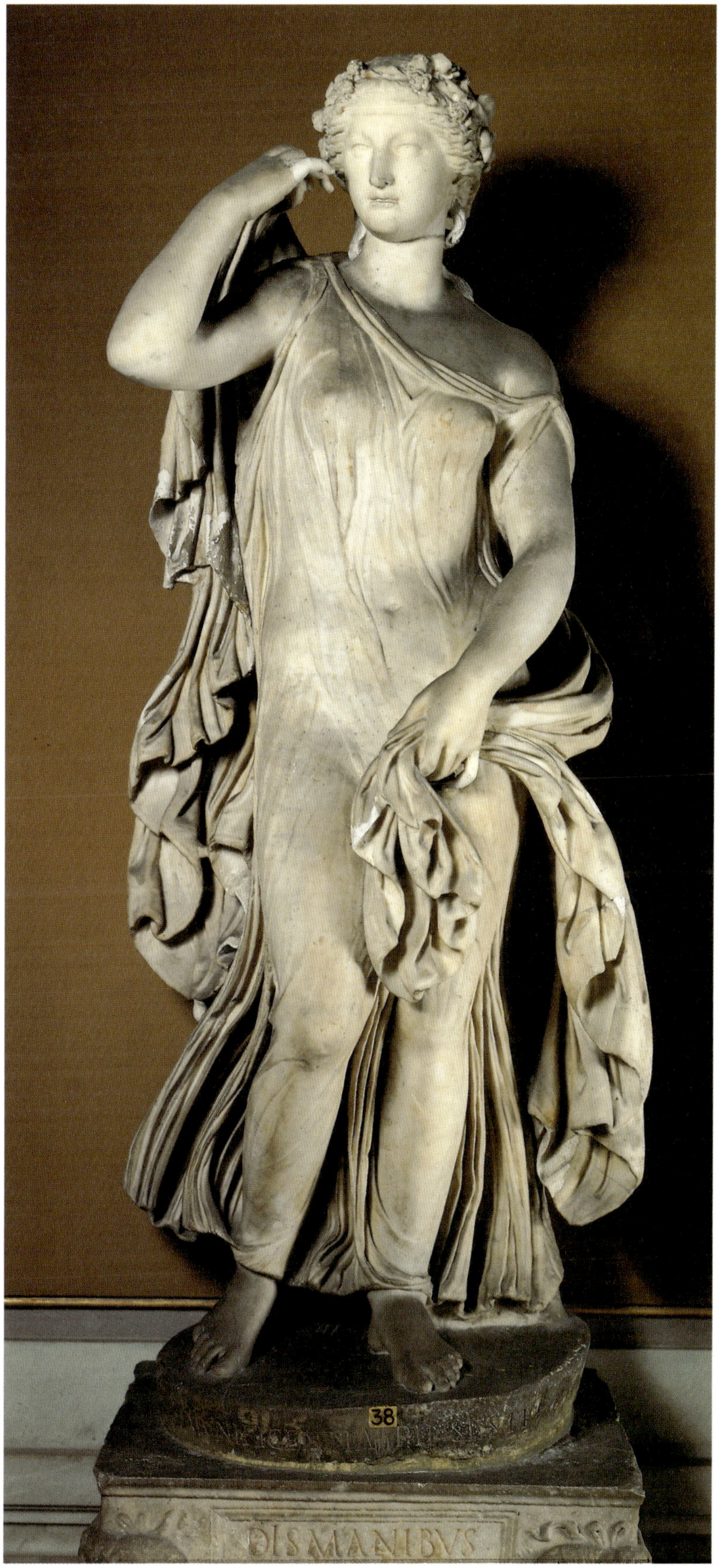

Die Statue fand durch Winckelmann Beachtung, erregte 1787 Goethes Wohlgefallen, löste 1788 dessen Wunsch nach Erwerbung aus, wurde von der Fachliteratur der folgenden Jahrzehnte gewürdigt (Ennio Quirino Visconti, Carlo Fea) und bis zum Beginn unseres Jahrhunderts mehrfach seitens der Forschung berücksichtigt. In auffallendem Gegensatz dazu stehen die spärlichen archäologischen Erwähnungen seit dieser Zeit. Die Gründe für diese Zurückhaltung lassen sich nur vermuten. Da Repliken im Denkmälerbestand fehlen, bot sich jedenfalls kein Anlaß zu einer kopienkritischen Untersuchung. Auch in der Frage der Deutung, die, wie noch zu erläutern, durchaus Probleme aufwirft, zeichnete sich kein neuer Ansatz ab, der eine Veröffentlichung berechtigt hätte. Vor allem scheint die stilistische Einordung eine gewisse Verunsicherung bewirkt zu haben. Johann J. Bernoulli setzte die *Tänzerin* 1873 in typologische Nähe zur *Venus Genetrix*, die er noch für ein Werk des im 1. Jahrhundert v. Chr. tätigen Arkesilaos hielt. Sobald das Original dieser Aphrodite aber dem ausgehenden 5. Jahrhundert v. Chr. zugewiesen war, verschob sich der zeitliche Ansatz der *Tänzerin* in dieselbe Periode. Die spätklassische Datierung wurde für längere Zeit nicht angezweifelt; allein Georg Lippold modifizierte sie 1950 um einige Jahrzehnte in das 4. Jahrhundert hinein – und kam damit unbeabsichtigt wieder Heinrich Meyers Inanspruchnahme der Statue für den ›Schönen Stil‹ entgegen. Erst 1963 zog Hans von Steuben die stimmige Konsequenz, aus Widersprüchen in der Komposition und aus den verschiedenen in der *Tänzerin* vereinten Stilbezügen und Zitaten eine Schöpfung des kaiserzeitlichen Eklektizismus zu folgern. In der Antike richteten sich die statuentypologischen, motivischen und formalen Referenzen, die oben (I. Stück) angesprochen worden sind, gewiß an ein gebildetes Publikum, das diese Zeichen zu lesen verstand. Gleichwohl heben die kalkulierten Verweise die eminent sinnlichen Reize des Werkes, für die Goethe durchaus empfänglich war, keineswegs auf, unterstützen sie vielmehr noch.

Daran schließt notwendig die Frage nach dem Gegenstand der Darstellung an. Goethe wußte, daß die Definition als Tänzerin dem Thema galt, welches aber »die bildenden Meister uns als erstarrte Nymphen und Göttinnen aufbewahren«. An anderer Stelle nannte er die »bedeutende antike Statue, jene Tänzerin oder Muse« (*Italienische Reise*, 7. 3. 1787 und *April* 1788. *Bericht*). Der mythologische Bezug auf eine Nymphe kehrt noch in der neueren Forschung mehr oder weniger entschieden wieder, sofern überhaupt eine Festlegung gewagt wird. Der antike, aber nicht zugehörige Kopf kann wegen seiner Binde und seines Efeukranzes zuversichtlich als Mänade gedeutet werden; dem Körper fehlen jedoch aussageverbindliche Attribute. Andererseits scheint es nicht abwegig, die Elemente, die auf vielfältige Weise der Ikonographie der Aphrodite entlehnt sind – das statuarische Urbild, das Standmotiv, der Gestus des linken Arms mit dem Mantel –, wörtlich zu nehmen und die *Tänzerin* als Venusdarstellung aufzugreifen. Als Römerin im Schema der Venus ist soeben eine eng verwandte Grabstatue aus Cherchel mit guten Gründen ermittelt worden. Entsprechende Funktion könnte auch das vatikanische Bildwerk besessen haben; leider läßt sich seine Provenienz über die frühere Aufbewahrung in Neapel nur bis zu der allgemeinen Angabe, es stamme aus Campanien, zurückverfolgen; der genaue Fundort ist nicht bekannt.

Trifft die Deutung zu, verliert die Bewegung des Gewandes als Kennzeichnung eines Tanzes, was ohnehin fragwürdig ist, jede Berechtigung. Analog wird in anderen Darstellungen der Göttin ein relativ festes Stehen mit einer ausschwingenden Draperie verbunden, etwa bei der *Venus Landolina* in Syrakus, die sich den Anschein gibt, ihre schönen Beine würden durch einen Windstoß freigelegt werden. Selbst Goethe mag den Begriff ›Tänzerin‹ nur bildlich gemeint haben. Anläßlich ihrer ersten Erwähnung in der *Italienischen Reise* verwies er zunächst auf Winckelmann als Autor der Interpretation, projizierte dessen Verständnis unmittelbar anschließend auf die mythologische Dimension. Sein eigenes Urteil folgt in einem zweiten Satz: »Sie ist sehr leicht und schön.«

D.K.

KUNST-IDEAL UND SAMMLUNGSTÄTIGKEIT

Schon als Kind wurde Goethe in seiner Vaterstadt Frankfurt a. M. mit dem »Sammlungswesen« konfrontiert. Sein Vater, der vor allem als Mäzen zeitgenössischer Künstler hervortrat, bewegte sich in einem geistig regsamen Kreis, der von Patriziern wie Johann Friedrich von Uffenbach, Heinrich Jakob von Häckel und Johann Michael von Loen getragen wurde (vgl. Schmidt 1961). In *Dichtung und Wahrheit* beschreibt Goethe solche Anregungen und berichtet auch von der Praxis des Kunstsammelns, wie er »vom Anfang bis zum Ende« an der Auktion der Sammlung des 1760 verstorbenen Obristwachtmeisters von Häckel teilgenommen habe, der gute »Gemählde, Kupferstiche, Antiken und manches andere« zusammengetragen hatte, um dort – »theils auf Befehl« des Vates, »theils aus eigenem Antrieb« – manchen Kunstgegenstand zu ersteigern (WA I/26, S. 114f.).

Aus derselben Quelle geht hervor, wie sich Goethes eigene »sammelnde Kunstliebe« während der Leipziger Studienjahre entfaltet. Anregungen bieten die damals in Leipzig existierenden beachtlichen privaten Kabinette, wie etwa »die Winkler'sche und die Richter'sche Sammlung«. (WA I/27, S. 163). Eingeführt wird Goethe in die Leipziger Verhältnisse durch seinen Lehrer Adam Friedrich Oeser. Dieser macht ihn auch mit Winckelmanns Schriften und mit den *Gedanken über die Schönheit und den Geschmack in der Malerei* von Anton Raphaël Mengs bekannt. Bei den Kunstbetrachtungen dieser Zeit kommen sowohl die Schule, »aus welcher der Künstler hervorgegangen war, als auch die Zeit, in der er gelebt, das besondere Talent, das ihm die Natur verliehen und der Grad, auf welchen er es in der Ausführung gebracht« zur Sprache (WA I/27. S. 163).

Ein Prinzip seines lebenslangen Umganges mit Kunstwerken ist damit benannt: Das Kunstwerk selbst, den Künstler und dessen historisches Umfeld kritischer Bewertung zu unterziehen. Die Problematik der »Idee einer für alle und jede Kunst gültigen historischen Gesetzlichkeit« (Waetzoldt, 1921–24/I, S. 144f.) rückt jedoch erst in Straßburg unter Herders Einfluß ins Bewußtsein. In seiner Schrift *Von deutscher Baukunst* (1772) und in der Studie *Nach Falconet und über Falconet* (1775) fixiert Goethe ein übergreifendes, zunächst noch dumpf empfundenes Kunsturteil. Gefeiert werden Albrecht Dürer und im Falconet-Aufsatz Rembrandt, Raffael und Rubens als »in ihren geistlichen Geschichten (...) wahre Heilige« (WA I/37, S. 318). Daß Goethe in seiner Jugend Graphiken von Dürer und Rembrandt sammelte, ist überliefert. Arbeiten von Raffael und Rubens hat er, wenn nicht besessen, so doch gekannt, wenn sich auch Details über den Inhalt und den Umfang seiner Kunstsammlung während der Studienzeit nicht ermitteln lassen (Femmel 1980, S. 9).

Eine entscheidende Wende in Goethes Leben vollzieht sich mit dem Eintritt in das Weimarer Hofamt. Noch im Jahr 1773 hatte er es für unmöglich gehalten, einem Fürsten zu dienen: »...die Talente und Kräffte die ich habe, brauch ich für mich selbst gar zu sehr, ich binn von ieher gewohnt nur nach meinem Instinkt zu handeln, und damit könnte keinem Fürsten gedient seyn. Und dann biss ich politische Subordination lernte –« (WA IV/2, S. 135). Sammelnde Kunstliebe wird in Weimar zu einer Voraussetzung des Lebens, nicht zuletzt deshalb, weil Carl August von Sachsen-Weimar und Eisenach selbst passionierter Sammler ist und nun in Goethe einen kompetenten Partner findet. Nicht selten wird dieser, seine Verbindungen nach Frankfurt und Leipzig nutzend, als Kunstagent für den Herzog und seine Mutter Anna Amalia in Anspruch genommen. »Ich sammle keine Handzeichnungen«, schreibt Carl August an Johann Heinrich Merck, »sondern was ich von solchen behalte, ist alles zum Nutzen und Frommen meines Herrn Kammerpräsidenten, dem man mit so etwas ein bischen Freude machen und seiner Taciturnität etwas entwurzeln kann. Einen Vogel wie ihm darf man keinen gemeinen Hanf vorsetzen und obgleich der Both aus Both ein Kapitalblatt sein mag, so ist er's doch nicht vergleichsweise mit andern, für meinen Geschmack und Goethes Liebhaberei...« (vgl. Goethe/Biedermann 1909–11, S. 236).

Goethe selbst war weit davon entfernt, sich zu beschränken. Das Sammeln sah er nie als eine bloß private Angelegenheit, sondern immer als öffentliche Aufgabe, untrennbar mit seinem humanitären Bildungsideal und mit den »geltenden Wertvorstellungen vom Kunstwerk überhaupt« verknüpft (Femmel 1980, S. 14). Bereits der Vortrag *Über die verschiedenen Zweige der hiesigen Tätigkeit* von 1795 hat auch die öffentliche Nutzung privater Kunstsammlungen in Weimar zum Thema, ohne daß die angespannte politische Situation der Jahrhundertwende eine Verwirklichung zugelassen hätte. »Was Durchl. der Herzog, die Herzogin, Herr Gore und andere besitzen, was selbst in meinem Hause sich befindet, ist nicht ohne Bedeutung. Eine allgemeine Übersicht würde ihren Nutzen und ihre zweckmäßige Vermehrung befördern« (WA I/53, S. 179).

Seit der im Dezember 1797 gemeinsam mit Christian Gottlob Voigt übernommenen Oberaufsicht über die Weimarer Bibliothek trägt Goethe auch die Verantwortung für die Bestände des fürstlichen Kunstbesitzes und unterbreitet seinem Herzog wiederholt Vorschläge zur öffentlichen Nutzung der Sammlungen (vgl. WA IV/29, S. 231f.). Mit der Erhebung Sachsen-Weimars zum Großherzogtum 1815 und einer strafferen Organisation der Staatsverwaltung wird die Liebhaberei zum Amtsgeschäft, das ihn bis an sein Lebensende ausfüllt: die »Oberaufsicht über die unmittelbaren Anstalten für Wissenschaft und Kunst«. Zusammengefaßt waren dazu die Bibliothek, das Münzkabinett, die Gemälde- und Kupferstichsammlung des Herzogs (von 1824 ab eine öffentliche Gemäldegalerie im sogenannten Jägerhaus an der Marienstraße), die »Freie Zeichenschule«, das Theater und sämtliche Institute der Jenaer Universität, darunter der Botanische Garten, die naturwissenschaftlichen Museen mit dem mineralogischen und dem anatomischen Kabinett, dem Kabinett der »Naturforschenden Gesellschaft«, die chemisch-physikalische Anstalt, die Sternwarte und die Tierarzneischule. Schon diese Aufzählung der unter Goethes Obhut stehenden Einrichtungen zeigt, daß seine privaten Sammlungen, also auch die Sammlungen zur Naturwissenschaft, in enger Verflechtung mit seinen Dienstaufgaben und den damit verbundenen Sammelpflichten zu sehen sind.

Aus den immer bedrückender empfundenen Weimarer Verhältnissen flieht Goethe 1786 nach Italien. Diese Reise, von ihm als »wahre Wiedergeburt« empfunden, bringt den entscheidenden Durchbruch für die Herausbildung der klassizistischen Kunstlehre. Malerei wird seither unter dem Aspekt ihrer immanenten Wahrheit betrachtet, »eine Nachahmung der Natur (...), die das Wirkliche gleich wie das Ideale in sich schließt« (Maisak 1986a, S. 63). Ein Ideal wie dieses beruht auf der Vorstellung, daß die künstlerische Produktion in ihrer Vollendung den in der Natur waltenden Gesetzmäßigkeiten gleichkomme. Der selbstgestellten Aufgabe folgend, solche Gesetzmäßigkeiten begrifflich zu bestimmen, beschäftigt sich Goethe bei der Klärung künstlerischer Kategorien mit kunstwissenschaftlichen Definitionen wie dem »terminologischen und monographischen Problem« und der »biographischen und problemgeschichtlichen Aufgabe« (Waetzoldt 1921-24/I, S. 158). Sein 1789 in Wielands *Teutschem Merkur* publizierter Aufsatz *Einfache Nachahmung der Natur, Manier, Stil* faßte die vor allem mit Karl Philipp Moritz in Rom diskutierten Fragen zusammen. Drei Stufen der künstlerischen Produktion werden unterschieden:
1) gewissenhafte Abbildung der Natur als einfache Nachahmung.
2) Manier als individuelle Formsprache, »wo das Subjekt ohne sich um die Natur oder Idee ängstlich zu bekümmern, das, was ihm nun einmal geläufig ist, mit Bequemlichkeit ausführt« und 3) als höchste Stufe der »Stil«, fußend »auf den tiefsten Grundfesten der Erkenntnis« (WA I/47, S. 80). Die wissenschaftliche Terminologie der Moderne hat Goethes Begrifflichkeit nicht übernommen. Dennoch ist sie ein wissenschaftsgeschichtlicher Meilenstein (Waetzoldt 1921-24/I, S. 158).

Gedanken und Ideen aus der Anschauung zu entwickeln, bleibt eine der zentralen Methoden Goethes. Sein Wunsch, »ein vortreffliches Kunstwerk, das genau zergliedert wird, sogleich vor Augen zu haben« (WA I/47, S. 27) gibt seit der Italienischen Reise den entscheidenden Antrieb zum Sammeln. Überschaut man Goethes Kunstsammlung, so verblüfft allein schon der Umfang von 26.511 Einzelstücken aus allen Epochen der Kunstgeschichte. Am 19. November 1830 äußert Goethe vor dem Kanzler von Müller: »Seit 60 Jahren habe ich jährlich wenigstens 100 Dukaten auf den Ankauf von Merkwürdigkeiten gewandt, noch weit mehr habe ich geschenkt bekommen. Es wäre schade, wenn dies alles auseinander gestreut würde. Ich habe nicht nach Laune oder Willkür, sondern jedesmal mit Plan und Absicht zu meiner eigenen folgerechten Bildung gesammelt und an jedem Stück meines Besitzes etwas gelernt.«

Goethe fundiert die kunsttheoretischen Schriften zur Verbreitung und Durchsetzung seiner eigenen Kunstlehre aus dem nach seinen Vorstellungen strukturierten Sammlungsbestand. Neben dem Versuch, das eigene Kunstideal für die Zeitgenossen zu kanonisieren, beschäftigt Goethe die historische Periodisierung. Gemeinsam mit Johann Heinrich Meyer faßt er in Italien den Plan zu einer italienischen Kunstgeschichte. Dieses Vorhaben läßt ihn die private Sammlung graphischer Blätter im Sinne eines Illustrationsfundus vermehren. Bewußt beginnt Goethe nach seinem Italienaufenthalt mit dem Ausbau seiner Sammlung im Hinblick auf »Kunstgeschichte überhaupt«, in der alle großen Schulen und Kunstnationen vertreten sein sollten.

Entsprechende autobiographische Motive spiegeln sich in der Novelle *Der Sammler und die Seinigen* (1798): »Ordnung und Vollständigkeit waren die beiden Eigenschaften, die ich meiner kleinen Sammlung zu geben wünschte; ich las die Geschichte der Kunst, ich legte meine Blätter nach Schulen, Meistern und Jahren, ich machte Katalogen und muß zu meinem Lobe sagen, daß ich den Namen keines Meisters, die Lebensumstände keines braven Mannes kennen lernte, ohne mich nach irgend einer seiner Arbeiten zu bemühen, um sein Verdienst nicht nur in Worten nachzusprechen, sondern es wirklich und anschaulich vor mir zu haben« (WA I/47, S. 143).

Naturgemäß liegt der Schwerpunkt der italienischen Sammlungskollektion auf der Reproduktionsgraphik (mehr als 1800 gedruckte Blätter). Unter Raffaels Namen ist mit 248 Blättern der umfangreichste Bestand verzeichnet, bei Tizian sind es 119 und bei Michelangelo 86 Drucke. Im Vorwort seines Kataloges der Goetheschen Kunstsammlung teilt Christian Schuchardt mit: »Bei dem Ernst, mit welchem Goethe das Studium der Kunst trieb, war eine kunstgeschichtliche Eintheilung seiner Sammlung, eine Sonderung der verschiedenen Schulen, nicht abzuweisen, und so findet sich auch ein großer Theil, der eigentliche Stamm der Sammlung nach den verschiedenen Schulen chronologisch geordnet. Zur Gewinnung eines möglichst vollständigen Bildes einer bestimmten Periode und Schule sind Nachbildungen jeder Art, Originalzeichnungen und Kopien nach solchen eingeordnet« (Schuch. I, S. XII f.).

Da Goethe neben der Ordnung nach Schulen aber auch nach »gewissen Gesichtspunkten« sammelt, die bestimmte Bedürfnisse und Vorhaben widerspiegeln, so muß es innerhalb seiner Sammlung verschiedene, mit den Jahren gewiß wechselnde Teilsammlungen und Gruppierungen gegeben haben. Überliefert ist die Existenz eines großen Konvolutes mit Landschaften verschiedenster Meister im Zusammenhang eines geplanten Aufsatzes über die Entwicklung der Landschaftsmalerei, von dem sich drei Schemata und ein Entwurf erhalten haben. Das erste Schema stammt aus dem Jahr 1818, das dritte und den Entwurf diktiert er Schuchardt noch ein Jahrzehnt später (Trunz 1980, S. 156).

Bewertet man Goethes Sammlertätigkeit im Hinblick auf seine Reflexionen über den exemplarisch verstandenen Rang, so bleibt es bedauerlich, daß vor allem sein graphischer Kunstbesitz nicht mehr in der von ihm bestimmten Ordnung überliefert ist. Die um 1910 erfolgte Umordnung des Bestandes nach Schuchardt unter dem Gesichtspunkt wissenschaftlicher Benutzbarkeit im »Sammlungsbau« am Frauenplan läßt heute über Goethes lebenslangen Umgang mit seiner Sammlung unter historischen und morphologischen Gesichtspunkten nur noch Vermutungen zu (Schuette 1910, S. 7).

Für die Kustodie des Goethe Nationalmuseums bleibt neben der Erarbeitung zureichender Kataloge die Pflicht, anhand der unter Goethes Anleitung angelegten Verzeichnisse, die aus den späten Lebensjahren stammen, eine Rekonstruktion dieser ursprünglichen Ordnung zu wagen. Gerhard Femmel erneuert noch 1959 die bereits 1887 von Carl Ruland, dem Gründungsdirektor des Hauses, erhobene Forderung nach einem »Catalogue raisonné«, zugleich mit dem Hinweis auf dessen Schwierigkeiten: »Wer eine Vorstellung von der schier unübersehbaren Fülle des Goethe-Schrifttums hat, weiß, welche Anforderungen allein damit gestellt sind, welche Kenntnis auch in den kunstwissenschaftlichen Fachdisziplinen erworben sein will, ehe nur die selbstverständliche Grundlage eines modernen Inventars und der zugehörigen Register, über die das einzelne Stück mit der Literatur zu verbinden ist, geschaffen werden kann. Die Verknüpfung mit den Quellen, den Goetheschen Schriften, Briefen, Tagebüchern, zeitgenössischen Äußerungen, mit der von Goethe benutzten Fachliteratur, verlangt die Bewältigung ausgedehnter Stoffgebiete und eine sehr genaue Kenntnis der Sammlungsdetails, um die Beziehungen zu erkennen...« (Manuskript Registratur Goethe Nationalmuseum)

Margarete Oppel

Daniel Hopfer d. Ä. (zugeschrieben)

Kaufbeuren, um 1470 – 1536 Augsburg

15 SALOMO BETET EINEN GÖTZEN AN

Gouache, Feder und Pinsel in Schwarz und Grau
40,4 x 27,2 cm
bez. auf dem Sockel der Götzenfigur ›D H‹
Stiftung Weimarer Klassik, Museen
Inv.Nr. Schuch. I 269, 377

Literatur: Eyssen 1904, S. 41, Nr. 1

Die sich auf die Monogrammierung stützende Zuweisung an Daniel Hopfer d.Ä. besteht für das vorliegende Blatt wie auch für die drei folgenden Gouachen seit Schuchardts Verzeichnis der Goetheschen Sammlungsbestände (erschienen 1848) und wurde auch von Eyssen (1904) übernommen. Da eine umfassende neuere Bearbeitung des Œuvres von Daniel Hopfer noch aussteht, soll die traditionelle Zuschreibung im folgenden beibehalten werden. Das Medium der Zeichnung spielt innerhalb des bislang erschlossenen Hopferschen Werkkonvolutes eine nur untergeordnete Rolle, als Maler tritt er nach bisherigem Kenntnisstand nicht in Erscheinung. Weite Verbreitung und offensichtliche Popularität erlangte indes Hopfers umfangreiches graphisches Werk (vgl. Eyssen 1904, Kat. Wien 1964, S. 341). Als Ausgangspunkt wie Grundlage seines bildkünstlerischen Schaffens gilt Hopfers Fertigkeit auf dem Gebiet der Waffenätzung (vgl. Wegner 1954), konnte die entsprechende Technik doch ohne größere Modifikationen auch für den Bilddruck Verwendung finden. Hopfer war einer der ersten Künstler, der mit geätzten Tiefdruckplatten arbeitete; wiederholt wurde ihm sogar die ›Erfindung‹ der Radiertechnik zugeschrieben (vgl. Eyssen 1904, S. 9 ff., Kat. Wien 1964, S. 341; Kat. Augsburg 1980/II, S. 246. Zur stilistischen Einordnung der Graphiken vgl. bes. Tietze-Conrat 1935). Sein graphisches Œuvre ist außerordentlich vielgestaltig: Neben bedeutenden ornamentalen Vorlageblättern, figuralen Kompositionen sakralen wie profanen Inhalts, Bildnissen und Architekturmotiven umfaßt es Nachstiche bzw. Varianten unterschiedlichster Bilderfindungen deutscher und italienischer Provenienz. So werden etwa Arbeiten von Dürer und Cranach ebenso adaptiert wie Werke von Mantegna, Raffael und Marcantonio Raimondi. Hopfer, dessen Wurzeln in der spätgotischen Formenwelt liegen, trug so – obwohl ihm die entsprechenden Werke sicher nicht aus eigener Anschauung, sondern nur in Form zeichnerischer oder druckgraphischer Reproduktionen zugänglich waren – nicht zuletzt entscheidend zur Kenntnis italienischer Renaissancekunst im Norden bei (vgl. Kat. Wien 1964, S. 341). Wiederholt wurde auf Hopfers Bezüge zur Gedankenwelt der Reformation hingewiesen (Eyssen 1904, S. 26 ff.; Wegner 1957). Verschiedene flugblattartige Graphiken verarbeiten moralisierende, antiklerikale oder katechetische, typisch protestantische Themen; ins Bild eingefügte Texte erweisen die Kenntnis lutherischer Programmschriften und Übersetzungen. Das 1523 radierte Lutherbildnis wird vor diesem Hintergrund auch als persönliches Credo des Künstlers, mithin als Zeichen seiner frühen Konversion gewertet (Eyssen 1904, S. 26; Wegner 1957, S. 252).

Das hier vorgestellte Blatt illustriert eine Begebenheit aus dem alttestamentarischen Buch der Könige (I, 11, 1–13): Salomo »liebte viele ausländische Frauen (...) aus solchen Völkern, von denen der Herr den Kindern Israels gesagt hatte: Geht nicht zu ihnen und laßt sie nicht zu euch kommen; sie werden gewiß eure Herzen ihren Göttern zuneigen«. Die »siebenhundert Hauptfrauen und dreihundert Nebenfrauen« verleiteten denn auch erwartungsgemäß Herz und Sinn des Königs, was ihnen umso besser gelang, je älter Salomo wurde. So tolerierte er schließlich nicht nur die individuelle Glaubensausübung der Frauen, sondern huldigte selbst den verschiedensten »greulichen Götzen«, ja errichtete sogar Kultstätten. Gott erzürnte ob dieses Abfalls vom wahren Glauben und prophezeite Salomo die zukünftige Zersplitterung seines Reiches. Hopfers bildmäßig ausgeführte Gouache zeigt Salomo in Ausübung der Götzenanbetung. Ausschnitthaft konzentriert der Künstler seine plan hinterlegte Szene auf die wesentlichen Elemente: Kniend wendet der israelitische König sich einem goldenen, auf hohem, balusterförmigen Sockel stehenden Götzenbild zu, das mit seinen fratzenhaften Zügen an mittelalterliche Teufelsdarstellungen erinnert und formal an Hopfers dekorative Grotesken anknüpft. Dem König gegenüber steht eine junge, reichgekleidete Frau, die durch ihr dunkles Inkarnat als Fremde ausgewiesen ist. Mit herrischer Geste weist sie auf das dämonisch erscheinende Götterbild, es dem König zur Anbetung empfehlend. Bezeichnenderweise wendet dieser seine Blicke nicht auf den zu verehrenden Gegenstand, sondern die anziehenden Züge seiner Geliebten; das Verlangen nach ihrem Körper treibt ihn zur Gotteslästerung. Entsprechend ist

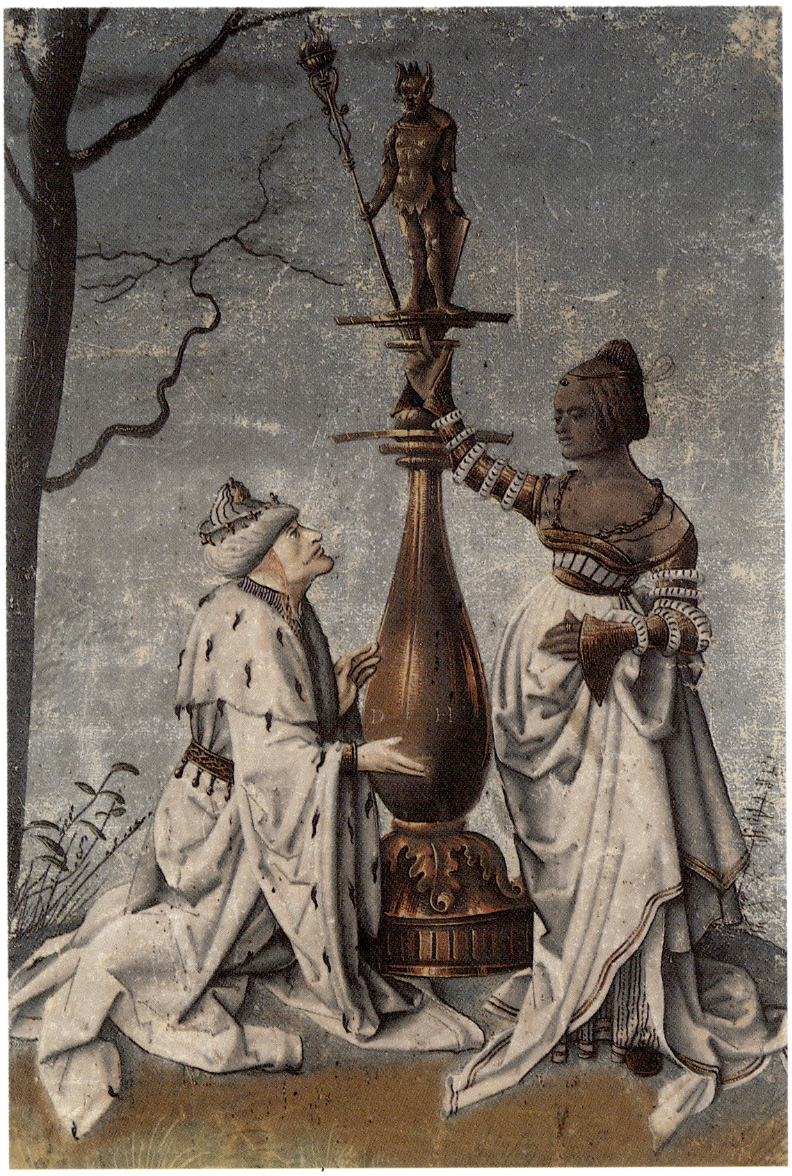

Salomos Gebärdensprache ambivalent: die geöffneten Hände können als heidnischer Orantengestus gelesen werden, sollen vielleicht aber auch gewährende, sich dem scheinbar Unvermeidlichen fügende Unterwerfung verbildlichen. Im Rollentausch wird die Bedeutung des Bildgegenstandes anschaulich: die Untergebene – eine Frau zumal – befiehlt dem in Demutshaltung verharrenden Herrscher. Ihre sinnlichen Reize spielt sie – wie das ungebührlich tiefe Dekolleté zur Genüge beweist – sehr bewußt als Machtinstrument aus. Die moralisierende Absicht ist unverkennbar, zumal sich die Szene in einen gängigen ikonographischen Typus einreiht: die symbolische Darstellung der Weibermacht und Weiberlisten. Das seit dem 15. Jahrhundert außerordentlich populäre Sujet (dessen Illustration unterschiedliche biblische und mythologische Stoffe dienen konnten) basierte zum einen auf den zunehmend frauenfeindlichen Lehrmeinungen der Kirche, die im ›Weib‹ nurmehr die sinnengelenkte, verderbte Verführerin sehen wollte, stellt aber auch eine Verfallserscheinung der hochmittelalterlichen Minne dar. Während dieser ritterlich-höfischen Liebesauffassung entsprechend der Dienst für die unerreichbare und im Lobpreis idealisierte Frau als eine den Liebenden zu höchstem Ethos verpflichtende Aufgabe galt, wird der hörige Verehrer nun häufig als »Minnesklave« interpretiert, den das Objekt seiner Begierde zu Fleischeslust, Unglaube und Sünde, ja zu jeder ihrer Laune entsprechenden Torheit verführen kann. Der sinnenverwirrte Mann riskiert dabei – wie Salomo – nicht nur seine weltliche Stellung, sondern verspielt zugleich sein Seelenheil (vgl. LCI 1968–76/III, Sp. 269 f.; Moxey 1980, bes. S. 133).

A.P.

Daniel Hopfer d. Ä. (zugeschrieben)

Kaufbeuren, um 1470 – 1536 Augsburg

16 HEILIGER GEORG UND HEILIGER FLORIAN

Gouache, Feder und Pinsel in Schwarz und Grau
40,2 x 27,4 cm
bez. oben Mitte ›D H‹
Stiftung Weimarer Klassik, Museen
Inv.Nr. Schuch. I 270, 377 a

Literatur: Eyssen 1904, S. 41 f., Nr. 2

Ohne Andeutung eines szenischen Zusammenhangs werden die Gestalten zweier Ritterheiliger dargestellt. Links erscheint, erkennbar am Attribut des Drachens, der Erzmärtyrer Georg. Barhäuptig, aber mit einem antikisierenden Brustpanzer angetan, steht er auf dem erlegten Untier. Der grünliche Harnisch schließt mit einer metallenen Halsberge ab, ein kupferner, geflügelter Engelskopf ziert den Brustschild. Waffenrock, Untergewand und Strümpfe sind in den Farben Schwarz und Weiß gehalten. Die linke Hand ruht am Schwertgriff, die rechte hält ein weißes Banner mit rotem Kreuz. Die ihm zugewandte, zweite Figur kann anhand ihres Attributes, des Hauses, mit einiger Sicherheit als Florian identifiziert werden (vgl. Eyssen 1904, S. 41). Der Heilige trägt einen schwarzen, mit weißen Ellbogenkacheln und ornamentalen Kniestücken verzierten Panzer; darüber einen gelben, quergestreiften Harnischrock. Die plastisch hervortretenden Bruststücke zeigen ebenso wie die Kniekacheln die für Hopfers Ornamentformen eigentümliche Form des Maskarons. Mit der Linken umfaßt Florian sein Schwert, die Rechte stützt die Stange einer weißen Fahne. Sein Kopf ist ins Profil gewandt und weist eine derbe, fast karikierend-porträthafte Physiognomie auf. Häufig wird der römische Märtyrer zusammen mit anderen heiligen Kriegern, wie hier in Begleitung Georgs, dargestellt. Als Schutzpatron gegen Hochwasser, Sturm, Dürre und Feuersgefahr war Florian ein gerne angerufener, volkstümlicher Heiliger. Der breite, ausgesprochen populäre Georgs-Kult spielte auch im ritterlich-höfischen Milieu eine große Rolle. Einen letzten Höhepunkt allgemeiner Verehrung wurde zu Hopfers Lebzeiten durch Kaiser Maximilians I. persönliches Bekenntnis zu dem Heiligen ausgelöst. Die Identifikation des Fürsten mit Georg läßt ihn als triumphalen Glaubensstreiter erscheinen. Diese sich auf das Ideal kämpferischer Tugend im Dienste der »militia Christi« beziehende Projektion wird auch ins Herrscherbildnis übernommen. Es sei der interessanten Parallele halber erwähnt, daß Hopfer in einem Kupferstich (Bartsch 79) Kaiser Maximilian als Georg porträtierte (vgl. LCI 1968–76/VI, Sp. 375, 386). Mit der Darstellung des Georg knüpfte Hopfer an einen zu jener Zeit gängigen ikonographischen Typus an, der ab dem 15. Jahrhundert von bürgerlichen Auftraggebern und Handwerkerständen bevorzugt wurde. Typologisch eng verwandt ist etwa die Figur des Heiligen auf dem 1498

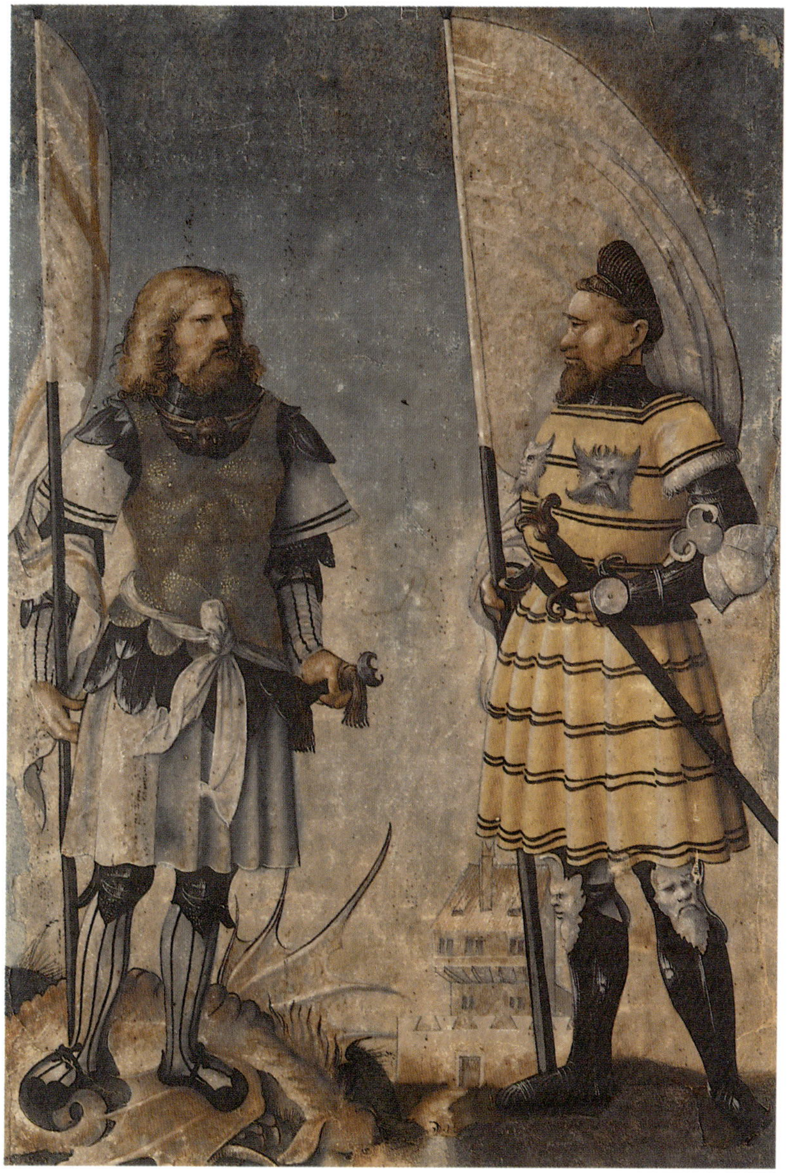

datierten *Paumgartner*-Altar Albrecht Dürers. Um 1500 gewinnt u.a. das überwiegend mit einem roten, meist das gesamte Fahnentuch überspannenden Kreuz gezierte Banner als ikonographisches wie dekoratives formales Motiv große Bedeutung, es ersetzt als Hoheitszeichen den Nimbus des Heiligen. Für die Gewandung gibt es keine feste Farbtradition; seit dem 14. Jahrhundert finden häufig die Wappenfarben des Stifters Verwendung (LCI 1968-76/VI, Sp. 377 f.). Die Zusammenstellung der beiden Heiligen ist wohl von den Wünschen des Auftraggebers bestimmt, womit ursächlich die Frage nach der Bestimmung dieser wie auch der übrigen Gouachen verbunden ist. Diesbezüglich können mangels eindeutiger innerbildlicher oder sekundärer Hinweise nur Vermutungen angestellt werden. Die ausschnitthaft-reduktionistische Beschränkung der von einer planen Farbfläche hinterfangenen Darstellung unter völliger Vernachlässigung von Umgebungsangabe und breiter szenischer Ausmalung könnte darauf hindeuten (frdl. Hinweis von Prof. Christian Beutler, Frankfurt), daß das farbige Blatt als Vorlage für ein Wandgemälde bestimmt war. Auch die plakative Farbwahl spräche für die geplante Umsetzung ins große, nicht auf Nahsicht berechnete Format. Hopfer lebte und arbeitete in Augsburg, wo die Fassadenmalerei – durch Repräsentationsdrang und Kunstsinn der Fugger gefördert – eine große Rolle spielte (vgl. Kat. Augsburg 1980/II, S. 23 ff.). Im Hinblick auf eine Tuschzeichnung Hopfers wurde bereits früher die Vermutung geäußert, er könne auch als Entwerfer von Wandbildern in Erscheinung getreten sein (Kat. Augsburg 1980/II, S. 247, Nr. 628, Darstellung der *Justitia*). Es erscheint denkbar, daß auch die in den vorliegenden Gouachen festgehaltenen Kompositionen für die Übertragung auf eine Außen- oder Innenarchitektur bestimmt waren. Die Mischung profan-allegorischer und sakraler Themen mit überwiegend moralisierender Absicht entspräche dieser Bestimmung. Ob allerdings an eine zyklische Verwendung der Motive gedacht war, kann nicht entschieden werden. Zwar sind die Darstellungen in Format, Bildanlage und Ausführung vergleichbar, was für eine zeitlich wie intentional einheitliche Entstehung spräche; auch gewisse inhaltliche Bezüge lassen sich, wie noch zu zeigen sein wird (vgl. Kat. 18), ausmachen; eine notwendig die Reihung der Bilder erzwingende Bedeutungsebene kann jedoch nicht erschlossen werden. So ist es auch denkbar, daß die Blätter gleichsam als Musterkatalog für mögliche Dekorationsvorhaben fungierten.

A.P.

Daniel Hopfer d.Ä. (zugeschrieben)

Kaufbeuren, um 1470 – 1536 Augsburg

17 DER TOD NACH EINER FRAU GREIFEND

Gouache, Feder und Pinsel in Schwarz und Grau
40,0 x 26,6 cm
bez. oben Mitte ›D H‹
Stiftung Weimarer Klassik, Museen
Inv. Nr. Schuch. I 270, 377 b

Literatur: Eyssen 1904, S. 42, Nr. 3

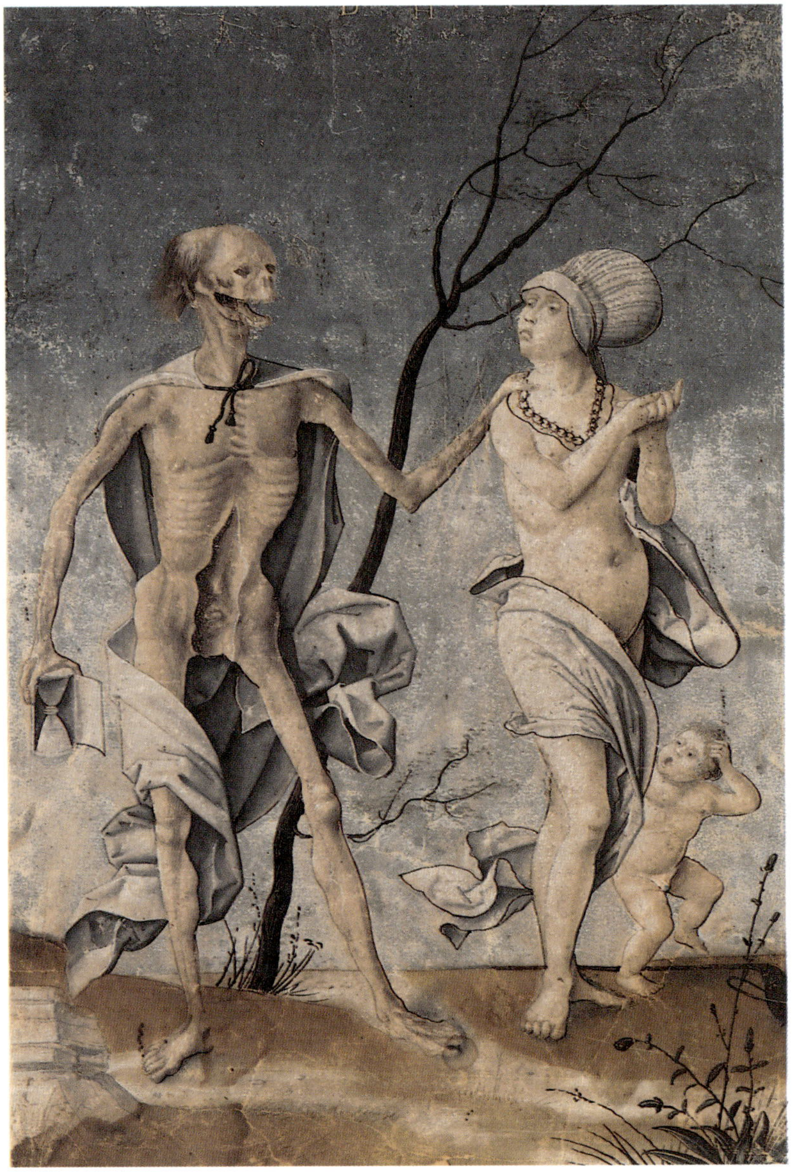

Unmißverständlich gemahnt die Darstellung an die ständige Bedrohung menschlicher Existenz durch den Tod. Die krude, den Betrachter unmittelbar erschreckende Bilderfindung ist dem vielgestaltigen ikonographischen Typus des ›memento mori‹ zuzuordnen. Die Personifikation des Todes ist im Begriff, das Leben einer jungen Frau zu beenden. Ihr ausgreifendes Standmotiv wie die vereinnahmende Gebärde der mumienhaften, partiell skelettierten Gestalt sind auf den lebenden Widerpart gerichtet. Während der Tod mit der Linken die Schulter seines Opfers erfaßt, es zum Einhalten in der nach rechts gerichteten Bewegung und damit zur Unterwerfung zwingt, weist die fast zur Gänze abgelaufene Sanduhr in seiner Rechten auf das unerbittlich nahende Ende. Ein am Hals geschnürter, weißer Mantel umflattert die Schreckensgestalt, erinnert aber zugleich an ein Leichentuch. Mit Ausnahme des Gesichts ist der ausgemergelte Körper noch von Haut umgeben; ein großer Schnitt oder Riß in der Bauchdecke gibt den Blick in das aller lebensnotwendigen Organe beraubte Innere des Leibes frei. Fratzenhaft grinsend, mit leeren Augenhöhlen, vollendet der Totenschädel die grauenerweckende Erscheinung, deren abstoßender Effekt durch die spärliche Behaarung des Hauptes noch verstärkt wird. Allerdings erweist sich in der Gestaltung des Schädels Hopfers doch recht mangelhafte Kenntnis der menschlichen Anatomie; besonders der klappenartig verflachte Unterkiefer entbehrt jeglicher Naturnähe. Der Bauchschnitt reflektiert eine mittelalterliche Mumifizierungsmethode, die seit dem 14. Jahrhundert auch die bildlichen Darstellungen beeinflußte. Um 1300 war von Papst Bonifaz VIII. das Auskochen der Leichen zum Überlandtransport verboten worden, woraufhin man dazu überging, durch Entfernung der inneren Organe die Verwesung hinauszuzögern (vgl. LCI 1968-76/IV, Sp. 328). – Das Opfer des makabren Todesboten ist eine üppige, offensichtlich in der Blüte ihrer Jahre stehende Frau, die von einem kleinen Jungen begleitet wird. Wie ihr Gegenüber ist sie unbekleidet; nur ein flatterndes Schleiertuch verhüllt Scham und Gesäß.
In merkwürdigem Kontrast zur allegorisch gemeinten, das Allgemeinmenschliche der Darstellung betonenden Nacktheit tritt die große Haube, die gleichsam als Relikt bürgerlicher Tracht erscheint; evtl. dient sie als Hinweis auf den Ehestand der Frau. Um den Hals trägt sie eine metallene Gliederkette mit dornenartigen, rotgefärbten Fortsätzen. Ob der formale Anklang an die Dornenkrone Christi als bewußt gewählter Verweis auf die Erlösung gelten kann oder eher zufälliger, modebedingter Natur ist, kann nicht mit Sicherheit entschieden werden. Die Frau hält in ihrer Bewegung inne und wendet den Kopf überrascht der offensichtlich unerwarteten jenseitigen Erscheinung zu. Ihre Züge malen weniger Schrecken als vielmehr Überraschung, fast scheint es, als spiegele sich in dem anziehenden Antlitz auch eine Spur der Hochmut. Auch die Gebärde der vor die Brust gehobenen, ineinandergelegten Hände ist ambivalent und schwer zu deuten: sie kann gleichermaßen als Flehgestus wie als Ausdruck der Überraschung gedeutet werden, birgt aber auch einen Anflug kokettierender Resignation. Insgesamt wird deutlich, daß der Tod überraschend und zur Unzeit in das Leben eingreift; nicht der natürliche, altersbedingte Tod ist gemeint, sondern das vorzeitige Erlöschen einer nicht erfüllten Existenz (vgl. Wirth 1979, S. 66ff.). Der Zug von vermeintlicher Unangreifbarkeit, der die Frau umgibt, mag aus der trügerischen Überzeugung herrühren, ihr Ende liege noch in weiter Ferne. Sehr viel unmittelbarer und von Entsetzen bestimmt ist die Reaktion des sie begleitenden Kindes. Erschrocken hat der Kleine sein Spielzeug – ein Steckenpferd – zu Boden fallen lassen; Gestik und Mimik sind Ausdruck tiefen Grauens. Wirth (1979, S. 64) deutet unter Verweis auf entsprechende Quellen für eine lose vergleichbare Darstellung Hans Baldung Griens (*Die drei Lebensalter und der Tod*, Wien, Kunsthistorisches Museum, Gemäldegalerie) die von der eher indifferenten Reaktion seiner Mutter abweichende Haltung des Kindes dahingehend, daß dessen Seele kurz nach dem Eintritt in die hiesige Welt noch eine Erinnerung an das Jenseits besitze. Daß das Kind als Erdenwesen, nicht als allegorisch gemeinte Assistenzfigur (z.B. Amor) gemeint ist, beweist das ebenfalls in Anlehnung an eine Bilderfindung Griens am Boden liegende Steckenpferd. Hopfer versieht seine Darstellung nur mit spärlichen Raumangaben. Ein kärglich belaubtes, verwachsenes Bäumchen trennt die beiden Hauptfiguren des Bildes und bildet damit eine symbolisch gemeinte Trennlinie zwischen Leben und Tod, die von der gespensterhaften Erscheinung überschnitten wird. Während zu Füßen der Frau und des Kindes Gräser und Kräuter auf irdisches Leben verweisen, erscheint am linken Bildrand eine geschichtete Gesteinsformation, die evtl. als verwittertes Grabmal interpretiert werden kann. Wie bei den übrigen Gouachen wird die Szenerie von einer planen, farblich abgestuften blauen Farbfläche hinterfangen.

Der Sinngehalt dieser wie vergleichbarer Darstellungen ist vielfältig und oft im einzelnen nur schwer zu fassen. Die Individualisierung des Todeserlebnisses ist zu Hopfers Zeit ein noch relativ neues Motiv, das durch Hans Baldung Grien besonders gültige und Hopfers Bilderfindung recht nahestehende Formulierungen erfahren hat (vgl. besonders Griens Bilder in der Öffentlichen Kunstsammlung, Basel). Während im Hochmittelalter eher der Tod an sich in seiner Beziehung zur Menschheit gezeigt wurde (z. B. in den Totentanzdarstellungen) erscheint nun der ›Töter‹ des vereinzelten Opfers. Im christlichen Kontext sind derlei Darstellungen grundsätzlich als Warnung vor dem unbußfertigen Tod zu verstehen; jederzeit hat der Mensch seines drohenden Endes gewärtig zu sein und seine Lebensführung entsprechend auszurichten, um nicht in Sünde vom Ende überrascht zu werden. Warum sich der Tod in spätmittelalterlichen Darstellungen bevorzugt hübschen jungen Frauen nähert, ist eine vieldiskutierte Frage (vgl. z.B. Wirth 1979; Osten 1983 mit weiterführenden Literaturverweisen für die entsprechenden Darstellungen Griens). Grundsätzlich ist diesem Bildtypus der Hinweis auf die ›voluptas carnis‹ unterlegt, als deren sinnfällige Verbildlichung, dem latent misogynen Lehrgebäude der Kirche folgend, die Frau galt. Ihr wurde unterstellt, ein stark von den Sinnen gelenktes und damit kaum vernunftbegabtes Wesen zu sein, dem Tier oft näher als dem Menschen. Die sündhafte Verfallenheit an Wollust und Triebhaftigkeit exemplifizierte sich somit im Bilde des attraktiven, seinerseits die Sinne des Mannes schuldhaft entflammenden Weibes. Der Frau galt damit im besonderen Maße die Mahnung, stets des drohenden Todes eingedenk zu bleiben und dem Seelenheil mehr Beachtung zu schenken, als der Schönheit und Begierde des Körpers. *A.P.*

Daniel Hopfer d.Ä. (zugeschrieben)
Kaufbeuren, um 1470 – 1536 Augsburg

18 LIEBESPAAR

Gouache, Feder und Pinsel in Schwarz und Grau
38,5 x 26,0 cm (offenbar beschnitten)
Stiftung Weimarer Klassik, Museen
Inv.Nr. Schuch. I 270, 377 c

Literatur: Eyssen 1904, S. 42, Nr. 4

Auf geschwungener, an eine Hügelkuppe erinnernder Standfläche erscheint ein reich gekleidetes junges Paar. Links wird die Szenerie von einem spärlich belaubten, sich über das Paar neigenden Baum gerahmt. Die fast frontal dem Betrachter zugewandt stehende Frau trägt ein weißes, mit Stickereien und Samteinsätzen verziertes Kleid, unter dem an Dekolleté und Saum ein rotes Untergewand hervorlugt. Vom Gürtel hängt an langer Schnur eine Tasche herab, die mit einiger Sicherheit als Geldkatze identifiziert werden kann. Um den Hals trägt die Frau eine kunstvoll gewundene goldene Kette; ein dem Kontur des Geschmeides lose folgender schwarzer Begleitstrich markiert offenbar den Saum eines feinen, fast transparenten Brustschleiers. Das blonde Haar wird fast völlig von einer roten, geschlitzten, mit Ornamentstickerei und reichem Federschmuck versehenen Haube verdeckt. In leichter Schrittstellung wendet sich der Mann seiner hübschen Begleiterin zu, umfaßt sie mit dem rechten Arm und legt die andere Hand auffordernd auf ihre Brust. Das Mädchen hat mit ihrer Rechten die auf ihrem Mieder liegende Hand des Mannes gepackt, es scheint, als wolle sie sie fortschieben. Mit der Linken rafft sie die Schleppe ihres Kleides nach oben, vielleicht, um sich zum Gehen zu wenden. Der junge Mann ist von Kopf bis Fuß in leuchtendes Gelb gehüllt. Er trägt enganliegende, längsgestreifte und mit schwarzen Strumpfbändern versehene Beinkleider, ein helles, am Halsausschnitt reich verziertes Hemd, darüber einen mit Streifen gesäumten Umhang sowie einen quergestreiften Schultermantel. Eine gelbe, über den lang herabfallenden, gelockten Haaren getragene Kappe vervollständigt die ein wenig stutzerhaft erscheinende Tracht. Schwert und Kleidung bestimmen den höfischen Stand des Trägers. Das Gebaren des Paares, besonders aber des weiblichen Parts, ermöglicht verschiedene Deutungsansätze: Abwehr und Anziehung, Verführung und Verteidigung scheinen sich unlöslich zu einem subtilen ›Liebesspiel‹ zu verflechten. Während das Begehren des Mannes sich eindeutig in seiner drängenden, ja vereinnahmenden Gestik ausspricht und wenig Zweifel an der wollüstig-sinnlichen Absicht seines Tuns besteht, zeigt das Objekt seiner Begierde sich spröde. Dem halb ablehnenden, halb gewährenden Verhalten der jungen Frau scheint jedoch weit eher verführende Berechnung als die Furcht der keuschen Unschuld zugrundezuliegen. Die Zweifel an ihrer Tugend werden durch den Vergleich mit einer ebenfalls Daniel Hopfer d.Ä. zugeschriebenen Federzeichnung (Wien, Graphische Sammlung Albertina) genährt. Das Blatt (s. Abb.) zeigt eine in Typus, Kleidung und Schmuck der jungen Dame auf der hier vorgestellten Gouache eng verwandte Halbfigurendarstellung. Schon Meder (1922) sieht in ihr aufgrund der ironisch herausfordernden Inschrift am Halsband (›NIT AN VR‹, gedeutet als: ›Ursula rühr mich nit an‹) die Darstellung einer Augsburger ›Hübschlerin‹, einer Kurtisane also (seine Auffassung wird von Otto Benesch in Kat. Wien 1964, S. 341, Nr. 83 bestätigt). Als weitere Stütze dieser Deutung gilt Meder und Benesch die an Barett, Brustlatz und Halskette erscheinende Ornamentform, die übereinstimmend (auch von Eyssen 1904, S. 43, Nr. 5) als Liebesknoten interpretiert wird. In fast identischer Form erscheint nun dieser verräterische Dekor auch an der Haube der jungen Dame aus Weimar (außerdem auf Hopfers Radierung *Landsknecht ein Mädchen umarmend*, Eyssen 1904, S. 62, Nr. 73). Kleidung und Schmuck beider Frauen verraten Selbstgefälligkeit; vor allem die üppige Befederung der Hauben kann als eitler Tand gelten – der Gedanke an die Sünde der ›luxuria‹ liegt nahe. Es erscheint demnach zumindest möglich, in der jungen Schönen aus Goethes Sammlung eine Frau mit eher losem Lebenswandel zu erkennen. In diesem Interpretationskontext erscheint auch die am Gürtel hängende Geldkatze zweideutig: Wird hier Verführungskunst nur als Mittel der Preistreiberei eingesetzt? – Unabhängig von derlei Details wird aber deutlich, daß Thema dieser Darstellung zumindest nicht die tugendhafte Liebe ist. Anhand mehrerer Liebesgarten-Darstellungen des Meisters E.S. wies Moxey (1980) auf Bilderfindungen hin, die den spätmittelalterlichen Verfallsprozeß der höfischen Minnekultur reflektieren. Es ergeben sich interessante Parallelen zum vorliegenden Blatt: Durch Hinzufügung einer Narrengestalt und die eindeutig sexuell motivierte Annäherung der Paare werden in den

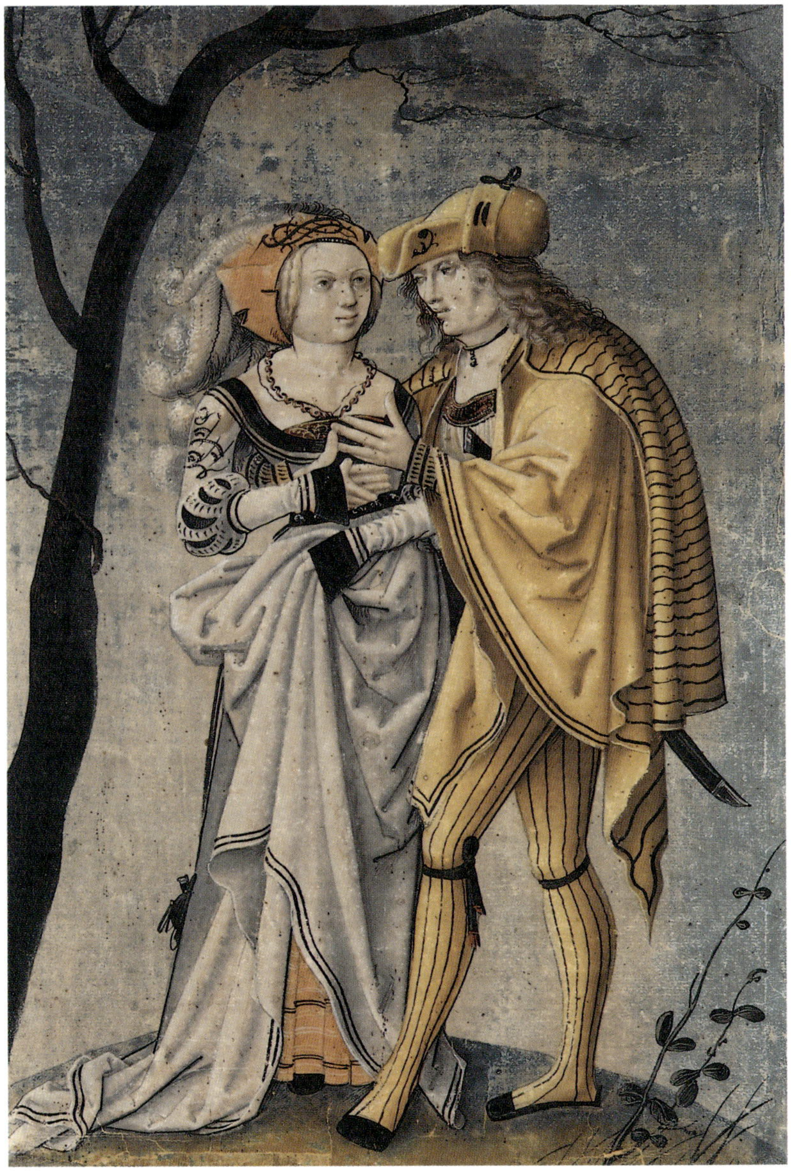

Graphiken Hinweise auf die Torheit der aus reiner Fleischeslust erwachsenden Paarbeziehungen gegeben. Während die ›hohe‹ Minne ein geradezu körperloses Liebesideal vertrat, bricht sich in den spätmittelalterlichen Bilderfindungen des Monogrammisten eine recht derbe, mit moralisierenden Anspielungen unterlegte und allen höfischen Konventionen widersprechende Sinnenhaftigkeit Bahn. Das Begehren des Mannes wird in den nicht zuletzt satirisch gemeinten Blättern mit der auch in Hopfers Gouache auftretenden Gestik, dem unverhohlenen Griff an die weibliche Brust, verdeutlicht. Durch die höfische Gewandung des Hopferschen Paares wie auch die Andeutung einer gartenartigen Umgebung sind lose Verbindungen zur Liebesgarten-Thematik gegeben. An die Stelle höfischer Esoterik ist jedoch eine stark diesseitige Auffassung getreten; die Frau erscheint nicht mehr als hehres, aber letztlich unantastbares Idealbild, sondern als Verführerin des Mannes. Damit ist erneut – wie auch in *Salomo betet einen Götzen an* (Kat. 15) – ein Hinweis auf die ›Weibermacht‹ gegeben, die Frau erscheint als Symbol der Versuchung und Sünde. Ihrer sinnenbetörenden Wirkung kann sich der Mann nicht entziehen, er verfällt der Liebestorheit.

Entgegen der Feststellung Eyssens, die Hopferschen Gouachen ließen sich keinem leitenden thematischen Gesichtspunkt unterordnen (Eyssen 1904, S. 42), kann ein lockerer Sinnzusammenhang zwischen mindestens drei der vier Blätter hergestellt werden. Sowohl die aus der Salomo-Geschichte entlehnte Begebenheit (Kat. 15) wie auch das vorliegende Blatt illustrieren anhand einer Paarbeziehung die Gefahren unkontrollierter Sinnenverfallenheit, während die in Kat. 17 gegebene Todesallegorie auf die Endlichkeit aller irdischen Freuden schlechthin verweist und eindrücklich eine bußfertige, gottgefällige Lebensführung anmahnt. Alle drei Blätter entfalten im Bilde der Frau ein eher abschreckendes Panoptikum der ›voluptas carnis‹ und ihrer Gefahren. Sogar die Darstellung der beiden Ritterheiligen Georg und Florian fügt sich diesem Kontext locker ein, wenn man sie als Exempel tugenhaften Lebenswandels und damit als Gegenbilder zu jenen verführten Männern begreift, die im vorliegenden Blatt und in *Salomo betet einen Götzen an* der ›Weiberlist‹ unterliegen. Wenn auch nicht ein Zyklus im eigentlichen Sinne vorliegt, so schließen sich die Darstellungen doch zu einem relativ engen Themenverband mit moralisierender Absicht zusammen.

Abschließend ist auf den Sammler zurückzukommen. In Goethes Schriften findet sich keinerlei Hinweis auf Daniel Hopfer. Dennoch gelangten nicht nur die vier Gouachen in seinen Besitz, sondern auch mehrere graphische Blätter des Künstlers. Da bereits Schuchardt die entsprechenden Bestände in seinem zu Goethes Lebzeiten begonnenen Sammlungskatalog unter der bis heute gültigen Zuschreibung führt, kann es als annähernd sicher gelten, daß der Augsburger Maler Goethe namentlich bekannt war und sein Wissen Schuchardts Einordnung leitete. Über die Erwerbsgeschichte der Graphiken wie auch der farbigen Zeichnungen ist nichts bekannt. Es erscheint denkbar, daß Goethe sie unter dem Einfluß der Brüder Boisserée in einer Phase intensiver Auseinandersetzung mit der altdeutschen Kunst (nach 1811) erwarb. Da Goethe vor allem in den späten Jahren seine Sammlung nicht nach dem Kriterium persönlichen Gefallens erweiterte, sondern mit dem Ziel, eine möglichst breite Dokumentation der unterschiedlichsten Zeit- und Nationalstile zur Hand zu haben, mögen Hopfers Werke ihn sicher unter kunsthistorischen Gesichtspunkten interessiert haben. Ob er sie aber mochte, sei dahingestellt. Goethes künstlerischen Idealvorstellungen entsprachen die Blätter keineswegs, gerade deswegen können sie aber als Beleg für die vielfältige Orientierung und Aufgeschlossenheit des Sammlers dienen.

A.P.

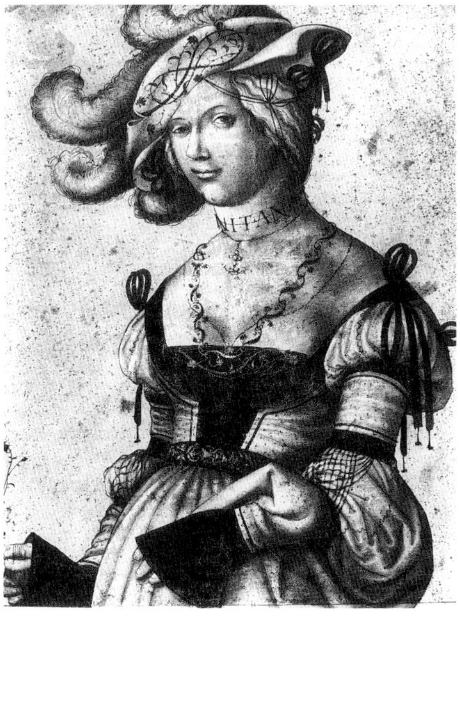

Abb.
Daniel Hopfer, Mädchen mit Federbarett.
Wien, Graphische Sammlung Albertina
© Viktor Harrandt und Günther Leipelt

Andrea Andreani
tätig 1584–1610
nach

Andrea Mantegna

Isola di Cartura 1431 – 1506 Mantua

19–28 TRIUMPHZUG DES CAESAR

1598/99
Folge von 10 Clair-Obscur-Holzschnitten
Stiftung Weimarer Klassik, Museen

Literatur: Belloncini/Garavaglia 1967, S. 111; Martindale 1979, S. 103 ff., Ill. 88–97; Lightbown 1986, S. 143, 430; Osterkamp 1991, S. 365–376; Kat. London/New York 1992, S. 37, 381

Erstes Zeugnis der Begegnung Goethes mit Werken von Andrea Mantegna gibt ein auf den 27. September 1786 datierter Brief an Charlotte von Stein. Fast unverändert wird die entsprechende Passage später in die *Italienische Reise* übernommen: »In der Kirche der Eremitaner habe ich Gemälde von Mantegna gesehen, einem der älteren Maler, vor denen ich erstaunt bin. Was in diesen Bildern für eine scharfe, sichere Gegenwart dasteht! Von dieser ganz wahren, nicht etwa scheinbaren, effektlügenden, bloß zur Einbildungskraft sprechenden, sondern derben, reinen, lichten, ausführlichen, gewissenhaften, zarten, umschriebenen Gegenwart, die zugleich etwas strenges, emsiges, mühsames hatte, gingen die folgenden Maler aus, wie ich an Bildern Tizians bemerkte, und nun konnte die Lebhaftigkeit ihres Genies, die Energie ihrer Natur, erleuchtet von dem Geiste ihrer Vorfahren, auferbaut durch ihre Kraft, immer höher und höher steigen, sich von der Erde heben und himmlische aber wahre Gestalten hervorbringen. So entwickelte sich die Kunst, nach der barbarischen Zeit« (MA XV, S. 71). Die Werke, angesichts derer Goethe in Padua »erstaunte«, waren die heute fast völlig zerstörten Fresken in der Capella Ovetari der Chiesa degli Eremitani, an denen neben Mantegna auch Niccolò Pizzolo, Giovanni d'Alemagna und Antonio Vivarini mitgearbeitet hatten (vgl. Kat. London/New York 1992, S. 99).

Der Erwerb zahlreicher Graphiken nach Werken Mantegnas belegt auch für die Zeit nach der Rückkehr aus Italien Goethes kontinuierliches Interesse an dem Maler. Anlaß zur kunsttheoretischen Auseinandersetzung gab entsprechend eine besonders eindrucksvolle Neuerwerbung: Auf einer Frankfurter Auktion erstand Goethe 1820 unter anderem Andreanis Holzschnitt-Folge nach Mantegnas *Triumphzug des Caesar*. Kaum waren die Blätter in Weimar eingetroffen, schrieb Goethe an Meyer: »Sehr glücklich macht mich der Triumphzug des Mantegna. So oft ich ihn im Leben sah, hab ich ihn bewundert; wie man aber bisher ohne ihn leben konnte, begreif ich nicht recht« (Brief vom 30. Juni 1820, MA XIII/2, S. 603). Schon am darauffolgenden Tag entstanden nach Ausweis der Tagebuchaufzeichnungen erste Notizen zur großen Mantegna-Studie, bis zu deren Drucklegung im Jahre 1823 (in *Kunst und Alterthum*) allerdings noch geraume Zeit verstreichen sollte. Die Erarbeitung der Fakten gestaltete sich schwierig, verrät aber »einer kunstgeschichtlichen Methode« gleichkommende Sorgfalt (Werner Oechslin in: MA XIII/2, S. 604 ff.). Goethes besonderes Interesse galt dem Verbleib, Aussehen und Erhaltungszustand der Originale, die auch der neueren Forschung noch Rätsel aufgeben (vgl. Martindale 1979; Kat. London/New York 1992, S. 350 ff.): Die früheste urkundliche Erwähnung des in Arbeit befindlichen Gemälde-Zyklus' datiert aus dem Jahr 1486, seine Fertigstellung zog sich nach Ausweis der Quellen wohl bis kurz vor Mantegnas Tod 1506 hin. Als Auftraggeber kommt am ehesten Giovanni Francesco II. Gonzaga, seit 1484 Herzog von Mantua, in Betracht. Die großformatigen, mit Tempera auf Leinwand gemalten Werke waren ursprünglich wohl zur Aufhängung im »Corte Vecchia«, dem Mantuaner Hofkastell, bestimmt. Um 1506 wurde der Zyklus dann in den neuen Palast der herzoglichen Familie an der Porta Puntula verbracht. Hier befanden sich die neun Gemälde auch, als der Holzschneider und Kupferstecher Andrea Andreani 1598/99 im Auftrag des Herzogs Vincenzo II. Gonzaga seine Holzschnitt-Serie nach Mantegnas *Triumph* schuf. Der vollständige Graphik-Zyklus besteht aus zwölf Blättern: einem Titelblatt, neun Tafeln nach Mantegna und zwei Tafeln mit Pilaster-Dekorationen, die zerschnitten und als Rahmenelemente den Einzelblättern beigegeben werden konnten (Norbert Miller in: MA XIII/2, S. 634). Die Gemälde erwarb der englische König Charles I. 1627 von dem verschwenderischen letzten Gonzaga, Vincenzo II. Bis heute befinden sich die Bilder im Besitz der englischen Königsfamilie. Allerdings vermögen sie infolge starker Verluste in der malerischen Substanz und wiederholter Übermalung auch nach einer grundlegenden Restaurierung keinen hinreichenden Eindruck mehr von der ursprünglichen Mantegnesken Bilderfindung zu geben.

Goethes Anschauung der Werke blieb allein auf die Andreanische Reproduktionsgraphik beschränkt. Es war Goethe bewußt, daß anhand dieser Blätter nur eine gleichsam

19 TITELBLATT

35,8 x 36,3 cm
Wasserzeichen: Ankermotiv im Kreis (Mantuaner, Ferrareser oder Veroneser Zeichen der Zeit um 1560-1600)
Inv.Nr. Schuch. I 44, 406

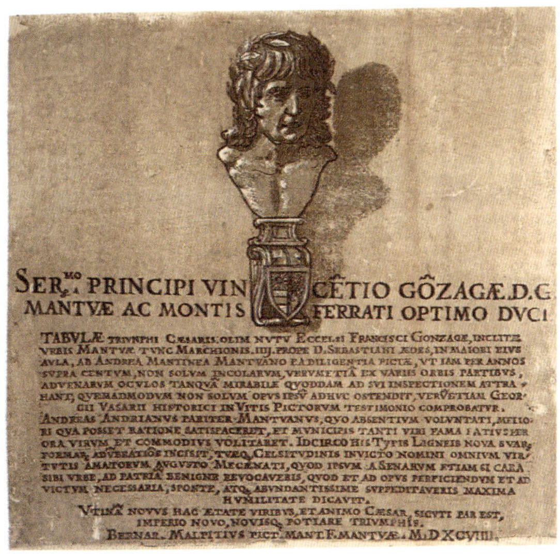
SER.MO PRINCIPI VINCĒTIO GŌZAGÆ D.G.
MANTVÆ AC MONTIS FERRATI OPTIMO DVCI
GII VASARII HISTORICI IN VITIS PICTORVM TESTIMONIO COMPROBATVR.
HVMILITATE DICAVIT.
IMPERIO NOVO, NOVISQ. POTIARE TRIVMPHIS.
BERNAR. MALPITIVS PICT. MANT. F. MANTVÆ. M.D.XCVIII.

20 TROMPETER, STANDARTENTRÄGER UND BANNER (DIE TROMPETER)

37,6 x 37,5 cm
bez. unten links ›1‹
Inv.Nr. Schuch. I 44, 406

21 ERBEUTETE STATUEN UND BELAGERUNGSAUSRÜSTUNG, DARSTELLUNG EINER EROBERTEN STADT UND INSCHRIFTEN (DIE TRIUMPHWAGEN)

38,0 x 38,3 cm
bez. unten links ›2‹
Inv.Nr. Schuch. I 44, 406

22 TROPHÄEN, TRÄGER MIT MÜNZEN UND VASEN (DIE TROPHÄEN-TRÄGER)

38,5 x 37,1 cm
bez. unten links ›3‹
Inv.Nr. Schuch. I 44, 406

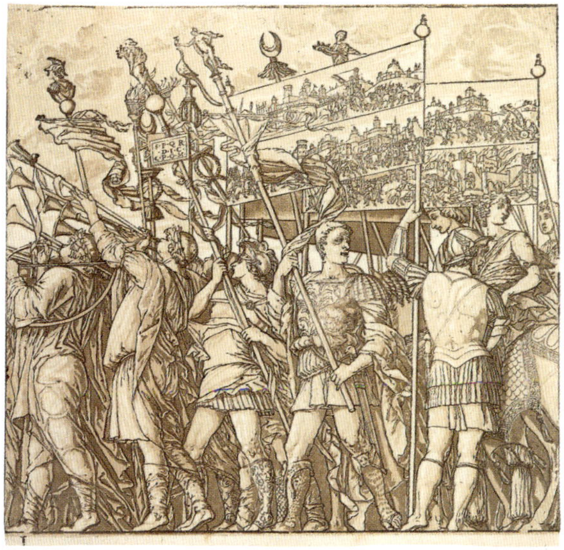

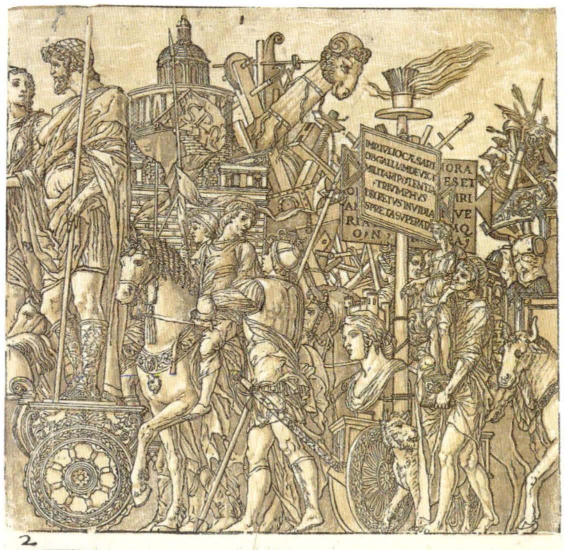

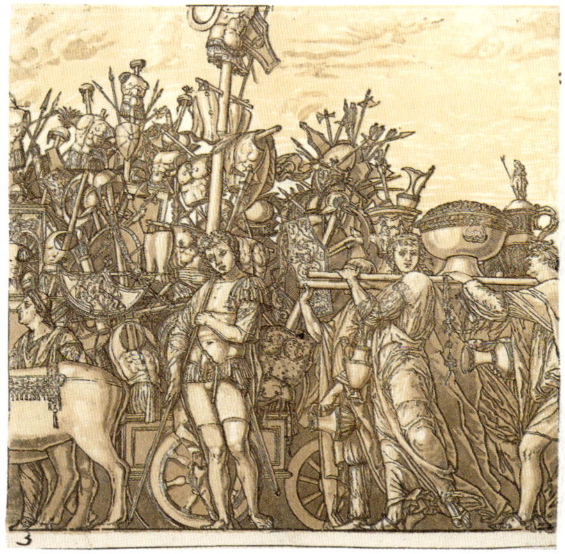

abstrahierte, auf das Wesentliche reduzierte Vorstellung vom Originalwerk zu gewinnen war; trotz des Verlustes der Farbigkeit sah er aber in der graphischen Wiedergabe »das geistige Verdienst der Erfindung auf das sicherste überliefert« (MA XIII/2, S. 146). Allerdings bemühte er sich nachdrücklich auch um genauere Informationen hinsichtlich des Verbleibs, Erhaltungszustandes und Aussehens der Originale. Allerdings blieben seine Vorstellungen ungenau und aufgrund unzutreffender Angaben zum Teil widersprüchlich (vgl. Werner Oechslin in: MA XIII/2, S. 604 ff.) Goethes deskriptive Auseinandersetzung mit dem Zyklus (vgl. Osterkamp 1991, S. 365 ff.) entzündete sich an der als »tumultuarisch« empfundenen Beschreibung Vasaris, dessen Künstlervita aber zugleich als wichtigste Quelle herangezogen wurde. Vasari wie Goethe bemerken im Werk Mantegnas eine latente Spannung zwischen unmittelbarer Naturnachahmung und einer das »ideellste Streben« verratenden Orientierung an den griechischen und römischen Antiken. Implizit grenzt Goethe in der Folge seine Auffassung idealer, in der Nachfolge der Antike stehender Kunstübung von älteren klassizistischen Positionen ab. An die Stelle des starren Nachahmungspostulates Winckelmannscher Prägung tritt die dezidierte Forderung an den Künstler, selbst »den Standpunkt der Antike« einzunehmen, wodurch ihm »die Natur nur desto natürlicher, seinem Kunstblick verständlicher« erscheinen werde (MA XIII/2, S. 121). Im Schöpfungsakt habe der Maler oder Bildhauer – gleich den Alten – der inneren Gesetzlichkeit der Natur zu folgen und auch zufällige, aus der direkten Anschauung gewonnene Eindrücke einer ideellen Gesamtkonzeption zu unterwerfen. »Jeder sei auf seine Art ein Grieche! Aber er sei's«, hatte Goethe entsprechend schon in seinem 1818 erschienenen Aufsatz *Antik und modern* gefordert (WA I/49, S. 156). Mit dieser Haltung geht ein gegenüber Vasari modifiziertes Verständnis der Naturnachahmung einher: auch und gerade im »Einzeln-Natürlichen« verrät sich das Walten des »Lebensgesetzes«. Erst der an der Antike geschulte Blick versetzt den Künstler in die Lage, geeignete Partialerscheinungen aus der Flut der Sinneswahrnehmungen auszuwählen und sie einer »symbolisierenden«, über sich selbst hinausweisenden Naturdarstellung dienstbar zu machen (Osterkamp 1991, S. 368 f.). Während also Vasari aus Mantegnas Werken einen ungelösten Gestaltungskonflikt abliest, konstatiert Goethe ein bruchloses »Doppel-Leben« der vermeintlich einander widersprechenden Prinzipien: »das Ideelle, Höhere, zeigt sich in der Anlage, in Wert und Würde des Ganzen; hier offenbart sich der große Sinn, Absicht, Grund und Halt. Dagegen dringt aber auch die Natur mit ursprünglicher Gewaltsamkeit herein: und wie der Bergstrom durch alle Zacken des Felsens Wege zu finden weiß und mit gleicher Macht wie er angekommen wieder ganz vom

23 TRÄGER MIT MÜNZEN UND VASEN, MÄNNER MIT OCHSEN, TROMPETER (DIE VASEN-TRÄGER)

38,5 x 37,0 cm
bez. unten links ›4‹
Inv.Nr. Schuch. I 45, 407

24 TROMPETER, MÄNNER MIT OCHSEN, ELEFANTEN MIT IHREN WÄRTERN (DIE ELEFANTEN)

37,1 x 37,5 cm
Inv.Nr. Schuch. I 44, 406

25 TRÄGER MIT MÜNZEN UND METALLENEN GEGENSTÄNDEN, ERBEUTETE HARNISCHE (DIE HARNISCH-TRÄGER)

39,2 x 37,3 cm
bez. unten links ›6‹
Inv.Nr. Schuch. I 44, 406

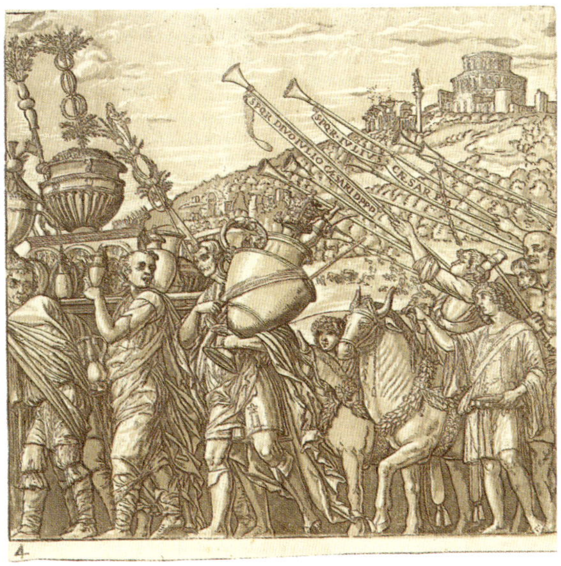

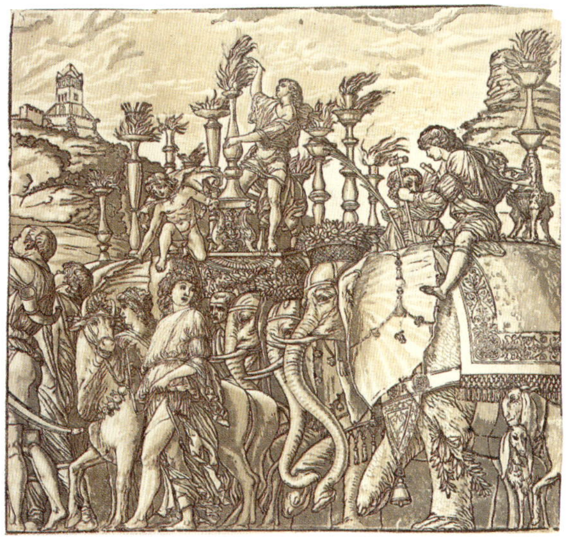

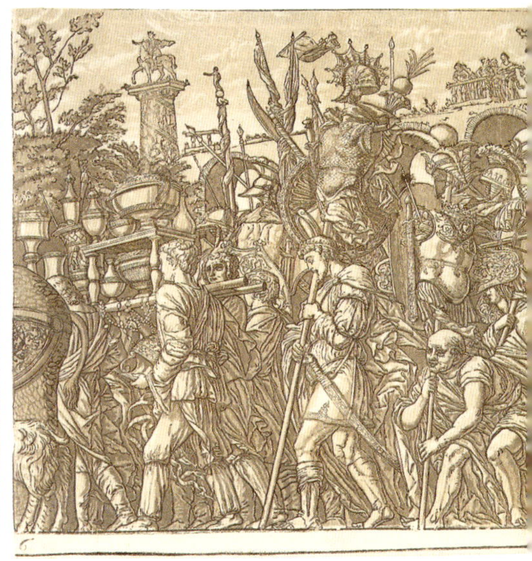

Ganzen herunterstürzt, so ist es auch hier! Das Studium der Antike gibt die Gestalt, sodann aber die Natur, Gewandtheit und letztes Leben« (MA XIII/2, S. 121 f.). Jene Einheit von Natur und Ideal, die Goethe in Mantegnas Zyklus verwirklicht fand, prägte auch seinen Beschreibungsmodus: stets wird die Einzelerscheinung in einen unmittelbar auf Gesamtkonzeption und universelle Lebenszusammenhänge weisenden Bedeutungskontext eingebunden. Erst der Verweischarakter jedes partikularen Motivs garantiert die sich selbst aussprechende, »vollkommene Symbolik« der Bilderfindung. Noch das »Besonderste, Natürlichste, Gemeinste« erscheint in der deskriptiven Spiegelung des Zyklus eingebunden in einen ganzheitlichen Entwurf. Goethe schätzt den *Triumph* als eindringliche Vergegenwärtigung der antiken Welt, in der Stoff, Form und Gehalt sich unlöslich zur Einheit verflechten. Die letzte große Bildbeschreibung Goethes entwirft somit ein Bild antiker Ganzheit, in der »Individuum und Gesetz, Subjekt und Objekt, Besonderes und Allgemeines, Mensch und Natur: Natürliches und Individuelles zum Ausgleich gefunden haben« (Osterkamp 1991, S. 375 f.). Dies als Nachgeborener empfunden und umgesetzt zu haben, schreibt Goethe als größtes Verdienst Mantegna zu: hierin besteht seine Überwindung der »barbarischen Zeit«.

A.P.

26 MUSIKANTEN UND STANDARTENTRÄGER (DIE MUSIKANTEN)

37,9 x 37,2 cm
bez. unten links ›7‹
Inv.Nr. Schuch. I 44, 406

27 GEFANGENE, POSSENREISSER UND SOLDATEN (DIE GEFANGENEN)

38,8 x 37,1 cm
bez. unten links ›8‹
Inv.Nr. Schuch. I 44, 406

28 JULIUS CAESAR AUF SEINEM TRIUMPHWAGEN

38,8 x 37,7 cm
bez. unten links ›9‹
Inv.Nr. Schuch. I 45, 407

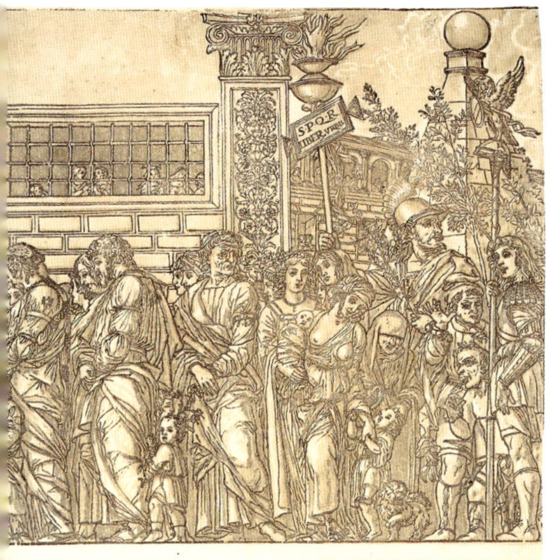

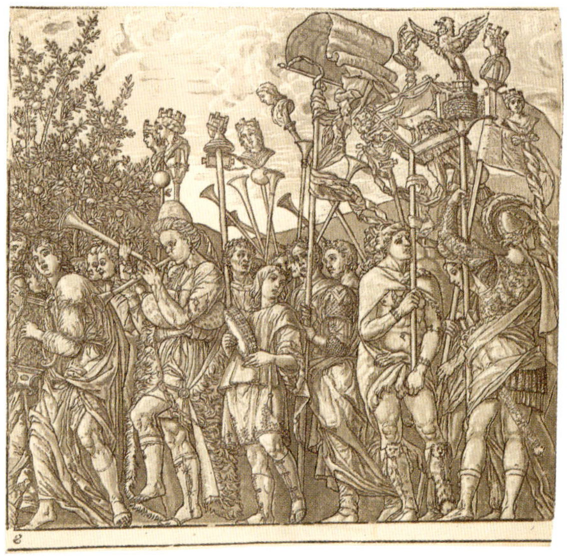

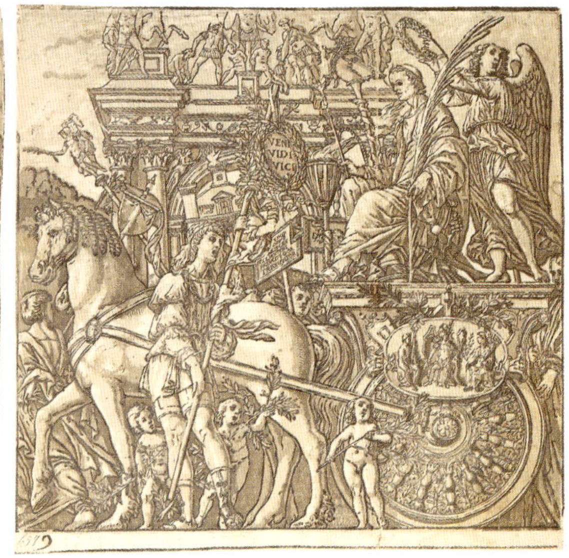

Carl August Schwerdgeburth

Dresden 1785 - 1878 Weimar

29 DIE RÖMISCHEN SENATOREN BEGLEITEN DEN TRIUMPHZUG

1820
Feder und Pinsel, tuschlaviert, Aquarell
38,3 x 37,9 cm
Stiftung Weimarer Klassik, Museen
Inv.Nr. Schuch. I 44, 406

Literatur: Bartsch 1803–11/XIII, S. 234, Nr. 11; Siegfried Seidel in: BA XX, S. 681 ff.; Werner Oechslin in: MA XIII/2, S. 607 ff.

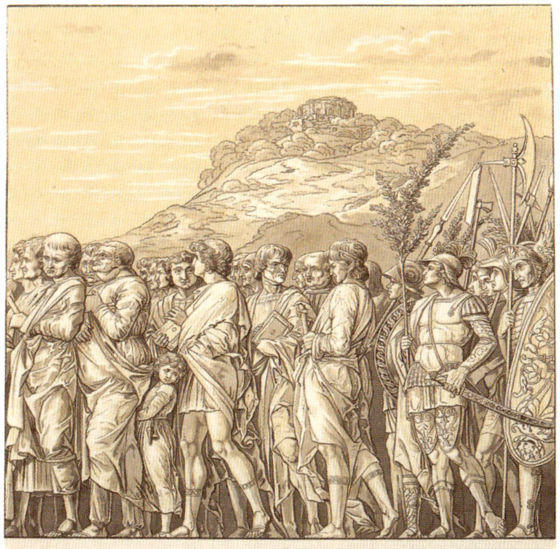

Abb.
Sogen. Erster Stecher nach Mantegna, Die Senatoren, um 1495. Stiftung Weimarer Klassik, Museen

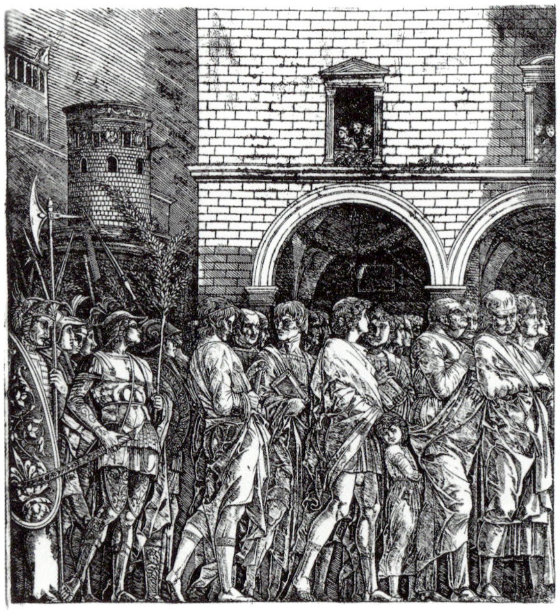

Im September 1820 sandte der preußische Staatsrat Christoph Ludwig Friedrich Schultz Goethe aus Berlin ein Exemplar jenes Stiches nach Mantegna zu, der seit Bartsch als *Le Sénat de Rome accompagnant un triomphe* betitelt und mit dem Entwurf einer nicht verfertigten zehnten Tafel des *Triumphzuges* in Zusammenhang gebracht wurde (Bartsch 1803–11/XIII, S. 234, Nr. 11; Werner Oechslin in: MA XIII/2, S. 607). Die Bilderfindung ist in drei Versionen überliefert: einer Zeichnung nach dem verlorenen Original (Wien, Albertina), einem seitenverkehrten Stich des sogenannten »ersten Stechers« nach Mantegna sowie einem mit Zeichnung und Gemäldezyklus seitengleichen Stich des Giovanni Antonio da Brescia (Kat. London/New York 1992, S. 389, Nr. 125–127). Goethe lag das Blatt des anonymen »ersten Stechers« vor (s. Abb.). Wie den Tagebuchaufzeichnungen zu entnehmen ist, scheinen für Goethe kaum Zweifel an der motivischen Zugehörigkeit der Graphik zum Zyklus bestanden zu haben. Er schließt die Szene in seine Beschreibung des *Triumphes* ein, ja widmet ihr die ausführlichste Passage überhaupt. Von der gängigen Deutung der Darstellung abweichend, interpretiert Goethe im erklärten Vertrauen auf die sich selbst aussprechende Symbolik des »vortrefflichen« Kunstwerks die voranziehenden Figuren als Vertreter des Lehrstandes. Es spricht für Goethes Einfühlungsvermögen, daß die Zweifel am Darstellungsgegenstand bis heute nicht verstummt sind. Zwar gilt als gängige Benennung nach wie vor *Die Senatoren;* Martindale (1979, S. 66) indes deutete die Figuren als Sekretäre und Gehilfen des Triumphators (vgl. auch Kat. London/New York 1992, S. 389). Goethe ließ es bei der deskriptiven Vervollständigung des Zyklus' aber nicht bewenden; auch optisch sollte die Graphikfolge und damit der *Triumphzug* zur »abgeschlossenen Folge« erweitert werden. Da sich der ihm vorliegende Stich in Bewegungsrichtung, Format und Technik von der Andreanischen Holzschnittfolge unterschied, erforderte die gewünschte Komplettierung eine in der Erscheinung weitestgehend den übrigen Blättern angepaßte Adaption der im Stich überlieferten Bilderfindung. Goethe wandte sich in dieser Angelegenheit an den Weimarer Hofkupferstecher Carl August Schwerdgeburth und gab ihm nach erfolgter Vorbesprechung und Anfertigung einer maßstabsgerechten Pause in einem Brief, vermutlich vom 24. Januar 1821, folgende detaillierte Weisung: »Herr Schwerdgeburth wird ersucht, bei der zu unternehmenden Arbeit folgendermaßen zu verfahren. Da nämlich die Absicht ist, den in Holz geschnittenen Triumphzug des Mantegna zu complettieren, so wäre der auf durchscheinend Papier schon durchgezeichnete Kupferstich umzukehren und die vergrößerte Zeichnung dergestalt einzurichten, daß die ersten Figuren des letzten Blattes sich unmittelbar an den Triumphwagen anschlössen und, wie der ganze Zug, gleichfalls von der Rechten des Zuschauers zur Linken gingen; die Architektur des obern Teils bleibt weg, wie schon besprochen worden« (MA XIII/2, Kommentare, S. 608). Schwerdgeburth erfüllte seine Aufgabe binnen weniger Tage; das Ergebnis war eine auch farblich dem Chiaroscuro-Charakter der Andreani-Schnitte angepaßte, lavierte Zeichnung. Während die Figuren exakt übernommen wurden, fügte Schwerdgeburth anstelle der in Zeichnung und Stichen überlieferten, innerhalb des Zyklus aber singulären Architekturkulisse eine Landschaft ein. Goethe war mit dem Ergebnis hochzufrieden; in einem Brief an Schultz vom 29. April 1821 bezeichnet er die »rekonstruierte« zehnte Tafel als »Tüpfelchen aufs i« (MA XIII/2, Kommentare, S. 624). Dem Leser der Mantegna-Studie allerdings blieb der sinnliche Eindruck der im Text so ausführlich behandelten Bilderfindung wie auch der »Rekonstruktion« verwehrt; Goethes Ausführungen erschienen ohne jegliche Abbildung. Insgesamt aber zeigt sich in den vorbereitenden Arbeiten eine entwickelte kunstgeschichtliche Methodik, die sich durch exakte Recherche auszeichnete, aber auch die Möglichkeit der Rekonstruktion nutzte. Zwar ist die ästhetisch dem Original angenäherte Bildrekonstruktion heute umstritten und infolgedessen kaum gebräuchlich, Goethes Ansatz nähert sich dennoch in erstaunlichem Maße moderner kunsthistorischer Praxis.

A.P.

Giuseppe Bossi

Busto Arsizio 1777 – 1815 Mailand

30–37 DURCHZEICHNUNGEN NACH KOPIEN VON LEONARDO DA VINCIS ABENDMAHL

1808
Rötel auf Pflanzenpapier
Kunstsammlungen zu Weimar

Literatur: Mazzucchetti 1939; Scheidig 1952 a; Scheidig 1952 b; Atkins 1979; Haupt 1984; Osterkamp 1991, S. 356-365

Von Rom kommend, besuchte Goethe am 23. Mai 1788 das Dominikanerkloster Santa Maria delle Grazie in Mailand. Anlaß hierzu bot Leonardo da Vincis berühmte Abendmahlsdarstellung (s. Abb. S. 75) im Refektorium. Als Auftragsarbeit für den Herzog von Mailand, Lodovico il Moro, in der Zeit von etwa 1495 bis 1497/98 entstanden, war das Wandgemälde infolge ungünstiger klimatischer Bedingungen bereits im frühen 16. Jahrhundert in seiner Wirkung stark eingeschränkt; durch mehrfache Restaurierung und Übermalung wurde die originale Substanz in der Folge zusätzlich geschädigt. Goethe, der am 25. Januar 1787 in Rom bereits eine miniaturhafte Nachbildung des Gemäldes von der Hand des Mailänder Olivetanerabtes Francesco Maria Gallarati gesehen und bewundert hatte (Atkins 1979), zeigte sich jedoch vom Original trotz des schlechten Erhaltungszustandes sehr beeindruckt. Noch am Abend des 23. Mai schrieb er an Großherzog Carl August: »Dagegen ist das ›Abendmahl‹ des Leonard da Vinci noch ein rechter Schlußstein in das Gewölbe der Kunstbegriffe. Es ist in seiner Art ein einzig Bild, und man kann nichts mit vergleichen« (BA XX, Kommentare, S. 594). Dieser eher kursorischen Erwähnung folgte 1796/97 die Auseinandersetzung mit einem anderen Hauptwerk Leonardos, dem nur in Nachzeichnungen überlieferten Karton mit der Darstellung einer Gefechtsszene der Schlacht bei Anghiari. Im Anhang zu seiner Übersetzung der Vita des florentinischen Goldschmieds und Bildhauers Benvenuto Cellini beschrieb Goethe anhand eines Kupferstichs die Gruppe der vier kämpfenden Reiter, wobei er sich ausdrücklich auf die Künstlerviten des Giorgio Vasari bezog. 1817 flammte Goethes Interesse an Leonardo erneut auf, angeregt durch verschiedene Erwerbungen des Großherzogs (vgl. im folgenden Scheidig 1952a; Scheidig 1952b: Siegfried Seidel in: BA XX, S. 594ff.). Carl August war im September 1817 von einer Reise zurückgekehrt, die ihn durch die Schweiz nach Mailand geführt hatte. Auf Vermittlung des Konservators der königlichen Sammlungen, Gaëtano Cattaneo, erwarb er hier Teile des Nachlasses von Giuseppe Bossi, darunter dessen 1810 publizierte Schrift *Del cenacolo di Leonardo da Vinci* sowie zahlreiche Durchzeichnungen nach verschiedenen alten Kopien des *Abendmahls*. Die Pausen waren als Vorarbeiten für eine von Eugène Beauharnais 1807 in Auftrag gegebene Mosaikkopie des Gemäldes entstanden, die der Mosaizist Giacomo Raffaelli in den Jahren 1810 bis 1817 ausführte. Mit Hilfe der »Lucidi« (Durchzeichnungen) fertigte Bossi 1807 zunächst einen Karton, anschließend bis 1809 eine farbige maßstabsgetreue Wiederholung des *Abendmahls* an.

Die nach Weimar gelangten Durchzeichnungen wurden am 16. November auf Anordnung des Großherzogs im Atelier Ferdinand Jagemanns ausgestellt, wo sie Goethe erstmals sah. Schon am 27. November begann Goethe nach mehrtägigen Vorarbeiten mit der Niederschrift seines Aufsatzes *Joseph Bossi über Leonard da Vincis »Abendmahl« zu Mailand*, der Ende März 1818 in *Kunst und Alterthum* erschien. Der erste, Bossis Abhandlung inhaltlich referierende Abschnitt enthält ausführliche Angaben zu Werk und Künstler, eine detaillierte Beschreibung und die Deutung der Darstellung, während Goethe im zweiten, gänzlich eigenständigen Teil auf die Pausen eingeht. Ziel ist hier ein Vergleich der auf verschiedenen Kopien beruhenden Weimarer Durchzeichnungen und deren Bewertung in ihrer jeweiligen Nähe zur ursprünglichen Bildkonzeption. Drei Wiederholungen lagen Bossis Pausen zugrunde: 1. Die von Goethe und Bossi dem Leonardo-Schüler Marco d'Oggiono zugeschriebene Kopie aus Castellazzo (heute in Santa Maria delle Grazie) entstand im ersten Drittel des 16. Jahrhunderts und gilt heute als Arbeit des lombardischen Malers Giampetrino oder des Andrea Solario. 2. Die etwas später entstandene Wiederholung in der Pfarrkirche San Ambroggio in Ponte Capriasca wird in der Forschung überwiegend noch immer dem bei Goethe und Bossi genannten Kopisten Pietro Lovino zugeschrieben, es wurde aber auch Giampetrino vorgeschlagen. 3. Andrea Bianchi, genannt il Vespino, schuf in den Jahren 1612 bis 1616 im Auftrag des Erzbischofs von Mailand, Federigo Borromeo, eine maßstabsgerechte Kopie der oberen Bildhälfte, die noch heute an ihrem Bestimmungsort, der von Borromeo begründeten Biblioteca Ambrosiana, aufbewahrt wird (Siegfried Seidel in: BA XX, S. 605 f.; Scheidig 1952b, S. 33f.).

Zwar bezieht Goethes theoretische Auseinandersetzung mit Leonardo Anregung wie Material aus der Bossischen Studie und der unmittelbaren Anschauung der Pausen; der Anspruch des Textes sprengt jedoch den Rahmen einer bloßen kritischen Rezension. Folgt man Osterkamps These (Osterkamp 1991, S. 356 f.), muß der Aufsatz als Stellungnahme Goethes im Kontext einer zeitgenössischen Polarisierung der kunsttheoretischen Diskussion gelesen werden. Der aktuellen Hochschätzung religiöser Themen und der von den Romantikern geforderten Wiederbelebung christlicher Allegorese setzt Goethe exemplarisch ein Werk entgegen, an dem sich nach seiner Ansicht die Autonomie der Kunst erweist. Nicht der religiöse Gehalt motiviert das Interesse des Betrachters, sondern die bildnerische Gestalt; entsprechend geht Goethe bei der Beschreibung und Deutung vom reinen Augenschein aus, ohne die theologische Bedeutungssphäre auch nur zu streifen. Seine überragende Bedeutung gewinnt Leonardos Bilderfindung nach Goethes Auffassung durch die Universalität ihres menschlichen Gehalts, die über die Vermittlung einer partikularen Glaubensbotschaft weit hinausgeht. Die vollkommene Symbolik des Bildes bedarf nicht einer allegorischen Ausdeutung, sondern »spricht sich selbst aus«. Entsprechend konzentriert sich Goethes Interesse auf die spezifischen Ausdrucksqualitäten der Figuren in Gestik und Physiognomie, zu deren detailliertem Studium die Bossischen Köpfe sowie ein in Goethes Besitz befindlicher Stich von Raffaello Morghen Gelegenheit boten. Die Darstellung wird ausgehend von ihrem zentralen »Lebenspunkt«, der Voraussagung Christi über den drohenden Verrat, gedeutet. Alle Bewegung ordnet sich diesem »Aufregungsmittel« unter, kommentiert ihn zugleich aber in immer neuen Reaktionen. Dieser variierende, die Einheit in der Mannigfaltigkeit betonende Umgang mit einem Thema mag Goethe dazu angeregt haben, von dem Bild auch als »der ersten kompletten malerischen Fuge« zu sprechen (Brief an Zelter, 31. Dezember 1817, BA XX, Kommentare, S. 598). In seiner 1824 erschienenen Rezension *La Cena, Pittura in Muro di Giotto* faßt Goethe die Ergebnisse des Bossi-Aufsatzes - wiederum im Kontext antiromantischer Polemik - zusammen: »In der Darstellung des Leonard da Vinci (...) waltet die Kunst frei und war schon ausgebildet genug, um das Schwerste zu unternehmen. Das Wort, die Voraussagung des Herrn, es werde ihn einer der mit zu Tische Sitzenden verraten, regt die ganze Gesellschaft urplötzlich gewaltsam auf; alle fahren zusammen und bilden höchst belebte, vortrefflich angeordnete Gruppen; alles lebt, alles ist in Bewegung; die Mannigfaltigkeit der Affekte, der Gebärden kann nicht größer sein, Gestalt und Züge einer jeden Figur sind mit dem was sie vernimmt, was sie leidet, ganz übereinstimmend, der Ausdruck wahr und kräftig; Judas erschrickt, fährt zurück und stößt das vor ihm stehende Salzfaß um« (BA XX, S. 349 f.). Leonardo gilt Goethe als ein Meister, »der, mit dem glücklichsten Blick die Natur anzuschaun geboren, sie zu durchschauen trachtete, um ihr Inneres im Äußern vorzustellen.« Die bildliche Darstellung setzt sich »an die Stelle der Natur«, ja soll »in Absicht auf Erscheinung sie überbieten« (BA XX, 123 f.), indem sich im Besonderen zugleich das Allgemeine manifestiert: »Die Symbolik verwandelt die Erscheinung in Idee, die Idee in ein Bild, und so, daß die Idee im Bild immer unendlich wirksam und unerreichbar bleibt und, selbst in allen Sprachen ausgesprochen, doch unaussprechlich bliebe« (*Maximen und Reflexionen über Kunst*, WA I/48, S. 206). Leonardos Bild erscheint somit in Goethes Deutung als autonomes Kunstwerk mit eigener innerer Gesetzlichkeit; das Sichtbare wird unabhängig von der theologisch-literarischen Gegenstandskenntnis aus sich selbst verständlich. »Mit Leonardos *Abendmahl* wird gegen die nazarenischen Tendenzen auf dem von ihnen besetzten Felde christlicher Malerei eine Bilderfindung aufgeboten, an der Goethe zeigen kann, daß die Kunst nur dort zur Vollkommenheit gelangt, wo sie sich völlig frei, unterworfen allein ihrer eigenen inneren Gesetzlichkeit, über ihren Gegenstand erhebt« (Osterkamp 1991, S. 365). *A. P.*

30 JUDAS

Durchzeichnung nach der Kopie des Vespino
43,5 x 45,5 cm
Inv.Nr. KK 8977/3

31 JUDAS

Durchzeichnung nach der Kopie aus Castellazzo
45,4 cm x 33,3 cm
bez. oben rechts ›Castellazzo 14 Giugno 1807‹

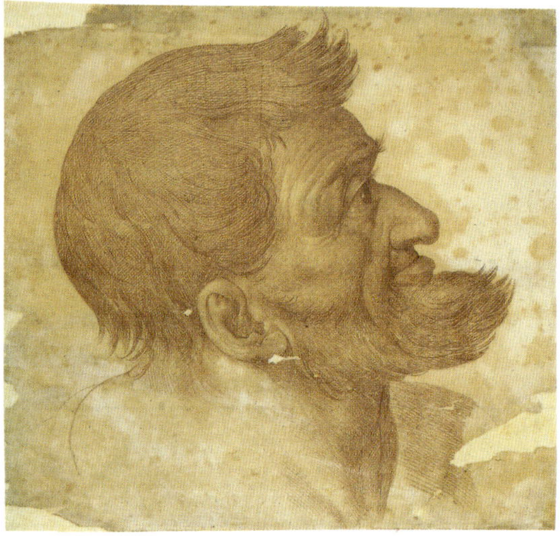

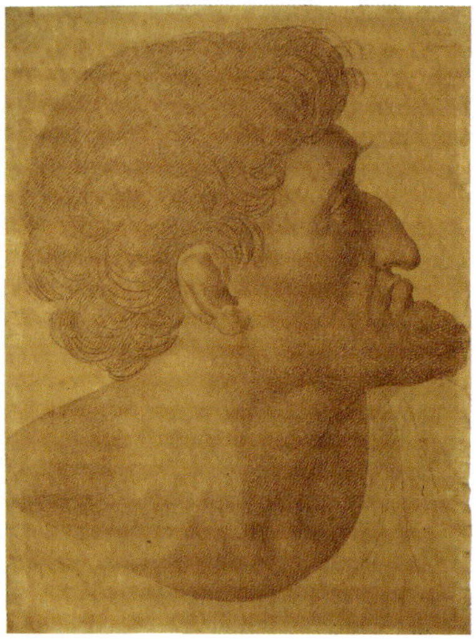

30/31 In der deskriptiven Gegenüberstellung der beiden Judas-Darstellungen nach Vespino und jenem zeitlich Leonardo näher stehenden Kopisten, den Goethe in Übereinstimmung mit Bossi als Marco d'Oggiono benennt, treten die dem Vergleich der Blätter zugrundeliegenden Bewertungskriterien deutlich zutage: »Judas, verschlossen, erschrocken, ängstlich auf- und rückwärts sehend, das Profil ausgezackt, nicht übertrieben, keineswegs häßliche Bildung; wie denn der gute Geschmack in der Nähe so reiner und redlicher Menschen kein eigentliches Ungeheuer dulden könnte. Vespino dagegen hat wirklich ein solches dargestellt, und man kann nicht leugnen, daß, abgesondert genommen, dieser Kopf viel Verdienst hat: er drückt eine boshaft-kühne Schadenfreude lebhaft aus und würde unter dem Pöbel, der über ein Ecce-Homo jubelt und ›kreuzige! kreuzige!‹ ruft, sich vortrefflich hervorheben. Auch für einen Mephistopheles im teuflischsten Augenblick müßte man ihn gelten lassen. Aber von Erschrecken und Furcht, mit Verstellung, Gleichgültigkeit und Verachtung verbunden, ist keine Spur; die borstigen Haare passen gut zum Ganzen, ihre Übertriebenheit jedoch kann nur neben Kraft und Gewaltsamkeit der übrigen Vespinischen Köpfe bestehen« (BA XX, S. 142 f.). Goethe gibt der Kopie aus Castellazzo durchgehend den Vorzug und wendet sich damit ausdrücklich gegen Bossis Bewertung. Während dieser Vespinos Kopie zur fast alleinigen Grundlage seiner malerischen Rekonstruktion genommen hatte, sucht Goethe im direkten Vergleich der Blätter die Qualitäten der älteren Fassung zu erweisen und ihre größere Nähe zur Leonardinischen Bilderfindung hervorzuheben. *A. P.*

32 JOHANNES

Durchzeichnung nach der Kopie des Vespino
38,9 x 44,4 cm
Inv.Nr. KK 8977/4

33 JOHANNES

Durchzeichnung nach der Kopie aus Castellazzo
50,3 x 36,9 cm
bez. unten links ›Castellazzo 13 Giugno 1807‹
Inv.Nr. KK 8978/5

34 JUDAS, PETRUS UND JOHANNES

Durchzeichnung nach der Kopie in Ponte Capriasca
44,2 x 55,2 cm
bez. unten links ›Fatto a Ponte Capriasca il sette Maggio 1807‹; oben links ›Giuda‹; oben Mitte ›S. Pietro‹; oben rechts ›S. Giovanni‹
Inv. Nr. KK 8980/7

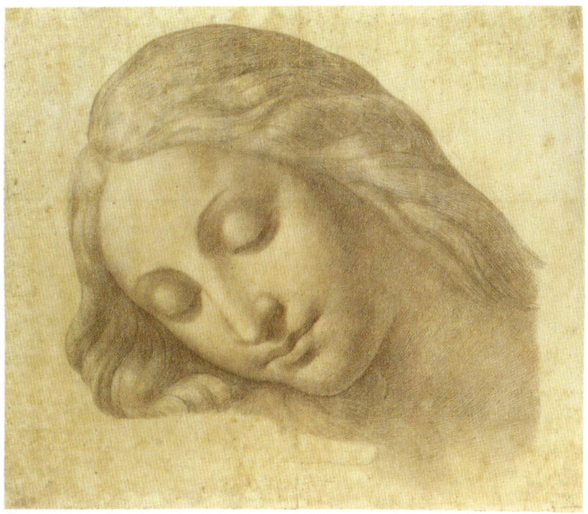

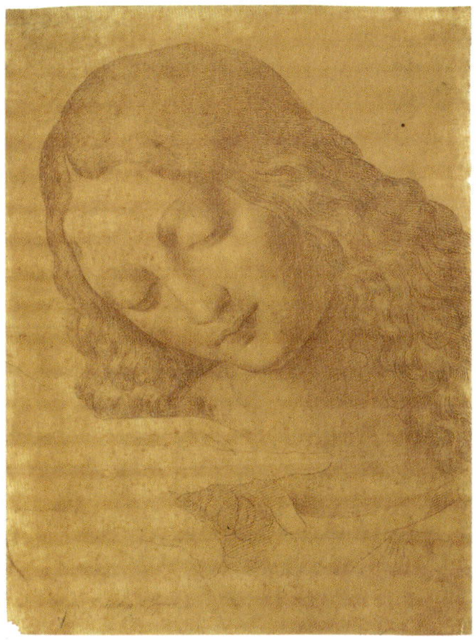

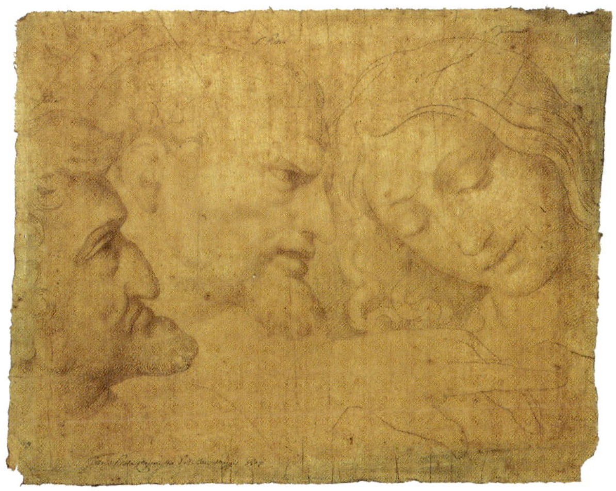

34 Das Blatt gehört zu jener Kopienserie nach dem Gemälde in Ponte Capriasca, die Goethe in seinen Vergleich nicht miteinbezieht. Er begründet seine Beschränkung auf die beiden anderen Kopien, indem er betont, »das Verdienst der dritten« sei »nur vor die Augen, nicht mit Worten vor den Geist zu stellen« (BA XX, S. 141). In dem bereits erwähnten Brief an Zelter räumt er Schwächen der Kopie gegenüber jener aus Castellazzo ein, betont aber, sie sei »in demselben Sinn« gehalten und »höchst nützlich bei der Vergleichung« (BA XX, S. 598).

A.P.

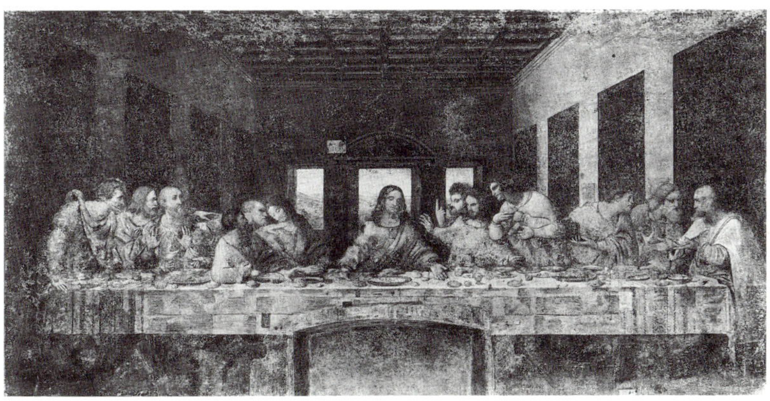

Abb.
Leonardo da Vinci, Abendmahl, 1496/97.
Mailand, S. Maria delle Grazie
© Bildarchiv Foto Marburg

35 THOMAS

Durchzeichnung nach der Kopie aus Castellazzo
42,5 x 32,2 cm
bez. unten links ›Castellazzo 12 Giugno 1807‹
Inv.Nr. KK 8978/3

36 CHRISTUS

Durchzeichnung nach der Kopie aus Castellazzo
44,8 x 33,2 cm
bez. unten links ›Castellazzo 13 Giugno 1807‹
Inv.Nr. KK 8978/6

37 PHILIPPUS

Durchzeichnung nach der Kopie aus Castellazzo
32,7 x 45,0 cm
bez. unten links ›Castellazzo 12 Giugno 1807‹
Inv.Nr. KK 8978/12

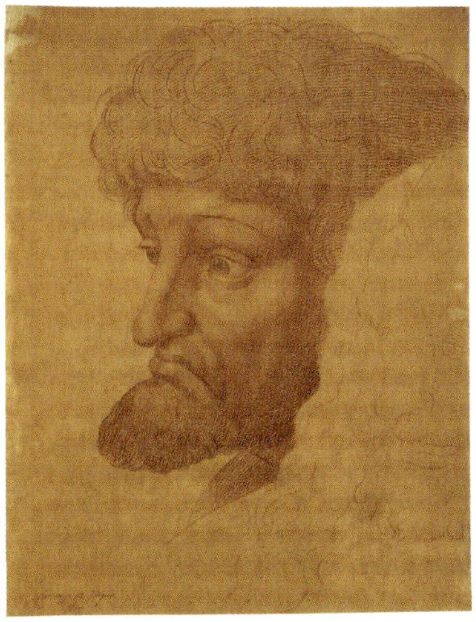

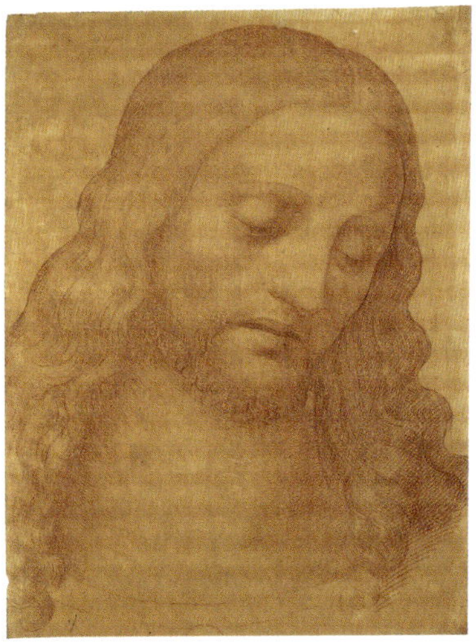

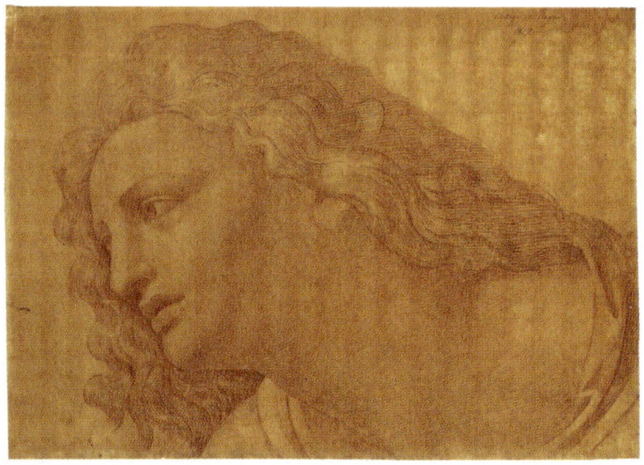

36 In der Beschreibung des Kopfes Christi wird das Goethesche »Prinzip profanierender Bildbeschreibung, das Rang und Würde des Kunstwerks unabhängig vom religiösen Gehalt allein am Grad künstlerischer Vollendung mißt« (Osterkamp 1991, S. 362), besonders deutlich. Aus dem sichtbaren Äußeren, dem Gesichtsausdruck der zentralen Figur schließt Goethe auf eine seelische Regung, indem von dem Kopf gesagt wird, er entspreche völlig dem Begriff, »den man sich von einem edlen Manne bildet, dem ein schmerzliches Seelenleiden die Brust beschwert, wovon er sich durch ein vertrauliches Wort zu erleichtern suchte, dadurch aber die Sache nicht besser, sondern schlimmer gemacht hat (BA XX, S. 146).« Wie provokativ diese eklatante Verkürzung des theologischen Sinngehaltes wirken mußte, war Goethe sicher wohl bewußt. Indem aber die sich aus dem Verrat Christi durch Judas letzlich ergebenden, heilsgeschichtlich bedeutsamen Ereignisse ausgeblendet bleiben, kann die aus sich selbst heraus verständliche »vollkommene Symbolik« argumentativ in den Vordergrund treten. Das Antlitz Christi mußte Goethes Aufmerksamkeit auch deshalb besonders fesseln, weil in seiner Zeit verschiedentlich die Vermutung geäußert wurde, Leonardo habe den Kopf in Castellazzo selbst in das Werk seines Schülers d'Oggiono eingefügt. Dieser Annahme liegt die Legende zugrunde, daß die Köpfe der Antipoden Judas und Christus trotz vielfacher Bemühung in Santa Maria delle Grazie unvollendet geblieben seien. Erst »innerhalb einer fremden Arbeit« habe Leonardo dann »dasjenige gewagt, was er bei seinem eigenen Hauptwerk nicht unternehmen wollen« (BA XX, S. 146). *A.P.*

37 Die Darstellung des Philippus scheint Goethes klassizistischem Ideal besonders gut zu entsprechen. Er mißt den Kopf in zeitlicher Umkehrung der kunsthistorischen Entwicklung am höchsten Vorbild – an Raffael: »St. Philipp, liebenswürdig, unschätzbar, gleicht vollkommen den Raffaelischen Jünglingen, die sich, auf der linken Seite der ›Schule von Athen‹, um Bramante versammeln« (BA XX, S. 144). *A.P.*

Johann Peter Langer
Calcum 1756 – 1824 München
nach

Marcantonio Raimondi

Bologna 1480 – 1527/34 Bologna

38 – 50 APOSTELZYKLUS

um 1789 (Original 1520)
Kupferstichfolge
Stiftung Weimarer Klassik, Museen

Literatur: Osterkamp 1991, S. 54-71

Während seines zweiten römischen Aufenthalts erprobte Goethe zusammen mit einigen Freunden im Dezember 1787 einen ungewöhnlichen, ihm aber vielversprechend erscheinenden Weg der Kunstbetrachtung: Man wollte so tun, als sei man eben erst in der Ewigen Stadt eingetroffen und müßte nun »als eilige Fremde geschwind« sich »von den vorzüglichsten Gegenständen (...) unterrichten«. Erklärtes Ziel war, »das Schon Bekannte (...) in Geist und Sinn wieder neu werden« zu lassen (MA XV, S. 532). Nach Goethes Aufzeichnungen begann die Gruppe ihre Tour bei der außerhalb der Stadt gelegenen Abtei alle Tre Fontane. Ausschließlicher Gegenstand der Betrachtung war hier ein freskierter Apostelzyklus in der Hauptkirche des Klosters, San Vincenzo ed San Anastasio. Die an den Pfeilern der Kirche angebrachten, lebensgroßen Darstellungen zogen die Aufmerksamkeit auf sich, weil sie als auf Vorzeichnungen Raffaels basierende Werke galten. Aus dieser Zuschreibung wird Goethes Präferenz unmittelbar verständlich. Nach heutigem Kenntnisstand allerdings gehen die Fresken nur mittelbar auf Impulse Raffaels zurück: Die Vorzeichnungen für die Apostelfolge sind mit hoher Wahrscheinlichkeit unter der Anleitung des Meisters entstandene Arbeiten von Raffaels wichtigstem Schüler Giulio Romano. Nach dieser wohl um 1514/15 gezeichneten Serie fertigten dann Mitarbeiter von Marcantonio Raimondi eine Folge von Kupferstichen an. Erst auf der Grundlage dieser oft kopierten graphischen Serie entstanden später die Fresken, die Goethe in San Vincenzo ed San Anastasio sah (Osterkamp 1991, S. 54 ff.).

Für die schriftliche Umsetzung des Gesehenen bot sich schon kurz nach der Rückkehr aus Italien eine Gelegenheit: Der Historienmaler Johann Peter Langer hatte den raren, wegen seiner prominenten Zuschreibung aber bei Sammlern sehr gesuchten Raimondinischen Zyklus nachgestochen, um ihn einem breiten Publikum preiswert zugänglich zu machen. Im Februar 1789 sandte Langer seine Kopienfolge an Wieland, der sie zur Rezension für den *Teutschen Merkur* an Goethe weiterleitete. Anhand einer ebenfalls von Wieland angeforderten Serie von Originalstichen konnte Goethe seine Besprechung mit einer Beschreibung von Raimondis Apostelzyklus beginnen, um dann im zweiten Teil einen kritischen Vergleich mit Langers Kopien anzustellen. Der Aufsatz erschien im *Merkur*-Dezemberheft 1789 unter dem Titel *Über Christus und die zwölf Apostel nach Raffael von Marc-Anton gestochen und von Herrn Professor Langer in Düsseldorf kopiert.* Vierzig Jahre später übernahm Goethe den deskriptiven Teil des Textes unter Verweis auf die Graphikfolge Raimondis unverändert in die *Italienische Reise*, wodurch die zuvor der Bewertung künstlerischen Nachvollzugs dienende Passage in den Rang der Beschreibung eines kanonischen Kunstwerks aufrückte (Osterkamp 1991, S. 54 – 57). Die ungewöhnliche Länge sichert ihr zudem unter den ansonsten eher kursorischen Bildbeschreibungen der *Italienischen Reise* einen besonders prominenten Platz.

Osterkamp (1991, S. 54 – 71) konnte zeigen, daß dem Aufsatz Züge einer kunsttheoretischen Programmschrift der deutschen Klassik eignen, die in der späteren Zweitveröffentlichung zudem eine deutlich anti-romantische Tendenz gewinnt. Ausgangs- wie Angelpunkt der Auseinandersetzung ist Raffaels Bemühung um ein neues Apostelideal, das sich Goethe beispielhaft auch in Werken wie der *Verklärung Christi* oder den nach Raffaels Kartons entstandenen Teppichen im Vatikan darbot. Entgegen der überkommenen Ikonographie stellt Raffael »die Apostel in ihrem Wirken dar, als vom Glauben getragene, machtvoll handelnde, lebendige Charaktere, denen alle legendenhaft frommen Züge fehlen« (Osterkamp 1991, S. 58). Natur- und Antikenstudium in der Darstellung bruchlos vereinend, strebte Raffael nach einem widerspruchslosen Aufgehen der christlichen Überlieferung im antiken Menschenideal. Persönliche, sich im praktischen Handeln erfüllende Verantwortlichkeit, nicht passive, jenseitsorientierte Duldung eines vorgezeichneten Schicksals kennzeichnet die Gestalten auch in Goethes Beschreibung der Fresken bzw. Stiche: »Dieser außerordentliche Geist [Raffael] hat jene frommen Männer, die er sonst am rechten Orte in versammelter Schar als übereinstimmend gekleidet vorgeführt; hier da jeder Einzelne abgesondert auftritt, jeden auch mit besonderer Auszeichnung abgebildet, nicht als wenn er im Gefolge des Herrn sich befände, sondern als wenn er, nach der Heimfahrt desselben, auf seine eignen Füße gestellt, nunmehr seinem Charakter gemäß das Leben durchzuwirken und auszudulden habe« (MA XV, S. 533). Deutlich spiegelt Goethes beschreibende Darstellung der einzelnen Gestalten Winckelmanns Schönheitsideal, dessen Aneignung, vermittelt durch Oeser, bereits in den Leipziger Studienjahren einsetzte. Das Winckelmannsche Ideal der autonomen, körperlich wie geistig schönen Persönlichkeit findet Goethe in den Apostelgestalten beispielhaft verwirklicht. Den von Winckelmann bereits in seiner Erstlingsschrift (*Gedanken über die Nachahmung der griechischen Werke in der Malerei und Bildhauerkunst*, 1755) formulierten Charakteristika antiker Skulptur folgend, geht Goethe auf die »schöne Natur«, den Kontur, die »edle Einfalt und stille Größe« sowie die Draperie der Figuren ein. Kriterium höchster Schönheit und Harmonie ist – wiederum in enger Anlehnung an Winckelmann – die in der Mannigfaltigkeit der Einzelformen aufscheinende Einheit. Goethes besonderes Interesse gilt entsprechend den optisch dominierenden, zwanglos sich in vielfältige Falten brechenden Gewändern, in denen sich Persönlichkeit und Affektlage der Figuren sinnfällig veräußerlichen. Als die Harmonie garantierendes Kompositions- und Strukturprinzip wird die »verheimlichte Symmetrie« erkannt. Hinter dem komplexen beschreibenden Nachvollzug der äußeren Gestalt tritt der religiöse Gehalt der Darstellung völlig zurück; durch die Projektion des sich in der griechischen Skulptur verkörpernden antiken Menschenideals auf die Apostel wird die christliche Bedeutungssphäre verdrängt.

Wenn der Text in den 1829 redigierten *Zweiten römischen Aufenthalt* einfließt, geschieht dies deutlich in der Absicht, der romantischen Abkehr vom normativen Vorbild der Antike entgegenzuwirken. Während Goethe die Autonomie des Kunstwerks als adäquaten Ausdruck des klassischen Menschenideals in zahlreichen Schriften beschwor und für die Emanzipation der Kunst vom Kultus stritt, strebten Vertreter der verschiedenen romantischen Strömungen eine Rückbindung jedweder bildnerischen Äußerung an das Christentum sowie idealisierte mittelalterlich-nationale Traditionen an. Der im Nazarenertum geradezu kanonischen Verehrung des frühen, noch der religiösen Tafelmalerei des Quattrocento verhafteten Raffael setzt Goethe in seinem Text das reife römische Werk des Meisters entgegen: Er rühmt Raffael als Erneuerer der Antike. *A.P.*

38 PAULUS

20,9 x 13,5 cm
bez. unten links ›Raphael P.L.‹; unten Mitte ›S. Paulus‹;
unten rechts ›J.P. Langer f.‹
Inv.Nr. Schuch. I 63, 589 (1)

39 PETRUS

21,0 x 13,7 cm
bez. unten links ›Raphael S. U. pxt‹; unten Mitte ›S. Petrus‹;
unten rechts ›J.P. Langer f.‹; oben rechts unlesbar beschnittene
Nummer des Drucks
Inv.Nr. Schuch. I 63, 589 (2)

40 ANDREAS

21,0 x 13,5 cm
bez. unten links ›Raphael v. U. pxt‹; unten Mitte ›S. Andreas‹;
unten rechts ›J. P. Langer f.‹; oben rechts unlesbar beschnittene
Nummer des Drucks
Wasserzeichen mit Lilie
Inv.Nr. Schuch. I 63, 589 (3)

41 JAKOBUS D.Ä.

21,0 x 13,5 cm
bez. unten links ›Raphael v. U. pxt‹; unten Mitte ›S. Jacobus
Maior‹; unten rechts ›J. P. Langer f.‹
Inv.Nr. Schuch. I 63, 589 (4)

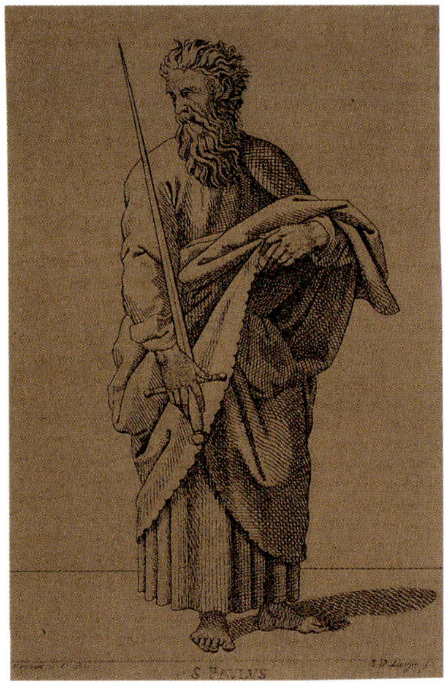

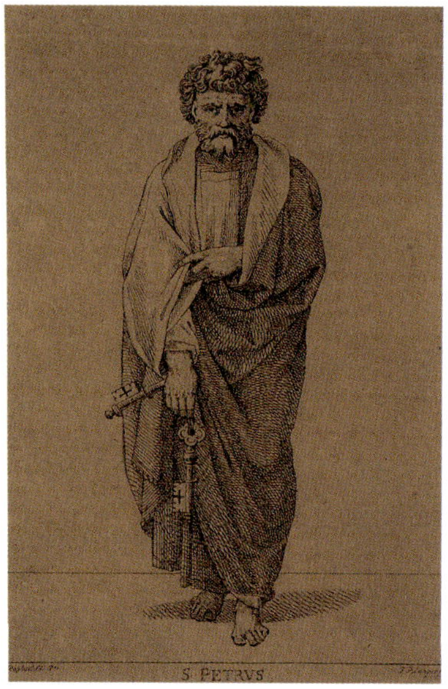

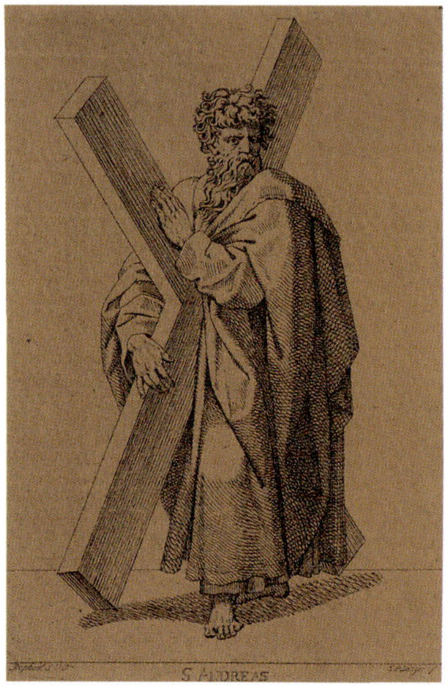

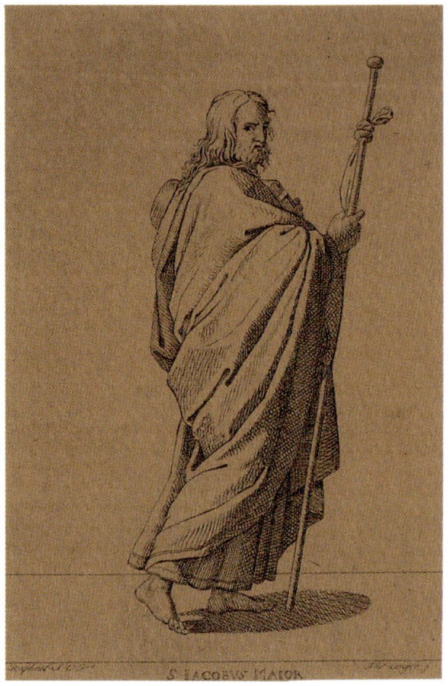

39 Anhand der Beschreibung des Petrus wird deutlich, daß Goethe die Figuren wie Statuen behandelt: »Die Figur ist in sich fest zusammengenommen, und steht da wie ein Pfeiler der eine Last zu tragen im Stande ist« (MA XV, S. 534). Zwar war Raffael in seiner Figurenbehandlung tatsächlich maßgeblich vom Vorbild antiker Plastik beeinflußt; die Betonung des skulpturalen Charakters der Figuren ermöglicht es Goethe aber zugleich, die Winckelmannschen Theoreme in freier Adaption auf die Apostelfiguren zu übertragen. *A.P.*

42 JOHANNES

21,0 x 13,5 cm
bez. unten links ›Raphael v. U. pxt‹; unten Mitte ›S. Joannes‹; unten rechts ›J.P. Langer f.‹; oben rechts ›4‹
Inv.Nr. Schuch. I 63, 589 (5)

43 BARTHOLOMÄUS

20,9 x 13,6 cm
bez. unten links ›Raphael v. U. pxt‹; unten Mitte ›Bartholomeus‹; unten rechts ›J.P. Langer f.‹; oben rechts unlesbar beschnittene Nummer des Drucks
Inv.Nr. Schuch. I 63, 589 (6)

44 PHILIPPUS

21,0 x 13,6 cm
bez. unten links ›Raphael v. U. pxt‹; unten Mitte ›S. Philippus‹; unten rechts ›J.P. Langer f.‹; oben rechts ›6‹ (beschnitten)
Inv.Nr. Schuch. I 63, 589 (7)

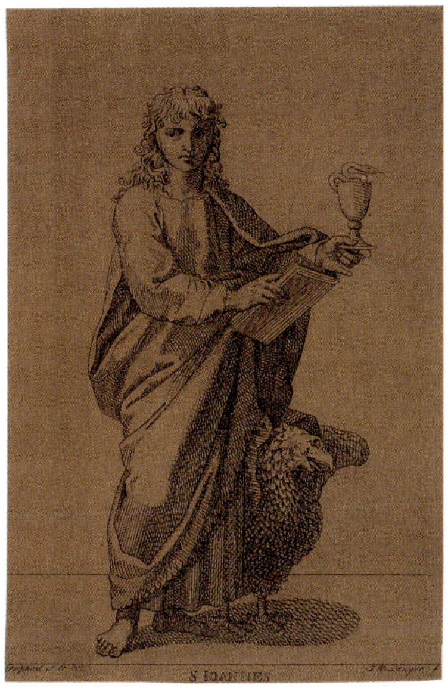

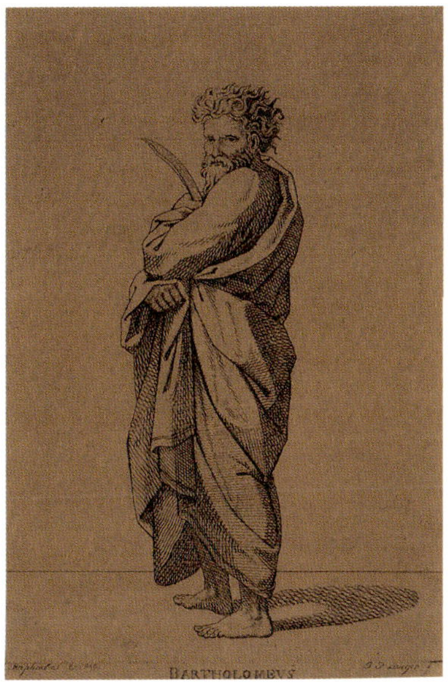

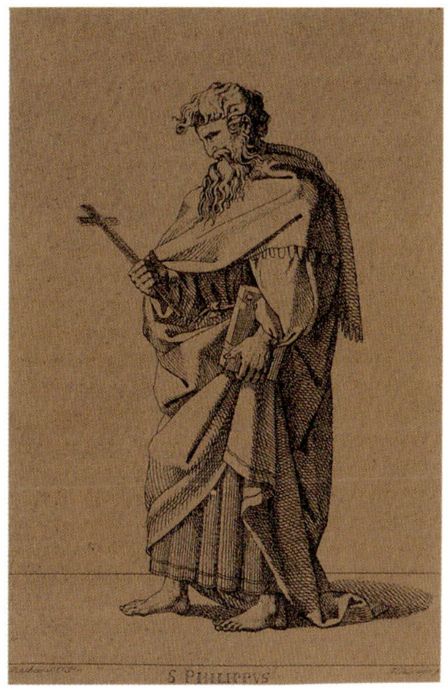

43 In der Beschreibung des Bartholomäus tritt die gezielte Umdeutung der im Bild verbliebenen Verweise auf christliche Glaubensinhalte ins rein Menschliche besonders deutlich zutage: »Bartholomäus steht in seinen Mantel wild und mit großer Kunst kunstlos eingewickelt; seine Stellung, seine Haare, die Art wie er das Messer hält, möchte uns fast auf die Gedanken bringen, er sei eher bereit, jemanden die Haut abzuziehen, als eine solche Operation zu dulden« (MA XV, S. 537). Das ins Bild attributiv eingesetzte Marterinstrument wird so in der Goetheschen Betrachtung zur Waffe, mittels derer Bartholomäus im Falle einer Bedrohung Leib und Leben verteidigen könnte. Diese die menschliche Autonomie jenseits aller Unterordnung betonende Lesart entspricht Goethes mehrfach scharf formulierter Ablehnung bestimmter christlicher Bildvorwürfe: »... man ist immer auf der Anatomie, dem Rabensteine, dem Schindanger, immer Leiden des Helden, niemals Handlung, nie ein gegenwärtig Interesse, immer etwas fantastisch von außen Erwartetes«, heißt es gleich zu Beginn der *Italienischen Reise* unter dem 19. Oktober 1786 (MA XV, S. 122). An einer Apostelgestalt, die eigentlich »durch Schülerschaft und Märtyrertod definiert« (Osterkamp 1991, S. 62) ist, wird so die Möglichkeit, ja Erfordernis eigenverantwortlichen Handelns beispielhaft offengelegt; im Grunde scheint die biblische Figur in der Beschreibung gegen ihre Opfer-Rolle zu opponieren. *A.P.*

44 Unmittelbar wird in der Beschreibung des Philippus die Ausdrucksqualität der Gewanddraperie auf den Charakter der Figur übertragen; die innere Seelenschönheit spiegelt sich in der Erscheinung: »... es wird auffallen wie reich, groß, breit die Falten dieser Gestalt gegen jene [anderen] gehalten sind. So reich und vornehm sein Gewand ist, so sicher steht er, so fest hält er das Kreuz, so scharf sieht er darauf, und das Ganze scheint eine innere Größe, Ruhe und Festigkeit anzudeuten« (MA XV, S. 537). Die Anklänge an Winckelmanns Diktum von der »edlen Einfalt und stillen Größe« sind unübersehbar. Indem die in der Anschauung antiker Plastiken geformten Bewertungskriterien auf das vermeintlich von Raffael stammende Bild angewandt werden, tritt es in seinem Wert an die Seite der kanonischen griechischen Kunstwerke. *A.P.*

45 THOMAS

21,0 x 13,7 cm
bez. unten links ›Raphael v. U. pxt‹; unten Mitte ›S. Thomas‹; unten rechts ›J.P. Langer f.‹; oben rechts ›5‹
Inv.Nr. Schuch. I 63, 589 (8)

46 MATTHÄUS

20,9 x 13,5 cm
bez. unten links ›Raphael v. Urb. pxt‹; unten Mitte ›S. Mattheus‹; unten rechts ›J.P. Langer f.‹; oben rechts ›8‹
Inv.Nr. Schuch. I 63, 589 (9)

47 THADDÄUS

21,0 x 13,5 cm
bez. unten links ›Raphael v. U. pxt‹; unten Mitte ›Thadeus‹; unten rechts ›J.P. Langer f.‹; oben rechts unlesbar beschnittene Nummer des Drucks
Inv.Nr. Schuch. I 63, 589 (10)

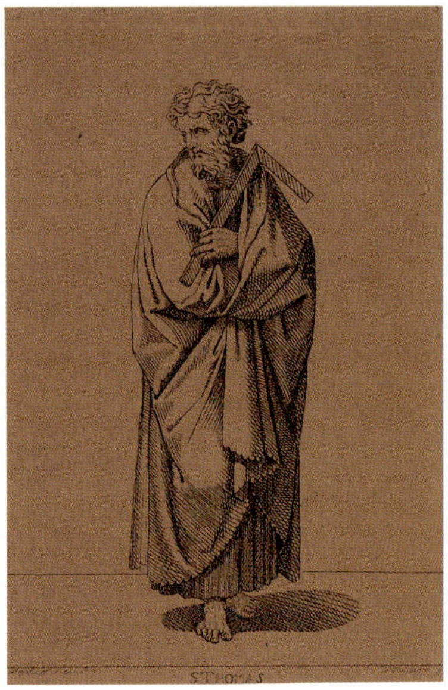

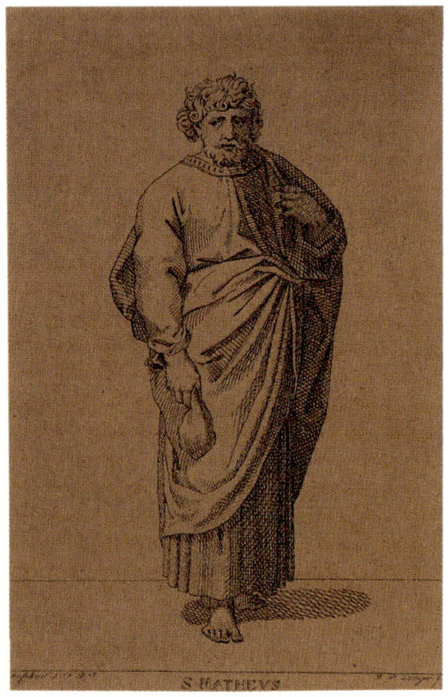

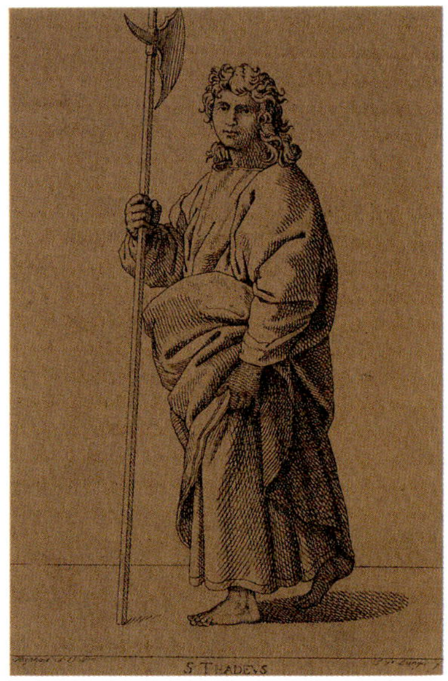

45 »Edle Einfalt und stille Größe« in der Erscheinung setzt eine wirksame Affektkontrolle voraus. Nach dem Winckelmannschen Ideal gilt eine Figur nur dann als schön, wenn »sich die Bewältigung des inneren Leidenssturms in äußerer Ruhe vollzieht« (Osterkamp 1991, S. 67). Eben diese vollendete Beherrschung innerer Bewegung sieht Goethe in der Gestalt des Thomas: » Er steht in seinen Mantel zusammengenommen, der auf beiden Seiten fast symmetrische Falten wirft, die aber durch ganz leise Veränderungen, einander völlig unähnlich gemacht worden sind. Stiller, ruhiger, bescheidner kann wohl kaum eine Gestalt gebildet werden. Die Wendung des Kopfes, der Ernst, der beinahe traurige Blick, die Feinheit des Mundes, harmonieren auf das schönste mit dem ruhigen Ganzen. Die Haare allein sind in Bewegung, ein unter einer sanften Außenseite bewegtes Gemüt anzuzeigen« (MA XV, S. 536f.). Ausdrücklich benennt Goethe auch jenes Kompositionsprinzip, das Schönheit durch Einheit im Mannigfaltigen garantiert: die verheimlichte Symmetrie. *A.P.*

46 Auch in der Beschreibung des Matthäus klingt die von Goethe auf die Apostelgestalten projizierte, pragmatische Erdverbundenheit in besonders deutlicher Weise an. Matthäus wird als »ein wohlhabender, behaglicher, auf seinem Dasein beruhender Mann« bezeichnet, seine Erscheinung gebe, so Goethe, »einen unbeschreiblichen Begriff von behaglicher Harmonie« (MA XV, S. 534). Die Gestalt erklärt sich selbst allein durch ihre äußere Erscheinung; jeglicher Verweis auf christliche Glaubensinhalte entfällt in Goethes deskriptivem Nachvollzug zugunsten eines vollendeten Humanismus'. *A.P.*

48 SIMON

21,0 x 13,5 cm
bez. unten links ›Raphael v. U. pxt‹; unten Mitte ›S. Simon‹; unten rechts ›J.P. Langer f.‹; oben rechts ›9‹
Inv.Nr. Schuch. I 63, 589 (11)

49 MATTHIAS

21,0 x 13,7 cm
bez. unten links ›Raphael v. U. pxt‹; unten Mitte ›S. Matthias‹; unten rechts ›J. P. Langer f.‹; oben rechts unlesbar beschnittene Nummer des Drucks
Inv.Nr. Schuch. I 63, 589 (12)

50 CHRISTUS

21,2 x 13,5 cm
bez. unten links ›Raphael v. U. pxt‹; unten rechts ›J. P. Langer f.‹
Inv.Nr. Schuch. I 63, 589 (13)

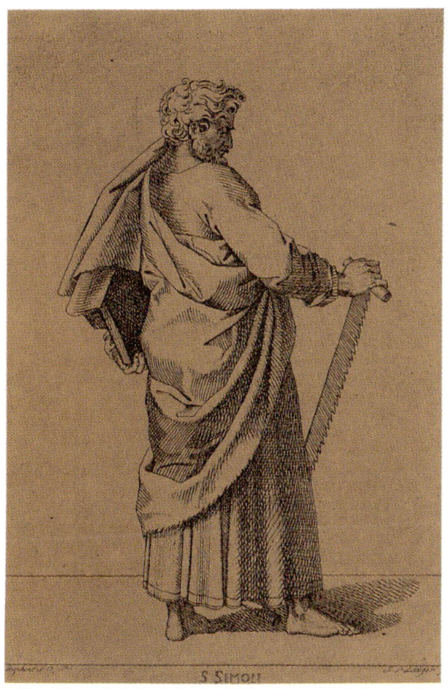

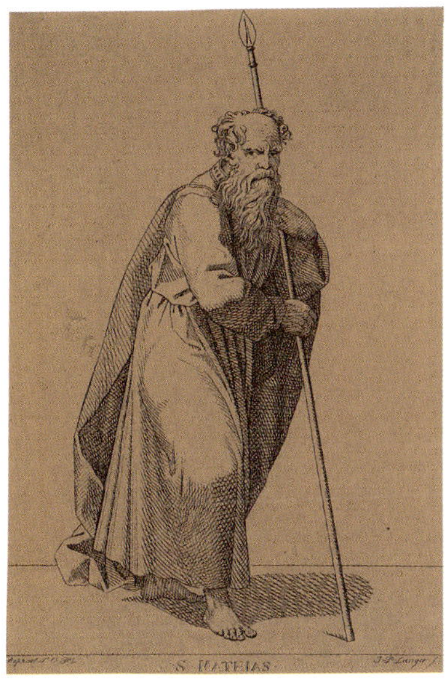

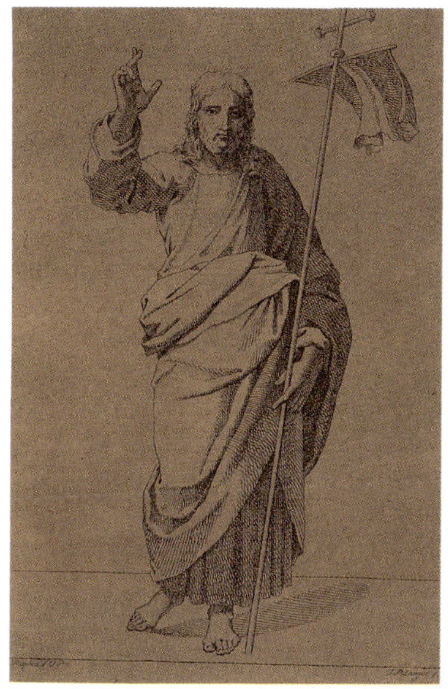

48 Die Ausdrucksqualitäten dieser Figur erfüllen für Goethe die Kriterien höchster Schönheit: »Simon. Die Falten des Mantels sowohl als des übrigen Gewandes, womit diese mehr von hinten als von der Seite zu sehende Figur bekleidet ist, gehören unter die schönsten der ganzen Sammlung, wie überhaupt in der Stellung, in der Miene, in dem Haarwuchse eine unbeschreibliche Harmonie zu bewundern ist« (MA XV, S. 537). Eine Figur, die – wie Simon – in der biblischen Historie kaum Kontur und Individualität gewinnt, kann für Goethe allein durch die vollendete gestalterische Umsetzung kunstwürdig werden. Sie löst sich in der Beschreibung völlig von dem ihre Entstehung motivierenden Kontext; allein die Verkörperung des menschlichen Ideals rechtfertigt ihre Existenz. *A.P.*

49 Eine bis in die Formulierungen hineinreichende Übereinstimmung der Bildbeschreibungen mit Winckelmanns Schönheitsideal wird bei der Beschreibung des Matthias deutlich: »Ein munterer Alter, in einem durch höchst verstandene Falten vermannichfaltigten einfachen Kleide, lehnt sich auf einen Spieß, sein Mantel fällt hinterwärts herunter« (MA XV, S. 537). Goethes klassische Ästhetik überwindet souverän den christlichen Kontext, indem die äußere Erscheinung in den Mittelpunkt gerückt wird. *A.P.*

50 In der Beschreibung der Christus-Gestalt sieht Goethe jenen fruchtbaren Moment der Darstellung verwirklicht, in dem eine im Ablauf fixierte Bewegung auf Vorausgegangenes und Folgendes hindeutet: »Von dem Gewand, das von unten herauf gezogen ist, in schönen Falten das Knie sehen läßt und wider dem Leibe ruht, wird man mit Recht behaupten, daß es sich keinen Augenblicke so erhalten könne, sondern gleich herunter fallen müsse. Wahrscheinlich hat Raphael supponiert, die Figur habe mit der rechten Hand, das Gewand heraufgezogen und angehalten, und lasse es in dem Augenblicke indem sie den Arm zum segnen aufhebt los, so daß es eben niederfallen muß. Es wäre dieses ein Beispiel von dem schönen Kunstmittel, die kurz vorhergehende Handlung durch den überbleibenden Zustand der Falten anzudeuten« (MA XV, S. 538). Ausdrücklich benennt Goethe hier auch die Erwartungen, welche die Gestalt nicht zu erfüllen in der Lage oder vielmehr bereit ist: »Christus (…) wird wohl niemanden befriedigen der die Wundergestalt eines Gottmenschen hier suchen möchte. Er tritt einfach und still hervor um das Volk zu segnen« (MA XV, S. 538). Obwohl Goethe die Adressaten seiner Äußerung nicht benennt, werden sich die Nazarener in ihrer Erwartungshaltung hier unschwer wiedererkannt haben. Raffaels Werk, in dessen Malerei sie gerade höchsten Spiritualismus verwirklicht sahen, wird so gezielt in einen dem romantischen Ideal entgegengesetzten, klassischen Kontext gerückt. *A.P.*

Schelte Adamsz. Bolswert
Bolsward 1586 - 1659 Antwerpen
nach

Peter Paul Rubens

Siegen 1577 - 1640 Antwerpen

51 DAS GEWITTER

Aus der Folge der »Kleinen Landschaften«
Kupferstich
30,5 x 42,7 cm
bez. unten links ›P.P. Rubens pinxit./S. à Bolswert fecit‹; unten rechts ›Mart. vanden Enden excudit Cum privilegio‹; Mitte ›En quo discordia cives//Et Coelum et Terram turbat bella horrida bella/Nubibus in medijs ignis et unda gerens//Ast ubi dissimiles agitat discordia mentes/Plus nocitura alijs et Sibij bella gerit‹
Stiftung Weimarer Klassik, Museen
Inv.Nr. Schuch. I 182, 372 VIII

Literatur: Voorhelm Schneevogt 1873, S. 233, Nr. 53 (7); Dutuit 1881-88/III, S. 252, Nr. 27 (7); Rooses 1886-92, Nr. 1181; Wijngaert 1940, Nr. 95; Hollstein 1949/III, S. 89, Nr. 311; Kat. Rom 1977, Nr. 82; Kat. Köln 1977, S. 61, Abb. 65

Das Gemälde, nach dem dieses Blatt gestochen wurde, ist verschollen. Anhand von Quellen konnte es indes für die Mitte des 18. Jahrhunderts in der Sammlung des Grafen Brühl in Dresden nachgewiesen werden (vgl. Kat. Rom 1977, S. 54, Nr. 82). Danach verliert sich seine Spur. Möglicherweise befand sich das Gemälde aber zu Goethes Zeit noch immer in Dresden, so daß er es unter Umständen aus eigener Anschauung gekannt haben könnte.

Goethes Verhältnis zur niederländischen Kunst unterliegt im Laufe seines Lebens einem deutlichen Wandel, bleibt aber auch von einer stets fühlbaren Ambivalenz bestimmt. Der Kunstgeschmack des Heranwachsenden bildete sich fast ausschließlich an der niederländischen Kunst des 17. Jahrhunderts und den in ähnlichem Stil arbeitenden Frankfurter Zeitgenossen. Bei ersten Galeriebesuchen weicht der junge Goethe allem bislang Ungewohnten aus, weder die Antike noch die italienische Renaissance finden Beachtung. Diese einseitige Haltung wird in der Folge zunehmend aufgebrochen; durch neue visuelle Erfahrungen und den Einfluß seiner Mentoren verändern sich Goethes Sehgewohnheiten. Der reife Goethe ordnet die niederländische Malerei in ihrem Kunstwert zumeist der italienischen nach, die ins Bild gebannte Naturbeobachtung wird zugunsten idealisierender Überhöhung der Phänomene abgewertet. Im Geflecht der Stile und Manieren wird der Kunst von Peter Paul Rubens eine Sonderstellung zuerkannt; sie scheint sich aber zugleich – gerade im Hinblick auf die figürlichen Werke des Malers – einer klaren Einordnung zu entziehen. Unbestritten ist für Goethe die Bedeutung des Malers, den er schon in seinem frühen Aufsatz *Nach Falconet und über Falconet* (1776) in einem Atemzug mit Raffael und Rembrandt nennt. Erste umfassendere Begegnungen mit Rubens' Œuvre hatten ihm 1768 der erste Besuch in Dresden und 1774 ein Aufenthalt in Düsseldorf ermöglicht. In München nahm sich der nach Italien Eilende am 6. September 1786 Zeit für den Medici-Zyklus, der im Tagebuch als »herrlich« beschrieben wird. Auch nach der Rückkehr aus Italien verschließt sich der Blick für die Vorzüge der Rubens'schen Kunst nicht, ihre Anschauung verspricht - wie eine Episode der französischen Campagne (1792) belegt – durchaus »Gewinn fürs ganze Leben« (HA X, S. 317). Sogar Aufnahme in den Hort der Weimarer Preisaufgaben hätte eine Rubens'sche Bilderfindung fast gefunden, gilt seine ›handfeste‹ Kunst Goethe doch offensichtlich zeitweise als probates Gegenbild zur religiös-mystischen Malerei der Romantiker. In den *Tag- und Jahrheften* 1805 erinnert sich Goethe »eines geistreich frei gemalten Bildes von Rubens« (HA X, S. 481) – der ausführlichen Beschreibung zufolge ein genrehaft aufgefaßtes Marktstück, ein Sujet also, das Goethe sonst keineswegs für besonders bildwürdig erachtete. Um so mehr erstaunt die sich anschließende Lobeshymne: »Besser gedacht und meisterhafter ausgeführt war nicht leicht etwas zu schauen, und hätten wir nicht unsere jährlichen Ausstellungen abzuschließen festgestellt, so würden wir diesen Gegenstand (...) als Preisaufgabe gesetzt haben, um die Künstler kennen zu lernen, die von der überhandnehmenden Verirrung auf Goldgrund noch unangesteckt, ins derbe, frische Leben Blick und Talent zu wenden geneigt wären« (HA X, S. 481 f.). In *Antik und modern* (1818) wird Rubens' Bedeutung innerhalb der Kunstgeschichte wie folgt definiert: »Sehen wir ferner die ungeheuren Schritte, welche der talentreiche Rubens in die Kunstwelt hineintut! Auch er ist kein Erdgeborner; man schaue die große Erbschaft, in die er eintritt, von den Urvätern des 14. und 15. Jahrhunderts durch alle die trefflichen des 16. hindurch, gegen dessen Ende er geboren wird« (BA XX, S. 222). Nicht zuletzt im Traditionsbezug sieht Goethe demnach Rubens' Stärke. Auch in dem ca. 1824 entstandenen Schema über *Landschaftliche Malerei* (vgl. Trunz 1980, S. 166 ff.) ist Rubens als Wegmarke kunsthistorischer Entwicklung präsent, allerdings unter deutlicher Präferierung der Landschaften gegenüber den Historien: »Eintretende Niederländer. Vor Rubens. Rubens selbst. Nach Rubens. Er als Historienmaler suchte nicht sowohl das Bedeutende, als daß er es jedem Gegenstand zu verleihen wußte, daher seine Landschaften einzig sind. Es fehlt auch nicht an steilen Gebirgen und grenzenlosen Gegenden, aber auch dem ruhigsten, einfachsten, ländlichen Gegenstand weiß er etwas von seinem Geiste zu erteilen und das Geringste dadurch wichtig und anmutig zu machen« (HA XII, S. 217 f.). Diese Sichtweise bleibt in den letzten Lebensjahren Goethes die bestimmende: Während Rubens' Historien und Figurenstücke zwar durch ihre Ausführung bestechen, in der Bedeutungstiefe des gewählten Gegenstandes aber oftmals nicht den strengen Anforderungen genügen können, findet Goethe in den Landschaften jene idealisierende Auffassung verwirklicht, die höchste Schönheit garantiert. Rubens wird auf diesem Gebiet den wichtigsten Exponenten der italienischen Landschaftsmalerei – Tizian und Veronese – gleichgesetzt (vgl. das Gespräch mit Eckermann vom 13. Februar 1831), ja sogar Lorrain und Poussin an die Seite gestellt. *A.P.*

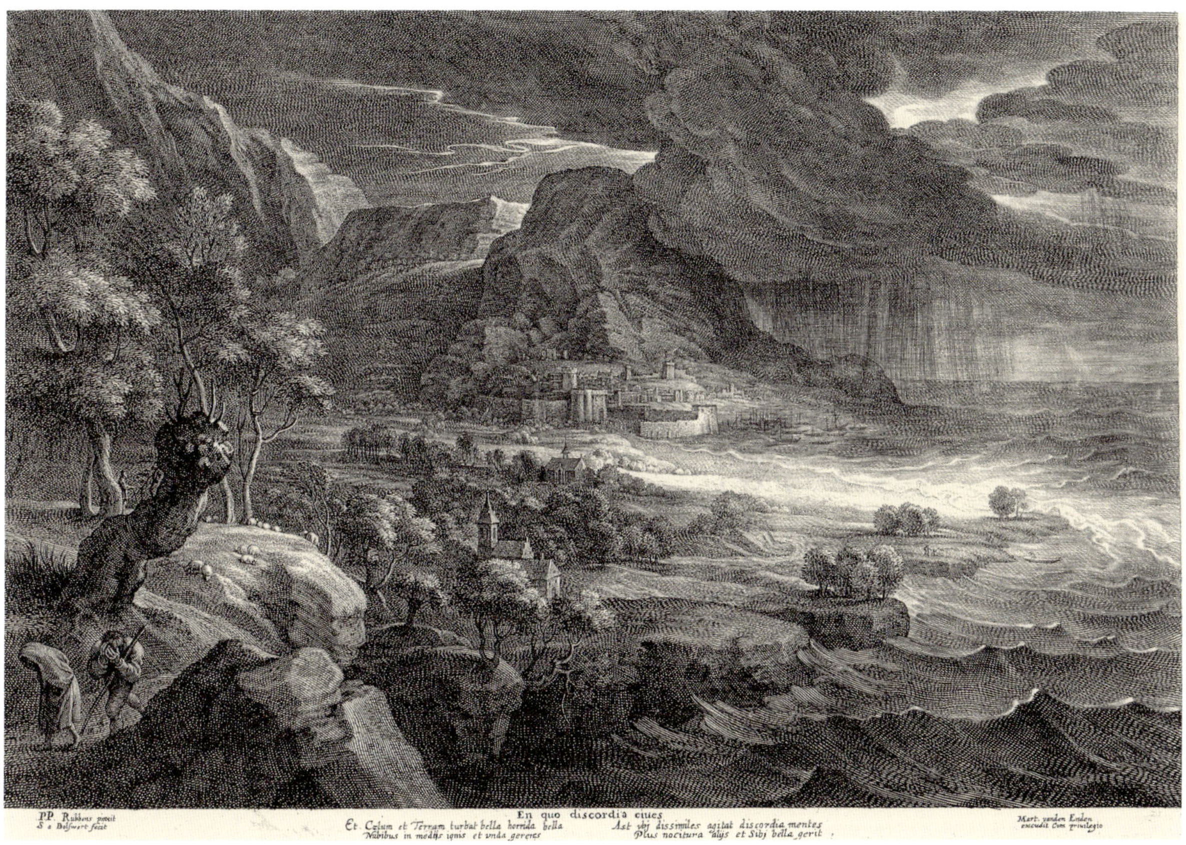

Schelte Adamsz. Bolswert
Bolsward 1586 – 1659 Antwerpen
nach

Peter Paul Rubens

Siegen 1577 – 1640 Antwerpen

52 DER SONNENUNTERGANG

Aus der Folge der »Kleinen Landschaften«
1638
Kupferstich
29,2 x 41,8 cm
bez. unten links ›P.P. Rubens pinxit. Cum priuilegiis Regis Christianissimi, Principum Belgarum, et Ordinum Batauiae‹; unten rechts ›Scelte a Bolswert sculpsit. A°. 1638‹
Stiftung Weimarer Klassik, Museen
Inv.Nr. Schuch. I 182, 372 XIII

Literatur: Voorhelm Schneevogt 1873; S. 234, Nr. 53 (12); Dutuit 1881-88/III, S. 253, Nr. 27 (12); Rooses 1886-92/V, Nr. 1187, S. 352, Tafel 339; Kieser 1931; Wijngaert 1940, Nr. 100; Glück 1940, S. 33; Hollstein 1949/III, S. 89, Nr. 316, 317; Kat. Münster 1976, S. 180, Nr. 150; Kat. Rom 1977, Nr. 87; Kat. Göttingen/Hannover/Nürnberg 1977, Nr. 15; Adler 1982/I, Nr. 69; Vergara 1982, S. 196, Nr. 22; Pohlen 1985, S. 198, Nr. 9; Kat. London 1988/89, Nr. 52

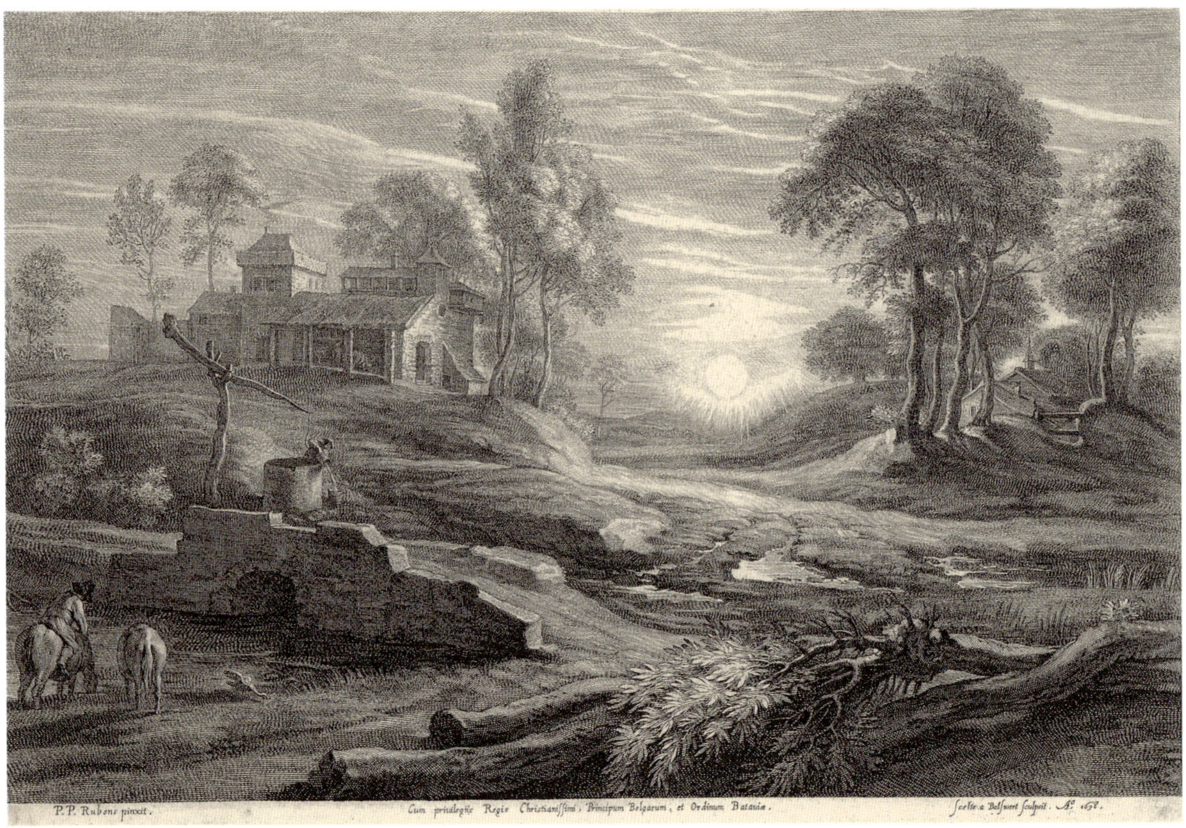

Für die druckgraphischen Blätter nach Rubens liegen keine gesicherten Erwerbsdaten vor. Möglicherweise gelangten einige der Kupferstiche 1818 im Rahmen der umfangreichen Ankäufe französischer und niederländischer Kunst in Goethes Besitz; als Indizien können eine entsprechende Briefstelle vom 16. März dieses Jahres (an J.H. Meyer) sowie eine im Goethe-Archiv erhaltenene Auftragsliste an den Leipziger Kunsthändler Weigel gelten (vgl. Trunz 1980, S. 160, 173).

Rubens wählte seine Stecher mit großer Sorgfalt aus und unterwarf die mit der Reproduktion eigener Bilderfindungen einhergehenden Arbeitsschritte einer strengen Kontrolle. Die Stichvorlagen wurden in der Regel vom Meister selbst überarbeitet; besonders in den dreißiger Jahren ergänzten häufig eigenhändige Ölskizzen die in der Werkstatt ausgeführten vorbereitenden Zeichnungen. Auch in den Druckvorgang griff Rubens häufig korrigierend ein.

Die Brüder Boetius und Schelte Adamsz. Bolswert arbeiteten in den späten zwanziger und dreißiger Jahren sporadisch für Rubens. Schelte schuf zu Lebzeiten des Meisters nur vier Stiche, nach dessen Tod entstanden weitere Blätter, die zu den Folgen der sogenannten »großen« und »kleinen« Landschaften zusammengefaßt wurden. Vielleicht wurde dieses Projekt noch auf Rubens' Betreiben hin in Angriff genommen (vgl. Pohlen 1985, S. 33 ff., 94). Die *Landschaft mit Sonnenuntergang* ist das letzte noch mit Rubens' Privilegium gestochene Blatt Scheltes. Die Komposition folgt einem wohl in unmittelbarer zeitlicher Nähe entstandenen Gemälde (heute Paris, Musée du Louvre), dessen Eigenhändigkeit allerdings verschiedentlich bezweifelt wurde (vgl. Glück 1940, S. 33). Das Gemälde spiegelt venezianische Einflüsse, wobei insbesondere auf eine Vorlage aus dem Tizian-Umkreis hingewiesen wurde. (vgl. Kieser 1931; Kat. Göttingen/Hannover/Nürnberg 1977, Nr. 15). Vielleicht bewogen gerade diese italianisierenden Charakteristika Goethe zum Ankauf des Blattes, hatte er doch in einem Gespräch mit Eckermann vom 13. Februar 1831 ausdrücklich auf die Vergleichbarkeit von Rubens' und Tizians Naturbezugs verwiesen: »Wenn man in Vendig vor den Werken von Titian und Paul Veronese steht, so empfindet man den gewaltigen Geist dieser Männer in ihrem ersten Aperçu von dem Gegenstande, wie in der letzten Ausführung. Ihr großes energisches Empfinden hat die Glieder des ganzen Bildes durchdrungen, und diese höhere Gewalt der künstlerischen Persönlichkeit dehnet unser eigenes Wesen aus und erhebt uns über uns selbst wenn wir solche Werke betrachten. Dieser männliche Geist (...) findet sich auch ganz besonders in den Rubensschen Landschaften. Es sind freilich auch nur Bäume, Erdboden, Wasser, Felsen und Wolken, allein seine kräftige Gesinnung ist in die Formen gefahren, und so sehen wir zwar immer die bekannte Natur, allein wir sehen sie von der Gewalt des Künstlers durchdrungen und nach seinem Sinne von neuem hervorgebracht« (MA XIX, S. 406). *A.P.*

Schelte Adamsz. Bolswert
Bolsward 1586 - 1659 Antwerpen
nach

Peter Paul Rubens

Siegen 1577 - 1640 Antwerpen

53 LÄNDLICHE UMGEBUNG VON MECHELN

Aus der Folge der »Sechs großen Landschaften«
Kupferstich
45,6 x 63,2 cm
bez. unten links ›Pet. Paul Rubbens pinxit. S.a. Bolswert sculpsit‹; unten rechts ›Gillis Hendricx excudit Antuerpiae‹
Stiftung Weimarer Klassik, Museen
Inv.Nr. Schuch. I 182, 370

Literatur: Dutuit 1881-88/VI, S. 248, Nr. 26 (4); Hollstein 1949/III, Nr. 302; Kat. Köln 1977, S. 59, Abb. 61; Kat. Weimar 1992, Nr. 65

»Ich will Sie doch (...) zum Nachtisch noch mit etwas Gutem traktieren«, leitete Goethe am 18. April 1827 gegenüber Johann Peter Eckermann ein Gespräch über den vorliegenden Stich ein. Zunächst folgte sein Gast der Aufforderung, das Blatt detailliert zu beschreiben.»›Gut, sagte Goethe, das wäre wohl Alles. Aber die Hauptsache fehlt noch. Alle diese Dinge, die wir dargestellt sehen: die Herde Schafe, der Wagen mit Heu, die Pferde, die nach Hause gehenden Feldarbeiter, von welcher Seite sind sie beleuchtet?‹ Sie haben das Licht, sagte ich, auf der uns zugekehrten Seite und werfen die Schatten in das Bild hinein. Besonders die nach Hause gehenden Feldarbeiter im Vordergrunde sind sehr im Hellen, welches einen trefflichen Effekt tut. ›Wodurch hat aber Rubens diese schöne Wirkung hervorgebracht?‹ Dadurch, antwortete ich, daß er diese hellen Figuren auf einem dunkelen Grunde erscheinen läßt. ›Aber dieser dunkele Grund, erwiderte Goethe, wodurch entsteht er?‹ Es ist der mächtige Schatten, sagte ich, den die Baumgruppe den Figuren entgegenwirft. – Aber wie, fuhr ich mit Überraschung fort, die Figuren werfen den Schatten in das Bild hinein, die Baumgruppe dagegen wirft den Schatten dem Beschauer entgegen? – Da haben wir ja das Licht von zwei entgegengesetzten Seiten, welches aber ja gegen alle Natur ist! – ›Das ist eben der Punkt, erwiderte Goethe mit einigem Lächeln. Das ist es, wodurch Rubens sich groß erweiset und an den Tag legt, daß er mit freiem Geiste über der Natur steht und sie seinen höheren Zwecken gemäß traktiert. Das doppelte Licht ist allerdings gewaltsam, und Sie können immerhin sagen, es sei gegen die Natur. Allein wenn es gegen die Natur ist, so sage ich zugleich, es sei höher als die Natur, so sage ich, es sei der kühne Griff des Meisters, wodurch er auf geniale Weise an den Tag legt, daß die Kunst der natürlichen Notwendigkeit nicht durchaus unterworfen ist, sondern ihre eigenen Gesetze hat.‹

›Der Künstler, fuhr Goethe fort, muß freilich die Natur im einzelnen treu und fromm nachbilden, er darf in dem Knochenbau und der Lage von Sehnen und Muskeln eines Tieres nichts willkürlich ändern, so daß dadurch der eigentümliche Charakter verletzt würde. Denn das hieße die Natur vernichten. Allein in den höheren Regionen des künstlerischen Verfahrens, wodurch ein Bild zum eigentlichen Bilde wird, hat er ein freieres Spiel, und er darf hier sogar zu Fiktionen schreiten, wie Rubens in dieser Landschaft mit dem doppelten Licht getan.‹

›Der Künstler hat zur Natur ein zwiefaches Verhältnis: er ist ihr Herr und ihr Sklave zugleich. Er ist ihr Sklave, insofern er mit irdischen Mitteln wirken muß, um verstanden zu werden; ihr Herr aber, insofern er diese irdischen Mittel seinen höheren Intentionen unterwirft und ihnen dienstbar macht.‹

›Der Künstler will zur Welt durch ein Ganzes sprechen; dieses Ganze aber findet er nicht in der Natur, sondern es ist die Frucht seines eigenen Geistes, oder, wenn Sie wollen, des Anwehens eines befruchtenden göttlichen Odems.‹

›Betrachten wir diese Landschaft von Rubens nur so obenhin, so kommt uns alles so natürlich vor, als sei es nur gradezu von der Natur abgeschrieben. Es ist aber nicht so. Ein so schönes Bild ist nie in der Natur gesehen worden, ebensowenig als eine Landschaft von Poussin oder Claude Lorrain, die uns aber auch sehr natürlich erscheinet, die wir aber gleichfalls in der Wirklichkeit vergebens suchen‹« (MA XIX, S. 558 ff.). *A.P.*

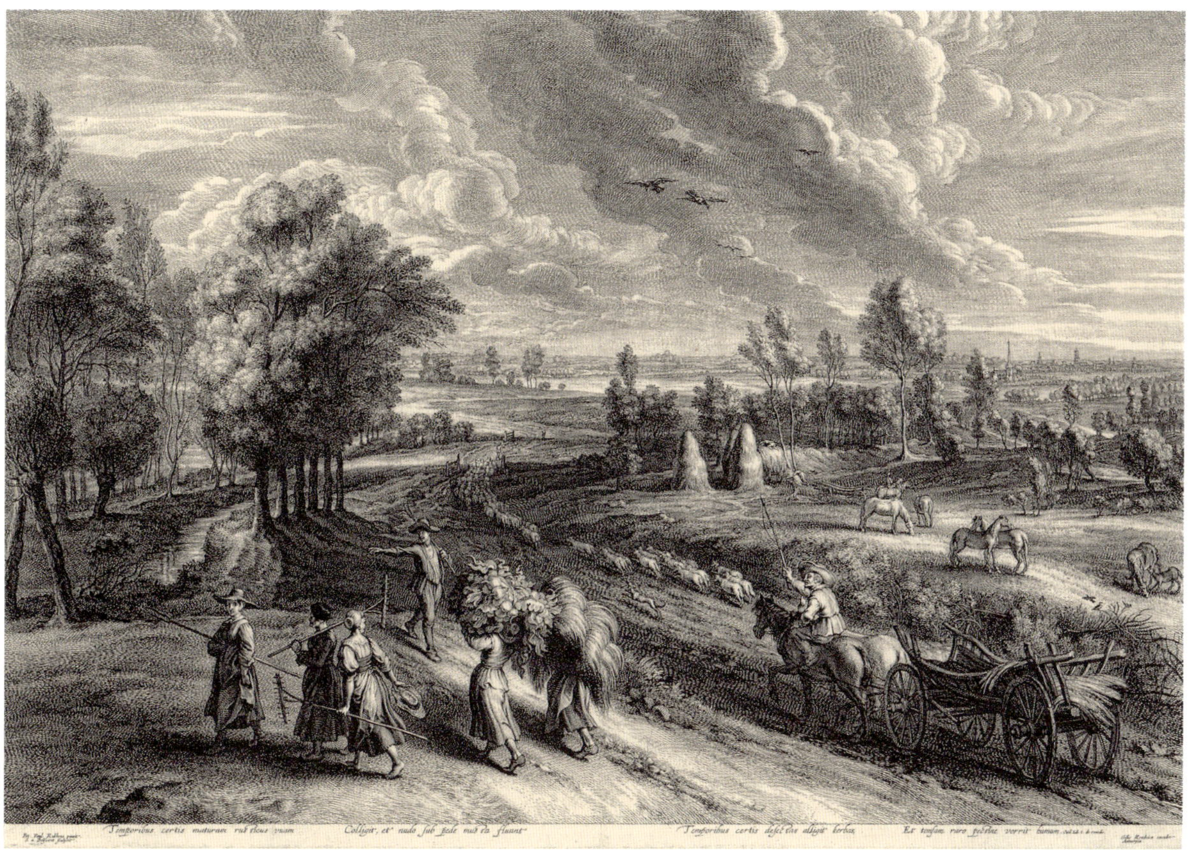

Rembrandt Harmensz. van Rijn
Leiden 1606 – 1669 Amsterdam

54 LOT UND SEINE TÖCHTER

um 1635
Feder und Bister in Braun
15,2 x 19,1 cm
Stiftung Weimarer Klassik, Museen
Inv.Nr. Schuch. I 309, 874a

Literatur: Hofstede de Groot 1906, Nr. 528; Lippmann 1888–1911/I, Nr. 192b; Bredius 1915, Tafel 27; Kruse/Neumann 1920, S. 54, Fig. 61; Valentiner 1925–34/I, Nr. 45; Benesch 1935, S. 24, 29; Rotermund 1963, Nr. 19; Slive 1965/I, Nr. 209 (I, 192b); Benesch 1973/I, Nr. 128, Fig. 152; Kat. Zürich 1989/90, S. 92f., Nr. 134

Die Künstlerpersönlichkeit Rembrandts hat Goethe zeit seines Lebens unter den verschiedensten Gesichtspunkten beschäftigt. Zwar wurde seine frühe uneingeschränkte Bewunderung durch die Orientierung hin zum Klassizismus aufgeweicht, partielle Neubewertungen sind zu verzeichnen; zur grundsätzlichen Distanznahme kam es indes nie. Die noch sehr beschränkten, im wesentlichen auf die niederländische Malerei und deren Nachfolge in Deutschland gerichteten Kunsterlebnisse des jungen Goethe finden in Rembrandts Œuvre gleichsam ihren Dreh- und Angelpunkt: »ich zeichne, künstle (...) Und lebe ganz mit Rembrandt« (WA IV/2, S. 284), heißt es 1775 in einem Brief an Johanna Fahlmer. Auch die Auseinandersetzung mit kunstfremden Wissensgebieten kann zu Rembrandt zurückführen, etwa wenn Goethe 1775 Lavaters Theorien zur Physiognomik an einer Bilderfindung des Künstlers exemplifiziert. Den Verzicht auf gleißnerischen Prunk und »Flitterherrlichkeit« zugunsten des »Gefühlte[n]« konstatiert Goethe noch 1776 gleichermaßen bei Rembrandt, Raffael und Rubens (vgl. *Nach Falconet und über Falconet*, WA I/37, S. 311ff.). Die während der italienischen Jahre gewonnenen Eindrücke lassen Rembrandts Wirkung dann vorübergehend verblassen; der Vergleich mit den Werken der Antike und Renaissance fällt zu Ungunsten des Niederländers aus: »Besonders fühle ich hier in Rom wie interessanter denn doch die Reinheit der Form und ihre Bestimmtheit, vor jener markigen Roheit und schwebenden Geistigkeit ist und bleibt« (Brief an Herzog Carl August, 8. Dezember 1787, WA IV/8, S. 304). Das in Italien konstatierte Gefälle hinsichtlich des idealischen Gehalts prägt auch in der Folge Goethes Blick auf Rembrandt wie seine Ansätze zu einer kategorisierenden Kunstgeschichtsschreibung. So wird etwa in einer Notiz von 1799 zwischen Historiengemälden »edleren« und solchen »niedren« Stils unterschieden, letzterem schlägt Goethe richtend die rembrandtesken Werke zu (vgl. WA IV/14, S. 274). »Vergnügen« bei der Betrachtung vermag Goethe dennoch zu empfinden, so etwa 1806 angesichts einiger graphischer Blätter des Künstlers (vgl. WA IV/30, S. 88). Die Arbeit an der Farbenlehre bringt eine neue, nun dezidiert dem wirkungsästhetischen Aspekt gewidmete Auseinandersetzung: »Rubens und van Dyck glänzen unter den Coloristen der ersten Reihe; mit ihnen Rembrandt, ein großer Meister im Colorit und noch größerer im künstlichen Gebrauch des Lichtes und des durch Widerscheine unterbrochnen Schattens« (WA II/3, S. 369). Auch in Goethes stil- und gattungsgeschichtlichen Abrissen begegnet Rembrandts Name in der Folge wiederholt. Der Kontakt mit Sulpiz Boisserée ebenso wie das Anwachsen der eigenen Sammlung vermehrten Goethes Kenntnis der niederländischen Kunst im allgemeinen; Traditionsgebundenheit wie Innovation des Rembrandtschen Werkes wurden konstatiert und reflektiert. Das profundere Wissen ermöglichte es Goethe auch, Rembrandts Größe und Originalität zu würdigen, ohne den Mangel an Idealität zu beklagen: »So hat Rembrandt das höchste Künstlertalent bethätigt, wozu ihm Stoff und Anlaß in der unmittelbarsten Umgebung genügte, ohne daß er je die mindeste Kenntniß genommen hätte, ob jemals Griechen und Römer in der Welt gewesen« (1816, WA I/34, S. 190). Auch Beispiele ungeschönter Naturwiedergabe vermag der alternde Goethe zu schätzen; eine tolerantere, die frühere strikte Haltung unausgesprochen relativierende Sichtweise zeichnet sich ab. Auch modifiziert Goethe seine Einschätzung des Rembrandtschen Naturbezugs, Nachahmung und Stilisierung werden als ineinandergreifende Verfahrensweisen erkannt; der geistige Gehalt des Bildes manifestiert sich im bewußten und differenzierenden Einsatz der Mittel: »Rembrandts Realism [sic!] in Absicht auf die Gegenstände. Licht, Schatten und Haltung sind bei ihm das Ideelle« (Fragmente zur Landschaftsmalerei, BA XX, S. 457). Im Tagesablauf des greisen Kunstkenners nimmt die Beschäftigung mit

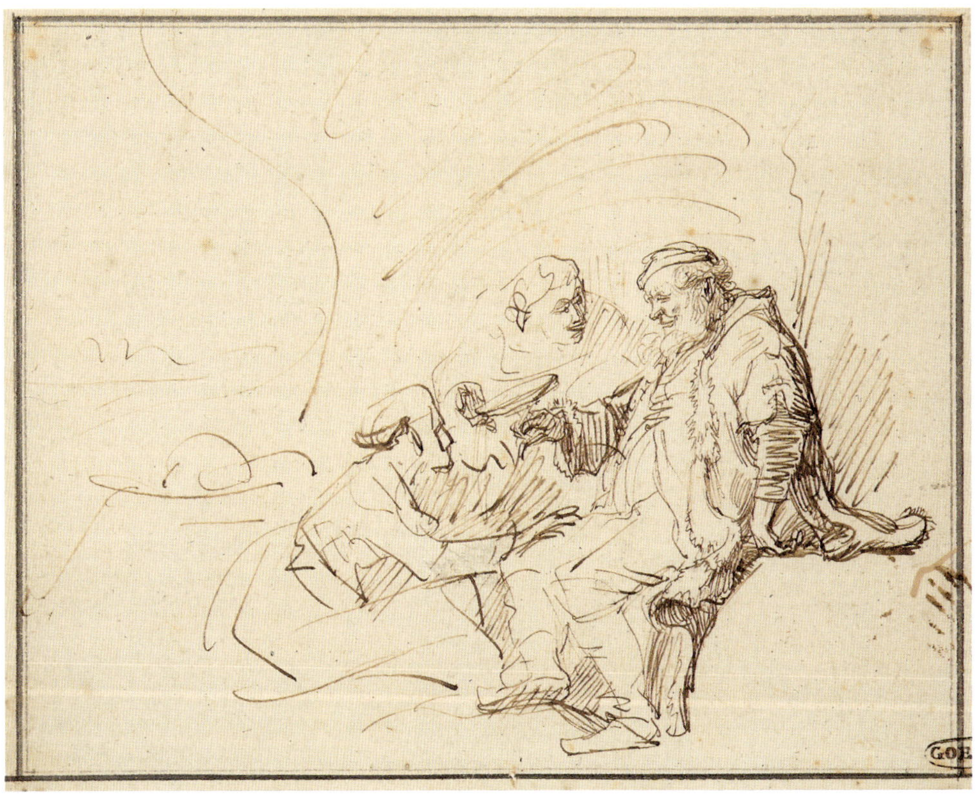

den Sammlungsbeständen breiten Raum ein. So heißt es 1829 in einem Brief an C.D. Rauch: »Vor einiger Zeit erhielt ich unvermuthet eine Capitalzeichnung von Rembrandt, woran ich schon einige Wochen zehre, bey dieser Gelegenheit andere Werke dieses unvergleichlichen Meisters hervorsuche und in sein Verdienst einzudringen mir zur Angelegenheit mache (...)« (WA IV/45, S. 209). 1831 geht aus dem intensiven Studium der graphischen Blätter der kurze Aufsatz *Rembrandt als Denker* hervor, in dem beschreibend die Vielschichtigkeit der Radierung *Der barmherzige Samariter* gewürdigt wird. Positiv vermerkt Goethe, daß sich dem Betrachter alle Bedeutung aus Gestik und Mimik der Personen erschließe, letztlich wird also auch Rembrandts Werk als ein Beispiel jener »sich selbst aussprechenden Symbolik« gehandelt, die Goethe als unabdingbares Kriterium guter Kunst galt.

Im Katalog der Goetheschen Kunstsammlung werden neben Radierungen und Kupferstichen summarisch »17 Bl. verschiedene Skizzen von Rembrandt und seinen Schülern und Nachahmern« aufgeführt. Die Erwerbsdaten des in der Ausstellung gezeigten Blattes sind nicht bekannt. Es galt Goethe aber offensichtlich als besonders wertvolles Besitztum, da es mit dem persönlichen Sammlerstempel versehen wurde. Bis heute ist die Eigenhändigkeit der Skizze unumstritten. Goethe ergänzte seine umfangreichen druckgraphischen Bestände gerne durch Handzeichnungen berühmter Meister, die er für »unschätzbar« hielt, »nicht allein weil sie die rein geistige Intention des Künstlers geben, sondern auch weil sie uns unmittelbar in die Stimmung versetzen, in welcher der Künstler sich in dem Augenblick des Schaffens befand« (Gespräch mit Eckermann, 5. Juli 1827, MA XIX, S. 229).

Die Zeichnung illustriert eine alttestamentarische Begebenheit. Nach der Flucht aus dem brennenden Sodom fand Lot mit seinen beiden Töchtern in einer Höhle Zuflucht. »Da sprach die ältere zu der jüngeren: Unser Vater ist alt, und kein Mann ist mehr im Lande, der zu uns eingehen könnte nach aller Welt Weise. So komm, laß uns unserm Vater Wein zu trinken geben und uns zu ihm legen, daß wir uns Nachkommen schaffen von unserm Vater« (1. Buch Mose 19,31 f.). Stilistisch steht das Blatt einer Gruppe um 1635 entstandener Zeichnungen nahe, die eine freie Linienführung aufweisen. Verschiedene, nicht genau abbildende Striche suggerieren erst in ihrer Gesamtheit überzeugend die Formen. Der zeichnerische Nachdruck liegt bei der stofflichen wie physiognomischen Charakteristik und weitgehenden Detaillierung der Hauptfigur, während die Nebenfiguren flüchtig behandelt werden. Mittels rasch gesetzter Schraffuren werden Modellierung und Lichtführung angedeutet, einzelne schwungvolle Linien beleben die leeren Flächen des Blattes und liefern zugleich eine verkürzte Raumangabe. In psychologisch geschickter Zuspitzung wird der entscheidende Punkt der Geschichte erfaßt: Schwankend und trunken, keiner Selbstkontrolle mehr mächtig, sitzt Lot auf einem Felsvorsprung, während die Töchter drängend sich ihm nähern, um die inzestuöse Verbindung zu vollziehen. *A.P.*

Adriaen van Ostade

Haarlem 1610 - 1685 Haarlem

55 RAUCHENDE BAUERN AM KAMINFEUER

nach 1670
Feder in Braun, Aquarell- und Deckfarben
26,2 x 23,2 cm
bez. links am Kamin ›Av.Ostade‹; Aufschrift verso ›UL Ton‹
Kunstsammlungen zu Weimar
Inv.Nr. KK 5051

Literatur: Kat. Weimar 1977, S. 33 (Abb.), Nr. 64; Schnackenburg 1981, Nr. 280

Im Gastraum einer Schenke hat sich eine Gruppe einfach gekleideter, derber Männer vor dem wärmenden Kaminfeuer versammelt. Rauchend, still in Gedanken versunken oder das nächste Pfeifchen vorbereitend lassen sie die Zeit verstreichen – wie die blau-weiß gemusterten Steingutkrüge verraten, wird ihr Müßiggang durch den Genuß kühlen Bieres versüßt. Nur die mit dem Rücken zum Betrachter gewandte Gestalt im Hintergrund scheint tätig, vielleicht mit der Bereitung von Speise oder Trank beschäftigt. Pittoreske Unordnung belebt den vom Schein der Feuerstelle nur punktuell erhellten Raum. – Adriaen van Ostade, der eine sehr eigenständige Form des Bauerngenres begründete, schuf seit etwa 1670 eine Reihe gemäldeähnlich ausgeführter Aquarelle, die schon den Zeitgenossen als hochgeschätzte Sammlerstücke galten. Technisch ging Ostade dabei neue Wege, indem er lasierende und deckende Wasserfarben miteinander kombinierte und die Aquarelltechnik durch einen behutsamen, kleinteiligen und lasierenden Farbauftrag dem Verfahren der Tafelmalerei annäherte. Das Ergebnis waren eigenständige, miniaturartige Blätter, die – zumeist wie Gemälde signiert und datiert – nicht für den Werkstattgebrauch, sondern für den Verkauf bestimmt waren (vgl. hierzu Schnackenburg 1981/I, bes. S. 41 ff.). Die mit dem Bauernbild traditionell verbundene moralisierende Bedeutungsschicht tritt in Ostades Alterswerk zunehmend in den Hintergrund. Während am sozial mißachteten, ungehobelten Bauern in der Regel die menschliche Sünd- und Triebhaftigkeit exemplifiziert wurde, führen Ostades späte Bilderfindungen zumeist kein wirklich lasterhaftes Treiben vor Augen, entgleisen doch die sinnlichen Vergnügungen nicht in völliger Enthemmung zu Unkeuschheit, Trunk- und Streitsucht. So gerät auch der latent mit eher negativen Konnotationen verbundene Alkohol- und Tabakgenuß in Ostades Aquarell durch den Verzicht auf alle exzessiven Züge eher zur harmlosen, bescheidenen Freude einfacher Menschen. Deutlich akzentuiert werden allerdings die humoristischen Aspekte der Szenerie (vgl. Schnackenburg 1981/I, S. 56ff.), lieferte doch die karikierend überzeichnete ›bäurische‹ Verhaltensweise seit der Antike den klassischen Komödienstoff schlechthin.

Goethes Vergnügen an den Genrestücken Adriaen van Ostades blieb trotz seiner sich wandelnden Vorlieben und Anschauungen ungebrochen, auch wenn sich Motive und Wertigkeit der Annäherung im Laufe der Jahre leicht verschoben. Aufgrund erziehungsbedingter Sehgewohnheiten, die sich am Vorbild niederländischer Kunst und zeitgenössischer, aber der älteren Manier verpflichteter Werke herausgebildet hatten, beschränkte der junge Goethe zunächst seine Kunstbetrachtung auf diese vertrauten Gefilde. Bei seinem Besuch in der Dresdner Galerie 1768 mied er absichtlich die italienische wie auch die spanische Abteilung und widmete sich in der »äußeren Galerie« allein den Niederländern, Deutschen und Franzosen. Das besondere »Entzücken« des Studenten galt jenen Stücken, »wo der Pinsel über die Natur den Sieg davontrug [... und] die Vergleichung mit der bekannten Natur den Wert der Kunst notwendig erhöhen mußte« (*Dichtung und Wahrheit,* Zweiter Teil, 8. Buch, HA IX, S. 320). Ostades Gemälde werden dieser Anforderung nicht nur in idealer Weise entsprochen haben, sie prägten zugleich Goethes Sicht auf die ganz alltäglichen Dinge, die nun gleichsam mit den Augen des Malers gesehen werden: »Als ich bei meinem Schuster [Goethes Zimmerwirt in Dresden – Anm. d. Verf.] wieder eintrat, um das Mittagsmahl zu genießen, trauete ich meinen Augen kaum: denn ich glaubte ein Bild von Ostade vor mir zu sehen, so vollkommen, daß man es nur auf die Galerie hätte hängen dürfen. Stellung der Gegenstände, Licht, Schatten, bräunlicher Teint des Ganzen, magische Haltung, alles, was man in jenen Bildern bewundert, sah ich hier in der Wirklichkeit.« In reflektierender Rückschau fügt der Autobiograph hinzu: »Es war das erstemal, daß ich auf einen so hohen Grad die Gabe gewahr wurde, die ich nachher mit mehrerem Bewußtsein übte, die Natur nämlich mit den Augen dieses oder jenes Künstlers zu sehen, dessen Werken ich soeben eine besondere Aufmerksamkeit gewidmet hatte« (HA IX, S. 321). Tatsächlich finden sich in Goethes Schriften zahlreiche Belege für diese wechselseitige Überlagerung von Kunst- und Naturerfahrung. Die Gabe gleichsam projizierenden Sehens wertet Goethe darüber hinaus als Motivation eigener künstlerischer Betätigung.

Ostade begegnet erneut im Kontext der Farbenlehre. Goethe würdigt ihn im historischen Abriß des Traktats als großen Koloristen, dessen tonige Farbgebung eine »stille Harmonie« erzeuge (WA II/3, S. 100 f.). In dem 1820 verfaßten Nachwort zu Meyers Aufsatz *Transparent-Gemählde* heißt es entsprechend: »Das Zauberische in den Werken der großen Niederländer aus späterer Zeit entspringt, abgerechnet, was wohlverstandene Austheilung von Licht und Schatten beitragen mag, aus durchscheinender Klarheit der Tinten und jener über das Ganze verbreiteten, mildernden, ausgleichenden Farbe, welche der Ton genannt wird und allemal eine durchscheinende ist. Große Kunst haben in diesem Theil der Mahlerei Adrian von Ostade und David Teniers bewiesen, so auch Rembrandt ...« (WA I/53, S. 224 f.).

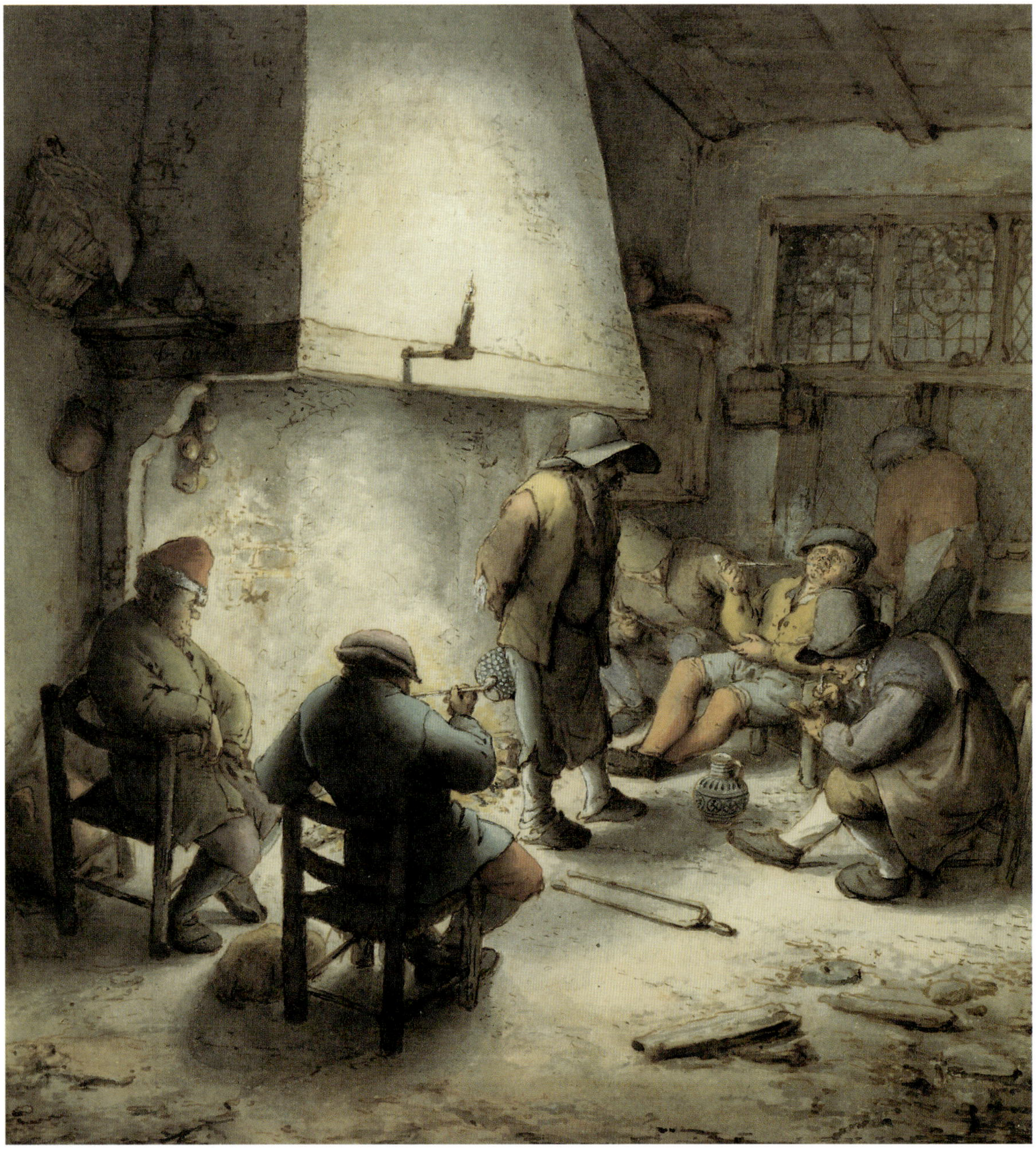

Jene unmittelbar die Sinne ansprechende Wirkung der Ostadeschen Bilder, die den jungen Goethe gefangennahm, empfindet noch der greise Kunstkenner und Sammler. Einen Stich nach Ostade kommentiert Goethe am 4. Februar 1829 gegenüber Eckermann wie folgt: »Es ist der Reiz der Sinnlichkeit (...) den keine Kunst entbehren kann und der in Gegenständen solcher Art in seiner ganzen Fülle herrscht. Bei Darstellungen höherer Richtung dagegen, wo der Künstler ins Ideelle geht, ist es schwer, daß die gehörige Sinnlichkeit mitgehe, und daß er nicht trocken und kalt werde« (MA XIX, S. 279). Zwar würde der alte Goethe Ostades Bildern sicherlich einen Mangel an ideellem Gehalt attestiert haben, dafür sichern sie dem Betrachter aber hohen sinnlichen Genuß. In interessanter, pointierender Wendung bezieht Goethe dieses Wesensmerkmal Ostadescher Kunstübung auf die eigene Lebenssituation: »Da können nun Jugend oder Alter günstig oder hinderlich sein, und der Künstler muß daher seine Jahre bedenken und danach seine Gegenstände wählen. Meine ›Iphigenie‹ und mein ›Tasso‹ sind mir gelungen, weil ich jung genug war, um mit meiner Sinnlichkeit das Ideelle des Stoffes durchdringen und beleben zu können. Jetzt in meinem Alter wären so ideelle Gegenstände nicht für mich geeignet, und ich tue vielmehr wohl, solche zu wählen, wo eine gewisse Sinnlichkeit bereits im Stoffe liegt« (MA XIX, S 289).

A.P.

nach **Nicolas Poussin**

Les Andelys 1594 – 1665 Rom

56–58 KUPFERSTICHE

Stiftung Weimarer Klassik, Museen

»Bey mir ist das Auge vorwaltend, und ich ergötze mich höchlich wenn mir gelingt, in Auctionen und von Kunsthändlern, irgend ein Kupfer, Radirung oder Zeichnung zu erlangen...« (WA IV/46, S. 285) schrieb Goethe im März 1830 an Zelter. Neben den anschauenden Genuß trat gleichberechtigt das Streben, die »Sammlung in Kunsthistorischem Sinne zu vervollständigen« (WA IV/29, S. 118). Entsprechend war Goethe daran gelegen, seiner Sammlung »belehrende Beispiele« (BA XVI, S. 301) einzuverleiben, »die (...) noch lange Zeit nach dem ersten Genuß genugsam zu denken geben« (WA IV/29, S. 118). Finanzielle Beschränkungen wie auch äußere Rahmenbedingungen beeinflußten die Sammlungstätigkeit; aktuelles Angebot und schwankende, geschmacksgebundene Nachfrage wirken als Regulativ. So wurde gerade die Vermehrung der französischen Sammlungsbestände von den Zeitläuften entscheidend begünstigt: Der Zusammenbruch des Napoleonischen Imperiums führte zu einer Baisse-Situation französischer Graphik im Kunsthandel, die Goethe – offensichtlich frei von den Vorurteilen seiner Zeitgenossen – zu nutzen wußte: »Aus der französischen Schule erhielt ich viele gute Blätter um den geringsten Preis. Die Nachbarnation war damals [um 1818] in dem Grade verhaßt, daß man ihr kein Verdienst zugestehen und so wenig irgend etwas, das von ihr herkäme, an seinen Besitz heranziehen mochte«. Es gelang »für ein Spottgeld bedeutende, sogar in der Kunst und Kunstgeschichte wohl gekannte« (BA XVI, S. 286f.) graphische Blätter und Zeichnungen zu erwerben, darunter im Jahr 1818 den in der Ausstellung gezeigten Kupferstich nach Poussins *Tod des Germanicus*. Inmitten der Hochstimmung günstiger und ein breites Spektrum abdeckender Ankäufe entschied Goethe 1817 hinsichtlich seiner Sammlungsziele definitiv, »auf Gemälde« zu »renunzieren« und »was uns, besonders von Kupfern, wohlfeil in die Hände läuft« (WA IV/28, S. 289 ff.) anzukaufen. Die Beschränkung auf Reproduktionsgraphik ermöglichte kunsthistorisch breitgefächerte, »überschauend[e]« (BA XIX, S. 209) Erwerbungen; der Verlust malerischer wie koloristischer Qualitäten wird für Goethe ganz offensichtlich durch die Möglichkeit, Komposition und Bilderfindung zahlreicher Werke kennenzulernen, aufgewogen. In Goethes Kunstbetrachtung gilt dem Gegenstand – im Hinblick auf Bildwürdigkeit und Darstellbarkeit – das hauptsächliche Augenmerk; dieser Beurteilung rein inhaltlicher Kriterien vermochten die druckgraphischen Blätter hervorragend zu genügen. Gerade das Interesse für die Bilderfindung und die formale Gestaltung prägte auch Goethes Poussin-Rezeption, weswegen ihm der Erwerb von Kupferstichen nach Gemälden des Künstlers besonders wichtig war (vgl. Femmel 1980, S. 25). Der Erwerb des Blattes *Der Tanz um das Goldene Kalb* 1820 fällt entsprechend in eine Zeit intensiver, besonders auf Poussin und Lorrain konzentrierter Sammlungstätigkeit (vgl. Femmel 1980, S. 11).

Poussin und Lorrain prägen gleichermaßen Goethes Ideal künstlerisch überhöhender Landschaftsauffassung, werden aber in ihrer stilistischen Haltung auch als Antipoden begriffen. Während Goethe zufolge in Lorrains Bildern »Zartheit« und die »Wirkung atmosphärischer Erscheinungen aufs Gemüt« zur Anschauung gelangen, ja sich hier »die Natur für ewig« erkläre, führen Poussin und Gaspard Dughet »sie ins Ernste, Hohe« (BA XX, S. 458): »Hier nun entstand auch die sogenannte heroische Landschaft, in welcher ein Menschengeschlecht zu hausen schien von wenigen Bedürfnissen und von großen Gesinnungen. Abwechselung von Feldern, Felsen und Wäldern, unterbrochenen Hügeln und steilen Bergen, Wohnungen ohne Bequemlichkeit, aber ernst und anständig, Türme und Befestigungen, ohne eigentlichen Kriegszustand auszudrücken, durchaus aber eine unnütze Welt, keine Spur von Feld- und Gartenbau, hie und da eine Schafherde, auf die älteste und einfachste Benutzung der Erdoberfläche hindeutend« (BA XX, S. 462). Die Rezeption der Poussinschen Landschaftsmalerei scheint – gemessen an der Häufigkeit der Erwähnung und schriftlichen Stellungnahme – die Beschäftigung mit den Historienbildern des Künstlers zu überwiegen; eine zusammenfassende Bewertung der szenischen Darstellungen fehlt. Inwieweit etwa Meyers durchweg kritische Beurteilung des *Germanicus* (vgl. Kat. 56) Goethes Haltung spiegelt oder gar voraussetzt, bleibt ungewiß. Angesichts der recht umfangreichen Bestände Poussinscher Historien in der eigenen Sammlung wie auch des »hohen Tones« der behandelten Gegenstände, der Goethes Geschmack gut entsprochen haben dürfte, ist sein Verzicht auf jegliche kunsttheoretische Auseinandersetzung erstaunlich. *A.P.*

Guillaume Chasteau
Orléans 1635 – 1638 Paris
nach

Nicolas Poussin

Les Andelys 1594 – 1665 Rom

56 DER TOD DES GERMANICUS

1663
40,0 x 53,0 cm
41,6 x 54,0 cm (Blatt)
bez. unten ›Claro ac Generoso Viro Gillio Reinardi, Guillielmus Castellus Chalcographus hanc tabellam, beneficij sui/non jmmemor de praecipitata morte Germanici Imperatoris a Nicolao Poussino Pictore expressam, dicat/vouetq[?] aere caelo sculpsit idem Castellus Aurelianensis Gallus. In septis hortorum Regis ad/Sequanam, jntra Vallum Portae Consultationis. Lutetiae Parisiorum iij°. Id. Nouemb. CIC.DCLXIII‹; Mitte ›...uta/Victoria cedit/um ...‹
Inv.Nr. Schuch. I 208, 135

Literatur: Andresen 1863, Nr. 327; Grautoff 1914/I, S. 74 f.; Grautoff 1914/II, Nr. 10; Friedlaender 1914, S. 112; Wildenstein 1957, Nr. 115; Blunt 1966, Nr. 156; Rosenberg 1973, S. 137 f.; Glikman 1974, Abb. 1; Femmel 1980, K 67(1)

Poussin malte den *Tod des Germanicus* (seit 1958 im Minneapolis Institute of Arts) 1627/28 in Rom für Kardinal Francesco Barberini. Das Gemälde spiegelt Poussins Auseinandersetzung mit Werken des römischen Barock, besonders mit jenen des Pietro da Cortona. Neueren Forschungen zufolge ergänzte eine Darstellung der Einnahme Jerusalems durch Titus das aus Tacitus' *Annalen II* geschöpfte Sujet (vgl. Oberhuber 1988, S. 155). Der 1663, also noch zu Lebzeiten Poussins entstandene Nachstich des Pariser Verlegers und Stechers Guillaume Chasteau basiert vermutlich auf einer in Paris aufbewahrten Kopie des Gemäldes (evtl. jener des Pierre Mignard), könnte aber auch einer in Rom vor dem Original angefertigten Zeichnung folgen (vgl. Julien Cain in: Wildenstein 1957, S. 7).

Goethe erwarb das Blatt aus einer J.A.G. Weigelschen Auktion in Leipzig vom 14. Mai 1818 für den Preis von 2 Groschen (Femmel 1980, S. 152). Das Blatt wurde Goethe nachweislich bereits 1809 von Bertuch angeboten; zu diesem Zeitpunkt verzichtete er allerdings zugunsten einiger italienischer Blätter auf den Erwerb. Möglicherweise besteht ein Zusammenhang zwischen dieser früheren Ablehnung und der negativen Beurteilung der Poussinschen Bilderfindung durch J.H. Meyer. 1799 hatte eine Aquatinta-Reproduktion der Chalkographischen Gesellschaft in Dessau von der Hand J.J. Freidhoffs Veranlassung zu einer kritischen Besprechung in den *Propyläen* gegeben (vgl. Femmel 1980, S. 153): »Dieses so berühmte Bild von Poussin erfüllt nur unvollkommener weise die strengeren Forderungen der Kunst. Nicht allein daß der Gegenstand an sich selbst nicht günstig ist, indem das Interesse desselben und seine Ursachen ohnmöglich zur Anschauung gebracht werden können und also das Bild ohne Erklärung unbedeutend bleiben muß; sondern der Künstler hat auch die Hauptmotive seiner Geschichte mehr politisch wichtig als menschlich und rührend gewählt. Die vielen Figuren der Krieger bringen ein unruhiges Getümmel in die ernste Szene und es scheint als ob man des Inhalts eben darum nicht kundig würde. (...) Oft bemerkt man in Poussins Werken Nachlässigkeit in der Anordnung der Theile und dieses ist auch hier der Fall. (...) Das Ganze hat das Ansehen einer pomphaften Theaterscene« (*Propyläen* II/1; zit. nach Femmel 1980, S. 245, Z 75). Meyer lastet dem Bild insbesondere mangelnde Klarheit in der Erzählung und ungenügende Affektschilderung an, kritisiert aber auch die Komposition. Sein Urteil war durchaus angetan, Goethes Mißfallen zu schüren, wurde doch gerade jene klare, sich selbst aussprechende Symbolik vermißt, die den Weimaranern als unerläßlich für eine qualitätvolle Historiendarstellung galt. Offenbar war der außerordentlich niedrige Preis des Blattes neben seiner kunsthistorischen Bedeutung 1818 ein wesentliches Argument für den Ankauf. Bereits im Januar des gleichen Jahres hatte Goethe in der »Leipziger Kunstlotterie« zu »schimpfliche[n] Preise[n]« (WA IV/29, S. 108 f.) zahlreiche französische Blätter erworben. In einem Brief an Voigt heißt es hierzu: »Ein Wagestück weitläufige Commissionen in eine Leipziger Kupferstichauction zu geben ist mir besonders geglückt: denn da mir nur darum zu thun ist meine Sammlung in Kunsthistorischem Sinne zu vervollständigen habe ich meistens nur solche Dinge bezeichnet die jetzt in Verachtung oder gar, wie die Studenten sagen in Verschiß sind...« (WA IV/29, S. 118). Auch »Document[e] gallischer Kunst-Nichtigkeit« (aus einem Brief an J.H. Meyer, 26. März 1818; WA IV/29, S. 108 f.) – etwa ein von Boucher radiertes Selbstbildnis Watteaus – gelangten dank der günstigen Gelegenheit in Goethes Sammlung. *A.P.*

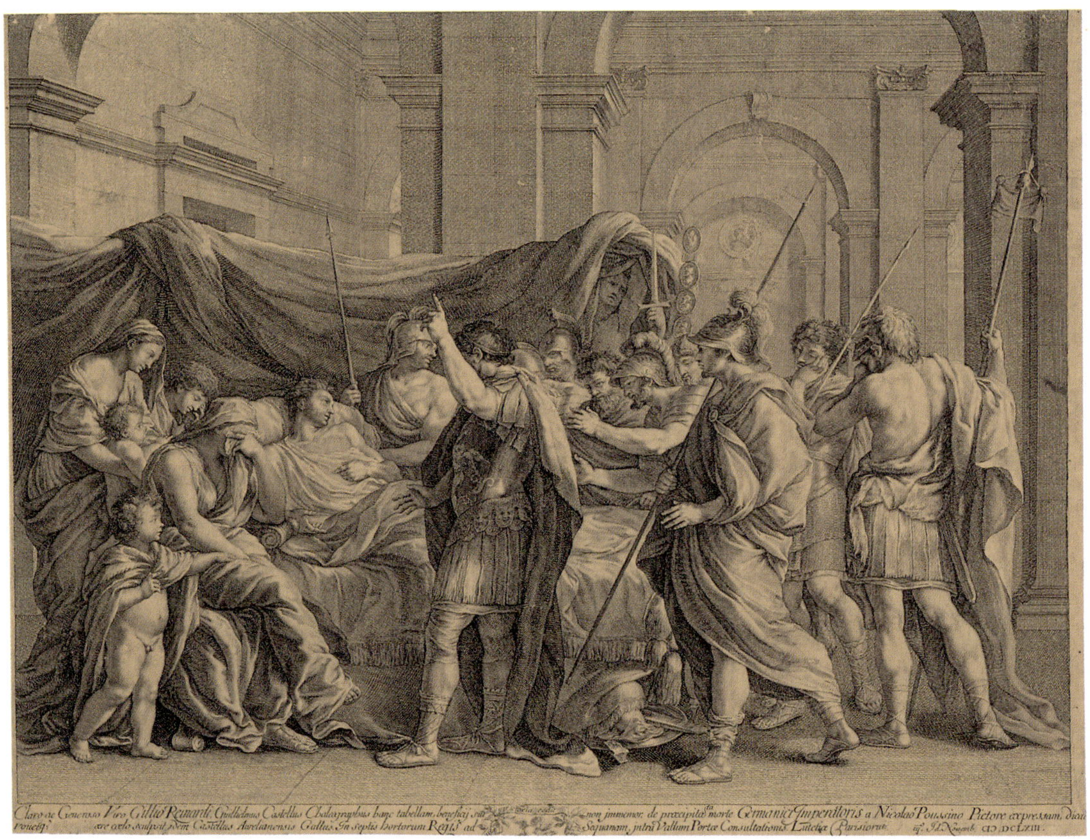

Jean Audran
Lyon 1667 – 1756 Paris
nach

Nicolas Poussin

Les Andelys 1594 – 1665 Rom

57 DER TANZ UM DAS GOLDENE KALB

50,5 x 71,0 cm
61,7 x 75,6 cm (Blatt)
Wasserzeichen: Lilienwappen
bez. unten ›N. Poussin pinxit. I. Audran excud.‹; französische und lateinische Zitierung aus Exod. 32 (2. Buch Mose)
Inv.Nr. Schuch. I 207, 127

Literatur: Andresen 1863, Nr. 68, 69; Friedlaender 1914, S. 114; Wildenstein 1957, Nr. 22; Blunt 1966, Nr. 26, Engravings 3; Femmel 1980, K 67(5)

Goethe erwarb das Blatt 1820 aus einer Nürnberger Auktion (vgl. Femmel 1980, S. 155). Als Agent fungierte J.L.S. Lechner, den Goethe am 8. August anhand des Auktionskataloges mit detaillierten Instruktionen versehen hatte: »Ew. Wohlgeboren übersende beygehend ein Verzeichniß der Kupferstiche, welche aus der Preisler-Zwingerischen Auction zu erhalten wünschte. Die Preise sind zwar beygeschrieben, allein es bleibt Ihnen unbenommen, nach Befinden der Abdrücke und sonst, etwas weiter zu gehen. Mögen Sie mir nach geendigter Auction die Rechnung senden (...). Bey dem Einpacken der Kupferblätter bitte um die beste Sorgfalt und Bemerkung der Kosten« (WA IV/33, S. 145 f.).

Das Blatt gibt eine um 1637–39 im Auftrag des Marchese di Voghera, Amadeo del Pozzo, entstandene Komposition wieder (seit 1945 in der National Gallery, London). Wildenstein (1957, S. 49 f.) verzeichnet unter dem entsprechenden Thema zwei Zustände eines Kupferstiches von Etienne Baudet, die in einigen Details sowie der Bildunterschrift von dem vorliegenden Blatt abweichen. Des weiteren wird die Existenz einer Graphik mit der Bezeichnung von Jean Audran vermutet (»Peut-être, un état différent de la gravure porte l'excudit de J. Audran.«), der nach Wildensteins Angaben mit dem gleichen Text wie die Baudet-Stiche versehen sein soll. Außerdem verweist Wildenstein auf eine anonyme Kopie mit lateinischer und französischer Zitierung der entsprechenden Bibelstelle. Anhand der zugänglichen Angaben ist die Zuordnung des in der Ausstellung gezeigten Blattes schwierig: Es trägt das Excudit von Audran, ohne aber den entsprechenden Text aufzuweisen. Die ausführlichen Bibelzitate entsprechen wiederum der bei Wildenstein erwähnten anonymen Kopie. Der vorliegende Kupferstich könnte demnach als Variante des Stiches von Audran gelten, an der sich dann wiederum der anonyme Kopist orientierte, oder es liegt ebenfalls eine Kopie vor, der durch die Beigabe des im Zusammenhang mit dem Gegenstand bekannten Stechernamens größere Seriosität verliehen werden sollte. *A.P.*

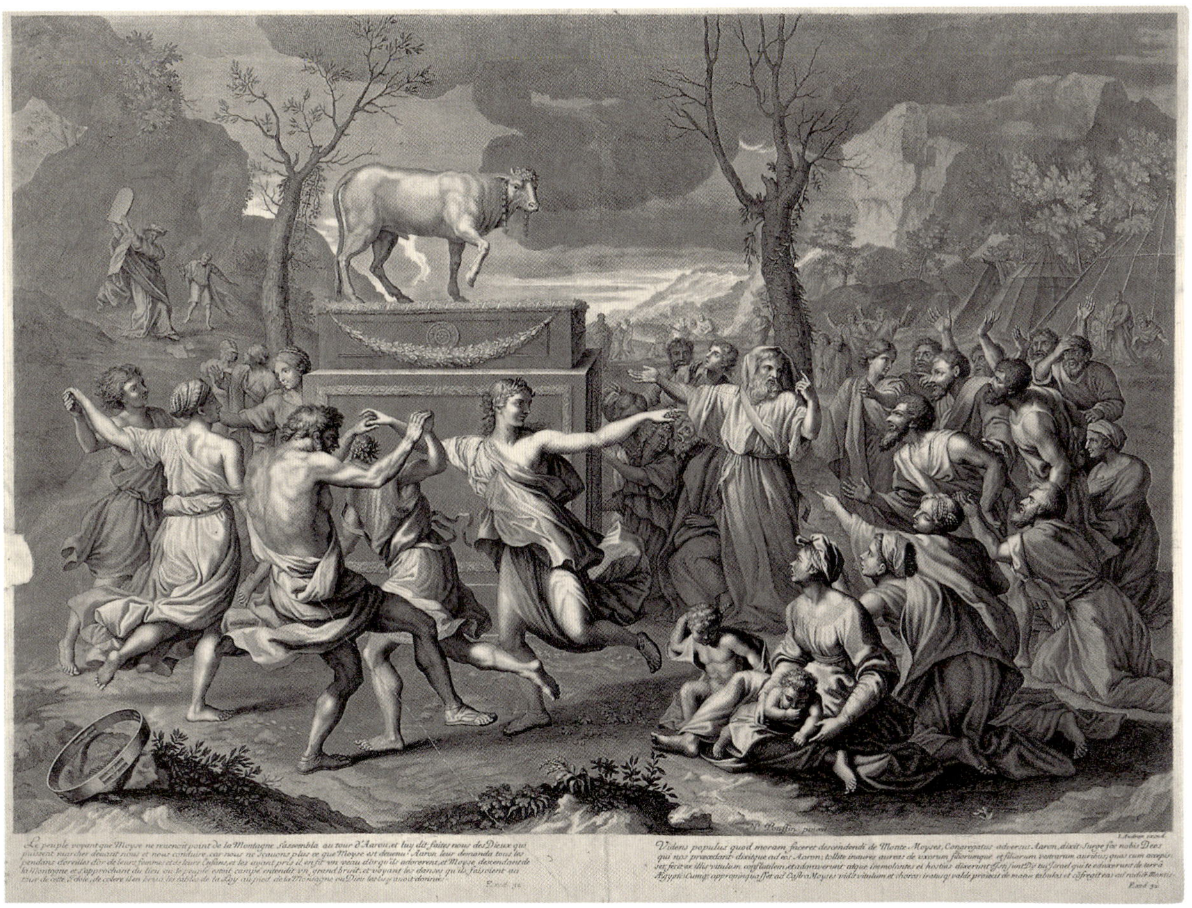

Etienne Baudet
Vineuil 1636(?) – 1711 Paris
nach

Nicolas Poussin

Les Andelys 1594 – 1665 Rom

58 PHOCIONS BEGRÄBNIS

1684
53,2 x 73,8 cm
57,2 x 76,5 cm (Blatt)
bez. unten ›N. Poussin Pinxit. P. Monier delineauit./a Paris Galeries du Louvre Steph. Baudet Sculpsit et execud. c. pri. Regis Christianissimi. 1684 A Paris./Se Vend aparis chez F. Chereau Graveur du Roy reu St. Jacques./aux 2. Pilliers dor A.P. du Roy‹; Mitte, beiderseits eines Lilienwappens ›Serenissimo Principi/Lud. Borbonio Condaeo./Phocionis Ducis Atheniensium virtutis per utramque/fortunam toties exploratae Imaginem. C.C. et D.D. St. Baudet.‹
Inv.Nr. Schuch. I 208, 136

Literatur: Andresen 1863, Nr. 446; Grautoff 1914/I, S. 254 f.; Grautoff 1914/II, S. 259; Friedlaender 1914, S. 119; Jamot 1922, S. 158 f.; Wildenstein 1957, Nr. 185; Blunt 1966, Nr. 173; Thuillier 1974, Nr. 155; Femmel 1980, K 67(17)

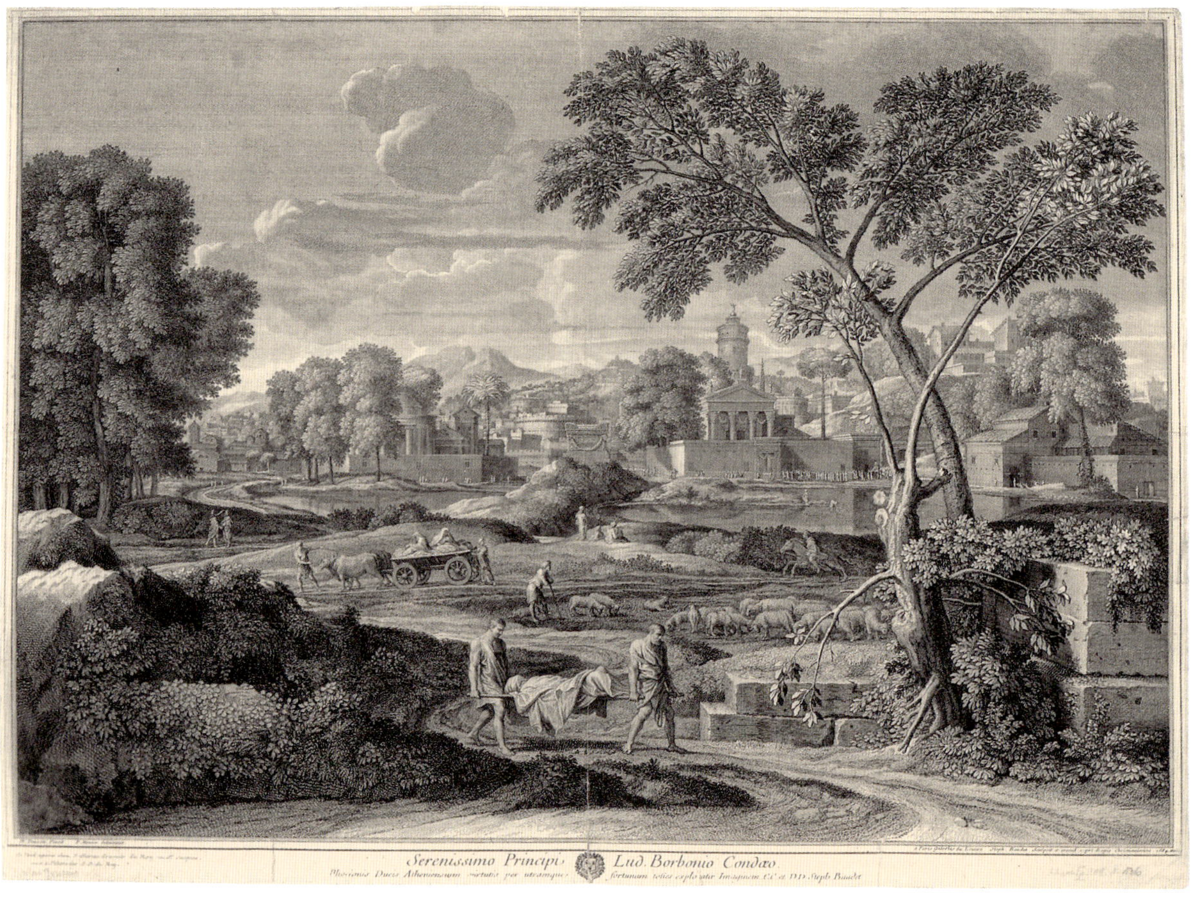

Der Stich folgt einem 1648 datierten Gemälde, das Poussin während seiner römischen Jahre im Auftrag des Lyoneser Kaufmanns Cerisier schuf (heute in englischem Privatbesitz). Die malerische wie die graphische Fassung werden durch ein Pendant ergänzt, das eine weitere Episode des Phocion-Sujets zeigt. Der entsprechende Kupferstich des Gegenstückes, *Die Witwe Phokions sammelt seine Asche* von Baudet befindet sich ebenfalls in Goethes Sammlung (vgl. Femmel 1980, Nr. K 67 [18]).

Die den Bildern zugrundeliegende, von mehreren antiken Autoren (Plutarch, Cornelius Nepos, Valerius Maximus, Diodorus Siculus) überlieferte Begebenheit wurde als mahnendes Exempel der Undankbarkeit eines Staates gegenüber verdienten Mitbürgern gewertet: Phocion, der als Heerführer sein Leben in den Dienst des attischen Stadtstaates gestellt hatte, wurde im Alter vor Gericht gestellt und zum Tod durch Gift verurteilt. Seinen Verwandten untersagte das Gericht, den Leichnam zu bestatten. Der in der Ausstellung vorgestellte Stich zeigt im Vordergrund einer weiten Landschaft zwei Sklaven, die den Toten aus der Stadt tragen. Unbeeindruckt von dem tragischen Geschehen nimmt die Feldarbeit ihren gewohnten Lauf, keiner der Bürger ehrt den Hingerichteten (vgl. Jamot 1921, S. 321 f.).

Der Stich gelangte allem Anschein nach schon vor 1796 in Goethes Besitz. In einem Brief an J.H. Meyer vom 22./25. Januar 1796 vermerkt Goethe den Besitz beider *Phocion*-Blätter. Anlaß zur Erwähnung gibt die Bitte an Meyer, den Erwerb weiterer qualitätvoller Stiche nach Poussin zu unterstützen: »Die acht großen Poussins wovon ich schon zwey besaß, habe ich durch die Aufmerksamkeit und Vorsorge der regierenden Herzogin aus der Frauenholzischen Auction bekommen; leider sind vier davon sehr ausgedruckt und vier aufgestochen, so daß man nur die Ideen davon noch sehen kann. Wenn Ihnen alte Abdrücke begegnen, so versäumen Sie ja nicht, sie einzukaufen (...) [es folgt ein Verzeichnis der gewünschten und bereits vorhandenen Blätter]« (zit. nach Femmel 1980, S. 220, Z 36). *A.P.*

Gaspard Dughet, gen. Poussin (zugeschrieben)
Rom 1615 - 1675 Rom

59 FLUSSLANDSCHAFT MIT BIZARREN BERGEN, AUF DEM JENSEITIGEN UFER ARCHITEKTUREN, IM VORDERGRUND HIRTEN MIT ZIEGEN; IN DER BLATTMITTE EINZELNES BÄUMCHEN

25,8 x 31,9 cm
Feder und Pinsel mit Bister auf blauem Papier
Stiftung Weimarer Klassik, Museen
Inv.Nr. Schuch. I 244, 115 I

Literatur: Femmel 1980, K 21(2)

Möglicherweise erwarb Goethe die Zeichnungen bereits während der Italienischen Reise. In Rom hatte er mehrfach – darunter am 27. Juni 1787 in Begleitung Jakob Philipp Hackerts – die Galleria Colonna besucht. Einen der wichtigsten Anziehungspunkte der Kunst- und Antikensammlung bildeten zwölf Temperagemälde Gaspard Dughets in der sogenannten Sala degli Scrigni, die durch stilistisch verwandte Werke von Poussin, Lorrain und Salvator Rosa zu einem furiosen Ensemble klassischer Landschaftsmalerei ergänzt wurden. Dughet tritt in Goethes Rezeption klassischer Landschaftsmalerei mehr oder minder gleichberechtigt Nicolas Poussin und Claude Lorrain an die Seite; im Kontext der entsprechenden kunsttheoretischen Fragmente wie auch in zahlreichen eher kursorischen schriftlichen Erwähnungen verschmelzen »die Poussins« dann geradezu zur Einheit. Kennzeichnend ist nach Goethes Einschätzung für beider Landschaftsbilder das »Ernste, Hohe, sogenannte Heroische« (HA XII, S. 218), während Claude Lorrain eine eher idyllisch-arkadische Naturauffassung vertrete. Goethes kunsthistorischem Entwicklungsschema zufolge begründen beide Künstler eine »fortgesetzte Schule, vielleicht die einzige, von der man sagen kann, daß der reine Begriff die Anschauung der Meister ohne merkliche Abnahme überliefert habe« (HA XII, S. 219).

A.P.

Erwerbsgeschichte und Zuweisung der beiden Landschaftszeichnungen sind bislang ungeklärt. Einen Hinweis auf die kunsthistorische Einordnung der Blätter durch Goethe gibt jedoch Schuchardts 1848 edierter Sammlungskatalog, in dem beide Blätter unter Dughets Namen figurieren. Da Schuchardt bereits zu Lebzeiten Goethes mit dem Ordnen und Inventarisieren der französischen Bestände begonnen hatte, reflektiert seine Zuschreibung in der Regel Befund und Wissensstand des Sammlers. Demgemäß ordnet auch Femmel die Blätter Dughet zu, referiert aber die von Marie-Nicole Boisclaire geäußerten Zweifel an der Eigenhändigkeit der Werke. Sie stellt deutliche Unterschiede zum zeichnerischen Duktus Dughets fest. Das vorliegende Blatt bewertet sie als spätere, das Vorbild leicht variierende zeichnerische Umsetzung eines der Dughetschen Gemälde im römischen Palazzo Colonna (vgl. Femmel 1980, S. 60 K 21 [2]).

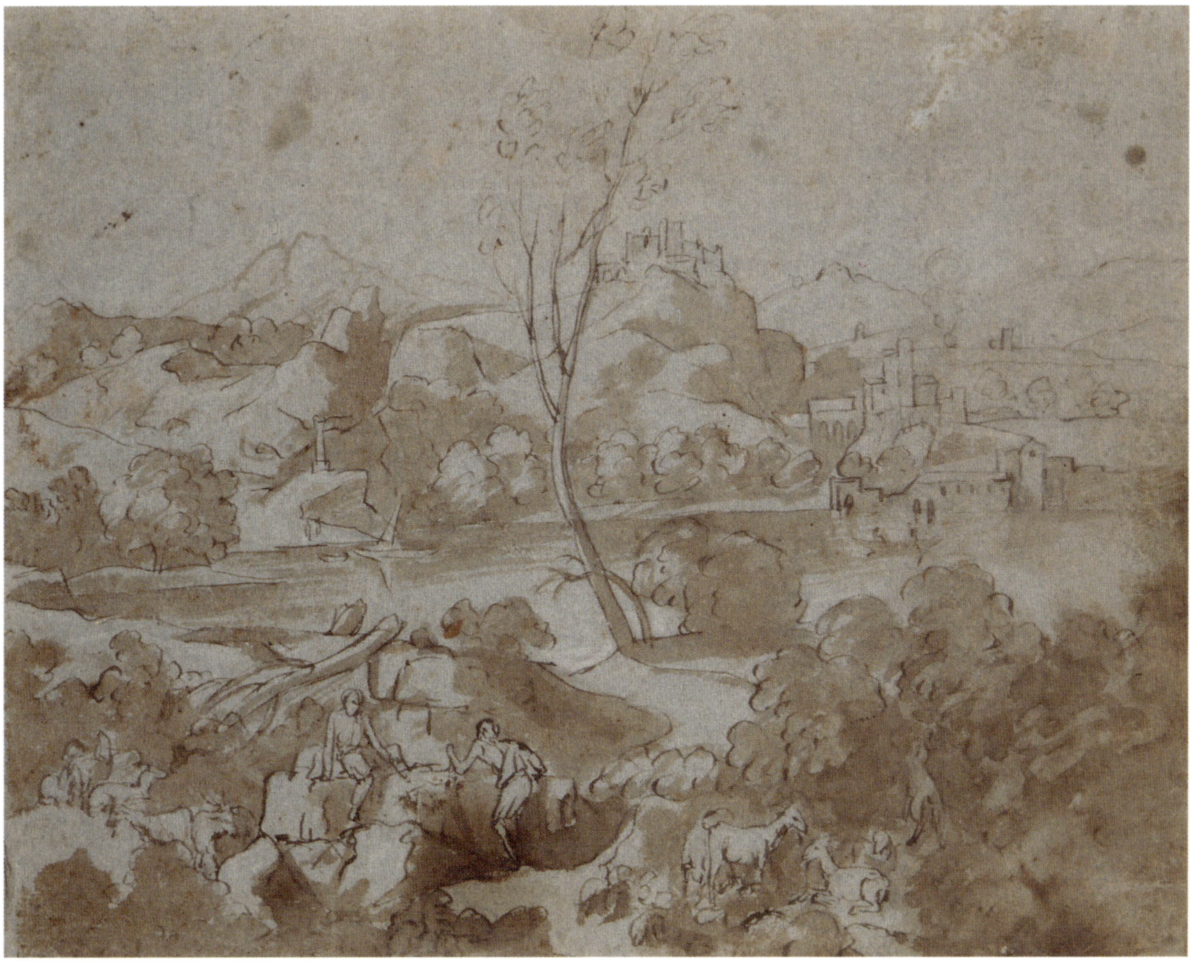

Gaspard Dughet, gen. Poussin (zugeschrieben)
Rom 1615 - 1675 Rom

60 FLUSSPARTIE MIT BADENDEN UNTER BÄUMEN, IM MITTELGRUND WEITERE STAFFAGEFIGUREN UNTER EINER BAUMGRUPPE, GEGEN DEN HINTERGRUND BERGIG-ANSTEIGENDES UFER

Feder und Pinsel mit Bister auf blauem Papier
25,1 x 32,1 cm
Stiftung Weimarer Klassik, Museen
Inv.Nr. Schuch. I 244, 115 II

Literatur: Femmel 1980, K 21(3)

Goethes kunsthistorische Würdigung Dughets stand dank seiner umfangreichen Sammlungsbestände auf breiter Basis. Nicht weniger als 38 Stiche nach Werken des Künstlers sowie vier ihm zugeschriebene Zeichnungen hatte Goethe zur Hand, darunter eine Folge von Kupferstichen nach dem sakralen Landschaftszyklus in der römischen Kirche SS. Silvestro e Martino ai Monti, der als ein Hauptwerk Dughets gilt. Ungeachtet der zweifelhaften Zuschreibung vermögen die beiden in der Ausstellung gezeigten Blätter exemplarisch jenen idealisierenden Naturbezug zu veranschaulichen, den Goethe gegen die Bestrebungen der Zeitgenossen verfocht. Wenn er auch die Tendenz hin zur »Porträtlandschaft« für letztlich unaufhaltsam hielt, fand sie doch nie seine volle Billigung. Nicht in der Schilderung eines Prospektes erfüllte sich nach Goethes Auffassung Wesen und Bestimmung der Landschaftsmalerei, das Gemälde hatte vielmehr eine idealtypische, gebaute Szenerie zu zeigen, in der gleichsam die Natur an sich bildhafte Gestalt erlangen konnte. Dieser verdichtete Formenkanon klassischer Landschaftsmalerei war durchaus für variable Kontexte verfügbar, ja er stand sogar dem Prospektmaler zu Gebote, wollte dieser über einen ungünstigen Zug der zu schildernden Aussicht hinwegtäuschen. Fast spielerisch gelingt dies während der Italienischen Reise: »Kniep hatte eine recht bedeutende Ferne umrissen, weil aber der Mittel- und Vordergrund gar zu abscheulich war, setzte er, geschmackvoll scherzend, ein poussinisches [es kann hier Poussin wie auch Dughet gemeint sein – Anm. d. Verf.] Vorderteil daran, welches ihm nichts kostete und das Blatt zu einem ganz hübschen Bildchen machte. Wie viel malerische Reisen mögen dergleichen Halbwahrheiten enthalten« (MA XV, S. 354). Die Ideallandschaft bildet ein in sich geschlossenes Ganzes, in dem die Zufälligkeit des Ausschnitts ebenso aufgehoben ist wie die der Naturformen. Die Bildelemente werden nicht analog eines visuellen Eindrucks, sondern auf der Grundlage struktureller Erfordernisse angeordnet; die Komposition zielt auf eine rhythmisch-harmonische Durchformung der Bildfläche ab. Kontraste dienen einer spannungsvollen Verflechtung der Einzelphänomene, die ihrerseits innerhalb der durchkomponierten, im Idealfall aber vom Betrachter als lebendig und organisch empfundenen Bilderfindung gleichnishafte Bedeutung annehmen. Jedes ins Bild gebannte Landschaftsdetail vertritt symbolisch eine bestimmte Naturerscheinung. Im begrenzten Bildraum erscheint zumeist eine Art Weltlandschaft, die eine Reihe jener grundlegenden Ausprägungsformen der Natur wie Gebirge und Ebene, Fluß, See und Meer, Bäume, Wiesen und kahle Erde, Gebäude, Wege und kreatürliche Formen vereint (vgl. Kat. Düsseldorf 1981, S. 9ff.). Auch in der flüchtigen Skizze kann eine solche, gleichsam allumfassende Ideallandschaft präsentiert werden. Die beiden in der Ausstellung gezeigten Blätter sind mithin nicht als Notate eines flüchtigen, zufälligen Natureindrucks zu lesen, sondern als sorgfältig gebaute, durchdachte Kompositionen. Ihren Reiz und Zauber beziehen die Blätter aber gerade aus der scheinbaren Natürlichkeit ihres Aufbaus; kunstvoll werden die zugrundeliegenden Ordnungsprinzipien verschleiert. Die freie, lavierende Zeichentechnik unterstützt diese Wirkung; Licht und Schatten scheinen mit den nur unscharf konturierten Formen zu spielen, sie zu bestimmen, ja ihre eigentliche Substanz auszumachen. *A.P.*

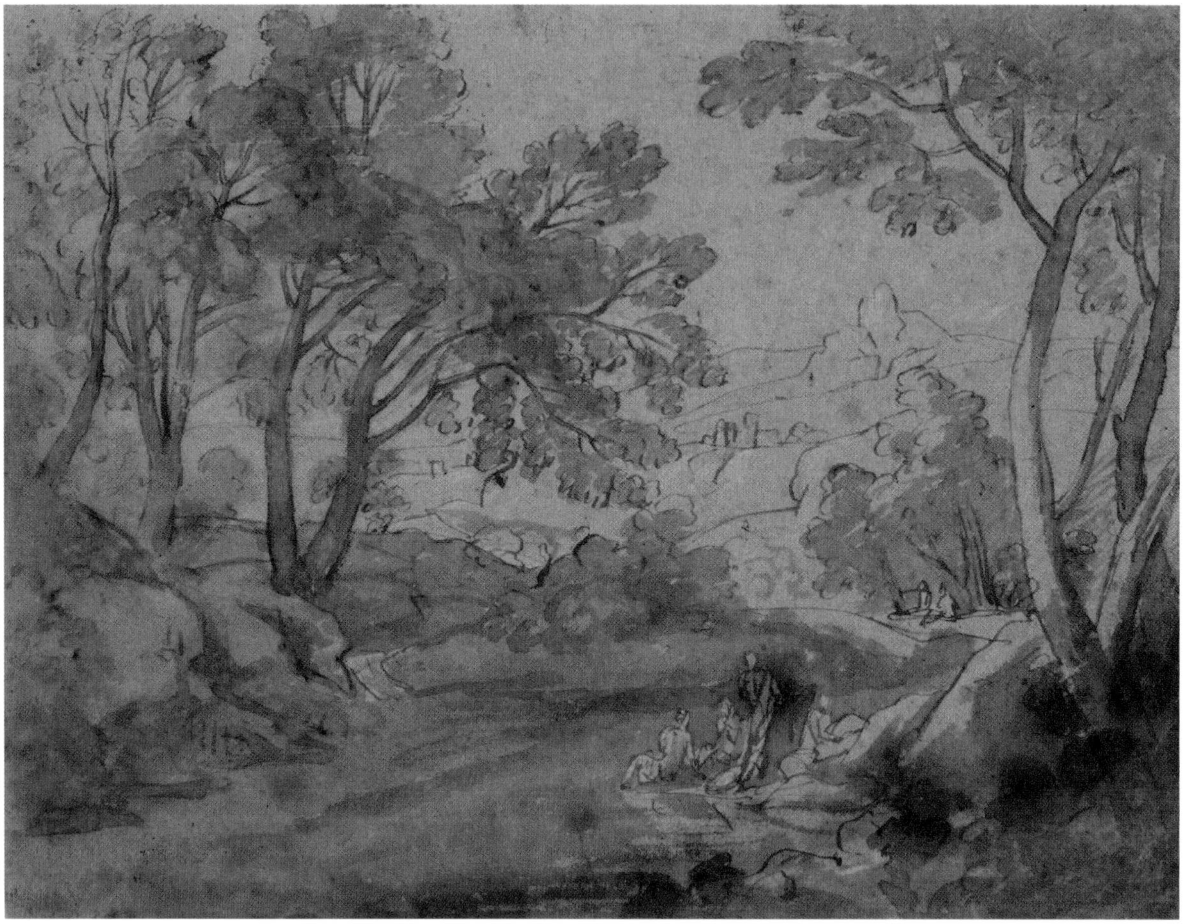

Claude Gellée, gen. Lorrain

Chamagne 1600 – 1682 Rom

61–67 RADIERUNGEN

Stiftung Weimarer Klassik, Museen

Wie zahlreiche nordische Landschaftsmaler und einige italienische Zeitgenossen schuf auch Claude Lorrain zu Beginn seiner Karriere eine Reihe von Radierungen, um sich einem breiteren Publikum bekannt zu machen. Das heute faßbare graphische Œuvre Lorrains umfaßt 43 Blätter (daneben noch zwei Probedrucke), von denen 38 aus den dreißiger Jahren und die übrigen von 1651/52 und 1662/63 stammen. 13 kleinformatige, 1637 als Auftragsarbeiten entstandene Illustrationen (die ein 1637 vom spanischen Botschafter in Rom veranstaltetes Feuerwerk zeigen) bilden dabei eine motivisch irrelevante Sondergruppe. Etwa die Hälfte der verbleibenden Landschaftsdarstellungen sind seitenverkehrte Kopien nach eigenen Gemälden. Stilistisch lassen sich besonders die frühen Radierungen in die Nachfolge Adam Elsheimers einordnen; ferner zeigen sich Anklänge an zeitgleich entstandene Graphiken holländischer Stecher wie B. Breenbergh und H. v. Swanevelt (vgl. Kat. München 1983, S. 146).

Die in der Ausstellung gezeigten Blätter gelangten bereits während der Italienischen Reise in Goethes Besitz. »Rath Reiffenstein hat mir neulich ein Geschenk gemacht, das wertheste Gastgeschenk das er mir zum Abschied hätte geben können: Original-Radirungen von Claude Lorrain. Sie sind unschätzbar wie alles von seiner Hand. Diese und noch manche Zeugniße bringe ich mit daß ich im Paradiese war«, schrieb Goethe im März 1788 aus Rom an Herzog Carl August (WA IV/8, S. 361). Insgesamt umfaßte die großzügige Schenkung des gothaischen Hofrates 22 Radierungen (Femmel 1980, S. 73 ff.; Margarete Oppel in: Kat. Zürich 1989/90, S. 98), womit Goethe einen wesentlichen Teil des graphischen Gesamtoeuvres von Lorrain sein eigen nennen konnte. Unabhängig davon bemühte er sich bis ins hohe Alter, Reproduktionsgraphik nach Gemälden des Künstlers zu erwerben (Femmel 1980, S. 9 ff.; Margarete Oppel in: Kat. Zürich 1989/90, S. 98); aber auch Dubletten der bereits vorhandenen Radierungen gelangten in die Sammlung. Das 1788 überreichte Konvolut bildete aber offensichtlich den Kern der Lorrain-Bestände, deren Betrachtung durch persönliche Aufzeichnungen und das Zeugnis von Bekannten und Freunden vielfach überliefert ist (vgl. die bei Femmel 1980 zusammengetragenen Zeugnisse). Die graphischen Blätter dienten der Erinnerung an die recht zahlreichen Gemälde, die Goethe während seiner Reisen im Original gesehen hatte, wie auch dem Studium von Kompositionen, zu denen der direkte Zugang versperrt geblieben war. Mit dem anschauenden Genuß verband sich für Goethe dabei das Streben nach Belehrung; in der wiederholt überlieferten vergleichenden Betrachtung graphischer Werke wird ein stark kunsthistorisch motiviertes Erkenntnisinteresse offenbar. Im Zusammenhang mit den gattungsgeschichtlich orientierten Entwurfsarbeiten über *Landschaftliche Malerei* kommt gerade den Lorrain-Blättern besondere Bedeutung zu; sie exemplifizieren Goethes Idealvorstellungen und werden damit in der thematisch gebundenen Durchsicht der Sammlungsbestände gleichsam zur Meßlatte für die in anderen Werken erreichte Entwicklungsstufe. Auch in stilistischer Hinsicht gilt der Künstler Goethe als Zielpunkt einer über Jahrhunderte sich erstreckenden allmählichen Vervollkommnung der künstlerischen Mittel in der Landschaftsmalerei. Von Eckermann während der gemeinsamen Betrachtung von Graphiken nach Lorrains Lehrern und Vorbildern befragt, nennt Goethe »Antonio Tasso« (richtig: Agostino Tassi) und »Paul Brill (...) dessen Schule und Maximen sein eigentliches Fundament ausmachten und in ihm gewissermaßen zur Blüthe kamen; denn dasjenige was bey diesen Meistern noch ernst und strenge erscheint, hat sich bey Claude Lorrain zur heitersten Anmuth und lieblichsten Freyheit entfaltet. Über ihn konnte man nun weiter nicht hinaus« (MA XIX, S. 331). *A.P.*

61 DER TANZ UNTER DEN BÄUMEN

13,4 x 19,3 cm
13,7 x 19,7 cm (Blatt)
Inv.Nr. Schuch. I 202, 75

Literatur: Friedlaender 1921, S. 135; Femmel 1980, K 25(17); Kat. Zürich 1989/90, Nr. 153, S. 98 f.

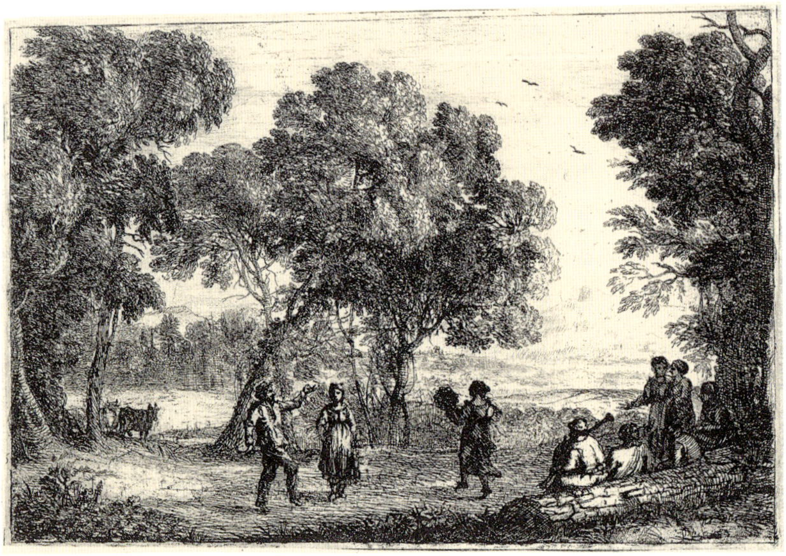

Die vorliegende Komposition ist in Goethes Sammlung zusätzlich durch eine qualitativ schlechtere Dublette sowie in Form zweier einander entsprechender Varianten vertreten. Während Femmel zufolge (Femmel 1980, S. 78) eines der in Einzelmotiven abweichenden wie auch die in der Ausstellung präsente Radierung aus Reiffensteins Schenkung stammen, können die beiden übrigen Blätter nur als Ankauf oder spätere Präsente in die Sammlung gelangt sein. Möglicherweise spricht der reiche Bestand für Goethes Wertschätzung der Bilderfindung. Tatsächlich mußte der bukolische Charakter des Blattes Goethes Vorlieben besonders entgegenkommen, gelangt doch im »Heitern, Anmutigen und Lieblichen« (zit. nach Femmel 1980, S. 328, Z 270) des Blattes beispielhaft Goethes von antiker Kunst und Literatur genährte Utopie eines harmonischen Ausgleiches zwischen Mensch und Natur zur Anschauung. Jene auch von ihm selbst empfundene natürliche Harmonie und Serenität der italienischen Landschaft, die dem Maler als alltäglicher Erfahrungsraum zu Gebote stand, galt nach Goethes Ansicht als beste Voraussetzung zur Realisierung des Kunstschönen.

A.P.

62 PASTORALLANDSCHAFT MIT LÄNDLICHEM TANZ AM WASSER

12,5 x 19,3 cm
13,5 x 20,3 cm (Blatt)
Inv.Nr. Schuch. I 201, 69

Literatur: Friedlaender 1921, S. 134; Blum 1923, Nr. 19; Roethlisberger 1961/I, S. 473, Nr. 210; Femmel 1980, K 25(19)

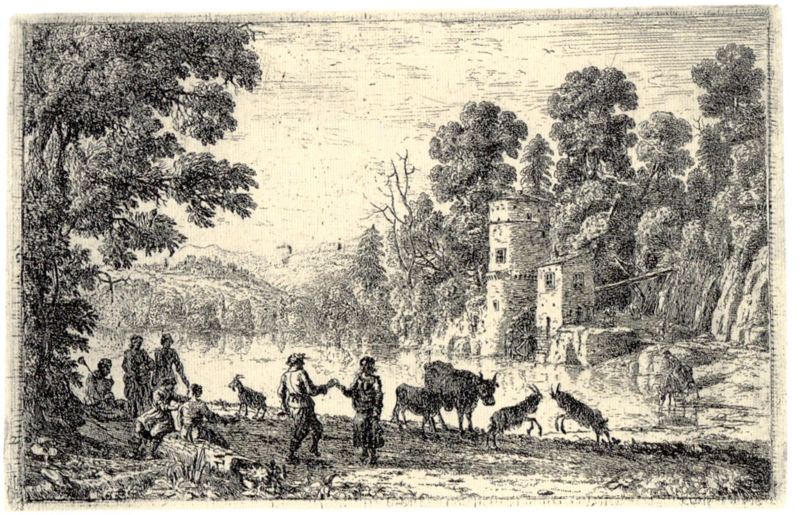

Das Motiv der tanzenden Landleute wie auch die Bildanlage ermöglichen eine Datierung der Radierung und des motivgleichen Gemäldes (New York, Sammlung E. Kaufmann) in die Zeit um 1638. Die relativ nahsichtige Komposition wie auch die Abgeschlossenheit des Bildraumes können zusammen mit der Betonung pittoresker Motive als stilistische Charakteristika dieser Werkphase gelten.

In Goethes Sammlung ist eine Dublette der Radierung vorhanden. Obwohl er das durch Reiffenstein überreichte Konvolut ganz offensichtlich zeit seines Lebens besonders schätzte, verfolgte er dennoch zuweilen die Spur motivgleicher Blätter auf dem deutschen Kunstmarkt. In einem Brief an den Leipziger Kunsthändler Weigel heißt es entsprechend: »Die Bemerkung wegen der Claude's ist ganz richtig. Ich besitze die ganze Sammlung in alten trefflichen Abdrücken, wie ich sie noch mit aus Italien gebracht, deshalb war ich neugierig zu sehen, was sich in Deutschland vorfinden möchte? Und da ist es denn, wie Sie sagen: die Platten sind von verschiedener Güte, auch wohl in Schattenpartien aufgefrischt; deshalb denn geringe Preise. Meine ersten Blätter haben hierdurch an Werth gewonnen« (WA IV/33, S. 236).

A.P.

63 PASTORALLANDSCHAFT MIT RINDER- UND ZIEGENHERDE IM VORDERGRUND

12,0 x 17,7 cm
18,2 x 18,3 cm (Blatt)
bez. links ›12‹
Inv.Nr. Schuch. I 202, 83

Literatur: Friedlaender 1921, S. 129; Blum 1923, Nr. 15; Roethlisberger 1961/I, S. 139, LV 20; Femmel 1980, K 25(15); Kat. Zürich 1989/90, Nr. 155

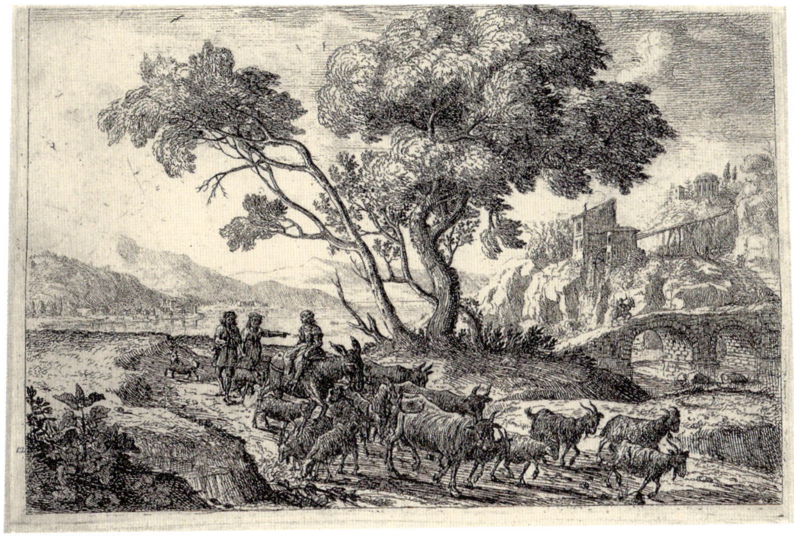

Die Radierung basiert nach Roethlisberger (1961/I, S. 138 f.) auf einer Zeichnung im *Liber veritatis*, während das um 1637 entstandene Gemälde im North Carolina Museum of Art, Raleigh, gegenüber den zeitlich früheren Blättern eine Variante darstellt. Die besondere Wertschätzung des Lorrainschen Zeichnungskonvolutes wird in der gemeinsamen Betrachtung mit Eckermann am 13. April 1829 deutlich: »›Die Sammlung‹, sagte Goethe, ›führt den Titel: Liber veritatis, sie könnte eben so gut liber naturae et artis heißen, denn es findet sich hier die Natur und Kunst auf der höchsten Stufe und im schönsten Bunde‹« (MA XIX, S. 331). *A.P.*

64 EINE RINDERHERDE AN DER FURT EINES FLUSSES, WÄHREND DER HIRT, IM BAUMSCHATTEN SITZEND, AUF EINEM BLASINSTRUMENT SPIELT

1636
12,5 x 19,1 cm
13,2 x 20,0 cm (Blatt)
bez. unten rechts ›Claudius in et F Romae 1636 + 38 F. Cl [unleserlich]‹; links am Rand ›4‹
Wasserzeichen: Lilienwappen
Inv.Nr. Schuch. I 202, 73

Literatur: Friedlaender 1921, S. 132; Blum 1923, Nr. 18; Roethlisberger 1961/I, S. 237, LV 85; Femmel 1980, K 25(13)

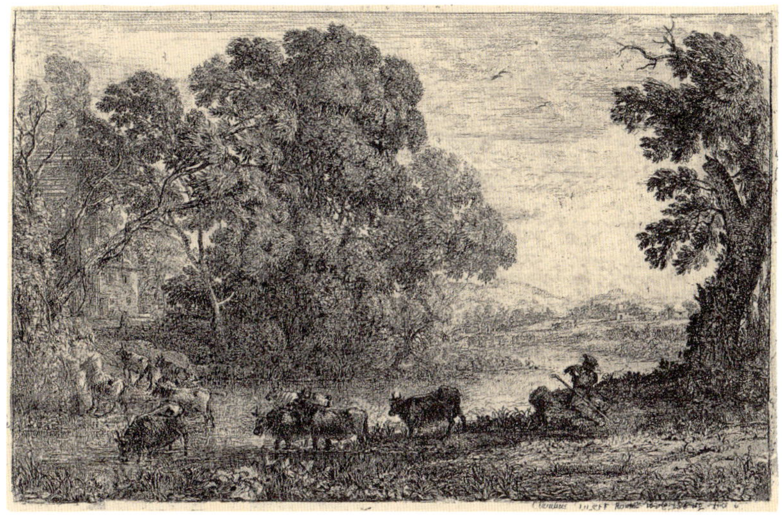

Neben der Radierung geben eine zum *Liber veritatis* gehörige Zeichnung sowie ein Gemälde im Prado, Madrid, die Komposition wieder. In diesem Falle bezieht sich die Radierung jedoch nicht auf ein bereits existierendes Werk, vielmehr basieren nach Roethlisberger (1961/I, S. 237) die zeichnerische wie die malerische Umsetzung auf der 1636 entstandenen Radierung. Die Bilderfindung war Goethe nur in Gestalt graphischer Blätter – der vorliegenden Ätzzeichnung wie der von Richard Earlom radierten Reproduktion im *Liber* der herzoglichen Bibliothek – zugänglich. *A.P.*

65 LANDSCHAFT MIT HIRTEN IN DER FURT UND ZWEI MÄDCHEN. IM HINTERGRUND EINE EINBOGIGE BRÜCKE

10,4 x 17,2 cm
10,8 x 17,4 cm (Blatt)
Inv.Nr. Schuch. I 201, 67

Literatur: Friedlaender 1921, S. 119 f.; Blum 1923, Nr. 8; Femmel 1980, K 25(9); Russel 1982, Nr. 18; Kat. München 1983, Nr. 84

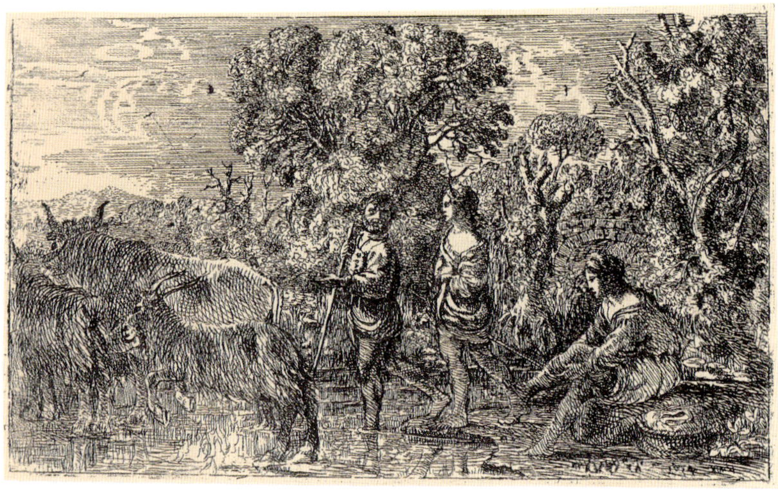

Keine andere Radierung Lorrains ist räumlich so eng begrenzt wie diese friesartig angelegte Szenerie. Durch die optische Engführung kommt den außergewöhnlich nahsichtigen Figuren überraschendes Gewicht zu; sie rücken hier von der Staffage zum eigentlichen Inhalt des Bildes auf, während den Landschaftselementen eher rahmende Funktion zugewiesen wird. Der zeichnerische Stil mit eng gekräuselten und schraffierten Strichen erschwert die Lesbarkeit der Darstellung. Vergleichbare Hirtenmotive erscheinen in Lorrains frühen Pastoralen und im Album der Tierskizzen. Wiederholt wurde für dieses Blatt auf das Vorbild Elsheimers verwiesen (Russel 1982, Nr. 18; Kat. München 1983, S. 147). *A.P.*

66 SEEHAFEN BEI AUFGEHENDER SONNE, LINKS NACHBILDUNG DES TITUSBOGENS VOM FORUM ROMANUM

1634
12,5 x 19,4 cm
13,0 x 20,0 cm (Blatt)
bez. unten ›Claudius (...) Claudius (...) [unleserlich] et F. Romae sup. licentia‹; auf einer Planke am Ufer ›CL. I.‹
Wasserzeichen: Lamm mit Fahne in Kreis und Initial A darüber
Inv.Nr. Schuch. I 202, 82

Literatur: Friedlaender 1921, S. 139, Abb. S. 138; Blum 1923, Nr. 10; Roethlisberger 1961/I, S. 103, LV 5; Glikmann 1974, Abb. 40; Femmel 1980, K 25(11)

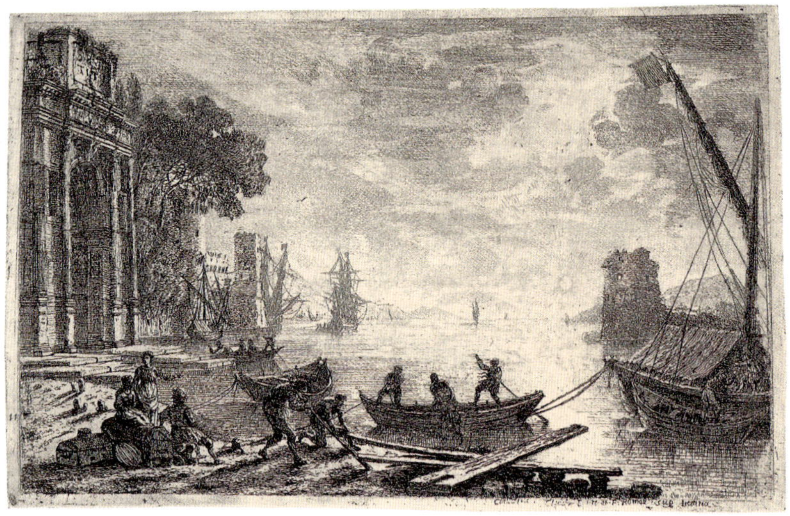

Von dieser ebenfalls im *Liber veritatis* vertretenen Komposition sind zwei eigenhändige malerische Fassungen (St. Petersburg, Ermitage Museum; München, Alte Pinakothek) sowie eine Reihe von Kopien bekannt. Eine dieser alten Repliken sah Goethe allem Anschein nach 1797 in der Stuttgarter Sammlung des Württembergischen Legationsrates C. Abel; seine kurze Beschreibung des Gemäldes lieferte Roethlisberger (1961/I, S. 105, Nr. 4) den Hinweis auf die Existenz der heute verschollenen Bildwiederholung. Unter dem 2. September 1797 vermerkte Goethe in seinem Tagebuch: »Nach Tische ging ich zu dem preußischen Gesandten von Madeweiß, (...). Man zeigte mir ein paar fürtreffliche Gemählde, die dem Legationsrath Abel gehören. Eine Schlacht von Wouvermann. (...) Das andere Bild ist ein Claude von Mittelgröße und besonderer Schönheit, ein Sonnenuntergang, den er auch selbst radirt hat. Es ist fast keine Vegetation auf dem Bilde, sondern nur Architectur, Schiffe, Meer und Himmel« (WA III/2, S. 119). Vorbereitet durch die Kenntnis der in seiner Sammlung vorhandenen Radierung vermochte Goethe die Lorrainsche Bilderfindung unmittelbar zu identifizieren. Zwar hielt er das Gemälde fälschlicherweise für eigenhändig, sein Bildgedächtnis wie die sichere Zuweisung sind aber dennoch beeindruckend. Das radierte Blatt wie das Gemälde mögen auch Goethes antiquarisches Interesse angesprochen haben, da der im Bild dargestellte Triumphbogen als relativ getreue Wiedergabe des Titusbogens auf dem römischen Forum gelten kann (vgl. Roethlisberger 1961/I, S. 102). Vielleicht machte für Goethe gerade die Einbindung des aus Rom bekannten Architekturmotivs in eine phantastisch-idealisierende Szenerie den Reiz der Bilderfindung aus. *A.P.*

67 FLUCHT NACH ÄGYPTEN

10,1 x 16,8 cm
10,9 x 17,7 cm (Blatt)
bez. ›Clau‹
Wasserzeichen: Lilie im Kreis
Inv.Nr. Schuch. I 201, 66

Literatur: Friedlaender 1921, S. 127, Abb. S. 128; Roethlisberger 1961/I, S. 200, LV 60; Femmel 1980, K 25(5)

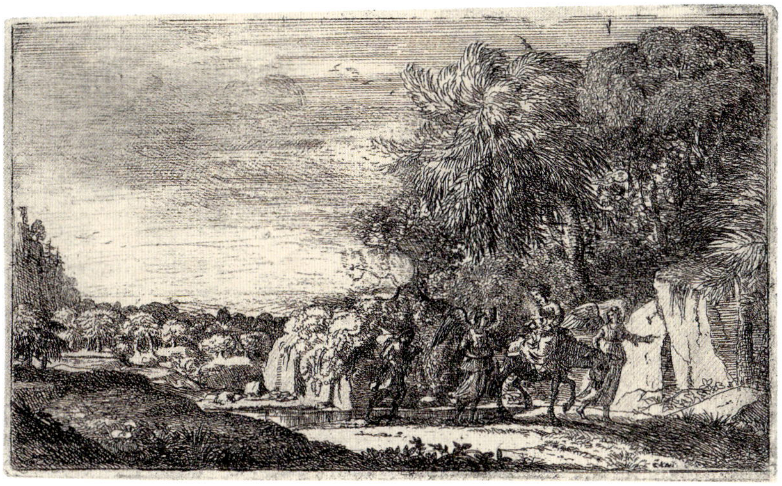

Ein motivisch entsprechendes Gemälde ist nicht bekannt, jedoch zeigen eine dem *Liber veritatis* eingebundene Zeichnung (heute im British Museum, London) sowie ein heute im Ashmolean Museum, Oxford aufbewahrtes Blatt die gleiche Bildanlage (Roethlisberger 1961/I, S. 200). Das *Liber* – eine von Lorrain seit 1636 angelegte Sammlung von Zeichnungen nach der Mehrzahl seiner Gemälde und Graphiken, die wohl dem eigenen Überblick wie dem Schutz vor Fälschungen diente – lag Goethe 1829 in graphischer Reproduktion vor; hier wird er der ihm bereits bekannten Komposition erneut begegnet sein. Zudem bestand die Möglichkeit zum Vergleich mit vier ebenfalls enthaltenen Varianten des Themas *Flucht nach Ägypten.* A.P.

Jean-Antoine Watteau

Valenciennes 1684 – 1721 Nogent-sur-Marne

68 TÄNZER UND TÄNZERIN

um 1718
Rötel, schwarze und weiße Kreide
26,9 x 22,9 cm
bez. unten links ›Watteau‹
am Rand letzter Buchstabe von Goethes Sammlerstempel [GOETHE]
Rückseite: Hausfassade, darüber mit Bleistift ›Auberge Watteau‹
Stiftung Weimarer Klassik, Museen
Inv.Nr. Schuch. I 322, 1015

Literatur: Martin 1962/IV, 2, S. 40; Parker/Matthey 1957/58/II, S. 309, 545; Mathey 1959; Ferré u.a. 1972/I, S. 77, Nr. 55; Femmel 1980, K 81(1); Kat. Washington/Paris/Berlin 1984/85, S. 338 f., Abb. 6 (Detail); Kat. Zürich 1989/90, Nr. 160, S. 100 f.

Anmut und Eleganz der Watteauschen Zeichnungen nahmen bereits die Zeitgenossen des Künstlers gefangen; die Blätter galten als eigenständige und gesuchte Sammelobjekte. Einen Beweis für die außerordentliche Wertschätzung des zeichnerischen Oeuvres liefern die von Jean de Jullienne zusammengestellten *Figures de différents caractères, de paysages, et d'études dessinées* (...), ein zweibändiges Kompendium mit Radierungen nach 351 Studien Watteaus, das 1726 bzw. 1728 veröffentlicht wurde. Unter der Nummer 74 erscheint hier auch, von B. Audran radiert, die *Tänzerin*. Die Figurenstudie ist ein Beispiel der »trois crayon«-Technik des Künstlers, jener Mischung aus Rötelzeichnung, schwarzer und weißer Kreide also, die Watteau zur stärkeren Akzentuierung einiger Blätter einsetzte. Entsprechend seiner Gewohnheit, bestimmte Partien der Studienblätter in Gemälde zu übernehmen, verwandte Watteau die weibliche Gestalt in seinen *Fêtes vénitiennes*. Eine Variation derselben Figur wurde verschiedentlich in dem Gemälde *L'amour au théâtre françois* vermutet (Parker/Mathey 1957/58/II, S. 309; Mathey 1959; Femmel 1980, S. 181).

Wann das Blatt, dessen Herkunft aus der Sammlung Ch. Eggimann erwiesen ist (Parker/Mathey 1957/58/II, S. 309), in Goethes Besitz gelangte, kann nicht mit Sicherheit entschieden werden. Den verfügbaren Aufträgen Goethes an verschiedene Kunsthändler zufolge könnte der Ankauf 1814 (aus einer Stimmelschen Auktion), aber auch erst 1828 (über C.G. Boerner) erfolgt sein (vgl. Femmel 1980, S. 181, Z 148, 320). Goethes Haltung gegenüber Watteau erscheint infolge der von seiner Kunstauffassung völlig abweichenden Stilhaltung des Malers ambivalent. Das Gütesiegel der »großen Kunst« hätte Goethe den Werken des Franzosen ganz sicher verweigert, zumal der dem Klassizisten grundsätzlich verdächtige Ruch von Dekadenz und Überfeinerung des Rokoko an ihnen haftete; dennoch wußte er die Leichtigkeit und Sinnenfreude der Darstellungen betrachtend zu goutieren und mitunter auch schriftlich zu würdigen. So empfiehlt er in einer vernichtenden Rezension 1772 dem Dichter Kretschmann, er möge zukünftig doch besser »an einem schönen Abend, in freundlicher watteauischer Versammlung, von Lieblichkeiten der Natur, von Niedlichkeiten der Empfindung« (BA XVI, S. 195) singen, als weiterhin gedankenschwere Poesie zu treiben. In *Dichtung und Wahrheit* werden Boucher und Watteau als »zwei wahrhaft geborne Künstler« eingeführt, »deren Werke, wenngleich schon verflatternd im Geist und Sinn der Zeit, doch immer noch höchst respektabel gefunden werden« (BA XIII, S. 823 f.). J.H. Meyer verweigerte hingegen der »Kunst dieses galanten Malers lüsterner Grazie und mutwilliger Schäferspiele« (BA XX, S. 67) auch die geringste Anerkennung. Vielleicht provozierten diesbezügliche Diskussionen die in ironischer Pointierung vorgetragene Meldung Goethes über einige Zugänge in seiner Sammlung (aus einem Brief an Meyer vom 26. 3. 1818): »Leichte frevelhafte Radirungen von Watteau; das lustigste aber Watteau's Portrait von ihm selbst gemahlt, von Boucher radirt, das höchste Document gallischer Kunst-Nichtigkeit in jenen Jahren! würde ich um keinen Preis hergeben, kostet 2 Groschen« (WA IV/29, S. 108 f.). Seit etwa 1814 bemühte sich Goethe verstärkt um Handzeichnungen des Künstlers wie um graphische Blätter. Die umfangreichen, vom Preisverfall französischer Graphik auf dem Kunstmarkt begünstigten Ankäufe des Jahres 1818 umfaßten ebenso Werke von Watteau wie verschiedene, in den Jahren 1821 bis 1828 erworbene Konvolute (vgl. Femmel 1980, S. 9 ff.). Zwar muß die Verführbarkeit des Sammlers durch reizvolle Okkasionen in Betracht gezogen werden, unübersehbar ist aber stets das Bemühen, die bewußt breit gefächerte Sammlung auch durch solche Stücke zu ergänzen, die dem eigentlichen Ideal des Besitzers zwar nicht entsprachen, jedoch wesentliche Stufen der kunsthistorischen Entwicklung repräsentieren. So vermochte Goethe auch in Watteaus Studienblättern unabhängig von den eigenen geschmacklichen Präferenzen die künstlerische Qualität zu erkennen. In Goethes Sammlungsprinzipien erweist sich so eine Liberalität, die auch von Meyers Diskreditierung der französischen Schule unberührt bleiben konnte. Goethes Bemühen, die umfangreichen druckgraphischen Sammlungsbestände nach Möglichkeit durch Handzeichnungen der jeweiligen Künstler zu ergänzen, läßt das Interesse am individuellen Duktus, der »Handschrift« des Künstlers erkennen. Femmel (1980, S. 24) sieht entsprechend eine gedankliche Verbindung zur umfangreichen Autographensammlung. Beim Erwerb von Handzeichnungen mochte sich Goethe denn auch nur auf das eigene Urteilsvermögen verlassen: In der Regel wählte er die Blätter persönlich aus Ansichtssendungen aus, während er den Erwerb druckgraphischer Werke häufig und ohne Bedenken einem »einsichtigen Freund« überließ (WA IV/28, S. 356). Seinen wertvollen Trouvaillen galt denn auch Goethes ganzer Stolz, sie versah er mit einem persönlichen Sammlerstempel. Bei Watteaus Zeichnung ist dies – Goethes Wertschätzung jenseits aller möglichen kunsttheoretischen Einwände verratend – der Fall. *A.P.*

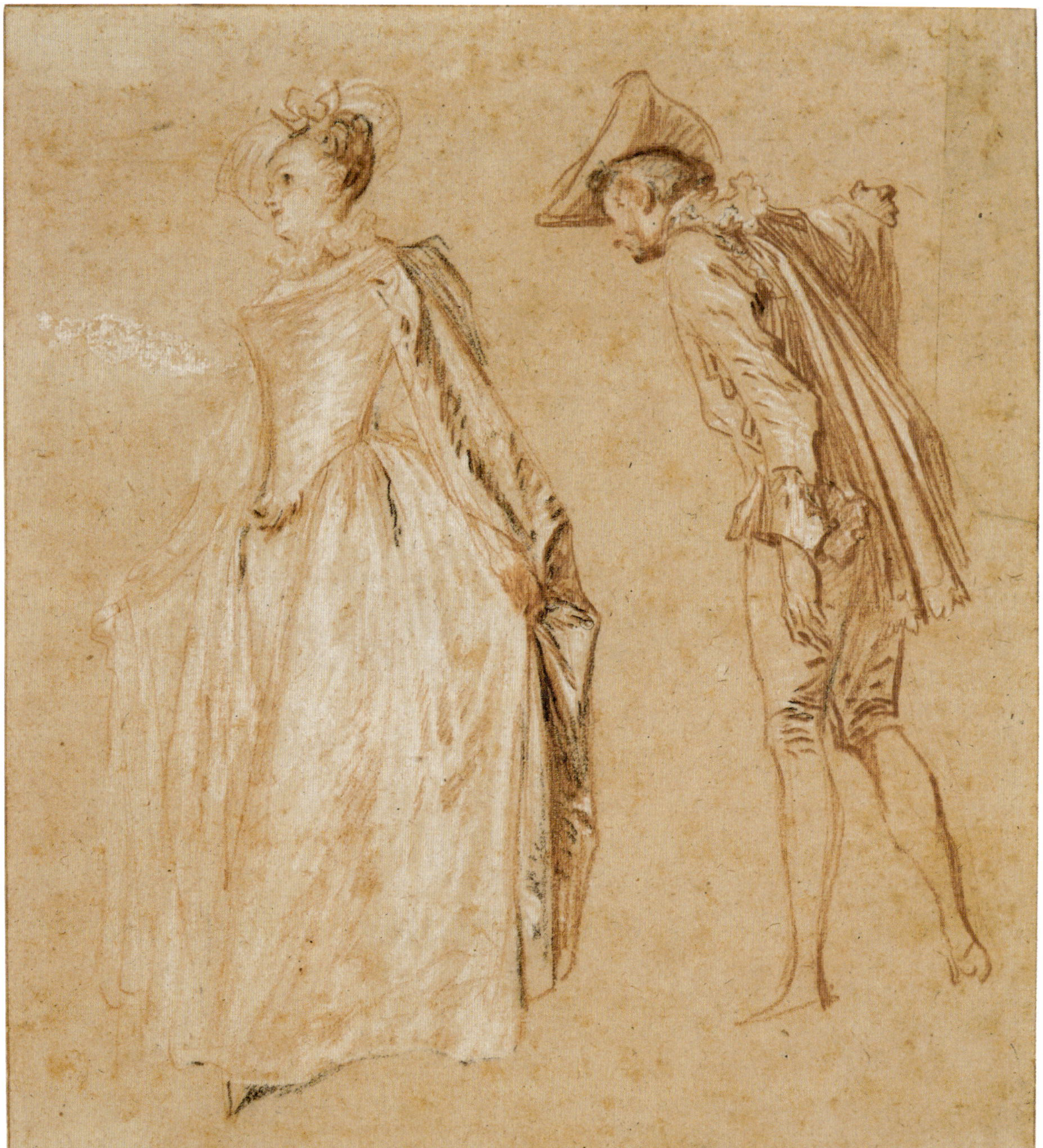

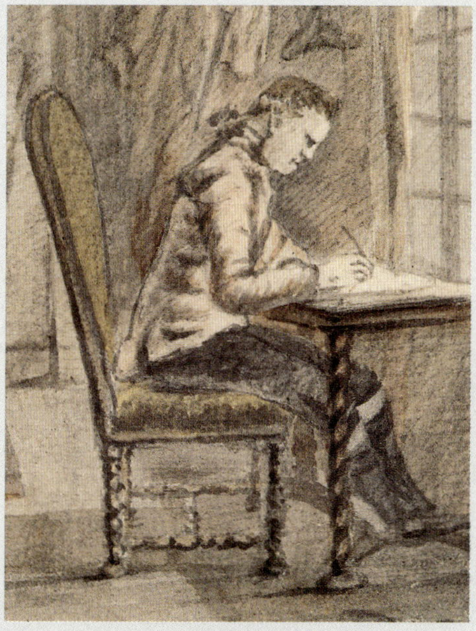

GOETHE
ALS ZEICHNER

PETRA MAISAK

DER ZEICHNER GOETHE ODER »DIE PRACTISCHE LIEBHABEREY IN DEN KÜNSTEN«

Gerhard Femmel zum 80. Geburtstag

Bis heute ist der Zeichner Goethe ähnlich umstritten geblieben wie der Naturwissenschaftler; das Urteil schwankt zwischen apodiktischer Ablehnung und emphatischer Überschätzung. Fest steht jedoch, daß seine künstlerischen und seine naturwissenschaftlichen Arbeiten konstitutive Elemente des Gesamtwerks sind und unverbrüchlich zur Persönlichkeitsbildung gehören, interessant vor allem dann, wenn sie sich in ihrem Prozeßcharakter offenbaren, weniger überzeugend oft, wenn sie Anspruch auf Vollendung erheben. Lange wurde der wenig geniale Zeichner dem großen Dichter gegenüber kategorisch abgewertet; fast rührend mutet dagegen der hagiographische Versuch einer Ehrenrettung an, um das Prinzip genereller Vollkommenheit aufrecht zu halten. Unter diesem Aspekt wurde Goethe gern zu einem wichtigen Vorläufer der Moderne stilisiert, der impressionistische und abstrakte Tendenzen vorwegnahm, was einer historisch-kritischen Analyse freilich nicht standhalten kann. Daneben wurde die Meinung vertreten, daß den künstlerischen Äußerungen lediglich autobiographischer Wert zuzumessen sei, sie also im Sinn einer illustrativen Dokumentation des Lebenswegs zu verstehen seien. Inzwischen neigt man eher dazu, die Zeichnungen in den Dienst kunsttheoretischer Interpretationsmodelle zu stellen, um ihre Bedeutung im Einzelfall zu rechtfertigen oder um nachweisen zu können, daß Goethe in Fragen der Kunst nicht gerade auf der Höhe seiner Zeit war. Angesichts der komplexen Materie und ihrer widersprüchlichen Rezeption empfiehlt sich eine sachliche, möglichst vorurteilslose Betrachtung, die neben kunstwissenschaftlichen Kriterien auch andere dienliche Hilfsmittel, etwa biographischer oder literaturwissenschaftlicher Art, heranzieht. Erleichtert wird dieser Zugang durch Gerhard Femmels verdienstvolle Erfassung der über zweieinhalbtausend Blätter in dem zehnbändigen *Corpus der Goethezeichnungen*, zu dem auch eine Sammlung der schriftlichen Zeugnisse gehört.[1]

Eine Durchsicht macht evident, daß es sich hauptsächlich um Skizzen handelt, aber auch um mehr oder weniger bildmäßig ausgeführte Kompositionen. Was die Technik anbelangt, so überwiegen Bleistift-, Feder-, und Pinselzeichnungen, die häufig laviert, seltener aquarelliert werden; wegen der effektvollen Wirkung werden sie gern auf farbigem Papier ausgeführt. Kreide, Kohle und Rötel kommen dazu, außerdem finden sich Proben der Radiertechnik, die der junge Goethe in Leipzig erlernte. Bei der Themenwahl dominiert eindeutig die Landschaftsdarstellung, die das Werk wie ein roter Faden durchzieht; daneben gibt es Porträts, figürliche Szenen, Bau-, Dekorations- und Theaterentwürfe sowie eine kaum übersehbare Fülle an naturwissenschaftlichen Skizzen zu Anatomie, Botanik, Mineralogie, Meteorologie und zur Farbenlehre.

Die Quellenlage ist außergewöhnlich gut; zeitlebens hat Goethe seine künstlerischen Ambitionen reflektiert und kommentiert. Jedes Selbstzeugnis ist natürlich mit Vorsicht aufzunehmen; grundsätzlich muß unterschieden werden zwischen spontanen, authentischen Aussagen in Briefen oder Tagebuchnotizen, zwischen literarischer Fiktion in Werken wie *Die Leiden des jungen Werthers* oder *Wilhelm Meisters Wanderjahre*, und zwischen einer mit zunehmendem Alter fortschreitenden Selbststilisierung, die auch den eigenen zeichnerischen Bestrebungen einen bestimmten Platz in der großen Komposition der Lebensgestaltung einräumt. Besonders aufschlußreich ist es, frühe Zeugnisse mit entsprechenden Rückblicken in *Dichtung und Wahrheit*[2] zu vergleichen, wobei sich feststellen läßt, daß die Fakten zwar weitgehend übereinstimmen, die Wertungen jedoch stark abweichen; was sich in jungen Jahren als enthusiastisches »Zeichenfieber« manifestiert, wird später zur »falschen Tendenz« erklärt, der aber immerhin eine allgemein produktive Wirkung zugestanden wird.

Goethes zeichnerische Entwicklung weist keine klare Kontinuität auf, sondern wird von Ambivalenzen, oft widersprüchlichen Konzepten und vom Nebeneinander verschiedener Ausdrucksformen bestimmt. In seiner Haltung läßt sich dagegen eine Linie erkennen,

1 Die Exponate werden im Katalog jeweils nach Femmel 1958–1973 nachgewiesen, wobei auf bereits dort referierte Literaturangaben verzichtet wird. An neueren Veröffentlichungen sei besonders auf Hecht 1982, Schulze Altcappenberg 1986 und Busch 1988 verwiesen; vgl. auch Femmel/Michel 1979, Böttcher/Mittenzwei 1980, Robson-Scott 1981, Kat. Nürnberg 1983, Kat. Braunschweig u. a. 1985/86, Hoffmeister 1988, Pfotenhauer 1988/89, Sieveking 1990, Kat. Hannover/Lübeck 1990/91. Eine wichtige Grundlage bildet immer noch Münz 1949.

2 Die Arbeit an dem autobiographischen Roman begann 1809; 1811 wurde der erste Teil veröffentlicht, 1833 der vierte und letzte Teil, der 1831 vollendet war.

die von anfänglicher ungebrochener Begeisterung über Verunsicherung, Selbstkritik und erneute Anstrengung zu Resignation führt, zu der für den späten Goethe so bezeichnenden »Entsagung«, die aber keinen negativen Beigeschmack besitzt, sondern Festigung der Substanz und Entäußerung von Prätention bedeutet.

Es wird oft behauptet, Goethe habe lange geschwankt, ob er sich zum Dichter oder zum bildenden Künstler berufen fühle. Begründet wird dies mit der »Orakelepisode« im 13. Buch von *Dichtung und Wahrheit*, wo er erzählt, er habe bei einer Lahnwanderung im Herbst 1772 aus einem Impuls heraus sein Taschenmesser ins Wasser geworfen; sähe er es hineinfallen, würde er seinem Jugendtraum gemäß Künstler werden, sähe er es nicht, sollte er von dieser Chimäre Abschied nehmen. Da Gebüsch die Sicht verdeckte, blieb das Orakel ungedeutet. Die Anekdote bezeichnet eher ein den Handlungsgang strukturierendes Element als eine Tatsache; die Frage eines »Entweder-Oder« stellte sich nie, wohl aber die eines »Sowohl-Als auch«. Bereits in frühester Zeit war Goethe sich seiner eigentlichen Begabung bewußt und machte kein Hehl daraus: »Da ich ganz ohne Stolz bin, kann ich meiner innerlichen Überzeugung glauben, die mir sagt daß ich einige Eigenschaften besitze die zu einem Poeten erfordert werden, und daß ich durch Fleiß einer werden könnte. Ich habe von meinem zehenten Jahre, angefangen Verse zu schreiben ... Man lassse mich doch gehen, habe ich Genie; so werde werde ich Poete werden«, heißt es 1767 in einem Brief an die Schwester Cornelia.[3]

So leicht ihm das Schreiben von der Hand ging, so schwer fiel das Zeichnen, und gerade dieser Kampf um ein sich versagendes Medium forderte ihn zu immensen Anstrengungen heraus.[4] Eine Kulmination ist in den Frankfurter Jahren zwischen 1772 und 1775 zu beobachten, wo Goethe in seiner Korrespondenz gern betont, jetzt »ganz Zeichner« zu sein, sich völlig als bildender Künstler zu fühlen. Von diesem Selbstgefühl sprechen auch die Zeichnungen seines Frankfurter Zimmers, das einer Künstlerwerkstatt gleicht (Abb. 1 und Kat. 69). Dabei war gerade dies eine Zeit höchster literarischer Produktivität, in der *Götz von Berlichingen, Clavigo, Stella* und der *Urfaust* entstanden, Naturlyrik und die großen Oden des Sturm und Drang, Satiren, Beiträge zu den *Frankfurter Gelehrten Anzeigen* sowie zu Lavaters *Physiognomischen Fragmenten*, die Schrift *Von deutscher Baukunst* und schließlich *Die Leiden des Jungen Werthers*, die den Weltruhm des gerade Fünfundzwanzigjährigen begründeten. Zeichnen und Schreiben erfolgte aus demselben schöpferischen Überschwang heraus, der Goethe dazu trieb, sich in allen Sparten zu erproben (er lernte in dieser Zeit sogar Schlittschuhlaufen), um auf spielerisch anmutende Weise die Kraft und die Spanne der eigenen Begabung auszuloten. So beabsichtigte er im November 1774 auch noch, in der Werkstatt Nothnagels die Technik der Ölmalerei zu erlernen, um seiner künstlerischen Ambition gewissermaßen die höheren Weihen zu verleihen. Da auf diesen Kursus aber nie mehr rekurriert wird und auch keine sichtbaren Resultate bekannt sind, scheint der Erfolg nicht überwältigend gewesen zu sein.

Das Problem der Farbe wurde für Goethe erst auf theoretischer Ebene relevant; in der Praxis blieb er Zeichner, für den das Kolorit eine untergeordnete Rolle spielte. Ganz Kind seiner Zeit, ging er vom Primat des Disegno aus und sah in der Linie die eigentliche, alles Wesentliche umfassende Ausdrucksform des künstlerischen Gedankens. Das bietet eine Erklärung dafür, daß er zeichnete und ein wenig aquarellierte, die Malerei aber beiseite ließ. Ein anderes, sicherlich nicht ganz unwesentliches Argument ist, daß er laut eigener Aussage nie Lust hatte, sich auf komplizierte technische Verfahren oder auf den langwierigen Erwerb handwerklicher Fähigkeiten einzulassen, ohne die die Malerei nicht auskam.[5] Derartiges war ihm lästig und langweilig, und so zog er es vor,

Abb. 1
Goethe, Arbeitszimmer im Frankfurter Elternhaus, 1775.
Freies Deutsches Hochstift/ Frankfurter Goethe-Museum © Ursula Edelmann

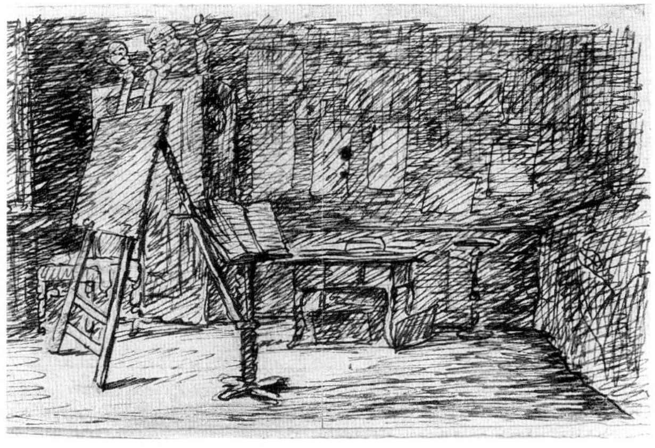

3 WA /IV/1, S. 88f.
4 In der »Confession des Verfassers« zur Farbenlehre konstatiert Goethe: »ja ich fühlte hiezu <zum Zeichnen>, wozu ich eigentlich keine Anlage hatte, einen weit größeren Trieb als zu demjenigen was mir von Natur leicht und bequem war« (WA /II/4, S. 286).
5 Sehr aufschlußreich ist in dieser Hinsicht Goethes Bemerkung in der *Italienischen Reise* am 20. Juli 1787 über zwei seiner »Capitalfehler«: nie das Handwerk einer Sache lernen und sich nie viel Zeit für etwas nehmen zu wollen: »Da ich die Glückseligkeit genieße, sehr viel in kurzer Zeit denken und combiniren zu können, so ist mir eine schrittweise Ausführung nojos und unerträglich« (WA /I/32, S. 34).

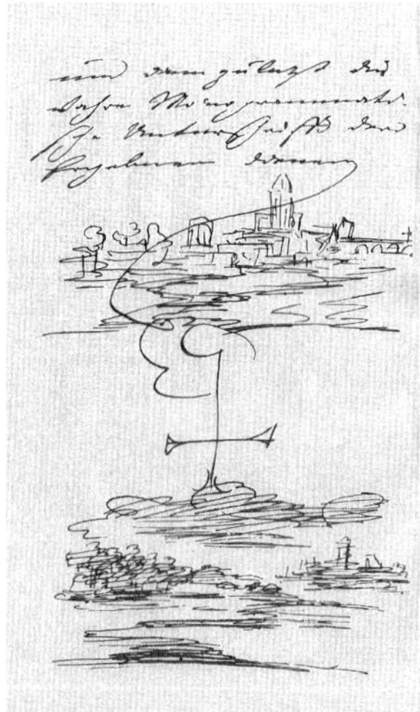

Abb. 2
Goethe, Frankfurt-Vignette im Brief an Johanna Fahlmer, 1774. Privatbesitz

mit den weniger aufwendigen Zeichenutensilien zu arbeiten, die einen schnellen und sicheren Effekt garantierten. Die flüchtige Skizze wurde zu seinem adäquaten Ausdrucksmittel, mit der er Bildchiffren ähnlich zügig aufs Papier zu werfen verstand wie eine schriftliche Notiz.

Diesen Zeichenmodus erschloß er sich im Zuge des Sturm und Drang, als er in seiner ganzen Lebenshaltung die erstarrten Konventionen zu überwinden versuchte, Natürlichkeit anstrebte und die Dominanz des Charakteristischen über die Norm des Kunstschönen propagierte. Was sich in seiner Sprache mit Macht Bahn brach, nahm sich in der Zeichnung allerdings bescheidener aus. Er bewies jedoch die Fähigkeit, sich von dem Kanon der verbindlichen Zeichensysteme zu entfernen und eine Art des impulsiven Skizzierens zu erwerben, das keinerlei Anspruch auf Perfektionierung erhob, sondern nur die direkte, von jeder weitergehenden Funktion entbundene Übersetzung einer Impression oder Idee ins Bild sein wollte. Dabei entwickelte er eine große Sensibilität für abstrahierende Kürzel, die die Realität nicht abbilden, sondern lediglich imaginieren: »krützelnde Striche« aufs Papier »gewühlt«[6], deren wichtigste Voraussetzung die originäre »Schöpfungskraft« des Künstlers ist. Der Topos bestimmt Goethes Gedankenwelt zu jener Zeit maßgeblich; exemplarisch kommt er in dem *Lied des Phisiognomischen Zeichners* zum Ausdruck, das mit den Versen beginnt: »O dass die innre Schöpfungskrafft / Durch meinen Sinn erschölle / Dass eine Bildung voller Safft / Aus meinen Fingern quölle!«[7] Künstler war man aber nicht erst im Akt des Hervorbringens, sondern bereits in dem des Sehens und Erlebens; dem »schöpferischen Blick« wurde größere Bedeutung zugemessen als der Vollendung der Form. Dies rechtfertigte Goethes eigene Zeichenversuche, deren keimhafte Anlage – wie häufig festgestellt wurde – ein Versprechen birgt, das nicht einzulösen war.

Doch gerade das Stehenbleiben bei solch intuitiven, schnellen Skizzen, die mehr andeuten als ausführen, erweist sich als Stärke, als souveräne Hinwegsetzung über tradierte Regeln und ästhetische Normen; hier kommt ganz unverstellt Goethes spezifische Sehweise zum Ausdruck. Der flüchtige Duktus mit den einfachen Bildzeichen wird nicht zu unrecht gern mit seiner Handschrift verglichen[8]; sehr gut läßt sich das an dem Brief an Johanna Fahlmer von 1774 nachvollziehen, in dem Vignetten mit Frankfurt-Motiven gleichsam aus den Schriftzügen herauswachsen (Abb. 2). Diese Abstraktion bedeutet keine reflektierte Abkehr von der Natur, sondern ist lediglich im Sinn einer Vereinfachung der Mittel zu verstehen. Improvisationen entstehen auf diese Weise, die den Gegenstand zu einem Flächenmuster transformieren und nicht mehr als »leichte Schattenbilder« sind.[9] Ihren Höhepunkt erlebte diese Zeichenweise in den ersten Weimarer Jahren, in denen eine Reihe aufs äußerste verknappter, atmosphärisch dichter und eigenständiger Blätter entstand.

Obwohl Goethe diese Möglichkeit skizzenhaften Zeichnens nie ganz aufgab, erschien sie ihm zunehmend obsolet; schließlich kritisierte er sie als ein untrügliches Merkmal des Dilettantismus, das aus purem Unvermögen resultiere, wohingegen der wahre Künstler nach Vollendung der Form zu streben habe. Mit Nachdruck legt er dies in einem Brief an den Maler Friedrich Müller dar, in dem es heißt: »Der feurigste Maler darf nicht sudeln… Das Hinwerfen und Andeuten kann höchstens nur an einem Liebhaber gelobt werden«.[10] Diese Abkehr von der in der »Geniezeit« begründeten Kunstanschauung vollzog sich um 1779/80; in Briefen und Tagebuchnotizen legte Goethe Rechenschaft über das ab, was er bisher geleistet hatte und kam zu dem Schluß, vieles zu leichtfertig, aus überschäumender Kraft und Lust heraus getan zu haben, und er faßte den Entschluß, sein Leben bewußter zu gestalten, die Pyramide seiner Existenz zuzuspitzen.[11] Nun begann auch die naturwissenschaftliche Betrachtung in seiner Weltaneignung eine größere Rolle zu spielen. In dieser Phase der inneren

6 *Dritte Wallfahrt nach Erwins Grabe*, 1775; DjG/V, S. 239.
7 An Lavater, Dezember 1774; DjG/IV, S. 260. Zu Goethes Verständnis des Begriffs vgl. Schmidt 1985, S. 193ff. und Vaget 1971, S. 25ff.
8 Analog dazu wurde das Zeichnen auch in Relation zu Goethes literarischer Produktionsweise gesetzt: »Er zeichnet völlig wie er dichtet und schreibt« (Wieland an Merck, 4. April 1777; GG/I, S. 237).
9 So bezeichnet Goethe eine Skizze von Speyer in einem Brief an Charlotte von Stein; WA /IV/4, S. 63.
10 Am 21. Juni 1781; WA /IV/5, S. 137f.
11 »Diese Begierde, die Pyramide meines Daseyns, deren Basis mir angegeben und gegründet ist, so hoch als möglich in die Lufft zu spizzen, überwiegt alles andre« (an Lavater im September 1780; WA /IV/4, S. 299).

Konsolidierung beschäftigte er sich ausgiebig mit der Antinomie von Dilettantismus und Meisterschaft, angeregt durch die eigenen praktischen Erfahrungen als Zeichner und auf diese zurückwirkend.[12]

Damit ist ein Thema angeschlagen, das Goethe zeitlebens bewegte und das auch nachhaltigen Einfluß auf seine Kunstanschauung ausübte. Im ausgehenden 18. Jahrhundert gelangte der Dilettantismus als Folge der Aufklärung und ihres alle Talente einbeziehenden Bildungsprogramms zu großer Verbreitung; es war eine Zeit der Kunstliebhaber, der dichtenden Maler und zeichnenden Dichter. Eine möglichst umfassende Ausbildung galt als Garantie der individuellen Verwirklichung in einer bürgerlich emanzipierten Gesellschaft und schien damit auch den Weg zum persönlichen und zum allgemeinen Glück zu ebnen. Mit dem Glauben an die Erlernbarkeit jeder Kunst wurde der Dilettantismus zu einem gesellschaftlichen Phänomen, über das nicht mehr hinwegzusehen war; das Publikum der selbst nicht schöpferisch tätigen Kenner und Kritiker wuchs, und mit den veränderten Rezeptionsbedingungen wandelte sich auch der Kunstbegriff.

Goethe setzte sich eingehend mit dieser Problematik auseinander; seine Texte zu diesem Thema dokumentieren den Wandel seiner Kunstanschauung: Es beginnt mit der Figur des *jungen Werther,* der als Zeichner gefühlvoll dilettiert, setzt sich in *Nach Falconet und über Falconet* und *Der Sammler und die Seinigen* fort, und gipfelt in dem gemeinsam mit Schiller erarbeiteten Dilettantismus-Fragment von 1799, wo Nutzen und Schaden des Phänomens gegeneinander abgewogen werden. In dem Abschnitt *Die practische Liebhaberey in den Künsten* wird der als Meister bezeichnete Künstler dialektisch dem Dilettanten entgegengesetzt, wobei letzterem zwei Wege offenstehen: er kann als unbelehrbarer Pfuscher enden, kann aber auch als williger Schüler dem Vorbild des Meisters folgen und sich durch ernsthafte praktische Arbeit zum Künstler qualifizieren.[13] Diesem »practischen Liebhaber« bleibt zwar der Zugang zur wahren Kunst – in der noch herrschenden Gattungshierarchie der hohe Stil der Historienmalerei – verschlossen, dafür öffnet sich ihm aber ein breites Betätigungsfeld in den anspruchsloseren Bereichen wie Landschaft, Porträt oder Kunstgewerbe. Als unbestreitbaren Nutzen trägt er die »Ausbildung des Sehorgans, die complizierten Formen zu bemerken« davon, außerdem wird er die »Gesetze kennen lernen, wornach wir sehen«.[14]

Die Spannung zwischen Dilettantismus und Meisterschaft prägte Goethes Verhältnis zu den bildenden Künsten und bestimmte auch seinen Werdegang. Sein Vater ließ ihm und der Schwester Cornelia eine sorgfältige, musisch orientierte Erziehung angedeihen, zu der natürlich auch privater Zeichenunterricht gehörte.[15] Ab September 1758 wurde Goethe dem Zeichenmeister Johann Michael Eben anvertraut, der für seine Bemühungen monatlich einen Gulden bekam, wie das Ausgabenbuch des Vaters vermerkt. Bereits seit Oktober 1756 stand Schönschreibunterricht bei Johann Heinrich Thym auf dem Stundenplan; das Erlernen der »Calligraphia« war entscheidend für die Ausbildung der markanten, geschwungenen Handschrift, die ihren spezifischen Charakter bis ins Alter beibehielt und, wie schon erwähnt, mit dem Duktus mancher Zeichnung korrespondiert.

Der Zeichenunterricht war formalisiert und ließ der Phantasie oder der Arbeit nach der Natur wenig Raum. Als Anleitung dienten die üblichen Standardwerke, nach denen systematisch geübt wurde, aus einfachen Linien und Formen Gesichter zu bilden, schematische Körperteile und schließlich ganze Figuren oder anspruchslose Naturmotive, aus denen dann Landschaften zu kombinieren waren; sicher wurden dafür auch die verbreiteten didaktischen Publikationen von Johann Daniel Preissler herangezogen.[16] Belegen läßt sich Goethes Bemerkung in *Dichtung und Wahrheit,* daß nach Lebruns »Affecten« (Abb. 3) kopiert wurde: Die Bibliothek seines Vaters enthielt einen Posten kunstpädagogischer Werke, unter denen sich auch »Allerhand Inventionen oder Stellungen« nach Charles Lebrun befanden.[17] Dabei handelt es sich um eine Sammlung von im Umriß reproduzierten Köpfen, die Gemütsbewegungen und Leidenschaften im Sinn der Affektenlehre darstellen, deren Einfluß auf die Bildsprache der Folgezeit erheblich war. Goethe mokierte sich zwar über die »Zerrbilder« Lebruns[18] und die anderen schematischen Übungen, doch die Intention, Gegenstände auf ihre Grundformen zu reduzieren, wird ihn zeitlebens begleiten. Es geht ihm dann allerdings nicht um verallgemeinernde Schemata, sondern um immanente Gesetze, die gleichermaßen die Bildung von Natur und Kunst bestimmen und die er mittels eines »Capitalschlüssels«[19] in Italien zu enträtseln hoffte.

12 Eine vorzügliche Analyse dieser Problematik leistet Vaget 1971.
13 WA /I/47, S. 321ff.
14 WA /I/47, S. 300 und 302.
15 »Zeichnen müsse jedermann lernen«, war Johann Caspar Goethes Devise (WA /I/26, S. 186). Zur Praxis des Zeichenunterrichts im 18. Jahrhundert vgl. Kemp 1979, S. 180ff., Schoch 1983, S. 10ff, und Busch 1988, S. 161.
16 Goethes Weimarer Bibliothek enthält von Preissler die *Deutliche Anweisung und gründliche Vorstellung von der Anatomie der Mahler* (St. Petersburg 1749). Sie könnte aus der Bibliothek seines Vaters stammen, die 1794 versteigert wurde, nachdem Goethe und sein Schwager Schlosser bereits diverse Publikationen entnommen hatten. Der von Götting 1953 veröffentlichte Versteigerungskatalog enthält u.a. den Titel *Handzeichnungen für junge Anfänger* (anonym, ohne Ort und Jahr) sowie *Anatomische Kupfer in Folio* (S. 58). Am 30. Mai 1760 hatte J. C. Goethe übrigens Roger de Piles' *Einleitung in die Malerey aus Grundsätzen,* Leipzig 1760, erworben.
17 Götting 1953, S. 58.
18 WA /I/26, S. 183; Busch 1993, S. 115, nennt die Darstellungen eine »rationale Typologie der menschlichen Leidenschaften mit absolutem Geltungsanspruch«.
19 WA /I/32, S. 77.

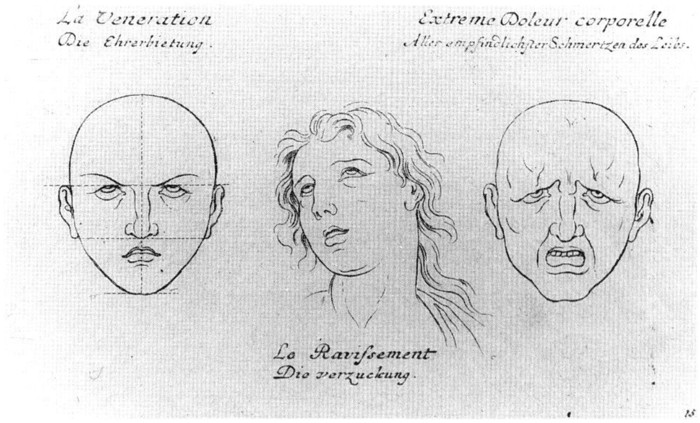

Abb. 3
Le Clerc nach Charles Lebrun,
La Veneration. Die Ehrerbietung; Le Ravissement. Die Verzückung; Extreme Douleur corporelle. Aller empfindlichster Schmertzen des Leibes.
Freies Deutsches Hochstift/ Frankfurter Goethe-Museum

Doch zurück zum frühen Kunstunterricht. Auf Lebrun folgte Giovanni Battista Piazetta, »nach dessen bekannten Blättern in klein Octav«[20] in der folgenden Phase kopiert wurde. Sie werden im Versteigerungskatalog der Bibliothek Johann Caspar Goethes zwar nicht namentlich aufgeführt, könnten aber zu den dort nicht näher spezifizierten Stichen von Brustbildern gehört haben. Es wird sich um die mehrfach reproduzierte Serie *Teste al Naturale* gehandelt haben, ein beliebtes Sammel- und Studienobjekt mit der Darstellung von Köpfen, die sich in vielfältigen Variationen mit Grunderscheinungen des täglichen Lebens auseinandersetzen und dies mit einer moralisch wertenden Aussage verbinden.[21] Um den Kindern mit gutem Beispiel voranzugehen, zeichnete Johann Caspar Goethe die Köpfe sorgfältig auf gutem Papier nach, ein Verhalten, das der Sohn als Symptom von Pedanterie ablehnte; ebenso wenig ging er auf die Ermahnungen des Vaters ein, sich beim Zeichnen mehr Sorgfalt und eine methodische Durcharbeitung der Blätter anzugewöhnen. Den Mangel in der technischen Ausführung, den die wenigen erhaltenen Zeichnungen der Frühzeit bestätigen – Goethe veranstaltete mehrere »Autodafés«, denen wohl viele Blätter zum Opfer fielen –,[22] versuchte der Vater durch gewissenhaftes Aufziehen der Skizzen und Umrahmen mit Tuschelinien auszugleichen, oder er ließ sie durch Zeichenlehrer korrigieren.

Hier offenbart sich bereits der Grundwiderspruch, der Goethes Zeichentätigkeit lange begleitete: Er war höchst ambitioniert und motiviert, jedoch in keiner Weise geneigt, sich grundlegend mit der Technik, der handwerklichen Seite der Materie zu befassen, sondern ließ sich von Lust und Laune leiten. Da dem Zeichnen innerhalb des Unterrichtsprogramms nur die Funktion einer privaten Liebhaberei zukam, war die Notwendigkeit einer strengeren Ausbildung auch nicht gegeben. In seinen späteren kunstpädagogischen Anstrengungen wandte Goethe sich jedoch entschieden gegen einen so lässig betriebenen künstlerischen Werdegang, als dessen wichtigste Kriterien er nun Fleiß, Sorgfalt und Bestimmtheit der Darstellung bezeichnet, so etwa im Hinblick auf die Eleven der Weimarer Zeichenschule.[23]

Seinen eigenen Blättern ließ er im Alter übrigens dieselbe Achtsamkeit angedeihen, die früher sein Vater bewiesen hatte: Er ordnete sie in Portefeuilles, die er gelegentlich interessierten Besuchern öffnete, ließ sie auf Untersatzpapier montieren und mit getuschten Rähmchen umziehen oder gar von anderen korrigieren und vollenden. Auch dieser Regreß auf die Hilfe von anderer Hand durchzieht die Biographie: Am Anfang steht der Hauslehrer Eben; während der Leipziger Studienzeit nimmt er Privatunterricht bei Adam Friedrich Oeser, dem Direktor der Zeichenakademie; nach der Rückkehr aus Leipzig ist es Johann Ludwig Ernst Morgenstern, den Goethe den »Hauskünstler« seines Vaters nennt;[24] 1774 folgt, erst in Frankfurt, danach in Weimar, Georg Melchior Kraus. Auf die Kooperation mit letzterem bezieht sich die in der Rückschau gegebene und insgesamt bezeichnende Argumentation: »Dem Dilettanten ist die Nähe des Künstlers unerläßlich, denn er sieht in diesem das Complement seines eigenen Daseins; die Wünsche des Liebhabers erfüllen sich im Artisten«.[25] Es ging Goethe aber nicht nur um die Aura des Künstlers, sondern um den ganz pragmatischen Wunsch, anderen die präzise Ausführung seiner Ideen zu übertragen; so fertigte Kraus auf der Harzreise von 1784 für ihn geologische Studien an, Christoph Heinrich Kniep hielt 1787 die sizilianischen Veduten fest, während er selbst »schematisierte«, und im Alter beauftragte er Karl Lieber mit der Überarbeitung und Montierung seiner Skizzen sowie mit der Herstellung von naturwissenschaftlichen Hilfszeichnungen nach seinen Angaben.

Neben der Einwirkung verschiedener Mentoren und Gehilfen erlangte die unmittelbare Arbeit nach der Natur große Bedeutung für Goethe; dies soll am Beispiel seiner Landschaftszeichnungen kurz dargelegt werden. Natürlichkeit kontra Künstlichkeit war, der Zeit entsprechend, die Maxime seiner Jugend, was aber nicht bedeutet, daß die Darstellungsformen des

20 WA /I/26, S. 183.
21 Vgl. Buberl 1987, S. 94ff.
22 Im Tagebuch z. B. am 7. August 1779: »Zu Hause aufgeräumt, meine Papiere durchgesehen und alle alten Schaalen verbrannt« (WA /III/1, S. 93).
23 Am 21. Juni 1781; WA /IV/5, S. 137.
24 Das muß 1769 oder nach 1772 gewesen sein, da Morgenstern 1769 nach Frankfurt kommt und 1770/72 in Darmstadt ist.
25 WA /I/29, S. 169.

»Natürlichen« nicht auch höchst artifiziell sein konnten, wie an seiner Dichtung deutlich wird. Auf jeden Fall zeichnete ihn eine hohe Erlebnisfähigkeit angesichts der Natur aus, was sich auch in einer intensiven Wahrnehmung der landschaftlichen Umgebung äußerte; dies steigerte sich unter dem Einfluß von Spinoza, der entscheidend Goethes pantheistisches Weltbild und seine Vorstellung von einer grundsätzlichen Analogie zwischen Natur und Kunst bestimmte. Er erinnert sich, in der Jugend eine gewisse Zärtlichkeit der Landschaft gegenüber empfunden zu haben, die ihn bewegte, sie im Bild festzuhalten.[26]

Er begann um 1764 auf Streifzügen in der Umgebung von Frankfurt direkt vor der Natur zu skizzieren und setzte diese Praxis zwischen 1765 und 1768 in Leipzig fort. Wie die Resultate aussahen, läßt sich kaum nachvollziehen, da die wenigen erhaltenen Blätter eher auf die Arbeit nach Vorlagen hinweisen. Früh bildete sich auch schon die Gewohnheit aus, das unterwegs Gesehene so fest im Gedächtnis zu verankern, daß es daheim abgerufen und ins Bild umgesetzt werden konnte, was impliziert, daß der konkrete Natureindruck von der Imagination überlagert wird. Für Goethes Arbeit nach der Natur spielte die Schweizer Reise von 1775 eine wesentliche Rolle; um das Erlebnis dieser neuen Welt festzuhalten, entwarf er schnelle Bildnotizen, in denen sich sein individueller Duktus herauskristallisierte. Die ersten Weimarer Jahre wurden dann von einer Naturnähe gekennzeichnet, die durch das Leben im Gartenhaus an der Ilm gleichsam prädestiniert war und durch zahlreiche Exkursionen in die nähere und weitere Umgebung gesteigert wurde. Das Zeichnen in der Landschaft selbst oder aus der unmittelbaren Erinnerung heraus kulminierte in jener Zeit, in der auch ein besonderer Gefühlswert diese Aktivität begleitete: Ein großer Teil der Blätter war für Charlotte von Stein bestimmt oder entstand im Hinblick auf sie; diese Naturbilder verstand Goethe als Spiegel seiner Empfindung für sie.

Die Landschaftsskizzen zeigen, daß er die Gegenstände ohne Transformationsprozeß so wiederzugeben versuchte, wie sie sich dem Auge darboten: Die Massen werden kaum gegliedert, eine tektonische, tiefenräumliche Konstruktion fehlt, die Ausführung bleibt unbestimmt, weich und ohne deutliche Kontur. Die Struktur der Darstellung resultiert nicht aus der klaren Linie, sondern aus locker verteilten hellen und dunkleren Flächenwerten, die sich meist in horizontalen Streifen entwickeln. Durch die Vermeidung scharf trennender Umrisse wirkt die Landschaft als einheitliches Ganzes; die Einzelheiten lösen sich auf, und ein leichter Schleier faßt die Formen summarisch in der Fläche zusammen. Im ungünstigen Fall entstehen auf diese Weise amorphe, »nebulistische« Gebilde, im günstigen dagegen atmosphärisch überzeugende Naturbilder wie die *Dampfenden Täler bei Ilmenau* (Kat. 76) oder der *Brocken im Mondlicht* (Abb. 4)[27], die sich zu einer poetischen Chriffre verdichten.

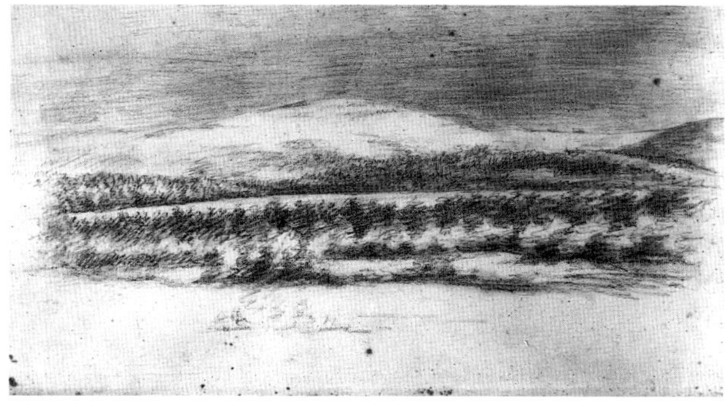

Abb. 4
Goethe, Der Brocken im Mondlicht, 1777.
Stiftung Weimarer Klassik, Museen

Die von der unmittelbaren Naturbeobachtung ausgehende Landschaftszeichnung entwickelte Goethe im Wechselspiel mit vorgegebenen Modellen. Es erging ihm wie Salomon Gessner, der im *Landschaftsbrief* von 1770 argumentiert, daß eine sinnvolle Arbeit nach der Natur erst dann möglich sei, wenn das Gesehene sich nach den Richtlinien großer Meister zum Bilde ordnen lasse.[28] Mit seiner intuitiven Gestaltungsweise unzufrieden, neigte auch Goethe dazu, der eigenen Wahrnehmung wechselnde Bildmuster vorzublenden, die seinen Blick auf die Landschaft bestimmten: »Die Gewohnheit von Jugend auf die Landschaft als Bild zu sehen«[29], hatte zur Folge, daß sich der individuelle Eindruck und der in der Kunst vorgeformte Ausdruck verschränkten. Die ersten Bildmuster übernahm er von den Frankfurter Malern, die sich ihrerseits am Vorbild der Niederländer orientierten; in Leipzig radierte er dann nach Thiele oder ließ sich von Oesers Vignetten inspirieren. Wie bereits ausgeführt, brachte der Sturm und Drang eine Befreiung von diesen Modellen mit sich, doch auf Dauer vertraute Goethe seinen eigenen Möglichkeiten nicht.

26 Im Gespräch mit Eckermann, 20. April 1825; Femmel/VII, Nr. 1185).
27 Kohlezeichnung, 1777; Femmel/I, Nr. 190.
28 Vgl. Bätschmann 1989, S. 266.
29 WA /I/29, S. 133; in Sizilien heißt es dann: »Man sah keine Natur mehr, sondern nur Bilder« (WA /I/31, S. 106).

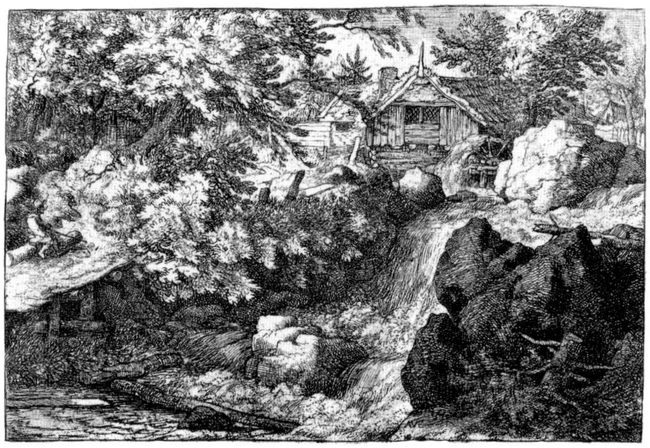

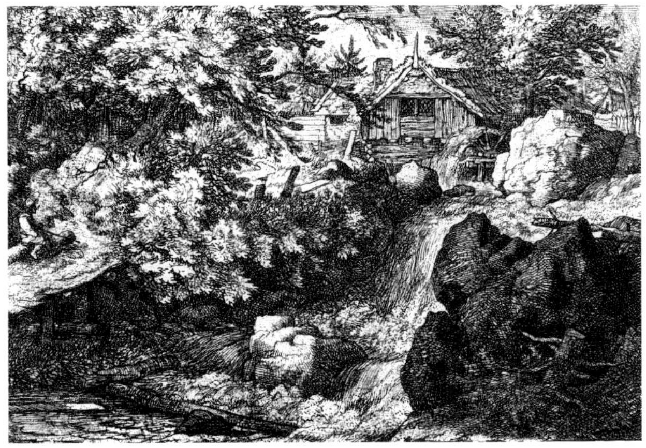

Abb. 5
Allaert van Everdingen, Der Wasserfall bei der Wassermühle auf der Höhe.
Stiftung Weimarer Klassik, Museen

Abb. 6
Goethe, Der Wasserfall bei der Wassermühle auf der Höhe, 1781.
Freies Deutsches Hochstift/ Frankfurter Goethe-Museum
© Ursula Edelmann

Vor der italienischen Reise zeigte er eine besondere Affinität zur niederländischen Kunst, weil sie seiner Ansicht nach die gewöhnlichen Dinge des täglichen Lebens liebevoll faßte und so wahrhaftig wie unspektakulär wiedergab.[30] Rembrandt galt ihm als Urbild einer solchen Kunst; in der Praxis stand ihm allerdings Allaert van Everdingen näher, mit dessen Radierungen er sich um 1780/82 eingehend beschäftigte; er sammelte und kopierte sie wie den *Wasserfall bei der Wassermühle auf der Höhe* (Abb. 5 und 6).[31] Dabei fällt auf, daß Goethe, der sich doch der künstlerischen Mittel Everdingens zu versichern suchte, nicht dessen fein ziselierte Strichtechnik nachahmte, sondern sich lediglich auf die Übernahme des Sujets beschränkte. Everdingens Bild der Natur berührte sich so eng mit seinem eigenen, daß er noch auf dem Weg nach Italien, am Brenner, die beeindruckende Bergwelt durch dessen Augen betrachtete.[32] In Italien wurden dann neue Parameter wirksam; hier erweiterte sich der Landschaftsbegriff und richtete sich an einer Idealvorstellung aus, die ihre Entsprechung in der Kunst Claude Lorrains fand. Dessen Kompositionen hielt Goethe von nun an für den Inbegriff einer poetischen, idealen Naturdarstellung, in der sich sein eigenes Erlebnis des Südens verklärte.

Hatte er bislang mehr oder weniger intuitiv fremde Muster kopiert, deren Wirkung er größere Aufmerksamkeit schenkte als ihrer Struktur, so änderte sich das in Italien grundlegend. Zunehmend bemühte er sich, in Übereinstimmung mit einem sich wandelnden Blick auf Natur und Kunst, vom äußeren Eindruck der Dinge zu ihrem Kern vorzudringen und ihre immanenten Gesetze kennenzulernen, um mit der Kenntnis des Wesens auch die notwendige Form besser zu verstehen. Das Primat klassischer Schönheit, die nur durch die Vollendung der Form zu erreichen ist, setzte sich in seiner Anschauung endgültig durch und forderte neue künstlerische Maßstäbe, die Theorie und Praxis gleichermaßen betrafen. Unter dieser Prämisse wählte Goethe sich seine Vorbilder nun sehr bewußt aus und übernahm, was ihm wesentlich schien; dem Akt der Nachahmung ging jetzt die Reflexion voraus, um die notwendigen Ergänzungen seiner Bildsprache herauszufinden.

In Italien versuchte Goethe unter dem beziehungsreichen Pseudonym eines pittore Filippo Möller noch einmal, seinem alten Wunschbild näher zu kommen und den Schritt vom »practischen Liebhaber« zum bildenden Künstler zu vollziehen. Er schlüpfte konsequent in die Rolle des Schülers und unterzog sich unter Anspannung seines ganzen Willens einem selbst auferlegten Curriculum, das das Studium der Antike und der alten Meister umfaßte, Landschaftszeichnen vor der Natur und nach Vorlagen, Perspektive, Architektur, Kolorit, Anatomie und das Kopieren antiker Plastik, um das Höchste in der Kunst, die menschliche Gestalt, zu ergreifen. Dabei nahm er dankbar die Hilfe von befreundeten Künstlern, von Tischbein, Kniep, Meyer, Bury, Dies, Verschaffelt und anderen an; hervorzuheben ist vor allem Hackert, der maßgeblichen Einfluß auf Goethes Landschaftsdarstellung gewann. Hier wird das Lehrer-Schüler-Verhältnis besonders deutlich, das Goethe die Hoffnung gab, endlich die erwünschte Sicherheit, Bestimmtheit und Klarheit der Zeichnung zu erwerben und sich die grundlegenden Konstruktionsprinzipien einer Landschaft anzueignen, die über die subjektive Imagination hinaus den objektiven Gesetzmäßigkeiten der Gestaltung Rechnung tragen.

30 Maler Müller empfiehlt er am 12. Juni 1780 als geeignete Motive »verfallne Hütten, Höfgen, Strohdächer, Gebälke und Schweinställe« (WA /IV/4, S. 234).

31 Rückseitig bezeichnet »Goethe nach Ewerdingen / März 1781«; lavierte Pinsel- und Kreidezeichnung auf porösem, bräunlichem Papier (FDH/FGM). Auf dieses Blatt könnte sich die Bemerkung in dem Brief an Charlotte von Stein vom 10. März 1781 beziehen: »Ich habe einen Everdingen angefangen, nach meiner gewöhnlichen Art, auf schlecht Papier und nun dauert mich die Arbeit da ich ans Ausmachen komme« (WA /IV/5, S. 72). Als Vorlage diente die gleichnamige Radierung Everdingens (*La cascade près du moulin à eau*, Drugulin 1873, Nr. 106), die sich in Goethes Kunstsammlung befindet (Schuchardt/I 1848, S. 158, Nr. 126). Vgl. dazu Maisak 1983, S. 316ff.

32 »Einige Mühlen zwischen uralten Fichten über dem schäumenden Strom waren völlige Everdingen« (WA /I/30, S. 32).

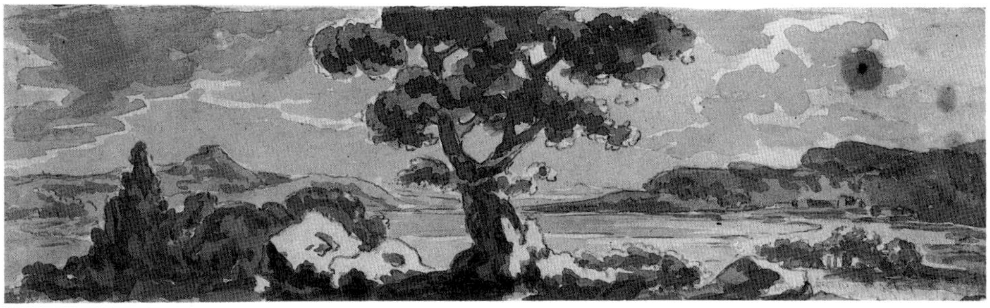

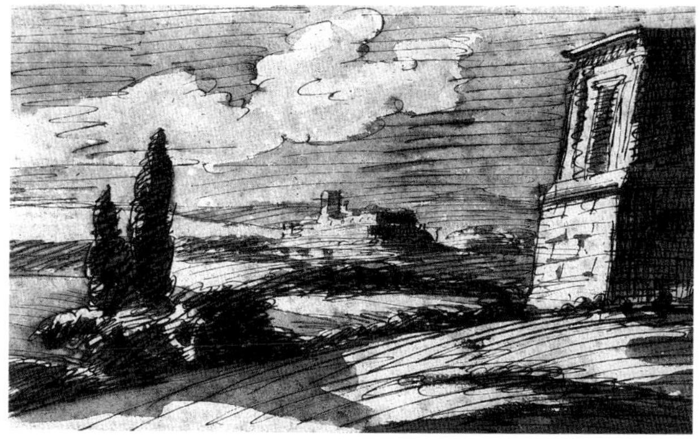

Abb. 7
Goethe, Italienische Landschaft mit einzelnem Baum, 1787.
Freies Deutsches Hochstift/ Frankfurter Goethe-Museum
© Ursula Edelmann

Abb. 8
Goethe, Das Grabmal des Theron, 1787/90.
Stiftung Weimarer Klassik, Museen

Nun erst war ihm wirklich bewußt geworden, welche Bedeutung das Prinzip des klassischen Disegno für die künstlerische Arbeit besitzt. Die mediterrane Weite, die an die Stelle des engen, vetrauten Winkels früherer Naturbilder getreten war, vermittelte ihm die Idee der »großen simplen Linie«[33], die nur mittels gedachter Hilfskonstruktionen im Bild zu fassen war (Abb. 7). Er begriff den Wert der Linienzeichnung als Ordnungsfaktor, der erst den rationalen Aufbau einer Komposition ermöglicht. Mit welchem Erfolg Goethe sich dieses Verfahren aneignete, erweist sich beispielhaft am *Grabmal des Theron* (Abb. 8), das wahrscheinlich erst nach der italienischen Reise vollendet wurde; eine analoge Gestaltungsweise läßt sich bis zu den *Zweiundzwanzig Handzeichnungen* von 1810 verfolgen.

Die große zeichnerische Anstrengung während der italienischen Reise brachte Goethe zwar sichtbare Fortschritte hinsichtlich seiner technischen Versiertheit und der Aneignung normativer Ausdrucksmittel, doch sie ließ ihn auch endgültig seine Grenzen erkennen. Er sah sich in der Hoffnung getäuscht, allmählich genuines Künstlertum entwickeln und Meisterschaft durch die Absolvierung eines Studiums erreichen zu können und mußte sich eingestehen, daß sein Glaube an die methodische Erlernbarkeit der Kunst ein Irrtum war. In der Folge tat er zwar nicht »auf das Ausüben der bildenden Kunst Verzicht«, wie er am Ende des *Zweiten römischen Aufenthalts* äußerte[34], doch sein Ehrgeiz hatte sich verflüchtigt; seinem Selbstverständnis genügte es nun, in dem Bewußtsein, alle erreichbaren Möglichkeiten ausgeschöpft zu haben, als »practischer Liebhaber« zur eigenen Freude und in bescheidenem Rahmen tätig zu sein. Sein Verhältnis zu Kunst und Künstlertum hatte sich geklärt; der Wunsch, Meisterschaft zu erwerben, löste sich in dem umfassenden Bewußtsein einer schöpferischen Lebensform auf, die weit über die bildende Kunst hinausgreift: »Ich habe mich in dieser anderthalbjährigen Einsamkeit selbst wiedergefunden«, schreibt er im März 1788 an Herzog Carl August, »aber als was? – Als Künstler!«[35]

Er war sicher, in seiner Kunstkenntnis und in der für ihn so existentiellen »lebendigen Anschauung« weitergekommen zu sein; einerseits hatte er sich dabei den klassizistischen Normen verpflichtet, andererseits aber neue Einsichten gewonnen, die großenteils mit seinen morphologischen Erkenntnissen zusammenhingen. Stets blieb es Goethes Credo, eine »anschauende Kenntnis« der Dinge zu erwerben und statt eine theoretisch-abstrakten eine sinnlich-konkrete Seinserfahrung zu erwerben, die er seiner Arbeit auf jedem Gebiet zugrundelegte. Mit dem scharfen Auge des Zeichners versuchte er, die Erscheinungswelt zu fassen, um in präziser Wahrnehmung alle Phänomene zu sammeln und dem Gedächtnis bildhaft einzuprägen, um sie im gegebenen Fall wieder fruchtbar zu machen. So schätzte Goethe das Zeichnen nicht nur um seiner selbst willen, sondern als wichtige Seh- und Gedächtnisschule, ja als Mittel der Erkenntnis und Weltaneignung.[36] Diese aktive, um Erkenntnisgewinn bemühte Haltung rechtfertigt in Goethes Augen die Tätigkeit des »practischen Liebhabers«, der sein Metier mehr oder weniger als Selbstzweck betreibt, denn er schafft sich dadurch Erfahrungen und Einsichten, die nur die Empirie zu vermitteln vermag. In der Auseinandersetzung mit den Theorien Giambattista Vicos fand Goethe dafür die Formulierung: »Lebhaft vordringende Geister begnügen sich nicht mit dem Genusse, sie verlangen Kenntniß. Diese treibt sie zur Selbstthätigkeit,

33 Palermo, 3. April 1787; WA /I/31, S. 90.
34 Am 22. Februar 1788; WA /I/32, S. 276. Und zuvor, am 6. Februar: »Zur bildenden Kunst bin ich zu alt, ob ich also ein bißchen mehr oder weniger pfusche, ist eins. Mein Durst ist gestillt, auf dem rechten Wege bin ich der Betrachtung und des Studiums, mein Genuß ich friedlich und genügsam« (ebd., S. 273f).
35 WA /IV/8, S. 357.
36 »Die wenigen Linien, die ich aufs Papier ziehe, oft übereilt, selten richtig, erleichtern mir jede Vorstellung von sinnlichen Dingen, denn man erhebt sich ja eher zum Allgemeinen, wenn man die Gegenstände genauer und schärfer betrachtet« (WA /I/30, S. 274).

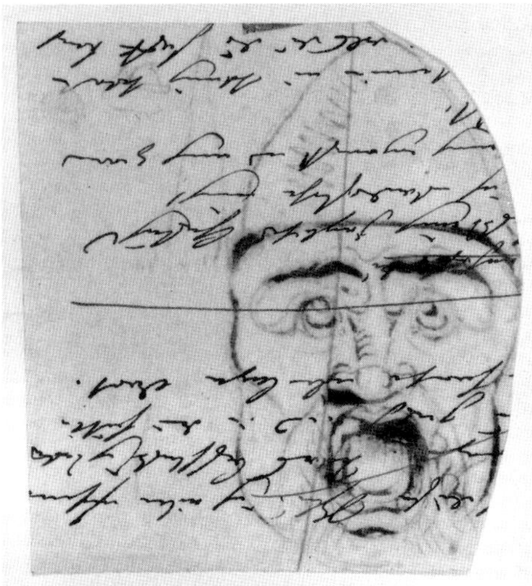

Abb. 9
Goethe, Antike tragische Theatermaske, um 1798.
Freies Deutsches Hochstift/ Frankfurter Goethe-Museum
© Ursula Edelmann

und wie es ihr nun auch gelingen möge, so fühlt man zuletzt, daß man nichts richtig beurtheilt, als was man selbst hervorbringen kann«.[37]

Nach Weimar zurückgekehrt, wandte er seine Aufmerksamkeit einem umfassenden Kunstprogramm zu, das einen starken pädagogischen Impetus besaß, der sich in den Schriften zur Kunst ebenso ausdrückt wie in der Fürsorge für die Weimarer Zeichenschule oder in den *Weimarischen Preisaufgaben;* in diese Kunstpädgogik integrierte er nun seine Vorstellung der Meisterschaft, die er für die eigene Praxis aufgegeben hatte. Seine Zeichentätigkeit verlief stetig nebenher (Abb. 9); zwischen 1806 und 1810, in einer Zeit der Kriegswirren, die auch Weimar tangierten, flammte noch einmal ein »Akzeß von Zeichenfieber« auf, in dem unter anderem das *Reise-, Zerstreuungs- und Trostbüchlein* für Prinzessin Caroline von Sachsen-Weimar sowie die Folge der *Zweiundzwanzig Handzeichnungen* entstanden. Damals hatte Goethe sich mit dem Dresdner Landschaftsmaler Karl Ludwig Kaaz angefreundet, der ihm neue Impulse vermittelte, oder vielmehr die alten erneuerte. Er blieb auch von der Bildwelt Caspar David Friedrichs nicht unberührt, wie manche Motivadaption zeigt; Goethe hatte sich allerdings schon in den frühen Weimarer Jahren einer atmosphärischen Gestaltungsweise genähert, die diejenige Friedrichs zu antizipieren scheint.[38]

Rekapituliert man Goethes zeichnerische Entwicklung, so wird evident, daß er unzählige Einflüsse aufgenommen und verarbeitet hat; er ging durch viele Schulen, die aber alle eher konventionellen als innovativen Tendenzen folgten. Seine Unsicherheit war zu groß und das Selbstvertrauen in die eigene Leistung zu gering, um sich bei der Ausbildung auf Experimente einzulassen, doch wenn er frei von normativen künstlerischen Ansprüchen vorging, brachte er bisweilen überraschend eigenwillige und selbständige Resultate hervor. Überhaupt ist es frappierend zu beobachten, wie er sich all die Muster aneignete, ohne die grundsätzlichen Merkmale seiner Handschrift zu verlieren; er streifte das Gelernte immer wieder wie Schalen ab und behielt nur das zurück, was ihm vom Wesen her adäquat schien. Nachdem er sich durch Nachahmung Fremdes erworben hatte, amalgamierte er es gleichsam und machte es seinen eigenen Belangen nutzbar. Auf diese Weise konnte sich zwar kein individueller Stil ausbilden (der Begriff ist hier nicht in Goethes Sinn zu verstehen), doch ein unverkennbarer Duktus, der sich im Lauf der Zeit zwar modifizierte, aber nicht grundsätzlich veränderte. Die Genese eines solchen zeichnerischen Werks war allerdings nur unter der Voraussetzung ausgesprochener Privatheit möglich, die zwar in einen geselligen Rahmen integriert war, aber außerhalb von jeglichem offiziellen Anspruch verbleiben konnte. Goethe brauchte sich als bildender Künstler nie der öffentlichen Meinung auszusetzen und mußte keiner der zeittypischen Bildaufgaben Folge leisten, wurde von anderen aber immer gern gefördert und in seiner Arbeit bestärkt. Auf diese Weise konnte er seine Zeichentätigkeit in weitgehender Unabhängigkeit betreiben, so wie er stets größten Wert darauf legte, alles »nach seiner Art« anzufassen; in dieser autonomen Haltung liegt bereits ein Stück Modernität begründet.

37 WA /I/32, S. 100.
38 Das Tor-Motiv in Kat. 33 und der schlafende Knabe in Kat. 34 sind vielleicht in Allusion zu Friedrich zu verstehen; Kreuz-Motive treten bei Goethe schon früher auf. Interessante Analogien ergibt der Vergleich zwischen Goethes frühen Blättern wie dem *Brocken im Mondlicht* (Abb. 4) und den *Dampfenden Tälern bei Ilmenau* (Kat. 76 und den späteren Arbeiten Friedrichs, etwa dem *Morgennebel im Gebirge* (Kat.316) oder der *Gebirgslandschaft* (um 1835, Städelsches Kunstinstitut Frankfurt a. M.). Mit diesem Problem befaßt sich Lichtenstern 1974, S. 84ff.

69 DAS FRANKFURTER ARBEITSZIMMER

Um 1769/72
Bleistift, grau laviert und aquarelliert, auf weißem Papier
17,0 x 11,4 cm
bez. auf der Rückseite am oberen Rand in Bleistift: »47«
Aus der Mappe der Juvenilia
Stiftung Weimarer Klassik, Museen
Inv.Nr. 6

Literatur: Femmel/I, Nr. 93; Goethe 1982, Nr. 163; Kat. Frankfurt 1991, S. 20 f.; Krätz 1992, S. 14

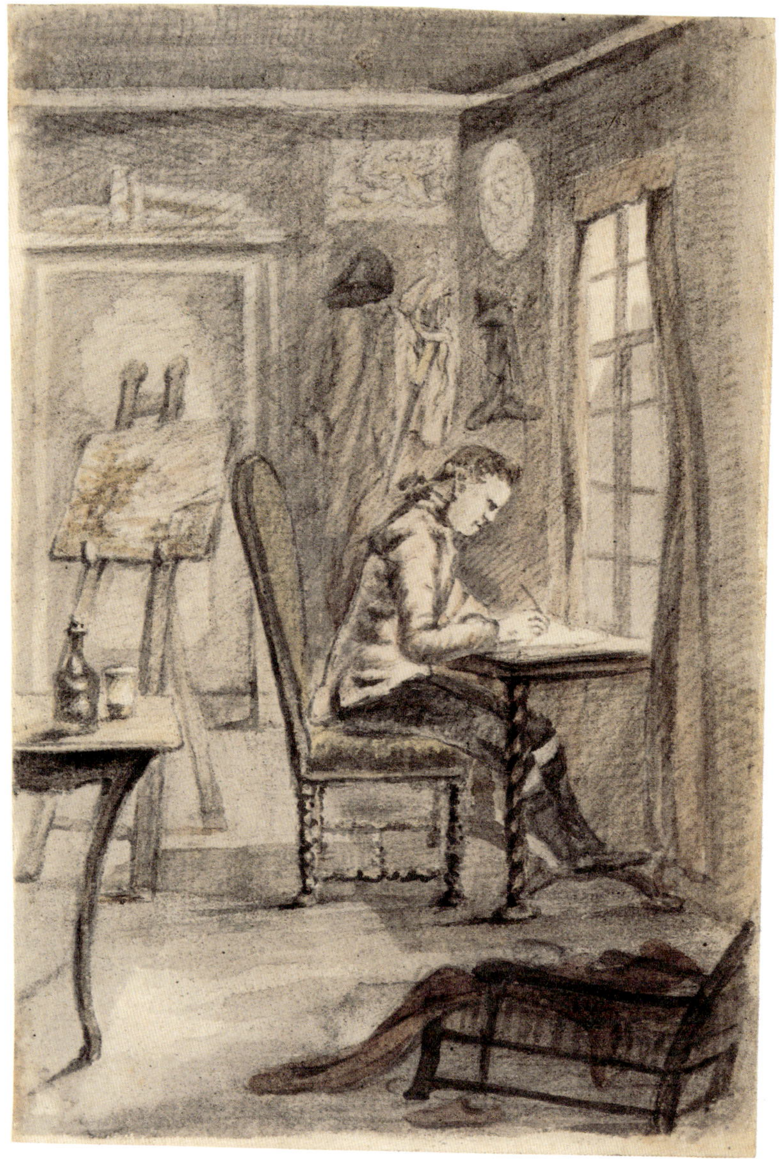

Zwischen 1768 und 1775 zeichnete Goethe in Frankfurt mehrere Interieurs; dazu gehört auch diese bildmäßig ausgeführte Darstellung eines Arbeitszimmers, dessen Einrichtung an ein Atelier erinnert. Im Licht eines Sprossenfensters sitzt ein junger Mann auf einem hochlehnigen Barockstuhl am Tisch und schreibt oder zeichnet in konzentrierter Haltung. Im Hintergrund öffnet sich eine Tür zum nächsten Raum, davor steht eine Staffelei mit einem Landschaftsbild. An der Wand hängen neben Gipsabgüssen, Kleider und ein Dreispitz; den Vordergrund nehmen eine geöffnete Kiste, deren Inhalt hervorquillt, und ein Tisch mit einer Flasche und einem Glas ein. Die Anlehnung an Interieurs aus dem Kreis der Frankfurter Maler, etwa an die Atelierbilder von Justus Juncker (1752; Kassel, Staatliche Kunstsammlungen) oder Johann Daniel Bager (1767; Privatbesitz) ist unverkennbar, doch Goethe gibt dem Raum eine so private Note, daß er seinen unmittelbaren Lebensbereich zu spiegeln scheint. Raumproportion, Fensterform und der Blick auf den Giebel gegenüber sprechen tatsächlich für eine Lokalisierung im Elternhaus, zu dessen Ausstattung auch Gipsabgüsse gehörten; außerdem finden sich Staffelei und Stuhl in Goethes Zeichnung seines Zimmers für Auguste Gräfin zu Stolberg (1775; vgl. S. 105, Abb. 1) wieder. Bei beiden Darstellungen handelt es sich übrigens nicht um das bekannte Giebelzimmer.

In *Dichtung und Wahrheit* berichtet er: »...da ich immer unmittelbar an der Natur oder vielmehr am Wirklichen arbeiten wollte, so bildete ich mein Zimmer nach, mit seinen Möbeln, die Personen die sich darin befanden ...« (WA I/27, S. 212). Die Vermutung, er habe sich hier selbst porträtiert, ist durch keinerlei physiognomische Ähnlichkeit zu belegen. Festzuhalten bleibt, daß der junge Goethe sich mit den Utensilien des bildenden Künstlers zu umgeben liebt; das entspricht ganz seinem Selbstverständnis und äußert sich auch in der späteren Vorliebe, auf Reisen incognito als Maler aufzutreten.

P.M.

70 CORNELIA GOETHE

1773
Bleistift, auf einem Korrekturbogen der Erstausgabe des Götz von Berlichingen (3. Akt), auf braunem Untersatzpapier, mit schwarzem Tuschrähmchen
13,7x6,7 cm
Unten von späterer Hand bez.: »Cornelia Goethe (Schlosser); auf dem Untersatzpapier unlerserliche, verwischte Bleistiftbeschriftung
München, Staatliche Graphische Sammlung

Literatur: Femmel/VI B, Nr. 229; Goethe 1982, Nr. 104

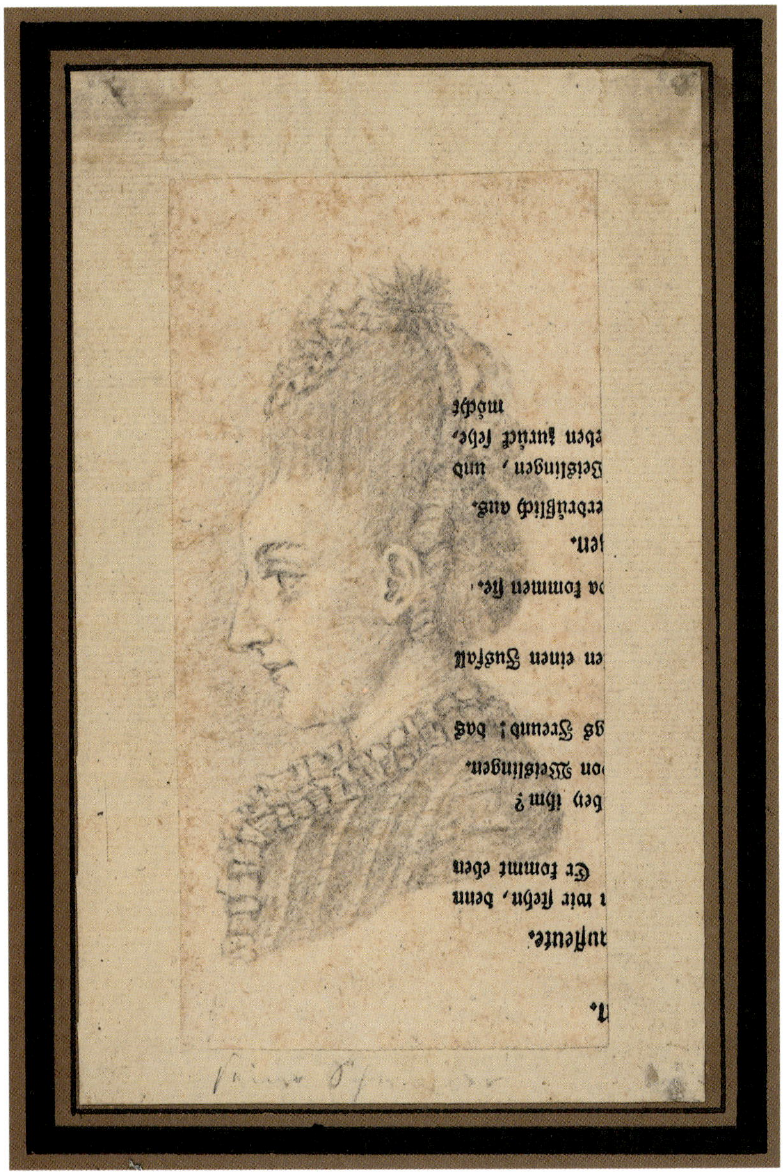

Cornelia nahm an der Entstehung des *Götz von Berlichingen* lebhaften Anteil und spornte den Bruder mit Beifall und Kritik an. Das Stück, das Goethe mit Merck im Selbstverlag herausgab, ging im April 1773 in Druck und erschien im Juni. Wahrscheinlich hielt er das Porträt der Schwester noch während der Arbeit an den Korrekturen fest, auf jeden Fall aber vor dem 14. November, an dem sie, inzwischen mit Johann Georg Schlosser verheiratet, Frankfurt verließ; erst 1775 sahen die Geschwister sich wieder. Die Zeichnung verläuft am Rande des Satzspiegels - das Blatt ist gedreht, so daß die Schrift auf dem Kopf steht - und bezieht den Zeilenfall als gestalterisches Moment ein. Es ist ein Brustbild im Profil, zart angelegt, in den Flächen leicht gewischt, die Konturen sind mit spitzem Stift nachgezogen. Im Vergleich zu dem kindlich weichen Bildnis Corneliens von 1768/71 (Femmel/I, Nr. 70) wirkt es präziser, ausdrucksvoller, kräftiger; die Physiognomie besitzt eine verblüffende Ähnlichkeit mit derjenigen Goethes, wie Schmoll sie 1774 umreißt. Goethe schmeichelt nicht, sondern nimmt im Bild vorweg, was er in *Dichtung und Wahrheit* über das Äußere der Schwester sagt: »Die Züge ihres Gesichts, weder bedeutend noch schön, sprachen von einem Wesen, das weder mit sich einig war, noch werden konnte. Ihre Augen waren nicht die schönsten, die ich jemals sah, aber die tiefsten (...) Was ihr Gesicht aber ganz eigentlich entstellte, so daß sie manchmal wirklich häßlich aussehen konnte, war die Mode jener Zeit, welche nicht allein die Stirn entblößte, sondern auch alles that, um sie (...) zu vergrößern« (WA I/27, S. 23f.; vgl. auch 29, S. 98).

Die Darstellung zeugt von der Fähigkeit, die charakteristischen Merkmale klar zu beobachten und pointiert wiederzugeben. Dabei erstaunt es, daß Goethe dieser Zugang zum Profilporträt schon zu eigen war, bevor er 1774 Lavater kennenlernte und sich von dessen physiognomischen Studien anregen ließ. Formal konnte er dabei auf die während der Aufklärung beliebten und häufig als Frontispiz verwendeten Bildnismedaillons im Profil zurückgreifen, die er sich zur eigenen Zufriedenheit anverwandelte: »Ich bin jetzt ganz Zeichner, und besonders glücklich im Portrait« (an J. C. Kestner, 8. Januar 1773; WA IV/2, S. 52). *P.M.*

71 GESPRÄCHSGRUPPE

1773
Rötel mit geritzter Linienzeichnung, auf weißgelbem Papier mit gerissenem Rand
22,4 x 26,2 cm
Auf der Rückseite in Tinte eigenhändiger Entwurf zu der 1773 entstandenen Ode Prometheus (v.27-40); die linke Textspalte ist abgerissen
Stiftung Weimarer Klassik, Museen
Inv.Nr. 77

Literatur: Femmel/I, Nr. 86; Hecht 1982, Nr. 49; DjG/III, S.437; Böttcher/Mittenzwei 1980, S. 57; Friesenbiller/Klauß 1987, S. 11

Auch hier stehen Wort und Bild funktional in engem Zusammenhang: In spontanem Zugriff verwendet Goethe eigene Texte und Textentwürfe als Skizzenblätter, die seine Erinnerung bestätigen, daß Dichten und Zeichnen in jener Zeit unmittelbar ineinander überging, und daß er zu letzterem oft »schlechtes«, d.h. gebrauchtes Papier nahm. Hier verwendet er die Rückseite des Konzepts einer der bedeutendsten Oden des Sturm und Drang, des 1773 entstandenen *Prometheus*, um in einem engen Geflecht von Rötelstrichen die Figuration zweier Frauen und eines jungen Mannes festzuhalten. Es sind sicherlich Freunde, deren Identifikation allerdings aufgrund der schematischen Wiedergabe Schwierigkeiten bereitet. Die kontemplative Stimmung deutet eher auf eine Situation des Zuhörens oder Nachsinnens als auf ein Gespräch hin; vielleicht versucht die Zeichnung tatsächlich den Augenblick nach Goethes Lesung des *Prometheus* einzufangen. Die Konstellation entspricht in ihrer selbstverständlichen Vertraulichkeit dem Freundschaftsideal der Empfindsamkeit; kompositorisch wird diese Nähe durch die kaum von Konturen unterbrochenen dichten Strichlagen des warmtonigen Rötels sichtbar gemacht, die die Gestalten miteinander verweben. Ähnliche, wenn auch weniger intime Figurationen sind von Chodowiecki bekannt, doch die Verschmelzung der Formen in der Fläche, das unbefangene Überspielen anatomischer Probleme durch Vereinfachung und die atmosphärische Intensität dieses Miteinander entfalten einen eigenen Reiz. *P.M.*

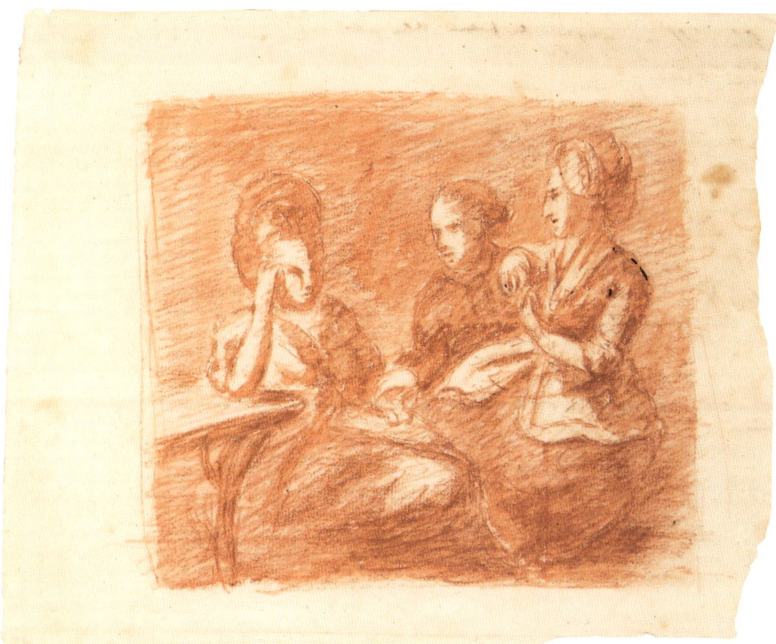

72 STREIT UM EINE PUPPE

Um 1775
Feder in Schwarz über Bleistift, grau laviert
18,5 x 20,7 cm
Auf der Rückseite Bleistiftzeichnung eines jungen Mannes, der sich von einem Mädchen die Stiefel ausziehen läßt, während ein zweites Mädchen mit erhobenem Finger dabeisteht
Stiftung Weimarer Klassik, Museen
Inv.Nr. 60

Literatur: Femmel/I, Nr. 90; Hecht 1982, Nr. 52; Friesenbiller/Klauß 1987, S. 13; Kat. Zürich 1989/90, Nr. 288

Bei der flott hingeworfenen Skizze, die mit sparsamen Mitteln großen Effekt erzielt, überzeugt die geglückte Dynamik des Bewegungsablaufs. Ein ähnliches Motiv findet sich in der Radierung *Die verlangte Puppe* von Adriaen van Ostade wieder, den Goethe sehr schätzte. *P.M.*

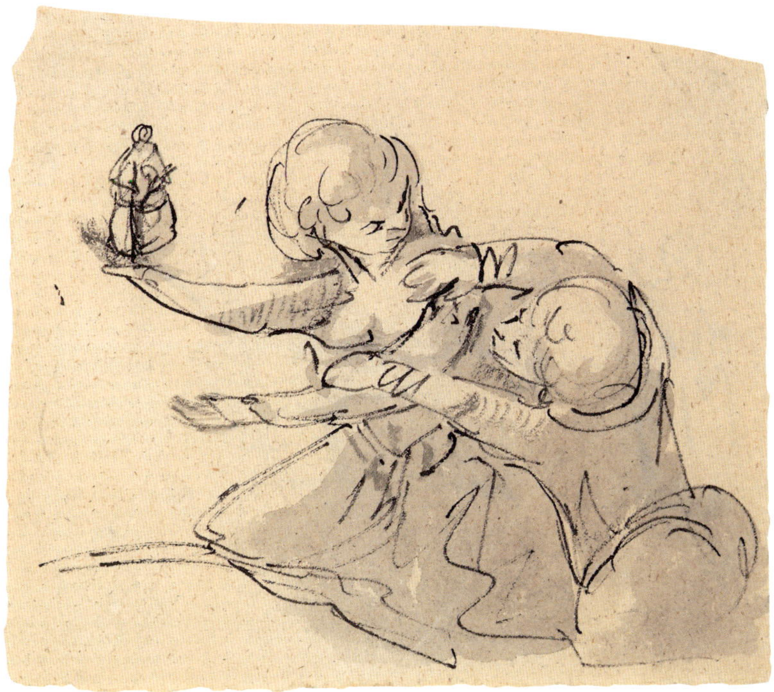

73 SCHLOSS HÖCHST

Um 1772/74
Feder in Braun und Schwarzbraun, auf weißem Papier.
15,7 x 23,1 cm
Auf der Rückseite flüchtige Skizze des Höchster Rathauses, Bleistift
Stiftung Weimarer Klassik, Museen
Inv.Nr. 1204

Literatur: Femmel/I, Nr. 103

Goethe hielt sich im September 1772 sowie im Mai und August 1774 in Höchst auf; der schon recht sichere, energische Duktus des Blattes spricht allerdings für die spätere Datierung. Mit einem Blick für Wesentliches und Mut zur Abstraktion skizziert er vor der Natur die charakteristischen Umrisse des Schlosses und nutzt sie später als Vorlage für ein Aquarell, das im Vergleich eher unfrei und konventionell wirkt (Femmel/I, 102). *P.M.*

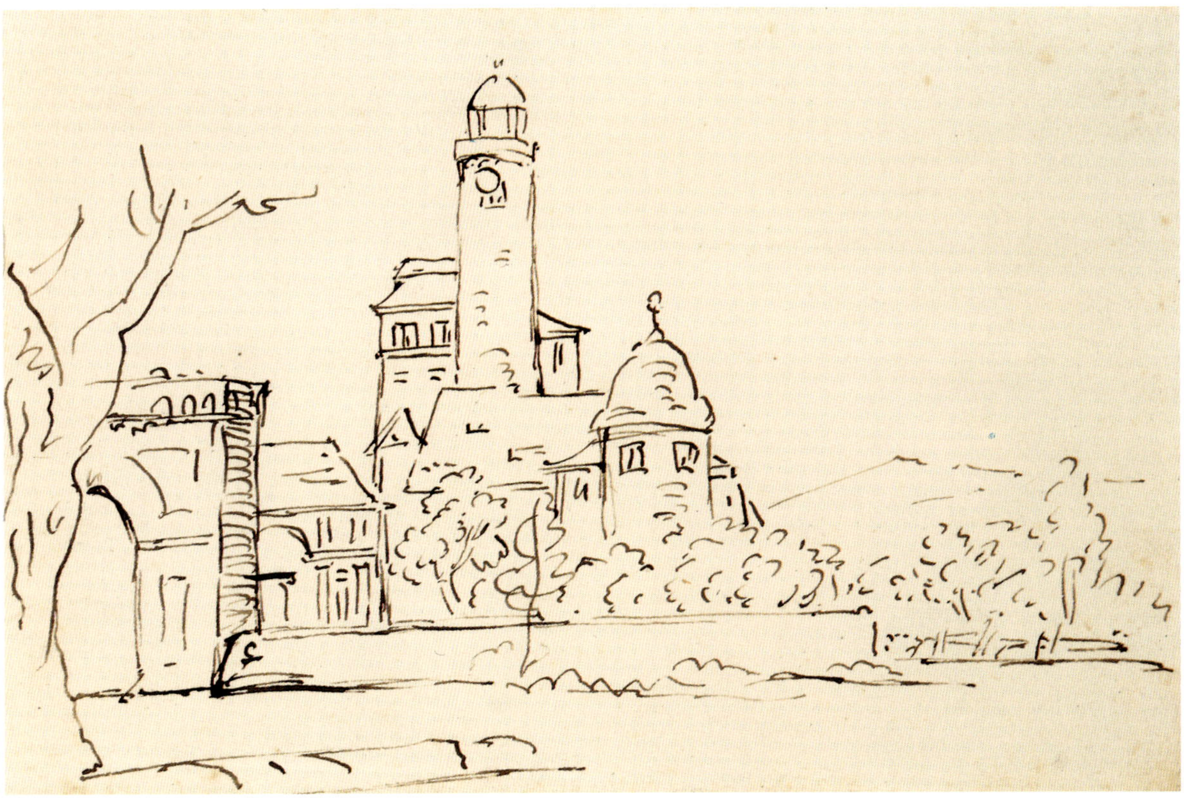

74 KARL LUDWIG VON KNEBEL

Um 1776/77
Rötel auf blaugrauem Papier
26,7 x 20,8 cm
Stiftung Weimarer Klassik, Museen
Inv.Nr. 120

Literatur: Femmel/I, Nr. 287; Hecht 1982, Nr. 62

Zwischen 1776 und 1780 konzentrierte Goethe sich darauf, die Weimarer Bekannten im Porträt zu erfassen; dabei entstand auch die ganzfigurige Rötelskizze des »Urfreundes« Knebel, der um diese Zeit in Tiefurt als Erzieher des Prinzen Constantin fungierte. In dem Gedicht *Ilmenau* von 1783 schildert Goethe die breitschultrige, »markige Gestalt« des passionierten Pfeifenrauchers (WA I/2, S. 143), den er entsprechend in der Rötelskizze darzustellen versucht. Auch dieses Blatt könnte auf einen Jagdausflug zurückgehen, da Knebel Reitkleidung trägt.

P.M.

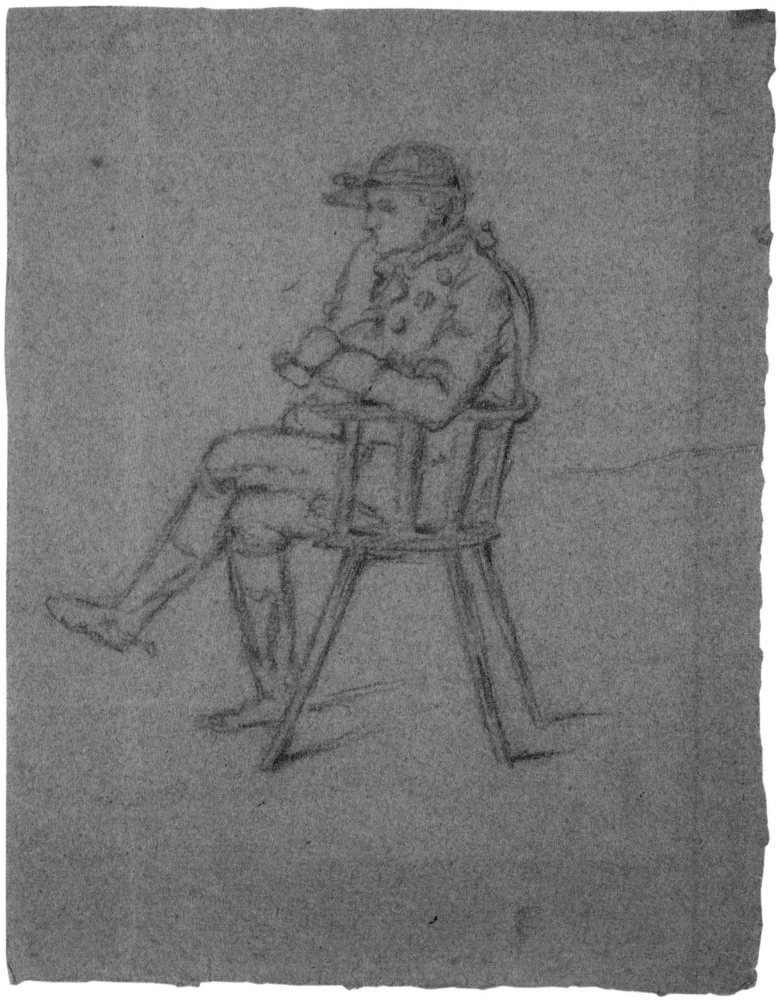

75 MUNDLOCH DES KAMMERBERGSTOLLENS

1776
Bleistift, Pinsel in Grau und Braun, auf blaugrauem Papier
25,5 x 17,1 cm
Auf der Rückseite in Bleistift eigenhändig bez.: »Kammerberger Stollen d 22 Jul 76«
Aus dem Besitz Charlotte von Steins
Stiftung Weimarer Klassik, Museen
Inv.Nr. 110

Literatur: Femmel/I, Nr. 143; Hecht 1982, Nr. 2; Krätz 1992, S. 44

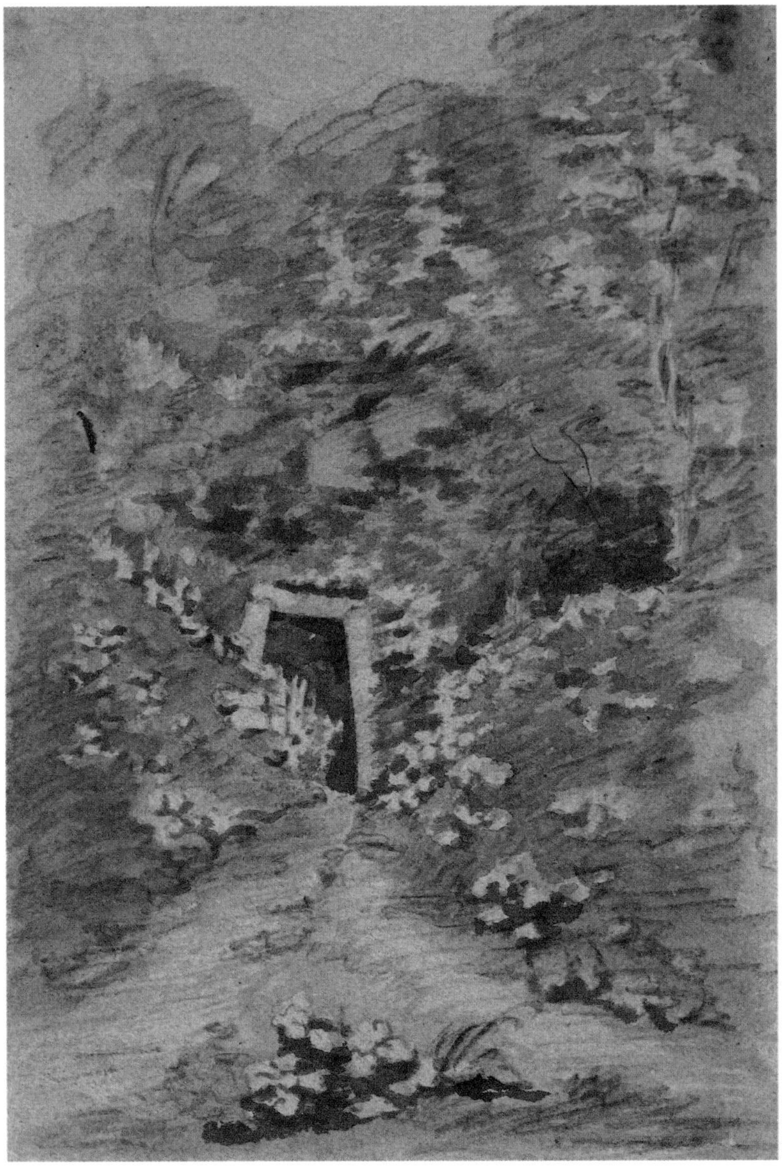

Zwischen 18. Juli und 14. August 1776 war Goethe mit Herzog Carl August von Sachsen-Weimar in der Gegend von Ilmenau unterwegs, wo er sich hauptsächlich mit der vorgesehenen Wiederbelebung des Bergbaus befaßte. Am 22. Juli notiert er im Tagebuch: »Früh nach Cammerberg gezeichnet mit und Ohne Liebe. Betrachtungen drüber ...« (WA III/1, S. 16). Das Mundloch des Kammerbergstollens – der Eingang zu einem Steinkohleschacht – ist in üppige Vegetation eingebettet, die in großzügig vereinfachendem Duktus wiedergegeben wird. In dem Blatt manifestiert sich ein sachliches Interesse an den konkreten Verhältnissen, an der gegenseitigen Durchdringung von Natur und Menschenwerk; darüber hinaus ist die Intention spürbar, den idyllischen Winkel möglichst eindringlich und stimmungsvoll wirken zu lassen. Dies beruht wohl auf der Funktion des Blattes, das als persönliches Bildzeichen Charlotte von Stein zugedacht war, um ihr die Situation des abwesenden Freundes und zugleich dessen Gefühle anschaulich zu machen. *P.M.*

76 DAMPFENDE TÄLER BEI ILMENAU

1776
Bleistift, Pinsel in Grau, auf blaugrauem Papier
7,0 x 32,0 cm
Auf dem umgebrochenen Rand links eigenhändig bez.:
»Ewiges Denkmal. An jedem Gegenstand suche erst die Art ihn auszudrücken. Keine allgemeine Art gilt«
Auf der Rückseite des Randes die an Charlotte von Stein gerichteten Verse:

Ach so drückt mein Schicksal mich,
Daß ich nach dem unmöglichen strebe.
Lieber Engel, für den ich nicht lebe,
zwischen den Gebürgen leb ich für dich.

Aus dem Besitz Charlotte von Steins
Stiftung Weimarer Klassik, Museen
Inv.Nr. 115

Literatur: Femmel/I, Nr. 145; Lichtenstern 1974, S. 85; Böttcher/ Mittenzwei 1980, S. 59; Goethe 1982, Nr. 197; Hecht 1982, Nr. 1

Goethe wanderte am 22. Juli 1776 zum Großen Hermannstein und zum Gipfel des Kickelhahns im Thüringer Wald; am selben Tag schrieb er Charlotte von Stein: »Hoch auf einem weit rings sehenden Berge. Im Regen sizz ich hinter einem Schirm von Tannenreisen (...) Die Thäler dampfen alle an den Fichtenwänden herauf (NB. das hab ich dir gezeichnet)«(WA IV/3, S. 89f.). Es ist die Impression eines flüchtigen Augenblicks, in dem der Dunst die Sicht verschleiert und die topographische Vielfalt der Landschaft zu einer Einheit zusammenfaßt. Der Blick fällt von der Südseite des Hermannsteins am Abhang des Kickelhahnmassivs auf den Finsterberg und auf die Höhen, die das Taubachtal umschließen.

Das Blatt gehört in seiner atmosphärischen Unmittelbarkeit und Erlebnisfrische zu Goethes gelungensten Leistungen. Die welligen Bergrücken des Thüringer Waldes, zwischen denen Nebelwolken aufsteigen, werden mit breitem, weichem Pinsel lediglich in ihren Grundformen angedeutet und ohne seitliche Begrenzung gelassen. So entsteht ein Eindruck der Weite, des zufälligen Ausschnitts aus einem unübersehbaren Landschaftskontinuum; für Caspar David Friedrich werden ähnliche Gestaltungselemente relevant. Goethe nähert sich hier intuitiv der »großen simplen Linie«, um die er sich in Italien dann bewußt bemüht. Die Empfindung für derartiges schwingt mit, wenn er 1780 Charlotte von Stein noch einmal dasselbe Naturbild beschreibt: »Die Aussicht ist gros aber einfach. Die Sonne ist unter. Es ist eben die Gegend von der ich Ihnen die aufsteigenden Nebels zeichnete iezt ist sie so rein und ruhig, und so uninteressant als eine grose schöne Seele, wenn sie sich am wohlsten befindet« (WA IV/4, S. 281f.).

P.M.

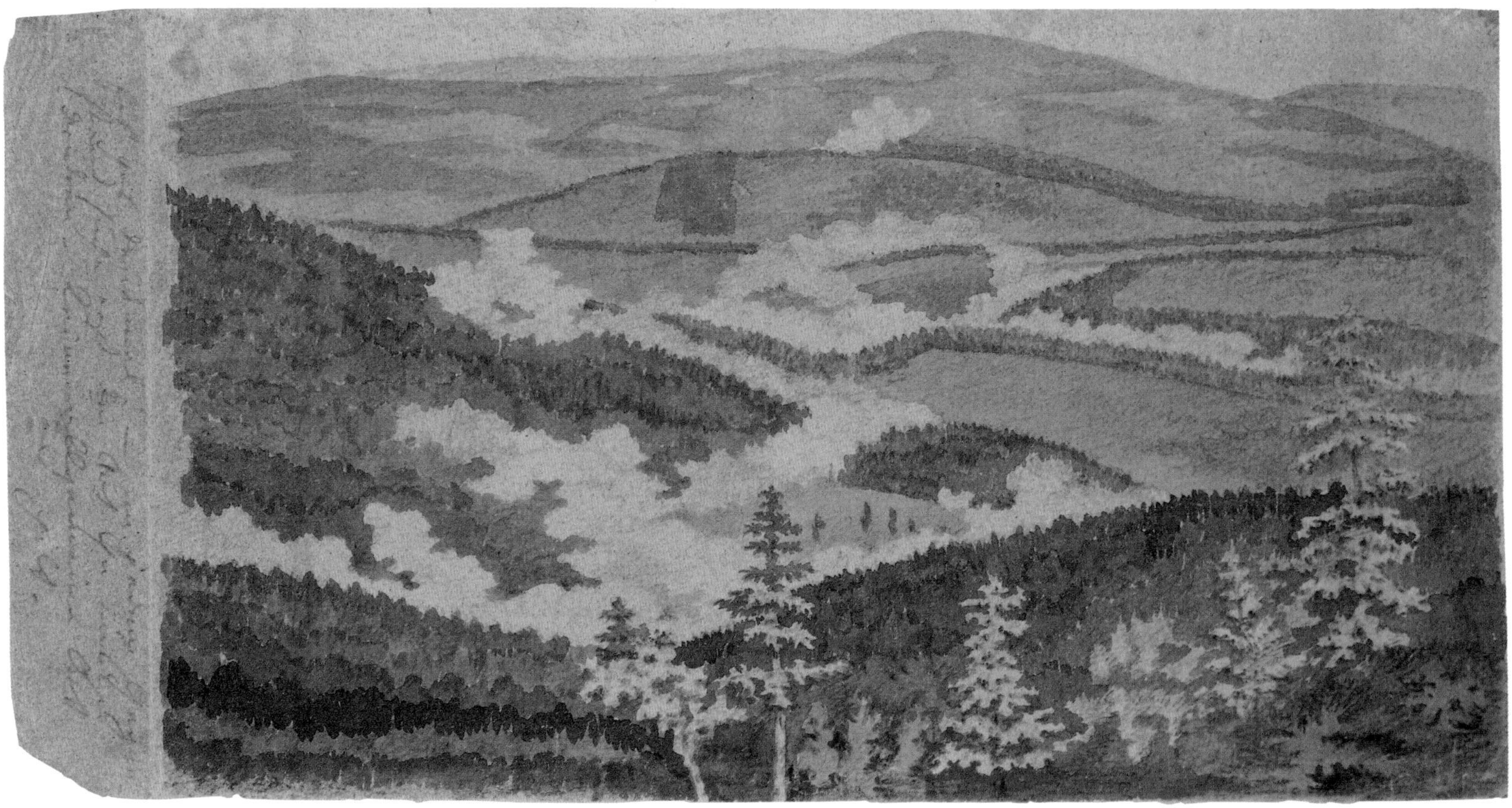

77 AUFGEHENDER MOND AM FLUSS

Um 1777
Schwarze und braune Kreide, mit Kreide weiß gehöht,
auf bräunlichem Papier
14,7 x 22,6 cm
Stiftung Weimarer Klassik, Museen
Inv.Nr. 1535

Literatur: Femmel/I, Nr. 159; Goethe 1982, Nr. 203; Hecht 1982, Nr. 13; Kat. Zürich 1989, Nr. 292; Klauß 1992, Nr. 5

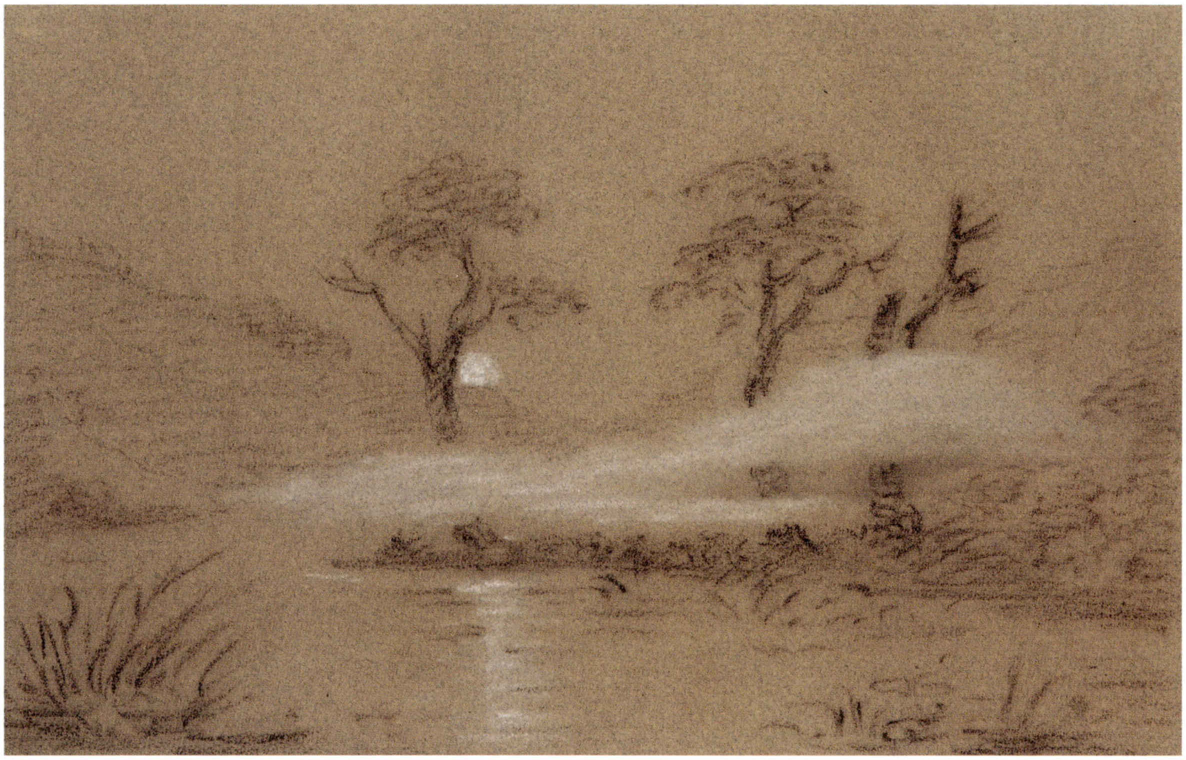

Aus sparsam andeutenden Kreidestrichen entsteht auf dunklem Grund das flüchtige Bild einer Flußlandschaft, vielleicht einer Ilmpartie im Mondschein, die ihren besonderen Akzent durch den hellen Nebelstreifen über dem Wasser erhält. Die stimmungsvolle Darstellung findet ein Äquivalent in Goethes Naturlyrik, etwa in dem Gedicht *An den Mond*, geht aber auch mit einer exakten Naturbeobachtung einher. Goethe hat das Blatt im Alter unter seine naturwissenschaftlichen Zeichnungen eingereiht; die von Jugend an wirksame Verbindung beider Aspekte des Naturzugangs schildert er 1820 in dem Aufsatz *Wolkengestalt nach Howard*, in dem er frühere Zeichnungen mit »seltsamen Wolkengebilden« erwähnt: »Weder dem Auge des Dichters noch des Malers können atmosphärische Erscheinungen jemals fremd werden, und auf Reisen und Wanderungen sind sie eine bedeutende Beschäftigung« (WA II/12, S. 6). Die Darstellung entspricht Howards Kategorie der Stratuswolke, die beim »Nebelstreif« beginnt, »der sich vom Sumpf oder feuchten Wiesen erhebt und darüber eine Zeitlang schweben bleibt« (WA II/12, S. 8).

P.M.

78 VOLLMONDNACHT IM THÜRINGISCHEN GEBIRGE

Um 1777
Kohle, etwas gewischt, weiß gehöht, auf blaugrauem Papier
31,2 x 53,2 cm
Stiftung Weimarer Klassik, Museen
Inv.Nr. 1057

Literatur: Femmel/I, Nr. 185; Hecht 1982, Nr. 11

Die Skizze, die durch eine kalligraphisch anmutende Reduktion der Bildzeichen besticht, evoziert mit sparsamsten Mitteln das Stimmungsbild einer Vollmondnacht. Die Flächenaufteilung wirkt zufällig, aber überzeugend; chiffrenartig sind die Kurvaturen der Bäume hingeworfen, aus denen der kubische Block einer Berg- oder Architekturform herauswächst. Die Lokalisierung des Motivs ist zweifelhaft; da Goethe aber Papier dieser Sorte nur 1777 gebrauchte, könnte das Blatt im Zusammenhang mit dem Aufenthalt in Eisenach und auf der Wartburg stehen. »Sah den Mond über dem Schlosse und herauf«, heißt es in diesem Kontext z.B. am 8. Oktober 1777 (WA III/1, S. 50), und schon zuvor, am Abend des 13. September 1777: »In dem grausen linden Dämmer des Monds die tiefen Gründe, Wiesen, Büsche, Wälder und Waldblösen, die Felsen Abgänge davor, und hinten die Wände, und wie der Schatten des Schlossbergs und Schlosses unten alles finster hält und drüben an den sachten Wänden sich noch anfasst wie die nackten Felsspizzen im Monde röthen und die lieblichen Auen und Thäler ferner hinunter, und das weite Thüringen hinterwärts im dämmer sich dem Himmel mischt« (WA IV/3, S. 175 f.). Hier klingt noch die erlebnisnahe, den spontanen Zugriff suggerierende Sprache des Sturm und Drang nach, die ein Äquivalent in dieser so freien, sich über die Konvention der Zeit hinwegsetzenden Skizze erhält. *P.M.*

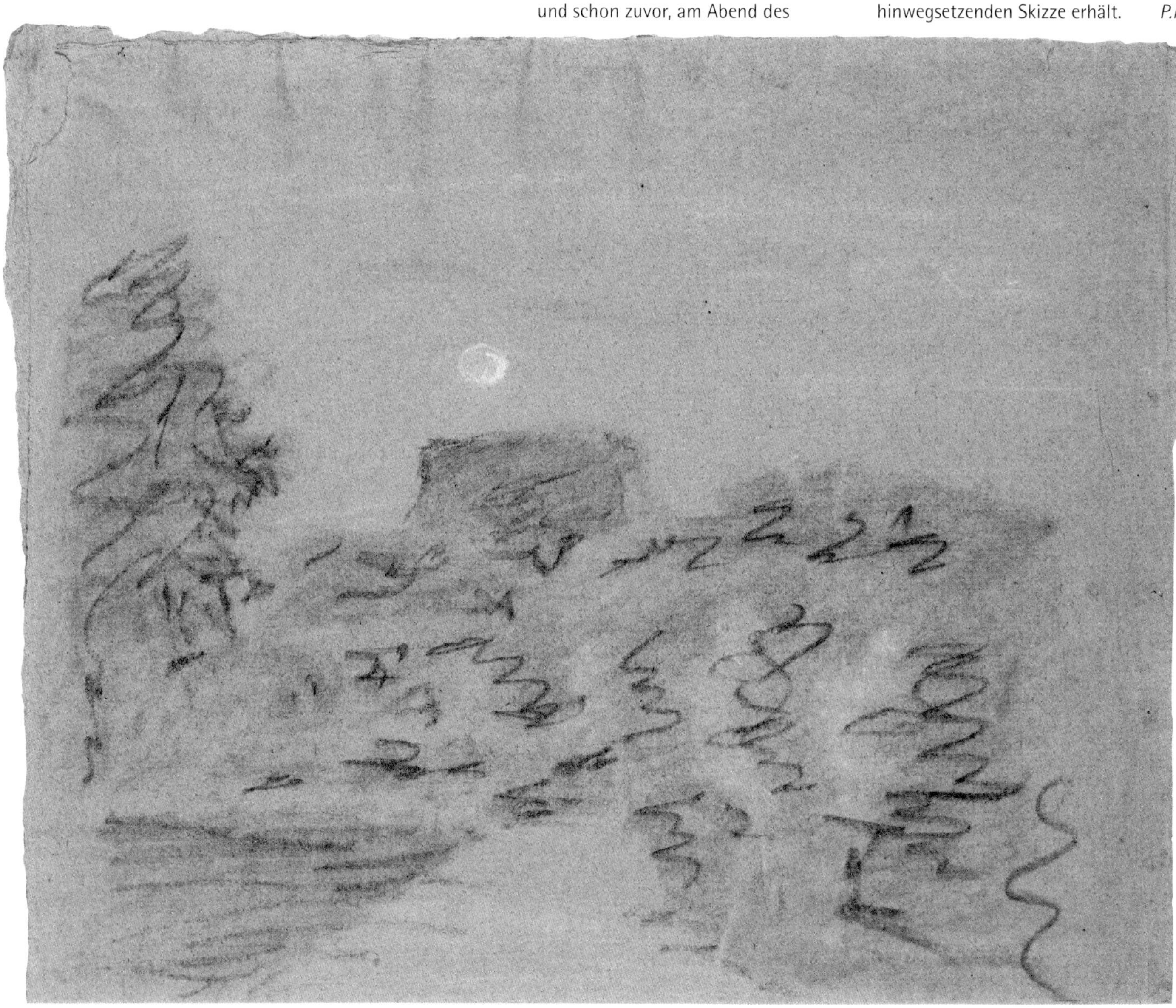

79 WARTBURG

1777
Pinsel in Grau, schwarze Kreide, auf weißem, vergilbtem Papier
39,3 x 33,4 cm
Rechts unten eigenhändig bez.: »Wartburg Sept 77«
Auf der Rückseite in Bleistift: Treppenhaus in perspektivischer Wiedergabe
Stiftung Weimarer Klassik, Museen
Inv.Nr. 1157

Literatur: Femmel/I, Nr. 179; Hecht 1982; Nr. 46;
Kat. Zürich 1989/90, Nr. 293

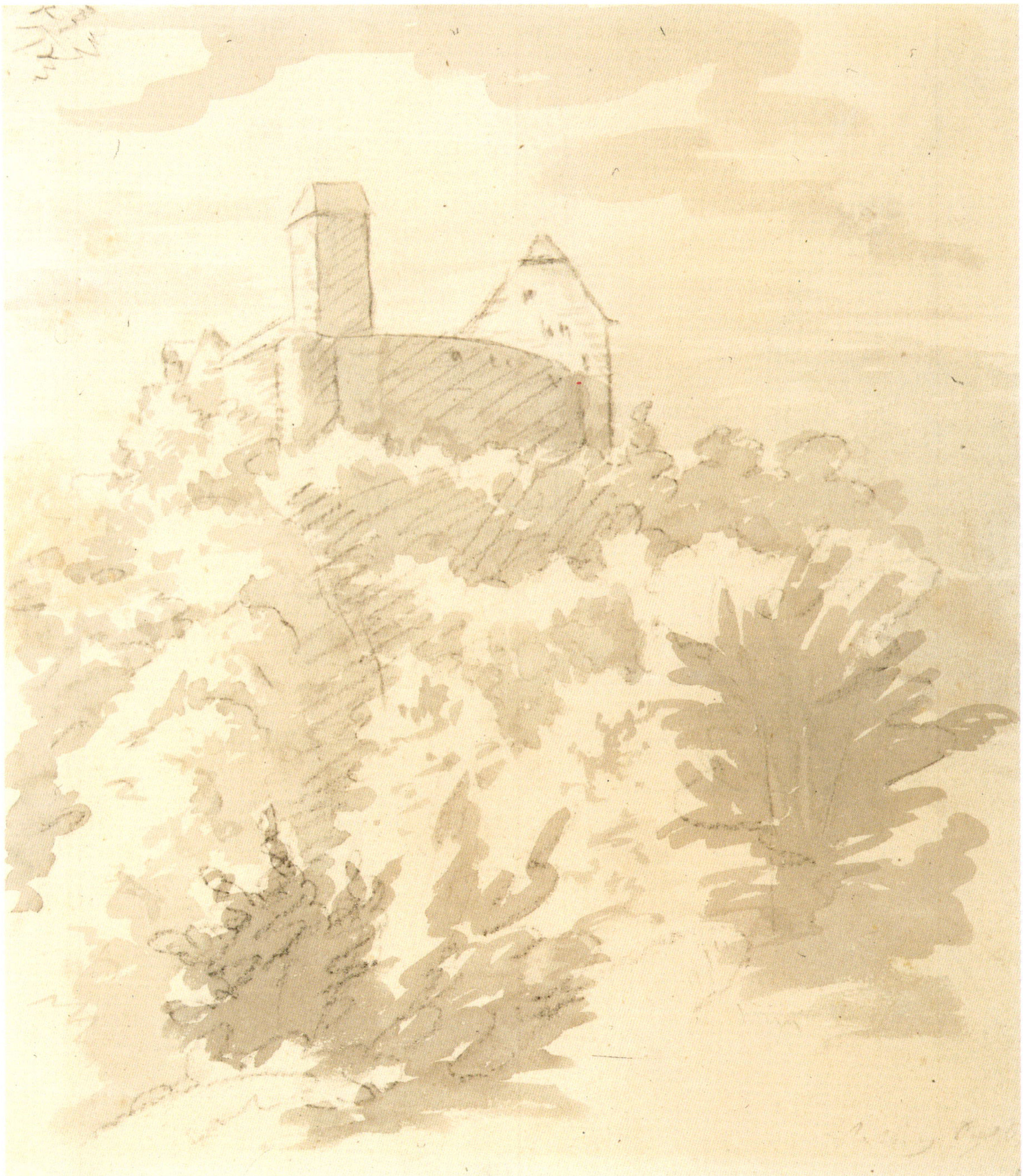

Amtsgeschäfte veranlaßten Goethe, im September und Oktober 1777 einige Wochen in der Begleitung Herzog Carl Augusts in Eisenach zu verbringen; er wohnte auf der Wartburg und hielt deren Architektur und Umgebung in zahlreichen Blättern fest. Goethe zeichnete viel in dieser Zeit, in der er jede Gelegenheit nutzte, um sich vom Leben und Treiben des Hofes zurückzuziehen; so heißt es im Tagebuch am 14. September: »gezeichnet. In mir gelebt« (WA III/1, S. 47).

Die Ansicht der *Wartburg* von Süden ist mit leichter Hand angelegt und durch flächige Lavierungen und großzügige Schraffuren gegliedert; die Architektur scheint organisch aus der Vegetation des Berges herauszuwachsen. Hier wird die Kleinteiligkeit und penible Annäherung ans Detail vermieden, die z.B. bei der *Wartburg von Nordosten* (Femmel/I, Nr. 183) auffällt. In jener Zeit bestand die Burganlage nur aus baufälligen, verwahrlosten Gebäuden; der Hauptturm war abgetragen worden. Erst im 19. Jahrhundert wurde das »Nationaldenkmal« restauriert und erhielt sein heutiges Gesicht.

P.M.

80 FLOSSBRÜCKE (NATURBRÜCKE) IM WEIMARER PARK

Um 1777/79
Kohle, Spuren von Weißhöhung, auf blaugrauem Papier
32,0 x 53,0 cm
Stiftung Weimarer Klassik, Museen
Inv.Nr. 965 B

Literatur: Femmel/I, Nr. 195; Hecht 1982, Nr. 22; Kat. Duisburg 1987, Nr. VI.8; Klauß 1992, Nr. 8

Ein Ausschnitt des winterlichen Weimarer Parks ist zu sehen, im Vordergrund die Ilm, die dicht an der Bildschwelle über ein Wehr herabfällt, im Hintergrund das Gartenhaus, das Goethe während seiner ersten Weimarer Jahre bewohnte; die rechts im Mittelgrund schematisch angedeuteten Figuren wurden als Goethe und Fritz von Stein gedeutet. Ihr besonderes Gepräge erhält die Zeichnung durch die markanten horizontalen und vertikalen Strukturen der hölzernen Brückenkonstruktion und der kahlen Bäume, die eine ungewöhnlich feste Tektonik vermitteln. Die kräftig gezogenen Konturen scheinen nachträglich über die ursprünglich recht zarte Zeichnung gelegt worden zu sein, um der Komposition graphische Prägnanz zu verleihen. Auf die beabsichtigte Überarbeitung läßt auch die Tatsache schließen, daß Goethe am 18. November 1782 das Blatt von Charlotte von Stein zurück erbat: »Schicke ... die Brücke von mir auf blau Papier« (WA IV/6, S. 94). Das Vorgehen, leichte, vor der Natur angelegte Skizzen zu Hause zu vollenden oder sie später noch einmal zu überarbeiten, ist typisch für Goethe. *P.M.*

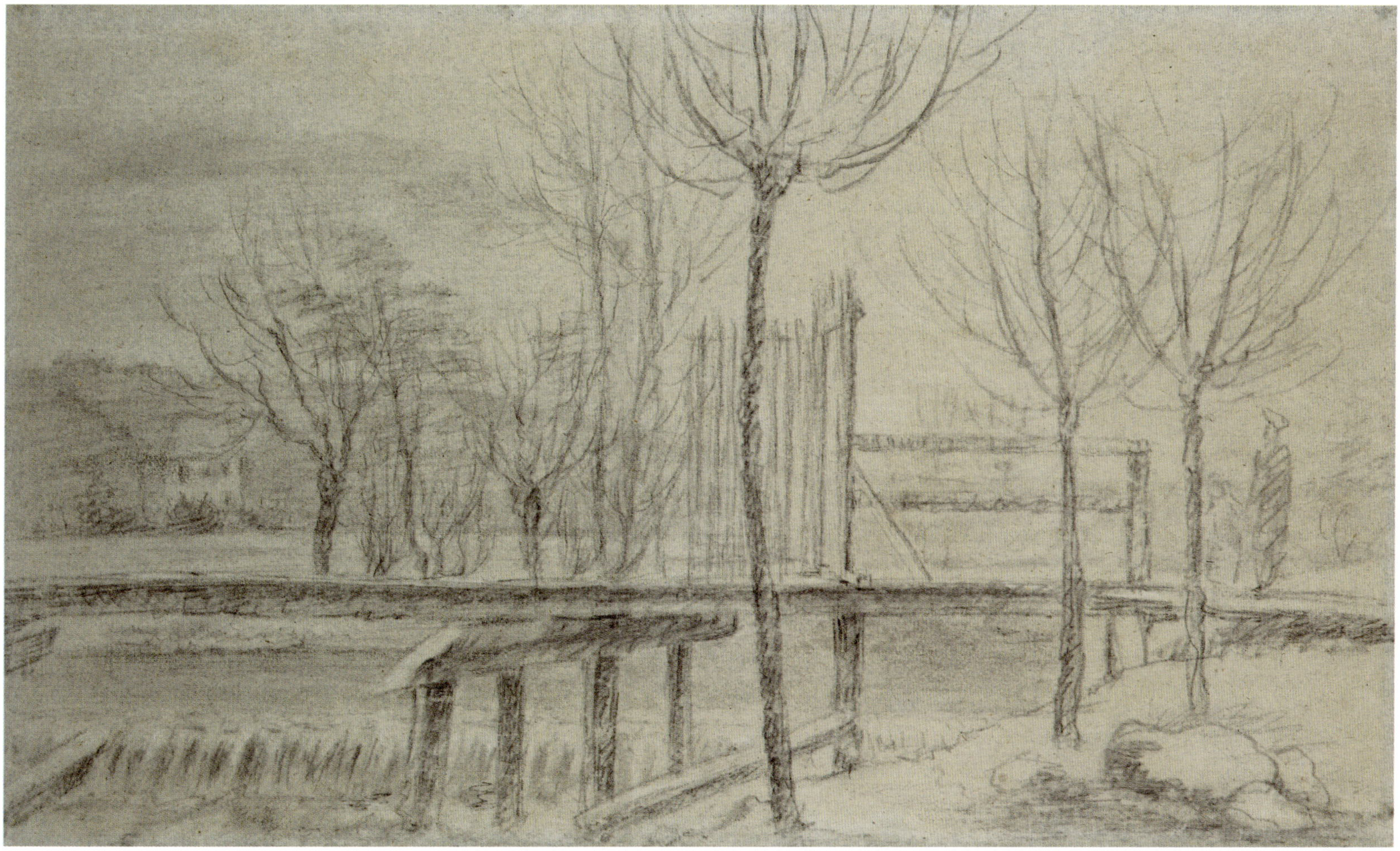

81 SIESTA

1776
Bleistift, Feder in Schwarz, grau laviert, auf weißem Papier
15,5 x 19,6 cm
Am unteren Rand eigenhändig bez.: »d 12 Juli 76 Arnstad«
Stiftung Weimarer Klassik, Museen
Inv.Nr. 124

Literatur: Femmel/I, Nr. 295

Die Skizze steht im Zusammenhang mit einer ganzen Reihe von Darstellungen Schlafender, die Goethe um diese Zeit anfertigt (Femmel/I, Nr. 292, 295–297), angeregt vielleicht durch die Möglichkeit der ungestörten, intimen Beobachtung von Menschen, die sich nicht dem prüfenden Blick des Zeichners ausgesetzt fühlen. Mit wenigen Strichen umreißt er den im Schlaf entspannten Körper und die gelösten Gesichtszüge. *P.M.*

82 SIESTA

1776
Bleistift, auf weißem, verbräuntem Papier
19,4 x 32,7 cm
Stiftung Weimarer Klassik, Museen
Inv.Nr. 127

Literatur: Femmel/I, Nr. 297; Kat. Frankfurt 1988, Nr. 285; Klauß 1992, Nr. 12

Das Blatt entstand während einer Jagdpartie des Weimarer Hofes; von höfischer Etikette ist dabei jedoch nichts zu spüren, da der junge Herzog Carl August damals noch ganz dem »Genietreiben« des Sturm und Drang anhing. Einer der Gefährten hat sich auf dem Boden zwischen Tisch und Stühlen ein improvisiertes Lager aufgeschlagen, neben dem ein Jagdhund schläft. Es ist das spontane Notat einer pittoresken Situation, eine Momentaufnahme, die sich wenig um zeichnerische Regeln kümmert, um den Eindruck möglichst natürlich wiedergeben zu können. *P.M.*

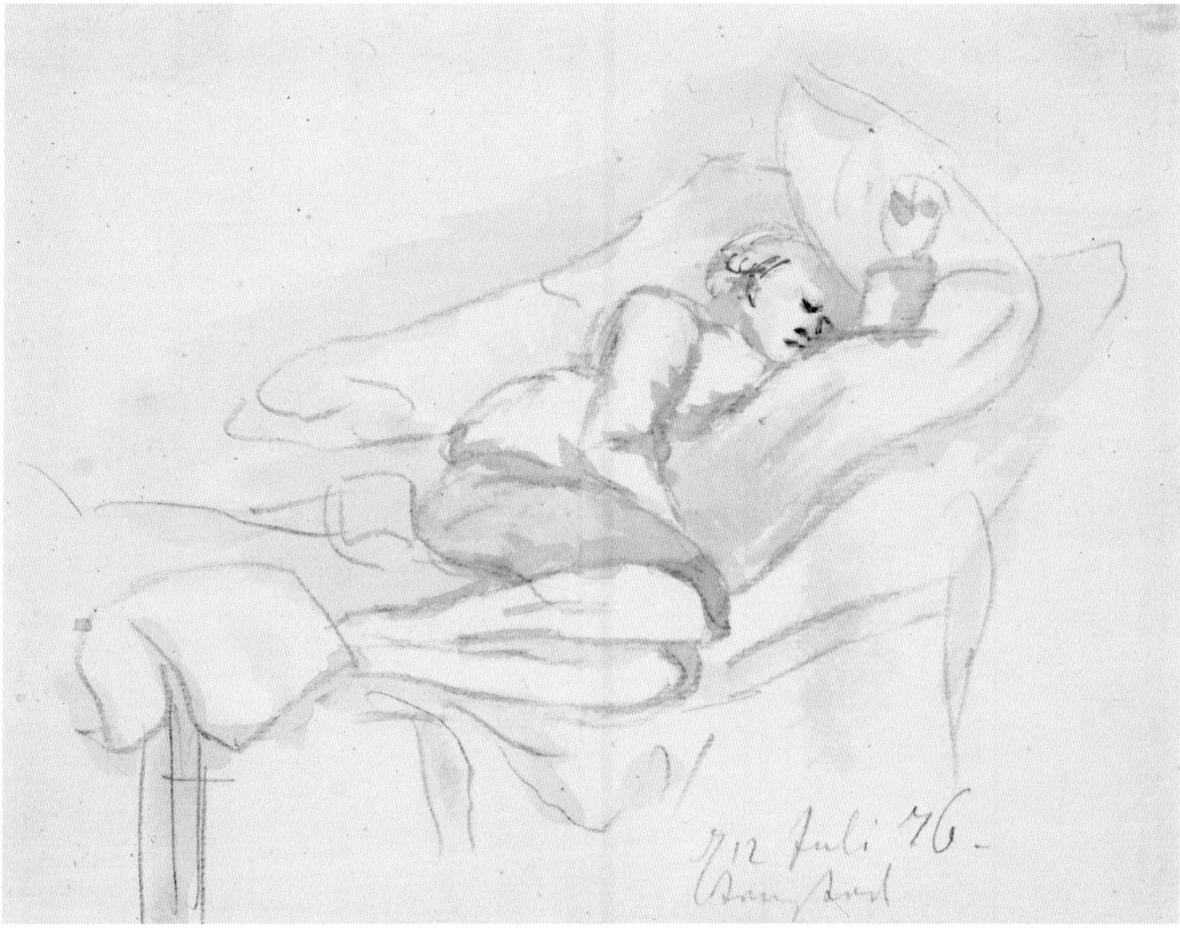
12 Juli 76

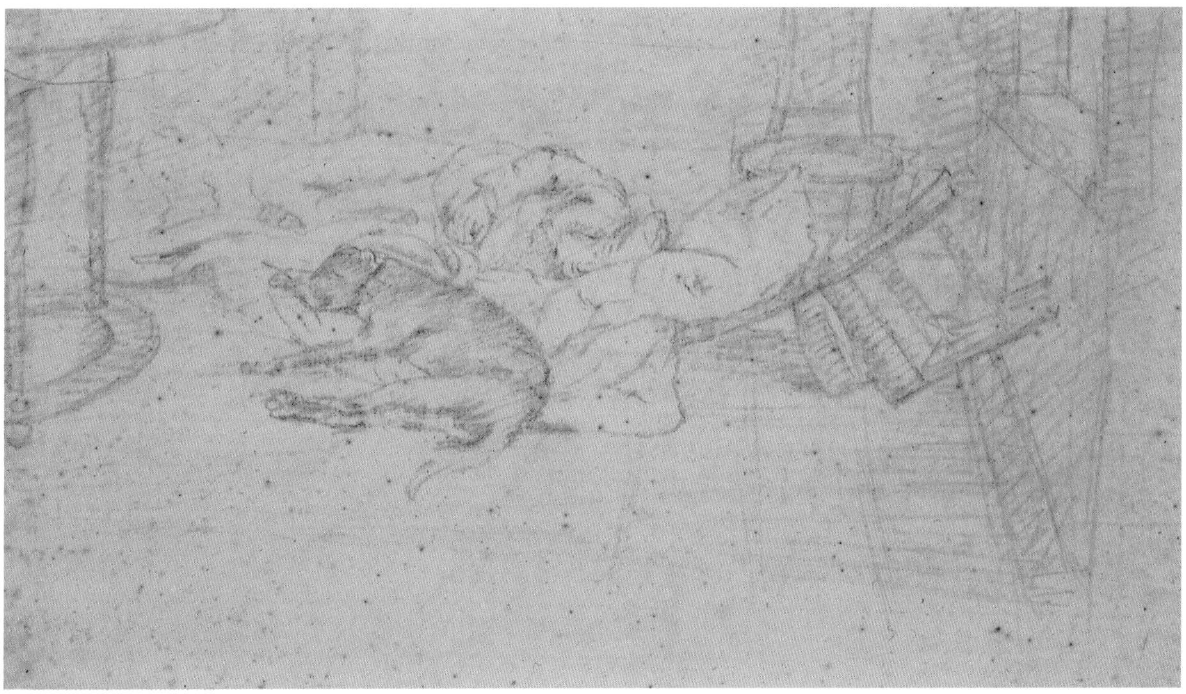

83 BESCHWÖRUNGSSZENE DER HEXEN BEI VOLLMOND

Um 1776/79
Feder in Grau, grau laviert, auf weißem Papier
29,0 x 47,0 cm
Freies Deutsches Hochstift / Frankfurter Goethe-Museum
Inv.Nr. 2800

Literatur: Femmel/VI B, Nr. 216; Kat. Frankfurt/ Düsseldorf 1988/89, Nr. 244

In einer nächtlichen Landschaft spielt sich im Mondlicht eine gespenstische Szene ab: Vor einer von phantastischen Wesen bevölkerten Kulisse aus dichten Bäumen und einem alten Gemäuer ist ein magischer Kreis gezogen, in dem Zauberutensilien wie der Totenkopf mit den drei Kerzen angeordnet sind. Zwei Hexen halten ein kleines Kind über einen Dreifuß, unter dem ein Feuer brennt, eine dritte steht in beschwörender Haltung, einen Zauberstab in der Rechten, vor einem Spiegel, in dem sich undeutlich eine Erscheinung manifestiert. Die Darstellung wurde als Geisterbeschwörung, Hexenküche zum *Faust*, Walpurgisnacht oder Illustration zum Medea-Mythos interpretiert; sie spricht wie die späteren Hexenszenen (Femmel/IV B, Nr. 229, 230; VI B, Nr. 230) von Goethes Neigung zum phantastischen Sujet, das auch seine Dichtung durchzieht.

Die Figuration zeigt eine gewisse Affinität zu Füssli, dessen Zeichnungen Goethe ab 1775 durch Lavater kennenlernte; einige gelangten in seine Sammlung, andere ließ er von Lips kopieren. 1779 erwarb er mit Herzog Carl August in der Schweiz mehrere Arbeiten des Künstlers: »Ich habe per fas et nefas einige Fueslische Gemählde und Skizzen erwischt, über die ihr erschröcken werdet« (WA IV/4, S. 148). *P.M.*

84 SCHWEIZER GEBIRGSLANDSCHAFT

1779
Feder und Pinsel in Grau über Bleistiftspuren, grau laviert, auf graublauem Papier
21,5 x 54,5 cm
Stiftung Weimarer Klassik, Museen
*Inv.Nr. 956*B*

Literatur: Femmel/I, Nr. 216; Schnyder-Seidel, 1989, S. 108; Kat. Zürich/Schwäbisch Hall 1991, Nr. 164

Im Gegensatz zu den Zeichnungen der ersten Schweizer Reise von 1775 gelingt es Goethe nun, einen größeren landschaftlichen Zusammenhang zu bewältigen, der den grandiosen Eindruck der Bergwelt ahnen läßt. Besonders auffällig ist die Erdspalte, die sich im Mittelgrund öffnet und sein geologisches Interesse auf sich gezogen haben muß. Der mit nervös akzentuierendem Strich festgehaltene Naturausschnitt wirkt nicht zufällig, sondern durchdacht ins Bild gesetzt; durch das starke Repoussoir im Vordergrund gewinnt er Tiefenräumlichkeit, durch die Schattenpartien Plastizität. Die Linien laufen im Schnittpunkt der Komposition zusammen und schaffen

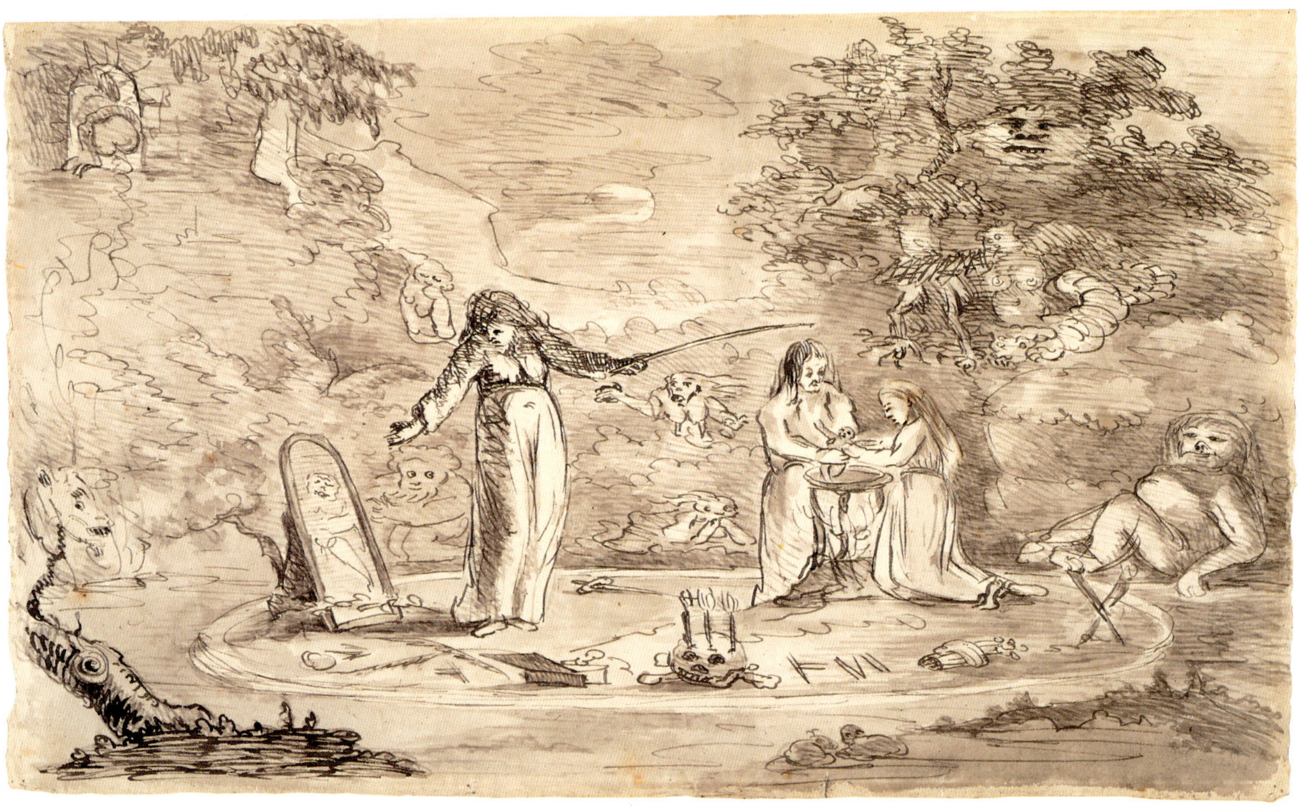

ein Gravitationszentrum, das eine gewisse Sogkraft entfaltet. Im Kontrast zu dieser Vergegenwärtigung latent bedrohlicher Naturgewalten stehen das spielzeugartig kleine Dörfchen sowie die Staffagefigur links vorne, die vielleicht einen Alphornbläser meint; Schrecken und Idylle wohnen hier nah beieinander.

In den *Briefen aus der Schweiz* findet sich unter dem Datum des 9. November 1779 folgende Beschreibung der Gegend um Leukerbad: »Wir sahen (...) unter uns am Ende einer schönen grünen Matte, die an einem ungeheuren Felsschlund herging, das Dorf Inden mit einer weißen Kirche ganz am Hange des Felsens in der Mitte von der Landschaft liegen. Über der Schlucht drüben gingen wieder Matten und Tannenwälder aufwärts, gleich hinter dem Dorfe stieg eine große Kluft von Felsen in die Höhe, die Berge von der linken Seite schlossen sich bis zu uns an, die von der rechten setzten auch ihre Rücken weiter fort, so daß das Dörfchen mit seiner weißen Kirche gleichsam wie im Brennpunct von soviel zusammenlaufenden Felsen und Klüften dastand« (WA I/19, S. 267). Die frappierende Übereinstimmung des Texts mit der Zeichnung läßt vermuten, daß Goethe sie bei der Abfassung als Gedächtnisstütze herangezogen hat. *P.M.*

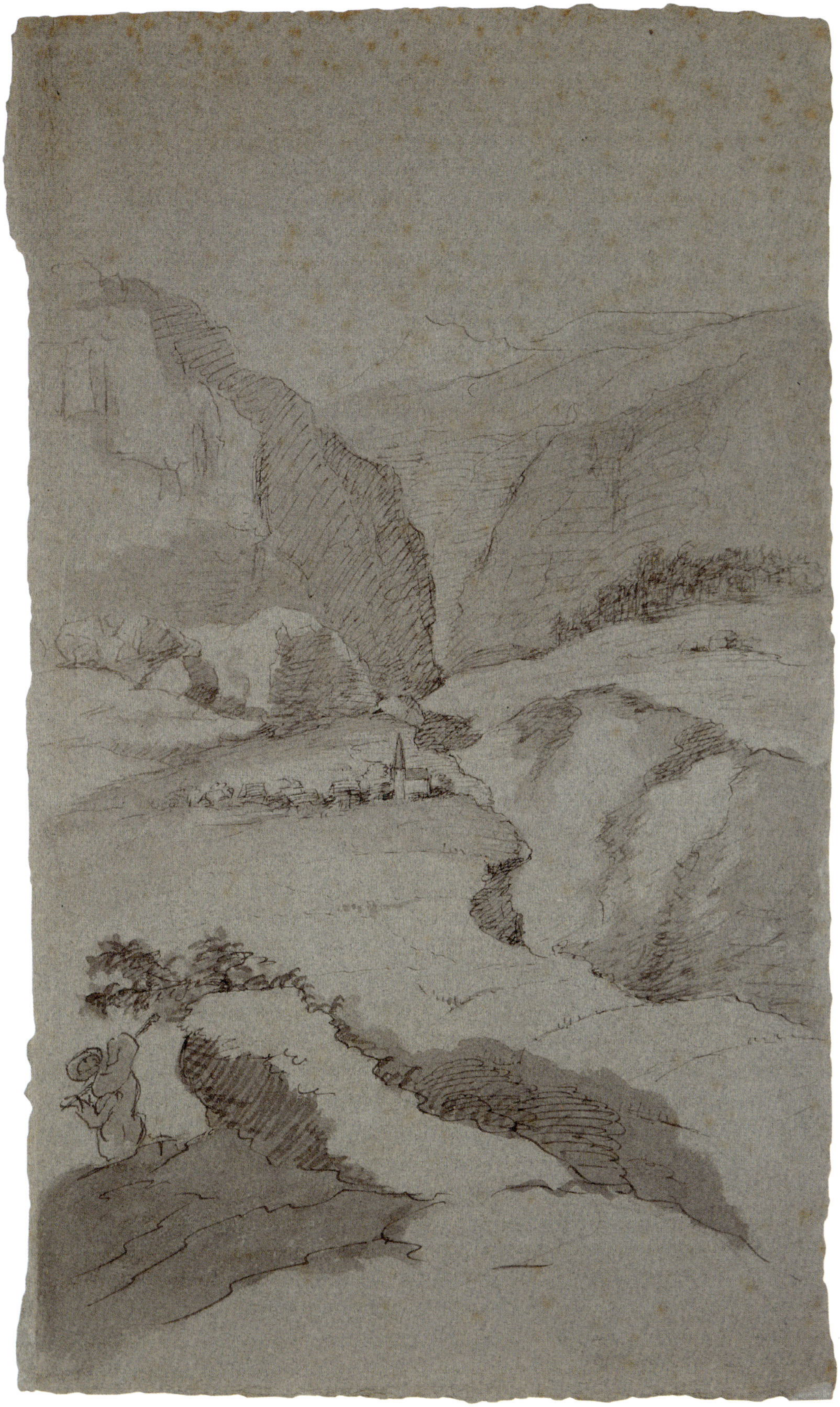

85 LANDGUT BEI ROM

1786
Feder in Grau über Bleistiftspuren, grau laviert, auf weißem Papier, mit Rahmungslinie, auf grünlich getöntem Untersatzpapier, mit Rahmungslinie
11,0 x 18,5 cm
Auf der Rückseite eigenhändig bez.: »R[om] 86«, ferner Eigentumsvermerk des Vorbesitzers W. Vulpius
Stiftung Weimarer Klassik, Museen
Inv.Nr. 1958

Literatur: Femmel/III, Nr. 10; Hecht 1982, Nr. 100; Kat. Rom 1988, Nr. 3

In Italien folgte Goethe seiner bereits in Weimar gepflegten Vorliebe, als Zeichner die atmosphärischen Schwebezustände der Natur - Dämmerung, Mondlicht oder Nebelschleier – einzufangen, ein Thema, das später für die Romantiker wichtig wird. Eine Fülle von »Mondscheinbildern« entstand unter dem Eindruck der römischen Nächte: »Von der Schönheit, im vollen Mondschein Rom durchzugehen, hat man, ohne es gesehen zu haben, keinen Begriff. Alles Detail wird von den großen Massen des Lichtes und des Schattens verschlungen, und nur die größten, allgemeinsten Bilder stellen sich dem Auge dar ...« (An Charlotte von Stein, 2. Februar 1787; WA IV/8, S. 161). So reduziert er auch hier die Motive auf ihre Grundformen, läßt alle verunklärenden Details zurücktreten und versucht, durch locker angelegte, flächige Licht- und Schattenpartien einen magischen Effekt zu erzielen, den das irreale, mit natürlichem Lichteinfall nicht kongruente Bildlicht noch steigert. *P.M.*

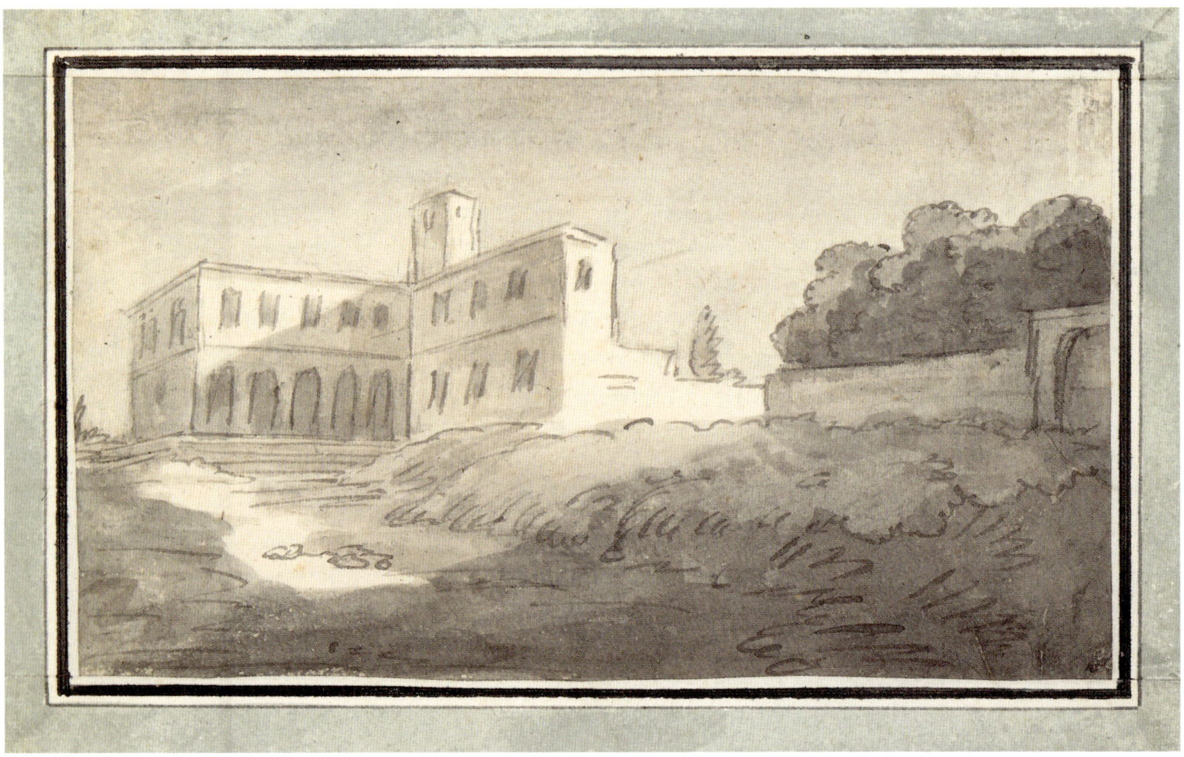

86 PONTE ROTTO UND ISOLA TIBERINA

1787
Bleistift, Feder in Braun, braun laviert, auf weißem Papier
19,3 x 27,4 cm
Stiftung Weimarer Klassik, Museen
Inv.Nr. 2272

Literatur: Femmel/III, Nr. 55; Kat. Venedig u.a. 1977, Nr. 54; Hecht 1982, Nr. 89; Kat. Rom 1988, Nr. 22; Klauß 1988, Nr. 55

Der Blick geht vom rechten Tiberufer nach Norden; links dominiert das pittoreske Motiv des Ponte Rotto oder Pons Aemilius, der ersten in der Antike gemauerten Brücke Roms, die im 16. Jahrhundert rekonstruiert wurde, aber bald wieder einstürzte und nun von Pflanzen überwachsen ist. Im Hintergrund erkennt man die Tiberinsel vor der Silhouette der Stadt, mit der sie rechts durch den Ponte Cestio, links durch den Ponte Fabricio verbunden ist. Das strömende Wasser des Flusses wird durch schwungvolle Pinselstriche assoziiert und bleibt in seiner Wirkung ebenso immateriell wie die schematisierte Architektur; beides erscheint als lebhaftes Flächenmuster ohne feste Tektonik. Die Bewegtheit der Komposition wird durch die Gestaltung des Himmels unterstrichen, den dramatisch wirkende Wolken durchziehen. Als Gliederungselement fungieren hauptsächlich die diversen Bogenkonstruktionen, die allerdings keinem einheitlichen Fluchtpunkt folgen. Daraus erwächst eine Irritation des Blicks, die der Zeichnung eine ungewöhnliche Spannung verleiht und sie von anderen aus der Zeit deutlich abhebt. Goethe muß sie vor seinen gewissenhaften Perspektiv- und Architekturstudien im Winter 1787/88 entworfen haben, da er sich danach stärker um eine konventionelle Klärung der Raumorganisation bemüht. *P.M.*

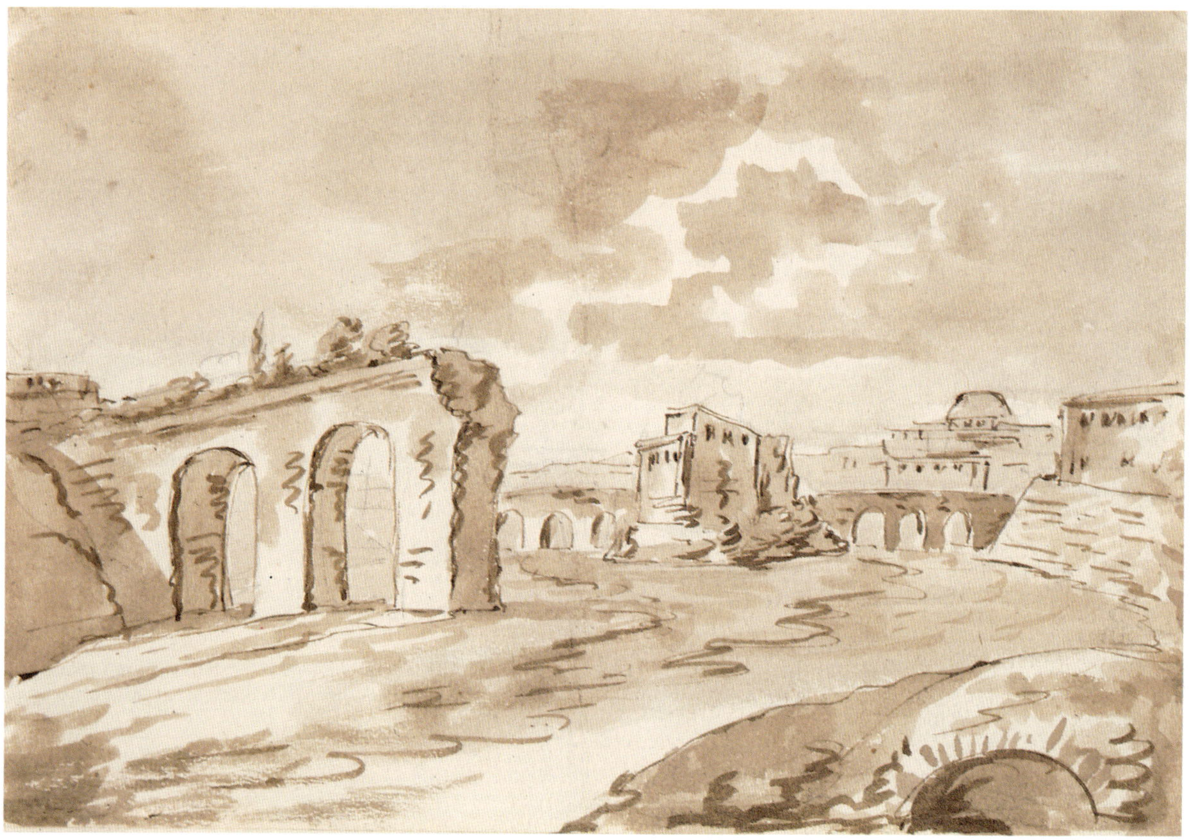

87 AESCULAP-TEMPEL

1787
Bleistift, Feder in Braun, braun und grau laviert, auf weißem Papier
18,8 x 23,0 cm
Stiftung Weimarer Klassik, Museen
Inv.Nr. 213

Literatur: Femmel/II, Nr. 285; Kat. Venedig u.a. 1977, Nr. 40; Goethe 1982, Nr. 348; Hecht 1982, Nr. 101; Kat. Rom 1988, Nr. 47

Um die atmosphärische Impression einer südlichen Mondscheinlandschaft nachzuzeichnen, erprobt Goethe eine Laviertechnik auf nassem Papier, die entfernt an Alexander Cozens »blots« erinnert (vgl. Busch 1993, S. 344 ff.). Im Vordergrund sind dunkelgraue, ausapernde Kleckse zu erkennen, deren »Eigenleben« die Struktur der darüber liegenden Linienzeichnung beeinflußt. Das Laubwerk des Baumes im Vordergrund wird lediglich durch eine begrenzende, schwungvolle Kurvatur angedeutet; die hellen, den Glanz des Mondlichts evozierenden Flächen, die der Zeichnung Plastizität verleihen, bleiben ausgespart. Auf diese Weise entsteht ein unwirkliches Szenario, das mit dem Säulentempel über einem See und der schematischen Figurengruppe davor fast wie eine Theaterkulisse anmutet. Das Motiv läßt sich als »Äskulaptempel in einem kleinen See der Villa Borghese« identifizieren (erstmals so im Kat. Venedig u.a. 1977 bezeichnet), in der Goethe während seines römischen Aufenthalts öfters zeichnete. *P.M.*

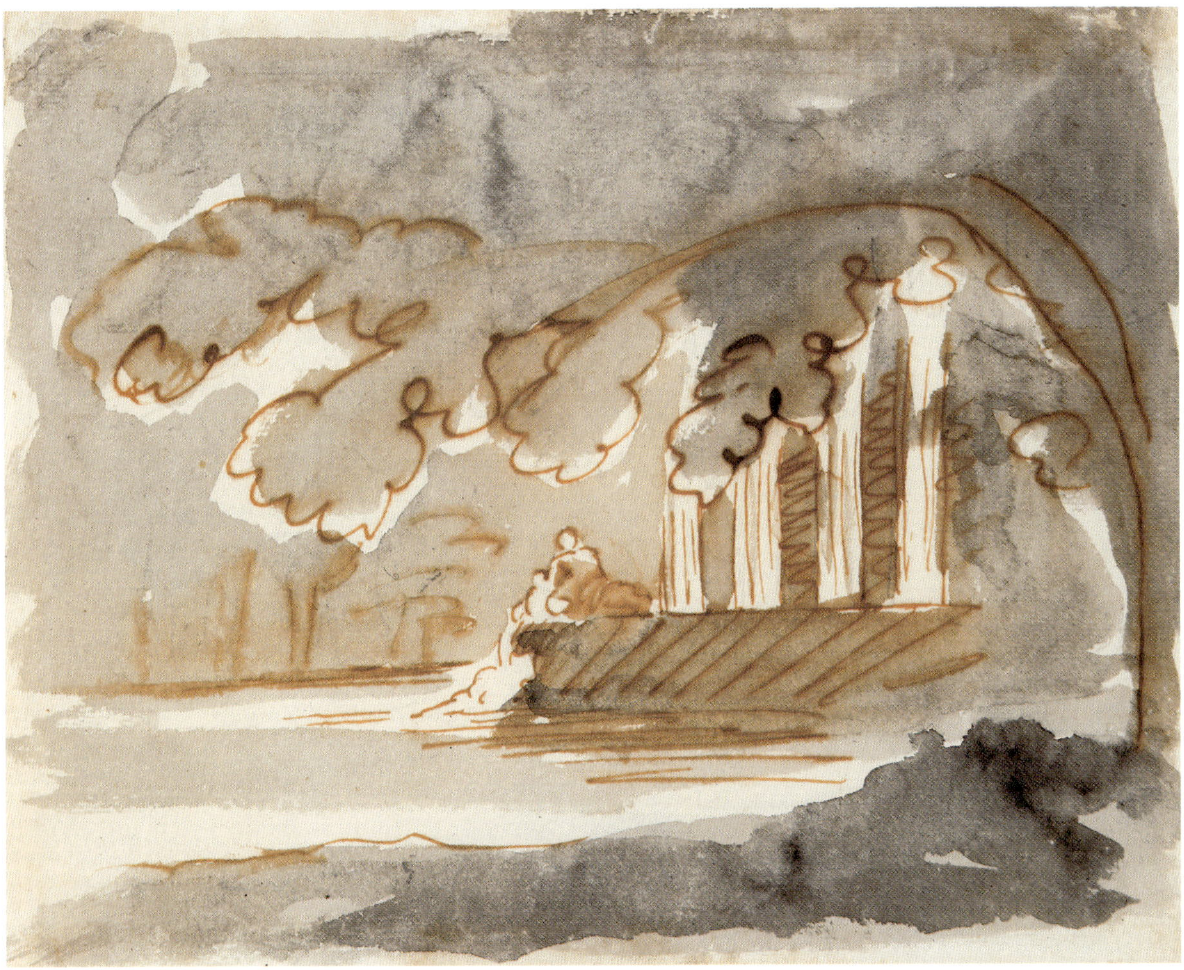

88 DIE SOLFATARA

1787
Pinsel in Grau und Braun, auf weißgelbem Papier
28,0 x 43,5 cm
Stiftung Weimarer Klassik, Museen
Inv.Nr. 640

Literatur: Femmel/II, Nr. 87; Kat. Venedig u.a. 1970, Nr. 23; Hecht 1982, Nr. 71; Kat. Düsseldorf u.a. 1986/87, Nr. 169 und S. 107f.; Klauß 1988, Nr. 28; Kat. Trient 1989, Nr. 61

Am 1. März 1787 besuchte Goethe von Neapel aus die Phlegräischen Felder und die Solfatara, den Krater eines halberloschenen Vulkans, den er als Erinnerungsbild flüchtig skizzierte. Die weite, fruchtbare und an antiken Denkmälern reiche Landschaft in der Gegend des römischen Puteoli, die ein flacher Bergrücken begrenzt, wird lediglich rechts mit wenigen Pinselstrichen angedeutet. Alle Aufmerksamkeit gilt dem in Nahsicht gegebenen Kraterrand und der daraus emporsteigenden Wolke aus Wasserdampf und Schwefelwasserstoff, die in dynamisch bewegte Bildzeichen übersetzt wird.

Goethe erlebte hier »... die wundersamste Gegend von der Welt. Unterm reinsten Himmel der unsicherste Boden. Trümmern undenkbarer Wohlhäbigkeit, zerlästert und unerfreulich. Siedende Wasser, Schwefel aushauchende Grüfte, dem Pflanzenleben widerstrebende Schlackenberge, kahle, widerliche Räume und dann doch zuletzt eine immer üppige Vegetation, eingreifend wo sie nur irgend vermag, sich über alles Ertödtete erhebend, um Landseen und Bäche umher, ja den herrlichsten Eichwald an den Wänden eines alten Kraters behauptend. Und so wird man zwischen Natur- und Völkerereignissen hin und wider gerissen« (WA I/31, S. 20). Einer solchen Aussage liegt Goethes Gedanke der »Urpolarität« zugrunde, die als genetisches Prinzip alle Seinsformen bestimmt und sich auch in der Zeichnung der *Solfatara* andeutet. P.M.

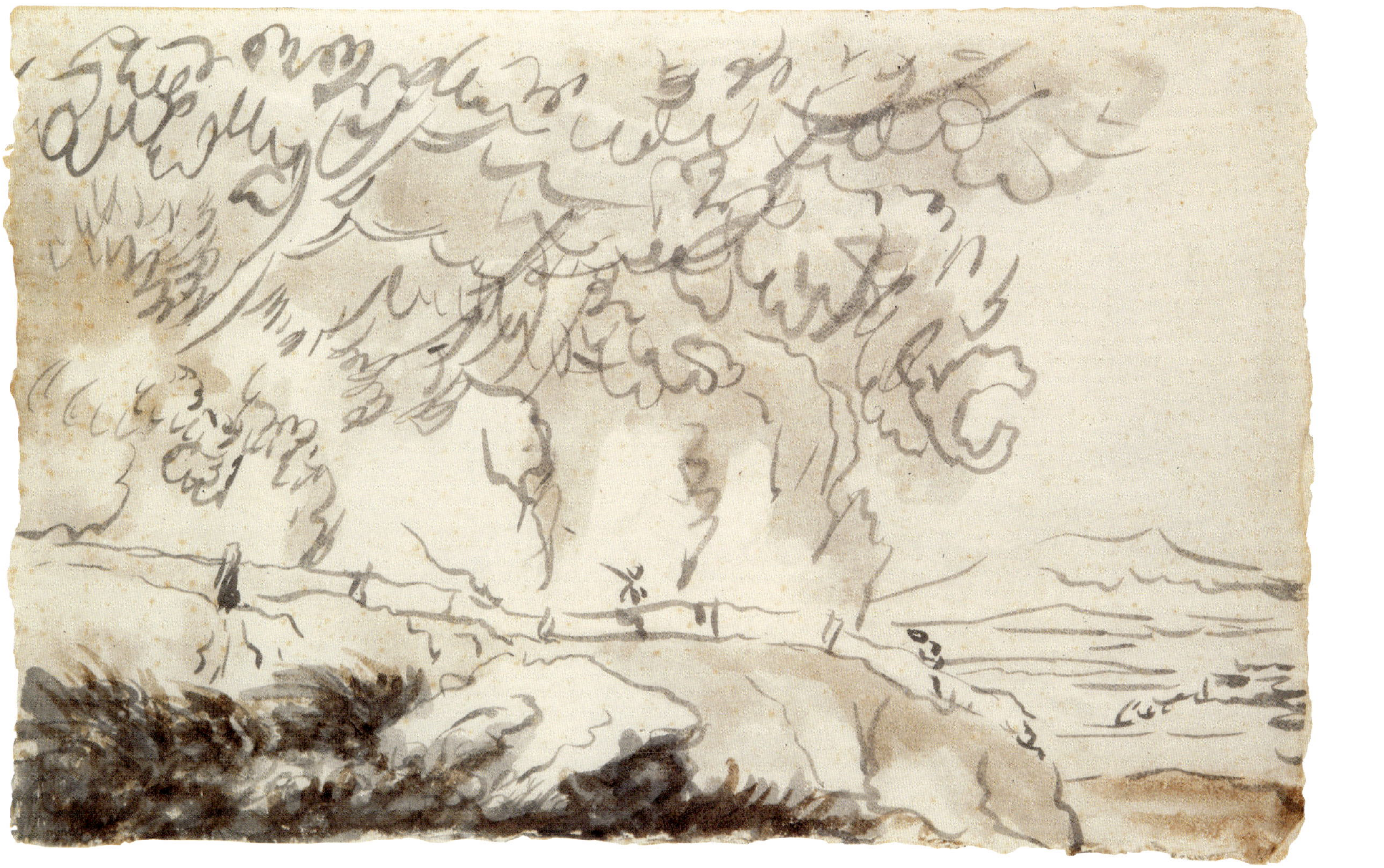

89 VESUVAUSBRUCH

1787
Feder in Schwarz über Bleistiftspuren, Aquarell, auf weißem Papier mit Mittelbruch
15,8 x 19,6 cm
Kunstsammlungen zu Weimar
Inv.Nr. 1844-KK 1292
Aus dem Besitz Herzog Carl Augusts von Sachsen-Weimar

Literatur: Femmel/VI B, Nr. 64; Femmel 1982, Nr. 43

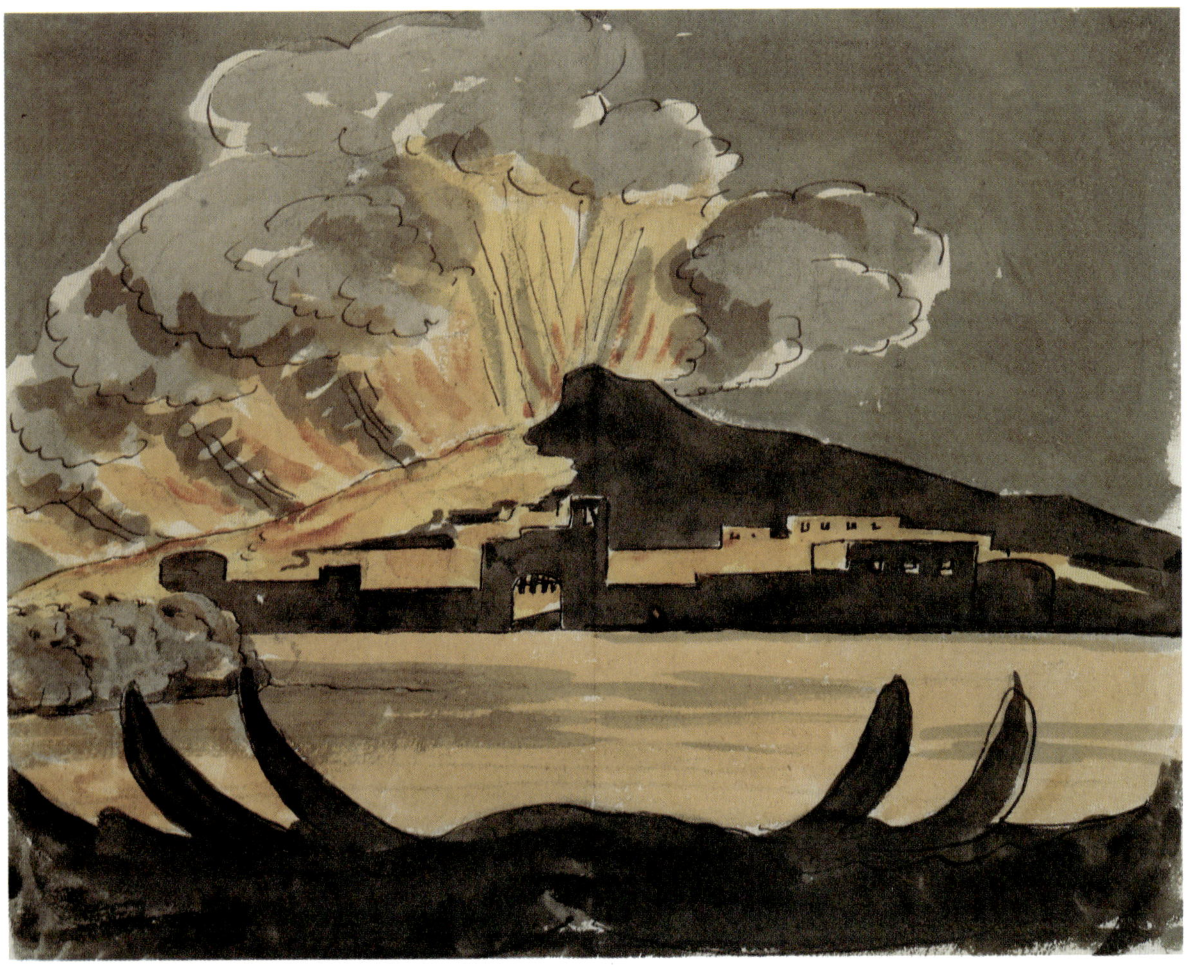

Der *Vesuvausbruch* gehört zu Goethes überzeugendsten koloristischen Leistungen; hier »illuminiert« er nicht vorsichtig die Linienzeichnung oder aquarelliert in der von Hackert und Kniep übernommenen, etwas bunten Manier, sondern erreicht eine kräftige, auf Rot- und Gelbtöne abgestellte Farbigkeit, die durch die dunklen arabesken Formen im Vordergrund, vielleicht schematisierte Bootskiele, noch verstärkt wird. Das Blatt wirkt durch seine starken Kontraste zwischen den rotgelben und den dunklen Partien der pyramidalen Komposition, die in dem von der glühenden Wolke überfangenen Bergkegel gipfelt. Er ragt genau in der Mittelachse empor und verleiht der horizontal angelegten Zeichnung ein Gegengewicht. Das Motiv wird, auch in topographischer Hinsicht, stilisiert, formalisiert und in die Fläche projiziert. Die dynamische Gewalt der Naturerscheinung erhält statische Form, und so entsteht ein von der Realität abstrahiertes Bild, das nach Goethes Verständnis weniger die »Wirklichkeit« als die »Wahrheit« der faszinierenden Erscheinung faßt.

Ein entsprechendes Erlebnis schildert er im Reisebericht unter dem Datum des 2. Juni 1787: »Wir standen an einem Fenster des oberen Geschosses, der Vesuv gerade vor uns; die herabfließende Lava, deren Flamme bei längst niedergegangener Sonne schon deutlich glühte und ihren begleitenden Rauch schon zu vergolden anfing; der Berg gewaltsam tobend, über ihm eine ungeheure feststehende Dampfwolke, ihre verschiedenen Massen bei jedem Auswurf blitzartig gesondert und körperhaft erleuchtet. Von da herab bis gegen das Meer ein Streif von Gluthen und glühenden Dünsten; übrigens Meer und Erde, Fels und Wachsthum deutlich in der Abenddämmerung, klar friedlich, in einer zauberhaften Ruhe (...) Dieß alles konnte von dießem Standpunct das Auge mit einmal fassen, und wenn es auch die einzelnen Gegenstände zu mustern nicht im Stande war, so verlor es doch niemals den Eindruck des großen Ganzen« (WA I/31, S. 274). *P.M.*

90 STÜRMISCHE SEE

1787/88
Bleistift, Pinsel in Braun, schwarze Kreide, blau aquarelliert, auf weiß-gelblichem Papier
7,9 x 20,8 cm
Stiftung Weimarer Klassik, Museen
Inv.Nr. 1114

Literatur: Femmel/II, Nr. 126

Die in raschen Zügen gefertigte Skizze läßt hinter dem stürmisch bewegten Meer, das das untere Bilddrittel einnimmt, einen bergigen Landstrich mit einem Turm an der Küste erkennen. Vermutlich handelt es sich um ein süditalienisches Naturerlebnis, das fast spielerisch wiedergegeben wird. Die Art, wie der Zeichner dunkleres Blau über hellere Partien setzt, Lichter und die weißen Schaumkronen der Gischt ausspart und die zackige Kreidelineatur einfügt, die eher Probestrichen als Brandungswellen gleicht, verleihen dem Blatt einen experimentellen Charakter; Goethe scheint hier die schnelle Niederschrift elementar bewegter Kräfte zu proben. Femmel geht davon aus, daß das Papierfabrikat nur während der Rückreise von Italien benutzt wurde; sonst wäre die Entstehung während der stürmischen Überfahrt nach Sizilien oder zurück anzunehmen, oder aber am Golf von Neapel, analog zu der Notiz vom 9. März 1787: »Die Stürme dieser Tage haben uns ein herrliches Meer gezeigt; da ließen sich die Wellen in ihrer würdigen Art und Gestalt studieren: die Natur ist doch das einzige Buch, das auf allen Blättern großen Gehalt bietet« (WA I/31, S. 34). *P.M.*

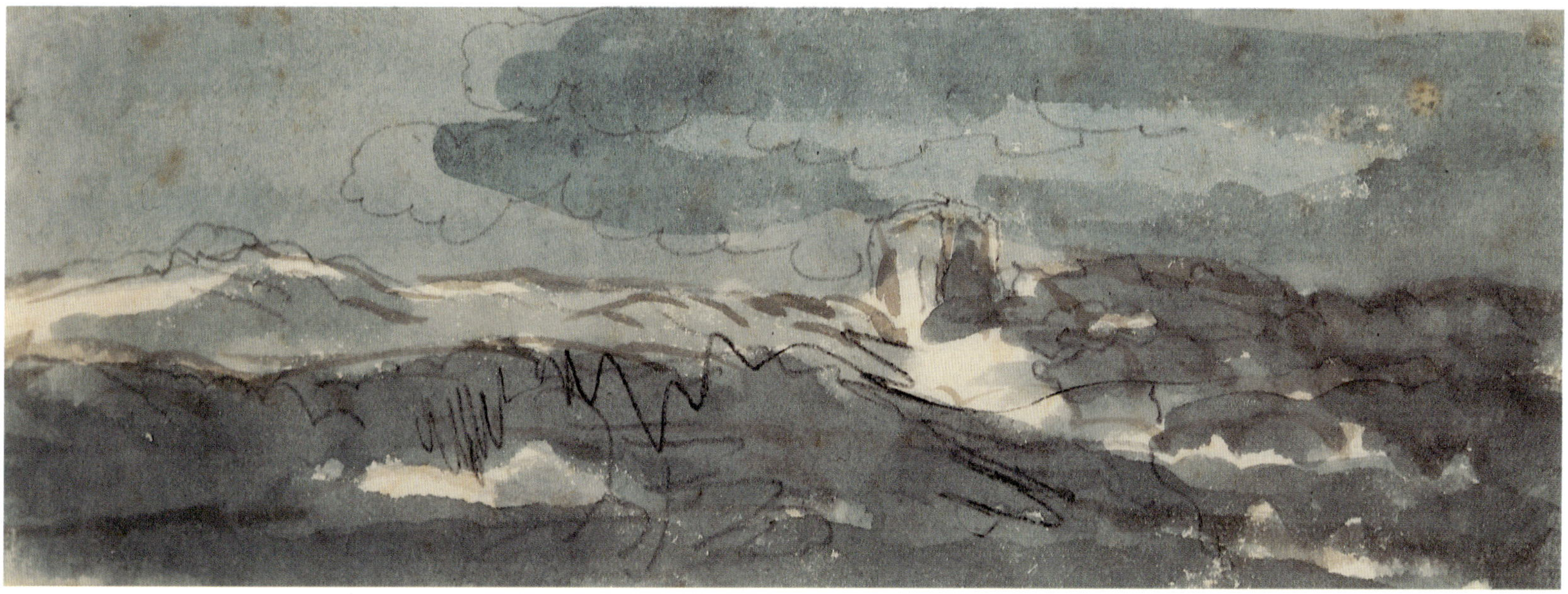

91 ACQUA ACETOSA

1787
Bleistift, Feder in Braun, grau laviert, auf weißem Papier
15,5 x 27,5 cm
Auf der Rückseite perspektivische Konstruktion, Bleistift
Stiftung Weimarer Klassik, Museen
Inv.Nr. 2277

Literatur: Femmel/II, Nr. 197

Goethe suchte das von Bernini 1661 erbaute, im Norden Roms am Tiber gelegene Brunnenhaus häufig auf, wie aus der *Correspondenz* vom 5. Juli 1787 hervorgeht: »Die Hitze ist gewaltig. Morgens mit Sonnenaufgang steh' ich auf und gehe nach der Acqua Acetosa, einem Sauerbrunnen, ungefähr eine halbe Stunde von dem Thor, an dem ich wohne, trinke das Wasser, das wie ein schwacher Schwalbacher schmeckt, in diesem Klima aber schon sehr wirksam ist« (WA I/32, S. 27). Vor Ort fertigte er eine Bleistiftskizze an, die später überarbeitet wurde, denn die Linien der Feder korrespondieren kaum mit den darunter liegenden Bleistiftstrichen. Die parallelen, durch zügige Federstriche konturierten Lavierungen erzeugen einen Eindruck von Weitläufigkeit, in der das steinerne Brunnenhaus wie ein einsames Denkmal aufragt. Nur selten fügt Goethe Staffagefiguren in seine Landschaften ein, doch hier ging es ihm wohl darum, durch die Spaziergänger die Funktion des Ortes herauszustellen. *P.M.*

92 FELSPARTIE BEI TIVOLI

1787
Feder in Schwarzbraun über Bleistiftspuren, braun und grau laviert, auf weißem Papier
10,1 x 6,6 cm
Freies Deutsches Hochstift/Frankfurter Goethe-Museum
Inv.Nr. 13281

Literatur: Femmel/VI B, Nr. 70

In Italien widmete Goethe sich mit Nachdruck seinen naturwissenschaftlichen Studien; für den Zeichner war das Erfassen der Landschaft untrennbar mit dem Erkunden ihrer geologischen Struktur verbunden. Die Skizze der Gesteinsformation, aus deren Spalten Buschwerk hervorwächst, gibt mit wenigen Federstrichen, Kurvaturen und vereinheitlichenden Lavierungen das Wesentliche wieder, bleibt dabei aber so abstrakt, daß sie eher wie der arabeske Reflex auf eine Idee als wie ein geologisches Demonstrationsobjekt wirkt. Die Zeichnung muß in Tivoli entstanden sein, wo entsprechende Gesteinsbildungen unterhalb der Cascatellen zu finden sind. Goethe arbeitete dort im Juni 1787 vor der Natur mit Hackert, der solchen Phänomenen ebenfalls große Aufmerksamkeit schenkte. *P.M.*

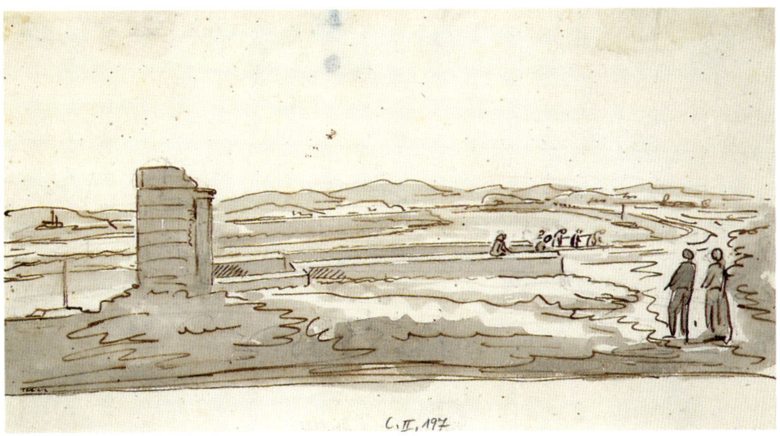

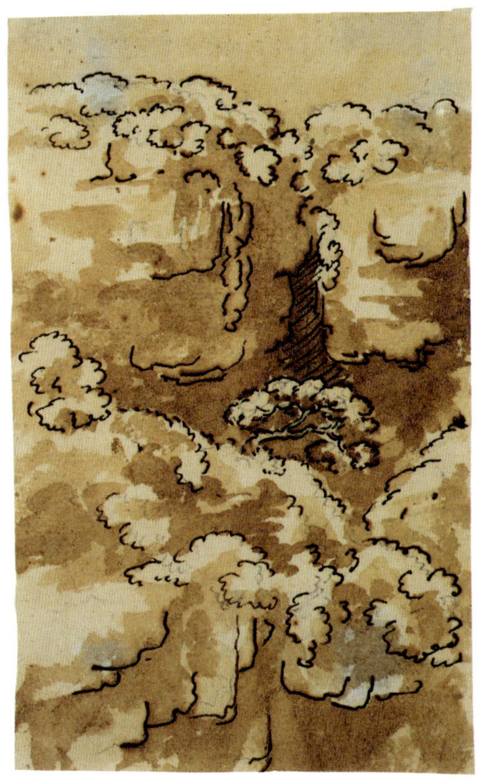

93 IDEALLANDSCHAFT MIT TEMPELRUINE UND VULKANISCHEM BERGKEGEL

1787/88
Bleistift, Pinsel in Braun, braun laviert, auf weißem Papier
11,6 x 30,2 cm
Freies Deutsches Hochstift/Frankfurter Goethe-Museum
Inv.Nr. 13057

Literatur: Femmel/VI B, Nr. 76; Kat. Düsseldorf u.a. 1986/87, Nr. 294 und S. 108f.

Das Panoramaformat, das Goethe von Hackert und Kniep übernommen hat, stellt die Zeichnung in den Kontext einer Reihe ähnlich gestalteter Landschaften, die den Eindruck der süditalienischen Küste und Siziliens im Frühling 1787 reflektieren und meist im Rückblick während des zweiten römischen Aufenthalts entstanden sind. Während jener Zeit war Goethe bestrebt, seinen Landschaftsstil »zu erweitern, zu reinigen, zu vergrößern« und seine »Einbildungskraft zu bereichern« (an Knebel, 18. August 1787; WA IV/8, S. 251), d.h., die subjektive Sicht einer objektiven Klärung zu unterziehen, um gültige Ausdrucksformen für eine zeitlose Aussage zu finden. Ein wesentlicher Impuls ging von dem Besuch der Galleria Colonna mit Hackert aus, der ihn am Beispiel von Claude Lorrain, Nicolas Poussin und Salvator Rosa mit den Kompositionsprinzipien der klassischen römischen Ideallandschaft vertraut machte. In deren Regelkanon sah Goethe einen Weg vorgebildet, Kunst und Natur, Idee und Bild zu einer Synthese zu verschmelzen. Nun versuchte auch er sich an der Konstruktion von idealen Naturbildern, die analog zum goldenen Schnitt harmonisch aufgebaut sind, durch Diagonalen Tiefenräumlichkeit erzeugen und die einzelnen Raumebenen organisch miteinander verbinden. Von Hackert hatte er gelernt, wie man mit Hilfe von »drei Tinten« einen farbperspektivischen Effekt erzeugt, und so legte er einen hellen Grund an, wählte für den Mittelgrund einen etwas intensiveren Ton, um schließlich den Vordergrund in kräftigem Braun zu modellieren.

Ein Flußlauf durchzieht in sanftem Bogen das fruchtbare Land, einem vulkanischen Bergkegel entgegen, der die Mittelachse bezeichnet. Am rechten Ufer liegen zerstreute Säulentrommeln, dahinter erheben sich drei dorische Säulen mit einem Gebälkstück. Das signifikante Motiv der drei Säulen war Goethe von Kindheit an vertraut; im Sinn des Topos »Et in Arcadia ego« beherrscht es als Kulisse das 1762 entstandene *Bildnis der Familie Goethe in Schäfertracht* von Seekatz. In Rom sah Goethe auf dem Forum Romanum die drei korinthischen Säulen des Castor-Tempels, die als Wahrzeichen des Campo Vaccino galten; eine ähnliche Säulenstellung begegnete ihm beim Tempel der Dioskuren in Agrigent. In Weimar erhielt das Motiv schließlich sein Echo in den 1788 errichteten drei Säulen am Rothäuser Bergweg, die Kraus in einer Vedute von 1800 wiedergibt. In der Zeichnung verweist das Motiv auf eine vom Menschen geformte große Kultur, die aber bereits der Vergangenheit angehört, zerfällt und damit wieder Teil der Natur wird, aus der sie als höchstes Werk hervorging. Menschheitsgeschichte und Naturgeschichte verschränken sich in dieser Landschaft; der Fluß und der Vulkan vertreten die Elemente des Wassers und des Feuers, der polaren Urkräfte also, die das Gesicht der Erde geformt haben und die gleichermaßen Fruchtbarkeit und Zerstörung in sich tragen. In dem damals heftig ausgetragenen Streit zwischen Vulkanisten und Neptunisten über die Entstehung der Gesteine und Gebirge hatte Goethe die Partei der Neptunisten ergriffen, die dem Wasser die entscheidende Kraft zuschrieben, fand jedoch zu einem versöhnlichen Ausgleich. Was sich bei der *Solfatara* von Pozzuoli mit ihrem Chaos der Elemente in einer subjektiven Impression lediglich andeutet, wird hier zum ideellen Konstrukt einer historischen Landschaft, die die Summe von Goethes Italienerlebnis enthält. P.M.

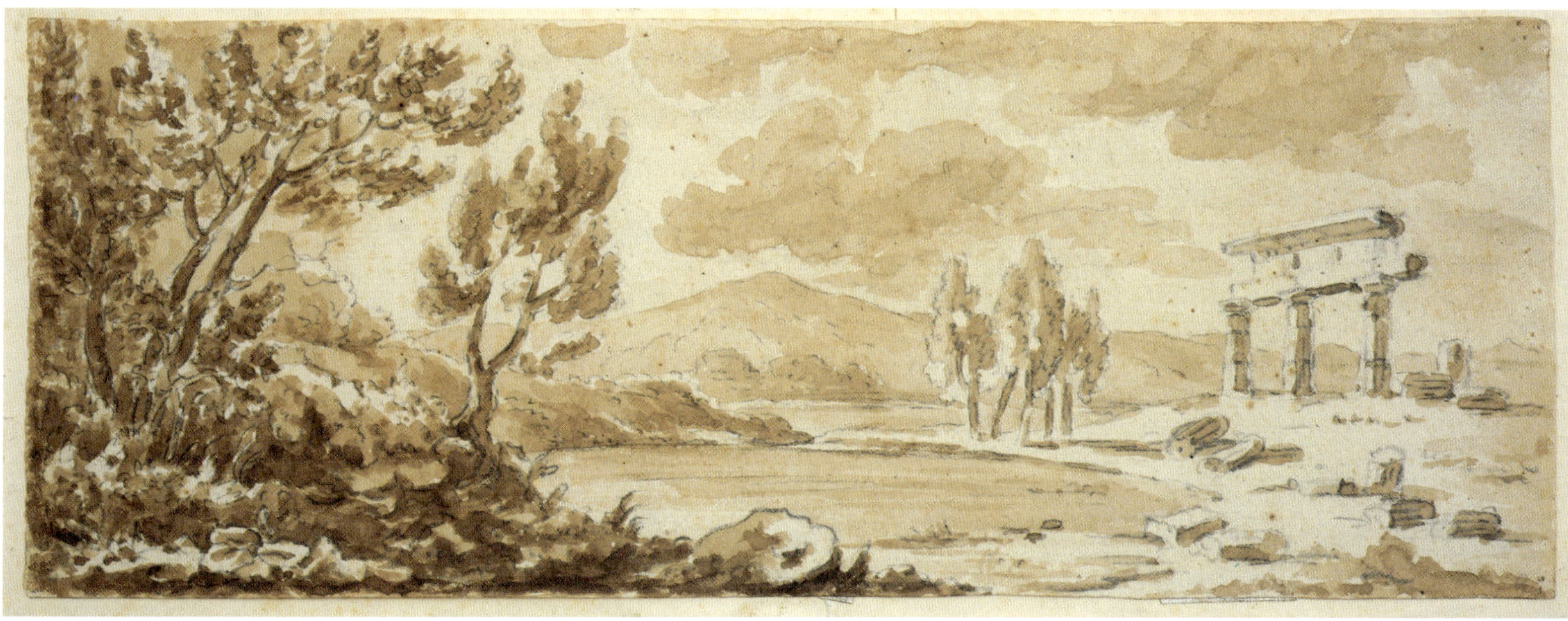

94 KOPFSTUDIEN

1787 oder später
Bleistift, Feder und Pinsel in Braun, auf weiß-gelblichem Papier
16,8 x 21,9 cm
Auf der Rückseite menschliches Skelett, rote Farbproben und Zahlen
Stiftung Weimarer Klassik, Museen
Inv.Nr. 876

Literatur: Femmel/III, Nr. 216

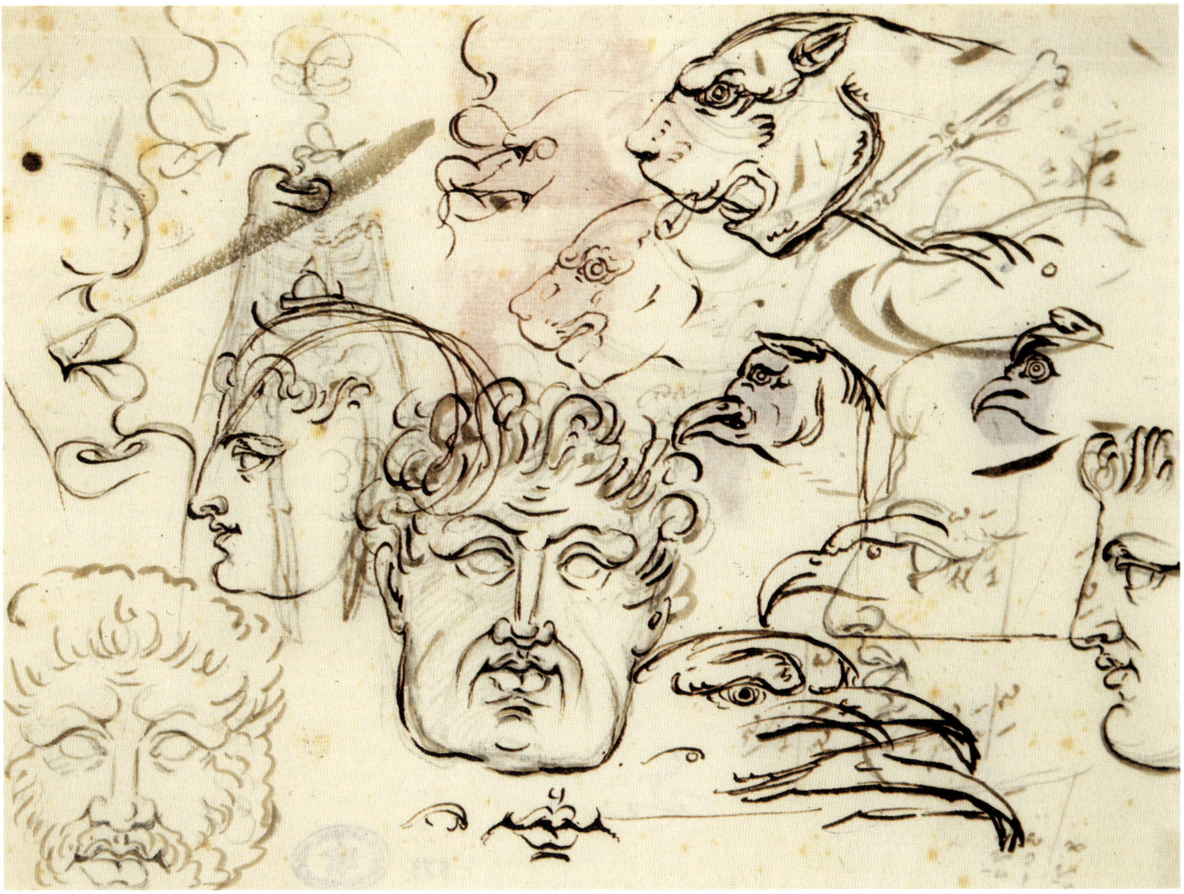

Im Winter 1787/88 setzte Goethe sich in Rom intensiv mit dem Problem der menschlichen Gestalt, vornehmlich der Kopfdarstellung, auseinander, wobei er an frühere physiognomische Studien und an die Theorien von Petrus Camper anknüpfen konnte. Er bemühte sich nun darum, ein anatomisches und zeichentechnisches Fundament zu schaffen: »Ich begab mich in die Schule, lernte den Kopf mit seinen Theilen zeichnen und nun fing ich erst an die Antiken zu verstehen … alles von innen heraus, den Knochen Bau, die Muskeln wohl studirt und überlegt, dann die Antiken Formen betrachtet, mit der Natur verglichen und das Karackteristische sich wohl eingeprägt« (an Herzog Carl August, 25. Januar 1788; WA IV/8, S. 329). Das Blatt ist eine Frucht solcher Übung; es zeigt Lippen- und Nasenstudien, zwei Köpfe en face sowie Menschen- und Tierprofile in Erinnerung an Lavaters Schemata und in Analogie zu eigenen Metamorphose-Gedanken. Dabei fällt auf, daß er sich nicht an realen, sondern an antiken Modellen orientiert.

P.M.

95 KOPFPROFILE

1787/88
Bleistift, Feder in Braun, graubraun laviert, auf weißem Papier
15,0 x 24,6 cm
Stiftung Weimarer Klassik, Museen
Inv.Nr. 821

Literatur: Femmel/III, Nr. 163; Hecht 1982, Nr. 111

Hintereinander gestaffelt erscheinen die klassischen Profile von drei Männern und einer Frau, die einem Idealtypus antiker Kunst nachempfunden sind und an numismatische Vorbilder oder an Reproduktionsstiche nach Antiken im Umrißstil erinnern. Die Kontur wird klar herausgearbeitet und anhand eines einheitlichen Schattierungsschemas modelliert. Auf diese Weise übte Goethe im Winter 1787/88 konsequent einen Kanon der Idealformen zur Kopfdarstellung ein, die nun nicht mehr den individuellen Charakter, sondern den generellen Typus ergreifen will. In Rom gelangte er zu der Überzeugung, daß die menschliche Figur »das A und O aller bekannten Dinge« (WA I/32, S. 62) sei und antizipierte damit das klassizistische Programm der Weimarer Kunstfreunde, das er 1798 mit Meyer in den *Propyläen* formulierte. Meyer unterstützte Goethe bereits in Rom bei seinen Kunststudien, und es ist nicht auszuschließen, daß dieses Blatt von seiner Hand stammt oder von ihm überarbeitet wurde. Entscheidend ist jedoch die Tatsache, daß Goethe sich von eben diesem Ideal leiten ließ und ihm in seiner eigenen Arbeit Rechnung trug.
P. M.

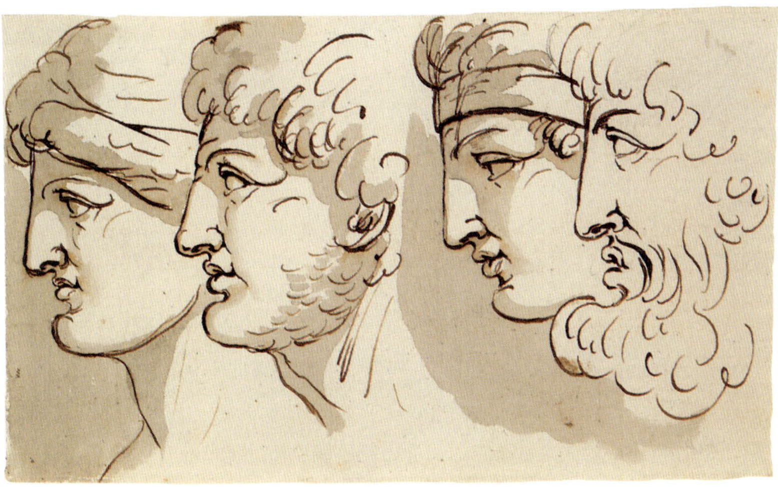

96 CHRISTIANE VULPIUS

Um 1788/89
Bleistift, schwarze Kreide, auf weißem Papier
19,1 x 14,9 cm
Stiftung Weimarer Klassik, Museen
Inv.Nr. 864

Literatur: Femmel/IV B, Nr. 38; Goethe 1982, Nr. 369; Hecht 1982, Nr. 121; Schubert 1987; Kat. Zürich 1989/90, Nr. 309; Klauß 1990, Nr. 1

Im Juli 1788, kurz nach der Rückkehr aus Italien, lernte Goethe Christiane Vulpius kennen, die seine Geliebte, seine Lebensgefährtin und 1806 schließlich seine Frau wurde. In den *Römischen Elegien*, in denen er das Romerlebnis und die Liebe zu Christiane zu einer poetischen Einheit verschmolz, schildert er sie als »ein bräunliches Mädchen, die Haare / Fielen ihr dunkel und reich über die Stirne herab, / Kurze Locken ringelten sich ums zierliche Hälschen, / Ungeflochtenes Haar krauste vom Scheitel sich auf« (WA I/1, S. 237 f.). Das Bildnis Christianes läßt dies zwar nachvollziehen, doch die Lebensnähe der frühen Porträts ist hier dem klassischen Paradigma gewichen, das Goethe sich unter Meyers Anleitung in Rom angeeignet hatte. Die dort angefertigten Kopfstudien im Profil nach antiken Mustern liegen als Schema auch dieser Zeichnung zugrunde, die eine idealisierte Christiane zeigt, »antiker Form sich nähernd«.
P. M.

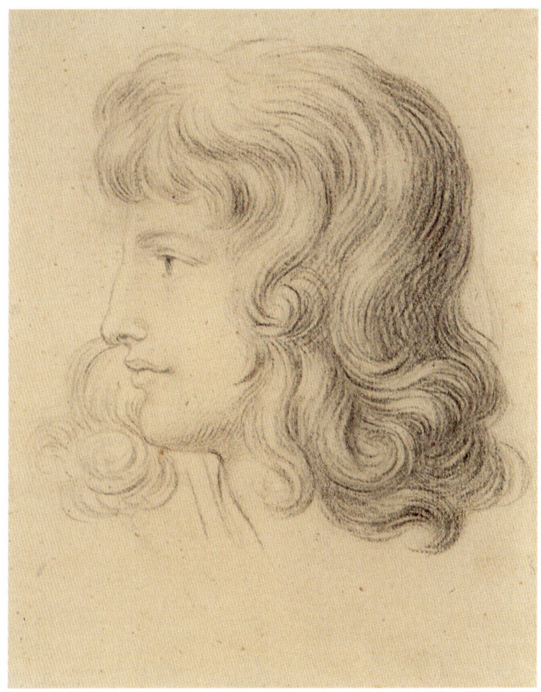

97 HOCHGEBIRGSLANDSCHAFT

Um 1807/08
Rötel, grau laviert, auf weißem Papier mit grauem Rähmchen
10,1 x 18,0 cm
Auf dem Karton bez.: »Vermächtniss v.I.D.Passavant«; auf der Rückseite oben links von Goethe Hand in Bleistift: »März«, darunter in Tinte: »Eine Zeichnung von Goethe«; am unteren Rand Angabe der Provenienz: »29 Aquarell gewidmet v.A.v. Reitzenstein«
Frankfurt a.M., Graphische Sammlung im Städelschen Kunstinstitut
Inv.Nr. 217

Literatur: Femmel/VI B, Nr. 111

Zwischen 1806 und 1810 zeichnete Goethe so intensiv, wie seit dem Italienaufenthalt nicht mehr. 1806/07 entstand das *Reise-, Zerstreuungs- und Trostbüchlein* für die Prinzessin Caroline von Sachsen-Weimar-Eisenach, ein Stammbuch mit 87 Landschaftszeichnungen, die der *Hochgebirgslandschaft* hinsichtlich Format, Stil und Motivwahl sehr ähnlich sind. Einige sind auf konkrete Natureindrücke zurückzuführen, manche werden nach klassischem Vorbild idealisiert, andere geben ein auf wenige fundamentale Formen reduziertes, harmonisch komponiertes Bild der Natur, das trotz des kleinen Formats großzügig und flächenhaft angelegt ist. Letzteres trifft auch auf unser Blatt zu, das mit Pinseltupfern und breiten Rötelschraffuren einen Flußlauf zwischen ansteigenden Ufern andeutet; im Hintergrund erkennt man eine helle Gebirgskette. Hier könnte der Einfluß von Carl Ludwig Kaaz wirksam geworden sein, dem Goethe damals nahe stand. *P.M.*

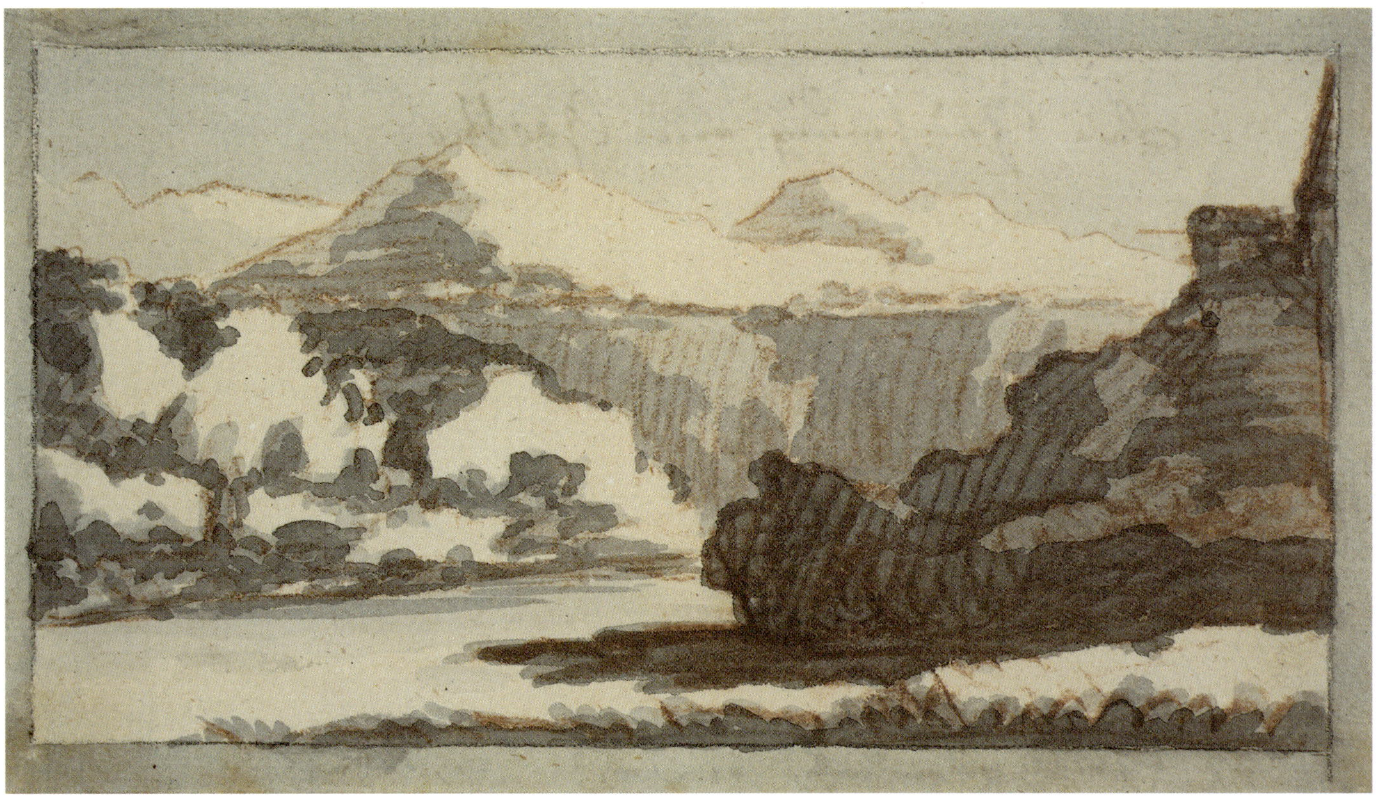

98 ANSICHT VON KARLSBAD

Um 1806/10
Feder in Schwarzgrau, auf grauem Papier
18,3 x 29,5 cm
Am unteren Rand eigenhändig bez.: »Carlsbad«; der Zusatz »Göthe« von K.W.v. Knebel, dem Sohn des Weimarer Freundes.
Auf der Rückseite Delphinschädel
Staatliche Museen zu Berlin, Kupferstichkabinett
Inv.Nr. KdZ 3984

Literatur: Femmel/VI B, Nr. 164; Kat. Düsseldorf u.a. 1986/87, S. 110f.

Unter den zahlreichen Zeichnungen, die Goethe während seiner Badeaufenthalte in Karlsbad anfertigte, nimmt diese eine Sonderstellung ein. Während er sonst eine perspektivische Erfassung des Raums anstrebt und versucht, ein die lokale Realität spiegelndes Bild zu entwerfen, abstrahiert er hier weitgehend von der räumlichen Gegebenheit und projiziert ein flächenhaftes, kleinteiliges Muster nervöser Federstriche, das, vom Flußufer an der Bildschwelle ansteigend, zwei parallele Reihen kubischer Häuser zeigt, die ganz in das Liniennetz des Berghangs verwoben sind. Die höchste Erhebung krönt das Kreuz am Johannesfelsen, das als eine Art Leitmotiv die Karlsbad-Ansichten durchzieht.

In dem Blatt manifestiert sich ein eigentümliches Spannungsverhältnis zwischen dem klaren Umriß und der Binnenzeichnung, die wie ein Netz von Craquelée die Landschaft überzieht und spielerisch, fast automatisch wirkt. Goethe war gewohnt, bei der Unterhaltung im geselligen Kreis nebenher zu zeichnen, was die beiläufige Manier mancher Blätter erklärt. Johanna Schopenhauer hatte ihm 1806 eigens zu diesem Zweck auf ihren Teegesellschaften einen kleinen Zeichentisch bereitgestellt, wo er »aus dem Kopfe kleine Landschaften, leicht hingeworfen nur skizziert, aber lebend und wahr« (GG/II, S. 160) zu Papier brachte. Dieser Prozeß mehr oder weniger automatischen Zeichnens besaß für ihn aber nur untergeordneten Stellenwert, war Kennzeichen des Dilettanten und Liebhabers; seine Vorliebe galt seit Italien der klassisch komponierten Ideallandschaft. P.M.

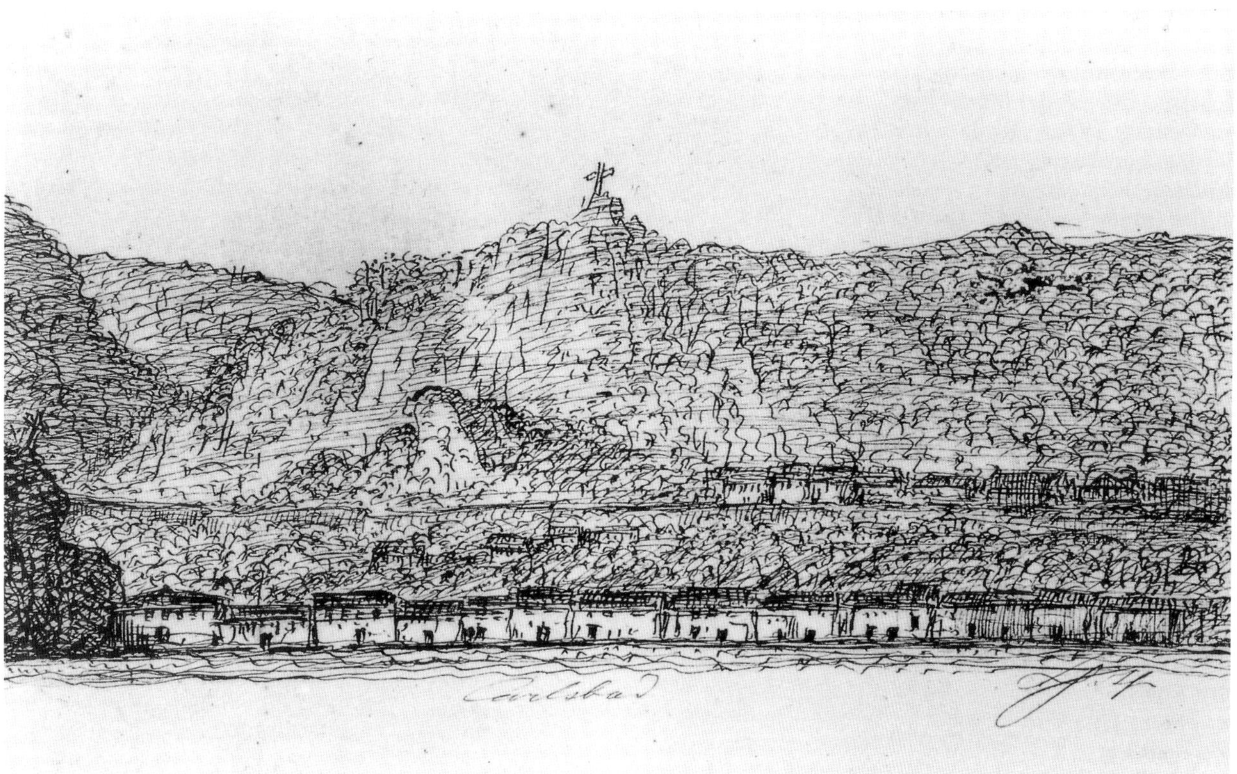

99 TEMPEL AM SEE BEI TIEFSTEHENDER SONNE

Um 1806/10
Rötel und Feder in Grau, auf weißem Papier
29,6 x 23,8 cm
Rechts unten bez.: »Göthe«
Staatliche Museen zu Berlin, Kupferstichkabinett
Inv.Nr. KdZ 3969

Literatur: Femmel/VI B, Nr. 122; Kat. New York 1981, Nr. d 20

In dem Blatt klingen italienische Eindrücke nach, die im Umgang mit Kaaz oder durch die Skizzenbücher von Kobell, die sich in Goethes Sammlung befanden (Schuch. I, S. 272, Nr. 395), wieder aufgefrischt wurden. Die Zeichnung mit dem Tempel auf hohem Stufenunterbau rechts, den beiden Schwänen im Vordergrund und der diagonal ins Bild weisenden Säule links folgt dem Muster der klassischen Ideallandschaft, die Goethe für den Inbegriff der Naturdarstellung hielt, wie noch der Aufsatz-Entwurf *Landschaftliche Malerei* von 1829 bezeugt. Die Komposition und das für Goethe ungewöhnliche Motiv der tiefstehenden Sonne in einem Strahlenkranz deuten auf den Einfluß von Claude Lorrain hin, mit dem Goethe sich um 1806/07 ausführlich beschäftigte. Aus der Weimarer Bibliothek entlieh er Earloms Reproduktionswerk des *Liber veritatis* von 1777 (vgl. Femmel/Michel 1979, S. 125), das entsprechende Anregungen bieten konnte: Blatt 164, die *Küste mit Apoll und der cumäischen Sibylle* zeigt rechts einen Rundtempel auf einer Anhöhe, links einen diagonal ins Bild führenden Säulenstumpf; Blatt 184, die *Küste mit Aeneas und der cumäischen Sibylle* weist rechts ebenfalls den Rundtempel auf einer Anhöhe auf, der hier ein flaches Kuppeldach besitzt wie derjenige auf Goethes Zeichnung, hier ist auch das Motiv der von einer Aureole umgebenen versinkenden Sonne vorgebildet. Alles spricht dafür, daß Goethe eine freie Kompilation der beiden Blätter unternahm und sie zu einer neuen, eigenständigen Synthese verschmolz.

Ernst Bloch widmet dem *Tempel am See* einen emphatischen Essay, in dem er hervorhebt: »Das Bild ist nicht nur gezeichnet, sondern geschrieben. Im einzelnen wie im ganzen ist das Bild unverkennbar Goethe. (Nur das Unwesentliche, das, worüber sich nicht zu staunen lohnt, mag nach Oeser, Hackert oder Tischbein gefertigt sein.) Im einzelnen sind seine Schriftzüge erkennbar, so an Gräsern, Baumschlag, Wasserkringeln, vor allem in den Wolken (...) Dieser vom Augenblick sonnenhaft erfüllte Raum ist der des Kairos, nicht also der gegebene, sondern der schöpferische, zeiterbende Raum (...) Geheimnisvoll am lichten Tag - das ist nicht sowohl die Inschrift der Natur als des Glücks« (Bloch 1931, S. 3). *P.M.*

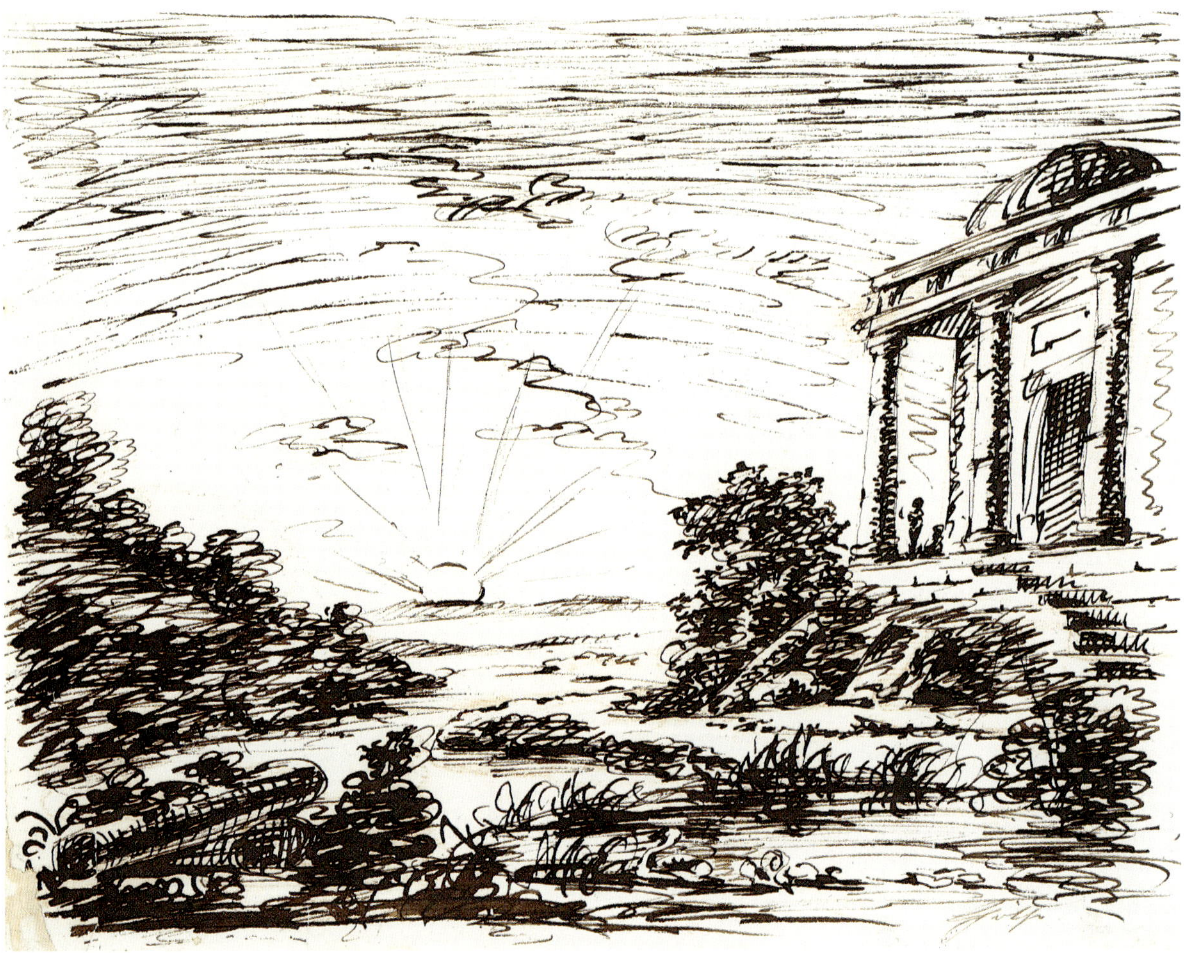

100 FARBENKREIS ZUR SYMBOLISIERUNG DES »MENSCHLICHEN GEISTES- UND SEELENLEBENS«

1809
Feder in Schwarz, aquarelliert, auf gelblichem Papier, auf Karton montiert
11,6 x 7,8 cm, Durchmesser des Kreises 6,9 cm
Freies Deutsches Hochstift/Frankfurter Goethe-Museum
Inv.Nr. 14047

Literatur: Femmel/VI B, Nr. N 27; Schmidt 1965, S. 170-185; Matthaei 1971, S. 189

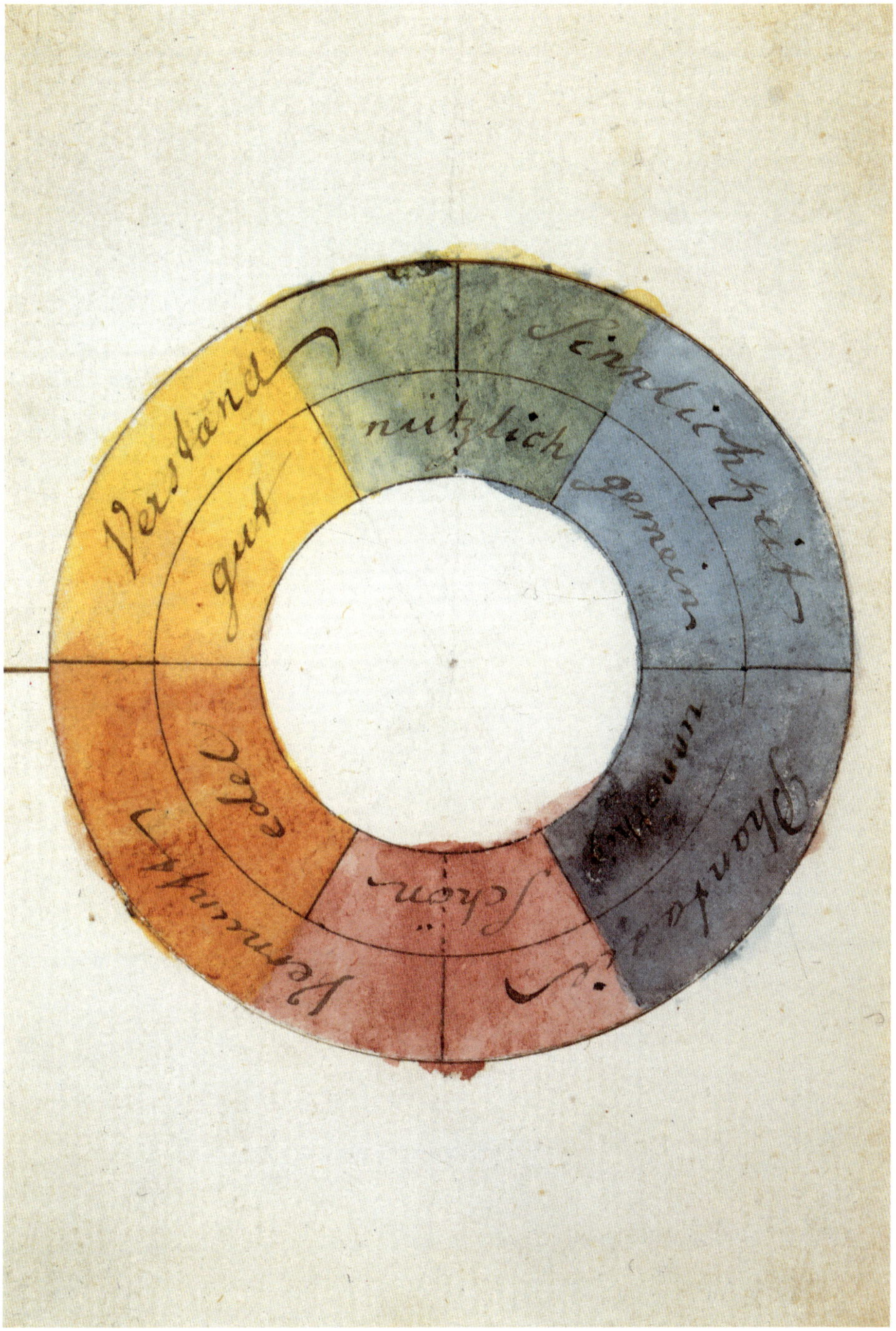

Der *Farbenkreis* entstand im Kontext der Studien zur *Farbenlehre* als Schema für das Kapitel »Allegorischer, symbolischer, mystischer Gebrauch der Farbe«. Jeder Farbe wird eine menschliche Eigenschaft zugeordnet; die Beschriftung in den konzentrisch und radial geteilten Feldern stammt von Goethes Hand. Im inneren Ring: rot – »schön«, gelbrot – »edel«, gelb – »gut«, grün – »nützlich«, blau – »gemein«, blaurot – »unnöthig«. Die sechs Farben strahlen in den äußeren Ring hinüber, so daß vier Segmente dort jeweils an zwei Farben teilhaben. Sie werden den vier Bereichen des menschlichen Geistes- und Seelenlebens zugeordnet: Rot/Gelbrot – »Vernunft«, Gelb/Grün – »Verstand«, Grün/Blau – »Sinnlichkeit«, Blaurot/Rot – »Phantasie«. Die Reihenfolge der Farben entspricht nicht der gewohnten Anordnung, ist aber Schillers *Temperamentenrose* von 1799 verwandt. Im Tagebuch finden sich im November 1809 Einträge, die sich auf den Entwurf derartiger Schemata beziehen (WA III/4, S. 280). *P.M.*

101 JENA

1810
Bleistift, Feder in Grau, Schwarz und Braun, braun laviert, auf grauem Papier und braungrauem Untersatzpapier, Rahmungslinie
21,1 x 34,5 cm
Auf der Rückseite eigenhändig bez.: »Jena. April 1810. G«
Stiftung Weimarer Klassik, Museen
Inv.Nr. 1995

Literatur: Femmel/IV A, Nr. 280; Hecht 1982, Nr. 179

1810 erlebte Goethe noch einmal eine große Anspannung seiner zeichnerischen Kräfte; er fühlte sich im Besitz all seiner lange und mühsam erworbenen Fähigkeiten, die nun mit einer gereiften Sicht auf Kunst und Natur verbunden und von falschem Ehrgeiz bereinigt waren. Nach diesem Aufflammen der Zeichenlust entstanden nur noch wenige Blätter, hauptsächlich naturwissenschaftlich ausgerichtete Skizzen. Im Juni 1821 stellte er die zweiundzwanzig Zeichnungen des Jahres 1810, die er für seine gelungensten hielt, zu einer Bildfolge zusammen und verfaßte einen höchst aufschlußreichen Begleittext über ihre Entstehung: »Als ich im April 1810 nach Jena ging, um meine zwei Bände *Zur Farbenlehre* abzuschließen (...), sah ich der Erledigung von einer Last, die so viele Jahre auf mich gedruckt, mit Wohlbehagen entgegen, ich hatte mich so lange Zeit mit der Farbe, aber ohne Bezug auf Gestalt und lebendige Natur beschäftigt, daß dieser abstracte, ja abstruse Zustand mir höchst widerwärtig erschien und mich ein wunderliches Verlangen überfiel, das was in mir läge von Zeichnungsfähigkeit der Landschaft, noch einmal zu versuchen; dies geschah nun auf diese Weise, daß ich bei einsamen Spaziergängen mir gewisse Gegenstände so fest als möglich einprägte und nachher zu Hause mit der Feder auf's Papier fixierte, auch wohl an der Natur selbst Umriß versuchte oder nach Erzählungen mir Gegenden vorbildete und theils die Umrisse stehen ließ, theils durch Licht und Schatten die Gegenstände zu sondern suchte« (WA I/49.1, S. 337).

Im Tagebuch wird am 30. April 1810 ein Abendspaziergang nach Lichtenhain erwähnt (WA III/4, S. 114), dessen Frucht die harmonisch ausgewogene Zeichnung mit den zentralen, von Pinienzapfen gekrönten Torpfeilern ist; über ihnen erhebt sich fast in der Bildmitte ein Berggipfel, dessen aufsteigende Bewegung vom Pflanzenwuchs des Vordergrunds aufgenommen wird.
P.M.

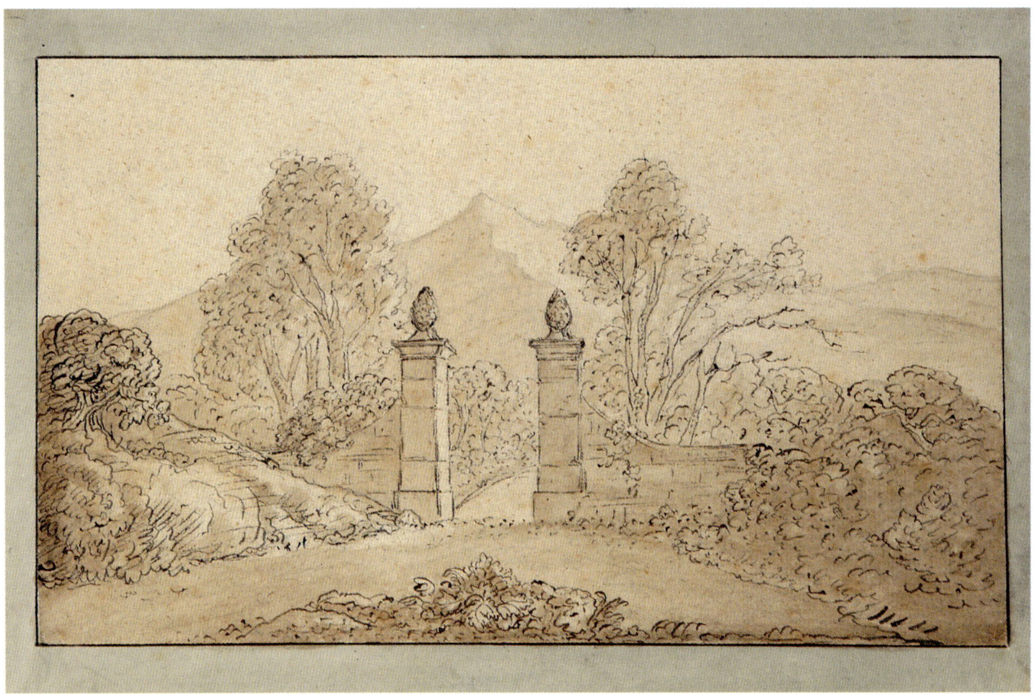

102 SAALELANDSCHAFT BEI JENA

1810
Bleistift, Feder in Grau, Schwarz und Braun, auf grauem Papier und braungrauem Untersatzpapier, mit Rahmungslinie
21,2 x 34,6 cm
Auf der Rückseite eigenhändig bez.: »Jena. April 1810. G«
Stiftung Weimarer Klassik, Museen
Inv.Nr. 1998

Literatur: Femmel/IV A, Nr. 301; Goethe 1982, Nr. 489; Hecht 1982, Nr. 182; Klauß 1992, Nr. 30

Goethe kommentiert: »Nach einem langen Spazierwege mit meinem Sohn talaufwärts glaubte ich wieder einen so produktiven Abend zu erleben, allein der Knabe schlief ein, und es blieb mir nichts übrig als ihn ruhen zu lassen unter einem Eichbaum der sich mir in die Einbildungskraft tüchtig eingedruckt hatte, und fügte sodann mit blässeren Tinten Mittelgrund und Ferne hinzu, wovon die weiteste durch die Zeit schon ausgelöscht ist« (WA I/49.1, S. 339f.). *P.M.*

103 DER BORSCHEN BEI BILIN

1810
Feder in Schwarz, grau und graubraun laviert, auf grauem Papier und braungrauem Untersatzpapier mit Rahmungslinie
20,8 x 34,3 cm
Auf der Rückseite eigenhändig bez.: »Bilin und Töpliz / August 1810. G«
Stiftung Weimarer Klassik, Museen
Inv.Nr. 2011
Literatur: Femmel/IV A, Nr. 224; Hecht 1982, Nr. 195; Hoch 1987, S. 182ff.; Klauß 1992, Nr. 30

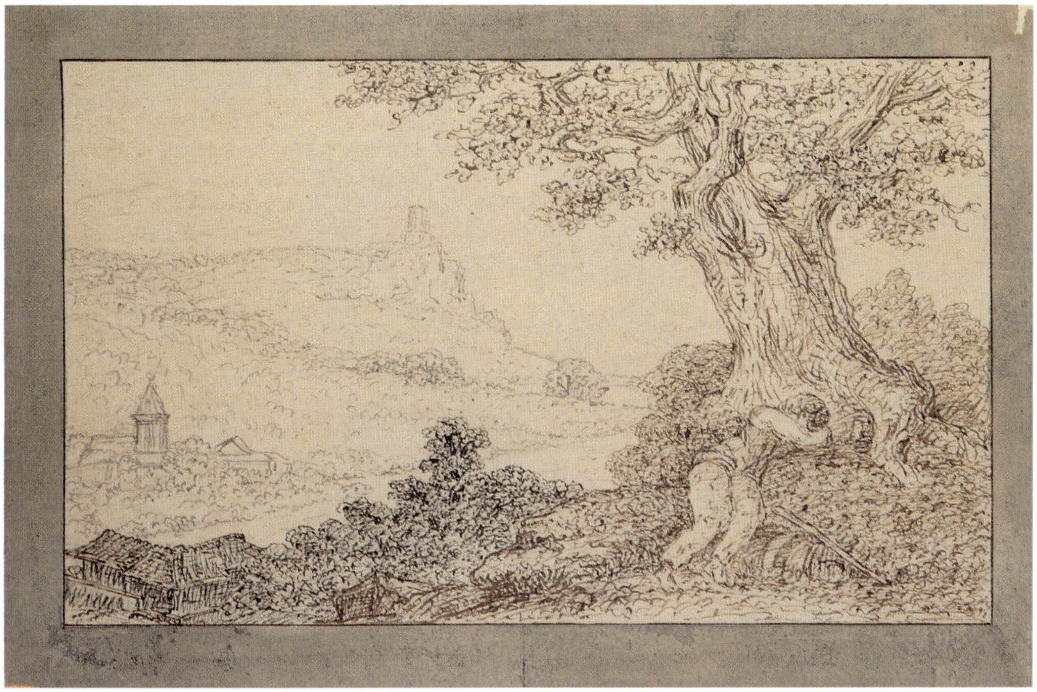

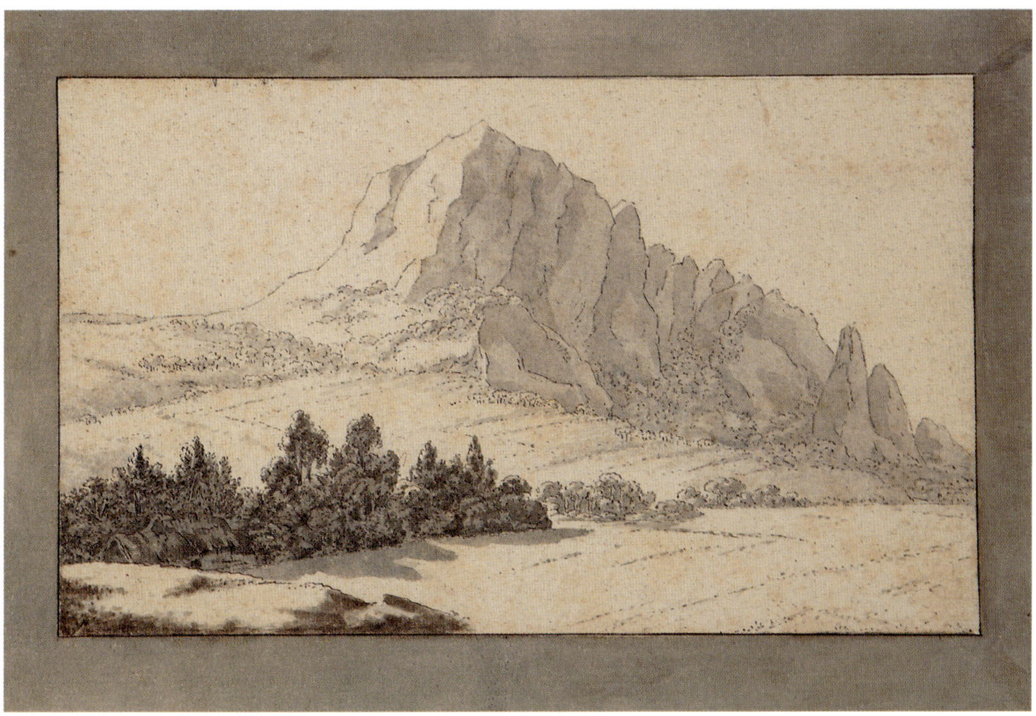

Im August 1810 war Goethe in Teplitz und besuchte den nahegelegenen Borschen bei Bilin, dessen markante Gestalt und geologisch interessante Struktur ihn so beschäftigte, daß er ihn in mehreren Zeichnungen festhielt (Femmel/IV A, Nr. 224–229). »Er besteht aus Klingstein, der sich erst flach legt, dann säulenförmig aufsteigt. Er ruht unmittelbar auf Gneis, von dem er hie und da Stücke in sich aufgenommen hat«; hier wird er »von den Brunnengebäuden her gezeichnet« (WA I/49.1, S. 342). Im Vordergrund respondiert eine schmale Baumgruppe, vor der zwei Hütten zu erkennen sind, der steil aufragenden Felsformation. Künstlerische und naturwissenschaftliche Sicht, atmosphärische Gestaltung und rationale Analyse gehen eine organische Verbindung ein, wie sie für den Zeichner Goethe so charakteristisch ist. *P.M.*

104 BESCHWÖRUNG DES PUDELS

Um 1810/12
Pinsel in Grau und Braun, grau laviert, auf blaugrauem Papier
29,9 x 20,0 cm
Stiftung Weimarer Klassik, Museen
Inv.Nr. 1345

Literatur: Femmel/IV B, Nr. 223; Hecht 1982, Nr. 147

Goethe befaßte sich ein Leben lang mit dem *Faust*-Stoff; 1775 schrieb er in Frankfurt den *Urfaust*, 1806 schloß er den ersten, 1831 schließlich den zweiten Teil des *Faust* ab. Er wünschte zunächst, daß er unbebildert bleiben solle – »Ich denke, der Hexenmeister soll sich allein durchhelfen« (an den Verleger Cotta, 25.11.1805; WA IV/19, S. 77) –, doch bald setzte eine wahre Flut an Illustrationen ein. Goethe selbst entwarf eine Reihe von Ideenskizzen zum *Faust* (Femmel/VI B, Nr. 222-228), die sich in einer Mappe mit der Aufschrift »Theaterzeichnungen« unter Bühnenbildentwürfen für das Weimarer Theater fanden. Möglicherweise entstanden sie im Zusammenhang mit dem nicht verwirklichten Projekt, um 1810/12 den ersten Teil der Tragödie in Weimar zur Uraufführung zu bringen, was Goethe veranlaßt hatte »sogar Decorationen und sonstiges Erforderniß zu entwerfen« (*Tag- und Jahreshefte* 1812, WA I/36, S. 75).

Die *Beschwörungsszene* weist große Ähnlichkeit zu der Skizze *Erscheinung des Erdgeists* (Femmel/IV B, Nr. 224) auf; beide Blätter zeigen in dem hohen, gewölbten »Studierzimmer« Faust rechts am Lesepult, im Zentrum die Vision eines Kopfes, der in letzterem die Züge einer antiken Gottheit trägt, in unserem Blatt aber tiergestaltig erscheint. Die souveräne Zeichnung mit den schematisch zusammenfassenden Lavierungen illustriert die Szene, in der Faust den Pudel hinter dem Ofen beschwört, der aufschwillt, den Raum wie Nebel erfüllt und schließlich in der Gestalt Mephistos hervortritt (v. 1237–1321). *P.M.*

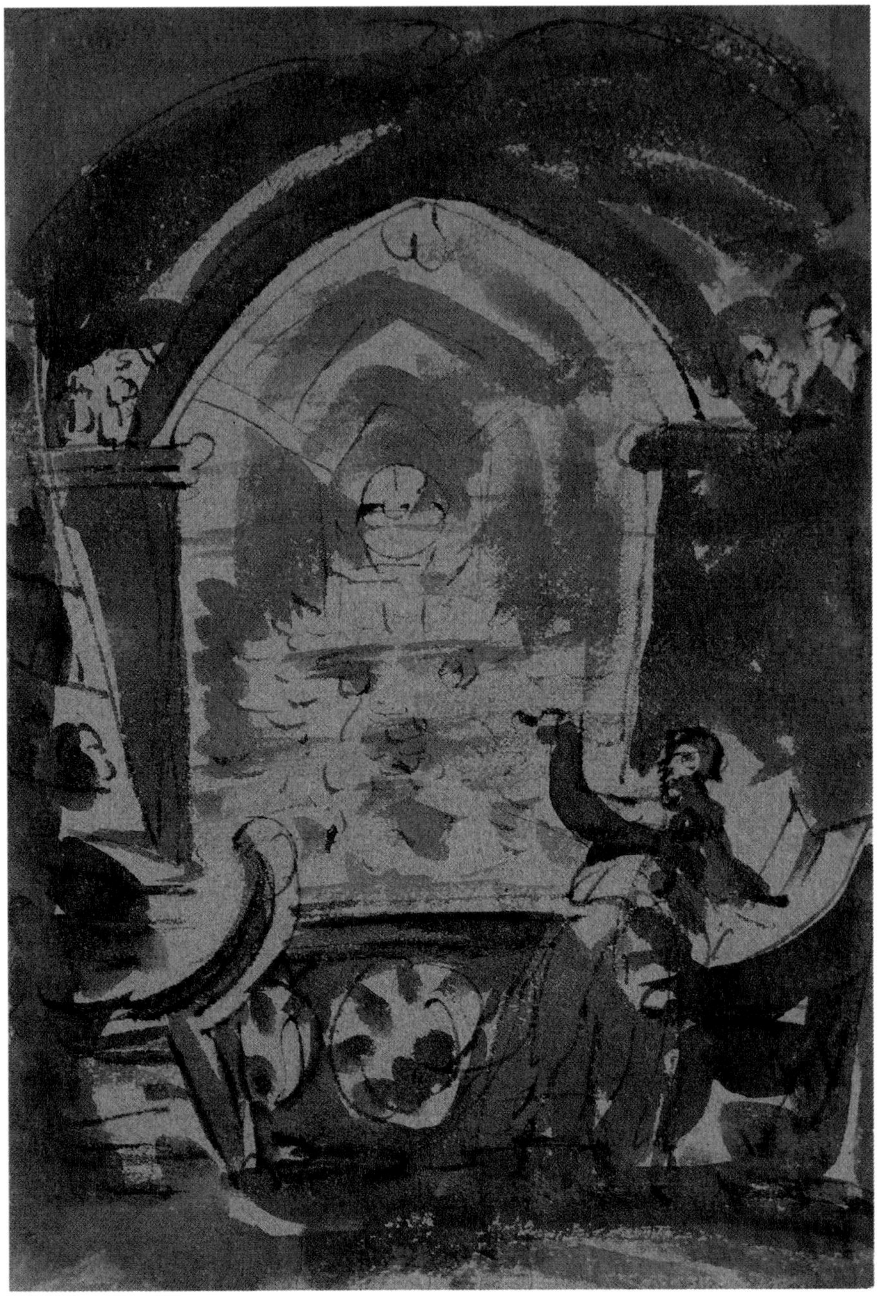

105 TITELBLATTENTWURF »KUNST U. ALTERTHUM IN DEN RHEIN U. MAYN GEGENDEN«

1816
Feder in Braun über Bleistiftspuren, auf gelblichem Papier
18,5 x 8,2 cm
Kunstsammlungen zu Weimar
Inv.Nr. KK 1284

Literatur: Femmel/VI B, Nr. 280; Goethe 1982, Nr. 535

Für das erste Heft der Zeitschrift *Über Kunst und Alterthum in den Rhein und Mayn Gegenden*, das im Juni 1816 bei Cotta in Tübingen erschien, entwarf Goethe selbst das Titelblatt, wobei ein vager Einfluß von Runge vermutet werden könnte. Über der Schrift zeigt es eine Sonne, die durch Wolken bricht, rechts und links von gotischem Maßwerk überfangene Konsolfiguren und am unteren Rand Gefäße sowie Schwert und Bischofsstab, die sich kreuzen. In einer Anzeige des Heftes äußert Goethe die Hoffnung, daß er mit dem Inhalt, der unter dem Eindruck der Sammlung Boisserée und des Kölner Doms sowohl die mittelalterliche als auch die klassische Kulturtradition berücksichtigt, dazu beitragen möge, »jedem National- und Säkularzwiespalt zu begegnen« oder ihn »glücklich zu beseitigen«. Er fügt an: »Ein Umschlag, auf den Inhalt bezüglich, schmückt das Ganze« (WA I/49.1, S. 19). Nach Goethes Entwurf gestaltete Meyer die Originalbroschur, deren Zeichen darauf verweisen, daß nach den Wirren der napoleonischen Kriege nun eine neue Kulturblüte ans Licht des Tages treten kann, deren Fundament die historische Tradition sein soll, die seit dem Mittelalter sowohl unter weltlicher wie auch geistlicher Herrschaft gewachsene Kultur. *P.M.*

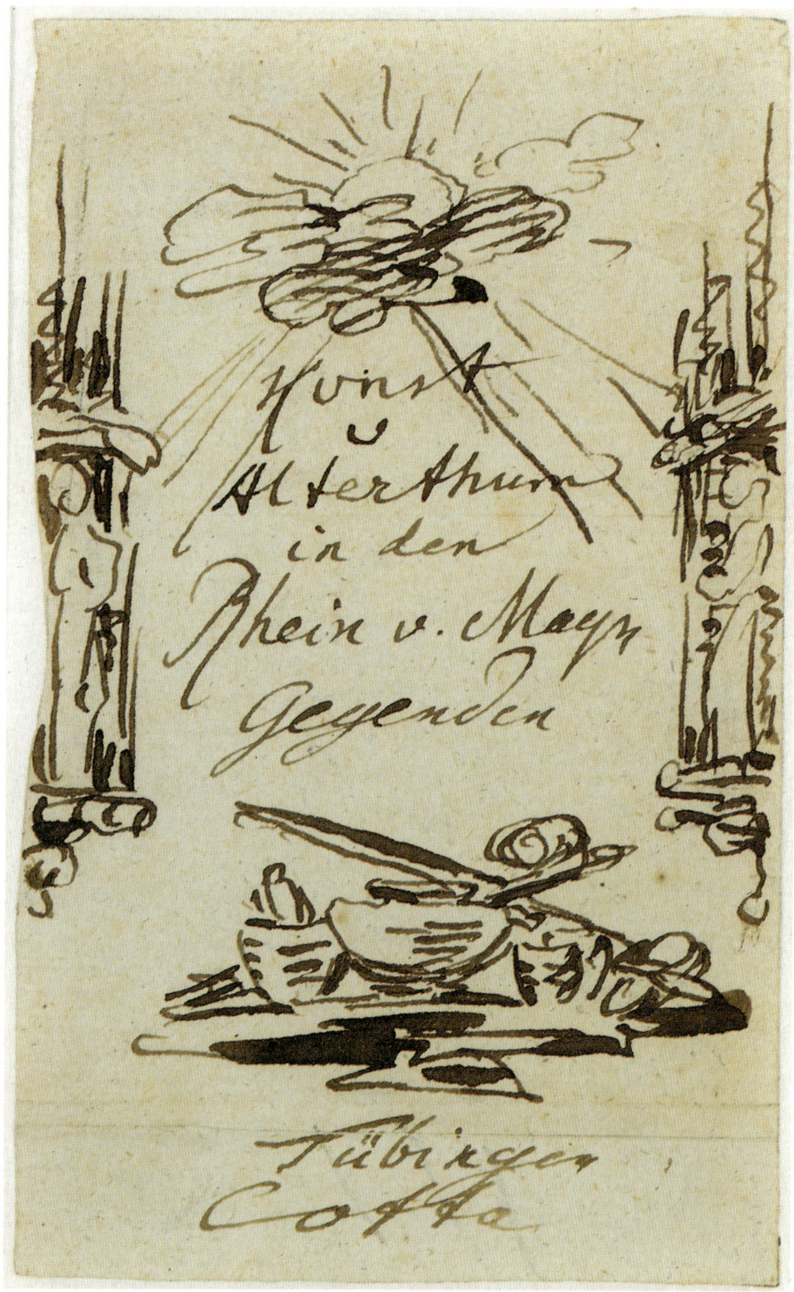

106 HOWARDS WOLKENFORMEN

Um 1817/20
Entwurf
Feder mit Tusche laviert
16,3 x 20,0 cm
Hamburger Theatersammlung

Literatur: Femmel/V B, Nr. 254 a und b

In Form eines schematischen Modells fügt Goethe analog zu Howards Wolkenlehre alle unterschiedlichen Wolkenformen in eine Landschaft mit See und Gebirgsstock ein. Die Darstellung basiert auf dem Tableau *Höhen der alten und der neuen Welt*; ein Kupferstich nach der Skizze von Ludwig Heß wurde Goethes *Wolkengestalt nach Howard* beigegeben (vgl. Werner Busch, S. 519). *P.M.*

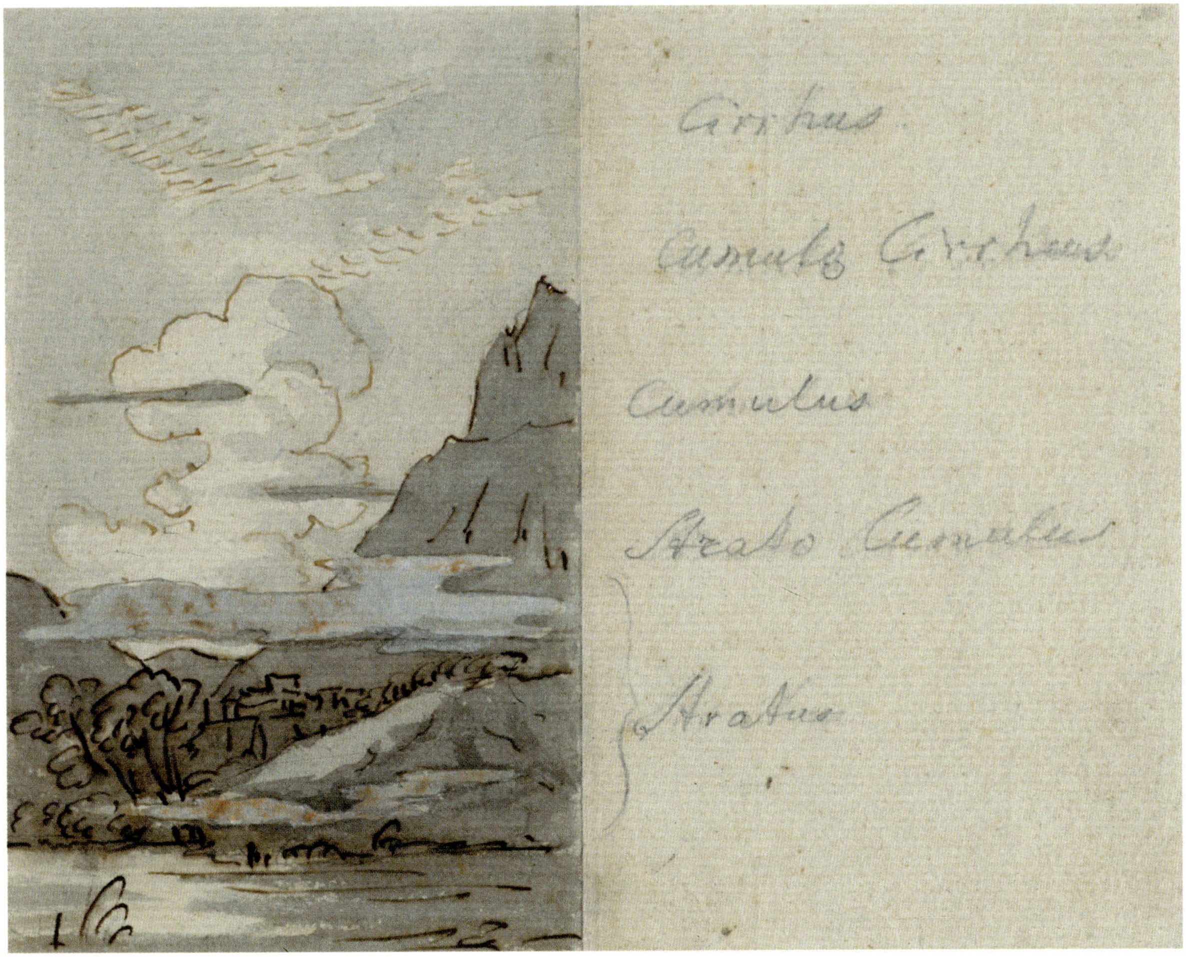

107 DIE VERSTÜRZTEN GRANITBLÖCKE DER LUISENBURG IM FICHTELGEBIRGE

1820
Feder in braun, grau laviert, auf gräulichem Papier
11,0 x 17,1 cm
Auf der Rückseite eigenhändiges Fragment einer Schriftzeile: »wertheste Verein!«Links oben Vermerk »Goethes Handzeichnung G. Schueler«
München, Privatbesitz

Literatur: Femmel/V B, Nr. 214; Krätz 1992, S. 53

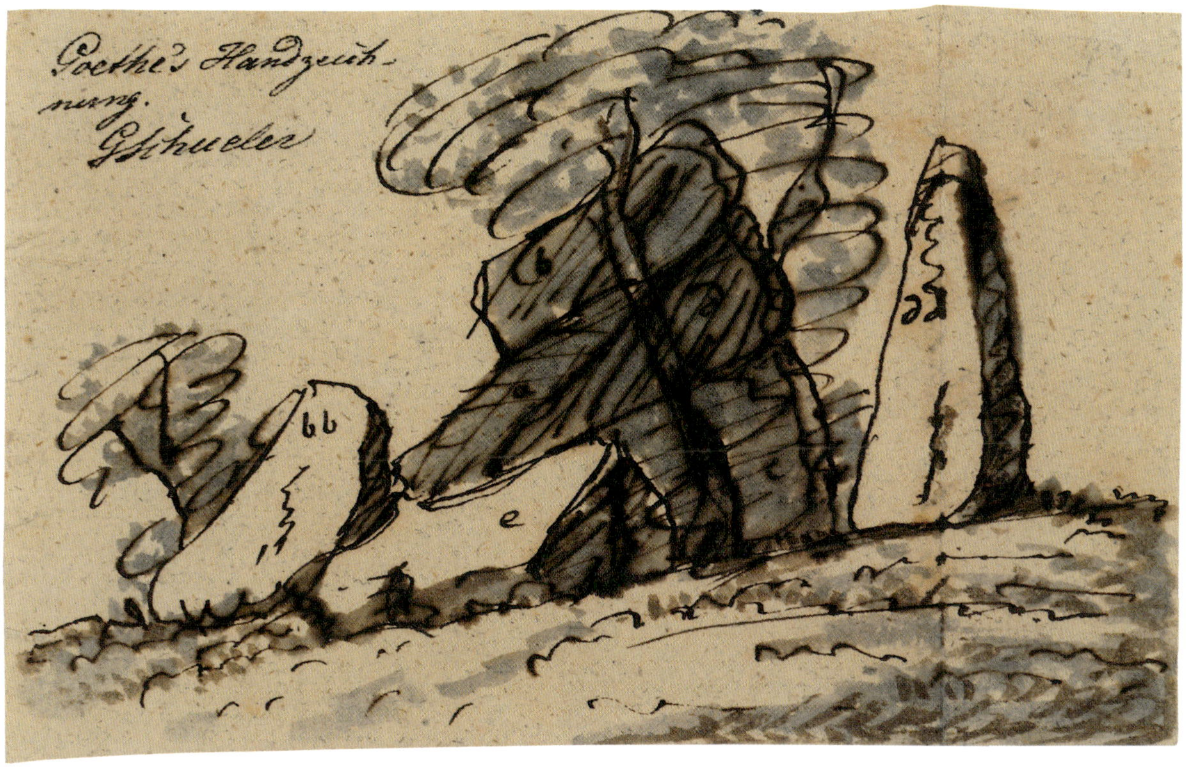

In seinen späten Jahren beschränkte Goethe sich fast ausschließlich darauf, zu »schematisieren«, wie er es nennt; er entwarf Ideenskizzen zur Klärung und Veranschaulichung von Gegenständen, mit denen er sich gerade beschäftigte. Die Granitfelsen der Luisen- oder Luxburg in der Nähe von Wunsiedel sah er bereits 1785 auf dem Weg nach Karlsbad; am 25. April 1820 besuchte er die »seltsamen Trümmer eines Granitgebirges« (*Tag- und Jahreshefte* 1820; WA I/36, S. 155) zum zweiten Mal und hielt sie samt dem Baum davor in knappen Umrissen fest. Er bezeichnete die Steine mit Buchstaben, um die Richtung ihrer durch den Prozeß der Verwitterung bedingten Verschiebung zu demonstrieren, wie er sie in dem Aufsatz *Die Louisenburg bei Alexandersbad* (1820) darlegte. Dafür wurde ein Kupferstich ausgeführt, für den Karl Lieber mit Goethes Skizze eng verwandte Hilfszeichnungen zur Granitverwitterung anfertigte (Femmel/V B, Nr. 213 und VI B, Nr. A 336). *P.M.*

108 BEQUEMES WANDERN

a. 1810/11
Bleistift, Feder in Schwarz, braun laviert, auf weißem Papier, auf Karton montiert, mit schwarzer Rahmungslinie
10,3 x 15,0 cm
bez. unten rechts von Christine de Ligne: »Göthe 1811«
Freies Deutsches Hochstift/Frankfurter Goethe-Museum
Inv.Nr. 15354

Literatur: Femmel/IV B, Nr. 125; Maisak 1992, S. 318-326

b. 1821
Radierung, 23,5 x 17,0 cm (Plattenrand).
Blatt V der Folge »Radirte Blätter nach Handzeichnungen von Goethe« (ohne Abb.)

Im Oktober 1821 gab Karl August Schwerdgeburth in Weimar eine Mappe mit sechs Radierungen von Karl Wilhelm Holdermann und Karl Wilhelm Lieber nach Goethes Entwürfen heraus, der jedes Blatt mit einem Gedicht versehen hatte. Die Folge der *Radirten Blätter nach Handzeichnungen von Goethe* entstand fast gleichzeitig mit den Vers- und Prosakommentaren zu *Wilhelm Tischbeins Idyllen* und bezeugt wie jene Goethes gestiegenes Interesse für zyklisch geordnete, sich wechselseitig erhellende Wort- und Bildkonstellationen, die Grundformen menschlichen Lebens reflektieren. Er war um diese Zeit kaum noch zeichnerisch tätig und vertraute sich in der technischen Ausführung anderen Künstlern an. Für die *Radirten Blätter* griff er auf frühere Zeichnungen zurück; während die in Weimar aufbewahrten Vorlagen kräftig von Lieber überarbeitet wurden, blieb das Blatt *Bequemes Wandern* als einziges unberührt, da Goethe es 1811 Christine de Ligne zu ihrer Vermählung mit dem Grafen O'Donell geschenkt hatte und es dann 1821 von Lieber zur weiteren Verwendung kopieren ließ. Daß Goethe sich nach zehn Jahren noch dieser Zeichnung entsann, macht deutlich, welche Bedeutung er ihr beimaß.

Das Motiv ist eine freie Umsetzung der Goethe durch seine Badeaufenthalte vertrauten böhmischen Landschaft. In der Einleitung zu den *Radirten Blättern* spricht er von dem Wert solch alter Skizzen als Erinnerungszeichen, die vergangene Erlebnisse zurückrufen, bittet zugleich aber um Nachsicht dafür, daß sie selbst in der radierten Fassung »ihre Unzulänglichkeit nicht ganz überwinden können«, weshalb er ihnen kleine Gedichte hinzufüge, »damit der innere Sinn erregt und der Beschauer löblich getäuscht werde, als wenn er das mit Augen sähe, was er fühlt und denkt«. Damit gibt er nicht den Grundsatz auf, daß gelungene Kunstwerke »sich selbst aussprechen« müssen, schränkt aber ein, daß man denjenigen, »welche etwas zu denken und zu wünschen übrig lassen, (...) wohl mit guten Worten eine schickliche Nachhülfe gönnen« mag (WA I/49.1, S. 333).

Mit den Gedichten wird das subjektive Erlebnis, das die Blätter festhalten, ins Exemplarische gesteigert; sie erst versetzen in die Lage, die beabsichtigte Aussage zu verstehen und das Bild als Sinnbild zu begreifen. Fast allen Darstellungen ist das Motiv des Weges gemeinsam, das den Lebensweg bezeichnet; einzelne Stationen werden in alternierendem Rhythmus herausgehoben und aus der Perspektive des Alters kommentiert. *Bequemes Wandern* ist der glücklich-unbesorgten Zeit der Jugend zugeordnet: »Man schelt' sie nicht, denn wohl genießt sie rein, / Auch über Wolken, heitern Sonnenschein« (WA I/49.1, S. 336). *P.M.*

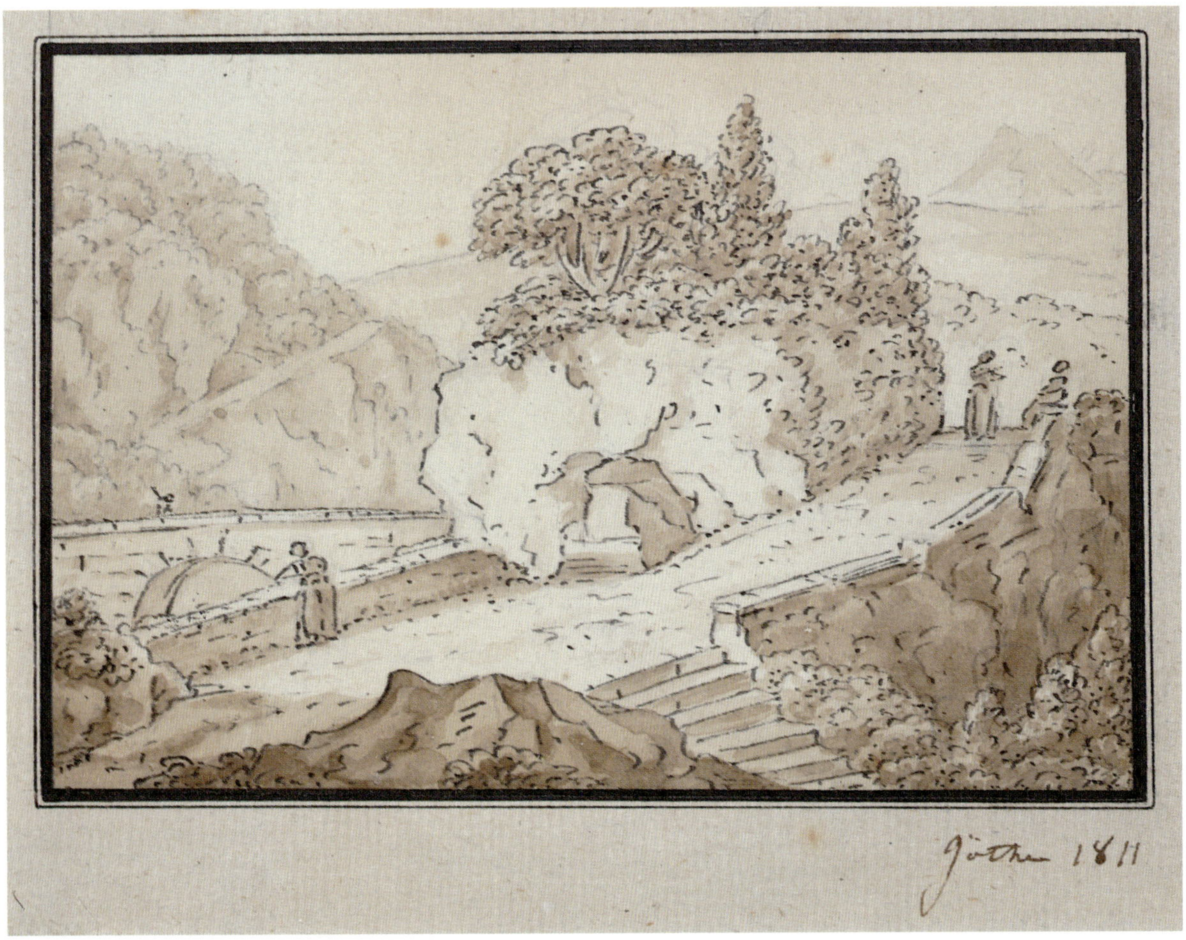

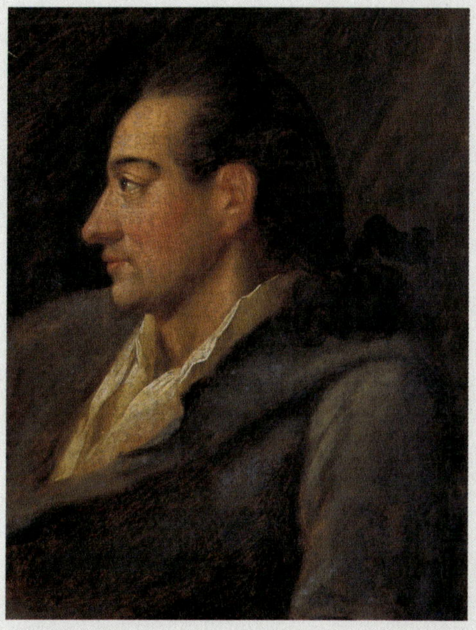

GOETHE
IM PORTRÄT

GUDRUN KÖRNER

ÜBER DIE SCHWIERIGKEITEN DER PORTRÄTKUNST. GOETHES VERHÄLTNIS ZU BILDNISSEN

Goethe:

Was der Künstler nicht geliebt hat,
nicht liebt,
soll er nicht schildern,
kann er nicht schildern.

»Da Gott den Menschen schuf, machte er ihn nach dem Bilde Gottes«, übersetzt Luther (1. Mose 5,1); das Porträt ist die älteste Gattung nachahmender Bildgestaltung. Vermutlich ist ihre Geringschätzung ebenso alt wie die Enttäuschung Gottes über sein ehrgeizigstes Produkt. Die Verbindung von Menschengesicht – das ist wohl die Übersetzung für Anthropos – und Gottesvorstellung zur Form geht aller Verbildlichung voran. Zur Zeit Goethes galten als älteste Überlieferungen anthropomorpher Figuren biblische Nachrichten über Götter- und Heldenbilder. Die frühesten Bilder sind vermutlich aus Ahnen- und Fruchtbarkeitskulten erwachsen, oft waren sie begleitet oder formal verquickt mit Tieren, echten und geformten, von Mischwesen, oder waren selbst solche Verwandlungen. Nicht nur im religiösen Kult, auch in der Naturphilosophie, der Seelenkunde, und vor allem der Physiognomik, der seit dem Altertum gepflegten Deutungslehre, die auch die Schicksalsverstrickungen in die Gestalt einbindet, ist das Menschenbild eingespannt in die untermenschliche, tierische und die übermenschliche, göttliche Sphäre. Man vergleiche z. B. die Entwicklungsreihen bei della Porta, Le Brun oder Lavaters berühmte Bildfolge »Vom Frosch zum Dichter« (vgl. Kat. 152–157). Ob Menschen nun, begrenzt durch ihre Individualität, d. h. zeitlich und räumlich zufällig fixiert, zwischen den in ihrer Ausdehnung nicht endlichen Natur- und Schicksalsmächten als ein evolutionäres Zwischenglied; als armselige Verlierer zwischen den paradiesischen Polaritäten Gottesgebot und Schlange; oder aber als durchaus selbstmächtige Vermittler in eigener Sache anzusehen sind, das ist eine der Kernfragen klassizistischer Ästhetik. Es betrifft sowohl die Gesellschaftskritik als auch die auf Kritik basierende Kunsttheorie. Peinlich angerührt wendet sich der Blick von Rohheit und Knechtschaft irritiert den Griechen zu. So Schiller im 6. Brief der »Ästhetischen Erzeihung des Menschen«:

»Die Griechen beschämen uns nicht bloß durch eine Simplizität, die unserem Zeitalter fremd ist; sie sind zugleich unsere Nebenbuhler, ja oft unsere Muster in den nämlichen Vorzügen, mit denen wir uns über die Naturwidrigkeit unsrer Sitten zu trösten pflegen. Zugleich voll Form und voll Fülle, zugleich philosophierend und bildend, zugleich zart und energisch sehen wir sie die Jugend der Phantasie mit der Männlichkeit und Vernunft in einer herrlichen Menschheit vereinigen... So hoch die Vernunft auch stieg, so zog sie doch immer die Materie liebend nach, und so fein sie auch trennte, so verstümmelte sie doch nie. Sie zerlegte zwar die menschliche Natur und warf sie in ihrem herrlichen Götterkreis vergrößert auseinander, aber nicht dadurch, daß sie sie in Stücken riß, sondern dadurch, daß sie sie verschiedentlich mischte, denn die ganze Menschheit fehlte in keinem einzelnen Gott. Wie ganz anders bei uns Neuern! Auch bei uns ist das Bild der Gattung in den Individuen vergrößert auseinandergeworfen – aber in Bruchstücken, nicht in veränderten Mischungen, daß man von Individuum zu Individuum herumfragen muß, um die Totalität der Gattung zusammenzulesen.« Durch diese Emphase einer in die griechische Antike zurückweisenden Utopie erkennen wir den Kontur der Beschreibungen Winckelmanns. Daß es ein harmonisches Beisichsein der Individuen gebe, ohne daß Vernunft, Schönheit und Geschichte als disparate Kräfte sie zu Karikaturen zerteile, sondern daß gerade diese Mischung gelingen könne, war seine Botschaft. Antike Skulpturen haben ihm sinnlich das Bild einer stufenweisen Entwicklung idealer Gestaltung, und damit einer komplexen Kultur, nicht nur in ihrer Breite, sondern auch in ihrem evolutionären Gang vermittelt. Im griechischen Götterbild, anthropomorph und gereinigt von allem Blutigem, Ekelerregendem und Graueneinflößendem, so außerhalb des Kultes, allem zeitgleichen Ambiente entrissen, rezipiert, zeigt sich die Menschheit selbst, ebenso wie nach der Bibel in jedem Menschen das Abbild Gottes zu erkennen sein müßte. Im Bewußtsein des unwiderbringlichen Abgetrenntseins vom Paradies und von der Antike, trägt die Kunstreflexion dieser Zeit ein Doppelgesicht von pathetischem Höhenflug und Resignation. Dem bildenden Künstler, der Sinnliches, Unaussprechbares gestalten muß, ist es oft eine Falle. Hier liegt einer der Gründe für das lächerlich anmutende reflektierte Pathos mancher klassizistischer Darstellung. Der einzelne Grieche war noch Repräsentant seiner Zeit, die Menschen in Schillers und Goethes Gegenwart können es nicht sein. Keine Natur, nicht die Gesellschaft, als zweite Natur empfunden, vermittelt die Formen gleichzeitig, um den Stoff, der dieser Gegenwart entnommen ist, zu bilden. Wer sich nicht am antiken Ideal orientiert, dem werden die Formen zugewiesen durch den auf Teilung und Herrschaft durch transzendentale Kategorien zweckgerichteten analysierenden, mathematischen Verstand: »Gleich dem toten Schlag der Pendeluhr, dient sie knechtisch dem Gesetz der Schwere, die entgötterte Natur«, so Schiller in seinem Gedicht *Die Götter Griechenlands.* Heimgekehrt sind die Götter in ihr Dichterland, »was unsterblich im Gesang soll leben, muß im Leben untergehn«. Es gilt, die entflohenen Götter zurückzuholen ins Leben der Individuen und das bedeutet, ihnen ihr verlorenes Gesicht zurückzugeben.

Welchen Stoff kann und sollte der Künstler wählen und wie kann ihm Form gelingen? Zwischen den Spannungspolen Wirklichkeit, zerstreute Fülle der Gegenwart und Ganzheitsvorstellung, d. h. Vollkommenheit im Sinne der Antike bewegen sich die Reflexionen. Der höchste und würdigste Gegenstand der Kunst – eigentlicher Sitz der Götter – ist den Intentionen der Aufklärung und Goethezeit gemäß der Mensch; der Stoffbegriff erschöpft sich aber nicht darin. Goethe unterscheidet in seinem Aufsatz *Über die Gegenstände der bildenden Kunst* von 1797 zwischen den, von den Niederländern zur Vollkommenheit bearbeiteten »natürlichen« physiologischen und »gemein pathetischen« Gegenständen und den von den Griechen auf höchster Stufe dargestellten »idealischen« physiologichen oder »hoch pathetischen«. Diesen idealischen Gegenstand ergreift man nicht »wie er in der Natur erscheint, sondern man faßt ihn auf der Höhe, wo er von allem Gemeinen und Individuellen entkleidet, nicht durch die Bearbeitung erst ein Kunstwerk wird, sondern der Bearbeitung schon als ein vollkommen gebildeter Gegenstand entgegengeht«. Die natürlichen Gegenstände »erzeugt die Natur, diese der Geist des Menschen in der innigsten Verbindung mit der Natur; jene erhebt der Künstler durch mechanische Bearbeitung zu einer gewissen Würde, bei dieser ist alle mechanische Behandlung kaum fähig ihre Würde auszudrücken«.[1] Als Beispiele für diesen idealischen Stoff nennt Goethe antike Statuen des Jupiter, des Laokoon. Inwiefern also der Stoff bereits durch Vernunft oder Geist gedacht wurde und welche Kraft ihm aufgrund seiner natürlichen und gleichzeitig allgemeinen ideellen Beschaffenheit innewohnt, Symbol zu sein, macht ihn zu einer bestimmten Formqualität fähig. Um symbolisch zu sein, also indirekt, aber ins Auge fallend, im wörtlichen Verstand sinnlich wirkend, muß der Gegenstand, dem das alles bereits innewohnen muß, mit Verstand und Gefühl bearbeitet werden. Erst durch die Wirksamkeit der Form erkennt nun das Individuum, das bedürftig und fähig zugleich ist, seine Begrenzheit zu überwinden, die erhebenden und befreienden Möglichkeiten der menschlichen Gattung. Um die konstitutiven Momente der Form wurde viel debattiert. Die Frage der Bildwürdigkeit und Gegenstandsbehandlung des menschlichen Porträts stellte sich in diesem Zusammenhang.

Verbindliche Regelsysteme hatten sich längst überholt, als im Laufe des 18. Jahrhunderts ein gelehrtes Publikum als dynamischer Teil einer zerfallenden Gesellschaft begann, in öffentlicher Auseinandersetzung neue Prinzipien und verbindliche Begriffe zu entwickeln. Sie sollten die Kunstkritik und damit Rat und Urteile vor allem für Künstler fundieren, so daß Kunst ethische zukunftswirksame Qualität erreichen konnte. Das bedeutete, Gemälde und Statuen wurden, wie es paradigmatisch mit den isoliert überlieferten Antiken bereits geschah, gelöst aus dekorativen Zusammenhängen und zeitbedingten Repräsentationsprogrammen zunehmend an dem Anspruch gemessen, als autonome Werke, als ein jeweils Zeit- und Raum unabhängiges geschlossenes Ganzes wirksam sein zu können. Selbst Porträts, die einem dezidierten Auftraggeberinteresse sich verdanken, wurden in diesem Bewußtsein gewürdigt. Die meisten Bildnisse allerdings – zumindest in Deutschland – genügten nicht einmal den technischen Anforderungen. Porträtmaler genossen den schlechtesten Ruf. Es hieß, ihre Bilder seien meist flüchtig für schnelles Geld gemalt, fehlerhaft in der Zeichnung, von unnatürlicher Farbgebung

1 Goethe 1962/I, S. 64f.

und Bewegung, es mangle an Ausdruck und Charakter in den Köpfen. Außer der selbstverständlichen Ähnlichkeit, die aber nicht als Einziges angesehen werden dürfe, müsse der Maler auf Handlung, d. h. Darstellung einer Gemütsbewegung achten. Geistreiche Erfindung, Geschmack und Empfindung müßten zur Richtigkeit dazu kommen. Und auch solle der Porträtmaler mehr auf den Beifall der Ewigkeit als der den Zeitgenossen hören und mit Sehnsucht auf seinen Nachruhm blicken.[2] Bildnismaler wie Tizian, Tintoretto, Van Dyck, Rembrandt, Champaigne oder Rigaud hätten weniger der Eigenliebe der Auftraggeber schmeicheln als ihren Gemälden Schönheit geben wollen; Ähnlichkeit sei nur für die Gegenwart wichtig und für die Auftraggeber. Das Publikum urteile nach den allgemeinen Kriterien der Kunst. Allerdings sei der Malprozeß selber anders als bei anderen Fächern der Kunst mit verdrieslichen Umständen belastet, so dürfe die Ähnlichkeit nur auf die am wenigsten beleidigende Art ausgedrückt werden, auch mürrische Mienen hätten heiter auszusehen. Frauen müsse man im allgemeinen mehr schmeicheln als Männern, daher sei in männlichen Bildnissen mehr Wahrheit zu vermuten.[3]

Diese kritischen Stimmen der Aufklärer sind Beispiele für zahlreiche Zeugnisse über die Geringschätzung dieses Kunstfachs bis weit ins 19. Jahrhundert. So belegt eine neuere Studie, daß von den ausgestellten Gemälden in den Pariser Salons zwischen 1791 und 1880 50% der Historiengemälde angekauft wurden, von den Porträts keines. Hoffnungen auf eine Medaille erfüllten sich dort für einen Portätmaler nie.[4]

Porträt ist ein Bild nur, wenn es aufgrund identifizierbarer Züge eine bestimmte Person vorstellt. Die Praxis lehrte, daß die bildliche Fixierung meßbar genauer Verhältnisse von Gesicht und Körper – für die meisten Maler war bereits das unerreichbar – hierfür nicht genügten. Charakteristisches Denken und Fühlen machen die Individualität erst aus, oft sogar gegen mathematische Genauigkeit. Der größte Teil der Porträts dieser Zeit hat aber weniger die natürliche Person als den Amtsträger zu repräsentieren. Bei aller Akklamation kann eine Person im allgemeinen außerhalb der ständischen Ordnung nur als »antike« oder »wilde« gedacht werden. Charakterdarstellung meint daher immer ein Verhältnis zur sittlichen Konvention; Verstand und Psyche drücken sich somit als Gesinnung, innere Haltung, ständischer Habitus aus. Und wenn Schönheit eingeklagt wird, so ist meist modische Sehgewohnheit gemeint, herrschende Übereinkunft. Im akademischen Diskurs war eine Bildnisikonographie entwickelt worden, die diesem Ordnungsbedürfis, Porträtiertem und Betrachter einen bestimmten Rang zuzuweisen, angemessen zu repräsentieren und zu würdigen, entsprach. Am augenscheinlichsten und für Herrscher und Amtsträger unentbehrlich waren bestimmte Kleidung, Roben, Uniformen, dazu beigegebene Attribute und Rangzeichen, die meist alter Tradition entstammten. Blickrichtung, Mimik, Handhaltung, das Zusammenspiel von Körperbewegung und Draperie, der Größenausschnitt, in dem die Person vorgestellt wurde, bezeichneten aber nicht nur die gesellschaftliche Würde, sie stellten auch den geistigen und emotionalen Bezug der Dargestellten zur Rangposition her. Die Rhetorik höfischer Weltklugkeit konnte so ins Bild gebracht werden, Eigenschaften und Absichten demonstrierend. Schöpferische Maler wie Van Dyck trugen durch ihre Porträtkunst zur Verfeinerung dieser gestischen Sprache bei und leisteten so ihren Teil zur Erziehung der höfischen Gesellschaft. Hyacinthe Rigaud, der diese Sprache vollkommen beherrschte, schuf mit seiner umfangreichen Porträtgalerie eine einzigartige Zeichenlehre höfischer Simulationskunst. Sein Zeitgenosse Roger de Piles formulierte die Aufgabe des Porträtmalers: »Wenn du Personen von hohem Charakter und Würde malst, dann sollten sie in einer derartigen Attitüde erscheinen, als wenn die Bildnisse uns selbst anredeten, und zu uns sprächen: Halt, siehe mich an, ich bin der unüberwindliche, mit Majestät umhüllte König: Ich bin dieser tapfere Feldherr, der an alle Orte Schrecken hinbringt... Ich bin der große Minister, der alle Triebfedern der Staatskunst kannte. Ich bin diese obrigkeitliche Person, die eine vollkommene Weisheit und Redlichkeit vorzüglich unterscheidet.«[5] Die Gesichter sollten naturähnlich sein, wenngleich durchaus schmeichelnd verschönert. Der hohe sinnliche Reiz großer Barockporträts besteht auch in dem Kontrast dieser im angenehmsten Verfall befindlichen Fleischpartien zu den materialfesten Perücken und Kostümen, deren textile oder metallene Beschaffenheit zum Greifen täuschend vorgestellt war. Der menschliche Körper mußte lebensnah wirken, nicht idealisiert entrückt. Der sterbliche Mensch gewann seinen Anteil an der Ewigkeit, die er gesellschaftlich auch zugleich herstellte, durch seine Teil-

2 Vgl. z. B. Sonnenfels 1768
3 Bibliothek 1762
4 Schlink 1993
5 Zit. n. Busch 1993, S. 390f.

habe an der glanzvollen Ordnung, in der er seinen gottgewollten Platz einnahm, symbolisiert durch die Zeichen seines Ranges. Auf diese Weise wurde das Zufällige und Sterbliche individuell nobilitiert: diese Person war der verdiente Träger solcher Größe. Diese Maler bedienten sich nicht nur in ihren Porträts des Attitüdenreichtums des ›homo politicus‹ wie er sich an den Höfen seit der Renaissance herausgebildet hatte, ihre Bildnisse sind Abbilder der Verstellungskunst[6] selbst. In der zweiten Hälfte des 18. Jahrhunderts, in der sich »die bewegteste Weltepoche, welche jemals eine gesittete Menschheit aufregte«, wie Goethe es nannte[7], ereignete, wurde eine derartige Repräsentationsform dann auch radikal verworfen. Goethes konsequente Auffassung, alles Kostüm sei lächerlich,[8] ist auch in diesem Zusammenhang zu verstehen. Von Joshua Reynolds beispielsweise wurden die oben zitierten Anweisungen für Maler von Roger de Piles als »Geschwulst anmaßender Arroganz« referiert. Er erinnert dagegen an den »natürlichen, unaffektierten Ton der Porträts Tizians..., bei denen Würde natürlich und inhärent zu sein scheint, die spontane Ehrfurcht herausfordern... statt vergeblich erheuchelt zu sein«. Trotz ihrer malerischen Qualität folgten die Porträts Rigauds der Theorie de Piles', so daß die Charaktere »Vulgarität und Gemeinheit... neu erworbene Wichtigkeit« verrieten, also weit davon entfernt wären, durch ihre »aufgeblasene und bemühte Anmaßung von Erhabenheit... Respekt abzunötigen«.[9] Reynolds Kritik an der klassischen Porträtkunst erschöpft sich nicht darin, wie hier, im Kern Gesellschaftskritik zu sein. Es ist zwar offensichtlich, daß er die bis zum Verwirrspiel kultivierte Personenkonstruktion aus »Eigentlichem« und »Uneigentlichem« als Lüge durchschaut; die Eloquentia Corporis ist eben nicht Sprache eines Körpers, der mit seiner Vernunft und Empfindung eins ist, sondern ein fremder, auferlegter Code. »Natürlich und inhärent« zu sein, fordert nicht nur die enteignete Würde in das Individuum zurück, sondern auch Macht. War die göttliche Substanz im Absolutismus von den Höfen als Abbild kosmischer Ordnung usurpiert worden, mit der allmählichen Konsequenz im allegorischen Als-ob bis zum scheinbaren Schein verspiegelt zu werden, so geht auch die geforderte Rückkehr des Göttlichen in »den Menschen« einher mit einem neuen Menschenbild. Über den genuinen Scheincharakter eines Bildes bleibt man sich bewußt – bereits Gott schuf den Menschen nach seinem Bilde –, es geht darum, eine weniger der Realität als der Möglichkeit entsprechende Darstellungsweise zu entwickeln. Bilder sollen durch Anschauung bilden. Eine nicht ideale, sondern konkrete Person in einer Gestalt vorzustellen, die natürlichen Anteil an dem aller Historie überlegenen Unum Bonum Verum hat und als Kunstwerk moralisch-erzieherisch wirken kann, stellt Künstler und Publikum vor erhebliche Probleme. Nichts als Mensch zu sein konnte ebenso wenig genügen wie die Absicht, nichts als den sichtbaren Menschen seiner natürlichen Erscheinung gemäß zu verbildlichen. Der zufällig Porträtierte wurde zum »Gegenstand«, zum Stoff, der erst durch Form Kunst wurde. Bereits lange vor der Entwicklung der technischen Möglichkeiten drängt diese Gattung zur Photographie. Je mehr es üblich wurde sich abkonterfeien zu lassen, um so deutlicher wurden die unterschiedlichen Interessen am Porträt selbst. Vielleicht liegt hier einer der Gründe für die ungemeine Verbreitung der Silhouetten gegen Ende des Jahrhunderts. Dank einer ausgeklügelten Technik waren gute Schattenrisse, vor allem in Naturgröße wie Goethe sie liebte[10], so naturähnlich, daß ein Teil des Lebens selbst fixiert schien. Außerdem boten sie keine Möglichkeit für blendendes Mienenspiel und übertriebene Gestik. Die »holden Finsternisse« (Goethe) waren unbarmherzig wie die Märzsonne in diesen Breiten, gleichzeitig aber so unbestimmt und poetisch, daß sie der Projektionslust Freiheit gaben und der Phantasie reichlich Nahrung.[11] In seinen Notizen zur Vorlesung über Ästhetik der bildenden Kunst von 1870 geht Jacob Burckhardt auf den Zusammenhang von Gegenstandswürde und Qualität der Bildnisse ein, deren »höchstes Gedeihen und Stellung« bei den großen Historienmalern von Raffael bis Rembrandt zu finden sei: »Dazu die kräftigen und durchgeisteten Physiognomien des XVI. Jahrhunderts, welches für uns jetzt als eine Zeit von nicht gewöhnlichen Menschen weiterlebt... weil der ordinäre Philister sich (in der Regel) noch nicht durfte malen lassen und weil die Menschen überhaupt origineller sich ausbildeten, noch nicht durch Geniren zu einer großen allgemeinen Mediocrität verdammt waren... Im XVIII. Jahrhundert die wohlhäbigen und süßlichen Physiognomien, auch noch mit lohnenden Trachten, obwohl Perücke und dann Puder schon Fatal. Unser Jahrhundert zuerst das der weitesten Popularisierung des Porträts in Oel bis

6 Vgl. zur Geschichte der Verstellungskunst Geitner 1993
7 Goethe 1962/II, S. 231
8 Goethe 1962/I, S. 23
9 Busch 1993, S. 390f.
10 Vgl. Kippenberg 1921
11 Goethe 1962/I, S. 125

auf die geringsten Physiognomien, in einförmiger Herrentracht und jedesmaliger Modetracht der Damen – bis endlich 9/10 dieser Malerei am Daguerrotyp und Photographie starben.«[12]

Ein neues Menschenbild, ein neuer Mensch. Das war der Bildungsanspruch, mit dem Porträtmaler und Bildhauer des 18. und frühen 19. Jahrhunderts sich auseinanderzusetzen hatten. In seinen »Verstreuten Gedanken« erinnert sich Diderot: »Das Porträt ist so schwierig, daß mir Pigalle einmal gestanden hat, er habe niemals ein Porträt ausgeführt, ohne dabei in die Versuchung zu kommen, seine Absicht wieder aufzugeben. Tatsächlich ist das Gesicht in besonderem Maße der Sitz von Leben, Charakter und Ausdruck.«[13] Wenn nun das Gesicht nicht mehr der Sitz der Maskerade von Leben, Charakter und Ausdruck ist, wie es das Versteckspiel auf höfischem Parkett erfordert, sondern die Natur selbst, so bekommt das Verlangen, durch Anschauung eigenes Leben, Naturidentität, zu bekommen, einen vampyrhaften Zug. Daß der Augenschein nicht trüge, ist ein neues und nicht nur edles Bedürfnis. Der Grad des Vertrauens in die menschliche Natur leitet – wenigstens bei Diderot – ebenso die Überlegungen zur Gegenstandswahl wie die Notwendigkeit an Substanz zu gewinnen. Im »Salon von 1763« rühmt er ein Porträt Greuze' von dessen Gattin, es sei wahr und man könne glauben, die Natur selbst zu sehen. Die Qualität hänge mit seinem Verhältnis zum Objekt zusammen, hier habe die Zärtlichkeit den Pinsel geführt und er rät: »Malen Sie Ihre Gattin, Ihre Geliebte, Ihren Vater, Ihre Mutter, Ihre Kinder, Ihre Freunde...«[14] Diese Porträts können deshalb gelingen, weil die Dargestellten in ihrer Funktion von allgemeinem großem Interesse sind.[15] Die Empfindungen des Malers begegnen den Empfindungen der Anschauenden. Es verbindet sie die nach Auffassung der Aufklärer – und hier befindet sich Diderot auch in der Tradition Shaftesbury's und Dubos'[16] – die aller Gesellschaftlichkeit zugrunde liegenden Bande von Zuneigung, Liebe und Mitleid. Das Begriff des Geschmacks ist abgelöst worden durch den des Interesses, Kunst hat Gefühle zu erwecken, die auf eine durch Erfahrung erzeugte Bedürftigkeit treffen. Starke Eindrücke sind interessant. So heißt es im »Salon von 1765«: «Was das Interesse betrifft, so lassen sich Hirten, die sich mit ihren Tieren unter einem Felsen wärmen, nicht mit einer sterbenden Frau vergleichen, die man ins Leben zurückholen will.«[17] Interesse leite aber nicht nur die Gegenstandswahl, auch Komposition, Anordnung der Figuren, Stellung, Ausdruck und Beleuchtung muß dem heftigen Anliegen folgen, auf die Gemüter zu wirken.[18] Wenn Maler das beachten, können auch Porträts Meisterwerke sein. Die dem Porträt notwendige Ähnlichkeit scheint Diderot nebensächlich gegenüber Komposition und Handlung. Auf die laxe Bemerkung: »Was liegt uns daran, ob die van Dycks ähnlich sind oder nicht«, antwortet sein Freund Grimm allerdings, sie würden im Preis sinken.[19] Der Streit um die Ähnlichkeit blieb unentschieden.

Goethe schätzt das Porträtieren als notwendige und in gewissem Sinne nützliche Kunst. In der Nachfolge Lessings unterscheidet er die einzelnen Kunstgattungen nach ihren innewohnenden Gesetzmäßigkeiten aus denen sich die jeweils eingegrenzten Möglichkeiten des Künstlers ergeben, Stoff zu wählen und zu gestalten. In Anschauung des *Laokoon* resümiert er: »Die Bildhauerkunst wird mit Recht so hoch gehalten, weil sie die Darstellung auf ihren höchsten Gipfel bringen kann und muß, weil sie den Menschen von allem, was ihm nicht wesentlich ist, entblößt...«[20] Die formale Größe dieses Werks besteht darin, von allem Porträthaften und Historischen entkleidet zu sein, »ein Vater mit zwei Söhnen, in Gefahr...«[21] Hier ergibt sich eine Parallele zum Bedeutenden und wirksamen Interessanten – ein Begriff, der immer wieder von Goethe gebraucht wird – wie es in der Kritik Diderots gefordert wird. Die Farblosigkeit der Plastik, die Licht- und Schattenverteilung durch die eigene Form rückt sie zudem weiter von der Wirklichkeit zum Symbolischen hin als es die Farbigkeit der Malerei vermag.[22] Doch sofern es Porträt ist, kann auch der Bildhauer ihm nur – und die antiken Büsten bieten hier Vorbilder – Idealität geben, es aber nicht zum Ideal selbst erheben, da es stofflich zu sehr der Wirklichkeit verhaftet bleiben muß. Es ist dem Künstler nicht möglich, im Porträt den Zustand höchsten Pathos' darzustellen, die Fixierung einer Handlung im Übergang, eines transitorischen Moments, damit der Eindruck lebender Bewegung entstehen kann, so wie es beim *Laokoon* unerreichbar Gestalt geworden ist.[23] Selbst der legendäre trojanische Priester mußte aufhören im äußeren Sinne »Laokoon« zu sein und zur Symbolfigur werden. Aus seinen Intentionen heraus, die Kunst in Deutschland zu fördern, aus pragmatischen Erwägungen, sieht Goethe

12 Burckhardt 1992, S. 164f.
13 Diderot 1984/II, S. 643
14 Diderot 1984/I, S. 467
15 Diderot 1984/II, S. 691
16 Körner 1990, S. 88ff.
17 Diderot 1984/I, S. 552
18 Diderot 1984/II, S. 589
19 Diderot 1984/I, S. 438; S. 439, Anm. 14
20 Goethe 1962/I, S. 91
21 Goethe 1962/I, S. 92
22 Goethe 1962/I, S. 133
23 Goethe 1962/I, S. 95

sich und andere Auftraggeber aber in der Pflicht, die Bildhauerei durch Porträtaufträge zu fördern. Außerdem sollten die »Bildhauerzöglinge... bei der Akademie neben dem höhern Teile der Kunst auch im Porträt unterrichtet werden«. Neben dem Vorteil, der hieraus den Künstlern selbst entstünde, ergäbe sich die Möglichkeit für eine große historische Porträtsammlung:

»Die Akademie soll selbst auf bedeutende Personen, besonders durchreisende, Jagd machen, sie modellieren lassen und einen Abdruck in gebranntem Ton bei sich aufstellen... In einer Hauptstadt würde dadurch nach und nach eine unschätzbare Sammlung entstehen, indem, wenn man sich nur einen Zeitraum von zehn Jahren denkt, die bedeutenden Personen der In- und Außenwelt aufgestellt sein würden. Hierzu könnten nun die übrigen, von Familien, Kollegien, Korporationen bestellten Büsten ohne großen Aufwand geschlagen werden und eine unversiegbare Welt für die Gegenwart und die Nachzeit, für das In- und Ausland entstehen.«[24]

Aus einer solchen Intention hat der von Goethe geförderte Bildhauer Gottlieb Martin Klauer (vgl. Kat. 128, 129) eine Anzahl Büsten bedeutender Zeitgenossen hergestellt, auch in größerer Auflage und zum Versand bestimmt.[25] Goethes Skepsis dem gemalten Bildnis gegenüber drückt sich auch darin aus, daß er es für einen derartigen Zweck nicht dienlich findet: »Die Malerei hingegen müßte auf Bildnis keine Ansprüche machen. Die Porträtmalerei müßte man ganz den Particuliers und Familien überlassen, da sehr viel dazu gehört, wenn ein gemaltes Porträt verdienen soll, öffentlich aufgestellt zu werden.«[26] Etwa zwei Jahrzehnte später, 1826, würdigte Goethe das »historische Porträt« in einer Folge ausführlicher Beschreibungen der Stiche nach Gemälden François Gérard's, die dieser »durch alle Epochen« von allen »bedeutenden Einheimischen und Fremden« gemalt hat und sich, indem er jeweils eine Zeichnung zurückbehielt, »nach und nach im Besitz eines wahrhaft historischen Bildersaals« fand. »Bei einem sehr treuen Gedächtnis zeichnete er außerdem auch die Besuchenden, die sich nicht malen ließen, und so vermag er uns eine wahrhaft weltgeschichtliche Galerie des achtzehnten Jahrhunderts und eines Teils des neunzehnten vorzulegen.«[27] Etwas ähnliches versuchte Goethe durch den Weimarer Maler Johann Joseph Schmeller einzurichten, den er durch ein dreijähriges Stipendium in Antwerpen, und hierfür sah er die Kenntnis der niederländischen Malerei als besonders förderlich an, ausbilden ließ. Zwischen 1824 und 1831 fertigte Schmeller in seinem Auftrag über 150 lebendgroße Brustbilder und Schulterstücke in schwarzer Kreide von den Personen, die Goethe »durch Geschäftsverhältnisse, wissenschaftlichen Bezug und freundschaftliche Teilnahme verknüpft und verbunden« gewesen sind.[28] Nebeneinander gesehen haben sie den dokumentarischen Charakter eine Sammlung von Paßfotos. Diese Art zu porträtieren sollte bald von der Photographie übernommen werden.

Über seine zahlreichen eigenen Porträts gibt es von Goethe einige gutmütig wirkende Äußerungen, wenig überzeugend positive, die meisten hat er augenscheinlich schweigend hingenommen. Wie oben ausgeführt, hielt er das Porträt für ungeeignet, über das Historische und Dokumentarische hinaus, symbolhafte idealische Form sein zu können. Das hing entscheidend mit dem Stoff zusammen, dem Zwang, eine spezifische Individualität zu einem unverrückbaren Zeitpunkt ihres natürlichen Verfallsprozesses zu verbildlichen und der daraus resultierenden eingeschränkten Möglichkeit zur Erfindung, der Gestaltung zur Form. Seine nüchterne Einschätzung der Fähigkeit deutscher Künstler, auch dieses schwierige Sujet so mit Geist und Pathos zu erfüllen, wie es z. B. die alten Niederländer und Holländer noch vermocht hatten, tat ein übriges.

Das Ungeordnete und Leidvolle, das was nicht vereinbar ist mit der Freiheit der Vernunft und der Reinheit und Unschuld der Schönheit, gräbt Spuren in die Gesichter, die sich als Spuren in den Porträts wiederholen.[29] Und all das Disparate, die Zeichen des Kampfes und der Mühsal mischen sich in den Werken mit den Spuren der Anstrengung, die es dem gegenwärtigen Künstler selbst macht, Talent und Erfindungsgeist durch seine Beschränkungen hindurch zu entwickeln, und schließlich zum Werk werden zu lassen. Derartige Mischungen, auch wenn sie nicht leicht auf soeben angesprochene Inhalte hin zu analysieren sind, konstituieren auch Bildnisse Goethes. An drei Beispielen – es gibt über hundert Goethe-Porträts aus den verschiedenen Lebensabschnitten[30] – sei es vorgestellt.

Über Goethes Aussehen, auch wie es sich im Laufe der Jahrzehnte verändert hat, gibt es eine Fülle, selbstverständlich auch widersprüchlicher Äußerungen von Zeitgenossen: er hatte große, eindringlich blik-

24 Goethe 1962/I, S. 220f.
25 Vgl. Geese 1935
26 Goethe 1962/I, S. 221
27 Goethe 1962/II, S. 231
28 Handrick 1968
29 Vgl. Goethe, Antik und Modern 1818
30 Vgl. Schulte-Strathaus 1910; Wahl 1925

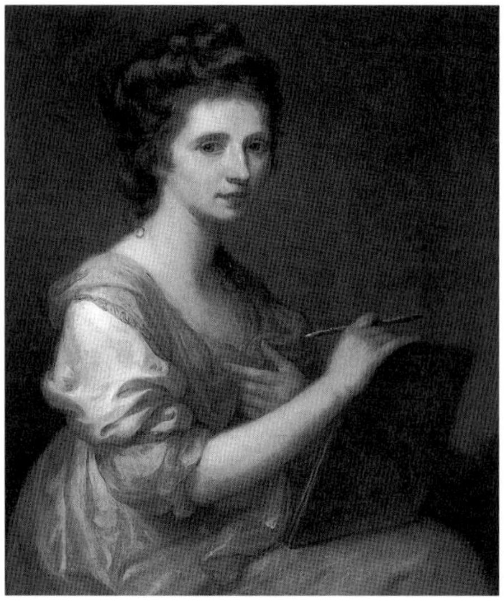

Abb. 1
Angelika Kauffmann, Selbstporträt.
London, National Gallery

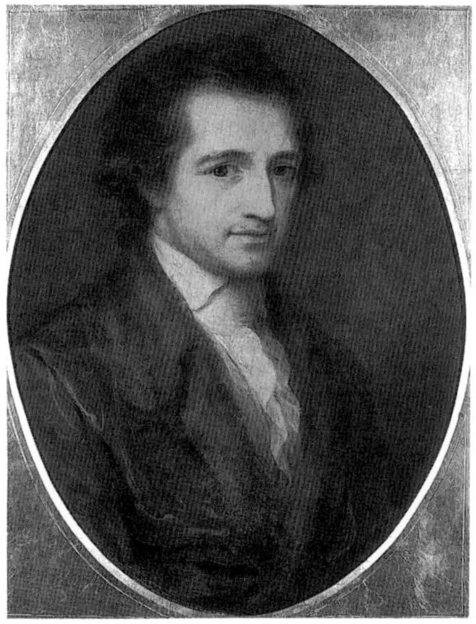

Abb. 2
Angelika Kauffmann, Goethe, 1787/88.
Stiftung Weimarer Klassik, Museen

kende, fast schwarze Augen, eine starke Nase, einen vollen Mund, ein schönes kräftiges, wohl proportioniertes Profil, wie es im lebendgroßen Schattenriß (Kat. 110) überliefert ist. In gewisser Weise finden wir diese Charakteristika auch in den drei Porträts. Daß es dennoch nicht allein sein Bild ist, weder physisch, noch geistig, erschließt sich weniger an diesem Punkt; es wird erst deutlich im Vergleich mit den Physiognomien der Künstler.

Visuell ist der Ausdruck innerer Denk- und Gemütsbewegung eines Menschen ablesbar am Blick, der Lippenstellung und an der Rückenspannung, wie sie sich als energitische Vermittlung von den Schultern zum Kopf in der Nackenhaltung zeigt. Stirnfalten und Muskelprägung um Nase, Mund und Kinn verraten Geschichte, intellektuelle und emotionale.

Angelika Kauffmann (Abb. 1) läßt Goethe (Abb. 2) in angedeuteter Schlangenlinie, in Anmutshaltung mit etwas vorgeneigtem Kopf aus dem Bild blicken, die Augen des Betrachters suchend. Wie der ihre ist sein Blick rehscheu und leicht fragend, mit dem Ausdruck unschuldig scheinender Offenheit und ängstliche Erwartung. Dieser Wolfskindgestus, von Frauen instinktiv zum Selbstschutz gepflegt, war nach allen Zeugnissen dem fast vierzigjährigen vitalen durchsetzungsstarken Goethe fremd. Dieser Ausdruck wird hergestellt durch die der ihren ähnliche Blickführung aus dem Bild, aus Augen, die in ganz ähnlicher Weise zueinander und zu Nase und Brauen Abstand haben. Die Nasenwurzel und der Raum zwischen den Brauen ist faltenlos und hell ausgeleuchtet unter einer ebenfalls faltenlosen, ebenfalls hellen, breiten Stirn. Mit den Schatten der Lider senken sich auf beiden Bildern trotz der physischen Verschiedenheit die Brauen fast parallel. Zu einem auf gleiche Weise wie bei der Künstlerin lieben Lächeln sind die – wenngleich bei Goethe breiteren – Lippen verzogen. Durch den Farbauftrag und die Akzentuierung des Hell-Dunkel im Aufeinandertreffen der Lippen, durch die Schatten, die Oberlippe und Kinn so modellieren, daß das Lächelgrübchen am rechten Mundwinkel durch den stark ausgeleuchteten umgebenden Bereich von Wange und Mund besonders betont wird, wird über die materialen Unterschiede hinweg Empfindungssimultaneität hergestellt. Imaginiert wird ein Gleichklang von Spannung und Entspannung.

Die beiden von Wilhelm Tischbein (Abb. 3 und Abb. 4) dargestellten Männer haben außerhalb des Bildes einen Gegenstand vor Augen, dem ihre ganze Aufmerksamkeit gilt. Sie befinden sich in angespannter Auseinandersetzung mit einem vielleicht sichtbaren, vielleicht auch nur vorgestellten Objekt. Man hat den Eindruck, der Körper befinde sich in ruhigem Stand. Die bewegte Spannung, von der die Bilder leben, verdankt sich der Kopfdrehung und der Licht-Schatten-Behandlung. Auf dem Goethe-Bildnis ist die Halsgrube, die die Körperachse markiert, durch Kleidung verdeckt. Es ist aber, folgt man der Halsdrehung, wahrscheinlich, daß sie sich in ähnlicher Bildposition wie auf dem Selbstporträt befindet, unterhalb des Schläfenbeginns. Die gespannte Bewegung zum Objekt hin ist auf beiden Bildern die gleiche. Der Kopf Goethes ist als Vorstudie zu dem Bild, das ihn in der grellen Sonne der Campagna zeigt, durch ein stärkeres, kontrastreicheres Hell-Dunkel modelliert. Abr die folgende Beschreibung gilt für beide Darstellungen. Das Auge der abgewandten Seite liegt fast im Dunkel, um so intensiver nimmt der Augapfel an der besonnten Seite das Licht auf. Nasenwurzel und Brauenmitte sind überschattet, um so deutlicher wird die Korrespondenz zwischen dem beleuchteten Auge, welches das Bild dominiert und der Stirn, wo durch Licht-Schatten-Abstufungen die Wölbungen und Konzentrationsfalten differenziert hervorgehoben sind. Geschwungene Schattenlinien begleiten kontrastierend Brauen- und Lidwölbung; zu Seiten der Nasenflügel

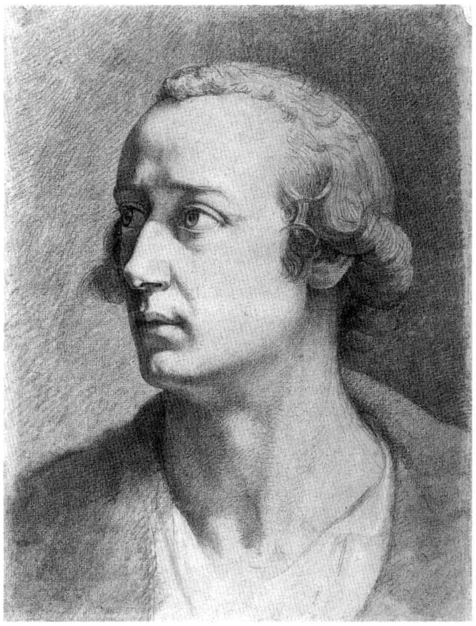

Abb. 3
Johann Heinrich Wilhelm Tischbein, Selbstporträt.
Stiftung Weimarer Klassik, Museen

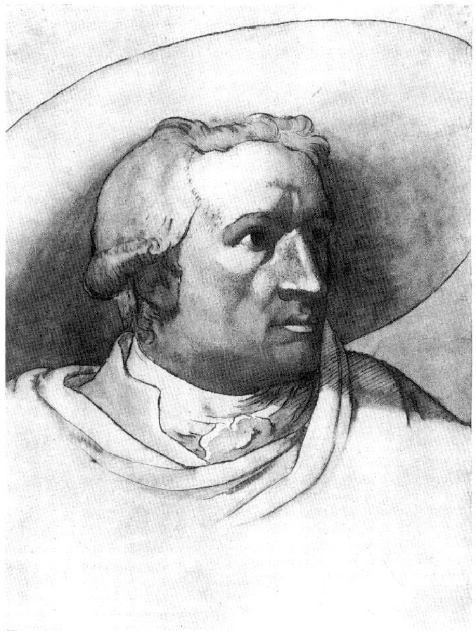

Abb. 4
Johann Heinrich Wilhelm Tischbein, Goethe.
Stiftung Weimarer Klassik, Museen

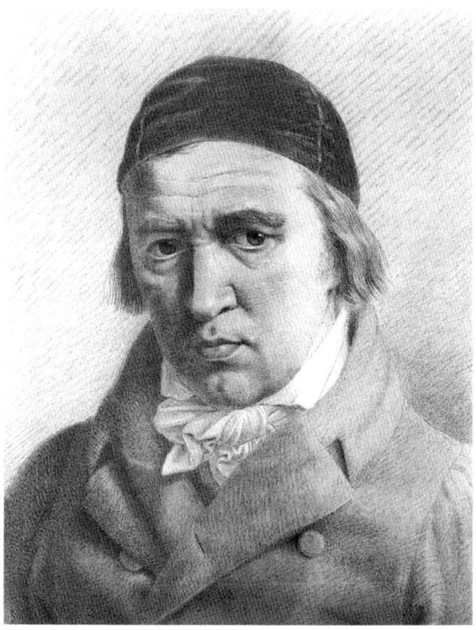

Abb. 5
Johann Heinrich Meyer, Selbstporträt, 1810.
Stiftung Weimarer Klassik, Museen

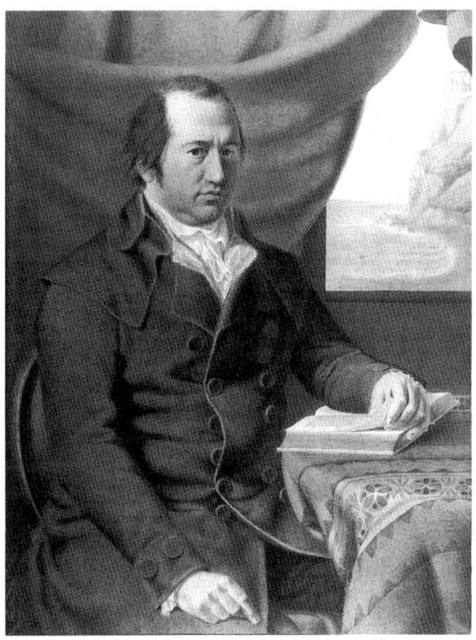

Abb. 6
Johann Heinrich Meyer, Goethe, um 1791.
Stiftung Weimarer Klassik, Museen

bezeichnen sie gelebte Jahre, Erfahrung; an den Mundwinkeln zeigen sie Entspanntheit der nur leicht aufeinander gelegten Lippen an. Der Mund formuliert noch nicht. Die gesammelte Reflexionsleistung ist Anschauung. Die Darstellung von Auge, Stirn und Mund weist sie aus als aufnehmende und zugleich erkennende Tätigkeit. Obwohl die physischen Unterschiede deutlich werden: Tischbeins Augen stehen runder vor, Goethes Nase ist gerader gezeichnet, das Gesicht insgesamt schwerer, vergleicht man Einzelheiten mit dem Porträt, das Angelika Kauffmann von Goethe gemalt hat, so fällt auf, daß beide Künstler auch hier zugunsten eigener Ähnlichkeit nuanciert haben. So fällt auf, daß Tischbein, seinem eigenen Gesicht stärker entsprechend, Goethes Lippen voller zeichnet, vor allem den Amorbogen der Oberlippe; er gibt dem Kinn ein Mittelgrübchen, dem seinen ebenfalls ähnlich, wölbt die Stirn stärker und hebt deutlicher die Lebensspuren in der Wangenmuskulatur hervor.

Der 1760 geborene Heinrich Meyer fertigte sein Selbstporträt (Abb. 5) 16 Jahre später als das um 1794 entstandene Bildnis des etwa 45 Jahre alten Goethes (Abb. 6). Das merkwürdige Zusammentreffen von Gleichaltrigkeit und frappanter Ähnlichkeit der Porträts und dem großen Zeitabstand, der ihre Entstehung trennt, ist sicherlich nur aus dem eigentümlichen Charakter der symbiotischen Arbeitsfreundschaft des Malers zu Goethe zu verstehen. Der erste Eindruck beider Porträts ist, daß sie weniger nachdenklich als mürrisch aussehen, und so fragt man sich nach dem Zweck der Botschaft. Beide blicken in Richtung der Betrachter, ihr Blick geht aber sinnend ins Leere. Kommunikation wird nicht über die Augen aufgenommen, sondern durch die Pose des Ausgestelltseins. Beide verharren reglos, Handlung und Bewegung sind nur in einem ganz tiefen Innen zu vermuten. Goethes Pose ist steif und angestrengt, das schwer gewordene Kinn drückt die Kehle, er hält den Atem an. Weniger Spannung als Anspannung hält ihn aufrecht; bei Meyer das gleiche. Die physiognomische Angleichung – denkt man an das Porträt Meyers von Schmeller (Abb. 7) und andere Goethebildnisse, so ist man darüber verwundert – wird tatsächlich erreicht durch Ähnlichkeiten in der Linienführung, Angleichung der Proportionen und durch die Mimik. Schatten und Höhungen modellieren in ähnlicher Weise. Unter grübelnd zusammengezogenen Brauen beherrschen Goethes Augen weniger das Gesicht und scheinen auch kleiner als auf anderen Porträts.

Die Brauen sind gesenkter und flacher geschwungen. Alles in den Gesichtern ist tendenziell gesenkt und drückend; tiefe Faltenschatten an der Nasenwurzel, ausgeprägte Stirnfalten und ein fest verschlossen vorgeschobener Mund geben beiden durch die Mischung aus Geistesabwesenheit und angestrengten Ernst einen Ausdruck zerquälten Beharrens.

Die Goethe-Bildnisse von Angelika Kauffmann und Wilhelm Tischbein sind etwa zeitgleich, um 1787, das Aquarell von Heinrich Meyer entstand etwa 7–8 Jahre später. Es scheint jeweils eine andere Person zu sein. Nicht untereinander, sondern mit den jeweiligen Selbstbildnissen der Malerin und der Maler besteht die größere Verwandtschaft, ja frappante physiognomische Ähnlichkeit. Goethe ist nur eingeschränkt in diesen Bildern repräsentiert, vielmehr ist er Projektionsfigur dieser Künstler, die ihn schwärmerisch verehrten; und in jedem Bildnis lebt jeweils versteckt die andere Person. Hergestellt wird dieses Amalgam durch den Ausdruck innerer Haltung und Empfindung, das den unheimlichen Vorgang, in ein fremdes Selbst hineingeschlüpft zu sein, ahnen läßt. So gesehen, wurde Goethe hier nicht nur zum Bild, was bereits für sich genommen ein Identitätsbruch und ein Skandal ist, man bedenke, daß in alten Kulturen noch ein Bewußtsein für die mögliche Folgenschwere des Auseinanderreißens von Kreatur und Abbild besteht, sondern der Abgebildete wurde zur Larve. Das alte Wort für Maske, Schauspieler, benennt den Tatbestand der Enteignung stärker. Wenn Goethe über das Porträt, das Angelika Kauffmann von ihm malte, sagt: keine Spur von mir, dann heißt das, ich bin nicht darin, alle Spuren sind von ihr.

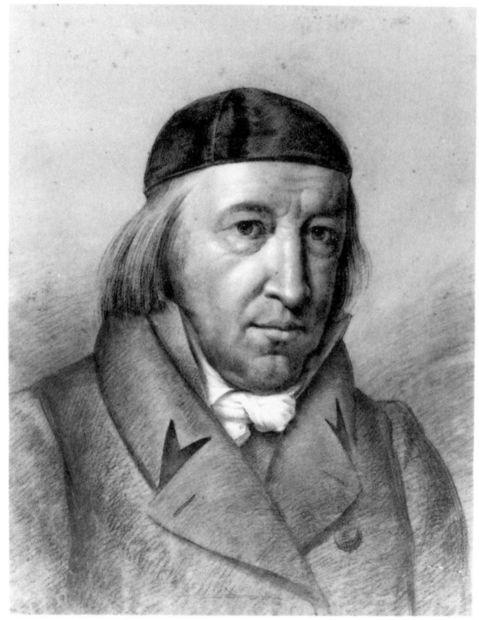

Abb. 7
Joseph Schmeller, Johann Heinrich Meyer.
Stiftung Weimarer Klassik, Museen

Johann Peter Melchior
Lintorf 1742 – 1825 Nymphenburg

109 JOHANN WOLFGANG GOETHE. BILDNISMEDAILLON

1785
Gehärteter Gips
17 x 12 cm
Stiftung Weimarer Klassik, Museen, Schloß Tiefurt

Literatur: Schulte-Strathaus 1910; Hofmann 1980

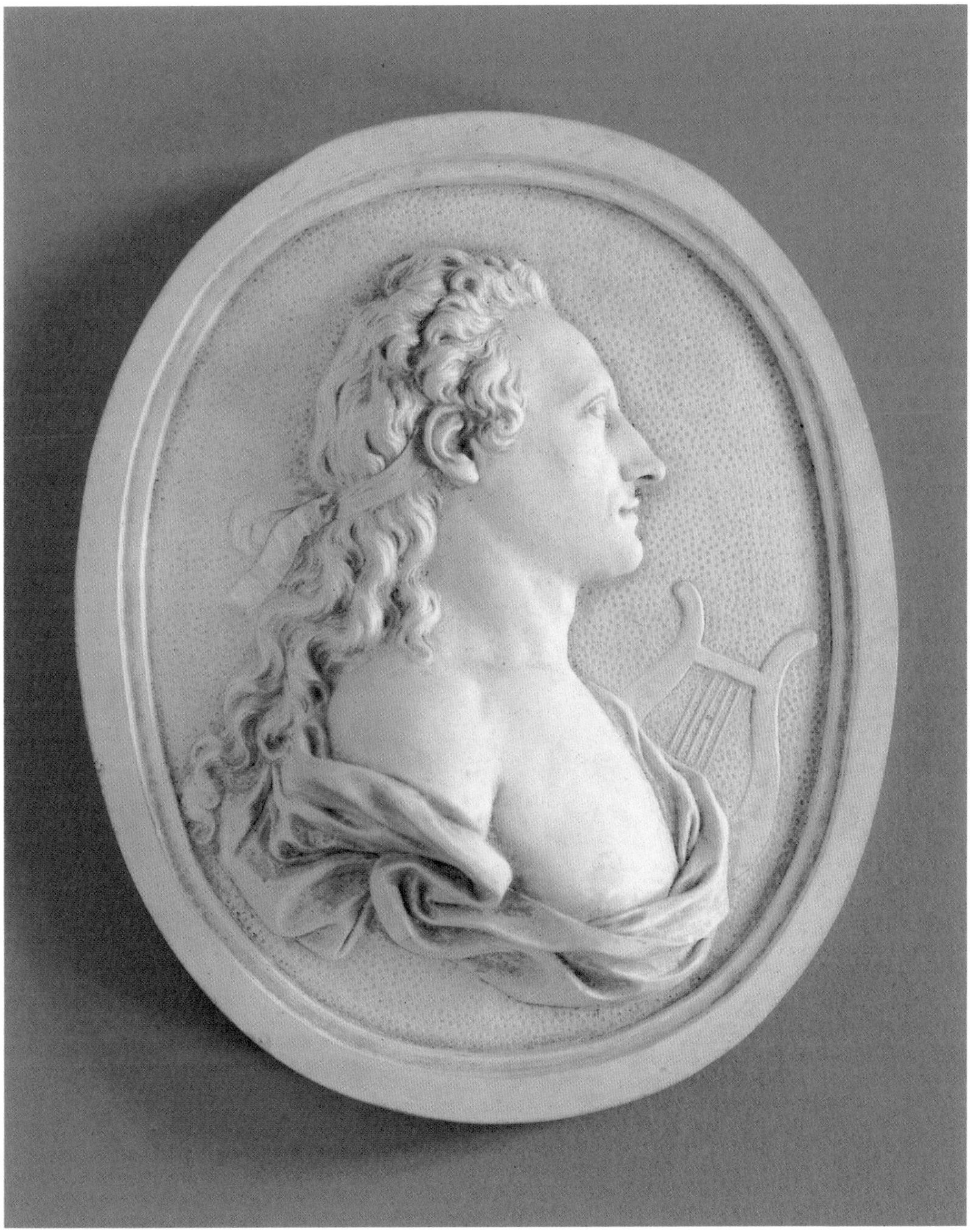

Johann Peter Melchior war einer der erfindungsreichsten und produktivsten Porzellanbildner des deutschen Rokoko und Klassizismus. Dieses zweite Bildnisrelief des etwa sechsunddreißigjährigen Goethe entstand während seiner Zeit als Modellmeister der Prozellanmanufaktur Frankenthal (1779–96). Es stellt Goethe als Apollon Musagetes dar, nackt, mit gelöstem Haar und Leier. Vermutlich ist es nicht nach dem Leben modelliert, sondern folgt in den Porträtzügen dem ersten Bildnisrelief, das Melchior 1774/75 fertigte und die Widmung trägt: »Der Verfasser der Leiden des jungen Werthers durch seinen Freund Melchior 1775 nach dem Leben gearbeitet« (Schloß Tiefurt). Das frühe Porträt zeigt ihn in zeitgenössischer Kleidung und Frisur. Während dieser Zeit als Porzellanmeister in Höchst (1767–79) entstanden auch ähnlich gestaltete Bildnismedaillons der Eltern Goethes (1779, Stiftung Weimarer Klassik, Museen).

G.K.

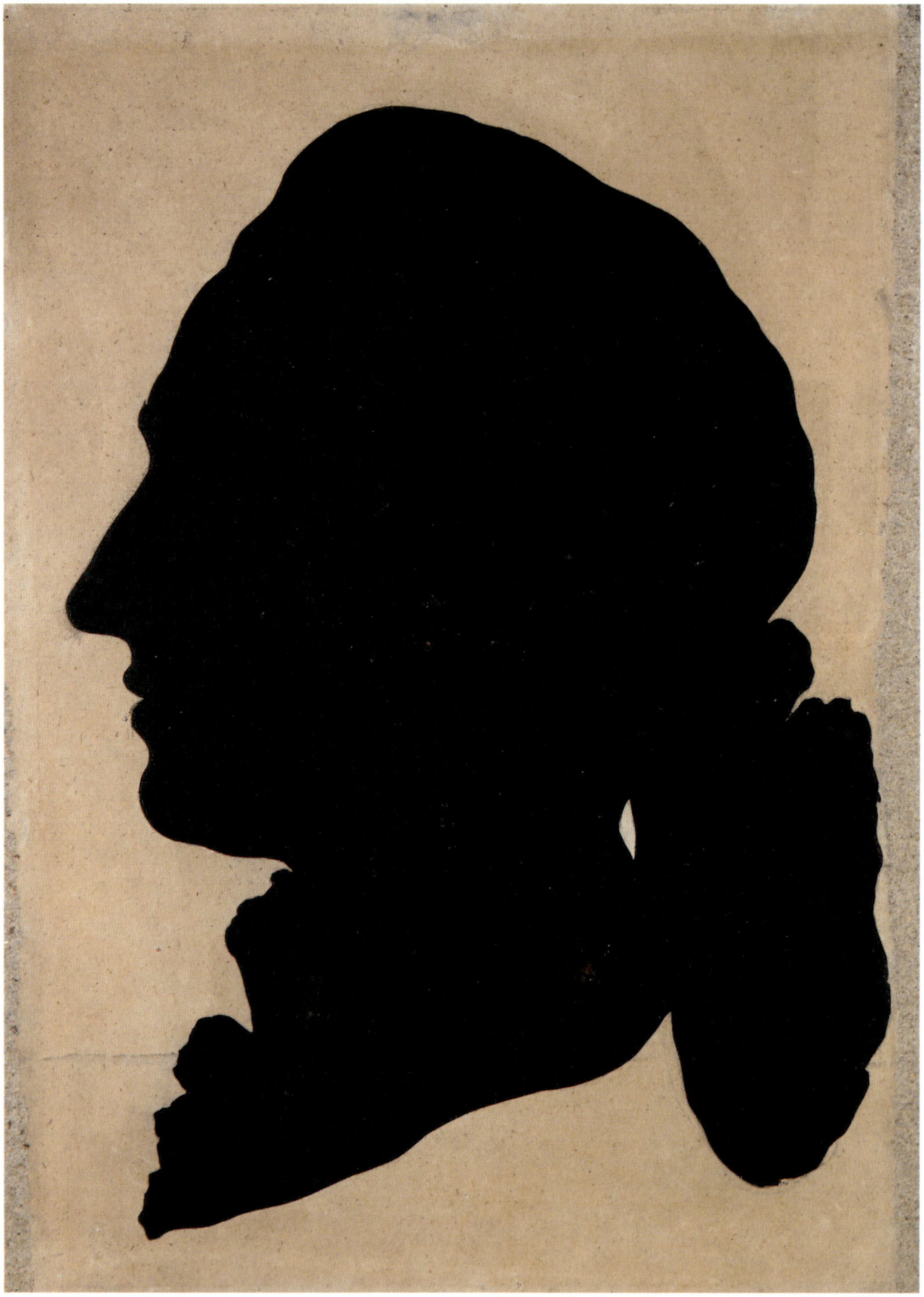

Anonym

110 JOHANN WOLFGANG GOETHE. LEBENSGROSSER GESCHNITTENER SCHATTENRISS

um 1775–80
H 41 cm
Aus weißem Papier ausgeschnitten, schwarz unterlegt
Stiftung Weimarer Klassik, Museen

Literatur: Schulte-Strathaus 1910; Wahl 1925; Kippenberg 1921; Biesalski 1964

Vermutlich kam die Kunst des Schattenschneidens aus Ostasien nach Europa, wo sie im 16. Jahrhundert zuerst in England nachweisbar ist. In Deutschland begann man etwa ab 1750 zu silhouettieren, ein Kunsthandwerk, das meist von Laien geübt wurde und in den siebziger und achtziger Jahren zur wahren Sucht wurde. Angeregt durch Lavaters Vorliebe für den Schattenriß als Deutungsmedium, wurde auch Goethe zum begeisterten Liebhaber. In Weimar wurden Scherenschnitt und Physiognomik zu einer wichtigen Begleiterscheinung des gesellschaftlichen Lebens. »Vielleicht das größte, sicher aber das anziehendste und abwechslungsreichste Zentrum der Schattenkunst ist das Weimar zu Zeiten der Herzoginmutter Amalia, Karl Augusts und Goethes…« (Biesalski 1964; S. 27). Im Weimarer Goethe-Fundus sind Hunderte von Silhouetten erhalten, davon einige von Goethes eigener Hand. Durch hoch entwickelte Techniken konnte eine große Ähnlichkeit erzielt werden, v. a. beim lebensgroßen Schattenriß, wie ihn Goethe bevorzugte (Kippenberg 1921, S. 2). So gibt die hier gezeigte Silhouette von unbekannter Hand ein authentisches Bild Goethes wieder. *G. K.*

Georg Melchior Kraus
Frankfurt a.M. 1737 – 1806 Weimar

111 JOHANN WOLFGANG GOETHE

1776
Schwarze Kreide
Blatt 17,2x11,5 cm
Bildnis 12,2x10,2 cm
Stiftung Weimarer Klassik, Museen

Literatur: Wahl 1925; Schenk zu Schweinsberg 1930; Geismeier 1993

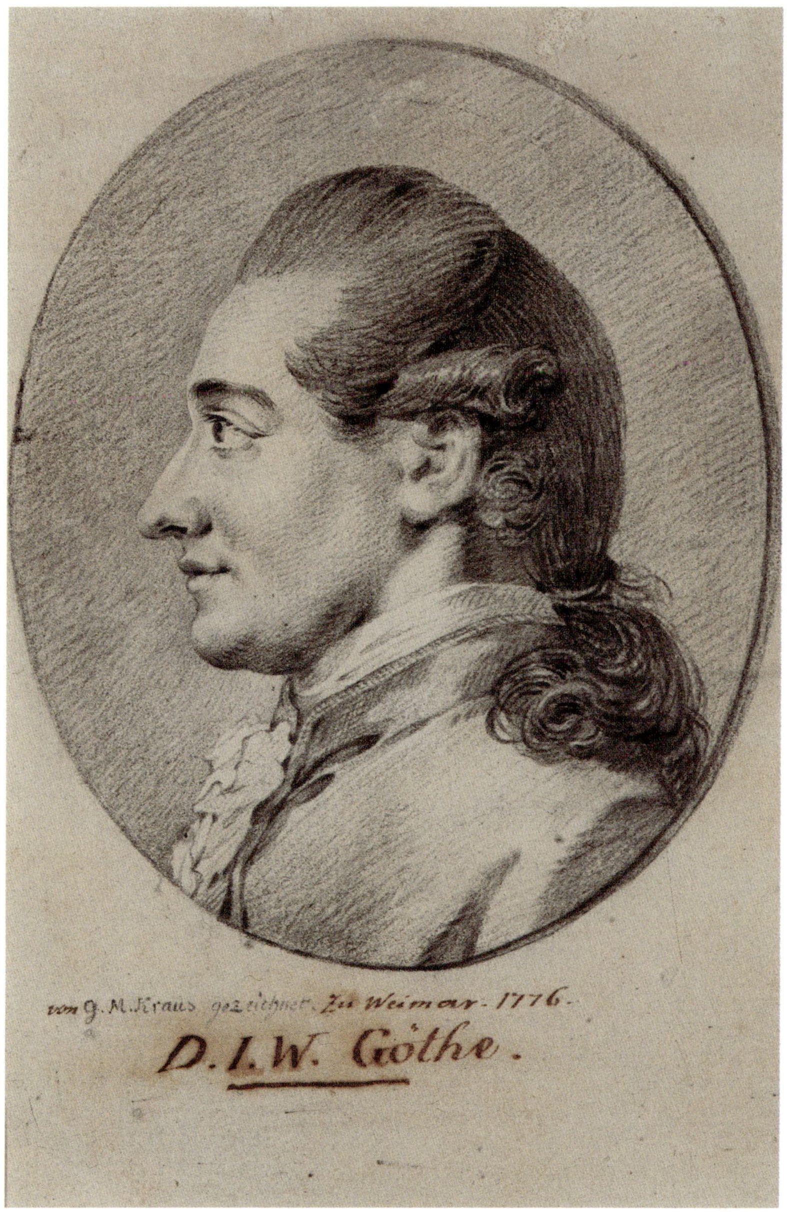

Vermittelt durch seinen Freund Bertuch (mit ihm gab er u. a. ab 1786 das *Journal des Luxus und der Moden* heraus) stellte Kraus diese Zeichnung nach seinem Gemälde von 1775/76 (Kat.Nr. 112) für Nicolais *Allgemeine deutsche Bibliothek* (1776, 1. St.) her. Den Stich, der das erste öffentliche Bildnis Goethes überhaupt ist, fertigte Chodowiecki. Bertuch hatte ihm am 4. 3. 1776 geschrieben: »…Hier haben Sie das Goethesche Porträt; Mein Freund Kraus hat es nach einem Bilde gezeichnet, wozu ihm Goethe gesessen hat, und Sie können sich darauf verlassen, daß diese Zeichnung, wie auch Goethe selbst findet, außerordentlich gleichet…« Über die Schwierigkeit, die Ähnlichkeit im Stich zu erhalten, gibt ein Brief Chodowieckis an den Stecher F. C. Geyser Auskunft: »Sagen Sie mir doch mein Bester wonach haben Sie Göthe gestochen? Ihr Porträt sieht gantz anders aus als das meinige, und doch schrieb mir Bertuch, daß das was ich gemacht habe ähnlich sey« (22. 11. 1776, Geismeier 1993, S. 145). Nachdem Zelter die Zeichnung »dem Erben des alten Nicolai abgeschwatzt« hat, schreibt er an Goethe (23. 10. 1820): »Das wohlgefälligste Bild von Dir (…), worin ich Dich ganz erkenne, wiewohl es Dir jetzt nicht mehr gleicht; wo alles: Stirn, Auge, Nase, Mund, Kinn und Haar aus einem Zentro kömmt, als dem Wohnsitz von dem, was in Dir ist und von Dir ausgeht.« *G. K.*

Georg Melchior Kraus
Frankfurt a.M. 1737 – 1806 Weimar

112 JOHANN WOLFGANG GOETHE

1775/76
Öl auf Leinwand
46,5 x 38,5 cm
Stiftung Weimarer Klassik, Museen

Litertur: Schenk zu Schweinsberg 1930; Kat. Frankfurt 1982; Göres 1983

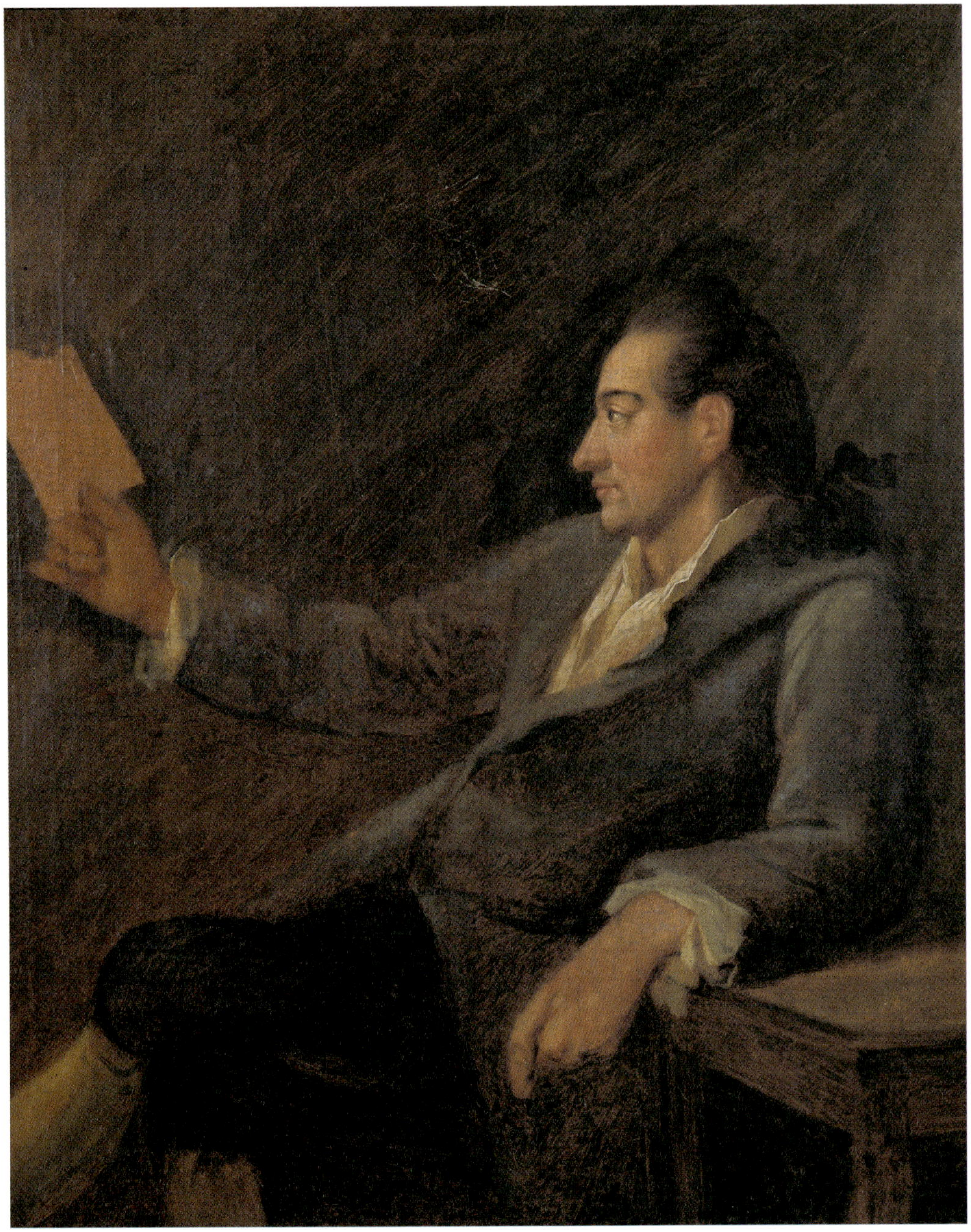

Der aus Frankfurt gebürtige Maler hatte Goethe zusammen mit Lavater 1774 kennengelernt. Bald darauf begann er für den Weimarer Hof zu arbeiten und wurde dort 1776 Direktor der herzoglich freien Zeichenschule, die er – von Goethe gefördert und geschätzt – bis zu seinem Tode 1806 leitete. Die hier gezeigte Ölskizze geht neben in Weimar verwahrten Kreideskizzen dem Gemälde voraus, das Kraus 1775/76 für Anna Amalia anfertigte (Weimar, Goethe-Museum). Es ist der ungezwungene Goethe der Geniezeit, angetan mit englischem Rock, dem »grauen Biberfrack« (an Auguste Stolberg, 13. 2. 1775). Kraus schreibt am 5. 3. 1775 an Bertuch: »... Er [Goethe] ist ganz sein, richtet sich nach keiner Menschen Gebräuche; wenn und wo alle Menschen in feierlichsten Kleidungen sich sehen lassen, sieht man ihn im größten Negligé und ebenso im Gegenteil.« Die strenge Profildarstellung und Betonung des Auges geht wohl auf den damals noch großen Einfluß Lavaters zurück, der die Profilzeichnung für das Studium der Physiognomie favorisierte. Daß Goethe auf dem ausgeführten Gemälde auf dem Blatt in der Hand einen Schattenriß betrachtet (einer Unbekannten), mag in diesem Sinne zu verstehen sein. 1778 ließ die Herzogin für Goethes Eltern von Johann Ehrenfried Schumann eine Kopie des Bildes herstellen und im Gedenken an ihren Besuch im Juni 1778 nach Frankfurt schicken (Frankfurt a. M., Freies Deutsches Hochstift/Frankfurter Goethe-Museum). Goethes Mutter bedankte sich brieflich: »...Frau Aja that einen großen schrei als sie ihren Hätschelhanß erblickte. Wir finden viele Gleichheit drinnen und haben eine große Herrlichkeit damit (...) zumal da er im Frack gemahlt ist worin ich ihn immer am liebsten so um mich herum hatte, und es auch seine gewöhnliche Tracht war...« (30. 11. 1778). *G.K.*

Johann Heinrich Wilhelm Tischbein
Haina 1751 – 1829 Eutin

113 GOETHE AM FENSTER DER RÖMISCHEN WOHNUNG AM CORSO

1787
Aquarell, Kreide und Feder über Bleistift/Papier
41,5 x 26,6 cm
Frankfurt a. M., Freies Deutsches Hochstift/Frankfurter Goethe-Museum

Literatur: Maisak 1986

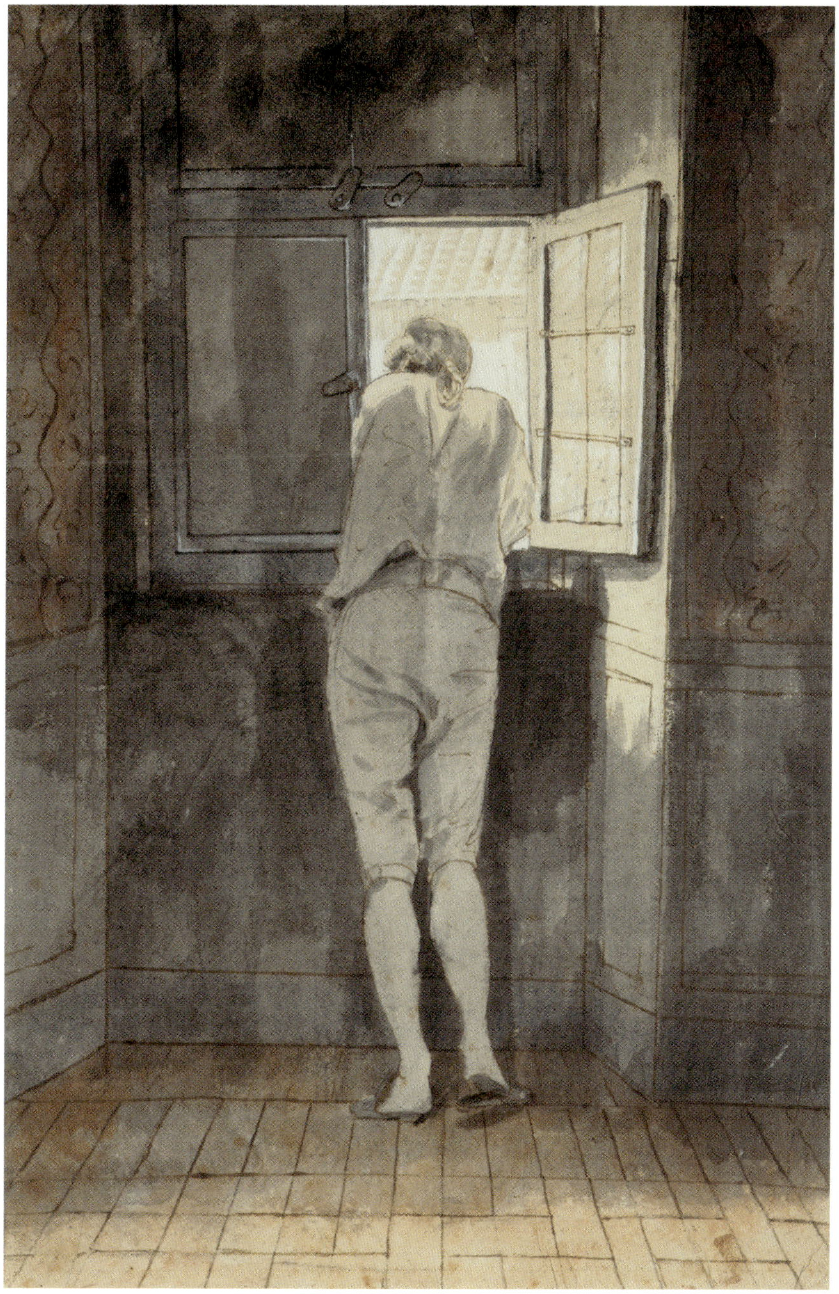

Das Aquarell, das zu den anrührendsten und berühmtesten Goethe-Bildnissen gehört, entstand in der Wohnung, die Tischbein während ihrer gemeinsamen Zeit in Rom mit Goethe bewohnte. Seit 1973 ist das Haus in der Via del Corso Goethe-Museum. Der Raum, in dem Goethe am Fenster lehnt, ist erhalten. Seine anziehende Stimmung gewinnt das Bild nicht nur durch den Kontrast vom dämmrig stillen Zimmer mit dem hellen, geradezu lärmend scheinenden Draußen. Die Rückenstellung Goethes und seine zwanglose Haltung geben ihm den Anschein, als fühle er sich sicher und unbeobachtet, so daß es uns als Betrachter leicht wird, uns ihm in intimer Begegnung zu nähern oder uns an seine Stelle zu begeben. Durch diesen Sog in das Bild hat Tischbein der Augenblickssituation den Reiz gegeben, zeitlos und für jedermann scheinbar persönlich erlebbar zu sein. Nach oder durch Tischbein gelangte das Bild in den Besitz Friedrich Nicolais; Parthey fügte die Beschriftung hinzu: »Goethe in Rom 1787. Tischbein fec.« Um 1830/40 fertigte Christian Köster eine Kopie für die Frau von Sulpiz Boisserée mit dem rückseitigen Vermerk »Goethe von Tischbein gezeichnet bei seinem Aufenthalt in Rom« (Freies deutsches Hochstift/Frankfurter Goethe-Museum; Maisak 1986, S. 30, Kat. 39). *G. K.*

Angelika Kauffmann
Chur 1741 – 1807 Rom

114 JOHANN WOLFGANG VON GOETHE

1787/88
Öl auf Leinwand
63,5 x 51,5 cm
Stiftung Weimarer Klassik, Museen

Literatur: Gajek 1966; Baumgärtel 1990, MA XV; Kauffmann/Ellenrieder 1992

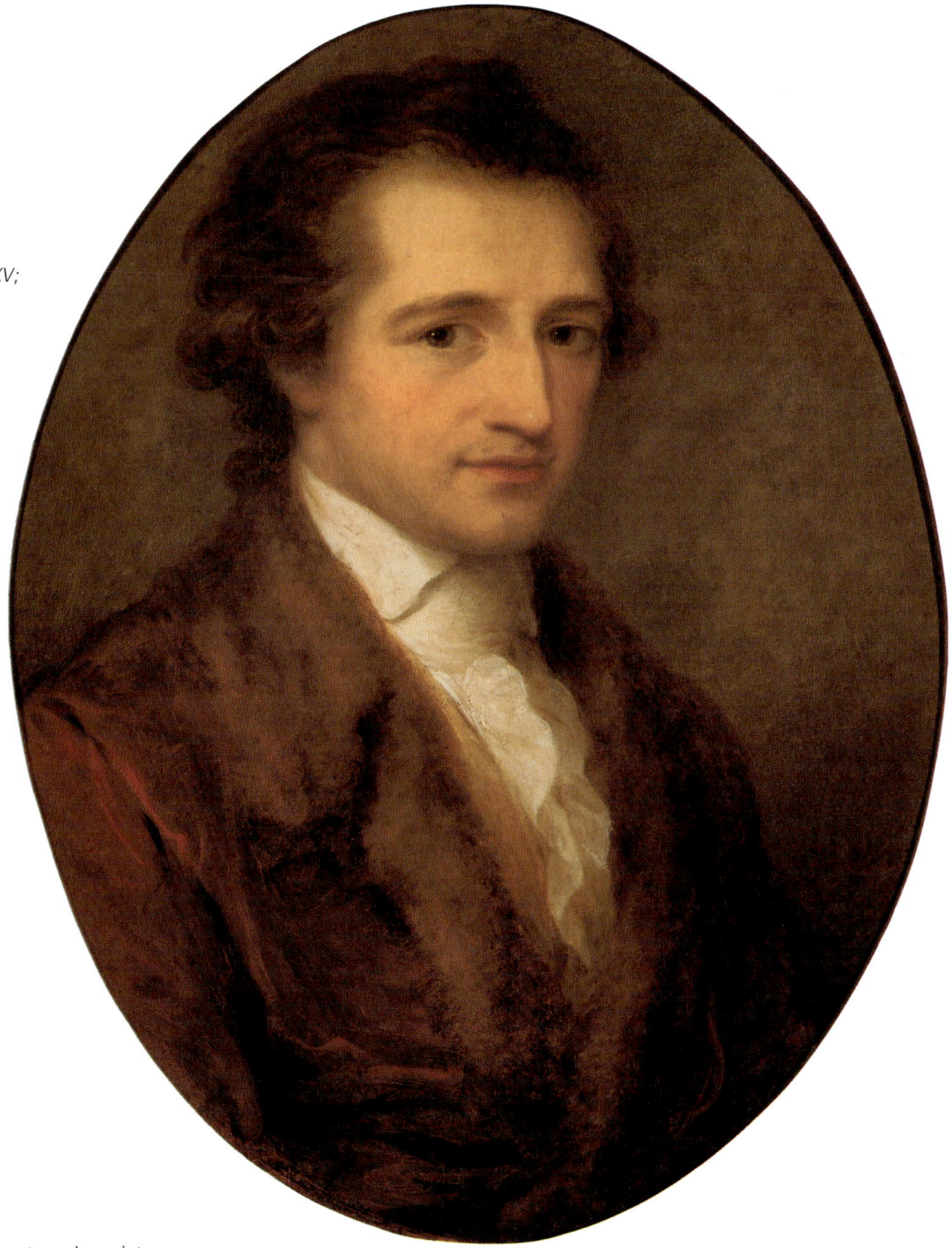

Angelika Kauffmann porträtierte Goethe während seines Aufenthalts in Rom. Aus einem Brief v. 27. 6. 1787 geht hervor, daß weder die Malerin noch Goethe mit der Ähnlichkeit des Bildes zufrieden waren. Der viel zitierte Satz lautet: »Angelika malt mich auch, daraus wird aber nichts. Es verdrießt sie sehr, daß es nicht gleichen und werden will. Es ist immer ein hübscher Bursche, aber keine Spur von mir.« Man kann das Bildnis als ein Beispiel für den traditionellen Streit ansehen, ob die Qualität eines Porträts vom Grad der Ähnlichkeit abhänge. Vergleicht man es mit Selbstporträts Angelika Kauffmanns, so ist offensichtlich, daß ihr Goethe zum versteckten Selbstbild geriet. Daß der Dichter die Identifikation verweigerte, ist erklärlich. Herders Urteil wird Goethes distanzierender Bemerkung meist als einsichtigere Wertung entgegengesetzt. Aus Rom schreibt er am 27. 2. 1789 an seine Frau: »Die Angelika ist gar lieb und hold: leider aber durch die fatale Kunst (...) auf ihrem Stamme vertrocknet. Sie ist eine Dichterin mit dem Pinsel (...). Goethes Bild hat sie sehr zart ergriffen, zarter, als er ist; daher die ganze Welt über Unähnlichkeit schreiet, die doch aber wirklich im Bilde nicht existiert. Die Zarte Seele hat ihn sich so gedacht, wie sie ihn gemalt (...). Sie kann nicht anders und ist überhaupt eine zarte Engelsfrau oder vielmehr Jungfrau, das sie leider noch sein mag.« Hier scheint Herder die Frage der Ähnlichkeit nebensächlich. Man beachte aber seine ärgerliche Besorgtheit um die Ähnlichkeit der Büste, die Trippel zur gleichen Zeit in Rom von ihm angefertigt hatte (Kat. 131). *G.K.*

Johann Heinrich Lips

Zürich 1758 – 1817 Zürich

115 JOHANN WOLFGANG VON GOETHE

1791
Portrait en face im Medaillon
Kreide über Bleistiftspuren auf Karton
31,3 x 28,1 cm (Blatt)
28,5 cm
bez. unten rechts ›Lips de: ad nat.‹
Freies Deutsches Hochstift/Frankfurter Goethe-Museum
Inv. Nr. 7901

Literatur: Rollett 1883, S. 92 f.; Schulte-Strathaus 1910, Taf. 76

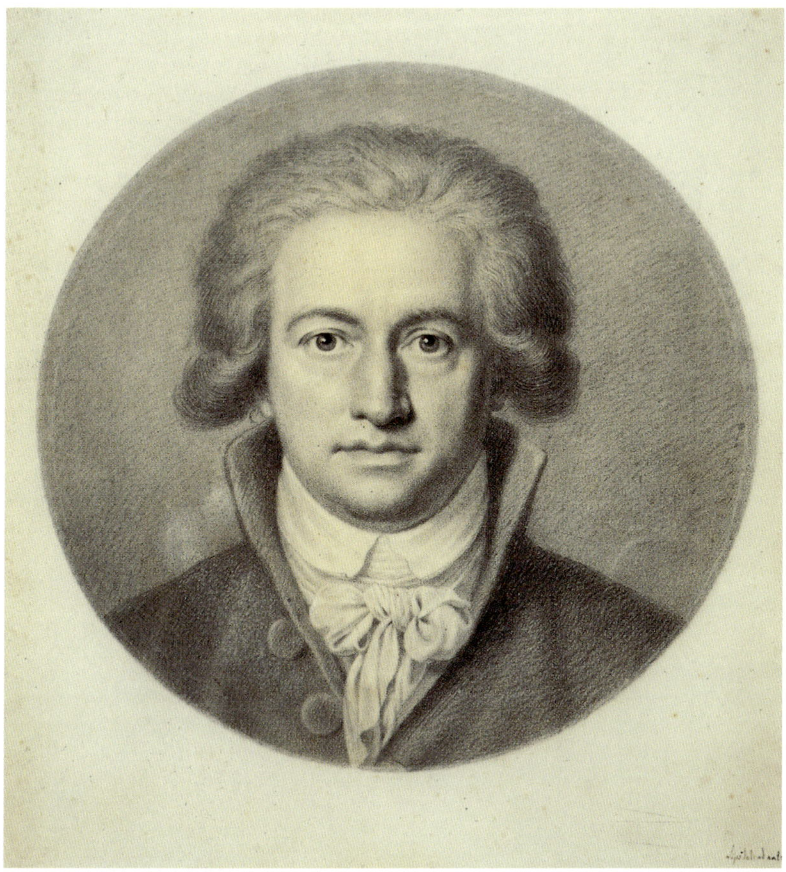

Goethe, der J. H. Lips in Rom 1786-88 wiedergetroffen hatte, riet dem Herzog nach seiner Rückkehr von Italien, Lips nach Weimar zu berufen. Herzog Carl August bestellte diesen 1789 zum Professor der Zeichnungsakademie, was er bis 1794 blieb. Am 13., 14. u. 16. Januar 1791 saß Goethe Lips zu einem Porträt, dessen Nachstich weite Verbreitung fand. Am 20. März schrieb Goethe an Friedrich Heinrich Jakobi: »Lips hat mein Porträt gezeichnet und ist beschäftigt es zu stechen, ich kann hoffen daß es sehr gut geraten wird. Die Anzeige davon findest du in dem Modejournal und der Literaturzeitung. Willst du einige so schreibe es mir daß ich sorge daß du gute Exemplare erhaltest. Lips wird sich mit den Abdrücken selbst Mühe geben und wahrscheinlich deshalb nach Kassel reisen.« (AG XIX, S. 178)

Goethe wendet sich hier frontal und ernst dem Betrachter zu; als Sockel für den monumentalen Kopf dient das hoch aufgebundene weiße Halstuch. Ein großes Haarteil gibt seinem Antlitz ein löwenartiges Aussehen. Der aus der Antike stammende Topos der Löwenphysiognomie, als Kennzeichen der Stärke und des Mutes, wurde in der Renaissance als Herrschertypus wieder aufgegriffen und in der barocken Herrscherallegorik als politische Erhöhung verwendet. Die hohe breite Stirn gilt in der Tradition der Charakterauslegung als Ausdruck geistiger und kreativer Fähigkeiten. Wie schon Rollett 1883, S. 92, bemerkt, wechselt hier der Apollocharakter früher Goethebildnisse in den Jupitertypus. Das Bild wurde so bekannt, daß Leute Goethe, wenn sie ihn im Original kennenlernten, mit diesem Porträt verglichen:

»Das erste, was mir an ihm auffiel und Sie zu wissen verlangen, war seine Figur. Er ist von weit mehr als gewöhnlicher Größe, und dieser Größe proportioniert dick, breitschulterig (...) Die Stirn ist außerordentlich schön, schöner, als ich sie je gesehen; die Augenbrauen im Gemälde vollkommen getroffen, aber die völlig braunen Augen mehr nach unten zugeschnitten, als dort. In seinen Augen ist viel Geist, aber nicht das verzehrende Feuer, wovon man so viel spricht. Unter den Augen hat er schon Falten und ziemlich beträchtliche Säcke; überhaupt sieht man ihm das Alter von 44 bis 45 Jahren recht eigentlich an, und das Gemälde ist in der Tat zu jugendlich; es müßte denn wahr sein, was man in Weimar allgemein behauptet, daß er während seinem Aufenthalt in Italien merklich gealtert habe. Die Nase ist eine recht eigentliche Habichtnase, nur daß die Krümmung in der Mitte sich recht sanft verliert. (Ich habe ihn, indes er meinem Oheim verschiedene Fragen vorlegte, von der Seite und in dem Spiegel recht starr angesehen.) Der Mund ist sehr schön, klein und außerordentlicher Biegungen fähig (...) Wenn er schweigt, sieht er recht ernsthaft, aber wahrhaftig nicht mürrisch, und kein Gedanke, keine Spur von Aufgeblasenheit. (...) Das Gesicht ist voll, mit ziemlich herabhängenden Backen. Im ganzen ist das Gemälde wohl getroffen; aber es macht doch einen sehr falschen Begriff von ihm, Sie würden ihn gewiß nicht erkennen. Er hat eine männliche, sehr braune Gesichtsfarbe, die Farbe der Haare ist etwas heller. Er trägt das Vorderhaar ratzenkahl abgeschoren, an den Seiten ausgekämmt und völlig anliegend, einen langen Zopf; weiß gepudert. Die Binde im Porträt verstehe ich gar nicht. Lips muß ihn haben putzen wollen.« (Aus einem Brief von David Veits an Rahel Levin vom 20. März 1793, zit. nach Schaeffer 1980, S.16 f.) *I. B. F.*

Johann Heinrich Meyer
Zürich 1760 – 1832 Jena

116 JOHANN WOLFGANG VON GOETHE

um 1794
Aquarell
114 x 80,5 cm
Stiftung Weimarer Klassik, Museen

Literatur: Schulte-Strathaus 1910

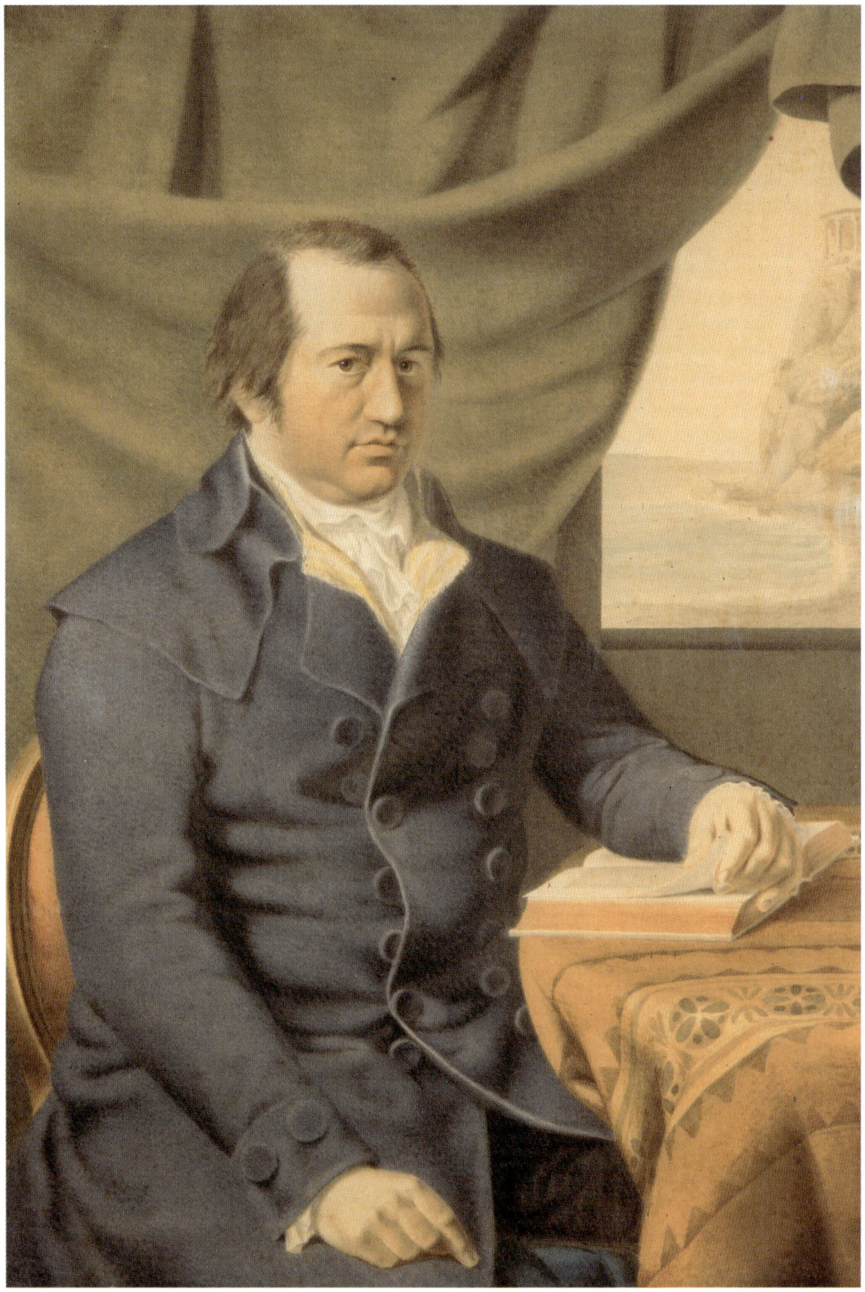

Das handwerklich eindrucksvolle lebensgroße Bildnis steht in der Tradition der Gelehrten- und Dichterporträts, wie sie sich seit der Renaissance entwickelt hatten. Bezeichnend für diesen Bildtypus ist die Anordnung und Stellung der Figur im Innenraum, das aufgeschlagene Buch, in das die Hand greift, der offene Körpergestus und gleichzeitig sinnende Habitus, dazu die abschließende Vorhangdraperie. Der wie ein Bild anmutende Ausblick mag eine Reminiszenz an das gemeinsame Italienerlebnis sein. Heinrich Meyer hatte Goethe 1786 in Rom kennengelernt, seit 1791 lebte er in Weimar und war Goethe als gelehrter Ratgeber und Mitarbeiter bald unentbehrlich. Der Rundtempel im Hintergrund auf der Steilküste erinnert zwar an den Tempel der Sibylla in Tivoli, zur gleichen Zeit etwa waren aber in den englischen Gärten zahlreiche Monopteroi errichtet worden, sei es als Ort der Musen (Apollotempel in Schwetzingen, 1762–75) oder als Tempelchen der Liebe (Venustempel in Wörlitz, 1794) und Freundschaft (Potsdam-Sanssouci, 1768), zurückgehend auf antike Überlieferungen von Rundtempeln (z. B. des Apoll in Delphos, vgl. Winckelmann, *Anmerkungen über die Baukunst der Alten*, § 30 oder der Aphrodite von Knidos, vgl. Pseudo-Lukian). Mißt man dem Hintergrundtempel diese Bedeutung zu, so wäre das Bildnis als Freundschaftsbild zu werten. Im Vergleich mit Meyers Selbstporträt ist eine große physiognomische Annäherung auffällig, ein Umstand, der den persönlichen Charakter dieses Goetheporträts unterstreicht (vgl. Abb. 5, S. 157) In den Kunstsammlungen zu Weimar befinden sich verschiedene Vorzeichnungen zum Gemälde. Goethe ließ sein Bildnis im Speisezimmer seines Gartenhauses aufhängen, schenkte es schließlich seinem Sekretär Johann Christian Schuchardt, von dessen Nachfahren es in den Besitz des Goethe-Museums gelangte. *G. K.*

Abb. zu Kat. 117
Johann Gottfried Schadow
Goethe als Preisrichter
Staatliche Museen zu Berlin, Kupferstichkabinett
© Jörg P. Anders

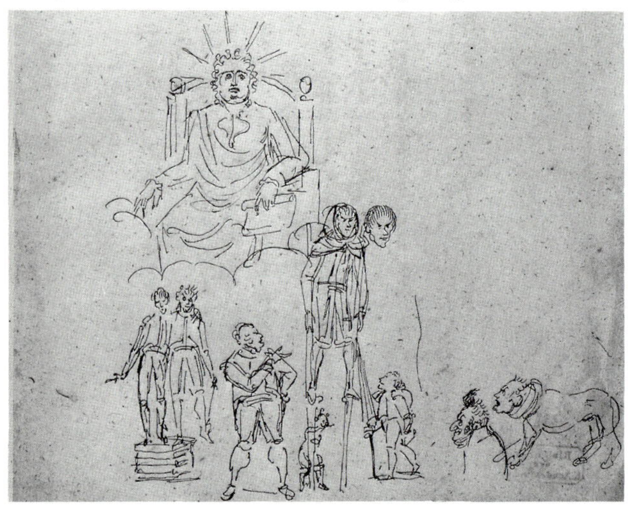

Friedrich Bury

Hanau 1763–1823 Aachen

117 GOETHE ALS THEATERDIREKTOR IN WEIMAR

1800
Kreide auf Karton
120 x 99 cm
Stiftung Weimarer Klassik, Museen

Literatur: Schulte-Strathaus 1910; Wahl 1925; Kanz 1993

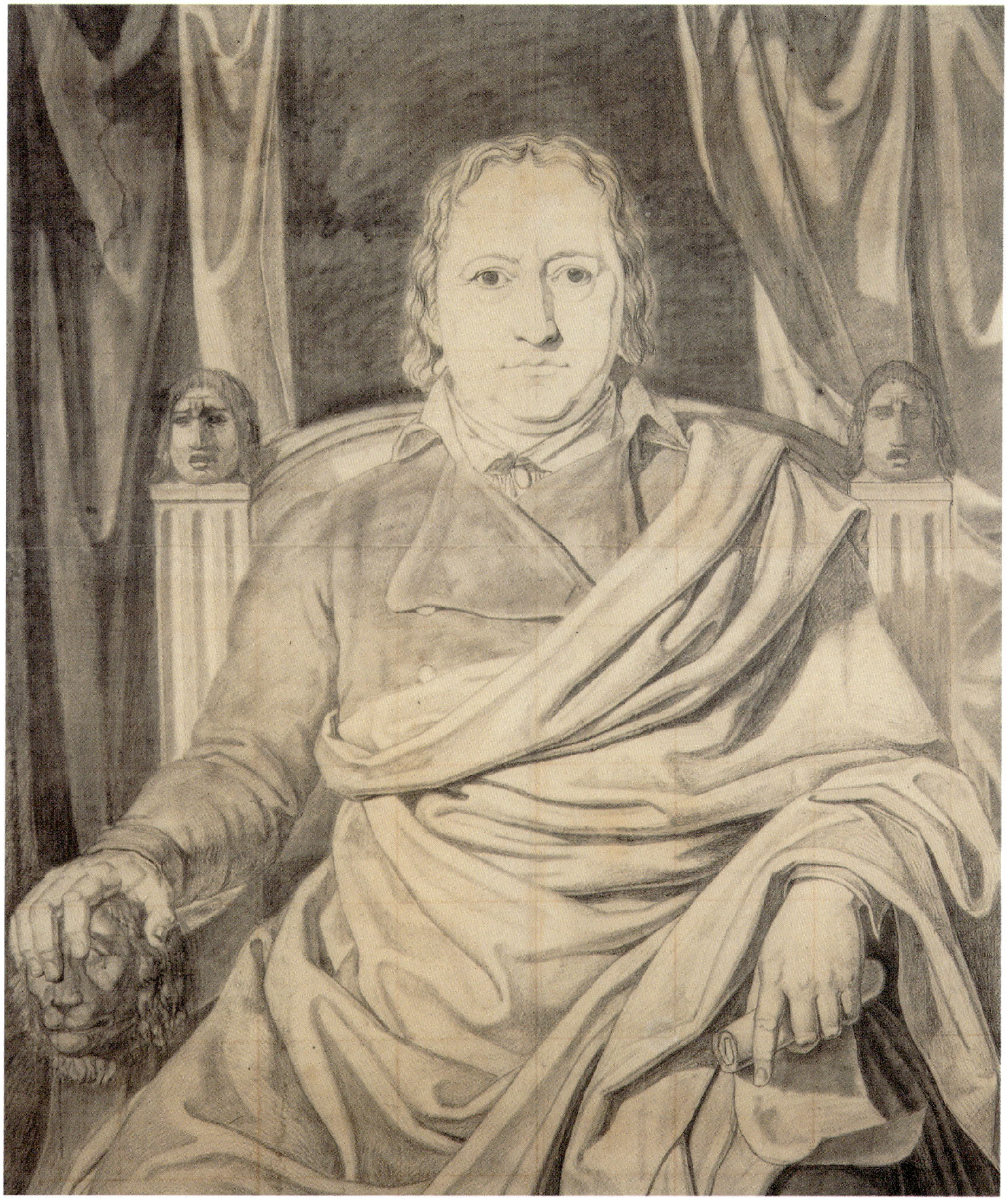

Der aus Hanau stammende Maler lebte 1783–1799 in Italien, war mit Heinrich Lips und Wilhelm Tischbein befreundet. In Rom gehörte er zum Kreis um Goethe und war zeitweilig dessen Hausgenosse am Corso. 1800 suchte er Goethe in Weimar auf. Der lebensgroße Karton mit Quadrierung wurde vermutlich im März begonnen; er diente als Vorlage für ein Gemälde, das Bury im selben Jahr beendete. Bis zu seinem Tode 1843 war es im Besitz Carl Friedrich von Rumohrs, und ist heute verschollen. Im Herbst 1800 stellte Bury Goethes Bildnis in Berlin gegen ein Eintrittsgeld von zwölf Groschen aus, Alois Hirt, der Freund aus Rom, fand sich zu einem Akademievortrag bereit. Chodowiecki berichtet darüber Graff am 1. 9. 1800: »Nun laß er uns einen hochtrabenden Aufsatz darüber für die Zeitungen vor, der aber noch nicht darinnen erschienen ist. Endlich lud er uns im Nahmen des Künstlers ein sein Bild unentgeldlich zu Besehen, das thaten wir sogleich und gingen mit ihm zuhause, wo es war. Es ist ein Kniestück, etwas größer als die Natur ganz von forne anzusehen, ein grosser Mann in einem Lehnstuhl sitzend, stark von Knochen und doch fleischig. Schwartze abgeschnittene Haare, dunkelblaues Kleid und einen schönen Scharlachnen Mantel umgeworfen aber nicht schön gefaltet, Kräftig und Hart gemahlt« (zit. nach Kanz 1993, S. 243, Anm. 786). Die schärfste Kritik übte Gottfried Schadow. In seiner Streitschrift *Über einige in den Propyläen abgedruckte Sätze Goethe's, die Ausübung der Kunst in Berlin betreffend* (*Eunomia* 1801/I) karikiert er das Bild und Bury selbst als einen an seinem Vorbild Michelangelo gescheiterten Maler, dem es lediglich gelungen sei, »Gichtbeulen auf die Finger« zu setzen; der Kopf Goethes sei wie ein »bemaltes Holz«, die Draperie mißlungen: »Darmartige Falten lagen über der Gegend des Bauchs. Der Bauch war aber nicht dahinter, und doch hätte jener Kopf wohl seinen Mann füttern können.« Schadow wollte v. a. Goethe selbst treffen. Seine Zeichnung *Goethe als Weimarer Preisrichter* (1801–03, Berlin, Akademie der Künste, als Dauerleihgabe im Kupferstichkabinett, Staatliche Museen zu Berlin, s. Abb. S. 166) ist eine bissige Antwort auf das Porträt Burys und auf die Institution der Weimarer Kunstkritik. *G. K.*

Franz Gerhard von Kügelgen

Bacharach 1772 –1820 Dresden

118 JOHANN WOLFGANG VON GOETHE

1808/09
Öl auf Leinwand
73 x 64 cm
Tartu, Universitätsbibliothek

Literatur: Kat. Frankfurt 1994

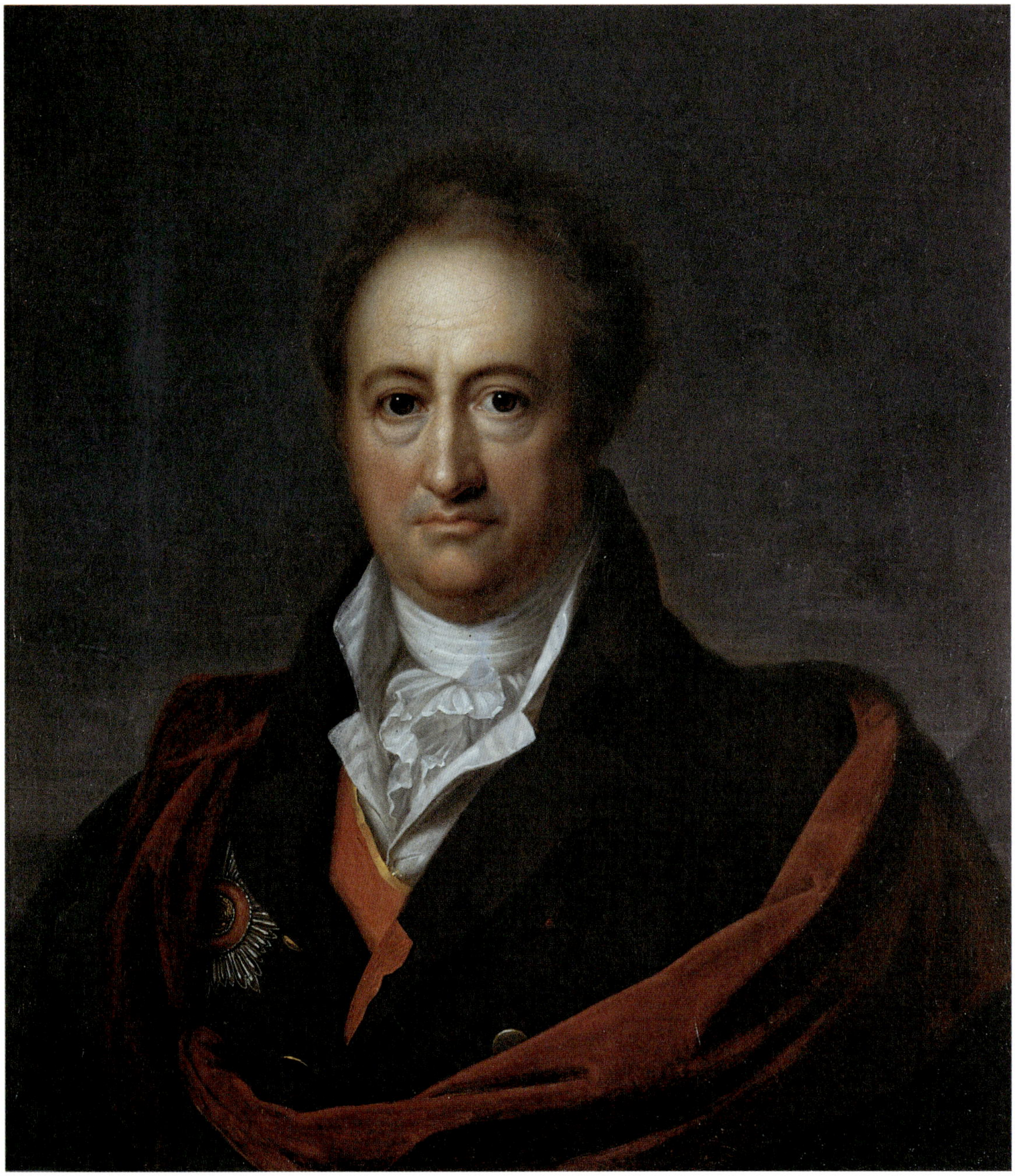

Kügelgen schuf diese erste Fassung seiner berühmten und viel reproduzierten Bildnisse Goethes, den er hoch verehrte, neben anderen Porträts berühmter Zeitgenossen in Weimar. In Goethes *Tag- und Jahresheften*, 1809, heißt es: »... Kügelgen der gute, im Umgang allen so werthe Künstler verweilte mehrere Wochen bei uns, er malte Wielands Porträt und meins nach der Person, Herders und Schillers nach der Überlieferung. Mensch und Maler waren eins in ihm, und daher werden jene Bilder immer einen doppelten Wert behalten« (WA I/36, S. 50).

Als Würdezeichen seines Amtes trägt Goethe den Stern des russischen St. Annen-Ordens und das rote Band der französischen Ehrenlegion. Durch eine kontrastreiche Licht-Schatten-Behandlung und die bewegte Draperie ist es Kügelgen gelungen, Goethe als Minister und als Dramatiker gleichermaßen darzustellen. Bei den Zeitgenossen fand es großen Beifall. Über Goethes Aussehen zu dieser Zeit sind schwärmerische Berichte überliefert, die Ähnlichkeit des Bildnisses wurde oft betont. Caroline Herder schreibt, in dem Bild sei eine »fast zerschmetternde Kraft, und doch nicht übertrieben« (an Knebel, 25. 1. 1809); Knebel über eine Kopie des Porträts an Goethe (18. 10. 1810): »Dein Bild nach Kügelgen (...) scheint mir unter allen, die ich kenne, das ähnlichste und ist ungemein wohlgemacht.« Kügelgen, der zur gleichen Zeit ein Wachsrelief Goethes angefertigt hatte (Stiftung Weimarer Klassik, Museen, 1808), malte in dessen Auftrag für Schlosser in Frankfurt 1810 ein zweites Porträt, für das Goethe ihm vom 21. bis zum 24. September Modell saß. Der Maler behielt jedoch auch diese Fassung (heute verschollen) in seinem Besitz und fertigte aus beiden kombiniert ein drittes Bild, das Goethe am 24. 1. 1811 nach Frankfurt sandte (Freies Deutsches Hochstift/Frankfurter Goethe-Museum). Kopien gibt es u. a. von Louise Seidler, von Moritz Kellerhoven und Caroline Bardua (Stiftung Weimarer Klassik, Museen). *G. K.*

Friedrich Bury

Hanau 1763 – 1823 Aachen

119 JOHANN WOLFGANG VON GOETHE

1800
Kreide
95,5 x 53,4 cm
Stiftung Weimarer Klassik, Museen

Literatur: Schulte-Strathaus 1910; Wahl 1925

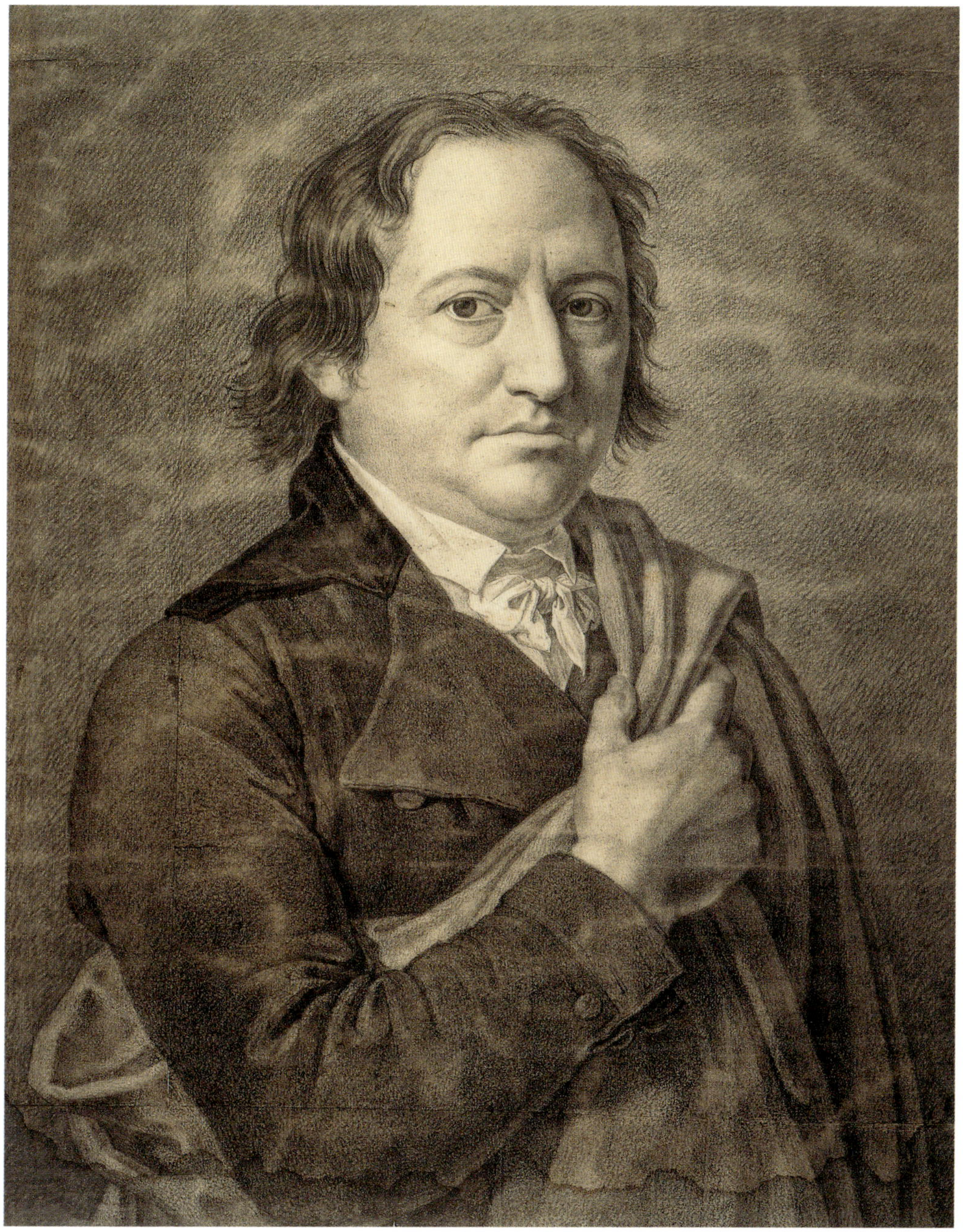

Im selben Jahr, in dem Bury sein Gemälde Goethes als Theaterdirektor schuf (Kat.117), entstand dieses lebensgroße Bildnis, begonnen am 22. 2., als Pendant zum Porträt seiner Lebensgefährtin Christiane Vulpius (Stiftung Weimarer Klassik, Museen). Auf gleiche Weise gekleidet wie auf dem Bildnis mit den Attributen des Theaters, greift Goethe jedoch hier mit entschiedenem Willensgestus in den Umhang. Caroline Herder fand das Porträt »idealisiert und doch ganz ähnlich. Ein Admiral und erster Konsul kann so aussehen« (zit. nach Wahl 1925, S. 31). Die versteckte Anspielung auf Napoleon scheint gewollt und wurde offenbar verstanden, auch in Verbindung mit dem Porträt Christianes, dessen Ähnlichkeit in der Anmut der Haltung und in der modischen Haartracht mit zeitgleichen französischen Bildnissen von Frauen augenfällig ist. Goethe erwarb das Bildnispaar von Bury. Der spätere Kanzler Müller sah es im Herbst 1801 und empfand den Bekenntnischarakter des Goetheporträts: »Das Bild gab mir Licht über den tiefen, kraftvollen, aber unerschütterlich ernsten und starren Charakter« (Wahl 1925, S. 31). *G. K.*

Louise Caroline Sophie Seidler
Jena 1786 – 1866 Weimar

120 JOHANN WOLFGANG VON GOETHE

1811
Pastell
25,5 x 33,0 cm
Stiftung Weimarer Klassik, Museen

Literatur: Grimm 1874; Uhde 1922; Franke 1986

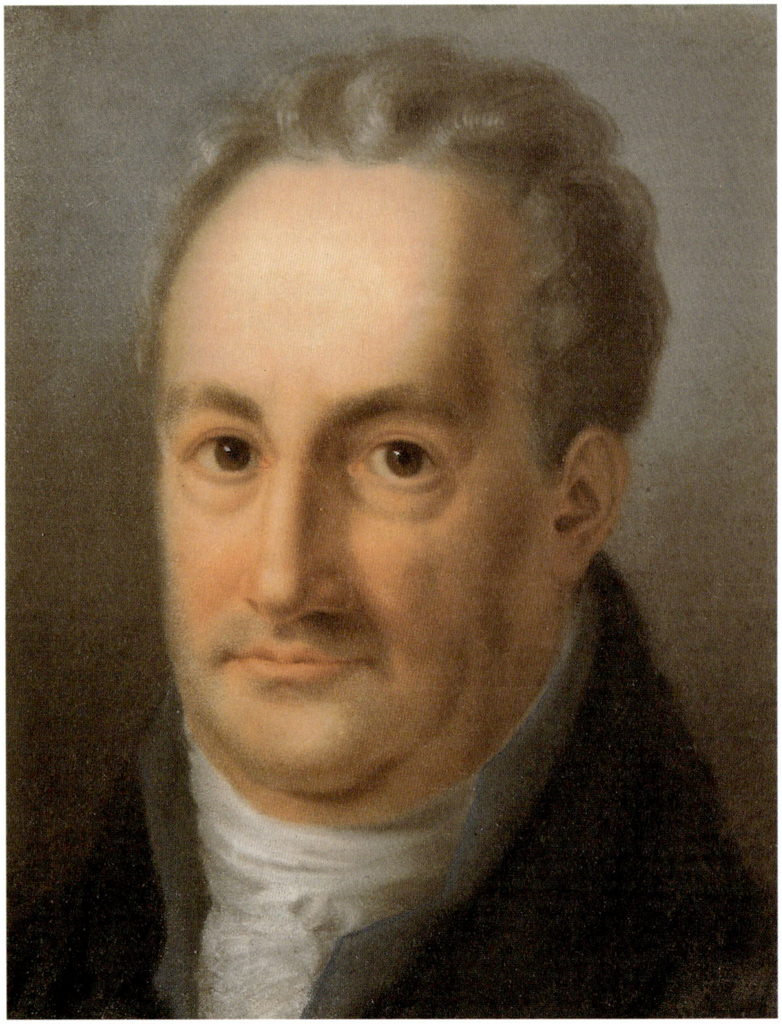

Goethe, der mit Louise Seidlers Vater, Stallmeister in Jena, bekannt war, förderte ihr Talent und bewirkte beim Großherzog Stipendien, u. a. für Rom (1818–23; 1832/33) und Paris (1826). Ihre Ausbildung hatte sie v. a. bei Doell, Roux, bei Vogel und Kügelgen erhalten, befreundet war sie mit G. F. Kersting, mit Henriette Herz und Marie Ellenrieder. Sie arbeitete vorwiegend als Porträtistin und Kopistin. Ab 1823 unterrichtete sie die Weimarer Prinzessinnen, 1824 wurde ihr die Aufsicht über die Galerie übertragen, die der Großherzoglichen Freien Zeichenschule zu Studienzwecken angegliedert war und den Grundbestand der heutigen Kunstsammlungen zu Weimar darstellt; seit 1837 war sie Großherzogliche Sächsische Hofmalerin. Goethe ließ sich von ihr 1811 auf eigenen Wunsch porträtieren. In ihren *Erinnerungen* (erstmals 1874 von Uhde herausgegeben) beschreibt sie die Begegnung mit der »imponierende(n) Gestalt des Dichterfürsten, der trotz seiner einundsechzig Jahre in voller männlicher Schönheit strahlte« (zit. nach Uhde 1922, S. 46). Goethe sei mit seinem Bildnis zufrieden gewesen, überließ es jedoch der Malerin, die sich erst 1863 bereit fand, es als Lithographie zu verbreiten. Wie sehr Goethe Louise Seidler schätzte, geht aus einem Brief Knebels an seine Schwester Henriette hervor (22. 1. 1812): »Stelle Dir vor, daß ich auf Goethes Zureden mich von der Mademoiselle Seidler hab malen lassen (...) das Mädchen hat ein herrliches Talent zum Porträtmalen, und wenn sie (...) noch ein paar Sommer in Dresden studieren kann, wo sie trefflich profitiert hat, so wird sie eine der ersten Porträtmalerinnen, wie Goethe selbst sagt. Sie hat auch diesen ungemein gut gemalt.« Hermann Grimm, in dessen Besitz das Goethebildnis gelangte, urteilt darüber: »Es ließe sich manches daran aussetzen die Arbeit als Kunstwerk betrachtet; aber die unmittelbare Nähe Goethe's ruft es wunderbar zurück. Es ist ein farbiger Schatten seiner Persönlichkeit...« (zit. nach Grimm 1874, S. 50). *G. K.*

Ferdinand Jagemann
Weimar 1780 – 1820 Weimar

121 JOHANN WOLFGANG VON GOETHE

1817
Schwarze Kreide, weiß gehöht
Blatt 45,0 x 36,8 cm
Stiftung Weimarer Klassik, Museen

Literatur: Wahl 1925; Gajek 1966

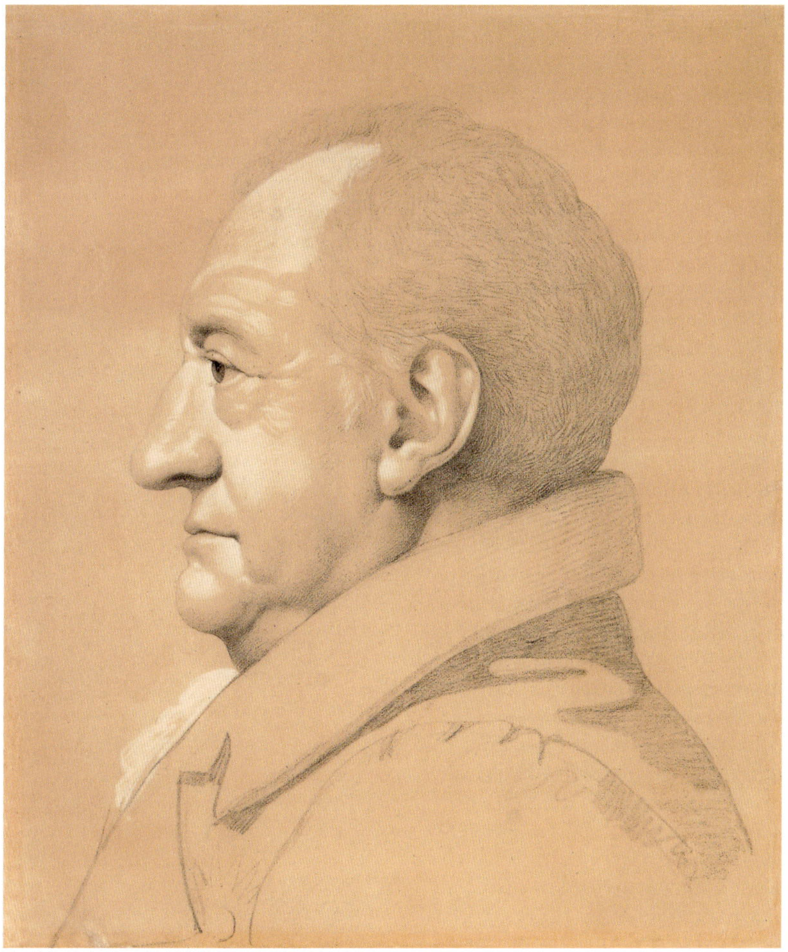

Der Weimarer Maler war Sohn des Schriftstellers und Bibliothekars der Herzogin Anna Amalia, Christian Joseph Jagemann und Bruder der Schauspielerin und Geliebten Carl Augusts, Caroline Jagemann, deren Bildnis eine der Musen Christian Friedrich Tiecks im Weißen Saal des Schlosses trägt. Er gehört zu den von Goethe und Carl August geförderten Künstlern. Nach Aufenthalten in Wien, Paris und Rom arbeitete er vor allem als Porträtist und Historienmaler. Von den Goethe-Porträts (Weimar, Ölgemälde im Goethe Museum; Herzogin Anna Amalia-Bibliothek) ist diese lebensgroße Kreidezeichnung das bedeutendste. Goethe notierte am 22. 8. 1817 in sein Tagebuch: »Bei Hofrat Jagemann, der mein Porträt für Müller zeichnete«. Johann Christian Ernst Müller stach es in Kupfer und gab am 17. 10. 1817 im Intelligenzblatt Nr. 29 des Stuttgarter Morgenblatts eine Anzeige auf: »Ein wohlgetroffenes Bild von Goethe, das treu und wahr den großen Dichter darstellt, wie er gegenwärtig ist, wird seinen Verehrern ein erwünschtes Geschenk sein. Unser trefflicher Künstler Jagemann hat eine Zeichnung getreu nach der Natur in diesen Tagen vollendet, die in Absicht auf geistvolle Auffassung der Physiognomie wie der einzelnen Züge, und als treue lebendige Darstellung der Natur, nichts zu wünschen übrig läßt. Diese Zeichnung ist ein Meisterstück...« Der Stich fand große Verbreitung, wurde oftmals nachgestochen und diente als Vorlage für zahlreiche Kopien. *G. K.*

Heinrich Christoph Kolbe
Düsseldorf 1771 – 1836 Düsseldorf

122 GOETHE ALS DICHTER UND KÜNSTLER VOR DEM VESUV

1826
Öl auf Leinwand
222,3 x 156,4 cm
bez. ›Kolbe f. 1826‹
Thüringer Universitäts- und Landesbibliothek, Jena

Literatur: Gaedertz 1900; Wahl 1925; Kat. Frankfurt 1982

Der Düsseldorfer Maler war durch seine Teilnahme an den Weimarer Preisaufgaben (1799 Preisträger) mit Goethe bekannt. In Paris bei Vincent und Gérard als Porträtmaler ausgebildet, erhielt er von Carl August den Auftrag, verschiedene Bildnisse, u. a. von Goethe, anzufertigen. 1822 entstand zunächst ein offizielles Brustbild mit Orden (Stiftung Weimarer Klassik, Museen; Kopie von Kolbe, Freies Deutsches Hochstift/Frankfurter Goethe-Museum), anschließend im Auftrag für die Jenaer Universitätsbibliothek dieses lebensgroße ganzfigurige Bildnis. Am 14. 9. 1826 traf es in Weimar ein, Goethe urteilte: »...ich für meine Person finde es nicht erfreulich; andere sehen es wenigstens zweifelnd an und mögen sich nicht gern darüber äußern« (15. 9. 1826 an Meyer). Das Bild stelle Goethe am Tag des Abschieds von Italien dar, schreibt Kanzler Müller an Schlosser »...es ist trefflich gemalt und sehr gut getroffen (...) Goethe zeichnet, dichterisch schaffend, eben die Worte: ›Nicht vorbei, es muß erst frommen!‹ [aus dem Festgedicht an die Kaiserin-Mutter vom Jahre 1813] in seine offene Schreibtafel ein...«. Das Bild, das auf der Berliner Kunstausstellung 1826 gezeigt wurde, fand dort wenig Anerkennung. Bemängelt wurde vor allem, der Kopf sei nach einer Büste gearbeitet (Rauch, 1820, s. Kat. 133). Die Stiftung Weimarer Klassik verwahrt eine Bleistiftskizze von 1822, die als Entwurf angesehen wurde: »Goethe als Geheimrat mit Tafel und Stift« (Gaedertz 1900). Sowohl die Skizze als auch das Gemälde sind wohl als vorbildlich für das 1826/27 datierte Gemälde Johann Joseph Schmellers anzusehen, das Goethe vor einer Weinlaube mit Rheinlandschaft zeigt (Frankfurt a. M., Freies Deutsches Hochstift/Frankfurter Goethe-Museum). Von beiden Goethebildnissen Kolbes gibt es Kopien, von dem ganzfigurigen häufiger als Brustbild (u. a. Freies Deutsches Hochstift/Frankfurter Goethe-Museum; Düsseldorf, Goethe-Museum). *G. K.*

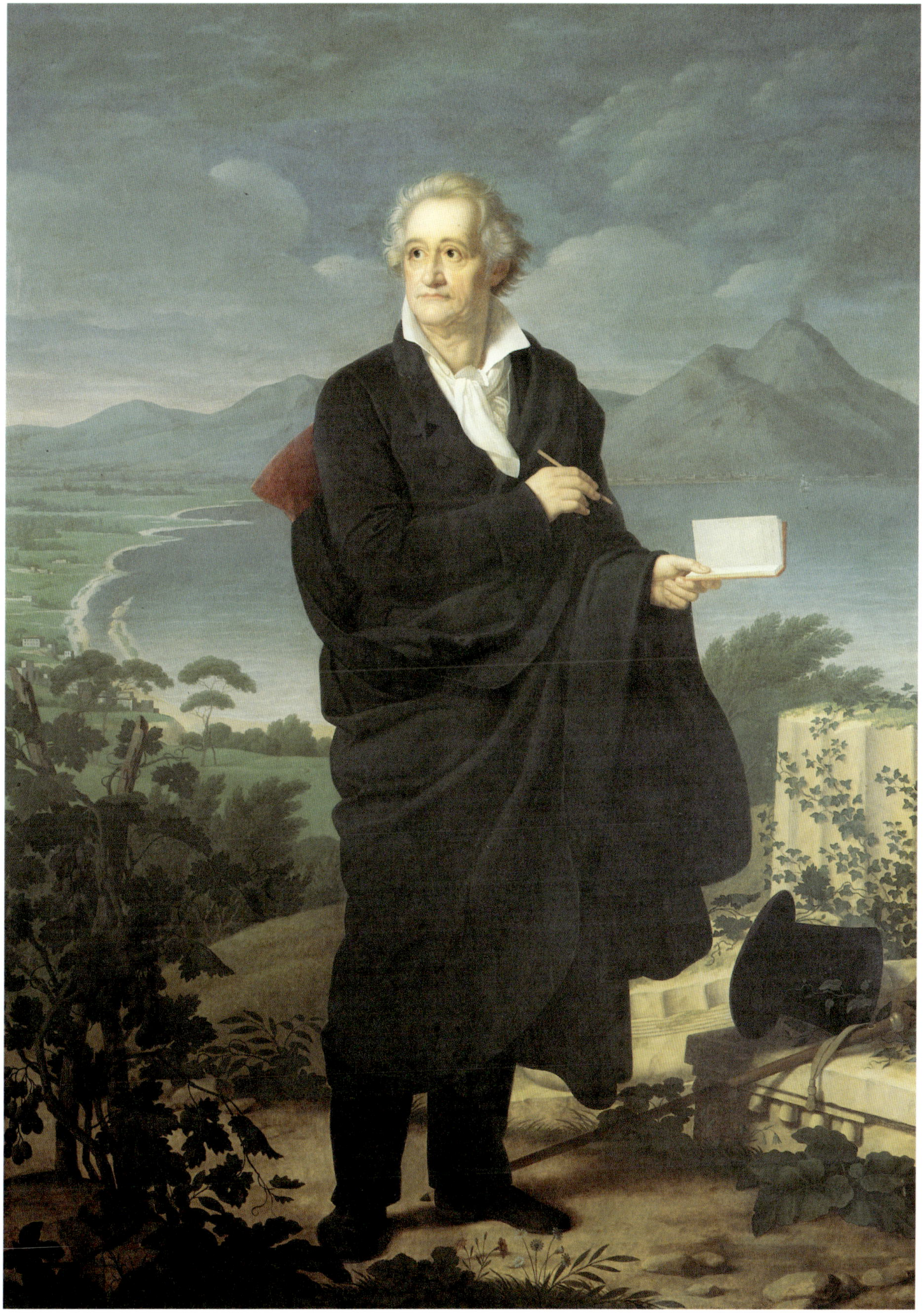

Joseph Karl Stieler
Mainz 1781 – 1858 München

123 JOHANN WOLFGANG VON GOETHE

Aquarell und farbige Kreide über Bleistift mit Weißhöhungen
36,3 x 27,9 cm
München, Bayerische Staatsgemäldesammlungen

Literatur: Hase 1971; Lenz 1974; Lenz 1984

Das Aquarell gelangte 1983 aus Privatbesitz in die Bayerischen Staatsgemäldesammlungen, nachdem es zeitweilig als Leihgabe im Frankfurter Goethe-Museum war (Lenz 1974). Im Werk Stielers nimmt das Bildnis eine besondere Stellung ein, da es außergewöhnlich fein und differenziert ausgeführt ist. Es trägt die Widmung: »Der Frau Geheimen-Räthin von Göethe / zur Erinnerung / von / Joseph Stieler.« Mit dem vollendeten Gemälde von 1828 (München, Bayerische Staatsgemäldesammlungen) stimmt die Zeichnung weitgehend überein, leichte Abweichungen lassen vermuten, daß es während der Zeit des Malprozesses entstanden ist. »Die Form der Lippen ist auf der Zeichnung feiner; insgesamt wirkt der Mund kräftiger. Der Blick ist gezielter und wesentlich klarer. So erscheint Goethe dem Gemälde gegenüber hier lebendiger und in seiner Persönlichkeit prägnanter« (Lenz 1984, S. 90; vgl. auch 91). Die Widmung und ein Dankschreiben Ottilies lassen vermuten, daß Stieler das Bildnis eigens der Schwiegertochter Goethes anfertigte und übersandte (Lenz 1984, S. 90 f.).

G. K.

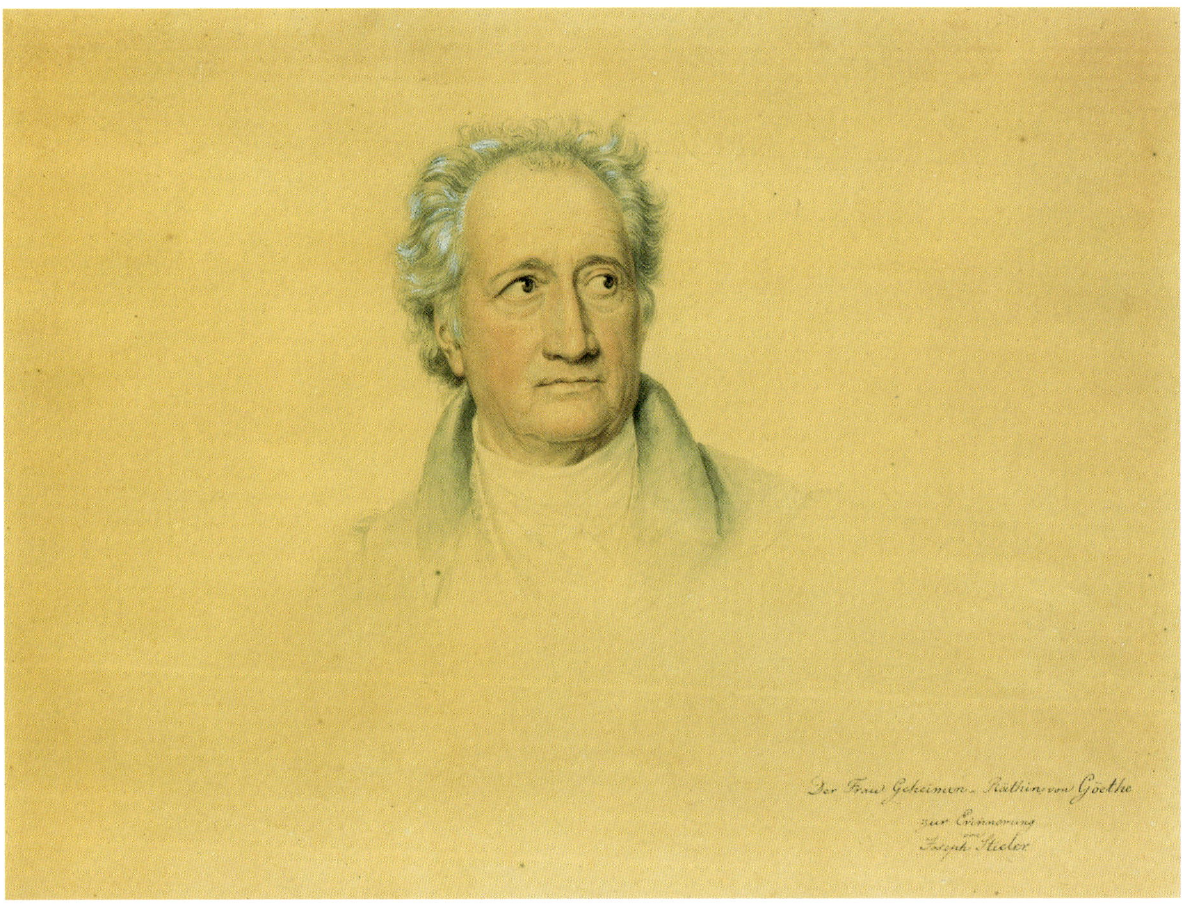

Joseph Karl Stieler
Mainz 1781 – 1858 München

124 JOHANN WOLFGANG VON GOETHE

1828
Farbskizze zum Porträt
Öl auf Papier
27 x 22 cm
München, Bayerische Staatsgemäldesammlungen, Neue Pinakothek

Literatur: Hase 1971; Meckler 1981

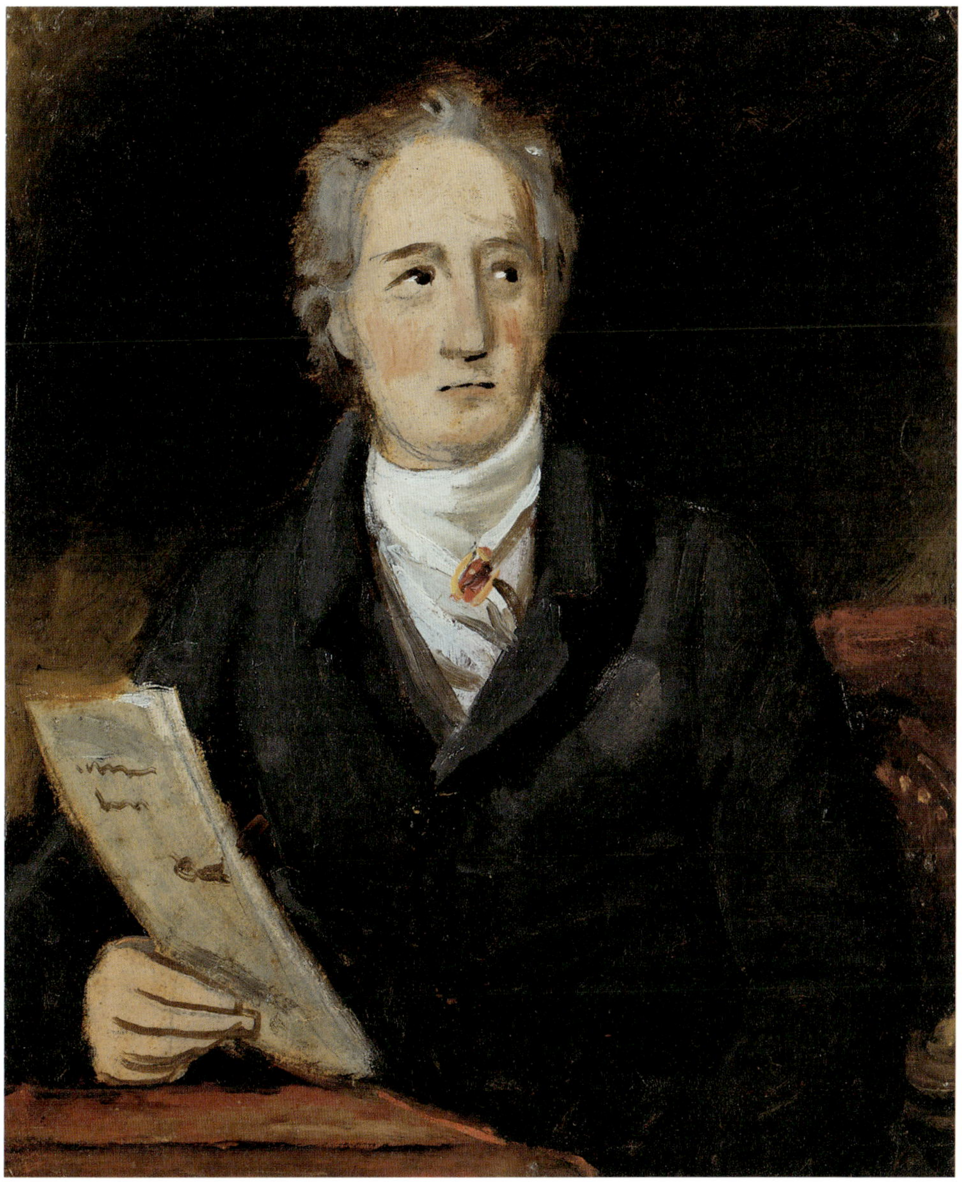

Die Skizze ist eine der bekannten Vorstudien (Hase 1971; Lenz 1984) zu dem Bildnis Goethes, das Stieler 1828 im Auftrag König Ludwigs I. von Bayern malte (München, Bayerische Staatsgemäldesammlungen). Während Position und Haltung, wie sie die Studie zeigen, dem Gemälde bereits ähnlich sind, wird vor allem der Kopf stark verändert. Auf dem Blatt in der Hand wird im vollendeten Bild die 5. Strophe des Gedichts des Königs *An die Künstler* von 1818 zu erkennen sein. Stieler, der vom 25. Mai bis Juli 1828 in Weimar weilte, bereitete das Bildnis sorgfältig vor. Goethe gewährte ihm, obgleich er sich nur noch äußerst ungern porträtieren ließ, zwölf Sitzungen. In den Aufzeichnungen vom 26. 5. 1828 heißt es: »Stieler fing seine Betrachtungen an über die Art und Weise, wie das Porträt zu stellen sey; verfuhr dabey sehr sorgfältig und zeichnete Kopf und Gestalt in verschiedenen Situationen...« (WA III/11, S. 224). Goethe war der Umgang mit Stieler angenehm, er erinnert sich, wie dieser ihn »auf den Stuhl gebannt und mit freundlich künstlerischem Thun zu angenehmer Unterhaltung gefesselt hatte« (WA IV/45, Nr. 112, an Stieler 25. 1. 1829). Aus Stielers Tagebuch ist Goethes Bemerkung überliefert: »Der Himmel hat Ihnen ein glückliches Talent verliehen, nebst der treuen Darstellung der Menschen, verleihen Sie Ihnen auch Schönheit und Liebenswürdigkeit, die gewiß oft mehr in Ihnen als den Originalen zu finden sind« (zit. nach Meckler 1981, S. 98). Goethe hatte gegen das Porträtfach Vorbehalte. Zum subjektiven Charakter der Bilder, die oft stärker den Künstler selbst als das Objekt repräsentieren, heißt es in einem Brief an Stieler vom 20. 11. 1828: »Vielleicht überliefert der Poet nicht so unmittelbar seine innern Zustände als der Maler, der, ohne im mindesten daran zu denken, uns (...) die Welt durch seine Augen und seinen Sinn anzusehen nöthigt.« (WA IV/45, Nr. 51). Das vollendete Gemälde ist eines der bedeutendsten und durch Reproduktionen meist verbreiteten Altersporträts Goethes; es hat bereits das Bild, das seine Zeitgenossen von ihm hatten, mitgeprägt und hat ähnlich wie die Büste Rauchs (Kat. 133) nachfolgende Bildnisse beeinflußt. *G.K.*

Carl August Schwerdgeburth

Dresden 1785 – 1878 Weimar

125 JOHANN WOLFGANG VON GOETHE

1831/32
Pinsel in Grau, weiß gehöht
Blatt 38,0 x 24,0 cm
Bildnis 26,0 x 21,7 cm
Stiftung Weimarer Klassik, Museen

Literatur: Müller 1832; Kröll 1985; Wahl 1925; Gajek 1966

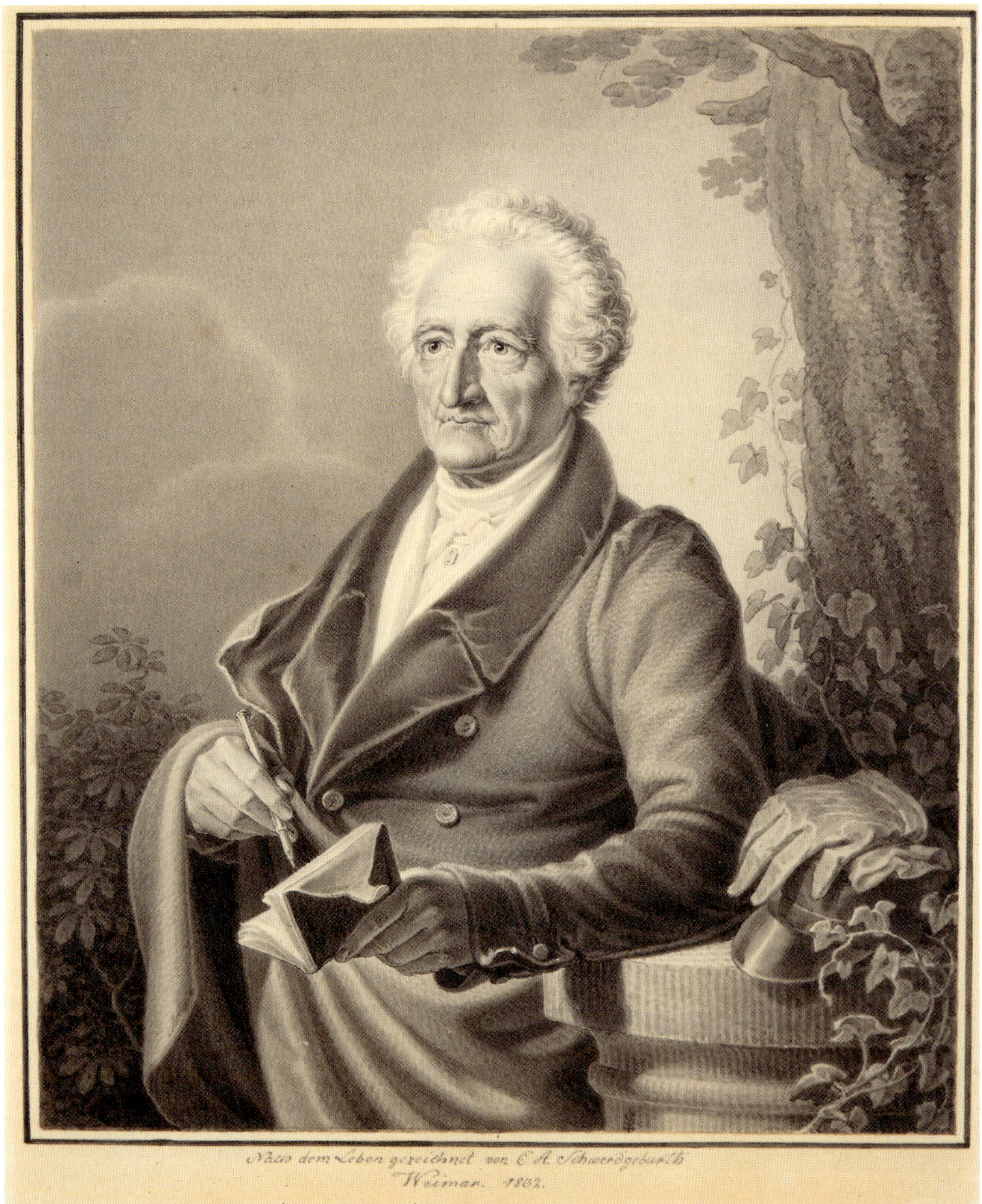

Zunächst hatte Goethe sich geweigert, sich von dem seit langem geschätzten Weimarer Hofkupferstecher Schwerdgeburth zeichnen zu lassen. Doch während des Gesprächs hatte sich der Künstler Goethes Züge so eingeprägt, daß er sie aus dem Gedächtnis reproduzieren konnte. Als Goethe diese Zeichnung am 23. 12. 1831 sah, zeigte er sich zu Sitzungen bereit: »Ich will so oft sitzen, als sie es wünschen. Jetzt haben Sie nichts zu ändern, als den zu ernsten Zug um den Mund, wozu ich sogleich sitzen will« (Müller, S. 17 f.). Die so entstandene Siberstiftzeichnung ist die letzte, die nach dem Leben entstanden ist (Weimar, Goethe-Museum). Als Goethe sie Mitte Januar sah, bat er, sie in Kupfer zu stechen. Am 6. 3., etwa zwei Wochen vor seinem Tod, traf er mit dem Künstler die Abmachungen für den Stich, dessen Vollendung er nicht mehr erlebte. Die hier gezeigte Tuschzeichnung diente als Vorlage. Sie ist unterschrieben: »Nach dem Leben gezeichnet von A. Schwerdgeburth Weimar. 1932.«

G. K.

Friedrich Preller
Eisenach 1804 – 1878 Weimar

126 JOHANN WOLFGANG GOETHE AUF DEM TOTENBETT

1832
Bleistift und Graphit
19,9 x 14,1 cm
Stiftung Weimarer Klassik, Museen

Literatur: Wahl 1925; Rademacher 1949; Göres 1976

Der Weimarer Maler war bei Heinrich Meyer ausgebildet und von Goethe, für den er schon als Siebzehnjähriger Wolkenstudien ausführte, gefördert und von Carl August durch Reisestipendien u. a. nach Antwerpen und Italien unterstützt worden. Nach Meyers Tod 1832 übernahm er die Leitung der Zeichenakademie in Weimar. Als einziger Künstler erhielt Preller, in dessen Armen August Goethe 1830 in Rom gestorben war, die Erlaubnis, Goethe auf dem Totenbett zu zeichnen. Durch Goethes Arzt Karl Vogel und Oberbaudirektor Coudray sind die Umstände des Todes und die Zeremonie der Aufbahrung überliefert. Der Lorbeerkranz wurde dem Toten von Coudray selbst um das Haupt gelegt. Vogel schreibt: »So machte ein ungemein sanfter Tod das Glucksmaß eines reich begabten Daseins voll« (*Die letzte Krankheit Goethes*, 1833); auch Eckermann spricht von »tiefem Frieden« und »Festigkeit (...) auf den Zügen seines erhabenen, edlen Gesichts« (zit. nach Wahl 1925, S. 52). Dieses Weimarer Blatt ist die erste, am Todestag, dem 26. 3. 1832, unmittelbar an der Bahre gezeichnete Skizze Prellers, auf die alle weiteren Zeichnungen dieser Art zurückgehen. Da sich die Familie gegen eine Verbreitung als Stich ausgesprochen hatte, fertigte Preller verschiedene Wiederholungen als Zeichnung. Die erste ausgeführte, signierte Zeichnung verwahrt das Goethemuseum, Düsseldorf (vgl. Rademacher 1949; Göres 1976). *G. K.*

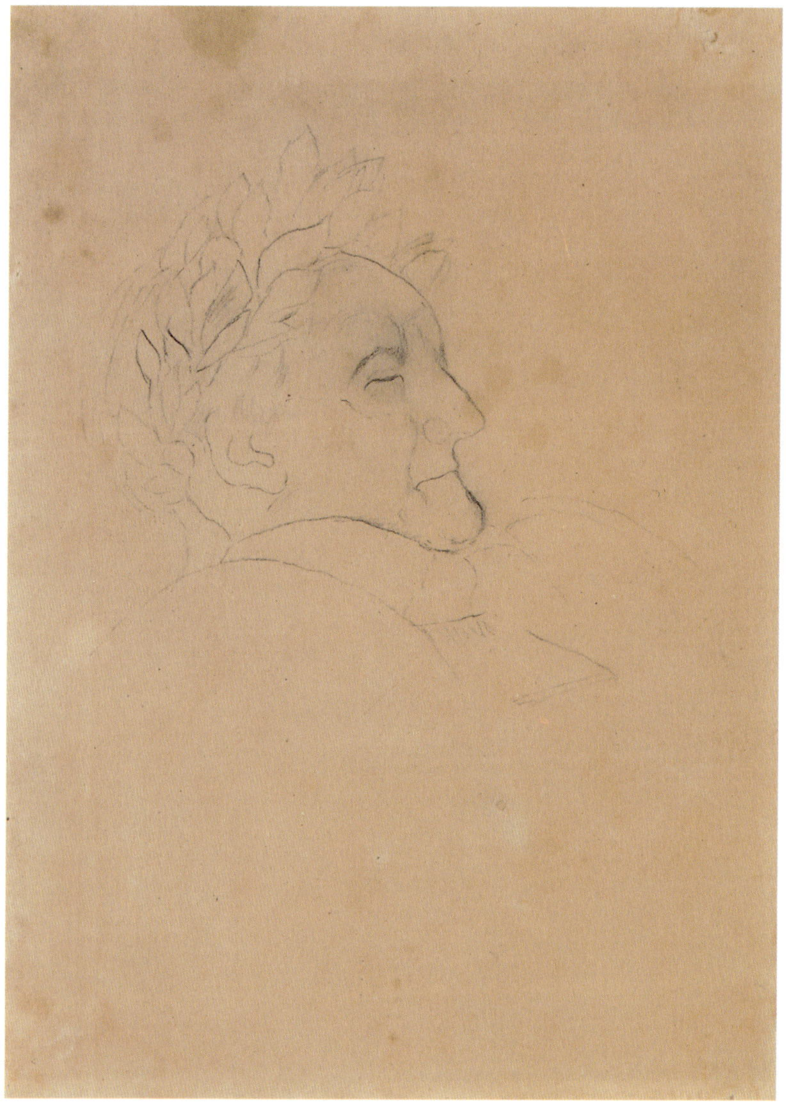

Julius Ludwig Sebbers

Braunschweig 1804 – 1837 Berlin (?)

127 JOHANN WOLFGANG VON GOETHE

1826
Silberstiftzeichnung
43,5 x 56,5 cm
bez. ›Nach der Natur gezeichnet v. L. Sebbers, Weimar den 7ten September, 1826‹
Princeton, Visual Materials Division. Department of Rare Books and Special Collections. Princeton University Libraries

Literatur: Wahl 1925; Bilzer 1971

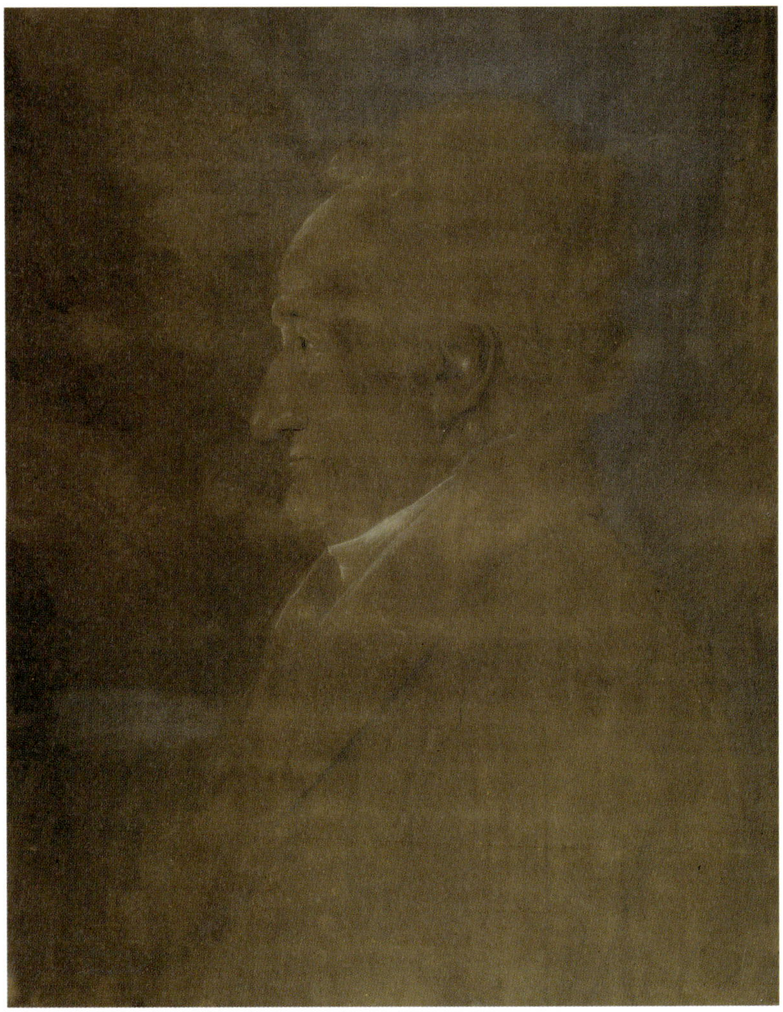

Im Juli und August 1826 gewährte Goethe dem jungen, zweiundzwanzigjährigen Braunschweiger Porzellanmaler nahezu zwanzig Sitzungen für sein berühmtes Gemälde en face auf einer Tasse, das bei vielen Zeitgenossen als ähnlichstes und geistreichstes Porträt der letzten Jahre galt (Stiftung Weimarer Klassik, Museen). Goethe schätzte Sebbers' Sorgfalt: »Er hat sich dabei aber keinen Strich, keinen Punkt aus dem Gedächtnis willkürlich erlaubt; daher denn freilich ein sehr ähnliches und lobenswürdiges Bild entstanden ist.« Während der Sitzungen schrieb er die Verse: »Sibyllinisch mit meinem Gesicht/Soll ich im Alter prahlen!/ Je mehr es ihm an Fülle gebricht,/ Desto öfter wollen sie's malen!« Vom 2. – 9. 9. gewährte Goethe weitere Sitzungen, während derer die Profilzeichnung aus Princeton entstand. Wahl nennt sie »das herrlichste Greisenbild Goethes überhaupt«. Niemand habe mit geringeren Mitteln »die Geisterfulltheit des Goethischen Altersantlitzes (...) zu überwältigenderem Ausdruck gebracht« (Wahl 1925, S. 43, 44). Ein weiteres Profilbildnis, Öl auf Karton, auf der Rückseite bezeichnet »J. L. Sebbers Sommer 1826 nach dem Leben gemalt« befindet sich in Braunschweig, Städtisches Museum (Bilzer 1971, S. 63 f.). *G. K.*

Gottlieb Martin Klauer
Rudolstadt 1742 – 1801 Weimar

128 JOHANN WOLFGANG GOETHE. BÜSTE

1778/79
Oetterner Kalkstein
H 67 cm
Schloß Tiefurt, Stiftung Weimarer Klassik, Museen

Literatur: Geese 1935

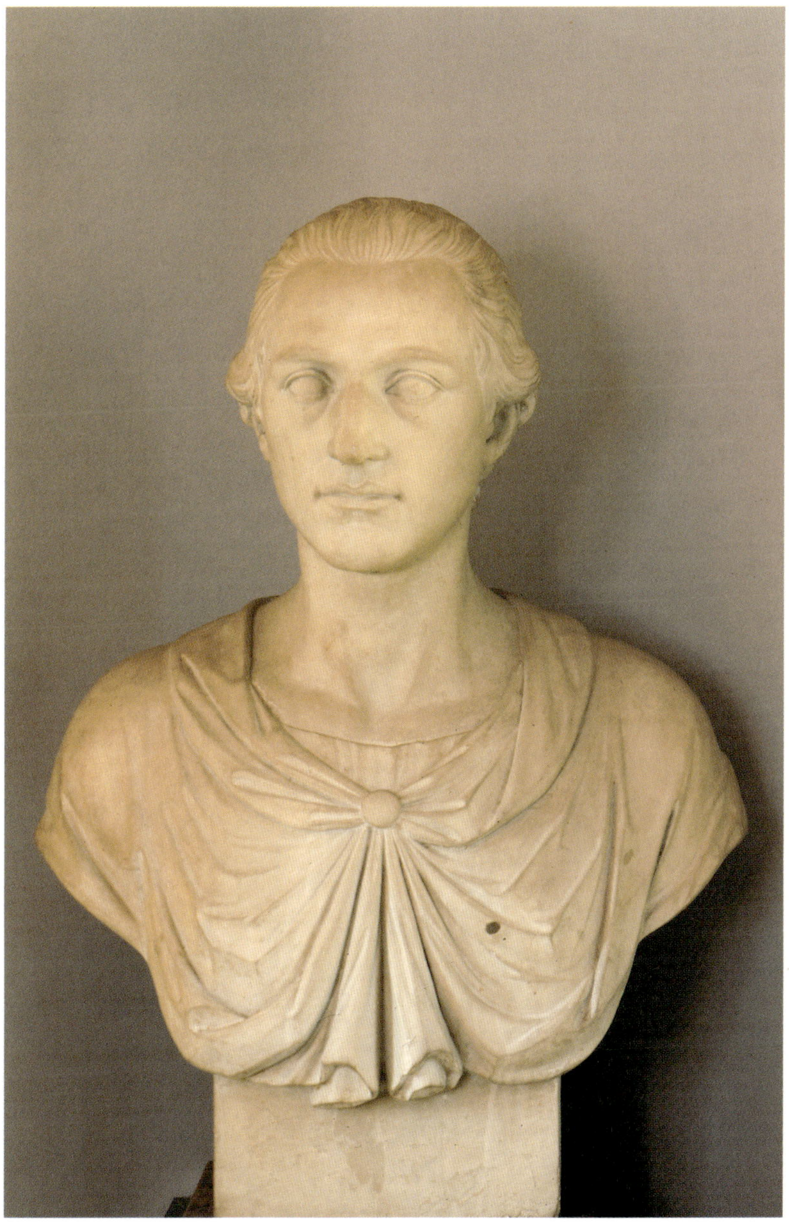

Die Tiefurter Büste ist das erste vollplastische Goethebildnis und auch die erste bekannte Porträtarbeit Klauers. Sie leitet seine äußerst fruchtbare und erfolgreiche Tätigkeit als Porträtist ein. Das Material, sog. »Thüringer Marmor«, stammt aus einem Steinbruch im Ilmtal, über dessen Wiederentdeckung sich Goethe begeistert zu Merck äußerte: »...in dem Stein läßt sich mit der höchsten Delikatesse arbeiten, was Du willst; er ist sehr hart, läßt sich aber leicht schaben und raspeln, hat keine Klüfte, nimmt kein Wasser an, und seine Farbe ist das schönste Grau, dem man so ängstlich nachläuft und so selten findet« (6. 8. 1778). Klauer war seit 1773 Hofbildhauer in Weimar. Obgleich Goethe sich der künstlerischen Grenzen Klauers immer bewußt war, hat er ihn nachdrücklich und mit großem Interesse gefördert. Neben einer Reihe weiterer Goethebildnisse (vgl. Kat. 129, 132) schuf er – teils auf Anregung Goethes und in dessen Anwesenheit modelliert –, eine große Anzahl Porträts von Gelehrten, Künstlern und der Weimarer Hofgesellschaft, die als Vervielfältigungen weite Verbreitung fanden. *G.K.*

Gottlieb Martin Klauer

Rudolstadt 1742 – 1801 Weimar

129 JOHANN WOLFGANG GOETHE. BÜSTE

1780
Gips, gefaßt
H 49,5 cm
Stiftung Weimarer Klassik, Museen

Literatur: Geese 1935

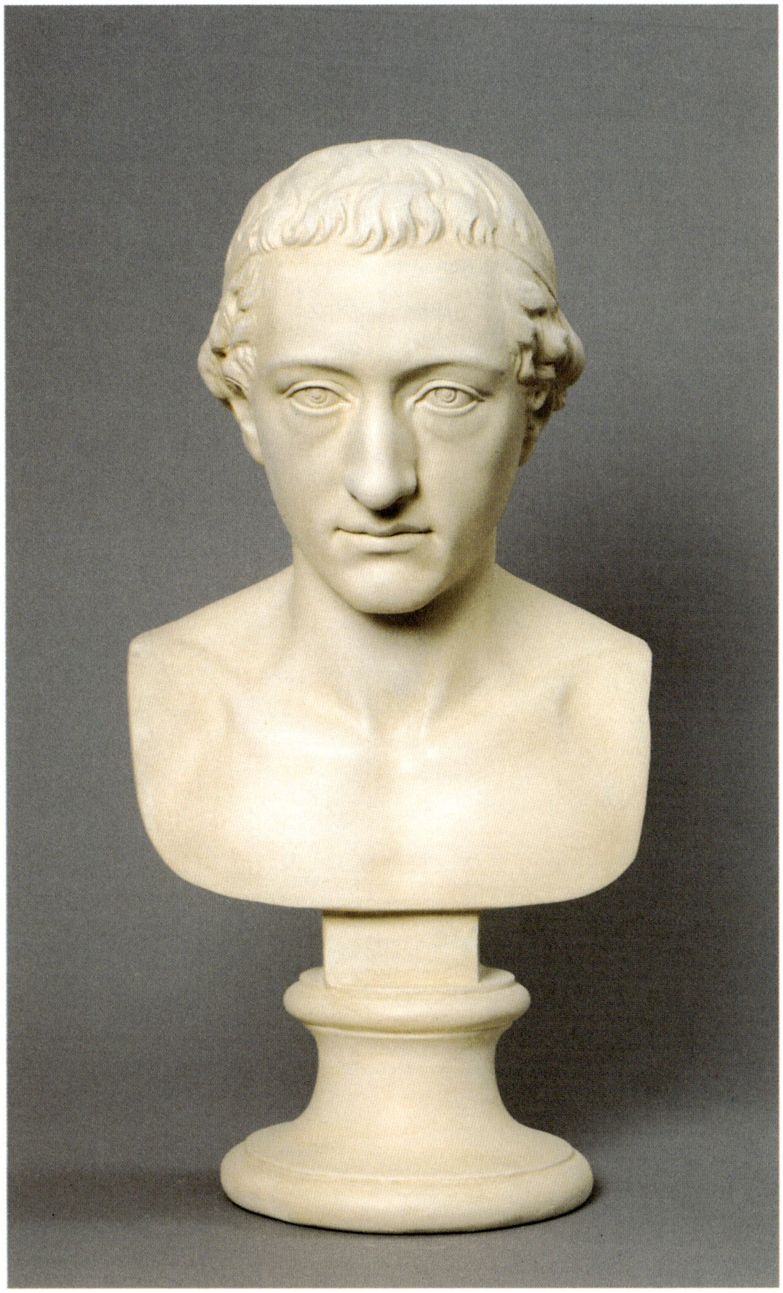

Dieses zweite Porträt Goethes entstand vermutlich nach Klauers 1779 im Auftrag des Hofes unternommenen Studienreise zum Mannheimer Antikensaal. Das »griechisch« Jünglingshafte ist mit der Aufführung der *Iphigenie* am 6. 4. 1779 in Verbindung gebracht worden. Goethe spielte neben Corona Schröter den Orest im griechischen Gewand. Hufeland erinnerte sich des Eindrucks, den Goethe damals machte: »Noch nie erblickte man eine solche Vereinigung physischer und geistiger Vollkommenheit und Schönheit in einem Manne, als damals in Goethe…« (*Die letzte Krankheit Goethes* 1833). Von den ersten fünf Exemplaren der Büste schenkte Goethe eines Charlotte von Stein: »Hier ist ein Bild. Setzen Sie es aufs Camin, denn es muß hoch stehen, und üben Sie die Physiognomik« (1789). Eine weitere sandte Carl August an Lavater, dem Goethe auf den Dank erwidert: »Daß Dir meine Büste lieb war, macht mir große Freude um meinet- und des Künstlers willen (…) Spreche manchmal einen Segen auf meine Büste, daß ich auch das genieße.« Klauer fertigte das Bildnis in verschiedenen, leicht abgewandelten Ausführungen. Im *Teutschen Merkur,* Juli 1781, wurden – erfolgreich – Abgüsse in einer Verkaufsanzeige angeboten: »Bei dem Fürstlichen Hofbildhauer, Hrn. Klauer, in Weimar, sind Gipsabgüsse der Abbildungen zu haben, welche derselbe von Herder, Goethe und Wieland, sowohl en buste als en Medaillon vor Kurzem nach dem Leben verfertigt hat (…) Es würde überflüssig sein, von dem, was eine gute Büste vor einem gemalten oder in Kupfer gestochenen Bildnisse Vorzügliches hat, hier viele Worte zu machen…«. *G. K.*

Christian Friedrich Tieck

Berlin 1776 – 1851 Berlin

130 JOHANN WOLFGANG VON GOETHE. BÜSTE

1801
Gips, gefaßt
H 70 cm
Stiftung Weimarer Klassik, Museen

Literatur: Hildebrandt 1906; Maaz 1990

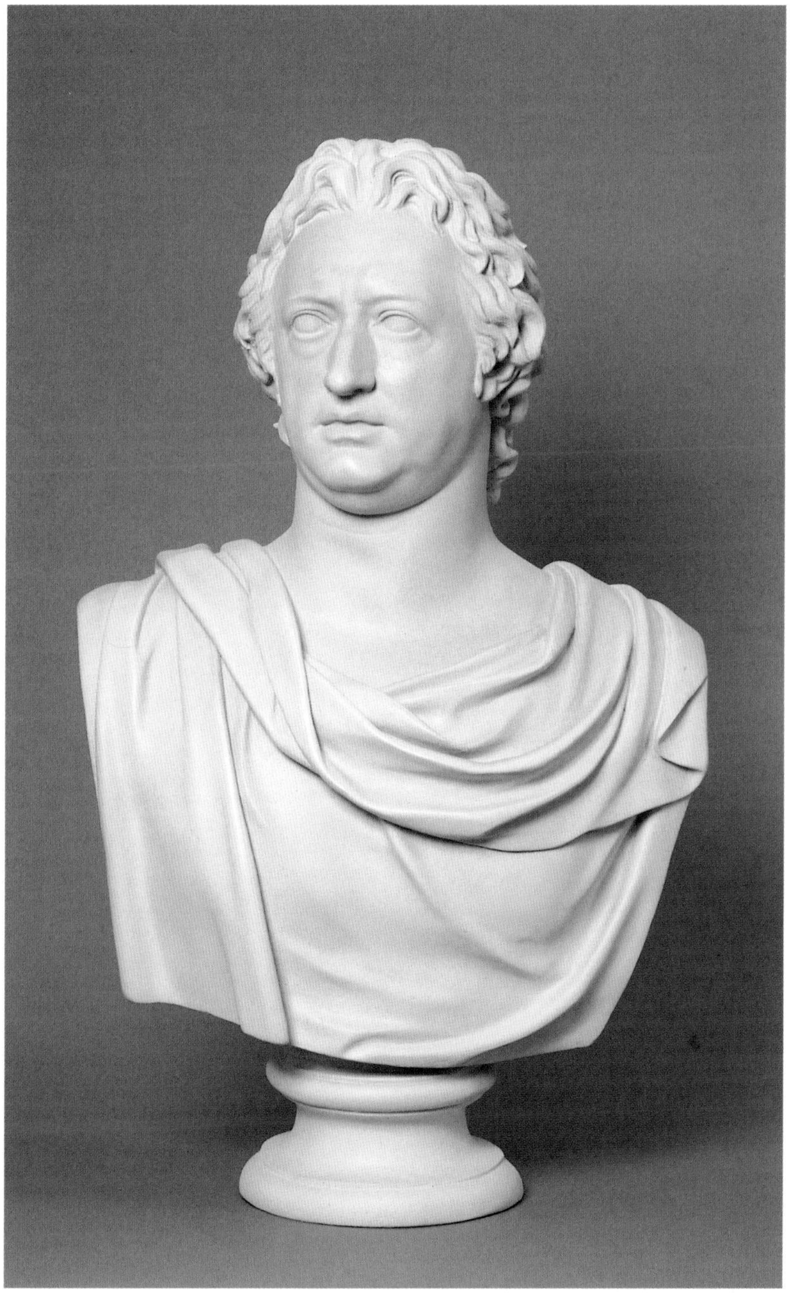

Die Büste Goethes, in Weimar nach dem Leben gearbeitet, war das erste Werk Tiecks nach seiner Rückkehr aus Paris. Form und Ausdruck zeigen – dem Wunsch Goethes gemäß – eine starke Anlehnung an das Bildnis Trippels (Kat. 131). Im Hause Goethe wurde die Büste des jungen Berliner Bildhauers sehr geschätzt. So äußert sich Goethe z. B.: »...die Meinigen haben eine Art von Neigung zu diesem Exemplar, die bis an den Aberglauben grenzt, die ich gern respektire« (WA IV/16, S. 373). Tiecks Freund A. W. Schlegel widmete ihr eine begeisterte Besprechung und dichtete ein Distichon *Auf Goethe's Brustbild von Friedrich Tieck:* »Sieh hier Goethe's geweihtes Haupt: gleich mächtig umfaßt es neben Geschäften des Staats, Kunst, Poesie und Natur.« Einer Kritik an den leicht geöffneten Lippen begegnete Schlegel mit dem Hinweis, der Bildhauer suche überall die reine Form. Tieck stehe in der Tradition der Antike, »da der ruhige Jupiter wie der erzürnte Apollo mit geöffneten Lippen erscheinen« (s. Hildebrandt 1906, S. 25). Die Büste fand nur geringe Verbreitung, wenige Fassungen existieren mit verschiedenen Abschlüssen, teils mit rundem Fuß, teils in Hermenform (sämtliche in Gips). Für die Walhalla führte Tieck sie 1807/8 als erste der zahlreichen Büsten, die er für Kronprinz Ludwig von Bayern gearbeitet hat, in Marmor aus, als unbekleidete Herme mit abgewandelter Haarform. *G. K.*

Alexander Trippel

Schaffhausen 1744 – 1793 Rom

131 JOHANN WOLFGANG VON GOETHE. BÜSTE

1787/88
Marmor
H mit Sockel 82 cm
Arolsen, Schloß

Literatur: Kat. Schaffhausen 1993

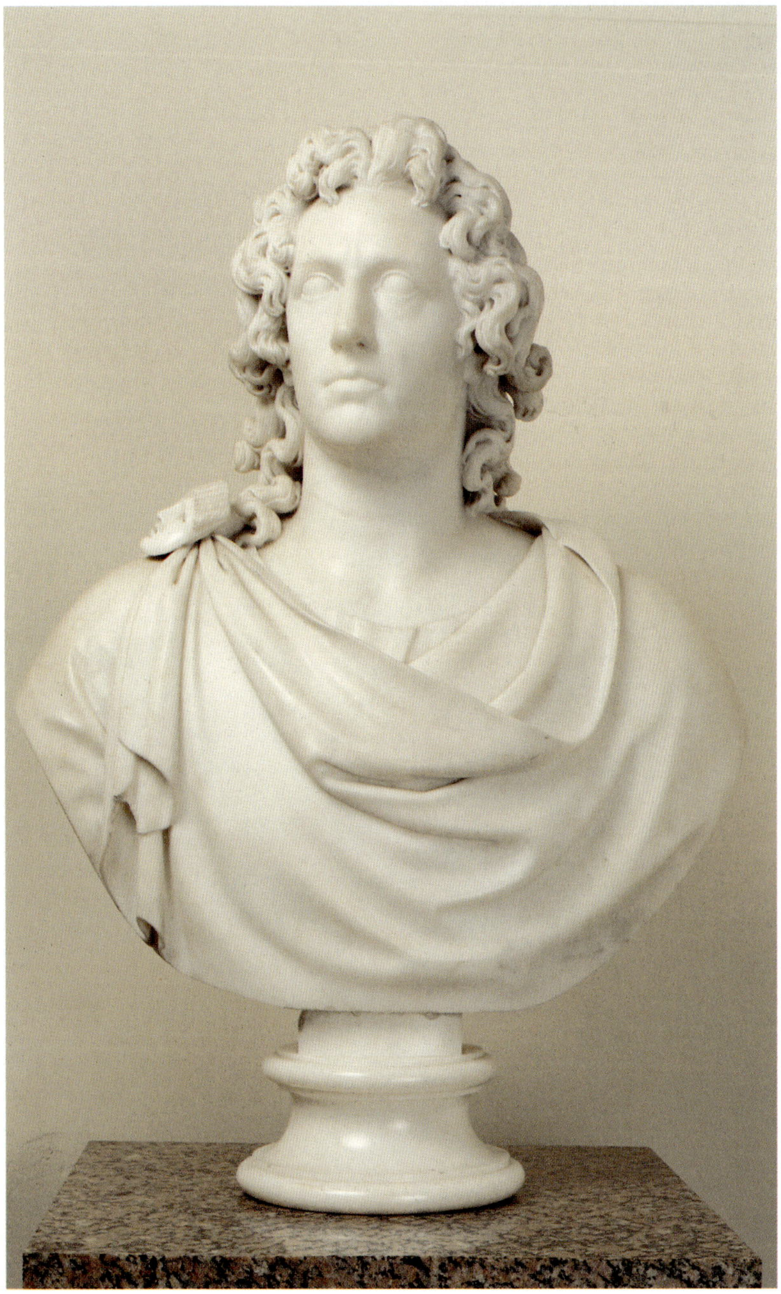

Die Büste Goethes ist Trippels bekanntestes Werk, entstanden in Rom im Auftrag des Prinzen Christian August von Waldeck als Pendant einer Büste des 1786 verstorbenen Friedrich II. von Preußen.

Antike und klassisch-barocke Stilelemente geben Goethe als Gegenpart zum Feldherrenhabitus Friedrichs des Großen das Ansehen eines geistigen Eroberers: Anders als vielfach behauptet sind nicht Bezüge zu Apoll dominierend, sondern das Schema der Alexander-Bildnisse, am auffallendsten durch die gefällig in die üppige Lockenpracht eingearbeitete Anastole, die stilisierte Augenpartie und nicht zuletzt betont durch das Paludamentum (Feldherrenmantel). Alexander Trippel bezeichnet den ergänzenden Kontrast zwischen dem König und dem poetischen Souverän zudem durch die Mantelschließen; diese trägt eine tragische Maske, jene ein Medusenhaupt. Über die symbolhafte Gestaltung seines Porträts und die damit einhergehende Zurücknahme individueller Züge äußert sich Goethe zustimmend: »Meine Büste ist sehr gut geraten, jedermann ist damit zufrieden. Gewiss ist sie in einem schönen und edlen Styl gearbeitet, und ich habe nichts dagegen, daß die Idee, als hätte ich so ausgesehen, in der Welt bleibt« (MA IV/15, S. 480). Eine Marmor-Replik mit veränderter Mantelschließe (Buckelagraffe mit Akanthusrosette), 1788/90, befindet sich in Weimar (Stiftung Weimarer Klassik). Als Pendant zur Büste Herders (Kat. 139) wurde sie von Anna Amalia und Carl August von Sachsen-Weimar bei Trippel in Auftrag gegeben. Die künstlerische Rezeption wirkte über Klauer, Tieck u. a. bis weit ins 19. Jahrhundert. *G. K.*

Gottlieb Martin Klauer

Rudolstadt 1742 – 1801 Weimar

132 JOHANN WOLFGANG VON GOETHE. BÜSTENFRAGMENT

1790
Terrakotta
H 32 cm
Stiftung Weimarer Klassik, Museen

Literatur: Geese 1935

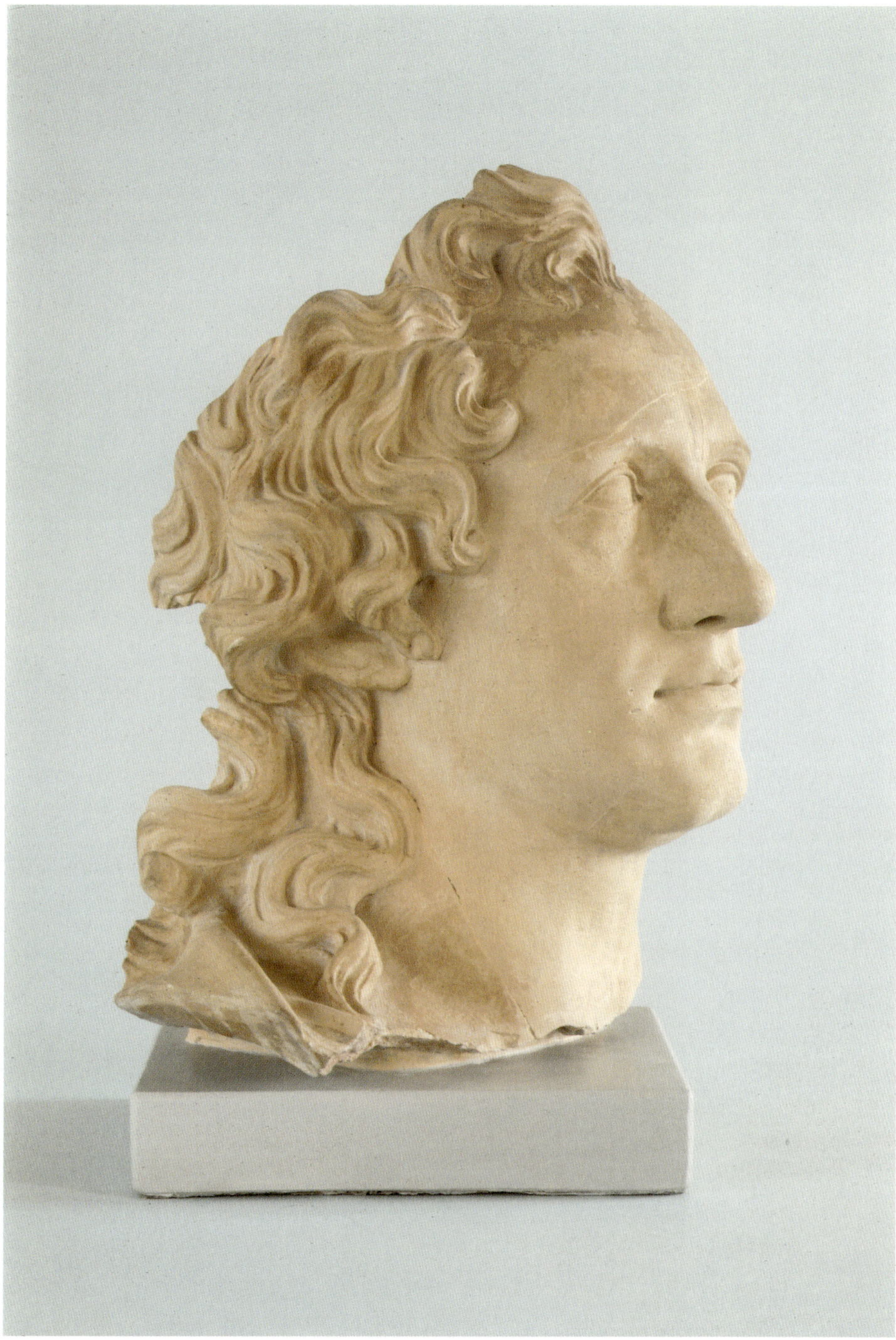

Bis zur Identifizierung durch Wilhelm Bode 1909 galt das Fragment einer beim Brand zerbrochenen Büste als Werk Trippels; ebenso wie eine größere Anzahl Gips- und Tonbüsten, die von Klauer in Anlehnung an die berühmte Goethebüste Trippels (Kat. 131) gearbeitet worden waren. Im Vergleich wird das Additive und die Besonderheit der Klauerschen Arbeit deutlich. Haarform und Körperhaltung sind der Büste Trippels entlehnt, das Gesicht jedoch ist weitaus wirklichkeitsnäher gestaltet. Über diese Arbeiten Klauers sind keine Nachrichten überliefert. Allgemein würdigte Goethe seine Toreutika – Klauer hatte 1789 seine Kunstbacksteinfabrik gegründet – und die Bildnisse in einem Vortrag 1791 vor der Freitagsgesellschaft:

»Die Porträts, welche unser Klauer gearbeitet, sind uns und den Auswärtigen interessant, und sie werden es den Nachkommen sein. Ich wünschte, daß sich ein Platz fände, wo man sie alle ohne Ausnahme aufstellen und wo man noch manches, was zerstreut liegt, versammeln könnte« (Geese 1935, S. 50 f.). *G. K.*

Christian Daniel Rauch
Arolsen 1777 –1857 Dresden

133 JOHANN WOLFGANG VON GOETHE. BÜSTE

Gips, gefaßt
H 56 cm
Stiftung Weimarer Klassik, Museen

Literatur: Kat. Berlin 1990a

Die Büste – ein Geschenk des Künstlers an Goethe – ist ein Abguß der A-tempo-Büste (Rauch-Museum, Berlin, Alte Nationalgalerie), die Rauch 1820, konkurrierend mit Tieck (vgl. Kat. 134) anfertigte. Goethe saß beiden gleichzeitig in Jena Modell: »Die Herren Tieck und Rauch modellierten meine Büste (...) Eine lebhafte, ja leidenschaftliche Kunstunterhaltung ergab sich dabei, und ich durfte diese Tage unter die schönsten des Jahres rechnen« (WA IV/36, S. 166). Bereits im selben Jahr zeigte Rauch einen Gips auf der Berliner Akademie-Ausstellung, ab 1820 datieren zahlreiche Gipse, Bronzeabgüsse und Marmorfassungen, teils mit eckigem oder Hermenabschluß (z. B. Leipzig, Museum der Bildenden Künste, vermutlich 1820; Weimar, Schloß, 1839; Berlin, Skulpturengalerie Staatliche Museen Preußischer Kulturbesitz, um 1860). Goethe gefiel die Büste, die »wirklich grandios ist und sich daher in jeder Größe stattlich ausnehmen wird« (Brief an S. Boisserée, 1. 9. 1820); und Heinrich Meyer schrieb in *Kunst und Alterthum:* »Die Ähnlichkeit dieses Bildnisses läßt wohl kaum noch etwas zu wünschen übrig; es genügt aber auch nicht weniger den höheren Kunstforderungen.« Rauchs Porträt ist die meist verbreitete und bekannteste Goethe-Büste, die ähnlich wie seine berühmte Statuette *Goethe im Hausrock* (1828, u. a. Staatliche Museen zu Berlin, Skulpturengalerie) oder das Bildnis Stielers (Kat. 123) die nachfolgend entstandenen Bildnisse entscheidend mitprägte.

G. K.

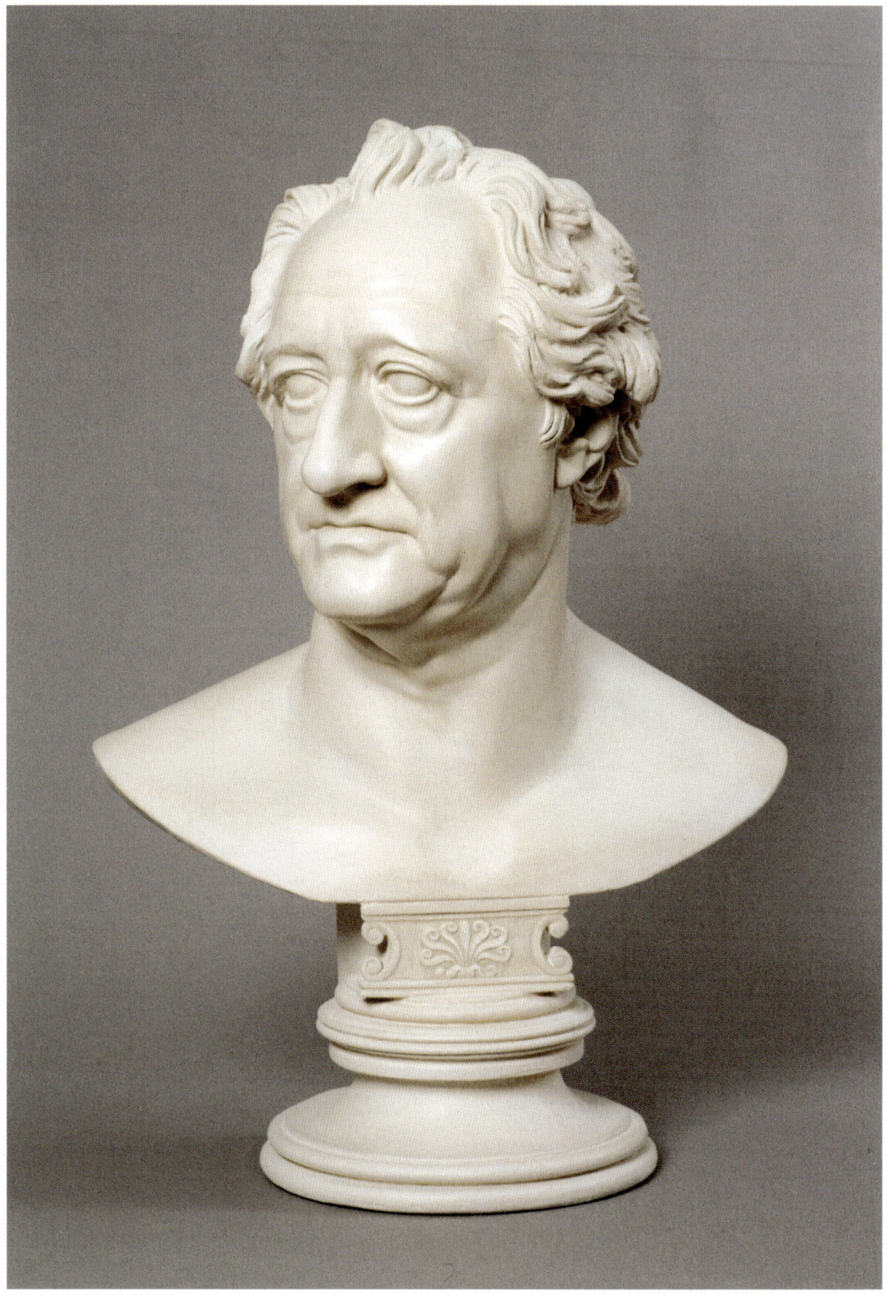

Christian Friedrich Tieck
Berlin 1776 – 1851 Berlin

134 JOHANN WOLFGANG VON GOETHE. BÜSTE

1820
Gips, gefaßt
H 56 cm
Stiftung Weimarer Klassik, Museen

Literatur: Maaz 1990

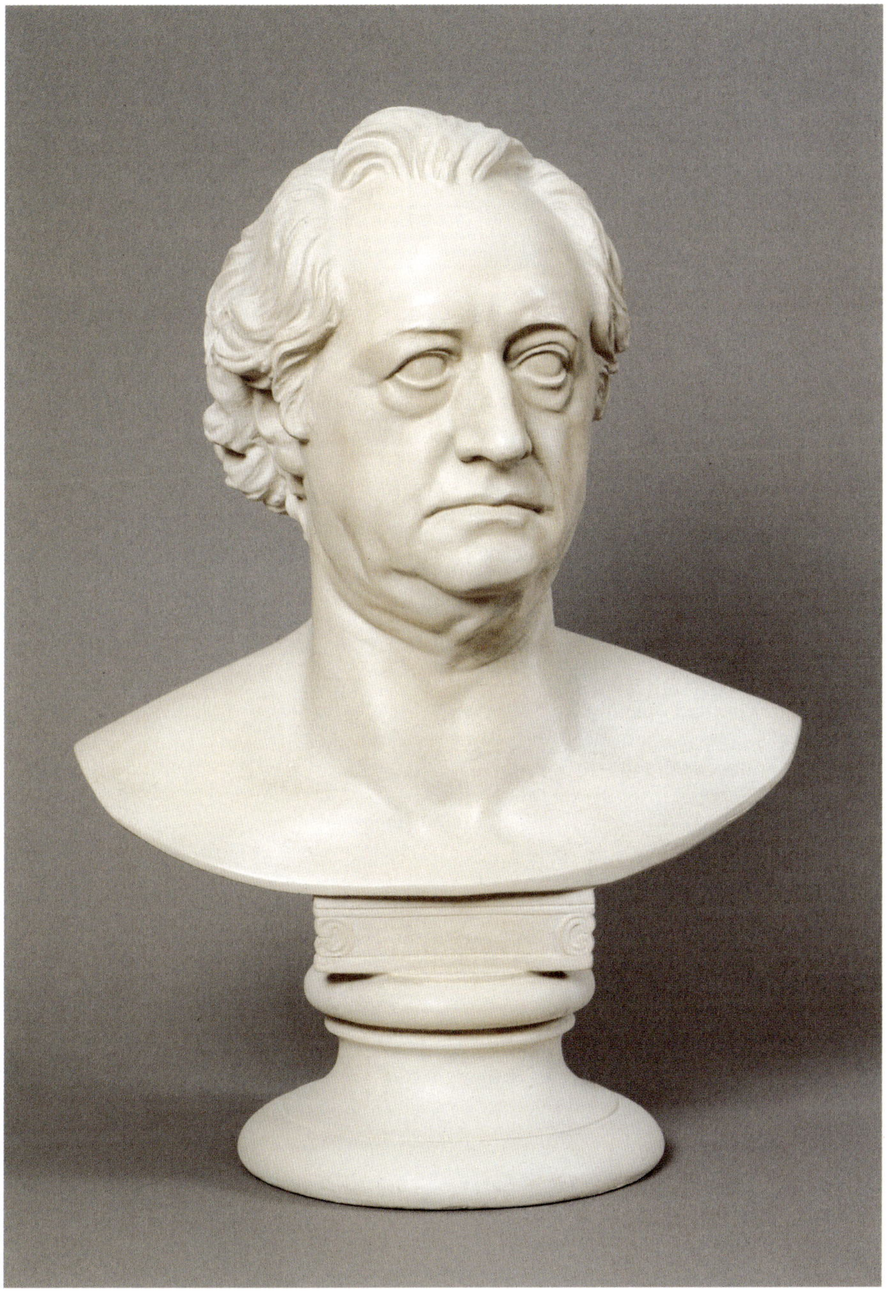

Tiecks Wunsch – dem Goethe bereitwillig nachgab –, den Dichter erneut zu porträtieren, war aus der Hoffnung entstanden, für das geplante Denkmal in Frankfurt eine Statue Goethes anfertigen zu können. Rauch war es gelungen, daß Goethe ihm gleichzeitig in Jena für eine A-tempo-Büste Modell saß (vgl. Kat. 130). Wendiger als Tieck, gelang es ihm, seine Büste sofort bekannt zu machen. Tieck zog seine Arbeit daraufhin zurück. Erst 1871 wurde sie im Nachlaß entdeckt. Als eines seiner »großen und eigenständigen Bildnisse« zeigt es »den fest geradeaus blickenden, gedankenschwer schweigsamen, energischen, abschirmenden Dichter, zeigt sein Alter (...), seine herrscherliche Vitalität (...), seine die Zeit überragende Erscheinung« (Maaz 1990, Kat. 127). *G. K.*

Johann Gottfried Schadow
Berlin 1764 – 1850 Berlin

135 JOHANN WOLFGANG VON GOETHE. BÜSTE

1823
Gips, gefaßt
H 63 cm
Stiftung Weimarer Klassik, Museen

Literatur: Krenzlin 1990; Kat. Berlin 1990a

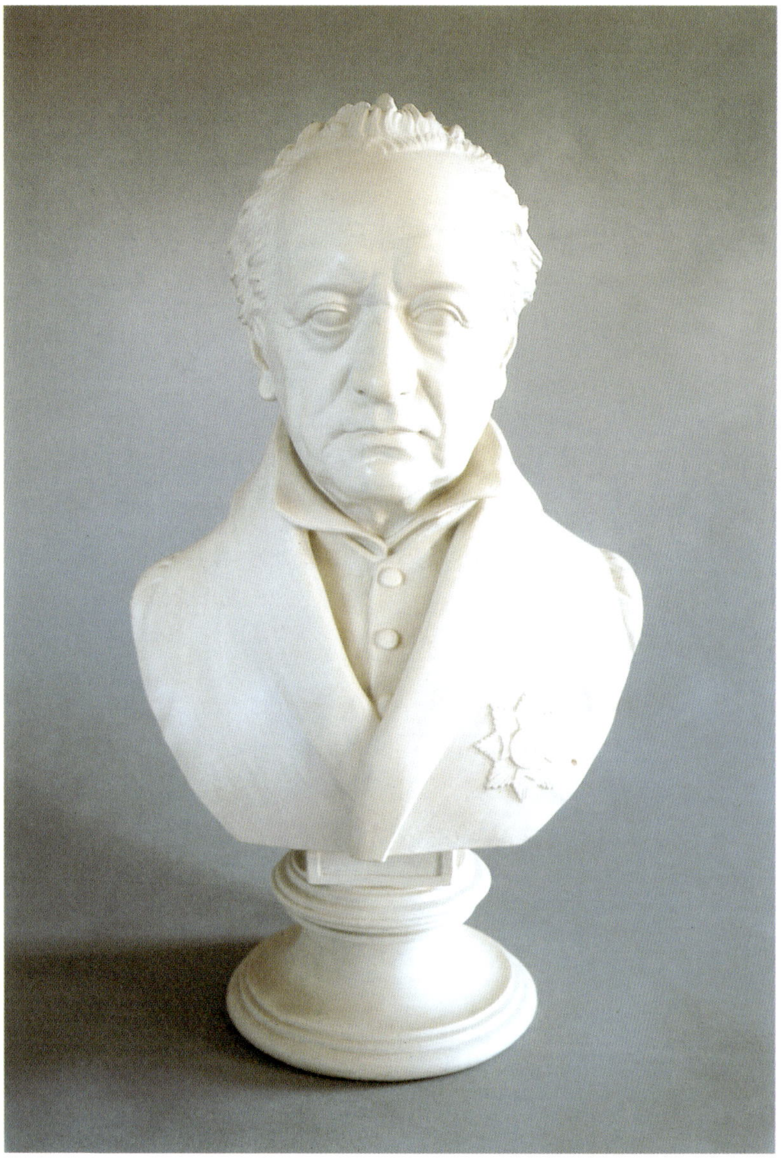

Schadow konzipierte Goethes Büste in bewußter Auseinandersetzung mit der A-tempo-Büste Rauchs von 1820 (Kat. 133). Er hielt Rauchs Büste für mißlungen. Sie sei »schief« und mache »ein wenig Grimasse«. Schadow arbeitete ohne Auftrag. Sein Verhältnis zu Goethe war seit Jahrzehnten gespannt. Der Büste liegt ein Abguß einer Lebendmaske zugrunde, die Carl Gottlob Weisser 1807 im Auftrag des Phrenologen Gall abgenommen hatte. Schadows unpathetisches Bildnis, das auf jede Symbolik verzichtet, welche die Amtswürde übersteigen könnte, gleicht einer Bestätigung der Kritik Goethes an der Berliner Kunstrichtung: dort scheine »der prosaische Zeitgeist sich am meisten zu offenbaren. Poesie wird durch Geschichte, Charakter und Ideal durch Porträt (...) verdrängt« (*Preisaufgabe betreffend,* 1801). Goethe zeigte an der Büste anscheinend kein Interesse. Bis 1887 blieb die Marmorfassung im Besitz der Familie Schadow und befindet sich seitdem in der Nationalgalerie in Berlin. *G.K.*

Pierre Jean David d'Angers
Angers 1788 – 1856 Paris

136 KOLOSSALBÜSTE JOHANN WOLFGANG VON GOETHE

1829–31
Marmor
H 85 cm
Dresden, Sächsische Landesbibliothek

Literatur: Schulte-Strathaus 1910; Wahl 1925; Saché 1933

Pierre Jean David d'Angers
Angers 1788 – 1856 Paris

137 JOHANN WOLFGANG VON GOETHE. BÜSTE

1838
Gips
H 83 cm
Musées d'Angers (Galerie David d'Angers)
(ohne Abb.)

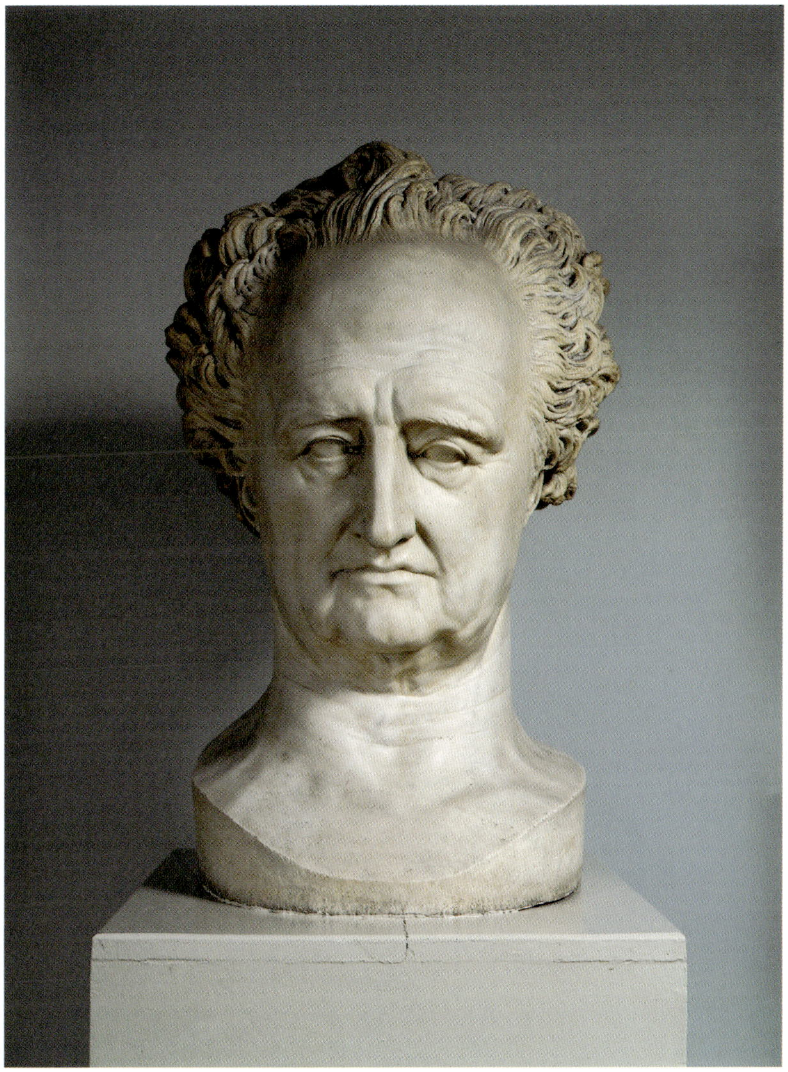

Der vor allem durch seine Bildnisbüsten bekannte und berühmte französische Bildhauer reiste im Sommer 1829 eigens nach Weimar, um Goethe, den er als größten Dichter der Zeit verehrte, zu porträtieren. Zwischen dem 26. 8. und 5. 9. saß Goethe ihm Modell. Die fertige Marmorbüste, »eine auch im technischen Sinne großartige« Arbeit (Wahl 1925, S. 48), wurde 1831 im Pariser Salon ausgestellt. David d'Angers übersandte sie im Juli desselben Jahres Goethe als Geschenk. In seinem Begleitbrief heißt es u. a.: »Vous êtes la plus grande figure poëtique de notre époque, elle vous doit une statue, mais j'ai osé en faire un fragment; un génie plus digne de vous la terminera.« (Wahl 1925, S. 49) In einem feierlichen Akt wurde sie an Goethes letztem Geburtstag, dem 28.8.1831, enthüllt. Eine Marmorreplik von David ging als Geschenk des Künstlers an die Landesbibliothek in Dresden. Ein Reliefmedaillon war im September 1829 ebenfalls in Weimar entstanden (Originalgipsabguß, Stiftung Weimarer Klassik, Museen; Bronze, Düsseldorf, Goethemuseum). Über die Büste ist von Goethe selbst kein eindeutiges Urteil überliefert. In einem Brief an Zelter (13. 8. 1831) heißt es: »Die kolossale Marmorbüste von Davids Hand ist angekommen und gibt viel zu reden. Ich verhalte mich ganz ruhig; denn ich habe in und mit dem kleinen Format schon genug zu tun (...) Indessen ist es trefflich gearbeitet, außerordentlich natürlich, wahr und übereinstimmend in seinen Teilen.« Im 6. Band von *Kunst und Alterthum* veröffentlicht Heinrich Meyer eine Kritik. U.a. geht er darauf ein, wie sehr die Wirkung einer derartigen Arbeit vom Aufstellungsort abhängt, lobt die Details und v. a. die Behandlung des Fleisches und der Haare durch einen meisterhaft geführten Meißel. In Erwähnung der divergierenden Urteile über die Büste spricht er die z. Zt. konkurrierenden national bestimmten Geschmacksrichtungen, die französisiche und italienisch-deutsche, an. Goethe bedankte sich mit einem Brief bei David (20. 8. 1831) für die Übersendung der Marmorbüste »als ein Zeugnis des Wohlwollens eines unmittelbaren Geistesverwandten, als einen Beweis der Auflösung strenger Nationalgrenzen...«. *G.K.*

GOETHE · HERDER · SCHILLER · WIELAND

Marmorbildwerke genießen seit alters her eine besondere Verehrung. Die Molekularstruktur dieses kostbaren Materials ist so beschaffen, daß Licht und Schatten, sowohl hineingenommen als auch durch die eigene Form selbst gebildet, in hohem Maße gestaltend wirken. Durch differenzierte Anordnung dieses Helldunkel, sanfte, gleitende Übergänge oder schroffe Kontraste, kann eine eigenartige optische Beweglichkeit ins Bild gebracht werden, die nicht nur auf der Oberfläche spielt. Das Nebeneinander von verhaltener Durchlässigkeit und opakem Verschließen läßt ebenso den Eindruck von Innen-Außen-Bewegungen zu. Bleibt der Marmor unbemalt und entsteht die Illusion des Lebendigseins vor allem durch diese Bewegungen des Lichts und Dunkels, so kann auch durch eine Bildnisbüste, die Darstellungen nur in begrenzter Aktion zuläßt, eindrucksvolle psychische Wirkung erzielt werden. Die Assoziation des Lichts mit Geist, der Bewegung mit Leben, beschränkt sich nicht auf Anschauungen der Aufklärung. Die Vorstellung gleichsam fleischlosen spirituellen Daseins verbindet sich sinnvoll mit der Funktion, stellvertretende Anwesenheit zu verkörpern. Da die dreidimensionale Form gleichzeitig ins Unbewußte gedrängte frühe Tasterfahrungen, Körpererlebnisse, zurückruft, wurde derartigen Werken die ethische Kraft beigemessen, persönlichkeitsbildend zu wirken. Dies sind die wichtigsten Gründe, warum bestimmte Büsten in der Goethezeit eine geradezu sakrale Verehrung genossen. Grundsätzliche Voraussetzung waren die dargestellte Person selbst, die Qualität der Modellierung und der Ausarbeitung. Die vier berühmten Marmorbüsten von Goethe, Herder, Schiller und Wieland (Kat. 131, 138–140) waren in der Weise, wie sie hier gezeigt werden, vermutlich während der Goethezeit nicht zusammengestellt. Das Ensemble der bedeutendsten Dichter nicht nur Weimars ist eine ideale Konstruktion. Es soll erinnern an die Porträtprogramme und -galerien jener Zeit und zugleich einen Eindruck vermitteln vom Zauber, der damals angesichts solcher Werke empfunden wurde. Bildnisgalerien von Dichtern und Gelehrten wurden nicht nur – anknüpfend an antike und neuzeitliche Traditionen – in Bibliotheken und Studierzimmern errichtet. Bedeutungsvoll zueinander geordnete Büsten finden sich in der Herrschaftsikonographie der Schlösser und sind Teil der Bildprogramme englischer Landschaftsgärten. Die programmatische Zusammenstellung evoziert Geistes- und Seelenverwandtschaft, in die Besucher und Betrachter durch den Genius Loci aufgenommen werden. Ein spätes sehr einheitliches Beispiel, wenngleich nur nominell mit der hier ausgestellten »Gruppe« verbunden, sind die Marmorhermen von Goethe, Herder, Schiller und Wieland im Park des Schlosses Charlottenhof, Potsdam, die, von Friedrich Drake modelliert, 1843 aus Carrara geliefert wurden. Sie werden ergänzt von Bildnissen der großen italienischen Dichter Ariost, Tasso, Dante und Petrarca, die Gustav Blaeser 1851 schuf.

Spannung und Übereinstimmung der hier gezeigten vier Marmorbüsten verdanken sich ihrer Entstehungsgeschichte. Und diese ist zugleich Ausdruck sowohl der Individualität der Dargestellten als auch ihrer zu Lebzeiten unterschiedlichen Anerkennung und Stellung. Die Büste Goethes von Alexander Trippel war als erste Fassung Pendant zu einer Büste Friedrichs II. von Preußen, und somit Teil eines höfischen, aufgeklärten Programms, das Kriegskunst und Dichtkunst zu vereinen suchte; in leicht abgewandelter zweiter Fassung wurde sie gemeinsam mit der zur gleichen Zeit von Trippel gearbeiteten Büste Herders Teil einer eher musischen, dem Geistesleben verpflichteten Ensemblevorstellung des Weimarer Hofes. Herder wiederum, dessen Büste erster Fassung wirklichkeitsnäher gearbeitet ist als diese zweite, suchte den Bildhauer zu beeinflussen, sein Porträt der Idealität der Goethebüste, die wiederum Züge der Alexanderikonographie aufweist, anzugleichen. Die Büste Schillers von Dannecker wurde zum Idol; ihre Gestalt selbst repräsentiert die Liebe und Verehrung des Künstlers für den Freund. Schadow dagegen, im Konflikt mit Goethe, hat die Büste Wielands den Weimarer Verhältnissen geradezu abgetrotzt und sie als sehr persönliche Huldigung aufgefaßt. Die Bildnisse gewinnen an Interesse durch die Zusammenstellung. Durch ihre Qualität und Geschichte wird in der Gruppierung ihre jeweilige Individualität deutlich und in Spannung gesetzt. Sie könnte so in gewisser Weise der Auffassung Goethes entsprechen, wonach manche Gegenstände der Kunst als Zyklus oder Kreis einen eigenen, gleichsam »mythischen Gegenstand ausmachen«, wo »mancherlei Modifikationen einer Eigenschaft oder eines Affekts« erscheinen, um »sich nach einer glücklichen Verkettung wieder in sich selbst« zusammenzuschließen (Goethe 1962/I, S. 65).

G. K.

Johann Heinrich Dannecker
Stuttgart 1758 – 1841 Stuttgart

138 FRIEDRICH SCHILLER. BÜSTE

1796–1806
Marmor
H 59 cm
Stiftung Weimarer Klassik, Museen

Literatur: Holst 1987

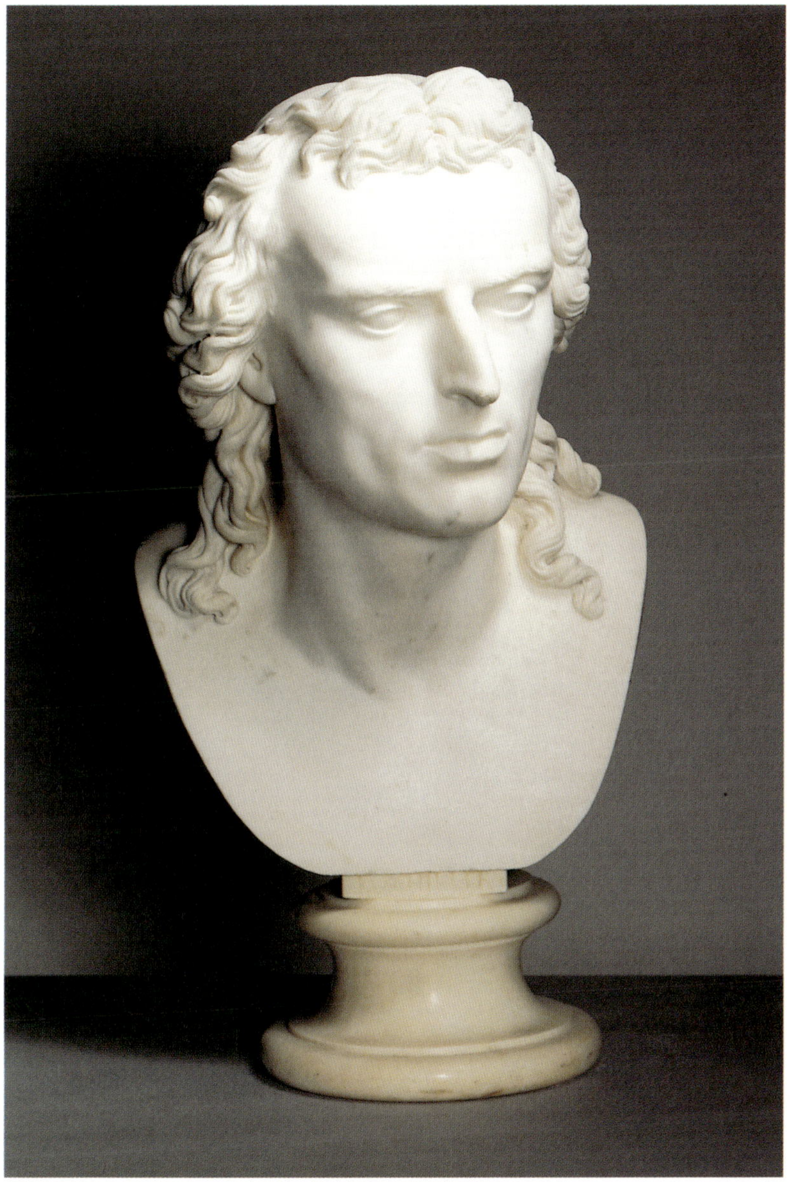

Über vier Jahrzehnte beschäftigte sich Dannecker mit dem Bildnis des Freundes. Die erste Gipsbüste entstand 1794 während Schillers Aufenthalt in Stuttgart auf dessen eigenen Wunsch. Über den Erfolg der Arbeit, die in zahlreichen Abgüssen Verbreitung fand, schreibt Dannecker an Schiller: »...Dein Bild (macht) einen unbegreiflichen Eindruck in die Menschen: die Dich gesehen, finden es vollkommen ähnlich, die Dich nur aus Deinen Schriften kennen, finden in diesem bild mehr als ihr Ideal sich schaffen konte.« Und Schiller antwortet: »Ganze Stunden könnte ich davor stehen, und würde immer neue Schönheiten an dieser Arbeit entdecken. Wer sie noch gesehen, der bekennt, daß ihm noch nichts so Ausgeführtes, so Vollendetes von Skulptur vorgekommen ist« (Holst 1987, S. 59). Schiller stimmt dem Plan, das Modell in Marmor zu übertragen, bereits im selben Jahre zu. Die hier vorgestellte Büste, die Dannecker mit dem Todesjahr 1805 bezeichnet, wird aber erst 1806 vollendet und der Familie übersandt. Dannecker verzichtet bei dieser Fassung auf das Gewand. Der knappe Büstenausschnitt verstärkt die Konzentration auf das Gesicht und verleiht dem sensibel gearbeiteten Porträt größere Intimität und Ausdrucksstärke. Über den Privatcharakter dieser Büste sagt Dannecker selbst, er glaube, sie sei für die Familie am interessantesten, da sie »so streng nach der Natur verfertigt« sei. 1826 gelangte die Büste aus dem Besitz der Familie in die herzogliche Bibliothek, wo in einem Festakt Schillers Schädel in ihren Sockel eingelassen wurde. Bis zu dessen Überführung in die Fürstengruft 1827 genoß sie nahezu kultische Verehrung (Holst 1987, S. 69). *G.K.*

Alexander Trippel

139 JOHANN GOTTFRIED HERDER. BÜSTE

1790
Marmor
H 80 cm (mit Sockel)
Stiftung Weimarer Klassik, Herzogin Anna Amalia Bibliothek

Literatur: Herder 1980; Kat. Schaffhausen 1993

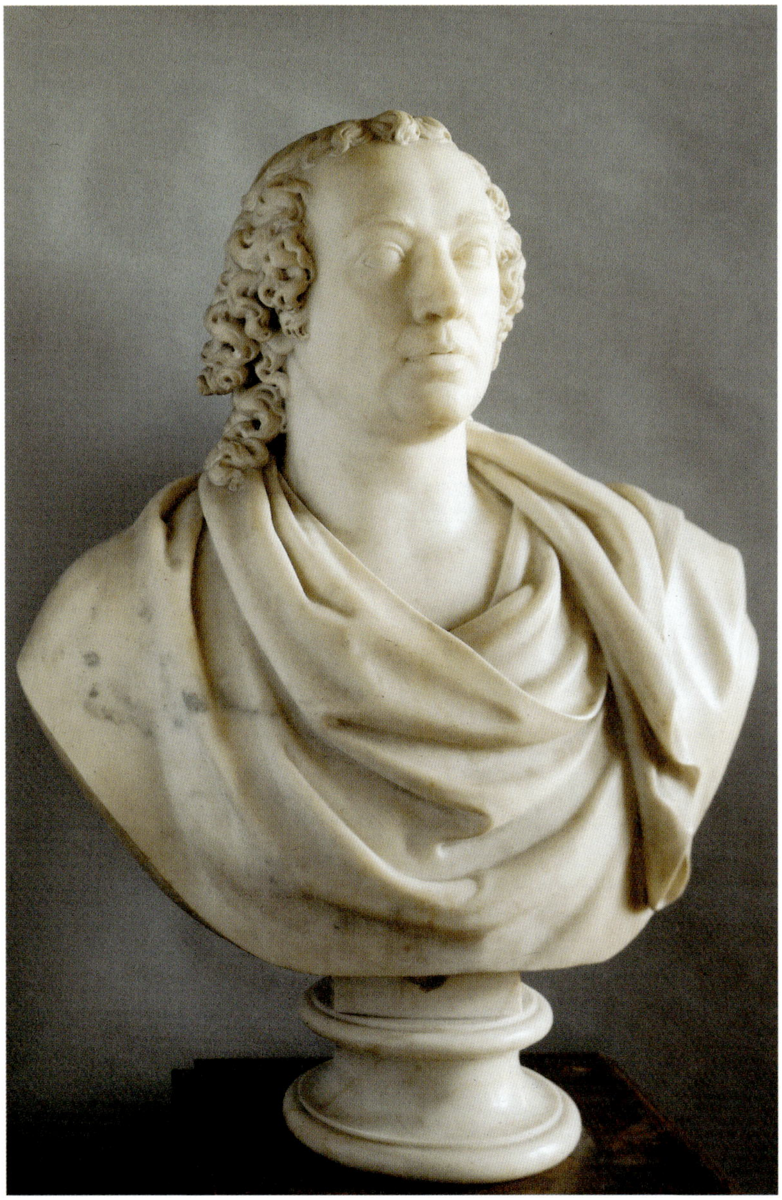

Während ihres Rombesuches, 1788, bestellte Anna Amalia von Sachsen-Weimar im Auftrag ihres Sohnes, Herzog Carl August, bei Trippel eine Replik der Goethe-Büste (Kat. 131); dazu als Pendant ein Bildnis Herders, der sich ebenfalls in Rom aufhielt. Herder war mit seinem Porträt nicht zufrieden und bat während seiner Rückreise (15. 6. 1789) Trippel brieflich um Änderungen: »Zuerst wünsche ich, daß die Schultern nicht so breit ausfielen; der Kopf bekommt dadurch etwas Kolossalisches und Gigantisches, welches in einer großen Höhe zwar Wirkung machte (...) Zweitens auf der Stirn wünsche ich etwas mehr Haar. Jetzt ist sie fast kahl in der Büste, welches mich gar zu philosophisch macht; das Haar, das über das Ohr in einer Locke fällt, wünscht ich dagegen etwas dünner gehalten, damit es mit dem Haar auf der Stirn in Verhältnis käme. – Drittens dünkt mich die Augenbraue etwas zu gespannt und schräg sich hinaufziehend... Mich dünkt, der Kontrast zwischen mir und Goethe sei etwas zu stark; er sieht wie ein junger Alexander oder Apollo aus und ich gegen ihn wie ein kahler, trockner Alter« (Herder 1980, S. 349f.). Da der Marmor dieser erstgearbeiteten Büse (Weimar, Goethehaus) fehlerhaft ist, war Trippel genötigt, die hier gezeigte zweite Fassung herzustellen. Er nahm tatsächlich gravierende Änderungen vor bei der physiognomischen Gestaltung und Haarbehandlung, so daß eine stärkere Idealisierung und somit Annäherung an das Bildnis Goethes erreicht wurde. *G. K.*

Johann Gottfried Schadow

140 CHRISTOPH MARTIN WIELAND. BÜSTE

1805
Marmor
H 59 cm
Stiftung Weimarer Klassik, Herzogin Anna Amalia Bibliothek

Literatur: Krenzlin 1990, S. 136f.

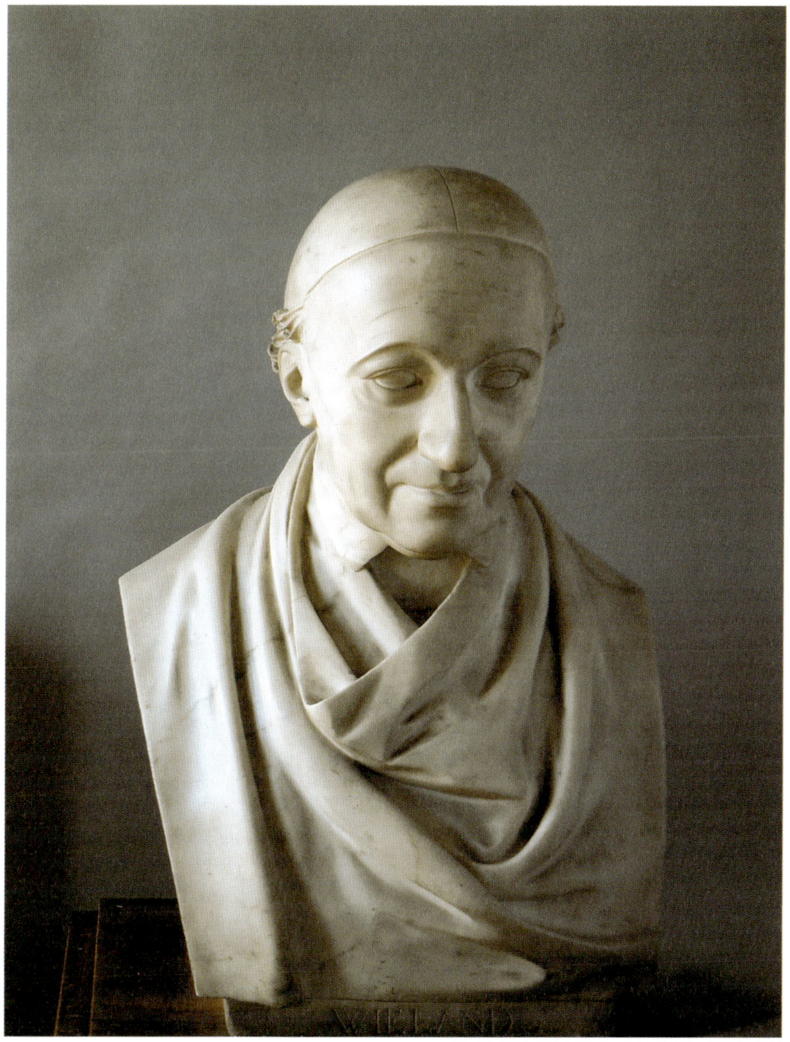

Schadow fertigte dieses Bildnis des 69jährigen Wieland, der für ihn »etwas Dichterisches auch in seinem Äußeren hatte« aus eigenem Antrieb, obgleich der offizielle herzogliche Auftrag für eine Büste des Dichters zur gleichen Zeit auf Veranlassung Goethes an Friedrich Tieck ergangen war. Erst durch Einschalten Carl Augusts war es Schadow möglich, Wieland, der im höfischen Dienst stand, nach dem Leben zu modellieren (im Hotel ›Elephant‹ in Weimar 1802). Dieses eigenmächtige Vorgehen Schadows führte zu einem jahrelangen Zerwürfnis mit Goethe.

Da kein Auftrag vorlag, stellte er zunächst Gipsabgüsse her; erst 1805 bestellte der Londoner Wieland-Verehrer Lionel Colman die hier vorgestellte Marmorausführung. Der dazugehörige Sockel mit Darstellungen nach Motiven aus Wielands Schriften ist nicht erhalten. Eine zweite Marmorfassung entstand 1807 für die Walhalla in Regensburg. Über das Märchenhaft-Poetische der Erscheinung Wielands, wie Schadow es auch seinem Bildnis verliehen hat, sagt er in seinen Erinnerungen *Kunstwerke und Kunstansichten:* »Seine grauen Locken, die schwarze Kappe und ein breiter rother Gürtel bildeten eine Dichtergestalt, wie solche mir bis dahin nicht erschienen war.« *G. K.*

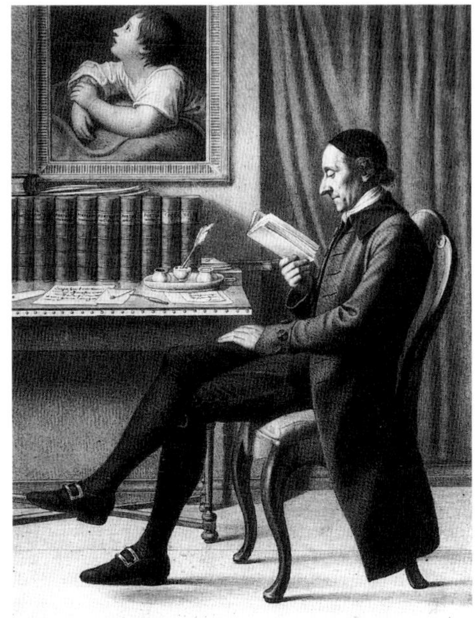

Abb. 1
Johann Heinrich Lips,
Johann Caspar Lavater.
Wien, Österreichische National-
bibliothek

ILSEBILL BARTA FLIEDL

LAVATER, GOETHE UND DER VERSUCH EINER PHYSIOGNOMIK ALS WISSENSCHAFT

»O mich dünkt die Gestalt des Menschen
ist der beste Text zu allem,
was sich über ihn empfinden und sagen lässt«

Goethe, Stella, 1776

Die gut dokumentierte Beziehung zwischen Goethe und Johann Caspar Lavater (1741–1801) (Abb. 1) enthält nicht nur die persönlichen Aspekte einer zum Teil heftigen Anziehung und Annäherung zweier Menschen, sondern fokussiert das bürgerlich-aufklärerische Interesse an den äußeren Erscheinungs- und Gestaltformen des Subjekts, ihrer Entsprechung und Ursachen im Inneren; dieses Interesse trägt – von ganz verschiedenen Ausgangspunkten – bei beiden ein intensives Bemühen um Verwissenschaftlichung und Kategorisierung des menschlichen Ausdrucks. Die Physiognomik, wie Lavater seine Lehre von den feststehenden Zeichen des Körpers nennt, sollte – nach der Etablierung als Wissenschaft und Überwindung als auslegende »Zigeunerkunst« – für den Umgang miteinander allgemein nutzbar gemacht werden können. Für Lavater, der Pfarrer in Zürich war, sollte die Selbst- und Fremdbeobachtung der religiösen Erkenntnis und moralischen Besserung dienen; Goethe war da prosaischer: er erhoffte von der Physiognomik auch, den Porträt- und Historienmalern ein besseres Handwerkszeug zu liefern, daß diese sich den Anforderungen einer zeitgemäßeren Ausdrucksästhetik stellen könnten.

Den Beginn der etwa zehn Jahre dauernden Freundschaft markieren 1772 Rezensionen des viel jüngeren Goethe über religiöse und physiognomische Schriften Lavaters. Dieser versuchte daraufhin, wie von allen Personen, deren Schriften oder Handlungen ihm aufgefallen waren, ein Porträt Goethes über den Frankfurter Buchhändler Deinet zu erhalten, um den Morgenstern am Geniehimmel Deutschlands in sein physiognomisches Weltbild einordnen zu können. Als ihm Goethe den eben fertiggestellten *Götz von Berlichingen* zusandte, begann der intensive Briefkontakt mit der Bitte, Goethe möge ihm doch von eigener Hand einen Christus zeichnen und Silhouetten aller interessanten Personen zukommen lassen. Goethe, der selbst Schattenbilder schnitt, erfüllte ihm letzteren Wunsch gerne und versah die Porträts auch mit physiognomischen Kommentaren, vor allem bei jenen Personen, die in Lavaters Hauptwerk, den vierbändigen *Physiognomischen Fragmenten* aufgenommen werden sollten:

»Es dauerte nicht lange, so kam ich auch mit Lavatern in Verbindung. Der ›Brief des Pastors an seinen Kollegen‹ [ein Aufsatz Goethes, die Verf.] hatte ihm stellenweise sehr eingeleuchtet: denn manches traf mit seinen Gesinnungen vollkommen überein. Bei seinem unablässigen Treiben ward unser Briefwechsel bald sehr lebhaft. Er machte soeben ernstliche Anstalten zu seiner größern Physiognomik, deren Einleitung schon früher in das Publikum gelangt war. Er forderte alle Welt auf, ihm Zeichnungen, Schattenrisse, besonders aber Christusbilder zu schicken, und ob ich gleich so gut wie gar nichts leisten konnte, so wollte er doch von mir ein für allemal auch einen Heiland gezeichnet haben, wie ich ihn mir vorstellte. Dergleichen Forderungen des Unmöglichen gaben mir zu mancherlei Scherzen Anlaß...«[1]

Die »Finsterlinge«, wie die Silhouetten auch hießen und die Lavater einforderte, waren eine sich schnell ausbreitende Mode, die etwa ab 1760 von England über Frankreich nach Deutschland übernommen wurde. Für Lavater waren die Porträts Grundlage seiner Physiognomik, nämlich daß aus den äußeren Zeichen, die den Umriß als Grenze des Inneren beschrieben, der Charakter zu lesen sei, wie Buchstaben sich zu einem Text fügen. Es war sein Bedürfnis, in der Seele der Menschen lesen zu können, das »wahre« Gesicht schauen zu können, was die Begeisterung für die unmittelbare Authentizität des Schattenrisses förderte. Da der Mensch nach dem christlichen Glauben Lavaters ein Ebenbild Gottes war, so war das undarstell-bare Bild Gottes in diesen Ebenbildern in immer neuen Facetten eingeprägt. Die bewegliche Mimik, der eigentlich individuelle Ausdruck und somit alle subjektiven Lebensspuren gingen im einheitlichen Schwarz der Silhouette unter, was einer idealistischen Ästhetik und Interpretation Vorschub leistete:

»Aus bloßen Schattenrissen hab' ich mehr physiognomische Kenntnisse gesammelt, als aus allen übrigen Porträten; durch sie mein physiognomisches Gefühl mehr geschärft, als selber durch's Anschauen der immer sich wandelnden Natur. –

1 *Dichtung und Wahrheit*, 14. Buch, HA X, S. 15.

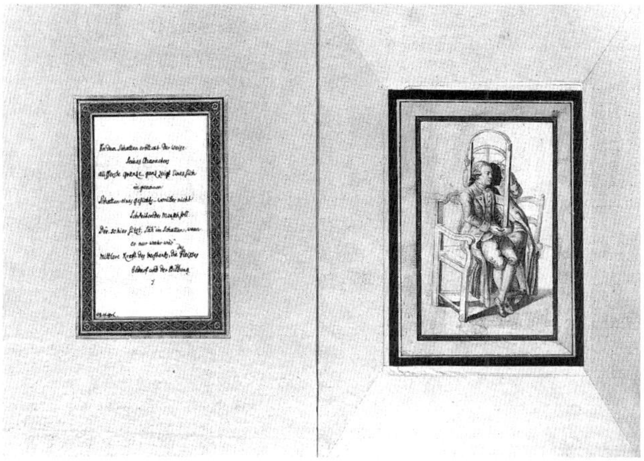

Abb. 2
Silhouettierstuhl.
Wien, Österreichische National-bibliothek

Der Schattenriß fasst die zerstreute Aufmerksamkeit zusammen; concentriert sie bloß auf Umriß und Gränze, und macht daher die Beobachtung einfacher, leichter, bestimmter; – die Beobachtung und hiemit auch die Vergleichung.

Die Physiognomik hat keinen zuverlässigern, unwiderlegbareren Beweis ihrer objektifen Wahrhaftigkeit, als die Schattenrisse.

Wenn ein Schattenriß, nach dem allgemeinen Gefühl und Urtheil aller Menschen, für oder wider einen Charakter entscheiden kann – was wird das volle lebendige Antlitz, was die ganze physiognomische und pantomimische Menschheit entscheiden; wenn Ein Schatten Stimme der Wahrheit, Wort Gottes ist, wie wird's das Beseelte, von Gottes Licht erfüllte, lebende Urbild seyn!«[2]

Den damals gebräuchlichen Silhouettierstuhl zur Anfertigung der Schattenbilder publizierte Lavater im II. Band der *Physiognomischen Fragmente*, ein Aquarell in der Lavatersammlung der Wiener Nationalbibliothek stellt eine Variante vor (Abb. 2). Das billige Silhouetteporträt war im Freundschaftskult der Zeit unentbehrlich und für Goethe Erinnerungsgegenstand und Kommunikationsmittel, mit dem er sich bei Fremden und Fremde sich bei ihm bekanntmachten. Die mit Lavater erarbeiteten Analysen vieler Schattenbilder in den *Fragmenten* war eine der Grundlagen für dieses Werk. Nicht umsonst hat G. M. Kraus in seinem berühmten Porträt 1776 Goethe über einen Schattenriß sinnend gemalt (Kat. 111).

Doch zurück. – Die Freundschaft intensivierte sich schnell durch den Besuch Lavaters 1774 in Frankfurt, als er auf der Durchreise zu einem Kuraufenthalt in Bad Ems war. Am 4. Juli 1774 schreibt Goethe an den Konsul Schönborn über diese erste Begegnung: »Lavater war fünf Tage bey mir und ich habe auch da wieder gelernt, daß man über niemand reden soll den man nicht persönlich gesehen hat. Wie ganz anders wird doch alles. Er sagt so offt daß er schwach sey, und ich habe niemand gekannt, der schönere Stärcken gehabt hätte als er. In seinem Elemente ist er unermüdet thätig, fertig, entschlossen, und eine Seele voll der herzlichsten Liebe und Unschuld. Ich habe ihn nie für einen Schwärmer gehalten und er hat noch weniger Einbildungskrafft, als ich mir vorstellte. Aber weil seine Empfindungen ihm die wahrsten, so sehr verkannten Verhältnisse der Natur in seine Seele prägen, er nun also jede Terminologie wegschmeißt, aus vollem Herzen spricht und handelt und seine Zuhörer in eine fremde Welt zu versetzen scheint, in dem er sie in die ihnen unbekannten Winckel ihres eigenen Herzens führt: so kann er dem Vorwurf eines Phantasten nicht entgehen.«[3]

Goethe war von der warmherzigen, offenen Persönlichkeit Lavaters sogleich begeistert und begleitete den allerorts bewunderten und damals schon berühmten Prediger zur Kur; gleichzeitig wurde eine gemeinsame Rheinreise verabredet. Auf dieser wurde eine Zusammenarbeit an dem großen Werk, das einzigartig werden sollte, der »Physiognomik«, vereinbart; Goethe sollte alle Texte redigieren und nach einem ausgemachten Plan eigene Textstellen im Stile Lavaters liefern.[4] Goethe hoffte damals noch, daß »Lavaters Physiognomick (...) ein weitläufiges Werck mit viel Kupfern (giebt). Es wird große Beiträge zur bildenden Kunst enthalten, u. dem Historien und Portraitmahler unentbehrlich seyn.«[5]

Doch Goethe sah bald ein, daß er nicht wie Lavater schreiben konnte, er forderte im November 1774 Lavater auf, ihm Textstellen zu schicken, die er dann ergänzen könnte. »Ich schicke Dir keine phisiognomische Anmerckungen du forderst ein wunderlich Ding ich soll schreiben wenn ich nicht fühle, soll Milch geben ohne gebohren zu haben. Hier aber ein Vorschlag. Schick mir dein Geschreibe, ich will dadrüber phantasiren, es wird mich auf deinen Standpunckt heben, und so kanns was geben, anders arbeit ich mich ab u. fruchte dir und mir nichts. Der Jacobis Portraits sind da, ich schick dir sie aber nicht denn sie sind abscheulich und du lässest allen Dreck stechen.«[6]

Im nächsten Brief erklärte Goethe, ganz eigene Textstücke machen zu wollen und ermahnte Lavater, systematisch vorzugehen: »Denn ich muss meinen Ton halten, unsre beyde zu vermischen geht nicht aber so nach einander mags seine Würckung thun. Hezze dich nicht zu

2 Lavater 1775–78/II, 11. Stück, *Ueber Schattenrisse*
3 AG XVIII, S. 230.
4 Siehe ausführlich Hellen 1888, S. 16 ff.
5 AG XVIII, S. 230 f.
6 AG XVIII, S. 248.

sehr u. mach dass es eine anschauliche Ordnung kriegt. Überhaupt mögt ich das Ganze noch einmal übersehn eh es gedruckt wird, doch ich spüre schon es wird zulezt vom Schreibtisch in die Presse gehn. Gehs wie's will ich bin nun dabey.«[7]

Den Briefen an Lavater lagen meistens kleinere Abhandlungen, zum Beispiel über Nasen, Tierschädel, Wahnsinnige, antike Heroen oder Silhoutteninterpretationen bei. Hellen 1888 bewies in seiner Studie glaubhaft, wieviel an Zusätzen und kleinen Aufsätzen Goethes in den ersten beiden Bänden der *Physiognomischen Fragmente* enthalten sind. Goethe versuchte vor allem, den normativen Begriff Lavaters von der Physiognomik in Richtung einer Pathognomik zu erweitern, also auch auf Gestik, Affekte, Bewegungsabläufe eines Menschen bei der Beurteilung zu achten. Des weiteren wollte Goethe sogar Kleider, Hausrat, Umgebung und alle Art äußere Umstände mit in die Betrachtung einbezogen wissen, was Lavater aber nicht weiter aufgriff. Erwiesenermaßen analaysierte Goethe etliche Kunstwerke, die in den *Fragmenten* als Beispiele vorgeführt werden, so antike Skulpturen und Werke von Raffael, Rembrandt, West, etc.; und in diesen Zusätzen besonders den jeweils spezifisch physiognomisch-künstlerischen Ausdruck.

In der Arbeit am dritten Band kritisierte Goethe den Freund schon tiefgreifend sowohl inhaltlich als auch sprachlich und möchte auf keinen Fall als Mitautor genannt werden: »Ich habe zwey Packete von Dir erhalten, dazwischen eine Lücke war, das erste enthielt Revision und ist fort. (...) Es sind herrliche Sachen drinne, die mir wohl gemacht haben. Wenn mir nur nicht der Lavaterianismus: das Hezzen, Trümfe drauf sezzen, Schimpfen, Ängstlichkeit, mit Wolcken fechten, mir gleich wieder den guten Eindruck verschunden hätten.

Ausgestrichen habe ich die Anzeige was von mir sey, ich weis gar nicht was es bedeuten soll.«[8]

Beim vierten Band zog sich Goethe offensichtlich ganz zurück, es sind, bis auf ein paar ältere Beobachtungen, keine Beiträge mehr von ihm zu finden; hier beschränkte er sich aufs Redigieren und versuchte weiter zu verhindern, als Autor genannt zu werden. Seine Beweggründe und Kritikpunkte erschließen sich vielleicht aus der Rückschau: Die Verwissenschaftlichung, die Systematisierung gelang auf keiner Ebene, weder inhaltlich noch in Lavaters »Koteriesprache« (Geheimsprache), die nur wirklich Eingeweihte verstanden, aber keinem wissenschaftlichen Diskurs zugänglich war: »Eben daher [wegen seines empirischen Zugangs, die Verf.] konnte er niemals auf Resultate losgehn, um die ich ihn öfters und dringend bat. Was er als solche in späterer Zeit Freunden vertraulich mitteilte, waren für mich keine: denn sie bestanden aus einer Sammlung von gewissen Linien und Zügen, ja Warzen und Leberflecken, mit denen er bestimmte sittliche, öfters unsittliche Eigenschaften verbunden gesehn. Es waren darunter Bemerkungen zum Entsetzen; allein es machte keine Reihe, alles stand vielmehr zufällig durcheinander, nirgends war eine Anleitung zu sehn, oder eine Rückweisung zu finden. Ebenso wenig schriftstellerische Methode oder Künstlersinn herrschte in seinen übrigen Schriften, welche vielmehr stets eine leidenschaftlich heftige Darstellung seines Denkens und Wollens enthielten, und das, was sie im ganzen nicht leisteten, durch die herzlichsten geistreichsten Einzelnheiten jederzeit ersetzten.«[9]

Aber nicht nur Goethe war Koautor, auch andere Schriftsteller lieferten Beiträge: Herder, Zimmermann, Lenz, Merck, Sulzer, Füssli, Gessner, um nur einige zu nennen. Goethe beschrieb in *Dichtung und Wahrheit*, wie sehr dieses Werk ein kollektives war: sowohl an Beiträgen, als auch an den Abgebildeten. Es war ein *who is who* aller deutschen, nur irgendwie bekannten Personen und der geistigen Elite, was die inhaltliche Kritik zunächst sicher hintanhielt. Aber manche fühlten sich schlecht interpretiert und zogen in der Folge ihre Mitarbeit zurück, wie zum Beispiel Herder. Goethe erinnert die Entstehung der »Physiognomik«: »Man darf es wohl als genial-empirisch, als methodisch-kollektiv ansprechen; ich hatte dazu das sonderbarste Verhältnis. Lavater wollte die ganze Welt zu Mitarbeitern und Teilnehmern; schon hatte er auf seiner Rheinreise so viel bedeutende Menschen porträtieren lassen, um durch ihre Persönlichkeit sie in das Interesse eines Werks zu ziehen, in welchem sie selbst auftreten sollten. Ebenso verfuhr er mit Künstlern; er rief einen jeden auf, ihm für seine Zwecke Zeichnungen zu senden. Sie kamen an und taugten nicht entschieden zu ihrer Bestimmung. Ebenso ließ er rechts und links in Kupfer stechen, und auch dieses gelang selten charakteristisch. Eine große Arbeit war von seiner Seite geleistet, mit Geld und Anstrengung aller Art ein bedeutendes Werk vorgearbeitet, der Physiognomik alle Ehre geboten; und wie nun daraus ein Band werden sollte, die Physiognomik, durch Lehre gegründet, durch Beispiele belegt, sich der Würde einer Wissenschaft nähern sollte, so sagte keine Tafel, was sie zu sagen

7 AG XVIII, S. 249, Brief im Dezember 1774.
8 AG XVIII, S. 355, Brief vom 8. Januar 1777.
9 *Dichtung und Wahrheit*, 19. Buch, HA X, S. 160.

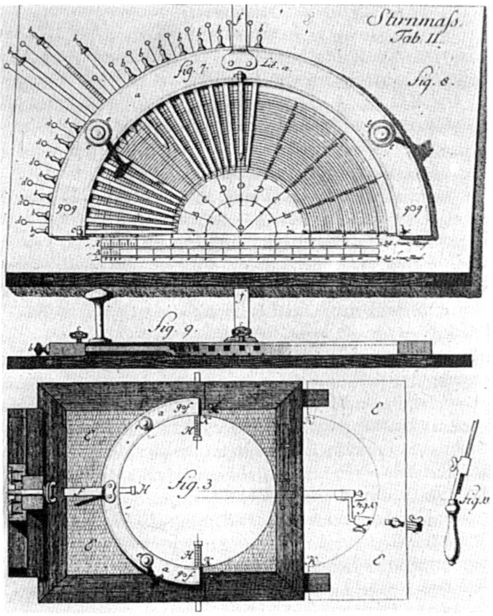

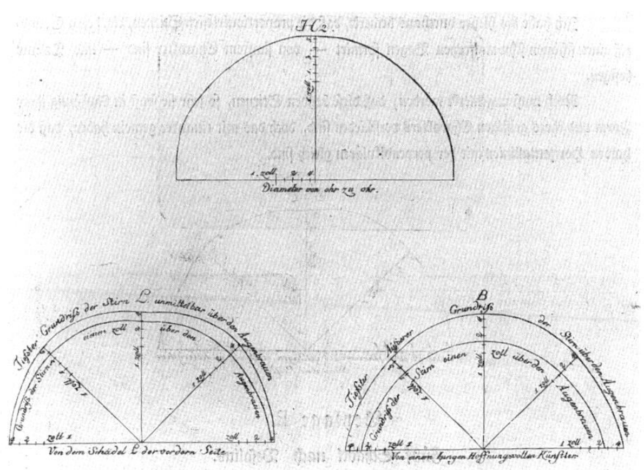

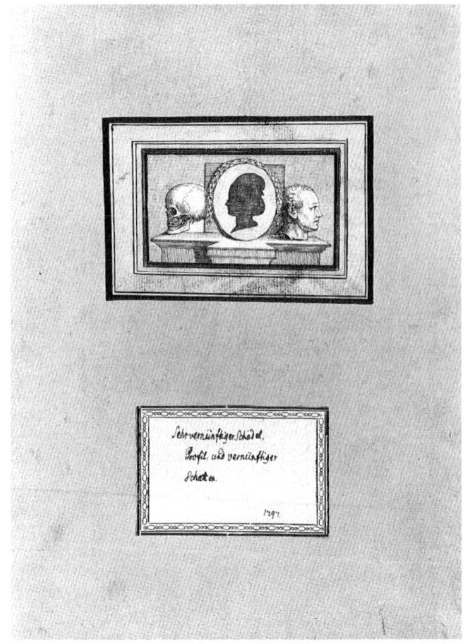

Abb. 3
Lavatersches Stirnmeßgerät,
Physiognomische Fragmente

Abb. 4
Stirnlinien,
Physiognomische Fragmente

Abb. 5
Köpfe im Profil.
Wien, Österreichische Nationalbibliothek

hatte; alle Platten mußten getadelt, bedingt, nicht einmal gelobt, nur zugegeben, manche gar durch die Erklärungen weggelöscht werden. Es war für mich, der, eh er fortschritt, immer Fuß zu fassen suchte, eine der penibelsten Aufgaben, die meiner Tätigkeit auferlegt werden konnte. Man urteile selbst. Das Manuskript mit den zum Text eingeschobenen Plattenabdrücken ging an mich nach Frankfurt. Ich hatte das Recht, alles zu tilgen was mir mißfiel, zu ändern und einzuschalten was mir beliebte...«[10]

Das zweite Problem war, wie oben angesprochen, daß Lavater fast nie mit den über 500 Kupfern der Künstler wie Lips, Schmoll oder Chodowiecki in den *Fragmenten* zufrieden war, die seinen Intentionen und Qualitätskriterien nie entsprachen: »...aber auch hier schon tat sich der Widerstreit hervor, in welchem er sich sowohl mit den Malern als mit den Individuen befand. Jene konnten ihm niemals wahr und genau genug arbeiten, diese, bei allen Vorzügen, welche sie haben mochten, blieben doch immer zu weit hinter der Idee zurück, die er von der Menschheit und den Menschen hegte, als daß er nicht durch das Besondere, wodurch der einzelne zur Person wird, einigermaßen hätte abgestoßen werden sollen.«[11]

Ein paar originale Illustrationen aus der Lavatersammlung sollen an dieser Stelle einige inhaltliche Schwerpunkte der *Physiognomischen Fragmente* verdeutlichen helfen: Mit der normativen Vision eines Idealkopfes im Hintergrund entwickelte Lavater, zur Katalogisierung und Interpretation der Abweichungen von Stirnformen, den Stirnmesser (Abb. 3), dessen Stäbe die genaue Linie der Stirne (Abb. 4) festhält, wenn diese in das Instrument eingesetzt wird.

Die Stirnform war für Lavater der Gradmesser des Menschseins und des Intellekts. An drei der wichtigsten Interpretationsmedien seiner Sammlung, dem Schädelknochen, dem Schattenriß und dem Profilporträt (Abb. 5), das ohne Zweifel die Züge Goethes trägt, wird die steile Stirn als das Zeichen der Vernunft analysiert. Aber auch die Nase kann die Abstufungen des Verstandes sichtbar machen: in der »physiognomischen Raserei« (Lichtenberg) des Publikums, die auf die Publikation der *Fragmente* folgte, waren Gesellschaftsabende damit ausgefüllt, das physiognomische Talent zu schulen (Abb. 6), wie es Lavater in seinen Übungen empfahl, sich gegenseitig zu vermessen und zu analysieren. Goethe erzählt in *Dichtung und Wahrheit* von der seelischen »Spionage« Lavaters bei dessen Ausdeutungen der Gesichter, bei der er sich oft in einer Art und Weise durchschaut gefühlt habe, wobei ihm nicht wohl war: »Lavaters Geist war durchaus imposant; in seiner Nähe konnte man sich einer entscheidenden Einwirkung nicht erwehren, und so mußt' ich mir denn gefallen lassen, Stirn und Nase, Augen und Mund einzeln zu betrachten, und ebenso ihre Verhältnisse und Bezüge zu erwägen. Jener Seher tat dies notgedrungen, um sich von dem, was er so klar anschaute, vollkommene Rechenschaft zu geben; mir

10 *Dichtung und Wahrheit*, 18. Buch, HA X, S. 135.
11 *Dichtung und Wahrheit*, 14. Buch, HA X, S. 15.

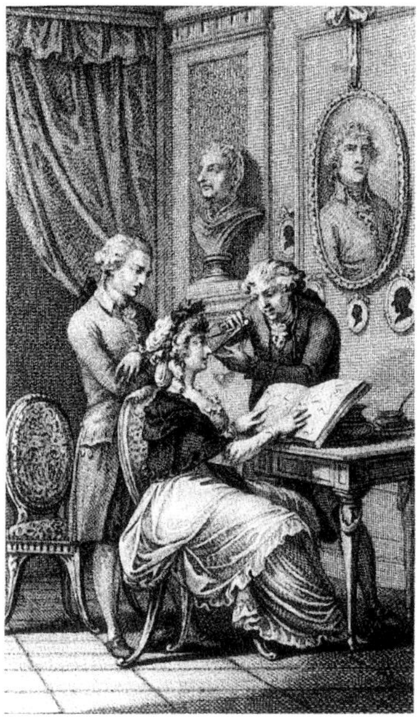

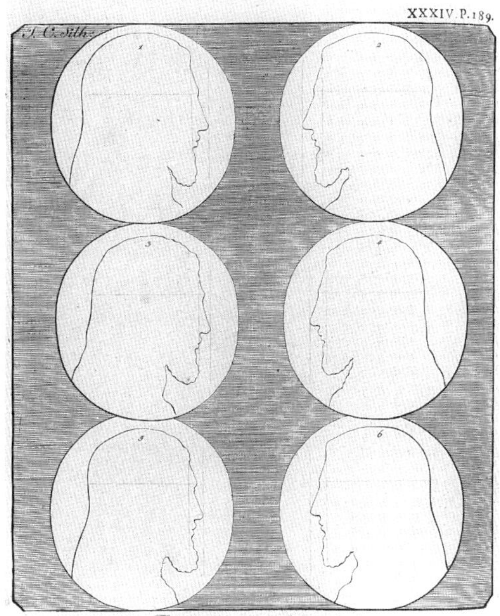

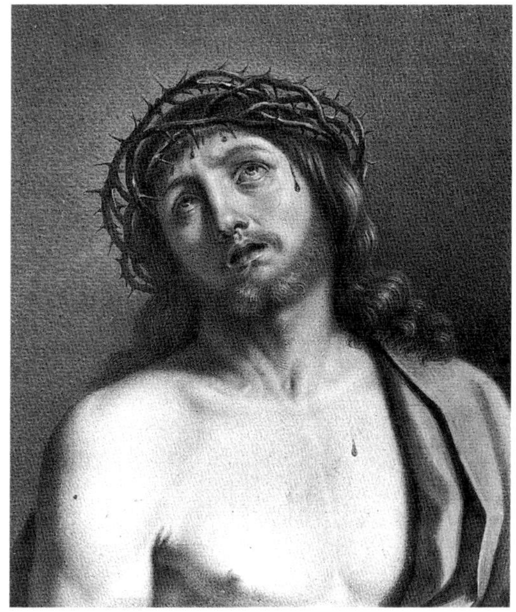

Abb. 6
Klemens Kohl, Nasenvermessung, 1800.
Wien, Österreichische Nationalbibliothek

Abb. 7
Johann Heinrich Lips
Umrißzeichnungen von Christusköpfen,
Physiognomische Fragmente

Abb. 8
Johann Heinrich Lips nach Guercino.
Wien, Österreichische Nationalbibliothek

kam es immer als eine Tücke, als ein Spionieren vor, wenn ich einen gegenwärtigen Menschen in seine Elemente zerlegen und seinen sittlichen Eigenschaften dadurch auf die Spur kommen wollte. Lieber hielt ich mich an sein Gespräch, in welchem er nach Belieben sich selbst enthüllte. Hiernach will ich denn nicht leugnen, daß es in Lavaters Nähe gewissermaßen bänglich war: denn indem er sich auf physiognomischem Wege unsrer Eigenschaften bemächtigte, so war er in der Unterredung Herr unsrer Gedanken, die er im Wechsel des Gespräches mit einigem Scharfsinn gar leicht erraten konnte.«[12]

Durch die moralische Analogiesetzung von gut = schön und schlecht = häßlich war Lavater ständig auf der Suche nach der Darstellung der adäquaten Schönheit der höchsten Gutheit, nämlich Jesus Christus (Abb. 7). Seine »Grille mit den Christusköpfen« (Nicolai) führte dazu, von allen Personen, die er kannte, Christusköpfe einzufordern. So läßt er beim ersten Kontakt schon Goethe bitten, »ob ihm kein erhabner Christuskopf von irgendeinem Mahler bekannt sey – und wenn er, wie ich vermuthe, zeichnen kann – ob er nicht zu erbitten seyn würde – einen zuentwerfen – oder einen Aufsatz zumachen, der einem Mahler vorgelegt werden könnte – von einem Profile – auf ein Oktavblatt – diese Gefälligkeit würde mich um ihn unendlich verbinden.«[13]

Alle Erfindungen, die er seinen Künstlern abverlangte, blieben natürlich hinter seinen überspannten Erwartungen des Gottesbildes zurück. So fahndete er auch in der Kunst nach der besten Darstellung, bevorzugt bei Reni und Raffael und ließ unzählige Ausschnitte von Köpfen quer durch die so instrumentalisierte Kunstgeschichte anfertigen (Abb. 8): »Um die Verwirklichung der Person Christi war es ihm am meisten zu tun; daher jenes beinahe unsinnige Treiben, ein Christusbild nach dem andern fertigen, kopieren, nachbilden zu lassen, wovon ihm denn, wie natürlich, keines genug tat.«[14] In einer scharfsinnigen Analyse seiner Person warf Goethe sogar einmal Lavater vor, sich im Christusbild nur narzistisch spiegeln zu wollen.[15]

Der Beschäftigung mit dem Gegenteil, der Physiognomik des Häßlichen, also gleichermaßen Lasterhaften, und dem Abartigen, Monströsen, gab Lavater ebenfalls Raum. Hier macht sich auch kabbalistisches und chiromantisches Literaturstudium bemerkbar, das in die Interpretationen miteinfloß. Lavater hatte zum Beispiel auch alle Mühe, die Physiognomie von Sokrates und der Karschin, einer anerkannten Dichterin des 18. Jahrhunderts mit nicht sehr ansprechendem Äußeren, in sein Weltbild einzuordnen. Antisemitismus, Vorurteile gegen Frauen[16] und fremde Völker sind ebenso zu finden, wie die Beschreibung von »Narren und Thoren« (Abb. 9), die eben solche sind, da ihre Stirnlinien nicht seiner ästhetischen Norm entsprachen. Auch Goethe beteiligte sich da noch an der Interpretation – »habe über die vier Wahnsinnigen geklimpert«, läßt er Lavater wissen.

12 *Dichtung und Wahrheit*, 19. Buch, HA X, S. 155.
13 Castle/Payer-Thurn 1923–24/II, S. 3f.
14 *Dichtung und Wahrheit*, 19. Buch, HA X, S. 157.
15 »Bei dem Wunsch und der Begierde, in einem Individuo alles zu genießen, und bei der Unmöglichkeit, daß dir ein Individuum genugthun kann, ist es herrlich, daß aus alten Zeiten uns ein Bild übrig blieb, in das du dein Alles übertragen, und, in ihm dich bespiegelnd dich selbst anbeten kannst« (AG XVIII, S. 598, Brief vom 22. Juni 1781).
16 Besonders Lavater 1775–78/III, 11. Fragment, »Frauenspersonen«.

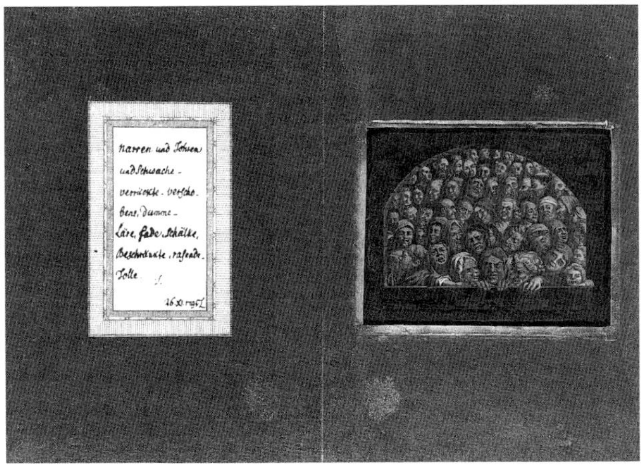

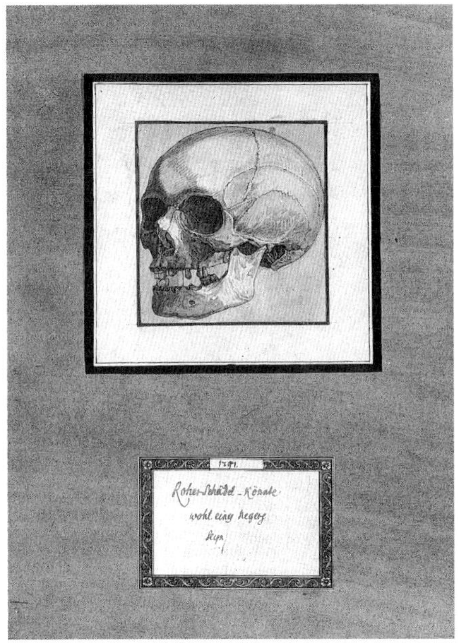

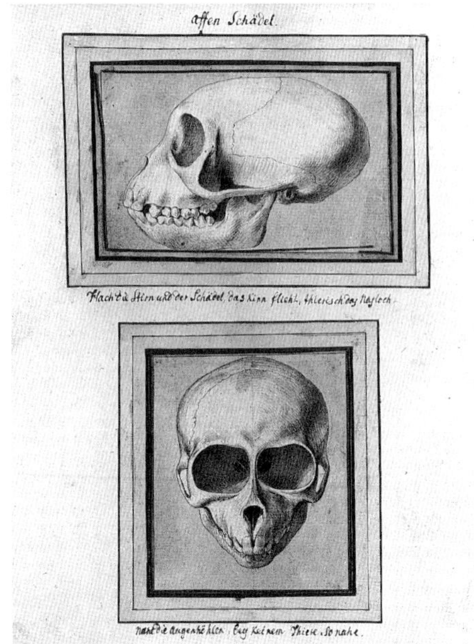

Abb. 9
Narren und Thoren.
Wien, Österreichische Nationalbibliothek

Abb. 10
Roher Schädel.
Wien, Österreichische Nationalbibliothek

Abb. 11
Affen Schädel.
Wien, Österreichische Nationalbibliothek

Ein weiteres Blatt – »Roher Schädel – könnte wohl eines Negers sein« (Abb.10) – projiziert die abwertend interpretierte Form auf ein anderes, nichtchristliches Volk. G. Ch. Lichtenberg warnte mit Recht vor den Folgen solcher Denkweise, die dem Orakel nicht unähnlich war, denn dann müßte man ja wegen ihrer Physiognomie die Kinder aufhängen, bevor sie die schlechten Taten begangen hätten, die den Galgen verdienten. Lichtenberg unterstrich, daß es schlechte Charaktere nicht nur im Pöbel, sondern auch bei den schönen Menschen gäbe: »Denn sind nicht die Geschichtsbücher und alle großen Städte voll von schönen Lasterhaften? Freilich, wer schöne Spitzbuben, glatte Betrüger und reizende Waisenschinder sehen will, muß sie nicht gerade immer hinter den Hecken und in Dorfkerkern suchen. Er muß hingehen, wo sie von Silber speisen, wo sie Gesichterkenntnis und Macht über ihre Muskeln haben, wo sie mit einem Achselzucken Familien unglücklich machen und ehrliche Namen und Kredit über den Haufen wispern oder mit affektierter Unschlüssigkeit wegstottern. Die Anlage war da, antwortet alsdann der Physiognome, aber der korruptible Mensch hat sich selbst verdorben. Die Anlage, wozu? Zu dem, was erfolgte, oder dem, was nicht erfolgte?«[17]

Dem »Antiphysiognomist« Lichtenberg ist die Lavatersche Physiognomik als soziales Programm überaus verdächtig, die unter dem Vorzeichen christlicher Nächstenliebe Intoleranz beförderte. Er, mit einem Buckel gezeichnet, erwies sich in seiner scharfen Kritik gegen Lavater als der wahre Förderer der Menschenliebe: »Allein, ruft der Physiognome, was! Newtons Seele sollte in dem Kopf eines Negers sitzen können? Eine Engelsseele in einem scheußlichen Körper? Der Schöpfer sollte die Tugend und das Verdienst so zeichnen? Das ist unmöglich. Diesen seichten Strom jugendlicher Deklamation kann man mit einem einzigen ›Und warum nicht?‹ auf immer hemmen. Bist Du, Elender, denn der Richter von Gottes Werken? (…) Ich will nur etwas weniges für den Neger sagen, dessen Profil man recht zum Ideal von Dummheit und Hartnäckigkeit und gleichsam zur Asymptote der europäischen Dummheits- und Bosheitslinie ausgestochen hat. Was Wunder, da man Sklaven, Matrosen und Pauker, die Sklaven waren, einem canditat en belles lettres gegenüberstellt. Wenn sie jung in gute Hände kommen, wo sie geachtet werden wie Menschen, so werden sie auch Menschen.«[18]

In den *Physiognomischen Fragmenten* findet sich auch ein großes Kapitel über Tierschädel und Tiereigenschaften (Abb. 11), das größtenteils von Goethe geschrieben ist; ebenso stammen die Schädelzeichnungen aus seinem Umkreis. Er hat sich später schwer getan, zuzugeben, daß sich seine intensive Beschäftigung mit der Osteologie der Anregung durch Lavater verdankt.[19] Durch akribische Beobachtung und wissenschaftlichere Umsetzung der anthropologischen Theorien des Physiologen Camper, von dem sich Goethe in Verehrung gleich eine Porträtbüste schicken ließ, hat diese Beschäftigung aber

17 Lichtenberg 1778, S. 380.
18 Lichtenberg 1778, S. 381 f.
19 Hellen 1888, S. 1 f.

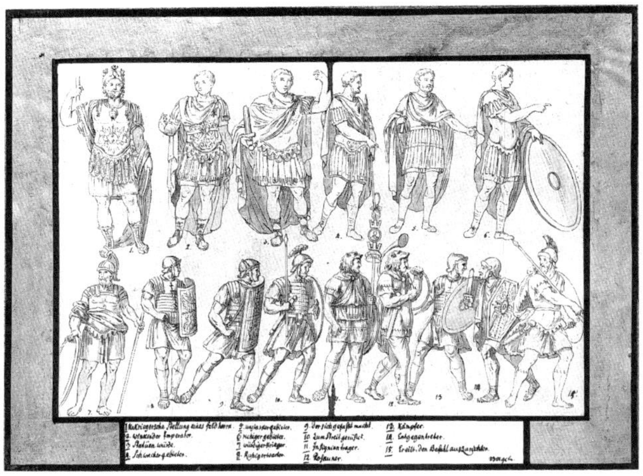

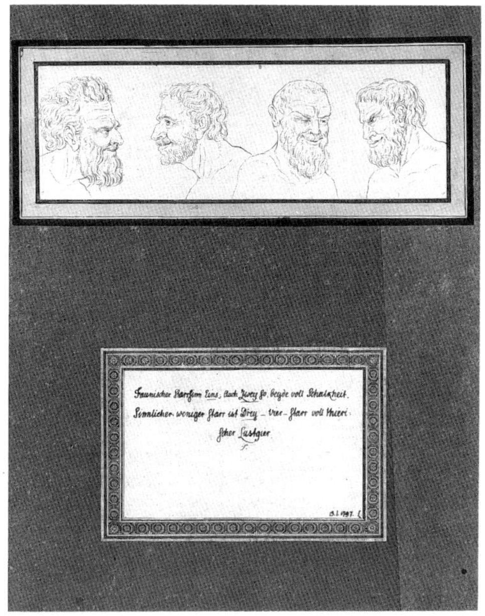

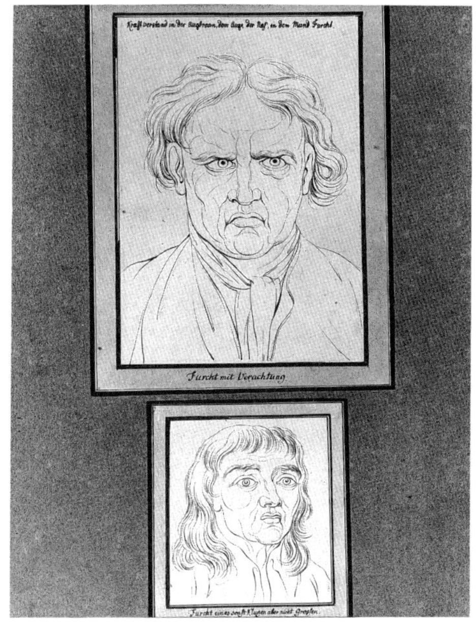

Abb. 12
Körpersprache von Kriegern.
Wien, Österreichische Nationalbibliothek

Abb. 13
Faunische Charaktere.
Wien, Österreichische Nationalbibliothek

Abb. 14
Furcht mit Verachtung.
Wien, Österreichische Nationalbibliothek

Abb. 15
Germain Audran nach Charles Lebrun,
Haß oder Eifersucht

1785 zur Entdeckung des »Os intermaxillaris« geführt, die Mensch und Tier auf eine gemeinsame Stufe der Entwickungsgeschichte der Natur setzte.

In den Kartons *Körperstellungen* in der Lavatersammlung befinden sich einige interessante Blätter mit Beobachtungen zur Körpersprache (Abb. 12), die aber kaum in die Fragmente eingeflossen sind. Die Stellungen von Kriegern zeigen Ausdrucksstudien und eine Art von Bewegungsablauf, die schon an die photographischen Studien von Muybridge hundert Jahre später erinnern. Solche Studien hätten, wie Goethe es sich erhofft hatte, Systematisierungen für die Porträt- und Historienmaler bringen können.

Es war inhaltlich notwendig, daß auch die Charakter- und Affektenlehren nach Le Brun und della Porta Eingang in die Lavaterschen Untersuchungen gefunden haben. Charakterstudien wie die des Faunischen (Abb. 13) oder der Furcht (Abb. 14) stehen in dieser Tradition (Abb. 15), werden aber bei Lavater durch individuelle Ausformungen und Differenzierungen des Ausdrucks unschärfer für eine Kategorisierung. Sind die normierten, ästhetisierten Affekte der barocken Rhetorik noch direkte Reaktionen äußerer Ursachen, werden die mimischen, sich festsetzenden Zeichen bei Lavater zu Wirkungen der Eigenschaften des Inneren und prägen nachhaltig den ständigen Ausdruck des Individuums – so wie in *Furcht mit Verachtung.* Eine Systematisierung muß notgedrungen fehlschlagen, da die Zeichen eines Charaktertyps in immer weiteren individuellen Nuancierungen auftreten können.

Lavater, von Goethe auch der »Prophet« genannt, verstärkte immer mehr sein religiöses Sendungsbewußtsein und seinen Mystizismus, schloß sich dem Mesmerismus an (Jesus Christus war für ihn der erste Magnetiseur), besuchte Wunderheiler, um ihre Wirkungen wissenschaftlich zu ergründen und hypnotisierte selbst in seiner Familie und Leidende. Als er schließlich einem Schwindler

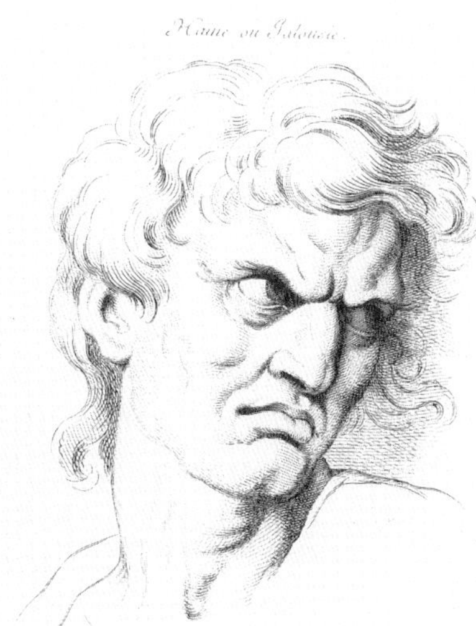

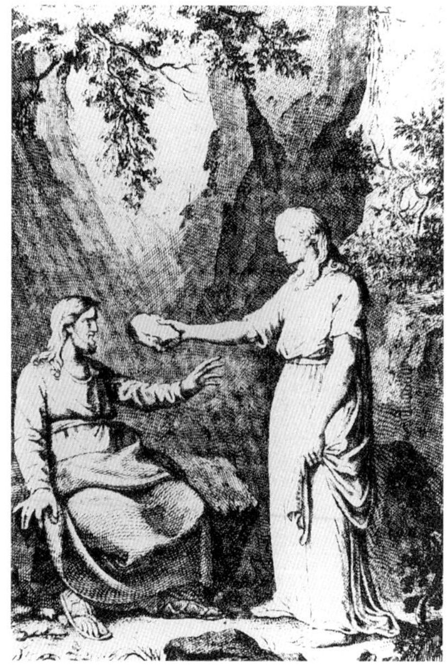

Abb. 16
Satan Goethe als Versuchung Christi, Kupfertafel aus Lavaters *Jesus Messias,* 1783/86

aufsaß, der ihn mit dem Vorwand, der Apostel Johannes sei als Inkarnation wiederaufgetaucht, nach Kopenhagen lockte, mokierte sich die ganze aufgeklärte Welt über ihn.

Seine Bekehrungsversuche an Goethe zum richtigen Christusglauben führten schließlich zum Bruch zwischen den beiden; Goethe löste sich langsam bei Stabilisierung seiner Beziehungen in Weimar zu Beginn der achtziger Jahre von diesem positiv-väterlichen Ideal, das er in Lavater auch gesehen hatte, bei dem er sich immer wohl und aufgehoben gefühlt hatte und dem er lange Jahre existentiell verbunden war. Er schrieb Charlotte von Stein nach einem letzten, sehr kühl verlaufenen Besuch Lavaters in Weimar 1786: »Endlich meine liebe ist das Kindlein [in der Herzogsfamilie, die Verf.] angekommen, ein Mägdlein und der Prophet gleich hinterdrein. Die Götter wissen besser was uns gut ist, als wir es wissen, drum haben sie mich gezwungen ihn zu sehen. Davon sollst Du viel hören. Er hat bey mir gewohnt. Kein herzlich-vertraulich Wort ist unter uns gewechselt worden und ich bin Haß und Liebe auf ewig los. Er hat sich in den wenigen Stunden mit seinen Vollkomenheiten und Eigenheiten so vor mir gezeigt, und meine Seele war wie ein Glas rein Wasser. Ich habe auch unter seine Existenz einen grosen Strich gemacht und weis nun was mir per Saldo von ihm übrig bleibt.«[20]

In diesem Jahr hatte Lavater eine Illustration zu seinem *Jesus Messias oder Die Evangelien und die Apostelgeschichte in Gesängen* herausgebracht, in der er dem Satan in Engelsgestalt als Verführer Christi die Physiognomie Goethes verpaßte (Abb. 16): »Hier erscheint Er so, daß er ein Engel des Lichts heißen kann, obgleich, wie ich glaube, das Feinsatanische von der Seite wenigstens so zum Vorschein kommt, daß ich dieß viermahl umgearbeite Stück von Hrn. Usteri, Schellenberg, Lips, Leypold in Ansehung dieser Figur meisterhaft nennen mögte.«[21]

Lavater ließ also vier Künstler an der Platte arbeiten, um die Physiognomie treffend herauszubringen. Goethe verstand dies als Projektion: »Er ist kein großer Freund von mir. Es ist lächerlich, wie er über mich denkt. Er hat dem Versucher Christi in der Wüste, wie man sagt, im Kupferstiche meine Physiognomie geben lassen. Das gehört zu seinen Phantasien, die ihn oft zu übertriebenen Vorstellungen verleiten.«[22]

Obwohl sich Lavater durch eine lange, herzzerreißende Widmung im *Nathanael* im selben Jahr Goethe wieder zu nähern versuchte, war der Bruch zwischen den beiden nicht mehr zu kitten[23]; mit dem »apostolischen Zug« des Propheten und dem »Verfasser des Pontius Pilatus«[24] wollte Goethe nichts mehr zu tun haben. Welche wichtige Funktion er aber in Goethes Leben innehatte, vermittelt die Beschreibung der Beziehung in *Dichtung und Wahrheit* und die Analysen Eisslers.[25]

Zusammenfassend muß auf die Auswirkungen der *Physiognomischen Fragmente,* so problematisch sie aus unserer Sicht inhaltlich sein mögen, hingewiesen werden. Die aufklärerische Selbstreflexion sowie die Beobachtung und Interpretation anderer hatte ein Vokabular und eine Legitimation an die Hand bekommen, die vom Bürgertum auch als Instrumentarium verstanden werden konnte, ihren Standort nicht nur vom Stand und Herkommen zu bestimmen, sondern von ihren inneren Eigenschaften und Werten, also auch als Werkzeug der Emanzipation. So konnte sich der Diskurs, die Rede über sich und andere, in einer bildhaft-empfindsamen Sprache entfalten und letztendlich zur differenzierten Begriffsbildung seelischer und somatischer Phänomene führen.

Die Lavatersammlung in der Österreichischen Nationalbibliothek enthält fast den gesamten Nachlaß der durch fast dreißig Jahren manisch zusammengetragenen Blätter des Zürcher Pfarrers: 833 noch originale Portefeuilles in Buchrückenform (die auch auf dem Porträt Lavaters als »Bibliothek« im Hintergrund zu sehen sind) bergen etwa 22300 Objekte. Die Portefeuilles sind nach Sachgebieten und nach Größe gegliedert, so daß verschiedene inhaltliche Aspekte in der jeweiligen Größe mehrmals auftauchen können. Der Inhalt dieses »Cabi-

20 AG XVIII, S. 941, Brief vom 21. Juli 1786.
21 Kippenberg 1952, S. 236. Erläuterung Lavaters zu dem Kupferstich *Jesus und Satan in der Wüste.*
22 Kippenberg 1952, S. 232, Gespräch mit Dittmar, 1786.
23 Goethe reagierte in einem Konzept zornig: »Ich bin kein Nathanael und die Nathanaele unter meinem Volcke will ich selbst zum besten haben, (...) also pack dich Sophist. Oder es gibt Stöße.« Zit. nach Kippenberg 1952, S. 241.
24 AG XVIII, S. 940, Brief vom 12. Juli 1786 an Frau von Stein.
25 Eissler 1987, bes. S. 690ff. und 631ff.

netts« entspricht den Inhalten der Publikationen und Lavaters Interessen. Neben Schweizer Handzeichnungen des 16. und 17. Jahrhunderts gibt es vor allem religiöse Darstellungen, Heilige als physiognomische Ideale – meistens von großen Kunstwerken kopierte Zeichnungen und Stiche, massenhaft Christusköpfe, mythologische Figuren, Künstlerkartons (z. B. Holbein, Raffael, Tischbein, Lips), und natürlich nehmen die alphabetisch geordneten Porträts den größten Platz ein. Diese sind wieder unterteilt, entsprechend den Intentionen Lavaters, aus den Teilen auf das Ganze schließen zu können: in Stirnen, Ohren, Augen, Nasen und vor allem Schädel. Laster und Tugenden, Narren und Toren, Halbnarren, Stufen (Stufen zur Menschlichkeit), Charakterköpfe, Physiognomische Umrisse, Stehende Figuren, Tierschädel, Karikaturen, Le Brunsche Charaktere, Körperstellungen und Hände sind diejenigen Begriffe, unter denen Lavater diese Sammlung ordnete. Die Techniken sind gemischt: Aquarelle, Ölskizzen, Zeichnungen in Kohle, Kreide, Bleistift und Tusche und schließlich Stiche jeder Art. Von Briefen wissen wir, daß Goethe wie auch andere Gelehrte Deutschlands in der Entstehungszeit der *Physiognomischen Fragmente* bemüht waren, mit Stichen oder Kopien großer Kunstwerke der Sammlung auszuhelfen.

Viele der Blätter sind aufwendig bewahrt; sie sind auf oder in verschieden gefärbte Kartons geklebt. Manche, vor allem originale Handzeichnungen von Künstlern, existieren als Kartonmäppchen mit eingeklebtem Glasschutz. Fast alle sind mit verschieden ornamentierten Papierkartuschen versehen, auf denen Lavater seine Anmerkungen und Kommentare mit eigener Hand, meist bemüht in Hexametern, schrieb. Oft beschriftete er die Blätter erst Jahre nach ihrer Entstehung. Im eigenen Umkreis beschäftigte Lavater mehrere Handwerker für die Aufbereitung der Blätter und Künstler zum Kopieren und Porträtieren. Dazu gehörten vorzüglich die schon genannten Johann Heinrich Lips, Georg Friedrich Schmoll, der Lavaters Schwager wurde, Johann Rudolf Schellenberg und vor allem Chodowiecki. Lavater bildete Johann Heinrich Lips als jungen, begabten Bauernburschen heran und hat ihn jahrelang für sich verpflichtet; ihm verdanken die *Fragmente* 370 Kupferstiche. Über das Verhältnis zwischen Lips und Lavater erinnert sich Goethe folgendermaßen: »Die Möglichkeit aber, so vieles unschicklich Gebildete [die Porträtstiche in den *Fragmenten*, die Verf.] einigermaßen zusammenzuhalten, lag an dem schönen und entschiedenen Talente des Zeichners und Kupferstechers Lips; er war in der Tat zur freien prosaischen Darstellung des Wirklichen geboren, worauf es denn doch eigentlich hier ankam. Er arbeitete unter dem wunderlich fordernden Physiognomisten, und mußte deshalb genau aufpassen, um sich den Forderungen seines Meisters anzunähern; der talentreiche Bauernknabe fühlte die ganze Verpflichtung, die er einem geistlichen Herrn aus der so hoch priviligierten Stadt schuldig war, und besorgte sein Geschäft aufs beste.«[26]

Mit Chodowiecki nahm Lavater 1774 Kontakt auf und gab ihm ebenfalls, wie auch allen andern beauftragten Künstlern, genaue Anweisungen, was die Illustrationen enthalten sollten und in welcher Art.[27]

Viele Vorlagenzeichnungen der in den Publikationen Lavaters erschienenen Stiche sind in der Sammlung, manchmal in verschiedenen Versionen, aufbewahrt. Lavater gab für damalige Verhältnisse eine enorme Summe für diese Leidenschaft aus und verschuldete sich vor allem für die französische Ausgabe der *Fragmente*.

Manchmal stellte er kleine Konvolute von Blättern zusammen als Geschenk für hochgestellte Persönlichkeiten, von denen er sich Gegengeschenke erwarten durfte, oder für Freunde und Korrespondenten. So sandte er zum Beispiel 1798 und 1799 mehrere Kisten mit Blättern an die Kaiserin Maria Feodorowna, die Gattin Pauls I. nach Rußland, die Anfang des 20. Jahrhunderts von Zürich zurückgekauft wurden.

Unterschwellig lassen sich, wie auch in den *Physiognomischen Fragmenten* Hierarchien in der Bearbeitung, in der Wahl der Form und der Ausarbeitung in den Publikationen feststellen. Wem und wie besonderes Gewicht beigelegt wurde, müßte eine eigene Untersuchung klären.[28]

Goethes Bildnissen kommt sicher in Zahl und Ausführung eine Sonderstellung zu, er ist auch der am häufigsten abgebildete und interpretierte Mensch in den *Fragmenten*.[29] Eruiert werden müßten noch in der Sammlung Goethes eigenhändige Beiträge an Schattenrissen (mindestens 50 nach einer oberflächlichen Sondierung seiner Briefe), sowie Porträts seiner Hand, wie zum Beispiel die in einem Brief erwähnte Zeichnung eines Seemanns, dessen Stich im vierten Band der *Fragmente* erschien.

Man mag sich zu Recht fragen, wie fast die gesamte Sammlung Lavater überhaupt nach Wien gelangte. Der Bankier und Kunstliebhaber Moritz Graf von Fries (1777–1825), dessen Vater, Bürgermeister in Zürich, sich

26 *Dichtung und Wahrheit*, 18. Buch, HA X, S.136.
27 Die Verfasserin bereitet einen Aufsatz über die Chodowieckischen Zeichnungen in der Lavatersammlung vor.
28 Siehe auch: Schlaffer 1986, S. 17 f.

in Wien niederließ und von Kaiserin Maria Theresia wegen seines ökonomischen Erfolges als Armeelieferant in den Adelsstand erhoben wurde, besuchte 1800 auf seiner Hochzeitsreise Lavater. Zwei Jahre nach dessen Tode meldete er beim Sohn und Erben, Heinrich Lavater, Interesse an der zum Verkauf stehenden Sammlung an.

Im Oktober 1803 schrieb Heinrich Lavater dem Grafen über die Sammlung:

»Herr Mattei hat meinem Schwager Geßner einen Wink gegeben, daß Sie nicht abgeneigt wären, einen genauen Bericht über den Verkauf der Kunstsammlung meines geliebten seeligen Vaters zu erhalten. Erlauben Sie mir, verehrungswürdigster Herr Graf, Ihnen mit aller der Wärme die uns alle ergreifen muß, wenn von diesem Verkauf auch nur entfernt die Rede ist, diese Angelegenheit zu empfehlen. (...)

Diese in ihrer Art einzige Sammlung, war das Studium, die Freude, und das Leiden meines seeligen Vaters. Sie besteht eigentlich, aus drey Theilen; aus den Originalzeichnungen der besten Kupferstiche zu den Wercken, die er herausgab, aus physiognomischen Studien, die mehrere hundert Bände betragen, und aus Handzeichnungen und Öhlgemählden deren Besitz er mit zu seinen angenehmsten Lebensgenüßen rechnete. Er versicherte öfters daß ihn dieß Cabinet gegen hunderttausend Gulden zu stehen komme.«[30]

Des weiteren berichtete Heinrich Lavater, daß auf Grund der französischen Ausgabe eine Schuldenlast von 80.000 Gulden vorläge und die Familie den Preis der Sammlung aber unter ihrem Schätzwert ansiedeln würde: »Lips und andre Künstler die wir bathen diese Sammlung zu schäzen, schlugen ihren innern Werth zu 30 000 G an. Wir haben sie in unserm Haben, zu 25 000 G hießigen Geldes angesezt, einen Preis aus welchen wir sie gerne und o! könnt ich ausdrücken mit welchen Gefühlen von Dank, von Rührung – von Anbethung abtretten würden.«[31]

Fries, der in Wien eine bedeutende Kunstsammlung angelegt hatte, war bereit, die 25.000 Gulden zu bezahlen. Der *Sterbende Cato* von Caravaggio, der auch Lavater gehörte, sich aber in Hildesheim befand, sollte von dort aus nach Wien geschickt werden. Im August 1804 wurde die Sammlung in 27 Kisten gepackt, deren Gewicht 70 Zentner betrug. Heinrich Lavater fügt noch erklärende, fast entschuldigende Worte zur Sammlung bei; da sie auch unter seinem Vater nie wirklich geordnet war, hat man sie auch jetzt nicht geordnet und sie würde in diesem Zustand gesendet werden, wie der Verstorbene sie hinterlassen hatte:

»Ich kann zwar nicht verstehen, daß mich beym Durchsuchen und Paken, dieser Sammlung oft bängliche Sorgen ergriffen; man muß dieselbe aus dem Gesichtspunkt meines Vaters betrachten können, und sich in denselben versezen, um ihren Werth und Unwerth gehörig zu würdigen. Physiognomische Studien, waren Veranlasung, Zwek und Wesen dieses Cabinetes, daher die Sammlung von Portraiten, gut oder schlecht; daher die vielen colorirten Portraite von Personen die ihn besuchten, und die manigfaltigen Versuche, Leidenschaften, Charakter, Abstuffungen, Entwiklungen, Stellungen u.s.w. darzustellen und ihr charakteristisches, gewißermaßen, durch alle Naturreiche hindurch, wißenschaftlich nach festen Regeln zu bestimmen; ein großer Theil dieser Sammlung ist gleichsam nur ein A.B.C. von Proben und Scizze von Ideen, und kann als solches nur einen personellen, scientifischen, und durchaus keinen Kunstwerth haben, hinzu kömmt noch der große Wohlthätigkeitstrieb des Verstorbenen, der bloß in der Absicht jedermann Arbeit und Verdienst zu verschaffen, Copien wieder Copieren und dann einfaßen ließ, wobey dann freylich durch ungeschikte Hände manches verdorben wurde, manches für die Sammlung eines andern Dilettanten kaum brauchbar seyn kann.

Eine zweyte Abtheilung dieser Sammlung, die Folge seiner litterarischen Arbeiten, enthält die Originale zu den Kupferstichen verschiedener seiner Werke, als der Physiognomik, der [unleserlich] u.s.w. Der größte Teil derselben ist von Chodowieki, welcher ihn seine Arbeiten oft unmäßig bezahlen machte. Für die Ausführung Christi z.B. welches freylich die einzige Zeichnung von dieser Größe ist, die von Chodowiekj existirt, mußte er ihm ›als guter alter Freund‹ über 40 neue Louisdors bezahlen. Die meisten dieser Zeichnungen sind von Schellenberg copirt, von diesen Copien sind noch viele da, viele verschenkte er, oder machte kleine Cabinetchen und Sammlungen, die er zum Besten der Armen weggab, alle Originale behielt er sorgfältig auf. Späterhin fieng er eine Sammlung von biblischen Kupferstichen von alten Meistern an.«[32]

Fries gab folgende Gründe für den Ankauf an: »Es ist nicht der Künstlerwerth den ich in dieser Sammlung suche; das Andenken das diese Sammlung begleitet, und das Vergnügen das mir ihr Ankauf in andern Rüksichten verschaft sind Gründe genug eines steten Genußes für mich.«[33]

29 Schon im I. Band der *Fragmente* kam ein Dutzend Goetheporträts in die physiognomische Analyse. Lavater schrieb am 14. März 1775, kurz vor Fertigstellung des Bandes, an Zimmermann: »Von Goethe, (dir ins Ohr gesagt, denn wüsst ers, er würde thun wie ein Löwe) kommen wohl 10 Porträte. Hab auch schon einen Schattenriss ohne sein Wissen von ihm zu einer Vignette an Reichen [den Verleger, die Verf.] geschickt.« (zit. nach Hellen 1888, S. 122). Es ist zu fragen, ob diese Bewunderung des für Lavater als so ideal empfundenen Kopfes nicht den fast hysterischen Goethebildniskult von über hundert erhaltenen Variationen (Drucke und Kopien nicht eingerechnet) ausgelöst und mitgetragen hat; Unzählige wollten offenbar an der durch Lavaters Hymnen verbürgten Aura eines einzigartigen Genies teilhaben.

30 Briefe Heinrich Lavaters an den Grafen Fries, Originale in der Porträtsammlung, Österreichische Nationalbibliothek, Wien, Brief vom 5. Okt. 1803.

31 Brief Heinrich Lavaters an den Grafen Fries vom 5. Okt. 1803, vgl. Anm. 30.

32 Brief Heinrich Lavaters an den Grafen Fries vom 25. August 1804, vgl. Anm. 30.

33 Brief Heinrich Lavaters an den Grafen Fries vom 20. August 1812, zitiert von Heinrich Lavater aus einem früheren Brief von Fries. Vgl. Anm. 30.

Bis 1812 gibt es einen Briefwechsel über Zahlungs- und Zinsmodalitäten derjenigen Gelder, die im Bankhaus Fries für die Familie Lavater liegen geblieben waren. 1826 wurde das Bankhaus Fries insolvent, und Fries schlug sogar seinen gesamten Privatbesitz, also auch die Kunstsammlung, in die Konkursmasse. Die Sammlung sollte bei der Versteigerung 1828 in 26 Stücke zerteilt werden und 400 Gulden einbringen. Kaiser Franz I., der von seiner Jugendzeit an Porträts sammelte und eine Bibliothek aufgebaut hatte, gab seinem Kustos Peter Thomas Young den Auftrag, um 800 bis 1000 Gulden die Sammlung zu ersteigern. Als die Gläubiger erfuhren, wer der Käufer sei, verlangten sie 5000 Gulden, die der Kaiser auch zahlte. Am 6. Februar 1828 erfolgte die Übergabe von 880 Portefeuilles, die so in den Fideikomißbesitz des Hauses Habsburg-Lothringen eingingen, aber immer als eigener Sammlungsbestand erhalten blieben. 1919 wurde die Porträtsammlung in den Besitz der Republik Österreich überführt und ist seit 1921 Teil der Österreichischen Nationalbibliothek.[34]

34 Castle/Payer-Thurn 1923–24/II; Kat. Wien 1985, S. 8f. und S. 36ff.

Johann Daniel Bager (zugeschrieben)
Frankfurt a. M. 1734 – 1815 Wiesbaden

141 PORTRÄT GOETHES

um 1773
Miniatur in Öl, aquarelliertes Passepartout mit Goldrand, in gelben Karton mit Klappdeckel und Glasschutz affichiert
16,1 x 14,6 cm
unbez., o. J.
Wien, Porträtsammlung und Bildarchiv der Österreichischen Nationalbibliothek
Inv. Nr. LAV XIV 182/ 9845

Kommentar J. C. Lavaters:
außen: ›Goethe in Öhl‹
am Innendeckel auf der Kartusche: ›Goethe.
Goethe! Dich mahlt und beschreibt kein Geist,/ der kleiner, als Du – ist./
Immer etwas von Dir hascht jeder auf und / er wähnt dann,/ Dich ergriffen zu haben – und hat den Schatten/ von Dir kaum!/
Jeder Kleinere mahlt viel kleinlicher Lippen/ und Aug Dir –/ macht Dich geschmeidiger, sanfter, und feiner –/ lämmlicher, zärter –/
glaubt, Dir weislich zu schohnen, indem er die/ Kraft dir des Wolfes/
und des Löwen Grimm und Stolz raubt, die Dich/ bezeichnen ... /
oh, die Künstler vergessen, wie viele Naturen/ in Dich nur/ mischte die Mutter Natur – Sie jubelte, da/ Sie Dich hinstellt'. /
29. VIII. 1793. L.‹

Die Literatur schreibt diese ovale Ölminiatur dem Frankfurter Maler Johann Daniel Bager zu und identifiziert sie mit jenem Porträt, das Goethe 1773 auf Verlangen Lavaters (die Bitte war gerichtet an den Frankfurter Buchhändler J. K. Deinet) nach Zürich sandte, noch bevor sich die beiden persönlich kennengelernt hatten. Lavater war erstaunt gewesen »über das unvergleichliche Genie des Herrn Göthe«, als er den von Goethe verfaßten »Brief des Pastors...« las und schrieb Deinet: »...wahrlich – der hat nicht nur einen Genius – Er ist ein Genius von der ersten Größe... Nun dieser Mann sey einige Tage mein tägliches und nächtliches Studium – und ich muß, kost es, was es wolle, ein bestimmt kenntliches Porträt auf einem Oktavblatt, im Profil, (trägt er eine Perüke, im Kahlkopf) von ihm haben, – und Ihnen will ichs überlaßen – wie Sie es schleünigst und sicherst anstellen. – Zuletzt nur einen getreüen Schattenriß. Aber, dieß bitte ich ja nicht zuvergeßen à tout prix.« (Castle/Payer-Thurn 1923–24/II, S. 3).

Lavater bestätigte Goethe in einem Brief vom 6. November 1773 den Erhalt eines Porträts, nachdem ihn Goethe zuvor mit der Zusendung eines Bildnisses des Theologen C. F. Bahrdt, das er als seines ausgegeben, auf die Probe gestellt hatte:

»Endlich habe ich Ihr theüres Bild erhalten – mit zitternder Begierde, diesen Moment, den 6. Nov. geöfnet, nicht mein Ideal, aber einen Mann gefunden, neben dem Bahrdt unerträglich wird; (...) So eben tritt mein Bruder in's Zimmer, und findt Sie ähnlich [Lavater läßt hier einen Zeugen die Richtigkeit bestätigen, die Verf.] ... Ich glaub' es, die Natur spricht. Nur die zu lange Nase, denn das ist gewiß, mindert den Eindruck der Augen und der Stirne. Aber welche Naivität – in dem Munde. Laßen Sie mich wenigstens die Hand küßen. Ich bin unaussprechlich froh, daß Ihr Gesicht so ganz anders ist, als Bahrdt, und daß Sie vielmehr Stille und Ruhe bey dieser Heiterkeit und diesem Leben haben, als ich hoffen durfte.« (Castle/Payer-Thurn 1923–24/II, S. 9)

Am 26. April 1774 schreibt Goethe an Lavater in Bezug auf dieses Bildnis: »Steiner hat gefunden dass mein Portrait das du hast nicht ich sey.« (AG XVIII, S. 222)

Die überlange Nase war der ausschlaggebende Beweis, das Bagersche Bildnis in der Lavatersammlung mit dem gesendeten gleichzustellen. In der Zuschreibung werden auch, wie so oft in der panegyrischen Goetheliteratur, Bildnis, Werk und äußere Verhältnisse auf eine nicht immer einleuchtende Weise verknüpft und der träumerische, wenig selbstbewußte Blick des Dargestellten dem schwärmerischen Jüngling der Werther-Zeit zugesprochen. Vor dieser Identifizierung wurde jedoch dieses Porträt wegen des theatralischen blauen Mantels in den theaterspielenden Goethe der ersten Weimarer Jahre projiziert.

Die sorgfältig ausgeführte Miniatur zeigt einen ernsten jungen Mann im Profil mit weichen, leicht verschatteten Zügen. Das – wie Lavater es wünschte – glatt gekämmte, gepuderte Haar steht im Gegensatz zum heroisierenden Überwurf und dem glatten roten Rock mit gelbem Umschlag, aus dem der geöffnete Spitzenkragen des Hemdes den Hals und den Brustansatz freigibt. Diese lässige Darstellung im Künstlerhabitus überträgt sich auch auf den Eindruck einer anmutigen Haltung, die auch durch die leichte Neigung des Kopfes unterstützt wird und die die Strenge des Profils mildert. Das Profilbildnis war von Lavater vorzüglich erbeten, da er glaubte, daraus gründlicher die feststehenden physiognomischen Zeichen eines Menschen lesen zu können. Das Profilbildnis war aber auch die tradierte Hoheitsform des Medaillenporträts, das hier durch die aquarellierte Marmorierung der Rahmung zusätzliche Nobilität erfährt. Unter dem Argument der Verwissenschaftlichung verbürgerlicht hier diese Porträtform.

Im III. Band seiner *Physiognomischen Fragmente* (Tafel LXVI) publiziert Lavater einen Stich von J. G. Saiter nach dem vorliegenden Bildnis mit folgendem Kommentar:

»Ein Profil mit gebundenen Haaren. G.

Und nun... ist denn dieß wohl Göthe? – der edle, feürige, selbstständige, allwürksame, genialische Göthe? – Nein. Er ist's wieder nicht; doch scheint er sich uns nähern zu wollen – Nicht klein ist dieß Gesicht – gewiß nicht; (...)- und doch ist jenes auch wieder so groß nicht, als die Natur. In diesem Blicke, diesem Munde, dieser Stellung ist doch so unbeschreiblich viel wahres, bestimmtes – einfaches, auf einen festen Punkt hinzielendes – theilnehmend mit der Kälte ins Hinschauen dahin gerissener Laune.–

Stirne – nicht gemein – aber um außerordentlich zu seyn, müßte sie wenigstens schärfer umrissen seyn – Der Uebergang von der Stirne zur Nase hat nicht Schwung, und nicht scharfe Bestimmtheit genug. Der Knopf der Nase ist zu flachrund – das Nasenloch zu ausgehöhlt – das Nasenläppchen über dem Loch ist auch zu unbestimmt, um mit diesem (wiewohl nicht wahren) Rücken der Nase und dem Auge zu harmoniren – Was aber vollends dem Gesichte seine Großheit und Geisteskraft benimmt, ist – die Länge des Zwischenraums zwischen Nase und Mund, die freylich, mahlerisch betrachtet, in Vergleichung mit der Distanz des Nasenläppchens vom Auge – nicht unrichtig wäre. Aber auch jene Entfernung ist zu lang – wiewohl sie, an sich betrachtet, schön – und allemal beynahe von großer Würkung ist. Salz der Laune ist auf die Lippen gestreut – unstreitig – aber die Kleinheit der Oberlippe, und die allzurunde Fleischigkeit der Unterlippe benimmt dem Munde unglaublich viel von seiner geschmackvollen und empfindsamen Feinheit. Ueberhaupt ist offenbar von der Nasenspitze an bis unter den Mund der vornehmste Sitz der Gemeinheit dieses Gesichtes – obgleich der Mund, an sich allein betrachtet, gewiss nicht gemein ist. Die Höhlung zwischen der Unterlippe und dem Kinnball ist weder tief, noch schwungreich, noch scharf genug, um Großheit auszudrücken. Vom Auge, der Seele dieses Gesichtes, haben wir noch nichts gesagt. Freylich nicht *Göthens* rollendes Feuerrad – so fähig, von Empfindungsglut *jeder Art* geschmelzt zu

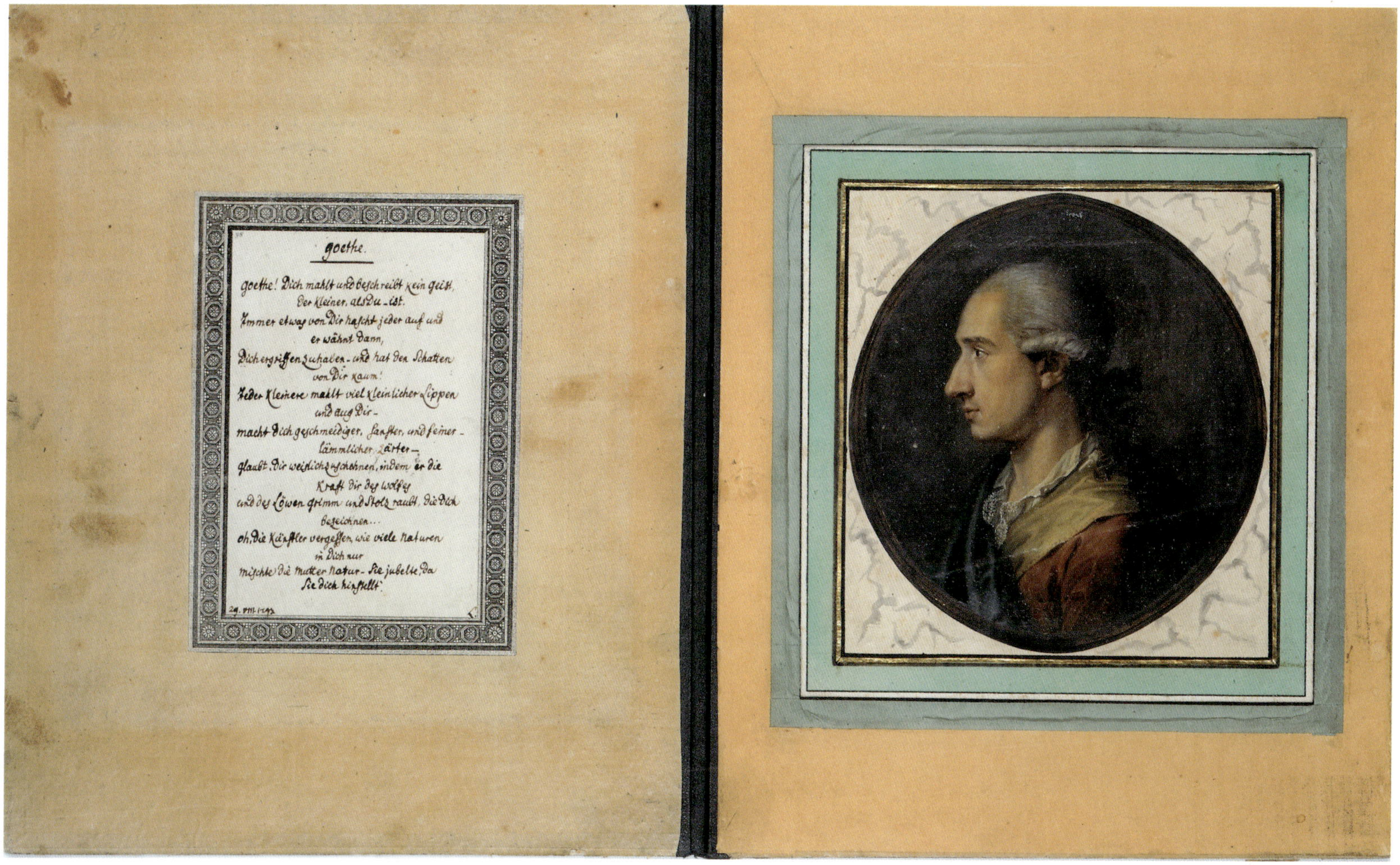

werden – wieviel benimmt diesem die unbestimmt ründliche, mattsinkende Linie des untern Augenliedes! Hingegen ist der, durch das Licht neben an ziemlich scharf sich aushebende, schwarze, kraftvolle Stern, unter diesem geraden (wiewohl abermals unwahren) Augendeckel und dieser ziemlich bestimmten, sanftbogigten Augenbraune für treffendsten Verstand und Witz gewiß entscheidend. Der obere Umriß des Kopfes zeigt vielfassendes Gedächtnis und ein großes Magazin von Bildern.

Das Ohr scheint auch nicht ohne Ausdruck von Kraft zu seyn – die sich auch besonders am Halse nicht unbezeugt läßt.«

Lavaters Kommentar in den Fragmenten streicht, wie auch im viel späteren, lange nach dem Bruch mit Goethe erfolgten Kommentar zur Bagerschen Ölminiatur (1793), die Unfähigkeit der Künstler heraus, Goethes Vielschichtigkeit und Genie ins Bild zu bannen. Wie fast immer in seinen Kommentaren mischt Lavater die Kritik an den Fähigkeiten der Künstler, seine Erwartungen gegenüber dem bestellten Kunstwerk, seine (Vor-) Urteile über die Porträtierten mit dem verherrlichten, kritisierten oder bloß gedeuteten Charakter der Dargestellten zu einer methodisch ineinander verwobenen, unauflöslich verworrenen Rhetorik, die den Leser nicht selten ohne tiefe Erkenntnis entläßt. *I. B. F.*

Johann Heinrich Lips (zugeschrieben)
Zürich 1758 – 1817 Zürich

142 PORTRÄT GOETHES

um 1775
Aquarellzeichnung, schwarzes Passepartout mit Goldrand, in grünen Karton mit Klappdeckel und Glasschutz affichiert
7,2 x 6,5 cm
unbez., o. J.
Wien, Porträtsammlung und Bildarchiv der Österreichischen Nationalbibliothek
Inv. Nr. LAV X 627/ 5979

Kommentar J. C. Lavaters:
außen: ›Goethe Profil.‹
am Innendeckel auf der Kartusche:
›Carricatur des Gesichts das Seinesgleichen/ umsonst sucht./ In dem Übergang von der Stirn zur Nase-/ nicht Wahrheit./ Auch zu knabenhaft das Kinn und die Kinn-/ lad – des Auges/ Blitz fehlt; dennoch zeigt das fehlerreiche/ Profil – viel./ 25. VI. 1789. L.‹

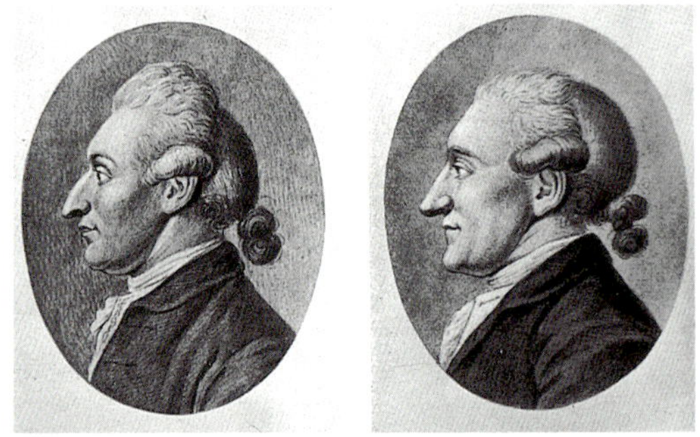

1
Johann Heinrich Lips, Die Grafen Christian und Friedrich Leopold zu Stolberg, 1775. Wien, Österreichische Nationalbibliothek

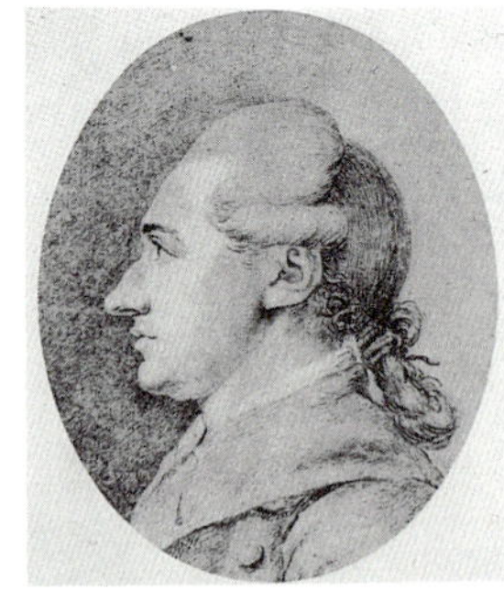

2
Georg Friedrich Schmoll, Goethe, 1775. Heidelberg, Kurpfälzisches Museum

Die bis jetzt immer als G. F. Schmolls Werk geltende Aquarellminiatur möchte ich J. H. Lips zuschreiben, da sie ein offensichtliches Pendant zu zwei Bildnissen der Brüder Stolberg in der Lavatersammlung ist (Abb. 1), die von Lips gezeichnet und für die *Physiognomischen Fragmente* gestochen wurden. Mit den beiden Grafen Stolberg trat Goethe 1775 seine erste Schweizer Reise an. Goethe lernte dabei in Zürich bei Lavater den jungen Lips persönlich kennen.

Die Zuschreibung an G. F. Schmoll erfolgte in der Literatur durch einen sehr ähnlichen Profilstich Goethes im dritten Band der *Physiognomischen Fragmente;* die diesem Stich Schmolls wirklich zugrundeliegende Zeichnung dieses Künstlers wurde aber 1975 im Kurpfälzischen Museum in Heidelberg wiederaufgefunden (Abb. 2). Auf das vorliegende Bildnis wurden auch Tagebucheintragungen Lavaters von seiner Reise nach Frankfurt und Ems mit Goethe 1774 bezogen, in denen Porträtsitzungen Goethes vor Schmoll am 25. Juni und am 16. Juli 1774 vermerkt sind. Schmoll begleitete Lavater auf der Deutschlandreise, um für die *Physiognomischen Fragmente* möglichst viele bekannte Leute zu porträtieren. Da die vorliegende Aquarellminiatur nicht die Qualität der Schmollschen Zeichnung vorweisen kann, muß ein anderer Künstler aus dem Lavaterschen Umkreis Goethe und die Brüder Stolberg porträtiert haben. Für Lips, der damals erst 17 Jahre alt war und von Lavater als Zeichner und Stecher noch ausgebildet wurde, spricht das gelängte, schmale, etwas verzogene Profil; Schmolls Bildnisse zeigen breitere, weichere Gesichter.

Goethe trägt ein gebundenes Halstuch und einen braunen Rock, seine Lippen sind leicht geöffnet, das Auge blickt starr nach vorne, die Nase ist lang und spitz, das Haar gepudert und nach hinten gebunden, ohne zu einem Zopf geflochten zu sein (ein Markenzeichen des jungen Goethe); über der Stirn sitzt ein Toupet. Das Auge ist – entgegen der Realität – blau. (Goethe hatte bewunderte braune, fast schwarze Augen). So könnte man auch annehmen, daß Lips das Schmollsche Bildnis ohne persönliche Sitzungen bloß kopiert hat. Lavater bezeichnete das Bildnis in seinem obigen Kommentar von 1789 als »Carricatur«. *I. B. F.*

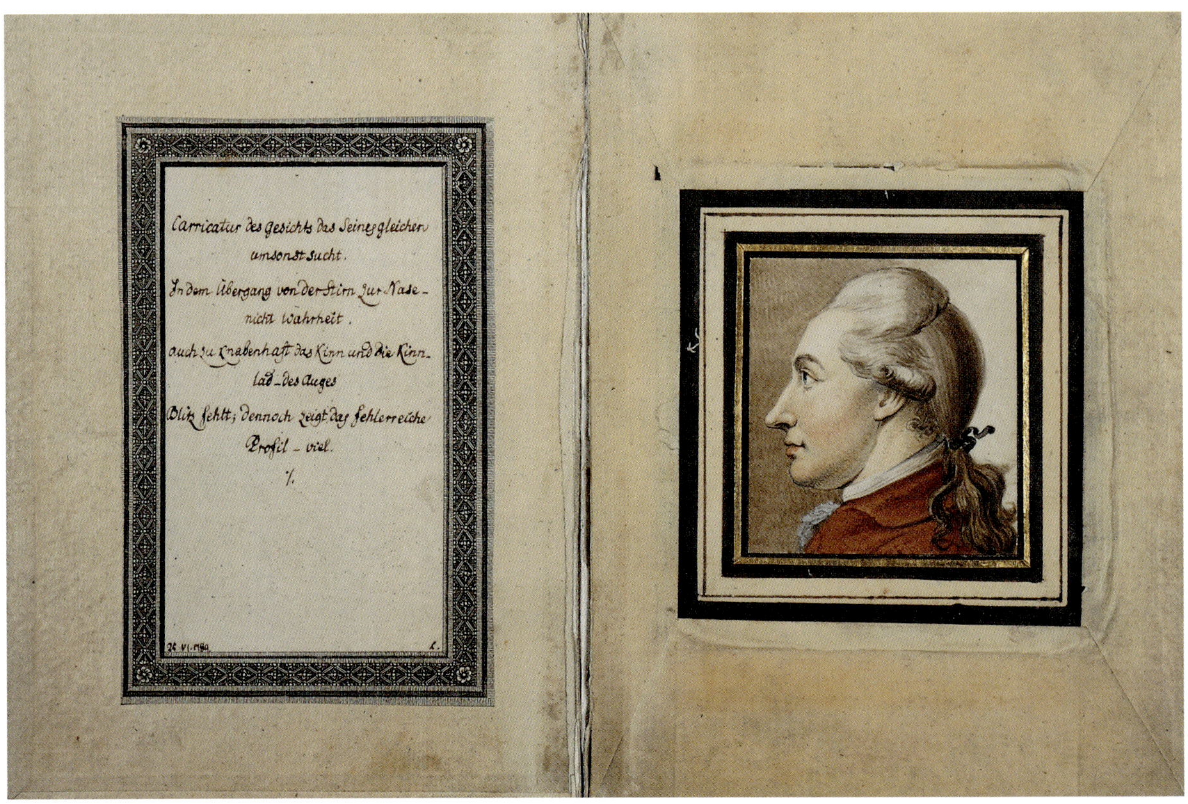

Anonym
Kopie nach

Jens Juel

Fühnen 1745 – 1802 Kopenhagen

143 PORTRÄT GOETHES

um 1779
Kreidezeichnung, Tusche laviert, imitierter ovaler Steinrahmen und aquarelliertes Passepartout mit Goldrand, in grünen Karton mit Klappdeckel und Glasschutz affichiert
17,5 x 14,1 cm
unbez., o. J
Wien, Porträtsammlung und Bildarchiv der Österreichischen Nationalbibliothek
Inv. Nr: LAV XXII 372/7408

Kommentar J. C. Lavaters:
außen: ›Goethe nach Juel‹
am Innendeckel auf der Kartusche:
›Kraft der Stirne fehlt und Harmonie/ von dem ganzen -/ Dennoch, wer kann das Genie im gefehlten/ Bilde verkennen?/L.‹

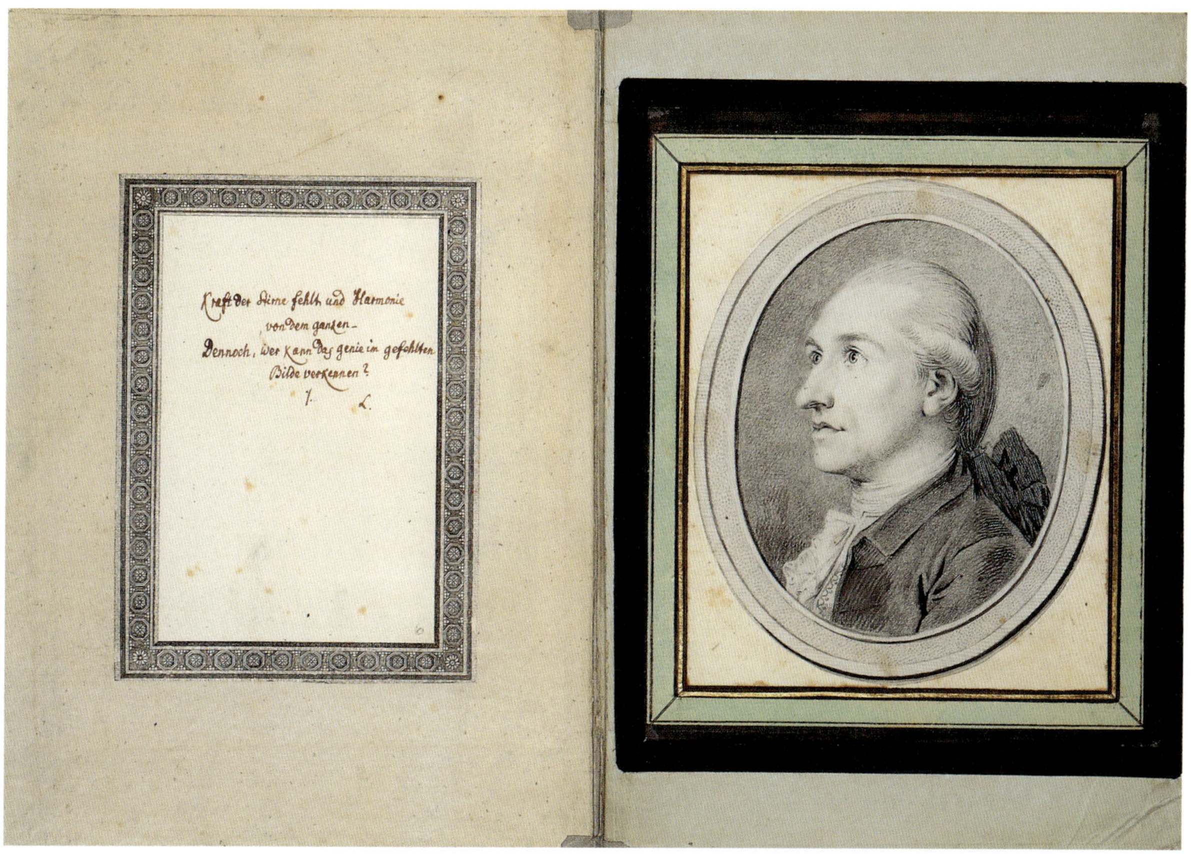

Am 1. und 2. November 1779 saß Goethe auf seiner zweiten Schweizer Reise, die er mit dem Herzog Carl August unternahm, dem dänischen Maler Jens Juel in Genf für ein Porträt; die signierte Originalzeichnung, die Wahl 1932, Nr.14, abbildet, gilt als verschollen. Die in der Lavatersammlung befindliche Kopie (von Lavater beschriftet »Goethe nach Juel«) scheint, soweit nach der Photographie zu urteilen ist, eine ziemlich exakte Wiedergabe des Originals zu sein. Als bester Kopist unter den für Lavater arbeitenden Künstlern ist als Autor für dieses Bildnis schon G. F. Schmoll genannt worden.

Das etwas aus dem Profil gedrehte Gesicht ist in leichter Untersicht gegeben; die Augen blicken schräg nach oben. Dieser distanzierende Gestus, der den Dargestellten aus der Sphäre des Betrachters erhebt, ist der Feldherrenpose der Renaissancefürsten entlehnt (siehe Martin Warnke, Erhobenen Hauptes. In: Kat. Wien 1992, Seite 190ff.). Der Blick nach oben konnotiert aber auch, wenn die sakrale Bildformel der göttlichen Eingebung verweltlicht ist, die apollinische Inspiration durch den Gott der Künste und des Lichts. Das Licht, das aus der Blickrichtung den Kopf beleuchtet, scheint hier mit Hilfe der aufgesetzten Glanzlichter durch das Auge in das Innere zu fallen, während die Augen ins Leere schauen und selbst nichts Reales fixieren. Der oft beschriebene dunkle Teint und die leichten Pokkennarben Goethes werden durch ein lichtes, reines Inkarnat ersetzt. Durch den imitierten Steinrahmen bekommt dieses feingezeichnete, aber idealisierende Porträt trotz der Alltäglichkeit der Kleidung Monumentcharakter; eine Erhöhung, die dem Bürger eine Machtposition allein auf Grund seiner intellektuellen Potenz zugesteht. Die Nobilitierung beruht hier auf den geistigen Fähigkeiten und dem geistigen »Adel«. Es ist sehr wahrscheinlich, daß es Lavaters ausdrücklicher Wunsch war, daß Juel diesen Gestus verwendet. Es gibt ihn schon im III. Band der *Physiognomischen Fragmente*, 1777, S. 224, auf einem etwas mißlungenen Stich von J. H. Lips mit noch mehr nach oben verdrehten Augen. Lavater kommentiert es trotzdem folgendermaßen: »...dennoch beynahe drückt keines von allen die dichterische hochaufschwebende Genialität aus, wie dieß.«

Hingegen war Lavater gar nicht zufrieden mit dem Juelschen Bildnis; er schreibt an Goethe: »...aber nun seh' ich das Sonnenklar, daß Juel keinen Grand Sens hat. Deines [das Porträt, die Verf.], das mir, erschrick aber nicht, wie unter den Händen weggestohlen worden ist; und daß ich, durch magische Wuth über dem unbegreiflichen Verschwinden, gewiß, ehe Du diesen Brief hast, wiederherschaffen will, und wenn's über's Meer geflogen wäre; ist im Grunde elend, ohne eine Seele, hasenfüßisch gezeichnet, der hat weder den Herzog, noch dich gesehen' – ist mein Urtheil« (Castle/Payer-Thurn 1923–24/II, S. 7f.). *I. B. F.*

Johann Heinrich Lips
Zürich 1758 - 1817 Zürich

144 PORTRÄT GOETHES

um 1797
Tuschzeichnung, aquarelliertes Passepartout mit Goldrand,
in braunen Karton mit Klappdeckel und Glasschutz affichiert
31 x 26 cm
unbez., o. J.
Wien, Porträtsammlung und Bildarchiv der Österreichischen Nationalbibliothek
Inv. Nr. LAV IX 78/ 3172

Kommentar J. C. Lavaters:
außen: ›Goethe von Lips‹
am Innendeckel auf der Kartusche: ›Goethe.
Genialischer Kopf – du kündigst/ dich jeglichem Aug' an!/
Voll Verstand ist die Stirn, das Aug/ voll leüchtenden Feüers!/
Gross nicht aber fein, voll zarten/ Sinnes die Nase;/
Voll Verachtungskraft und zerschmet/ ternder Stärke die Lippe –/
Sinnlich üppig das Kinn; des Kopfes/ Gränze zu flächlich./
7. 1. 1797 L.‹

1779 unternahm Goethe mit dem zweiundzwanzigjährigen Herzog Carl August von Sachsen-Weimar eine »Bildungsreise« in die Schweiz, auch, um diesem seinen geliebten Freund Lavater vorzustellen. Er glaubte, daß Lavater auf den Herzog einen günstigen moralischen Einfluß ausüben könnte. Am 2. Dezember 1779 fertigte Johann Heinrich Lips zwei Porträts Goethes an. Bei diesen beiden Bildnissen handelt es sich um eines im Profil (Freies Deutsches Hochstift/Frankfurter Goethe-Museum) und eines in Dreiviertelansicht; im letzteren möchte ich das vorliegende aus der Lavatersammlung erkennen.

Am auffallendsten an diesem Porträt ist der – im Verhältnis zum Oberkörper – etwas zu große Kopf, der auch durch den direkten, intensiven und durchleuchteten Blick auf den Betrachter alle Aufmerksamkeit absorbiert. Das besondere Kennzeichen dieser Physiognomie aber ist die saturnische Zornesader, die auf der linken Stirnseite Goethes deutlich auszumachen ist. Der wilde, ungezähmte Charakter des Gottes Saturn wurde in der humanistischen Interpretation mit dem melancholisch-manischen Temperament verbunden und war den zwischen Genie und Wahn pendelnden Geistesheroen wie Dichtern, Künstlern und Philosophen zugeschrieben. Es gibt kein weiteres Bildnis oder eine Beschreibung Goethes, in dem dieses körperliche Zeichen auftritt. Durch die steilen Stirnfalten und die gut sichtbaren Falten von der Nase zum Mund, die die etwas herabhängenden Mundwinkel verstärken, wird diese Deutung des saturnischen Temperaments untermauert. Lavater und Goethe, die in der alten physiognomischen Literatur bestens bewandert waren, bemühten sich hier offensichtlich, einen Typus in die individuelle Charakteristik übertragen zu lassen. Die Wahl des Typus war hoch angesiedelt: Antikes, göttliches Temperament und humanistischer Geist verbinden sich in ihm.

Die Kommentare Lavaters zu diesem Bild und zu seinen Kopien sind ausnahmsweise enthusiastisch: keine Kritik an den ausführenden Künstlern. Aber irgendwie scheint er die Geister des Ausdrucks, die er da gerufen hatte, rhetorisch bannen und abwehren zu wollen: die zerstörerische Kraft der Mundpartie war ihm offensichtlich nicht ganz geheuer. *I. B. F.*

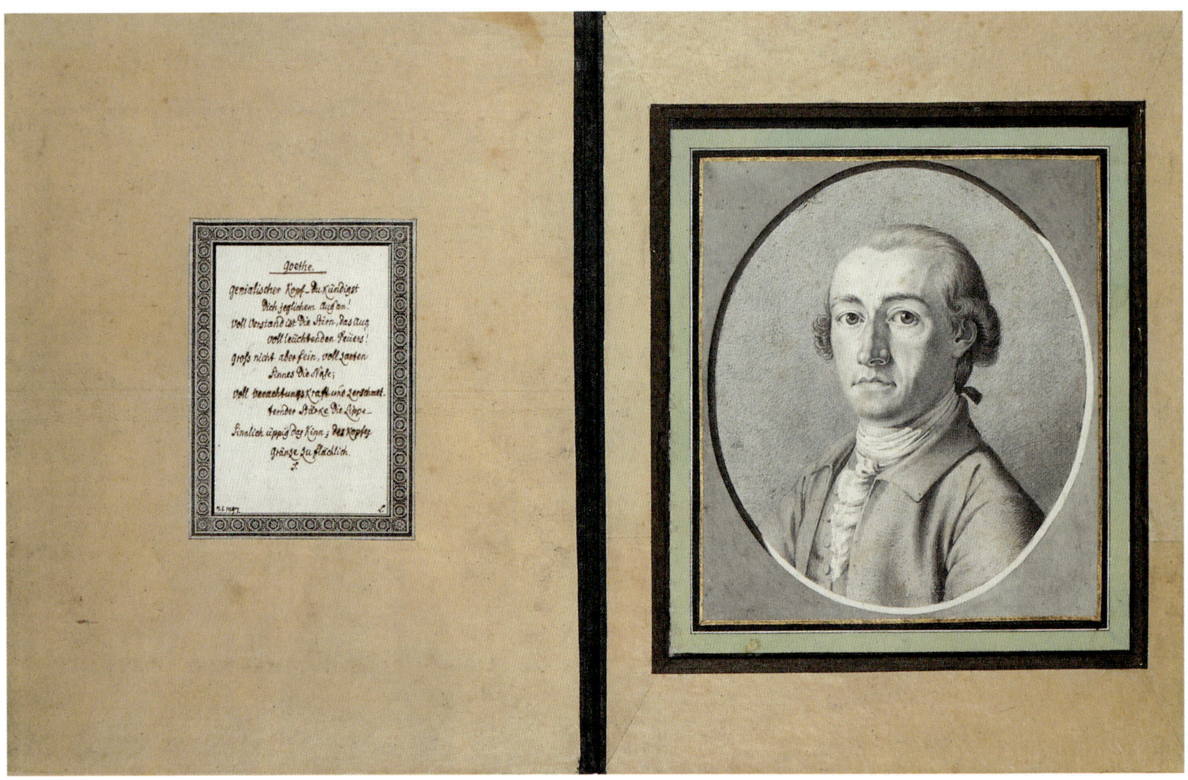

Georg Friedrich Schmoll
gest. 1785 Urdorf bei Zürich

145 PORTRÄT GOETHES
(Verkleinerte Kopie nach J. H. Lips)

um 1779
Tuschzeichnung, imitierter ovaler Steinrahmen, aquarelliertes Passepartout mit Goldrand, in braunen Karton mit Klappdeckel und Glasschutz affichiert
23 x 20 cm
unbez., o. J.
Wien, Porträtsammlung und Bildarchiv der Österreichischen Nationalbibliothek
Inv. Nr. LAV XIV 182/ 9848

Kommentar J. C. Lavaters am Innendeckel auf der Kartusche:
›Goethe von Schmoll nach Lips
Hat diess Aug nicht Genie, nicht die Augbraun, hat es/ die Stirn nicht,/
O so hat kein Aug', hat keine Stirne Genie ... so/ schau'n nur Männer, so verachten nur schaffende Geister,/
Welche die Liebe trieb zur Weisheit, diese zur Kraft trieb./
27. XI. 1787‹

Das von G.F. Schmoll kopierte und verkleinerte Porträt ist eine akribisch genaue Nachahmung der Zeichnung von Lips. Einzig der imitierte profilierte Steinrahmen verstärkt den Eindruck des Denkmalhaften, der durch die Zeichnung in der Art einer Grisaille schon angelegt ist. *I. B. F.*

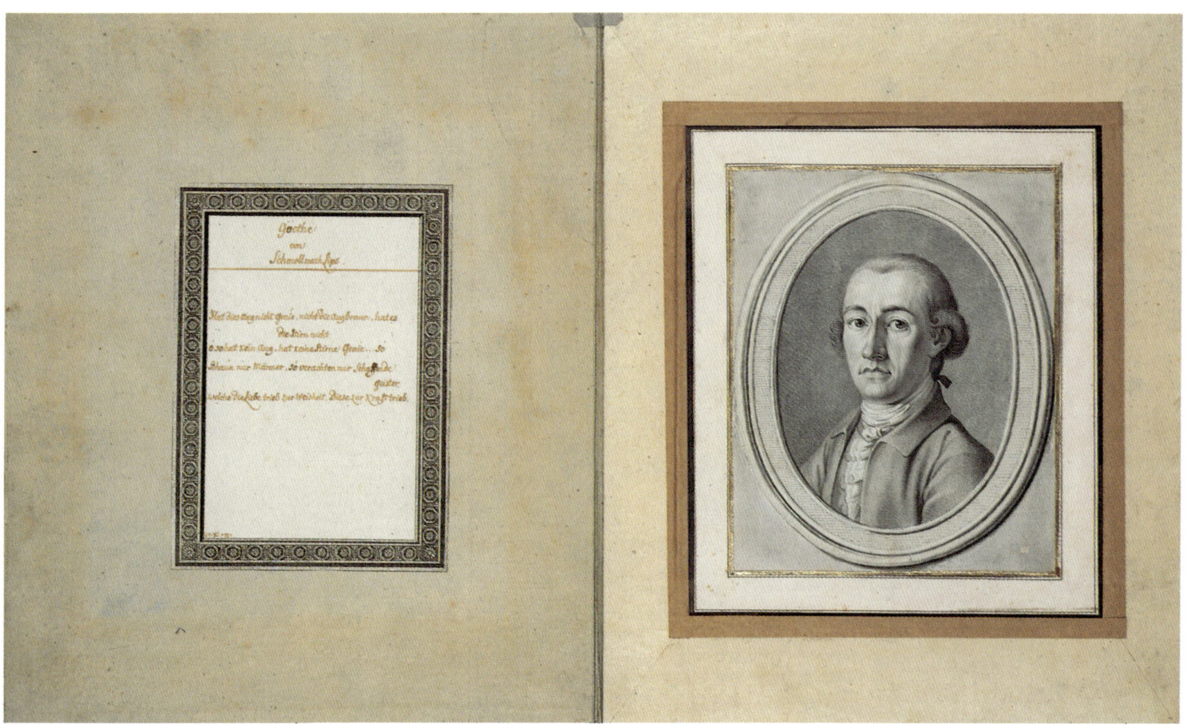

Anonym
Kopie nach
Johann Heinrich Lips
Zürich 1758 – 1817 Zürich

146 PORTRÄT GOETHES

um 1779
Tuschumrißzeichnung, Aquarell, aquarellierter Rahmen mit Goldrand, auf grüngrauem Karton mit Kartusche affichiert
27,5 x 23,5 cm
unbez., o. J.
Wien, Porträtsammlung und Bildarchiv der Österreichischen Nationalbibliothek
Inv. Nr: LAV XII 133/ 16549

Kommentar J. C. Lavaters am Rahmen:
›Genie mit Thatkraft‹
Auf der Kartusche: ›Goethe.
Zwahr nur Geripp des Gesichtes, doch Stirn und Augbraun/ und Auge,/
Zeigen den hellen Verstand, nicht minder die Nas' und die Lippe./
Feste Kraft und Verachtung der Schwäche zeigt uns das Ganze.
L. 1798‹

Diese Kopie des Lips'schen Porträts zeigt eine Umrißzeichnung, das »Geripp des Gesichts«, wie Lavater es ausdrückt. Gleich dem Schattenriß hat die Umrißzeichnung den Vorteil, als billiges und schnelles Medium zur Interpretation verfügbar zu sein, gereinigt von den Nebensächlichkeiten der individuellen Merkmale und Lebensspuren. Die Strukturen sollten mit aller Deutlichkeit bloßgelegt werden, doch auch dieses Verfahren rief bei Lavater eher selten methodische Schärfe hervor, sondern bot im Gegenteil größere Projektionsfläche für seine Charakterauslegungen. Für die durch die Illustrationen so aufwendigen *Physiognomischen Fragmente* (eine der teuersten Publikationen des 18. Jahrhunderts) konnten nach diesen reduzierten Vorlagen billigere Stiche hergestellt und publiziert werden. *I. B. F.*

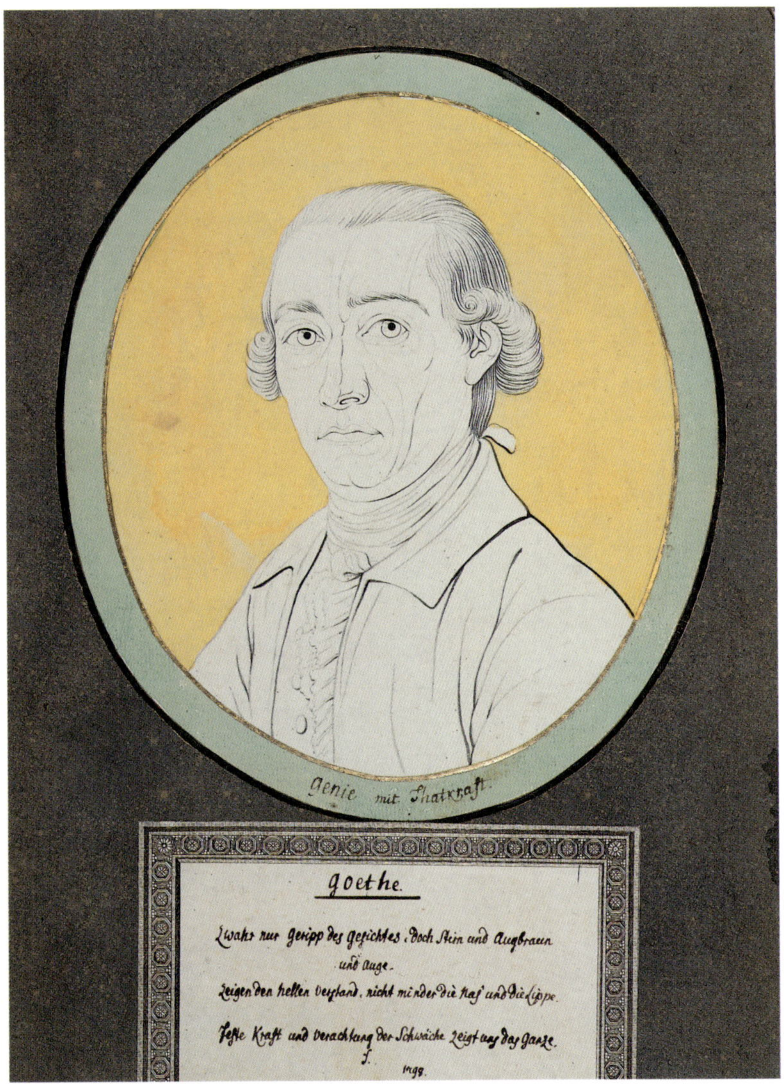

Anonym
Kopie nach

Johann Heinrich Lips

Zürich 1758 – 1817 Zürich

147 PORTRÄT GOETHES

um 1779
Tuschumrißzeichnung, Aquarell, aquarelliertes Passepartout mit Goldrand, auf hell-lila gouachiertem Karton mit Kartusche affichiert
20,3 x 15,2 cm
unbez., o. J.
Wien, Porträtsammlung und Bildarchiv der Österreichischen Nationalbibliothek
Inv. Nr. LAV XXI 332/4627
Spätere Bleistiftbezeichnung ›Goethe‹ auf der Kartusche

Verkleinerte Umrißzeichnung siehe Kat. 144–146. Die Struktur der Binnenzeichnung in diesem Umriß tritt so stark hervor, daß sie den Anschein einer Maske, die über das Gesicht gelegt ist, hervorruft. Hinzuweisen wäre an dieser Stelle einmal auf die liebevolle und aufwendige Bearbeitung der Blätter, sowohl was die vorgetäuschte, gemalte Rahmung mit Goldrändern oder Passepartouts betrifft, als auch die verschiedenfarbigen Grundierungen der Kartons. Lavater beschäftigte viele Künstler und Handwerker damit und unterstützte sie mit solchen Aufträgen.

I. B. F.

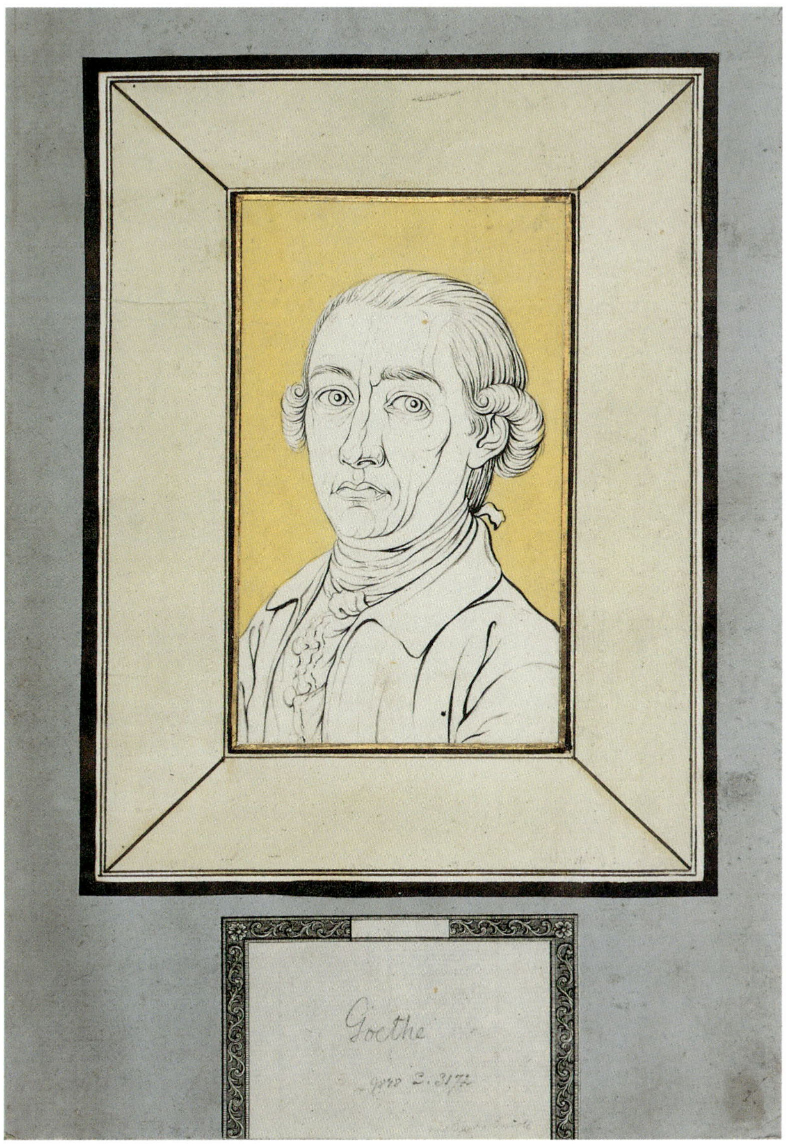

Anonym
nach
Martin Gottlieb Klauer
Rudolstadt 1742 – 1801 Weimar

148 BÜSTE GOETHES

nach 1781
Tuschumrißzeichnung, Aquarell, aquarelliertes Passepartout mit Goldrand, auf grauem Karton affichiert
41 x 27,8 cm
unbez., o. J.
Wien, Porträtsammlung und Bildarchiv der Österreichischen Nationalbibliothek
Inv. Nr. LAV XII 134/16595

Kommentar J. C. Lavaters im Rahmen:
›Genie.‹

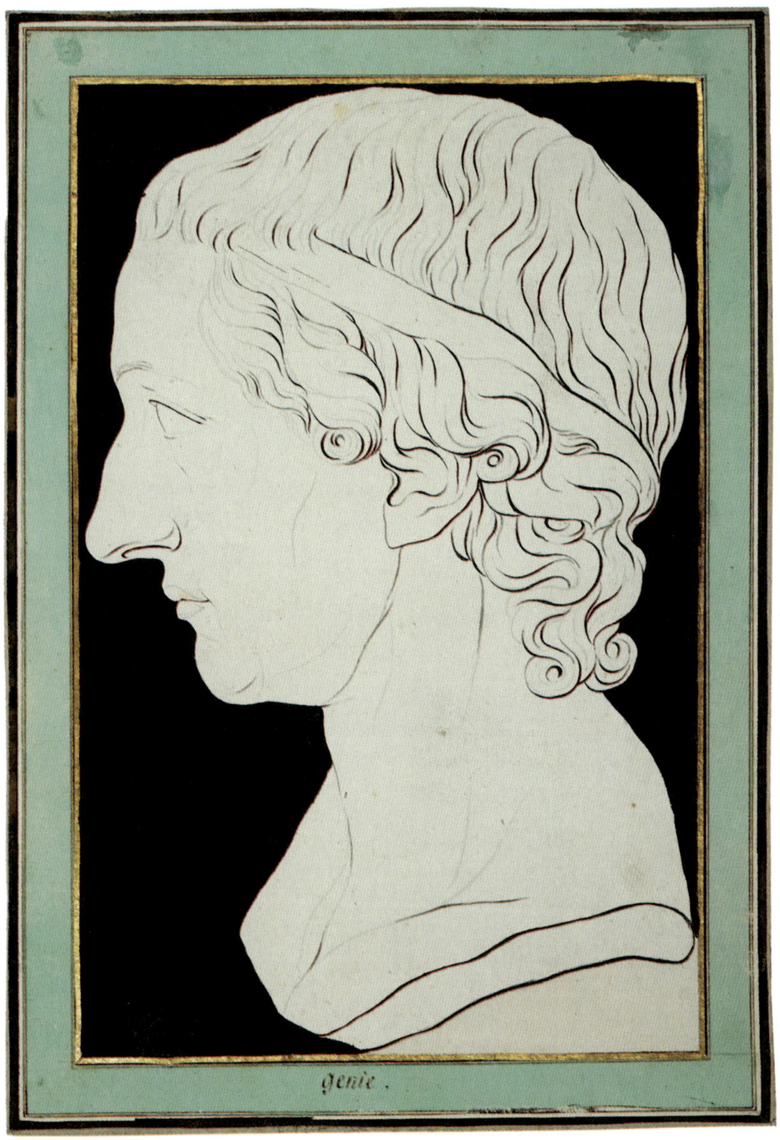

Martin Gottlieb Klauer, Hofbildhauer in Weimar, schuf – offenbar im Auftrag Goethes – 1778 die erste Büste des Dichters. »Liess meine Büste von Clauern versuchen«, vermerkte er am 18. September 1778 in sein Tagebuch (Rollett 1883, S. 55). Nach dieser sogenannten »Tiefurter« Büste in Stein (siehe Kat. 128) wurden von Klauer viele Kopien in Gips und Ton angefertigt, die auch gewisse Abänderungen zeigen können, wie z.B. eine Taenia im kurzgelockten Haar, eine unbekleidete Brust und einen leicht vorgeneigten Kopf. Eine dieser Büsten schenkte Herzog Carl August Lavater und ließ sie im April 1781 nach Zürich senden. Die ersten Empfindungen faßte Lavater in überschwengliche Worte: »Wenn ein Erdensohn so wahr geben und so fein verschönern kann – wirst du, aller Erdensöhne Bilder – Oder Bilderinn – Gott oder Natur, wie man dich auch nennen mag – nicht einst auch mich darstellen und auf's allerdelikateste von allen Flecken der Erde reinigen können? ...und die andern –, dieß Gesichte ist mir theüres, heiliges Pfand der ewigen Einzigheit meines Goethe. Gereinigt einst von jedem Anhauchen des Grimmes – wie wird er niedersehn, anbethen und anbethen lehren!« Goethe antwortet auf den Dankesbrief Lavaters am 7. Mai 1781: »Dass dir meine Büste lieb war macht mir grose Freude um meinet- und des Künstlers Willen. Der Herzog schickt dir sie, wie auch den crayonirten Kopf, sag ihm etwas über beydes. Ja lieber Bruder du könntest mich schon von manchen fliegenden Fieber des Grimms reinigen, was könnte nicht die Liebe des Alls wenn es lieben kan wie wir lieben. (...) Adieu liebster der Menschen. Spreche manchmal einen Seegen auf meine Büste, daß ich auch das geniese.« (AG XVIII, S. 587 f.)

Es ist sehr wahrscheinlich, daß Lavater diese Büste als Vorlage für die beiden vorliegenden Zeichnungen in der Lavatersammlung verwendete. Die Umrißzeichnung, die an Schärfe durch den getuschten Hintergrund gewinnt, füllt das große Blatt fast zur Gänze aus. Sie wird von Lavater mit seinem Kurzkommentar »Genie« nicht mehr wirklich als Porträt eines Individuums wahrgenommen, sondern der Ausdruck des Monuments steht für den Begriff; der Geistesheros bedarf nicht mehr an Beschreibung.

In der französischen Ausgabe der *Physiognomischen Fragmente* (Lavater 1781–1803) veröffentlicht Lavater einen Schattenriß dieser Büste. *I. B. F.*

Anonym
nach
Martin Gottlieb Klauer
Rudolstadt 1742 – 1801 Weimar

149 BÜSTE GOETHES

nach 1781
Kohlezeichnung, Tusche, Aquarell, aquarellierter Rahmen, auf grauen Karton affichiert
26,5 x 18,3 cm
unbez., o. J.
Wien, Porträtsammlung und Bildarchiv der Österreichischen Nationalbibliothek
Inv. Nr. LAV XXII 362/7031

Kommentar J. C. Lavaters im Rahmen:
›Mehr Verstand in der Stirn, als dem Auge, mehr als im Kinne 1797‹

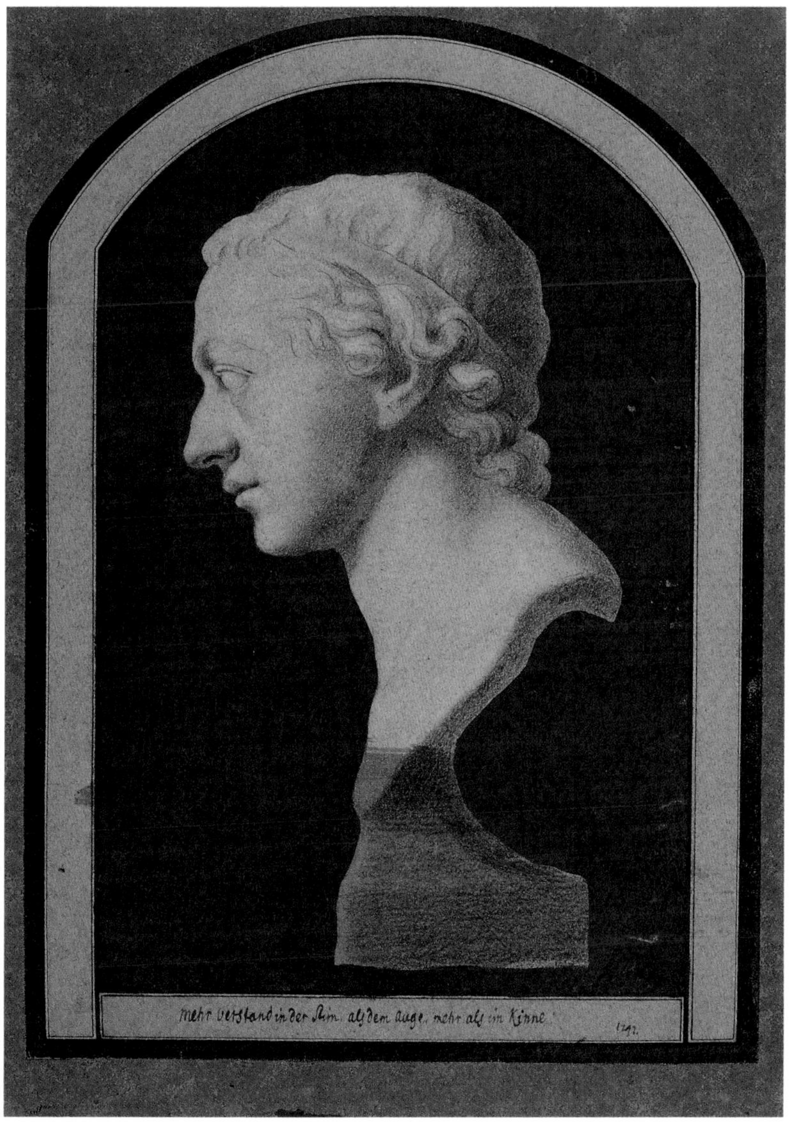

In der zweiten Zeichnung in Kohle nach der Büste von Martin Gottlieb Klauer (siehe Kat. 128) wird die Skulptur mit Postament dargestellt und in einen aquarellierten Rahmen gesetzt, was den Ewigkeitsanspruch schon zu Lebzeiten des Dichters konnotiert. Bereits in den ersten Weimarer Jahren als apollinische Schönheit von den Zeitgenossen gefeiert, wird dieser olympischen Auszeichnung in den Porträts immer wieder gehuldigt. Durch das Band in den kurzen Locken und den nackten Oberkörper wird der Assoziation mit antiken Heroen Raum gegeben.

Das Postament ist nachträglich übermalt; Lavater, der den Zeichnern immer genaue Anweisungen gab, in welcher Art und Weise die Zeichnungen zu verfertigen seien, scheint hier mit dem Ergebnis nicht zufrieden gewesen zu sein. Die Übermalung sollte wohl die Konzentration auf das Gesicht verstärken. Hier vermag Lavater in seinem Kommentar das Genie mehr in der Stirne zu entdecken, als in den anderen Teilen der Physiognomie. Für seine Ideologie, in dem ein Gesichtsteil das Ganze des Charakters auszusagen vermag, ein gefährlicher Ansatz: Kritisiert er hier das Unvermögen des Künstlers, den Dargestellten oder seinen eigenen Anspruch auf die Wahrheit des Details? *I. B. F.*

Anonym

150 GOETHE UND FRITZ VON STEIN

vor 1783
Getuschte Schattenrißzeichnung, aquarellierter Rahmen, auf blauem Karton affichiert
28 x 20 cm
unbez., o. J.
Wien, Portätsammlung und Bildarchiv der Österreichischen Nationalbibliothek
Inv. Nr. LAV XI 110/2733

Kommentar J. C. Lavaters im Rahmen:
›Goethe und Stein.
Dir verständiger Horcher ertheilt umsonst nicht der weise/ Genialische Mann der reifen Erfahrung Belehrung‹

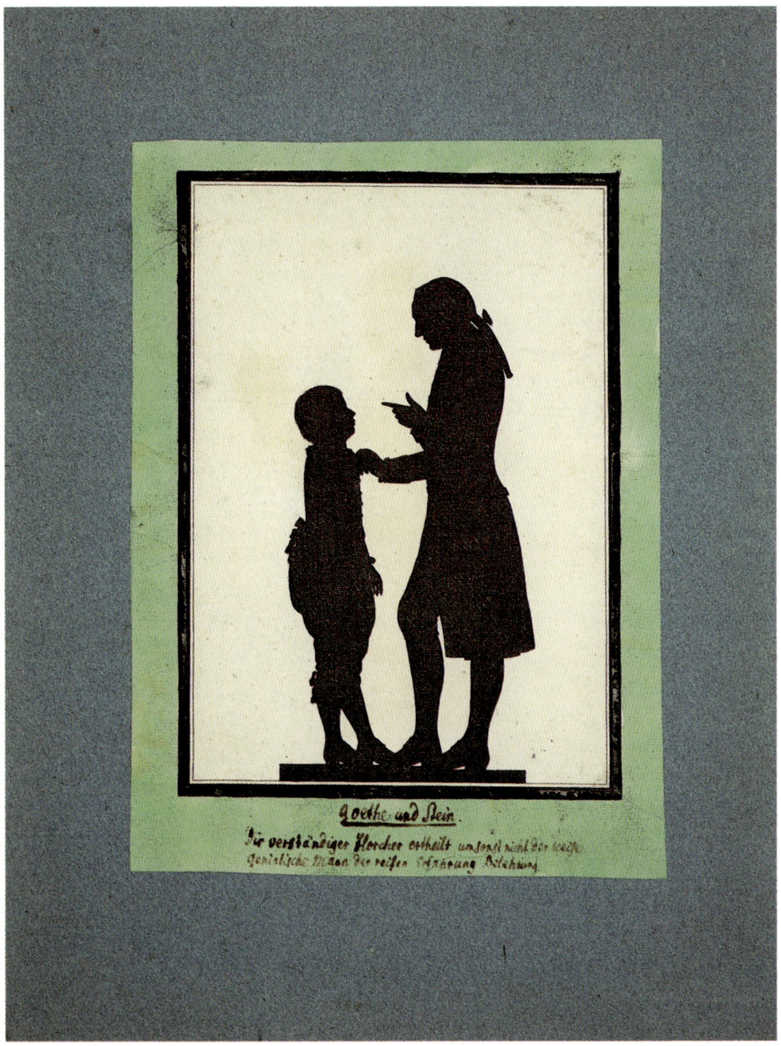

Eine aufwendigere Art des Scherenschnitts als die reinen Kopfumrisse waren die Ganzfiguren- oder Milieusilhouetten, die verschiedenste Szenen des alltäglichen Lebens vorführen konnten. Goethe, der seit 1772 selbst viele Silhouetten schnitt, und – wie er in der *Campagne in Frankreich* schrieb, keinen Fremden vorüberziehen ließ, ohne ihn an die Wand zu schreiben (Hellen 1888, S. 96) – trieb diese Mode auch am Weimarer Hof voran, wo selbst die Herzoginmutter sich in dieser Kunst betätigte. In diesem Klima ist es erklärlich, daß Goethe und Fritz von Stein, sein ihm von Charlotte von Stein anvertrauter Schüler, in verschiedener Ausfertigung vorliegen. Zum einem in einem Riß, wo Fritz von Stein ein Buch in der Hand hält, und die vorliegende getuschte Schattenrißzeichnung.

Seit 1779 war Fritz von Stein häufig bei Goethe zu Gast und wurde von ihm oft als Bote und als Cupido für die Briefchen zwischen ihm und Charlotte eingesetzt. Seit etwa 1780 unterrichtete er ihn und nahm ihn 1781 auf die Reise nach Leipzig mit, bis Fritz 1783 zur Erziehung ganz in Goethes Haus zog. Eissler analysiert ausführlich die wechselnden inneren Bedeutungen dieses Kindes für Goethe (Eissler 1987, S. 889 ff.), das als Ersatzliebesobjekt Goethe der Mutter noch näherbringen sollte: »Meine Liebste, ich habe mich immer mit dir unterhalten und dir in deinem Knaben gutes und liebes erzeigt. Ich hab ihn gewärmt und weich gelegt, mich an ihm ergötzt und seiner Bildung nachgedacht«, schreibt er am 1. Oktober 1781 von der Reise.

Der Schattenriß, der auch 1783 mit einem Kommentar Lavaters im zweiten Band der französischen Ausgabe der *Physiognomischen Fragmente* erschien, verdeutlicht den pädagogischen Eros pantomimisch. Die locker-dozierende Haltung Goethes steht der aufschauend-aufmerksamen, aber steifen Haltung des Schülers gegenüber, der, so scheint es, seine Knie durchdrücken muß, um dem didaktischen Angebot des Meisters standzuhalten. Für uns, die wir nicht mehr die modischen Accessoires der Zeit automatisch mitsehen, zeigt der Bedeutungsinhalt des Umrisses des etwa 9jährigen Jungen durch die Maschenschwänzchen am Rücken und die vorne anliegende Hand mit dem Rüschenrand etwas komisch Faunisches, was durch die bocksbeinige Haltung der Beine nur noch verstärkt wird. Wie immer man das auch sehen mag, vor der Verführung, Schattenbilder – wie heutzutage Rohrschachtests – als Projektionsfläche des Unbewußten zu verwenden, waren, unter dem rationalisierenden Argument einer größeren Wissenschaftlichkeit der Interpretation, auch Lavater und seine Zeitgenossen nicht gefeit. Immerhin hatte Goethe seine berühmte Analyse über Charlotte von Steins Charakter, fast als Orakelspruch auf ihre zukünftige Beziehung, – nur auf Grund einer enthusiastischen mündlichen Schilderung Zimmermanns der Weimarer Hofdame – mit dem Schattenriß zu Lavater gesandt, ohne sie noch persönlich kennengelernt zu haben.

Wilhelm von Humboldt stellte 1809 der Erziehung Fritz von Steins durch Goethe kein wirklich gutes Zeugnis aus; dieser wäre zur Arbeit nicht fähig. Goethe hätte ihn zu wenig zum Lernen angehalten und mehr auf den praktischen Unterricht Wert gelegt. (Eissler 1987, S. 1655)

I. B. F.

Johann Heinrich Lips
Zürich 1758 - 1817 Zürich

151 PORTRÄT GOETHES

1791
Kupferstich, schwarz gemalter Rahmen, auf blauem Karton mit Kartusche affichiert
25, 5 x 25,5 cm
unbez., o. J.
Wien, Porträtsammlung und Bildarchiv der Österreichischen Nationalbibliothek
Inv. Nr. LAV XII 134/ 16593

Kommentar J. C. Lavaters auf der Kartusche:
›Zwahr nicht Goethes Aug, sein Aug ist geistiger kühner;/
Dennoch läßt dieses Aug durchdringende Kräfte vermuthen;/
Zwahr nicht ganz die Stirn, nicht ganz die Augbraun des Urbilds;/
Aber, welche Stirn voll hellen, reifen Verstands doch!/
Viel Sanguinitat in der Nas' und dem Kinn' und dem Ganzen,/
Aber, welch ein Mund voll genialischen Reichthums!/
23. VI. 94. L.‹

Es handelt sich um den Nachstich der Zeichnung von Johann Heinrich Lips aus dem Jahr 1791. Vgl. Kat. 115.

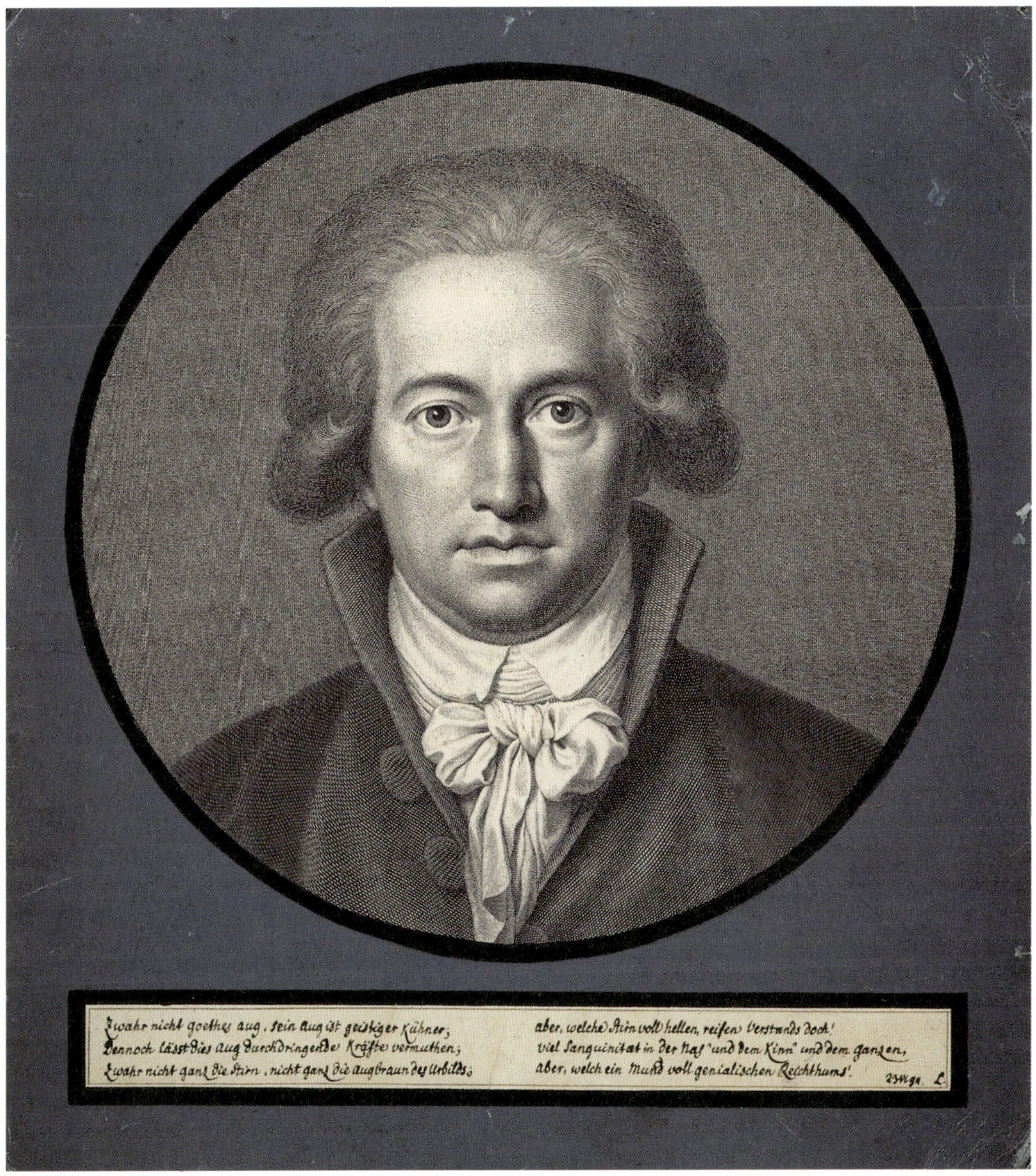

Anonym

152–157 VOM FROSCH ZUM DICHTER

Sechs Blätter von 24
Aquarellzeichnungen, aquarelliertes Passepartout mit Goldrand, auf blauem Karton mit unbeschrifteten Kartuschen affichiert
je 8,4 x 7,2 cm
unbez.
beschriftet je rechts oben 2, 9, 15, 20, 22, 23 (Numerierung der 24 Blättern dieser Serie), o. J.
Wien, Porträtsammlung und Bildarchiv der Österreichischen Nationalbibliothek
Inv. Nr. LAV XXVI 495/ 17844, 17851, 17857, 17862, 17864, 17865

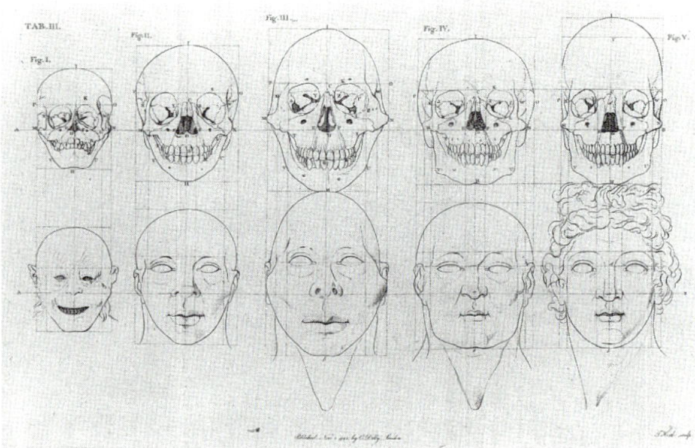

Abb. 1
Petus Camper, Schädelreihe vom Affen zum Apoll, aus: *The works on the connexion between the science of anatomy and the arts*, London 1794

Der niederländische Physiologe Petrus Camper (1722–1789) entwickelte in den 60er und 70er Jahren des 18. Jahrhunderts den sogenannten »Gesichtswinkel«, der als Gradmesser der Entwicklungsstufen vom Affen zum Menschen galt (Abb. 1). Aber Camper vermaß auf dieser Lehrtafel nicht nur einen Affen, einen Neger, einen Kalmucken und einen Europäer (was in der aufsteigenden Hierarchie durchaus wertend gemeint war), sondern setzte als letztes, übermenschliches Maß den Apoll vom Belvedere, bei dem er auch die Schädelform der Skulptur mathematisch rekonstruierte (siehe Eleonora Louis: Der beredte Leib. In: Kat. Wien 1992, S. 140f.).

In Konkurrenz zu Camper, über dessen Vorlesungen an der Amsterdamer Kunstakademie über die Schönheit der Formen er durch Publikationen und Briefe von J. H. Merck, dem Herausgeber der *Frankfurter Gelehrten Anzeigen* unterrichtet wurde, entwickelte Lavater seine »Animalitätslinie«, die er sowohl in seinen *Stufen zur Menschlichkeit* (Abb. in: Kat. Wien 1992, S. 138f.) anwandte, als auch in den Entwicklungsstufen vom Tier zum Menschen und ebenfalls auf die Kunstfigur des Apolls, den Inbegriff aller Schönheit. Die Stufen vom Löwen zum Apoll zeigen dies als ein Beispiel, in dem der Grad der Stirnlinie die Entwicklung zum Menschsein anzeigt (Abb. 2). »Die Erhabenheit beruhet auf der Stirne – Auf dem Verhältniß der Stirne zum ganzen Gesicht; Auf die Schiefheit der Stirne – Gegen den Untertheil des Gesicht betrachtet«, erklärt Lavater in den *Physiognomischen Fragmenten* (1775–78/I, S. 134). In der Entwicklungsreihe vom *Frosch zum Dichter* beginnt ungefähr auf Blatt 12 die menschliche Physiognomie.

War die Löwe-Apoll-Analogie noch ein alter Topos der antiken Charakterlehre (der Löwe war als Sternzeichen dem Sonnengott zugeordnet), die durch Le Brun und della Porta weitertradiert wurde, so scheint die Entwicklung vom Frosch zum apollinischen Dichter eine Lavatersche Erfindung zu sein, die Grandville 1844 karikierend umdrehte. Sowohl Campers Theorie als auch die damals

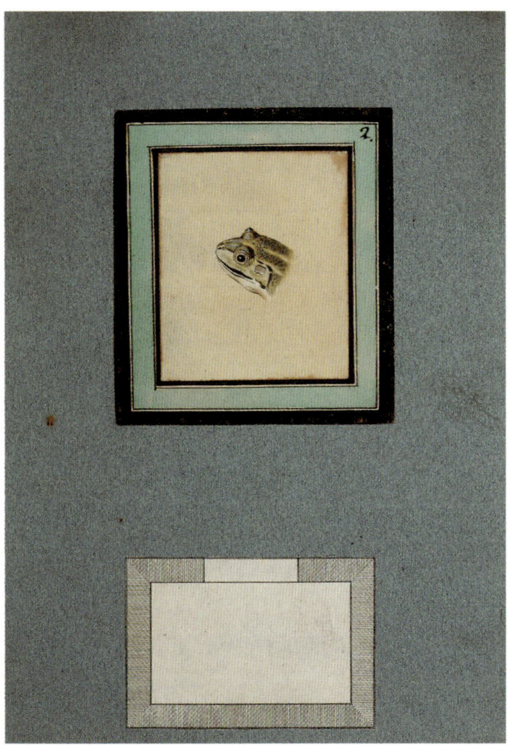

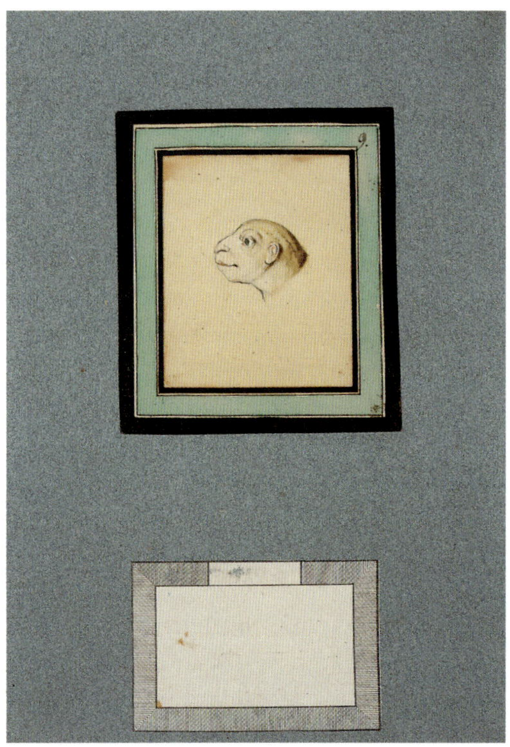

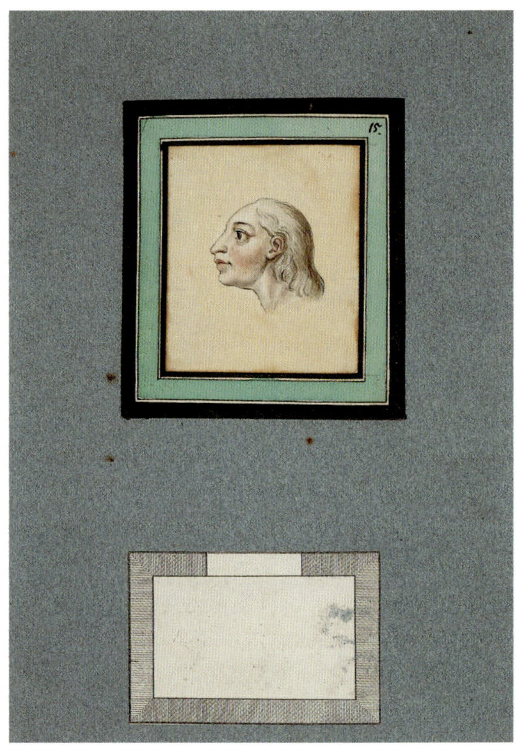

neue Lehre von Franz Gall von den Eigenschaftszonen am Schädelknochen und Lavaters Animalitätslinie wurden in die spätere, französische Ausgabe der Physiognomik aufgenommen und bildeten das Substrat der darwinistischen Theorien des 19. Jahrhunderts.

Die Ähnlichkeit der sich den Lorbeerumkränzten nähernden Physiognomien in den letzten Bildern der Serie mit dem Porträt Goethes von G. M. Kraus (Kat.111) ist nicht von der Hand zu weisen. In der Lavatersammlung existiert noch eine schöne, unbekannte Ölminiatur, die in den Inventaraufzeichnungen als Wilhelm Tischbein angegeben ist (Abb. 3); diese Zuschreibung bezieht sich auf einen Brief Lavaters an den Herzog 1781: »Der herrliche Tischbein ist izt bey uns; o, wenn der Sie und Goethe malte! Da sind doch alle Juels Kinder dagegen.« (Castle/Payer-Thurn 1923–24/II, S. 8) Goethes Profil ist stark idealisierend wiedergegeben und könnte ebenso hier als Vorbild der Darstellung des apollinischen Dichters in der Frosch-Reihe herangezogen werden. *I. B. F.*

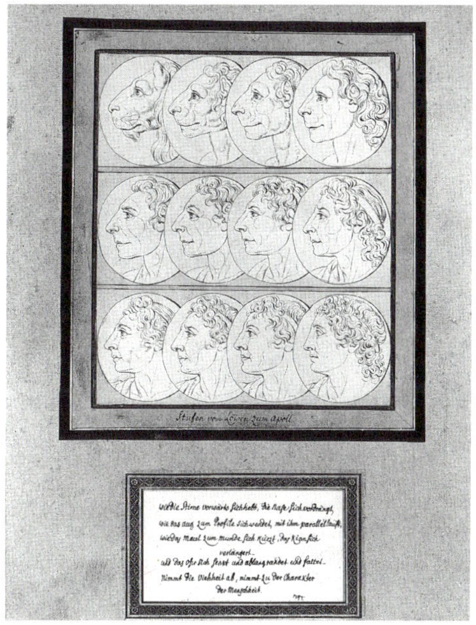

Abb. 2
Stufen vom Löwen zum Apoll. Wien, Österreichische Nationalbibliothek

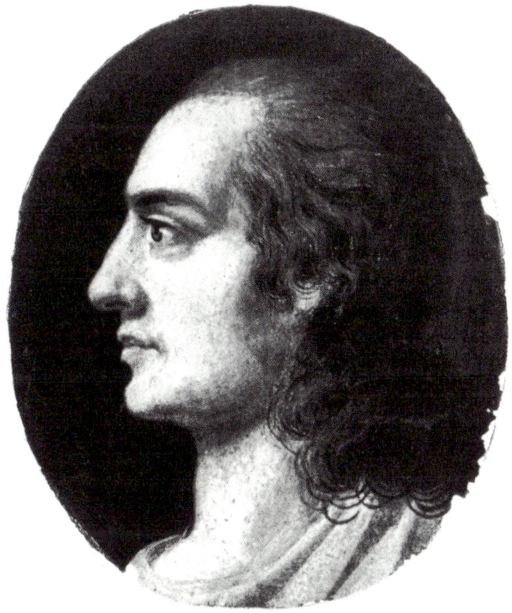

Abb. 3
Wilhelm Tischbein zugeschrieben, Goethe

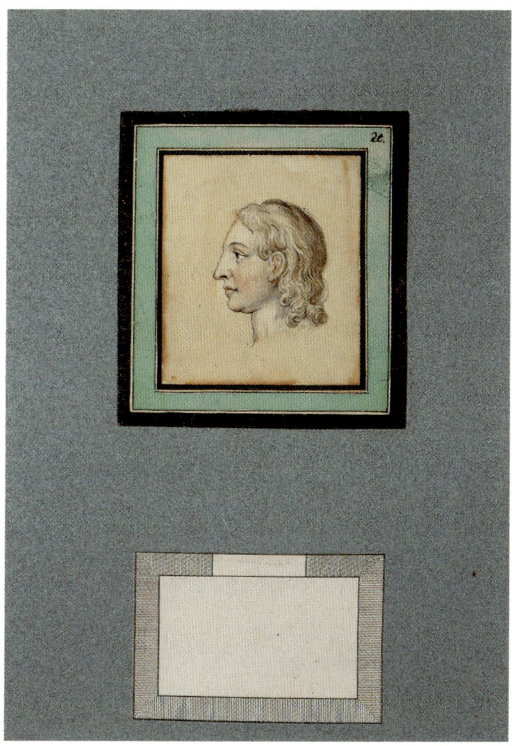

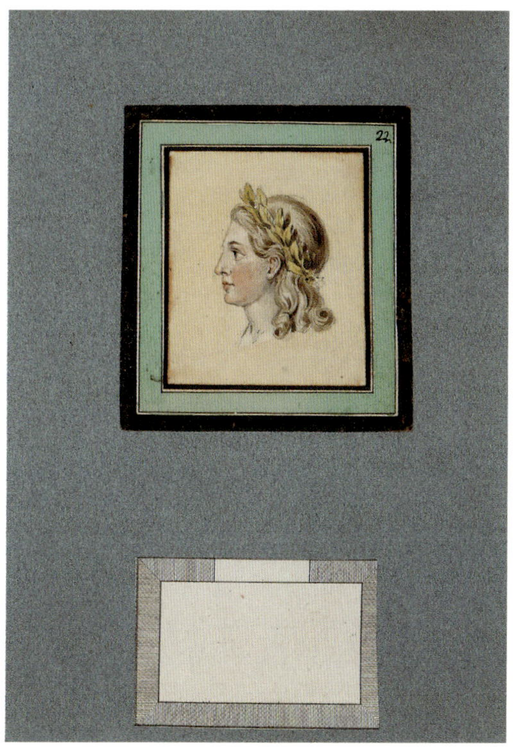

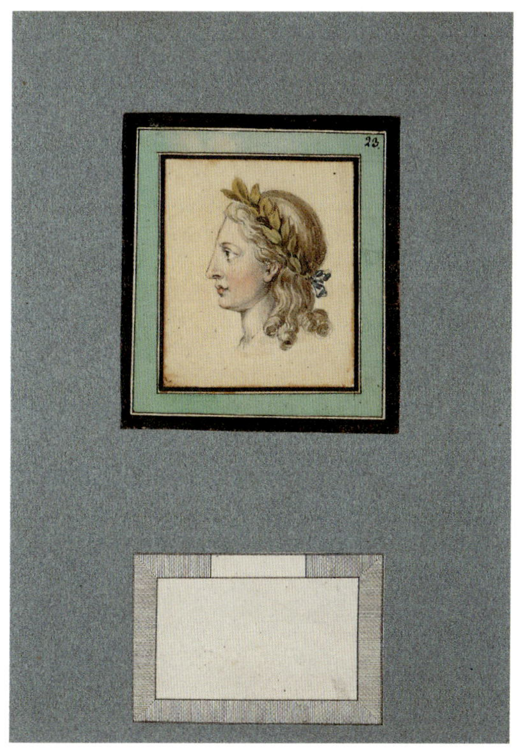

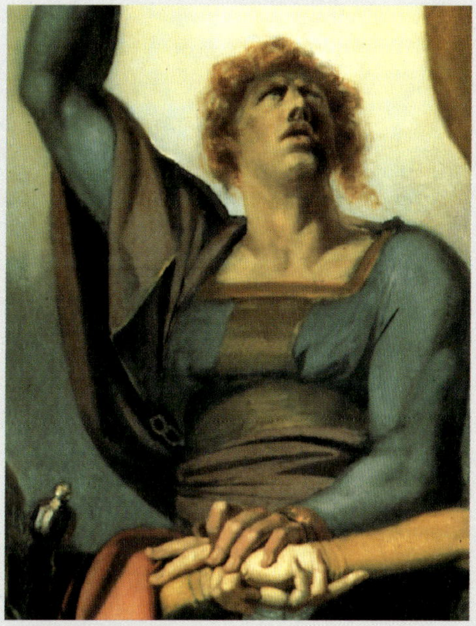

NATUR
GEFÜHL
GENIE

PETRA MAISAK

NATUR - GEFÜHL - GENIE

Die frühe Begegnung mit der Kunst

Wenige Dichter haben sich so intensiv auf die bildende Kunst eingelassen wie Goethe, der die Auseinandersetzung mit ihr in jedem Bereich suchte – als Betrachter, Beschreiber, Sprachschöpfer, Lehrer, Interpret und Exeget, als Sammler und Zeichner. 1809 legt er in der »Confession des Verfassers« zur *Farbenlehre* einige Gründe dafür dar, die alle mit Jugenderlebnissen zusammenhängen:[1] Schon früh begann er, die Natur, »wie sie sich als Landschaft« zeigt, mit dem Zeichenstift festzuhalten; diese praktische Tätigkeit beeinflußte seinen Zugang zur Kunst entscheidend. Eine wichtige Voraussetzung war auch, daß er »von Kindheit auf in den Werkstätten der Mahler aus- und einging«; der daraus resultierende selbstverständliche Umgang mit Künstlern blieb Teil seiner Lebenshaltung, förderte seine Anlage zu sinnlich-konkreter Anschauung und gewährte Einsicht in die Entstehungsbedingungen eines Werks. Schließlich war er davon überzeugt, in der bildenden Kunst, die nicht seiner genuinen Begabung entsprach, ein adäquates Medium zur Reflexion des schöpferischen Prozesses gefunden zu haben, da er hier objektiver und distanzierter zu urteilen glaubte als in der intuitiv beherrschten Dichtkunst. Zu sehen, wie »Poesie und bildende Kunst wechselseitig aufeinander einwirken könnten«, bedeutete ihm Erkenntnisgewinn und Freude zugleich; beidem fühlte er sich innerlich zugehörig.

Aus zahlreichen Quellen geht hervor, daß für Goethes frühe Begegnung mit der Kunst, die er im Rückblick so konzis schildert, drei Schlüsselbegriffe maßgeblich sind: »Natur« bleibt der ständige Bezugspunkt für ihn, »Gefühl« ist der Faktor der Wahrnehmung und Aneignung, »Genie« der teleologische Richtwert, der in der Ästhetik des Sturm und Drang seine höchste Steigerung erfährt. Damit verbindet sich die Frage nach dem substantiellen Verhältnis von Dichtung und bildender Kunst, der er von Jugend an große Bedeutung beilegt. Ausschlaggebend für seine Annäherung an die Kunst ist jedoch die hochentwickelte Fähigkeit zu bildhaftem Sehen, dem er als Mittel sensualistischer Weltaneignung den Vorrang vor dem abstrakt-begrifflichen Denken einräumt. »Lebendige Anschauung« und »anschauende Kenntnis« sind von jeher die Kriterien, die seine Denkweise bestimmen und das Auge zum wichtigsten Bindeglied zwischen Innenwelt und Außenwelt machen.[2]

Fast alles, was Goethes Beziehung zu Kunst und Künstlern betrifft, ist im Keim schon vor der italienischen Reise angelegt, die ja eher als äußere denn als innere Zäsur zu verstehen ist. 1786 wird ihm in Venedig angesichts völlig neuer Impressionen die Kraft der frühen visuellen Prägung bewußt: »Es ist offenbar, daß sich das Auge nach den Gegenständen bildet, die es von Jugend auf erblickt.«[3] Neue Erfahrungen und Eindrücke überlagern die alten zwar, löschen sie aber nicht aus; latent wirken sie auf den Selektionsprozeß des Neuen ein und kommen in mancherlei Metamorphose wieder zum Vorschein – ein Beispiel dafür ist Goethes lebenslange Anhänglichkeit an die niederländische Kunst des 17. Jahrhunderts, die ihm zum Projektionsfeld unterschiedlicher eigener Vorstellungen wird, was noch der späte Aufsatz *Rembrandt der Denker* bezeugt.

Der Grund für die weitere Entwicklung wurde in Frankfurt gelegt. Oft wird darauf verwiesen, daß die Reichsstadt um die Mitte des 18. Jahrhunderts nur beschränkte, vielleicht gar einengende Möglichkeiten der Kunsterfahrung bot; das ist sicher nicht ganz falsch, läßt aber außer acht, daß der junge Goethe hier all die Privilegien genießen konnte, die ihm den Weg für seinen späteren Umgang mit der Kunst ebneten. Frankfurt hatte mit Stadtmauern, engen Gassen und spitzgiebligen, vorkragenden Fachwerkhäusern ein mittelalterliches Gepräge bewahrt und wirkte im Gegensatz zu den auf repräsentative Prachtentfaltung bedachten weltlichen oder geistlichen Residenzen eher bescheiden. Große Bauaufgaben fehlten; Barock und Rokoko waren nahezu spurlos vorbeigegangen.[4] Der Rat kümmerte sich wenig um Kunst und Kultur, und das vorwiegend evangelisch-lutherische Bürgertum, in dem sich auch pietistische Einflüsse geltend machten, vermied bei der Kunstpflege den Eindruck von äußerem Prunk; statt dessen gehörte es zum guten Ton, private Sammlungen anzulegen und Gemäldekabinette nach niederländischem Muster einzurichten.

In den *Nachrichten von Franckfurter Künstlern und Kunst-Sachen* beziffert Henrich Sebastian Hüsgen

1 WA II/4, S. 286–288.
2 »Die Totalität des Inneren und Äußeren wird durchs Auge vollendet«, heißt es dementsprechend in den Paralipomena zur *Farbenlehre* (WA II/5, S. 12).
3 WA I/30, S. 132. Bereits zuvor vermerkt er in der *Italienischen Reise:* »Zu meiner Welterschaffung habe ich manches erobert, doch nichts ganz Neues und Unerwartetes« (ebd., S. 17).
4 Zu den wenigen Zeugnissen überregional bedeutender Malerei gehörte das Altarbild mit der Himmelfahrt Mariens, das Giovanni Battista Piazetta 1735 für die Deutschordenskirche in Sachsenhausen geschaffen hatte und das 1796 von französischen Revolutionstruppen requiriert wurde; Goethe erwähnt es nie.

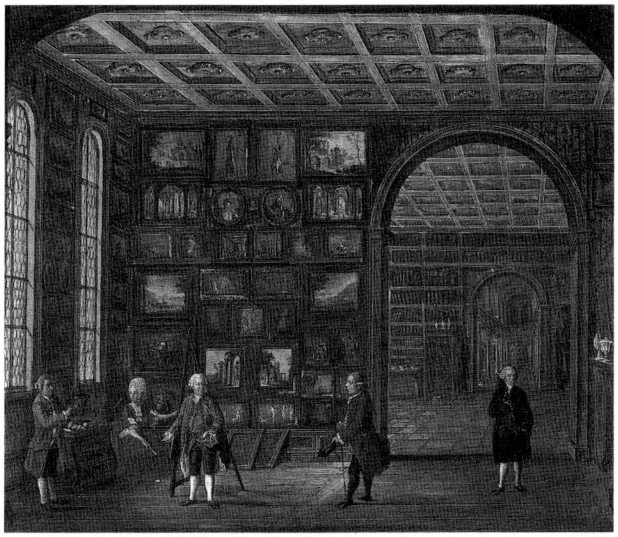

Abb. 1
Christian Stöcklin und Johann Daniel Bager, Das Gemäldekabinett von Jean Noë Gogel, um 1770. Privatbesitz
© Horst Ziegenfusz

1780 in der Stadt über achtzig Kunstsammlungen, deren Schwerpunkt eindeutig bei der niederländischen Malerei des 17. Jahrhunderts lag, daneben gab es aber auch italienische, französische und deutsche Arbeiten.[5] Klingende Namen werden genannt, doch die Zuschreibungsmethoden der Zeit waren mehr als unsicher. In den Graphiksammlungen wurde ebenfalls die niederländische Kunst bevorzugt; so besaß etwa Johann Friedrich Armand von Uffenbach, ein Freund Johann Caspar Goethes, eine beträchtliche Anzahl originaler Radierungen Rembrandts. Der junge Goethe hatte Zutritt zu den Kabinetten der Uffenbach, Ettling, Lausberg, Gogel (Abb. 1) und anderer; wahrscheinlich kannte er auch dasjenige der Prinzessin Henriette Amalie von Anhalt-Dessau, das als einziges noch erhalten ist.[6] Zu den reichsten Sammlungen zählte die des Baron Haeckel; als sie nach dessen Tod 1764 versteigert wurde, konnte Goethe im Auftrag seines Vaters einige Erwerbungen tätigen. Die eigene Sammeltätigkeit besitzt also schon frühe Wurzeln. Die zahlreichen Auktionen und Messen, die Frankfurt zu einem wichtigen Umschlagplatz für Kunstwerke machten, boten Goethe eine gute und häufig wahrgenommene Gelegenheit, seine Kenntnisse zu erweitern.[7] All das trug dazu bei, ihm die Frankfurter Vorliebe für die realitätsnahe bürgerliche Kunst der Niederländer zu vermitteln und sie zu festigen.

Ganz wesentlich war natürlich die Beeinflussung durch das Elternhaus. Johann Caspar Goethe hatte den Aufstieg aus einfachen, aber materiell gut gesicherten Verhältnissen zum gebildeten Bürgertum vollzogen, das im Geist der Aufklärung breitgefächerten kulturellen Interessen nachging und das Nützliche mit dem Erfreulichen verband; das Sammeln von Büchern, Naturalien und Kunst gehörte ebenso dazu wie der Diskurs mit Freunden, Theater- und Konzertbesuche sowie die sorgfältige Unterrichtung der Kinder auch in den musischen Fächern. Vielfältige Anregungen gingen von der väterlichen Bibliothek aus, deren illustrierte Werke Goethes Aufmerksamkeit erstmals auf das später so intensiv reflektierte Verhältnis von Wort und Bild lenkten. Am Anfang standen das enzyklopädische Unterrichtswerk *Orbis sensualium pictus* von Amos Comenius (1658) und die Foliobibel mit den bekannten Kupferstichen von Matthäus Merian, die sich Goethes Bildgedächtnis nachhaltig einprägten.[8] Die Reihe führt bis zu den Werken des Maler-Dichters und Idyllikers Salomon Gessner, die in den Ausgaben von 1767 und 1770 vorhanden waren und von Goethe in den *Frankfurter Gelehrten Anzeigen* 1772 mit einer vernichtenden Kritik bedacht wurden. Sein Vater bemühte sich auch um kunsttheoretische Abhandlungen; noch im Erscheinungsjahr der deutschen Übersetzung erwarb er Roger de Piles' *Einleitung in die Malerey aus Grundsätzen* (1760), die ihre Spuren in Goethes Kunstanschauung hinterließ.[9]

Johann Caspar Goethe hatte ein Gemäldekabinett eingerichtet, das im Unterschied zu allen anderen Sammlungen der Stadt ausschließlich zeitgenössische Arbeiten enthielt; außer Johann Conrad Seekatz aus Darmstadt und Johann Heinrich Tischbein d. Ä. aus Kassel waren die Frankfurter Maler Johann Georg Trautmann, Justus Juncker (Abb. 2), Christian Georg Schütz d. Ä., Wilhelm Friedrich Hirt, Johann Andreas Benjamin Nothnagel, Christian Stöcklin und Johann Ludwig Ernst Morgenstern vertreten.[10] Sie waren alle noch in der Handwerkstradition verwurzelt und in festen Familien- und Werkstattverbänden organisiert; ihren hauptsächlichen Aufgabenbereich fanden sie in der Dekorationsmalerei, etwa in der Fassaden- und Innenraumausschmückung, sowie in der Ausführung von Tafelbildern für die Kabinette der Sammler. Dabei überwogen Porträts, Genrestücke, Stilleben und Landschaften, also die niederen Gattungen in der Hierarchie der Kunst. Jeder hatte sich auf bestimmte Sujets spezialisiert, die zu seinem Markenzeichen wurden[11]; alle standen unter dem deutlichen Einfluß der niederländischen Malerei des 17. Jahrhunderts, deren Rezep-

5 Das Frankfurter Kunstleben zur Zeit des jungen Goethe und die Gründe für den starken niederländischen Einfluß behandeln Gwinner 1862, Feulner 1932, Schönberger 1932, Rave 1950, Kat. Frankfurt 1982a; zur Geschichte der Sammlungen vgl. Kat. Frankfurt 1988.
6 Nach dem Tod der Prinzessin (1720–1793), die lange in Bockenheim bei Frankfurt lebte, ging die Gemäldesammlung als »Fürstliche Amalienstiftung« an die Anhaltische Gemäldegalerie Dessau über; heute gehört sie zur Gemäldegalerie Dessau in Schloß Georgium; vgl. Kat. Dessau 1991, S. 5ff.
7 In *Dichtung und Wahrheit* spricht Goethe von »Auctionen, denen ich fleißig beiwohnte« (WA I/26, S. 139).
8 Vgl. *Dichtung und Wahrheit* (WA I/26, S. 49). Als Goethe am 14. Mai 1787 auf der Rückreise von Sizilien nach Neapel in Seenot geriet, erinnerte er sich an die Darstellung von Christus auf dem See Tiberias und die Stillung des Sturms: »ganz deutlich schwebte mir das Bild aus Merians Kupferbibel vor Augen« (WA I/31, S. 232).
9 Zur Bibliothek J. C. Goethes vgl. Götting 1953; zu Roger de Piles vgl. Busch 1988, S. 156ff., der allerdings nicht auf Goethes frühe Rezeption eingeht.
10 Hüsgen 1780, S. 333, gibt die erste Beschreibung des Kabinetts und zählt auf: »1. Eine große Anzahl der schönsten Bilder von Seekatz in Darmstadt, 2. Historische und Brand-Stücke von Joh. Georg Trautmann, 3. Landschaften

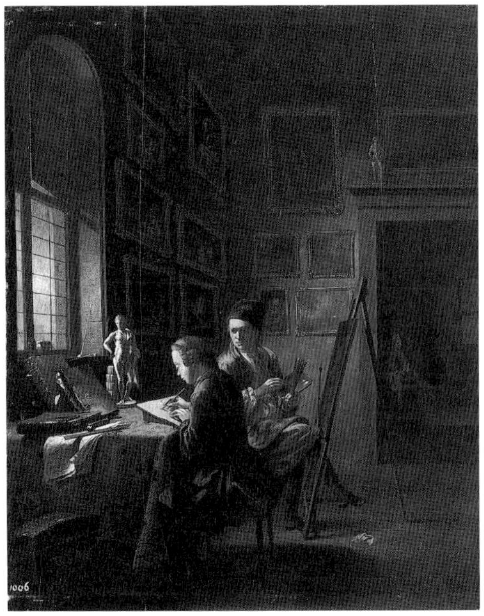

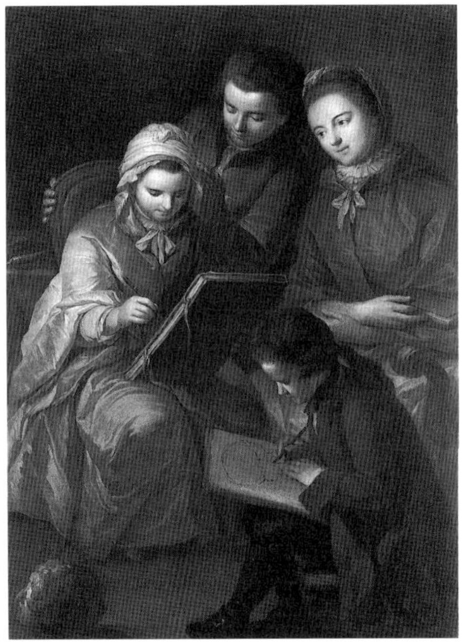

Abb. 2
Justus Juncker, Der Meister an der Staffelei, 1752.
Kassel, Staatliche Kunstsammlungen

Abb. 3
Adam Friedrich Oeser, Die vier Kinder des Malers, 1766.
Staatliche Kunstsammlungen Dresden, Gemäldegalerie Alte Meister

tion in der deutschen Kunst des 18. Jahrhunderts die Abkehr vom artifiziellen Illusionismus des Barock und Rokoko und die Hinwendung zu einer einfacheren, natürlicheren Ausdrucksform bezeichnet, in der sich bereits realistische Tendenzen anbahnen.

Ein wesentlicher Reiz dieser Kunst lag für Goethe in ihrer die vertraute Welt spiegelnden Schlichtheit. Sehr früh war er schon mit den zivilisationskritischen Gedanken Rousseaus in Berührung gekommen und folgte dem Zug zu einer neuen, gefühlsbetonten Natürlichkeit, die sich programmatisch von der Künstlichkeit des Ancien Régime abhob. Dem hohen Stil mit seinem Anspruch auf Idealität wurde der niedere Stil entgegengesetzt, der sich mit einer unprätentiösen Darstellung des Alltäglichen begnügte. Diese einfache Nachahmung der Wirklichkeit und ihre Umsetzung in liebenswürdige Genrestücke, wie es für die Frankfurter Maler in der Nachfolge der Niederländer bezeichnend war, schien die Natur unmittelbar einzufangen. In Bildern dieser Art war es selbstverständlich, daß die Thematik für den Betrachter klar erkennbar war, d.h., daß der Gegenstand sich »selbst aussprach«, was Goethe später zu einer prinzipiellen Forderung erheben sollte.[12] Eine solide handwerkliche Grundlage gehörte unabdingbar zu dieser Kunst; unmittelbaren Einblick in das Machen erhielt er um 1759/62, als der Königsleutnant Thoranc im Elternhaus einquartiert war und den Frankfurter Malern umfangreiche Aufträge für die dekorative Ausstattung seines Familiensitzes in Grasse erteilte. Ein Zimmer im Dachgeschoß wurde geräumt, um ihnen in Thorancs Nähe ein Atelier bereitzustellen; hier konnte der Junge sie während der Arbeit beobachten.[13] Künstler in ihrem Atelier zu besuchen, behielt er später als Gewohnheit bei.

Als er 1765 zum Studium nach Leipzig ging, fand er dort ebenfalls eine regsame Bürger- und Handelsstadt vor, deren kulturelles Niveau Frankfurt allerdings überlegen war.[14] Leipzig besaß bereits eine Akademie, die im Westflügel der Pleißenburg untergebracht war und gleichermaßen der Ausbildung junger Künstler und Handwerker diente. Als Direktor amtierte Adam Friedrich Oeser,[15] ein Schüler Georg Raphael Donners und Freund Johann Joachim Winckelmanns, den er 1754 in Dresden in sein Haus aufgenommen und unterstützt hatte; aus dem gemeinsamen Antikenstudium ging Winckelmanns Schrift *Gedancken über die Nachahmung der Griechischen Wercke in der Mahlerey und Bildhauer-Kunst* (1755) hervor. In seiner Kunstanschauung folgte Oeser stets der frühklassizistischen Theorie, die mit ihrer Forderung nach Einfachheit und Natürlichkeit der Haltung der Aufklärung sehr entgegenkam, in seiner Arbeit blieb er jedoch der spätbarocken Tradition verpflichtet, die er mit der schlichten Leichtigkeit des Louis Seize und mit dem sentimentalen Ton der Empfindsamkeit zu vereinbaren wußte. Dies kommt auch in dem 1766 geschaffenen Rezeptionsstück für die Dresdner Akademie zum Ausdruck, einem Gruppenbildnis der vier Kinder des Malers, die er im trauten häuslichen Verein zeichnend und lesend wiedergibt (Abb. 3). Oeser unterrichtete zahlreiche Privatschüler aus höheren Ständen, zu denen Ende 1765 auch der Jurastudent Goethe stieß, der hier freilich weniger in seinem Zeichentalent als in seinem Kunstverständnis gefördert wurde. In Gesprächen mit dem verehrten Lehrer eignete er sich das an, was die Zeit unter »gutem Geschmack« verstand, auf alle Bereiche des Lebens bezogen und ausgerichtet an den Kriterien Vernunft, Einfachheit, Zweckmäßigkeit und Schönheit.[16] Oeser brachte ihm auch die Thesen Winckelmanns und Lessings *Laokoon* (1766) nahe, beides Eindrücke, die nachhaltige Folgen zeitigten.

Bisher hatte Goethe gelernt, das Verhältnis der Künste mit dem im 18. Jahrhundert geläufigen horazischen Topos »ut pictura poesis« zu fassen, der ihre prinzipielle Wesensverwandtschaft voraussetzt; demnach läßt sich aufgrund der gemeinsamen Basis der

und Architektur-Stücke von C. G. Schütz, 4. die schönsten Landschaften von Wilh. Friedrich Hirt, 5. Ovidische Vorstellungen von Tischbein in Cassel, 6. Küchen-, Blumen- und Früchten-Stücke vom alten Juncker, und 7. das Innere einer großen gothischen Kirche von einem Niederländischen Meister«. Im *Artistischen Magazin* von 1790 erwähnt Hüsgen nur noch »Ein Zimmer voll Gemälde« bei »Frau Rat Göthe, auf dem großen Hirschgraben«. Belege für den Kauf der meisten Bilder finden sich im Haushaltsbuch des Vaters; vgl. Hering 1932, S. 406f. In *Dichtung und Wahrheit* geht Goethe ausführlich auf die Gemäldesammlung ein (WA I/26, S. 39ff.); sie wurde nach dem Tod des Vaters in der Auktion von 1794 aufgelöst.

Naturnachahmung – einem Wort des Simonides von Ceos zufolge – die Malerei als stumme Poesie, die Poesie als sprechendes Bild deuten. Wie schon Roger de Piles vertraten etwa Christian Ludwig von Hagedorn und der Kreis um Johann Jacob Bodmer in Zürich diese Ansicht,[17] während Diderot und Lessing vehement widersprachen. Im *Laokoon* fand Goethe nun eine Definition, die ihm einleuchtete: Bildende Kunst und Dichtung sollen nicht als identische, sondern als komplementäre Systeme betrachtet werden, die beide zwar der Quelle der Mimesis entspringen, doch eine verschiedene Zielrichtung verfolgen und deshalb unterschiedlicher Ausdrucksformen bedürfen. Während die sukzessive Handlung, die vom Element der Zeit getragen wird und nur durch die Einbildungskraft vorgestellt werden kann, ihren Ort in der Dichtung findet, gehört das im Raum simultan Sichtbare, das äußere Gestalt annehmen kann, in den Bereich der bildenden Kunst. Lessing verband damit eine Abwertung der bildenden Kunst gegenüber der Dichtung, der Goethe jedoch in keiner Weise folgte; stets sah er beide gleichwertig und in produktiver Wechselwirkung.[18] Während in der Frühzeit die Grenzen zwischen Kunst und Dichtung im Sprachgebrauch noch manchmal verwischen – so schickte Goethe 1772 Herder die erste Fassung des *Götz von Berlichingen* mit den Worten: »Das Resultat meiner hiesigen Einsiedeley, kriegen Sie hier, in einem Skizzo, das zwar mit dem Pinsel auf Leinwand geworfen, an einigen Orten sogar einigermaßen ausgemahlt, und doch weiter nichts als Skizzo ist«[19] –, verfestigen sie sich in späteren Jahren so sehr, daß er einem Maler wie Füssli vorwerfen kann, in seiner Kunst unzulässigerweise wie ein Dichter auf die Einbildungskraft wirken zu wollen.

In Leipzig gab es einige gut ausgestattete private Kunstsammlungen, in denen Goethe seine Anschauung erweitern und vertiefen konnte. Auch hier herrschte die niederländische Kunst des 17. Jahrhunderts vor; dazu kamen Werke neuerer deutscher Maler wie Thiele oder Dietrich, die Goethe wahrgenommen haben muß (Abb. 4). Oeser selbst besaß ein solches Kabinett; besonders reich waren die Sammlungen von Johann Thomas Richter und Gottfried Winckler. Letztere erfaßte Franz Wilhelm Kreuchauff 1768 in einem Katalog, der 628 Bilder aufzählt, unter ihnen ein Deckengemälde Oesers im Wincklerschen Haus, das den Genius des Geschmacks mit der *Laokoon*-Gruppe

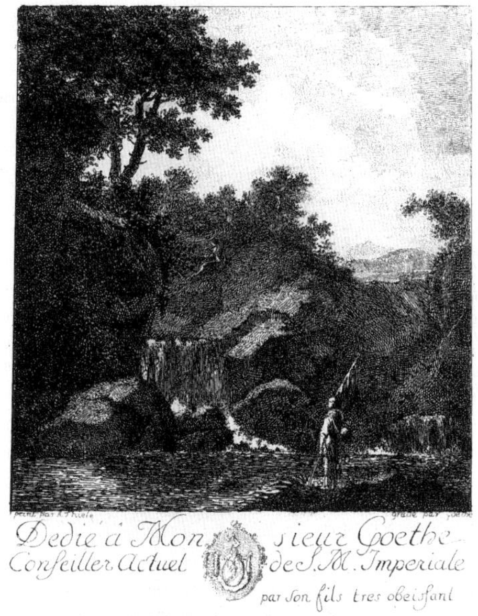
Dedie a Monsieur Goethe
Conseiller Actuel de S.M. Imperiale
par son fils tres obeissant

Abb. 4
Goethe nach Johann Alexander Thiele, Landschaft mit Wasserfall, 1768.
Freies Deutsches Hochstift/ Frankfurter Goethe-Museum
© Ursula Edelmann

in Händen als Zeichen höchsten Kunstsinns vorstellte.[20] Als Goethe 1771 im Mannheimer Antikensaal erstmals einen vollständigen Abguß der Gruppe sah, fühlte er sich lebhaft an seine Leipziger Beschäftigung mit *Laokoon* erinnert.[21]

Den entscheidenden künstlerischen Eindruck vermittelte ihm im Frühjahr 1768 der Besuch der Dresdner Gemäldegalerie, die in einem Palast am Neumarkt untergebracht war und bereits den größten Teil des heutigen Bestandes Alter Meister enthielt. Es war die erste große fürstliche Sammlung, die er, tief beeindruckt von der sakralen Atmosphäre der prächtigen Räume, durchschritt.[22] Trotz der allgemeinen Geschmacksbildung in Leipzig schenkte er seine Aufmerksamkeit nur der Kunst der Niederländer und ließ die Antiken ebenso außer acht wie die Gemälde von Tizian, Reni, Correggio, Poussin oder Claude Lorrain; er würdigte nicht einmal Raffaels *Sixtinische Madonna* oder Giorgiones *Schlummernde Venus*. Unter der Führung des kundigen Galerie-Inspektors Riedel, der 1771 das *Verzeichniß der Gemälde in der Churfürstlichen Gallerie in Dresden* herausgab, wird er sich ausführlich mit Rembrandt, Ruisdael, Dou, Metsu, Teniers und Rubens beschäftigt haben; Ostade, Swanevelt und Schalcken nennt er expressis verbis. Dieses Rezeptionsverhalten begründet er mit seiner spezifischen Sicht auf Kunst und Natur: »Was ich nicht als Natur ansehen, an die Stelle der Natur setzen, mit einem bekannten Gegenstand vergleichen konnte, war auf

11 In *Dichtung und Wahrheit* geht Goethe ebenso auf die Spezialgebiete der Maler wie auf ihre jeweiligen niederländischen Vorbilder ein (WA I/26, S. 40 und 138f.); dabei konnte er auf Hüsgen 1780 und 1790 zurückgreifen.
12 Im Aufsatz *Über die Gegenstände der bildenden Kunst* von 1797.
13 WA I/26, S. 137ff., S. 172ff. Er erinnert sich hier auch, ihnen Ideen für Kompositionen geliefert zu haben, etwa für Trautmanns *Josephs-Zyklus*, der aus Südfrankreich zurück ins Frankfurter Goethe-Haus gelangt ist. Zu Thoranc vgl. Kat. Frankfurt 1991, S. 24ff.
14 Zu Goethes Leipziger Zeit vgl. Vogel 1909 und Jahn 1950.
15 Vgl. Dürr 1879, Schulze 1940 und 1943. Im achten Buch von *Dichtung und Wahrheit* schildert Goethe Oeser, »der von einer eignen Grazie begleitet war«, und seinen Einfluß ausführlich (WA I/27, S. 153–163).
16 Nach Frankfurt zurückgekehrt, schrieb Goethe am 9. November 1768 Oeser: »Den Geschmack den ich am Schönen habe, meine Kenntnisse, meine Einsichten, habe ich die nicht alle durch Sie? Wie gewiß, wie leuchtend wahr, ist mir der seltsame, fast unbegreifliche Satz geworden, dass die Werckstatt des grossen Künstlers mehr den keimenden Philosophen, den keimenden Dichter entwickelt, als der Hörsaal des Weltweisen und des Kritickers« (DjG I, S. 256).
17 Vgl. de Piles 1760, S. 334; Hagedorn 1762, S. 160, führt aus: »Man nennet die Mahlerey eine stumme Poesie (...) Auf den Wegen der Erdichtung (...) betreten Mahler und Dichter einerley Bahn. Wir nennen dasjenige dichterisch, was der Dichter mit gleichem Recht mahlerisch zu nennen pflegt.« Entsprechende Abhandlungen von Bodmer und Breitinger

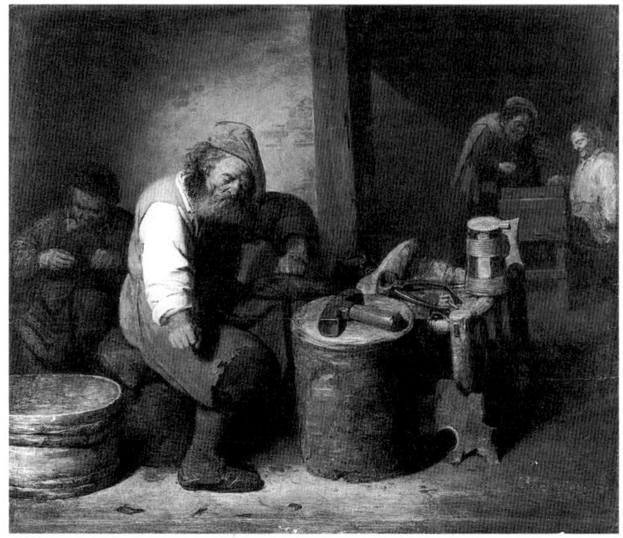

Abb. 5
David Ryckaert, Schuster mit Gesellen in seiner Werkstatt. Leipzig, Museum der Bildenden Künste

mich nicht wirksam«.[23] Die Natur mußte für ihn als erlebte oder nachvollziehbare Realität im Bild evident sein, wobei die aus Frankfurt bekannten Muster seinen Erfahrungshorizont bestimmten. Für den hohen Stil der großen italienischen Meister und deren Schönheitsideal war in seiner Erlebniswelt noch kein Äquivalent zu finden. Die schlichte, treue Wiedergabe der Wirklichkeit, die ihn bei den Niederländern begeistert und die er später als »einfache Nachahmung der Natur« bezeichnen wird, markiert also den Beginn seines künstlerischen Sehens; von dieser Basis ausgehend nähert er sich dann »Manier« und »Stil«.[24]

Um die ihm eigentümliche Wechselwirkung zwischen Kunst und Natur zu demonstrieren, erzählt er in *Dichtung und Wahrheit*, er habe im Anschluß an den Besuch der Dresdner Galerie die Stube des Schusters, bei dem er wohnte, ganz wie ein eben gesehenes Gemälde von Ostade wahrgenommen.[25] Dieses Phänomen der Verschränkung von Natureindruck und künstlerischem Muster wiederholt sich mit wechselnden Bildparadigmen immer wieder, wobei die Gefahr einer topischen Betrachtungsweise nicht ausgeschlossen ist. Das erweist sich auch an der erwähnten Schusterstube, bei der die Evokation einer typisch niederländischen Genreszene mit ihrem stimmungsvollen Helldunkel die Wirklichkeit nobilitiert. In der Kunst sucht Goethe also die Natur und, vice versa, in der Natur die Kunst. Es ist nicht gelungen, in Ostades Werk ein entsprechendes Gemälde ausfindig zu machen; möglicherweise schwebte Goethe aber bei ungenauer Erinnerung David Ryckaerts (1612–1661) *Schusterwerkstatt* (Abb. 5) vor, die er in einer Leipziger Sammlung gesehen haben kann.[26]

Die nächste für Goethes Kunstbetrachtung bedeutsame Station war Straßburg, wo er 1770/71 sein Studium fortsetzte und von Johann Gottfried Herder und der aufkeimenden Bewegung des Sturm und Drang entscheidende Impulse empfing.[27] Unter diesem Einfluß wandelten sich seine bislang von der Konvention bestimmte Sicht und seine noch der Anakreontik verpflichtete Ausdrucksweise; nach Frankfurt zurückgekehrt, gewann die neue Haltung zwischen 1772 und 1775 ihre unverwechselbare Kontur. Die Veränderung des Blickwinkels zeichnet sich bereits deutlich bei den beiden großen Kunsterlebnissen Goethes in Straßburg ab, beim Münster und bei Raffaels Teppichen. Raffael trat nicht aufgrund originaler Werke in sein Bewußtsein, sondern mit Wandteppichen nach den Kartons zur Apostelgeschichte, die in Brüssel in den Werkstätten des Pieter van Aelst für die Sixtinische Kapelle hergestellt und mehrfach kopiert worden waren; Marie Antoinette zu Ehren wurden sie 1770 in Straßburg ausgestellt.[28] Hier fand Goethe nicht mehr die vertraute Natur vor, sondern einen »Abgrund von Kunst«, der sich zwar der Begriffsbildung, nun aber nicht mehr dem Zugang entzog: »Es lässt sich gar nichts darüber sagen; aber das weiss ich, dass ich von dem Augenblicke an, da ich sie zum ersten sah, eine neue Epoque meiner Kenntnisse rechnen werde.«[29]

Da ihm Gehalt und Struktur der klassischen Historie unter erkenntnistheoretischem Aspekt noch verschlossen blieben, kultivierte er ein neues Medium der Annäherung an die Kunst: das Gefühl. Wenn vor dem großen Kunstwerk die Sprache, d.h. die übliche Analyse, versagt, so stellt er eben dieses Unvermögen in den Dienst einer Vermittlung, die nicht mehr rationale Deutung, sondern emphatische Verkündung sein will.[30] Ein solches Einlassen auf die Kunst entsprach dem allgemeinen Gefühlsüberschwang des Sturm und Drang, umfaßte aber noch eine tiefere Dimension. In Übereinstimmung mit Herder verstand Goethe die Wahrnehmung durch das Gefühl oder, in der Diktion der Zeit, durch die Empfindung, als einen Akt der umfassenden seelisch-geistigen Teilnahme, der es ermöglichte, einen Gegenstand in seiner Totalität zu erfassen und sich seiner innerlich zu vergewissern. Diese sensualistische Erfahrung kommt einem Erkenntnisprozeß gleich, da die Empfindung nichts anderes als »der Körper, das

hatte Goethe in der Bibliothek seines Vates kennengelernt, etwa die *Critischen Betrachtungen über die Poetischen Gemählde der Dichter* (vgl. Götting 1953, S. 49).
18 »Worte und Bild sind Correlate, die sich immerfort suchen« (*Maximen und Reflexionen;* WA I/42.2, S. 130). Goethes Auffassung des ut pictura poesis-Problems untersucht Lange 1991, S. 46ff. und 71ff.; vgl. auch Osterkamp 1991, S. 13ff.
19 DjG II, S. 70.
20 Oeser wollte mit der Auffindung der *Laokoon*-Gruppe »an die glückliche Wiederherstellung der Künste« erinnern; vgl. Kreuchauff 1768, S. 74f. Das im Katalog beschriebene Gemälde Michelangelo da Caravaggios mit den Köpfen dreier Apostel (ebd., S. 1) diente übrigens als Vorlage für den Stich von Bause nach Oesers Reproduktionszeichnung, dem Goethe 1772 eine Besprechung in den *Frankfurter Gelehrten Anzeigen* widmete.
21 WA I/28, S. 84ff.
22 Die Räume »gaben ein Gefühl von Feierlichkeit, einzig in seiner Art, das um so mehr der Empfindung ähnelte, womit man ein Gotteshaus betritt« (WA I/27, S. 170f.). Goethe besuchte die Galerie während mehrerer Tage und lernte dabei den Galerie-Inspektor Johann Anton Riedel kennen sowie Christian Ludwig von Hagedorn, den Generaldirektor der Gemäldegalerie und der sächsischen Kunstakademien, der durch seine kunsttheoretischen Schriften bekannt war.
23 WA I/27, S. 174f.
24 Siehe dazu den 1788/89 in Wielands *Teutschem Merkur* publizierten Aufsatz *Einfache Nachahmung der Natur, Manier, Stil;* WA I/47, S. 77–83.
25 WA I/27, S. 171; vgl. auch WA I/28, S. 187: »Die Natur in der Kunst zu sehen, ward bei mir zu einer Leidenschaft«, am besten zu befriedigen durch »eine fortdauernde Betrachtung der trefflichen Werke der Niederländer«.

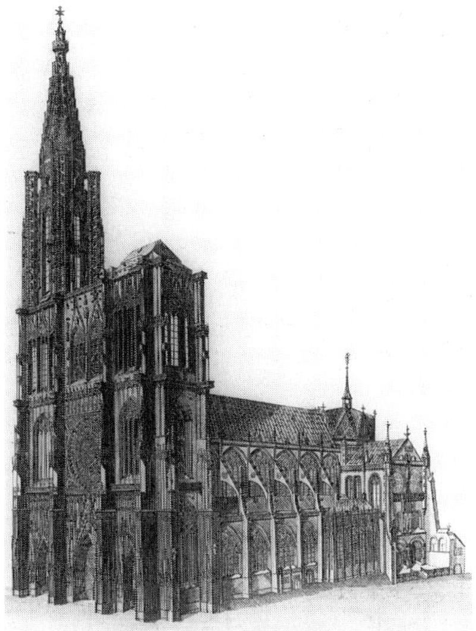

Abb. 6
Johann Adam Seupel, Das Straßburger Münster, um 1700. Freies Deutsches Hochstift/ Frankfurter Goethe-Museum
© Ursula Edelmann

Phänomen des Erkennens« ist, nämlich »die anschaubare Formel, worin die Seele den Gedanken siehet«.[31] Für Goethe wird dies im Sturm und Drang zur einzig möglichen Art der Kunstbetrachtung, mit der jeder abstrakt vorgegebene, nicht dem eigenen Gefühl entspringende Maßstab hinfällig wird, sei es der »gute Geschmack« und das »Schickliche«, sei es ein tradierter Regelkanon oder ein normatives Ideal. Alles, was zählt, ist die individuelle, subjektive Empfindung, die das Kunstwerk intuitiv in seiner charakteristischen Bildung erfassen kann, vorausgesetzt, daß der Betrachter es unmittelbar vor Augen hat und in seiner Totalität auf sich einwirken läßt.

Auf diese Weise nähert Goethe sich dem Straßburger Münster (Abb. 6), das er in der 1773 veröffentlichten, dem Baumeister Erwin von Steinbach gewidmeten Schrift *Von deutscher Baukunst*, einem der wichtigsten Manifeste der Sturm und Drang-Ästhetik, begeistert feiert[32]; in hymnischer Sprache preist er die gotische Architektur, die in ihrer »lebendigen Schönheit« den »Werken der ewigen Natur« gleicht. Die Münsterfassade entfaltet sich vor dem Auge wie ein erhabener »Baum Gottes, (…) mit tausend Aesten, Millionen Zweigen, und Blättern wie Sand am Meer«; metaphorisch wird so ein gewachsener Organismus evoziert, dessen ungeheure Vielfalt sich zu harmonischer Einheit fügt, »alles zweckend zum Ganzen«.[33] Goethe verleiht der im 18. Jahrhundert noch sehr pejorativ beurteilten Gotik einen neuen Rang, den er aus ihrer Ursprünglichkeit und Naturnähe ableitet, vor allem aber sieht er in ihr, in Verkennung der stilgeschichtlichen Zusammenhänge, eine charakteristisch deutsche Bauform.

Der Sturm und Drang setzte der dominierenden, von Frankreich beeinflußten Kultur auf allen Ebenen Werte entgegen, die nationale Identität stiften sollten; unter diesem Aspekt interpretierte Goethe das Straßburger Münster provokativ als einen einzigartigen, typisch deutschen Bau, der in seiner kraftvollen Expressivität der klassischen französischen Kunst und ihren schwächlichen Epigonen gegenübergestellt werden konnte, da er zu den eigenen Wurzeln zurückführt. Dies entsprach einem Geschichtsdenken, wie Herder es in seiner antirationalistischen Programmschrift *Auch eine Philosophie der Geschichte zur Bildung der Menschheit* (1774) formulierte.[34] Demnach gibt es vor der Fixierung des Regelkanons klassischer Schönheit eine Kunst, die in allem konsequenter Ausdruck ihrer spezifischen, von Ort und Zeit abhängigen Bedingungen ist und damit das Kennzeichen einer bestimmten historischen Situation. Auch Goethe sah die Kultur der Völker in einem stetigen Entwicklungsprozeß begriffen, der auf jeder Stufe seine individuelle Qualität besitzt: »Die Kunst ist lange bildend, eh sie schön ist, und doch, so wahre, große Kunst, ja, oft wahrer und größer, als die Schöne selbst. (…) Diese karackteristische Kunst, ist nun die einzige wahre. Wenn sie aus inniger, eigner, selbständiger Empfindung um sich wirkt, ist sie ganz und lebendig.«[35] Eine solche Kunst ist autonom und setzt sich ihre Regeln selbst; sie entzieht sich jedem wertenden Vergleich und läßt zu, daß Gotik und Antike, Straßburger Münster und Laokoon auf eine Stufe gestellt und gleichberechtigt nebeneinander gesehen werden können.

Die Kunst der Völker, die wie der unabänderliche Zyklus der Natur alle Stadien vom ersten Keimen bis zum Verfall durchläuft, zeigt ihre reinste Form in Ursprungsnähe, gewissermaßen an der Quelle der Natur. Dieses Weltbild beruht auf einem besonderen Naturbegriff, den auch Goethe sich anverwandelt; es geht nun nicht mehr um die erschaffene Erscheinungswelt, die natura naturata, sondern um das schaffende Prinzip selbst, die natura naturans, die zum Gottesgleichnis wird. »Deus sive natura«, lautet das auf Spinoza zurückgehende pantheistische Credo des Sturm und Drang – Gott ist als schöpferische Macht in der Natur präsent, so wie die ewig zeugende Kraft der Natur auf den Schöpfergott verweist. In einem weiteren Schritt wird der Künstler in dieses Gleichnis einbezogen, da ihn seine schöpferische Potenz ermächtigt,

26 Durch die Clauß'sche Stiftung 1860 ins Museum für bildende Künste in Leipzig gelangt; Öl auf Holz, 40,7x49 cm.
27 Der Sturm und Drang war eine literarische Bewegung, die sich im Kern um 1770/76 formierte und zu den wesentlichen geistigen und künstlerischen Neuorientierungen im Vorfeld der Französischen Revolution gehörte; vgl. dazu den Kat. Frankfurt/Düsseldorf 1988/89 mit ausführlichem weiteren Literaturverweis. Goethes Straßburger Zeit und den Einfluß Herders erläutert Christoph Perels (ebd., S. 47–82).
28 Die österreichische Prinzessin kam auf ihrem Weg nach Paris zur Vermählung mit Ludwig XVI. im Frühling 1770 durch Straßburg.
29 An Langer; Straßburg, 29. April 1770; DjG II, S. 5.
30 Eine stringente Darstellung dieser Problematik gibt Osterkamp 1991, S. 16ff.
31 Herder, *Vom Erkennen und Empfinden der menschlichen Seele* (1774); zit. nach Osterkamp 1991, S. 17.
32 Es ist die erste selbständig im Druck erschienene Publikation Goethes, die auf dem öffentlichen Buchmarkt erschien; nach dem Erstdruck wiedergegeben und kommentiert von Fechner 1989; siehe auch DjG III, S. 101–107. Osterkamp 1991, S. 19ff., mit weiterführenden Literaturangaben.
33 Einer solchen Vorstellung liegt Spinozas »hen kai pan« (Eins und alles) zugrunde, das als Denkmodell der »Einheit in der Vielfalt« und der organischen Entwicklung alles Seins den Sturm und Drang und seinen philosophischen Pantheismus maßgeblich beeinflußte und auch in Goethes Metamorphosen-Lehre einging; vgl. Bollacher 1969 und Schmidt 1985, S. 173 und 263.
34 Vgl. Schmidt 1985, S. 135f.
35 Goethe, *Von deutscher Baukunst;* DjG III, S. 106.

nach demselben Prinzip Werke hervorzubringen. Er wird als zweite Natur, als säkularisierter Schöpfer verstanden, der im Kunstwerk eine eigene Welt erzeugt; zur wirkungsmächtigen Symbolfigur des autonomen Künstlers wird Prometheus. Diese Vorstellung beruht auf neuplatonischen Ideen, die in der englischen Natur- und Kunstphilosophie des 18. Jahrhunderts, z.B. bei Shaftesbury, Addison, Burke und Young weiterentwickelt und in Deutschland insbesondere von Klopstock, Hamann und Herder aufgenommen wurden.

Der Künstler hat das Recht, sich über alle Regeln und Normen hinwegzusetzen, er muß nur eines besitzen: Genie. Der Begriff steht in der Ästhetik des Sturm und Drang, der »Geniezeit«, an zentraler Stelle und bezeichnet den durch ganzheitliche Empfindung offenbarten Schnittpunkt von Natur und Kunst. Im Lateinischen meinte »genius« ursprünglich die vergöttlichte Zeugungskraft des Mannes, dann den persönlichen Schutzgeist; etymologisch verband sich damit »ingenium«, die schöpferische Geisteskraft.[36] Im Sturm und Drang zeichnet sich das Genie im weitesten Sinn durch das ihm eigene produktive Vermögen aus; häufig begegnet es allerdings in einer dezidiert virilen Ausprägung, die auf die männliche Stärke und Zeugungskraft rekurriert. Shakespeare wird unter dieser Prämisse ebenso das Epitheton »männlich« zugestanden wie Dürer, den Goethe als markige Gestalt den »geschminkten Puppenmahlern« seines »aevums« entgegenhält, die »die Augen der Weiber gefangen« nehmen.[37] Der Heroisierung des Genies sind keine Grenzen gesetzt; ein Exempel für diese überschwengliche Kunstreligion ist Erwin von Steinbach, dessen gottgleichen Ruhm das Straßburger Münster verkündet. Wie Erwin werden die Genies als Monolithen in ihrer Zeit betrachtet, da sie, von der Natur selbst erzogen, nur ihrem immanenten Gesetz folgen und zu einer Intensität der Empfindung fähig sind, die sie am Göttlichen teilhaben läßt; das erlaubt ihnen, Werke hervorzubringen, denen absolute Originalität zukommt, ein Wert, der zum ausschlaggebenden Qualitätskriterium wird.

Die höchste Bedeutung erlangen unter den Originalgenies die Dichter, die am Beginn einer Ära stehen und ihr die erste prägende Form verleihen. Hamann zufolge ist die Poesie die »Muttersprache des menschlichen Geschlechts«; sie entsteht an der Schnittstelle von Natur und Kunst und drückt in Bildern statt abstrakten Begriffen das Wesen einer Kultur am reinsten aus. Das erklärt die Vorliebe für die Volkspoesie, die auch Goethe teilt. Die ersten Dichter werden als Seher und Verkünder begriffen, deren Aura bis in die Gegenwart herüberstrahlt. Homer, der blinde Sänger, ist an erster Stelle zu nennen; um ihn rankte sich seit der Jahrhundertmitte ein wahrer Kult. Seine Büste zierte in Kopien sowohl Herders als auch Winckelmanns Arbeitszimmer und inspirierte Goethe 1774 zu einer enthusiastischen Beschreibung in Lavaters *Physiognomischen Fragmenten.*[38] Homers Dichtung galt als unverstellte Natur, in der sich das lebendige Bild seiner Zeit manifestierte – »die abgespiegelte Wahrheit einer uralten Gegenwart«.[39] Im Unterschied zu anderen Idolen der Geniebewegung wie etwa Pindar verblaßte der Eindruck seiner bildhaft kräftigen Sprache auf Goethe nie.

So wie Homer die Welt der Antike und den klassischen Kulturbereich des Südens verkörperte, galt Ossian als Inkarnation des Nordens, dem der Sturm und Drang sich wesensmäßig zugehörig fühlte. 1762/63 veröffentlichte der Schotte James Macpherson die *Gesänge Ossians*, die er angeblich aufgefunden und aus dem Gälischen übersetzt hatte; in Wahrheit waren die Heldenballaden aus grauer Vorzeit aber moderne Nachdichtungen ihres Herausgebers, die mit ihrem naturhaft-leidenschaftlichen Ton so genau den sentimentalischen Erwartungshorizont des ausgehenden 18. Jahrhunderts trafen, daß niemand die Fälschung bemerkte. Ossian erschien wie Homer als blinder Sänger und Seher, in Antinomie zu jenem aber als nordischer Barde und Protagonist einer nebelhaft düsteren, vom Wüten der Elemente erschütterten und von Geistererscheinungen heimgesuchten Welt, die ihr landschaftliches Korrelat in der rauhen Natur des schottischen Hochlands fand; für Herder und Goethe waren seine Gesänge »Urpoesie«, in der sich die Vorwelt offenbart. Goethe veröffentlichte eine Ausgabe der *Works of Ossian* (1773/77), darin das Epos *Fingal,* und radierte selbst die Titelvignette mit einer im Sturm geborstenen Tanne, die sich aber noch ganz an Oesers dekorative Louis Seize-Vignetten anlehnt (Abb. 7). Bedeutsamer war das literarische Denkmal, das er Ossian in den *Leiden des jungen Werther* (1774) setzte.

Führten Homer und Ossian in einen mythischen Bezirk, so stand Shakespeare, das dritte große Originalgenie des Sturm und Drang, der Gegenwart näher. Addison feierte ihn bereits als »great natural

36 Vgl. Schmidt 1985, S. 224, der eine umfassende, vorzügliche Analyse der Genieästhetik liefert; zu Goethes Geniebegriff siehe insbesondere S. 193–353.
37 DjG III, S. 106f.
38 DjG IV, S. 275f.; als Vorlage diente ihm eine Kopie des hellenistischen Blinden-Typus in der Farnesinischen Replik (Neapel).
39 *Dichtung und Wahrheit,* 12. Buch; WA I/28, S. 145.
40 Schmidt 1985, S. 154.
41 Staatsgalerie Stuttgart.
42 Vgl. Friedman 1976.

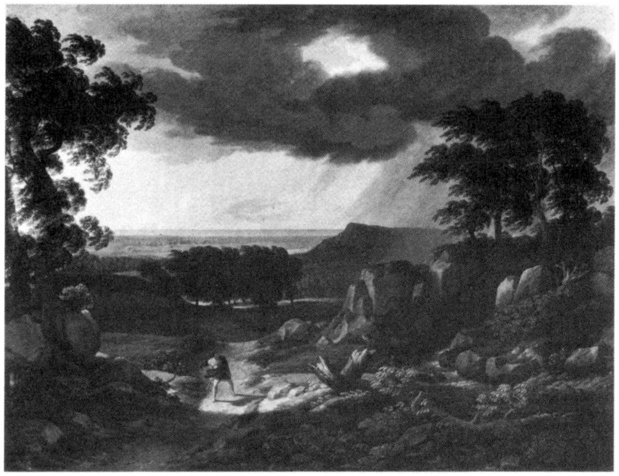

Abb. 8
Johann Christian Reinhart, *Wanderers Sturmlied,* 1832. Stuttgart, Staatsgalerie

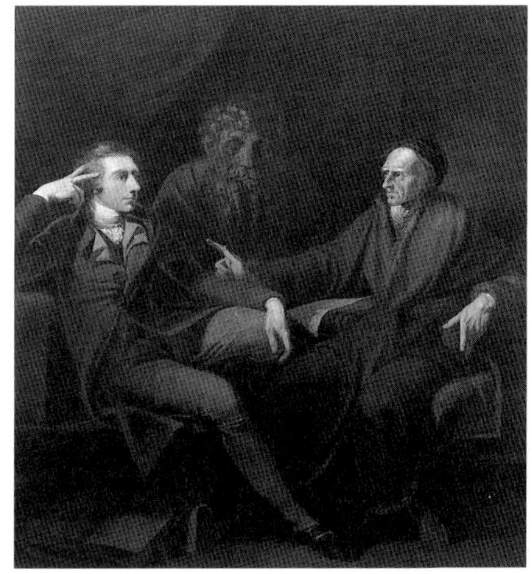

Abb. 9
Johann Heinrich Füssli, Der Künstler im Gespräch mit Johann Jacob Bodmer, 1779/80. Kunsthaus Zürich

genius«;[40] Lessing und Bodmer setzten seine unverbildete Darstellung von Leidenschaften dem starren Regelsystem Gottscheds entgegen, und die Stürmer und Dränger erhoben ihn schließlich zum Paradigma der Dichtkunst schlechthin. Bei ihm fanden sie alles, was sie in der konventionellen Kunst ihrer Zeit so vermißten, nämlich individuelle Charaktere, eine spannungsreiche dynamische Handlung, kraftvolle Imagination und einen überbordenden Reichtum an Phantasie. Unter Herders Einfluß wurde Shakespeare für Goethe zu einem poetischen Leitstern, dem er in der *Rede zum Schäkespears Tag* (1771) huldigte und dessen natürliche Sprache und nationalhistorische Thematik er mit dem *Götz von Berlichingen* (1773) auf seine Art nachzuahmen suchte.

Mit der bedingungslosen Verehrung dieser Originalgenies hatte der Sturm und Drang ein poetisches Modell geschaffen, das große Wirkungskraft entfaltete und auch die bildende Kunst beeinflußte. Themen nach Homer, Ossian und Shakespeare gingen in die Historienmalerei ein und konnten dort mit einer älteren ikonographischen Tradition verknüpft werden, wobei der geistige Absolutheitsanspruch, der dem poetischen Modell auf literarischer Ebene immanent war, gegenüber formalen Problemen zurücktrat. Für Homer, der den Künstlern vertraut war, konnte ein vorhandenes Zeichensystem aufgegriffen werden, das im Klassizismus dann jedoch entscheidende Änderungen erfuhr. Für Ossian und seine schauerlichen Szenarien mußten neue Gestaltungsmittel gesucht werden, die zum Teil im Bereich der aufblühenden »schwarzen Romantik« zu finden waren. Die extensiven Schilderungen wilder Natur boten aber auch einen geeigneten Ansatz, Ossian zum Thema der Landschaftsmalerei zu machen; in Antinomie zum Bild idyllisch schöner Natur wurde unter der Prämisse des Erhabenen der Typus der »ossianischen Landschaft« geschaffen. Nach dem Muster Poussins und Dughets konnte sie mit der heroischen Ideallandschaft vereinbart werden, was dazu führte, daß das vom Sturm und Drang inspirierte Sujet in eine klassische Bildform transponiert wurde. Eine ähnliche Metamorphose veranschaulicht Johann Christian Reinharts eindrucksvolle Komposition *Wanderers Sturmlied* (Abb. 8), die 1832, im Todesjahr Goethes, entstand und dessen große Genie-Ode von 1772 (»Wen du nicht verlässest, Genius…«) in eine Sturmlandschaft klassisch-heroischer Prägung umsetzt; der Impetus des Sturm und Drang wird damit gleichsam in die Zeitlosigkeit entrückt.[41]

Shakespeare wurde vor allem in der englischen Kunst adaptiert; die Beschäftigung mit ihm kulminierte in der von John Boydell initiierten *Shakespeare Gallery*, die als Ausstellung großformatiger Gemälde die Grundlage für eine neue Historienmalerei schaffen und in Stichreproduktionen verbreitet werden sollte.[42] Der bedeutendste Mitarbeiter war Johann Heinrich Füssli, »Shakespeares Maler«, der sich das poetische Modell wie kaum ein anderer Künstler zu eigen gemacht hatte. In seiner Jugend stand er in Zürich unter dem Einfluß Bodmers, dem er seine eminenten philologischen Kenntnisse verdankte (Abb. 9). Er folgte dem Lehrer auch in seiner Kunstanschauung, die, noch dem Topos ut pictura poesis verpflichtet, bildnerische und dichterische Mittel gleichstellte, den Ratiobegriff der Aufklärung zugunsten der schöpferischen Phantasie außer Kraft setzte und das Erhabene oder Wunderbare in den

Abb. 7
Goethe, Titelvignette zu *The Works of Ossian,* Bd. 1, 1773. Freies Deutsches Hochstift/ Frankfurter Goethe-Museum © Ursula Edelmann

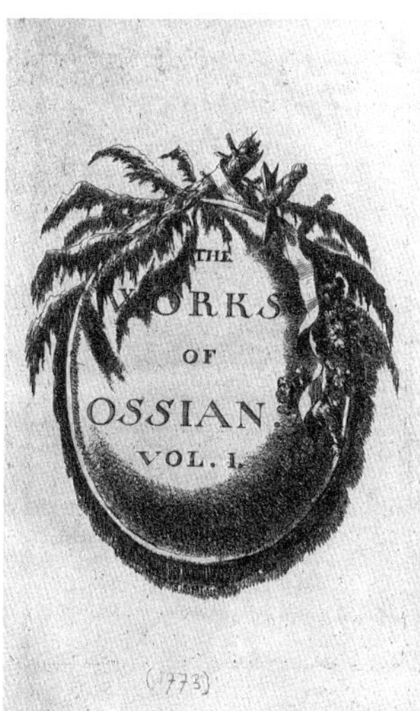

Mittelpunkt rückte. Das Kunstwerk wurde nach wirkungsästhetischen Gesichtspunkten beurteilt; es sollte die Empfindung des Betrachters ansprechen und ihn bewegen, ja erschüttern. Starke Affekte waren gefragt, wie sie dem Prinzip des Erhabenen entsprachen, das Füssli zum entscheidenden Gestaltungskriterium machte: »Das Erhabene wirkt mit starken Schlägen, ist hinreißend und ergreift das Gemüth unwiderstehlich (...) Es ist demnach in der Kunst das Höchste.«[43] Nicht die einfache Wirklichkeit schien also darstellenswert, sondern allein das Großartige, Wunderbare und Schreckliche; mythische und märchenhafte Elemente bei Homer oder Shakespeare wurden damit ebenso gerechtfertigt wie der Einzug des Phantastischen in die Kunst, das mit Füsslis *Nachtmahr* zum Durchbruch gelangte.

Goethe lernte den Künstler, dem bereits der Ruf des kraftvollen, ungestümen Originalgenies vorausging, um 1774 durch dessen Briefe aus Rom kennen, die im Kreis des gemeinsamen Freundes Lavater zirkulierten und bewundernd aufgenommen wurden: »Was für eine Glut und Inngrimm in dem Menschen ist ...«[44] 1775, bei seiner ersten Reise in die Schweiz, die ganz im Zeichen des Sturm und Drang stand und einen völlig neuen Erlebnishorizont öffnete, sah Goethe bei Lavater die ersten Zeichnungen Füsslis, die ihm so gefielen, daß er sie zu sammeln und nach ihnen zu kopieren begann.[45] 1779, bei der zweiten Schweizer Reise mit Herzog Carl August von Sachsen-Weimar, vertiefte sich der Eindruck.[46] Mit der Abkehr von der Genieästhetik betrachtete Goethe Füssli zwar zunehmend kritisch, doch die anhaltende Auseinandersetzung mit ihm macht deutlich, daß das Interesse an dieser faszinierenden Erscheinung nicht erlosch. Füsslis Tendenz zu formaler Stilisierung, die manchmal in bizarres Pathos oder manieristische Erstarrung überging, seine Negierung des Naturvorbilds und das Prinzip, seiner Kunst die poetische Imagination zugrundezulegen, standen in striktem Gegensatz zu Goethes eigener Anschauung. Füssli, bei dem »Poesie und Mahlerey im Streit« lagen, wurde für ihn zum typischen Protagonisten der »Manier«, die ebensoweit von der »einfachen Nachahmung der Natur« wie vom »Stil« entfernt ist: »Von Füeßli, wie von jedem genialen Manieristen, kann man sagen, daß er sich selbst parodire.«[47]

Goethes Kunstkonzept enthielt während des Sturm und Drang das klare Postulat, die Natur auch in ihren alltäglichsten, simpelsten Erscheinungsformen zu würdigen. Mit sympathetischer Empfindung begabt, muß der wahre Künstler den erhabenen und den einfachen Gegenstand gleichermaßen in seiner Eigenheit auf sich wirken lassen: »Er mag die Werkstätte eines Schusters betreten oder einen Stall, er mag das Gesicht seiner Geliebten, seine Stiefel oder die Antike ansehn, überall sieht er die heiligen Schwingungen und leise Töne, womit die Natur alle Gegenstände verbindet«, heißt es 1775 in *Nach Falconet und über Falconet.*[48] Die Grenzen zwischen hohem und niederem Stil verwischen; es sind also nicht nur die Kunstformen aller Zeiten, sondern auch alle Gegenstände gleichberechtigt nebeneinander zu stellen. Damit erscheint die tradierte Hierarchie der Kunst und ihrer Gattungen obsolet, ein progressiver Gedanke, den Goethe in seiner Gegenstandslehre modifizieren wird. Seinen Wert erhält das Kunstwerk durch das Gefühl, das den Künstler mit dem Betrachter verbindet und das sich am ehesten einstellt, wenn es um so vertraute Dinge wie archetypische menschliche Situationen geht. Goethe führt das am Beispiel von Rembrandts Radierung *Anbetung der Hirten bei Laternenschein* aus[49], die er in ihrer anrührenden Schlichtheit als vollkommenen Ausdruck der Mutterliebe verstand. Angesichts einer so überzeugenden Leistung schließt Goethe den Aufsatz mit der skeptischen Frage an den zeitgenössischen Künstler: »Wie viel Gegenstände bist du im Stande so zu fassen, daß sie aus dir wieder neu hervorgeschaffen werden mögen? Das frag dich, geh vom Häuslichen aus und verbreite dich, so du kannst über alle Welt.«[50]

Der große Schwung des Aufbruchs mit seinem Höhenflug und der Vorstellung vom prometheischen Künstler wird hier, wie bald auch in der Dichtung, wieder zurückgenommen; der Glaube an das schöpferische Genie und seine Gottgleichheit findet nur bei den Größen der Vergangenheit Halt, bei Rembrandt, Raffael, Dürer und Rubens, bei Erwin von Steinbach und den Bildhauern der Antike. Und auch da kehrt Goethe zum »Häuslichen« zurück, indem er sich ganz subjektiv zum schlichten, alltäglichen Gegenstand bekennt, den er am besten bei den Niederländern ausgebildet fand. Eine über das bloße Gefühl hinausgehende Betrachtungsweise, die zu objektiver Schau und tieferem Verständnis führt, hatte er sich noch nicht angeeignet; die Emphase war zwar der »lebendigen Anschauung« förderlich, verstellte aber noch die »anschauende Kenntnis« des Kunstwerks.

43 Sulzer 1778, 2. Teil, S. 77, im Artikel über das Erhabene, den Füssli für die *Allgemeine Theorie der Schönen Künste* verfaßt hat; vgl. Schiff 1973, S. 49f.
44 An Herder, 25. März 1775; WA IV/2, S. 249. Zu Füssli vgl. Schiff 1973, Tomory 1974, Kat. Hamburg 1974/75 und Kat. Frankfurt/Düsseldorf 1988/89, S. 226–236.
45 Zur »Geniereise« in die Schweiz vgl. Kat. Frankfurt/Düsseldorf 1988/89, S. 163–200.
46 In der Folge gelangten fast fünfzig Arbeiten Füsslis, darunter drei Gemälde, in die herzogliche Kunstsammlung in Weimar; der Künstler sollte sogar dazu gewonnen werden, ein Denkmal für den Weimarer Park zu entwerfen; vgl. WA IV/, S. 141ff.
47 Tagebuch im Jahr 1800; WA III/2, S. 289 und 304.
48 DjG V, S. 354.
49 Um 1652; Bartsch 46.
50 DjG V, S. 356.
51 WA IV/5, S 137.

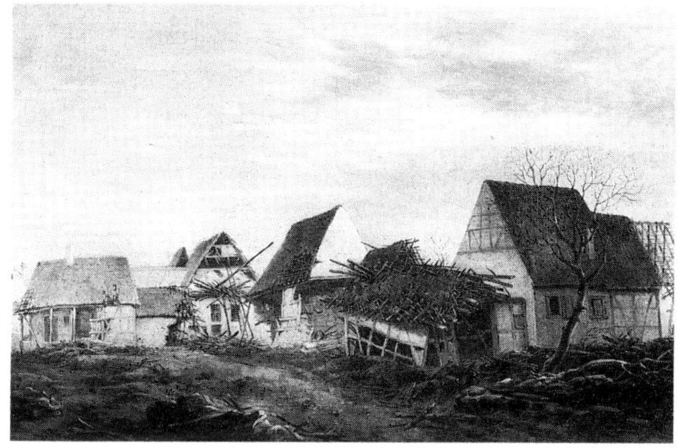

Abb. 11
Ferdinand Kobell, Der untere Teil des Dorfes Neckarshausen nach dem Eisgang, 1784.
Heidelberg, Kurpfälzisches Museum

Nach dem frühen Besuch in Dresden lernte er vor der italienischen Reise noch drei große Gemäldegalerien kennen – 1774 in Düsseldorf, 1779 in Kassel und 1784 in Salzdahlum bei Braunschweig –, die seine Vorliebe für die Alten Meister bekräftigten. Sein Vertrauen in das Genie bildender Künstler der Gegenwart war dagegen gering; außer Arbeiten Füsslis hatte er auch wenig gesehen, was diesem Anspruch in irgend einer Weise hätte gerecht werden können. In Frankfurt gab es noch den alten Künstlerkreis, zu dem für kurze Zeit Georg Melchior Kraus stieß; dieser brachte aus Paris Blätter von Boucher, Greuze, Wille und Hackert mit. Hogarth und Chodowiecki waren Goethe durch ihre Graphik bekannt, ebenso Gessner und die Stecher für Lavaters *Physiognomische Fragmente*. Größeren Eindruck machte in Mannheim Friedrich Müller, Maler Müller genannt, der als Zeichner und Dichter zum Sturm und Drang gehörte. Er hatte eine äußerst spontane, expressive und dabei unprätentiöse Naturwiedergabe entwickelt (Abb. 10), die Goethes Ansatz im Grunde nahe kam, von diesem jedoch bald abgelehnt wurde; »der feurigste Maler darf nicht sudeln«, schrieb er Müller 1781. Länger hielt seine Vorliebe für die Brüder Kobell an, die neben ihrer konventionellen Arbeit einen ausgeprägten Sinn für realitätsnahe, unverstellte Naturbilder zeigten. Dazu gehören auch Ferdinand Kobells *Eisgangsbilder*, mit denen er 1784 auf sachlich-nüchterne Weise die katastrophalen Schäden des Eishochwassers in und um Heidelberg dokumentierte (Abb. 11).[52]

Der Sturm und Drang hatte der heimatlichen Landschaft einen neuen Wert verliehen und damit der Landschaftsmalerei wichtige Impulse vermittelt; so wurde z. B. seit Klopstock dem Harz großes Interesse entgegengebracht, das auch Goethe teilte. Bei seinem Besuch in Salzdahlum hätte er das großartige Schlüsselbild der Harzdarstellungen sehen müssen, Pascha Weitschs *Bodetal mit der Roßtrappe*, doch es gibt keinen Hinweis darauf, daß er es zur Kenntnis nahm. Ähnlich steht es mit den Alpenbildern von Caspar Wolf, dem eine Darstellung der Bergwelt glückte, die den pittoresken Eindruck des Erhabenen mit genauer Naturbeobachtung und nuancierten atmosphärischen Valeurs vereint. Im Zentrum stehen die elementaren Kräfte des Gebirges, die unmittelbar wahrgenommen und so erlebnisnah wie empfindungsstark geschildert werden; eine ganz ähnliche Auffassung kennzeichnet Goethes Alpenbeschreibungen von 1775 und 1779. Bei Wyttenbach konnte er 1779 Ölskizzen von Wolf für die Alpenprospekte sehen, die der Verleger Wagner publizierte[53]; aus einem Brief Goethes geht hervor, daß er sich für das Ansichtenwerk interessierte[54], das die ursprüngliche Kraft der Bilder Wolfs jedoch stark mindert und ins Vedutenhafte verkehrt. Für Goethes Erfahrung der Schweizer Landschaft wurde die bildende Kunst nicht relevant. Er hatte hier den Eindruck einer Allnatur empfangen, der ihn überwältigte und die Vorstellung des Erhabenen lebendig werden ließ, mit dem sich das Idyllische verband. Die ursprüngliche Landschaft und ihre Stimmung füllten seinen Wahrnehmungshorizont und mobilisierten die eigene schöpferische Energie in so hohem Maß, daß ihn die gleichsam aus zweiter Hand stammende künstlerische Wiedergabe kaum mehr berührte; der »farbige Abglanz« wurde durch das Urbild der Natur in den Schatten gestellt.

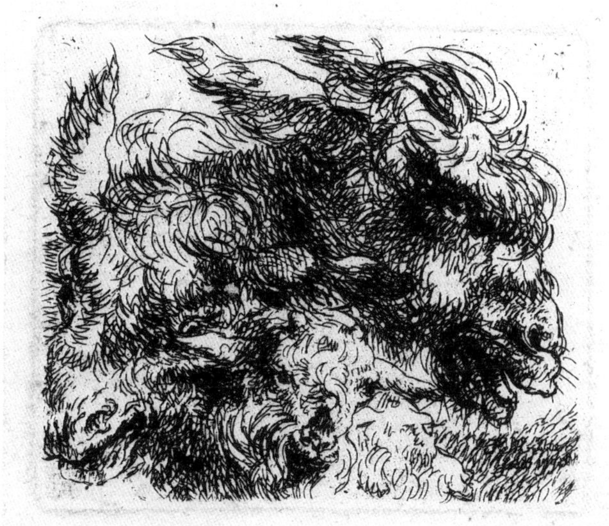

Abb. 10
Friedrich Müller, Esel- und Ziegenköpfe, 1770.
Freies Deutsches Hochstift/ Frankfurter Goethe-Museum
© Ursula Edelmann

52 Serie von acht Gemälden im Kurpfälzischen Museum Heidelberg.
53 Vgl. den Beitrag von Werner Busch, *Der Berg als Gegenstand von Naturwissenschaft und Kunst*, in diesem Katalog, S. 485 ff., Abschnitt II.
54 An Wyttenbach, 18. Februar 1780: »...ich nehme mir die Freiheit Sie an das versprochene Exemplar Wagnerischer Prospekte zu erinnern« (WA IV/4, S. 177).

Christian Georg Schütz d. Ä.

Frankfurt a.M. 1718 – 1791 Frankfurt a.M

158 DIE MAINBRÜCKE ZU FRANKFURT

um 1754
Öl auf Leinwand
83 x 116 cm
Dessau, Anhaltische Gemäldegalerie

Literatur: Kat. Dessau 1913, Nr. 159; Kat. Dessau 1991, S. 5ff.

Goethes Kunstanschauung erfuhr ihre erste Prägung durch die Frankfurter Maler, deren Bilder sein Vater sammelte. Im Gemäldekabinett am Hirschgraben waren im Unterschied zu anderen Frankfurter Sammlungen ausschließlich zeitgenössische einheimische Künstler vertreten, will man einmal von Johann Conrad Seekatz aus Darmstadt und Johann Heinrich Tischbein d.Ä. aus Kassel absehen. Einen bevorzugten Platz nahmen die Gemälde von Schütz d.Ä. ein, der mit seinen idealisierten Rheinlandschaften und pittoresken Architekturcapriccios weit über Frankfurt hinaus bekannt geworden war; zu seinen besten Leistungen zählen die Ansichten der Stadt, die durch ihre unmittelbare Frische und liebevoll-erzählerische Detailschilderung bestechen. Schütz war stets bestrebt, den Veduten einen besonderen Blickwinkel abzugewinnen, der nicht der offiziösen, repräsentativen Sicht entsprach, sondern im Alltäglichen das Besondere suchte und auch atmosphärische Werte einbezog. Das erweist sich an dem Bild der Alten Brücke, die hier ganz unspektakulär von Osten und nicht wie üblich von Westen zusammen mit der Schauseite Frankfurts, der Mainfront, wiedergegeben wird. Links ist Sachsenhausen mit der Dreikönigskirche zu erkennen; über den Fluß spannen sich die Bögen der damals einzigen Mainbrücke, auf der lebhafter Betrieb herrscht; am rechten Ufer entfaltet sich dagegen eine ländlich anmutende Idylle am Anlegeplatz und Holzlager. Im Hintergrund taucht die Turmsilhouette der Stadt auf, die mit dem Schneidwallbollwerk endet; der Horizont bleibt offen. Die Ansicht gibt eine anschauliche Vorstellung vom Stadtbild und Leben im Frankfurt der frühen Goethezeit, die ganz Goethes Schilderung in *Dichtung und Wahrheit* entspricht (WA I/26, S. 22ff.).

Das Gemälde stammt aus dem Besitz der Prinzessin Henriette Amalie von Anhalt-Dessau, der jüngsten Tochter des »Alten Dessauers«, Fürst Leopold von Anhalt-Dessau. Sie lebte zwischen 1753 und 1792 in Frankfurt und trug dort eine bedeutende Kunstsammlung zusammen, die als »Fürstliche Amalienstiftung« an die Anhaltische Gemäldegalerie überging. *P.M.*

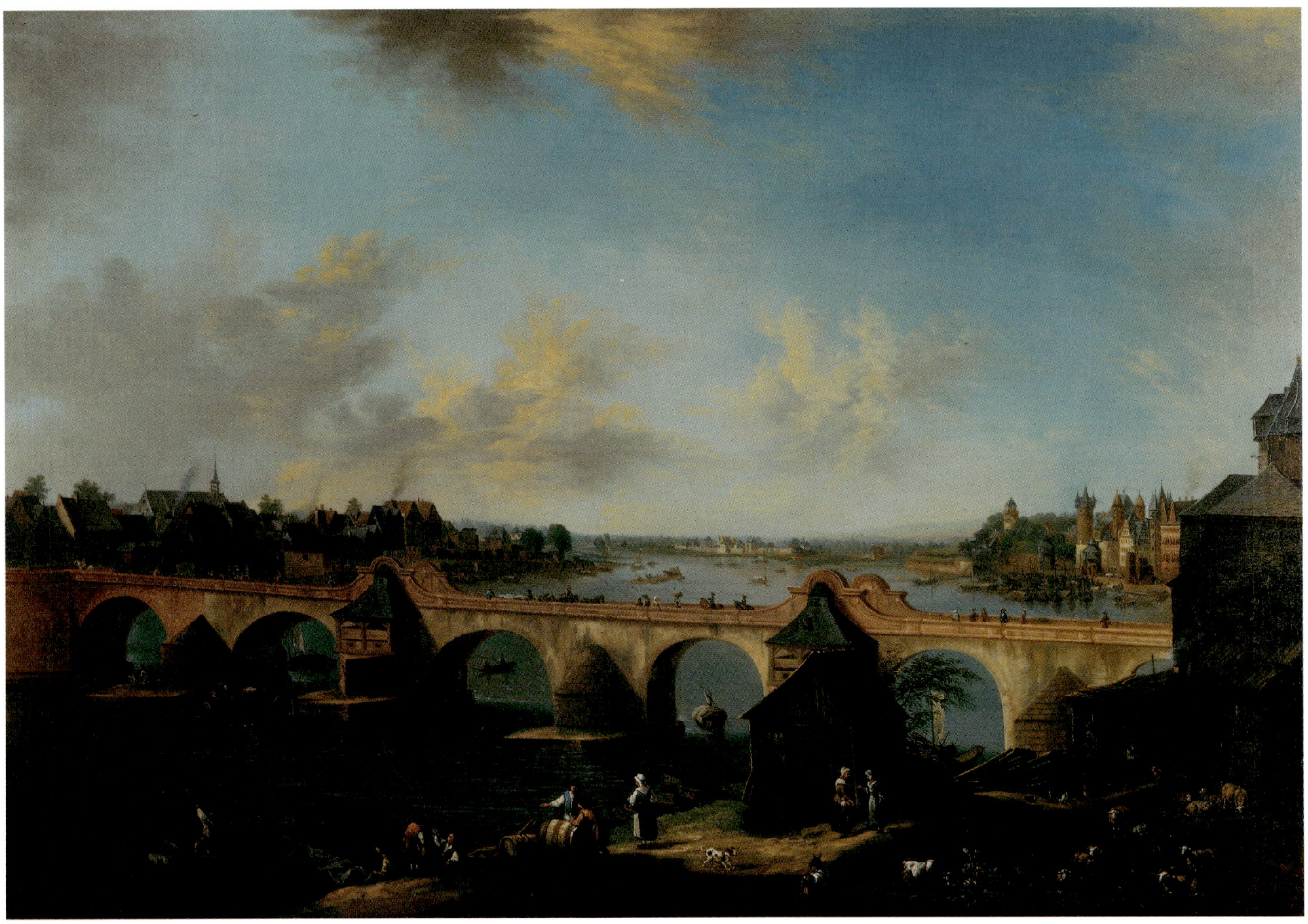

Christian Georg Schütz d.Ä.
Frankfurt a.M. 1718 – 1791 Frankfurt a.M

Wilhelm Friedrich Hirt
Frankfurt a.M. 1721 – 1772 Frankfurt a.M.

159 IDEALLANDSCHAFT MIT ANTIKEN RUINEN

um 1759/62
Öl auf Leinwand
203 x 113 cm
Freies Deutsches Hochstift/Frankfurter Goethe-Museum, Leihgabe der Adolf und Luisa Haeuser-Stiftung.
Aus dem Thoranc-Nachlaß

Literatur: Kat. Frankfurt 1991, Nr. 27; Jahrbuch Freies Deutsches Hochstift 1992, S. 324f.

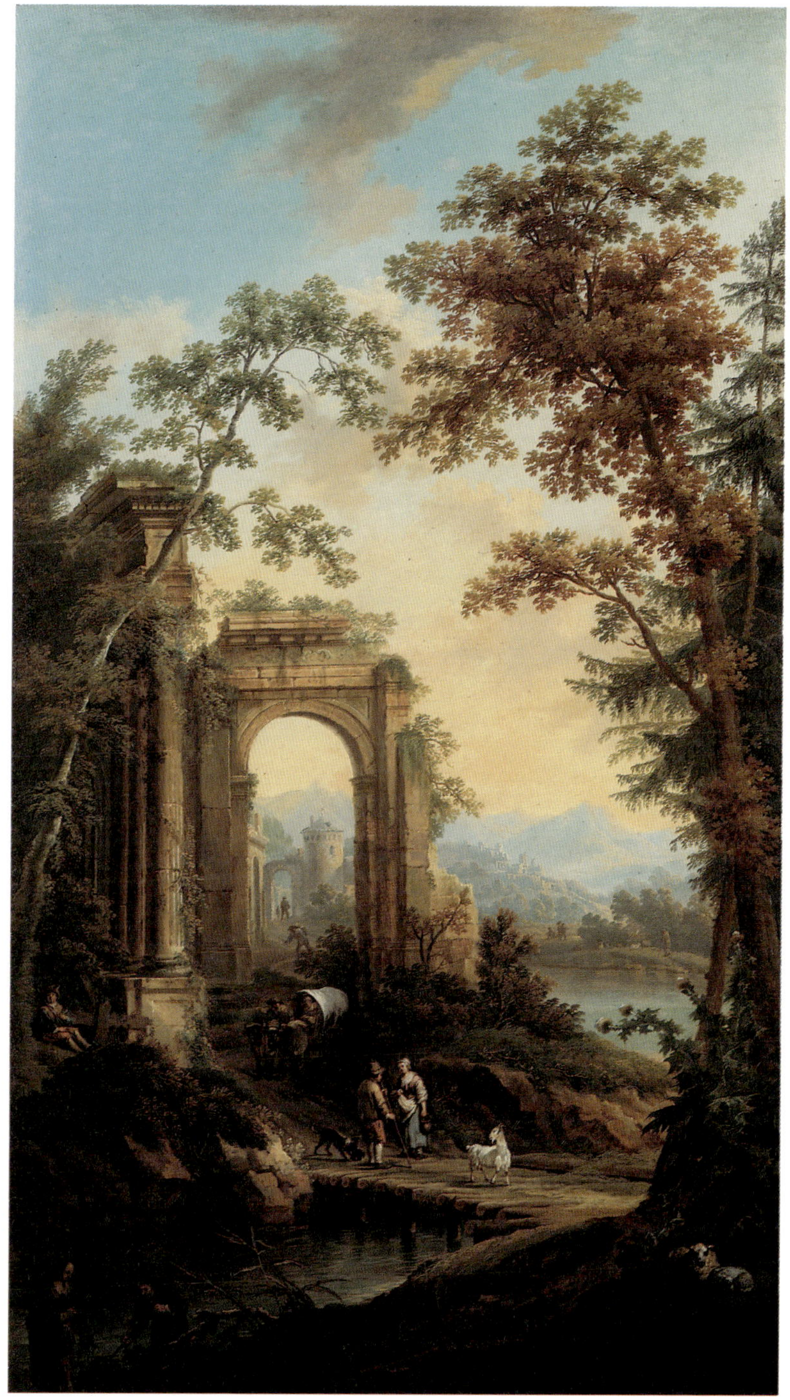

Das Gemälde entstand im Auftrag des »Königsleutnants« François de Théas Comte de Thoranc, der im Siebenjährigen Krieg während der Besetzung Frankfurts durch die Franzosen in Goethes Elternhaus Quartier genommen hatte. Er fand solchen Gefallen an den am niederländischen Vorbild orientierten Malern, deren Bilder er im Gemäldekabinett Johann Caspar Goethes kennenlernte, daß er bei ihnen in großem Umfang Wanddekorationen für den Sitz seiner Familie in Grasse bestellte. Das Mansardenzimmer des jungen Goethe, der an dem Vorgang lebhaften Anteil nahm, wurde zum Atelier bestimmt: »Hier ging nun die Arbeit fleißig an«, heißt es in *Dichtung und Wahrheit*: »Schütz, der Landschaftsmaler, fand sich vielleicht am besten in die Sache (...) Er war nicht ganz ungewohnt, in einem größern Maßstabe zu arbeiten, und auch da ließ er es an Ausführung und Haltung nicht fehlen. Er lieferte sehr heitre Bilder« (WA I/26, S. 138f.). Thoranc setzte die Künstler, die alle aus der Handwerkstradition stammten und ihr eigenes Spezialgebiet entwickelt hatten, nach seinen Wünschen ein und bestimmte auch ihre Zusammenarbeit. Eine solche Kooperation war nicht neu für sie, wie der Chronist Hüsgen bestätigt: »Öfters mahlte auch der berühmte alte Schütz die Landschaften und Hirt staffierte sie mit seinem schönen Vieh (...), wodurch dann ein Stück mehr Vollkommenheit erlangte« (Hüsgen 1790, S. 329).

Die *Ideallandschaft mit antiken Ruinen* gehört zu einem Ensemble von vier großformatigen, dekorativen Landschaftsbildern von Schütz, die Hirt bzw. Seekatz mit Staffagefiguren versehen haben. Es sind lichtdurchflutete, warmtonige Idyllen mit markanten Baumstellungen und von Pflanzen überwucherten antiken Ruinen, die die liebliche Landschaft nobilitieren; diesem stimmungsvollen Bild einer belle nature verleiht die ländliche Staffage einen etwas derberen Akzent. In Bildern dieser Art begegnete dem jungen Goethe ein Abglanz der Landschaften Claude Lorrains, der auf Schütz, vermittelt über die Zwischenstufe der niederländischen Italianisten, maßgeblichen Einfluß ausgeübt hatte. *P.M.*

Johann Heinrich Tischbein d. Ä.
Haina 1722 – 1789 Kassel

160 SAPPHO UND ANAKREON

um 1754
Öl auf Leinwand
165 x 113 cm
Kassel, Neue Galerie, Staatliche und Städtische Kunstsammlungen. Dauerleihgabe der Verwaltung der Staatlichen Schlösser und Gärten Hessen

Literatur: Kat. Kassel 1989, Nr. 33 und S. 76f.

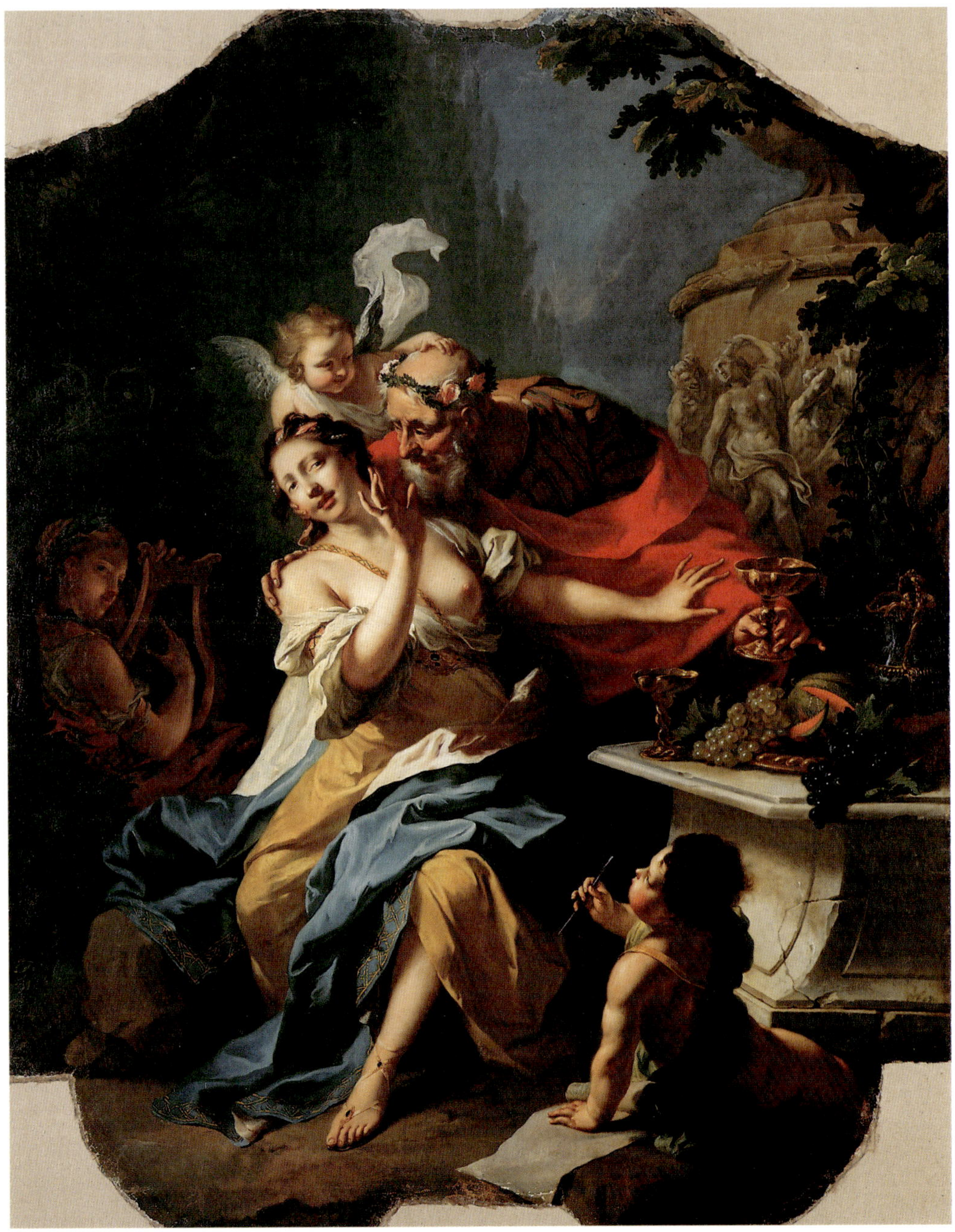

Johann Heinrich Tischbein d. Ä.

Haina 1722 – 1789 Kassel

161 HERKULES UND OMPHALE

um 1754
Öl auf Leinwand
165 x 113 cm
Kassel, Neue Galerie, Staatliche und Städtische Kunstsammlungen. Dauerleihgabe der Verwaltung der Staatlichen Schlösser und Gärten Hessen

Literatur: Kat. Kassel 1989, Nr. 32 und S. 76f.

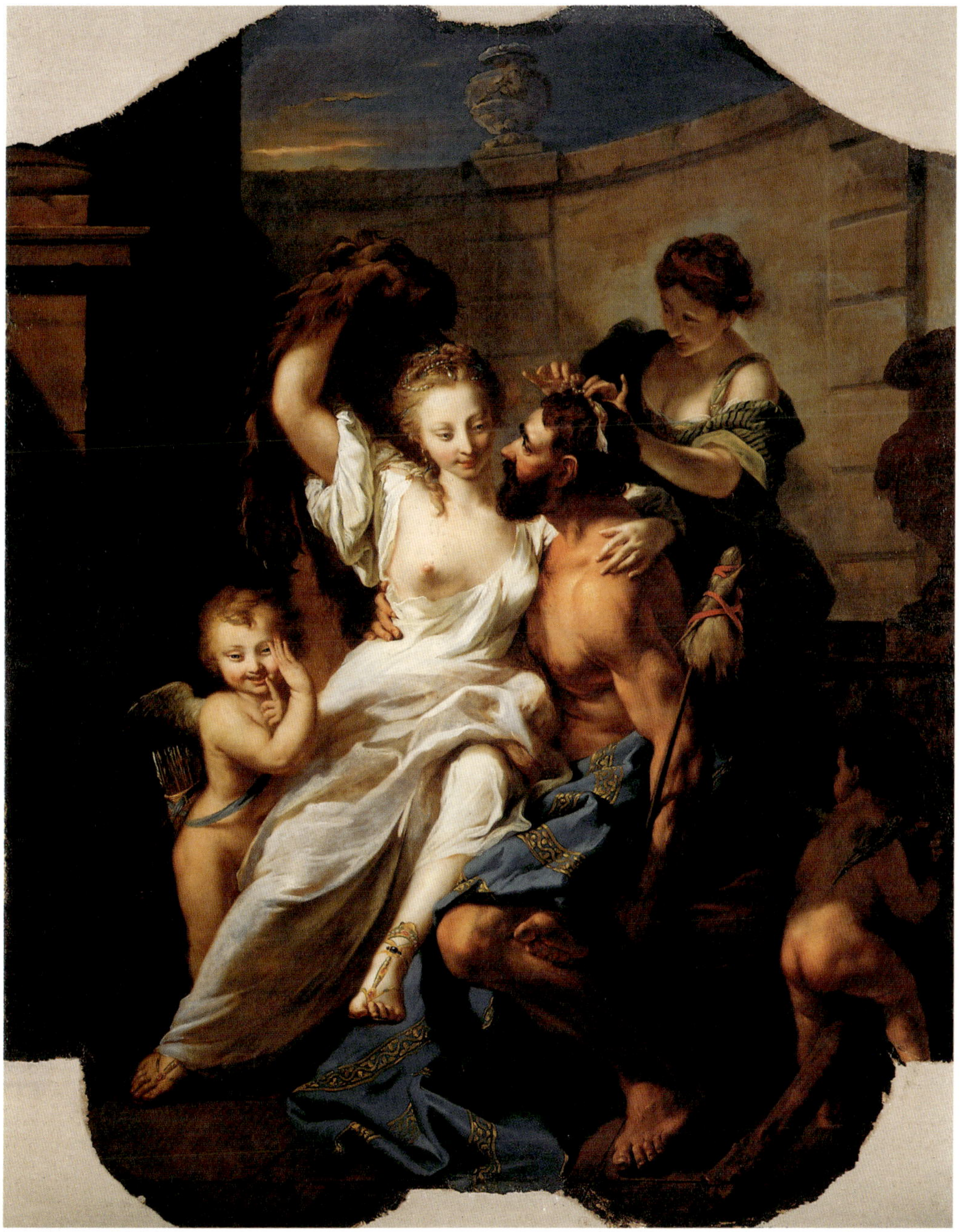

Der Kasseler Hofmaler Tischbein schuf die beiden Historienbilder, die die bezwingende Macht, aber auch die Vergeblichkeit der Liebe thematisieren, für den Landgrafen Wilhelm VIII. von Hessen-Kassel, der sie in seine Gemäldegalerie eingliederte. Mit *Sappho und Anakreon* schildert Tischbein zwei legendäre Dichtergestalten der Antike, die eigentlich nichts miteinander zu tun hatten, aber gerne synoptisch betrachtet wurden, nämlich den Begründer der im 18. Jahrhundert wieder auflebenden Anakreontik und die Dichterin Sappho aus Lesbos. *Herkules und Omphale* folgt der Erzählung Apollodors vom Rollentausch des vor Liebe blinden Helden mit der lykischen Königin, die sich seines Löwenfells bemächtigt, während er zum Spinnrocken greift.

Zwei verkleinerte Fassungen von 1756 befinden sich in Goethes Weimarer Kunstsammlung, in schwarze Rahmen mit vergoldeten Stäbchen gefaßt (Schuch. I, 1848, S. 328f.). Der Gedanke liegt nahe, daß sie aus dem Gemäldekabinett seines Vaters stammen, der seine Bilder so zu rahmen pflegte. Hüsgen erwähnt zudem 1780 in den *Nachrichten von Franckfurter Künstlern und Kunst-Sachen*, daß Johann Caspar Goethe Gemälde von Tischbein d. Ä. aus Kassel besaß. 1794 wurden die väterlichen Sammlungen versteigert, nachdem Goethe für Weimar das entnommen hatte, was ihm gefiel; in diesem Kontext müssen auch *Sappho und Anakreon* sowie *Herkules und Omphale* in seine Sammlung gelangt sein. *P. M.*

Johann Georg Trautmann

Zweibrücken 1713 – 1769 Frankfurt a. M.

162 DER BRAND VON TROJA (VERGIL: AENEIS. II)

um 1769/62
Öl auf Leinwand
250 x 150 cm
Freies Deutsches Hochstift/Frankfurter Goethe-Museum.
Aus dem Thoranc-Nachlaß

Literatur: Goethe 1982, Nr. 41; Kat. Frankfurt 1982, Nr. 283

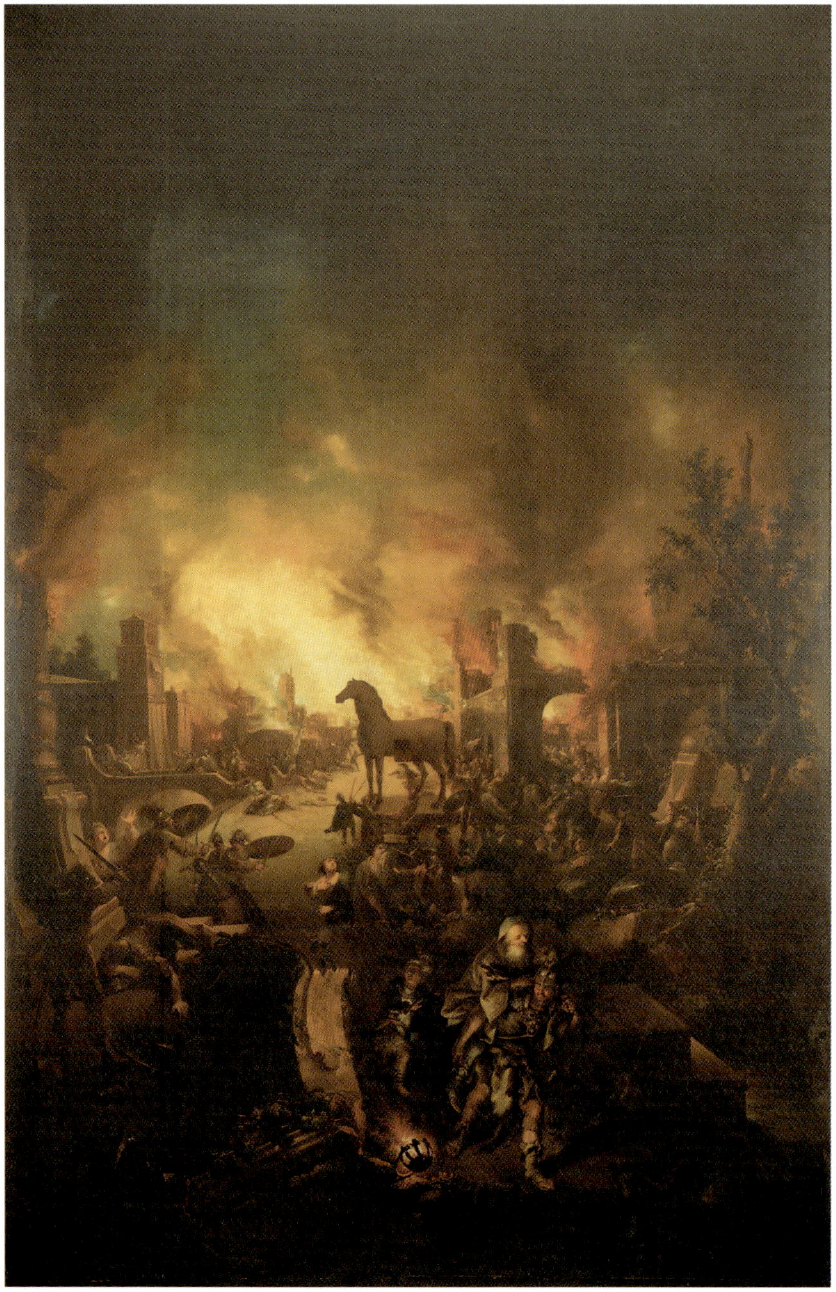

Bereits im Elternhaus wurde Goethe der geläufige Kanon der Kunstgattungen vermittelt; er kannte aus eigener Anschauung Beispiele von Stilleben, Genre, Landschaft, Porträt und Historie, und dies sowohl in der bescheidenen Ausformung der Frankfurter Maler als auch in anspruchsvolleren Bildern alter Meister, die sich in den Gemäldekabinetten der Stadt befanden. Wegen des erzählerischen Moments beschäftigte er sich gern mit Historienstücken, die seine Phantasie und sein literarisches Wissen ansprachen. Er wird auch den *Brand von Troja* gesehen haben, den der für seine nächtlichen Feuersbrünste berühmte Trautmann im Auftrag des Königsleutnants Thoranc ausgeführt hatte. Alle theatralischen Effekte werden hier aufgeboten, um die Dramatik des Geschehens zu unterstreichen: Den Platz im Zentrum des kulissenartig aufgebauten Bildes nimmt das vom Flammenschein hell erleuchtete hölzerne Pferd ein, dessen Bauch die Soldaten entsteigen; ringsum tobt Schlachtgetümmel, Trojas Paläste brennen, und im Vordergrund ist Aeneas, der spätere Gründer Roms zu sehen, der seinen Vater Anchises auf den Schultern trägt, um ihn aus diesem Inferno zu retten.

Die Geschichte von der Eroberung Trojas hatte Goethe sehr beeindruckt, als er sie erstmals als Kind in einer illustrierten Nacherzählung entdeckte, »mit Kupfern im französischen Theatersinne geziert«, die ihm zwar lange die Einbildungskraft verstellten, doch: »Die Begebenheiten selbst gefielen mir unsäglich ...« (WA I/26, 61f.). *P.M.*

Christian Wilhelm Ernst Dietrich

Weimar 1712 – 1774 Dresden

163 DIE BLENDUNG DES POLYPHEM

Öl auf Leinwand
121 x 95 cm
Dessau, Anhaltische Gemäldegalerie

Literatur: Kat. Dessau 1913, Nr. 357

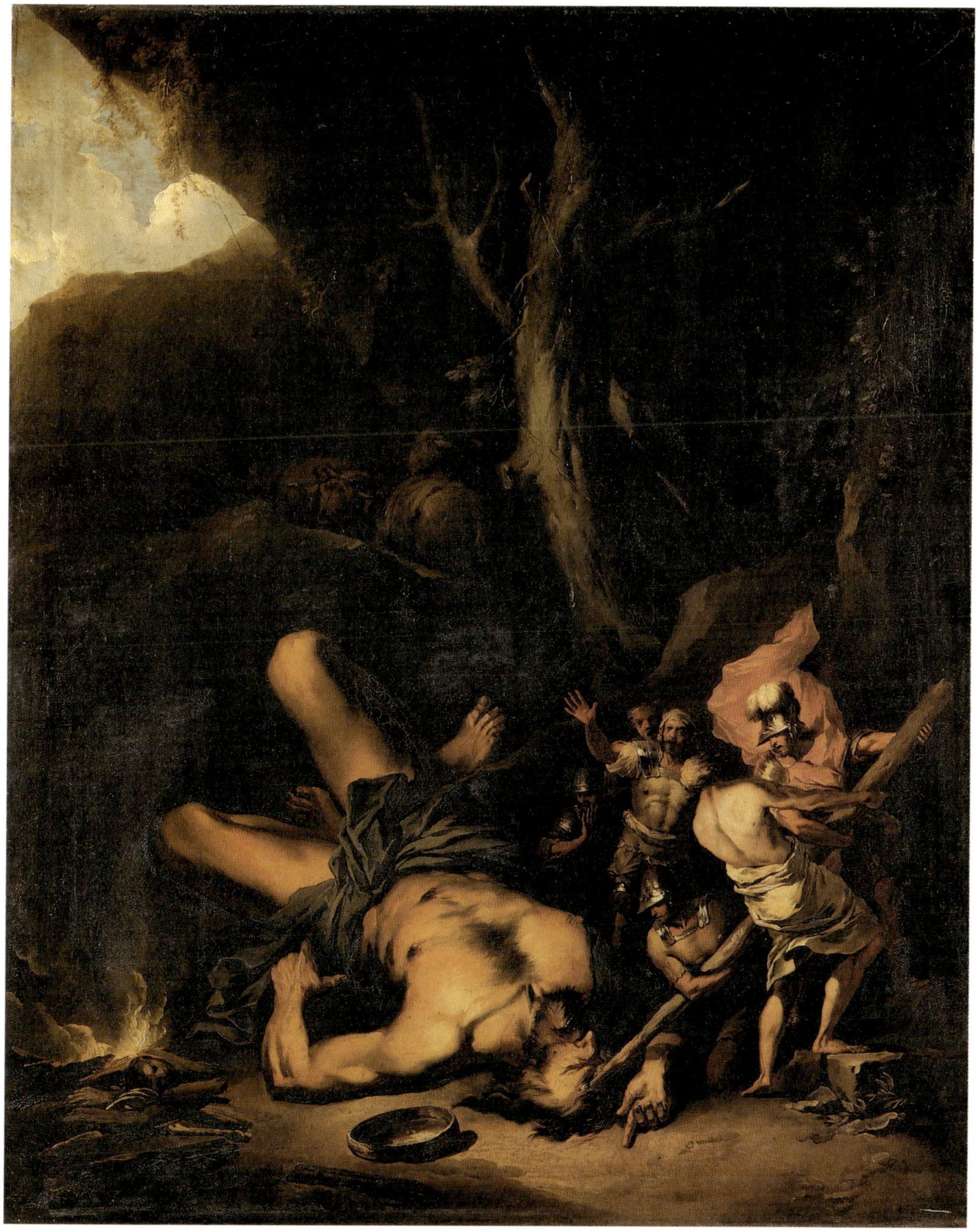

Dietrich, ein Schüler Thieles in Dresden, war stark von dem holländischen Rembrandt-Kreis beeinflußt, arbeitete jedoch in vielerlei Manier. Für das dekorative Historienbild wählte er die spannungsreiche Szene aus Homers *Odyssee* mit dem Zyklopen Polyphem, der Odysseus und die Gefährten in seiner Höhle gefangenhält, um sie zu töten, von dem findigen Helden aber überlistet und geblendet wird.

Homers Dichtung blieb für Goethe ein Leben lang von entscheidender Bedeutung und prägte mit ihrer bildhaft reichen Sprache seine Vorstellungswelt stärker als jede andere. Homer galt ihm als Inbegriff des genialen Dichters schlechthin, dem er in der Zeit des Sturm und Drang noch Ossian und Shakespeare zur Seite stellte. Er las ihn in griechischer Sprache; eine Frucht intensiver Homer-Lektüre ist z.B. *Künstlers Morgenlied* von 1773 (DjG/III, S. 75ff.). In Sizilien erlebte Goethe Homers Dichtungslandschaft dann als lebendige Anschauung. *Ilias* und *Odyssee* enthielten seiner Meinung nach einen unerschöpflichen Schatz an Themen für die bildende Kunst, die er jedem Maler als Sujet empfahl, und auf die er auch bei den *Weimarischen Preisaufgaben* zurückgriff: »Homers Gedichte sind von jeher die reichste Quelle gewesen, aus welcher die Künstler Stoff zu Kunstwerken geschöpft haben« (*Propyläen II*, 1, S. 162). *P.M.*

Johann Georg Trautmann
Zweibrücken 1713 – 1769 Frankfurt a.M.

166 JAHRMARKTSSZENE

um 1759/62
Öl auf Leinwand
227 x 200 cm
Freies Deutsches Hochstift/Frankfurter Goethe-Museum,
Leihgabe der Adolf und Luisa Haeuser-Stiftung.
Aus dem Thoranc-Nachlaß

Literatur: Kat. Frankfurt 1982, Nr. 282

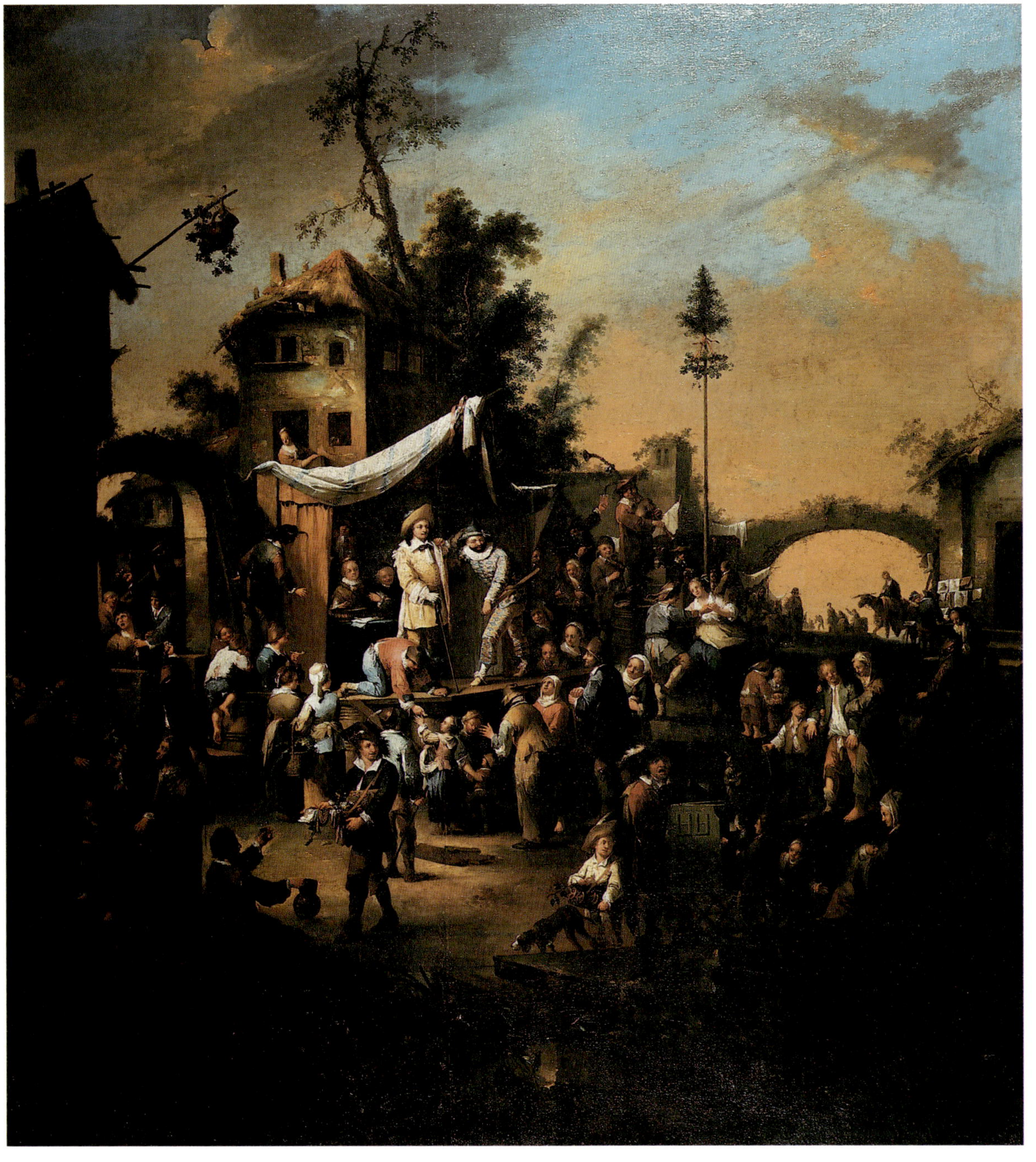

Das Thema des Jahrmarktes oder der Dorfkirmes bildete sich in der flämischen Malerei des 16. Jahrhunderts aus und erlangte im »goldenen« 17. Jahrhundert große Beliebtheit. An dieses Modell knüpfte Trautmann an, als er im Auftrag des 1759/62 in Goethes Elternhaus residierenden Thoranc das großformatige Jahrmarktsbild als Wanddekoration für dessen Familiensitz in Grasse entwarf; ein Pendant dazu fertigte Seekatz an. Der satirisch das Vanitas-Motiv umspielende Ton der Vorbilder wandelt sich hier ins schlicht Gefällige, Anekdotische, behält jedoch, wenn auch versteckt, den Charakter einer Comoedia mundi bei – der Jahrmarkt als Weltgleichnis.

Im Zentrum des Bildes ist vor Schaulustigen ein Brettergerüst aufgebaut, auf dem eine Komödiantentruppe agiert, rechts daneben spielt eine Kapelle zum Tanz auf; ein Eselreiter kommt zum Tor herein, ein Bänkelsänger hat rechts hinten seine Bilder aufgesteckt, zerlumpte Bettler und neugierige Kinder bewegen sich durch die Menge; vorne bietet ein Bauchwarenhändler seine Ware an, und ein Drehorgelmann wird von Zuhörern umringt; eine Bauernschlägerei darf nicht fehlen, während links etwas distinguiertere Zuschauer die bürgerliche Sphäre vertreten.

Goethe, der die Arbeit der Frankfurter Maler für Thoranc unmittelbar verfolgte, empfing dabei nicht nur Anregungen für die Ausbildung seiner Kunstanschauung, sondern nahm auch konkrete Erinnerungen in sein eidetisches Gedächtnis auf. Das scheint auch hier der Fall gewesen zu sein: Vergleicht man Trautmanns *Jahrmarktsszene* mit dem 1772/73 entstandenen *Jahrmarkts-Fest zu Plundersweilern. Ein Schönbartspiel*, so zeichnet sich eine verblüffende Übereinstimmung des allgemeinen Szenariums ab, darüber hinaus tauchen aber auch noch vielfältige Motiv-Analogien auf. Da ist in der Mitte ebenfalls ein Brettergerüst mit Marktschreier und Hanswurst, links das Haus des Amtmanns, dazu kommen fliegende Händler aller Art, ein Wagenschmiermann mit einem Esel, eine Theatergruppe, Bänkelsänger etc., die Goethe zu einem satirischen Sittenbild, einem witzig improvisierten burlesken Tableau gruppiert. *P.M.*

Johann Conrad Seekatz

Grünstadt/Pfalz 1719 – 1768 Darmstadt

167 DAS DREIKÖNIGSSPIEL

um 1762/64
Öl auf Leinwand
61 x 74 cm
Darmstadt, Hessisches Landesmuseum

Literatur: Kat. Darmstadt 1980, Nr. 260; Seekatz Werkverzeichnis 1991, Nr. 229

Johann Caspar Goethe bewies für den Darmstädter Hofmaler ein besonderes Faible und bestellte zahlreiche Bilder bei ihm; der Sohn hob in *Dichtung und Wahrheit* dann die geglückten Kinderdarstellungen von Seekatz hervor. Die Kinder erscheinen manchmal in allegorischer Gestalt, wobei sich der Einfluß Bouchers bemerkbar macht, öfters aber in Genreszenen nach holländischem Muster, die, wie *Das Dreikönigsspiel* zeigt, einen durchaus realistischen Einschlag erhalten können. Das Gemälde folgt wahrscheinlich Rembrandts Radierung *Der Stern der Könige* (Bartsch 113), dessen stimmungsvolles Motiv und kontrastreiches Helldunkel Seekatz aufnimmt und mit vielen konkret beobachteten Details erzählerisch ausschmückt. Von dem Gemälde gibt es zwei weitere Versionen (Seekatz Werkverzeichnis 1991, Nr. 227, 228); wie die Frankfurter Maler arbeitete auch Seekatz auf Bestellung, was zahlreiche Wiederholungen beliebter Sujets mit sich brachte; die Orientierung am Publikumsgeschmack erklärt auch die dekorative Komponente, die diesen Bildern zu eigen ist. *P. M.*

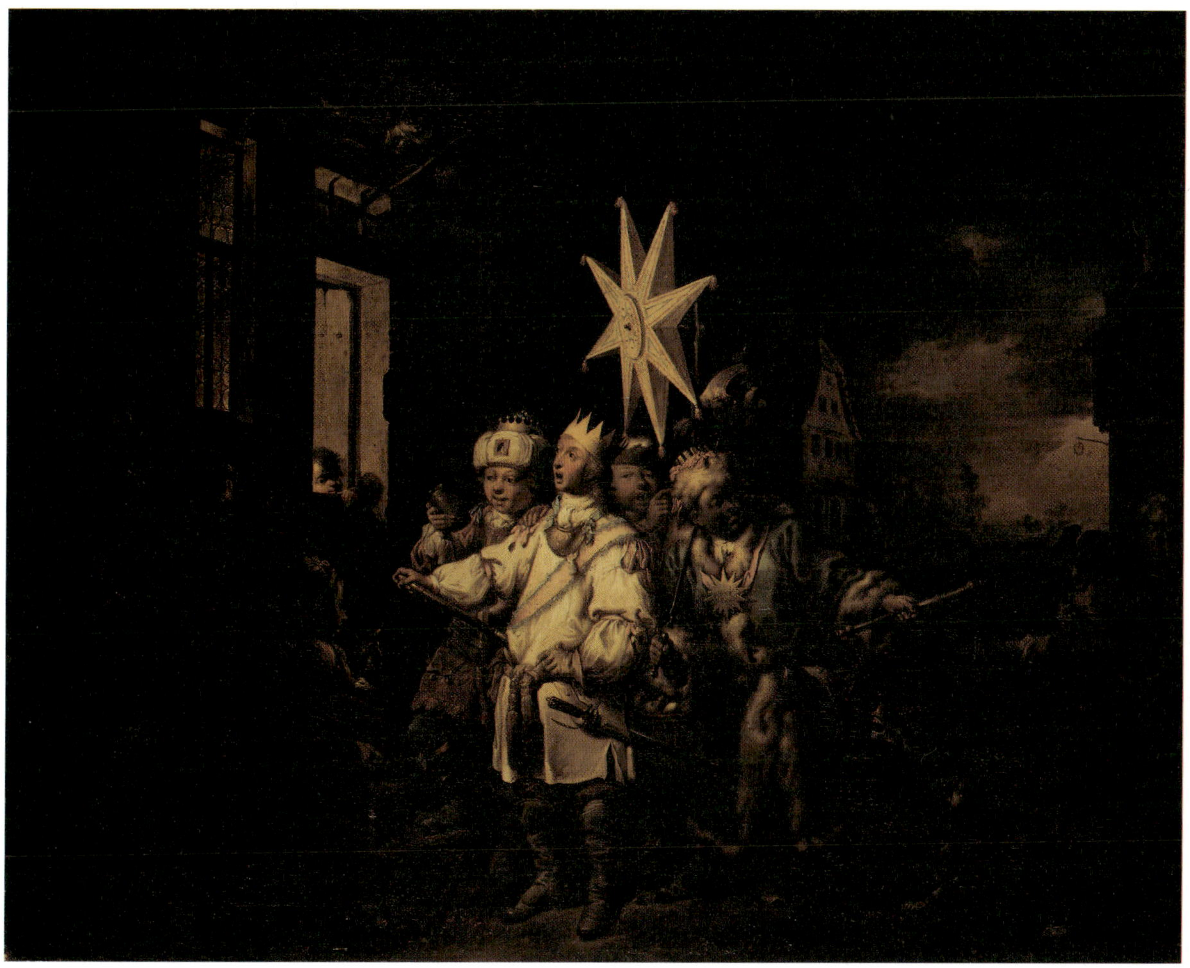

Georg Melchior Kraus

Frankfurt a.M. 1737 – 1806 Weimar

168 MUTTER MIT DREI KINDERN

um 1770
Öl auf Holz
38,5 x 28,5 cm
bez. rechts oben ›G M Kraus‹
Freies Deutsches Hochstift/Frankfurter Goethe-Museum

Literatur: Kat. Frankfurt 1982, Nr. 111; Kat. Düsseldorf 1983, Nr. 5; Lammel 1993, S. 188

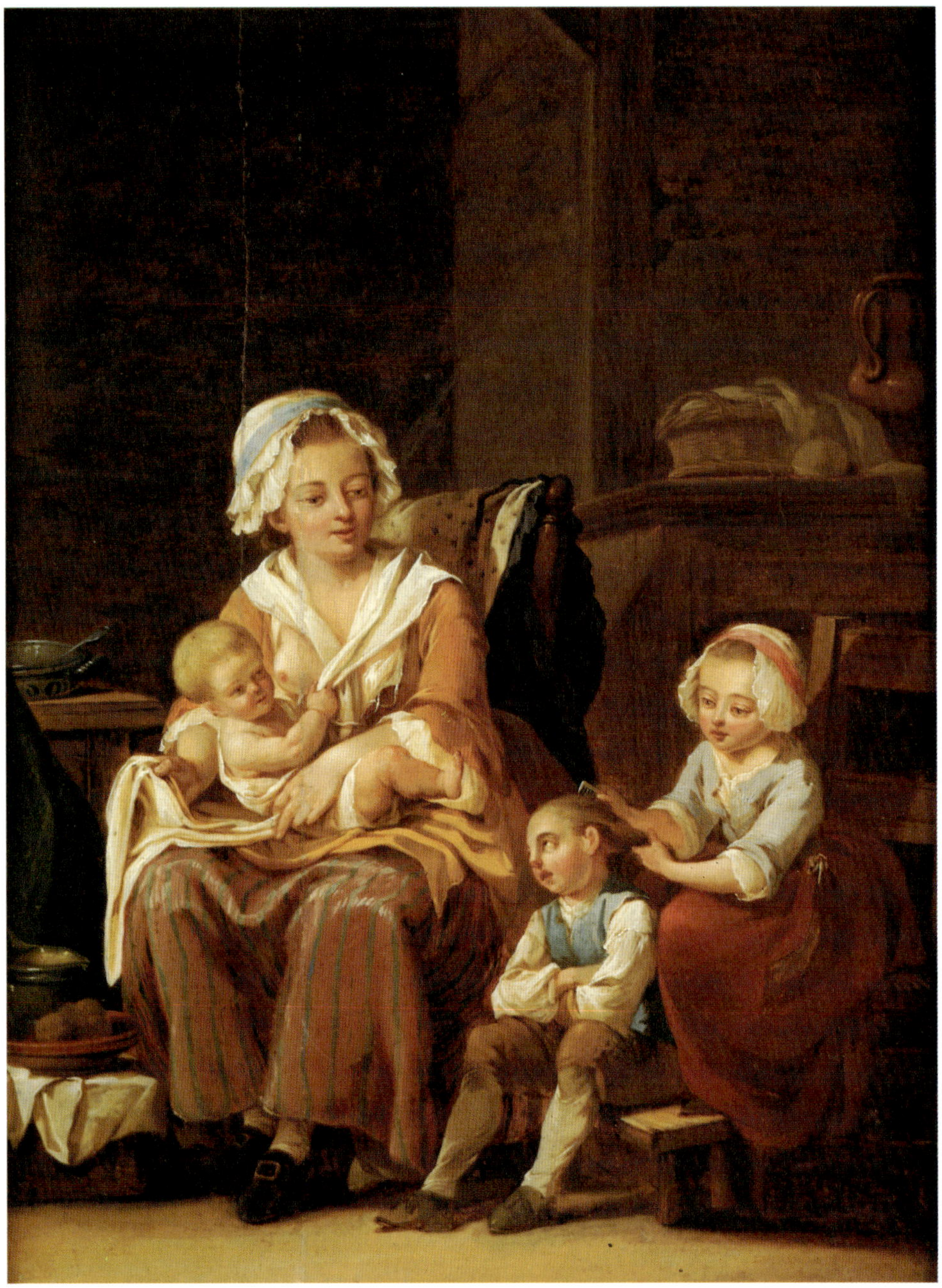

Kraus ging im Gegensatz zu den anderen Frankfurter Malern zur Ausbildung nach Paris und empfing wesentliche Impulse durch die französische Kunst. Darauf nimmt Goethe in seiner Schilderung von Kraus, den er 1774 kennengelernt hat, Bezug; er hebt vor allem den Einfluß von Greuze hervor, der, »im Familienkreise still für sich hinlebend, dergleichen bürgerliche Scenen gern darstellend«, sich »eines ehrenhaften leichten Pinsels« erfreute. »Alles dergleichen konnte unser Kraus in sein Talent sehr wohl aufnehmen (...) und wußte gar zierlich häusliche freundschaftliche Vereine porträtmäßig darzustellen« (WA I/29, S. 168). Dergestalt schildert Kraus auch das einfache Interieur mit einer adretten jungen Mutter, die dem jüngsten ihrer drei Kinder die Brust reicht. Die intime Szene entspricht in gefälliger und etwas sentimentaler Weise dem Familienideal, das Aufklärung und Empfindsamkeit als Gegenposition zu der Frivolität des Rokoko vertreten. Dabei greift Kraus auf die Ikonographie der Madonna lactans zurück, um dem Thema der Mutterliebe eine so natürliche wie ansprechende Form zu verleihen.

P.M.

Georg Carl Urlaub
Ansbach 1749 – 1811 Darmstadt

169 DER HEIMTÜCKISCHE FLOH (FLOHSUCHERIN)

1798
Öl auf Holz
24,7 x 18,5 cm
bez. links unten ›C Urlaubb p 1790‹ (oder 98)
Frankfurt a. M., Historisches Museum

Literatur: Feulner 1932, S. 56

Bei Urlaub erhält die bürgerliche Genredarstellung eine etwas frivole Note, die dem französischen Rokoko Rechnung trägt und einen pikanten Gegensatz zu der eher biederen Auffassung der Frankfurter Maler bildet. *P. M.*

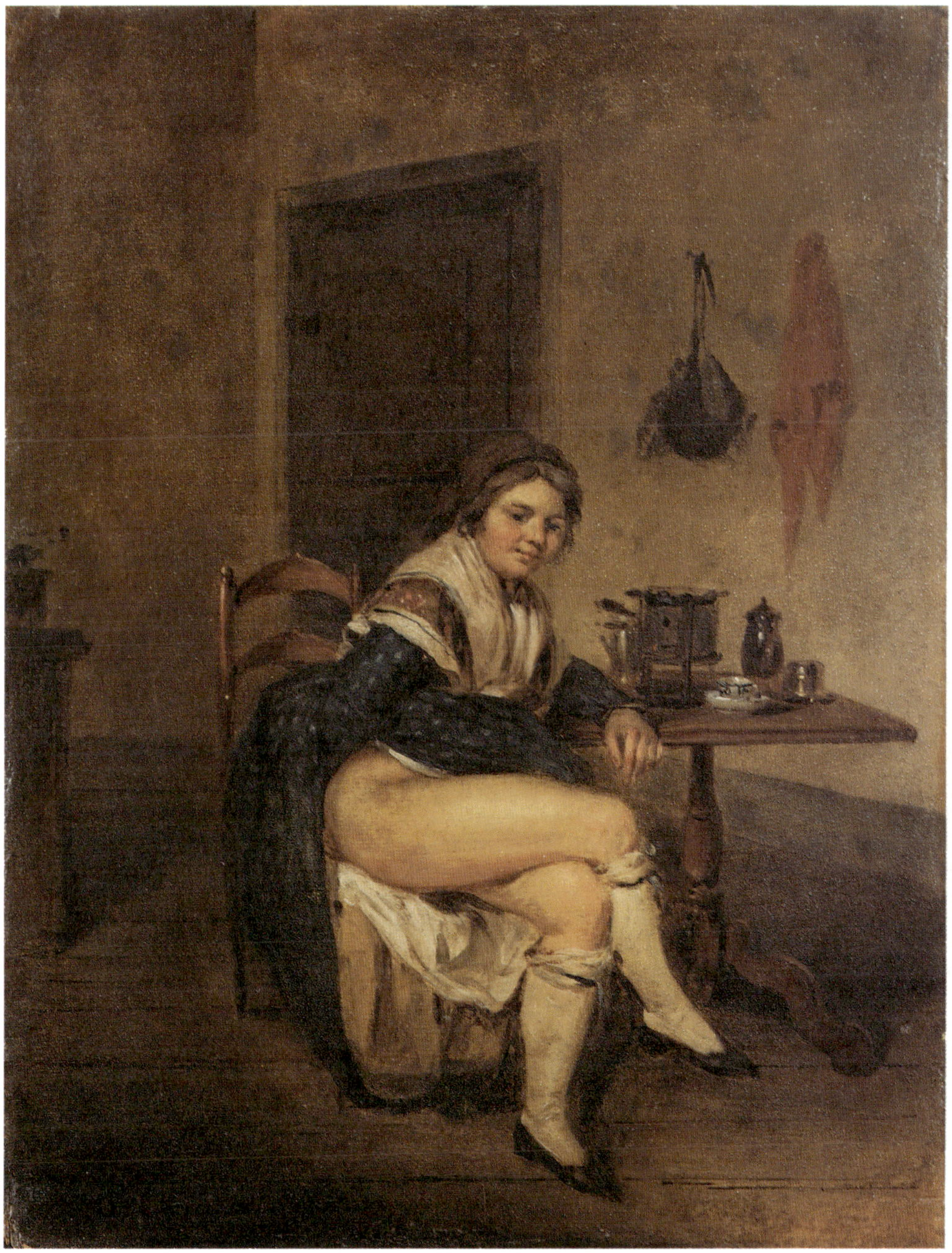

Georg Melchior Kraus
Frankfurt a.M. 1737 – 1806 Weimar

170 KNABE MIT DREHLEIER

Öl auf Leinwand
65 x 55 cm
Dessau, Anhaltische Gemäldegalerie.
Aus der Fürstlichen Amalienstiftung

Literatur: Kat. Dessau 1913, Nr. 91

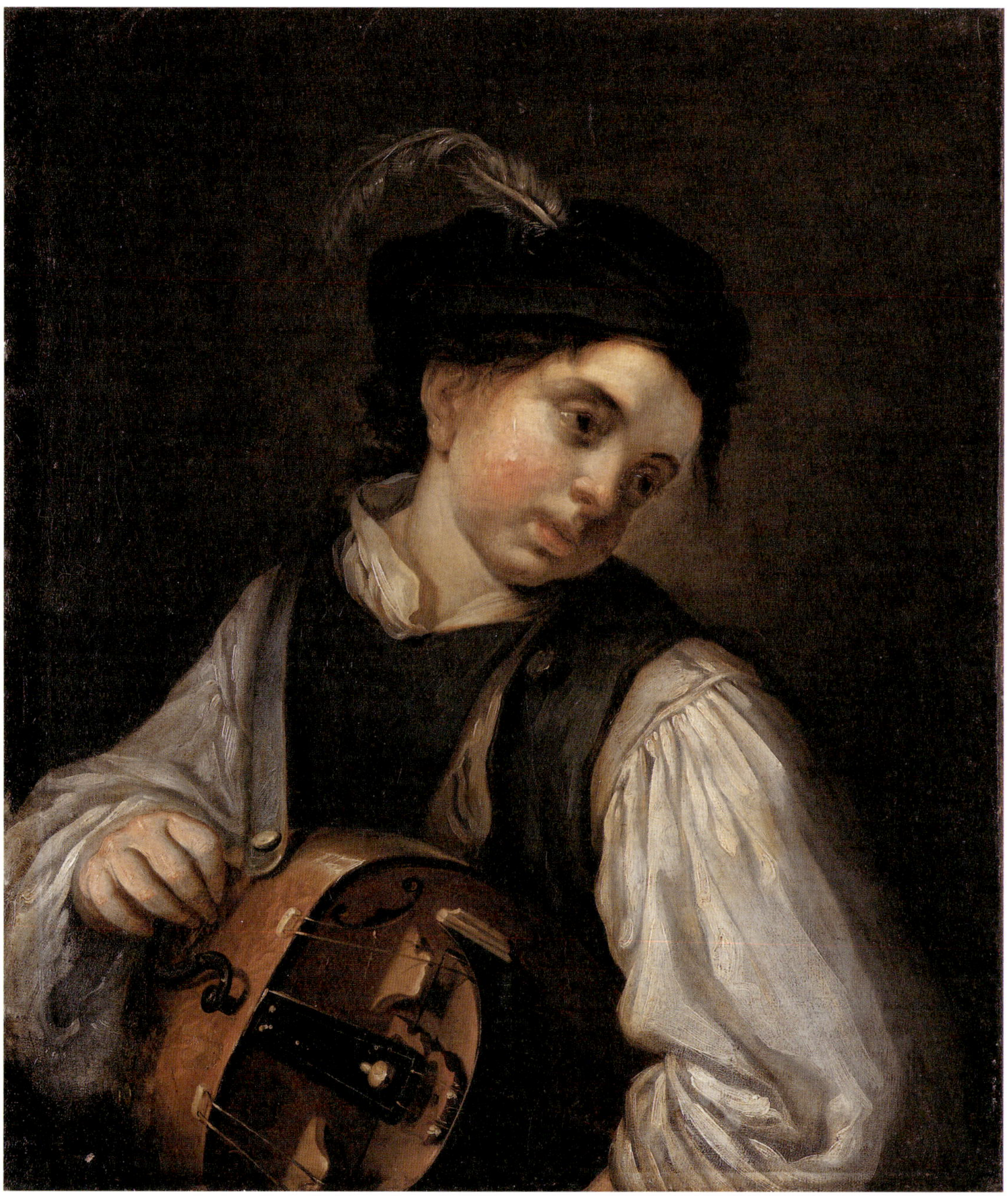

Liebenswerte Außenseiter der Gesellschaft bilden ein beliebtes Motiv der Genredarstellung, besonders wenn es sich um Kinder handelt; sie veranschaulichen schlichte Natürlichkeit und unverdorbenes Gefühl. Im 18. Jahrhundert zogen Savoyardenknaben mit Drehleiern und Murmeltieren bettelnd durchs Land, um auf diese Weise der bitteren Armut ihrer Heimat zu entgehen. Dies wurde in Kunst und Literatur gleichermaßen thematisiert; Watteaus Stich eines Savoyardenknaben fand weite Verbreitung, unter anderen nahm Seekatz das Motiv auf, und Goethe stellte einen »Marmotte« im *Jahrmarkts-Fest zu Plundersweilern* vor. Kraus legt das Motiv auf sentimentale Weise aus und zeigt einen dunklen, rührend traurig blickenden Knaben, der die Drehleier im Arm hält. *P.M.*

Johann Christian Klengel

Kesselsdorf bei Dresden 1751 – 1824 Dresden

171 DORFKIRCHE BEI PLAUEN

um 1785
Öl auf Leinwand
31 x 38,5 cm
bez. rechts unten ›Klengel‹
Freies Deutsches Hochstift/Frankfurter Goethe-Museum

Literatur: Kat. Frankfurt 1982, Nr. 106

Klengel, ein Schüler C.W.E. Dietrichs, vermittelte als Landschaftsmaler in Dresden zwischen der älteren, durch Thiele vertretenen Generation, die der spätbarocken, niederländisch beeinflußten Darstellungsweise anhing, und der jungen Generation, die Realismus und Romantik einleitete. Seit 1785 wandte er sich vermehrt der heimatlichen sächsischen Landschaft zu, die er in ihrem Eigenwert erfaßte und so schlicht und eindringlich wiedergab wie die *Dorfkirche bei Plauen.* Der vertraute Winkel wird mit einem liebevollen Blick fürs idyllische Detail erfaßt, in dem sich schon die Sicht eines Ludwig Richter anzudeuten scheint. Ein für die Folgezeit wichtiger malerischer Realismus bahnt sich hier an, der Klengels Devise entspricht: »Natur ist und bleibt in der Kunst der einzige Weg, welcher zum Wahren führt« (Neidhardt 1976, S. 21). *P.M.*

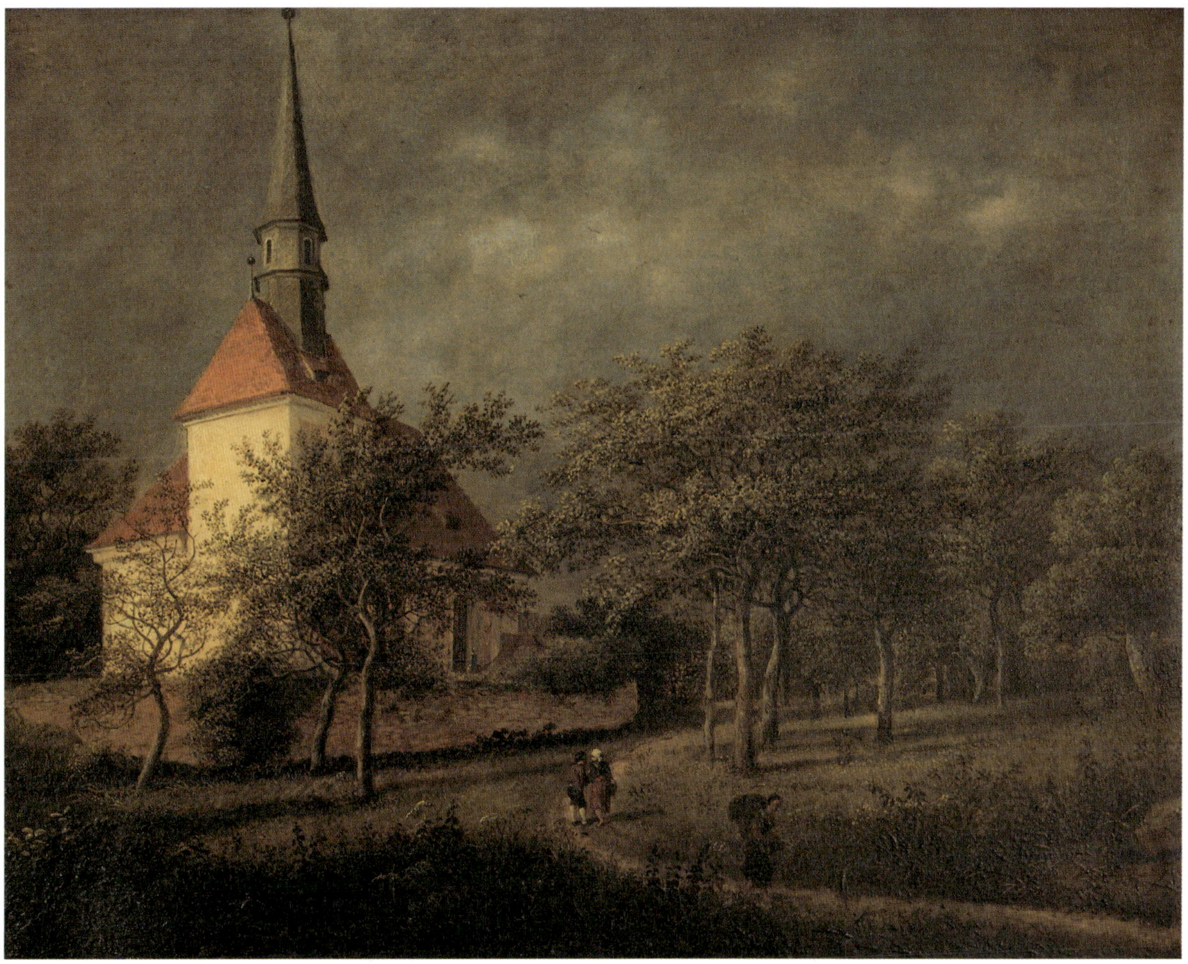

Ferdinand Kobell
Mannheim 1740 – 1799 München

172 FLUSSLANDSCHAFT

1784
Öl auf Kupfer
18 x 24 cm
bez. rechts unten am Rand ›F Kobell 1784‹
Darmstadt, Hessisches Landesmuseum

Literatur: Biedermann 1973, Nr. 303

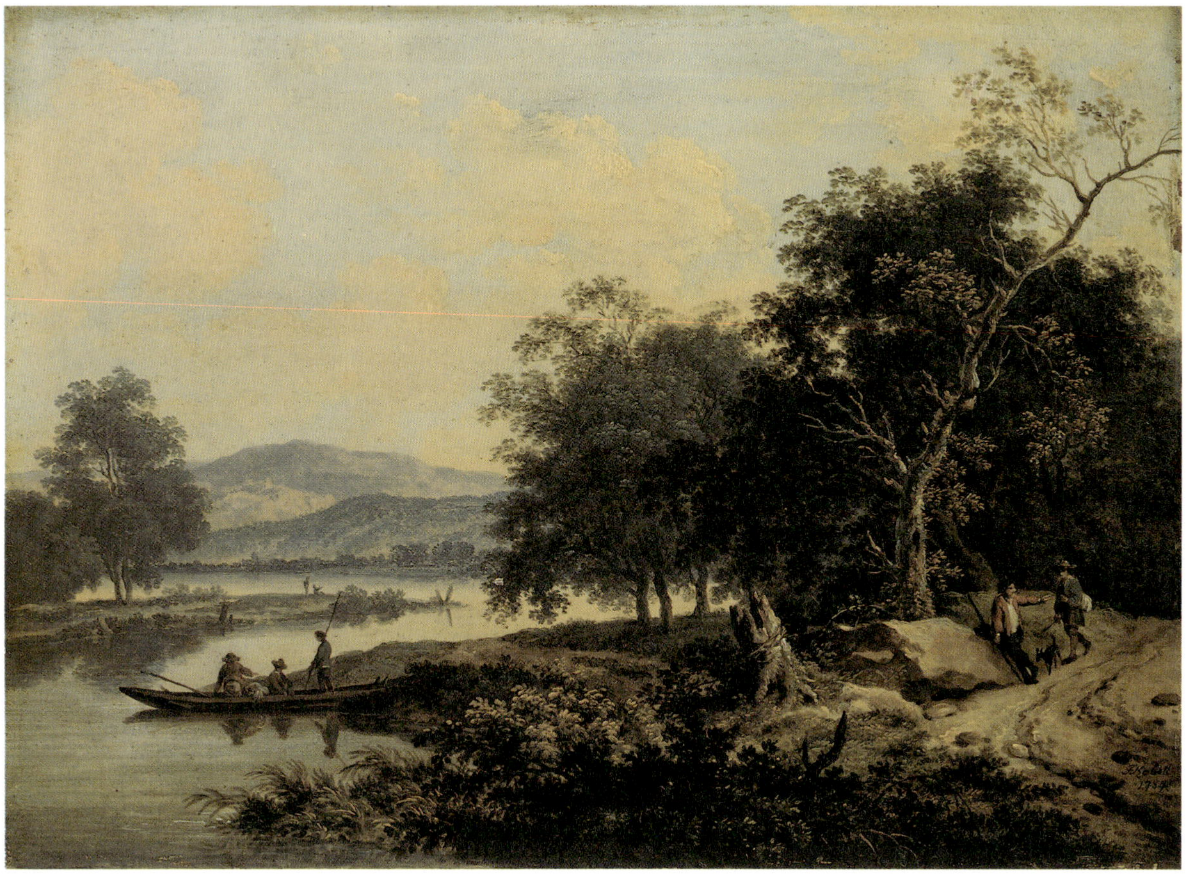

Ferdinand Kobell

Mannheim 1740 – 1799 München

173 FLUSSLANDSCHAFT

1784
Öl auf Kupfer
18 x 24 cm
bez. vorn Mitte an einem Felsen ›F Kobell 1784‹
Darmstadt, Hessisches Landesmuseum

Literatur: Biedermann 1973, Nr. 304

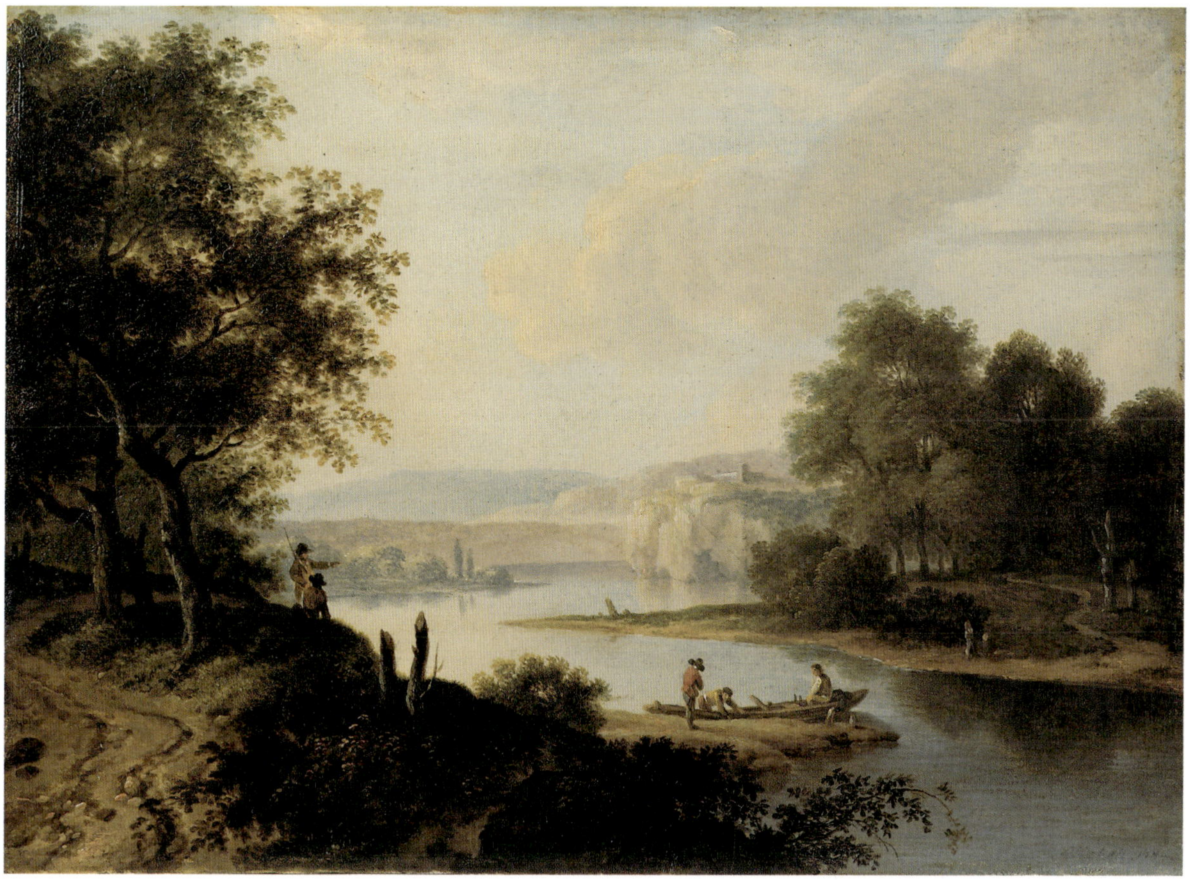

Kobell war, abgesehen von einem Studienaufenthalt bei dem Stecher Wille in Paris, hauptsächlich in Mannheim tätig, bis er 1793 nach München ging. Goethe schätzte ihn und seinen Bruder Franz sehr, sammelte Zeichnungen und Druckgraphik der beiden und kopierte auch danach.

Ferdinand Kobell ging in seiner Landschaftsgestaltung vom niederländischen Vorbild des 17. Jahrhunderts aus; während er in seinen Zeichnungen zu einem frischen, eigenständigen und realitätsbezogenen Ton fand, blieb er in seinen Gemälden der Konvention komponierter Ideallandschaften verhaftet; das erweist sich auch an diesen ansprechenden kleinen Pendants. Da Kobell das Naturgefühl der Empfindsamkeit und des Sturm und Drang teilte, hielt er diese künstlich konstruierte Naturdarstellung für ein Manko, wie eine selbstkritische Bemerkung über seine Bilder in einem Brief an den Sohn Innocenz vom 25. Mai 1789 bezeugt: »... es ist viel Wissenschaft und Kenntnis darinnen (...) und viel zu wenig Wahrheit von dem, wie die Natur aussieht, wenn man sie als Mahler studiert« (Kat. Frankfurt 1988, S. 245). Daß er aber auch zu einer ganz unverstellten Naturwiedergabe fähig war, zeigen die Heidelberger Eisgangsbilder, mit denen er 1784 die Schäden einer Naturkatastrophe dokumentierte, und die Aschaffenburger Ansichten, die er 1786 im Auftrag des Kurfürsten und Mainzer Erzbischof Friedrich Karl von Erthal schuf. *P.M.*

Pascha Johann Friedrich Weitsch

Hessen 1723 – 1803 Salzdahlum

174 DAS BODETAL MIT DER ROSSTRAPPE IM HARZ

1769
Öl auf Leinwand
54,7 x 71,3 cm
bez. links unten ›F. Weitsch F./1769‹
Braunschweig, Herzog Anton Ulrich-Museum
Inv. Nr. 624

Literatur: Müller-Hofstede 1973, S. 122, 132 ff.; Kat. Braunschweig 1975, Nr. 48, Abb. 20; Luckardt 1994

Der Braunschweiger Maler Pascha Johann Weitsch gilt als der künstlerische Entdecker der Harzlandschaft, eine Gegend, die Goethe mehrmals - 1777, 1783 und 1784 – besuchte und an der sich sein geologisches Interesse besonders entzündete. Das Gemälde des Bodetals mit der Roßtrappe ist in mehrfacher Hinsicht Zeugnis einer gegenüber der barocken Landschaftstradition veränderten Bildauffassung: Weitsch verzichtet auf die übliche Scheidung der Gründe und die linearperspektivische Tiefenstaffelung; allein mit den Mitteln der Licht- und Luftperspektive wird der Bildraum von der Vordergrundbühne zum Felszug der Roßtrappe im Hintergrund erschlossen. Mit dem Verzicht auf die Konventionen der klassischen Landschaftskomposition geht ein gesteigertes Interesse für die unterschiedliche Beschaffenheit der Naturelemente, Gestein und Vegetation, einher. Weitsch kommt – ebenso wie Jakob Philipp Hackert – das Verdienst zu, geographische und geologische Kenntnisse für eine naturwahre Landschaftsschilderung dienstbar gemacht zu haben, ein Aspekt, auf den erstmalig Jochen Luckardt in einem Vortrag hingewiesen hat (vgl. Luckardt 1994). Mit dem interessanten Naturmotiv der Roßtrappe verbindet sich gleichzeitig eine der bekanntesten Harzsagen, die auch literarisch – von Klopstock im Jahre 1771 – verarbeitet wurde: die Geschichte einer schönen Riesin zu Pferde, die, von einem Ritter verfolgt, den Sprung über die Roßtrappe wagte (vgl. Müller-Hofstede 1973, S. 132 ff.). Weitschs Gemälde erhält durch diesen Hintergrund eine mythisch-historische Dimension, die allerdings nicht eigens im Bild ausgeführt wird. Die zumeist als Vorläufer romantischer Rückenfiguren gedeutete Bildstaffage der verweisenden und betrachtenden Gestalten im Vordergrund unterstreicht den naturhistorische und literarische Gesichtspunkte umfassenden Charakter von Weitschs Roßtrappenschilderung. *J.M.-T.*

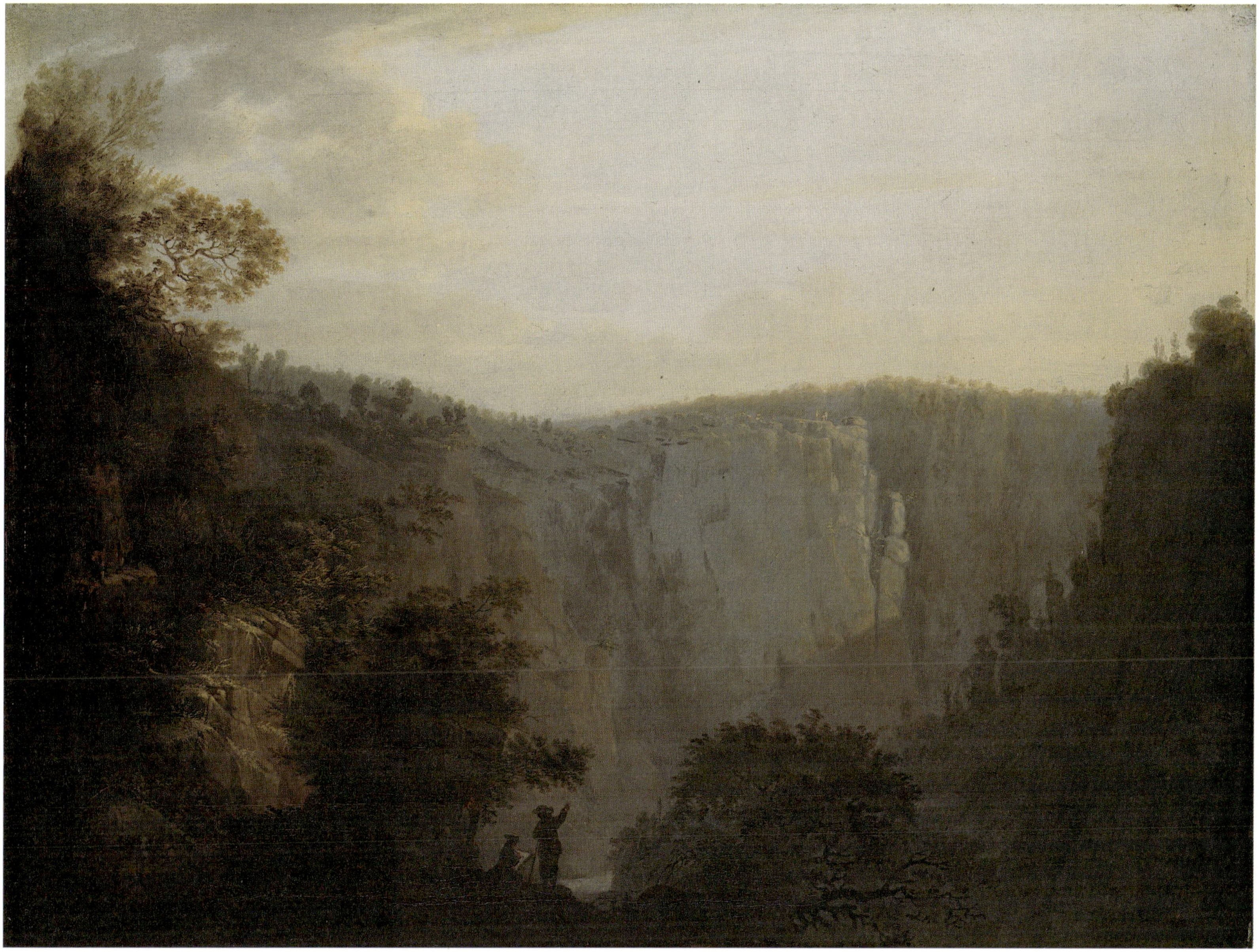

Caspar Wolf

Muri 1735 – 1783 Heidelberg

175 PANORAMA DES GRINDELWALDTALES MIT WETTERHORN, METTENBERG UND EIGER

1774
Öl auf Leinwand
82 x 226 cm
Aargauer Kunsthaus Aarau
Inv.Nr. 1947.271

Literatur: Raeber 1969, Nr. 194; Kat. Bern 1991, Nr. 236

Die Alpen haben lange zu panoramatischer Sicht herausgefordert (Kat. Bonn 1993, S. 20–27), zu einer Sicht also, die den Sehwinkel übersteigt. Auch dieses Bild gehört zu den Vorformen des Panorama-Rundblickes, dessen Verfahren künstlerischer Aufnahme Saussure (1781–88/II, S. 270–273) genau beschreibt, für einen Blick vom Gletscher Buet aus. Saussure dient das Panorama (Tafel zwischen S. 290 und 291) zur Erfassung geologischer Struktur. Auch Goethes »Scheideblick« vom Gotthard benennt die Trennung von Norden und Süden auf der Basis der geologischen Strukturerfahrung, auf die Wyttenbach ihn aufmerksam gemacht hatte (VA XVI, S. 302). Wolfs Bild ist auch noch konventionelle Vedute, der Staffagestreifen im Vordergrund ist »hinzugedacht«. Die besondere Breite des Bildes sucht Wolf in den Griff zu bekommen, indem er den rechten Gletscher, zusätzlich markiert durch den einen hervorstechenden Vordergrundbaum, auf die Linie des rechten senkrechten Goldenen Schnittes legt. *W. B.*

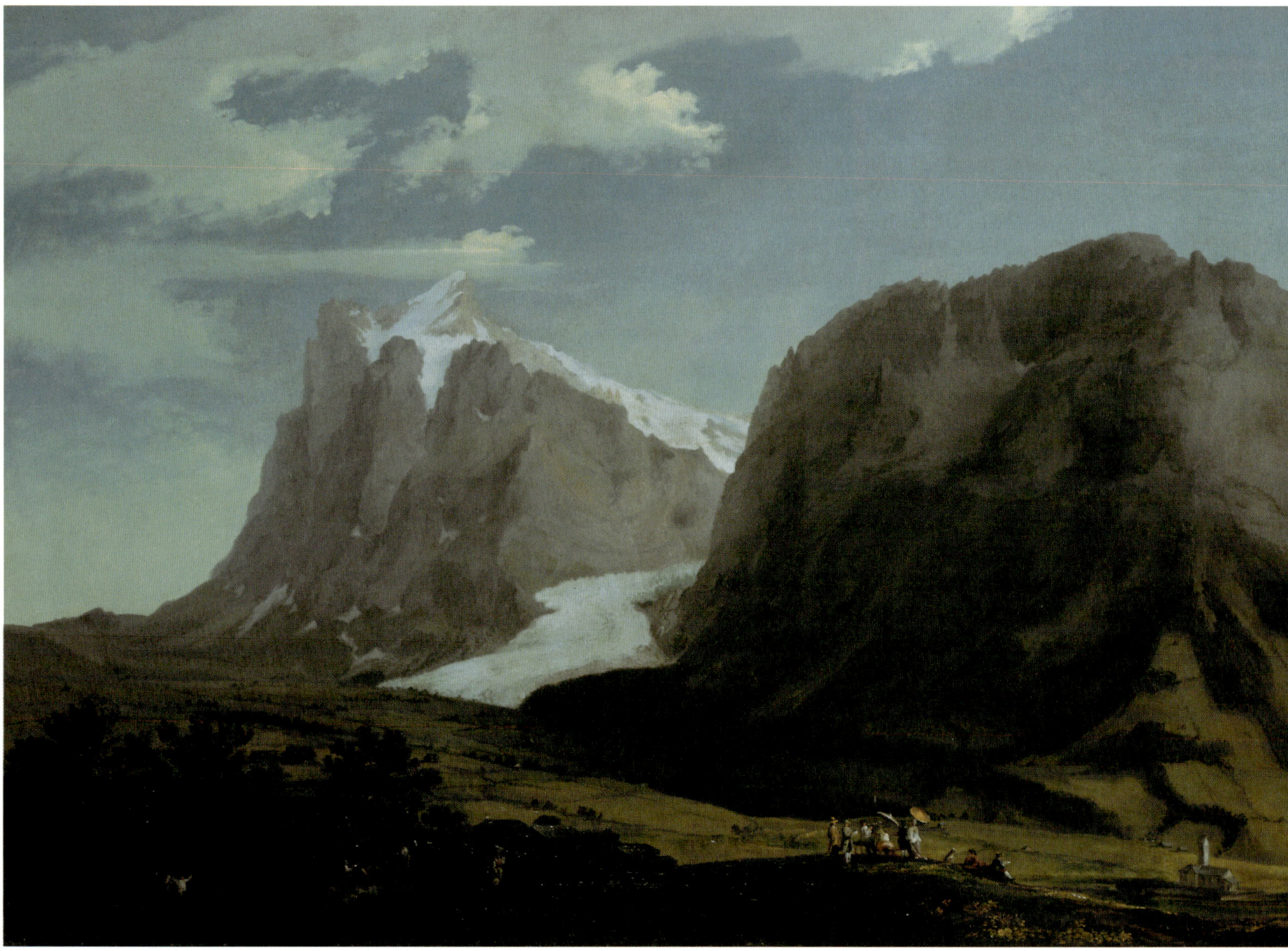

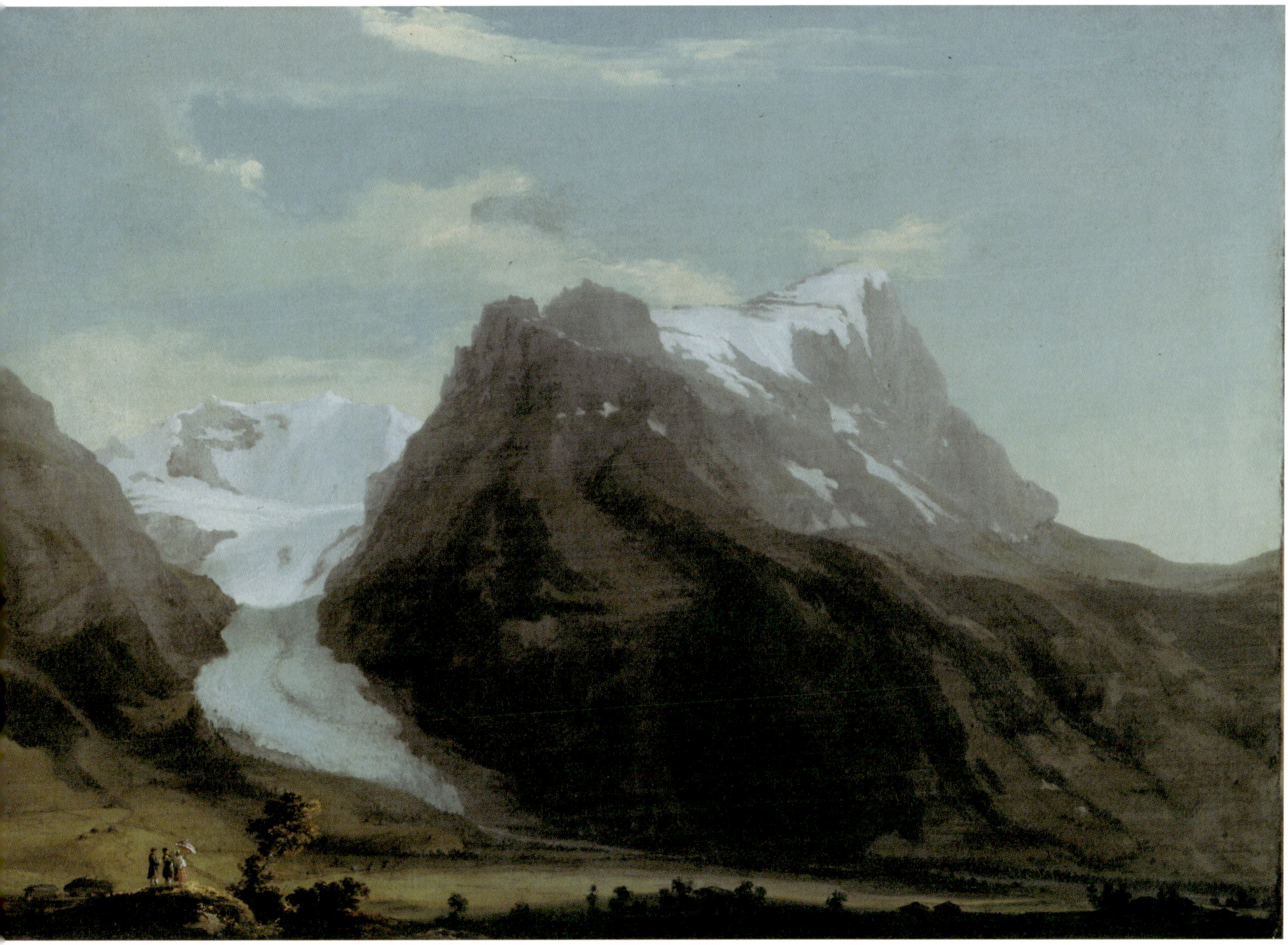

Caspar Wolf
Muri 1735 – 1783 Heidelberg

176 DER GELTENSCHUSS IM LAUENENTAL

1777
Öl und Bleistift auf Karton
39 x 24 cm
bez. unten links ›C. Wolff 1777‹
Aargauer Kunsthaus Aarau
Inv.Nr. 1948.296

Literatur: Raeber 1979, Nr. 299

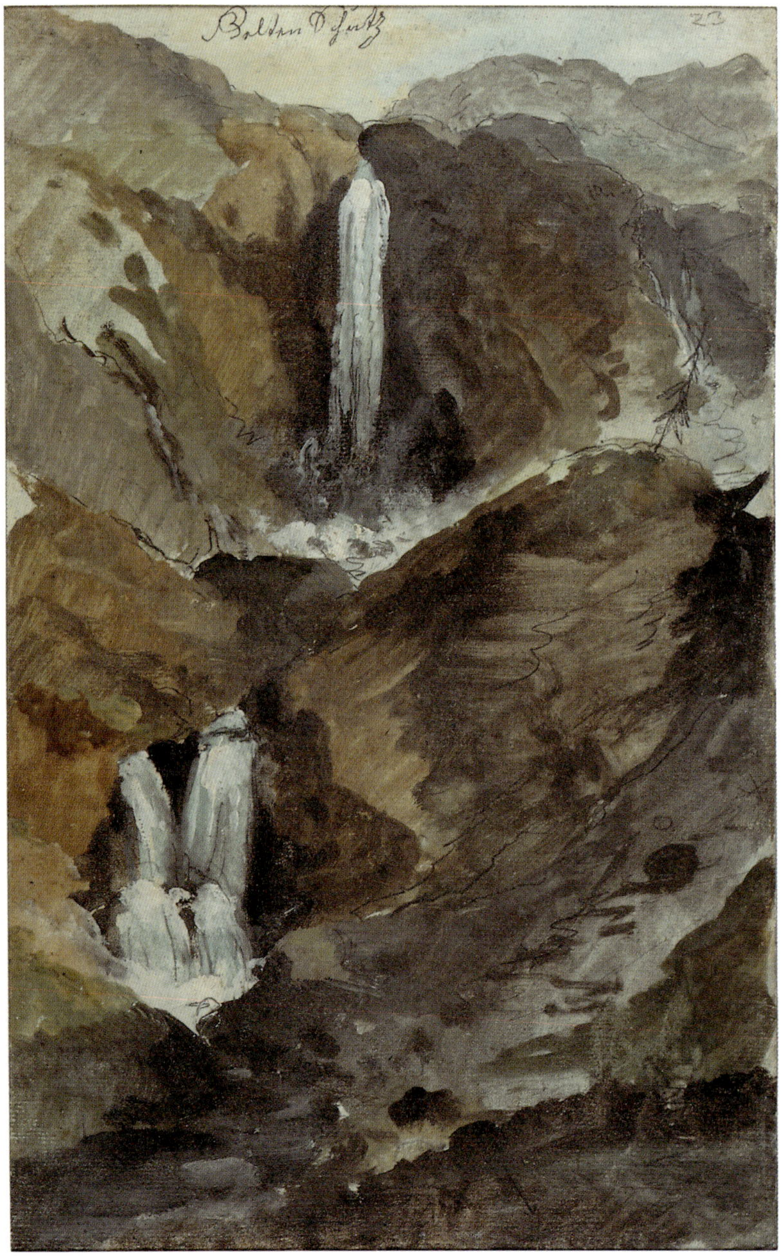

Ölstudie zum in Basel, Öffentliche Kunstsammlungen, Inv.Nr. G.1978.67 aufbewahrten und 1777 datierten Bild. Das Bild gehörte zum Kabinett des Verlegers Wagner und war mit weit über hundert Wolfschen Alpenbildern bis Sommer 1779 öffentlich im Hause Wagner ausgestellt. Als Goethe im Oktober 1779 nach Bern kam, war die Sammlung bereits nach Paris gegangen. Die Ölskizze dürfte sich bei dem Pfarrer und Geologen Wyttenbach befunden haben (vgl. Kat. 178). Der Vergleich von Wolfs Skizze und Gemälde kann hier wie andernorts anzeigen, daß Wolf im Gemälde minimale Veränderungen vornimmt, um dem Bild kompositorische Festigkeit zu geben. Zudem fügt er winzig klein im Vordergrund Staffage hinzu. Die im Verhältnis zur Natur zu kleinen Personen sollen die Großartigkeit des Alpeneindrucks noch steigern. Goethe hatte dieses im 18. Jahrhundert übliche Verfahren der Bedeutungssteigerung im Falle von Piranesis Rom-Ansichten irritiert. Er hatte sich die römischen Monumente sehr viel größer vorgestellt (HA XI, S. 452, 548, 688). *W.B.*

Caspar Wolf
Muri 1735 – 1783 Heidelberg

177 DER OBERE STAUBBACHFALL IM LAUTERBRUNNENTAL

Öl und Bleistift auf Karton
36,2 x 21,8 cm
Aargauer Kunsthaus Aarau
Inv.Nr. 1948.295

Literatur: Raeber 1979, Nr. 181

Ölstudie zum in der Stiftung Oskar Reinhart, Winterthur (Raeber 1979, Nr. 182), aufbewahrten, undatierten, doch wohl schon von 1774 stammenden Bild. Das Gemälde ist noch konventionell mit Rokokoresten, sowohl was Staffage wie die rahmenden Baumkulissen angeht, es gehört zur ersten Folge der zehn 1777 gestochenen Bilder Wolfs. Die Skizze dagegen ist nicht nur, was den extremen Skizzencharakter angeht, außerordentlich, sondern aufschlußreich insofern, als sie oben rechts »11 Uhr« beschriftet ist. Das ist nicht nur ein Beleg dafür, daß sie unmittelbar vor dem Objekt aufgenommen wurde, sondern vor allem dafür, daß Wolf sich bemüht, sowohl die Farben wie die Erscheinungsphänomene der Tageszeit entsprechend festzuhalten. Der Katalog des Kabinetts Wagner (dortige Nr. 19) hält zum Regenbogen des fertigen Bildes fest: »… un cercle complet s'offre avant midi aux regards du spectateur, orné des couleurs les plus vives de l'arc en ciel…« (Raeber 1979, S. 360). Die Skizze zeigt noch nicht den vollständigen Kreis. Goethe weist verschiedentlich auf der Schweizreise auf die Regenbögen an Wasserfällen hin (VA XVI, S. 257; Bohnenblust 1932, S. 48, 60f.). *W. B.*

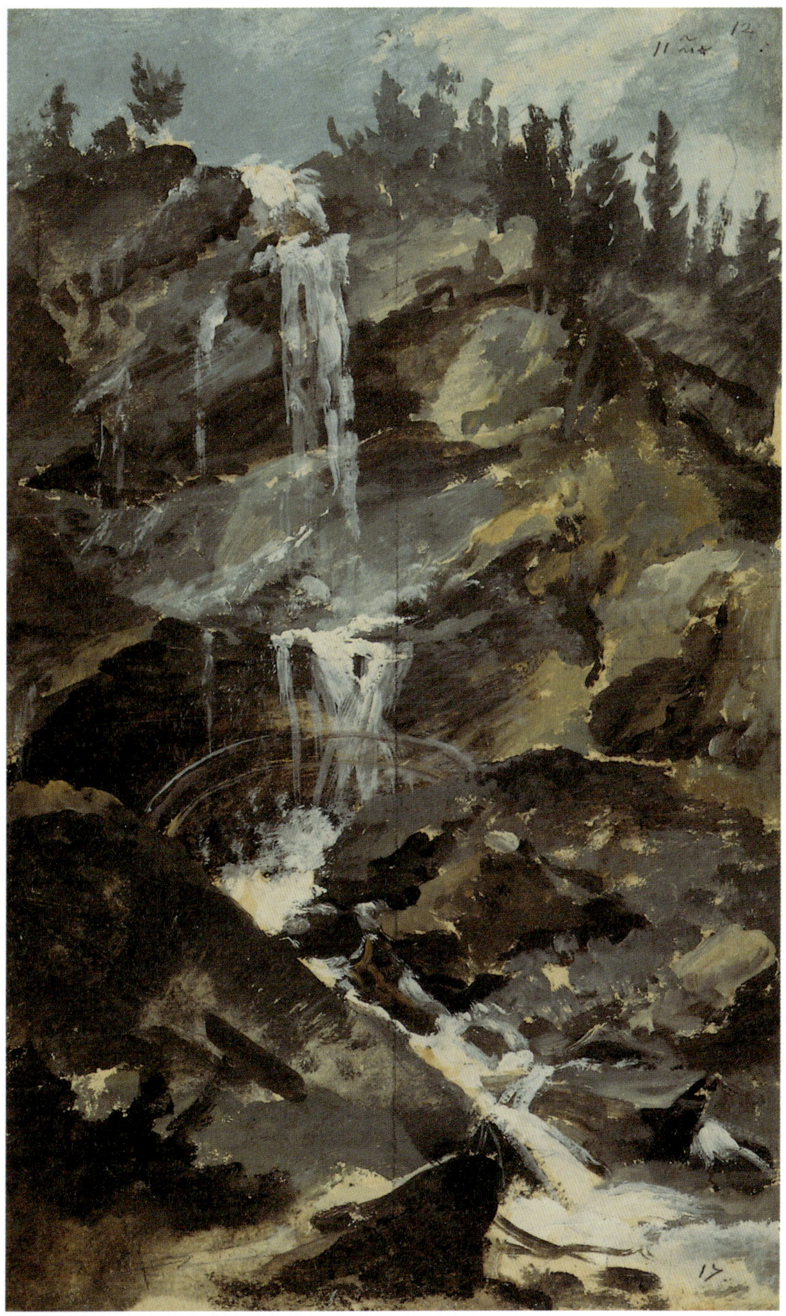

Caspar Wolf

Muri 1735 – 1783 Heidelberg

178 EINGANG ZUR WESTLICHEN BEATUSHÖHLE MIT DEM EFEUBAUM

1776
Öl und Bleistift auf Karton
23,8 x 38,6 cm
Aargauer Kunsthaus Aarau
Inv.Nr. 1948.299

Literatur: Raeber 1979, Nr. 272

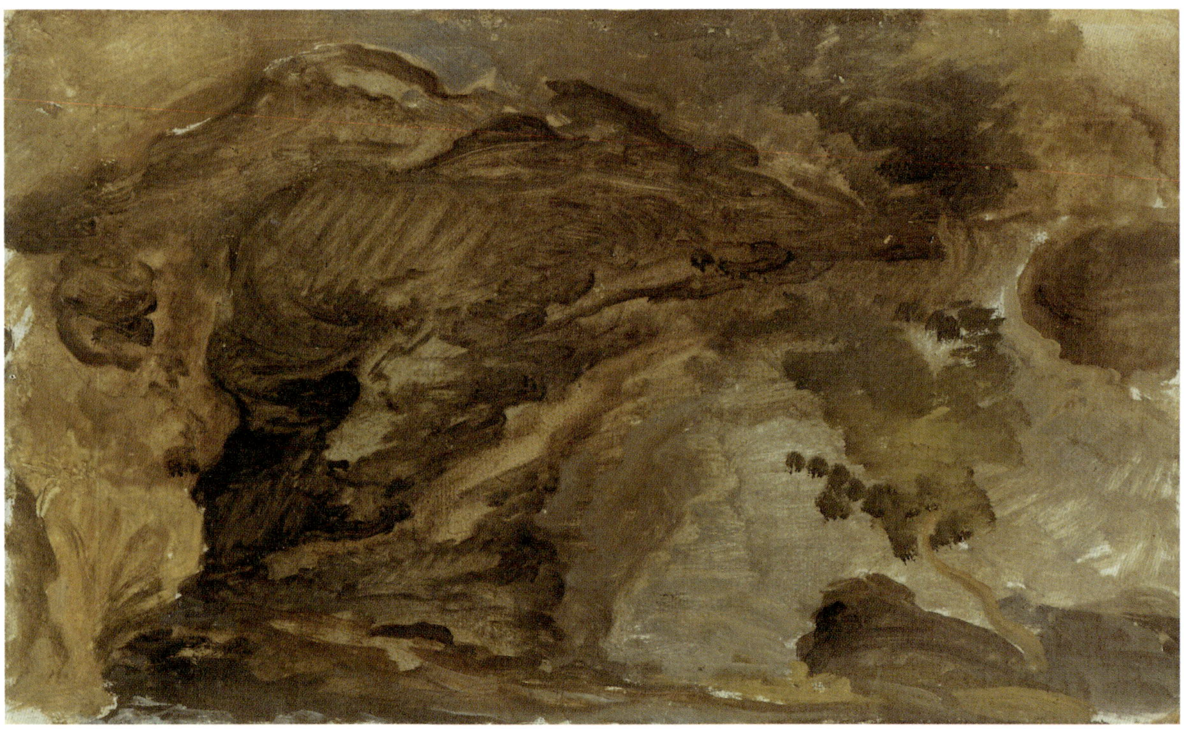

Ölstudie zum ebenfalls in Aarau (Inv.Nr. 1951.811; Raeber 1979, Nr. 273) aufbewahrten und 1776 datierten Bild (Kat. Nr. 179). Wolfs Ölstudien dürften vor Ort entstanden sein. Für die Gemälde ist überliefert, daß er sie zur endgültigen farbigen Abstimmung gelegentlich selbst ins höchste Gebirge brachte. Die größte Sammlung Wolfscher Ölskizzen befand sich zu seinen Lebzeiten im Besitz von Samuel Wyttenbach in Bern. Mit Wyttenbach und dem Verleger Wagner hatte Wolf 1776 eine große Alpentour zur systematischen Erfassung der Alpen unternommen. Beide hatten ihm geologische Kenntnisse vermitteln können. Als Goethe 1779 Wyttenbach besuchte, muß er die Ölskizzen gesehen haben. Doch bei seiner grundsätzlichen Abneigung gegen Skizzen – am deutlichsten vielleicht in *Der Sammler und die Seinigen* (BA XIX, S. 222 f., 231 f., 267–271) – erwähnt er sie nicht. Ihm galt die Skizze als vorkünstlerisch, ohne die notwendige Vollendung.

W. B.

Caspar Wolf
Muri 1735 – 1783 Heidelberg

179 EINGANG ZUR WESTLICHEN BEATUSHÖHLE MIT DEM EFEUBAUM

1776
Öl auf Leinwand
54 x 76 cm
bez. unten rechts ›C. Wolf 1776‹
Aargauer Kunsthaus Aarau
Inv.Nr. 1951.811

Literatur: Raeber 1979, Nr. 273

Im Vergleich zur Skizze (Kat. Nr. 178) fügt Wolf im Gemälde wie üblich eine Vordergrundstaffage mit einem auf einem Felsen sitzenden arbeitenden Künstler hinzu. Wolf hat die Beatushöhle in allen Varianten gemalt, die verschiedenen Eingänge, von innen und von außen, mit Blick auf den Thunersee usw. Naturgegenstände aus verschiedenem Blickwinkel, vor allem aber Höhlen von innen und außen zu malen, war als eine besondere Form der genauen Aneignung im späteren 18. Jahrhundert nicht ungewöhnlich, es sei allein an Hackerts *Ohr des Dionysos* von 1777 erinnert (Krönig 1968, S. 266f.; vgl. Kat. Nr. 301), und im weiteren Sinne gehört auch diese Form der paarweisen Darstellung zur Vorgeschichte des Panoramas (Kat. Bonn 1993, S. 23). Die Höhlenfaszination (Röder o. J.) des 18. Jahrhunderts hat ihren Grund in der metaphorischen Polyvalenz der Höhle. Sie steht rationaler und mythischer Deutung offen, ist Ursprungssymbol, Mutterschoß, Eingang zur Unterwelt, Zugang zur Urkraft, Quellort, kann geologischen Ursprungsmodellen Nahrung liefern, Steinschichtungen offenbaren, sie ist verschlingend, bergend, gebärend. Die Basalthöhle auf Staffa ist geologischer Beleg und Höhle Fingals und die Beatushöhle ist mit Heiligengeschichte und Drachentötermythen verbunden und zugleich, wie der Katalog zu Wagners Wolf-Kabinett deutlich macht, ein Exempel, an dem sich gut die glättende Wirkung des reinen Wassers der entspringenden Quelle auf den Kalksteinberg zeigen läßt. *W. B.*

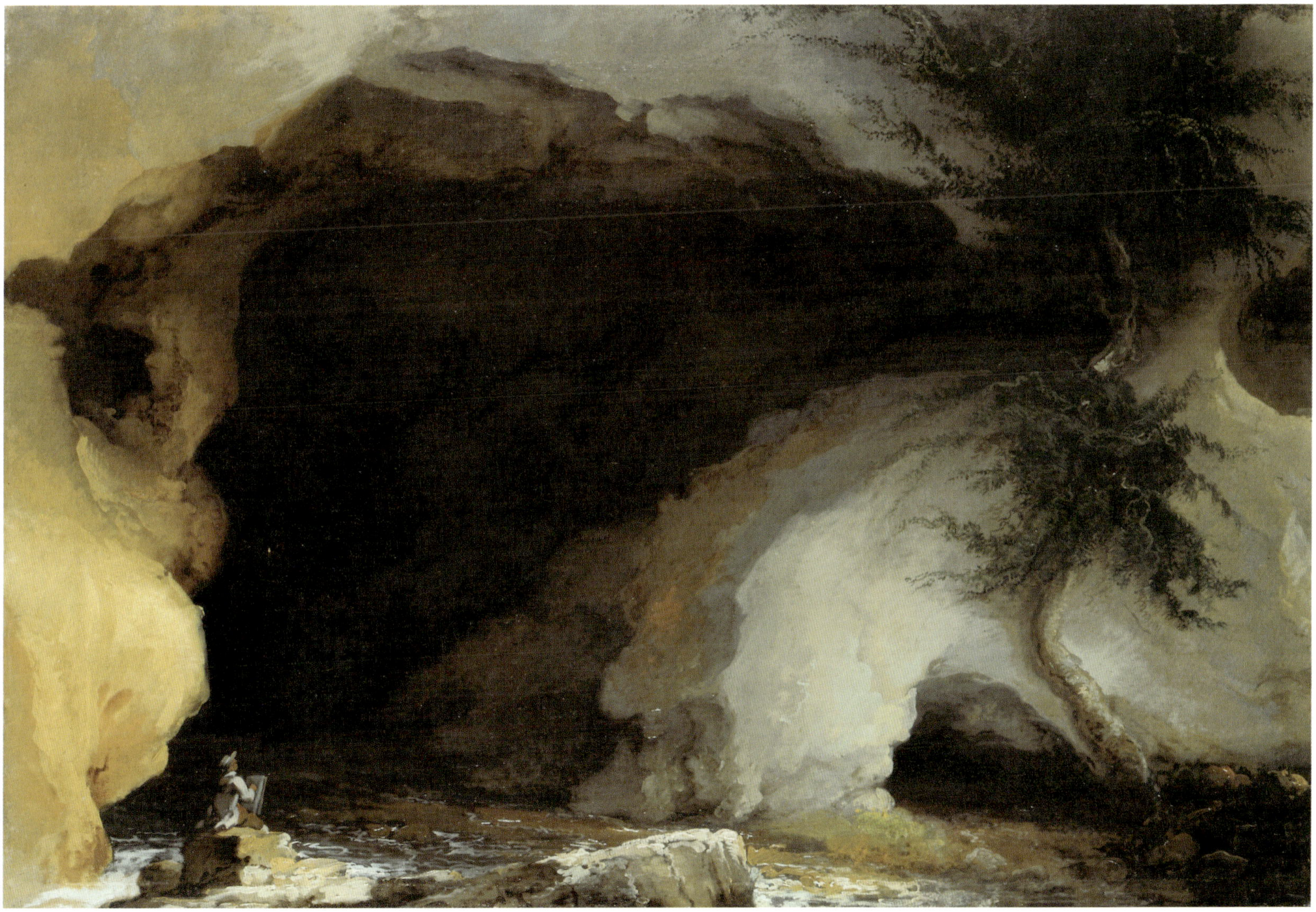

Caspar Wolf
Muri 1735 – 1783 Heidelberg

180 DIE TEUFELSBRÜCKE IN DER SCHÖLLENEN

um 1777
Öl auf Leinwand
82 x 54 cm
Aargauer Kunsthaus Aarau (Eigentum der Gottfried-Keller-Stiftung)
Inv.Nr. 1947.254

Literatur: Raeber 1979, Nr. 312; .Kat. Bern 1991, Nr. 252

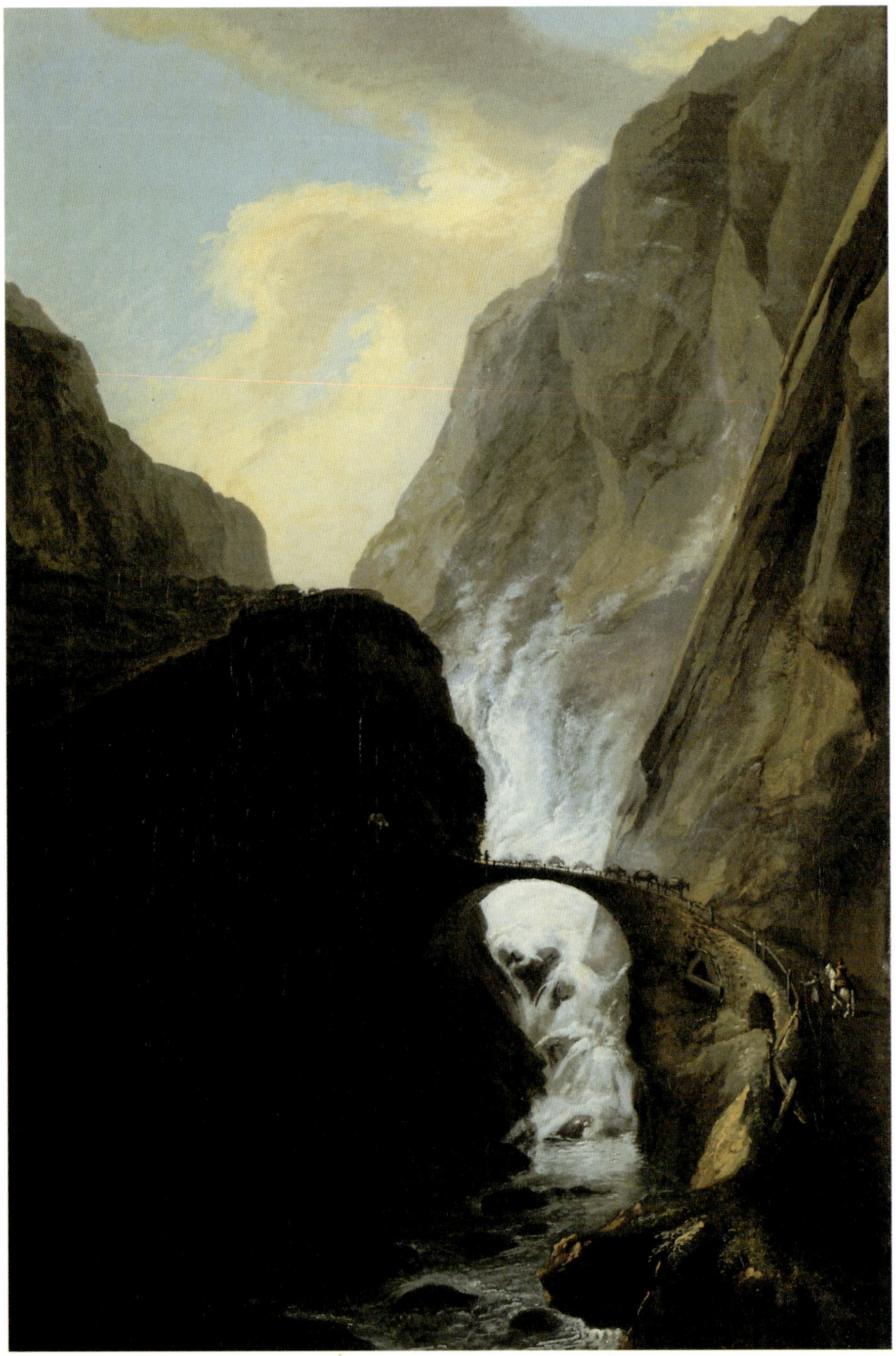

Wolf und die zeitgenössischen Reiseberichtillustratoren wie Châtelet in Zurlaubens *Tableaux topographiques de la Suisse* von 1780–88 sind für die Darstellung der Teufelsbrücke traditionsstiftend geworden. In der Nachfolge sind etwa Peter Birmanns *Teufelsbrücke* von 1811 (s. Kat. Berlin 1993, S. 105, Fig. 57) oder Carl Blechens *Teufelsbrücke* zu sehen, die um 1833 zu datieren ist (Kat. Berlin 1990, Nr. 59 und 60). Die alte Brücke, die Wolf zeigt, wurde 1728 errichtet, Blechens Bild zeigt den Neubau von 1829. Beschreibungen, die den erhabenen Eindruck betonen, sind nicht selten. General Desaix 1797: »C'est la perfection du théatre de la terreur« (zit. nach Kat. Bern 1991, S. 409). Wie sehr kühn geschwungene Brücken unter pittoreskem Veduten-Gesichtspunkt gesehen wurden, vermag auch Goethes Schweizreise von 1779 zu belegen. Auf dem Wege nach Bex ist er über die große, auf Berner Gebiet über die Rhône führende Brücke bei St. Maurice gegangen. Er sieht »in einem hohen Bogen eine schmale leichte Brücke kühn hinüber gesprengt«. »Ich ging über die Brücke nach St. Maurice zurück, suchte noch vorher einen Gesichtpunkt, den ich bei Hubern gezeichnet gesehen habe und auch ohngefähr fand« (VA XVI, S. 258). Wolf greift auch bei der *Teufelsbrücke* zu seinem verbindlichen Bildordnungsprinzip. Die beiden senkrechten Linien des Goldenen Schnittes verlaufen durch den Punkt, wo der Himmel sich am tiefsten auf den vorderen linken dunklen Berg senkt, respektive durch die Mitte der Teufelsbrücke, das sind zugleich die Punkte, wo Hell und Dunkel am stärksten aufeinanderstoßen. *W. B.*

Caspar Wolf
Muri 1735 – 1783 Heidelberg

181 ZWEITER STAUBBACHFALL IM LAUTERBRUNNENTAL IM WINTER

um 1775
Öl auf Leinwand
82 x 54 cm
Kunstmuseum Bern, Verein der Freunde
Inv.Nr. 1762

Literatur: Raeber 1779, Nr. 179; Kat. Bern 1991, Nr. 235

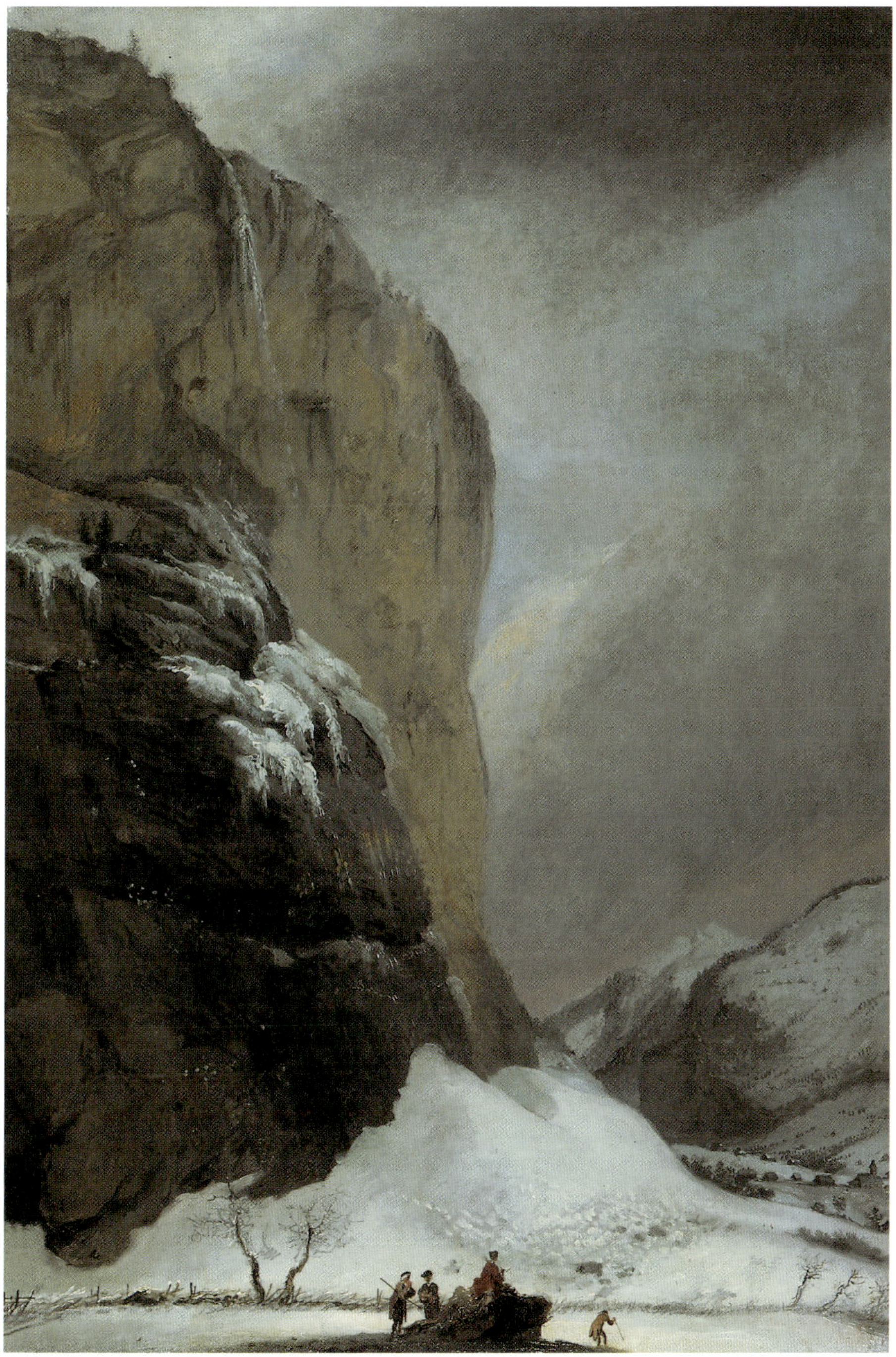

Zur rigiden Mittelachsenkonstruktion dieser Ansicht vgl. Werner Busch in diesem Katalog, S. 485 ff. Der Staubbachfall gehört zu den Sehenswürdigkeiten der Schweiz, auch Goethe hat ihn nicht ausgelassen. Wolf hat den Staubbachfall im Winter, aber auch mit überschießender Wasserkraft im Sommer (Raeber 1979, Nr. 176, 177) gemalt. Goethe dürfte ihn zwischen dem 9. und 11. Oktober wohl eher in letzterer Form gesehen haben, wovon das vor Ort niedergeschriebene Gedicht *Gesang der Geister über den Wassern* (HA I, S. 143, s. Kommentar S. 557 f.) Zeugnis ablegt. Doch sollte man neben Goethes Gedicht, das auf die zwischen Himmel und Erde schwebende Seele des Menschen metaphorisch anspielt, eher noch seine Beschreibung des Wasserfalls der Pisse vache im Wallis vom November vergleichend heranziehen: »In ziemlicher Höhe schießt aus einer Felsenkluft ein starker Bach flammend herunter in ein Becken, wo er in Staub und Schaum sich weit und breit im Wind herum treibt. Die Sonne trat hervor und machte den Anblick doppelt lebendig. Unten im Wasserstaube hat man einen Regenbogen hin und wieder, wie man geht, ganz nahe vor sich. Tritt man weiter hinauf, so sieht man noch eine schönere Erscheinung. Die lustigen schäumenden Wellen des oberen Strahls, wenn sie gischend und flüchtig die Linien berühren, wo in unsern Augen der Regenbogen entstehet, färben sich flammend, ohne daß die aneinanderhängende Gestalt des Bogens erschiene; und so ist an dem Platze immer eine abwechselnde feurige Bewegung« (VA XVI, S. 257). Eben dieses Phänomen versucht Wolf bei seinen Darstellungen des Staubbachfalls im Sommer festzuhalten. Die Winterdarstellung mit den erstarrten Wassermassen, ihrem gelegentlichen krachenden Abbrechen konnte als besonders erhaben erfahren werden (s. Kat. Bern 1991, S. 397).

W. B.

Caspar Wolf
Muri 1735 – 1783 Heidelberg

182 EINE JURA-HÖHLE
(Das Innere der Bärenhöhle bei Welschenrohr)

1778
Öl auf Leinwand
42,3 x 34,5 cm
Kunstmuseum Solothurn
Inv. Nr. A 157

Literatur: Raeber 1979, Nr. 352

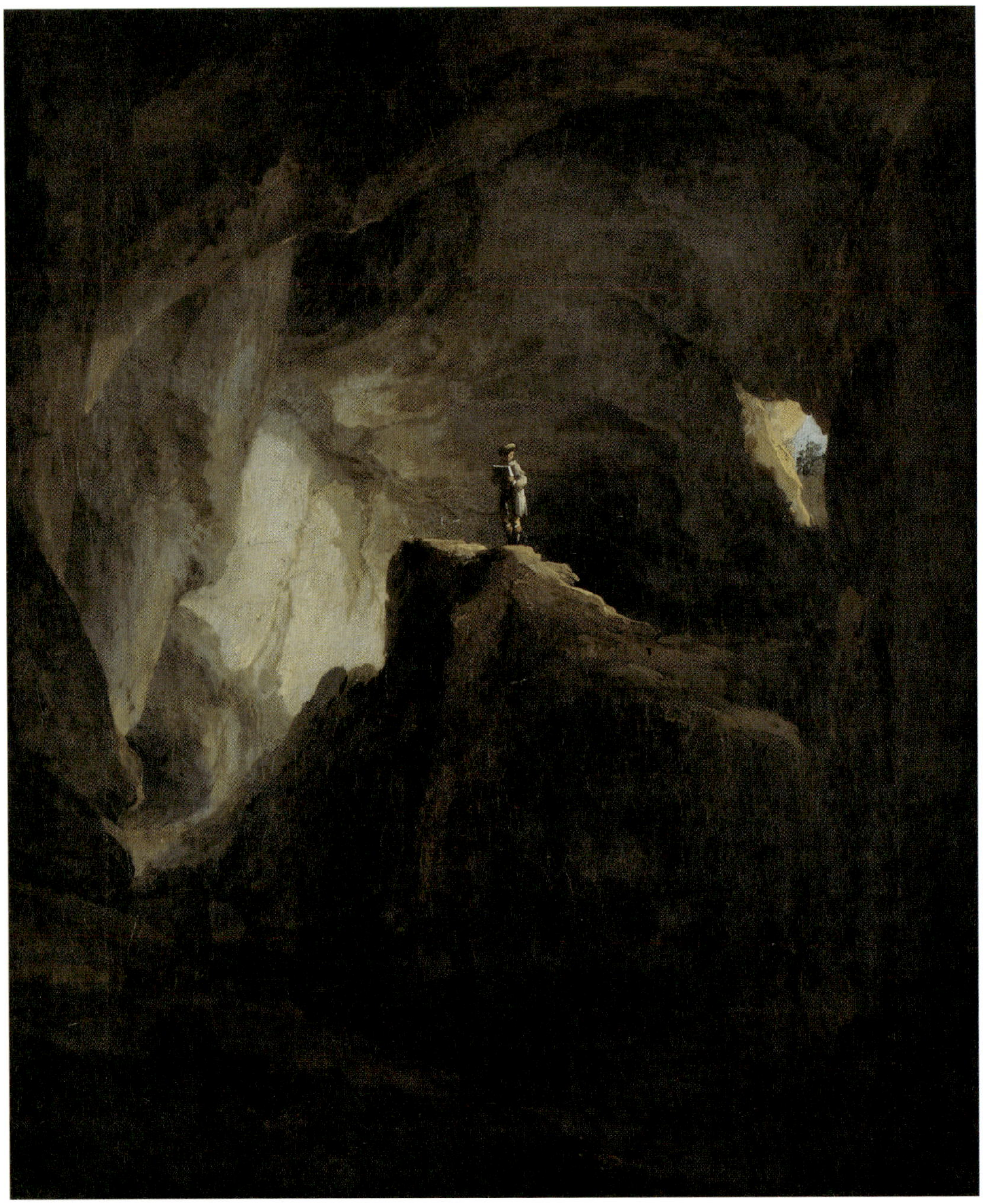

Das reizvolle kleine Bild, das allein das im Prinzip völlig ordnungslose Innere der Bärenhöhle zeigt und in seiner Radikalität nur mit John Robert Cozens' Aquarellen von Höhlen in der Campagna zu vergleichen ist, die erstaunlicherweise im selben Jahr 1778 entstanden sind (Kat. 331; Sloan 1986, Abb. 148–150). Cozens war Richard Payne Knights Reisebegleiter und besonders für die Alpendarstellungen zuständig. Für die eigentliche, mit Charles Gore unternommene, Süditalienreise engagierte Knight Philipp Hackert als Zeichner. Über Gore, der sich 1791 in Weimar niederließ, erhielt Goethe Knights Reisetagebuch zur Übersetzung und Herausgabe. Wolfs *Bärenhöhle* kann, wie in diesem Katalog S. 485ff. beschrieben, nicht auf ein sinngebendes Zentrum in Gestalt des Zeichners verzichten, der genau auf der Mittelachse des Bildes angeordnet ist. Sein Kopf liegt exakt auf der oberen waagerechten Linie des Goldenen Schnittes. Wolf und sein Zeichner bringen durch künstlerische, naturwissenschaftlich geschulte Aneignung Ordnung in das Gestaltlose der Natur. Das ist in Goethes Sinn gedacht. *W. B.*

Caspar Wolf
Muri 1735 – 1783 Heidelberg

183 DER RHONEGLETSCHER VON DER TALSOHLE BEI GLETSCH GESEHEN

1778
Öl auf Leinwand
54 x 76 cm
bez. unten links ›Wolf 1778‹
Aargauer Kunsthaus Aarau
Inv.Nr. 1947.184

Literatur: Raeber 1979, Nr. 373; Kat. Bern 1991, Nr. 255

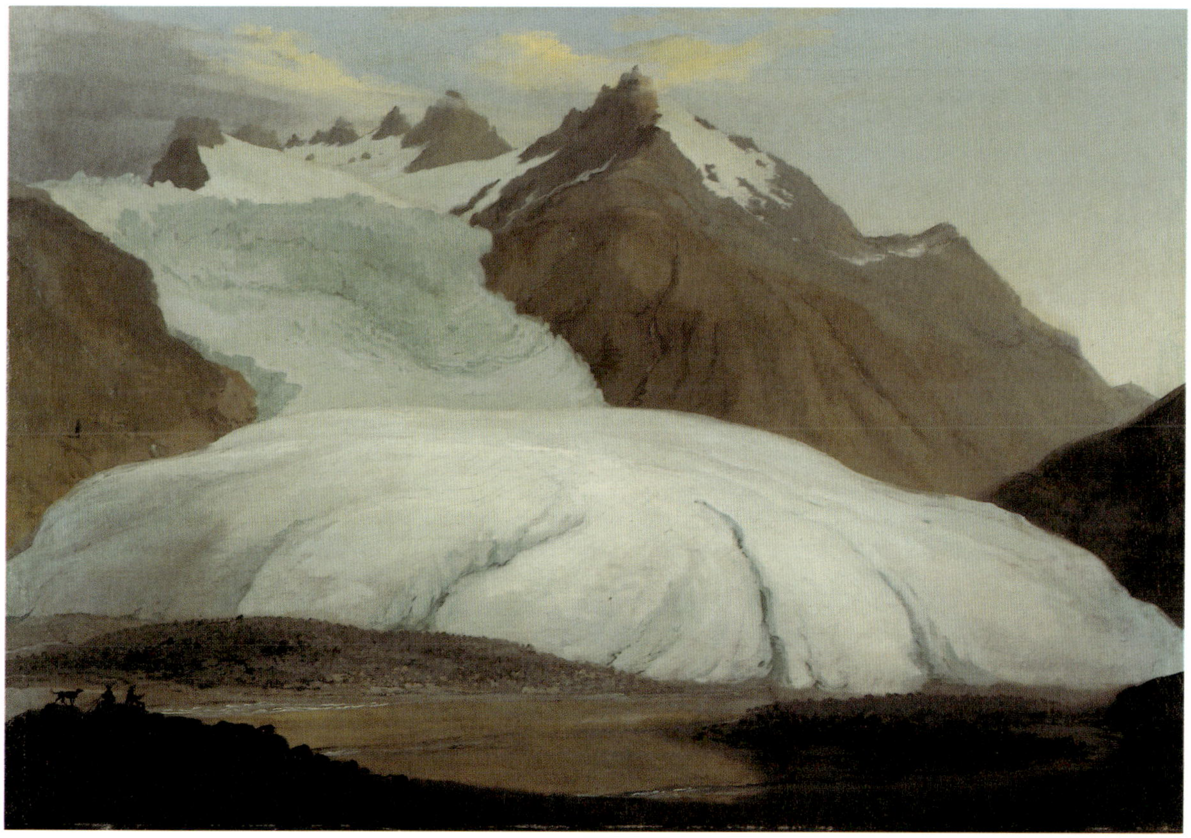

Wolfs Ansicht des Rhonegletschers von Gletsch aus ist im 18. Jahrhundert nicht ungewöhnlich, sie ist etwa auch von Johann Heinrich Bleuler und Ludwig Hess überliefert. Die kleine, bei Wolf und seinen Zeitgenossen übliche Staffagegruppe unten links mit dem aufnehmenden Künstler markiert hier den sicheren Platz der gewaltigen Alpenkulisse gegenüber. Damit thematisiert Wolf die Erfahrung, die zeitgenössisch notwendig den Begriff des Erhabenen evoziert, wie sie etwa die Prinzessin Auguste d'Arenberg angesichts der Gletscherwelt 1789 in ihrem *Journal de mon voyage en Suisse* formuliert: »Die Vielfalt, der auffällige Gegensatz von Unfruchtbarkeit und Üppigkeit, das Grauen, das die wildeste Öde einflößt, ein Bild des Winters in seiner ganzen Härte, dem Lenz in seiner ganzen Lieblichkeit gegenübergestellt (...) erfüllen die Seele(...) mit einer Bezauberung, die unaussprechlich ist« (zit. nach Kat. Bern 1991, S. 412). Goethe sah am 11. November 1779 den Rhonegletscher beim Überschreiten der Furka auf dem Wege zum Gotthard eher wie Johann Heinrich Wüest in seinem berühmten Gemälde (Kat. Bern 1991, Nr. 259) von oben: »Obwohl alles voll Schnee lag, so waren doch die schroffen Eisklippen, wo der Wind so leicht keinen Schnee haften läßt, mit ihren vitriolblauen Spalten sichtbar, und man konnte deutlich sehen, wo der Gletscher aufhört und der beschneite Felsen anhebt« (VA XVI, S. 286). *W. B.*

Nicolai Abraham Abildgaard

Kopenhagen 1743 – 1809 Kopenhagen

184 OSSIAN SINGT SEINEN SCHWANENGESANG

um 1785
Öl auf Leinwand
42 x 35,5 cm
Kopenhagen, Statens Museum for Kunst

Literatur: Kat. Hamburg 1974, Nr. 7; Monrad 1986/87, S. 558; Kragelund 1988/89, S. 186; Kat. Kopenhagen 1990, Nr. 32

Der rationalen Haltung der Aufklärung setzte die Empfindsamkeit, vornehmlich aber der Sturm und Drang, Gefühl und Phantasie entgegen; die klassische Schönheit erhielt ihr Gegengewicht im Erhabenen, Sublimen. Man suchte nach einer ungebrochenen, ursprünglichen Kunst, die charakteristisch für ein Volk und für eine Zeit war. Einerseits galt die Dichtung Homers als Inbegriff einer so originalen wie genialen Kunst, andererseits wurden die gälischen Bardengesänge Ossians dazu stilisiert, die im ausgehenden 18. Jahrhundert eine beispiellose Wirkung entfalteten. Der griechischen Antike wurde damit ein nordisches Gegenstück an die Seite gestellt, in dem Gestalthaftigkeit durch das dunkle Raunen einer nebelhaften Vorzeit ersetzt wurde. Beschreibt Homer die Geschicke von Menschen und Göttern, so spiegelt sich bei Ossian das Geschehen im elementaren Walten der Naturkräfte.

Klopstock und der Sturm und Drang nahmen diese Naturpoesie begeistert auf; Herder brachte sie in Straßburg dem Studenten Goethe nahe, und dieser gab mit Merck im Selbstverlag *The works of Ossian* (4 Bde., 1773/77) heraus, zu denen er selbst die Titelvignette radierte. Er übersetzte die *Gesänge von Selma* und nahm sie in überarbeiteter Form in *Die Leiden des jungen Werthers* auf; hier werden sie zum Ausdruck eines leidenschaftlichen, schwermütigen Gefühls, das die Lebenshaltung einer ganzen Generation prägt. Im Augenblick höchster emotionaler Anspannung lesen die Liebenden »einige Gesänge Ossians« (WA I/19, S. 165) – »Die Bewegung beider war fürchterlich« (WA I/19, S. 175). Die letzte, bezeichnende Passage lautet: »Wenn die Stürme des Berges kommen, wenn der Nord die Wellen hoch hebt, sitze ich am schallenden Ufer, (...) Oft im sinkenden Monde sehe ich die Geister meiner Kinder, halb dämmernd wandeln sie zusammen in trauriger Eintracht« (WA I/19).

Die Balladen Ossians regten bis zur Romantik in hohem Maße auch die bildenden Künstler an; zu den ersten zählte der Däne Abildgaard, der in Rom durch Sergel und Füssli in diesen Themenkreis eingeführt wurde; er las Goethe und besaß auch Herders Abhandlung über Ossian in seiner Bibliothek (Kat. Hamburg 1974, S. 63). Um 1782 entwarf Abildgaard das Bild *Fingal schaut im Mondlicht die Geister seiner Vorfahren*, um 1785 *Ossian singt seinen Schwanengesang*; weitere Darstellungen schlossen sich an. Er verlieh dem blinden nordischen Sänger, Krieger und Seher eindrucksvoll Gestalt und wies damit der Kunst die Richtung. In einer düsteren, unwirklichen Landschaft sitzt Ossian auf einem Baumstamm wie auf einem Thron, den Speer im Schoß, die Rechte beschwörend erhoben, in der Linken die altertümliche Harfe. Er hat zu seinem letzten Gesang angehoben, dem großartigsten von allen, so wie ein Schwan der Sage nach im Sterben sein schönstes Lied anstimmt. Die Intensität des Ausdrucks, die leeren Augen und der windzerzauste Bart verleihen ihm eine unheimliche Aura, die ihn mit der Macht der Elemente in Verbindung bringt; diesen Eindruck verstärkt noch der vom Sturm wie ein Segel geblähte Mantel, der als Attribut von Windgottheiten bekannt ist. Mit der Figur greift Abildgaard auf den Topos des blinden Sängers Homer zurück, der ja in Dichotomie zu Ossian begriffen wurde. Die Art der Ausführung setzt sich jedoch bewußt vom antikisch aufgefaßten Bild Homers ab und versucht, die gegensätzliche Sphäre des nordischen Mythenkreises sinnfällig zu machen. So entsteht das über jede Textillustration hinausgehende Urbild des Barden, der die dunkle, elementare Welt des Nordens verkörpert.

Niemand hatte indessen bemerkt, daß die Balladen Ossians eine Fälschung ihres Herausgebers, des Schotten James Macpherson, waren. Er hatte sie auf geradezu geniale Weise in dem schwermütigen, wilden, das Gefühl in eine andere Welt versetzenden Ton verfaßt, der den Wünschen und Sehnsüchten der Zeit so entgegenkam, und es war ihm gelungen, sie äußerst geschickt zu lancieren. Erst im 19. Jahrhundert kamen Zweifel an der Authentizität der Dichtung auf – das »produktive Mißverständnis« konnte seine ganze Wirkung entfalten, bevor Ossian als literarisches Konstrukt entlarvt wurde (Kat. Frankfurt 1988, S. 55).

P. M.

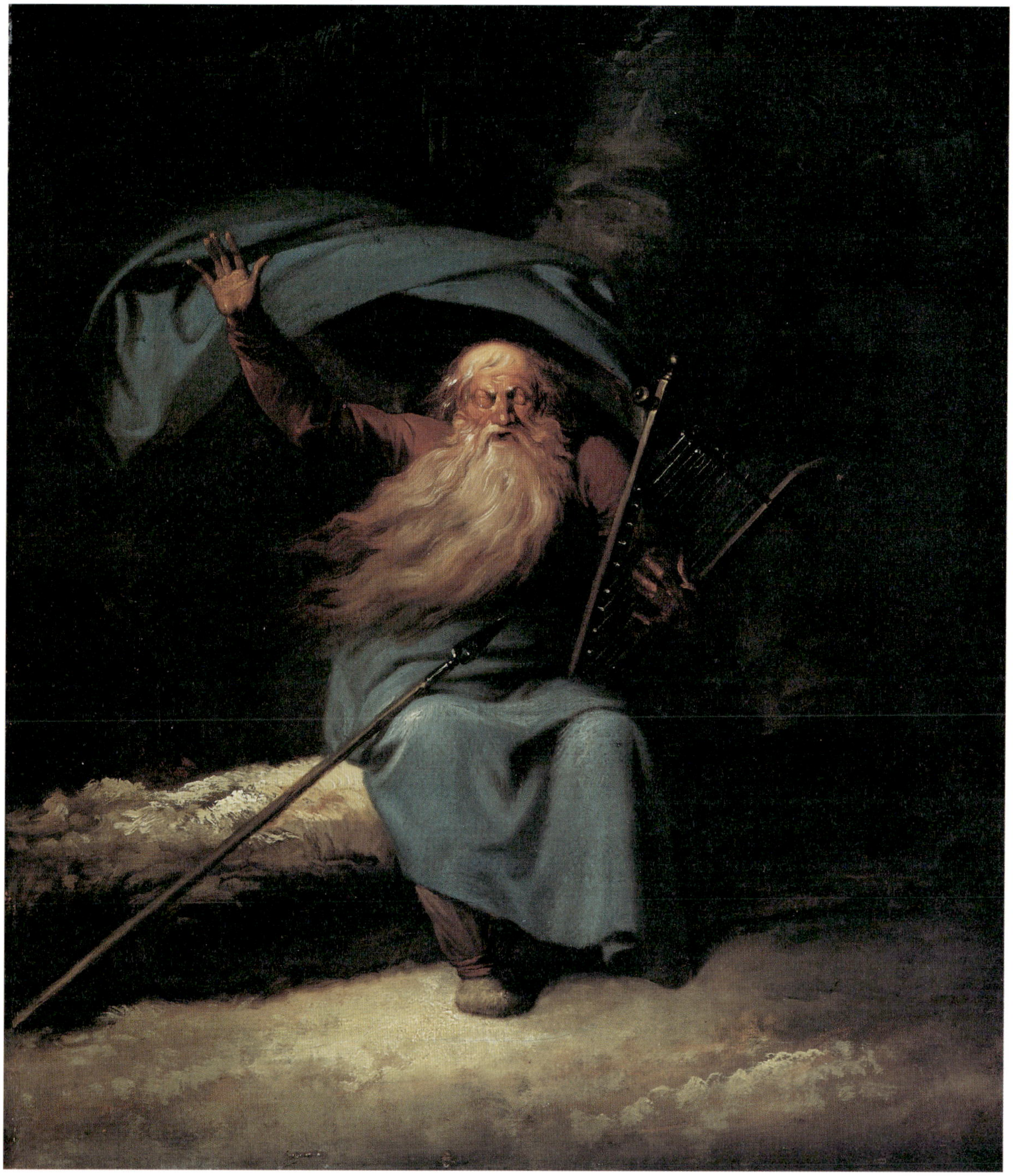

Johann Heinrich Füssli

Zürich 1741 – 1825 Putney Hill bei London

185 DIE DREI EIDGENOSSEN BEIM SCHWUR AUF DEM RÜTLI

1779/81
Öl auf Leinwand
267 x 178 cm
Bez. unten rechts ›I.H.Fuessli 1780‹
Kanton Zürich

Literatur: Rosenblum 1961, S. 8ff., 15; Schiff 1973, Nr. 359; Tomory 1974, S. 93, 129; Kat. Köln u.a. 1987/88, Nr. 98; Kat. Paris 1989, Nr. 434; Bohrer 1990; Kat. Bern 1991, Nr. 3

»Früh Briefe. Dann das Bild von Füßli im Rathhause ...«, notiert Goethe im Bericht der *Reise in die Schweiz 1797* unter dem 24. Oktober in Zürich, teilt aber nicht mit, welchen Eindruck er davongetragen hat (WA I/34.1, S. 431). Am nächsten Tag entwickelt er in einem Brief an Schiller jedoch Reflexionen über die Gegenstände der bildenden Kunst, ihre unterschiedliche Eignung zur Darstellung und ihre spezifische Problematik, in dem sich eine Passage unschwer auf Füssli beziehen läßt: »Wunderbar ist es, daß die neueren und besonders die neuesten Künstler sich immer die unüberwindlichsten Stoffe aussuchen und auch nicht einmal die Schwierigkeiten ahnen, mit denen zu kämpfen wäre« (WA I/34.1, S. 438). Wäre Goethe einem solchen Bild auf seinen Schweizer Reisen von 1775 oder 1779 begegnet, hätte der Tenor sicher ganz anders geklungen, war er doch damals ein glühender Bewunderer Füsslis. 1797 hatte sich seine Kunstanschauung gewandelt; er reiste in Begleitung des doktrinären Klassizisten Meyer und plante überdies eine eigene Darstellung der Schweizer Geschichte in einem Tell-Epos, dessen Stoff er aber später Schiller überließ.

Der Gegenstand sowohl des Bildes als auch der literarischen Bearbeitungen war nichts Geringeres als das Aufzeigen einer ins Allgemeingültige gesteigerten, halb historischen, halb mythischen Situation, die das Geschick eines Volkes bestimmte. In den legendären Gestalten Wilhelm Tells sowie der drei Eidgenossen Walter Fürst von Uri, Werner Stauffacher von Schwyz und Arnold Melchtal aus Unterwalden inkarniert sich eine heroische Epoche der Schweizer Geschichte, die für republikanische Bürgertugend, patriotische Gesinnung, Freiheitsliebe und Kampf gegen Unterdrückung steht und im 18. Jahrhundert vornehmlich im Kreis um Albrecht von Haller, Johann Jacob Bodmer und Johann Caspar Lavater verklärt und als Vorbild für die Gegenwart propagiert wurde. Dieses helvetische Ideal entwickelte große Strahlkraft und zog auch den jungen Goethe in seinen Bann. Sein Freund Lavater war nicht nur mit entsprechenden Veröffentlichungen wie den *Schweizerliedern* (Abb. 3) hervorgetreten – er hatte sich auch durch politisches Handeln ausgezeichnet. 1762 verfaßte er mit Felix Hess und mit Johann Heinrich Füssli, der damals noch nicht die Künstlerlaufbahn eingeschlagen hatte, sondern Theologe in Zürich war, ein Pamphlet, das den korrupten Landvogt Grebel wegen Amtsmißbrauchs anklagte. Dies bewirkte zwar, daß der Landvogt schuldig gesprochen wurde, doch die jungen Rebellen wurden wegen Unruhestiftung der Stadt verwiesen und erst später rehabilitiert.

Eine Folge dieser Wiedergutmachung ist auch der durch Lavaters Vermittlung an Füssli ergangene Auftrag, ein Historienbild für das Rathaus seiner Vaterstadt zu malen: den *Rütlischwur.* Historienstücke zur Verherrlichung vaterländischer Geschichte und zur Legitimation des eigenen Staatswesens waren keine Seltenheit in eidgenössischen Rathäusern (Kat. Bern 1991, S. 127). Von seinem Lehrer Bodmer hatte Füssli außer den literarischen Vorlieben eine ausgesprochene Affinität zu Philologie und Geschichtsschreibung übernommen; so zog er unter anderem frühe Quellen wie Ägidius Tschudis *Chronicon Helveticum* heran, um sich mit dem Sujet der drei Volkshelden vertraut zu machen, die 1308 auf dem Rütli, einer einsamen Bergwiese oberhalb des Vierwaldstätter Sees, zusammengekommen waren und durch einen Schwur den Bund der Urkantone im Kampf gegen die Tyrannenherrschaft habsburgischer Landvögte besiegelten.

Füssli, der sich nach mehreren Jahren in Rom 1778/79 in Zürich aufhielt, bevor er wieder in seine Wahlheimat London zurückkehrte, hatte bereits seinen eigentümlichen, vom Sturm und Drang beeinflußten und an Michelangelo ausgerichteten Weg als Künstler gefunden, als ihm der Auftrag erteilt wurde; er stand im Ruf des ungestümen »Originalgenies«, des »wild swiss«, von dem noch Großes zu erwarten war. Für Sulzers *Allgemeine Theorie der Schönen Künste* hatte er den Artikel über das Erhabene verfaßt, und unter diese Prämisse stellte er auch seine eigene Arbeit: Nicht das Gewöhnliche, Alltägliche sei es, das auf den Betrachter wirke, sondern das Außerordentliche, das den Rahmen der Erwartung sprenge, das Gemüt hinreisse und demnach in der Kunst das Höchste sei. Das Kunstwerk solle nicht mit interesselosem Wohlgefallen betrachtet werden, sondern starke Affekte hervorrufen (Sulzer 1778/II, S. 77–88). Um diesen Anspruch einzulösen, hatte Füssli eine Bildsprache entwickelt, die ähnlichen Kriterien folgt wie die Rhetorik, der ja der Begriff des Erhabenen entlehnt ist. Dazu gehören Gestaltungsmittel wie ausfahrende Gesten und dramatische Bewegungsabläufe, die von einer festen Tektonik aufgefangen werden, um im Bild eine immanente Spannung zu erzeugen. Unabdingbar ist damit auch der Typus des Helden verbunden, den Füssli als Pathosformel in Allusion zu antiken Vorbildern wie den *Rossebändigern* vom Quirinal in Rom entwirft und in Variationen immer wieder aufgreift.

Abb. 1
Johann Heinrich Füssli, Die drei Eidgenossen beim Schwur auf dem Rütli, 1. Skizze. Kunstsammlungen zu Weimar

Abb. 2
Johann Heinrich Füssli, Die drei Eidgenossen beim Schwur auf dem Rütli, 2. Skizze, 1779. Kunsthaus Zürich

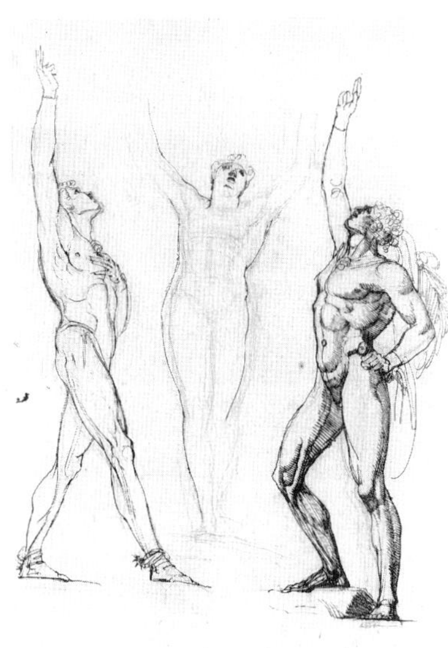

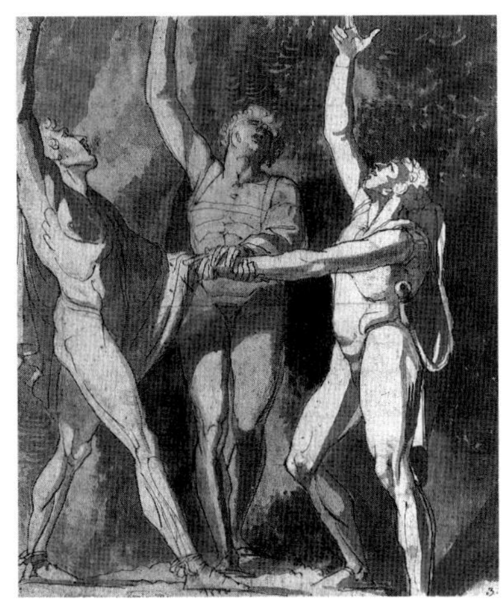

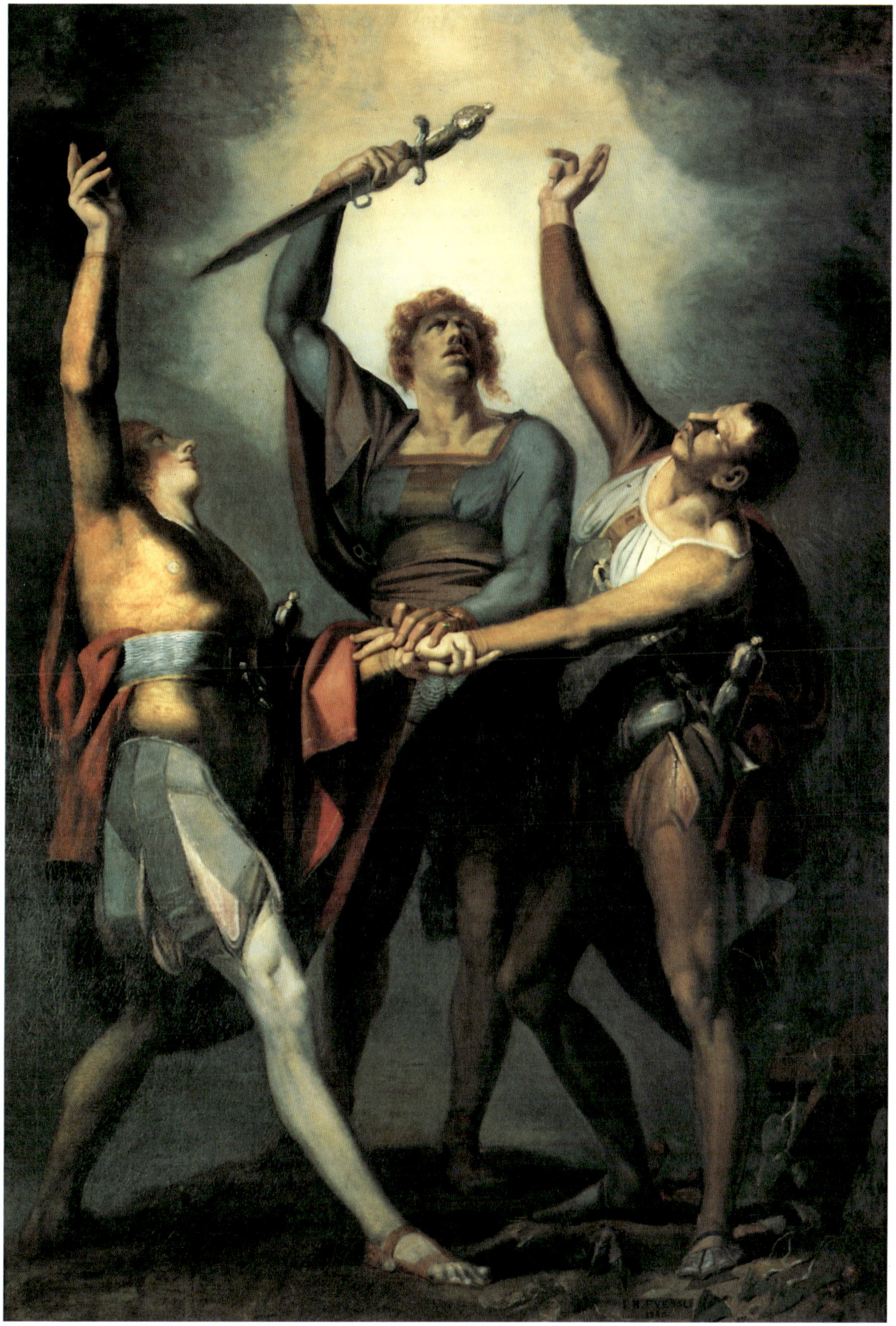

Auf diese Weise komponiert er auch *Die drei Eidgenossen beim Schwur auf dem Rütli*; seine Vorgehensweise verdeutlichen zwei in Zürich entstandene Vorzeichnungen und ein nicht exakt zu datierendes Ölmodello. Am Anfang steht eine flüchtige Skizze mit drei nackten männlichen Gestalten in unterschiedlichen Graden der Ausführung, die den rechten Arm in einem Orantengestus erheben; die Hände sind noch nicht zum Schwur zusammengelegt (Abb. 1). Die Nacktheit und die Betonung der Kontur lassen die Gruppe zeitlos wirken, orientiert am antiken Ideal; kein Attribut deutet hier auf die spezifische Handlung hin. Dieses Blatt gelangte in die Herzogliche Kunstsammlung in Weimar, was vermuten läßt, daß Carl August es zusammen mit Goethe während des gemeinsamen Aufenthalts in Zürich 1779 erwarb; Goethe erwähnt, man habe »einige Fueslische Gemählde und Skizzen erwischt« (30. November 1779; WA IV/4, S.148).

In der zweiten Zeichnung verfestigt sich die Komposition und wird mit Licht und Schatten plastisch modelliert; ein landschaftlicher Hintergrund deutet sich an (Abb. 2). Die Männer legen die Hände zum Schwur ineineinander, so daß ein Gravitationszentrum entsteht, das der auffahrenden Bewegung der Arme entgegenwirkt. Die Akte werden zu Gewandfiguren modifiziert, doch die Bekleidung ordnet sich so stark der Körperlichkeit unter, daß der antikische Eindruck erhalten bleibt. Die Darstellung könnte hier noch im Sinne eines exemplum virtutis der römischen Geschichte ausgelegt werden; Füssli ließ sich zu seiner Bildfindung wohl auch von Gavin Hamiltons *Schwur des Brutus* (um 1763) anregen.

Das großformatige Gemälde führte Füssli in London aus; 1781 gelangte es an seinen Bestimmungsort im Zürcher Rathaus. Er hielt es für eines seiner gelungensten und bedeutendsten Werke; als einziges ist es vollständig signiert und datiert. Dem »liebsten Lavater« meldet er am 22. Juli 1781: »Fertig, Gott sei gedanket, das große Gemälde der drei Schweizer; 600, wofür ich aber vielleicht mehr verdiene – doch es ist für mein Vaterland«(Füssli 1942, S. 195); und am 18. Oktober: »Ich versichere dich also, nicht im allerbittersten aber unzweideutigsten Ernste, daß ich, und nicht ich allein, die Schweizer für mein bestes Werk und das Mark meiner Kräfte halte, daß ich auf dasselbe einen großen Teil des Sommers verwendet und nichts gesparet, es des Ortes, wo es stehen soll, der Männer, welche es vorstellet, des Eindruckes, den es zu machen hat, und *deiner* und *meiner* würdig auszuführen; für Fehlerlosigkeit aber mußt du im Engelregister nachsuchen« (Füssli 1942, S. 199).

Den Entwurfszeichnungen gegenüber hat sich die Darstellung, abgesehen von der Anordnung der Figuration, entscheidend verändert: Die antikische Idealisierung ist einem von Lokalkolorit bestimmten Modus gewichen, der durch Tracht und Typisierung die mittelalterliche Schweiz imaginiert. Das emporgereckte Schwert bringt eine kriegerische Komponente ins Spiel; es verbindet die Szene mit Hamiltons *Schwur des Brutus* und weist auf Davids *Schwur der Horatier* (1784) voraus. Die Untersicht wird verstärkt, um die Monumentalität der Gruppe zu steigern. Die Landschaft reduziert sich auf die Andeutung einer Bergkuppe, die den Standort markiert; rechts unten erkennt man ein steinernes Kreuz, das auf das Schweizer Nationalsymbol anspielen kann oder als Grabkreuz zu verstehen ist. Es wird von Efeu umrankt, dem Sinnbild für Unsterblichkeit, aber auch für Freundschaft und Treue; die Pflanzen sind mit roten Blumen wie mit Blutstropfen gesprenkelt. Der Kampf fürs Vaterland wird seine Opfer fordern, die Freiheit mit Blut erkauft werden.

Dazu gesellt sich ein weiteres Motiv, das für Füssli bezeichnend ist: der Nachtfalter, der die Metamorphose und Wiedergeburt des Landes symbolisieren kann (Schiff 1973, S. 97), im sonstigen Oeuvre aber häufig als Traum- oder Alptraumsymbol auftaucht. Vielleicht weist er hier auf den visionären Charakter des Geschehens hin, der sich auch in der dramatischen Beleuchtung manifestiert; hinter Walter Fürst, der in der Mitte steht, reißt der schwere, düstere Himmel in einer Aureole auf und taucht Schwurarme und Schwert in helles Licht. Auf großartige Weise wiederholt Füssli damit ein Motiv, das in eher komisch anmutender Manier bereits die Vignette mit den Schwurgenossen zu Lavaters *Schweizerliedern* ziert (Abb. 3). Mit seinem Gemälde hat Füssli ein politisches Fanal in Form einer rückwärtsgewandten Utopie geschaffen, das in dieser Direktheit bei ihm singulär bleibt; es reiht sich in eine Motivkette von Schwurszenen ein, die im ausgehenden 18. Jahrhundert große Bedeutung erlangen. Füsslis Jugendrebellion klingt nach, wird aber auf eine ästhetische Ebene transponiert, in der heroisches Pathos die Tat ersetzt.

P.M.

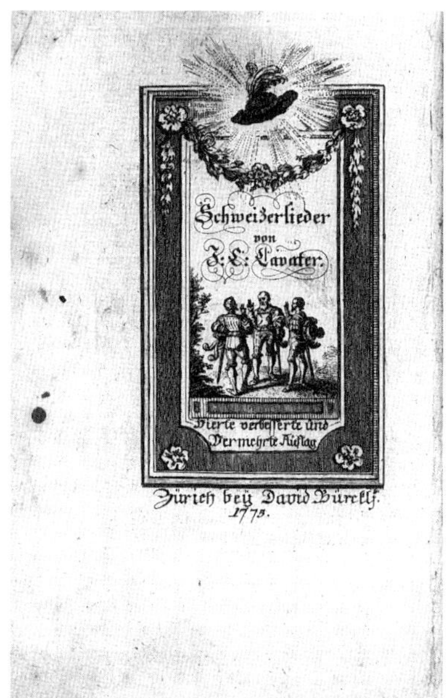

Abb. 3
Johann Caspar Lavater, Titelblatt *Schweizerlieder.*
Freies Deutsches Hochstift/
Frankfurter Goethe-Museum
© Ursula Edelmann

Johann Heinrich Füssli

Zürich 1741 – 1825 Putney Hill bei London

186 DIE DREI HEXEN (SHAKESPEARE: MACBETH. I,3)

nach 1783
Öl auf Leinwand
75 x 90,2 cm
Stratford-upon-Avon, From the Royal Shakespeare Company Collection, with the permission of the Governors of the Royal Shakespeare Theatre

Literatur: Schiff 1973, Nr. 734; Kat. Hamburg 1974/75, Nr. 66

Weitere Fassungen: Zürich, Kunsthaus; Küsnacht, Privatbesitz; Raleigh/North Carolina, The North Carolina Museum of Art

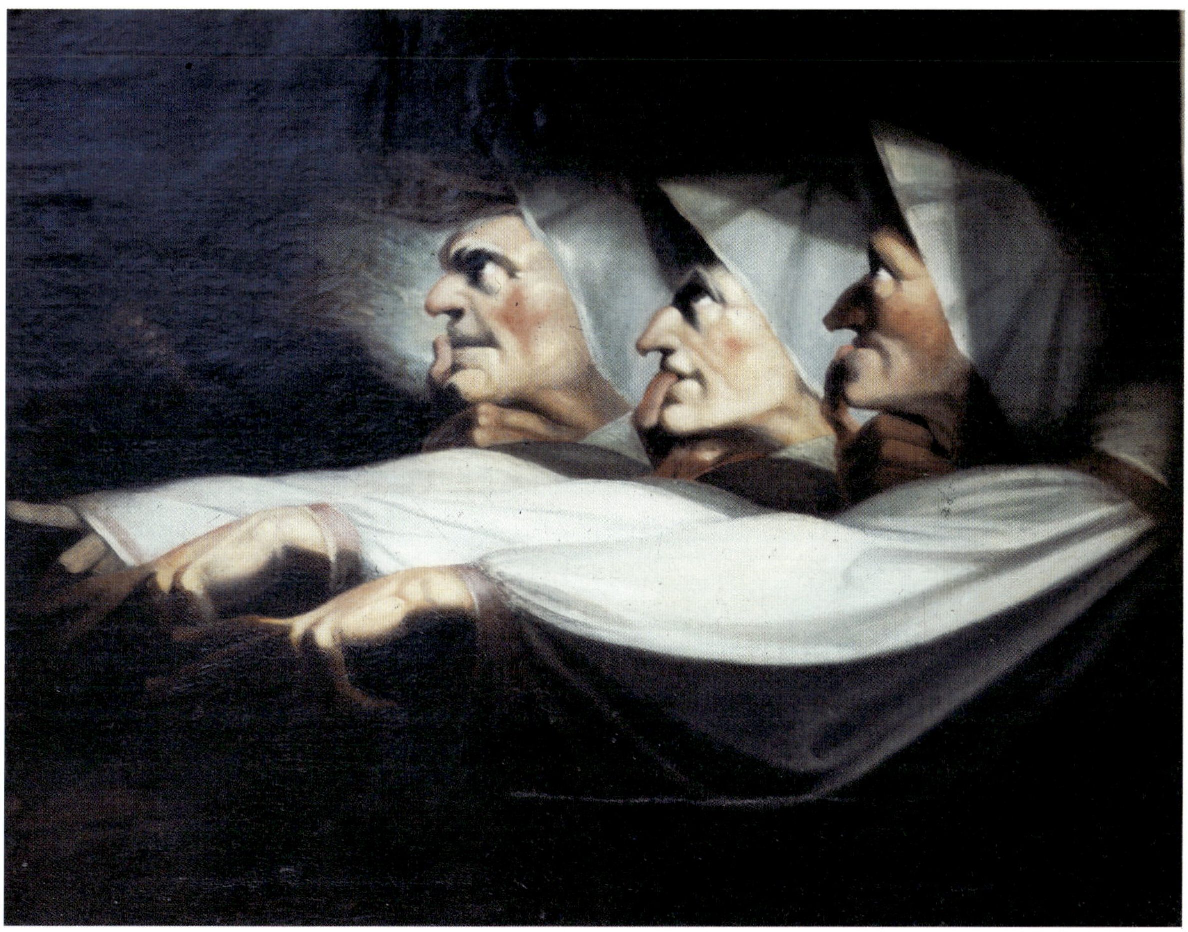

An den *Drei Hexen* erweist sich Füsslis Affinität zum gespenstisch-schaurigen Sujet, das bei ihm aber, etwa im Vergleich zu den Visionen Goyas, eher groteske als dämonische Züge annimmt. Die Darstellung entstammt der literarischen Fiktion; es sind die Hexen aus Shakespeares *Macbeth*, die Unheil verkünden. Für *Boydell's Shakespeare Gallery* entwarf Füssli um 1785/90 das verschollene, nur aus einem Reproduktionsstich bekannte Gemälde *Die Hexen erscheinen Macbeth und Banquo*, das die drei en face zeigt, unheilschwanger in einem Wolkengebilde dräuend, als wären sie Teil der Elemente. Stärker und unheimlicher wirkt jedoch die vorliegende Fassung, die sich auf die hintereinander gestaffelten, scharf gezeichneten Profile beschränkt. Sie lassen Füsslis Beschäftigung mit der bis zur Karikatur reichenden charakteristischen Profildarstellung in Lavaters *Physiognomischen Fragmenten* erkennen, setzen möglicherweise aber auch die Rezeption von Lebruns *Affekten* voraus; unter den Nachstichen Leclercs finden sich Köpfe, die in eine ganz ähnliche Richtung weisen, so etwas *Le mepris et la haine (Mißvergnügen und Haß)* oder *L'horreur (Ekel oder Abscheu)*.

Die Komposition wird von der Reihung der Profile und dem bildparallelen dreifachen Zeigegestus bestimmt. Füssli setzt die Parataxe als ein Element der Steigerung ein, das den Effekt durch Wiederholung verstärken soll. Dieses Kunstmittel entwickelt er in Allusion zur rhetorischen Tradition, die mit analogen Redefiguren arbeitet, um Spannung und dramatische Wirkung zu erhöhen.

Goethe teilte Füsslis kreative Freude an Sujets aus dem Bereich der Zauber- und Hexenwelt; er besaß entsprechende Blätter des Künstlers und ließ sich von ihnen zu eigenen Bildfindungen anregen (Kat.Nr. 83). Zunehmend vertrat er allerdings die Meinung, daß Gegenstände, die in so hohem Maße die Phantasie des Rezipienten beanspruchten, Sache des Dichters und nicht des Malers seien, da ihre konkrete Darstellung im Bild das Spiel der Einbildungskraft störe, während die Poesie es auf ihre Weise zu befördern verstehe.

Seine Imagination ließ sich von der Faszination des Unheimlichen immer wieder in den Bann schlagen; er befaßte sich mit Quellen des 16. und 17. Jahrhunderts zu Dämonologie und Hexenzauber, ebenso mit der Okkultismus-Mode seiner Zeit, versuchte Cagliostro auf die Spur zu kommen und schrieb Gedichte wie den *Erlkönig* oder die *Braut von Korinth*; am intensivsten erfaßte er die Sphäre jedoch im ersten Teil des *Faust* in den Szenen *Hexenküche* und *Walpurgisnacht*, die im Entwurf viel wilder und abenteuerlicher ausgestaltet waren, als die Endfassung ahnen läßt. *P. M.*

Johann Heinrich Füssli

Zürich 1741 – 1825 Putney Hill bei London

187 TITANIAS ERWACHEN (SHAKESPEARE: A MIDSUMMER NIGHT'S DREAM. IV,1)

1785/90
Öl auf Leinwand
222 x 280 cm
Kunstmuseum Winterthur
Gemälde Nr. 3 für Boydell's Shakespeare Gallery

Literatur: Schiff 1961; Schiff 1973, Nr. 754; Kat. Hamburg 1974/75, Nr. 71; Weinglass 1982, Nr. 24

Füssli hielt sich zeitlebens an literarische Sujets, doch er illustrierte sie nie, sondern dichtete sie mit den Mitteln eines Malers fort. Dieses besondere Verhältnis zur Maxime »ut pictura poesis« nahm der junge Goethe positiv, der ältere hingegen negativ auf; die Intensität der Auseinandersetzung mit Füssli und ihre Ambivalenz bezeugen indessen, wie sehr ihn das Phänomen beschäftigte. Beide trafen sich in der Bewunderung für Shakespeare, der der Generation des Sturm und Drang als ein Leitstern ursprünglicher, genialer Kunst erschien. Goethe hatte sich Shakespeare unter der Ägide Herders in Straßburg genähert; am 14. Oktober 1771 hielt er dann im Elternhaus vor einem Kreis junger Freunde die Rede *Zum Schäkespears Tag*, die zu den wichtigsten Manifesten der Geniebewegung zählt. Der »geschnürten« und »gezierten« Künstlichkeit seines Saeculums hielt er die lebensvoll strotzende Welt des englischen Dichters entgegen – »Und ich rufe Natur! Natur! nichts so Natur als Schäkespears Menschen. (...) Er führt uns durch die ganze Welt, aber wir verzärtelte unerfahrne Menschen schreien bey jeder fremden Heuschrecke die uns begegnet: Herr, er will uns fressen« (DjG/II, S. 85).

Die Fiktion der ungebrochenen Naturhaftigkeit und Originalität Shakespeares, die sich so entschieden von Gottscheds Regelkanon abhob und deshalb im Kreis um Bodmer gefeiert wurde, zog auch Füssli an. Er hatte sich Bodmers These zu eigen gemacht, daß nicht nur das Wirkliche darstellungswürdig sei, sondern vielmehr das Mögliche, und daß das Wunderbare die größte ästhetische Wirkung erzeuge. Damit öffnete sich der Kunst wieder der verschüttete Bereich von Volksglauben, Mythen und Märchen, der in Shakespeares Stücken noch gegenwärtig war. Füssli ergriff diese Traumwelt mit Begeisterung und stattete sie mit neuen Ingredienzien aus; besonders überzeugend gelang ihm das mit den drei Bildern zum *Sommernachtstraum*, die er für *Boydell's Shakespeare Gallery* entwarf.

Das größte und inhaltsreichste der Gemälde ist *Titanias Erwachen*, das den Betrachter durch sein »wirklich feenhaftes Leuchten«(Schiff 1973, S. 150) fasziniert. Hier wird erzählt, wie die Elfenkönigin Titania aus der Bezauberung erwacht, die sie in Liebe zu Bottom mit dem angehexten Eselskopf entbrennen ließ. Einer Nymphe oder Najade gleich richtet sie sich anmutig aus ihrer halb liegenden Stellung auf und wendet sich Oberon zu, dem Elfenkönig in der ausgesucht schönen, weichen Gestalt eines Antinous; eine gewisse Ähnlichkeit besteht auch zum Apollo Sauroctonos, der während Füsslis Romaufenthalt in der Villa Borghese stand. Zwischen dem Königspaar in seiner antikischen Nacktheit kommt, in warmes Orange gehüllt, der Elf zum Vorschein, der den Blütensaft in Titanias Augen geträufelt hat, um den Zauber von ihr zu nehmen. Ein ganzer Reigen koketter Elfen umschwebt das hohe Paar, weiter unten tummeln sich Kobolde und Fabelwesen, die die überbordende Fabulierlust Füsslis bezeugen. Der lichten Sphäre schließt sich rechts ein dunkler, chthonischer Bereich an. Der im Verleich zu den zierlichen Elfen große und ungeschlachte Bottom ist im Schlaf nach hinten gesunken; in ihm verkörpert sich animalische Triebhaftigkeit. Puck, der ihn von dem Eselskopf befreit hat, schwebt über ihm und scheint ihm den Nachtmahr, den Kobold auf der Mähre, zu senden, um ihn im Traum zu quälen. Sinister blickende hexenartige Elfen, die Lebedamen gleichen, schließen den Kreis. Sie und auch die freundlichen Wesen der gegenüberliegenden Seite erwecken weniger den Eindruck von naturhaften Fabelwesen als vielmehr von stilisierten Kokotten der Londoner Halbwelt, die Füssli in zahlreichen Zeichnungen festgehalten hat. Mit dem vielgestaltigen Pandämonium verleiht er Shakespeares Dichtung sinnlich-anschauliche Gestalt; er nimmt den Faden auf und spinnt ihn fort, indem er das Szenarium auf neue, geistreiche Art ausschmückt.

Goethe kannte *Boydell's Shakespeare Gallery* aus Reproduktionsstichen, die den Originalen allerdings in keiner Weise gerecht werden. Füssli bezeichnete er in diesem Zusammenhang als einen »genialen Manieristen«, der »sich selbst parodire«; die Darstellungen der anderen Künstler wertete er dagegen als »völlig motiv- und charakterlos« ab (2. Mai 1800; WA III/2, S. 289). Die Kompositionen Füsslis zum *Sommernachtstraum* erregten seine besondere Aufmerksamkeit: 1796 hob er Caroline Schlegel gegenüber die Darstellung Titanias, die Bottom mit dem Eselskopf liebkost, hervor (Original: Zürich, Kunsthaus); einzelne Anregungen flossen in die 1799 begonnene Arbeit an dem satirischen Intermezzo *Walpurgisnachtstraum oder Oberons und Titanias goldene Hochzeit* im ersten Teil des *Faust* ein. 1799 bezog Goethe sich auch in dem Text *Der Sammler und die Seinigen* auf die Stiche; in der Nachschrift zu einem Brief des Oheims schreibt die schöne Julie hier: »Wollten Sie ihrer gehorsamen Dienerin spotten, als Sie ihr diese elfenhaften Luftbilder, diese seltsamen Feen und Geistergestalten aus der Werkstatt meines Freundes Füeßli zusendeten? Was kann die arme Julie dafür daß etwas Seltsames, Geistreiches sie aufreizt, daß sie gern etwas Wunderbares vorgestellt sieht und daß diese durch einander ziehenden und beweglichen Träume, auf dem Papier fixiert, ihr Unterhaltung geben!« (WA I/47, S. 137). Mit der empfindsamen jungen Frau charakterisiert Goethe ironisch das Publikum Füsslis, den er – nach den im *Sammler* aufgestellten Künstler-Kategorien – zu den »Imaginanten« rechnet, den »Poetisierern«, die mit den Dichtern in Wettstreit treten.

P. M.

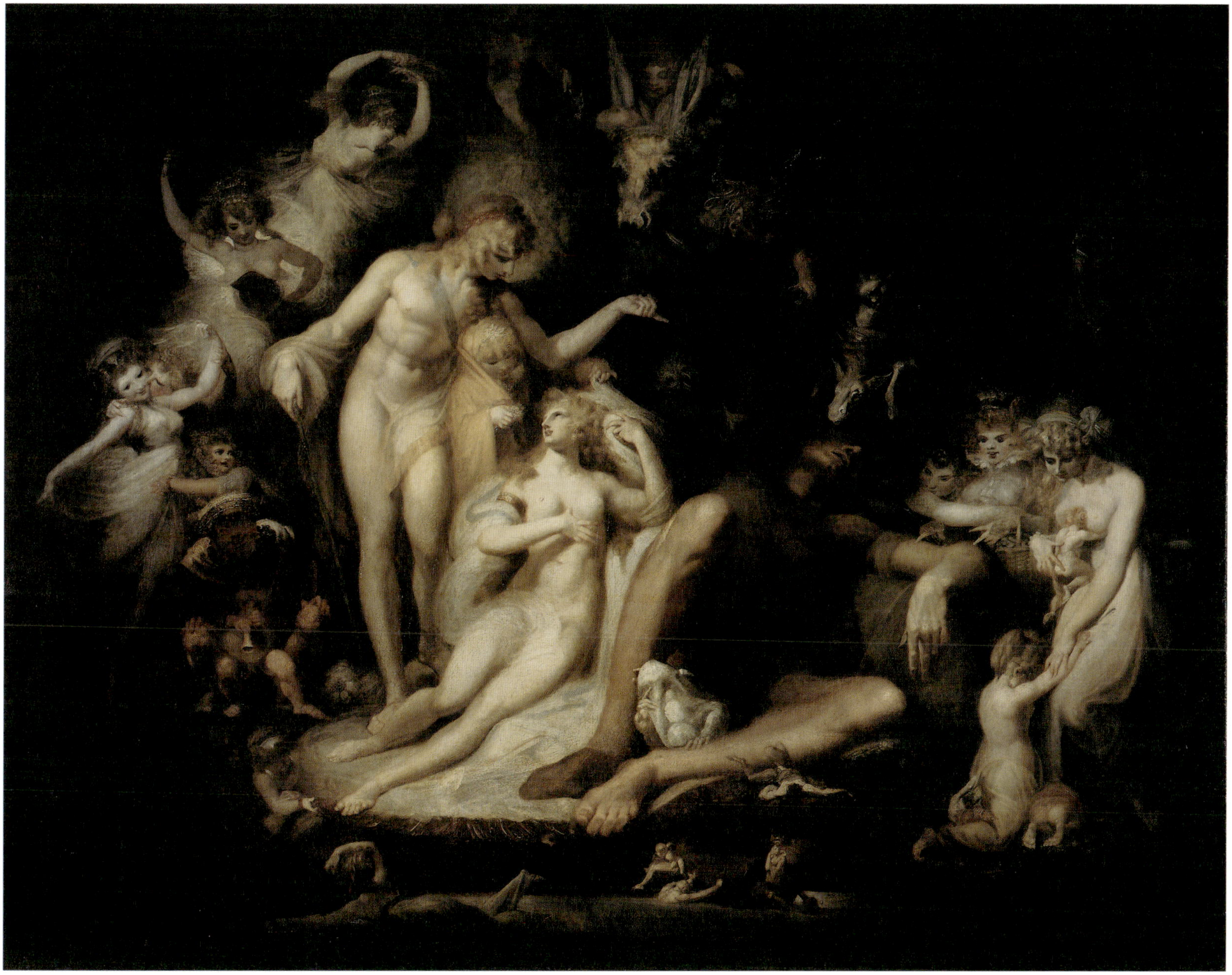

Johann Heinrich Füssli

Zürich 1741 – 1825 Putney Hill bei London

188 DER NACHTMAHR

1790/91
Öl auf Leinwand
76,5 x 63,5 cm
Freies Deutsches Hochstift/Frankfurter Goethe-Museum

Literatur: Janson 1963; Kalman 1971; Schiff 1973, Nr.928; Powell 1973, S.98f; Allentuck 1973, S.33-41; Tomory 1974, S.109, 209; Deuchler/Roethlisberger/Lüthy 1975, S.126f.; Weinglass 1982, Nr.4; Chappell 1986, S.420-422; Frommert 1987, S.45-68; Moffitt 1990, S.241-248; Kat. Frankfurt 1994, S. 36f.

Erste, abweichende Fassung von 1781 im Detroit Institute of Arts, Detroit. Stich von Thomas Holloway für Erasmus Darwin, The Botanic Garden (The Loves of the Plants III), London 1791

Als Füssli 1782 in der Londoner Royal Academy die erste Fassung des *Nachtmahr* ausstellte, rief er eine Sensation hervor; das Bild setzte den Ratiobegriff der Aufklärung außer Kraft und ließ das Unbewußte, Nächtige, Phantastische in die Kunst ein, das erst in der Romantik und der Moderne zur eigentlichen Entfaltung kommen sollte. Füssli griff zwar auf vertraute ikonographische Muster zurück – so erinnert das liegende Mädchen an die schlafende Ariadne in den Vatikanischen Museen, und noch andere Bezüge spielen herein – doch er unterzog sie einer gründlichen Verfremdung; mit dem irrealen Pferdekopf und dem pelzigen Incubus traten überraschende Elemente aus dem englischen und schweizerischen Volksglauben dazu.

Füssli entwarf die Komposition vermutlich unter dem Eindruck seiner unerfüllten Leidenschaft zu Lavaters Nichte Anna Landolt, die er 1778/79 in Zürich kennengelernt hatte; auf der Rückseite des Detroiter Bildes findet sich das Porträt einer jungen Frau, bei der es sich wohl um die Geliebte handelt (Janson 1963, S. 27f.). Eine Deutung des *Nachtmahr* als Ausdruck erotischer Obsession liegt nahe, zumal Füssli in einem Brief an den Freund Lavater in überschwenglicher Diktion, die ganz den *Werther*-Ton aufnimmt, seine Passion ausmalt und das Bild des zerwühlten Bettes beschwört (Füssli 1942, S. 193f.).

1783 wurde die Komposition in dem Nachstich von Thomas Burke auch in Weimar bekannt, wie aus einem Brief Herzog Carl Augusts vom 2. Juni 1783 an Johann Heinrich Merck hervorgeht: »Es ist in Leipzig bei der letzten Messe ein Kupfer verkauft worden, welches nach dem englischen Füßli gestochen ist. Schaffen Sie sich's doch an, es heißt: The nightmare und stellt den Alp vor, der ein Mädchen im Schlafe drückt. Lange Zeit habe ich Nichts gesehn, das mich so belustigt hätte« (Briefe an Merck 1835, S.390f.).

Zeichnet sich die erste Version im Querformat durch eine erdhaft schwere Farbigkeit und einen Zug ins Groteske aus, so ändert sich dies in der hochformatigen zweiten Fassung von 1790/91. Die Komposition spitzt sich zu und wird prägnanter; ein fahles, bläulichweiß und grau oszillierendes Kolorit unterstreicht die gespenstische Wirkung. Auf einem schmalen, niedrigen Bett liegt eine blonde junge Frau auf dem Rücken und schläft, Kopf und Arme in gequälter Haltung nach hinten über die Bettkante gebogen. Die Blässe des Inkarnats korrespondiert mit dem gebrochenen Weiß des dünnen Negligés; das Laken und der Toilettentisch mit dem Spiegel nehmen rechts die Tönung auf, ebenso der unwirkliche Pferdekopf mit der züngelnden Mähne, der mit blicklosen, glosenden Augen durch den Spalt der schweren dunklen Vorhänge im Hintergrund dringt. Das Bildlicht ist den Gestalten immanent und läßt sie auf irreale Weise in opakem Glanz aufscheinen; den einzigen Farbkontrast setzen die roten Pantoffeln am Fuß des Bettes.

Auf der Brust der Schläferin hockt ein affen- oder katzenartiger Unhold, der sie drückt; ein ähnliches Monstrum, das auf einem Pferd reitet, ist aus *Titanias Erwachen* (Kat. 187) bekannt. Nach dem Grimmschen Wörterbuch bezeichnet »Nachtmahr« – englisch »nightmare« – einen Alp oder Incubus; diesen Begriff deutet der Volksmund auf die Mähre, das Pferd um. Auch im Englischen meint das Wort »mare« eine Stute; Füssli ging also bewußt von einer solchen Doppeldeutigkeit aus, als er den Alptraum mit dem Incubus und dem Geisterpferd in Verbindung brachte. Der englischen Sage nach wird der Alp von der Traumhexe Queen Mab ausgeschickt, die hier zwar nicht in effigie auftaucht, jedoch zum Bestand von Füsslis Bildwelt gehört.

Ein analoges Motiv ist bereits bei Shakespeare vorgebildet, und es steht außer Zweifel, daß der literarisch versierte Füssli es kannte und sich davon inspirieren ließ (Kalman 1971, S. 232ff.): In *Romeo und Julia* erzählt Mercutio von Mab, die durch die Köpfe der Schlafenden geistert und Verliebte von der Liebe träumen läßt. »Eben diese Mab / Verwirrt der Pferde Mähnen in der Nacht (...) / Dies ist die Hexe, welche Mädchen drückt,/ Die auf dem Rücken ruhn, und ihnen lehrt,/ Als Weiber einst die Männer zu ertragen« (Erster Aufzug, vierte Szene; Shakespeare 1833, Bd.3, S.204). Die eindeutig erotische und sexuelle Zielrichtung der Darstellung wird damit vor einen literarisch legitimierten Hintergrund gestellt. Doch all diese Allusionen mindern nicht die beklemmende, archetypische Suggestivkraft des Bildes, das eine traumatische Wirkung entfaltet. Füssli dringt in eine Sphäre vor, von der er selbst sagt: »Zu den am wenigsten erforschten Bereichen der Kunst zählen die Träume und das, was man die Personifikation der Denkungsart nennen könnte« (Füssli 1944, Nr. 231, S.138).

Der *Nachtmahr* illustriert als Stich Erasmus Darwins naturphilosophisches Lehrgedicht *The Botanic Garden* (1791), in dem Naturgeister als Chiffren für elementare Phänomene fungieren. Hier wird das Motiv des Mädchens, das im Schlaf von einem auf der Nachtmähre reitenden Incubus heimgesucht wird, erzählerisch aufgenommen, um das Wesen von Schlaf und Traum zu erklären und das daraus resultierende Aussetzen der menschlichen Willenskraft zu demonstrieren. Goethe erhielt Darwins Lehrgedicht 1798 und mokierte sich in einem Brief an Schiller über die »englische Modeschrift«, deren konfuser Inhalt, »prächtig gedruckt, mit wahnsinnig allegorischen Kupfern, von Füßli, verziert« (WA IV/13, S. 36), nicht mit dem Beifall der Weimarer Kunstfreunde rechnen konnte. *P.M.*

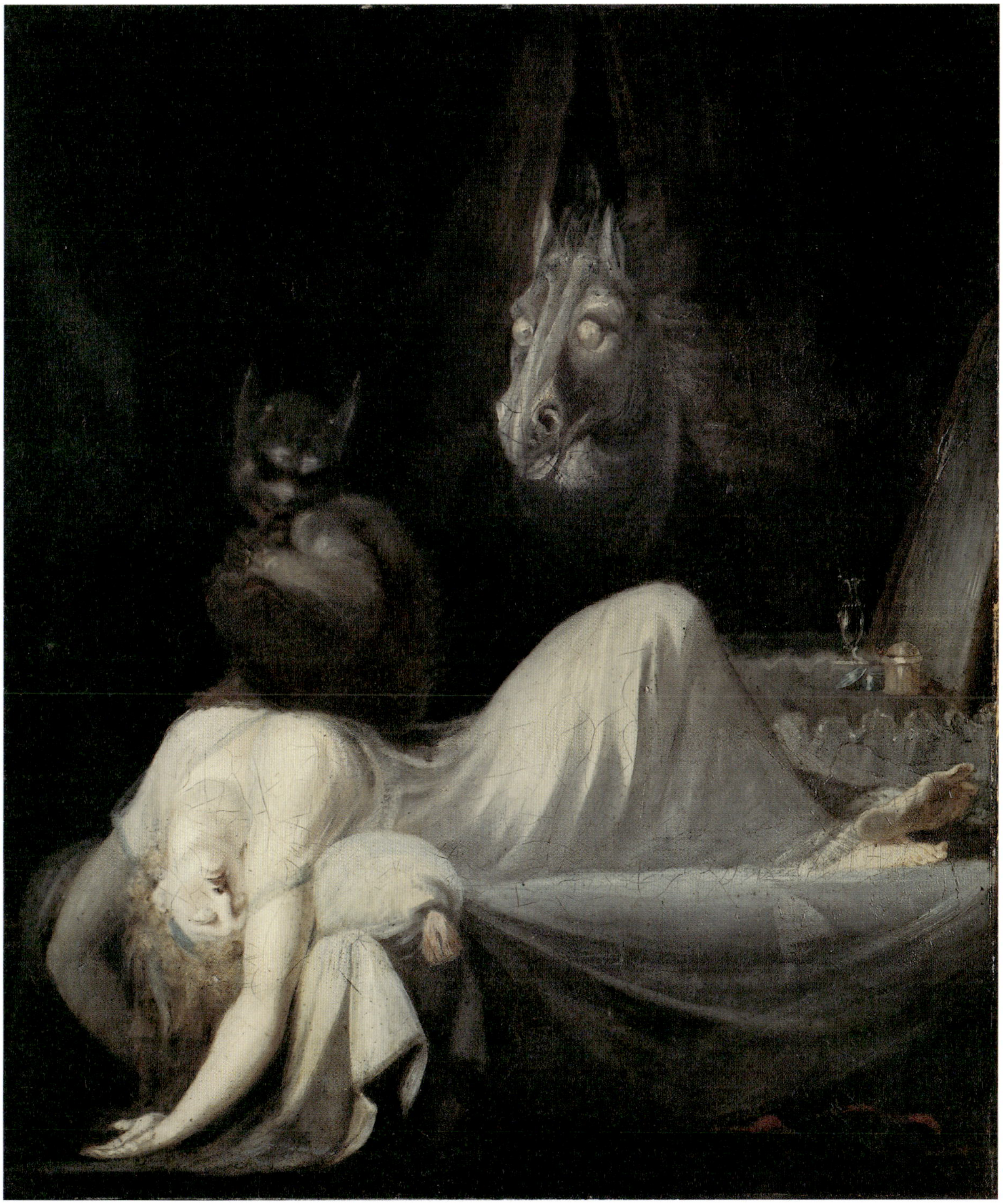

HELMUT BÖRSCH-SUPAN

GOETHES KENNTNIS VON DER KUNST DER GOETHEZEIT

Friedrich von Müller hat folgendes Gespräch vom 18. April 1815 über Zeichnungen der Gräfin Julie von Egloffstein notiert: »Goethe: Hier dies kleine Blatt (das dritte von hinten herein), so scheinbar unvollendet, so herausgehoben, wie aus einem größeren Ganzen, gleichsam ein Anklang, Probierstückchen, es ist fürwahr mir das erste und liebste. – Macht es denn wohl Friedrich je besser? – Meyer: Und noch dazu lange nicht so anmutig.«[1]

Der kleine Dialog kann das Behagen bescheren, es besser zu wissen. Da wird der größte deutsche Maler des 19. Jahrhunderts mit einer braven Dilettantin verglichen. Goethe, von den Vorzügen der Weiblichkeit und des Adels beeindruckt, stellt die so Ungleichen auf die gleiche Stufe, und Meyer schürt die um 1815 auf ihrem Höhepunkt angelangte Aversion Goethes gegen die romantische Malerei noch mit dem Hinweis auf die Anmut, die für Friedrich überhaupt keine Eigenschaft seiner herben Kunst ist.

Am 25. April 1812 dagegen hatte Goethe an Meyer über eine Sendung von Zeichnungen Friedrichs geschrieben: »Es thut mir sehr leid, daß wir sie nicht zusammen haben sehen können; denn wie selten ist das Vollendete: So, daß man es auch in der wunderlichsten Art hoch schätzen und sich daran erfreuen muß.«[2] Hier scheint Goethe – in einer anderen Stimmung – gesehen zu haben, daß Friedrich mit äußerster Disziplin der Hand und absoluter Konsequenz des gestalterischen Denkens etwas formuliert hat, was ihm in seiner tieferen Aussage allerdings wohl verborgen geblieben und »wunderbar« oder »wunderlich« erschienen ist, jedenfalls gibt es keine Äußerung des Dichters über den Maler, die den Kern so trifft, wie es Theodor Körner und Ludwig Tieck vermocht haben.

Will man Goethe gerecht werden, so müssen seine Kunsturteile aus den Bedingtheiten heraus gewürdigt werden, die trotz aller Tiefe der Einsicht in künstlerisches Arbeiten durch Zeitgenossenschaft, Erfahrungshorizont, Subjektivität, ja momentane Stimmung vorgegeben waren. Ein Vergleich von Goethes Kenntnis der Kunst seiner Zeit mit unserem Bild von dieser Epoche hat zu berücksichtigen, daß zwei Jahrhunderte Distanz, inzwischen weit fortgeschrittene Forschung und die technischen Hilfsmittel des Reisens und der Reproduktion uns einen weitaus besseren Rundblick, als Goethe ihn haben konnte, eröffnet haben.

Zwischen Goethes Bild von der Kunst seiner Zeit und der »Kunst der Goethezeit«, so der die Strömungen von Klassizismus und Romantik überbrückende Titel eines 1931 erschienenen Buches von Franz Landsberger, besteht also eine Differenz, die sich bewußt zu machen, notwendig und nützlich ist. Sie hängt zusammen mit einer Verschiebung der Blütezeiten in Dichtung und bildender Kunst. Es fällt auf, daß unter den deutschen Malern und Bildhauern sich nur sehr wenige Persönlichkeiten von Bedeutung finden, die Goethe als Altersgenossen ansehen konnte. 1744 wurde Alexander Trippel geboren, 1746 Franz Anton Zauner, 1749 Friedrich Müller der »Malermüller«, 1750 Friedrich August Tischbein, 1751 der »Goethe-Tischbein«, Friedrich Heinrich Füger und Johann Baptist Lampi und schließlich 1754 als einziger dieser Künstler, der ein Erneuerer war, Asmus Jakob Carstens. In Frankreich liegen die Verhältnisse etwas anders. Der ungestüme Reformer der französischen Malerei, Jacques Louis David, wurde ein Jahr vor Goethe geboren und starb sieben Jahre vor dem Dichter. Goethe hat seine Hochachtung vor ihm mehrfach bekundet und seine Bedeutung als Erneuerer erkannt, so wenig er die Gewaltsamkeiten der Französischen Revolution billigte.[3]

Das Erwachen der deutschen Literatur in der 2. Hälfte des 18. Jahrhunderts war Ermutigung für Maler und Bildhauer, gleichfalls nach neuen Wegen zu suchen, und dabei erkannten sie in der Dichtung die Führerin an, nicht aber unbedingt den einzelnen Dichter mit seinen Anweisungen, wie und was man darzustellen habe. Die Allegorien der Poesie[4] belegen diese Orientierung nicht weniger als die Stoffe, die die Künstler aus der neueren deutschen Literatur wählten.[5] Wenn solche Themen nicht nur als Illustrationen, sondern als Ware für den Markt behandelt wurden, setzte das eine breite Kenntnis der Dichter beim Publikum voraus. Dieser Zustand wurde am Ausgang des 18. Jahrhunderts allmählich erreicht. Besonders beliebt waren Stoffe von Gessner, der Dichter und Maler war, von Wieland, Klopstock und Voß. Gellerts Fabeln wurden schon um 1760 von Christian Bernhard Rode gemalt, der mehr als jeder andere deutsche Maler des 18. Jahrhunderts begierig war, neue Themen für die Kunst zu erschließen.[6]

1 Goethe/Biedermann 1909/II, S. 298.
2 Goethe/Meyer 1919, S. 304, 305.
3 In den Paralipomena *Über römisches Kunstleben* notiert er: »Die neue Energie unter David«. WA I/32, S. 297.
4 Hörisch 1979; Börsch-Supan 1975, S. 225–260.
5 Börsch-Supan 1971; Prause 1975.
6 Rosenthal 1927, S. 81–104; Kat. Kiel 1975.

Etwas anders lagen die Verhältnisse bei Auftragsarbeiten. Wilhelm Tischbeins *Götz und Weislingen* entstand 1781 für den Herzog Carl August von Sachsen und *Orest und Iphigenie*, das er 1787 unter dem unmittelbaren Eindruck von Goethes *Iphigenie* malte, war für den Prinzen Christian August von Waldeck bestimmt, für dessen Bruder Friedrich Johann Heinrich Tischbein d. Ä. bereits 1772 die *Hermannsschlacht* nach Klopstocks *Bardiet* gemalt hatte. Die Auftraggeber wußten, was mit den Bildern gemeint war.

Als dann im ersten Jahrzehnt des 19. Jahrhunderts eine Blüte der deutschen Malerei einsetzte, war Goethe in seinen künstlerischen Ansichten schon so fest geprägt, daß es ihm schwerfiel, das Neue zu begreifen. Das belegen die *Weimarer Preisaufgaben* von 1799 bis 1805 schmerzlich.[7] Immerhin nahmen Friedrich, Runge und Cornelius an den Wettbewerben teil, aber sie wollten nicht Goethes Schüler sein.

Goethe bekam relativ viel Kunst zu Gesicht, aber doch nicht so viel, daß er einen wirklichen Überblick besaß. Er nahm das, was man ihm zutrug, für einen repräsentativen Querschnitt. Er vermied es, sich auf den großen Akademie-Ausstellungen in Berlin und Dresden zu informieren. Seine Reiselust hatte um 1800 schon stark abgenommen, und so veranstaltete er seine kleinen Weimarer Ausstellungen ohne genauere Kenntnis der großen deutschen Unternehmungen dieser Art. Die Urteile, die er fällte, waren oft Vorurteile.

Das gröbste Geschütz, das er mit seinem besorgten Aufsatz *Neu-deutsche religios-patriotische Kunst* mit der Explosionskraft lang aufgestauten Grolls 1817 abfeuerte, konnte er nur aus der Ferne, aus dem abgelegenen Weimar, bedienen, aus der der Feind nicht mehr genau wahrgenommen wird.[8] Für den Knalleffekt am Schluß dieses Aufsatzes muß ein im Katalog der Berliner Akademie-Ausstellung von 1816 verzeichnetes, aber nicht ausgestelltes Gemälde des braven, damals 21jährigen Julius Schoppe herhalten[9], das eine Szene aus dem 28. Gesang von Dantes *Inferno* wiedergibt. Es ist verschollen und kann nicht beurteilt werden. Im Katalog wird zur Erklärung die Textstelle in der Übersetzung Kannengießers von 1809 zitiert: »Ich sah fürwahr und schein' es noch zu schauen, / Dort einen Rumpf hinwandeln sonder Kopfe, / So wie da ging der ganze Zug voll Grauen, / Das abgeschnittne Haupt hielt er beim Schopfe, / Wie eine Leuchte in der Hand umfaltet, / Dieß schaut' uns an und sagt: O weh usw.« Goethe dagegen jagt dem Leser einen doppelten Schauer über den Rücken mit einer Beschreibung, deren Korrektheit bezweifelt werden darf: »Lebensgroße Figur mit grüner Haut. Aus dem enthaupteten Halse sprützt ein Blutquell, die Hand des rechten, ausgestreckten Armes hält den Kopf bei den Haaren, dieser, von innen glühend, dient als Laterne, wovon das Licht über die Figur ausgeht.«

Ein im gleichen Katalog verzeichnetes Gemälde Schoppes *Dem griechischen Bildhauer Phidias, welcher an der Aufstellung des Ideals des Jupiter arbeitet, erscheint der Gott selbst* hätte eine andere Vorstellung von dem Künstler vermitteln können, der später ein zuverlässiger Mitarbeiter Schinkels war. Goethe konnte den Maler so hart verurteilen, weil er ihn nicht kannte. Wenn er dem Menschen und dem originalen Kunstwerk begegnete, wie es z. B. bei Philipp Otto Runge der Fall war, stellte er oft seine Vorurteile zurück und war bereit, seine Autorität als Lehrer zurückzunehmen zugunsten eines lernenden, sich öffnenden Sehens.

Goethe hatte schon als Zehnjähriger in seinem Vaterhaus engen Kontakt mit den damals führenden Frankfurter Malern, mit Christian Georg Schütz d. Ä., Justus Juncker, Johann Georg Trautmann, Friedrich Wilhelm Hirt und Johann Andreas Benjamin Nothnagel.[10] Hinzu kam Johann Konrad Seekatz aus Darmstadt. Diese geachteten Künstler sind zwischen 1703 und 1721 geboren, waren also nicht mehr jung, als Goethe sie kennenlernte. Sie gehörten dem ausgehenden Rokoko an, und zwar einer an bürgerlichen Vorbildern niederländischer Herkunft orientierten Kleinmeisterkunst. Trautmanns und Nothnagels Anlehnungen an Rembrandt waren oberflächlicher Art. Die Tüchtigkeit dieser Malerei zielte auf Verkäuflichkeit. Die jüngeren Frankfurter Maler, Johann Daniel Bager, Georg Melchior Kraus, Johann Ludwig Ernst Morgenstern, Johann Gerlach Lambert, Christian Stöcklin oder Johann Georg Pforr verfolgten kaum höhere Ziele. Was Goethe in Frankfurt also beobachten konnte, war das Verflachen einer barocken Tradition in ihrer letzten Phase.

So konnte für Goethe 1765 bei seinem Wechsel nach Leipzig, ebenfalls einer Kaufmanns- und Messestadt, allerdings mit einer weniger bedeutenden künstlerischen Tradition, Adam Friedrich Oeser, Direktor der im Vorjahr gegründeten dortigen Akademie und Freund Winckelmanns, ein Künstler, dessen »Werke immer etwas zu sinnen«[11] gaben, eine Offenbarung werden trotz eines dilettantischen Zuges, ja dieser Zug, das »schöne und

7 Scheidig 1958.
8 WA I/49, 1, S. 3–60.
9 Kat. Berlin 1816, Nr. 100 (Börsch-Supan 1971).
10 Kat. Frankfurt a. M. 1982a.
11 WA I/27, S. 155.

liebenswürdige, aber nicht ausgebildete Talent«[12], mußte Goethe ermuntern, seine eigenen Fähigkeiten als Zeichner zu entwickeln.

Mit Oesers Absage an das »Schnörkel- und Muschelwesen«[13] war jedoch auch eine Geringschätzung der hohen malerischen Kultur des Rokoko verbunden, wie sie Johann Heinrich Tischbein d. Ä. in Norddeutschland am brillantesten vertrat. Goethe hat von ihm kaum Notiz genommen. Er stufte ihn als geschickten Nachfolger Charles Antoine Coypels oder Carle Vanloos ein.[14] Bei seinen Besuchen in Kassel 1779 und 1783 (noch zu Lebzeiten des Malers), 1792 und 1801 ist er weder durch ihn noch durch seine Schule tiefer beeindruckt worden, und auch den jüngeren Bruder Anton Wilhelm Tischbein in Hanau, der in der Art des älteren malte, bedachte er nur mit flüchtigem Lob.[15]

Noch merkwürdiger ist Goethes Gleichgültigkeit gegenüber Johann Friedrich August Tischbein, dem Vetter Wilhelm Tischbeins, der aufgrund seiner delikaten Malkultur einer der wenigen deutschen Maler war, die international geachtet wurden. Als er sich 1795 und 1805 in Weimar aufhielt und großen Erfolg, auch bei Hofe, hatte, behandelte Goethe ihn kalt. Er lehnte es ab, sich von ihm porträtieren zu lassen.[16]

1801, ein Jahr nachdem der Maler Oesers Nachfolger als Direktor der Akademie geworden war, bemerkte Goethe, nachdem die Winklersche Sammlung nicht mehr zugänglich ist, seien die Werke Oesers »fast noch das einzige, wonach sich der Geschmack der Leipziger forme«.[17] Seine ganze Sympathie für die Tischbeins konzentrierte Goethe auf Wilhelm, der von seinem Vetter Johann Friedrich August sehr verschieden war, diesen gleichwohl sehr schätzte.[18] Schon seine frühen Werke, hauptsächlich Porträts, sehen wie vergröberte Arbeiten seines Onkels und Lehrers Johann Heinrich aus, und im Laufe der Zeit nahm sein Stil mehr und mehr einen auf Großformigkeit zielenden Vortrag an, der genialisch wirken konnte. Dabei unterliefen ihm mitunter schlimme anatomische Verzeichnungen. Auch war er geistreich, begnügte sich nicht mit der Porträtmalerei und war für neue Inhalte aufgeschlossen. In all diesen Eigenarten war er Oeser nicht unähnlich, und so wurde er 1786 gleich bei der Ankunft Goethes in Rom nicht nur dessen Quartiergeber, sondern auch Mentor.

Schon vorher hatte Goethe Arbeiten von Tischbein gesehen und sich 1781 beim Herzog Ernst II. von Sachsen-Gotha um ein Italienstipendium für ihn verwandt. »...es war mir nie deutlicher, wie hohl und eitel der ganze casselische Kunst- und Alterthumskram sei, als in dem Augenblicke, da ich den Werth dieses verschmähten Zöglings erkenne«, heißt es in einem Brief vom 22. April 1782.[19] Und am 16. Juli 1782 schreibt er an Johann Heinrich Merck: »Welch ein Unterschied gegen den Müller, der den Titel Mahler zu früh vor seinen Namen gesetzt hat.«[20] In Rom war Goethe zunächst begeistert, von Tischbein lernen zu können. Das berühmte monumentale Porträt des auf antiken Trümmern lagernden Dichters in der Campagna, das im Dezember 1786 begonnen wurde, ist der Ausdruck von Tischbeins Verehrung für den gefeierten Dichter. In der Idee imponierend, ist es in der Ausführung dennoch verhältnismäßig roh und in der Zeichnung fehlerhaft. Nicht nur der Vergleich mit den damals in Rom geschaffenen Werken Davids, von dessen Lobsprüchen über die Malerei Tischbeins dieser in seinen Lebenserinnerungen ausführlich berichtet[21], auch der mit Porträts des Pompeo Batoni – der am 4. Februar 1787 starb – und Anton Marons macht den Verlust an Malkultur schmerzlich bewußt. Für den Dichter bestand Qualität in erster Linie in Gedanken. Schon im Frühjahr 1787 beim gemeinsamen Aufenthalt in Neapel ließ der Enthusiasmus nach. Goethes Kritik richtete sich vor allem gegen den Charakter des Malers.[22] Später besserte sich das Verhältnis wieder.

Goethes Distanz zu Johann Friedrich August Tischbein hängt wohl auch mit einer Zurückhaltung gegenüber der Porträtkunst überhaupt zusammen. Selber porträtiert zu werden und sich damit in seinem Wert bestätigt zu sehen, war ihm nicht gleichgültig, aber die denkmalhafte Verewigung in einem anspruchsvollen Bildnis mit den Gefahren der Schmeichelei bei einer unbedeutenden Person war ihm suspekt. Wo jedoch ein Künstler der Seele auf den Grund ging, wich er aus. Anton Graff, der andere große deutsche Porträtmaler der Goethezeit, ist zwar mehrfach in den Dunstkreis des Dichters getreten, aber ein engerer Kontakt ist nicht zustande gekommen. Graff, der so viele geistige Größen seiner Zeit porträtierte, hat Goethe nicht gemalt. Bei seinem Berliner Aufenthalt 1778 besuchte der Dichter Johann Georg Sulzer und traf hier auch dessen Schwiegersohn Graff. In den *Frankfurter Gelehrten Anzeigen* von 1772 urteilte er über einen Stich Bauses nach Graffs Bildnis des Leipziger Kaufmanns Caspar Richter: »Hell und vornehm gemalt und unbedeutend, wie tausend Porträts in den Putzzimmern der Reichen aufgehängt. Wir erkennen es mehr für ein Gelegen-

12 Entwurf zu einer Anzeige der Propyläen, WA I/47, S. 290.
13 WA I/27, S. 154.
14 WA I/49, 1, S. 24.
15 WA I/34, 1, S. 146.
16 Stoll 1923, S. 85. Siehe vor allem den hier zitierten Brief Sophie Tischbeins an August Wilhelm Schlegel vom 14. 12. 1795.
17 WA I/48, S. 24.
18 Tischbein 1922, S. 123, 196.
19 AG XVIII, S. 660.
20 AG XVIII, S. 674.
21 Tischbein 1922, S. 204.
22 AG XIX, S. 136. Brief vom 2. 3. 1789 an Herder: »Tischbeins Verhältnis zum Herzog steht sehr fatal... Tischbein ist mit allen Qualitäten ein wunderliches Tier, ein Art Hasenfuß, ist faul, unzuverlässig, seitdem er von den Italienern in das Metier der Falschheit, Wort- und Bundbrüchigkeit zu pfuschen gelernt hat«; Petra Maisak, in: Kat. Oldenburg 1987–88, S. 17–50: »Wir passen zusammen als hätten wir zusammen gelebt.«

heits- als Kunstwerk, und da wir nicht wissen, wie's verlangt, wie's bezahlt worden ist, worin freilich dem Künstler viel Entschuldigung liegt, wollen wir ihn nicht tadeln...«[23] Für das Bildnis Bodmers, das er ebenfalls im Stich von Bause kannte, war Goethe jedoch wegen des charakteristischen »Blicks der Beschauung und der Betrachtung« dankbar.[24] In Stuttgart sah er 1797 Graffs Selbstbildnis von 1794/95, lobte den Kopf, aber tadelte die Stellung des Stuhls, dessen Rückenlehne der Maler als Armlehne benutzt.[25]

Der Landschaftsmaler Carl Ludwig Kaaz, Graffs Schwiegersohn, von dem jener 1808 ein prachtvolles Bildnis in seinem kräftigen Spätstil malte[26], hielt sich gerade in diesem Jahr in Weimar auf, und Goethe bewunderte seine Zeichnungen, Gouachen und Gemälde. Er vertraute ihm sogar einige seiner eigenen Zeichnungen an, die Kaaz als Radierungen reproduzieren sollte, ein Vorhaben, das der Tod des Malers 1810 verhinderte.[27] Eine engere Beziehung auch zu Graff, der in der Spätzeit ebenfalls Landschaften malte, wäre denkbar gewesen, aber sie kam nicht zustande, und so hat Goethe eine der wenigen großen, ihm räumlich nahen Malerpersönlichkeiten nicht wirklich gewürdigt.

Auch die überragende Porträtkunst von Johann Georg Ziesenis, der vor 1742 zeitweilig in Frankfurt gearbeitet hatte, hätte ihm in Mannheim, Braunschweig und sogar im Wittumspalais der Herzogin Anna Amalia in Weimar auffallen können, aber es gibt keine Bemerkung Goethes über ihn. Alles, was in die Nachfolge Rigauds und Largillières eingeordnet werden konnte, war ihm fremd und altmodisch. In Weimar hat man sich denn auch zu Goethes Zeiten nicht bemüht, einen herausragenden Porträtmaler an den Hof zu ziehen. Johann Ernst Heinsius aus Ilmenau, seit 1772 Hofmaler in Weimar, blieb im Hintergrund und malte hauptsächlich für die alte Herzogin. Der begabtere Bruder Johann Julius Heinsius wanderte schon in den sechziger Jahren nach Frankreich aus.

Der Frankfurter Georg Melchior Kraus, der 1775 nach Weimar berufen wurde und bis zu seinem Tod 1806 als Direktor der dortigen Zeichenschule wirkte, war zunächst Schüler des Kasseler Tischbein gewesen, hatte sich dann in Paris – ähnlich wie Schenau – der Richtung von Greuze angeschlossen und anmutige genrehaft aufgefaßte Porträts neben Genreszenen gemalt, später aber der gezeichneten und radierten Landschaftsvedute den Vorzug gegeben. Sein Talent verkümmerte in Weimar, seine Malerei verlor jeglichen Schmelz.[28]

Überhaupt ist bei Goethes Verhältnis zur bildenden Kunst zu bedenken, daß Weimar, wo er seit 1775 wirkte, ebenso wie die anderen kleinen thüringischen Residenzen in den bildenden Künsten ganz im Schatten von Dresden stand. Anders als im Dessau des Fürsten Leopold Friedrich Franz gab es in der Malerei kaum eine stimulierende Tradition. So ist der Weimarer Hof der Goethezeit im ganzen durch ein krasses Mißverhältnis von Dichtung auf allerhöchstem Niveau und einem bescheidenen Kunstleben gekennzeichnet, das zeitweilig durch Künstler, die Goethe besuchten, Glanzlichter erhielt. Nur die Beauftragung der Berliner Heinrich Gentz und Friedrich Tieck mit Bau- und Dekorationsarbeiten am Schloß ließ Weimar für kurze Zeit, von 1801 bis 1805, am höchsten Niveau des deutschen Kunstlebens teilnehmen. Martin Klauer aus Rudolstadt, seit 1773 Sachsen-Weimarischer Hofbildhauer, ein tüchtiger Porträtist, konnte mit dem disziplinierten Pathos von Tiecks an David geschulter Menschenauffassung nicht konkurrieren. Von Weimar aus zog Tieck 1805 mit seinem Bruder, dem Dichter, und mit den Brüdern Riepenhausen nach Italien.

Noch ehe Goethe 1775 nach Weimar ging, reiste er in die Schweiz und hielt sich zweieinhalb Wochen in Zürich auf, das damals eines der lebendigsten bürgerlichen Kunstzentren war. Hier blühte in Porträt und Landschaft eine gesund-derbe, mit Salomon Gessner aber auch eine empfindsame Kunst. Goethe widmete seine Zeit hauptsächlich Lavater und seinen physiognomischen Studien, lernte in diesem Zusammenhang jedoch auch den Zeichner und Stecher Johann Heinrich Lips kennen, den er 1789 als Professor an die Weimarer Zeichenakademie holte, wo er bis 1794 blieb.[29] Die Bergwelt der Schweiz genoß Goethe eher in ihrer unmittelbaren Erscheinung als in ihrem Abbild. Von Maria Einsiedeln war er als Anlage beeindruckt, aber die seit 1724 geschaffene Ausstattung durch die Brüder Asam bedachte er mit keiner Notiz, wie überhaupt die ihrem Ende entgegengehende, dennoch immer noch großartige spätbarocke Decken- und Wandmalerei des katholischen Südens außerhalb von Goethes Gesichtskreis lag. So hatte er auch keinen Blick für das Schaffen von Januarius Zick, der am Mittelrhein als Freskant und Maler von Tafelbildern hervorragte. In der Beschreibung der Reise in die Schweiz von 1797 äußerte sich Goethe ausführlich über das Schweitzerische Haus in Frankfurt, ohne die drei bis fünf Jahre zuvor von Zick dort ausgeführten Deckengemälde zu erwähnen, dessen letzte große Leistung als Freskenmaler.

23 WA I/38, S. 355.
24 WA I/29, S. 109.
25 Reise in die Schweiz 1797, WA I/34, 1, S. 287. Gemälde in Dresden, Gemäldegalerie. Berckenhagen 1967, Nr. 511.
26 Hamburg, Kunsthalle. Berckenhagen 1967, Nr. 778.
27 WA I/49, 1, S. 332; Geller 1968.
28 Schenk zu Schweinsberg 1930.
29 Kat. Coburg 1989.

Als er bei seiner zweiten Schweizer Reise 1779 Genf besuchte, traf er in Jens Juel den besten dänischen Bildnismaler seiner Zeit und ließ sich von ihm porträtieren (Kat. 143).[30] Einen tieferen Eindruck hat diese Begegnung bei dem Dichter nicht hinterlassen. Er hätte damals auch den siebenundsiebzigjährigen Jean-Etienne Liotard und sein eigenwilliges, unkonventionelles Spätwerk kennenlernen können. In Bern, wo sich Goethe fünf Tage lang aufhielt, wirkte damals der nicht weniger originelle Caspar Wolf, der die Alpen mit kühnem, durchaus neuen Blick sah. Auch mit ihm trat der Dichter nicht in Kontakt.

Sieht man von den Reisen in die Schweiz ab, so hat Goethe um des Natur- und Kunstgenusses willen nur zweimal die Grenzen Deutschlands überschritten, für die erste italienische Reise vom September 1786 bis zum Mai 1788 und die zweite vom März bis Mai 1790. Die Abstecher nach Polen 1790 und Frankreich 1792 hingen mit politischen Verpflichtungen zusammen.

Für Goethes Kenntnis der Kunstgeschichte war die erste italienische Reise, insbesondere der erste und mehr noch der zweite römische Aufenthalt, von großer Bedeutung, aber auch hier muß die Anteilnahme am gegenwärtigen Kunstleben im richtigen Verhältnis zu den Eindrücken gesehen werden, die er von Natur, Volksleben und Geschichte empfing. Daß er sich bei seinem ersten römischen Aufenthalt von der Gesellschaft der Künstler fernhielt und sich auf den Umgang mit Tischbein, Angelika Kauffmann und Friedrich Bury beschränkte, ist manchen Zeitgenossen aufgefallen.[31]

Indessen kam Goethe zu einer Zeit nach Rom, als der Zustrom bedeutender fremder Künstler in die Stadt nicht mehr so stark wie in den siebziger und frühen achtziger Jahren war, und die Welle der neunziger Jahre, die aus Deutschland u. a. Carstens, Weinbrenner, Koch, Reinhart, Rohden, Hartmann und Hummel, aus Dänemark Thorwaldsen und, als Folge der Französischen Revolution, aus Frankreich beispielsweise Elisabeth Vigée-Lebrun nach Rom brachte, hatte noch nicht eingesetzt. Wie hätte Goethe Rom genossen, wenn Mengs und Winckelmann, die er so sehr verehrte, noch gelebt hätten! Nächst Tischbein war für Goethe Angelika Kauffmann die Künstlerpersönlichkeit, die ihn am intensivsten beschäftigte. In ihr begegnete er erstmals einer Malerin von internationalem Ansehen. »Sie hat unglaubliches und als Weib wirklich ungeheures Talent.«[32] Ihren Stil, ihre »leichte, der lieblichen Heiterkeit ihrer Compositionen zusagende Behandlung«[33], brachte er mit der Vielzahl ihrer Aufträge in einen Zusammenhang. Daneben war es sicher auch die Frau als Künstler, die ihn interessierte. So hat er sich später um Louise Seidler und Caroline Bardua gekümmert.

Die englischen Elemente in Angelika Kauffmanns Malkultur und Stoffwahl hat Goethe anscheinend nicht bemerkt, wie er überhaupt für Englisches wenig aufgeschlossen war. Die Bevorzugung des Porträts in der englischen Malerei widersprach seinen Intentionen. Hogarth mochte er nicht.[34] Bei Füssli war ihm die »Fratze« suspekt.[35] Flaxman bezeichnete er als den »Abgott aller Dilettanten«.[36] Von Benjamin West war ihm der *Tod des General Wolfe* im Stich bekannt.[37] An Reynolds lobte er seine theoretischen Forderungen.[38] Von den großen englischen Porträtmalern hätte Goethe in Rom Raeburn begegnen können, der sich 1785–1787 hier aufhielt. Gavin Hamilton lebte von 1748 bis zu seinem Tod 1798 in Rom. Goethe erwähnt ihn wegen seiner Bevorzugung homerischer Themen.[39]

Nächst Tischbein und Angelika Kaufmann war Jakob Philipp Hackert für Goethe eine Autorität, die er bewunderte und von der er für seine eigenen zeichnerischen Bemühungen lernte. Die Biographie des Malers von 1811 ist das Zeugnis dieser Hochachtung.[40] Auch Christoph Heinrich Kniep, der ihn von Neapel aus durch Sizilien begleitete, schätzte er, aber er sah doch den Rangunterschied. Kniep hatte lediglich die Aufgabe, ihm Abbildungsmaterial zu liefern.

Sonst gehörte zum Kreis der deutschen Künstler um Goethe in Rom der Frankfurter Johann Georg Schütz, ein unbedeutenderes Mitglied der Malerfamilie, der »durch tiefes Studium gebildete« Friedrich Bury aus Hanau, der damals allerdings hauptsächlich als Kopist in Aquarelltechnik arbeitete und erst später als Porträtist in Ölgemälden Beachtenswertes hervorbrachte, Maximilian Verschaffelt aus Mannheim sowie der Schweizer Heinrich Meyer, der in Weimar zu so großem Einfluß gelangen sollte. Von den in Rom tätigen deutschen Bildhauern sah er Alexander Trippel, der seine Büste modellierte (Kat. 131). Einige bedeutende deutsche Künstler, die Goethe später kennenlernte, hätte er schon damals in Rom treffen können: Johann Gottfried Schadow aus Berlin und die Stuttgarter Heinrich Dannecker, Philipp Jakob Scheffauer und Philipp Friedrich Hetsch. Diese drei wurden ihm erst 1797 näher bekannt, als er auf dem Weg in die Schweiz in Stuttgart Station machte. Die Berufung von Nicolaus Thouret für den Weimarer Schloßbau belegt, wie sympathisch ihm der Stuttgarter Klassizismus

30 Poulsen 1991, Kat.Nr. 196, Abb. S. 131. Herzogin Luise notierte am 1. November 1779 in ihrem Tagebuch: »Juel endigte Goethes Bild, es ist, dünkt mir, sehr gut gerathen.« Das Original ist verschollen. Kopien im Goethe-Museum Frankfurt und in der Österreichischen Nationalbibliothek, Wien.
31 Briefe von Wilhelm Tischbein an Lavater und von Alexander Trippel an Unbekannt vom 9. 12. 1786, von Graf Herzan und Harrach an den Fürsten Kaunitz vom 3. 3. 1787, vom Maler Müller an Heinse vom 17. 4. 1787, in: Otto / Wenzlaff 1979, S. 321–325, 330, 335, 336.
32 WA I/32, S.
33 WA I/49, 1, S. 25.
34 WA I/36, S. 229.
35 Paralipomena, Gegenstände aus der Ilias, WA I/47, S. 343.
36 Über die Flaxmanschen Werke, WA I/47, S. 245, 246.
37 Schwerins Tod, gemalt von Frisch, gestochen von Berger, WA I/47, S. 243.
38 Ephemerides, WA I/37, S. 101.
39 WA I/49, 1, S. 27.
40 WA I/46, S. 103–388; ferner Beitrag zum Morgenblatt für die gebildeten Stände 1807, WA I/41, 1, S. 22 – 33.
41 WA I/34, 1, S. 146.

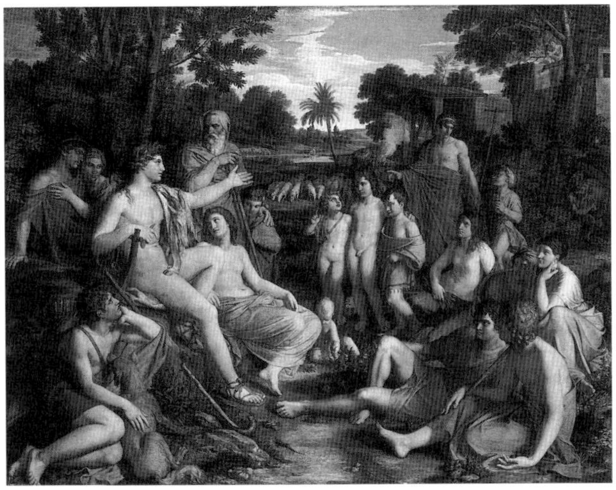

Abb. 1
Gottlieb Schick, Apollo unter den Hirten, 1806/08.
Stuttgart, Staatsgalerie

war, dessen bei weitem bedeutendster Vertreter unter den Malern, Gottlieb Schick, ihm jedoch nicht begegnete. Sein *Apollo unter den Hirten* (Abb. 1) von 1806, eine programmatische Aussage über den Bildungsauftrag der Künste und das Verhältnis von Dichtung und Malerei, hätte Goethes Beifall finden müssen.[42] Zu Ferdinand Hartmann trat er im Zusammenhang mit den Preisaufgaben in Beziehung, und einen späten Vertreter des Stuttgarter Klassizismus, Karl Jakob Theodor Leybold, bedachte er noch 1826 mit großem Lob für einen »Charon«.[43]

Von den damals in Rom tätigen Franzosen erwähnt Goethe in seiner *Italienischen Reise* Jean-Baptiste Frédéric Desmarais, Jean Germain Drouais, Benjamin Gagneraux und Louis Gauffier, ferner Jean Pierre Saint-Ours aus Genf.[44] Wenig Beachtung schenkte Goethe den zeitgenössischen Italienern. Mit dem Maler Antonio Zucchi verkehrte er, weil dieser der Gatte Angelika Kauffmanns war. Canova fand nur beiläufige Erwähnung.[45]

Als Goethe zusammen mit Heinrich Meyer 1799 bis 1805 die jährlichen Preisaufgaben stellte und deren Ergebnisse in Weimar in Kunstausstellungen präsentierte, glaubte er, Einfluß auf die Kunst seiner Zeit ausüben zu können. Ein Nebengewinn war für ihn die Sammlung von Informationen über das Kunstleben in Deutschland. Obschon einige später berühmte, damals aber noch junge Maler wie Runge, Friedrich und Cornelius dem Ruf Goethes folgten, war das Resultat doch enttäuschend. Es dominierte das Mittelmaß. Die *Weimarer Kunstfreunde* wurden nicht so ernst genommen, wie sie es erhofft hatten.

In einer 1801 in den *Propyläen* erschienenen *Flüchtige[n] Übersicht über die Kunst in Deutschland* offenbart Goethe seinen Kenntnisstand und seine Meinung.[46] Die dank fürstlicher Förderung in Stuttgart und Kassel bestehenden Verhältnisse werden gelobt. Johann August Nahl konnte also Goethes Urteil von 1781 über die Eitelkeit und Hohlheit des »ganze[n] casselische[n] Kunst- und Altertthumskram[s]« zum Besseren wenden.

Aufgrund der Einsendung eines einzigen Künstlers, von Joseph Hoffmann (vgl. Kat. 199), wurde eine Aussage über die Kunst in Köln gemacht und hier das »Fortleben einer alten Schule« angenommen. In Wahrheit war Hoffmann nichts weniger als typisch für die Kölner Malerei der Zeit um 1800. Eine noch spätbarocke bürgerliche Kunst verflachte, aber in Kaspar Benedikt Beckenkamp besaß die Stadt seit 1794 einen tüchtigen Porträtmaler, der eine Perspektive in das 19. Jahrhundert eröffnete. Die Düsseldorfer Akademie beurteilte Goethe nach den Leistungen von Heinrich Kolbe, der jedoch in seinen figürlichen Kompositionen, wie sie in Weimar bekannt waren, weniger überzeugt als in seinen scharf beobachteten Porträts.

Über Niedersachsen fällte Goethe ein Urteil allein aufgrund seiner Kenntnis der beiden Brüder Riepenhausen. Weder die naturnahe Landschaftsmalerei von Pascha Johann Friedrich Weitsch (Kat. 174) und die elegante, englisch beeinflußte Porträtkunst von Johann Heinrich Schröder in Braunschweig – Goethe konnte Werke des letzeren im Wittums-Palais studieren –, noch die ebenfalls an England orientierte Genre- und Historienschilderung von Johann Heinrich Ramberg in Hannover wurden wahrgenommen.

In Hamburg und Bremen glaubte er die Kunstentwicklung durch Gipse nach Antiken fördern zu können. Während in Hamburg um 1800 durch den französischen Emigranten Jean Laurent Mosnier auf dem Gebiet des Porträts Bemerkenswertes geleistet wurde, war die Kunst in Bremen gänzlich unbedeutend.

Oft zitiert wird Goethes harsches Urteil über die Berliner Kunst: »In Berlin scheint außer dem individuellen Verdienst bekannter Meister der Naturalismus mit der Wirklichkeits- und Nützlichkeitsforderung zu Hause zu sein und der prosaische Zeitgeist sich am meisten zu offenbaren. Poesie wird durch Geschichte, Charakter und Ideal durch Porträt, symbolische Behandlung durch Allegorie, Landschaft durch Aussicht, das allgemein Menschliche durch's Vaterländische verdrängt.« Damit war eine Tendenz der Berliner Kunst zutreffend benannt, aber Goethe, der sich 1778 nur kurze Zeit in Berlin und Pots-

42 Eine flüchtige Farbskizze zu dem Gemälde befindet sich in den Kunstsammlungen Weimar. Ob Goethe sie gesehen hat, ist unbekannt.
43 WA I/49, 1, S. 371–376.
44 WA I/32.
45 WA I/49, 1, S. 26.
46 WA I/48, S. 21–25.

dam aufgehalten und hier außer Chodowiecki keine einheimischen Künstler kennengelernt hatte, übersah doch die großartigen Entwicklungen um 1800 vor allem auf dem Gebiet der Skulptur und Architektur. Das Brandenburger Tor mit seinem reichen Skulpturenschmuck hätte er würdigen müssen. 1800 wurde der nach Friedrich Gillys Entwurf von Schadow gemeißelte Fries an der Münze vollendet, der die vielfältige Zweckbestimmung des Gebäudes in mythologischen und symbolischen Bildern von edelster Haltung ausdrückt. Das Genie Friedrich Gillys, der am 6. Mai 1798 bei Goethe weilte, hat dieser nicht erkannt.[47] Schadows Grabmal des Grafen von der Mark von 1790 und seine Prinzessinnengruppe von 1797, Meisterwerke, die alles andere zu dieser Zeit in Deutschland Geschaffene weit überragen, würden sicher Goethes Beifall gefunden haben, wenn er sie nur gesehen hätte. Christian Bernhard Rode, der 1797 starb, hätte für seine Suche nach fruchtbaren Themen in der antiken und neuzeitlichen Geschichte ein ähnlich wohlwollendes Urteil verdient wie Oeser.

Schadow hat auf Goethes Aufsatz mutig und treffend geantwortet, was den sich für unangreifbar haltenden Dichter verschnupfte.[48] Schadow bekam es bei seinem Besuch in Weimar 1802 zu spüren.

In Dresden sah Goethe nur das lastende Vorbild der Galerie, das neue Entwicklungen hemmt. Die Leistungen der vorromantischen Landschaftsmalerei eines Adrian Zingg, Johann Christian Klengel oder Jacob Mechau bleiben unerwähnt. Die mißmutige Bemerkung über die Stagnation des Kunstlebens in Leipzig, mit der Friedrich August Tischbein übergangen wurde, ist bereits genannt worden. Schließlich äußerte sich Goethe über Wien, wo er meint, daß das »Historische statt des Poetischen, das Allegorische statt des Symbolischen« herrsche. Der Leistung von Friedrich Heinrich Füger, der seine Themen auch aus Dichtungen Wielands, Klopstocks und Gessners wählte, und der von Joseph Abel werden diese Äußerungen nicht gerecht. Auch gab es in Wien eine Blumenmalerei, die die holländische Tradition eines Jan van Huysum auf hohem Niveau fortsetzte. Gänzlich unberücksichtigt blieb die Kunst in München, wo die beiden Johann Jacob Dorner, Johann Georg Dillis, Simon Warnberger, Max Joseph Wagenbauer, Christian Mannlich, Wilhelm Kobell, Johann Georg Edlinger und andere genannt werden können, und die der Deutschen in Rom.

Als Carl Ludwig Fernow 1804 mit einem Teil des künstlerischen Nachlasses von Asmus Jakob Carstens (Kat. 218–230) in Weimar eintraf, hätte das die Gelegenheit zu einer umfassenden Würdigung dieses außerordentlichen, tief in die Gedankenwelt der antiken Dichter eindringenden Künstlers geboten, aber Goethes Bemerkungen über ihn bleiben blaß, und er konnte ihm seinen Versuch, Kants Begriffe von Raum und Zeit darzustellen, nicht ganz verzeihen. Am 23. Januar 1804 schrieb er an Karoline von Humboldt: »Die von Fernow mitgebrachten Zeichnungen des verstorbenen Carstens haben mir viel Vergnügen gemacht, weil ich dadurch erst dieses seltne, freilich in früher Zeit, durch Umstände zurückgehaltne und dann zuletzt auch noch unreif weggemähte Talent habe kennen lernen.«[49]

Weit differenzierter als in dem *Propyläen*-Text von 1801 äußerte sich Goethe über die regionale Vielfalt des deutschen Kunstlebens in seinem ersten Heft *Über Kunst und Alterthum in den Rhein und Mayn Gegenden* von 1816, wo er die Eindrücke der beiden Rheinreisen von 1814 und 1815 niederlegte.[50] Er notierte jedoch mehr die Sammlungen als die in den Städten tätigen Künstler, allerdings waren hier auch kaum bedeutendere Persönlichkeiten zu nennen. Berichtet wurde über Köln, Bonn, Neuwied, Koblenz, Mainz, Bieberich, Wiesbaden, Frankfurt, Offenbach, Hanau, Aschaffenburg, Darmstadt und Heidelberg. Herausragend war in diesen Jahren und in diesen Gegenden allein der junge Carl Philipp Fohr, der damals in Darmstadt arbeitete. Weder seine geniale Zeichenkunst, noch die gerade sich entfaltende naturnahe Landschaftsmalerei eines Georg Wilhelm Issel in Heidelberg oder die von Johann Baptist Bachta, Jakob Diezler und Conrad Zick in Koblenz hat Goethe zu Gesicht bekommen. In Frankfurt jedoch hat er die Landschaftsmaler Christian Georg Schütz d. J. und Anton Radl zur Kenntnis genommen.

Aus Enttäuschung darüber, daß viele jüngere Künstler nicht den von den *Weimarer Kunstfreunden* vorgezeichneten Weg einschlagen wollten, sondern sich romantischen Ideen verschrieben, sei es in Rückwendung zum Mittelalter, sei es in einer für mystisch gehaltenen Sicht der Natur, schrieb Goethe 1817 seinen Aufsatz *Neu-deutsch religios-patriotische Kunst*.[51] Um die neuen Strömungen zu erklären, setzte er mit seiner Darstellung in den achtziger Jahren des 18. Jahrhunderts ein, bemerkte noch den französischen Einfluß von Rigaud Largillière, Charles Antoine Coypel und Carle Vanloo bei Malern wie Johann Heinrich Tischbein d. Ä., den von Greuze bei Johann Elias Zeisig gen. Schenau und bei

47 Kat. Berlin 1987, S. 214.
48 *Über einige in den Propyläen abgedruckte Sätze, die Ausübung der Kunst in Berlin betreffend.* Abgedruckt in: Schadow 1980, VI, S. 44–55.
49 AG XVIII, S. 455.
50 WA I/49, 1, S. 1–19.
51 WA I/49, 1, S. 21–60.

Georg Melchior Kraus. Bei anderen Künstlern sah er Anregungen von den Niederländern, ohne Namen zu nennen. Dachte er an die Frankfurter Maler des 18. Jahrhunderts? Davon setzte er Oeser und Chodowiecki, die er beide persönlich kannte, als Künstler, die keinem Vorbild folgten, ab.

Der Klassizismus des 1779 verstorbenen Mengs erschien ihm vorbildlich. Durch Anton Maron und Christoph Unterberger sah er diese Richtung fortgesetzt. Angelika Kauffmanns Verzicht auf die Strenge von Mengs entschuldigte er durch die ihr aufgenötigte Produktivität. Unter den klassizistischen Bildhauern nannte er Sergel, Trippel und Canova. Drohendes Unheil sah Goethe nun vor allem in der Hinwendung zu christlichen Themen und in dem Interesse an der primitiven Kunst vor Raffael. Wilhelm Tischbein hielt er vor, er habe als erster Perugino, Bellini, Mantegna, Masaccio und Fra Angelico hoch geschätzt. Anderen jüngeren Künstlern wurde vorgeworfen, sie stellten unter Mißachtung des Fortschritts die frühe Schaffensphase Raffaels über das Spätwerk. Er beklagte die Abnahme des Interesses an Annibale Carracci und Guido Reni. Auch bei Hackert und anderen Landschaftsmalern merkte er kritisch an, daß sie die »freie poetische Erfindung« zugunsten der Ansicht vernachlässigten. Dabei übersah er, daß Hackert noch viele ideale Landschaften als später Nachfahre von Claude Lorrain geschaffen hat. Schließlich setzte sein Tadel auch bei dem getreuen Bury an, weil er 1790 Werke von Bellini, Mantegna und Fra Angelico kopiert hatte. Er überschätzte deren Wirkung, weil er nur von seinem begrenzten Kenntnisstand her urteilte. Die Bewegung, die von Wackenroder und Tiecks *Herzensergießungen eines kunstliebenden Klosterbruders*, von *Sternbalds Wanderungen* und von den *Phantasien über die Kunst* ausgingen, wertete Goethe dagegen richtig. Wackenroders Lob Watteaus, verständlich nur aus der Berliner, den Geschmack Friedrichs des Großen immer noch respektierenden Sicht, erschien ihm nicht als ein Zeichen von Toleranz, sondern als Mißklang in den *Herzensergießungen*. Das Klischee von der »Kunst dieses galanten Malers lüsterner Grazie und muthwilliger Schäferspiele« konnte weder Goethe noch Wackenroder überwinden.

Außer bei diesem und bei Tieck sah er bei Friedrich Schlegel eine verhängnisvolle Hinwendung zur mittelalterlichen Kunst.

Als Ursprungsort der gefährlichen romantischen Bewegung in der Kunst machte er indessen Dresden aus, wo so gut wie keine gotischen Gemälde zu sehen waren. Hier nannte er an erster Stelle Runge mit seinen *Vier Zeiten* (Kat. 212–215) und Friedrich, sodann Hartmann, Kügelgen und die Brüder Riepenhausen, die in der Tat 1804 hier unter den Einfluß Tiecks geraten und sogar zum Katholizismus übergetreten waren. Die beiden wandten sich in der Folgezeit tatsächlich der Kunst des ausgehenden Mittelalters und der Renaissance zu, bei den übrigen hier genannten Dresdner Malern trifft der Vorwurf der Wendung nach rückwärts jedoch nicht. Die genannten Dresdner Maler vertraten durchaus keine einheitliche Linie. Was sie einte, war nur der Wille, die französisch geprägte Kunst des 18. Jahrhunderts, die in der Akademie noch eine starke Bastion besaß, mit dem Blick auf etwas Neues zu überwinden.

Darin schlugen die Dresdner einen ganz anderen Weg ein als die Nazarener, deren Themenwelt gar nicht so viel anders strukturiert war als die der klassizistischen Historienmaler. Ein Gedanke wie *Apollo unter den Hirten* ließ sich ins Christliche übersetzen und war dann in dem Thema *Lasset die Kindlein zu mir kommen* darzustellen. Die *Vertreibung Hagars* soll im Betrachter ähnliche Gefühle wecken wie der *Abschied Hektors von Andromache. Marius auf den Trümmern Karthagos* und der *trauernde Hiob* sind fast austauschbar. Eberhard Wächter wurde von Goethe skeptisch beurteilt, weil er die biblische Variante gewählt hatte. Dabei malte jener auch antike Stoffe. Goethe bemerkte nicht, daß die Nazarener gar nicht mehr die zentralen theologischen Stoffe wählten. Kreuzigungen und Heiligenmartyrien, die ihm so zuwider waren, wurden nur ausnahmsweise dargestellt.

Seine Kenntnis der nazarenischen Künstler basierte zu einem guten Teil auf den Illustrationen seiner eigenen Werke, die diese ihm zugesandt hatten. In diesem Zusammenhang nannte er Franz Pforr, Gustav Heinrich Naecke, Moritz Retzsch und Peter Cornelius. Carstens konnte nun Lob erhalten, weil er sich für heidnische Themen entschieden hatte. Daß Carstens von den Nazarenern verehrt wurde, daß Koch, Schick und Thorwaldsen Mittler zwischen der heidnischen und der christlichen Richtung waren, das alles entging Goethe. Von den Lukasbrüdern erwähnte Goethe nur Overbeck,[52] Wilhelm Schadow und Ludwig Vogel. Nicht genannt wurden die damals in Wien tätigen Brüder Olivier und Julius Schnorr von Carolsfeld, Künstler, denen auch die Landschaft am Herzen lag und die der Rekatholisierung Widerstand entgegensetzten.[53]

52 Goethe besaß von Overbeck eine *Heilige Elisabeth von Thüringen* als Geschenk seines Sohnes August von 1814. Benz o.J., Abb. 39.
53 Goethe erwähnt die Brüder Olivier und Schnorr in einem Brief vom 28. 5. 1817 an Heinrich Meyer. AG XXI, S. 228.

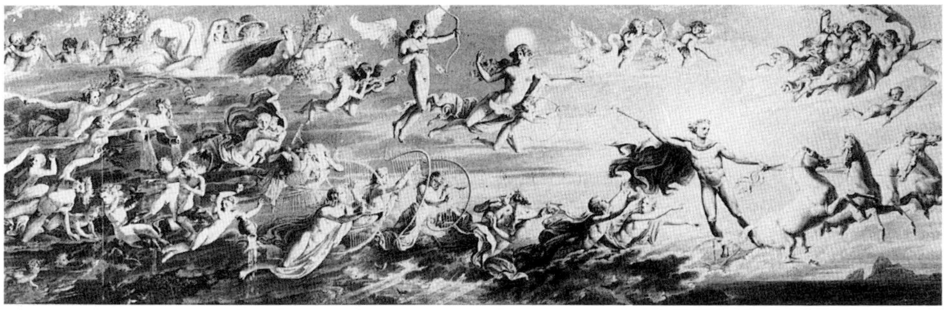

Abb. 2
Karl Friedrich Schinkel, Entwurf zum linken Wandbild der Vorhalle: Götterreich, ehemals Schinkel-Museum, seit 1945 verschollen

Die Abneigung gegen die Romantiker führte zu neuen Bündnissen. Nun fanden Goethe und der alte Schadow zueinander. Der Bildhauer war stolz darauf, für sein Rostocker Blücherdenkmal den Rat des Dichters zu erhalten.[54] Mehr noch, dieses entwickelte Wohlwollen für die Berliner Kunst, wobei Carl Friedrich Zelter eine Vermittlerrolle spielte. 1816 schrieb er für den 1814 gegründeten Berlinischen Künstlerverein ein »Künstler-Lied«.[55] Mit Genugtuung konnte er die neue klassizistische Strömung in Berlin bemerken. 1820 reiste Schinkel zusammen mit Rauch und Friedrich Tieck nach Jena und lernte dort Goethe kennen, der sich 1817 schon lobend über Federzeichnungen von seiner Hand geäußert hatte.[56] Zur Eröffnung von Schinkels Schauspielhaus 1821 – mit einer Aufführung seiner *Iphigenie* – schrieb er aus Freundschaft für den Grafen Brühl, den Intendanten, einen Prolog[57], und anerkennend äußerte er sich auch 1828 über die von Beuth und Schinkel angeregten *Vorbilder für Fabrikanten und Handwerker.*[58] Schinkels Gemälde der romantischen Phase hat Goethe nicht zu Gesicht bekommen und auch nicht die Entwürfe zu den *Museumsfresken* (Abb. 2), die in ihrer weit ausgreifenden Phantasie und freien Benutzung der antiken Mythologie dem Dichter des Zweiten Teiles des *Faust* sicher zugesagt hätten. Rauch schuf eine Büste und eine Statuette von Goethe, Tieck eine Büste. 1830 erhielt Schadow Lob für seine Studien des Tänzerpaares Vigano.[59]

Das Aufstreben der Düsseldorfer Malerschule als Ableger der Berliner hat Goethe nicht mehr kommentiert. Auch München blieb ihm fern, nur Klenze erntete Lob für eine kleine Ansicht des Jupitertempels von Agrigent, die dieser nach Weimar geschickt hatte,[60] und auch Eugen Napoleon Neureuther, der seit 1826 Gedichte Goethes illustrierte, wurde mit Anerkennung bedacht.[61] Wer Goethe etwas zukommen ließ, konnte mit freundlichen Reaktionen aus Weimar rechnen, die für den Künstler stets eine gute Reklame waren.

Aus der von Heinrich Meyer geleiteten Weimarer Zeichenschule sind zwei bedeutende Künstler hervorgegangen, Friedrich Preller d. Ä. und Franz Horny. Während der eine in seinen idealen Landschaften mit Motiven aus *Homer* den Geist der Weimarer Klassik noch bis in die Zeit des Kaiserreiches lebendig erhielt, ist der andere, einer der genialsten Zeichner der Romantik, der tiefsten Gefühlsausdruck in die Linien zu legen verstand, aber auch mit Goetheschem Blick das Faszinierende in Blume und Frucht aufnahm und gewissenhaft darstellte, als Sechsundzwanzigjähriger elend in Italien zugrunde gegangen. Er wäre gern nach Weimar zurückgekehrt, hätte er dort ein Auskommen gefunden.

Goethes Beziehungen zur Kunst seiner Zeit hat, was nicht vergessen werden darf, auch Spuren in den Kunstsammlungen Herzog Carl Augusts von Sachsen-Weimar hinterlassen. Erstaunlich bleibt immer der Erwerb von nicht weniger als fünf Gemälden Caspar David Friedrichs, darunter die seit 1945 verschollene *Landschaft mit dem Regenbogen* 1810. Rätselhaft ist noch, wie sein politisches Gemälde *Huttens Grab* (Kat. 318) von 1823 in Weimarischen Besitz gelangt ist. Es dürfte kaum Goethes Billigung gefunden haben. Georg Friedrich Kerstings *Stickerin*, ein Bildnis der Louise Seidler, ist ebenfalls durch Goethes Vermittlung 1811 von Carl August erworben worden. Hier mochte Goethe neben der Anmut der Szene die vollendete Malerei bestochen haben. Zu dieser Zeit dachte er noch nicht so streng über die Romantik. Die Welle religiöser Malerei, die ihm so zuwider war, sollte erst wenig später im Zusammenhang mit den Befreiungskriegen kulminieren.

Gegen Ende seines Lebens verzichtete er auf die entschiedene Beeinflussung der Kunst seiner Zeit und dachte milder über die Vielfalt der Richtungen. So schrieb er am 12. Mai 1826 an den Minister von Reinhard »Ueberhaupt muß ich mich jezt sehr zusammennehmen und, mehr als jemals, alles Polemische an mir vorübergehen lassen. Der Mensch hat wirklich viel zu thun, wenn er sein eigenes Positive bis ans Ende durchführen will. Glücklicherweise bleibt uns zuletzt die Ueberzeugung, daß gar vieles neben einander bestehen kann und muß, was sich gern wechselseitig verdrängen möchte: der Weltgeist ist toleranter als man denkt.«[62]

54 Schadow 1849, Bd. 1, S. 109–114, 130–137.
55 WA I/3, S. 115, 116. Aufgenommen in *Wilhelm Meisters Wanderjahre.*
56 WA I/36, S. 125: »Schinkels große bewundernswürdige Federzeichnungen«.
57 WA I/13, 1, S. 115–126.
58 WA I/49, S. 127–132.
59 Professor Zahns Pompejanische Mittheilungen. Paralipomena, Vorarbeiten und Bruchstücke, WA I/49, 2, S. 214.
60 WA I/49, 1, S. 387, 388. Lieb/Hufnagel 1979, G 13.
61 Benz 1940, S. 185, 191.
62 AG XVIII, S. 686.

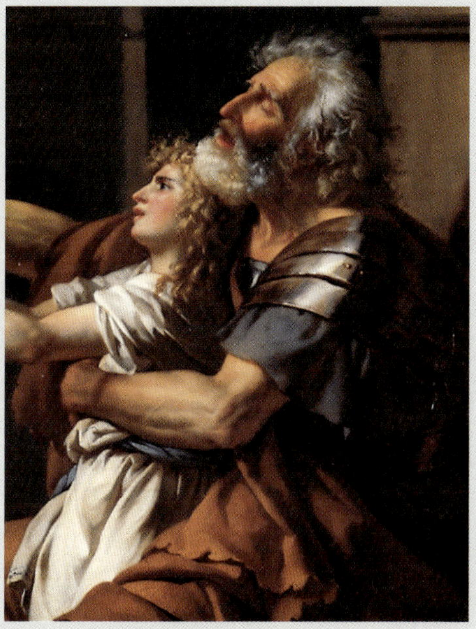

NEUE ENERGIE UNTER DAVID

HERMANN MILDENBERGER

DIE NEUE ENERGIE UNTER DAVID

Berührungspunkte und Distanzen zwischen deutschen und französischen Historienmalern im Rom der 1780er Jahre

Für freundliche und wertvolle Hinweise zur *Brutus*-Thematik sei Herrn Ivo Kügel, Oldenburg, herzlich gedankt.

I

Schon in den ersten zwei Jahren ihres Erscheinens erwies sich die von Goethe und Schiller geleitete Kunstzeitschrift *Propyläen*, seit 1798 von Cotta herausgegeben, als leidiges Zuschußgeschäft. Die »Vortore« zur Akropolis der klassischen Kunst standen somit nur geringe Zeit offen; vieles, was durch sie hindurch zu Tempeln und Heiligtümern gelangen sollte, nahm nicht mehr Gestalt an als ein beiläufiges Brouillon.

Indizien zu zahlreichen ungeschriebenen Aufsätzen befinden sich in Goethes handschriftlichem Nachlaß. Auch über Jacques Louis David war eine Darstellung geplant.[1] Einen Hinweis auf den Keim des Interesses an diesem spektakulären Franzosen geben weitere Notizen, die dem römischen Kunstleben gewidmet sind. So findet man eine Auflistung zentraler Gesichtspunkte zur Präsenz der französischen Maler in Rom, der französischen Akademie in der Ewigen Stadt, ihrer Verknüpfung mit der Pariser Akademie. Prägnant formuliert sticht insbesondere eine Überschrift aus der projektierten Themenliste heraus: »Die neue Energie unter David«.

Goethe, der nie Paris besucht hatte, war die aktuelle französische Kunst während seines Romaufenthaltes ins Blickfeld geraten. Auch dieses künstlerische Terrain, das er in gedanklichen Umrissen in Weimar wohl erahnte, jedoch nur eingeschränkt mit Anschauung verbinden konnte, erschloß sich ihm im Verlauf der Italienischen Reise als visuelles Erlebnis.

So liest man denn auch im Dritten Teil der Reise im Rahmen des Berichtes über den August 1787: »Eine bedeutende Epoche jedoch in dem regsamen Kunstleben machte die Ausstellung der französischen Akademie zu Ende des Monats. Durch Davids Horatier hatte sich das Übergewicht auf die Seite der Franzosen hingeneigt. Tischbein wurde dadurch veranlaßt, seinen Hektor, der den Paris in Gegenwart der Helena auffordert, lebensgroß anzufangen. Durch Drouais, Gagneraux, Desmarest (d. i. Desmarais), Gauffier, St. Ours erhält sich nunmehr der Ruhm der Franzosen, …«[2]

Die Akademie de France in Rom, die einen eng vernetzten und aktuellen Austausch mit Paris pflegte, befand sich vor 1803 – dem Datum ihrer Verlegung in die Villa Medici – im Palazzo Mancini am Corso. Im Jahre 1666 von König Ludwig XVI. und seinem Minister Jean Baptiste Colbert gegründet, bestand sie aus einem Direktor und zwölf Pensionairen. Die zwölf rekrutierten sich aus der Equipe der begabtesten Schüler der Pariser Akademie.

Goethe erwähnt in der *Italienischen Reise* den Einfluß Jacques Louis Davids auf Johann Heinrich Wilhelm Tischbein. Die knappe Notiz kann als Ausgangspunkt dienen, einem vielfältigen Beziehungsgeflecht zwischen französischen und deutschen Künstlern in Rom nachzuspüren. Der intensive künstlerische Austausch zwischen beiden Malern – nach Darstellung Tischbeins kann von einem kollegial-freundschaftlichen Verhältnis ausgegangen werden – war Goethe sicherlich aus Erzählungen Tischbeins vertraut. Vielleicht weckte gerade der Malerfreund und Cicerone in Rom ein tieferes Interesse an der Kunst des Franzosen. Der hohe Ernst von Davids Historienmalerei wird Goethe auch vor dem Hintergrund eigener dichterischer Auseinandersetzungen mit tragischen Grundlinien antiker Überlieferung interessiert haben: Ethische Substanz und Rigorosität solitärer Charaktere der Antike, ihre Deutung als pädagogisches Exempel für die Gegenwart und Mitwelt bildeten gerade in Rom für Goethe Themenkreise, denen er mit Leidenschaft nachforschte. Am Beispiel der Werke Davids eröffnete sich ein Blickfeld, wo speziell auch die künstlerische Fragestellung »Natur im Gegensatz von Manier«[3] auf dem Niveau versiert inszenierter Historienmalerei zur Diskussion zu stellen war.

II
Brutus

1783 kam Jacques Louis David wieder in die Ewige Stadt, die er bereits durch einen früheren Aufenthalt als Schüler von Joseph Marie Vien, dem Direktor der französischen Akademie in Rom, kennengelernt hatte.

1 WA I/47, S. 280, S. 290, S. 297.
2 WA I/32, S. 69 f.
3 WA I/47, S. 297.

Der empfindlich-ehrgeizige David hatte sich in Paris, im Zentrum des kulturellen Geschehens, mittlerweile die Spielregeln von künstlerischem savoir-faire und Erfolgsstrategien erfolgreich angeeignet. 1783 traf Johann Heinrich Wilhelm Tischbein, aus ganz anderen Verhältnissen stammend, zu seinem zweiten römischen Aufenthalt ein. Ein Kind der deutschen Kleinstaatlichkeit, einem Verwandtschaftsgeflecht biederer deutscher Hofmaler zugehörig, vom Wunsch beseelt, in Rom den Zugang zur wahren und großen Kunst zu finden. Obwohl Tischbein – durch Glücksumstände begünstigt – die förderliche Protektion Johann Caspar Lavaters und damit auch einen brieflichen Austausch mit Goethe hatte erreichen können – war es von vornherein ungewiß, ob er den durch seine bisherige Laufbahn vorgesteckten Grenzen künstlerischer Provinzialität würde entrinnen können. Seine Persönlichkeit mag stellvertretend für viele deutsche Maler stehen, die in Paris und Rom Weiterbildung suchten, sich einer großen Konkurrenz aussetzten oder ostentativ in der Reserve blieben. Vergleichbare Künstlerschicksale bildeten auch zu einem bestimmenden Teil den Erfahrungshorizont, den Goethe in Deutschland überblicken konnte.

Tischbein, der Zeit seines Lebens eine Fülle von Anregungen aus unterschiedlichsten Quellen schöpfte und den Dialog mit den ausstrahlungsreichsten Persönlichkeiten seiner Epoche suchte, bemühte sich um die Bekanntschaft von Jacques Louis David und anderen Franzosen aus dem Akademieumkreis in Rom. Da Einflüsse in der stilistischen Entwicklung des Deutschen sichtbar werden und zudem an Goethe ideell und visuell herangetragen wurden, ist eine Betrachtung des Austauschs zwischen David und Tischbein von paradigmatischem Interesse.

1783, zu Beginn seines zweiten Romaufenthaltes, arbeitete Tischbein an seinem Gemälde *Conradin von Schwaben und Friedrich von Österreich vernehmen beim Schachspiel ihr Todesurteil* (Kat. 192). Die altdeutsche Thematik – ungewöhnlich in den von antiken Themen dominierten 1780er Jahren, wenn auch nicht ohne Vorläufer[4] – war schon in Zürich, unter dem Einfluß von Johann Jakob Bodmers historischen Ausführungen und Johann Caspar Lavaters physiognomischen Theorien konzipiert worden, mehrere Skizzen entstanden in der Schweiz. Der Züricher Impuls wurde jedoch erst in Rom als Ölgemälde bildlich realisiert.

Die Bekanntschaft seines Vetters Johann Friedrich August Tischbein mit Jacques Louis David nutzte Johann Heinrich Wilhelm Tischbein, um den französischen Meister anzusprechen.[5] Nach insistierenden, von David anfänglich arrogant abgewehrten Bemühungen, bequemte sich der Franzose angeblich, den *Conradin* zu begutachten. In Tischbeins Lebenserinnerungen findet man die Situation geschildert: »Als ich die Thür aufmachte und er das Bild sah, schien er zu erstaunen und rief: ›So etwas kann Ihr Vetter nicht; von Füger habe ich viel gehalten‹ (vielleicht weil er eine Skizze gemalt hatte, wo ein Horatier seine Schwester unter dem Thore ermordet, als sie ihres Bräutigams Rüstung auf ihres Bruders Schultern sieht und jammert), ›aber ein solches Bild mit Ausdruck glückt ihm nicht, auch Ihrem Landsmanne Mengs nicht! Wie kommt es, daß ich von Ihnen noch nie etwas gehört habe?‹ Ich erwiederte, dies sei mein erstes Bild. Dann fuhr er fort: ›Ich reise bald wieder nach Frankreich, Sie müssen erlauben, daß die jungen Künstler der französischen Akademie dieses Bild sehen, ich werde sie herschicken. Nun gehen Sie mit mir, und sagen mir ihr aufrichtiges Urtheil über mein Bild.‹ Ich ging mit ihm und als ich es sah, ergriff mich ein eiskalter Schauer über den Ernst der schwörenden Söhne, indem der Vater ihnen die in die Höhe gehobenen Schwerter übergibt, zu siegen oder zu sterben! Auf der Seite war eine Weibergruppe, unter ihnen saß die wehmüthige Mutter, besorgt über das Leben ihrer Söhne (...) Nun versicherte mich David noch einmal, daß er mich schätze, und er halte mich für seinen Freund, der ihm treu die Meinung über sein Bild sagen werde. Ich erwiederte ihm, daß ich aufrichtig spräche, wie ich in meinem Inneren es dächte: ›Wenn Sie die Frauengruppe ebenso ausarbeiten, wie die Männer, alsdann kann es unter die vorzüglichsten Bilder gesetzt werden und keins wird ihm den Rang streitig machen.‹ Er antwortete dagegen, das Bild sei fertig und rühre es nicht mehr an. ›Aber man sieht die Farbe des blassen Gypses noch darin‹, versetzte ich, ›Sie müssen etwas mehr Fleischfarbe und der ganzen Gruppe mehr Klarheit geben, besonders dem jungen Mädchen!‹ – ›Nichts werde ich mehr daran machen, es muß so bleiben!‹ versetzte er und ich schwieg. – Kaum war ich nach Hause gekommen, so standen auch schon alle französischen Pensionairs vor meinem Bilde und lobten es, besonders daß man in den Gesichtern der Figuren sähe, was sie in der Seele fühlten.«[6]

4 Tischbeins Onkel und Lehrer Johann Heinrich Tischbein d. Ä., der »Kasseler« Tischbein, gestaltete einige Themen aus den Anfängen der deutschen Geschichte.
5 Die Beziehung Tischbein – David ist aufgrund von Tischbeins Memoiren wohl etwas einseitig und klischeehaft überliefert. Erst 1812 schrieb Tischbein die entsprechenden Passagen nieder. Tischbein 1861, S. 45–47.
6 Tischbein 1861, S. 45 – 47.

Abb. 1
Jacques Louis David, Der Schwur der Horatier, 1784.
Paris, Musée du Louvre
© R. M. N.

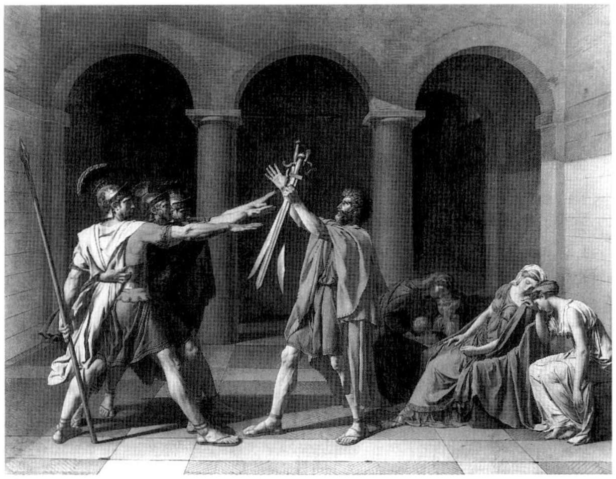

Kaum eleganter könnte man den Kontrast zwischen Tischbeins und Davids Malerei, zwischen *Conradin* und den *Horatiern* (Abb. 1) in Szene setzen, um Topos und Klischees, fables convenues und historische Tatsachen essayistisch zu verklammern.

Der deutsche Maler, der in den »Gesichtern der Figuren« zeigt, »was sie in der Seele fühlen«, steht einem französischen Künstler der Avantgarde gegenüber, der einen »eiskalten Schauer« auslöst, einen durchschlagenden Effekt. David verzichtet selbst darauf, die Innigkeit dargestellter Frauenfiguren als gemütvoll-ponderierendes Gegengewicht zum Rigorismus des Gesamteindruckes zu setzen. Goethes Fragestellung nach dem Spannungsfeld zwischen Manier und Natur scheint auf seine Weise Tischbein beschäftigt zu haben.

Dem als fulminant-gemütlos charakterisierten malerischen Vortrag Davids entsprechen geschilderte Klischees zwischenmenschlicher Verhaltensweisen: Die Arroganz des Franzosen, die sich jedoch angesichts der Leistung des Deutschen verflüchtigt, ja einen kleinen Pilgerzug französischer »pensionairs« initiiert. Das bescheiden auftretende, doch innerlich unbeirrbare Genie wird schließlich anerkannt. Deutlich treten hier Handlungsmuster zutage, wie sie in ähnlichen Variationen immer wieder im 19. Jahrhundert thematisiert wurden.

Was nicht im Text anklingt, ist die unverkennbare stilistische Beeinflussung, die Jacques Louis David auf Tischbeins künstlerische Entwicklung in den 1780er Jahren ausübte.

Im Grundtenor ähnliche Vorbehalte gegenüber den französischen Malern in Rom vertraten übrigens auch – etwas später – Asmus Jacob Carstens und Carl Ludwig Fernow, wenn sie theatralische Veräußerlichung, kalte Glätte und überspannte Gestik monierten.

Besonders deutlich wird der formale Einfluß der Franzosen in Rom auf Tischbein beim gleichfalls um/nach 1783 konzipierten *Brutus*.[7] In seinen Lebenserinnerungen erwähnt er die Arbeit an diesem Gemälde, anschließend an ausführliche Erläuterungen zum *Conradin*: »Ich machte mich nun recht fleißig daran; fuhr aber auch immer fort, die Antiken zu studieren und Skizzen zu anderen Bildern zu entwerfen. Da ich die Köpfe für die Hauptsache hielt, so befliß ich mich besonders, diese recht zeichnen zu lernen, die verschiedenen Charaktere der Menschen und die Leidenschaften der Seele, wie sie im Gesichte sich äußern, zu beobachten. Ich wählte daher zu meinen Entwürfen Gegenstände aus der Geschichte, worin Personen von ausgezeichneten Charakteren und Leidenschaften vorkamen; erst späterhin, wenn ich etwas mehr die schönen Formen studiert hätte, wollte ich mich an ein Bild wagen, worin die Schönheit der Formen der Vorzug sein sollte (...) Dann entwarf ich auch den ›Brutus, wie er seinen Söhnen die Liste der Verschworenen vorhält, worauf auch ihre Namen stehen‹. Dies waren Figuren in Lebensgröße bis etwa unter die Knie. Ich mußte eine Maße wählen, die ich mit meinen Ausgaben bestreiten konnte, und dies war mir auch genug, da es hauptsächlich um die Köpfe zu thun war«[8] (vgl. Kat. 193).

Dieses Hauptwerk von Tischbeins Historienmalerei, erst 1989 im Kunsthandel wieder aufgetaucht – dessen Verbleib jedoch nach Fertigstellung nach wie vor ungeklärt bleibt – wird erstaunlich knapp in den Memoiren charakterisiert. Vor dem Hintergrund weitschweifiger Bilderläuterungen des Malers zu anderen Werken stimmt diese Beiläufigkeit nachdenklich. Die zitierte Passage aus der Autobiographie wurde 1812 geschrieben, am Vorabend des Ausbruches der Befreiungskriege und vor dem Hintergrund der zeitlich nicht fernen Ereignisse der Französischen Revolution. Nicht zuletzt im Gefolge von Jacques Louis Davids *Brutus*-Gemälde (1789) war die *Brutus*-Thematik zu einem der genuinsten Bildsignale der Revolution mutiert. Tischbein in seiner unbeirrbar legitimistischen Gesinnung erschien es wohl angebracht, der einstigen Nähe zu einem Sujet dieser nun diskreditierten Kategorie mit Indifferenz zu gedenken.

7 Grundlegend wie auch speziell zur Datierungsfrage vgl. Klemm 1992, S. 69 – 80, zur Datierung S. 73.
8 Tischbein 1861, S. 42.

Der *Brutus* von Tischbein und der von David bieten sich als aufschlußreiche Vergleichsstücke zur Diskussion zentraler Positionen französischer und deutscher Künstler der 1780er Jahre an.

Tischbein führt den Betrachter, indem er die handelnden Personen als Kniefiguren abbildet, nahe an das Geschehen heran, so daß man gewissermaßen neben den Delinquenten zu stehen kommt. Den historischen Hintergrund der Handlung überliefert Plutarch. Eine Verschwörung gegen die neu gegründete römische Republik war von dem Sklaven Vindicius entdeckt worden, der dies Valerius, einem angesehenen Bürger, anvertraute. Die Verschwörer wurden gefangen genommen, die Anklage auf dem Forum verhandelt. Die royalistischen Putschisten gehörten den Familien der Konsuln Brutus und Collatinus an. Belastende Schriftstücke wurden während der Verhandlung vorgelegt, die auch die Namen Titus und Tiberius, Söhne des Konsuls Brutus, enthielten. In der Gerichtsversammlung entstand eine Stimmung, die zugunsten des angesehenen Konsuls ein mildes Urteil erhoffen ließ. Brutus fragte indessen seine Söhne direkt, warum sie nichts zu ihrer Verteidigung vorzubringen hätten. Als nach dreifacher Aufforderung keine entlastende Antwort erfolgte, übergab er sie der Gewalt der Liktoren. Entkleidung, Auspeitschung und Enthauptung erfolgten unter den Augen des Vaters.

Tischbein hat das dramatische Geschehen in interessanter zeitlicher Perspektive wiedergegeben. Brutus hält in der Linken die Schriftrolle mit den Namen der enttarnten Verschwörer; mit dem pathetischen Gestus seiner Rechten unterstreicht er den Ausspruch der Todesstrafe. Rechts von ihm schaut der Konsul Collatinus, dessen Familie gleichfalls in das Komplott verstrickt war, ihn ungläubig an. Weiter rechts steht Valerius, der das Geheimnis erfahren und die Überwältigung der Verschwörer eingeleitet hatte. Valerius hatte während der Verhandlung geschwiegen – angedeutet im Bild durch die Verhüllung der unteren Gesichtspartie – und damit Hoffnung auf ein mildes Urteil gegeben. Zwischen ihm und dem Henker sieht man überschnitten den Sklaven Vindicius, im Grunde nur dessen Augenpartie, womit die Rolle des kleinen Mannes in der Staatsaffäre sinnig charakterisiert wäre.

Tischbeins Fixierung auf schriftliche Quellen, seine Freude an einer extensiven Abhandlung historischer Inhalte, wird auch aus dieser Komposition ersichtlich. Eigentümlich ist die friesartig[9] gedrängte Zuordnung von Personen in einem Raum, ihr choreographisch differenziertes Wechselspiel von Gebärden. Bildbestimmend ist indessen die Mimik; hier folgt Tischbein den physiognomischen Lehren seines Züricher Mentors Johann Caspar Lavater. Unterschiedliche Charaktere und Temperamente sind durch den Fokus einer erschütternden Begebenheit in spektraler Abstufung fixiert. Bereits beim *Conradin* hatte der Maler entsprechende Ziele verfolgt: »Ich fing an, die Köpfe zu zeichnen, so daß in jedem sein Charakter und seine Leidenschaft zu erkennen war; ...«[10]

Auffallend ist die, bei aller klassizistischen Typisierung, individuelle Verschiedenheit der versammelten Gesichter. Bei Brutus und Collatinus könnte man wegen der physiognomischen Lebendigkeit an direkt umgesetzte Modellstudien denken, doch geht der Brutus auf Lavaters physiognomische Werke zurück und dieser wiederum auf historische Vorlagen.[11] Eigentümlich forciert erscheint die Sensualität in den Gesichtszügen der beiden Jünglinge Titus und Tiberius; es scheint, als habe der Maler die moralische Abgründigkeit der beiden jungen Vaterlandsverräter als Ausdruck grundsätzlicher charakterlicher Haltlosigkeit empfunden.

Beim *Brutus* erweist sich eine stilistische Beeinflussung durch Jacques Louis David. Figurenstil und Farbigkeit lassen im Vergleich zu früheren mehrfigurigen Kompositionen Tischbeins geradezu von einem Stilwandel sprechen. Werke wie *Der Schwur der Horatier* (Kat. 190) haben ihre Nachwirkung hinterlassen.

Der verurteilende Gestus des *Brutus* geht auf den Marius aus Jean-Germain Drouais' Hauptwerk *Marius in Minturnae* (Abb. 2) zurück. Da Drouais sein Bild 1786 in Rom malte, verfügt man über ein weiteres Indiz zur zeitlichen Länge der Bildgenese – begann Tischbein seinen *Brutus* doch um oder eher nach 1783.

Interessant ist, was Tischbein über das motivisch zitierte Vorbild schrieb:

»David hatte einen Schüler, Namens Drouais, den er liebte wie seinen eigenen Sohn; es war auch ein schöner und vortrefflicher Mensch. Bei seiner Abreise nach Paris übertrug mir David, für diesen seinen geliebten Schüler als Vater zu sorgen. Da dieser wohlhabend war, so hatte er in verschiedenen Quartieren der Stadt Zimmer gemiethet, wo er ungestört arbeiten konnte. Eines Sonntags führte er mich zu einem derselben in

9 Zur Vorbildhaftigkeit antiker Reliefs vgl. Klemm 1992, S. 76.
10 Tischbein 1861, S. 38.
11 Klemm 1992, S. 75.

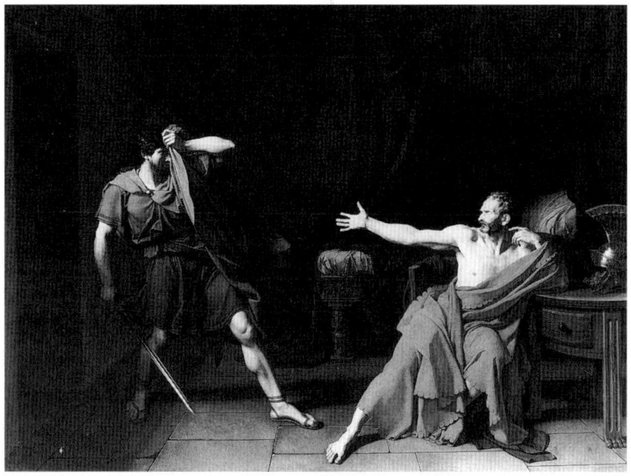

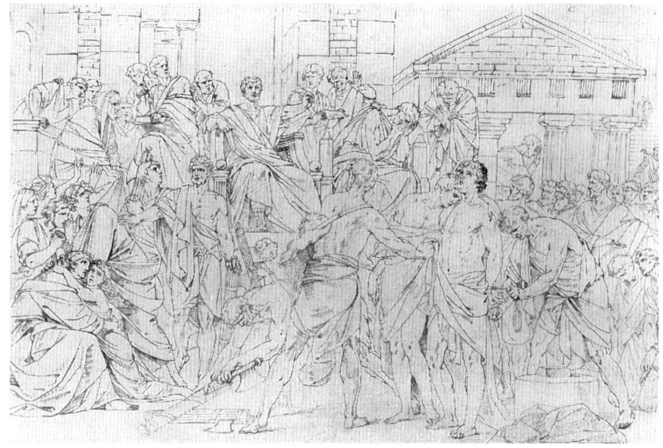

Abb. 2
Jean Germain Drouais, Marius à Minturnes.
Paris, Musée du Louvre

Abb. 3
Gerdt Hardorff d. Ä. nach Friedrich Heinrich Füger, Brutus.
Hamburg, Kunsthalle
© Elke Walford

einer abgelegenen Straße, an der Treppe des Capitols. Hier sah ich sein berühmtes Bild, den ›Marius‹, wie der Cimbrer, der ihn ermorden sollte, beim Eintritt in das Gefängnis vor dem bloßen Anblicke des großen Helden erschrickt, daß er das Schwert fallen läßt. Marius war vortrefflich gemalt; mit einem Blicke entwaffnet er den Mörder, der vor diesem ernsten Auge zurückfährt. Alle Nebensachen waren mit vielem Aufwande gemacht; Helm, Federbusch, Schwert, Scheide und Griff hatte Drouais vom Blechschmied fertigen lassen, um nach der Natur zu copiren; so war auch alles Uebrige, als Mantel u.s.w. Da er reich war, konnte er die Modelle bezahlen und an dem Bilde so lange arbeiten, bis es nach seiner Meinung ganz vollendet war. Mit dem nämlichen Aufwande hatte auch David sein Bild: ›die Horatier‹ gearbeitet. Der hatte sich ebenfalls Alles machen lassen, so daß er nur nachzumalen brauchte. Auch David war reich; er hatte die Tochter des Oberaufsehers der Stadtmauer zu Paris zur Frau. – Alle französischen Maler haben doch etwas Theatralisches und Caricaturmäßiges. So war das Einzige, was ich an Drouais‹ Bilde tadelte, der Fuß vom Marius; die große Zehe schien mir krampfhaft zu sein, weil er damit so stark an den Boden drückte. Drouais aber bemerkte dagegen, das habe er mit Willen gethan, weil alle Sehnen in starker Bewegung wären.«[12]

Trotz seiner 1812 niedergeschriebenen Kritik am »Theatralischen« der Franzosen zitierte er den effektvollsten Gestus aus Drouais' Werk im *Brutus*. Das Pathos von David und das seiner Schüler ist von den deutschen Malern nicht folgenlos gesehen worden.

Die Kritik am »Theatralischen« ist übrigens ein besonders weitverbreiteter Topos,[13] nicht nur bei Tischbein nachweisbar, sondern mündet letztlich auch in Goethes Frage nach »Natur« und »Manier«.

In ikonographischer Hinsicht erscheint es reizvoll, daß Tischbein seinen *Brutus* vor David konzipiert hatte. Die inhaltlichen Spektren, die aus den jeweiligen Bildlösungen ablesbar sind, drängen zu einem Vergleich. Um diese Chronologie nicht überzubewerten, sei jedoch vorausgeschickt, daß Heinrich Friedrich Füger gleichfalls am *Brutus*-Thema arbeitete. Im *Neuen Deutschen Museum* schreibt der Kunstkritiker Domherr J. L. F. Meyer: »... ich sah Fügers Entwurf schon 1783 in Neapel ... .«[14] Während seines ersten römischen Aufenthaltes (1780/81) hatte Tischbein Füger in Rom näher kennengelernt. Vielleicht wurde damals bereits das Sujet als darstellungswürdig erörtert.

Nachweisbar ist Fügers Entwurf von 1783 heute nicht mehr, sehr wohl jedoch eine Gemäldeausführung für den Grafen Fries, 1799 (Kat. 194). Eine gezeichnete Kopie Fügers von 1788, die die Komposition des vorab abgeschlossenen Gemäldes wiedergibt, ist gleichfalls verschollen, jedoch durch eine Kopie von Gerdt Hardorff d.Ä. belegt (Abb. 3). Durch diese Kopie einer Fügerschen Kopie kann man somit noch einen Eindruck der frühen Fassung gewinnen.

Die Hardorffsche Kopie wie auch eine ausführliche Rezension des früheren *Brutus*-Gemäldes von Füger durch den Hamburger Kunstschriftsteller J. F. L. Meyer, 1791 publiziert, erlauben die Fassung von 1799 als in

12 Tischbein 1861, S. 55 f.
13 Zur Bewertung des Einflusses von David und die deutsche Einschätzung vgl. auch Eichhorn 1985/86.
14 Neues Deutsches Museum 1791, S. 74.

Hinsicht auf die Personenstaffage etwas reduzierte, räumlich und kompositionell einschneidend veränderte Variante einzuordnen, wobei weiterhin einige motivische Gemeinsamkeiten zu erschließen sind. J. F. L. Meyer bezieht sich in seiner Veröffentlichung hauptsächlich auf die Zeichnung von 1788, da sie im Besitz seines Bruders Johann Valentin Meyer befindlich, ihm in Hamburg leicht zugänglich war.[15] J. F. L. Meyer betont jedoch ausdrücklich auch die Kenntnis des Entwurfs von 1783. Füger wurde in Hamburg durch Meyers Engagement und Klopstocks Interesse sehr geschätzt.[16] Der Hamburger Gerdt Hardorff d. Ä. entsprach mit seiner Kopie des Blattes somit sicherlich einem weitverbreiteten Wunsch, diente sie doch als Vorlage einer Reproduktionsgraphik.[17]

Meyer diskutiert Fügers Komposition im Vergleich zu einer Gestaltung desselben Sujets, die Lethière ausgeführt hatte und von Friedrich Rehberg in Rom lobend besprochen worden war.[18] Meyer verglich die römische Arbeit Lethières mit Fügers gleichfalls in Italien konzipiertem »Brutus«, wobei er das deutsche Kunstwerk dem des französischen Rivalen pointiert gegenüberstellte. Auf diese publizistisch erörterte Konkurrenz soll später noch eingegangen werden.

Geistesgeschichtliche Wurzeln von Tischbeins in Rom konzipiertem *Brutus* reichen in die Schweiz. In Helvetien verfügte das Sujet über eine besondere Tradition und Tischbeins Zürichaufenthalt (1781/82), seine Aufnahme in den Kreis um Lavater und Bodmer haben wohl die inhaltlichen Voraussetzungen für die Konzeption geliefert, wie Christian Klemm umfassend nachgewiesen hat.[19]

Ein besonderes Indiz bildet das 1761 in Zürich veröffentlichte Trauerspiel *Junius Brutus* von Salomon Hirzel, vom Autor seinem Lehrer Bodmer gewidmet.[20] Das Titelblatt zeigt einen Brutus-Kopf von Salomon Gessner, auf Seite 13 befindet sich eine kleine, friesartig komponierte sechsfigurige Szene, die Brutus darstellt, wie er noch um Gnade gebeten wird, während seine beiden Söhne sich schon in der Gewalt eines Liktors und eines Soldaten befinden.

Das helvetische Interesse an der altrömischen Thematik verweist auf das staatstragende Leitbild einer freiheitlichen Verfassung, deren Garant unerschütterliche Bürgertugend ist. Hier wird die römisch-republikanische Antike ganz offensichtlich gegen Absolutismus und Gottesgnadentum ausgespielt. So findet man denn sinnvollerweise am Zürcher Rathaus eine Brutus-Büste von 1694/98 – um ein signifikantes Beispiel zu nennen.[21] Für die Virulenz eidgenössischer Tugendhistorie ist auch das Werk von Johann Heinrich Füssli aufschlußreich. Dieser Schweizer arbeitete an seinem *Rütlischwur* (Kat. 185), als sich Tischbein in Zürich aufhielt. Auch Füssli zählte zum Kreis um Bodmer und Lavater.

Bevor vergleichend Jacques Louis Davids spätere Hinwendung zur *Brutus*-Thematik zu betrachten wäre, sollte an eine von Klemm berichtigte Inkorrektheit der Tischbein-Memoiren erinnert werden. Tischbein berichtet – wie zitiert – er habe Davids *Horatier* gesehen, als der Franzose den *Conradin* begutachtet und gelobt habe. Da David Ende September 1784 nach Rom gekommen war, um die *Horatier* zu malen, dieses Bild keiner Person vor Ende Juli 1785 zugänglich machte und im August 1785 nach Paris zurückreiste, dürfte der Atelierbesuch im Juli 1785 stattgefunden haben. Das *Conradin*-Bild hatte Tischbein vertragsgemäß bereits im Herbst 1784 an den Herzog Ernst von Sachsen-Gotha geschickt. David könnte eher Tischbeins zweite, im Format wesentlich verkleinerte Fassung von 1785 (Ermitage, St. Petersburg) gesehen haben.[22]

Nach dem Erfolg der *Horatier* versuchte Jacques Louis David im Auftrag des Königs ein neues Thema für den Salon von 1787 zu bearbeiten, wohl in der Hoffnung, abermals einen spektakulären Coup zu landen. 1786 waren zwei Themen in der Planung: »1. Coriolan, après s'être refugié chez les Volsques et avoir trouvé d'eux du secours, est décidé à se venger de sa patrie; au moment de son départ pour aller combattre, il en est empêché par sa Mère, sa femme et ses enfants. 2. Départ d'Attilius Régulus qui aime mieux s'exposer aux plus affreux suplices et à la mort qui l'attendent à Carthage que de consentir aux négociations proposeés par les afriquains; sa mère, sa femme, ses enfans, personne enfin ne peut le détourner de son projet.«[23]

Die beiden geplanten Sujets weisen mit den *Horatiern* wie auch dem später realisierten *Brutus* eine Gemeinsamkeit auf: ihren harschen Grundtenor: Als *exemplum virtutis* fällen Männer willensstarke Entscheidungen im Dienst ihres Vaterlandes, opfern familiäre Gefühle oder persönliches Glück. Um das Jahr 1787 vertauschte David die *Coriolan*- gegen die *Brutus*-Thematik. Unter der formellen Aufsicht des für

15 Neues Deutsches Museum 1791, S. 70 – 82. Die Existenz dieser Zeichnung wird auch von einem anderen Zeitgenossen belegt. Vgl. Möller 1953, S. 25.
16 Vgl. Mildenberger 1987, S. 826 – 831.
17 Vgl. Vagt 1984, S. 235–237, Nrn. 176–79. – Vagt ordnet nicht ausdrücklich Fügers Zeichnung von 1788 als Vorlage zu, doch ist dies aus den oben aufgeführten Umständen zu erschließen.
18 Akademie der Künste zu Berlin 1790, S. 129 – 132.
19 Klemm 1992, S. 74 – 75. Vgl. hierzu auch Günther 1993, S. 49.
20 Klemm 1992, S. 74.
21 Günther 1993 (Abb.).
22 Klemm 1992, S. 77.
23 Kat. Paris 1989/90a, S. 195.

die Kunst zuständigen Bautendirektors d'Angiviller entstand der *Brutus* für den Salon 1789 als königlicher Auftrag.

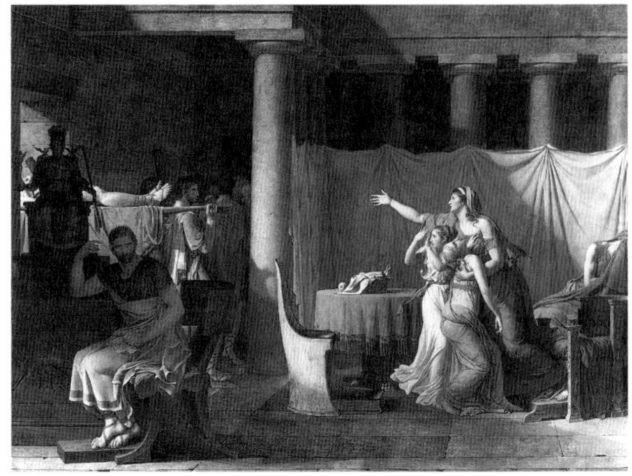

Abb. 4
Jacques Louis David, Brutus.
Paris, Musée du Louvre
© R. M. N.

Auf eine neuartige Weise effektvoll ist der gewählte Handlungsausschnitt. David charakterisierte ihn selbst in einem Brief vom 14. Juni 1789 an den Maler Wicar (der sich 1788 in eigenen Kompositionen mit der *Brutus*-Thematik zu beschäftigen begonnen hatte): »C'est Brutus, homme et père, qui s'est privé de ses enfants et qui, retiré dans ses foyers, on lui raporte ses deux fils pour leur donner la sépulture. Il est distrait de son chagrin, au pied de la statue de Rome, par les cris de sa femme, la peur et l'évanouissement de la plus grande fille.«[24] (Abb. 4).

Die kontrastreiche Licht-Schatten-Regie sowie die Choreographie des Geschehens (hinter und über dem links verschattet sitzenden Brutus wird die Leiche eines seiner Söhne hereingetragen, rechts im hell hereinströmenden Licht agieren pathetisch klagende und trauernde Töchter sowie die Mutter) sind spannungsvoll auf simultan geschaltete Einzelszenen ausgerichtet. Zeitgenossen sprachen von zwei statt einem Gemälde im Rahmen. Konventionellen akademischen Forderungen nach Einheit der Handlung im Bild entsprach David zumindest nicht in traditioneller Hinsicht. Der inneren Konfliktsituation des Brutus scheint das räumlich aufsplitternde Handlungsgefüge ein stimmiges Korrelat zu bieten.[25]

In seiner visuellen Umsetzung gefühlsmäßiger Gebrochenheit und moralischer Starre hat David eine als explizit modern zu apostrophierende Bildlösung gefunden. Auch die Verschmelzung von krudem Modellrealismus mit einer klassizistisch-idealistischen malerischen Überformung intensiviert die Polarisierung der Affekte, die das Gemälde auf den Betrachter ausstrahlt.

Das wenig später von der Französischen Republik instrumentalisierte *Brutus*-Sujet war vor Ausbruch der Revolution 1789 nicht sui generis von politischer Sprengkraft; der Rigorismus der Handlung, die Akzentuierung »vermischter Leidenschaften« standen durchaus noch in der Tradition einer auf das *exemplum virtutis* ausgerichteten Historienmalerei, wenn auch David den herkömmlichen Rahmen sprengte.

Das sujet noir vermittelte vielleicht den zeitgenössischen Betrachtern ein unterschwelliges Gefühl von Hautgoût; die grell kontrastierenden Sentiments werfen auf die kühl und klassizistisch modellierten antikisierenden Figuren ein Licht, das schattenhafte Nachtseiten in die Atmosphäre projeziert. Eine intensive Wirkung auf das mondäne Publikum des endenden Ancien Régime war möglicherweise gewünscht; im Rahmen von Davids Karrierestrategien würden entsprechende Kalkulationen nicht überraschen. Auf Davids Interesse an eleganten Nuancen deutet auch die Überlieferung, daß das Modell-Mobiliar des *Brutus* nach Entwürfen von Jacob[26] hergestellt worden sei – eines Ebenisten, der für die erlesensten höfischen Zirkel arbeitete. Der bizarr outrierte Reiz der Sitzmöbel, archäologische Formen werden paraphrasiert, als würden sie für die Einrichtung einer maison de plaisance oder eines exklusiven Liebhabertheaters umgeprägt, gibt der Abgründigkeit der Handlung einen definitiven Chic.

Die psychologische Inszenierung und Differenzierung ist fraglos virtuoser und vielschichtiger als bei Tischbeins Komposition, von Davids eminenteren malerischen Fähigkeiten ganz zu schweigen.

Als gemeinsames Element verbinden beide Darstellungen jedoch die Freude an der Gestaltung eines breiten psychologischen Spektrums, ausgehend von einer einzigen schockierenden Tat. Auch bei David wird kontemplativ-beziehungsreich Vergangenheit in die dramatisch belichtete Momentaufnahme hereingenommen. Brutus hält auch hier immer noch die Rolle mit den Namen der Verschwörer in der Hand, dem wichtigen Indiz zur Enttarnung, Überführung und Verurteilung der beiden Söhne.

Die Sentiments von Davids Bild sind abwechslungsreicher gestaltet – nicht nur durch das Ausspielen

24 Kat. Paris 1989/90a, S. 197.
25 Körner 1988, S. 131 - 160; Busch 1993, S. 160 - 161; Stolpe 1985, S. 131 - 190; Germer 1988, S. 41 - 56; Bätschmann 1986, S. 145 - 162; Germer/Kohle 1986, S. 168 - 184; Puttfarken 1981, S. 291 - 304; Herbert 1972.
26 Kat. Paris 1989/90a, S. 197. Nach Abschluß des Manuskriptes erschien der Beitrag von Henriette Stuchty. Antike und Klassizismus. Das Mibiliar in den Gemälden von Jacques Louis Davin, in: Weltkunst, 15. Februar 1994, S. 452 - 456.

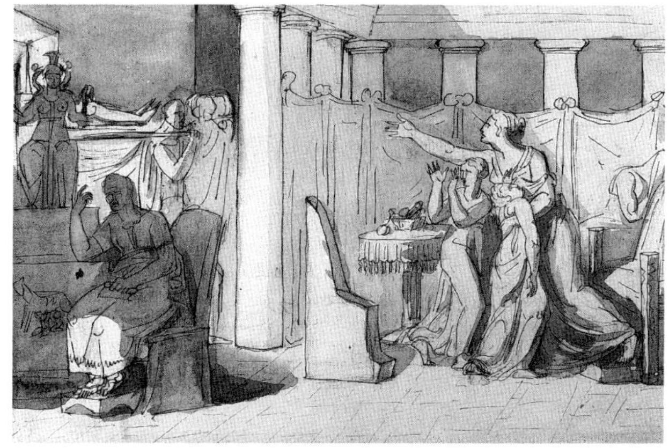

Abb. 5
Kopie nach Jacques Louis David, Brutus.
Stiftung Weimarer Klassik, Museen

einer überlegenen malerischen Meisterschaft, sondern auch durch den Entschluß, Brutus eine Frauengruppe pointiert gegenüberzustellen. Ist der Mann harsch und unerbittlich, so sind die Frauen, Opfer des Geschehens, von Schmerz und Gefühlen überwältigt.[27] Hier, wie auch in anderen Aspekten, steht der *Brutus* in einer Linie mit den *Horatiern*, jedoch atmosphärisch weiterentwickelt, in seiner Dramatik nuancenreicher geformt. Bei Tischbeins *Brutus* bleibt die Psychologie auf eine reine Männergesellschaft beschränkt, die Palette des Ausdrucks läßt spielerisch-artifizielle Glanzlichter wie bei David nicht zu. Dabei ist aber gerade die neue Weite des Ausdrucks bei Tischbein vordringlich durch sein an Davids römischen Werken geschultes, neugewonnenes Stilrepertoire bestimmt. Der Figurenstil und insbesondere die Farbgebung erweisen den Einfluß des Franzosen. Tischbein hat ein »Embarquement« hin zu neuen Ufern vollzogen. David seinerseits mag vielleicht durch seine Kenntnis des *Brutus*-Bildes von Tischbein in Rom gedanklich die *Brutus*-Thematik memoriert haben. Jedenfalls fiel ihm später ein Themenwechsel von *Coriolan* zu *Brutus* offensichtlich nicht schwer.

Die Instrumentalisierung des Brutus durch die Bildpropaganda der Französischen Revolution, der sich David bekanntlich keinesfalls widersetzte, machte im französischen Umfeld Brutus fast zu einem republikanischen Schlagwort.[28] Diese Tradition wirkte weit bis ins 19. Jahrhundert hinein fort. In Victor Hugos Roman *1793* ist Brutus ein selbstverständlich gebrauchtes Synonym für einen enragierten Republikaner.

Einen eigentümlichen Akzent im Rahmen der literarischen Rezeption setzt Madame de Staëls Roman *Corinna*, dessen Handlung 1794 einsetzt. Jacques Louis Davids Gemälde, das ausführlich beschrieben und gedeutet wird, befindet sich im fiktiven Rom der Schriftstellerin – dies wirkt wie ein Verweis auf die römischen Jahre des Malers.

In Corinnas römischer Galerie hängt übrigens Davids *Brutus* als »Gegenstück« (!) zu Jean Germain Drouais' *Marius in Minturnae*.[29] Bei Tischbein besteht der enge Zusammenhang zwischen *Brutus* und *Marius* darin, daß er seinen *Brutus* als motivische Entlehnung nach Drouais‹ *Marius* gestaltete!

Eine in *Corinna* in anderem Zusammenhang erwähnte *Philoctet*-Darstellung[30] könnte übrigens auf den *Philoctet* von Jean Germain Drouais zu beziehen sein. Die bisherige Annahme, es handle sich um das bekannte Bild von Abildgaard,[31] scheint weniger wahrscheinlich. – Drouais' *Philoctet* wurde auch von Goethe gesehen.[32]

Goethe kannte nicht nur Tischbeins *Brutus* – in seine Sammlung gelangte eine Kopie des Davidschen Bildes, eine Zeichnung, die zeitweilig als eigenhändig diskutiert wurde (Abb. 5). Da diese Arbeit in einzelnen Details Unterschiede gegenüber dem Gemälde erkennen läßt, bleibt die Frage, ob es sich hier um die Kopie eines von der endgültigen Ausführung abweichenden Entwurfs handelt.

Wie die *Brutus*-Zeichnung in Goethes Besitz kam, ist ungeklärt. Die Datierung des Wasserzeichens mit der Jahreszahl 1794 gibt jedenfalls einen zeitlichen Anhaltspunkt.[33] Wilhelm von Humboldt hielt sich 1797/99 in Paris auf und stand mit Jacques Louis David in Verbindung. In einem Briefkonzept Goethes, datiert Jena, den 26. Mai 1799, an Humboldt gerichtet, findet man eine Stelle, die über die Provenienz der *Brutus*-Kopie Aufschluß geben könnte: »Wüßten Sie wohl einen Weg wie man dem Maler David (...) beykommen könnte? um in der Folge, wenn die Sache im Gange ist, etwa auch eine Zeichnung (...) zu erhalten. Sind die Preise sehr hoch die sie auf ihre Arbeiten setzen? und könnten Sie mir etwa, werther Freund, jemanden in Paris verschaffen, der zu so einer Connexion und Negotiation geneigt und geschickt wäre.«[34]

Die Wirkung von Tischbeins *Brutus* war gering. Die endgültige malerische Ausführung des Gemäldes ist eher in die 1790er Jahre zu datieren, wenn auch zu Beginn von Tischbeins zweitem Romaufenthalt der Anfang der Bildgenese zu datieren ist. Tatsächlich sah die Fürstin Luise von Anhalt-Dessau das Bild in Tisch-

27 Vgl. Kat. Paris 1989/90a, S. 200.
28 Vgl. grundlegend Herbert 1972.
29 Staël 1979, S. 193 f.
30 Staël 1979, S. 188.
31 Staël 1979, S. 590.
32 Kat. Rennes 1985, S. 56.
33 Femmel 1980, S. 55 f.
34 WA IV/14, S. 101.

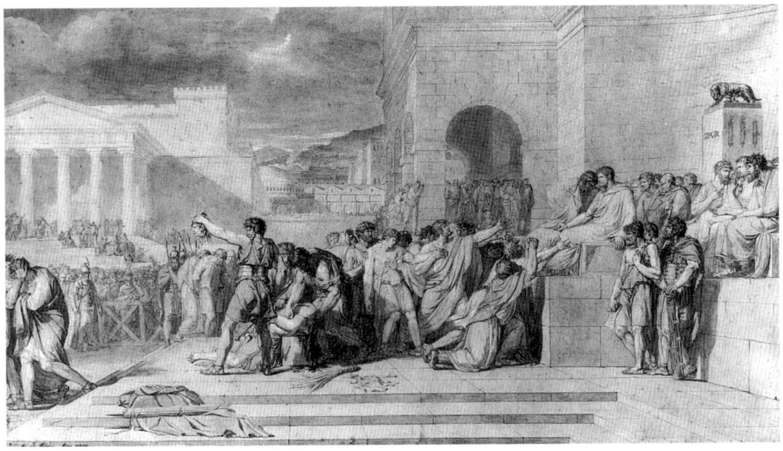

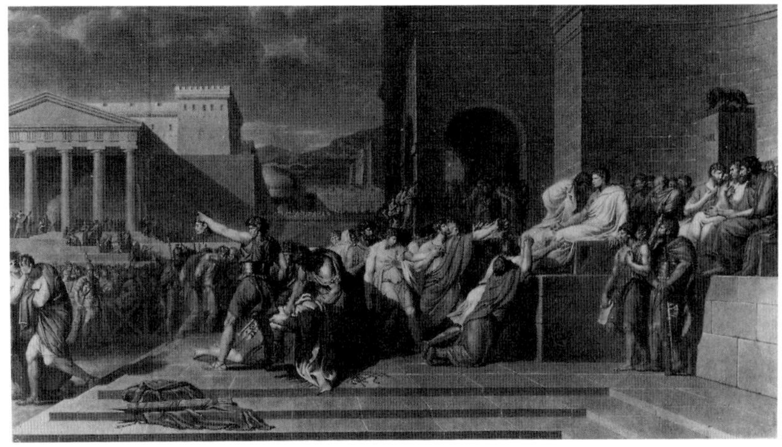

Abb. 6
Guillaume Lethière, Brutus, 1788. Musée de Pontoise

Abb. 7
Piere-Charles Coqueret nach Lethière, Brutus. Paris, Bibliothèque Nationale, Cabinet des Estampes

beins Atelier während ihres Neapelaufenthaltes,[35] der Reiseschriftsteller J. J. Gerning bezeugt die Zeit der Vollendung des Bildes für Tischbeins neapolitanische Periode.[36] Was nach Tischbeins Flucht aus der süditalienischen Residenzstadt (1799) mit *Brutus* geschah, bleibt ungeklärt.

Nochmals aufgegriffen wurde der Bildgedanke, als man 1816 empfahl, Tischbein möge *Brutus, wie er das Todesurteil über seine Söhne fällt,* für das Sessionszimmer des Hamburger Senats malen.[37] Knüpften sich daran politische Konnotationen für die Freie und Hansestadt, so wohl in Hinsicht auf die Befreiungskriege. Tatsächlich beendete Tischbein 1816 sein Historienbild *General Bennigsen und sein Stab,* ein städtischer Auftrag, dem militärischen Triumph über Napoleon gewidmet. Der bereits im Zusammenhang mit Füger zitierte Domherr J. L. F. Meyer schrieb über das *Bennigsen*-Bild 1816: »... Als Denkmal der Befreiung der Stadt vom französischen Joch, wird dieses Gemälde in dem großen Rathhaussaal aufgestellt werden (...) Immer aber wird das Ganze; als Erinnerung an jene schöne Epoche, von ergreifendem geschichtlichen Eindruck auf den Anschauer, – immer für meine Vaterstadt ein bleibendes Denkmal sein ihres Ruhms, durch Wort und That, ein hohes Beispiel, und so den ersten mächtigen Impuls gegeben zu haben, zur Volksbewaffnung Deutschlands gegen seine grausamen Unterdrücker.«[38] Sicherlich war es aber, wie in vorrevolutionärer Zeit, immer noch möglich, den *Brutus* als reines *exemplum virtutis* aufzufassen. Wenn Jean Paul beispielsweise 1796 vorschlug, als Titelvignette für ein bürgerliches Gesetzbuch »Konsul Brutus vorstellen zu lassen, der seine Söhne dem Geseze opfert«,[39] so stand er mit dieser Anregung wohl eher in der Tradition der *Brutus*-Tragödien von Voltaire und Alfieri, als im Bannkreis der jakobinischen Alternative »liberté ou la mort« oder gar im Dienst einer restaurativen Umkehrung der Programmatik.

Austausch und Konkurrenz zwischen deutschen und französischen Künstlern in Italien lassen sich auch – wie bereits angedeutet – mit Bezug auf die *Brutus*-Thematik am Beispiel von Heinrich Friedrich Füger und Guillaume Guillon-Lethière thematisieren.

Guillon-Lethière schuf in Rom eine *Brutus*-Zeichnung und beschäftigte sich auch später mit dem Thema (Abb. 6). Bekannt wurde zudem eine Reproduktionsgraphik von Pierre-Charles Coqueret (Abb. 7). Ein großformatiges Gemälde Lethières, 1812 im Salon ausgestellt, milderte die Drastik früherer Kompositionen ab.[40]

Eine Farbskizze von 1788, deren Existenz auch Ménageot bezeugt,[41] wurde 1788 in der jährlichen Ausstellung der Académie de France gezeigt. Friedrich Rehberg schrieb darüber ausführlich in seiner »Nachricht von der Ausstellung der diesjährigen Kunstwerke der Pensionaire der französischen Akademie in Rom«.[42]

Rehberg rühmt die Qualitäten des Werks ausführlich und zieht das Fazit: »Der Augenblick ist so gut zu diesem Gemälde gewählt, und enthält so vieles, die Composition ist so vortrefflich, und die Disposition der Farben entspricht diesem so vollkommen, daß dieser Entwurf, wenn er in einen großen Gemählde ausgeführt würde, ein sehr merkwürdiges Werk verspricht.« Aufhorchen läßt die unmittelbar aus diesem Lob entwickelte Schlußfolgerung: »So oft dieser Gegenstand schon behandelt worden, scheint er durch diese Vor-

35 Matthisson, Erinnerungen, Bd. 4, Zürich 1814, S. 293 f.
36 Gerning 1802, S. 120.
37 Eine Notiz aus den Protokollen der Eutiner Literarischen Gesellschaft vom 18. 6. 1816 vermerkt: »Überlegung für Tischbein: ein Gemälde für das Sessionszimmer des Hamburger Senats: Vorschlag: Brutus, wie er das Todesurteil über seine Söhne fällt.« – Obermeier 1983, S. 108.
38 Mildenberger 1989, S. 94.
39 Paul 1958, S. 198, Nr. 319. – Freundlicher Hinweis Herr Ivo Kügel, Oldenburg.
40 Kat. Paris 1989/90/III, S. 891 f.
41 Vgl. auch Sprigath 1968, Bd. II, S. 220 f.
42 Akademie der Künste zu Berlin 1790, S. 129 – 132.

stellung erst erschöpft zu seyn, und nach diesem dürfte es vielleicht nicht so leicht jemand wagen, noch einmal dieselbe Scene zu mahlen.«[43]

Offensichtlich war die *Brutus*-Thematik im Rom der 1788er Jahre zahlreicher präsent, als man den heute greifbaren dinglichen Überlieferungen nach erschließen kann. Domherr F. J. L. Meyer empfand Rehbergs Ausführungen als übertrieben und verwies auf das bereits erwähnte Gemälde von Füger sowie den Entwurf von 1783. In den Rahmen einer extensiven Beschreibung flocht Meyer ein qualitatives Urteil ein: »Diese Figur [Brutus, H. M.], so wie die des andern Konsuls, und noch einiger Nebenpersonen, müssen nach Herrn Rehbergs Beschreibung, denen in Le Ties [Lethière, H. M.] Skitze, sehr ähnlich sein, nur daß in dieser, bei dem gewählten spätern Augenblick des schon fließenden Bluts des ältesten Sohnes, im Vater noch mehr Ausdruck des sich stärker als hier äussernden Gefühls zu sein scheint. An einen Raub, wenigstens des deutschen Künstlers, ist hier gar nicht zu denken – denn ich sah Fügers Entwurf schon 1783...«[44]

Lethières Bild geriet im Verlauf des späteren 19. Jahrhunderts zunehmend in Vergessenheit, erfreute sich aber noch der enthusiastischen und ausführlichen Würdigung beispielsweise eines Friedrich Hebbel.[45]

Interessanterweise malte 1788 Angelika Kauffmann auch einen *Brutus*. Die Komposition des verschollenen Gemäldes ist lediglich durch eine lavierte Federzeichnung zu erschließen. Mit Tischbeins Gemälde dürfte die Arbeit der Kauffmann kaum in Verbindung zu bringen sein; hingegen könnte Fügers *Brutus*, dessen Wirkung ja beachtlich war, die Malerin nicht nur thematisch angeregt haben. Die gestenreiche Choreographie von Angelika Kauffmanns Inszenierung erinnert bei einigen – allerdings wenigen – Einzelfiguren an Fügers affektreiches Bild.

Ikonographisch interessant ist, daß die Kauffmann *Brutus* als Pendant für ihre dritte Fassung von *Cornelia, Mutter der Gracchen* (Kat. 195) malte.[46]

Zeitgenossen verglichen übrigens auch den Davidschen *Brutus* mit Fügers Bild.[47] Ein Wettstreit zwischen deutschen und französischen Künstlern in Rom scheint nicht selten gewesen zu sein. So soll Friedrich Rehberg in Konkurrenz zum jungen David einen *Tod der Niobiden* gemalt haben.[48] Wolfgang Becker hat im Rahmen seiner Untersuchung *Paris und die deutsche Malerei 1750–1840* das Beziehungsgeflecht in Rom umrißhaft skizziert:

»... muß die Entwicklung der Franzosen und Deutschen im Zusammenhang gesehen werden. Da sie sich kannten, beobachteten sie einander und schufen Werke gleichen Inhalts. David hatte allen eine ungewöhnliche Kraft der Verarbeitung von Vorbildern, eine strenge Vorstellung der originalen Erfindung (...) voraus (...) Füger malte 1777 (...) das Bild eines Horatiers, der seine Schwester ermordet; David hatte 1784 den königlichen Auftrag erhalten, den alten Horatier zu malen, der seinen Sohn verteidigt, schuf aber (...) den ›Schwur der Horatier‹; [Tischbein weist in seinen Memoiren übrigens gleichfalls auf Davids potentielles Interesse an Fügers *Horatier* hin; H. M.] schon die Zeitgenossen verglichen die beiden Bilder ›Brutus verurteilt seine Söhne zum Tode‹ von Füger und David. Rehberg folgte dem Franzosen 1791 mit einem ›Belisar‹, der in Berlin häufig kopiert wurde. Doch sie waren nicht Schüler Davids und nahmen seine Anregungen aus der Ferne auf.«[49]

In diesem Wechselspiel der Anregungen und Vorbilder dürfte die *Brutus*-Thematik eine zentralere Rolle gespielt haben, als ihr bislang in der Kunstgeschichtsschreibung zugebilligt wurde.

III

Um auf das unmittelbare Bezugsfeld von Goethe in Rom zurückzukommen, können gerade am Beispiel von Johann Heinrich Wilhelm Tischbein noch einige Indizien aufgeführt werden, die eine produktive Auseinandersetzung mit künstlerischen Einflüssen der Académie de France in Rom erschließen lassen.

Tischbein veröffentlichte 1786 unter dem Kürzel »W.« (= Wilhelm) einen siebzehn Druckseiten umfassenden Bericht über Davids *Schwur der Horatier* in der in Weimar verlegten Zeitschrift *Teutscher Merkur*. Im Juli 1785 hatte die öffentliche Präsentation der *Horatier* im Atelier des Meisters stattgefunden; publizistisch verbreitete sich die Sensation schnell durch die europäischen Gazetten.

Interessant ist, daß die Charakterisierung koloristischer Eigentümlichkeiten von Davids Gemälde mit Beobachtungen über die Farbsetzung des Franzosen harmonieren, die Goethe in seiner *Farbenlehre* aufführte. So liest man bei Goethe:

»Nachdem unter den französischen Malern die süßliche, lüsterne, fade Manier des Boucher und die sentimentale des Greuze vorübergegangen war, so wurden

43 Akademie der Künste zu Berlin 1790, S. 132.
44 Neues Deutsches Museum 1791, S. 74.
45 Hebbel 1948, S. 107 – 109.
46 Angelika Kauffmanns *Brutus*-Zeichnung aufgeführt und abgebildet neuerdings in Kat. Bremen 1993/94, S. 86, Abb.
47 Becker 1971, S. 46.
48 Becker 1971, S. 46.
49 Becker 1971, S. 46.

Abb. 8
Johann Heinrich Wilhelm Tischbein, Goethe in der römischen Campagna, 1787.
Frankfurt a. M., Städelsches Kunstinstitut
© Ursula Edelmann

Abb. 9
Johann Heinrich Wilhelm Tischbein.
Paris mit dem Apfel, Schloß Eutin

durch den noch lebenden David ernstere Gegenstände und nach Erfordernis derselben auch edlere Formen eingeführt. In Ansehung Lichtes und Schattens war es ihm um große wirksame Partien, so wie im Kolorit um Gegensätze der gewaltigsten Farben vornehmlich zu tun. Die stille Übereinstimmung fröhlicher, verwandter und zum Teil gemäßigter Farben scheint überhaupt nicht zu den Zwecken dieses Kunstgeschmacks zu gehören, der sowohl in Frankreich in der neuern Zeit fast allgemein angenommen ist, (...) sogar in Deutschland Nachahmer gefunden und bis jetzt fortgedauert hat.«[50]

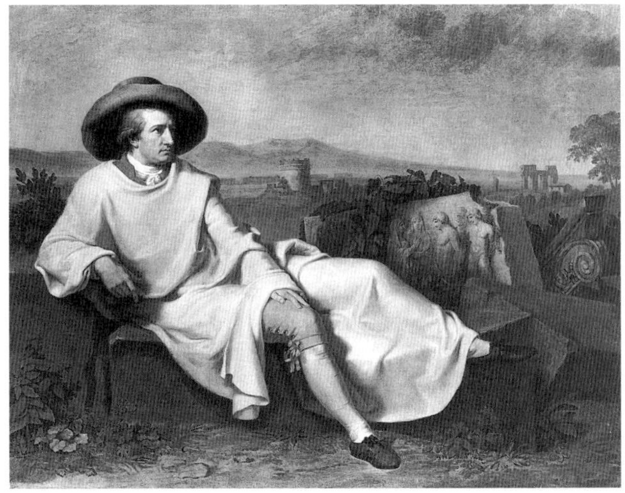

Tischbein wies gleichfalls auf »starke Schatten, gleich neben dem Licht angebracht« hin, auf »plötzliche Wirkung«; das Kolorit zeigte ihm »wenig Schmeichelndes in den Farbenspielungen«, im Dienst der Gesamtkonzeption bestimme es den »eindringenden Effekt« mit.[51]

Tischbeins *Goethe in der Campagna* (Abb. 8), das den Dichterfürsten mit historienhaftem Pathos, mit gedanklichem Bezug zu den großen Epochen der Antike – Ägypten, Griechenland, Rom – inszeniert, steht vor dem Hintergrund einer differenzierten Porträttradition. Bei allem Formenreichtum, den der Typus des Sitzbildnisses in der Landschaft im Verlauf seiner Entwicklung erkennen läßt, ist Tischbeins *Goethe in der Campagna* mit keinem anderen Porträt so direkt zu verknüpfen wie mit *Jeune homme assis parmi débris antiques*, einer Ölskizze des seit 1785 an der französischen Akademie in Rom tätigen David-Schülers Louis Gauffier.[52] Eine wie auch immer zu akzentuierende gegenseitige Beeinflussung ist unverkennbar.

Sucht man nach späten Nachwirkungen französischer Einflüsse bei Tischbein, so läßt sich der um 1810/20 gemalte *Paris mit dem Apfel* (Abb. 9) mit einem Werk vergleichen, das gleichfalls Paris darstellt, nach ungesicherter Überlieferung als Werk von Drouais galt, jedenfalls aber in dessen französisch-römischem Umfeld zu lokalisieren ist (Abb. 10).[53]

Beide Bilder zeigen die ikonographisch seltenere Darstellung des Paris mit dem Eris-Apfel ohne Einbeziehung der Göttinnen Juno, Pallas Athene und Venus.

Tischbein greift bei seinem *Paris* motivisch auf den Torso vom Belvedere zurück; die malerische Umsetzung mag als exemplarischer Beleg für seine Antikenstudien gelten. Der Torso wurde in eine weich modellierende Klassizismusauffassung transponiert. Man mag in diesem Gemälde ein Demonstrationsstück erkennen, das Tischbein für kunstpädagogische Tätigkeiten geschaffen hat, ein Exemplum zum Studium seiner klassizistischen Methode.

Der Vergleich mit dem *Paris* aus dem römischen Drouais-Umkreis rückt das Werk von Tischbein in eine aufschlußreiche Perspektive. Die mondän-präziöse Auffassung des französischen Bildes findet seine Antwort in der idealisierend-empfindsamen, sensuelle und idyllisch-verträumte Aspekte vermischenden Gestaltung Tischbeins.

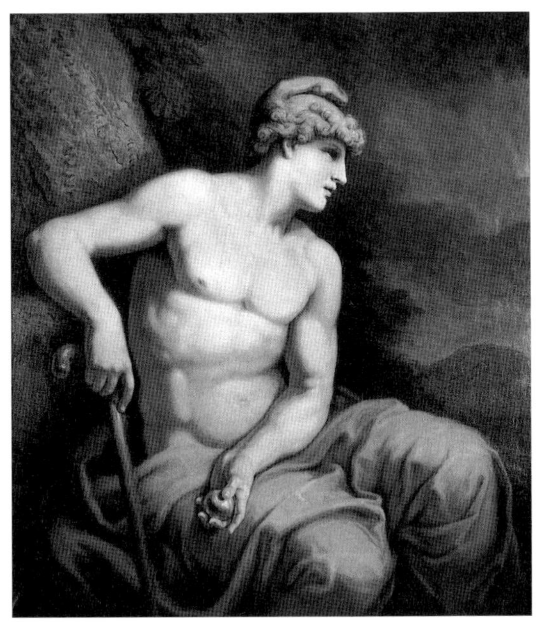

50 WA II/3, S. 381.
51 Tischbein 1786, S. 178 f. – Klemm 1992, S. 76.
52 Becker 1971, S. 37 f.
53 Kat. Rom 1981/82, S. 197, Abb.

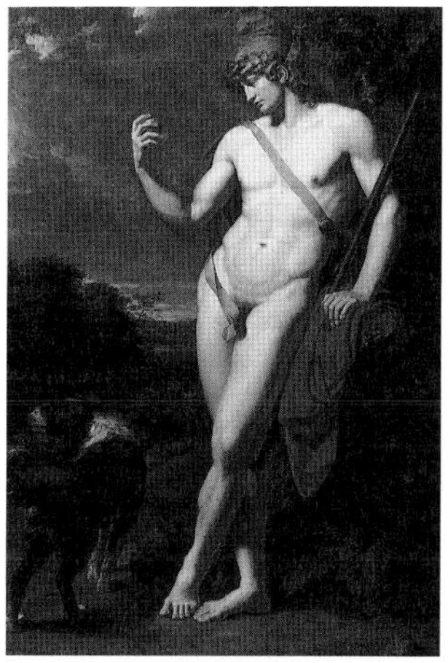

Abb. 10
Französische Schule Ende 18. Jh., Germain Drouais zugeschrieben, Der Schäfer Paris.
Ottawa, National Gallery of Canada

Drouais hat – neben dem ihm nicht mit Sicherheit zuzuweisenden *Paris* – eine Reihe vergleichbarer, aus dem Genre der Akademiestudien entwickelten mythologischen Einzelfiguren gemalt[54] – wie übrigens auch David.[55] Dieser Tradition schloß sich Tischbein in Deutschland nochmals retrospektiv an.

Wirkten bei Tischbein französisch-römische Vorbilder nach, so blieben sie auch Goethe langanhaltend im Gedächtnis. Manchmal treten entsprechende Gedanken in überraschenden Zusammenhängen hervor. So liest man in Goethes Anhang zur Lebensbeschreibung des Benvenuto Cellini eine Parallelisierung der Cartons von Michelangelo und Leonardo da Vinci zur Schlacht von Cascina beziehungsweise zur Anghiari-Schlacht mit einer Pariser Arbeit von Jacques Louis David:

»Beide Werke [gemeint sind die Cartons von Michelangelo und Leonardo, H. M.], welche die Bewunderung und den Nacheifer aller künstlerischen Zeitgenossen erregten, und höher als andere Arbeiten dieser großen Meister geschätzt wurden, sind leider verloren gegangen.

Wahrscheinlich hatte die Republik weder Kräfte noch Ruhe genug, einen so groß gefaßten Gedanken ausführen zu lassen, und schwerlich fühlten sich die Medicis geneigt, als sie bald zur Herrschaft wieder zurückkehrten, das, was jene begonnen hatten, zu vollenden (...) Und sehen wir nicht in unsern Tagen das mit großem Sinne und Enthusiasmus entworfene, mit schätzbarem Kunstverdienst begonnene revolutionäre Bild Davids, den Schwur im Ballhause vorstellend, unvollendet? Und wer weiß was von diesem Werke in drei Jahrhunderten übrig sein wird.«[56]

Davids malerischen Rang, seine Vorbildhaftigkeit für junge deutsche Künstler, erkannte Goethe an, wenn er in einem Briefkonzept an Herzog Carl August (28. September 1802) in Hinsicht auf den Parisaufenthalt von Ferdinand Jagemann schrieb: »Desto angenehmer war mirs zu sehen, wie der junge Jagemann von David und seiner Schule denkt und den Vorsatz gefaßt hat daher den möglichsten Vortheil zu ziehen.«[57]

Goethes geplante Beiträge zu Jacques Louis David und die Académie de France in Rom für die *Propyläen* blieben ungeschrieben. Vielleicht war das verlegerische Scheitern des Zeitschriftenprojektes nicht der einzige Grund, daß lediglich Brouillons die Themenkreise fixieren. Die jakobinische Karriere Davids im unmittelbaren Machtbereich von Maximilien Robespierre hatte den Maler weitgehend diskreditiert. Doch wird Davids vielschichtige Existenz gerade Goethes Gedanken angeregt haben. Der Weimarer Dichter, der in seinem Werk immer wieder Themen der Französischen Revolution verschlüsselt und unverschlüsselt zum Gegenstand machte, dürfte den genialen David als exponiertes Beispiel eines jakobinischen *exemplum virtutis* mit distanzierter Wertschätzung betrachtet haben. Es wäre spekulativ zu fragen, ob David besser in der *Natürlichen Tochter*, im *Reineke Fuchs*, im *Groß-Cophta*, in den *Unterhaltungen deutscher Ausgewanderter*, im *Bürgergeneral*, in den *Aufgeregten*, im *Mädchen von Oberkirch*, in der *Campagne in Frankreich* oder gar in der *Novelle* zu placieren wäre.

Für die Kunstbetrachtung des 19. Jahrhunderts wurden die Wechselbeziehungen zwischen französischen und deutschen Künstlern im Rom der 1780er Jahre spätestens durch den Pulverdampf der Befreiungskriege verdeckt. Die vielfältigen, verstreuten Überlieferungen werden jedoch voraussichtlich noch manche Ergänzung des bruchstückhaft erhaltenen Mosaikbildes ermöglichen.

54 Vgl. Kat. Rennes 1985.
55 Vgl. Kat. Rom 1981/82, S. 98 – 105.
56 WA I/44, S. 312 – 313.
57 WA IV/16, S. 121.

Jacques Louis David
Paris 1748 – 1825 Brüssel

189 BELISAR

Öl auf Leinwand
101 x 115 cm
bez. unten links ›L. David faciebat/anno M. DCCLXXXIV Lutetiae‹
Paris, Musée du Louvre
Inv. Nr. 3694

Literatur: Tischbein 1786, S. 171-172; Becker 1971, S. 46.; Kat. Rom 1981/82, S. 114-122; Kat. Paris 1989/90a, S. 130-138

Als Jacques Louis David im Sommer 1780 nach Rom zurückkehrte, hatte er vor, seine Aufnahme in die Akademie zu erreichen, was seine Teilnahme am Pariser Salon von 1781 voraussetzte. David wählte als Sujet seines einzureichenden neuen Historienbildes den *Belisar.* Ab November 1780 arbeitete David an dem Gemälde, das er im Sommer 1781 fertigstellte (erste Fassung, heute im Musée des Beaux-Arts in Lille).

Mit einer Themenauswahl, die als charakteristisch für den hohen Ernst der Historienmalerei gelten kann, den David im Verlauf der 1780er Jahre entwickelte, gestaltete er gleichzeitig auch ein in Frankreich bekanntes Sujet. Inbesondere durch einen 1767 veröffentlichten Roman von Marmontel war Belisar, der erfolgreiche Heerführer des Kaisers Justinian, wieder eine populäre Gestalt geworden. Ruhmbedeckt, jedoch durch die Ungnade eines undankbaren Souveräns eingekerkert, mußte er schließlich im Exil als erblindeter, von einem Kind geleiteter Bettler sein Brot suchen. Mit pathetisch rührendem Ausdruck und um eine Gabe bittend stellte ihn David dar; der Helm in der Hand des helfenden Kindes und Rüstungsteile in der Kleidung des barfüßigen alten Mannes erinnern an den unglaublichen Sturz des Generals, der einst weltbewegende Siege errungen hatte. Die mitfühlende Bewegtheit einer Almosen gebenden Frau und das Erschrecken eines Soldaten, der seinen vormaligen Befehlshaber wiedererkennt, unterstreichen den emotionalen Appell des Bildes, der menschlichen Undank und die Vergänglichkeit irdischer Größe beschwört. In einer Architektur- und Landschaftskulisse, die an das Vorbild von Nicolas Poussin erinnert, werden die anekdotischen Züge des »Date obolum Belisario« ins Exemplarische entrückt.

Marmontels Buch weckte eine zeitgenössische Assoziation zu einem kontroversen Fall. Lally-Tollendal, siegreicher Heerführer der Schlacht von Fontenoy, wurde im Verlauf seiner Niederlagen in Indien des Verrats bezichtigt und 1766 hingerichtet. Bemühungen um seine Rehabilitation, von Voltaire und anderen literarischen Größen der Zeit unterstützt, führten 1781 - im Jahr der Fertigstellung von Davids erster Fassung des *Belisar* - zu einem öffentlich gewürdigten Erfolg. Der Versuch, den *Belisar* als Ausdruck freiheitlich-bürgerlicher Bestrebungen gegenüber der absolutistischen Gewalt von Versailles zu deuten, bleibt freilich Spekulation. Die vom Geschick erniedrigte, doch in ihrer Haltung bewunderungswürdige Gestalt des großen Heerführers wäre auch im Sinne einer monarchischen Propaganda zu instrumentalisieren gewesen.

Das Belisar-Thema beschäftigte David bereits vor seiner Rückkehr nach Rom 1780; schon im Herbst 1779, nach seiner Reise nach Neapel, entstand eine Zeichnung zum Thema (Palaiseau, Ecole Polytechnique).

1784 schuf David die ausgestellte, im Format verkleinerte Fassung des *Belisar* (Musée du Louvre). Beeindruckt von seinen Erfolgen hatte d'Angiviller, Bautendirektor des Königs und damit auch zuständiger Mann für die offizielle Kunstpolitik, zwei Gemälde bei David bestellt, eines davon das heute im Louvre befindliche Bild. Diese in Paris ausgeführte Fassung geht somit fast unmittelbar dem *Schwur der Horatier* voraus, den David dann in Rom 1784 bis 1785 malen sollte (vgl. Kat. 190). Änderungen bei der Figurengestaltung und eine erweiterte Räumlichkeit dienen der Inszenierung einer flüssiger akzentuierten Choreographie.

Im Verlauf seiner Karriere hat David immer wieder eigenhändige Repliken erfolgreicher Werke signiert, darunter auch spätere Arbeiten wie den *Schwur der Horatier* oder *Paris und Helena*. Möglicherweise wurde die vorliegende verkleinerte Fassung des *Belisar* jedoch von Fabre ausgeführt, wenn auch wohl David bei der Hauptgruppe letzte Hand mit anlegte.

Für Veränderungen der Komposition ist sicherlich David verantwortlich: Die Kritik hatte das zu enge Beieinander von Soldat und der Almosen gebenden Frau kritisiert. Sie wurden nun räumlich auseinandergezogen, was zu einer Veränderung der Gestik des Soldaten und der räumlichen Verschiebung von Hintergrundsfiguren führte. Der Landschaftseindruck wurde seinem Charakter nach vereinfacht, insgesamt eine etwas trockenere, doch virtuose Ausführung erzielt.

Wenn auch die zweite Fassung des *Belisar* nicht wie die erste in Rom begonnen wurde, so kann sie doch als charakteristisches Werk für Davids Stil in der Historienmalerei gelten, der deutsche Maler im Rom der 1780er Jahre interessierte. Friedrich Rehberg, einer der deutschen Künstler, der in Rom besonders unter dem Eindruck seiner französischen Kollegen stand, schuf 1791 einen von David inspirierten *Belisar.* Rehbergs Bild wurde in Berlin häufig kopiert.

J. H. W. Tischbein nahm in seinen auf 1785 datierten, 1786 veröffentlichten *Briefen aus Rom, über neue Kunstwerke jeztlebender Künstler,* hauptsächlich Jacques Louis Davids *Schwur der Horatier* gewidmet, auch Bezug auf den *Belisar:*

»In Paris verfertigte er zwey Gemälde, wovon man hier bey der Ausstellung der drey Horazier, die Zeichnungen zu sehen bekam. Das erste stellt den Leichnam Hektors auf dem Rüstbette vor, wie er von seiner Andromache beweint wird; das andere den blinden Belisarius, der an dem Fuß eines Triumphbogens sitzet, und um Allmosen bittet. Dieß letztere war das Stück für die Aufnahme in die Akademie. Obwohl diese beyden Gemälde, blos nach den Zeichnungen zu urtheilen, ungemein viel Verdienst haben müssen: so erhielt Hr. David doch nur wenig Beyfall, weil das Modemäßige und Tändelnde, das zu Paris von den Meistern geliebt wird, sich mit so ernsthaften Gegenständen nicht verträgt; und weil das Kolorit dieses Künstlers die Gefälligen und Einschmeichelnden Farben nicht hat, von welchen die Mahler nach der Mode so viel Vortheil zu ziehen wissen. Indessen erhielt Hr. D. doch den Auftrag einer ansehnlichen Arbeit für den König. Ueberzeugt, daß Rom die wahre Quelle der Begeisterung, und der einzige Ort für den ächten Künstler ist, kam er verflossenen Herbst (...) nach Rom zurück, um die Skizze von den Drey Horaziern (...) auszuführen« (Tischbein 1786, S. 171f.). *H. M.*

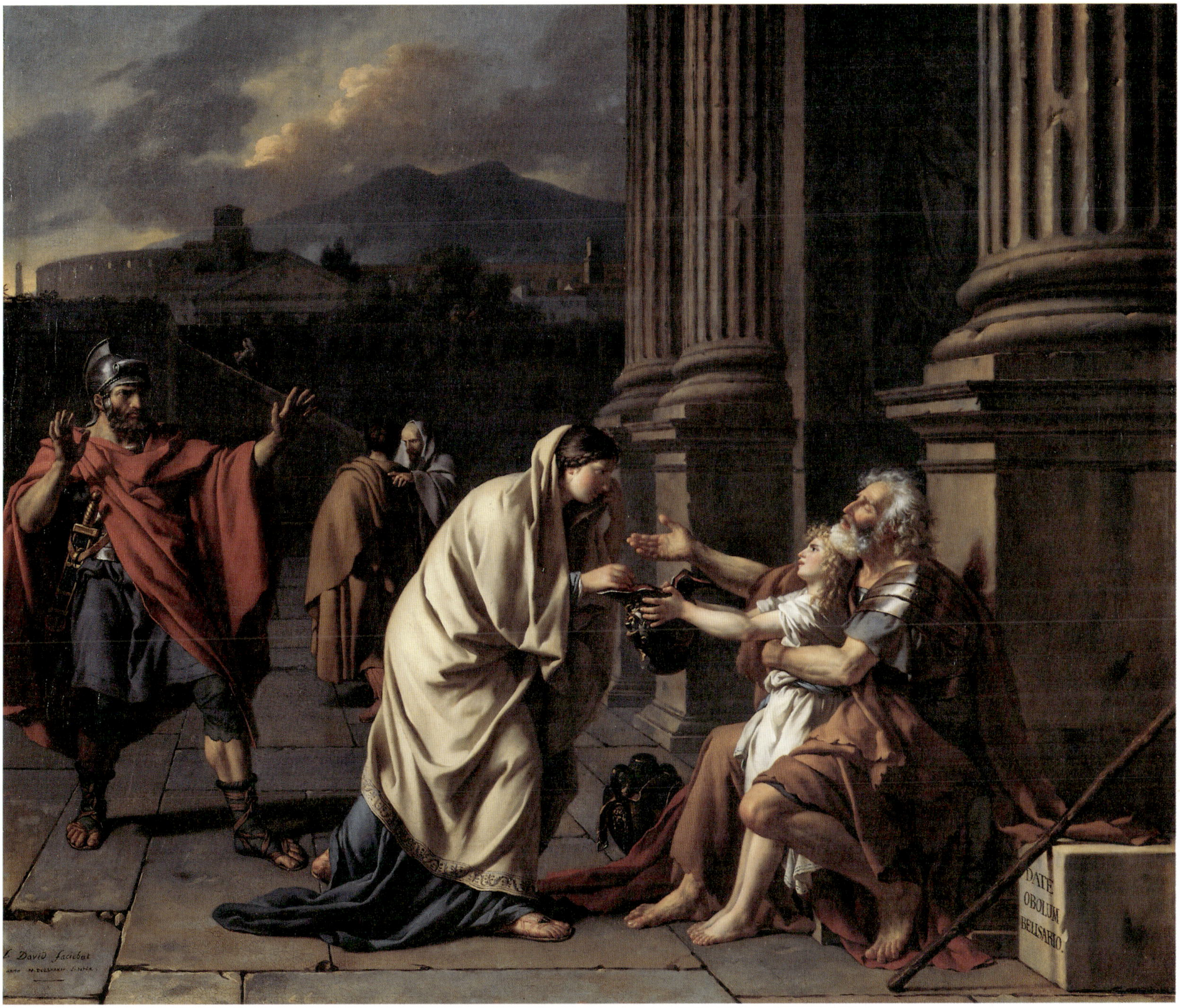
DATE
OBOLUM
BELISARIO

Jacques Louis David

Paris 1748 – 1825 Brüssel

190 DER SCHWUR DER HORATIER (Skizze)

Öl auf Papier auf Leinwand
26,5 x 37,5 cm
Paris, Musée du Louvre

Literatur: Tischbein 1786, S. 172 – 174, 176; Kat. Rom 1981/82, S. 136 – 143; Kat. Paris, 1989/90a, S. 162 – 171

Der *Schwur der Horatier,* von David 1784 – 1785 während seines zweiten Romaufenthaltes gemalt, hat wie kein anderes Bild der Epoche in der Ewigen Stadt Aufsehen erregt. Von den deutschen Künstlern, die sich in Rom mit dem Gemälde auseinandersetzten, ist insbesondere J. H. W. Tischbein hervorzuheben. In einem umfangreichen, 1785 datierten, 1786 im Weimarer *Teutschen Merkur* veröffentlichten Ausstellungsbericht gibt er eine detaillierte Analyse des Bildes und seiner sensationellen, Menschenmassen anziehenden Wirkung. Auch Goethe erwähnt das Werk im Rahmen seiner *Italienischen Reise,* obwohl er das Original selbst nicht mehr sehen konnte (siehe Mildenberger in diesem Katalog, S. 280ff.).

Tischbein hat die Handlung aufschlußreich und detailliert geschildert: »Es stellet die drey Horazier in dem Momente dar, wo sie schwören, entweder zu überwinden oder zu sterben (...) Der Künstler dachte sich das Innere des Hofes im Hause des Horatius (...) Die drey Brüder sind schon geharnischt, und zum Kampf ausgerüstet; die weibliche Familie des Hauses hat schon vergeblich um sie her geweint; der alte Vater hat seine Söhne ermannt, und jetzt tritt er mit den drey entblößten Schwerdtern hervor, faßt sie in eine Hand, und indem er sich in die Mitte des Schauplatzes vor seine drey Söhne hinstellt, wirft er seinen rothen Mantel über die Schultern, die rechte Hand und die Augen gen Himmel, und beginnt den Schwur. Die Söhne, welche in einer Linie gegen den Vater stehen machen nichts, als daß sie, das eine Bein einen Schritt vorwärts gesetzt, die Hände gegen die Schwerter ausstrecken, zum Zeichen des Schwures, entweder zu überwinden oder zu sterben. Während diese schwören, sieht man zur andern Seite einen Grupp Weiber mit Kindern, die zur Familie gehören. Das Weib des Aeltern von den Brüdern Horazius, die nach Corneillens Dichtung die Schwester der drey Curazier ist, sitzet ganz den tieffsten Schmerze preisgegeben, mit gesenkten Haupte auf einem Stuhle aufgelehnt und gleichsam in Ohnmacht. Camilla, die unglückliche Schwester der Horazier, und Braut von einen Curazier sizt trostloß mit herabhangendem Arme, und mit dem Haupte auf die Achsel von des Bruders Weibe aufgelehnt; neben diesen sieht man die alte Mutter der Familie, das Weib vom alten Horazius. Sie hält ihre zwey Enkelchen, Kinder von dem jüngeren Weibe des Hauses, zwischen ihrem Schooß, der Schmerz über das trostlose Schicksal ihrer Familie, die zärtliche Sorgfalt für ihre Enkel, und das Unvermögen des Alters, welches die alten Leute den Kindern so ähnlich und zugethan machet, ist in ihrer ganzen Stellung sehr gut ausgedrückt. Die ganze Anordnung des Bildes ist meisterhaft; nichts ist zu viel; nichts mit Haaren herbeygezogen weder in den Haupt- und Nebensachen: alles was da ist, gehört zur Sache, und trägt zur Wirkung des Ganzen bey. Natürlicher Weise wird hierdurch der Ausdruck sehr erhöht, welcher ohne Zweifel den wesentlichsten Theil von diesem Bilde ausmacht.«

Tischbein beschäftigte bei seinen eigenen Kompositionen aus diesem Zeitraum gleichfalls der Wunsch, eine neue Intensität des »Ausdrucks« zu erreichen, die Stilmittel des Klassizismus' in Richtung dieses Zieles zu forcieren. Jacques Louis David begeisterte mit seinen *Horatiern* Künstler unterschiedlicher Nationen, hatte er doch ganz neue visuelle Dimensionen erschlossen. Man stellte sein Gemälde qualitativ in eine Reihe mit Raffael und Michelangelo, ja wollte es »mit der Vollkommenheit der Antiken vergleichen«. – Tischbein äußert sich zur Kontroverse um das Bild in seiner Ausstellungsrezension mit anekdotischer Ausführlichkeit.

Im August 1785 wurde das Gemälde nach Paris abgeschickt, um dort in der Akademie öffentlich ausgestellt zu werden. Auch in Paris wurde das Gemälde trotz einiger Vorbehalte gut aufgenommen.

Die in unserer Ausstellung gezeigte Ölskizze, deren Unterzeichnungen noch deutlich zu erkennen sind, zeigt im Vergleich zum Gemälde zahlreiche, doch für den Gesamteindruck wenig bedeutende Abweichungen. Die dorischen Säulen ruhen noch auf Basen auf, im Fensterrahmen erkennt man eine Vase, die beim Gemälde fehlt, die drei Frauen erscheinen in Details anders wiedergegeben. Insgesamt erscheint die Rigorosität der Bildwirkung bei der Ölskizze nicht ganz im Sinne des Gemäldes forciert. *H.M.*

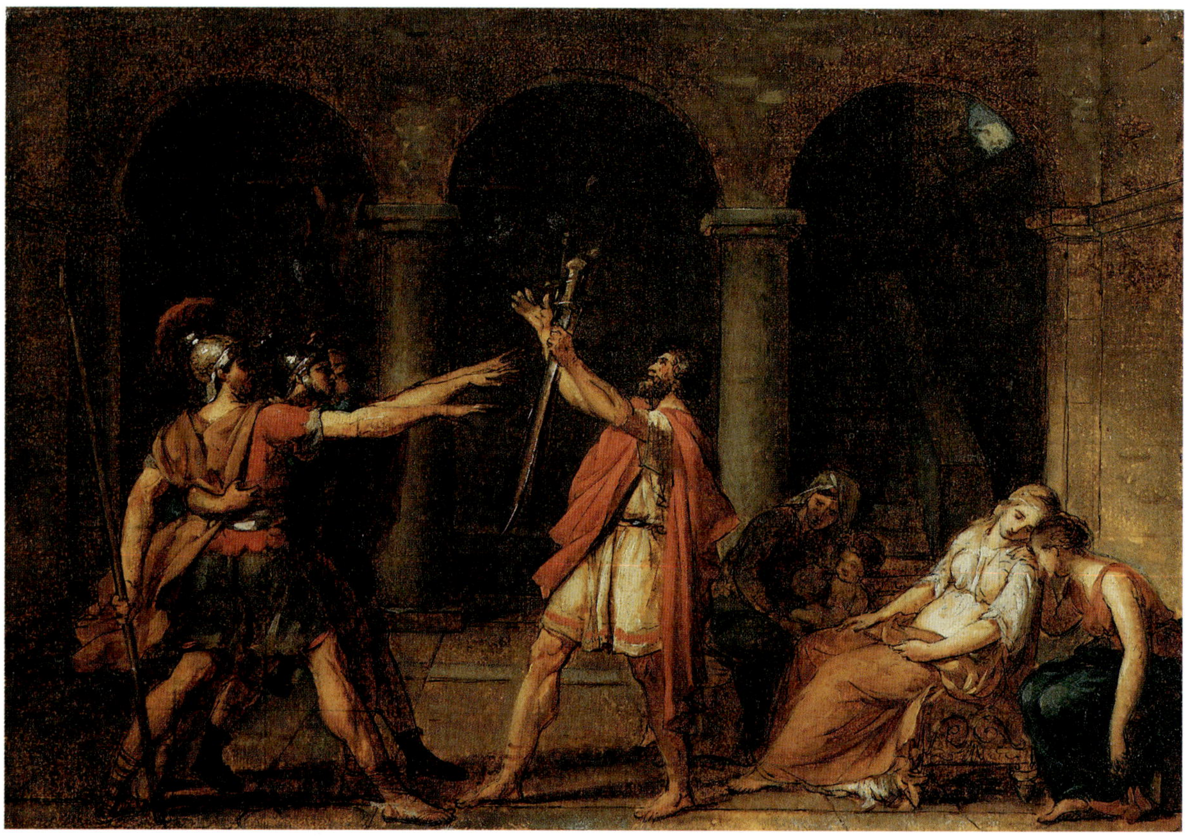

Jean-Pierre Saint-Ours

Genf 1752 – 1809 Genf

191 DIE AUSWAHL DER NEUGEBORENEN KINDER IN SPARTA

Öl auf Leinwand
138 x 260 cm
bez. unten links ›St-Ours F Rome 1786‹
Genf, Musée d'art et d'histoire

Literatur: Kat. Genf 1978, S. 6 (Abb.), 7, 15

Der geborene Genfer Saint-Ours erhielt seine prägende Ausbildung im Pariser Atelier von Joseph Marie Vien, dem Lehrer Davids. 1780 erlangte er den *Grand prix de Rome*, der ihm ein Studium an der Académie de France in Rom ermöglichte. Den zwölfjährigen Italienaufenthalt nutzte der Maler intensiv für seine künstlerische Fortbildung und erzielte breite öffentliche Anerkennung, die sich auch in der Gewährung bedeutender Aufträge niederschlug.

Spätestens seit 1785 ist in Rom die gedankliche Beeinflussung des Malers durch die Philosophie von Jean-Jacques Rousseau festzustellen.

Gestalten der Antike interpretierte Saint-Ours zunehmend vom philosophischen Standpunkt Rousseaus aus.

Der Überlieferung Plutarchs entsprechend wurden in Sparta die neugeborenen Kinder auf ihre künftige Kriegstüchtigkeit hin untersucht. Mißgebildete und schwächliche Neugeborene überantwortete man dem raschen Tod.

Diese Thematik der Kindestötung im staatstragenden Interesse zeigt eine bemerkenswerte thematische Affinität zu anderen im späteren 18. Jahrhundert favorisierten antiken Themen wie dem *Brutus, der seine Söhne zum Tode verurteilt*, dem *Tod der Virginia* oder dem *Manlius Torquatus*, der seinen siegreichen Sohn wegen militärischen Ungehorsams mit der Todesstrafe belegt.

Saint-Ours erkannte allgemein diesen Rigorismus als typisch für das tapfere Volk der Spartaner, wollte er doch mit seiner Komposition nicht nur eine Episode der griechischen Geschichte darstellen, sondern eine Folge gestalten, die exemplarisch die »vier Alter der Menschheit« zum Thema hatte. Saint-Ours' Künstlerkollege Pierre Louis De la Rive vermerkte dies auch in seinem Nachruf: »Ce fut alors qu'il fit son beau tableau du Choix des Enfans de Sparte, sujet tiré de Plutarque: c'était le premier d'une suite de quatre tableaux qui devaient offrir les quatre âges de l'homme avec un trait des moeurs de quatre peuples différents de l'antiquité.«

Saint-Ours befindet sich hier gedanklich in Übereinstimmung mit dem von ihm verehrten Rousseau, der in seinem *Discours sur l'Inégalité* sich über den Urzustand der Menschheit Gedanken machte. Rousseau vertrat die Ansicht, die Natur sei zu ihren Kindern genauso grausam wie das spartanische Gesetz, das nur die wohlgebildeten Kinder stark und widerstandsfähig werden ließ, die anderen jedoch der Vernichtung weihte (»nature qui en use précisément avec eux comme la Loi de Sparte avec les Enfants des Citoyens. Elle rend forts et robustes ceux qui sont bien constitués et fait périr tous les autres«).

Saint-Ours malte Le *Choix des enfants de Sparte* im Jahr von Goethes Eintreffen in Rom. Im August des folgenden Jahres (1787) vermerkte Goethe anläßlich eines Ausstellungsbesuchs in der Académie de France: »Durch Drouais, Gagneraux, Desmarest, Gauffier, St. Ours erhält sich nunmehr der Ruhm der Franzosen, (...)« (siehe Mildenberger in diesem Katalog S. 280 ff.). Offensichtlich würdigte Goethe diesen damals auch stark von Jacques Louis David geprägten Künstler, den man im 19. Jahrhundert häufig als »David genevois« apostrophierte.

Neben dem 1786 datierten Gemälde in Genf haben sich noch zwei Wiederholungen im Besitz des Musée d'art et d'histoire de Genève und der Bayerischen Staatsgemäldesammlungen München erhalten.

H.M.

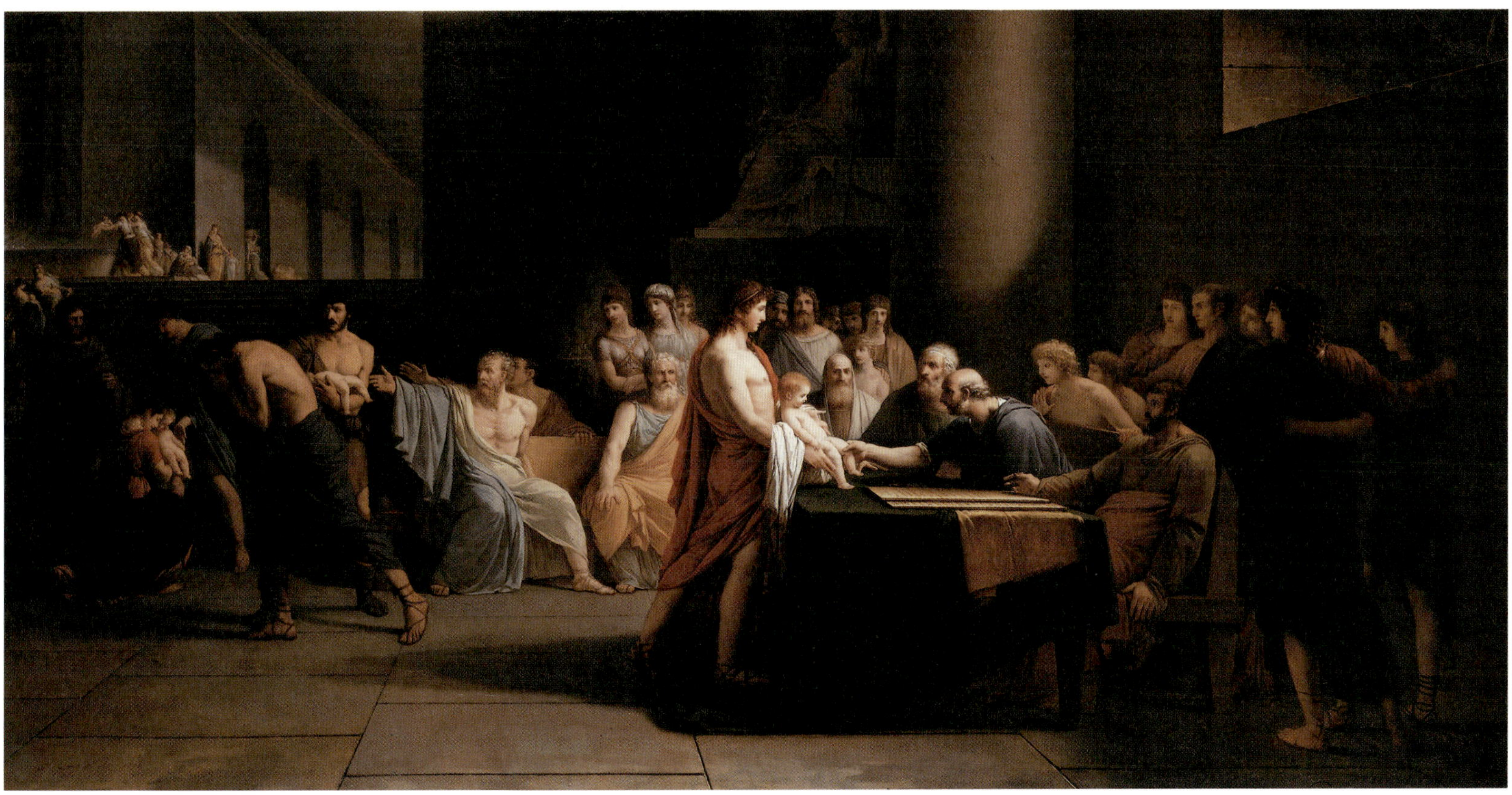

Johann Heinrich Wilhelm Tischbein

Haina 1751 – 1829 Eutin

192 CONRADIN VON SCHWABEN UND FRIEDRICH VON ÖSTERREICH VERNEHMEN BEIM SCHACHSPIEL IHR TODESURTEIL

1784
Öl auf Leinwand
170 x 244 cm
bez. ›H.W. Tischbein, gemalt in Rom 1784‹
Schloßmuseum Gotha

Literatur: Tischbein 1861/II, S. 38 – 42, 50 – 52; Büttner 1984, S. 100 – 119.; Kat. Leningrad 1989, S. 389, Abb. 198

Während seines Züricher Aufenthaltes bei Bodmer und Lavater beschäftigte sich Tischbein bereits mit dieser geschichtlichen Thematik aus der Stauferzeit, die ihn nach seiner Ankunft in Rom als eine vorübergehende Hauptbeschäftigung in Anspruch nahm. 1784 war das Werk abgeschlossen und wurde an Herzog Ernst II. von Sachsen-Gotha nach Gotha geschickt. Tischbein revanchierte sich damit für ein herzogliches Stipendium, das er durch Vermittlung von Johann Heinrich Merck und durch Befürwortung Johann Wolfgang Goethes und des Herzogs Carl August von Sachsen-Weimar von dem gothaischen Regenten erhalten hatte.

Tischbein schildert eine Begebenheit des Jahres 1268. Conradin, letzter Prätendent des hohenstaufischen Hauses, empfängt im Gefängnis von Neapel in Gegenwart seines Vetters und Verbündeten Friedrich von Österreich, das Todesurteil, veranlaßt durch Karl von Anjou, Usurpator des sizilischen Reiches. Der sechzehnjährige Conradin war nach der Niederlage bei Tagliacozzo in Gefangenschaft seines Feindes geraten.

Die Darstellung einer Thematik aus der Stauferzeit war in den 1780er Jahren ungewöhnlich, wenn allerdings auch bereits früher mittelalterliche deutsche Themen in der Historienmalerei dargestellt wurden – so von Tischbeins Onkel und Lehrer Johann Heinrich Tischbein d. Ä. Das damals erwachende intensive Interesse an der deutschen Geschichte, besonders gefördert durch die Schriften von Friedrich Carl von Moser, teilte auch Bodmer und inspirierte damit Tischbein. Bildbestimmend tritt jedoch auch der Einfluß von Johann Caspar Lavater bei diesem Gemälde hervor. Die Wiedergabe der Physiognomien, die Regie der Mimik im Zeichen des erschütternden Ereignisses – der Verurteilung zweier hochgesinnter junger Prinzen – konstituiert die innere Spannung der Komposition. Lavaters physiognomische Lehren wurden in ein visuelles, mehrfiguriges Geschehen übersetzt. Tischbein schrieb in seinen Lebenserinnerungen über das Bild, er habe gewollt, daß »man in den Gesichtern jeder Figur lesen müsse, was im Gemüthe vorgehe«.

In seinen Lebenserinnerungen beschreibt Tischbein ferner, wie er Jacques Louis David das Gemälde gezeigt habe, als ihm der Franzose im Gegenzug den *Schwur der Horatier* zugänglich gemacht habe (siehe Mildenberger in diesem Katalog, S. 280 ff.). Wenn auch aus Gründen der Chronologie – Tischbein konnte den *Schwur der Horatier* nicht früher als 1785 sehen, der *Conradin* war bereits 1784 nach Gotha geschickt worden – diese überlieferte Koinzidenz zu bezweifeln ist, so bleibt doch die Vermutung, Tischbein habe David die im Format wesentlich verkleinerte, 1785 datierte eigenhändige Replik gezeigt.

Dieses Gemälde befindet sich heute in der Ermitage von St. Petersburg und war – laut Tischbeins Lebenserinnerungen – von dem russischen »Staatsrath von Wießen« in Auftrag gegeben worden. Eine weitere, veränderte Replik, 1788 datiert, befindet sich in Privatbesitz.

Tischbeins Beschäftigung mit Themen der mittelalterlichen Geschichte blieb Episode, obwohl er sich Anfang der 1780er Jahre Themen aus dem *Götz von Berlichingen* und aus Luthers Leben widmete. Im Verlauf seines zweiten römischen Aufenthaltes kehrte er wieder zur antiken Überlieferung als Inspirationsquelle seiner Historienmalerei zurück. *H.M.*

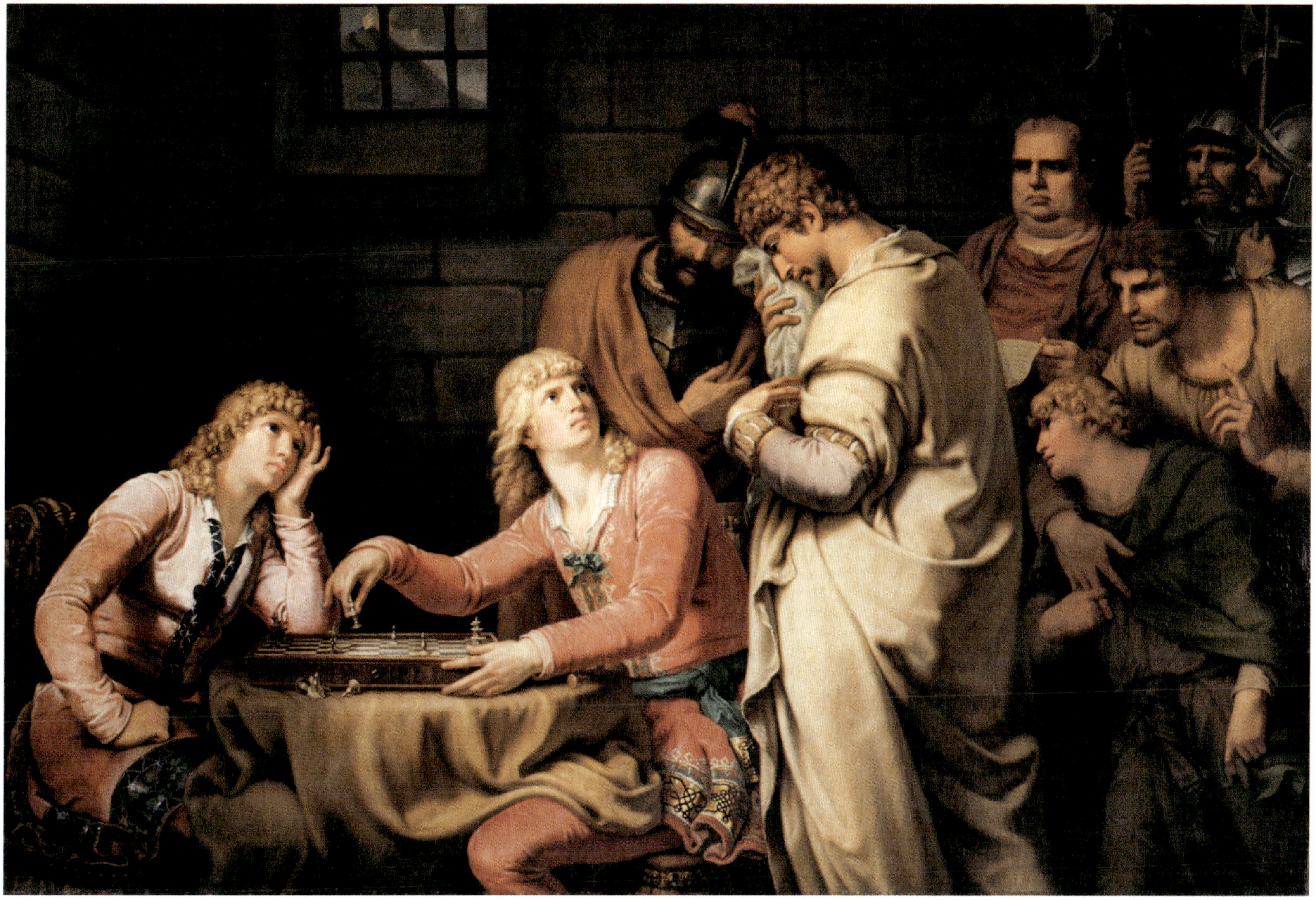

Johann Heinrich Wilhelm Tischbein

Haina 1751 – 1829 Eutin

193 BRUTUS ENTDECKT DIE NAMEN SEINER SÖHNE AUF DER LISTE DER VERSCHWÖRER UND VERURTEILT SIE ZUM TODE

Öl auf Leinwand
156 x 206 cm
Kunsthaus Zürich

Literatur: Klemm 1992, S. 69 – 80

Dargestellt ist eine von Plutarch und Titus Livius überlieferte Begebenheit aus der frühen römischen Geschichte. Lucius Junius Brutus, der Rom von der tyrannischen Königsherrschaft befreit hatte, war gemeinsam mit Tarquinius Collatinus zu einem der beiden Konsuln der Republik gewählt worden. Als eine Verschwörung zur Wiederherstellung des Königtums entdeckt wurde, erwies sich, daß die Söhne des Brutus in die Staatsaffäre verwickelt waren. Unbeeindruckt von Familiengefühlen verurteilte der streng denkende Konsul seine Söhne zum Tode. Indiz der Enttarnung war eine Schriftrolle mit Namen der Verschwörer gewesen.

Die erschütternde Thematik, die im späten 18. Jahrhundert kontrovers diskutiert wurde, Bewunderung für das unbeirrbare Pflichtgefühl des Römers, aber auch Entsetzen vor einem alle menschlichen Dimensionen verleugnenden Rigorismus weckte, beschäftigte die Gedanken von Dichtern, Gelehrten und Künstlern. Zur Einordnung und Deutung von Tischbeins Gemälde und zum Zeithintergrund vgl. Mildenberger in diesem Katalog, S. 280 ff. *H.M.*

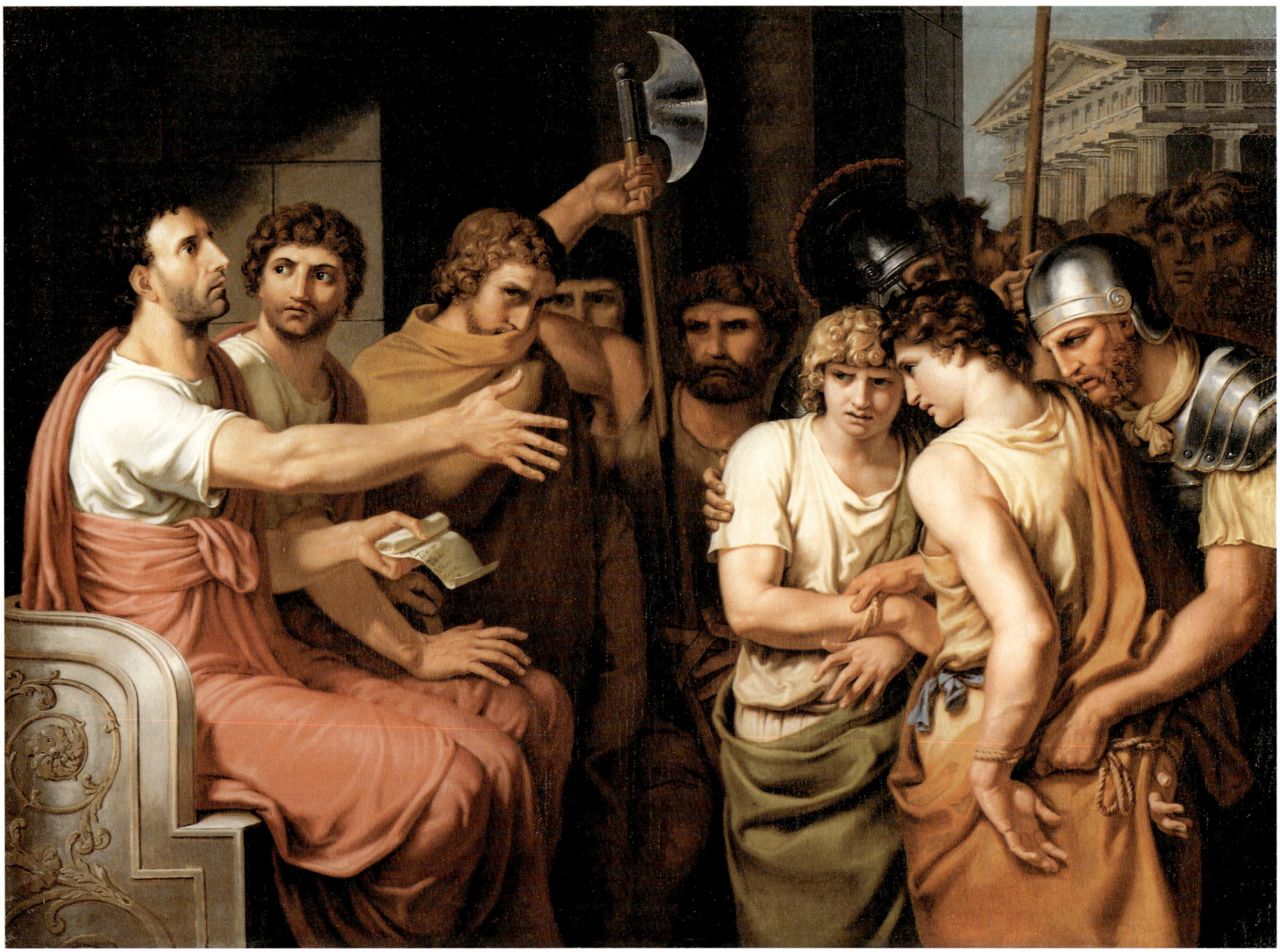

Heinrich Friedrich Füger
Heilbronn 1751 – 1818 Wien

194 BRUTUS VERURTEILT SEINE SÖHNE ZUM TODE

Öl auf Leinwand
88 x 111 cm
bez. unten rechts ›H. Füger pinxit. 1799‹
Stuttgart, Staatsgalerie

Literatur: Kat. Stuttgart 1993, S. 258, Nr. 148 (Abb.)

Zur Handlung der von Plutarch und Titus Livius überlieferten Begebenheit aus der frühen römischen Geschichte vgl. die Angaben zu Tischbeins gleichnamiger Komposition (Kat. 193).

Das Gemälde entstand im Auftrag des Grafen Moritz von Fries für dessen in Wien befindlichen Sammlung. Als Gegenstück malte Füger das 1800 datierte Bild *Der Tod der Virginia.* Es handelt sich bei der *Virginia* um eine Kindestötung in moralischer Absicht, ähnlich wie beim *Brutus*-Pendant. Lucius Virginius ersticht seine unbescholtene Tochter, um sie vor einer drohenden Entehrung durch den Dezemvir Appius Claudius zu bewahren. Damit gab Virginius auch den Anstoß zur Vertreibung des ruchlosen Appius Claudius.

Fügers *Brutus* von 1799 ist nicht die erste Fassung, die der Künstler gestaltete (dasselbe ist bei der *Virginia* von 1800 festzustellen). Bereits 1783 ist Fügers Arbeit an einem *Brutus*-Bild bezeugt. Die frühe, verschollene Fassung, durch eine Kopie von Hardorff d. Ä. belegt, unterscheidet sich motivisch von dem Bild für den Grafen Fries, wenn auch einige Gemeinsamkeiten der Komposition weiterhin festzustellen sind. Zu Fügers Arbeit am *Brutus* und die Bedeutung für die deutsche Historienmalerei in Italien vgl. Mildenberger in diesem Katalog, S. 280 ff.

H.M.

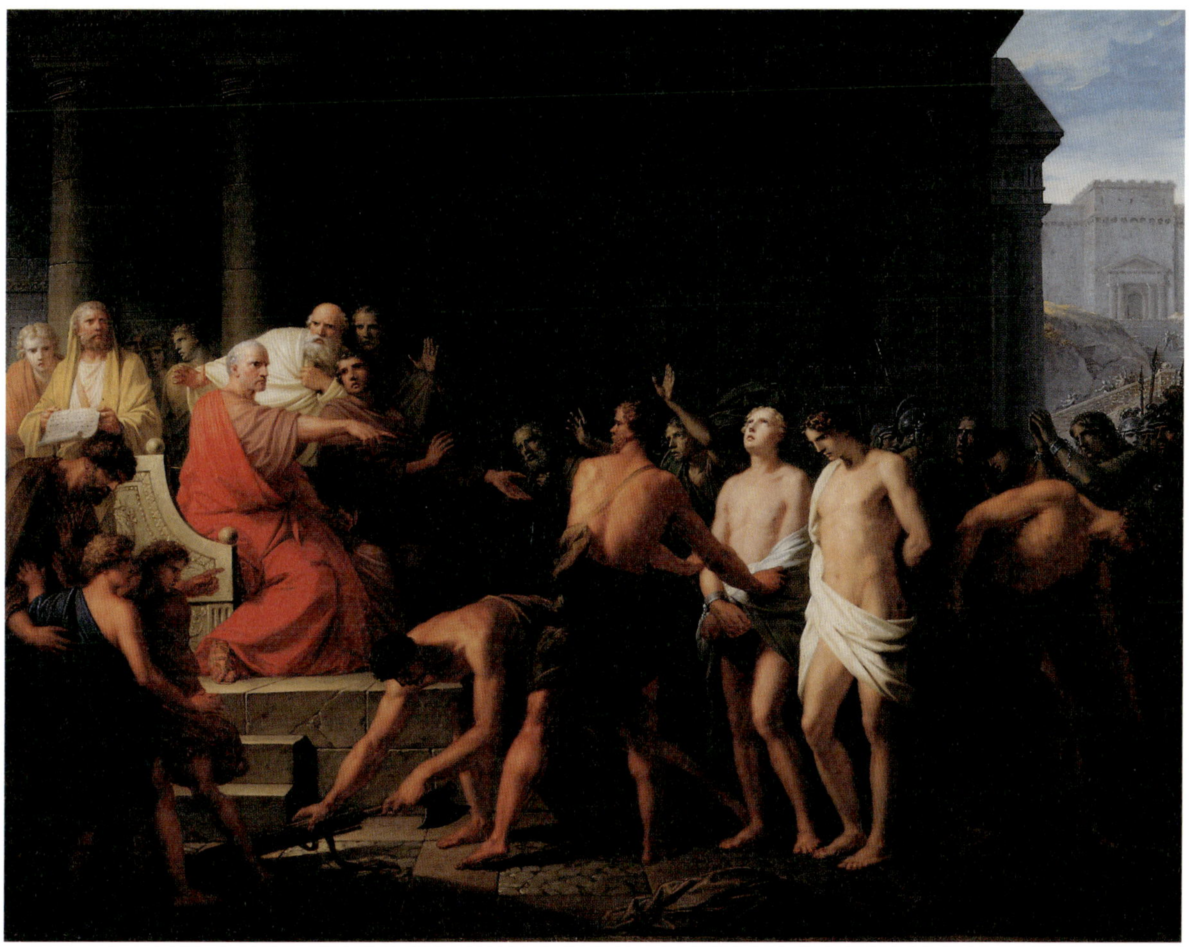

Angelika Kauffmann

Chur 1741 – 1807 Rom

195 CORNELIA, MUTTER DER GRACCHEN

1785
Öl auf Leinwand
101,6 x 127 cm
bez. auf d. Säulenbasis rechts ›Angelica Kauffmann pinxt‹
Richmond, Virginia Museum of Fine Arts, The Adolph D. and Wilkins C. Williams Fund

Literatur: WA I 32, S. 65; Manners/Williamson 1976, S. 148f., 153; Baumgärtel 1990, S. 32f., Abb. S. 32.; Roworth 1992, S. 91f., Abb. 77; Kat. Bremen 1993/94, Nr. 9, S. 84 – 86

Für Goethe ergab sich anläßlich der Italienischen Reise ein freundschaftlicher Verkehr mit Angelika Kauffmann; nicht zuletzt das Bildnis, das die Malerin von dem Dichter schuf (Stiftung Weimarer Klassik, Museen) ist ein Denkmal des intensiven persönlichen Austausches. Goethe setzte sich auch mit der Historienmalerei der Kauffmann auseinander; unter dem 28. August 1787, seinem Geburtstag, vermerkte er: »Angelica mahlt jetzt ein Bild, das sehr glücken wird: die Mutter der Gracchen, wie sie einer Freundin, welche ihre Juwelen auskramte, ihre Kinder als die besten Schätze zeigt. Es ist eine natürliche und sehr glückliche Composition.«

Die Episode aus der römischen Geschichte wurde von Valerius Maximus überliefert, jedoch auch vor allem durch Rollins *Histoire romaine* (1739–1742) im 18. Jahrhundert bekannt gemacht. Gab es *Cornelia*-Darstellungen zwar auch im 17. Jahrhundert, so erfreute sich dieses Sujet im ausgehenden 18. Jahrhundert einer besonderen Beliebtheit. Die moralisierende Gegenüberstellung von Freude an Luxus und Tand und dem Stolz auf wohlgeratene Kinder läßt hier einen Themenkreis anklingen, der wesentlich extremer etwa auch bei *Brutus*-Darstellungen (vgl. Kat. 193, 194) festzustellen ist. Tugendhafte Kinder sind künftige Garanten des Gemeinwohls. Die persönliche Bescheidenheit und das Verantwortungsgefühl der Römerin Cornelia werden als Vorbild auch für die Gegenwart ins Spiel gebracht. Eine deutlich historische Komponente liegt bei diesem »exemplum virtutis« nicht zuletzt darin, daß die beiden Söhne der Cornelia, Gaius und Tiberius Gracchus, später als Volkstribunen eine von strengen Prinzipien geleitete politische Rolle spielten.

Das nachhaltige Interesse an der Thematik mag auch daraus abzulesen sein, daß drei Gemäldefassungen der *Cornelia* entstanden. Das Richmonder Bild von 1785 gilt als erste Fassung, fast unmittelbar später entstand eine weitere Fassung sowie schließlich noch eine dritte, 1788 vollendete Fassung. Aus chronologischen Gründen dürfte Goethe das – nicht ausgestellte – 1788 abgeschlossene Bild gesehen haben, das im Auftrag des polnischen Fürsten Poniatowski entstanden war.

Interessant ist, daß die Kauffmann als Gegenstück zum Bild für Fürst Poniatowski das inhaltlich korrespondierende *Brutus*-Thema wählte. So wurde in ihrem *Memorandum of Paintings* vermerkt: »For his Highness Prince Poniatowsky of Poland, finished two pictures (...) representing the sentence of Brutus on his sons at the moment when he gives the order to the lictors to obey him, the amazement of his colleague the consol Collatinus and of other figures in the picture. The picture has great power of expression in depicting the father's firmess and the despair of the sons (...) Cornelia mother of the Gracchi when she shows her sons to a noblewoman who was showing her the jewels, it is a gentle reproach to vanity and shows the beautiful nature of a good mother. This picture is very expressive and portrays gentleness...«

Als Pendant zu einer Fassung der Cornelia wählte sie die Darstellung *Pompeius' Gemahlin fällt in Ohnmacht* (vgl. Kat. 196). *H. M.*

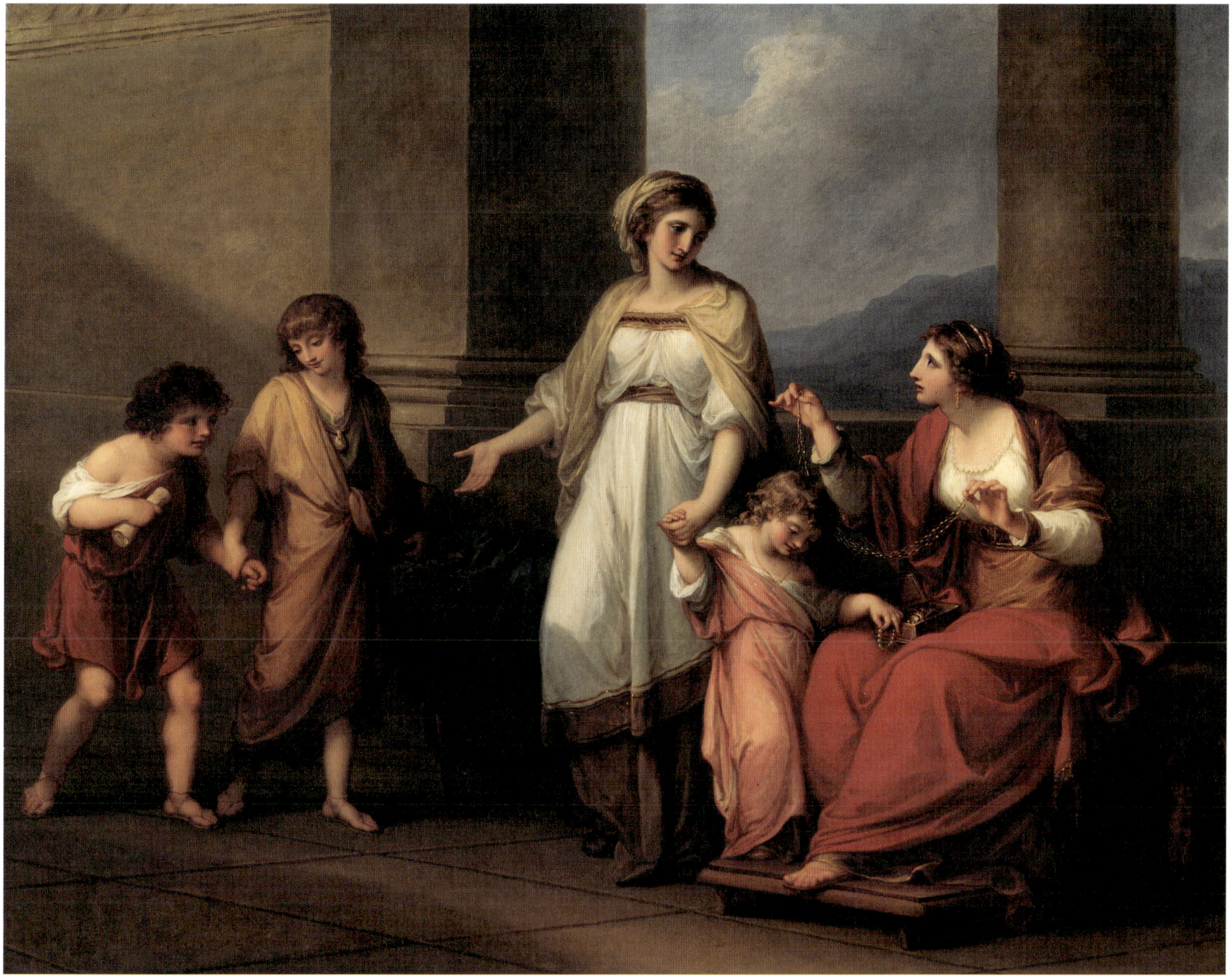

Angelika Kauffmann

Chur 1741 – 1807 Rom

196 POMPEIUS' GEMAHLIN FÄLLT IN OHNMACHT

1785
Öl auf Leinwand
100,4 x 127,6 cm
bez. unten rechts ›Angelica Kauffmann pinxit 1785‹
Kunstsammlungen zu Weimar

Literatur: Manners/Williamson 1976, S. 148f.; Baumgärtel 1990, S. 5 – 20, Abb. 3; Kat. Bremen 1993/94, Nr. 10, S. 86 – 88, Tafel S. 87

1785 entstanden als Gegenstücke *Cornelia, Mutter der Gracchen* (vgl. Kat. 195) und das vorliegende Bild »for her Majesty the Queen of Naples« – wie das *Memorandum of Paintings* der Malerin angibt. Auftraggeberin war somit Caroline Königin beider Sizilien, Gattin von König Ferdinand IV. beider Sizilien, Tochter von Kaiser Franz I. und Kaiserin Maria Theresia des Heiligen Römischen Reiches aus dem Hause Habsburg-Lothringen.

Das Gemälde zeigt, wie die Gattin des Pompeius beim Anblick der blutbefleckten Kleider ihres Mannes in Ohnmacht fällt, da sie ihn tot glaubt. Tatsächlich hatte man die Kleider aber lediglich zum Wechseln gebracht. Ein neben Pompeius stehender Mann war anläßlich von Wahlunruhen bei den Aediles verwundet worden und hatte die Kleider des Pompeius mit Blut befleckt.

Angelika Kauffmann hat das melodramatische Geschehen in einer empfindsamen, pathetisch angemessen stilisierten Choreographie geschildert.

Das *Memorandum* enthält eine Bilderklärung: »... Tullia, wife of Pompey; she faints at the sight of the blood stained garment that a slave shows her. Pompey had sent him to change that stained garment for a clean one, for he was attending at the election of the Ediles, where a riot ensued, and his garment got stained by the blood of a man who was wounded whilst close to him. The picture portrays Tullia fainting and a few maidens are assisting her and expelling the slave.«

Offensichtlich handelt es sich bei der im *Memorandum* fixierten Titelbenennung »Tullia« um einen Lapsus, da Pompeius (106 – 48 v. Chr.) im Jahre 59 v. Chr. mit Julia, Tochter des Gaius Julius Caesar, vermählt worden war. Lady Victoria Manners hat in ihrer Monographie den kleinen Fehler dezent korrigiert, indem sie selbst von Julia spricht – ohne den Lapsus des *Memorandum* jedoch explizit zu erwähnen. In der neuesten Literatur indessen wurde wiederholt die Bezeichnung »Tullia« verwendet.

Die Literatur kennt drei Fassungen von *Cornelia, Mutter der Gracchen,* jedoch nur eine Fassung von *Pompeius' Gemahlin fällt in Ohnmacht.* Die Frage, welche der heute bekannten *Cornelia*-Fassungen als Gegenstück zu diesem Gemälde zu identifizieren sei, beantwortet Bettina Baumgärtel mit dem Verweis auf ein Bild in Privatbesitz (Kat. Bremen 1993/94, Nr. 9). *H.M.*

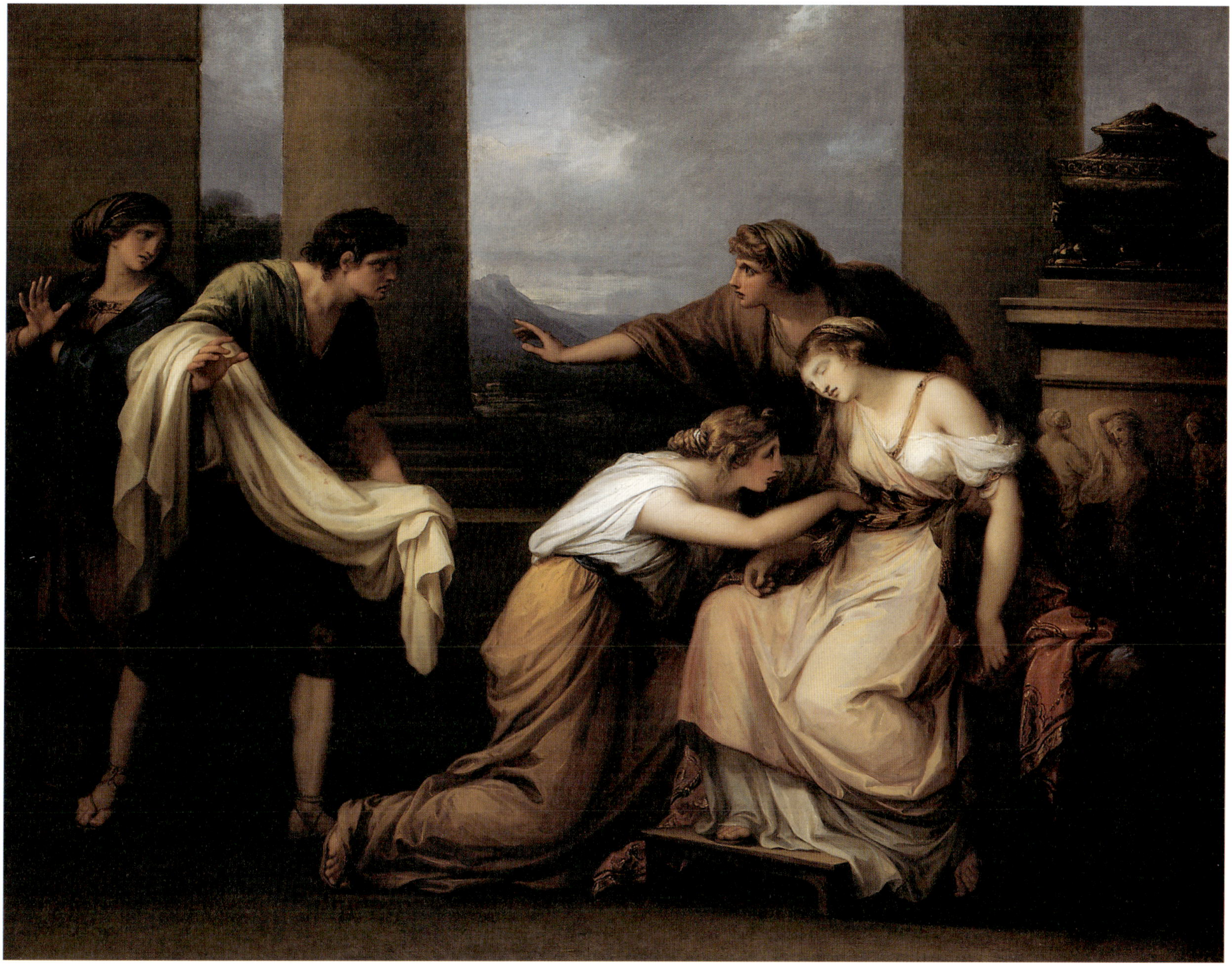

Johann Heinrich Wilhelm Tischbein
Haina 1751 – 1829 Eutin

197 IPHIGENIE UND OREST

Öl auf Leinwand
153 x 117 cm
bez. rechts unten ›W. Tischbein f. Napoli 1788‹
Privatbesitz

Literatur: WA I 10, S. 41 – 51; Landsberger 1908, S. 113 – 115, Nr. 64; Sörrensen 1910, S. 85f.; Oettingen 1910, 18; Biermann 1914/II, S. LVII, Abb. 503; Kat. Düsseldorf 1986, Nr. 141, S. 244 – 246, Farbtafel S. 236; Kat. Oldenburg 1987/88, Nr. 64, S. 219f., Tafel S. 157

Dieses wie der *Brutus* (Kat. 193) unter die Hauptwerke von Tischbeins Historienmalerei zu zählende Gemälde ist ein aufschlußreiches Beispiel für den zwischen dem Maler und Goethe versuchten Austausch im Spannungsfeld zwischen Wort und Bild. Wesentlich früher als bei den erst 1819/20 in Gemäldeform realisierten *Idyllen* (vgl. Kat. 231–275) wurde hier der Dialog zu einem visuellen Resultat kristallisiert.

In Rom verfolgte Tischbein die Arbeit von Goethe an der *Iphigenie;* bereits damals schuf der Maler erste Zeichnungen zum Thema. In einem aus Eutin an Goethe gerichteten Brief vom 10. Februar 1817 erinnerte sich Tischbein: »Und des Abends laßen Sie uns Ihre Ephigini vor. Das einzige mahl, das ich habe lesen hören, das es in mich gedrungen ist, und noch thönt es oft in mir, und wallen mir Gedanken auf, die ich wohl schreiben möchte.«

Tischbein wählte zur Darstellung einen Moment, der nicht nur rein handlungsmäßig einen dramatischen Höhepunkt darstellt, sondern auch wie ein Fokus die vergangenen erschütternden Begebenheiten der Orestie, den Hintergrund schuldhafter Verstrickungen einfängt (Dritter Aufzug, Erster Auftritt von Goethes Schauspiel *Iphigenie auf Tauris*).

Iphigenie, Priesterin der Diana im Heiligtum von Tauris, fern ihrer alten Heimat, wird ein zur Opferung bestimmter Gefangener gebracht, ihr Bruder Orest. Iphigenie, die Orest lange nicht gesehen hat, erkennt ihn erst aus dessen Erzählungen. Als Mörder seiner Mutter Klytämnestra und ihres Buhlen Aigisthos, die Agamemnon, Orests Vater getötet hatten, war er als Rächer an Mutter und Liebhaber im Komplott mit der Schwester Elektra selbst schuldig geworden. Verfolgt von den Erynnien, scheut er den Opfertod als Gefangener der Taurier nicht mehr.

Orest beschreibt die beständige Qual, die die Erynnien ihm bereiten – in Tischbeins Gemälde links hinter Orest lauernd:

»Sie horchen auf, es schaut ihr hohler Blick
Mit der Begier des Adlers um sich her. (...)
Vor ihnen steigt ein Dampf vom Acheron;
In seinen Wolkenkreisen wälzet sich
Die ewige Betrachtung des Geschehnen
Verwirrend um des Schuld'gen Haupt umher. (...)
Den Flüchtigen verfolgt ihr schneller Fuß;
Sie geben nur um neu zu schrecken Rast.«

Während Orest noch umschattet vom tragischen Verhängnis mit entrückten Sinnen seine Schwester nicht erkennt, enthüllt Iphigenie im weiteren Dialog ihre Identität, nachdem sie den Göttern für ihr gnädiges Eingreifen gedankt hat:

»So steigst du denn, Erfüllung, schönste Tochter
Des größten Vaters, endlich zu mir nieder!
Wie ungeheuer steht dein Bild vor mir! (...)
Wie man den König: an dem Übermaß
Der Gaben kennt: denn ihm muß wenig scheinen
Was Tausenden schon Reichthum ist; so kennt
Man euch, ihr Götter, an gesparten, lang
Und weise zubereiteten Geschenken.
Denn ihr allein wißt was uns frommen kann«

Thoas, König der Taurier, gibt Orest, dessen mitgefangenen Freund Pylades und Iphigenie frei, löst durch seine Milde und Humanität die schuldhaften Verstrickungen, in denen die drei unlösbar verfangen schienen.

Tischbeins bildhafte Beschwörung bedient sich einer gemessenen Choreographie und idealischen Stilisierung der bei aller Schuld und Tragik edlen Gestalten; die Spannweite der Gefühle von Goethes Schauspiel soll in ernster Schönheit sichtbar werden. Diese Intentionen entsprachen dem pädagogischen Ton von Goethes humaner Botschaft.

Tischbein verwendete als Modell für die Iphigenie wie auch für die Erynnien und für Orest Lady Emma Hamilton, Gattin von Sir William Hamilton, deren mimisches Talent Goethe und der Maler bewunderten. Im Rahmen ihrer »Attitüden« stellte Emma Hamilton mit großem Talent unterschiedlichste weibliche und sogar männliche Charaktere dar. In motivischem Zusammenhang mit dem Historienbild entstanden auch das *Bildnis Lady Hamilton* im Weimarer Wittumspalais sowie zwei verkleinerte Wiederholungen in Oldenburger und Berliner Privatbesitz. Die von Biermann vertretene Meinung, als Modell für den Orest habe Goethe gedient, ist sicherlich überspitzt; es kann hier jedoch vielleicht Landsbergers Äußerung gelten, Goethes Physiognomie habe auf Tischbein in künstlerischer Hinsicht eine lang nachwirkende Kraft besessen, deren Reflexe man wiederholt zu beobachten meine.

Den Auftrag zum Gemälde gab Prinz Christian von Waldeck, der mit Goethe in Italien verkehrt hatte. Tischbein schloß die Arbeit am Bild 1788 in Neapel ab, als Goethe bereits nach Deutschland zurückgekehrt war. *H.M.*

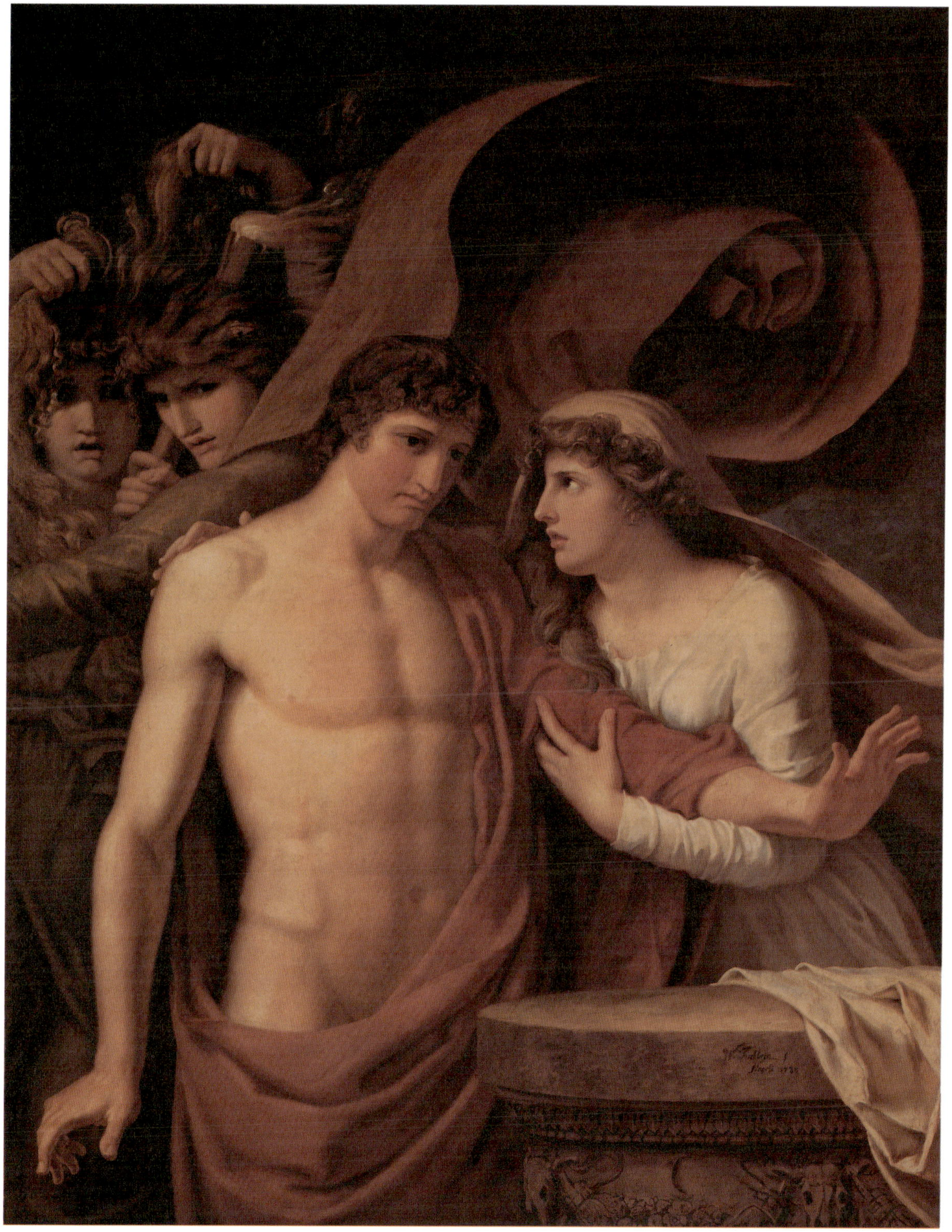

Johann Heinrich Wilhelm Tischbein

Haina 1751 – 1829 Eutin

198 BILDNIS LADY CHARLOTTE CAMPBELL

Öl auf Leinwand
197,2 x 134 cm
bez. unten rechts ›W. Tischbein‹
Edinburgh, National Portrait Gallery of Scotland

Literatur: Tischbein 1861/II, S. 108 – 111.
Kat. Neapel 1979/80/I S. 320f.; Kat. Oldenburg 1987, S. 221

Von Tischbeins malerischem Œuvre des Zeitraums von 1783 bis 1799, seiner zweiten römischen und neapolitanischen Periode, sind relativ wenige Gemälde überliefert worden; hingegen haben sich zahlreiche Zeichnungen und druckgraphische Blätter erhalten.

Mit anekdotischer Ausführlichkeit erzählt Tischbein in seinen Lebenserinnerungen die Umstände der Bildgenese: »Hin und wieder beschäftigte ich mich auch mit dem Portraitieren (...) Doch wich ich oft aus, wenn Personen mich darum angingen, von denen kein Bild zu machen war, das auch zugleich angenehm für das Auge sein mußte. Zuweilen aber hatte ich Gelegenheit, welche zu malen, die sich der beste Künstler nicht vollendeter in seiner Phantasie denken konnte und die mit den schönsten Idealen wetteiferten. So ward mir dieses Glück mit der überaus schönen Charlotte Campbell, der Tochter des Herzogs von Argyle. Ich hörte von Allen, daß man sie in England für die Schönste halte. Ich hatte sie schon einige Male in Gesellschaft und auf Spaziergängen gesehen, wo ich ihre schlanke Gestalt bewunderte; doch nie, wie einmal im Freien aus der Entfernung, in welcher man die Figur recht übersehen konnte. Dies traf sich bei einem Vorfalle, der mir sehr günstig war. Der König hielt eine Jagd. Viele Gesandte und Freunde waren eingeladen, um zuzusehen. Unter den Damen war auch Charlotte Campbell. Als die Jagd beendigt war, eilten Alle nach ihren Wagen, die auf einem freien Platze im Walde in weiten Kreisen durcheinander standen. Die meisten dieser waren mit sechs Pferden bespannt. Man sah die Gesellschaft in einzelne Gruppen getheilt; Einige gingen, um ihre Wagen aufzusuchen, Andere ließen diese zu sich heranfahren; die Bedienten und Läufer riefen die Kutscher, und nachdem König und Königin eingestiegen waren, ging Alles wild durcheinander. Die Herren und Damen, welche zum Gefolge Ihrer Majestäten gehörten, schlossen sich gleich an, als die ersten Wagen fortrannten. Die Kutscher der Gesandten haben die Ambition, daß Einer dem Andern vorzukommen sucht. Jeder Kutscher sucht daher seine Herrschaft zuerst in den Wagen zu heben und fährt ihr entgegen, wo er sie erblickt. Ich war mit Hackert gefahren und wollte zu unserem Wagen gehen. Wie viele Andere, gerieth auch ich zwischen die hin- und herjagenden Equipagen. Auch der Herzog von Argyle kam, seine Tochter am Arme führend, als eben ein Wagen gegen sie heranzufahren schien. Die Tochter erschrak, verließ den Arm und floh, um sich zu retten. Wohin sie gelaufen war, kam ihr ein anderer Wagen in vollem Galopp entgegen. Sie kehrte wieder um, eilte diesem aus dem Wege, und als sie zu einem freien Platze geflohen war, kamen ihr wieder andere Equipagen entgegen gerannt. So floh sie vor Angst von einem Orte zum anderen, zwischen den eilenden Wagen durch. Das Gefühl ausgenommen, welches man für sie empfand, weil sie ihr Leben in Gefahr glaubte, war es ein herrlicher Anblick für den, der Augen hat für die schnelle, angestrengte Bewegung einer schönen Gestalt. In einigen Tänzen sieht man wohl schöne Wendungen, aber was ist das gegen dieses natürliche Laufen, Drehen, Umkehren, Unentschlossene und Schnell-Entschlossene! Jede Wendung war ausdrucksvoll und zeigte deutlich sowohl ihr Inneres an, wie auch die schlanke, jugendliche Gestalt, weil sich das Gewand durch den Druck der Luft, durch welche sie so zu sagen durchfloh, dicht anschloß. Was ich sonst nur in der Kunst bewunderte, die schönen, jugendlichen, fliehenden Gestalten an den Basreliefs und den schwebenden Tänzerinnen auf den herkulanischen Gemälden, das sah ich hier in der Natur. Keine absichtliche Anordnung hätte so geschickt in Ausführung bringen können, was hier das Ungefähr that. Alles trug mit dazu bei, Ort und Zeit, besonders der Wald mit dem grünen Rasen, wo ich die leichtgebauten Hirsche und Rehe und die Jäger zu Pferde hatte laufen sehen. Wie bei auserlesenen Festen, welche Eindruck hinterlassen sollen, das Vorzüglichste bis zum Ende aufgespart wird, so konnte ich alles Vorhergehende gleichsam nur als Vorbereitung ansehen zu dem, was dem Auge nun geboten wurde: die schönste, schlanke, menschliche Gestalt, welche floh, wie der erschrockene Hirsch leicht zwischen den Bäumen hindurch eilt. So schwebt Aurora vor dem Sonnenwagen her! – Einige Tage nachher malte ich sie: sitzend in einem Walde, eine Notenrolle auf dem Schooße, mit dem aufgehobenen Arme einen Zweig herniederbiegend und einen Hirsch lockend, der sich an den Blättern laben sollte.«

Dieses allegorisierte Porträt beschreibt die britische Herzogstochter in mehrschichtige mythologische Bezüge ein. Neben den vom Maler genannten herkulanischen Tänzerinnen und Aurora – auf die speziell vielleicht hier die Blüten im Haar hindeuten, ähnlich wie die umrahmenden Blüten seiner später gemalten *Aurora*, Bild Nr. 12 im *Idyllen*-Zyklus (Kat. 242), – kann man auch an eine Darstellung als Muse oder Diana denken. Die spätere Wiederaufnahme des Charlotte Campbell-Motivs für das *Idyllen*-Bild Nr. 31 (Kat. 261) zeigt die schwebende Gestalt, in eher heroischer Auffassung, im Charakter einer Atalante oder Diana.

Das Motiv des Rehs ist möglicherweise auch ein Verweis auf antike Vorbilder. In Tischbeins autobiographischen *Eselsgeschichte* beschreibt der Ich-Erzähler des Romans ein Wandbild in Pompeji: »Zwei liebliche Mädchen saßen in einer blühenden Gegend, sie hatten Blumen gesucht und schienen sich auszuruhen. Ein Reh stand bei ihnen, welchem sie Blumen vorhielten, und furchtlos war dieses sonst so scheue Tier.« Zu diesem Bild hat sich eine Federskizze Tischbeins erhalten (Dessau, Schloß Georgium). Eine direkte motivische Verwandtschaft zeigt diese Skizze zum Bildnis Campbell nicht, doch dürfte vielleicht allgemein das Motiv des zahmen Rehs übernommen und verarbeitet worden sein. Motivisch dem Lady Campbell-Porträt näher verwandt ist eine Zeichnung *Frau mit Reh* in Weimar (Goethe- und Schiller-Archiv).

Die Sitzfigur der Charlotte Campbell in ihrer strengen Seitenwendung und klassizistisch-abstrahierenden Zeichnung, das sich ornamental verselbständigende Arrangement der Gewandstücke sind Stilelemente, die Tischbein auch in seinen Arbeiten der späteren Jahrzehnte fortentwickelte, doch dann spröder und weniger dekorativ ausgestaltet. *H. M.*

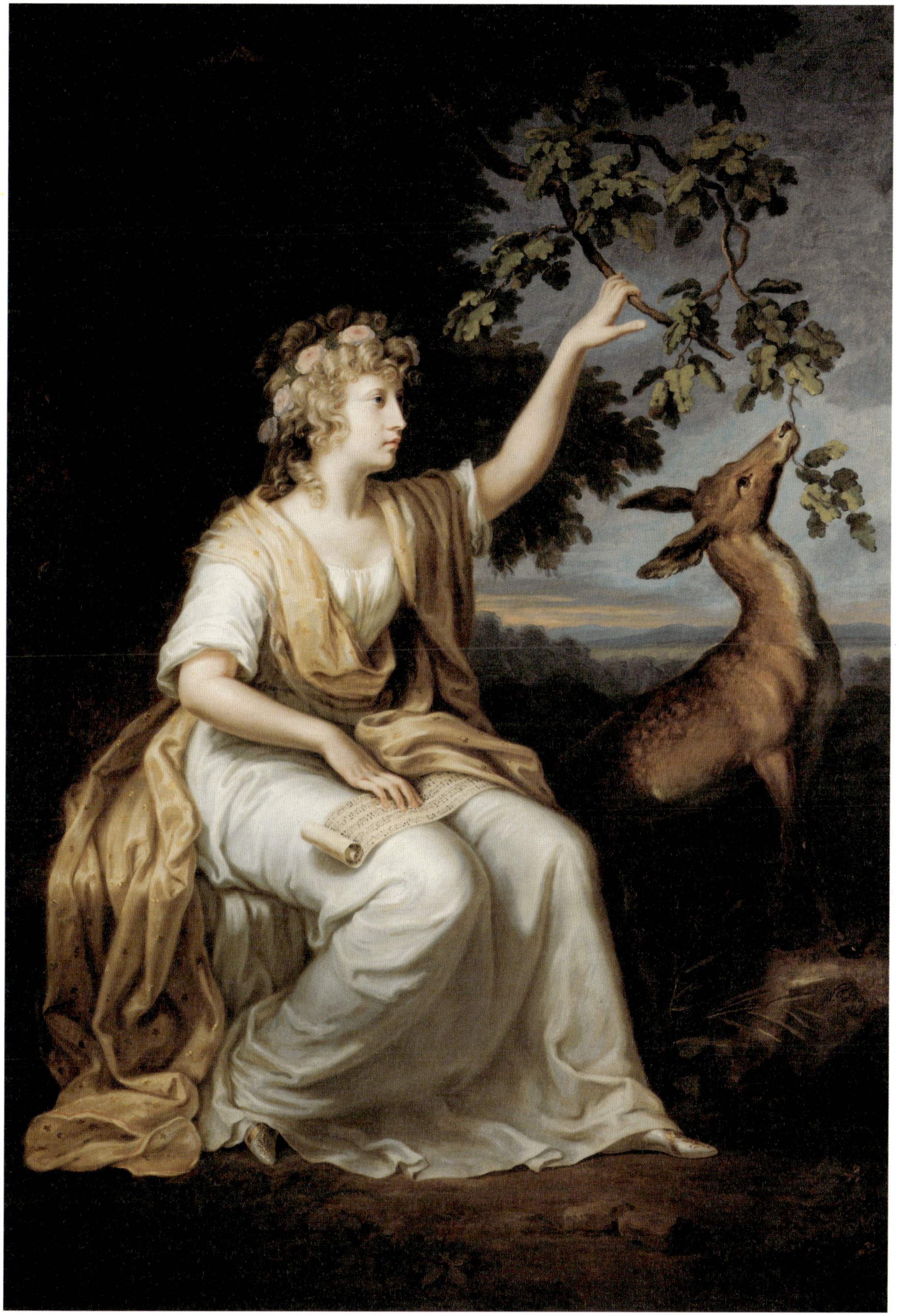

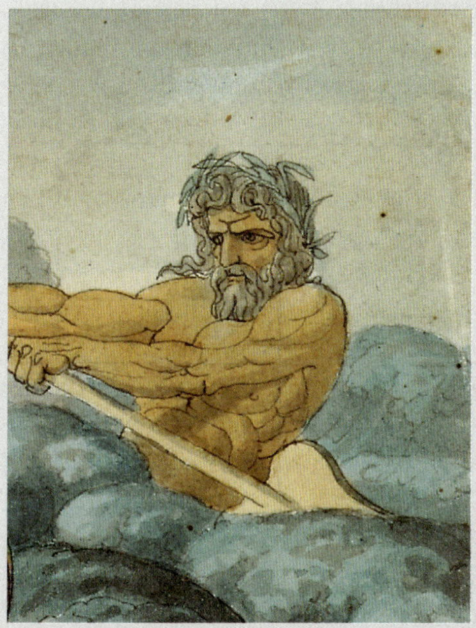

WEIMARER KUNSTPOLITIK

ERNST OSTERKAMP

»AUS DEM GESICHTSPUNKT REINER MENSCHLICHKEIT«

Goethes Preisaufgaben für bildende Künstler 1799–1805

Die *Weimarer Preisaufgaben* sind bei den Freunden des Goetheschen Werkes unbeliebt. Denn hier scheint sich die großartige Liberalität des weltumspannenden Genies beklemmend dogmatisch auf einen blutleeren Gipsklassizismus zu verengen, und hier klaffen überdies Anspruch und Wirklichkeit auf so wunderliche Weise auseinander, wie dies an keiner anderen Stelle von Goethes Werk der Fall ist. So gilt denn dem Goethe-Leser dies Unternehmen herkömmlich als eine jener unbegreiflichen Launen, die man als Erdenreste des Genies hinzunehmen hat. Aber auch die Kunsthistoriker wissen mit dem Werkkomplex der Goetheschen Preisaufgaben nur wenig anzufangen: Zu groß ist die Distanz ihrer artistischen Erträge einerseits zu dem von Goethe immer wieder beschworenen Ideal und andererseits zum internationalen Standard der Kunst um 1800, zu nahe bewegt sich hier Goethe an den Niederungen des künstlerischen Alltags, als daß es sich um mehr als die provinzielle Unternehmung eines Außenseiters handeln zu können scheint. Bis heute entspricht deshalb die gängige Erklärung, mit der man die von Goethes Preisaufgaben ausgehende Irritation zu bewältigen sucht, dem Muster, das bereits die Romantiker ausgebildet hatten. Sie grenzten die Preisaufgaben einfach aus Goethes authentischem Werk mit dem Argument aus, der Dichter sei hier nicht ganz bei sich selbst und seinen wahren künstlerischen Absichten gewesen, sondern habe unter dem unheilvollen Einfluß seines Kunstfreundes Heinrich Meyer gestanden, dessen von Ressentiment geladener Dogmatismus und flaches Kunsturteil hier überall am Werke seien.[1]

Tatsächlich gehört es zu den interessantesten Phänomenen in der Rezeptionsgeschichte von Goethes Werk, wie leicht dessen Interpreten ihren Glauben an das göttergleiche Genie mit der Annahme seiner anscheinend unbegrenzten Beeinflußbarkeit durch mittlere Geister zu vereinbaren vermochten, wenn ihnen ein Zug im Bilde ihres Heros nicht behagte. Dabei wird der Schutzcharakter solcher Konstruktionen gerade im Falle der Weimarer Preisaufgaben besonders deutlich. Denn es lassen sich ja die Idee der Preisaufgaben, die den Themenstellungen zugrundeliegenden kunsttheoretischen, kunstpolitischen und kunstpädagogischen Erwägungen und das bei der Beurteilung der vorgelegten Arbeiten angewandte kritische Urteilssystem zwanglos aus der Entwicklung von Goethes Verhältnis zur bildenden Kunst seit der Italienreise herleiten. Die Preisaufgaben sind, als Goethes unter großem persönlichen Einsatz unternommener Versuch, Einfluß auf die aktuelle Entwicklung der bildenden Künste zu gewinnen, von zentraler Bedeutung für das Verständnis seiner künstlerischen Intentionen im »klassischen Jahrzehnt« (1794–1805).

Goethe selbst hat die Idee der Preisaufgaben aus seinen römischen Erfahrungen hergeleitet und sie damit im Ursprungsbereich seiner klassischen Ästhetik verankert. Selten, so schrieb er aus Anlaß der Preiserteilung des Jahres 1800, stimmen Künstler, Kenner und Liebhaber in ihren Urteilen überein, und doch habe es in Rom Situationen gegeben, in denen ein solcher Einklang hergestellt werden konnte: »Es war eine Zeit, in welcher deutsche Künstler manchmal am Abend sich versammelten, auf der Stelle sich über eine Preisaufgabe verglichen und sie sogleich ausführten. Der Moment belehrte über das im Moment Entstehende; bei diesem geistreichen Spiel schwiegen die Anforderungen, das Verdienstliche wurde erkannt und gelobt, die Unterhaltung war unparteiischer und angenehmer als jemals.« In diesen aus der Laune des Augenblicks improvisierten römischen Preisaufgaben erblickte Goethe das Modell einer Kunstförderung, in dem sich Künstler, Connaisseur und Kunde zwanglos in dem gemeinsamen Bestreben zusammenfinden, zur Höherentwicklung der Kunst beizutragen: »Der Künstler drückt seine Gesinnung mit dem Griffel aus, das Genie stellt eine neue Schöpfung in die Mitte, Kenner und Liebhaber unterhalten sich über das eben fertig Gewordne, das, wenn das Glück will, auf der Stufe der gegenwärtigen Kultur steht. Ein anderer gleichzeitiger Künstler betrachtet das Werk seines Rivalen, eignet sich das Wirksame daraus zu, und so wird eine Arbeit aus der andern hervorgebracht. Alsdann wandelt die Kunst auf dem rechten Wege zum Ziel, wenn, indem darauf gearbeitet wird, daß ein Kunstwerk vollendet sei, sogleich sich die Aussicht öffnet, daß ein voll-

1 Auch Scheidig, dessen materialreiches Buch über Goethes Preisaufgaben die Grundlage für jede Beschäftigung mit diesem Thema bildet, neigt dazu, in deutlich apologetischer Absicht Goethes überlegenen künstlerischen Sachverstand gegen den angeblichen Dogmatiker Meyer auszuspielen; Scheidig 1958, passim.

kommneres möglich werde. Solche und verwandte Betrachtungen bewogen uns, jährliche Aufgaben aufzustellen und den Künstler zu deren Bearbeitung einzuladen. Hierdurch konnten wir hoffen, uns von dem Zustande der Kunst in unserem Vaterlande nach und nach unterrichtet zu sehen und nach unsern Kräften auf den Moment zu wirken.«[2] So erklären sich die *Weimarer Preisaufgaben* als Ausfaltung einer römischen Urszene – wobei freilich das unmittelbare Zusammenwirken von Künstler, Kenner und Liebhaber, diese in Goethes Augen für die Kunstentwicklung so förderliche Konstellation, »in unserem Vaterlande« wieder zerrissen wurde! In dieser Trennung von Produktion und Rezeption, von Künstler und Kritiker aber liegt der Grund dafür, daß aus dem römischen »geistreichen Spiel« in Deutschland wieder zeremoniöser Ernst wurde.

Für die beteiligten Künstler selbst hatte Goethes Idee, mit Hilfe von Preisaufgaben nach römischem Muster »auf den Moment zu wirken«, durchaus nichts Abwegiges und Befremdliches; im Gegenteil: Philipp Otto Runge etwa fühlte sich an eigene Versuche in der Kopenhagener Zeit erinnert, die erstarrte Akademieausbildung mit Hilfe eines freien künstlerischen Ideenwettbewerbs zu überwinden: »Wenn ich dort«, so berichtete er Goethe 1801 über seine Erfahrungen an der Kopenhagener Akademie, »Fortschritte gemacht habe, so habe ich sie allein einigen Freunden zu verdanken, die sich dort mit mir verbanden. Wir gaben uns selbst alle vierzehn Tage ein Sujet auf, worauf ein kleiner Preis gesetzt wurde, wer es am faßlichsten und deutlichsten darstellen konnte; auf die Zeichnung wurde eben nicht gesehn.«[3] Ähnliche Erfahrungen dürften viele Künstler in dieser Zeit gemacht haben. Vor allem aber bedeutete für sie die Tatsache, daß Deutschlands berühmtester Dichter – geleitet allein von dem Wunsch, die Kunst selbst zu höherer Vollkommenheit zu führen – den Künstlern als deren Freund und Förderer ihre höchsten Darstellungsziele setzte und kritisch zwischen ihren Intentionen und der Öffentlichkeit zu vermitteln suchte, eine kaum hoch genug zu schätzende Aufwertung. Denn mit den Preisaufgaben sprach Goethe den bildenden Künsten einen umfassenden Bildungswert und eine soziale wie ideelle Bedeutung zu, die sie in der Alltagspraxis all der hier konkurrierenden Akademiestudenten mit ungewissen Berufsaussichten, Portraitisten, Dekorateure und Hofmaler an kleinen und kleinsten Provinzhöfen sonst nicht annähernd besaßen. Die Begleitbriefe, mit denen die beteiligten Künstler sich und ihren Bildungsgang Goethe vorstellten, berichten immer wieder von dem Leiden an der geistigen Enge ihrer Umgebung, von der bedrückenden Auftragslage und dem deprimierenden Bewußtsein, daß der Wunsch, mit einem Hauptwerk der Nachwelt in Erinnerung zu bleiben, unerfüllt bleiben werde. In den zersplitterten Kunstlandschaften des um 1800 ohnehin am Rande der europäischen Kunstentwicklung stehenden Deutschland gab es für viele der konkurrierenden Künstler an den Orten, in denen sie tätig waren, nicht einmal die Möglichkeit, sich an den Mustern des guten Geschmacks – den Kunstwerken der Antike, den Künstlern der Renaissance und des Barockklassizismus – zu bilden; wie ein nationales Machtzentrum fehlte, so fehlte zugleich ein Kunstzentrum, an dem das Niveau der Entwicklung von Malerei und Bildhauerkunst definiert wurde.

In dieser Situation konnte den *Weimarer Preisaufgaben* dreifache Bedeutung zukommen: Mit ihnen installierte sich, anstelle des fehlenden Machtzentrums und der nationalen Metropole, symbolisch ein geistiges Zentrum, von dem aus die künstlerischen Entwicklungslinien festgelegt und die geschmacklichen Orientierungen verbindlich definiert werden sollten. Zugleich wurde damit – in wie bescheidenem Ausmaß auch immer – fürstliches durch bürgerliches Mäzenatentum abgelöst; tatsächlich bildet ja das Unternehmen der Weimarer Kunstfreunde eine frühe Ausformung der bürgerlichen Kunstvereinsidee, und in den Kunstvereinen sollte der Gedanke der Preisaufgaben auch ganz praktisch im 19. Jahrhundert fortleben. Und schließlich wurde mit dem den Preisaufgaben zugrundeliegenden Wertesystem der antiken Kunst ein Kanon universal gültiger Kunstregeln festgelegt, der nicht nur ein objektives kritisches Urteil zu ermöglichen schien, sondern in dessen Zeichen sich auch die inhomogene Kunstentwicklung »in unserem Vaterlande« zu einem Ganzen zusammenfassen ließ. Kein Wunder also, daß viele der beteiligten Künstler große Hoffnungen mit dem Goetheschen Unternehmen verbanden: Denn jenseits des pekuniären Erfolgs beinhaltete die Würdigung durch den in ganz Deutschland verehrten Dichter einen Grad an nationaler Anerkennung, wie er sich von der schmalen regionalen Basis

2 BA XIX, S. 350f.
3 Runge/Goethe 1940, S. 22.

ihrer jeweiligen Wirkungsstätten aus sonst schwerlich erreichen ließ.

Goethe sah in den Preisaufgaben, die er 1799 als Mann von fünfzig Jahren begründete, zunächst und vor allem eine Möglichkeit, seine seit der Italienreise ausgebildeten kunsttheoretischen Einsichten in künstlerische Praxis umzusetzen. Zwei Jahre zuvor hatte er den Plan eines großen kulturgeographischen Werks über Italien aufgeben müssen, weil die Wirren der Napoleonischen Kriege den zu diesem Zweck ins Auge gefaßten Studienaufenthalt in Italien nicht zuließen. Er war daraufhin im September 1797 mit seinem Kunstfreund Meyer, der aus Italien in die Schweiz zurückgekehrt war, in Stäfa am Züricher See zusammengetroffen, um die Erträge von dessen Forschungen zur italienischen Kunstgeschichte zu sichten und die weiteren künstlerischen Pläne zu durchdenken. Seit mehr als einem Jahr stand damals im Zentrum von Goethes kunsttheoretischen Interessen die Frage der Gegenstandswahl in den Künsten: ein Problem, das er zunächst gemeinsam mit Schiller bedacht hatte, in dessen Erörterung aber bald schon auch Meyer brieflich einbezogen worden war. Die Durchsicht von Meyers italienischen Kollektaneen motivierte Goethe nun dazu, seine Gedanken über die Gegenstände der bildenden Kunst am 13. Oktober 1797 in einem kurzen Aufsatz zusammenzufassen. Dessen Grundmaxime besagt, daß die bildende Kunst ihren medialen Bedingungen entsprechend »deutliche, klare, bestimmte Darstellungen« verlange, die sich dem Betrachter »beim ersten Anschauen sowohl im Ganzen als in ihren Teilen« erschließen. Daraus folgt, daß die »vorteilhaftesten Gegenstände« der bildenden Kunst diejenigen sind, »welche sich durch ihr sinnliches Dasein selbst bestimmen«,[4] zu deren Verständnis der Betrachter also keiner besonderen religiösen, historischen, mythologischen Vorkenntnisse bedarf. Es war Goethe bewußt, daß er mit dieser restriktiven Festlegung den Kreis der »vorteilhaftesten« Sujets für die Künstler sehr eng zog, und so ließ er denn doch – freilich in ihrer künstlerischen Eignung der ersten Gruppe deutlich nachgeordnet – auch historische und mythologische Gegenstände zu, falls sie »durch Fabel oder Geschichte allgemein bekannt sind« (also z. B. die Taten des Herkules).[5]

»Bedeutend« wird ein Kunstwerk allerdings nicht allein durch sein Thema, sondern zugleich durch dessen besondere »Behandlung« durch den Künstler. Aber gerade hier sieht Goethe Gefahren, denn die Bedeutungen, die der »Geist des Behandelnden« den Gegenständen beizulegen sucht, schießen oft über die medialen Möglichkeiten der bildenden Künste hinaus. Einerseits können zwar im glücklichsten Fall »die besten und höchsten Gegenstände« durch »tiefes Gefühl«, »wenn es rein und natürlich ist«, symbolisch werden, also »auf indirekte Weise« im Dargestellten auf ein Ideales und Allgemeines verweisen. Wenn aber das »tiefe Gefühl« in »Schwärmerei« umschlägt, bemächtigt es sich »mystischer Gegenstände«, die sich der sinnlichen Vergegenwärtigung entziehen; Goethe denkt hierbei, in Erinnerung an seine Italienreise, vor allem an die Martyriumsdarstellungen und Heiligenlegenden der religiösen Tafelmalerei: »von dieser Art sind die meisten Vorstellungen der katholischen Religion«.[6] Und umgekehrt erwächst aus den Versuchen eines »flachen Gefühls«, dem »Sittlich-Schönen« in der bildenden Kunst zum Ausdruck zu verhelfen, deren höchstes Darstellungsziel doch das Sinnlich-Schöne sei, der in der Bildproduktion des 18. Jahrhunderts allgegenwärtige Sentimentalismus. Aber nicht nur von seiten der vagen Gefühle drohen der bildenden Kunst Gefahren, sondern auch dort, wo »Verstand, Witz, Galanterie« den Künstler begriffliche Abstraktionen direkt ins Allegorische übersetzen lassen; von solcher Kunst, so Goethe, »läßt sich am wenigsten Gutes erwarten«. Und schließlich warnt Goethe vor allen Versuchen, Themen der Poesie ohne Berücksichtigung der unterschiedlichen Darstellungsmittel der Künste in die Malerei und Bildhauerkunst zu übertragen: »Nun gibt es auch noch eine falsche Anwendung der Poesie auf bildende Kunst. Der bildende Künstler soll dichten, aber nicht poetisieren, das heißt nicht wie der Dichter, der bei seinen Arbeiten eigentlich die Einbildungskraft rege machen muß, bei sinnlicher Darstellung auch für die Einbildungskraft arbeiten. Die meisten Arbeiten von Heinrich Füßli sündigen von dieser Seite.«[7] Damit war seine Argumentation zu der Ausgangsthese zurückgekehrt: Die Gegenstände der bildenden Kunst müssen so beschaffen sein, daß sie sich selbst aussprechen und nicht auf eine Ergänzung durch die Phantasie des Betrachters angewiesen sind.

Goethe selbst hat seine Skizze zur Gegenstandswahl nicht veröffentlicht. Sie diente aber als Grundlage für Heinrich Meyers Abhandlung *Über die Gegenstände der bildenden Kunst*, die 1798 im ersten Band der *Pro-*

4 BA XIX, S. 164f. Zu Goethes Gegenstandslehre vgl. besonders Schulz-Uellenberg 1947.
5 BA XIX, S. 166.
6 BA XIX, S. 166.
7 BA XIX, S. 167.
8 BA XIX, S. 284.
9 BA XIX, S. 279.

pyläen erschien und, da sie keinen Verfassernamen trug, als programmatische Äußerung des Herausgebers Goethe verstanden werden mußte. Hier fächerte Meyer die Bildthemen in vorteilhafte, gleichgültige und widerstrebende auf und ordnete alle Genres der Malerei diesem hierarchisch gestuften Schema ein. Innerhalb des von den *Propyläen* geschaffenen Publikationszusammenhangs aber veränderte sich der theoretische Status von Goethes und Meyers Überlegungen zur Gegenstandswahl grundlegend: Sie verloren ihren deskriptiv-systematisierenden Charakter und schlugen ins Programmatisch-Normative um. Das von Goethe improvisierte Schema hatte die Summe aus seinen bisherigen Erfahrungen mit den bildenden Künsten gezogen; es ging ihm hier um den Versuch einer theoretischen Selbstverständigung über ein zentrales künstlerisches Problem anhand der ihm vor Augen gekommenen Kunstwerke von der Antike bis zur Moderne. Mit der Gründung der Zeitschrift *Propyläen* aber verbanden Goethe und Meyer ausdrücklich die Absicht, durch kunsthistorische Forschung, kunsttheoretische Reflexion und kunstkritische Analyse im Sinne eines klassizistischen Kunstprogramms auf die Künstler und Kenner ihrer eigenen Zeit praktisch zu wirken; damit gewann ihre Gegenstandslehre den Charakter eines ästhetischen Regulativs, mit dem die Weimarischen Kunstfreunde implizit in polemischen Gegensatz zu anderen künstlerischen Strömungen ihrer Zeit traten. Als die Herausgeber der *Propyläen* aus dem Wunsch, »recht bald ins Praktische der Kunst einzugreifen und sich mit wackern Künstlern zu mancherlei guten Werken zu vereinigen«,[8] im Jahre 1799 ihre erste Preisaufgabe ausschrieben, war es ihnen jedenfalls nicht zuletzt um die praktische Durchsetzung ihrer Gegenstandslehre zu tun. Die »Abhandlung über jene Gegenstände, an welche sich der bildende Künstler vorzüglich halten sollte«, habe »erwünschte Teilnahme« gefunden, nun sei man darauf bedacht, »jene aufgestellten Maximen praktisch zu prüfen«:[9] Mit diesem Hinweis auf ihre programmatischen Leitgedanken zur Stoffwahl eröffneten Goethe und Meyer den im zweiten Band der *Propyläen* erschienenen Ausschreibungstext zur ersten Preisaufgabe.

Und so legte auch das Thema dieser ersten Preisaufgabe, *Venus führt Helena dem Paris zu* (Abb. 1), bereits die Richtung fest, in die Goethe die Künstler mit seiner Gegenstandslehre zu führen gedachte: zurück zum Muster der Griechen. Von den elf zwischen 1799 und 1805 ausgeschriebenen Themen entstammten acht dem griechischen Mythos, wobei die Aufgaben der ersten drei Jahre sich auf die *Ilias* beschränkten und 1803 ein Thema aus der *Odyssee* hinzukam. 1802 konnten die Künstler sich zwischen dem Thema *Perseus befreit Andromeda* und einem selbstgewählten Stoff entscheiden, wobei die Weimarer Kunstfreunde sich allerdings wünschten, »daß er lieber aus der Fabel als aus der Geschichte genommen sein möchte«:[10] auch dies eine klare Option für die Mythologie der Griechen! Die *Landschaft mit Küste der Kyklopen* – im Jahre 1803 als Alternative zu *Odysseus und Polyphem* (Abb. 2) angeboten – wollten Goethe und Meyer ausdrücklich »nach Homerischen Anlässen«[11] gestaltet wissen: als ideale Landschaft also mit reicher mythologischer Staffierung nach der *Odyssee*. So löste sich im Grunde nur das Thema des Jahres 1804, *Die Menschen, vom Element des Wassers bedroht*, aus dem Kreis der vom griechischen Mythos vorgezeichneten Sujets. Diese überraschende Domi-

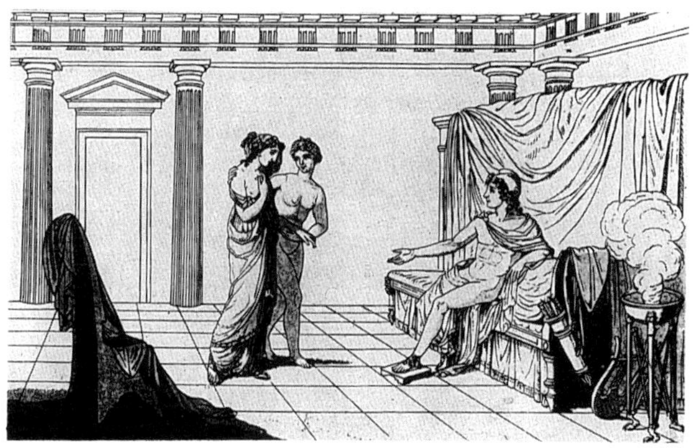

Abb. 1
Heinrich Kolbe, *Weimarer Preisaufgabe:* Venus führt Helena dem Paris zu, 1799.
Freies Deutsches Hochstift/ Frankfurter Goethe-Museum

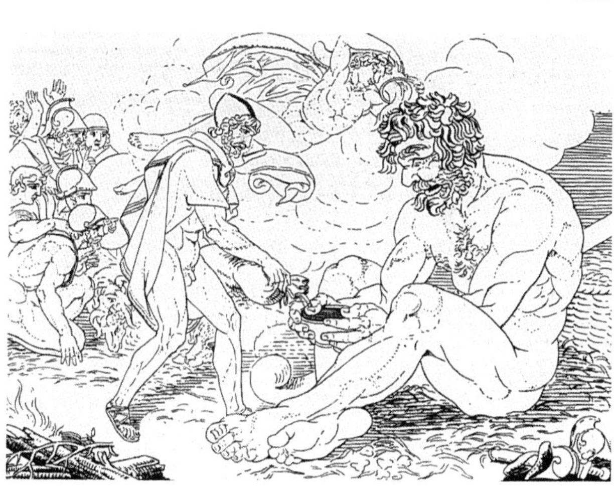

Abb. 2
Martin Wagner, *Weimarer Preisaufgabe:* Odysseus und Polyphem, 1803.
Freies Deutsches Hochstift/ Frankfurter Goethe-Museum

nanz der mythologischen Stoffe, insbesondere der homerischen Themen, ist von Goethes Gegenstandslehre her keineswegs zwingend und bedarf um so mehr der Begründung, als die vorgeschlagenen Themen im einzelnen mythologisch höchst voraussetzungsreich sind und damit Goethes Grundsatz zu widersprechen scheinen, ein Werk der bildenden Kunst müsse aus sich selbst heraus verständlich sein. Und drohte nicht überdies auch im Falle Homers jene von Goethe in seinem Aufsatz angegriffene »falsche Anwendung der Poesie auf bildende Kunst«,[12] die den Künstler auf den Irrweg einer die Einbildungskraft des Betrachters stimulierenden poetisierenden Malerei führen mußte?

Die Stellung Homers in Goethes Kunstkosmos läßt sich nicht verstehen ohne einen Blick auf Johann Joachim Winckelmanns Neudeutung der griechischen Kunst.[13] Winckelmanns Wiederentdeckung Homers stand im Zeichen des ut pictura poesis-Axioms der Aufklärungsästhetik, der Vorstellung also, daß die Dichtung eine sprechende Malerei, die Malerei aber eine stumme Dichtkunst sei. Auf der Grundlage dieser Malerei und Dichtung in ein wechselseitiges Begründungsverhältnis bringenden Kunstauffassung entwickelte Winckelmann die Leitidee seiner archäologischen Hermeneutik, daß die griechischen Künstler in Malerei und Bildhauerkunst nicht Themen aus der Geschichte, sondern aus dem in den homerischen Epen überlieferten Mythos gestaltet haben.[14] Die Begründung für diese wissenschaftsgeschichtlich höchst folgenreiche These, mit der er zu zahlreichen überzeugenden Neudeutungen bis dahin falsch interpretierter oder unverstandener antiker Kunstwerke gelangte, gab Winckelmann in der Vorrede zu seinem letzten großen Werk, den *Monumenti antichi inediti* (1767). Er griff hier auf die Maxime des griechischen Dichters Simonides (556 – um 468 v. Chr.) zurück, die Malerei sei eine stumme Poesie, berief sich zudem auf die Kunstbeschreibungen des Pausanias, in denen die Bilder und Statuen als Verkörperungen der »Fabellehre« des Homer gelesen werden, und verwies auf die Poetik des Horaz, die die »Vorschrift« erteilt habe, »lieber Gegenstände aus der *Ilias* zu nehmen, als ganz neue zu erfinden, die noch von keinem andern Dichter bearbeitet worden«. All dies faßte er zu der seinen Deutungen der griechischen Kunstwerke zugrundeliegenden These zusammen, »daß *Homerus* der große Lehrer der griechischen Künstler gewesen, und jeder, der die Bedeutung ihrer Vorstellungen zu wissen wünschete, mußte daher zu dem Dichter selbst seine Zuflucht nehmen, um sich Aufklärung darüber zu verschaffen.«[15] Seinen Rang als »großer Lehrer der griechischen Künstler« aber verdankte Homer, so Winckelmann 1764 in seinem epochemachenden Hauptwerk, der *Geschichte der Kunst des Alterthums*, dem besonderen Charakter seiner Dichtung, denn sie sei, durchaus im Sinne des Simonides-Diktums, ganz und gar eine sprechende Malerei: »Im Homero aber ist alles gemalet, und zur Malerey erdichtet und geschaffen.« Damit unterscheidet sich Homer in Winckelmanns Augen insbesondere von der christlichen Poesie mit ihrer Neigung zu gedanklichen Abstraktionen und mystischer Gestaltlosigkeit; in John Miltons *Paradise Lost* etwa behaupte die »Vernunft über die Einbildung« den Vorrang, und so sei denn das Werk des »denkenden Briten« »ganz und gar ungeschickt zur Malerey«.[16]

Goethes Preisaufgaben für bildende Künstler übersetzten diese Winckelmannschen Thesen zur archäologischen Hermeneutik in eine künstlerische Handlungsanweisung für die Moderne: Homer sollte nicht nur der Lehrer der Griechen gewesen sein, er sollte nun auch zum Lehrer der modernen Maler und Bildhauer werden! Dabei wich Goethe allerdings in einem entscheidenden Punkt von den gedanklichen Voraussetzungen Winckelmanns ab. Er hatte schon während der Leipziger Studienzeit nach der Lektüre von Lessings *Laokoon* und dann endgültig in Straßburg unter dem Einfluß Herders mit der ut pictura poesis-Ästhetik der Aufklärung gebrochen. Für Goethe waren Winckelmann – den er so sehr verehrte, daß er das 18. Jahrhundert das Jahrhundert Winckelmanns nannte – und Lessing gemeinsam die Gesetzgeber der neueren Kunst; jener hatte die Künstler auf den von Homer dichterisch entfalteten Mythos verwiesen, dieser aber hatte die künstlerischen Verfahren von bildender Kunst und Poesie zeichen- und medientheoretisch so scharf voneinander abgegrenzt, daß jedem Versuch einer Übertragung dichterischer Stoffe in Malerei und Bildhauerkunst die Reflexion auf die medialen Möglichkeiten der Künste vorauszugehen hatte. In diesem Sinne hieß es 1799 in der Anzeige der *Propyläen*: »So stand der reinen Ansicht griechischer Kunstwerke lange Zeit eine gewisse Vorliebe für römische

10 BA XIX, S. 382.
11 BA XIX, S. 392.
12 BA XIX, S. 167.
13 Vgl. hierzu auch Osterkamp 1993.
14 Vgl. hierzu Himmelmann 1971; Käfer 1986.
15 Winckelmann 1825/VII, S. 23–25.
16 Winckelmann 1764, S. 28f.

Antiquitäten sowie eine unmittelbare Vergleichung mit Dichterwerken entgegen. Winckelmann und Lessing, zwei den Deutschen nie genug verehrte Männer, haben ein Großes geleistet, indem sie jene beiden Übel verminderten, der eine, indem er die griechischen Kunstwerke auf mythologischen Grund und Boden zurückführte, der andere, indem er das Verfahren des Poeten von dem Verfahren des bildenden Künstlers scharf zu sondern begann.«[17]

So flossen denn in den Preisaufgaben Winckelmannsche und Lessingsche Impulse zusammen. Goethes Gegenstandslehre verstand sich als Konsequenz aus Lessings Trennung der Künste und wollte in diesem Sinne das theoretische Bewußtsein der Künstler für die Möglichkeiten ihres Mediums und die Bedeutung der Stoffwahl schärfen, während die im Geiste Winckelmanns erfolgende Festlegung der modernen Künstler auf das Vorbild der griechischen Kunst im allgemeinen und Homers als des Vaters der Künste im besonderen aus der Überzeugung erwuchs, den griechischen Bildhauern sei gleichsam vortheoretisch ein Bewußtsein dafür eigen gewesen, welche Themen den Bedingungen ihrer Kunst gemäß waren: Denn die Dichtung Homers habe ihnen den Mythos mit solcher Plastizität, Naturwahrheit, Lebendigkeit und inneren Geschlossenheit vermittelt, daß es nie zu einem Ausgreifen der künstlerischen Einbildungskraft ins Formlose, Phantastische und Verworrene habe kommen können. So sollte denn nun auch der moderne Künstler, entfremdet von der Natur und den Vorspiegelungen der Einbildungskraft unterworfen, in den einfachen, natürlichen und ins Bedeutend-Allgemeine gesteigerten Szenen aus *Ilias* und *Odyssee* künstlerischen Halt und Orientierung finden. Deshalb lag es für die Weimarer Kunstfreunde aus doppeltem Grunde nahe, die Themen für ihre Preisaufgaben aus den Epen Homers zu wählen: einmal aufgrund des zu einer Leitmaxime des europäischen Neoklassizismus aufgestiegenen Winckelmannschen Axioms, im Homer sei alles zur Malerei erdichtet, zum anderen aber, weil aus der Antike eine Fülle von Kunstwerken mit homerischen Themen überliefert war, an deren Muster sich die Künstler bei der Lösung der Aufgaben orientieren konnten. In diesem Sinne begründete Goethe die Themenstellung in der Ausschreibung des Jahres 1799: »Homers Gedichte sind von jeher die reichste Quelle gewesen, aus welcher die Künstler Stoff zu Kunstwerken geschöpft haben, und wir wollen uns daher auch im gegenwärtigen Falle an dieselbe halten. Vieles ist bei ihm schon so lebendig, so einfach und wahr dargestellt, daß der bildende Künstler bereits halbgetane Arbeit findet; ferner hat die Kunst der Alten in dem Kreis, den dieser Dichter umschließt, sich eine Welt geschaffen, wohin sich jeder echte moderne Künstler so gern versetzt, wo alle seine Muster, seine höchsten Ziele sich befinden.«[18]

Das enttäuschende Resultat der ersten Preisaufgabe bestand dann freilich in einer Handvoll mühsamer Versuche, den Text des Homer pedantisch im Medium der Zeichnung nachzubuchstabieren: nicht also im befreienden Rückgewinn der Lebensfülle, edlen Simplizität und zum Ideal gesteigerten Naturwahrheit der Antike und auch nicht in der ersehnten Befreiung der bildenden Kunst zu ihrem eigenen Gesetz, sondern in der blutleer-papierenen Nacherzählung des schon längst Erzählten und einer sklavischen Bindung der visuellen Einbildungskraft an den Text, die sich in anekdotisch-allegorischen Bilderfindungen dokumentierte, wie sie sentimentalischer kaum denkbar waren. Überrascht mußten Goethe und Meyer sich eingestehen, daß ihr Versuch, die bildende Kunst mit Hilfe von Homer zu sich selbst zu befreien, die beteiligten Künstler gerade nicht dazu angeregt hatte, selbstbewußt die Bedingungen ihres eigenen Mediums auszuloten, sondern sie auf den Status von Illustratoren zurückzuwerfen drohte. Was die Weimarischen Kunstfreunde an den eingereichten zeichnerischen Textparaphrasen besonders vermißten, war die ersehnte künstlerische Steigerung des Themas ins Menschheitlich-Universale, die Goethe an Homer so sehr bewunderte. Und so legten sie denn in ihrer Begründung für die erste Preisvergabe dem Künstler nachdrücklich ans Herz, »daß er seine Freiheit gegen den Dichter oder Geschichtschreiber behaupte, der ihm den Stoff zu seinem Werk reicht, und nicht ängstlich am Buchstaben kleben bleibe, sondern demselben nur so lange zu folgen hat, als es der Inhalt seines Werks unmittelbar verlangt«, und dies mit dem Ziel, »das Bild von allem historisch Bezüglichen zu entkleiden, den Gegenstand bloß aus dem Gesichtspunkt reiner Menschlichkeit zu betrachten«.[19]

Die quantitativ wie qualitativ in Maßen erfreulicheren Resultate der Preisaufgaben des Jahres 1800 (*Hektors Abschied* und *Der Tod des Rhesus*) ermutigten

17 BA XIX, S. 293.
18 BA XIX, S. 280.
19 BA XIX, S. 348.

jedenfalls Goethe und Meyer dazu, ihr homerisches Kunstprogramm konsequent fortzuführen und im Jahre 1801 die Themenstellung *Der Kampf Achills mit den Flüssen* (Kat. 205–210) mit einer gezielten Lektüreanweisung zu verbinden: »Wir ersuchen daher die Künstler, den 21. Gesang der Ilias ganz zu lesen. So wie wir bei dieser Gelegenheit jedem Künstler, der mit uns in Verbindung steht oder zu treten geneigt ist, empfehlen, sich die Vossische Übersetzung des Homer anzuschaffen, sich an die Sprache derselben zu gewöhnen und diese Werke als den Grundschatz aller Kunst fleißig zu studieren.«[20] Diese Empfehlung kam einem Akt künstlerischer Gemeindebildung um einen kanonischen Text gleich.

Zwingend mußte die explizite Kanonisierung Homers zum Zentrum von Goethes Kunstkosmos zu polemischen Auseinandersetzungen mit all denen führen, die ihre künstlerischen Intentionen nicht in den Epen Homers gespiegelt und sich auch nicht bereit fanden, ihre Themen aus diesem »Grundschatz aller Kunst« zu heben. Deshalb sah sich Goethe schon im Folgejahr, bei der Formulierung der Preisaufgabe von 1803, durch das Unverständnis vieler Künstler und den laut gewordenen Zweifel an seinem Kunstprogramm zu einem weiteren Versuch veranlaßt, die Sonderstellung Homers im Bereich der künstlerischen Gegenstände zu begründen; deutlich zeichnet sich unter seiner Gegenüberstellung von modernem und antikem Künstler das Schillersche Denkmodell von naiver und sentimentalischer Dichtung ab: Die »ältesten plastischen Künstler« hätten in der Zeit, als der Mythos sich bildete, »mit den Dichtern aus einer Quelle schöpfen« können, die modernen Künstler dagegen, »die sich über das gemeine Wirkliche erheben wollen«, »bedürfen des Dichters, um sich in die Zeiten der reinen hochkräftigen Natur hinzuempfinden, sie kehren erst an seiner Hand zu der Einfalt zurück, ohne welche die wahre Kunst nicht bestehen kann. Er versetzt sie erst durch seine magische Gewalt in den Zustand, der zugleich natürlich und künstlich, zugleich sinnlich und geistig ist. Kann nun also der neuere bildende Künstler des Dichters als Mittelmannes nicht wohl entbehren: so wird doch immer am rätlichsten bleiben, sich an den ältesten zu halten, der wahrscheinlich unmittelbar aus der Sage geschöpft.«[21] Nur Homer also, der Vater der Künste, versetzt den modernen Künstler zurück in jene utopische Vergangenheit der Griechen, aus der die Urbilder erfüllter Existenz und menschlicher Idealität emporsteigen, nur hier erscheinen Geist und Sinnlichkeit, Mensch und Natur, aufs höchste gesteigert, im Einklang.

In dieser Situation mußte es Goethe wie eine überraschende Erfüllung seiner schönsten Hoffnungen anmuten, daß im September 1803 die Brüder Friedrich und Christian Riepenhausen aus Göttingen ihm einen Zyklus von zwölf Umrißzeichnungen im Stil John Flaxmans sandten, in dem sie den Versuch einer Rekonstruktion der Gemälde Polygnots in der Lesche zu Delphi nach den Beschreibungen des Pausanias unternahmen; das berühmte Werk des Polygnot stellte die Eroberung Trojas und den Besuch des Odysseus in der Unterwelt dar. Goethe räumte diesen eher aus dem neoklassizistischen Geiste Josiah Wedgwoods als aus der frühklassischen Bildphantasie Polygnots stammenden Riepenhausenschen Festschreibungen der homerischen Welt im edlen Kontur des Griechenkults einen bevorzugten Platz in der Kunstausstellung des Jahres 1803 ein: als unverhofftem Vorzeichen der ersehnten neuen Kunstblüte unter der Sonne Homers. Sogleich machte er sich daran, die Polygnot-Beschreibungen des Pausanias für die Zwecke der Künstler zu bearbeiten, um ihnen auch mit dieser »Belebung der polygnotischen Reste«,[22] die in Schillers Augen schon »einen neuen Tag zu verkündigen« schien,[23] Themen und Muster auf dem Weg zu einer künstlerischen Moderne an die Hand zu geben, die nun ganz und gar auf das Programm einer Verlebendigung der Antike festgelegt war. Als Goethe in diesen Jahren eine Liste mit *Vorschlägen, den Künstlern Arbeit zu verschaffen*, zusammenstellte, da schwebte ihm jedenfalls als Ziel eine blühende Kunstlandschaft vor Augen, in der die menschheitlich-universale Formensprache der Griechen und die Themenwelt Homers nicht allein die privaten Räume der Kunstfreunde, sondern vor allem auch die öffentlichen Gebäude schmücken und von dort aus wohltätig auf Geschmack und Seelenbildung wirken sollten: »Niemand müßte sich wundern, Venus und Adonis in einer Regierungsessionstube oder irgendeinen Homerischen Gegenstand in einer Kammersession anzutreffen.«[24] Gerade an den Brüdern Riepenhausen aber, die bald darauf zum Katholizismus übertraten und 1806, ein Jahr nach der letzten Weimarer Preisaufgabe, in radikaler Abkehr von Homer vierzehn Radierungen nach dem Leben der heiligen

20 BA XIX, S. 356.
21 BA XIX, S. 392–394.
22 Goethe an Schiller, 2.12.1803; MA VIII/1, S. 953.
23 Schiller an Goethe, 31.12.1803; MA VIII/1, S. 958.
24 BA XIX, S. 441.

Genoveva veröffentlichten, erwies sich, wie trügerisch die Hoffnungen waren, die Goethe mit seiner klassizistischen Engführung der künstlerischen Einbildungskraft auf die Welt Homers verband.

Mit Hilfe Homers, des zentralen Mediums zur Durchsetzung seiner Gegenstandslehre, hatte Goethe die Maler und Bildhauer seiner Zeit von Handwerkern zu denkenden Künstlern erziehen wollen, in deren Kunstverständnis die ideelle schöpferische Leistung hoch über der handwerklichen Fertigkeit rangiert. In genauer Kenntnis seiner medialen Möglichkeiten sollte der Künstler souverän über das Reich der Stoffe und Ideen disponieren, zu neuen geisterfüllten Bilderfindungen gelangen und virtuos die einzelnen Motive der artistischen Gesamtidee unterzuordnen verstehen. Mit diesem Leitbild des denkenden Künstlers, als dessen bedeutendste aktuelle Ausformung ihm der zu europäischem Ruhm aufgestiegene Winckelmann-Freund Anton Raphael Mengs vor Augen stand, zielte Goethe auch auf eine soziale Aufwertung des Künstlerberufs. Vor allem aber hat er mit seiner Hochschätzung der ideellen Leistung des Künstlers – der Erfindung – die schon bei Winckelmann angelegte Entwicklung des Klassizismus zur allegorischen Ideenkunst begünstigt. Besonders deutlich wird dies bei dem kritischen Urteilssystem, das der Bewertung der eingereichten Arbeiten zugrundegelegt wurde. Goethe und Meyer hoben von Anbeginn hervor, daß die Bilderfindung als der Inbegriff der ideellen Dimension des Kunstwerks »hauptsächlich (…) unser Urteil lenken« werde: »Es wird als das höchste, entschiedenste Verdienst angerechnet werden, wenn die Auflösung der Aufgabe schön gedacht und innig empfunden ist, wenn alles bis aufs Geringste motiviert sein wird, wenn die Motive aus der Sache fließen und Gehalt haben. (…) Nach der Erfindung wird hauptsächlich der Ausdruck, das ist das Lebendige, Geistreiche der Darstellung, in Betracht gezogen.«[25] Der ideelle Gehalt – das schön Gedachte, innig Empfundene und Geistreiche der Bilderfindung – steht bei der Bewertung des Kunstwerks ganz obenan, während alle erlernbaren Fertigkeiten des Künstlers – »Zeichnung«, »Anordnung«, »Licht und Schatten«, »Beleuchtung« – in Goethes Urteilssystem von nachgeordneter Bedeutung sind. Diese Kategorientafel, in der die künstlerischen Fertigkeiten hierarchisch gestuft zusammengefaßt wurden, hatten die Weimarer Kunstfreunde von Mengs übernommen;[26] sie erlaubte es ihnen, die geistige Intention eines Künstlers unabhängig von der konkreten artistischen Ausführung seines Werks zu würdigen. Die für den heutigen Betrachter im einzelnen oft nur schwer nachvollziehbaren Urteile Goethes und Meyers über die eingereichten Arbeiten finden in dieser Hierarchisierung der artistischen Vermögen ihre Begründung. Gewürdigt wurde primär die ideelle Konzeption, nicht deren handwerklich-artistische Umsetzung, die Schönheit des Gedankens, nicht die Schönheit seiner Ausführung. Die Sehnsucht nach der schönen Gestalt, aus der die Idee der Preisaufgaben erwachsen war, versandete so in der trocken-systematischen Würdigung des im Kontur der klassizistischen Umrißzeichnung festgeschriebenen ideellen Gehalts.

Nun ist es heute einfach, sich über die insgesamt deplorablen künstlerischen Resultate der Preisaufgaben zu mokieren; es ist ja nicht eines unter den eingereichten Blättern, das sich nicht mühelos aus der deutschen Kunstgeschichte wegdenken ließe (dies gilt auch für die Zeichnungen Runges und Friedrichs). Für Goethe selbst aber, der in Weimar von den aktuellen künstlerischen Entwicklungen in den größeren deutschen Städten weitgehend abgeschnitten war, stellten sich die Resultate ganz anders dar; er war durchaus beeindruckt von der Resonanz, die sein ästhetisches Programm in allen Teilen Deutschlands fand, und sah sich deshalb auch berechtigt, in seinen Preisaufgaben den Keim einer künftigen Kunstblüte zu erkennen. Die in Weimar eingetroffenen Blätter galten ihm allerdings immer nur als ein großes Versprechen, durchaus nicht als dessen Erfüllung: »Wir haben 28 Stücke erhalten, worunter sich, sowohl in Absicht der Meisterschaft als der Genialität, manches Unerwartete befand«, so schrieb er am 3. November 1800 an Knebel: »Man wurde dadurch sowohl von dem gegenwärtigen Zustand der Kunst in manchen Gegenden Deutschlands unterrichtet, als auch durch Hoffnungen und Erwartungen vergnügt, die man für die Zukunft fassen konnte.«[27] Und am 17. November 1800 heißt es gegenüber Cotta: »Denn sollte diese Anstalt so fortwachsen und das Zutrauen der Künstler gewinnen, so läßt sich nicht absehen wohin sie führen kann.«[28] Tatsächlich wird ja, wer die Namen der beteiligten Künstler durchsieht, zugestehen müssen, daß die Goethesche »Anstalt« das Zutrauen vieler achtbarer Künstler der jüngeren Generation gefunden hat: Ferdinand

25 BA XIX, S. 283f.
26 Osterkamp 1991, S. 92ff.
27 Goethe/Knebel 1851, S. 248f.
28 Goethe/Cotta 1979, S. 74.

Hartmann, Johann August Nahl, Veit Hans Schnorr von Carolsfeld, Erdmann Hummel, Friedrich Tieck, Martin Rohden, Peter Cornelius, die Brüder Riepenhausen, Martin von Wagner, Rudolf Schadow, schließlich Philipp Otto Runge und Caspar David Friedrich – diese Namen bezeichnen einen eindrucksvollen Querschnitt durch die junge Generation, die, im Geiste des Klassizismus an den Akademien erzogen, den geschmacksgeschichtlichen Wandel der Malerei hin zur Romantik einzuleiten im Begriffe stand. Mit dem Blick auf die kunstgeschichtliche Zwischenstellung dieser Generation aber treten zugleich die Gründe hervor, aus denen Goethes »Anstalt« das Zutrauen gerade der bedeutenderen Künstler bald wieder verlieren mußte.

In der Zeit der *Propyläen* (1798–1800), ja bis zum Ende der Preisaufgaben im Jahre 1805 blieb die Romantik eine im wesentlichen innerliterarische Strömung mit nur geringen praktischen Auswirkungen auf die bildenden Künste. Die Texte der Frühromantik zeichneten sich aber von Anbeginn durch eine bemerkenswerte Affinität insbesondere zur Malerei aus, die rasch programmatischen Charakter gewann. Goethe hat dies mit Aufmerksamkeit beobachtet und schon bald besorgt, dann aber mit entschiedener Ablehnung auf die neue romantische Kunstlehre reagiert. In den 1796 erschienenen *Herzensergießungen eines kunstliebenden Klosterbruders,* der Gründungsurkunde der Frühromantik, ließen Wilhelm Heinrich Wackenroder und Ludwig Tieck einen kunstbegeisterten Mönch sein Credo der Kunstfrömmigkeit formulieren. Hier erscheint die Kunst als eine Sprache Gottes, in der sich der Schöpfer den Menschen offenbart; das Leben der Künstler wird nach dem Vorbild der Heiligenlegenden umgeformt; der Betrachter aber nähert sich dem Kunstwerk mit frommer Andacht und nicht mit kalten, kritisch-analytischen Begriffen. Die hier vorgenommene Fundierung von Kunst in Religion lenkte die Künstler auf das Muster einer Malerei zurück, deren höchstes Ziel die Verkündigung von Glaubenswahrheiten war und nicht die Verwirklichung eines innerweltlichen Schönheitsideals. So erschien auch nicht mehr die Kunst der Antike und der Hochrenaissance als das höchste Vorbild für den modernen Künstler, sondern die im Dienste der Religion stehende Tafelmalerei der Frührenaissance: die Madonnen des jungen Raffael, die altdeutsche Frömmigkeit Albrecht Dürers. Dieses Kunstverständnis, das 1798 in Tiecks »altdeutschem« Roman *Franz Sternbalds Wanderungen* wortreich ausgefaltet und 1799 in Wackenroder/Tiecks *Phantasien über die Kunst* weiter nuanciert wurde, mußte Goethes Unwillen hervorrufen: »es ist unglaublich wie leer das artige Gefäß ist«, so urteilte er am 5. September 1798 gegenüber Schiller über Tiecks Roman,[29] und im Gespräch mit Caroline Schlegel mokierte er sich über die künstlerisch »falsche Tendenz« des *Sternbald.*[30] Die 1799 begründeten Preisaufgaben bildeten, ohne daß dies offen ausgesprochen wurde, eine Reaktion auch auf diese sich anbahnende »falsche Tendenz«, und das Element dogmatischer Verhärtung, das ihnen von Anbeginn eigen war, erklärt sich nicht zuletzt aus dem Versuch einer Abwehr des romantischen Projekts einer Erneuerung des Bundes von Kunst und Religion. Denn die Wackenroderschen Impulse fanden ja rasch Resonanz: zögernd zunächst im Gemälde-Gespräch des *Athenäum* der Brüder Schlegel (1799) mit seiner Tendenz zur romantischen Grenzüberschreitung zwischen den Künsten, massiv dann in Friedrich Schlegels *Europa*-Aufsätzen über Gemälde alter Meister (1803–05), in denen die Gemälde als »Hieroglyphen« mit göttlicher Bedeutung gelesen wurden. Schlegel wollte die Malerei zurückführen »in das alte romantische Land«: »Vergebens sucht ihr die Mahlerkunst wieder hervorzurufen, wenn nicht erst Religion oder philosophische Mystik wenigstens die Idee derselben wieder hervorgerufen hat.«[31]

Mit diesem 1805 in der *Europa* vorgetragenen Plädoyer für eine zur göttlichen Hieroglyphe spiritualisierten Malerei hatte Schlegel den äußersten Gegenpol zu Goethes Konzept einer sich selbst aussprechenden Kunst mit menschheitlich-universaler Bedeutung bezogen. In dem Jahr, in dem Goethe das Unternehmen der *Weimarer Preisaufgaben* mit der Preiserteilung an C. D. Friedrich, den Maler subjektiver Seelenlandschaften, enttäuscht abgebrochen hatte, war damit der in Wackenroders *Herzensergießungen* gelegte Keim aufgegangen und die romantische Kunstblüte absehbar. Die Kompromißlosigkeit des Goetheschen Klassizismus in der Preisaufgabenzeit ist ohne seine unausgesprochene Opposition gegen die zur romantischen Kunstreligion führende »falsche Tendenz« der Zeit nicht zu verstehen.

Schon in den Vorarbeiten zu den *Propyläen* hatte Goethe in einer Liste der zu behandelnden Themen *Franz Sternbald* und den *Klosterbruder* genannt;[32]

29 MA VIII/1, S. 619.
30 MA VI/2, S. 1129.
31 Schlegel 1984, S. 164f.
32 BA XIX, S. 198 u. 201.

eine Rezension des *Klosterbruders* war fest eingeplant.[33] An deren Stelle traten dann – als eine Form operativ-praktischer Kritik und der Prävention zugleich – die Preisaufgaben. Mit ihrer Hilfe konnte sich Goethe einen begrenzten Überblick über die aktuellen künstlerischen Entwicklungen in Deutschland verschaffen, der ihm zu bestätigen schien, wie weit die Künstler noch von dem in der antiken Kunst verbürgten »Gesichtspunkt reiner Menschlichkeit«[34] entfernt und wie sehr sie statt dessen historisch-patriotische Themen zu favorisieren geneigt waren. In einer den Bericht über die Preiserteilung des Jahres 1800 abschließenden, auf schmalster Materialbasis entstandenen *Flüchtigen Übersicht über die Kunst in Deutschland* warf Goethe insbesondere den Berliner Künstlern vor, daß sie »das allgemein Menschliche durchs Vaterländische« verdrängten: »Vielleicht überzeugt man sich bald, daß es keine patriotische Kunst und patriotische Wissenschaft gebe.«[35] Aber auch dieser Ordnungsruf hat die Hinwendung der Künstler zu historisch-nationalen Themen nicht verhindern können; im Gegenteil: In einer 1801 in der Zeitschrift *Eunomia* erschienenen scharfen Replik wehrte Johann Gottfried Schadow Goethes Versuch, die Künstler auf Homer zu verpflichten, im Geiste von Herders historisierender Kunstbetrachtung ab, indem er den modernen Dichter Goethe selbst gegen den griechischen Epiker ausspielte: »Das Lesen derjenigen seiner Werke, wo er [Goethe] selbst und Er nur allein spricht, erregt eine Stimmung, eine Schwärmerei, die ich beim Homer nie empfand. So muß es auch sein, und wie Homer die Essenz seines Zeitalters war, so ist Er die des unsrigen. Homeride sein zu wollen, wenn man Goethe ist! hätte ich doch die Macht, diese unverzeihliche Bescheidenheit zu verbieten!«[36] Mit dieser effektsicheren Pointe wollte Schadow Goethe selbst keineswegs der Ironie unterwerfen. Denn tatsächlich war ja in den Augen der jungen Künstlergeneration nichts so sehr geeignet, Goethes Votum für Homer zu entkräften, als die Dichtungen Goethes: glühend bewunderte Zeugnisse einer modernen nationalen Poesie, die den Rückgriff auf die Epen Homers überflüssig zu machen schien. Der größte Konkurrent Homers bei den Künstlern der Romantik war Goethe selbst; kein dichterisches Werk hat sie – wie auch Goethe und Meyer 1817 in ihrer antiromantischen Polemik *Neudeutsche religios-patriotische Kunst* widerwillig konzedieren mußten – zu so kühnen Bilderfindungen stimuliert wie dasjenige Goethes. Ihre Hinwendung zu nationalen Kunsttraditionen, ihre Ablehnung des antiken Themen- und Formenrepertoires: durch nichts schien dies stärker legitimiert als durch den Dichter des *Götz*, des *Werther* und des *Egmont*! Als Philipp Otto Runge bei der Preisaufgabe 1801 mit seiner Zeichnung *Achills Kampf mit den Flüssen* (Kat. 210) erfolglos geblieben war, da griff er, in einem Brief an seinen Bruder Daniel, die Argumente Schadows auf und verwarf, ohne in seiner Verehrung für den Dichter Goethe zu schwanken, dessen »ganz falschen Weg« bei den Preisaufgaben, »auf welchem es unmöglich ist, irgend etwas Gutes zu bewürken. (...) Wir sind keine Griechen mehr, können das Ganze schon nicht mehr so fühlen, wenn wir ihre vollendeten Kunstwerke sehen, viel weniger selbst solche hervorbringen; und warum uns bemühen, etwas Mittelmäßiges zu liefern? (...) Wir sehen in den Kunstwerken aller Zeiten es am deutlichsten, wie das Menschengeschlecht sich verändert hat, wie niemals dieselbe Zeit wiedergekommen ist, die einmal da war; wie können wir denn auf den unseligen Einfall kommen, die alte Kunst wieder zurückrufen zu wollen?«[37] In konsequenter Abkehr vom Klassizismus der Preisaufgaben widmete er sich fortan dem Programm einer Kunsterneuerung im Medium der Landschaft.

So viel »Mittelmäßiges« ihm auch eingereicht werden mochte, gerade der wachsende Widerstand von seiten der Frühromantik mußte Goethe, assistiert von Meyer und unterstützt durch Schillers Wohlwollen, zunächst dennoch zu weiteren Anstrengungen zugunsten seines Homeriden-Kunstprogramms stimulieren. Das mühselige Geschäft der Rekonstruktion von Polygnots Gemälden in der Lesche zu Delphi etwa nahm er nur auf sich, um mit diesem klassischen Bildrepertoire, wie er am 13. 12. 1803 an Schiller schrieb, »einer leidenschaftlichen Opposition«[38] entgegentreten zu können. Doch gerade die Geschicke der Polygnot-Rekonstruktion mußten ihm vor Augen führen, wie einsam die Weimarer Kunstfreunde mit ihrer Idee einer Kunsterneuerung aus dem Geiste Homers inzwischen waren. Schwerer als die gänzliche Resonanzlosigkeit seiner Polygnot-Schrift bei den Künstlern wog dabei das Erscheinen des Rekonstruktionsversuchs der Brüder Riepenhausen, deren Zeichnungen Goethe zu seiner Textbearbeitung angeregt hatten. Den sechzehn Polygnot-Blättern hatten die mittlerweile zum Katholizis-

33 BA XIX, S. 202.
34 BA XIX, S. 348.
35 BA XIX, S. 358.
36 Scheidig 1958, S. 141.
37 Runge/Goethe 1940, S. 27.
38 MA VIII/1, S. 954.

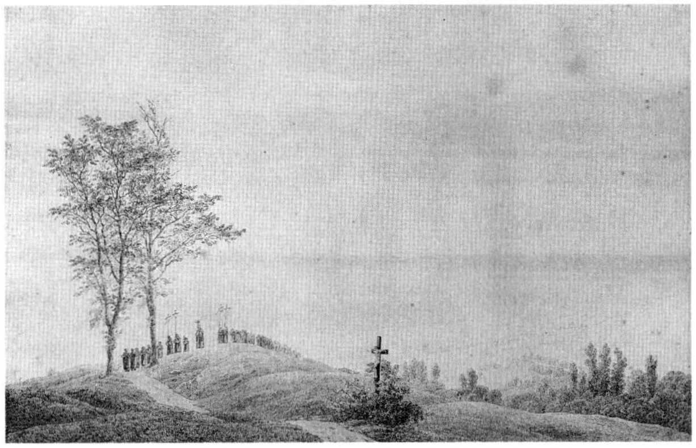

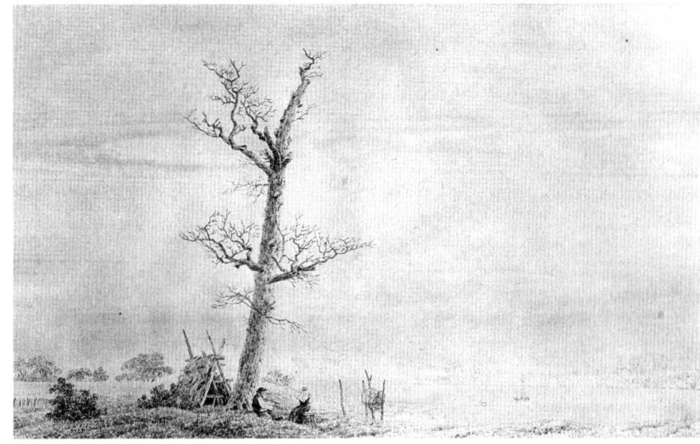

Abb. 3
Caspar David Friedrich, *Weimarer Preisaufgabe:* Prozession bei Sonnenaufgang, 1805.
Kunstsammlungen zu Weimar

Abb. 4
Caspar David Friedrich, *Weimarer Preisaufgabe:* Fischerhütte am See, 1805.
Kunstsammlungen zu Weimar

mus konvertierten Brüder Erläuterungen beigegeben, in denen sie auf die geistige Begrenztheit aller griechischen Kunst im Vergleich zur Gemütstiefe und ideellen Hoheit verwiesen, die der Kunst aus der »göttlicheren, geheimnisvolleren Religion« des Christentums zugewachsen seien.[39] Aufs äußerste erzürnt über diese »Narrenspossen« eines immer »unverschämter« um sich greifenden »neukatholischen Künstlerwesens« erwog Goethe, wie er am 22. Juli 1805 an Meyer schrieb, seine »altheidnische« Gesinnung in einer scharfen Auseinandersetzung mit der neuen Kunstrichtung unter Beweis zu stellen.[40] Es hat dann freilich nicht weniger als zwölf Jahre gedauert, bis diese von Meyer und Goethe gemeinsam verfaßte Polemik unter dem Titel *Neudeutsche religios-patriotische Kunst* – ein Beweis auch für die hohe Kontinuität in Goethes künstlerischen Grundüberzeugungen – erschienen ist. Im Jahre 1805, dem letzten Jahr der Preisaufgaben, beschränkte sich Goethe darauf, in einer mit den Buchstaben W. K. F., dem Signet der Weimarer Kunstfreunde, unterschriebenen und von Meyer verfaßten Rezension des Riepenhausenschen Polygnot-Werks die frommen Bekenntnisse der Brüder mit der Frage zu kommentieren: »Wem ist in diesen Phrasen die neukatholische Sentimentalität nicht bemerklich, das klosterbrudrisierende, sternbaldisierende Unwesen, von welchem der bildenden Kunst mehr Gefahr bevorsteht als von allen Wirklichkeit fodernden Kalibanen?«[41]

Gewiß ist das Ende der Preisaufgaben im Jahre 1805 nicht allein mit dem Vordringen des »neukatholischen« »Unwesens« in der Kunst zu erklären. Mehrere Faktoren wirkten hier zusammen. So trug Goethes schwere Erkrankung zu Beginn des Jahres 1805 sicher dazu bei, daß er sich des anspruchsvollen, auch organisatorisch aufwendigen Unternehmens entledigte. Die Ergebnisse der Preisaufgaben 1804 und 1805 waren zudem überaus mager ausgefallen; 1804 konnte kein Preis vergeben werden, 1805 wurde die Hälfte des Preises den von der Themenstellung (die Taten des Herkules) grundsätzlich abweichenden Landschaftszeichnungen des jungen Caspar David Friedrich (Abb. 3 und Abb. 4) zuerteilt – und damit mündete Goethes Programm eines konsequenten Klassizismus in die Förderung des bedeutendsten Malers der deutschen Romantik. Einen tiefen Einschnitt markierte zudem der Tod Schillers, dem Goethe, in einem erst aus dem Nachlaß veröffentlichten Rückblick auf die Kunstausstellung 1805, einen Symbolwert für die allgemeine künstlerische Situation Deutschlands beigemessen hat: »die Weimarischen Kunstfreunde, da sie Schiller verlassen hat, sehen einer großen Einsamkeit entgegen.«[42] Dieser Rückblick war vor allem von der Erbitterung über die junge Künstlergeneration geprägt, die, wie gerade das Beispiel der Riepenhausen erwiesen hatte, Goethes Idee einer Erneuerung der Kunst nach dem Vorbild der Antike längst verständnislos gegenüberstand; damit waren die Preisaufgaben sinnlos geworden, die von ihnen ausgehenden theoretischen und praktischen Impulse versandeten, sie fanden keine Adressaten mehr: »Wenn die bisherigen Ausstellungen sowohl den Künstlern als uns gar manchen Vorteil brachten, so schieden wir nur ungern davon, und zwar auch aus dem Grunde: weil eine durch Frömmelei ihr unverantwortliches Rückstreben beschönigende Kunst desto leichter überhandnahm, als süßliche Reden und schmeichelhafte Phrasen sich viel besser anhören und wiederholen als ernste Forderungen, auf die höchstmögliche Kunsttätigkeit menschlicher Natur gerichtet.«[43]

39 BA XIX, S. 449.
40 Goethe/Meyer 1919, S. 170f.
41 BA XIX, S. 449.
42 BA XIX, S. 456.
43 BA XIX, S. 455.

Dies war Goethes Eingeständnis vor sich selbst, daß sein Versuch, mit Hilfe von Preisaufgaben die Künstler nach dem Vorbild der antiken Formensprache zu »höchstmöglicher Kunsttätigkeit« anzuleiten, an der geschmacklichen Neuorientierung der Jungen gescheitert war. Öffentlich eingestanden hat er dies Scheitern freilich nie. Und ebensowenig hat er sich jemals – auch nach der Begegnung mit den altdeutschen Bildern der Sammlung Boisserée nicht! – von seinem klassizistischen Kunstprogramm distanziert. Bis in seine letzten Jahre hat Goethe an seinem in Italien ausgebildeten Geschmacksideal festgehalten, nach dem allein die Natur, die Antike und die am Vorbild der Natur wie der Antike orientierte Malerei Raffaels dem modernen Künstler zum Muster dienen können. Nur die Künstler, so schrieb er schon 1804 in Abwehr der romantischen Kunstreligion, die »zu Raffaels Werken und von da zur Antike und zur Natur geleitet werden, wird ein guter Genius vor manchen Gebrechen unserer Zeit bewahren: vor der Neigung zur Karikatur, in der sich der formlose Witz gefällt, und vor der Halbkultur, die uns gern die altflorentinisch-deutschen mönchischen Holzschnittanfänge als das letzte Ziel der Kunst aufstellen möchte.«[44] Das Scheitern des Versuchs, praktisch Einfluß zu nehmen auf die aktuelle Kunstentwicklung, hat Goethe in seinen künstlerischen Überzeugungen nicht schwanken lassen, auch wenn er sich nun für ein Jahrzehnt enttäuscht von der Kunstschriftstellerei fast ganz zurückzog. Der Groll, mit dem er die Preisaufgaben und die damit verbundenen Kunstausstellungen aufgab, darf nicht mit Resignation verwechselt werden. Sein Interesse an den bildenden Künsten dauerte ungebrochen fort, und so gab er, in der Konsequenz seiner jüngsten Erfahrungen, seinen Aktivitäten zunächst nur eine andere Richtung. Und doch zeigen gerade seine auf neue Ebenen verlagerten Initiativen, daß der Goethesche Klassizismus mit dem Jahre 1805 gleichsam in seine defensiv-retrospektive Phase eintritt. Die Akzente verlagern sich deutlich von der Anbahnung künftiger Kunstentwicklungen auf die rückwärtsgewandte Selbstvergewisserung. Sichtbar wird dies an der Musealisierung des Klassizismus einerseits und an seiner Philologisierung zum anderen.

Das bedeutendste Signal dafür, daß auch in Weimar das Programm eines konsequenten Klassizismus seinen geschichtlichen Abschluß erreichte, bildete der Ankauf des Nachlasses von Asmus Jakob Carstens.[45] In Carstens (1754–1798) hatte das Ideal des denkenden Künstlers, in seinen Zeichnungen der Begriff einer klassizistischen Ideenkunst seine vollendetste Ausformung gefunden; Carstens war, wovon auch Goethe sich nach zögernder Annäherung an das Werk des früh verstorbenen Künstlers überzeugt hatte, »der Denkendste, Strebendste von allen, welche zu seiner Zeit in Rom der Kunst oblagen.«[46] Vier Jahre nach dem Tod des »repräsentativen deutschen Malers des reifen Klassizismus«[47] ging Carl Ludwig Fernow, der Betreuer des Künstlers in dessen letzten Lebensjahren und Erbe seines Nachlasses, zurück nach Deutschland; 1804 trat er eine Stelle als Bibliothekar der Herzoginmutter Anna Amalia an. So kam es, daß schon bei der Weimarer Kunstausstellung des Jahres 1804 neben den beklagenswerten Resultaten der Preisaufgabe eine Auswahl von Zeichnungen aus dem Nachlaß von Carstens zu sehen war. Neben diesen einzigartigen Zeugnissen der heroischen Phase des deutschen Klassizismus fielen die von Goethes Preisaufgabe angeregten epigonalen Produkte künstlerisch so sehr ab, daß allein dies ihn schon zum Abbruch seines kunstpädagogischen Unternehmens hätte motivieren können; aus dieser Konstellation wird vollends begreifbar, warum die Weimarer Kunstfreunde im Jahre 1804 sich angesichts von Carstens' groß gedachten und groß entworfenen Blättern zu einer Preiserteilung an eine der eingesandten Arbeiten nicht haben entschließen können. Die Gegenüberstellung von Carstens' Blättern mit den schulmäßigen Wettbewerbsbeiträgen des Jahres 1804 muß Goethe den Blick dafür geöffnet haben, daß der auf die ideale Vergangenheit der Griechen fixierte Klassizismus seine Zukunft bereits hinter sich hatte (zumal ja auch in der Kunst des Carstens das allermeiste Idee und Entwurf geblieben war); die Preiserteilung an Caspar David Friedrich im Folgejahr erscheint in dieser Perspektive besonders schlüssig.

Von nicht geringerer Konsequenz war der Schritt, den Goethe im Jahr nach dem Abbruch der Preisaufgaben vollzog: die Musealisierung des Klassizismus durch den Ankauf von Carstens' Nachlaß für die Weimarer Kunstsammlungen (wobei Goethe einige Blätter auch in seine eigene Sammlung übernahm).[48] Mit diesem Akt transformierte sich der Klassizismus vom künstlerischen Programm zum historischen Besitz. Nirgends in der deutschen Kunst hatte Goethes homeri-

44 BA XIX, S. 446.
45 Zur Sache vgl. Kat. Schleswig 1992.
46 BA XX, S. 252.
47 Einem 1978, S. 44.
48 Vgl. *Tag- und Jahreshefte* 1806; BA XVI, S. 174.

sches Kunstprogramm so vollendet Gestalt gefunden wie in den Blättern des Carstens, die ganz unberührt von ihm entstanden waren. Der im Jahr nach der letzten Preisaufgabe erfolgte Ankauf der Werke des Künstlers, der im Jahr vor der ersten Preisaufgabe gestorben war, dokumentiert so Goethes unbeirrten Widerstand gegen die romantischen Tendenzen seiner Zeit und das Historischwerden des Klassizismus zugleich. Die Weimarer Musealisierung von Carstens' Nachlaß bezeichnete den symbolischen Abschluß einer künstlerischen Epoche, während die lebendige Entwicklung der Kunst sich längst in anderen Bahnen vollzog.

Und einen Epochenabschluß dokumentierte gegen Goethes Absicht auch das zweite große Projekt, mit dem er in ungebrochenem Widerstand gegen die romantische Bewegung sein klassizistisches Kunstprogramm fortzuführen gedachte: die Edition der Werke und Briefe Johann Joachim Winckelmanns, der den Griechenkult begründet hatte. 1799, im Jahr der ersten Preisaufgabe, händigte die Herzoginmutter Anna Amalia Goethe neunundzwanzig Briefe Winckelmanns an Hieronymus Dietrich Berendis, ihren 1782 verstorbenen Geheimsekretär, zur Veröffentlichung aus. Goethes Edition der Briefe erschien aber erst sechs Jahre später: 1805, im letzten Jahr der Preisaufgaben. Herzstück des Bandes war ein von Goethe als klassizistische Programmschrift konzipiertes Portrait Winckelmanns: ein Hymnus auf die »antike Natur« des Archäologen[49] wie auf das griechische Schönheitsideal als den ästhetischen Inbegriff irdischer Vollkommenheit. Doch ist die unter dem Titel *Winckelmann und sein Jahrhundert* erschienene Edition der Winckelmann-Briefe in Wahrheit das doppelgesichtige Zeugnis des in die Krise geratenen klassizistischen Konzepts. Das kämpferische Manifest für das griechische Ideal geriet Goethe zum melancholischen Rückblick auf das Jahrhundert, dem die Wiederentdeckung der griechischen Kunst zu verdanken war und das jene Erneuerung der Kunst im Zeichen der Griechen eingeleitet hatte, die nun an der christlich-patriotischen Rückbesinnung der Romantiker ihre Grenze finden sollte. Das Jahrhundert Winckelmanns war zu Ende. Auf Winckelmanns Briefe folgte in dem Band Heinrich Meyers großangelegter *Entwurf einer Kunstgeschichte des achtzehnten Jahrhunderts*; so wurde aus Goethes emphatischem Bekenntnis zum überzeitlich gültigen klassischen Kunstideal die historische Dokumentation einer abgeschlossenen Epoche. Das klassizistische Projekt einer lebendigen Kunsterneuerung aus griechischem Geiste mündete in Kunstgeschichte und Philologie.

Sinnfälligstes Zeugnis für Goethes Entschlossenheit, unter dem Druck der romantischen Tendenzen das Erbe von Winckelmanns Jahrhundert zu sichern und das klassizistische Ideengebäude wenigstens im Medium der Philologie zu bewahren, ist die Weimarer Winckelmann-Ausgabe (1808–1820), als deren Herausgeber Carl Ludwig Fernow vorgesehen war. Fernow konnte aber aufgrund seines frühen Todes nur den ersten Band besorgen; die Ausgabe wurde von Heinrich Meyer und Johann Schulze zu Ende geführt. Fernow hat in der Vorrede zum ersten Band ausdrücklich darauf hingewiesen, daß die Winckelmann-Ausgabe von Goethe angeregt worden sei: Goethe habe mit dem »bekanten Werke *Winckelmann und sein Jahrhundert* (...) bei dem größeren gebildeten Publikum *Winckelmann's* Andenken wiederum aufgefrischt« und damit auch »gegenwärtige Unternehmung veranlaßt«, mit der »ein klassisches Werk der deutschen Literatur« wieder zugänglich gemacht werde.[50] Tatsächlich hat Goethe der Winckelmann-Ausgabe – einem »meiner angelegensten Wünsche seit langer Zeit«! – nach dem Ende der Preisaufgaben im antiromantischen Kampf eine für die künstlerische Identität Weimars und seinen literarischen Rang lebenswichtige Bedeutung zugesprochen. An seinen Ministerkollegen Christian Gottlob Voigt schrieb er am 1. Mai 1807 mit dem Ziel einer Sicherung der Ausgabe: »Ich kann in meiner gegenwärtigen Stille keine andern Plane hegen als solche, die darauf hinausgehen, daß Weimar seinen alten literarischen Ruf erhalten und von dieser Seite bedeutende Wirkungen äußern möge, zu einer Zeit, da unsre Widersacher, besonders seit den letzten Unfällen, uns so gern für vernichtet erklären möchten.«[51] So wurde denn nun mit Winckelmanns Werken gegen die »klosterbrudrisierende« Kunstfrömmigkeit der Zeit ein besonders eindrucksvolles Zeugnis des klassischen Ideals ins Feld geführt. Und doch gehen hier Offensive und Defensive ununterscheidbar ineinander. Denn die Winckelmann-Ausgabe bildet zugleich ein Zeugnis dafür, daß sich nach dem Ende der Preisaufgaben der Weimarer Klassizismus aus der praktischen Kunstförderung in den Bereich der Philologie, aus der lebendigen Kunstentwicklung ins bewahrende Museum zurückzuziehen begann.

49 BA XIX, S. 483.
50 Winckelmann 1808/I, S. 3.
51 Goethe/Voigt 1955, S. 161.

DIE WEIMARER PREISAUFGABEN DES JAHRGANGS 1801

Von den sieben Jahrgängen der *Weimarer Preisaufgaben* stellt die Frankfurter Ausstellung die überlieferten Wettbewerbsbeiträge des Jahres 1801 vor. Zwei Gründe sprachen für die Auswahl gerade dieses Jahrgangs: Zum einen ließ sich dieser mit neun Arbeiten der insgesamt 19 vertretenen Künstler im Jahrgangsvergleich am sprechendsten rekonstruieren; mit Johann August Nahl, Christian Friedrich Tieck und Philipp Otto Runge waren zugleich Namen von nachhaltigem Rang vertreten. Zum anderen galt den Weimarer Preisrichtern – mit Goethe sein Kunstfreund und Mit-Initiator der Preisaufgaben Heinrich Meyer – der Wettbewerb als Vorbereitung für eine zukünftige praktische Zusammenarbeit mit den Künstlern.[1] Diese knüpfte sich an eine Aufgabe, die Goethe bereits seit 1789, zehn Jahre vor Ausrufung der ersten Weimarer Preisaufgabe beschäftigte, nämlich der Wiederaufbau des 1774 abgebrannten Weimarer Schlosses.[2] An diesem hatte Goethe als Mitglied der Schloßbaukommission, als Vermittler in den Verhandlungen mit den Architekten und als Kunstberater wesentlichen Anteil. 1800 engagierte er für den Schloßneubau nach Johann August Arens aus Hamburg und Nikolaus Friedrich Thouret aus Stuttgart auf Empfehlung von Alois Hirt Heinrich Gentz aus Berlin.[3] Gentz hatte durch seine Neue Münze in Berlin, 1798 errichtet, großes Aufsehen erregt.[4] Nun übertrug dieser sein Wissen und Können nach Weimar. Mit Beteiligung der, anhand der Preisaufgaben ausgewählten Künstler an der Innenausstattung des Schlosses eröffnete Goethe diesen sowohl ein künstlerisches Wirkungsfeld als auch eine zusätzliche Einnahmequelle.

Für die malerische Ausstattung des Schlosses hatte Gentz Erdmann Hummel vorgeschlagen.[5] Hummel, bekannt für seine Beschäftigung mit der Perspektive, was ihm den Spitznamen »Perspektiv-Hummel« einbrachte, wurde an der Kasseler Akademie ausgebildet und studierte in den 90er Jahren in Italien. 1800 erhielt er eine Anstellung am Berliner Hof, 1809 wurde er Lehrer der Architektur, der Perspektive und der Optik an der Berliner Akademie und 1811 Mitglied des akademischen Senats.[6]

Für die skulpturale Ausstattung empfahl Wilhelm von Humboldt Friedrich Tieck.[7] Nach seiner Ausbildung in Berlin – 1794 unterrichtete ihn Gottfried Schadow –, reiste Tieck, der ein Romstipendium erhalten hatte, 1797 gemeinsam mit den Brüdern Humboldt nach Italien, im darauffolgenden Jahr trat er in das Atelier Jacques Louis Davids ein.[8]

Johann August Nahl, einer der Preisträger des Vorjahres, stand bereits im August 1801 mit Heinrich Meyer über die Anfertigung von Supraporten für das Schloß in Verhandlung.[9] Von Heinrich Gentz erhielt Nahl Angaben über die zukünftige räumliche Gestaltung des für die Supraporten bestimmten Raumes.[10]

Zu den ebenfalls für die Schloßdekorationen in engere Wahl gezogenen Künstlern gehörte Joseph Hoffmann, auch er ein Preisträger des Jahres 1800. Meyers Einladung Hoffmanns nach Weimar im Mai 1801 mußte dieser ausschlagen, da er sich der Arbeit offensichtlich nicht gewachsen fühlte und sich darüber hinaus an seinen Gönner Wallraf gebunden sah; er hoffte allerdings von Köln aus – im Schutze seiner Berater – für den Weimarer Schloßbau tätig werden zu können.[11]

Der von Heinrich Meyer zu Probearbeiten aufgeforderte Ferdinand Hartmann aus Stuttgart – noch 1799 als einer der Sieger aus dem Wettbewerb hervorgegangen –, hielt den Erwartungen der Preisrichter nicht stand.[12] Gleichwohl beteiligte auch er sich ein drittes Mal an den *Weimarer Preisaufgaben* – seine Arbeit ist nicht überliefert –, und erhielt schließlich doch noch den Auftrag zu zwei Deckengemälden, nachdem man mit der Innenausstattung des Schlosses in Verzug geraten war.[13]

Doch nicht nur jene Künstler, die für eine Arbeit an der Schloßausstattung empfohlen oder direkt angesprochen worden waren, nahmen am Wettbewerb teil. Aus dem Vorjahr bereits bekannt war Heinrich Kolbe. Goethes Aufruf an die Wettbewerbsteilnehmer, Angaben zu ihrer Person, ihrem Wirkungsfeld und ihrer Ausbildung zu geben, nahm Kolbe zum Anlaß für einen ausführlichen Bericht über Düsseldorfer Künstler und das Akademieleben. Kolbes Hinweise zu seiner Person drücken die mehrfach geäußerte Hoffnung auf eine Möglichkeit zum Studium in Paris aus.[14]

Zu den Erstbewerbern gehörte Ludwig Lombach, der Meyer 1797 in Rom kennengelernt haben dürfte und in Paris mit Wilhelm von Humboldt in Kontakt kam.[15] Schließlich bewarb sich Philipp Otto Runge mit einer Arbeit um den Preis. Er hatte sich gedanklich bereits 1800 mit den vorgegebenen Themen beschäftigt und fühlte sich nun, da er sich den Preisträgern des Vorjahres nahe wähnte, dazu herausgefordert, eigene Ergebnisse einzureichen.[16]

Nicht überliefert sind die Arbeiten von elf weiteren Wettbewerbsteilnehmern, so von den »Dilettanten« Carl Ludwig Gottlob Nauwerck aus Ratzeburg, Franz Anton Kuchenbecker aus Köln und Ernst von Valentini aus Detmold, den Malern Ludwig Rullmann aus Bremen und Joseph Nicolaus Peroux aus Ludwigsburg, dem Portraitmaler Peter Friedel aus Berlin, dem David-Schüler Peter Krafft sowie einem unbekannten Künstler Martin aus Wien, dem Dresdner Maler Franz Gareis und schließlich den Bildhauern Ludwig Klauer, tätig in Weimar und Johann August Ruhl aus Kassel.

Wie bereits im Vorjahr wurden auch 1801 zwei Themen zur Wahl gestellt; beide waren sie dem Leben des Achill gewidmet. Die in den *Propyläen* publizierte Zusammenfassung des homerischen Epos zu *Achill auf Skyros* lautete: »Achill ist auf Skyros, unter den Töchtern Lykomeds verborgen, Ulyß und Diomed werden abgeschickt, um ihn zu entdecken; unter allerlei Putzwerk bringen sie auch Waffen mit, Achill erfreut sich daran, indessen die Frauen nach den gefälligen Waren greifen; es entsteht ein kriegerisch Getöse, er rüstet sich zum Kampf und ist entdeckt. Sein Verhältnis zu Deïdamien, der Tochter Lykomeds, die ihn nicht entbehren will, vielleicht auch zu einem Knaben, der Frucht ihrer heimlichen Liebe, die eben erst zum Vorschein kommt, macht die Szene interessanter.«[17] Die Preisrichter schrieben: »Wir greifen dem Künstler nicht vor und sagen nur so viel, daß dieses Sujet nur *einen* Moment hat, in welchem alle Motive zusammentreffen.«[18] Das zweite Thema, »der Kampf Achills mit den Flüssen oder, wenn man lieber will, Achill in Gefahr von den erzürnten Flüssen überwältigt zu werden«, beinhaltete die Aufgabe, »mehr den Helden, der ungeheuern Naturkräften widersteht, als den, der ihnen unterzuliegen fürchtet«, zu bilden.[19] Homer erzählt den Kampf Achills gegen die Trojaner, die er bis in das Flußbett des Skamander verfolgt und tötet. Dies ruft den Flußgott Skamander auf den Plan. Gemeinsam mit seinem Bruder Simois sinnt Skamander auf Rache gegen den griechischen Helden und läßt den Fluß zu einer reißenden Flut werden. Der Schutz von Hera, Pallas Athene und Poseidon geben Achill schließlich die Kraft, den Fluten zu widerstehen.

Die Wettbewerbskonditionen blieben seit der ersten Ausschreibung 1799 unverändert. Gefordert waren »größte Einfachheit und Ökonomie in der Darstellung«, in der Ausführung »ein reinlicher Umriß mit der Feder«. Lavierungen oder der Gebrauch von Kreide waren dem Künstler freigestellt.[20]

Die Mehrzahl der Wettbewerbsteilnehmer entschied sich für das erste Thema *Achill auf Skyros*. Allein 15 Arbeiten gingen zu diesem Thema in Weimar ein. *Achills Kampf mit den Flüssen* brachte nur acht Arbeiten hervor. Hoffmann, Hummel und Tieck schufen Arbeiten zu beiden der gestellten Aufgaben.

Am 21. September eröffnete Goethe die Ausstellung in den Räumen des Weimarer Theaters.[21] Neben den eigentlichen Wettbewerbsarbeiten listet das *Verzeichnis der sämtlich ausgestellten Kunstwerke* 32 – Exponate unter der Rubrik »Arbeiten neuerer Meister« auf, die in der überwiegenden Mehrzahl Vorarbeiten Nahls und Tiecks zu Innendekorationen für den Schloßbau darstellten.[22] Eintrittsgelder wurden erhoben, die die ausgeschriebenen Preise erbringen sollten.[23]

Im Januar des darauffolgenden Jahres erschien die Rezension der Wettbewerbsarbeiten im Beiblatt des ersten Bandes der *Jenaer Allgemeinen Literaturzeitung,* nachdem die *Propyläen*, das ursprüngliche Sprachorgan der Weimarer Kunstfreunde, ihr Erscheinen wegen geringer Nachfrage einstellen mußten.[24]

Die Kennzeichnung jedes Wettbewerbbeitrags durch einen Buchstaben erlaubte es jedem Teilnehmer nach Rücksendung seiner Arbeit deren Beurteilung in der mit jenem Buchstaben antwortenden Rezension nachzulesen. Auf diese Weise konnten die Teilnehmer Kritik erfahren und gleichzeitig ihre Anonymität wahren.[25]

Für das Wettbewerbsjahr 1801 vergaben die Weimarer Preisrichter zwei halbe Preise; jeweils 15 Dukaten gingen an Joseph Hoffmann (Kat. 199) und Johann August Nahl (Kat. 200), beide für ihre Arbeiten zu *Achill auf Skyros*, »nachdem uns (den Weimarer Kunstfreunden) diejenigen Arbeiten, welche sich mit Achill zwischen den Flußgöttern beschäftigt, zuwenig Genüge getan«.[26] Die Preisrichter wägten ausgleichend ab zwischen Hoffmanns an der niederländischen Schule orientierten Zeichnung, deren »besseres malerisches Ganze von größerer Einheit, Wirkung und Beweglichkeit« der »Absicht näher gekommen« sei, als das Werk von Nahl, der jedoch »durch ein langes, gründliches Studium der Antiken eine weit edlere, höhere Idee von der Kunst gefasst und dem Schönen nachgestrebt« habe.[27]

Bettina-Martine Wolter

1 Scheidig, 1958, S. 157.
2 Doebber 1911, S. 14 und 18.
3 Doebber 1911, S. 19, 43 und 74.
4 Doebber 1916.
5 Scheidig 1958, S. 158.
6 Hummel 1954.
7 Körner 1990, S. 184
8 Hildebrandt 1906, S. 7ff.
9 Scheidig 1958, S. 207.
10 Scheidig 1958, S. 210.
11 Scheidig 1958, S. 179–181.
12 Scheidig 1958, S. 162.
13 Scheidig 1958, S. 166.
14 Scheidig 1958, S. 171–179.
15 Scheidig 1958, S. 200f.
16 HS II 1841, S. 63.
17 Propyläen 1965, S. 1061
18 Propyläen 1965, S. 1061
19 Propyläen 1965, S. 1062
20 Propyläen 1965, S. 530
21 Scheidig 1958, S. 220.
22 Scheidig 1958, S. 223–236.
23 Scheidig 1958, S. 220f.
24 BA XIX, S. 882.
25 Scheidig 1958, S. 28f.
26 BA XIX, S. 381.
27 Scheidig 1958, S. 231.

Joseph Hoffmann

Köln 1764 – 1812 Köln

199 ACHILL AUF SKYROS

Pinsel und graue Tusche, in Grau und Ocker laviert, weiß gehöht, stellenweise mit Blau auf gelblich-grauem Papier
66,8 x 107,7 cm
Kunstsammlungen zu Weimar
Inv. Nr. KK 239

Literatur: BA XIX, S. 381; Scheidig 1958, S. 182, 211–215, 229f.

Hoffmann entwarf ein vielfiguriges Inszenario, das sich zahlreicher stilistischer Anleihen bedient. In seinem Begleitschreiben berichtete er Goethe von seinem Rückgriff auf mythologische Bücher ebenso, wie auf thematische Vorlagen bei Poussin, Rubens und Teniers. Detailreich schildert Hoffmann den prunkvoll ausgestatteten Palast des Lykomedes, der sich zu einer wolkenverhangenen Landschaft öffnet. Umgeben von seinen Töchtern hat er den Thron eingenommen und weist auf die Mittelgruppe: Achill, der sich hastig seiner Frauenkleider entledigt und bereits mit Schild und Speer bewaffnet ist, von links durch Odysseus zum Aufbruch befohlen, von rechts durch die sich anschmiegende Deidameia und ihrem Kind zurückgehalten. Den Vordergrund füllt eine dritte Gruppe; Frauen haben ihre Musikinstrumente aus der Hand gelegt und beobachten den Aufruhr; ein Diener widmet sich den Geschenken. Eindeutige Handgesten stellen die Bezüge der Gruppen untereinander her. Gerade in dieser Bildkomposition sahen die Preisrichter »Verstand, Überlegung und Talent«. Das Motiv des sich umrüstenden Achill nennen sie »wohlerfunden« und «gehaltvoll« den Ausdruck »lebhaft« und »geistreich«. Licht und Schatten habe Hoffmann von allen diesmal konkurrierenden Künstlern am geschicktesten ausgeführt. Damit hatte Hoffmann nahezu alle Kriterien der Beurteilung gemäß der Vorgabe durch die Weimarer Preisrichter erfüllt. Abstriche mußte er jedoch bei der Beurteilung der Zeichnung – sie leiste »den strengern Forderungen kein Genügen« –, der Faltengebung und der Perspektive hinnehmen. Unverständnis für die besondere Wertschätzung Hoffmanns durch das Preisgericht – »alles an dieser reichen Komposition ist Leben und Fülle« –, wurde allerdings von seiten der Künstlerkollegen und Mitbewerber laut: Sie machten Hoffmann dessen Rückgriff auf kunsthistorische Vorlagen zum Vorwurf, die seine Unselbständigkeit, ja Unfähigkeit in Hinblick auf die künstlerische Ausführung belege. Der von Wallraf geförderte Hoffmann, so das Urteil, sei nichts weiter als »ein elender Mechaniker«. *B.-M. W.*

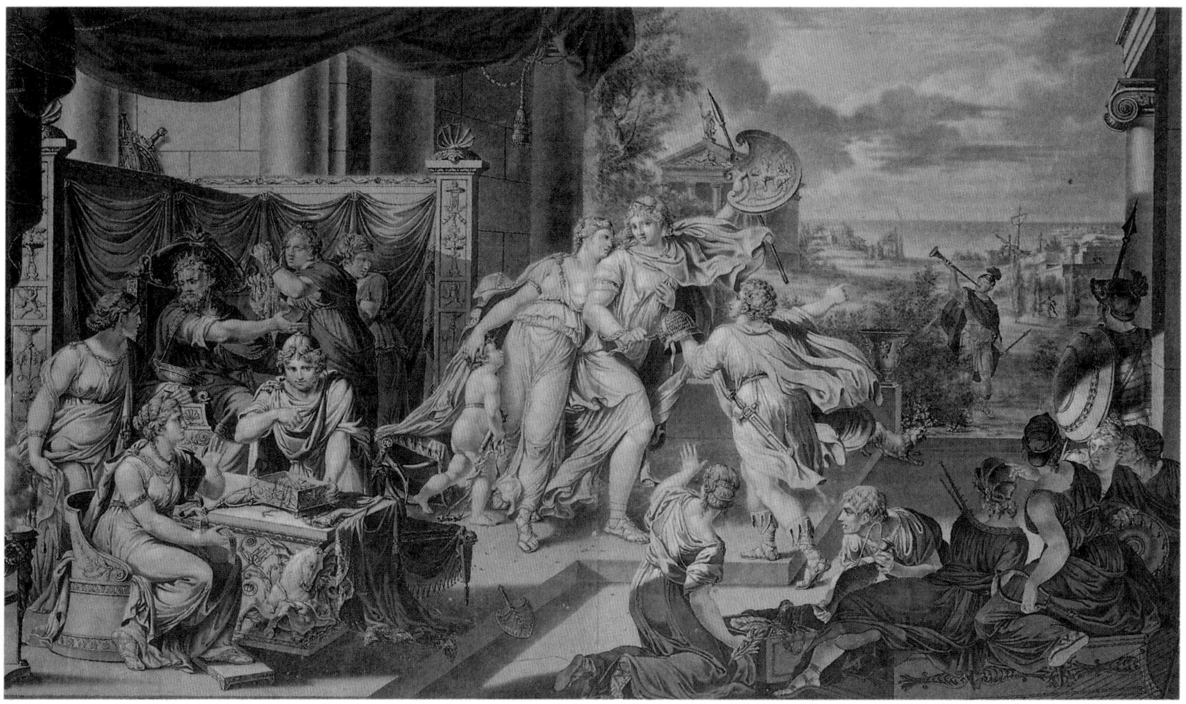

Johann August Nahl
Zollikofen bei Bern 1752 – 1825 Kassel

200 ACHILL AUF SKYROS

Graphit und Pinsel mit Sepia, laviert
56,5 x 84 cm
Kunstsammlungen zu Weimar
Inv. Nr. KK 1182

Literatur: BA XIX, S. 381; Femmel 1980, S. 19, 214, 280; Scheidig 1958, S. 208f., 231-233; Seidlitz 1914, S. 241

Nahl verlegt die Szene in ein Palastgebäude, dessen dorische Säulenvorhalle sich zu einem überkuppelten Saal öffnet. Den einzigen Raumschmuck bilden Figurenfriese, deren Programm – die drei Grazien und Apoll mit den Musen –, auf die Funktion als Salon der Frau hindeuten. Das Zentrum der Szene bildet die Gruppe um Achill. Dieser entdeckt sein ihm unvertrautes, helmgeschmücktes Angesicht im hocherhobenen Schild des Diomedes, der sich den durch die Säulenhalle hereintretenden Trompetern zuwendet. Während Odysseus in bestätigender Gestik Achill seine zukünftige Rolle bedeutet, versucht Deidameia, erschreckt im Anblick Achills' Spiegelbild, Odysseus abzuwehren. Die um einen Tisch versammelten Frauen und Kinder haben sich von ihren Plätzen erhoben, fassungslos über das Geschehene. Dem Schmuck und ihren Musikinstrumenten schenken sie keine Beachtung mehr. Nahl gibt der Szene einen architektonischen Rahmen, dessen Parallelen zu der von Heinrich Gentz geschaffenen Architektur der Weimarer Schlosses offensichtlich sind. Nicht zuletzt durch seine Unterredung mit Gentz hinsichtlich der Ausführung von Supraporten wird Nahl die 1801 im Bau befindliche Gentzsche Treppenhauslösung mit dorischer Säulenvorhalle und figurativem Schmuck bekannt gewesen sein. Geschickt verknüpft Nahl zweierlei: er schafft eine der Antike nachempfundene, kostümtreue Szene und überträgt diese nicht nur in eine dem Zeitgeschmack entsprechende Architektur, sondern läßt die Figuren ganz real in der Kulisse des Weimarer Schlosses wie auf einer Bühne agieren. Der Bühnenraum als Aktionsraum der Handlung entsprach dem Vorbild der französischen Historienmalerei des 18. Jahrhunderts, der Jacques Louis David mit dem *Schwur der Horatier* 1785 zum Durchbruch verholfen hatte. Wie sehr Davids Schule den deutschen Künstlern zum maßgeblichen Vorbild gereichte, beweisen die Preisarbeiten von Ludwig Lombach (Kat. 201), Heinrich Kolbe (Kat. 202) und Erdmann Hummel (Kat. 203) zum gleichen Thema. Mehr noch ist der Aspekt der Bühne ganz wörtlich zu nehmen: das *Journal für Luxus, Mode und Gegenstände der Kunst* berichtet 1813 über die Aufführung von Davids *Schwur der Horatier* im Weimarer Schloß nach der Vorlage des gleichnamigen Gemäldes anläßlich des Geburtstages der Erbprinzessin. Es waren Goethe und Meyer selbst, die neben Guerins Bild *Phädra und Hippolyt* und Davids *Belisar* (Kat. 189) das damals wohl berühmteste Gemälde der französischen Schule zur Aufführung in historischen Kostümen auswählten. Dabei wurde die Anordnung der Figuren im Bild regelrecht nachgestellt. Und um dem Publikum »Muße genug zur bequemen Betrachtung des Ganzen und aller seiner Theile« zu gewähren, wurde der auf dem Gemälde dargestellte Moment des Horatierschwurs mehrfach wiederholt. Man möchte annehmen, das solche Aufführungen nach Gemäldevorlagen nicht erst 1813 stattfanden. *B.-M. W.*

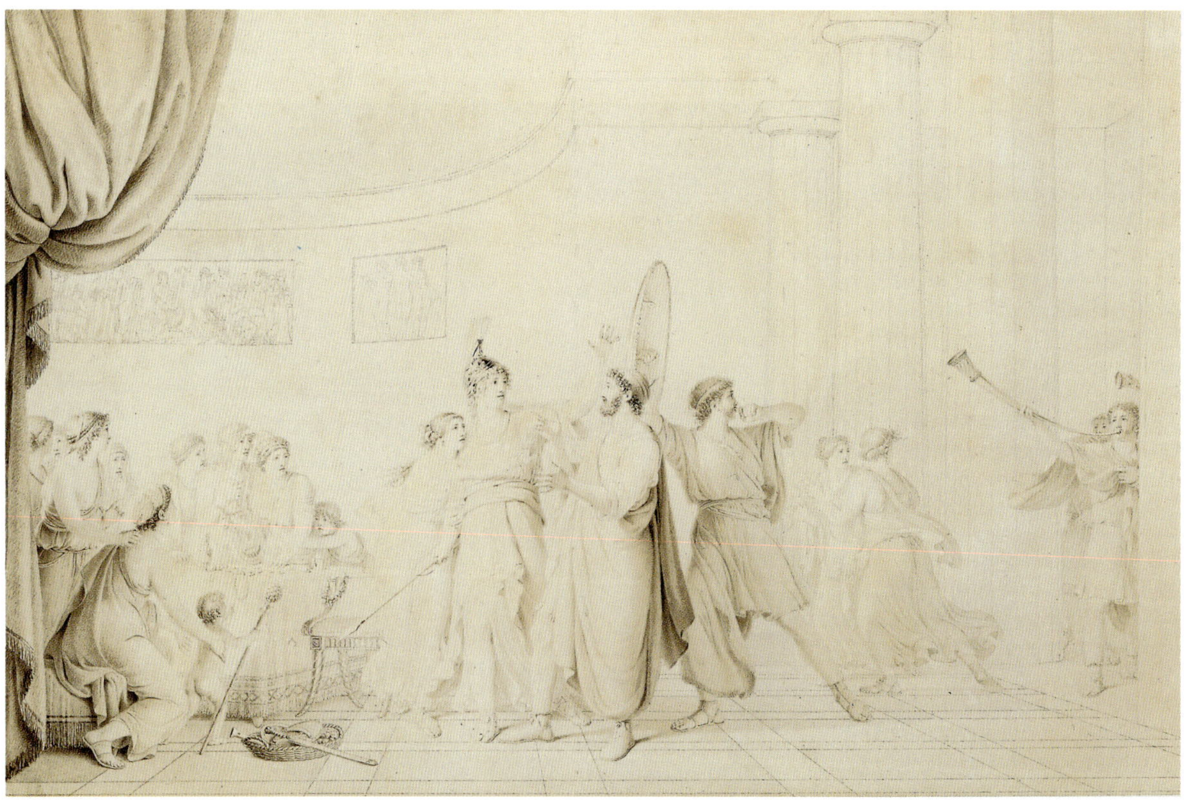

Ludwig Lombach
Bern 1772 – 1821 Wiflisburg

201 ACHILL AUF SKYROS

Bleistift, Sepia und Kreide, weiß gehöht auf blau-grauem Karton
45,5 x 68,8 cm
Stiftung Weimarer Klassik, Museen
Inv. Nr. Schuch. I, 298, 768

Literatur: BA XIX, S. 880, 884; Scheidig 1958, S. 220, 226f.

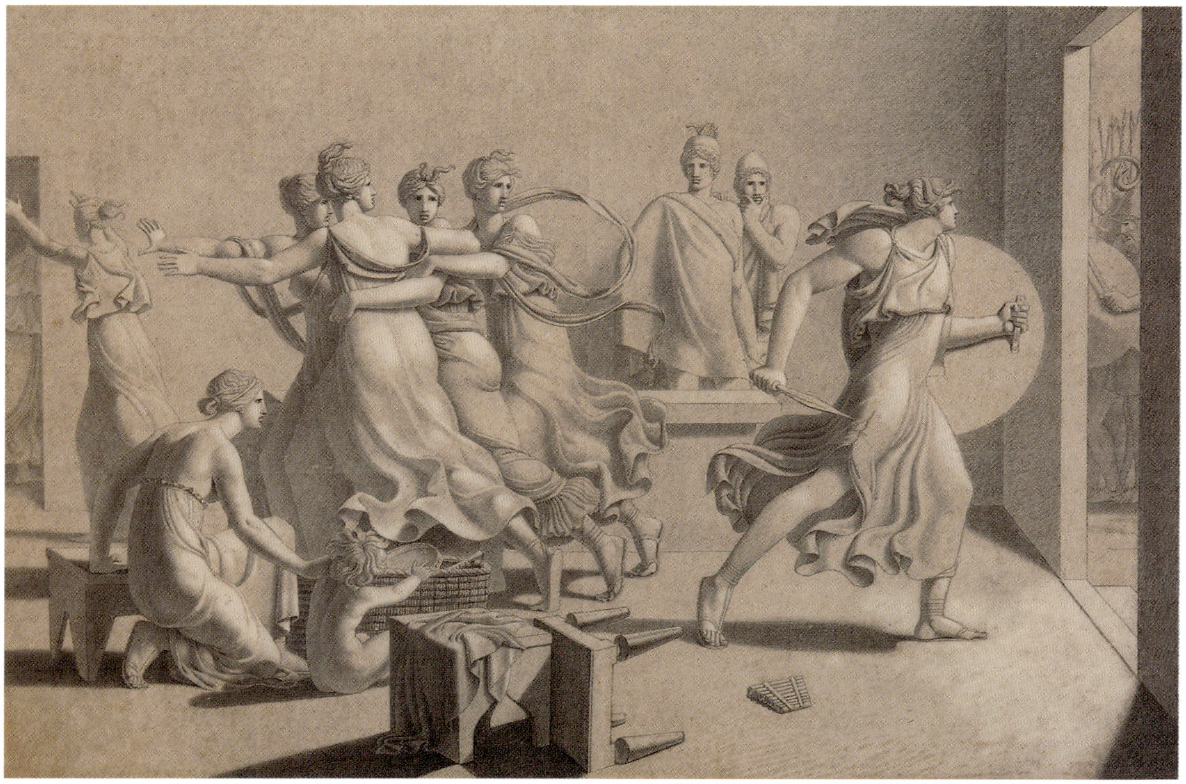

Ludwig Lombach, von dem wenig mehr bekannt ist, als daß er Italien und Paris bereist hat, schickte denn auch seine Arbeit von Frankreich aus nach Weimar. Sein Blatt zeigt in einem kargen, völlig schmucklos gehaltenen Raum, in dem die Türen wie eingeschnitten erscheinen, den zu den wartenden Kriegern hinauseilenden, gerüsteten Achill, von dem sich eine Gruppe von vier Mädchen fliehend abwendet. Diese auseinanderstrebenden Parteien geben den Blick auf die im Hintergrund stehenden Helden Odysseus und Diomedes frei, die die Szenerie nachdenklich beobachten. Während im linken Bildrand zwei weitere Frauen hinausflüchten, hockt im Vordergrund eine dritte mit einem kleinen Kind, das mit Musikinstrumenten hantiert, die aus einem Korb herausragen. Wenige Elemente, wie Hocker, tuchbedeckter Tisch sowie Panflöte dienen als Ausstattungsgegenstände. Lombach sucht mühsam das in Italien und Paris gesehene zu verarbeiten. Verraten die schweren, vollen Figuren sein Studium antiker Skulptur und der Werke Raffaels, so wird in Komposition und bühnenartiger Kulisse seine Kenntnis der zeitgleichen französischen Malerei deutlich. Man mag sich bei aller Vorsicht des Vergleichs in der Parallelstellung der Frauengruppe an Davids *Schwur der Horatier* erinnert fühlen, des wohl aufsehenerregendsten Bildes des späten 18. Jahrhunderts. In der Beurteilung seiner Arbeit durch die Preisrichter kam Lombach nicht gut davon, kritisierten diese doch gerade das »manierierte, unnatürliche Wesen, welches ein Fehler fast aller Werke der neuern französischen Malerschule ist«. Als »einen der löblichsten Teile dieses Werkes« sahen sie die Gewänder an, die »durchgängig mit Geschmack angelegt, leicht bewegt, und, wenig Stellen ausgenommen, auch gut in Massen gehalten« seien. Die Zeichnung blieb Lombachs erste und einzige Bewerbung bei den *Weimarer Preisaufgaben.* *B.-M. W.*

Heinrich Kolbe

Düsseldorf 1771 – 1836 Düsseldorf

202 ACHILL AUF SKYROS

Feder und Pinsel in Grau und Schwarz, weiß gehöht; Kreide, laviert, aquarelliert. Karton grau laviert.
59 x 85 cm
Stiftung Weimarer Klassik, Museen
Inv. Nr. Schuch. I, 272, 399

Literatur: BA XIX, S. 880, 884; Kunst und Künstler 23 (1924/25), S. 470; Scheidig 1958, S. 228f.

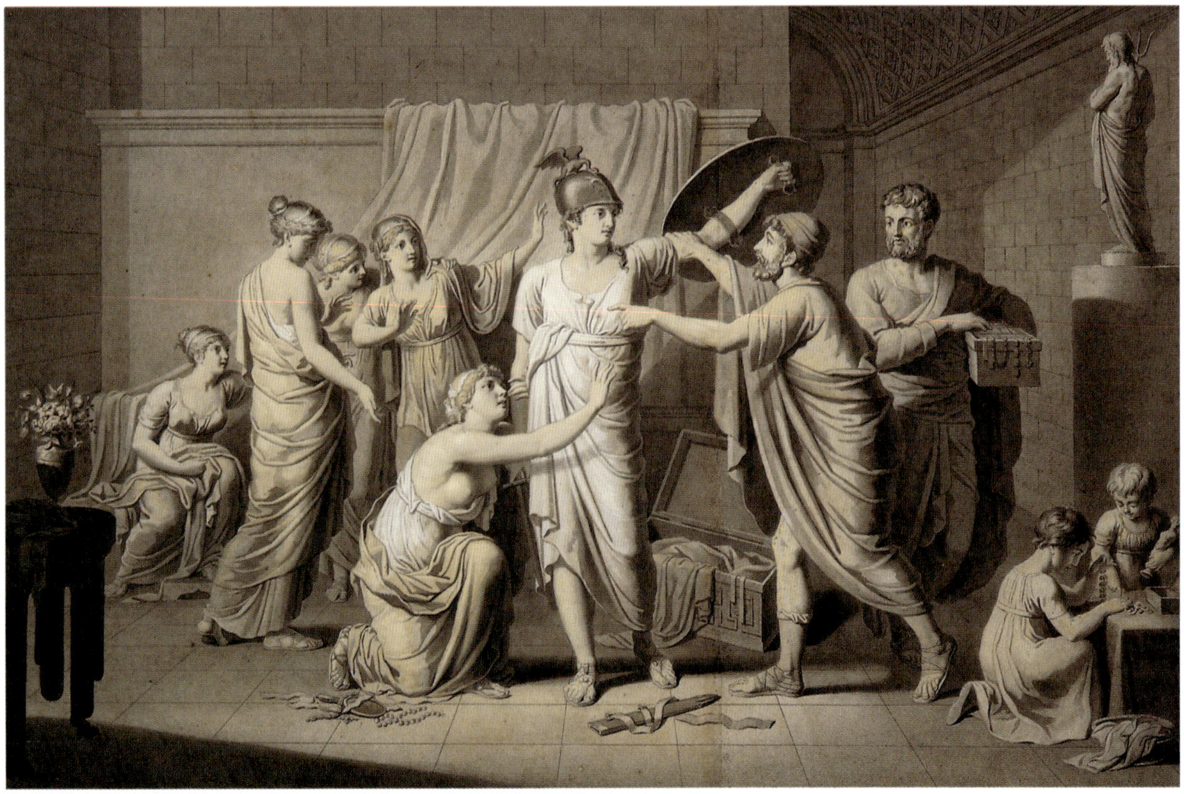

Heinrich Kolbe stellt die Figur des bereits mit Helm, Schild und Schwert gerüsteten aber noch in Mädchengewänder gekleideten Achill ins Zentrum des Geschehens. Deidameia, kniend, sucht einerseits Achill zu halten, um andererseits Odysseus abzuwehren. Dieser hat sich jedoch Achill zugewandt, um zu ihm zu sprechen. Er faßt den Entdeckten am erhobenen Arm, während er mit seiner rechten auf die Gruppe der Frauen deutet. Odysseus und Diomedes erscheinen als Kaufleute verkleidet, welch letzterer, etwas in den Hintergrund gerückt, eine Geschenkschatulle heranträgt. Das Bemühen Kolbes, die Motive so zu wählen, daß sie dem von Heinrich Meyer immer wieder geforderten Selbstaussprechen des Gegenstandes Genüge leisten, wird besonders in der Gruppe der Töchter des Lykomedes deutlich. In erster Linie durch Handgesten will Kolbe die Bezüge der Personen und Gruppen untereinander erreichen; dafür stehen auch die Gesten Deidameias und Odysseus'. Ganz sorglos beschäftigen sich zwei kleine Mädchen – am rechten Bildrand – mit den Mitbringseln der vermeintlichen Kaufleute. Von erhöhtem Standpunkt aus scheint Poseidon – als Statuette mit Dreizack auf einem Zylindersockel – das Geschehene zu beobachten. Kolbe, dem die Schule Davids zum Vorbild gereichte, hält sich an das französische Schema des Bühnenkastens mit draperieverhangener Kulissenwand und stellt die Figuren in einen römische Bauformen imitierenden Raum mit seitlichem, tonnengewölbtem Gang. Die Kargheit dieses Raumes wird lediglich durch die am Boden liegenden Geschenke aus der geöffneten Truhe sowie von einem Ziertisch unterbrochen. Kolbe, einer der Preisträger des Jahres 1799, mußte sich zwei Jahre später mit einer Rezension begnügen. Diese ist ganz auf den Vergleich der Figurendarstellung gerichtet. Erfindung und Motivwahl, von den Preisrichtern in der Ausschreibung der *Weimarer Preisaufgaben* als Beurteilungskriterien ersten Ranges bezeichnet, werden kommentarlos übergangen. Das Preisgericht sieht in den Frauengestalten Kolbes dessen Stärke, hingegen es den Figuren des Odysseus und des Diomedes mehr »Würde und Energie« wünscht. Diomedes, so das Gesamturteil der Rezension, sei »viel zu ruhig«, Achill »nicht mädchenhaft genug«, dafür Deidameia »trefflich gedacht«. In der Kunstgeschichtsschreibung des frühen 20. Jahrhunderts gilt Kolbe als ein Künstler, »der, wie kein anderer Deutscher, farbig und zeichnerisch Davids Einfluß zeigt«. *B.-M. W.*

Erdmann Hummel
Kassel 1769 – 1852 Berlin

203 ACHILL AUF SKYROS

Feder mit Tusche, Aquarell
43,7 x 66,2 cm
Stiftung Weimarer Klassik, Museen
Inv. Nr. KK 1185

Literatur: BA XIX, S. 880; Hummel 1954, S. 22; Scheidig 1958, S. 184–189, 227f.

Der sich zum Kampf rüstende Achill und die ihn auf Kien flehendlich zurückhaltende Deidameia sind die Hauptfiguren auch in Hummels Darstellung der Entdeckung des Achill auf Skyros. Mit der Geste des um Aufmerksamkeit bittenden, hält Odysseus sanft den erkennenden Diomedes zurück. Als Kaufleute verkleidet, bilden sie, gemeinsam mit dem Trompeter im Hintergrund, eine der Nebengruppen. Die linke Bildhälfte nehmen die Töchter des Königs Lykomedes ein, die, mit den Geschenken des Odysseus beschäftigt, ungläubig die Wandlung des Achill beobachten. In der Anordnung, dem kompositorischen Aufbau der Szene, so berichtet Hummel in einem Begleitbrief an Goethe, habe er sich an ein zyklisches Basrelief auf dem Kapitol gehalten. Dabei muß es sich um das Hochrelief eines 1722 im Hof des Kapitolinischen Museums aufgestellten attischen Sarkophags aus dem dritten Jahrhundert n. Chr. handeln, der an allen vier Seiten mit Szenen aus dem Leben des Achill reliefiert war, an seiner Vorderseite mit der Darstellung des Achill auf Skyros (s. Abb. S. 330). Anlehnungen an Einzelfiguren vermied Hummel, allenfalls mag man in der Kleidung des Odysseus oder der Figur des sich abwendenden kleinen Mädchens Parallelen in der Darstellung erkennen. Als Ort der Handlung wählt er einen Saal mit dorischem Säulenumgang, dessen Architrav ein Figurenfries mit Szenen des täglichen Lebens der Frau ziert. Hummel erachtete die dorische Ordnung als die für das Zeitalter Homers einzig richtige; gleichermaßen war diese seit der Aufklärung Sinnbild für die Würde und Erhabenheit der griechischen Antike und in der Architektur des ausgehenden 18. Jahrhunderts geradezu in Mode. Säulenhalle und Steinplattenboden bilden gleichsam den Bühnenkasten in dem die Figuren agieren, eine Bildkomposition, für die die römische Schule Davids die Vorlagen lieferte, und die Hummel während seines Romaufenthalts 1792 studieren konnte. Um das Interesse des Betrachters stärker herauszufordern, aquarellierte Hummel seine Arbeit, eine der wenigen farbig angelegten Blätter unter den Preisarbeiten. In der Beurteilung des Blattes durch die Weimarer Preisrichter loben diese »das Studium nach antiken Mustern« und nennen darüber hinaus die Wiedergabe der Architektur als »von bester Wirkung«; Um historische Treue bemüht, wollen sie jedoch statt des Figurenfrieses am dorischen Architrav Triglyphen sehen. Ferner vermissen sie »das zarte Maß in Geist und Ausdruck«, wo es um die Darstellung der agierenden Personen geht. Zum Repertoire der Beurteilungskriterien gehörten ferner Anordnung und Lichtführung, die ihnen in Hummels Blatt verbesserungswürdig scheinen. Wenngleich »dieser Künstler einer von denen (war), welche die Aufgabe am reiflichsten erwogen« hatte, reichte es nicht zu einem Preis aus Weimar.

B.-M. W.

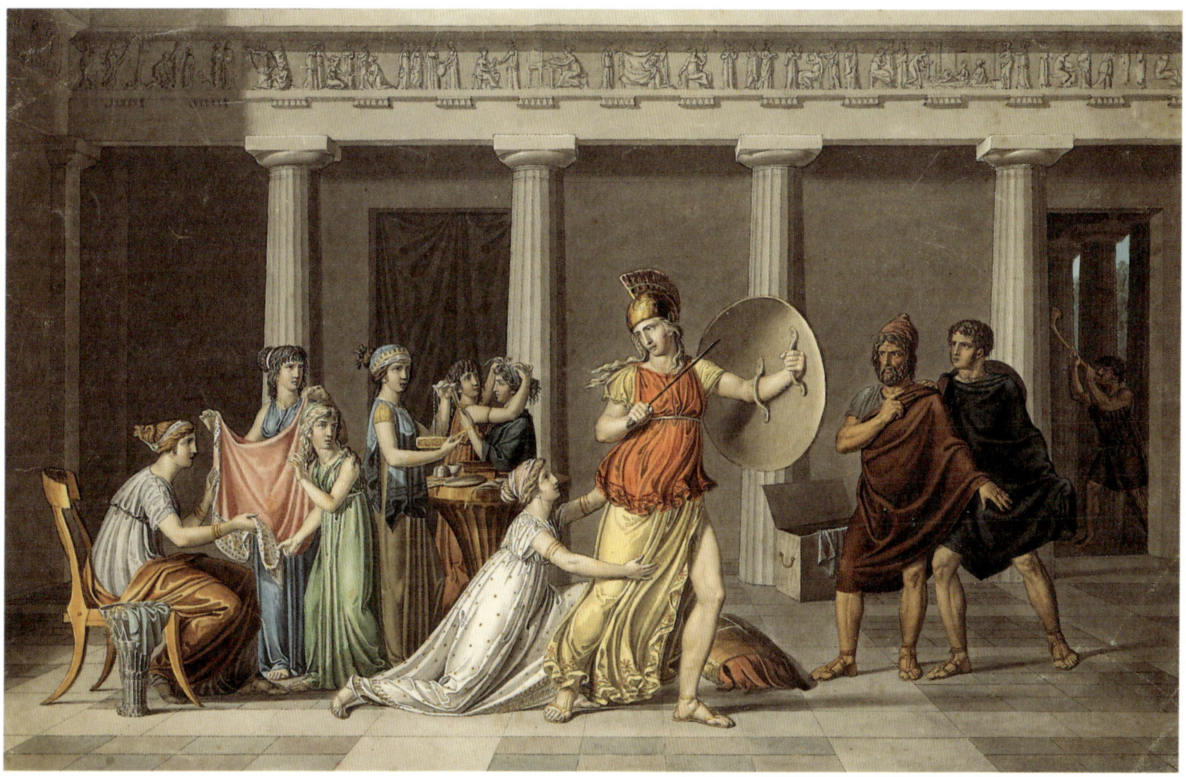

Johann Heinrich Wilhelm Tischbein

Haina 1751 – 1829 Eutin

204 ACHILL AUF SKYROS (ACHILL, GEGEN AGAMEMNON ZÜRNEND)

1790er Jahre
a) Blei
19,8 x 48,3 cm
b) Sepia mit Feder, weiß gehöht, brauner Hintergrund, 18 x 42,8 cm
SNM / DLA, Marbach a. N., Cotta-Archiv (Stiftung der Stuttgarter Zeitung)

Literatur: Grubert 1975.

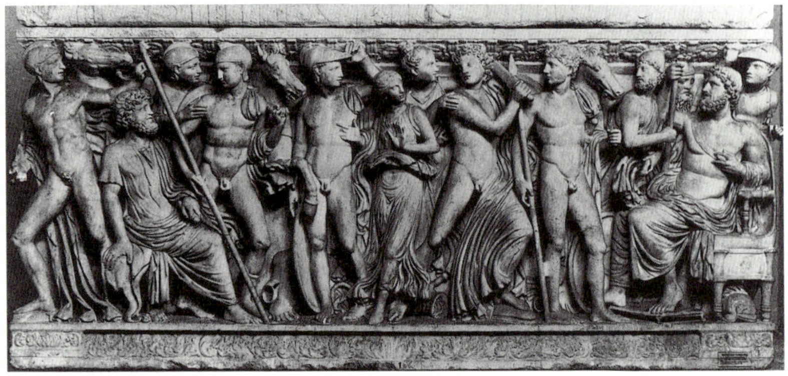

Achill auf Skyros, Schauseite des attischen Sarkophages, Inv.Nr. 218, 3. Jh. n. Chr. Rom, Musei Capitolini

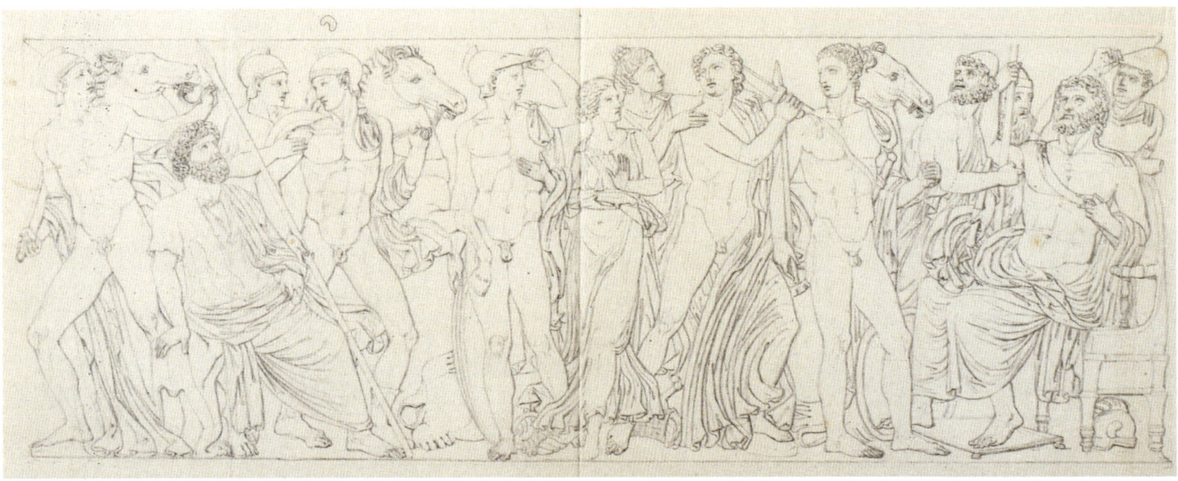

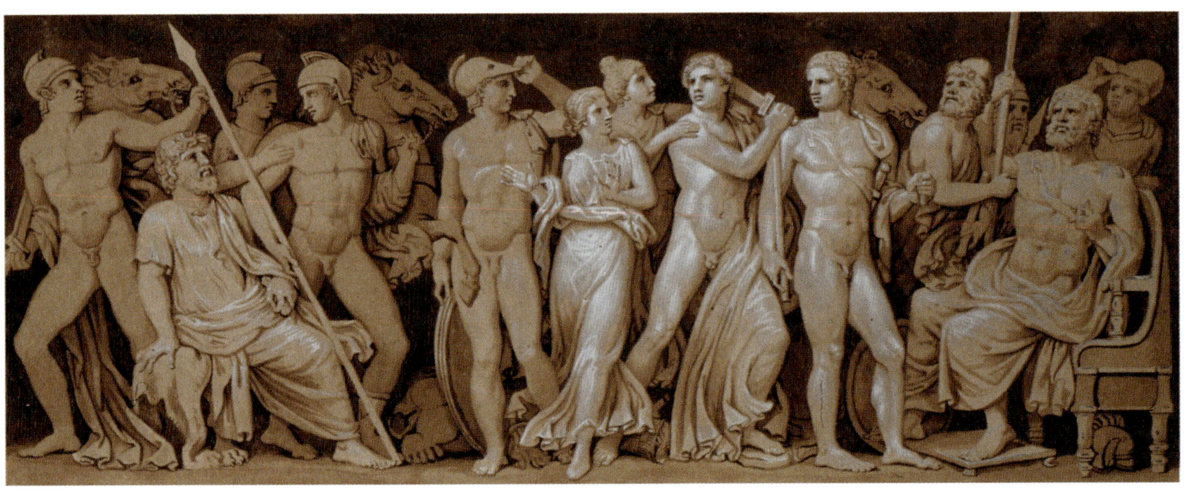

Das Sarkophagrelief vom Kapitol (s. Abb.), das dem Kasseler Erdmann Hummel als Anregung zur Komposition für seine Preisarbeit von 1801 diente, mag ihm auch durch andere Vorlagen bekannt gewesen sein. In zwei verschiedenen Ausführungen, als Blei- und als Sepiazeichnung gab Johann Heinrich Wilhelm Tischbein die Schauseite des Sarkophags mit der Darstellung des *Achill auf Skyros* wieder. Die Zeichnungen entstanden im Kontext seines Stichwerks *Homer nach Antiken gezeichnet*, das zwischen 1801 und 1804 in einer Folge von 5 Heften erschien, jedoch unvollständig blieb. Tischbein hatte nach seiner Rückkehr aus Neapel 1799 die Publikationsvorlagen seinem Ziehsohn Luigi Hummel in Kassel zur Aufbewahrung hinterlassen, um seinerseits die Veröffentlichung des Werks vorzubereiten.

Die Bleistiftzeichnung über gerastertem Grund zeigt weitgehende Übereinstimmung mit der Vorlage, wenngleich die Bildung der Gewänder im Sarkophagrelief eine härtere ist, und andererseits Tischbeins Darstellung der Köpfe über die antike Vorlage hinaus geht. Besonders deutlich werden diese Unterschiede dann in der auf der Zeichnung aufbauenden Sepiaausführung. Die Figuren lösen sich vollständig vom Grund, sie sind rundplastisch ausgearbeitet. Folgerichtig fehlen in der Zeichnung Fußleiste und Deckplatte des Sarkophags. Die im antiken Sarkophagrelief meist im Profil gegebenen Köpfe werden von Tischbein im Dreiviertelprofil mit klar herausgearbeiteten Gesichtszügen dargestellt; sein Interesse gilt der Einzelperson und ihrer Physiognomik mehr, als der Gesamtkomposition und ihrer historisch treuen Wiedergabe. Beide Arbeiten fanden letztlich keine Aufnahme in das Homerwerk. *B.-M.W.*

Erdmann Hummel
Kassel 1769 – 1852 Berlin

205 ACHILLS KAMPF MIT DEN FLÜSSEN

Feder mit Tusche, aquarelliert
27,1 x 24,3 cm
Stiftung Weimarer Klassik, Museen
Inv. Nr. KK 1606

Literatur: BA XIX, S. 378 f.; Scheidig 1958, S. 186 f., 234 f.

Auch am zweiten von den Weimarer Preisrichtern vorgegebenen Thema, *Achills Kampf mit den Flüssen*, beteiligte sich Erdmann Hummel mit einem Wettbewerbsbeitrag. Achill in heroischer Nacktheit, lediglich mit Schild, Schwert und Helm ausgerüstet, bietet sich frontal dem Betrachter dar, gleichzeitig zum Kampf gegen Skamander ausholend. Diesem gegenüber erhebt sich über den Wellen der jüngere Simois, kampfbereit. Der Unterscheidung der beiden Flußgötter diente die verschiedenartige Farbgebung des Wassers: erdiges grün auf seiten des jüngeren Simois, blau für Skamander. Die Andeutung einer Landschaft, gemeint war der Berg Ida, bildet den Hintergrund. Die kompositorische Symmetrie, wie sie sich heute dem Betrachter darbietet, muß nachträglich durch Beschneidung des Blattes am rechten Bildrand hergestellt worden sein. Erdmann Hummel hatte »von den vielen Toten, die die Flut fortwälzen, …durch einen erschlagenen Trojaner eine Andeutung…« gegeben. Gerade dieser asymmetrische Aufbau war dann von den Preisrichtern in der Rezension der Arbeit kritisiert worden, »denn weil die Halbfiguren der Flussgötter über dem Achilles zu beiden Seiten stehen, so würde derselbe, wenn unten in der besagten linken Ecke etwas der Halbfigur des toten Trojaners, der rechts liegt, gegenüber gesetzt wäre, gleichsam den Mittelpunkt der bedeutenden Teile des Bildes ausmachen und die Anordnung untadelig sein«.

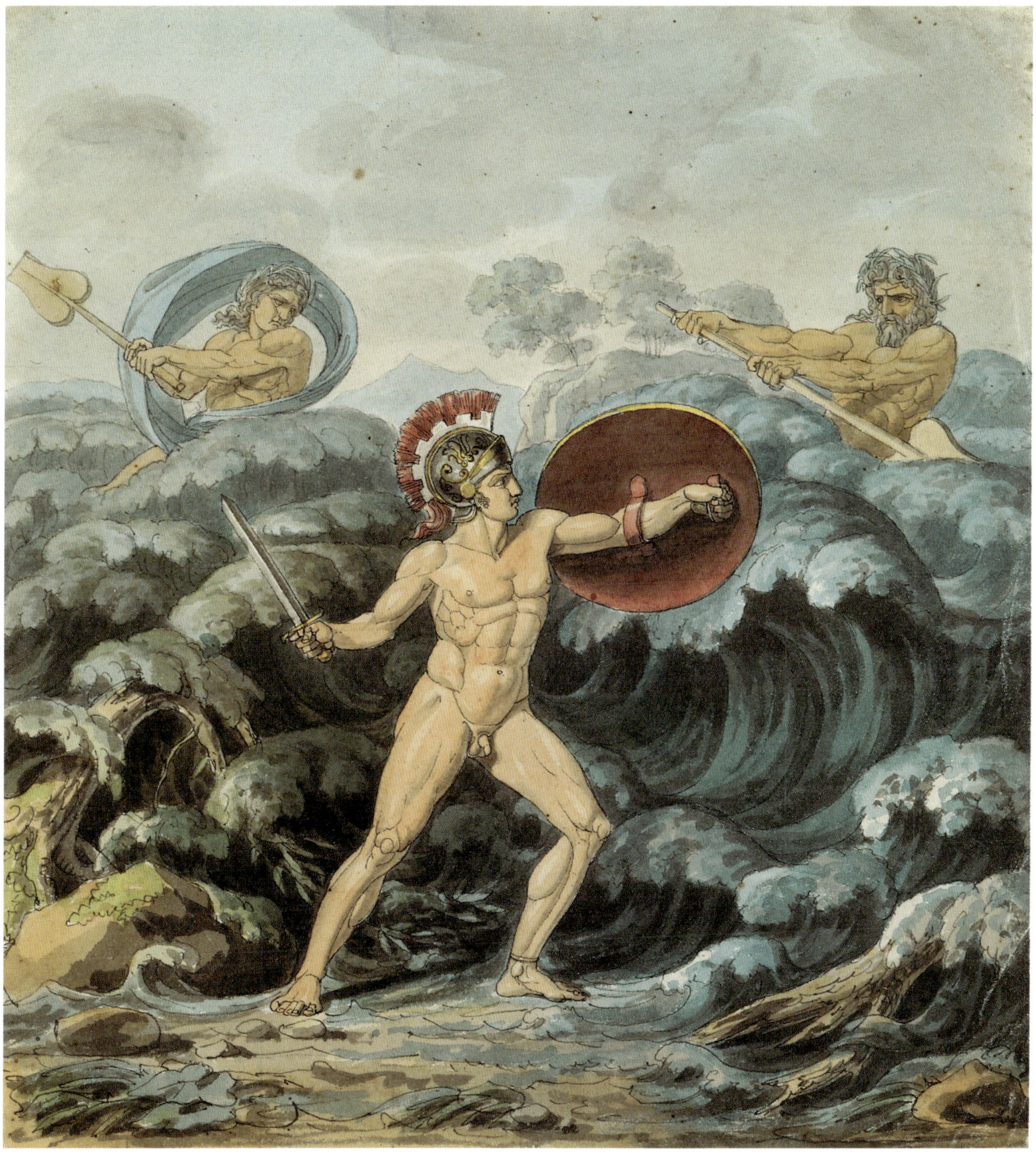

Die Rezension nennt Hummels Arbeit eine mit »vielem Fleiss, Aufmerksamkeit und Verstand gezeichnete Akademie«; sie wendet sich jedoch gegen die heroische Nacktheit des Achill, die der malerischen Wirkung zuwider sei. Die farbige Ausführung der Arbeit erscheint den Preisrichtern als zu kräftig; sie lasse den Körper des Achill und die der beiden Flußgötter »frostig aussehen« und sie konstatieren, daß »die Wirkung überhaupt geringer ist, als sie bei so kräftigem Schatten und gespartem Licht sein könnte«. In Hinblick auf die Motivwahl sehen die Weimarer Preisrichter dem Element Wasser zu viel Raum gegeben; das Hantieren der Flußgötter mit den Rudern gegen eine brausende Flut machte auf sie einen »kleinlichen« Eindruck. Auch mit dieser Arbeit konnte Hummel letztlich keinen Preis auf sich vereinigen. *B.-M. W.*

Joseph Hoffmann
Köln 1764 – 1812 Köln

206 ACHILLS KAMPF MIT DEN FLÜSSEN

Pinselzeichnung mit schwarzer Tusche, in verschiedenen Grautönen laviert mit wenigen Farbtönen: ocker, lachsrosa, hellgrau, auf grauem Papier.
77,1 x 108,7 cm
Stiftung Weimarer Klassik, Museen
Inv. Nr. KK 240

Literatur: BA XIX, S. 379f.; Scheidig 1958, S. 214, 235f.

Als »ein Bild bloß für Rubensische Zeichnung und Wirkung« bezeichnete Joseph Hoffmann *Achills Kampf mit den Flüssen.* Die Opulenz in Motivwahl und Ausführung entspricht dem Schema seines Beitrags zu *Achill auf Skyros* desselben Wettbewerbsjahres. Achill im Zentrum des Geschehens in vollständiger Rüstung kämpft gegen ein Schwadron phantastischer Flußgottheiten, unter denen Skamander und sein Bruder Simois kaum auszumachen sind. Obwohl sie ihre Stärke durch das Ausreißen von Baumwurzeln und das Stemmen von Felsblöcken, die sie gegen Achill schleudern, demonstrieren, ist der Ausgang des Kampfes durch die Anwesenheit göttlicher Macht – Pallas Athene und Poseidon, dessen Dreizack exakt auf Achills Haupt gerichtet ist, – bereits zugunsten des griechischen Helden entschieden. Die Leichen der von Achill getöteten Trojaner werden an Land gespült, das als ein Band aus Fels und Pflanzenwuchs das Kampfgeschehen umfaßt. Im Hintergrund künden Gefechte sowie eine Flotte zu Füßen einer Stadtanlage vom Kampf um Troja. »Poetisch-allegorisch«, so die Weimarer Preisrichter, habe Hoffmann das Thema aufgefaßt, indem er das Element Wasser durch Personifikationen in Gestalt der Flußgötter auftreten lasse, um ihnen verschiedene Aufgaben zuzuweisen; nachteilig erscheint den Preisrichtern jedoch die Wiederholungen in der Motivwahl. Gemäß der Rangfolge der von ihnen aufgestellten Beurteilungskriterien erklären sie die Anordnung als der malerischen Auffassung der Arbeit entsprechend, der Ausdruck sei »lebendig« und »geistreich«; Licht- und Schattengebung erhalten eine durchschnittliche Benotung. Die Zeichnung sei »an vielen Stellen mangelhaft«. Konnte Hoffmann mit seiner Arbeit *Achill auf Skyros* den halben Preis des Jahres 1801 davontragen, fehlte dessen Überzeugungskraft in *Achills Kampf mit den Flüssen.* *B.-M. W.*

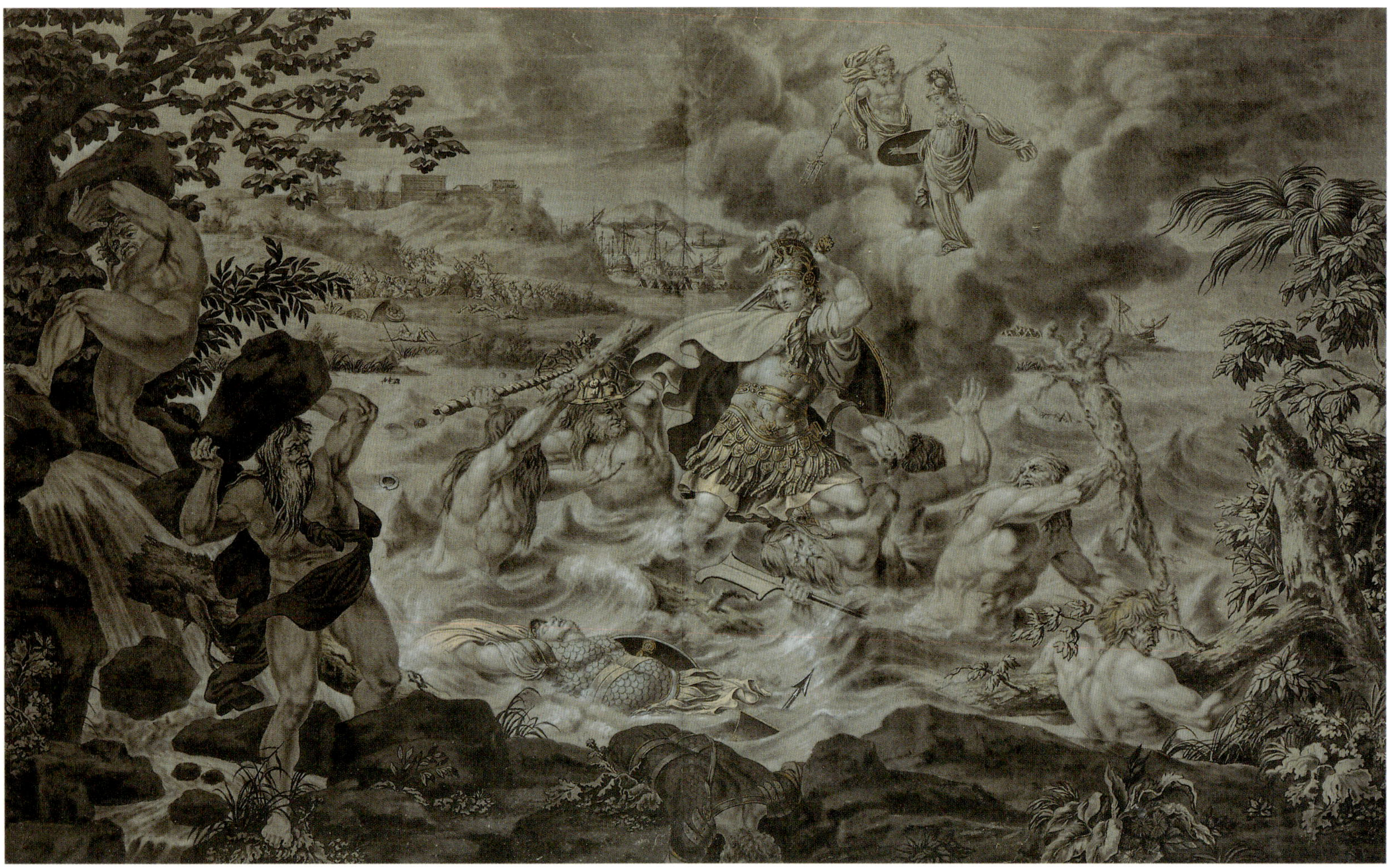

Christian Friedrich Tieck

Berlin 1776 – 1851 Berlin

207 ACHILLS KAMPF MIT DEN FLÜSSEN

Feder mit schwarzer Tusche, braun laviert
18,8 x 24,3 cm
Stiftung Weimarer Klassik, Museen
Inv. Nr. Schuch. I, 269, 375a

Literatur: BA XIX, S. 379; Scheidig 1958, S. 235; Maaz, ungedr. Mskr.; Goethe/Humboldt 1909, S. 144

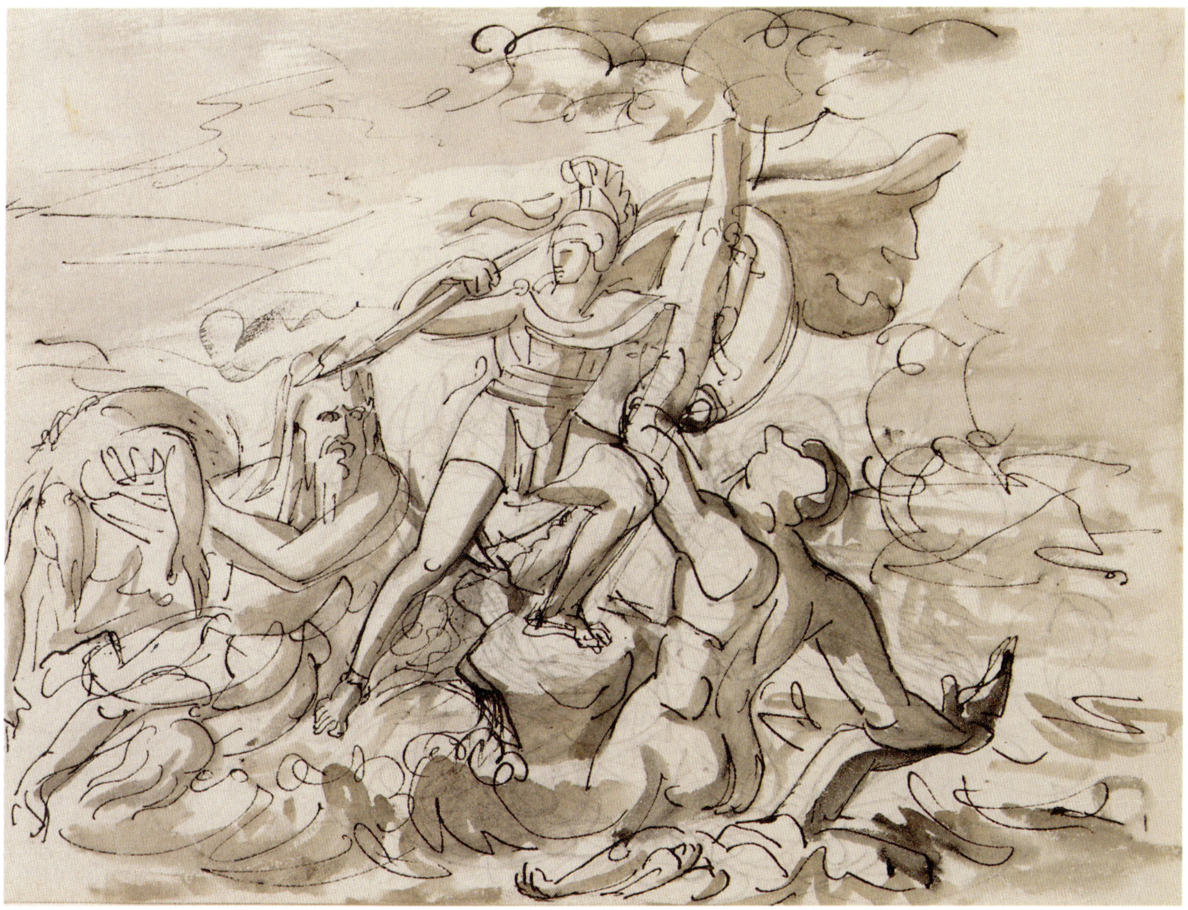

Souverän und von schneller Hand entwirft Friedrich Tieck eine Studie zu *Achills Kampf mit den Flüssen.* Mit kräftigem, sicherem Strich deutet er die Figuren und ihre Aktionen an: Achill in voller Rüstung, einen Felsstein erklimmend und sich gleichzeitig mit seiner linken an einem Baumstamm haltend, mit seiner rechten den Flußgott Skamander abwehrend; Dieser, übermächtig, erfaßt gerade einen der getöteten Trojaner; ihm gegenüber die Repoussoirfigur des Simois, der seinerseits versucht, Achill sowohl die Baumstütze zu entreißen als auch nach einem zweiten Stamm als Waffe greift. Wasser und Landschaft lassen sich durch den schnellen Duktus der Linienführung lediglich erahnen. Pinsel und Tusche verleihen der Darstellung eine bedeutende Plastizität.

Im Vergleich mit den minutiös ausgearbeiteten Arbeiten seiner Mitkonkurrenten spricht aus dem Blatt Tiecks dessen künstlerische Routine und Überlegenheit. Als Schüler und Mitarbeiter im Atelier Jacques Louis Davids konnte er bereits 1798 einen Preis der Academie Française erringen. In Hinblick auf die *Weimarer Preisaufgaben* sprachen sich jedoch die Rezensenten vor allen Dingen gegen die Erfindung, die Motivwahl Tiecks bei der Bewältigung des Themas aus. Den Preisrichtern fehlte die Integration der Einzelaktionen; nicht erkennbar sei, auf welche Weise, Flußgötter, Wasser und Leichen miteinander verknüpft seien. Achill seinerseits wirke nicht bedrängt genug, was besagen soll, daß sich sein Heldentum nicht genügend ausspreche. In Hinblick auf die Ausführung geben sie dem Blatt Tiecks in Anordnung und Zeichnung den Vorzug gegenüber der Arbeit Erdmann Hummels, um besonders Tiecks Schulung an der Antike hervorzuheben: »Wir bemerkten inzwischen nicht ohne Vergnügen das Gewaltige, Heroische der Formen und einen durch die Antiken genährten Geist«. Sie drücke sich »besonders in der Figur des Achilles« aus, als sie zeige, »daß unser Künstler die Kolossen auf dem Quirinal gesehen und studiert hat«. 1797 konnte Tieck mit Hilfe eines Stipendiums eine Romreise unternehmen, die er gemeinsam mit den Brüdern Humboldt antrat. Während Friedrich Humboldt ein großer Fürsprecher Tiecks war und ihn Goethe für die Innenausstattung des Weimarer Schlosses empfahl, war das Verhältnis zwischen Goethe und Tieck nicht ungetrübt; Es war der »affectionibus juventutis« des Künstlers, der Goethe störte. *B.-M. W.*

Philipp Otto Runge
Wolgast 1777 – 1810 Hamburg

208 ACHILLS KAMPF MIT DEN FLÜSSEN (ACHILL UND SKAMANDER)

Feder und Pinsel in Grau und Schwarz über Bleistift,
41,2 x 59,2 cm
Hamburg, Kunsthalle
Inv.Nr. 34 223

Literatur: Runge 1840/II, S. 57, 77; Kat. Hamburg 1977, S. 87, 96–98 m. weiteren Lit.angaben; Kat. Hamburg 1979, S. 178ff., 188, 201ff.

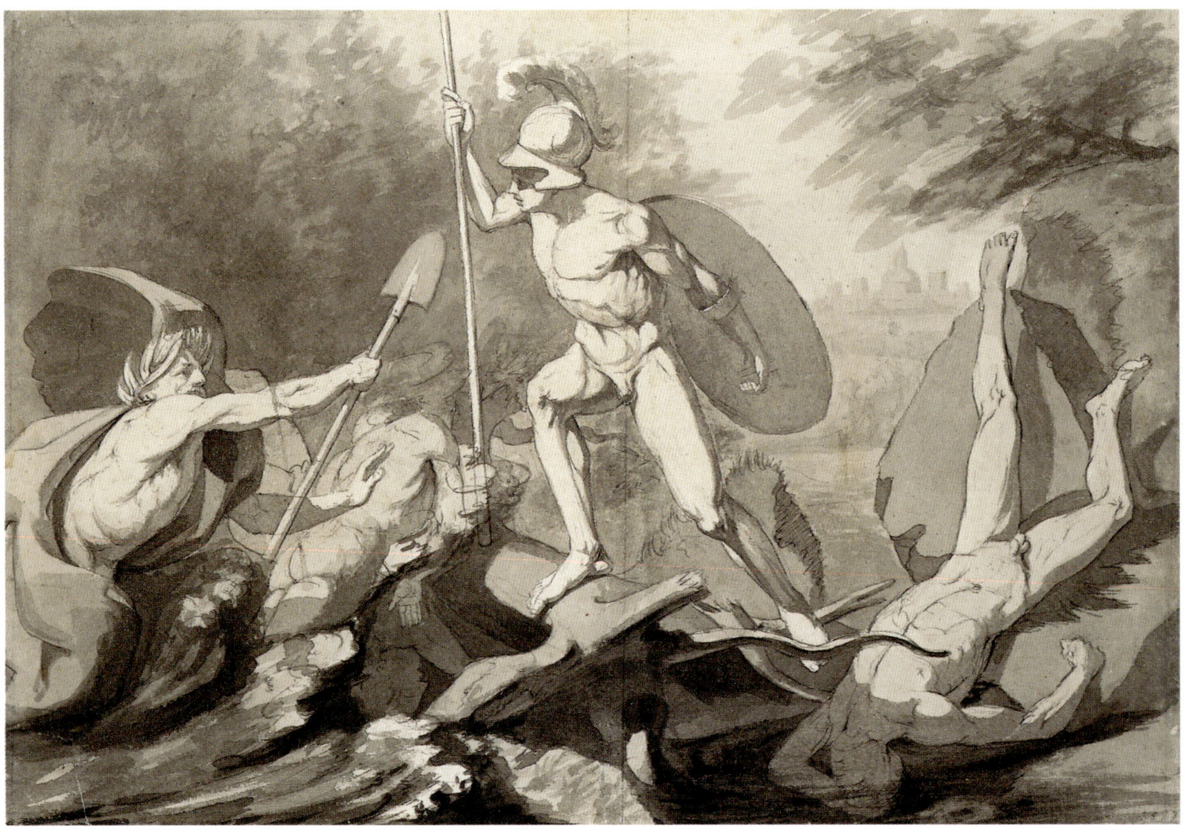

Vier Varianten des Kampfes Achills mit den Flüssen erarbeitete Runge, bis er schließlich eine fünfte Lösung als Wettbewerbsbeitrag nach Weimar sandte. Er suchte den Rat Ferdinand Hartmanns, wo es um die praktische Ausarbeitung der Aufgabe ging. Kopfzerbrechen bereitete ihm vor allen Dingen die Figur des Achill. Noch bis zur Absendung seiner Wettbewerbsarbeit war er sich unschlüssig, wie Achills Aufgabe am besten repräsentiert sei. Runges vier Vorentwürfe zeigen wechselweise Achill in Rückenansicht und dann wieder frontal, der von Ferdinand Hartmann favorisierten Lösung. Somit richteten sich die Änderungen in erster Linie auf die verschiedenen Momente Achills' Handeln: Auf den noch etwas unbeholfen wirkenden ersten Versuch, der Achill in Rückenansicht auf den Fluß zuschreitend wiedergibt, Skamander zu seiner linken und zu ihren Füßen zwei der gefallenen Trojaner, folgt ein wesentlich kraftvollerer hier vorgestellter zweiter Entwurf. Nun ist Achill frontal Skamander gegenübergestellt. Der Flußgott, umhüllt von einem wehenden Mantel hat sein Ruder gegen Achill gerichtet. Der griechische Held schreitet, auf einen Baumstamm gestützt, Skamander entgegen, jedoch ohne sichtbares Zeichen des Kampfes. Der entwurzelte Baumstamm reißt Leichen in die Flut. Kopfüber stakt ein Toter vor einem Fels ins Wasser, ein zweiter liegt über dem Baumstamm zwischen Achill und Skamander. Im Hintergrund öffnet sich der Blick auf eine Stadtanlage. Runges kompositionellem Aufbau der Figuren – wie sie bereits der erste Entwurf andeutete –, und insbesondere die Haltung des steil in das Wasser hineinsinkenden Trojaners in der rechten Bildhälfte, liegt eine Komposition zugrunde, die er einer Vorlage bei Flaxman zum gleichen Thema entnehmen konnte. John Flaxmans *Umrißzeichnungen zu Ilias und Odyssee*, 1793 bei Tommaso Piroli in Rom gestochen, fanden europaweit schnelle Verbreitung und große Nachfolge. Die Verarbeitung des antiken Stoffs in leicht auffaßbaren Illustrationen, die in der Ökonomie ihrer Ausführung wiederum Quelle bildkünstlerischer Ideen wurden, waren Ursache von Flaxmans Erfolg. Runges Begeisterung für die Umrißzeichnungen – 1800 hatte er von seinem Bruder Daniel eine Flaxman-Ausgabe erhalten –, läßt zweifelsohne auch an seine Tätigkeit des »Papierschnitzens« denken, mit der er sich vor seiner eigentlichen Akademieausbildung beschäftigt hatte. Runges eigene Umsetzung des Themas in diesem zweiten Entwurf ließ ihn selbst dann aber zweifeln, da er zwar Achill eine »imponierende Stellung« verliehen habe, ohne jedoch Achills Kampf gegen Skamander zu veranschaulichen, welch letzterer »sich zu sehr bemühe, da er doch eigentlich schon an sich die Übermacht habe«.

B.-M. W.

Philipp Otto Runge
Wolgast 1777 – 1810 Hamburg

209 ACHILLS KAMPF MIT DEN FLÜSSEN (ACHILL UND SKAMANDER)

Pinsel in Schwarz, Grau und Weiß über Bleistift auf blau-grauem Papier
45,3 x 57 cm
Hamburg, Kunsthalle
Inv. Nr. 34227

Literatur: Runge 1840/II, S. 78f.; Kat. Hamburg 1977, S. 87, 96 mit weiterer Lit.

Der geänderte dritte Entwurf zeigt nun wieder, wie bereits im ersten Entwurf, Achill in Rückenansicht, jedoch nicht in heroischer Nacktheit, sondern in Rüstung. Mit seinem Schild wehrt er Skamander ab, der ausschreitet, um eine Wasserurne gegen Achill zu schleudern. Hera, Pallas Athene und Poseidon künden von ihrer Obhut über Achill, vor dessen Angriff im Hintergrund Scharen von Trojanern fliehen. Der kompositorische Aufbau der Personengruppe sowie die Landschaftsangabe blieben gegenüber den beiden vorangegangenen Entwürfen im wesentlichen erhalten. Allerdings sucht Runge zwei Momente miteinander zu verknüpfen, das historische und das poetische Moment des Auftritts der Götter: »der Fluß wendet die äußersten Kräfte an, um ihn (Achill) zu vertilgen, und Achill verläßt sich auf den Beystand höherer Mächte«. Es war die Empfehlung Hartmanns, die Darstellung »etwas poetischer zu machen«. *B.-M. W.*

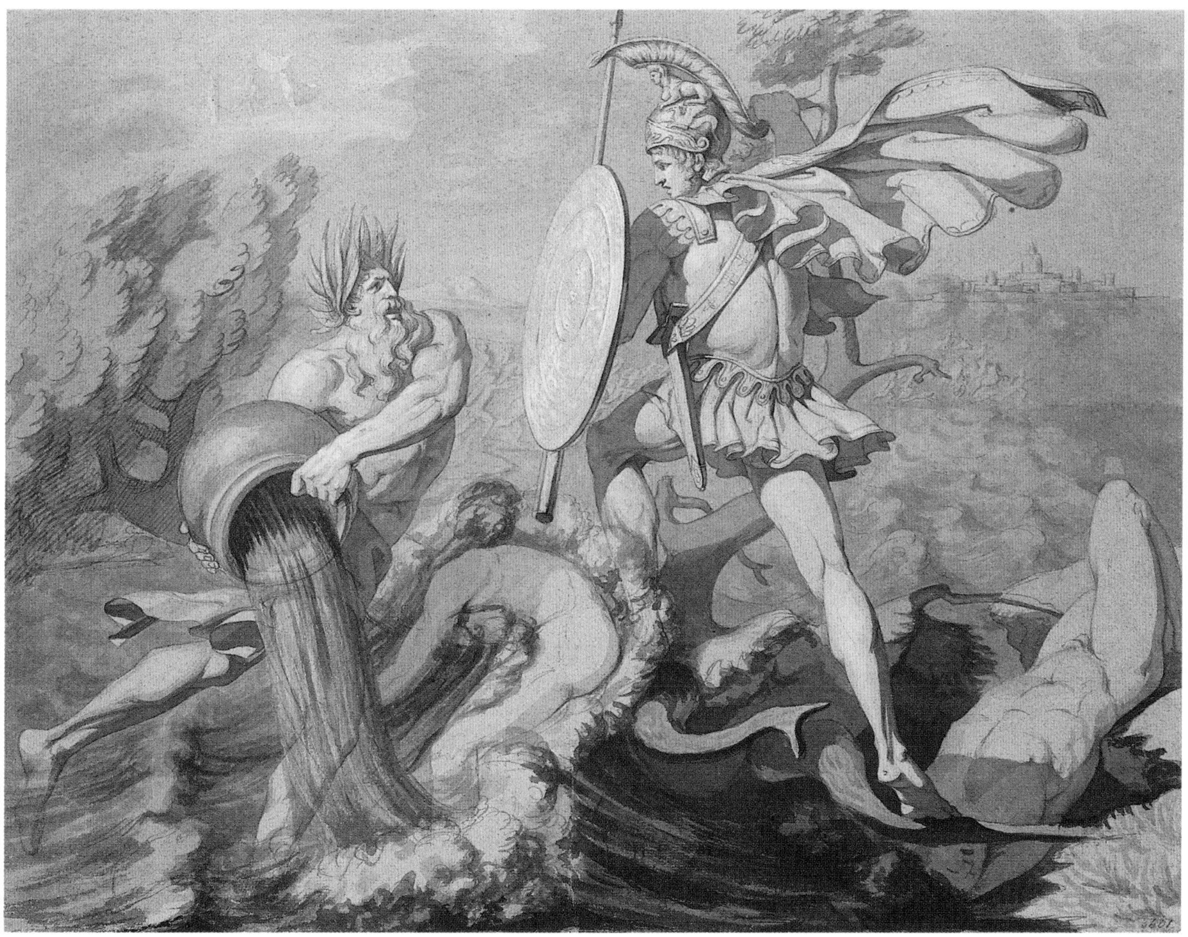

Philipp Otto Runge
Wolgast 1777 – 1810 Hamburg

210 ACHILLS KAMPF MIT DEN FLÜSSEN (ACHILL UND SKAMANDER)

Pinsel in Braun und Weiß über Bleistift auf braun grundiertem Papier
52,7 x 66,3 cm
Hamburger Kunsthalle
Inv. Nr. 34 231

Literatur: Runge 1840/II, S. 79 ff.,88; Kat. Hamburg 1977, S. 87, 98, mit weiterer Lit.; Scheidig 1958, S. 233 f., 243 ff.

Runges schließlich eingereichter Wettbewerbsbeitrag zeigt den gerüsteten Achill frontal im Zweikampf mit Skamander. Während Achill, über zwei gefallene Trojaner weit ausschreitend, die Lanze gegen den Flußgott erhoben hat, führt dieser, in Rückenansicht dargestellt, einen Wasserkrug gegen den Helden. Durch die dunklen Wolken bricht schützend Pallas Athene. Im Hintergrund der Kampfszene gibt Runge die über das Land fliehenden Trojaner. Runge entscheidet sich für eine deutliche Dreieckskomposition, die bereits im vierten – hier nicht abgebildeten Entwurf – vorbereitet ist. Starke Weißhöhungen geben den Figuren ein skulpturales Aussehen. Der Zweikampf ist das Thema; das poetische Moment der zu Hilfe eilenden Götter und damit der Verweis auf die Mythologie ist, gegenüber dem dritten Entwurf, zurückgenommen und nur noch durch Pallas Athene angedeutet. Mißveständlich für die Deutung ist die Flucht der Trojaner vor Achill, da er ihnen den Rücken zugewandt hat. Runges heftige Bemühungen im Sinne der Weimarer Preisrichter zu arbeiten – an seinen Bruder schrieb er, er habe sich fast krank gearbeitet -, wurden von den Preisrichtern mit harscher Kritik quittiert. Gerade die Vorgabe, den von den Flüssen bedrängten Achill zu schildern, sahen sie als nicht erfüllt an. Mehr noch sei es »dem Sinn der Aufgabe zuwider, wenn ... der Held nur mit einem der Flussgötter zu schaffen hat...« Ausdruck, Anordnung und Beleuchtung ließen sie gelten, nicht aber Runges Zeichnung: »Wir raten dem Vf. ein ernstes Studium des Altertums und der Natur im Sinne der Alten«. Und weiter: »Am nötigsten aber ist ihm die Betrachtung der Werke großer Meister aller Zeiten in Hinsicht auf den Gang ihrer Gedanken«. Runge war durchgefallen. Er machte sich seiner Enttäuschung Luft, sprach von dem »ganz falschen Weg« auf dem die Weimarer Kunstfreunde seien und bewertete seinerseits die Komposition Hoffmanns – einer der Favoriten im Wettbewerb –, als einen »Schwall von Figuren«. Runges Fazit ist das der Unwiederholbarkeit der griechischen Antike. (s. Osterkamp, S. 319). Sehr viel mehr hoffte er auf die Zeit, »wo eine recht schöne Kunst wieder erstehen könnte, das ist die Landschaft«.

Was die Preisrichter sehen wollten, erkannten sie in Flaxmans Umrißzeichnung vorbereitet. Die Einheit von grundgelegter Idee und ihrer Sichtbarmachung in der zeichnerischen Ausführung – die Körper der gefallenen Trojaner bilden gleichsam die Kontur der Welle, um gleichzeitig von Götterhand bewegt zu werden –, priesen sie als »ein ... höchstes in der Anlage«. Die den Figuren und Elementen zugrundeliegenden Eigenschaften, ihre Wesensmerkmale in der bildkünstlerischen Ausführung anschaulich zu machen, war das erklärte Ziel. Goethe, der keineswegs unkritisch dem Werk Flaxmans gegenüberstand, schrieb: »Wir hätten gewünscht, daß einer unserer Freunde geradezu erklärt hätte, er gehe von der Flaxmanischen Arbeit aus, glaube, ohne den Vorwurf des Plagiats zu fürchten, das Vorzügliche dieser Erfindung beibehalten zu dürfen, und es frage sich nur, wie weit er über sein Vorbild hinausgekommen.« *B.-M. W.*

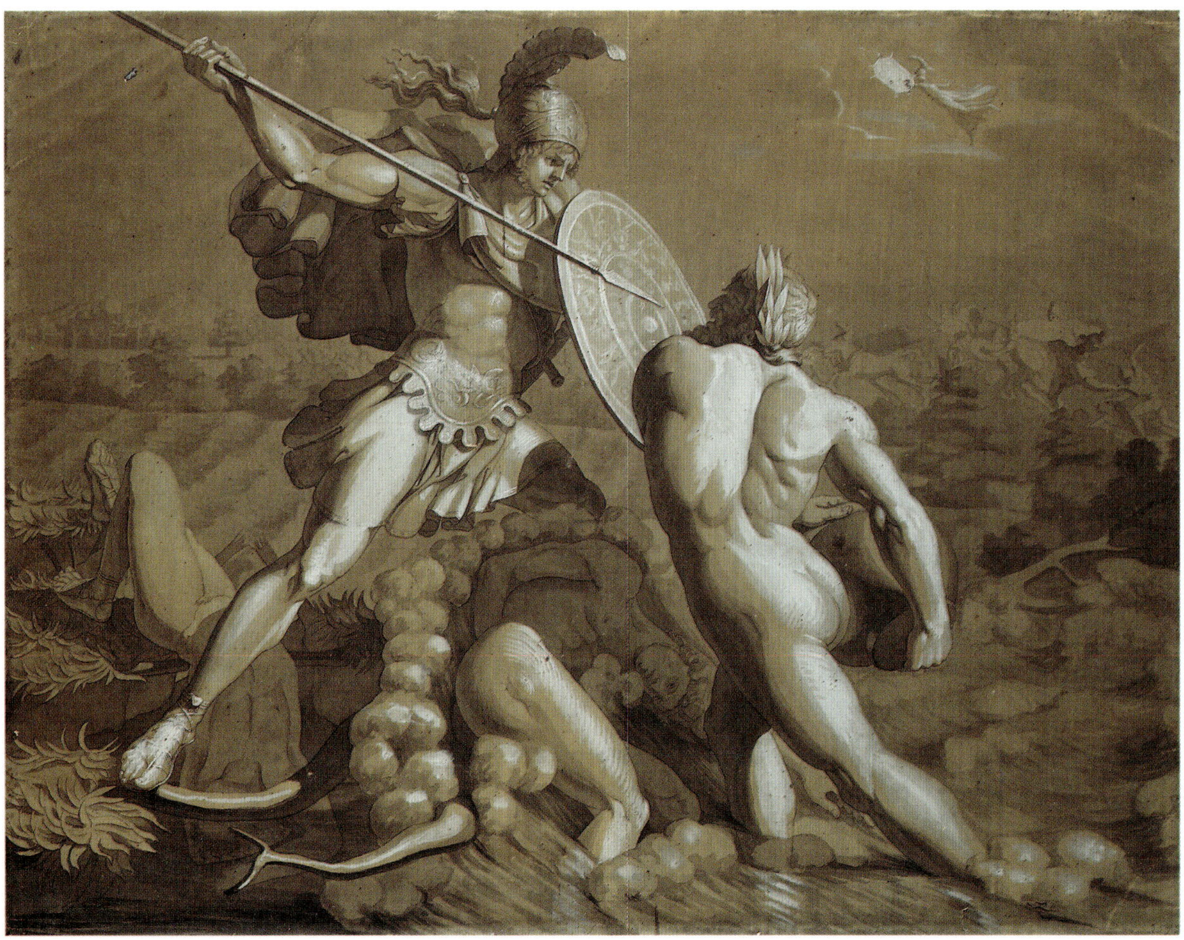

Johann Heinrich Wilhelm Tischbein
Haina 1751 – 1829 Eutin

211 SIEBEN HELDENKÖPFE

1801
Feder und Sepia, schwarze Kreide
21,5 x 40,9 cm
SNM / DLA Marbach a.N., Cotta-Archiv
(Stiftung der Stuttgarter Zeitung)

Literatur: Grubert 1975, S. 53ff., 127, 141, 196; Kat. Hamburg 1979, S. 205 mit weiterer Lit.eratur

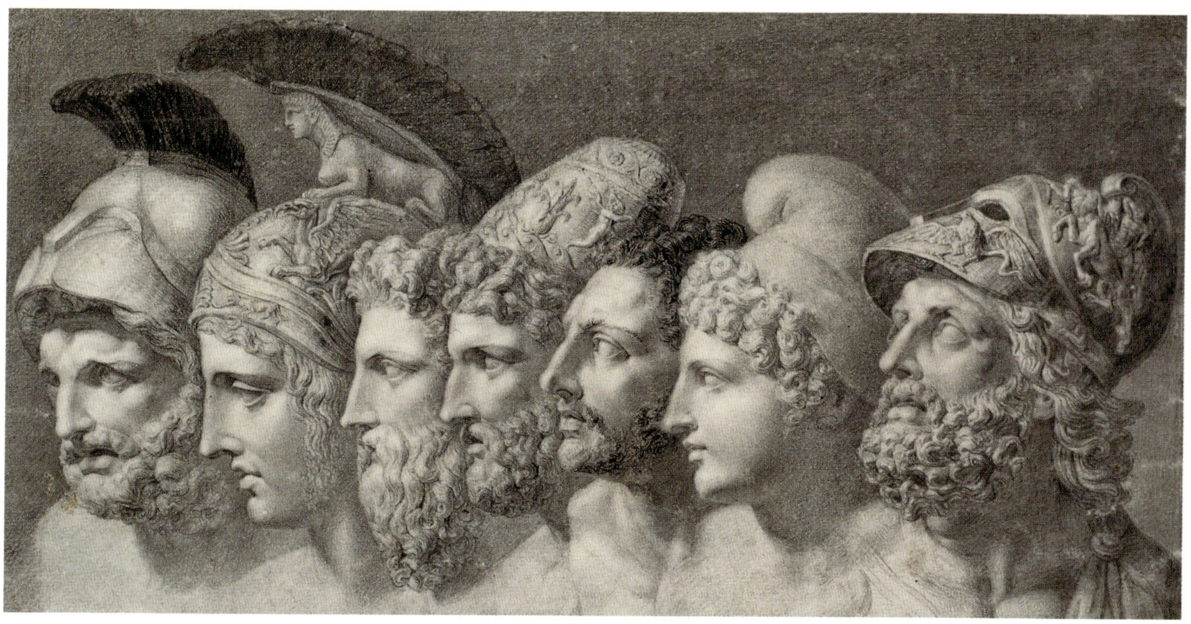

Die *Sieben Heldenköpfe*, das fünfte Blatt des ersten Heftes aus Tischbeins *Homer nach Antiken gezeichnet* (vgl. Kat. 9), zeigt »Köpfe... von idealischen Persohnen, die ausgezeichnete Karackter haben«. Tischbeins Formulierung entspricht seiner Intention des Homerwerks, das, so sein Wortlaut, »nicht nur für die Kunst wichtig werden könnte, sondern auch zur Veredlung des Herzens und der Sitten beitragen möchte«. Die Diskussion um den »Charakter« und dessen Verknüpfung mit »Seelenzuständen« und sittlich-moralischen Werten entfacht im 18. Jahrhundert in Deutschland im Zuge der Aufklärung und zielt, vor dem Hintergrund des Antikenideals, auf eine neue, ideelle Bewertung des Individuums.

Nach dem Vorbild von Lavaters *Physiognomischen Fragmenten* reiht Tischbein die Köpfe der sieben Helden Menelaos, Paris, Diomedes, Odysseus, Nestor, Achill und Agamemnon (v.r.n.l.) im Profil nebeneinander, um dem Betrachter unmittelbar deren verschiedenartige Charaktere anschaulich werden zu lassen: Nestor und Odysseus als jene, die durch den Verstand wirken – »Ulißes denk scharf auf das Einselne, Nestor über siehet das Ganze« –, Diomedes als jenen ‚der »hizig« ist, der »was vorwerz strebentes« hat und »sich verwegen in die Gefahr« stürzt. Jugendliche Schönheit kennzeichnen hingegen Paris und Achill, wobei »im Achil« der »mänlige Ernst und ein tiefes Nachdenken, und im Paris die weichligkeit und leichtsinn« zum Ausdruck kommen.

Die Verbindlichkeit solcher Typen beweisen einmal mehr die Ergebnisse der *Weimarer Preisaufgaben*. Geradezu wörtlich übernimmt Philipp Otto Runge in seinem zweiten Entwurf zu Achills Kampf mit den Flüssen den Kopf des Achill mit sphinxbesetztem Helm aus Tischbeins Vorlage. *B.-M.W.*

Johann Adolph Darnstedt,
Epharaim Gottlieb Krüger und
Johann Gottlieb Seyffert
nach

Philip Otto Runge

Wolgast 1777 – 1810 Hamburg

212–215 VIER ZEITEN

1802–1805
Kupferstiche
(1. Auflage 1805, 2. Auflage 1807)
Frankfurt a. M., Graphische Sammlung im Städelschen Kunstinstitut

Der Morgen
71,2 x 47,5 cm

Der Tag
71,2 x 47,6 cm

Der Abend
70,8 x 47,5 cm

Die Nacht
71,2 x 47,5 cm

Literatur: Runge 1840, Bd. 1, S. 31ff., 82 und 226ff.; Maltzahn 1940, S. 35ff., S. 117; Traeger 1975, S. 46ff., S. 343ff.; Kat. Hamburg 1977, S. 188ff.

Im April 1806 schickte Runge die vier Blätter der *Zeiten* an Goethe. Nachdem er während eines kurzen Besuches in Weimar 1803 von Goethe freundlich aufgenommen worden war, wollte er sich mit dieser Sendung bei dem Dichter wieder in Erinnerung bringen. Er tat dies gerade mit jenem Werk, das er begonnen hatte, nachdem er die Vergeblichkeit der Bemühungen der *Weimarer Preisaufgaben* eingesehen hatte. Im Kreise der Dresdner Romantiker, vor allem durch intensive Gespräche mit Ludwig Tieck, hatte Runge für sich die »Landschaft« als die Aufgabe der Kunst in seiner Zeit erkannt, womit er nicht die konventionelle Gattung der Landschaftsmalerei meinte, sondern Naturdarstellung als umfassende Symbolik zur Veranschaulichung des Göttlichen. Die vier Blätter der *Zeiten* sind das wichtigste Produkt seiner Überlegungen, Konzentrat seines Lebenswerkes, das er freilich nicht zum Ziel führen konnte, da er nur eines dieser Blätter farbig als Ölbild ausführen konnte (*Kleiner* und *Großer Morgen*, Hamburg, Kunsthalle).

Die vier Blätter präsentieren sich anschaulich als ein Zyklus durch die Übereinstimmung ihrer Grundkonzeption, die als »Arabeske« bezeichnet wurde. Das Thema der »Vier Tageszeiten« hatte eine lange Tradition, über die Runge weit hinausging, indem er die Ebene der einfachen Allegorie hinter sich ließ und auf komplexe Verweisungszusammenhänge hinarbeitete. Die Innenbilder stehen zunächst für die Tageszeiten, deren zyklischer Verlauf durch die kompositorische Verknüpfung von Morgen und Abend, Tag und Nacht angedeutet wird. Aus den pflanzlichen und figürlichen Motiven ergeben sich Verweise auf die Jahreszeiten und die Lebensalter des Menschen. Durch die Rahmenkompositionen, die die Themen der Innenbilder aufgreifen, variieren und ergänzen, werden die Bedeutungsdimensionen ins Universelle erweitert. Hier geht es

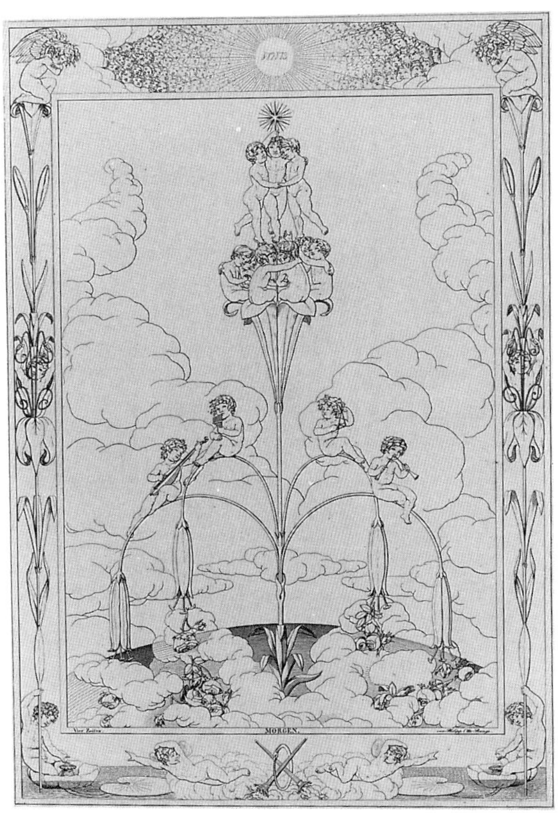

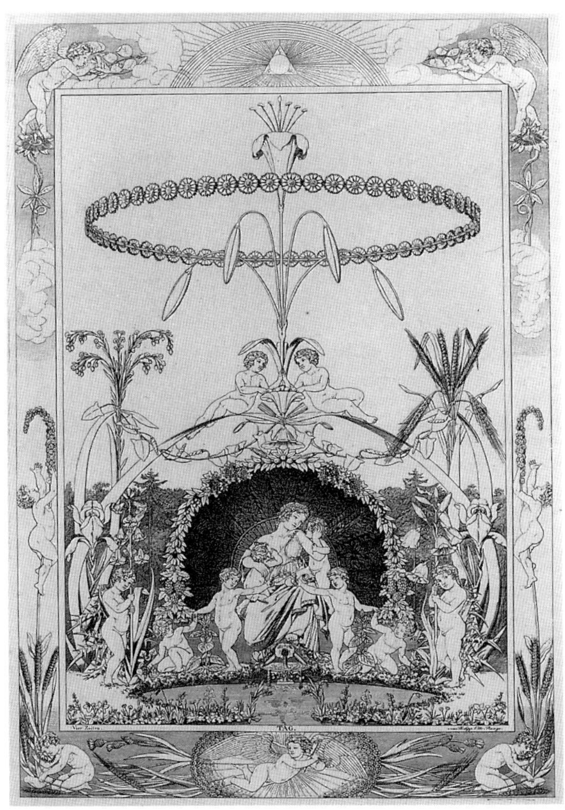

um die göttliche Trinität und das Verhältnis der Menschen zu ihr. Wenn im *Morgen* die Putten vom Ewigkeitssymbol unten in der Mitte ausgehen und sich seitlich aufsteigend in der Anschauung Jehovas wiederfinden, so ist dieser Zusammenhang im Bild des *Tages* unterbrochen. Hier steht der Engel des göttlichen Zorns in der Mitte und vergeblich versuchen die Kinder links und rechts emporzuklimmen. Doch die vom Symbol der Trinität ausgehenden Strahlen lassen den Regenbogen, das Zeichen der Versöhnung bereits aufleuchten. Die Versöhnung wird im Rahmen des *Abends* durch Christus versinnbildlicht, der mit dem Symbol des Lammes vor der Sonnenscheibe erscheint. Die *Nacht* schließlich, deren Innenbild Assoziationen an das Weltgericht aufkommen läßt, steht im Zeichen des Heiligen Geistes. Wenn *Morgen* und *Abend* Bewegung zeigen, nach Runges Worten die »grenzenlose Erleuchtung« und die »grenzenlose Vernichtung« des Universums, so erscheinen Tag und Nacht in einer Zuständlichkeit, die aber wieder in den Bewegungslauf der Zeiten münden muß. Das gilt auch für die Betrachtung der vier Blätter, die trotz aller Deutungshilfen, die uns Runge selbst, sein Bruder und Zeitgenossen wie Görres und Brentano gegeben haben, auf immer neue Fragen und Zusammenhänge stößt und letztlich feststellen muß, daß dieser Zyklus in seiner universalen Symbolik unauslotbar bleiben muß.

Goethes Einstellung zu diesem Werk Runges war von Anfang an zwiespältig. In seinem Dankschreiben gestand er ein: »Wir glauben Ihre sinnvollen Bilder nicht eben ganz zu verstehen, aber wir verweilen gerne dabei und vertiefen uns öfter in ihre geheimnisvolle, anmutige Welt« (Maltzahn 1940, S. 39). Boisserée gegenüber wurde er 1811 deutlicher: »Da sehen Sie einmal, was das für Zeug ist! Zum rasend werden, schön und toll zugleich. (...) das will alles umfassen und verliert sich darüber immer ins Elementarische, doch mit unendlichen Schönheiten im Einzelnen; da sehen Sie nur, was für Teufelszeug, und hier wieder, was da der Kerl für Anmuth und Herrlichkeit hervorgebracht hat, aber der arme Teufel hat's auch nicht ausgehalten, er ist schon hin, es ist nicht anders möglich, was so auf der Kippe steht, muß sterben oder verrückt werden, da ist keine Gnade (Maltzahn 1940, S. 117). Trotz der Annäherung in der Beschäftigung mit der *Farbenlehre* und sogar trotz der wenigstens teilweisen Übereinstimmung hinsichtlich der Symbolik der Farben, mußte Goethe die Symbolik der Zeiten als willkürlich ablehnen. Er stand in dieser Ablehnung nicht allein. Selbst Friedrich Schlegel war skeptisch und hat in der Neuauflage seiner Gemäldebeschreibungen vor dem Hieroglyphischen des Werkes von Runge gewarnt. *F. B.*

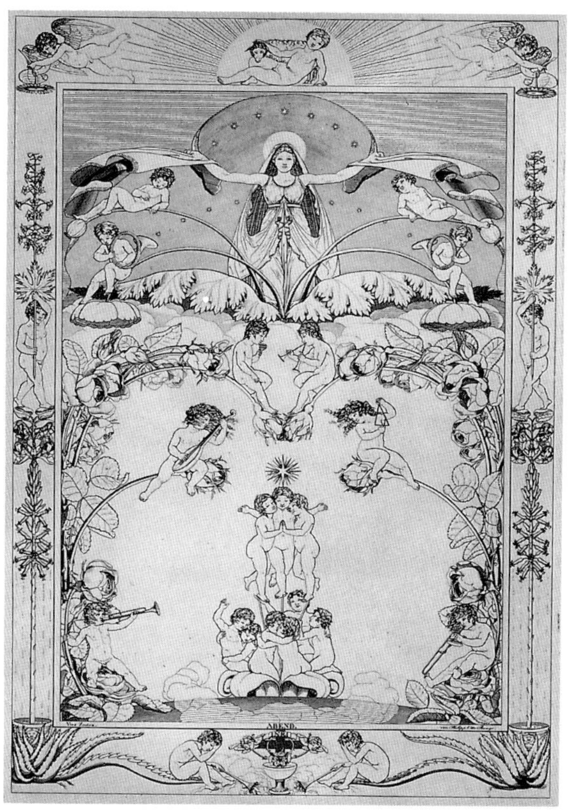

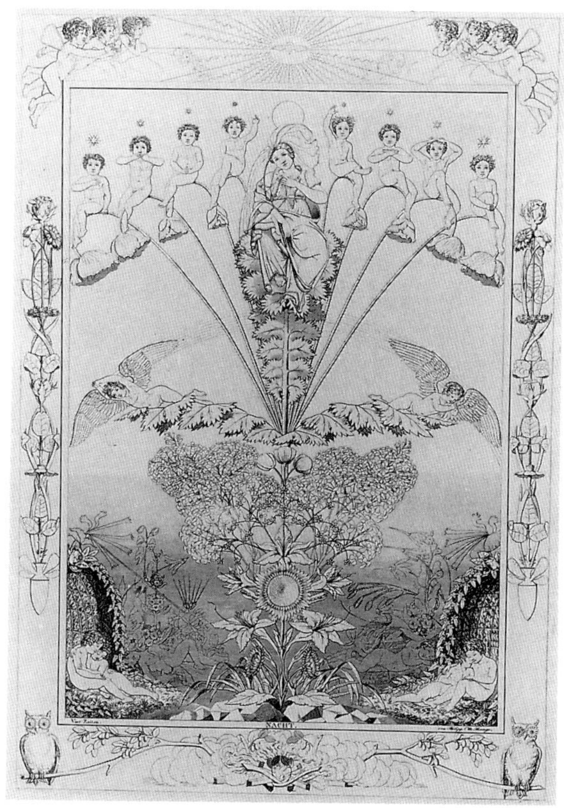

Friedrich (Franz) und Johannes (Christian) Riepenhausen

Göttingen 1786 – 1831 Rom / Göttingen 1787 – 1860 Rom

216 GRUPPE DER HELENA

1829
aus: Peintures de Polygnote à Delphes
Blatt V-II
Kupferstich, koloriert
53,3x68,4 cm
Frankfurt a.M., Freies Deutsches Hochstift/Frankfurter Goethe-Museum

Literatur: Robert 1893; Deneke 1936, S. 12ff.; Rosenblum 1969, S. 26ff.; Osterkamp 1991, S. 142ff.

Ausgaben: Franz und Johannes Riepenhausen: Gemälde des Polygnotos in der Lesche zu Delphi. Göttingen 1805 (Titel des Beiheftes: Fr. und Joh. Riepenhausen: Erläuterung des polygnotischen Gemäldes auf der rechten Seite der Lesche zu Delphi, Erster Theil. Göttingen 1805; Franz et Johannes Riepenhausen: Peintures de Polygnote à Delphes, dessinées et gravées d'après la description de Pausanias. Rome 1829, [1.] Description du Tableau de Polygnote réprésentant la prise de la ville de Troie et le départ des Grecs, 18 ill.; [2.] Description du tableau de Polygnote réprésentant la descente d'Ulysse aux enfers, 20 ill.)

An den Weimarer Preisaufgaben 1803 beteiligten sich die Brüder Riepenhausen mit einer Zeichnung zum Thema »Odysseus, der den Kyklopen hinterlistig durch Wein besänftigt«, die jedoch keinen besonderen Beifall fand. Größte Aufmerksamkeit hingegen erregten die beiden Brüder mit dem anderen Teil ihrer Einsendung, zwölf Bleistiftzeichnungen, in denen sie ein hochgerühmtes Werk der griechischen Malerei zu rekonstruieren versuchten: die Darstellung der Zerstörung Trojas *(Iliuperis)* des Polygnot in der Lesche, der Versammlungshalle der Knidier in Delphi. Pausanias berichtet in seiner *Beschreibung Griechenlands* von diesem um 450 v. Chr. geschaffenen Wandbild und seinem Gegenstück, der Darstellung der Hadesfahrt des Odysseus. Die Brüder Riepenhausen versuchten die ausführliche, aber unanschauliche und schwer verständliche Beschreibung des antiken ›Reiseführers‹ in ein Bild zurückzuübersetzen.

Angesichts des jugendlichen Alters der beiden Brüder (der jüngere war 1787, der ältere vermutlich im Jahr davor geboren), ist zu vermuten, daß sie ihren Rekonstruktionsversuch nicht ohne Anregungen und Hilfe von anderen unternahmen. Wichtige Anstöße werden sie schon im Elternhause erhalten haben. Ihr Vater Ernst Ludwig Riepenhausen war Kupferstecher der Göttinger Universität und es darf vermutet werden, daß er beteiligt war an Wilhelm Tischbeins Werk *Homer nach Antiken gezeichnet,* dessen erste Lieferungen 1801 in Göttingen erschienen, begleitet von Erläuterungen des Göttinger Altphilologen Christian Gottlob Heyne. Durch Heyne mögen die Brüder auf Pausanias aufmerksam gemacht worden sein, vielleicht auch durch Johann Domenico Fiorillo, der seit 1784 akademischer Zeichenlehrer in Göttingen war und dessen *Geschichte der zeichnenden Künste* (1798–1808) sich durch eine damals ganz einzigartige Quellenkenntnis auszeichnet. Unterstützung hatten sie gewiß auch von dem nur wenig älteren Karl Friedrich von Rumohr, der seit Herbst 1802 in Göttingen studierte, wo er die Grundlagen zu seinen späteren kunstgeschichtlichen Forschungen legte. Welchen Anteil die hier Genannten an dem Rekonstruktionsversuch im einzelnen hatten, ist nicht auszumachen. Zu erinnern ist auch daran, daß die Riepenhausen nicht die ersten waren, die sich an einer Polygnot-Rekonstruktion versuchten. In der Pariser Akademie hatte es in den fünfziger Jahren eine lebhafte Debatte über dieses Thema gegeben und Comte de Caylus, in Deutschland mit seinem Buch über die *Tableaux tirés de l'Iliade…* wohlbekannt, hatte 1761 seinen Rekonstruktionsvorschlag zusammen mit einer Zeichnung von Louis Joseph Le Lorrain publiziert. Diese Schrift, an die auch Goethe erinnerte (BA XIX, S. 421), dürfte in Göttingen bekannt gewesen sein.

Die beiden Brüder, im Frühjahr 1803 von der Kasseler Akademie zurückgekehrt, schickten ihre Rekonstruktion bereits Anfang September nach Weimar. Dort wirkte sie wie elektrisierend. Die Tagebücher Goethes belegen, daß er das Thema sofort aufgriff und sich in den folgenden Wochen intensiv mit dem Problem der Wiederherstellung der Polygnot-Gemälde befaßte. Wie Ernst Osterkamp dargelegt hat, machte diese neue Aufgabe, von dem gänzlich unanschaulichen Text des Pausanias ausgehend das Werk des Polygnot in einer neuen Beschreibung zu rekonstruieren, in der Entwicklung von Goethes Auseinandersetzung mit der Kunst Epoche. In Goethes Aufsatz über *Polygnots Gemälde,* den er im Rahmen des Berichtes über die Kunstausstellung von 1803 veröffentlichte, wird das Werk des Polygnot, trotz der Einschränkung, den Gemälden habe damals »fast alles, was wir jetzt an solchen Kunstwerken vorzüglich schätzen« gefehlt, als eine Einheit behandelt, die eine »große Weltepoche« in ihren vielfältigen Verflechtungen als Einheit zur Anschauung bringt. Wieviel Goethe von seinen eigenen Anschauungen in die Wiederherstellung einfließen ließ, bezeugt beispielsweise die Art, wie er Polygnots Darstellung der Helena zur »Verherrlichung der Helena« uminterpretiert. Über die eher naiven Bemühungen der Riepenhausen ging Goethe weit hinaus und doch sah er sich durch deren Versuch berechtigt zu der Feststellung: »Die Kunst überhaupt, besonders aber die deutsche, steht auf dem bedeutenden Punkte, daß sich Künstler und Liebhaber dem wahren Sinne des Altertums mit starken Schritten genähert« (BA XIX, S. 321).

Das positive Echo, das sie in Weimar gefunden hatten, ermutigte die Brüder Riepenhausen, nach Wegen für eine Publikation ihrer Rekonstruktion zu suchen. Aufgrund der Anregungen, die Goethe ihnen gegeben hatte, überarbeiteten sie ihre Zeichnungen, fügten zwei weitere Blätter sowie ein Titel- und ein Übersichtsblatt hinzu und ließen die ganze Folge durch ihren Vater stechen. Begleitet von einem Erklärungsheft erschien die Mappe im März 1805 im Verlag Heinrich Dieterich in Göttingen.

Das Erscheinen der Stichfolge war für Goethe eine herbe Enttäuschung, nicht der Stiche wegen, sondern wegen der beigegebenen Erläuterungen, die die Riepenhausen mit Hilfe von Rumohr oder von Christian Schlosser verfaßt hatten. Während der Vorbereitung seines Polygnot-Aufsatzes hatte Goethe an Schiller geschrieben, diese Arbeit führe »in sehr schöne Regionen und muß künftig unserm Institut eine ganz neue Wendung geben« (2. Dezember 1803) und Schiller antwortete am 31. Dezember: »Das Polygnotische Wesen nimmt sich prächtig aus und scheint einen neuen Tag zu verkündigen«. Die Brüder Riepenhausen jedoch wandten sich der Romantik zu. Im Sommer 1804 hielten sie sich zusammen mit Rumohr in Dresden auf, traten zur katholischen Kirche über und knüpften Kontakte zu Ludwig Tieck, dessen *Genoveva* sie zu illustrieren begannen. Der Erläuterungstext zur Polygnot-Folge spiegelt ihren Gesinnungswandel. Statt des Bekenntnisses zu den Idealen der klassischen Antike, das die Weimarer Kunstfreunde erwarteten, kamen sie zu der Feststellung: »Niemahls war der Grieche zu der Erfindung eines solchen Kunstwerkes gelangt, in welcher sich der Geist der ganzen Welt, mit allen seinem Glanze, allen seinen Verborgenheiten, und seiner entzückenden, herrlichen Hoheit offenbart; diese lag außerhalb des Umfangs seiner Möglichkeiten, und war späteren Zeiten vorbehalten, in welchen eine andere göttlichere, geheimnisvollere Religion, eine andere durch sie wiedergeborene Welt mit neuer Vortrefflichkeit überströmen sollte.« Goethe, der in seinem Aufsatz die

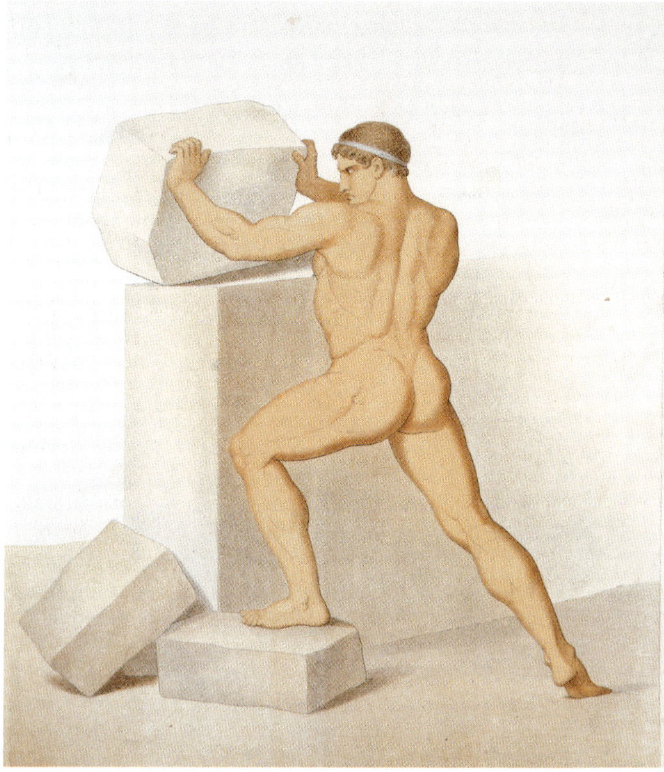

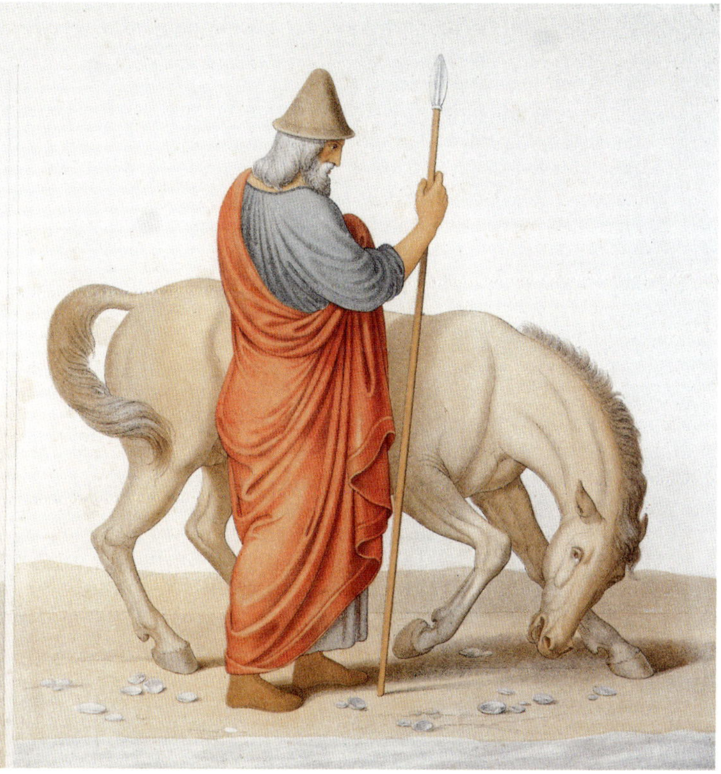

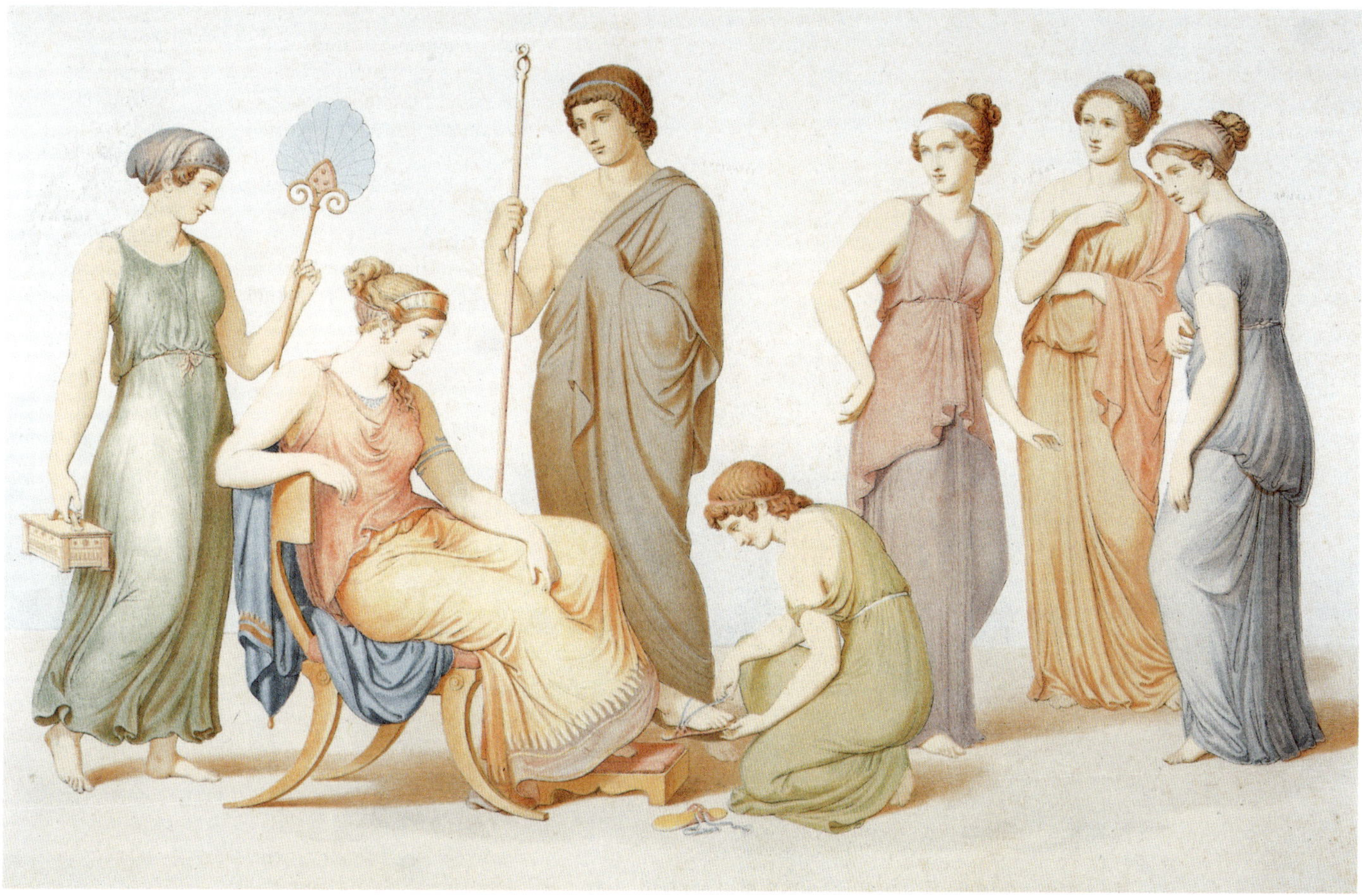

umfassende Weltsicht Polygnots herausgearbeitet hatte, reagierte scharf. In die von Meyer verfaßte Rezension fügte er Sätze ein, die seinen ganzen Ärger zum Ausdruck brachten: »Wem ist in diesen Phrasen die neukatholische Sentimentalität nicht bemerklich, das klosterbrudrisierende, sternbaldisierende Unwesen, von welchem der bildenden Kunst mehr Gefahr bevorsteht, als von allen Wirklichkeit fordernden Kalibanen?« (BA XIX, S. 449).

Diese harte Kritik hat die Riepenhausen nicht abgehalten, sich in den zwanziger Jahren erneut mit ihren Polygnot-Rekonstruktionen zu beschäftigen und eine verbesserte Fassung vorzulegen, die jetzt auch das linke Wandbild, die *Hadesfahrt des Odysseus*, umfaßte. Die Zeichnungen wurden 1827 von Karl Otfried Müller in den *Göttinger gelehrten Anzeigen* sehr positiv besprochen. Die danach angefertigten Stiche erschienen 1829 in Rom. Das vorliegende Blatt entstammt dieser zweiten Fassung. Es zeigt die *Gruppe der Helena*. Elektra, eine ihrer Dienerinnen, bindet ihr die Sandalen, während Paschalis, die andere Dienerin, hinter ihr steht. Eurybates, ein Herold, ist an die Sitzende herangetreten. Die drei rechts stehenden Frauen sind Diomede, Briseis und Iphis, »bis jetzt die schönsten Jungfrauen des siegenden Heeres«, wie die Riepenhausen in ihren Erläuterungen 1805 feststellten. Für Goethe bildete diese Gruppe das Zentrum der rechten Hälfte des Gemäldes. Er faßte diesen Teil als »Verherrlichung der Helena« auf und sah darin einen Ausgleich schaffenden Gegenpart zu der »Eroberung Trojas«, die nach seiner Rekonstruktion das Thema der linken Seite des Wandbildes war. Die Riepenhausen haben in ihrer Neufassung diese Gruppe nur geringfügig modifiziert. Am auffälligsten ist, daß sie sich in der Linienführung deutlich von dem »Umrißstil« abgesetzt haben, mit dem sie, dem übermächtigen Vorbild Flaxmans folgend, die erste Fassung geschaffen hatten. *F. B.*

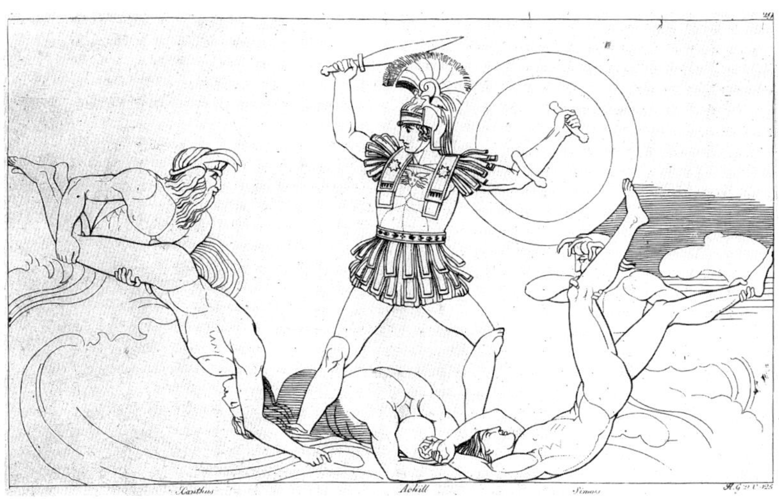

John Flaxman, Achills Kampf mit den Flüssen, aus: John Flaxman, Iliade des Homer, Berlin, Enslin 1871.
Frankfurt a. M., Graphische Sammlung im Städelschen Kunstinstitut

Friedrich (Franz) und Johannes (Christian) Riepenhausen

Göttingen 1786 – 1831 Rom / Göttingen 1787 – 1860 Rom

217 EPEUS UND NESTOR

1829
aus: Peintures de Polygnote à Delphes
Blatt VIII–II
Kupferstich, koloriert
53 x 68,2 cm
Frankfurt a. M., Freies Deutsches Hochstift/Frankfurter Goethe-Museum

Das Blatt, das links Epeus, der die Mauer von Troja niederreißt, und rechts den greisen Nestor zeigt, kann die Schwierigkeiten des Unternehmens der Riepenhausen verdeutlichen. In der Beschreibung des Pausanias heißt es: »Er hat auch Nestor gemalt mit einer Kappe auf dem Kopf und einer Lanze in der Hand und ein Pferd sieht aus, wie wenn es sich im Staube wälzen will«. Einige Sätze später steht dann: »Auch Epeios [Epeus] ist da gemalt, nackt die Troenmauer einreißend; über ihr erhebt sich der Kopf des hölzernen Pferdes...«. Pausanias begnügt sich damit, die einzelnen Figuren zu benennen und kurze Hinweise zu ihrem Aussehen und Handeln zu geben. Über die Lokalisierung der Figuren im Bild erfährt der Leser kaum etwas. Die Riepenhausen hatten in der ersten Fassung ihrer Rekonstruktion die Bildfläche durch die steil nach oben verlaufende Mauer geteilt. Am oberen Bildrand stellten sie Epeus dar, der zusammen mit dem Kopf des hölzernen Pferdes (der hier nicht mit dargestellt wird) als Hinweis auf die Eroberung der Stadt aufgefaßt werden soll. Nestor hingegen ordneten sie 1805 am unteren Bildrand neben der Mauer an. Goethe hat dem widersprochen. Nach seiner Rekonstruktion befanden sich Epeus und Nestor am unteren Rand in unmittelbarer Nachbarschaft. Die Riepenhausen haben in der Neufassung ihrer Rekonstruktion Goethes Einwand berücksichtigt. Sie folgten ihm auch in dem Prinzip der Anordnung des Ganzen. Goethe, dem der Archäologe Carl Robert bescheinigte, daß er der erste war »der das Problem wirklich vertieft und in den Geist der Composition nachfühlend und nachdichtend einzudringen versucht« habe, hatte unter Hinweis auf die apulische Vasenmalerei eine Anordnung der Figuren in drei Reihen übereinander vorgeschlagen. Die so von Goethe ganz nachhaltig beeinflußte zweite Rekonstruktion der Riepenhausen ist das Jahrhundert hindurch als gültig angesehen worden, bis sie von den archäologisch fundierteren Wiederherstellungsversuchen abgelöst wurde, die Carl Robert 1892 und 1893 vorlegte. *F. B.*

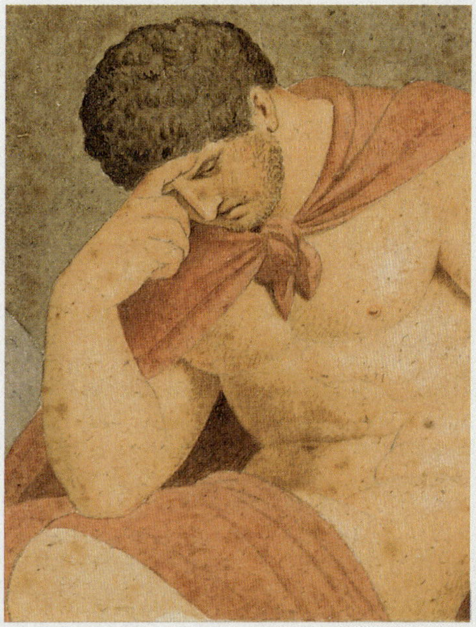

ASMUS JAKOB CARSTENS

Asmus Jakob Carstens

Schleswig 1754 – 1798 Rom

218 DER SCHWERMÜTIGE AJAX MIT TERMESSA UND EURYSAKES

um 1791
Aquarell über Graphit
22,7 x 33,6 cm
unbezeichnet
Kunstsammlungen zu Weimar,
Inv. Nr. KK 631

Literatur: Fernow/Riegel 1867, S. 94, 354.; Büttner 1983a, S. 105f.; Kat. Berlin 1989/90, S. 88f., Nr. 22; Kat. Schleswig 1992, S. 216., Nr. 72 mit weiterer Literatur; Busch 1993, S. 156f.

Carstens griff in diesem Aquarell, das unvollendet geblieben ist, den Stoff auf, den Sophokles in seiner Tragödie *Aias* behandelt hatte. In der Auseinandersetzung darüber, wer die Waffen des Achill erben solle, war Odysseus Sieger geblieben. Aiax vermochte diese Niederlage, die er als persönliche Schmach empfand, nicht zu ertragen und verfiel in Wahnsinn, durch den er in noch tiefere Schande geriet, denn er fiel mit seinem Schwert über eine Schafherde her, die er niedermachte, im Wahne, es seien die Fürsten der Griechen, die ihn so ungerecht zurückgesetzt hatten. Nachdem ihm Schuld und Ehrverlust bewußt geworden waren, blieb ihm als einziger Ausweg nur der Selbstmord.

Die Darstellung von Carstens basiert auf jener Szene, in der Aiax nach seiner Wahnsinnstat mit seiner Frau Tekmessa in seinem Zelt sitzt und von seinem Sohn Eurysakes Abschied nimmt, dem er seinen Schild vererbt. Carstens hat aber nicht den Dialog dargestellt, sondern die Isolierung des tragischen Helden, die Unfähigkeit zur Kommunikation zu seinem Thema gemacht. Die Tierkadaver in der unteren rechten Ecke weisen auf die Schmach des Aiax hin, der vom Schicksal niedergedrückt in Schwermut versunken ist. Die Worte der Tekmessa erreichen ihn nicht. Der Schild, der kompositorisch die beiden verbindet und der thematisch sowohl auf den Waffenstreit wie auf die Worte des Aiax an Eurysakes verweist, antwortet als abstrakte Form auf die Abgeschlossenheit der Figuren. So wird das Grundproblem der Tragödie, die schuldhafte Vereinzelung des Helden, eindringlich anschaulich gemacht.

Es ist nicht ganz sicher, ob die Tragödie des Sophokles, die damals nur in einer barocken Übersetzung vorlag, den ersten Anstoß zu dem Thema gegeben hat. Das Motiv des tief deprimiert vor sich hinbrütenden Aiax geht auf einen verbreiteten Gemmentypus zurück, der auch in der von Winckelmann beschriebenen Sammlung Stosch vertreten war. Durch die Gegenüberstellung mit Tekmessa und Eurysakes freilich wird die Aussage des Motivs in dem Blatt von Carstens auf eine andere Ebene gehoben.

In Goethes Winckelmann-Buch schrieb Heinrich Meyer über Carstens: »Unverkennbar hat ihn anfänglich Michelangelos Kraft und Großheit vor allem anderen mächtig angezogen. Deswegen behielt er auch immer eine sehr derbe Manier in den Formen«. Das vorliegende Blatt zeigt insbesondere in der Figur der Tekmessa deutlich den nachhaltigen Einfluß Michelangelos, dessen Werke Carstens also schon in Berlin mit Hilfe von Stichreproduktionen studierte. In dieser entscheidenden Zeit, in der er zu seinem Figurenideal fand, war Michelangelo sein Leitbild. »Die innere Sicherheit und Männlichkeit des Meisters, seine Großheit geht über allen Ausdruck«, schrieb Goethe in seiner *Italienischen Reise* über Michelangelos Fresken (BA XIV, S. 302). Das empfand auch Carstens so, und er eiferte dem in seinen Werken nach.

Die Datierung des Blattes ist umstritten. In der älteren Literatur wird zumeist, ohne daß es dafür eindeutige Anhaltspunkte gibt, 1789 genannt. Die Monumentalität der Figurenauffassung machen jedoch eine Entstehung gegen Ende von Carstens' Berliner Zeit wahrscheinlicher. *F.B.*

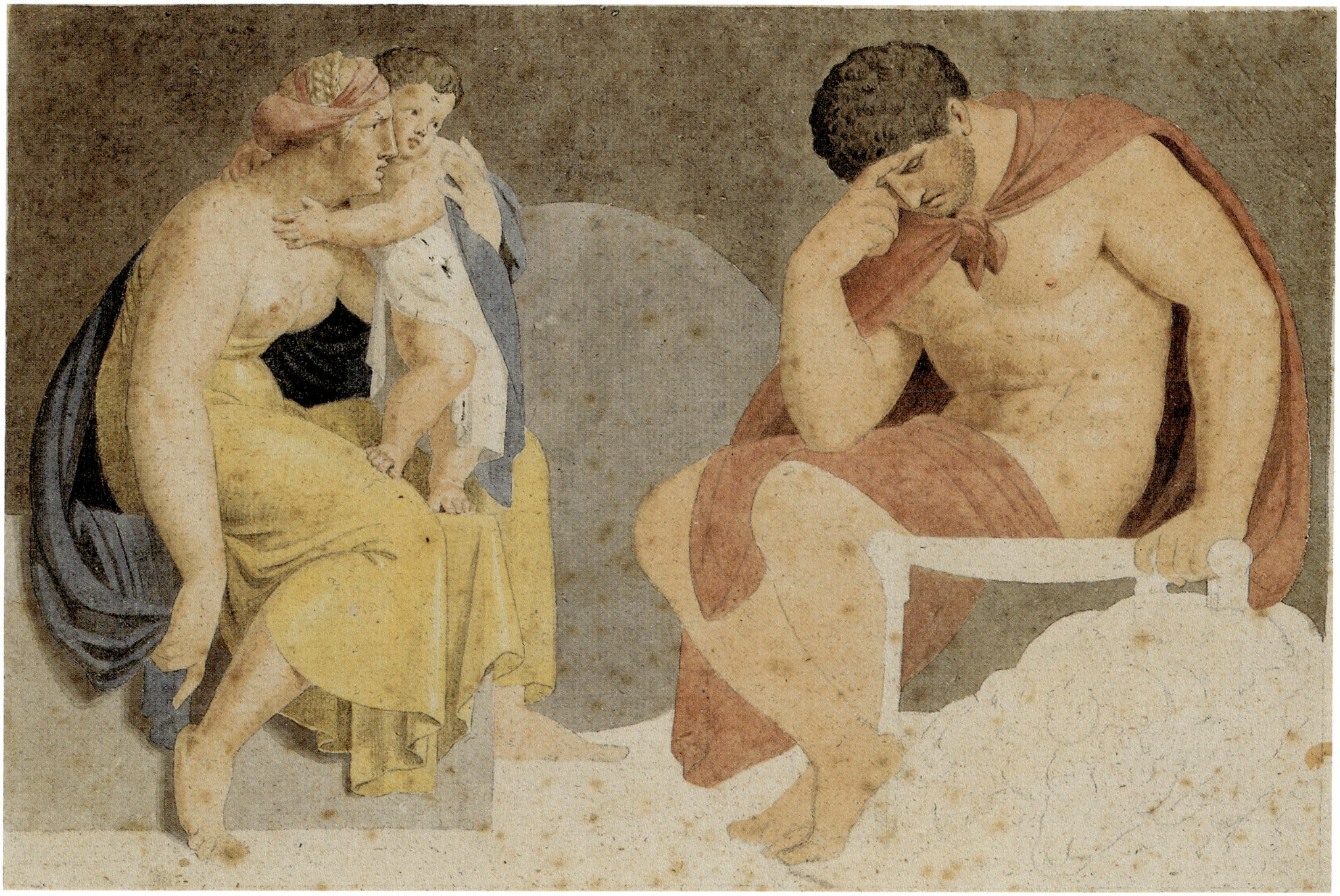

Asmus Jakob Carstens
Schleswig 1754 – 1798 Rom

219 KAMPF DES ACHILL MIT DEN FLÜSSEN

Kreide, weiß gehöht
77,5 x 75,4 cm
bez. unten rechts: Asmus Jacobus Carstens ex Chersonesu Cimbrica inv. in Roma 1793
Kunstsammlungen zu Weimar
Inv. Nr KK 562

Literatur: Fernow/Riegel 1867, S. 195, 195, 361; Kamphausen 1941, S. 112; Kat. Schleswig 1992, S. 218, Nr. 98.

Fernow schrieb über Carstens: »am liebsten aber behandelte er Gegenstände des griechischen Alterthums aus der homerischen Welt, und was der nahe liegt, und zu ihnen kehrte er immer wieder zurück, weil sie die einfache ruhige Größe und die reine Idealschönheit, nach der er strebte, vor allen anderen begünstigten« (Fernow/Riegel 1867, S. 168). Fest überzeugt von der Gültigkeit der These Winckelmanns, daß Homer »der große Lehrer der griechischen Künstler gewesen«, nahm auch Carstens immer wieder seine »Zuflucht« zu den Epen Homers. Seine Darstellung *Kampf des Achill mit den Flüssen* dokumentiert, daß er sich keineswegs mit dem Fortschreiben ikonographischer Traditionen begnügte, sondern durch intensive Lektüre zu seiner Themenfindung kam. Daß er dabei die Themenwahl Goethes für die Preisaufgabe von 1801 vorwegnahm, wirft ein Licht darauf, wie nahe sich Künstler und Dichter in ihren Kunstanschauungen standen.

Bei seiner Aufgabenstellung schrieb Goethe: »Die Aufgabe hat mehrere Momente, in welchen sie gefaßt werden kann. Wir ersuchen daher die Künstler, den 21ten Gesang der Ilias ganz zu lesen« (Scheidig 1958, S. 128f.). Genau dies hatte Carstens knapp zwanzig Jahre zuvor getan, um dann den gesamten Inhalt des Gesanges in einer Komposition zusammenzufassen. Achill steht in der Mitte des Flusses und wird von Skamandros und anderen Flußgöttern angegriffen, die darüber erzürnt sind, daß der Heros die Leichen der von ihm erschlagenen Trojaner in den Fluß geworfen hatte. Poseidon und Athene kommen Achill zu Hilfe. Rechts hinter ihm ist Hephaistos zu erkennen, der Flußgötter mit einer Fackel attackiert. Er war von Hera zum Eingreifen aufgefordert worden. Die Göttermutter ist im oberen angestückten Bildstreifen zu erkennen, wo sie mit erhobenen Armen unmittelbar am Wolkenrand sitzt und zusammen mit den beiden schwebenden Göttern die Verbindung von irdischer Welt und Olymp anschaulich macht. In der Darstellung der olympischen Götter deutet sich der entscheidende Wandel an. Zeus thront wie ein unbeteiligter Zuschauer in der Mitte, während sich rechts Ares schon zu dem Götterkampf rüstet, der sich anschließen soll und der mit dem Sieg der den Griechen freundlich gesinnten Göttern enden soll.

Es ist reizvoll, den Karton von Carstens mit den zur Preisaufgabe von 1801 eingesandten Werken zu vergleichen. Die Konfrontation mit der in der Grundkonzeption ähnlichen Zeichnung des von den Weimarer Kunstfreunden so hoch gelobten Joseph Hoffmann macht deutlich, daß Carstens sein Werk von der Einzelfigur her und im Ganzen reliefmäßiger konzipierte. Das einfache Übereinander der göttlichen und menschlichen Welt konnte er durch antike Darstellungen wie etwa die *Apotheose Homers* gerechtfertigt sehen. Goethe hat in seiner Erläuterung zur Preisentscheidung dargelegt, daß der Stoff auf »entgegengesetzte Art« aufgefaßt werden könne: »Einmahl sehr einfach, symbolisch auf Bildhauerart. Und dann weitgreifend, malerisch, in geschichtlicher Darstellung« und er hat Flaxmans Stich, den er für »vortrefflich und wahrhaft antik« hielt, als vorbildliches Beispiel angeführt (BA XIX, S. 377). Carstens ging einen Mittelweg, bei dem er sich über die Forderung der Wahl eines bestimmten Momentes hinwegsetzte, weswegen zu bezweifeln ist, ob die Weimarer Kunstfreunde seine Lösung gebilligt hätten.

Carstens' Versuch den Stoff des ganzen 21. Gesanges der *Ilias* in einer Komposition zu veranschaulichen, ist in der kunstgeschichtlichen Literatur sehr distanziert aufgenommen worden. Von Fernow und Riegel wurde der Karton als ein Versuch gewertet, der in die Berliner Jahre zu datieren sei und auch Kamphausen möchte das Werk, das ihm in den Motiven »gesucht« und als »künstlerische Leistung mißlungen« zu sein scheint, in die frühen Berliner Jahre datieren. An der Jahreszahl 1793, die durch das Passepartout der alten Rahmung verdeckt war, ist jedoch nicht zu zweifeln. Hinter der Fehldatierung, die erst im Schleswiger Katalog 1991 korrigiert wurde, verbirgt sich das Vorurteil, daß die großfigurigen Kompositionen die eigentlich »klassischen« Werke von Carstens sind. Der jedoch hat auch in Italien neben den monumental einfachen Kompositionen vielteilige Darstellungen geschaffen, bei denen der Akzent stärker auf dem Narrativen liegt. *Achills Kampf* ist von Werken wie dem noch 1791 in Florenz begonnenen *Kampf der Lapithen und Kentauren* her zu beurteilen. Er war ein Schritt auf dem Weg zu der Komposition *Kampf der Götter und Titanen* von 1795, mit der Carstens dem *Jüngsten Gericht* Michelangelos Konkurrenz machen wollte. Die eingehende Betrachtung der Figuren in dem Karton kann die Datierung in die erste italienische Zeit unterstützen. Die Verarbeitung von römischen Anregungen ist vielfach zu erkennen. Der obere Bildstreifen mit der Darstellung des Olymps setzt beispielsweise die Kenntnis der Deckenfresken in der Villa Farnesina voraus. *F. B.*

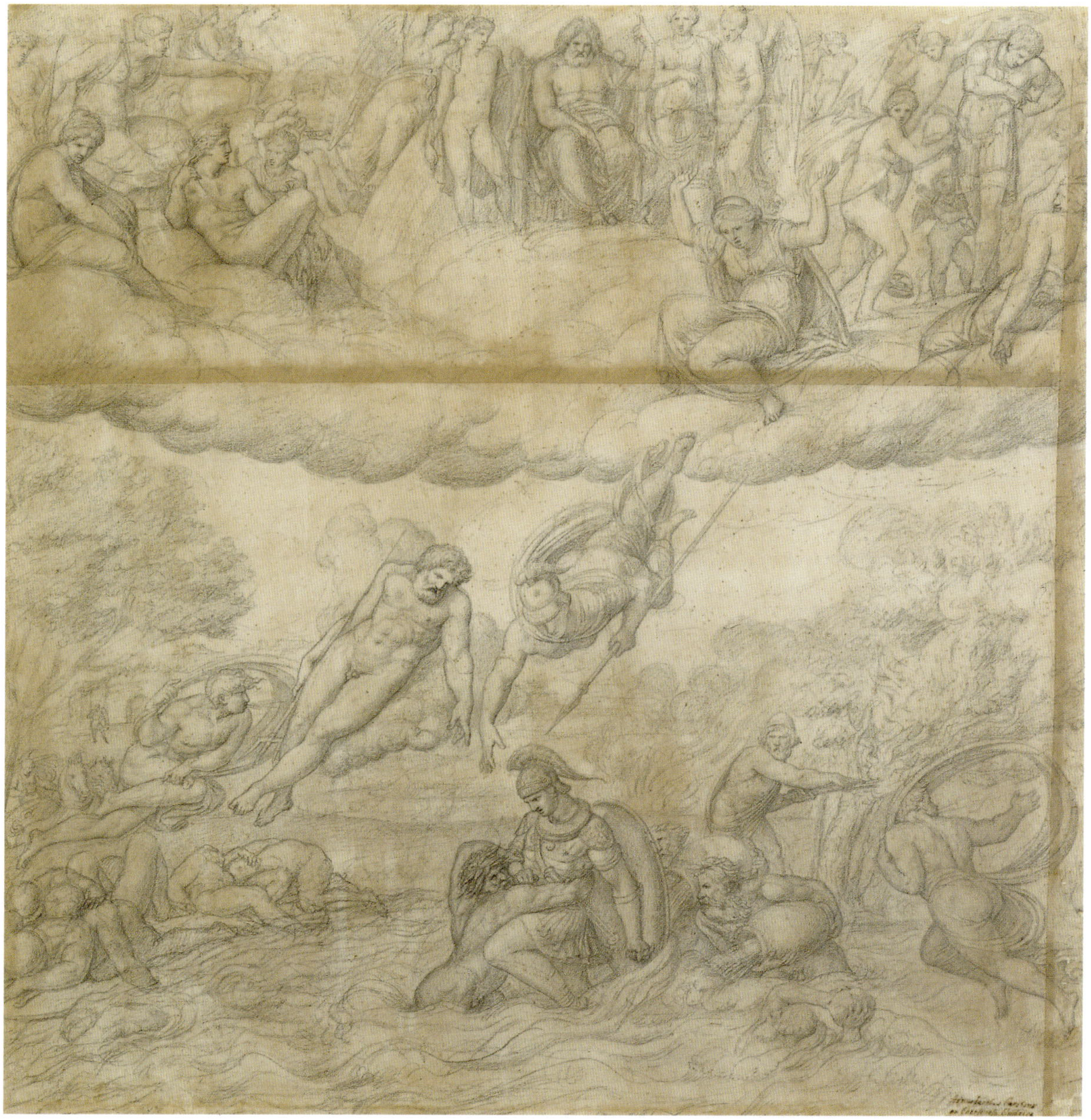

Asmus Jakob Carstens

Schleswig 1754 – 1798 Rom

220 DIE GEBURT DES LICHTES

1794
Schwarze Kreide über Graphit, mit Weiß gehöht
62,0 x 70,0 cm
bez. unten rechts: Asmus Jacobus Carstens ex Chersonesu Cimbrica inv. Romae
Kunstsammlungen zu Weimar
Inv. Nr. KK 567

Literatur: Fernow/Riegel 1867, S. 219, 121.; Büttner 1983a, S. 112 ff.; Kat. Berlin 1989/90, S. 96., Nr. 37; Kat. Schleswig 1992, S. 219., Nr. 121 mit weiterer Literatur.

Carstens zeigte dieses Blatt auf der Ausstellung seiner Werke in Rom 1795. In der von ihm selbst verfaßten Ankündigung der Ausstellung erläuterte er den Inhalt dieser Komposition: »Phtas (die Urkraft der Dinge) zeugte mit Neitha (der Nacht) den Phanes (das Licht). Nachdem das Licht geboren war, ging aus dem Athem des Phtas das Weltei hervor, worin der Keim zu allen Schöpfungen lag. Es wurde durch die Wärme des Feuers ausgebrütet. Himmel und Erde erstanden und alle Dinge entwikelten sich. Phtas zeigt hier dem Weltei seine Bahn ins Unermeßliche an«. Schon in Berlin hatte Carstens 1791 eine Zeichnung mit diesem Thema geschaffen und ausgestellt. Im Katalog der Akademieausstellung wurde darauf hingewiesen, daß der Stoff Herders Abhandlung *Älteste Urkunde des Menschengeschlechtes* entnommen ist. Ein weiterer Anstoß zu dem Thema kam aus dem Vorstellungsbereich der Freimaurer, denen sich Carstens – wie vor ihm auch Moritz – in Berlin angeschlossen hatte. Dieser Zusammenhang ist durch einen Text von Moritz zu belegen, der den Titel *Feier der Geburt des Lichtes* trägt.

Das Blatt zeigt eine schwebende, dicht geschlossene Dreiergruppe. Phtas, die mächtige Männergestalt, ist die dominierende Figur, die ihre Energie aus sich heraus entfaltet und über sich hinausweist. Neitha, die Nacht, ist tragend und bergend vorgestellt. Phanes, das Kind in ihrem Arm, hält die Fackel empor, von der das Licht ausgeht, das auf die vor leerem Hintergrund schwebenden Figuren fällt. Das aufgehende Licht ist das Thema des Bildes. Es ist eine Ausdeutung des Schöpfungsmythos, die zwar von der vorderasiatischen Mythologie die Namen bezieht, jedoch formal nichts damit zu tun hat. Vielmehr vollzieht sich in der Veranschaulichung eine Annäherung an den biblischen Schöpfungsmythos. Die Gestalt des Phtas war für die Zeitgenossen unmittelbar in Beziehung zu setzen mit dem jüdisch-christlichen Schöpfergott, wie Michelangelo ihn in der Sixtina-Decke gestaltet hatte. Neitha ist eine Weiterbildung der Figur der Nacht in der *Götterlehre* (vgl. die folgende Katalognummer). In der Figur des Phanes klingt die in der orphischen Kosmogonie dargelegte Gleichsetzung dieses Gottes mit Eros an.

Das Bild ist mehr als eine Illustration eines bestimmten Mythos. Von der Grundbedeutung als mythisches Bild des Uranfanges führt es zu verschiedenen Bedeutungsebenen. Indem es die Götter als menschliche Idealbilder vorführt, betont es die Gottebenbildlichkeit des Menschen. Es macht durch seine Dreiergruppe Schöpfung verstehbar als Zeugung, als Vereinigung des männlichen und weiblichen Prinzips. Das Bild spiegelt ein Prinzip der Natur, das nicht etwas Einmaliges und Uranfängliches ist, sondern sich immer wieder erneuert, wie der anbrechende Morgen, dessen symbolische Verbildlichung Herder in den Schöpfungsmythen erkannte. Als Bild der Schöpfung und Schöpfungskraft ist es zugleich ein Bild der künstlerischen Schöpfung. Phtas, als mythisches Bild der schaffenden Kraft der Natur, kann in Beziehung gesetzt werden zu der im Künstler wirkenden Tatkraft und das Licht, das aus dem Schöpfungsakt hervorgeht, hat sein Analogon in dem Erkenntnis vermittelnden Kunstwerk.

Die *Geburt des Lichtes* ist besser als irgend ein anderes Werk von Carstens geeignet, seine Übereinstimmung mit den Kunstanschauungen von Karl Philipp Moritz zu erläutern, die dieser während seines Romaufenthaltes im Gespräch mit Goethe entwickelt und in seiner Schrift *Über die bildende Nachahmung des Schönen* 1788 publiziert hatte, und die Carstens im persönlichen Umgang mit Moritz an der Berliner Akademie hatte kennenlernen können. Nach Moritz vermag die Bildungskraft des Künstlers die dunkle Ahnung von dem edlen großen Ganzen der Natur aus sich herausbildend zur Erscheinung zu bringen, und zwar wieder als in sich vollendetes Ganzes, das die an sich unfaßbaren erhabenen Verhältnisse des großen Ganzen der Natur spiegelt. Das Verhältnis zwischen dem Ganzen des Werkes und dem Ganzen der Natur ist kein abbildliches, sondern ein symbolisches. Dieses Verhältnis wird verfehlt, wenn der Vollendungspunkt des Werkes nicht erreicht wird. Vollendet ist das Werk nicht dadurch, daß es alle nur denkbaren Einzelschönheiten in sich versammelt. Da sein Verhältnis zur Natur ein symbolisches ist, kann es in seiner Schönheit »Wahrheit in verjüngtem Maßstabe« darstellen. Das Verfahren des Künstlers ist danach nicht Akkumulation, sondern Reduktion auf das Wesentliche. Carstens verfuhr ganz in diesem Sinne. Auf die Dreiergruppe konzentriert, läßt er alle Nebensächlichkeiten beiseite, die unsere Vorstellung von der Schöpfung noch enthalten könnte. Wohl kein Werk von ihm ist so sehr ein in sich geschlossenes Ganzes wie dieses. Durch die idealischen Gestalten wird es abgehoben von der gewöhnlichen Natur, ist also Produkt der Bildungskraft, nicht der Nachahmung. Das Werk bringt wie der Mythos als »Sprache der Phantasie« (vgl. die folgende Katalognummer) etwas zur Erscheinung, das in der Wirklichkeit, die uns umgibt, nicht vorgegeben ist, aber in symbolischem Bezug zum Ganzen der Natur steht, indem es die Schöpfung und das darin erkennbare Prinzip veranschaulicht.

Ein zweites, ganz ähnlich aufgebautes Bild, das ebenfalls auf der Ausstellung von 1795 gezeigt wurde, war die Darstellung *Raum und Zeit*. Die Anregung zu dieser allegorischen Komposition hatte Carstens durch Fernow erhalten, der 1794 nach Rom kam und dort private Vorlesungen über die Philosophie und Ästhetik Kants hielt. Goethe schrieb am 30. Januar 1796 an Schiller über diesen Versuch, »kantische Ideen in allegorischen Bildern« darzustellen: »wenn es nicht bloß Persiflage ist, so haben wir da die tollste Erscheinung, die vor dem Jüngsten Tag der Kunst vorhergehen kann«. Erst als Fernow mit dem Carstens-Nachlaß nach Weimar kam, haben Goethe und Meyer in diesem Künstler einen verwandten Geist entdeckt. Zwar monierte Meyer auch später noch, daß Carstens »oft Undarstellbares unternommen« und damit gegen die den Weimarer Kunstfreunden so wichtige Lehre von den Gegenständen verstoßen habe, doch muß ihnen angesichts eines Blattes wie der *Geburt des Lichtes* bewußt geworden sein, daß sie in der fundamentalen Frage der Symbolauffassung übereinstimmten. *F. B.*

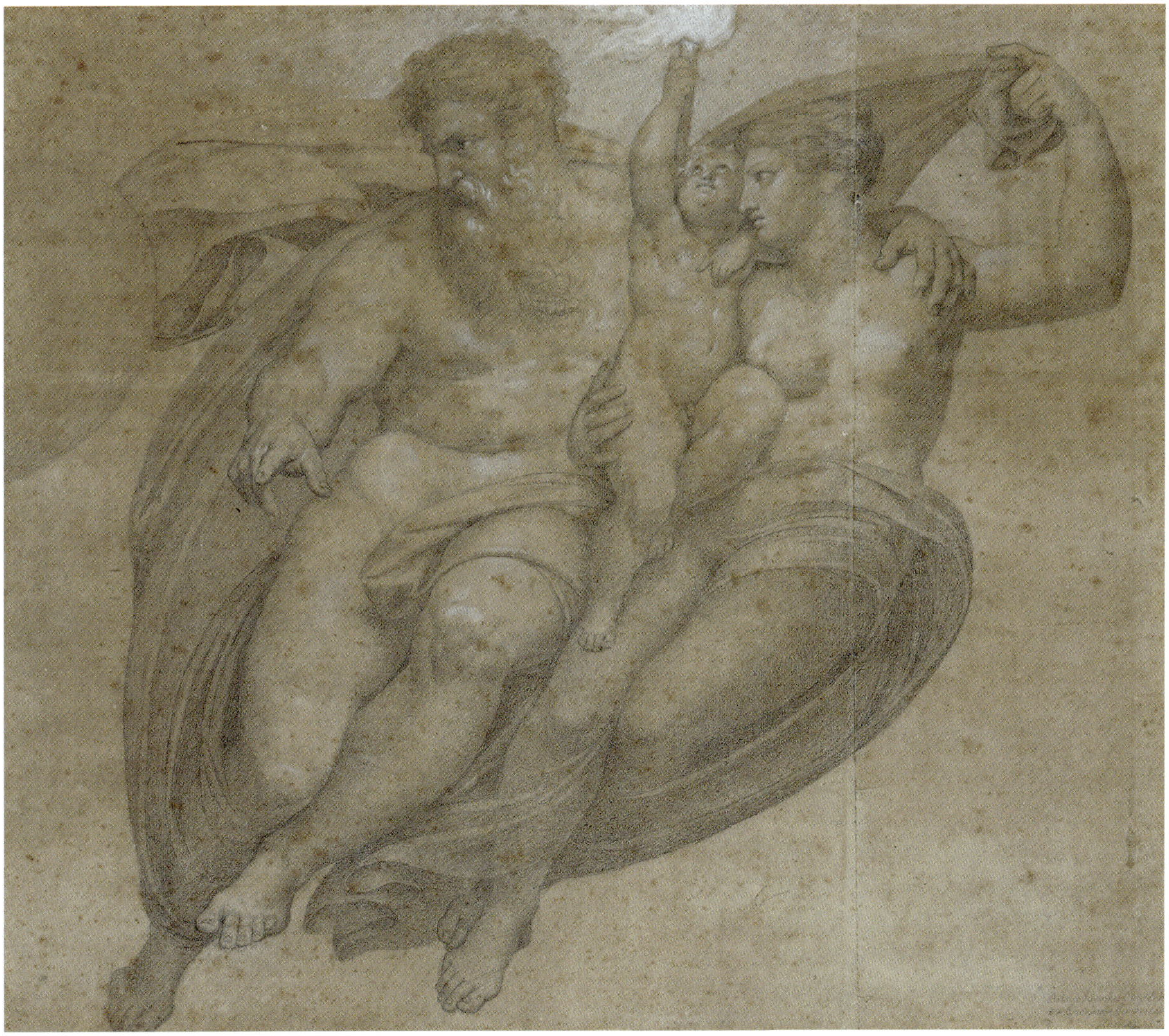

Asmus Jakob Carstens

Schleswig 1754 – 1798 Rom

221 DIE NACHT MIT IHREN KINDERN SCHLAF UND TOD

1795
Schwarze Kreide mit Weiß gehöht
73,0 x 94,0 cm
bez. unten links: Asmus Jacobus Carstens ex Chersonesu Cimbrica inv. R.
Kunstsammlungen zu Weimar
Inv. Nr. KK 568

Literatur: Fernow/Riegel 1867, S. 127, 370 f.; Einem 1958; Büttner 1983a, S. 104 ff.; Kat. Schleswig 1992, S. 220, Nr. 126.

Carstens begann mit der Arbeit an diesem Karton, der unbestritten als sein Hauptwerk gilt, noch während der Ausstellung, die er 1795 in Rom veranstaltete. Die Hauptfigur, die Gestalt der Nacht mit ihren Kindern Schlaf und Tod, beherrscht die rechte Seite der Komposition. Ihr hat Carstens links im Vordergrunde Nemesis gegenübergestellt, die Göttin der Vergeltung, die nach rechtem Maß straft und belohnt. Es ist eine Figur, die in Details der Haltung auf Winckelmann zurückgeht und als Gestalt das Resultat der Beschäftigung mit Michelangelo ist. Hinter ihr erkennt man das verhüllte, weil für den menschlichen Verstand unergründliche Schicksal, das ein Buch hält, aus dem die drei Parzen Lachesis, Klotho und Atropos die Geschicke der Sterblichen singen.

Mit dieser Darstellung der Nacht und ihrer Kinder griff Carstens ein Thema auf, das er vorher schon verschiedentlich behandelt hatte. Unter den erhaltenen Werken steht ein Karton am Anfang, den Carstens 1788 in Lübeck zeichnete und in dem er den Morgen darstellt, der die Nacht mit ihren Kindern verdrängt. Es ist der wohlbekannte Typus einer Tageszeiten-Allegorie. In Berlin lernte Carstens durch Karl Philipp Moritz die mythologische Dimension des Themas kennen. 1791 erschien die *Götterlehre* von Moritz, deren Illustrationen von Carstens nach den Vorlagen antiker Steinschnitte gezeichnet worden waren. Einzig die Darstellung der Nacht, für die keine antike Vorlage bekannt war, hatte Carstens selbst erfunden. Im römischen Karton hat er diese Figurenerfindung aufgegriffen und bereichert. Antike Quelle der Illustration ist, abgesehen von Hesiods *Theogonie*, die der Ausgangspunkt für diesen Abschnitt der *Götterlehre* war, die Beschreibung der Kypseloslade bei Pausanias, auf die Lessing und Herder hingewiesen hatten, als sie über die Darstellung des Todes in der Antike schrieben. Die Göttin aber, ihre idealische Gestalt und das Motiv ihres einhüllenden Mantels spiegelt die Auffassung von Moritz, der geschrieben hatte: »Die Nacht verbirgt, verhüllt; darum ist sie die Mutter alles Schönen, so wie alles Furchtbaren.« »Da wo das Auge der Phantasie sie nicht weiterträgt, ist Chaos, Nacht und Finsternis; und doch trug die schöne Einbildungskraft der Griechen auch in diese Nacht einen sanften Schimmer, der selbst ihre Furchtbarkeit reizend macht.«

Carstens ist den Weg, auf den er von Moritz gewiesen worden war, konsequent weitergegangen. Bald nach dem Eintreffen in Rom begann er mit der Arbeit an einer Darstellung der *Parzen.* »Die furchtbaren Göttinnen, die über alles gebieten, sind hier gleichsam an den Grenzen der Schöpfung sitzend und das Schicksal der Sterblichen singend, dargestellt«, lautete seine Beschreibung des auf der Ausstellung 1795 gezeigten Temperabildes. Das Motiv des Gesanges der Parzen hat Carstens wieder aus der *Götterlehre* von Moritz übernommen. Letztlich stammt es aus Platons *Staat.* Für die Gestalt der Atropos, die den Lebensfaden zerreißt, existiert auch der Abguß eines Tonmodells, das belegt, wie intensiv Carstens seine Figurenschöpfungen vorbereitete.

Im Karton von 1795 hat Carstens dann sozusagen die Summe seiner Beschäftigung mit dem Thema der Nacht gezogen. In dem Einleitungskapitel zur *Götterlehre* hatte Moritz seinen »Gesichtspunkt für die mythologischen Dichtungen« festgehalten: »Die mythologischen Dichtungen müssen als eine Sprache der Phantasie betrachtet werden: als eine solche genommen, machen sie gleichsam eine Welt für sich aus und sind aus dem Zusammenhange der wirklichen Dinge herausgehoben. Die Phantasie herrscht in ihrem eigenen Gebiete nach Wohlgefallen und stößt nirgends an. Ihr Wesen ist zu formen und zu bilden; wozu sie sich einen weiten Spielraum schafft, indem sie sorgfältig alle abstrakten und metaphysischen Begriffe meidet, welche ihre Bildungen stören könnten.« In diesem Sinne muß auch dieser Karton aufgefaßt werden. Er ist keine Allegorie oder Ansammlung von Personifikationen im traditionellen Sinne, sondern läßt die mythischen Gestalten als Symbole neu erstehen. Auf das Werk paßt ein Satz, der sich in einem Brief von Goethe an Heinrich Meyer von 1789 findet: »Eine kostbare Composition. Oder wie Moritz will, man soll nicht Composition sagen, denn solch ein Werk ist nicht von außen zusammengesetzt, es ist von innen entfaltet. *Ein* Gedanke, in mehreren Figuren verkörpert.« Genau dies ist dieses Werk von Carstens: das menschliche Schicksal, in mehreren Figuren verköpert. Heinrich Meyer, der Ende 1795 nach Rom reiste, hat versäumt, Carstens in seinem Atelier zu besuchen, obwohl er doch von Goethe aufgefordert worden war, Genaueres über Carstens' Komposition *Raum und Zeit* zu berichten. Spätestens angesichts der *Nacht* hätte er merken müssen, daß hinter diesen Schöpfungen eine Kunstauffassung stand, die den Weimarer Kunstfreunden wohlvertraut war, eben jene, die Moritz in seinem Aufsatz über die bildende Nachahmung des Schönen dargelegt hatte und die Goethe später in seiner *Italienischen Reise* als »aus unseren Unterhaltungen hervorgegangen« charakterisiert und ausführlich zitiert hat (BA XIV, S. 731 ff.).

Die im Auftrage eines dänischen Barons in Öl gemalte Fassung der *Nacht* ist verschollen. Die Zeitgenossen haben die Bemühungen von Carstens als Maler durchweg skeptisch beurteilt. Die Vernachlässigung der Farbe ist bei Carstens jedoch nicht nur Resultat seiner mangelhaften Ausbildung als Künstler, sondern entsprang der Überzeugung, daß die wesentliche Schönheit des Kunstwerks in der Zeichnung liege, die Farbe hingegen nur etwas Akzidentielles sei und mithin nur »Unwesentliches« zur Schönheit beitrage. Er konnte sich in dieser Auffassung durch die philosophische Ästhetik der Zeit, insbesondere durch Kants *Kritik der Urteilskraft* bestätigt sehen.

F. B.

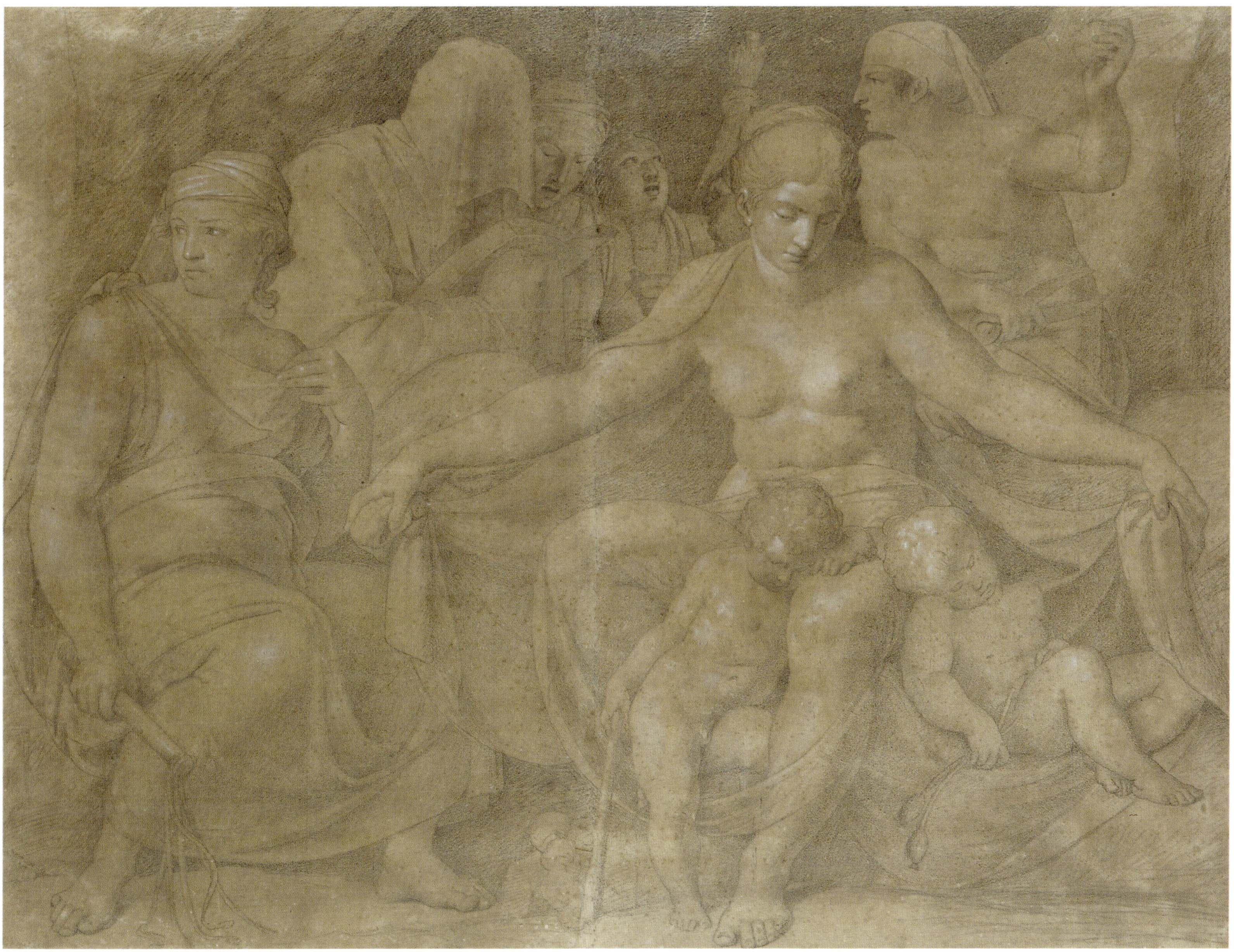

Asmus Jakob Carstens

Schleswig 1754 – 1798 Rom

222 ÖDIPUS BEI THESEUS

1796
Schwarze Kreide mit Weiß gehöht
71,0 x 84,0 cm
unbezeichnet
Kunstsammlungen zu Weimar
Inv. Nr. KK 575

Literatur: Fernow/Riegel 1867, S. 127, 370f.; Kat. Berlin 1989/90, S. 104., Nr. 54; Kat. Schleswig 1992, S. 221, Nr. 143 mit weiterer Literatur.

Carstens illustriert in diesem Karton eine zentrale Szene aus der Tragödie des Sophokles *Ödipus auf Kolonos.* Nachdem Ödipus, der Herrscher Thebens, die große Schuld erkannt hatte, die er in einer Kette tragischer Verwicklungen auf sich geladen hatte, blendete er sich selbst und verließ die Stadt. Nach langer ruheloser Irrfahrt gelangte er von seinen Töchtern Antigone und Ismene begleitet in den Hain der Eumeniden. Theseus als König von Athen sichert ihm Asyl und Schutz in Attika zu. Die Begegnung zwischen dem von seiner tragischen Schuld niedergedrückten Ödipus und Theseus, dem Heros und Vertreter attischer Humanität, ist das Thema des Kartons. Die Gegenüberstellung ist der Darstellung des *Schwermütigen Aiax* vergleichbar und doch anders. Ödipus und seine Töchter bilden eine eng geschlossene Gruppe. Antigone beugt sich tief betrübt über den Vater, der entkräftet auf einem Stein sitzt. Ismene hat seine Hand, die er selbst nicht mehr zu heben vermag, ergriffen und führt sie der Hand zu, die Theseus ausstreckt, der aufrecht und entspannt in idealer Nacktheit dasteht. In der Begegnung der Hände wiederholt sich die Aussage der Bildidee: die Hoffnung auf Rettung, die das Ideal, das sich die Menschen gebildet haben, verspricht. Die versöhnende Apotheose, in der Sophokles seine Tragödie enden läßt, deutet sich darin an.

Carstens hatte sich schon in Lübeck mit den Tragödien des Sophokles beschäftigt. Damals illustrierte er die Schlüsselszene der Tragödie *König Ödipus*, in der Ödipus erkennt, daß der unheilvolle Lauf des Schicksals ihn in tiefste Schuld gestürzt hat, indem es ihn zum Mörder seines Vaters gemacht und in den Inzest mit seiner Mutter geführt hat. 1797 hat Carstens dieses Thema noch einmal behandelt und sicher müssen der grübelnde, allmählich erkennende König Ödipus in jenem und der blinde, vom Schicksal niedergedrückte Ödipus in dem vorliegenden Karton zusammengesehen werden. Carstens hatte ein besonderes Interesse, den vereinzelten, auf sich zurückgeworfenen oder in sich zurückgezogenen Menschen darzustellen, dem er in Gestalten wie der des Theseus ein utopisches Heldenideal an die Seite stellte.

Ganz sicher war Goethe mit der Idee dieser Bilderfindung einverstanden, denn sie entspricht seiner Auffassung der Sophokles-Tragödie, die er 1827 niederschrieb: »es gibt wohl keine höhere Katharsis als der *Ödipus von Colonus*, wo ein halbschuldiger Verbrecher, ein Mann, der durch dämonische Konstitution, durch eine düstere Heftigkeit seines Daseins, gerade bei der Großheit seines Charakters, durch immerfort übereilte Tatausübung den ewig unerforschlichen, unbegreiflich folgerechten Gewalten in die Hände rennt, sich selbst und die Seinigen in das tiefste, unherstellbarste Elend stürzt und doch zuletzt noch aussöhnend ausgesöhnt und zum Verwandten der Götter, als segnender Schutzgeist eines Landes eines eigenen Opferdienstes wert, erhoben wird« (BA XVIII, S. 123).

Formal allerdings mögen die Weimarer Kunstfreunde einiges an diesem Werk auszusetzen gehabt haben, beispielsweise an der Gestalt des Theseus, die zwar am klassischen Ideal eines Polyklet orientiert ist, in der Ausführung aber doch Unstimmigkeiten aufweist, etwa in der Zeichnung der rechten Schulter. Derartige Fehler sind darauf zurückzuführen, daß Carstens Aktstudien verschmähte. Meyer hat dies im Winckelmann-Buch konstatiert und hat Carstens gegen seine Kritiker in Schutz genommen: »zur Richtigkeit im Umriß, zum gefälligen Kolorit und freier Beherrschung des Pinsels ist Carstens nicht gelangt. Seine Werke sind mit Verdiensten derjenigen Art ausgestattet, die ihre Quellen in der Brust des Künstlers, in den schönen Eigenschaften seines Geistes und Herzens haben. Was man hingegen etwa das Schulgerechte in der Malerei nennen möchte, dem leisten sie nicht volles Genügen und erfuhren eben darum von so vielen Künstlern heftigen Tadel.« *F. B.*

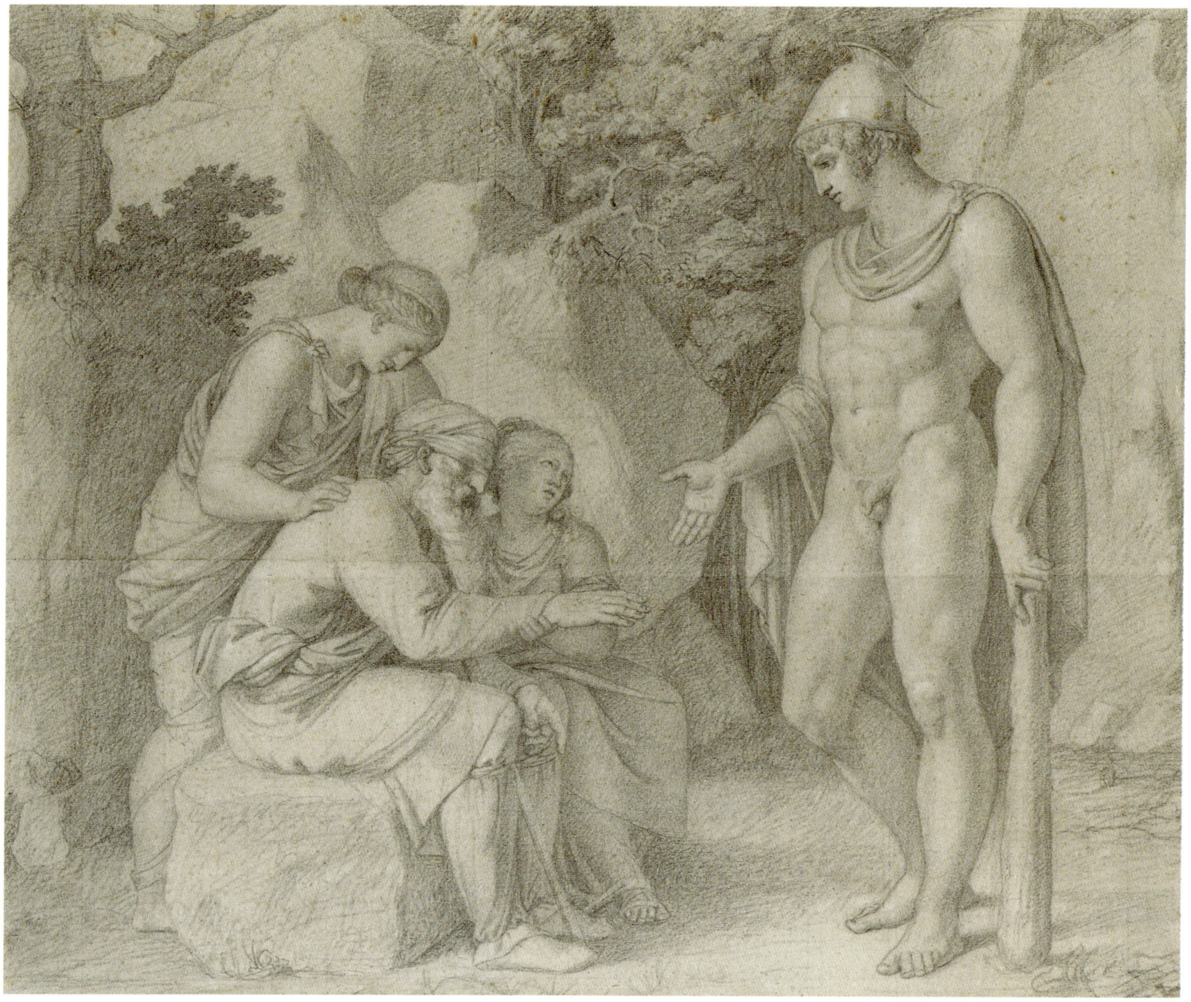

Asmus Jakob Carstens
Schleswig 1754 – 1798 Rom

223 HOMER MIT HINTERGRUNDFIGUREN. STUDIE ZU: HOMER SINGT DEN GRIECHEN

1796
Rötel
54,9 x 31,2 cm
unbezeichnet
Kunstsammlungen zu Weimar
Inv. Nr. KK 580

Literatur: Fernow/Riegel 1867, S. 144, 378.; Kat. Berlin 1989/90, S. 105., Nr. 60; Kat. Schleswig 1992, S. 221, Nr. 149 mit weiterer Literatur.

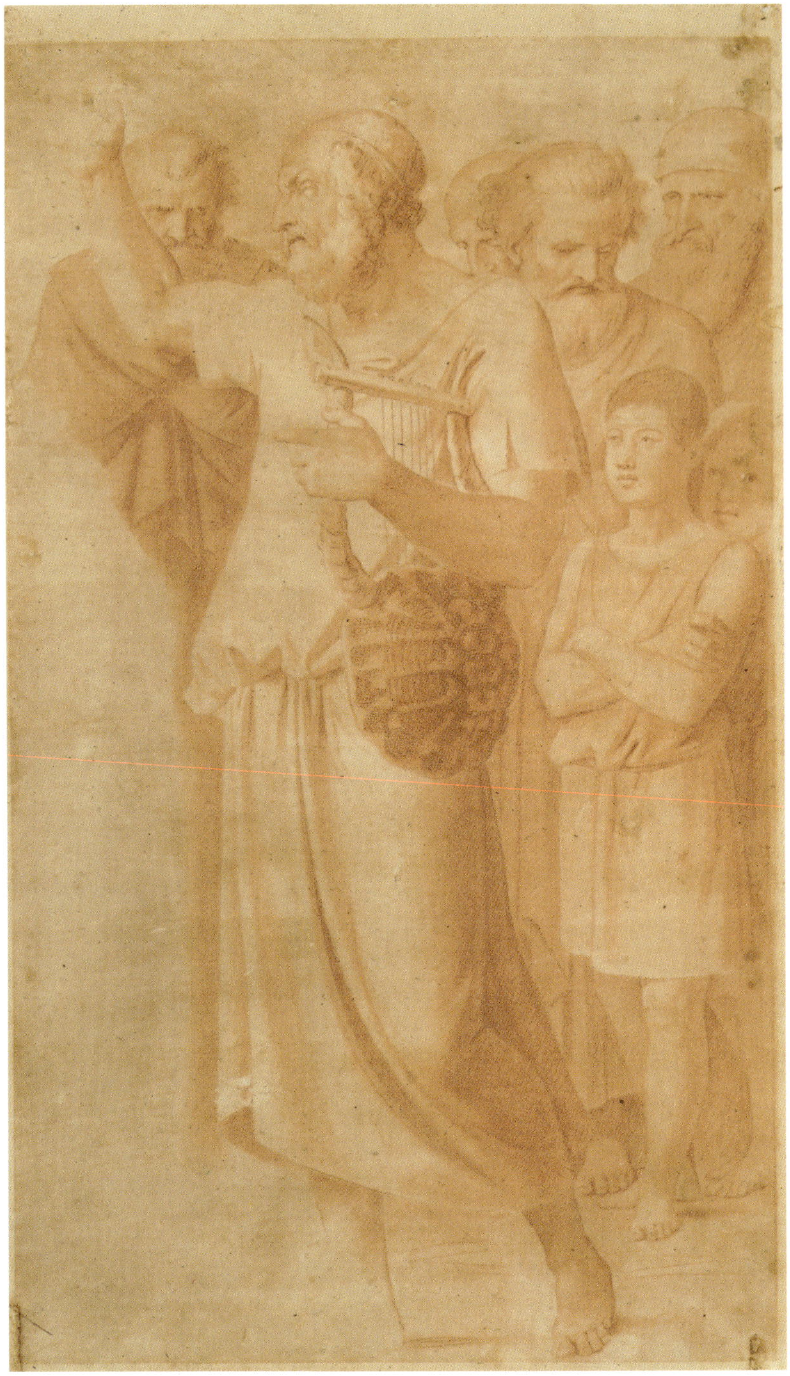

Homer singt den Griechen war die letzte große Komposition, die Carstens zu schaffen vergönnt war. Die ausgeführte großformatige Rötelzeichnung, die er an einen Engländer verkaufte, ist verschollen. Entwurfszeichnungen, eine Reihe von Studien, eine Durchzeichnung des Umrisses und Kopien von Thorvaldsen und Koch können aber einen Eindruck von diesem Werk vermitteln, das als eine programmatische Darstellung der Kunstanschauungen des deutschen Klassizismus verstanden werden kann.

Wie die überlieferten Kopien zeigen, füllen die Figuren die Bildfläche fast in ganzer Höhe aus. Nur ein schmaler Streifen bleibt am oberen Bildrand für den Ausblick auf eine klassische Architekturszenerie. Homer, der blinde Sänger, steht am rechten Bildrand. Er hat seine Leier unter dem Arm und deklamiert seine Verse. Vor ihm am unteren Bildrand lagert ein Kind, das ihn auf seinem Weg geführt hat. Eine dicht gedrängte Schar von Griechen allen Alters hat sich in einem weiten Bogen um den Dichter versammelt. Ein Jüngling, der links hinter dem Dichter sitzt, schreibt seine Verse auf und hält sie für die Nachwelt fest.

In der vorliegenden Studie stellt Carstens den Dichter und die unmittelbar hinter ihm stehenden Zuhörer dar. Den Kopf hat er dem in vielen Kopien überlieferten Idealporträt des Homer entsprechend gezeichnet. Auch die Lyra, aus einem Schildkrötenpanzer und Ziegenhörnern als Armen zusammengesetzt, gibt eine archäologisch überlieferte Form des Instrumentes, Chelys genannt, wieder. In der Gewandbehandlung orientierte Carstens sich an neueren Beispielen. Friederike Brun, die in einem Brief vom Februar 1796 erstmals von dieser Komposition berichtet, stellt sie neben das Werk Raffaels. In der Tat hat Carstens' Darstellung, was die Figurenauffassung wie auch die Komposition betrifft, ihre nächste Parallele in dem nach Raffaels Karton gewebten Teppich *Predigt des Paulus in Athen.* Die Verwandtschaft ist sogar so eng, daß man von einer bewußten Parallelisierung sprechen kann: der Dichter wird dem Apostel gleichgestellt.

Jacques Louis David hat zwei Jahre vor Carstens in Rom einen Entwurf zu einer Darstellung des singenden Homer gezeichnet, der sich heute im Louvre befindet. Ob Carstens diese Zeichnung gesehen hat, ist nicht zu entscheiden. Das eigentliche Thema, um das es ihm in seinem Homer-Bild geht, hatte er zuvor schon mit einem anderen Stoff gestaltet. Als eine der letzten Arbeiten in Berlin hatte er den *Besuch der Argonauten bei Chiron* entworfen und hatte 1792 in Italien die Bildidee in eine neue, monumentalere Form gebracht. Inhaltlich geht es hier um den im Mythos geschilderten musikalischen Wettstreit zwischen dem Kentauren Chiron und Orpheus, aus dem Orpheus als Sieger hervorging, weil er alle Lebewesen, auch die Tiere des Waldes mit seinem Gesang in seinen Bann zu ziehen vermochte. Die Wirkung der Dichtung macht Carstens auch in seinem Homer-Bild anschaulich. Die Zuhörer reagieren in Haltung und Ausdruck ganz unterschiedlich auf den Gesang des Dichters, hören aber doch alle ernst und und mit gespannter Aufmerksamkeit zu. Die Bedeutung des Bildes reicht jedoch noch weiter. Winckelmann hatte in der Vorrede zu den *Monumenti antichi inediti* Homer als den großen Lehrer der griechischen Künstler gepriesen. Carstens, dem der Berliner Architekt Genelli geschrieben hatte, er sei »dazu geboren, das innige Großgefühl, das Homer seinen Göttern und Helden gibt, (...) groß und innig nachzufühlen, auszufühlen und lebendig darzustellen«, wollte »seinem Homer« ein Denkmal setzen. Darüber hinaus reflektiert das Bild die Bedeutung der Poesie für die Gesellschaft und die soziale Rolle des Genies. Joseph Anton Koch, der im Frühjahr 1795 nach Rom gekommen war, hatte drei Jahre zuvor in seinem Aquarell *Apoll unter den Hirten* die mythischen Anfänge der Poesie geschildert: das einfache Hirtenvolk Arkadiens wird durch Apoll zum Empfinden des Schönen geführt. Das Bild von Carstens zeigt uns, wie das Volk der Griechen durch die Poesie geeint wird. Es feiert die veredelnde, gesellschaftsbildende Kraft der Poesie und zeichnet das utopische Bild einer Gesellschaft, die, grundsätzlich gleichberechtigt, nur dem künstlerischen Genie eine führende Rolle zubilligt. Es sind die Ideale der revolutionären bürgerlichen Gesellschaft, zu denen sich Carstens mit diesem Werk implizit bekennt, und es widersprach diesen Idealen damals keineswegs, daß die Gesellschaft, die er zeichnet, eine reine Männergesellschaft ist.

Die Vorstellung von der Rolle des Genies in der bürgerlichen Gesellschaft, die aus diesem Bilde spricht, ist eng verbunden mit der Vorstellung der Bildung durch Kunst, der »ästhetischen Erziehung des Menschen«, wie sie vor allem in Weimar entwickelt wurde. Nach Moritz war hier vor allem Fernow der Vermittler, der sich nicht nur mit Kant sondern auch mit den ästhetischen Schriften Schillers intensiv auseinandersetzte.

F. B.

Asmus Jakob Carstens

Schleswig 1754 – 1798 Rom

224 DREI STEHENDE ZUHÖRER. STUDIE ZU: HOMER SINGT DEN GRIECHEN

1796
Rötel
55,0 x 35,2 cm
unbezeichnet
Kunstsammlungen zu Weimar
Inv. Nr. KK 581

Literatur: Kat. Schleswig 1992, S. 221, Nr. 147 mit weiterer Literatur.

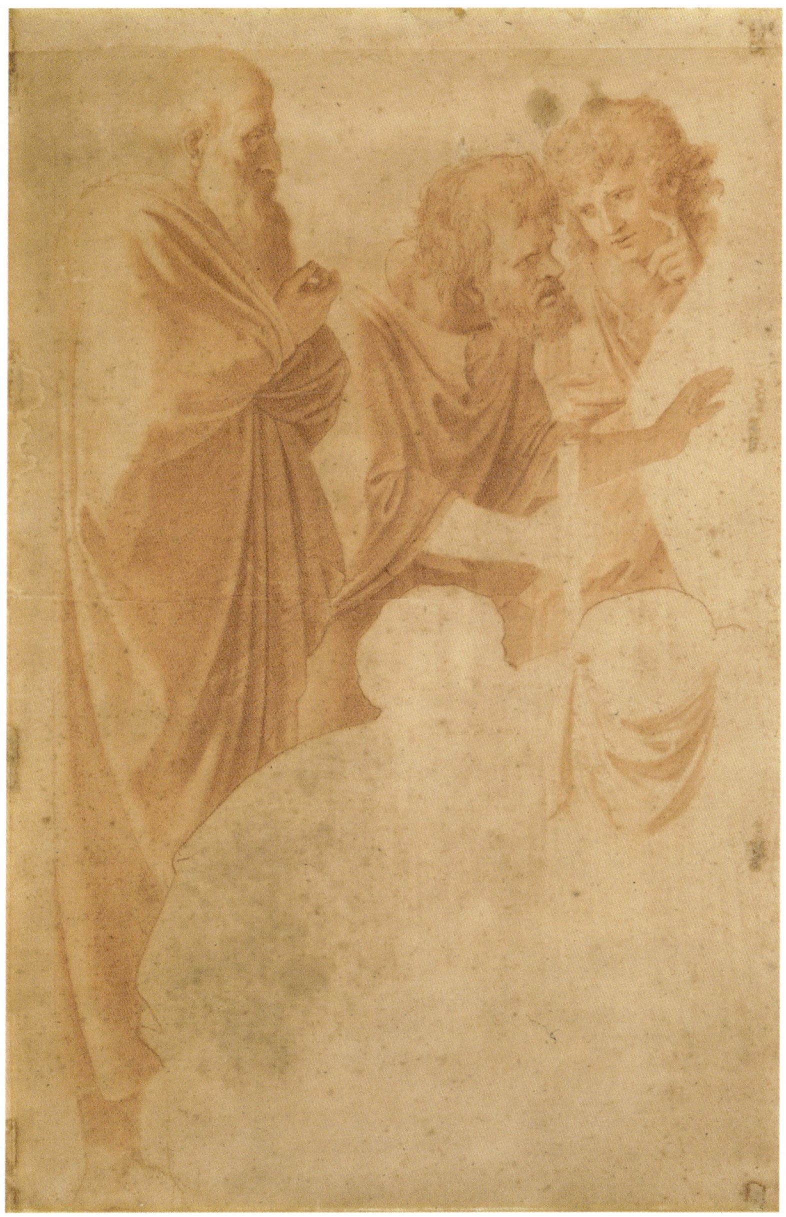

Studie zu der Gruppe der Zuhörenden am linken Bildrand der Komposition. Der ausgesparte Umriß entspricht der Gruppe der Sitzenden (vgl. Kat. 225). *F. B.*

Asmus Jakob Carstens
Schleswig 1754 – 1798 Rom

225 ZWEI SITZENDE: MANN UND GREIS. STUDIE ZU: HOMER SINGT DEN GRIECHEN

1796
Rötel
42,1 x 41,0 cm
unbezeichnet
Kunstsammlungen zu Weimar
Inv. Nr. KK 577

Literatur: Kat. Schleswig 1992, S. 221, Nr. 146 mit weiterer Literatur.

Studie zu der Gruppe, die im ausgeführten Karton vorne links zu sehen war und mit der die Folge der Zuhörenden eröffnet wurde. *F. B.*

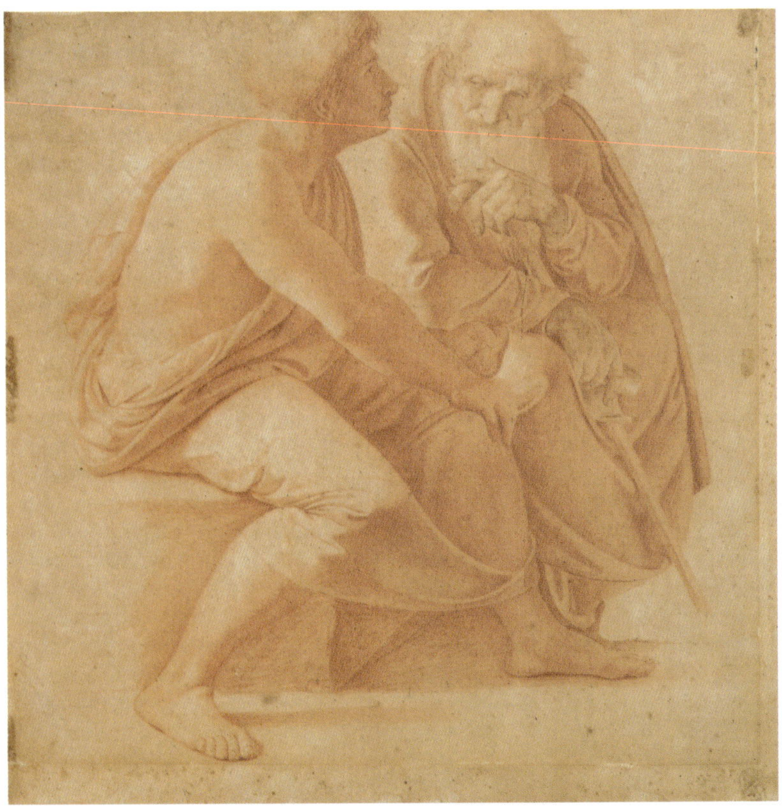

Asmus Jakob Carstens
Schleswig 1754 – 1798 Rom

226 KRIEGER, JÜNGLING UND GREIS. STUDIE ZU: HOMER SINGT DEN GRIECHEN

1796
Rötel
56,0 x 37,9 cm
unbezeichnet
Kunstsammlungen zu Weimar
Inv. Nr. KK 578

Literatur: Kat. Schleswig 1992, S. 221, Nr. 148 mit weiterer Literatur.

Diese Gruppe, die die drei Lebensalter repräsentiert, schloß sich im ausgeführten Karton nach rechts an die Gruppe an, die die Studie *Drei stehende Zuhörer* (Kat. 224) zeigt. *F. B.*

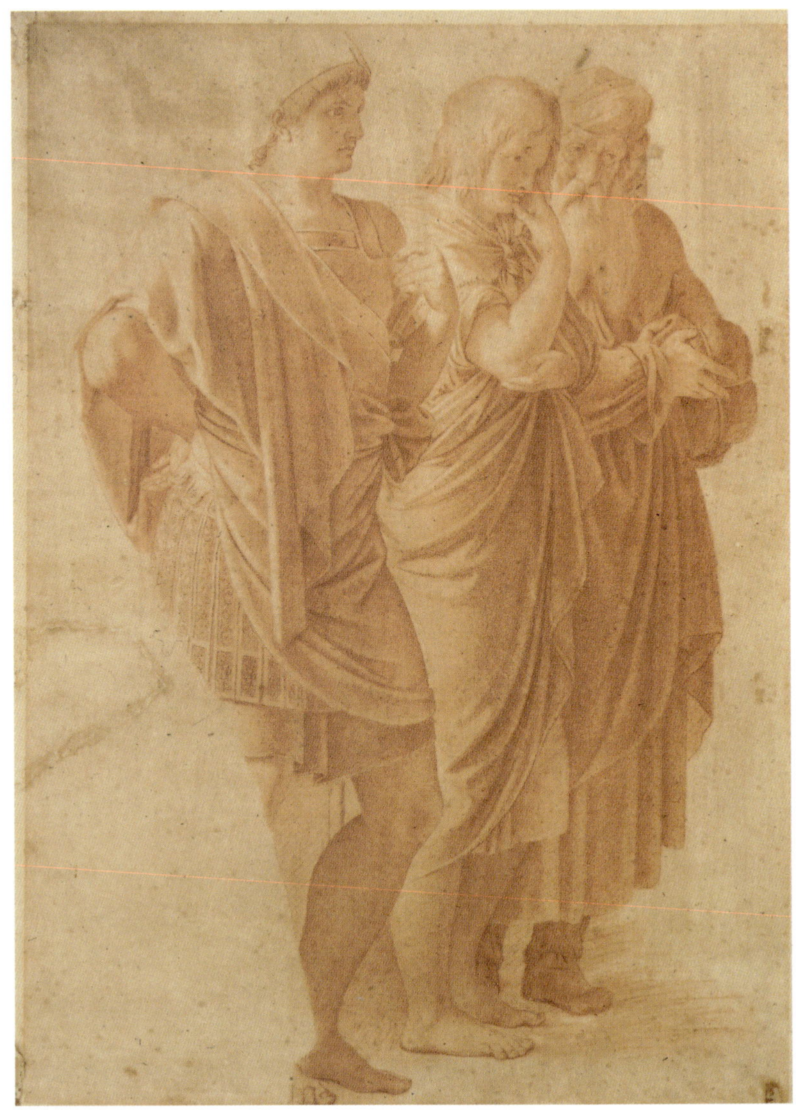

Asmus Jakob Carstens
Schleswig 1754 – 1798 Rom

227 SCHREIBERGRUPPE. STUDIE ZU: HOMER SINGT DEN GRIECHEN

1796
Rötel
40,8 x 29,6 cm
unbezeichnet
Kunstsammlungen zu Weimar
Inv. Nr. KK 579

Literatur: Kat. Schleswig 1992, S. 221, Nr. 145 mit weiterer Literatur.

Studie zu der Gruppe um den jungen Schreiber, der im Karton unmittelbar links neben Homer zu sehen ist. Ein Vergleich mit der Gruppe um Pythagoras in Raffaels *Schule von Athen* Kann zeigen, wie intensiv sich Carstens mit den Prinzipien der Gruppenbildung bei Raffael auseinandergesetzt hat, so daß er »raffaeleske« Gruppen zu gestalten vermag, ohne einzelne Figurenmotive zu kopieren. Heinrich Meyer hatte Zeichnungen wie diese im Sinn, als er in *Winckelmann und sein Jahrhundert* über Carstens schrieb: »Was aber den Geschmack der Falten, die Wahl der Motive betrifft, so bemerkt man, daß nach einem allmählichen Übergang endlich Raffael ausschließlich sein Vorbild geworden ist.« *F. B.*

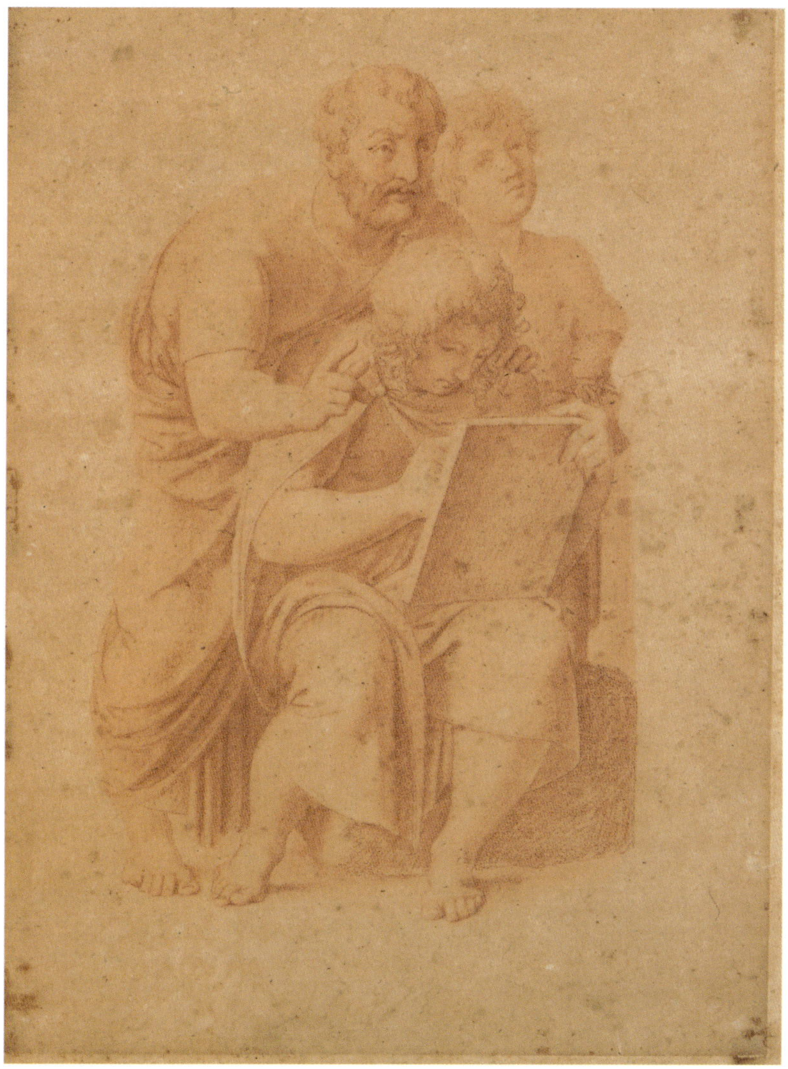

Asmus Jakob Carstens

Schleswig 1754 – 1798 Rom

228 AUFBRUCH DES ETEOKLES ZUM KAMPF GEGEN POLYNEIKES

1797
Schwarze Kreide, aquarelliert und gefirnißt
84,8 x 113,5 cm
bez. oben rechts: Asmus Jacobus Carstens ex Chersonesu Cimbrica inv. Romae 1797
Kunstsammlungen zu Weimar
Inv. Nr. KK 583

Literatur: Fernow/Riegel 1867, S. 147, 381.; Kat. Berlin 1989/90, S. 106., Nr. 62; Kat. Schleswig 1992, S. 222, Nr. 153 mit weiterer Literatur.

In seiner Tragödie *Sieben gegen Theben* schildert Aischylos Kampf und Ende von Eteokles und Polyneikes, den Söhnen des Ödipus. Sie sollten sich nach der Vertreibung des Vaters Jahr um Jahr in der Herrschaft über Theben abwechseln, doch Eteokles brach die Vereinbarung. Der vertriebene Polyneikes kehrt mit sechs Feldherren aus Argos zurück, um dem Bruder die Herrschaft zu entreißen. Die beiden Brüder erschlagen einander im Zweikampf. Der alte Fluch, der über dem Hause des Laios lag und der von Ödipus, nachdem er sich geblendet hatte, erneuert worden war, erfüllt sich so abermals.

Carstens' Bild vereinigt mehrere Szenen der Tragödie. In der mächtigen dorischen Halle, die den größten Teil des Bildes nach hinten abschließt, sind links Frauen zu sehen, die bittflehend vor einem Bild der Athene knien. Carstens bezieht sich hier auf das erste Chorlied des Stückes (V. 78 ff.). In der Gruppe im Vordergrund des Bildes schildert er den Höhepunkt der Tragödie (V. 375 ff.). Der griechische Dichter hat hier den Bericht des Boten, die Klagen des Chores und die Antworten des Eteokles kunstvoll ineinandergeflochten und zu einer Klimax geführt: nachdem der Bote erzählt hat, daß am siebten Tor Polyneikes kampfbereit auf den Bruder wartet, versucht der Chor Eteokles zu warnen und zurückzuhalten, doch der stellt sich seinem als unausweichlich erkannten Schicksal und eilt in den Kampf, in dem er fallen wird. Die Bewegung nach rechts wird von allen Figuren, von den Frauen des Chores bis hin zu dem weisenden Boten geteilt. Der Aufbruch des Eteokles erhält so eine Dynamik, die Ausdruck seiner Entschlossenheit ist, die aber sozusagen ins Leere führt. Nicht sein Bruder und Gegner Polyneikes ist es, dem er entgegenstürmt, sondern das Unfaßbare des Schicksals, das von Carstens mit dem alten Motiv der Gewitterwolken lediglich angedeutet wird.

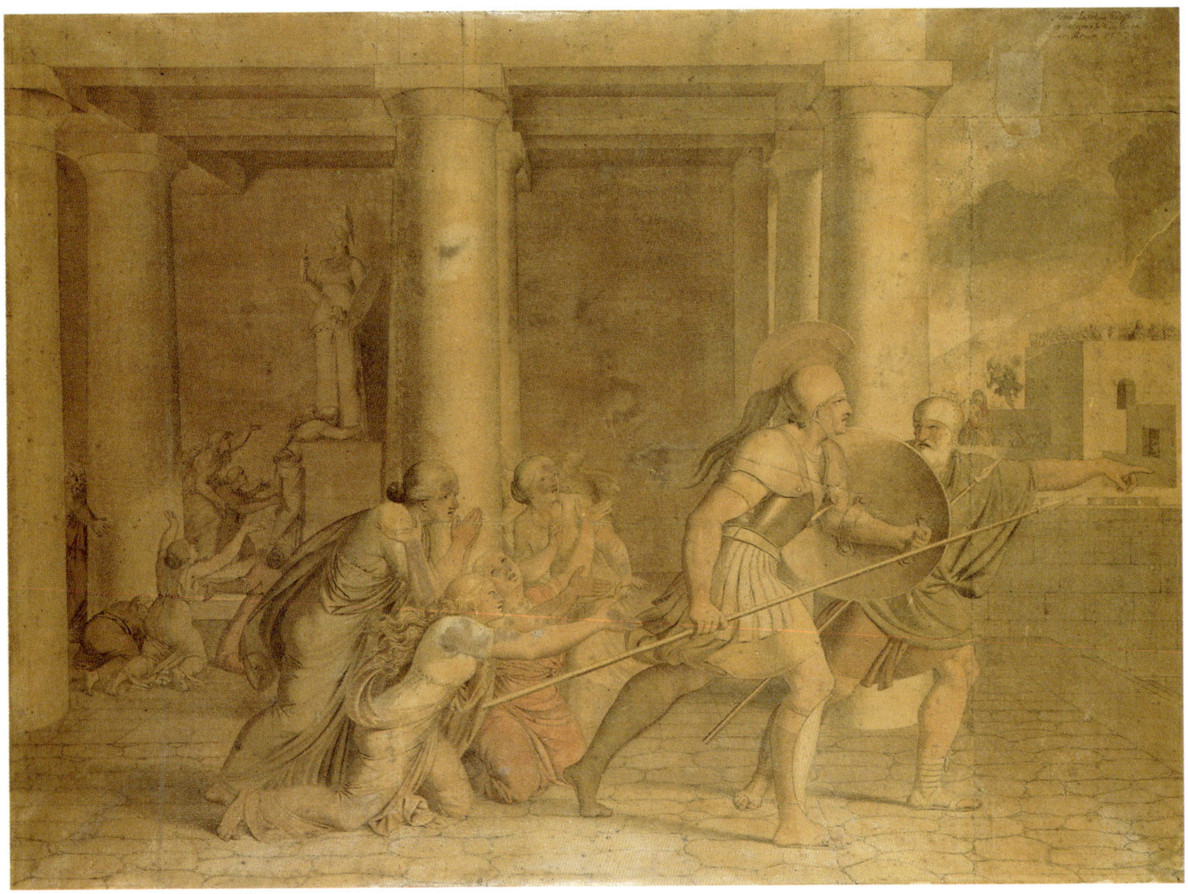

Dieses Werk von Carstens ist immer wieder mit Gemälden Davids, insbesondere mit dem *Schwur der Horatier* verglichen worden. In der Bildanlage, der reliefhaften Komposition und der Bildarchitektur sind in der Tat viele Übereinstimmungen zu erkennen. Das Werk von Carstens ist tiefer in die Strömung des internationalen Klassizismus eingebettet, als es die deutsche Kunstgeschichtsschreibung früher wahrhaben wollte. Auch im hohen Pathos sind ihre Werke vergleichbar, doch liegt bei Carstens stärkeres Gewicht auf der Individualität des Helden. Aufschlußreich ist auch der Vergleich mit den Aischylos-Illustrationen Flaxmans, die 1795 im Stich erschienen. Der Engländer stellte nach dem Eingangsbild mit dem Schwur der Sieben die Klage der Thebanerinnen vor dem Götterbild in einem eigenen Blatt dar, um dann sogleich zu dem Zweikampf der Brüder überzugehen. Seine Illustrationen gelten der konkreten Handlung, während Carstens durch die Wahl des Momentes wie durch die Komposition das dahinterstehende, den Fluch und das Schicksal, dem sein Held ausgeliefert ist, anzudeuten versucht.

Es ist eine bemerkenswerte Parallele, daß gerade zu der Zeit, zu der sich Carstens mit dieser Tragödie des Aischylos befaßte, der Briefdialog zwischen Goethe und Schiller über die Theorie der epischen und dramatischen Dichtung einen Höhepunkt erreichte. Am 26. April 1797 schrieb Goethe an Schiller: »Im Trauerspiel kann und soll das Schicksal, oder, welches einerlei ist, die entschiedne Natur des Menschen, die ihn blind da- oder dorthin führt, walten und herrschen, sie muß ihn niemals zu seinem Zweck, sondern immer von seinem Zweck abführen, der Held darf seines Verstandes nicht mächtig sein…« Der Eteokles von Carstens ist ein solcher tragischer Held, der ohne Zögern seinem Schicksal folgt. *F. B.*

Asmus Jakob Carstens

Schleswig 1754 – 1798 Rom

229 BACCHUS UND AMOR

1790
Schwarze Kreide, quadriert
20,0 x 16,5 cm
unbezeichnet
Kunstsammlungen zu Weimar
Inv. Nr. KK 639

Literatur: Fernow/Riegel 1867, S. 94, 195, 360, 373; Kat. Berlin 1989/90, S. 83f., Nr. 14; Kat. Schleswig 1992, S. 215, Nr. 66 mit weiterer Literatur.

Asmus Jakob Carstens, 1754 in einem Dorf bei Schleswig geboren, war 1798 in Rom gestorben. Seine Werke, zumeist Zeichnungen und Kartons, vermachte er seinem Freund Karl Ludwig Fernow. Dieser hatte sich durch eine Reihe von Aufsätzen, die in Wielands *Teutschem Merkur* veröffentlicht worden waren, einen Namen als Kunstphilosoph gemacht, so daß er, als er 1803 nach Deutschland zurückkehrte, zunächst eine Stellung als Philosoph in Jena erhielt und 1804 Bibliothekar am herzoglichen Hof in Weimar wurde. So lernte Goethe das Œuvre von Carstens kennen, von dem er bis dahin keine rechte Vorstellung hatte. In seinen *Tag- und Jahresheften* bezeichnete er es als »bedeutenden Schatz« (BA XVI, S. 111). Auf der Weimarer Ausstellung von 1804 zeigte er eine Auswahl von 22 Arbeiten, und er sorgte dafür, daß das Nachlaß-Konvolut für das großherzogliche Museum angekauft wurde. Zwei Jahre später erschien die von Fernow verfaßte Biographie von Carstens. Dieses Buch, das als die erste »moderne« Künstlermonographie in Deutschland gelten darf, hat die Rezeption des Werkes von Carstens in entscheidender Weise beeinflußt. Gut ein halbes Jahrhundert lang identifizierte man den Beginn der Erneuerung der deutschen Kunst mit dem Auftreten von Carstens in Rom. Die Weimarer Kunstfreunde konnten in Carstens einen Künstler erkennen, der das, was sie mit ihren Preisaufgaben anstrebten, in vieler Beziehung vorweggenommen hatte. In dem 1805 von Goethe herausgegebenen Werk *Winckelmann und sein Jahrhundert* wird er geehrt als »der denkendste, der strebendste von allen, welche zu seiner Zeit in Rom der Kunst oblagen«.

Aus ärmlichsten Verhältnissen kommend hatte sich Carstens seinen Weg nur unter größten Entsagungen bahnen können. 1788 siedelte er von Lübeck nach Berlin über, wo er in Minister von Heinitz einen Förderer fand, der ihm 1790 eine Professur an der Akademie verschaffte und die ersten größeren Aufträge vermittelte, nämlich Wandmalereien in seinem eigenen Hause, dem Dorvilleschen Palais, und mythologische Deckenbilder im königlichen Schloß. Der zweite wichtige Förderer von Carstens war Karl Philipp Moritz, der 1789 aus Rom zurückgekehrt war und eine Professur der »Theorie der schönen Künste« an der Akademie erhalten hatte.

Die Zeichnung *Bacchus und Amor* stammt aus jenem Jahr, in dem Carstens in Berlin richtig Fuß faßte. Carstens illustriert in diesem Blatt nicht eine bestimmte Episode der antiken Mythologie, sondern verarbeitet unterschiedliche Anregungen zu einer eigenen Bildidee. Inhaltlich schließt sie an den Karton *Cupidos Vogelfang* an, den er drei Jahre zuvor in Lübeck gezeichnet hatte und der das Sprichwort »Musik und Wein betören die Herzen« veranschaulichen sollte. In der Zeichnung bringt Bacchus dem kleinen Amor das Weintrinken bei. Den Anstoß zur Bilderfindung könnte ein Gemälde Correggios gegeben haben, das im 18. Jahrhundert besonders beliebt war, die sogenannte *Schule der Liebe* (London). Auf diesem Bild unterrichtet Merkur Amor im Lesen, während Venus links hinter den beiden steht. Die Stellung Amors in der Zeichnung entspricht recht genau derjenigen im Gemälde Correggios. Auch Merkur und Bacchus entsprechen einander im Grundmotiv, jedoch hat Carstens seine Figur fast ins Profil gewendet und die beiden zu einer Einheit zusammengefügt, die etwa ein Oval bildet. Hinter dieser Vereinfachung darf man eine andere Quelle der Anregung vermuten, nämlich den antiken Steinschnitt. Gemmen und verwandte Formen der Kleinkunst erfreuten sich in jener Zeit einer besonders hohen Wertschätzung, weil sie die am leichtesten verfügbaren Antiken waren, da sich die Abdrücke problemlos vervielfältigen ließen. Die Intensität, mit der sich Winckelmann dieser Kunstform widmete, läßt erkennen, welcher künstlerische Wert ihr zuerkannt wurde. Carstens hat in seinen Berliner Jahren eine große Zahl von Zeichnungen nach Gemmenabdrücken angefertigt. Auch seine Illustrationen zu der *Götterlehre* von Moritz basieren auf antiken Steinschnitten. Wie seine Zeitgenossen, so begeisterte auch er sich für die »edle Einfalt« dieser Werke, in denen es, gerade weil sie so klein waren, daß die Binnenmodellierung nur begrenzt wirksam werden konnte, vor allem auf den Kontur ankam. Gerade in der Betonung des Konturs liegt der wichtigste Unterschied der Zeichnung von Carstens gegenüber dem Gemälde von Correggio.

In Rom, wohin Carstens 1792 zog, hat er das Thema wieder aufgegriffen und einen Karton von knapp 1,40 m Höhe gezeichnet, den er 1795 auf einer Ausstellung seiner Werke präsentierte. Die Monumentalität, die tendenziell auch schon in der Zeichnung zu erkennen ist, wird im Karton verstärkt, indem die Figur relativ zur Bildfläche vergrößert und ihre Plastizität entschieden herausgearbeitet wird. Nach diesem Karton entstand 1796 eines der wenigen Ölbilder von Carstens, das heute in Kopenhagen aufbewahrt wird. *F. B.*

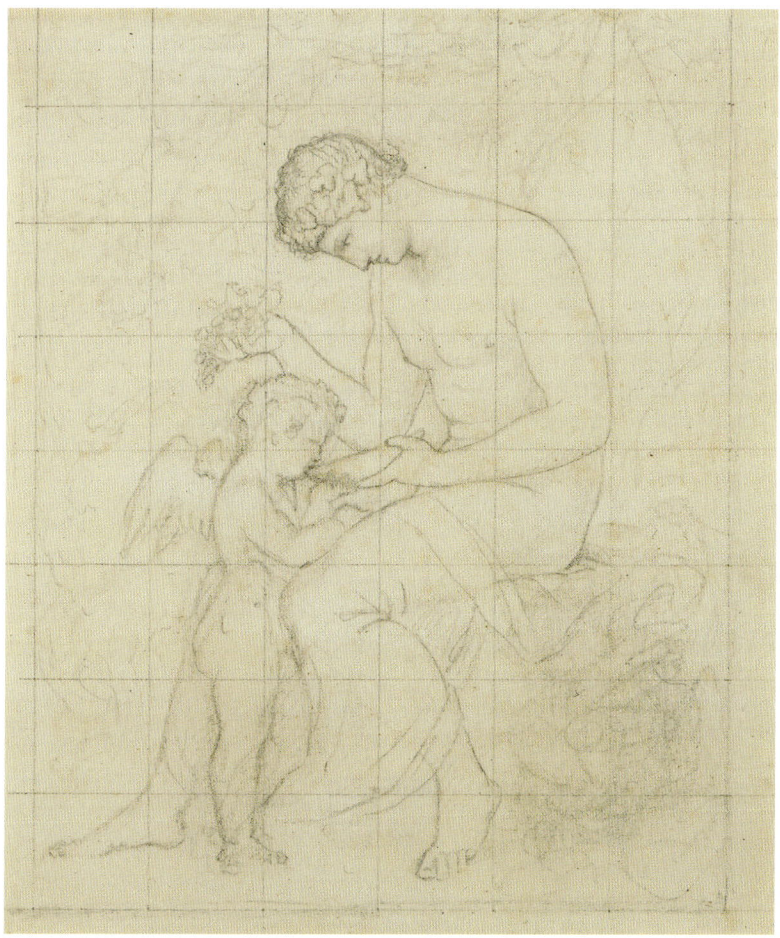

Asmus Jakob Carstens
Schleswig 1754 – 1798 Rom

230 SOKRATES IM KORBE

1791
Rötel
28,3 x 18,5 cm
bez. unten links: Asmus Jacobus Carstens inv.
Kunstsammlungen zu Weimar
Inv. Nr. KK 641

Literatur: Fernow/Riegel 1867, S. 94, 126, 361f.; Busch 1978, S. 317ff.; Kat. Berlin 1989/90, S. 87f., Nr. 20; Kat. Schleswig 1992, S. 215f., Nr. 69 mit weiterer Literatur.

In seiner Komödie *Die Wolken* verspottete der griechische Dichter Artistophanes seinen Zeitgenossen Sokrates und die Sophisten. Der Bauer Strepsiades, von Gläubigern bedrängt, will von Sokrates lernen, wie man »die schlechtere Sache zur besseren machen« kann und begibt sich in die Schule des Philosophen. Carstens zeigt die vom Dichter ausführlich geschilderte Situation, wie Meister Sokrates hoch oben in einem Korb unter der Decke schwebt und mit kaum verständlichen Worten doziert, während seine Schüler am Boden dumpf vor sich hin brüten. Strepsiades, den Carstens keineswegs dumm und primitiv darstellt, ist der einzige, der zu dem Philosophen aufblickt. Der Künstler hat ihm die Porträtzüge seines Freundes, des Architekten Christian Genelli gegeben, wie durch einen Vergleich mit der Genelli-Büste von Christian Rauch zu belegen ist.

Als Carstens das Thema aufgriff, lag Wielands Übersetzung der Komödie noch nicht vor, doch der Stoff, wie die Gestalt des Sokrates überhaupt, hatte in der Aufklärung großes Interesse gefunden. Möglicherweise hat Carstens die Anregung zu dem Thema durch Karl Philipp Moritz erhalten, der zu Eingang seiner Schrift *Über die bildende Nachahmung des Schönen* am Beispiel des Schauspielers, der den Sokrates in den *Wolken* spielt, den Unterschied zwischen dieser falschen Nachahmung und der richtigen Nachahmung des Weisen erläutert hat. Carstens gestaltete den Stoff durchaus im Sinne des griechischen Dichters als Satire auf die Philosophie, die den Kontakt zum Boden und zu den Menschen verloren hat. Strepsiades freilich ist bei ihm nicht der dumme Tölpel, sondern der Unbefangene, der als einziger seinen gesunden Menschenverstand bewahrt zu haben scheint. Carstens schließt sich damit der Kritik an, die die Generation des Sturm und Drang an der selbstgerechten Philosophie der Aufklärung übte.

Das Blatt wurde 1821 als erstes in der Serie der *Weimarischen Pinakothek* als Lithographie publiziert. Goethe berichtete in *Kunst und Alterthum* über dieses Unternehmen und charakterisierte das Werk von Carstens als »eine Parodie im hohen Stil«, »eine Verhöhnung ohne Karikatur« (BA XX, S. 253). Carstens teilte die Begeisterung seiner Zeit für die Satire als Instrument moralischer Kritik. Werner Busch hat gezeigt, daß Carstens mit seinem Hauptwerk auf diesem Gebiet, der *Überfahrt des Megapenthes* von 1795, derjenigen Auffassung von der Satire nahesteht, die Schiller in seiner Schrift *Über naive und sentimentalische Dichtung* dargelegt hat.

Für Carstens war dieses Blatt so wichtig, daß er es 1795 auf seiner Ausstellung in Rom zeigte. Eine zweite Fassung, die er für den Grafen Reventlow anfertigte, befindet sich heute im Schleswig-Holsteinischen Landesmuseum in Schleswig. *F.B.*

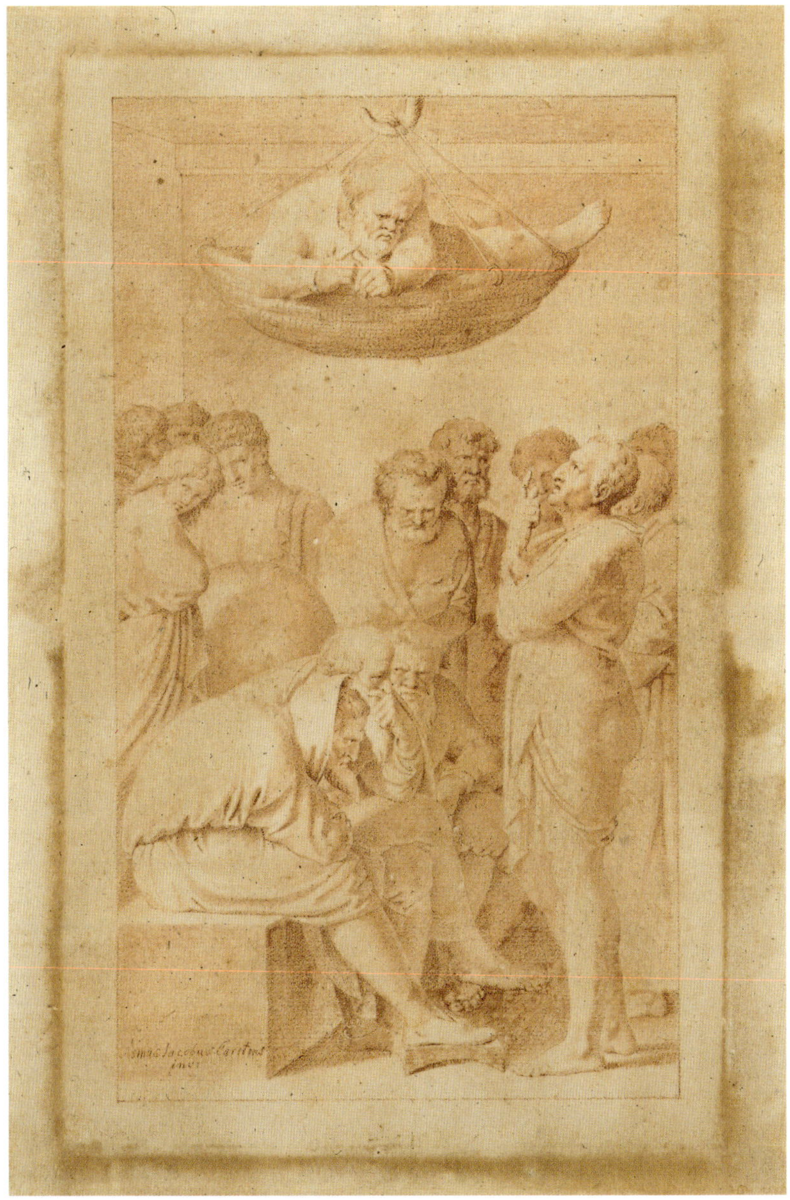

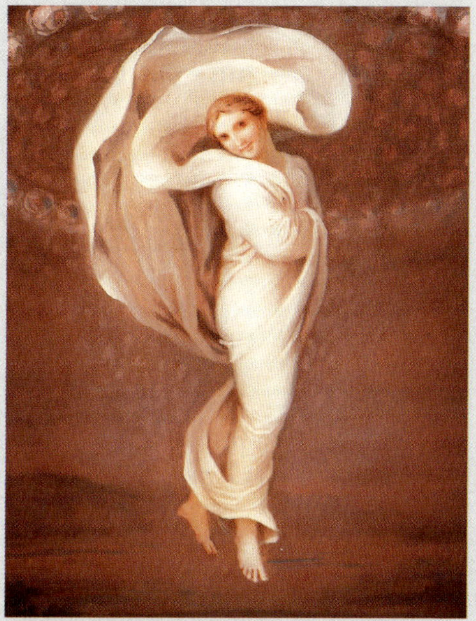

OLDENBURGER IDYLLEN

HERMANN MILDENBERGER

DIE OLDENBURGER IDYLLEN

Über kein zeitgenössisches Kunstwerk hat sich Goethe ausführlicher geäußert als über Tischbeins *Idyllen*-Zyklus, was um so mehr erstaunt, als der Arbeitsphase an den Prosatexten und Gedichten eine Zeit vorausgegangen war, in der sich der Weimarer Dichter in erkältendes Schweigen gegenüber dem einstigen Malerfreund zurückgezogen hatte.

Splittert der Zyklus der 45 Idyllen-Bilder bei genauerer Betrachtung in ein detailversessenes Kaleidoskop auf, das nur mit Hilfe vereinfachender gedanklicher Strukturierung übersichtlich zu erläutern ist, so sind die persönlich-psychologischen Hintergründe einer poetischen Durchdringung der kleinen idyllischen Welten von in der Substanz ambivalenten Gefühlen bestimmt.[1]

Der eigentliche Lebensnerv dieser Schöpfung ist in die Zeit der *Italienischen Reise* zurückzuverfolgen. 1786 nahm Goethe bei Tischbein in dessen Wohnung am Corso Quartier; der Maler wurde zum Cicerone des Dichters. Zwar zeigte Tischbein dem Weimarer den Weg durch das klassische Rom; er unterwies ihn im Zeichnen; aber es war das künstlerische Weltbild Goethes, das den Maler zunehmend in seinen Bann zog und prägte.

In literarischen Projekten gewann die Zusammenarbeit zwischen Goethe und Tischbein eine neue Qualität: Beide dachten – in spielerischer Unverbindlichkeit – in Rom ein gemeinsames Vorhaben aus. Der Schweizer Poet und Maler Salomon Geßner hatte seine *Idyllen* sowohl gedichtet wie illustriert; jetzt sollte Goethe *Idyllen* dichten und Tischbein begleitende Illustrationen anfertigen. Der Maler entwarf damals als einen der ersten Beiträge ein heute noch in Weimar aufbewahrtes Titelblatt mit dem empfindsamen Text: »Auch Goethe war hier und sang uns eine Idylle.«

In der *Italienischen Reise* findet sich unter dem Datum 20. November 1786 eine abwägende Darstellung des gemeinsamen Vorhabens:

»Da uns die Erfahrung genugsam belehrt, daß man zu Gedichten jeder Art Zeichnungen und Kupfer wünscht, ja der Maler selbst seine ausführlichen Bilder der Stelle irgendeines Dichters widmet, so ist Tischbeins Gedanke höchst beifallswürdig, daß Dichter und Künstler zusammenarbeiten sollten, um gleich vom Ursprunge herauf eine Einheit zu bilden. Die Schwierigkeit würde um vieles freilich vermindert, wenn es kleine Gedichte wären, die sich leicht übersehen und fördern ließen. Tischbein hat auch hierzu sehr angenehme idyllische Gedanken, und es ist wirklich sonderbar, daß die Gegenstände, die er auf diese Weise bearbeitet wünscht, von der Art sind, daß weder dichtende noch bildende Kunst, jede für sich, zur Darstellung hinreichend wären. Er hat mir davon auf unseren Spaziergängen erzählt um mir Lust zu machen, daß ich mich darauf einlassen möge. Das Titelkupfer zu unserem gemeinsamen Werke ist schon entworfen; fürchtete ich mich nicht, in etwas Neues einzugehen, so könnte ich mich wohl verführen lassen.[2]

Neben der stimulierenden Präsenz idyllisch-arkadischer Welten in Rom, diaphan sich überlagernder Bilder von mediterraner Gegenwart und klassischer Überlieferung, war persönlicher Enthusiasmus im Spiel. Goethe, für den sich in Italien die Frage stellte, ob er eher zum bildenden Künstler oder zum Dichter berufen sei, konnte im ständigen Austausch mit Tischbein seine Maßstäbe überdenken. Die symbiotische Verschmelzung von Wort und Bild anläßlich des *Idyllen*-Projekts erlaubte neue gedankliche Spiegelungen dieser insistierenden Problematik.

Goethes Bereitschaft zu einer Mitarbeit an der *Idylle* schwankte mit der Einschätzung von Tischbeins Persönlichkeit. Am 6. Januar 1787 schrieb er aus Rom über den Malerfreund an den Weimarer Freundeskreis:

»Das Stärkste was mich in Italien hält ist Tischbein, ich werde nie (...) so viel in so kurzer Zeit lernen können als jetzt in Gesellschaft dieses ausgebildeten, erfahrnen, feinen, richtigen, mir mit Leib und Seele anhängenden Mannes. Ich sage nicht, wie es mir schuppenweise von den Augen fällt. Wer in der Nacht steckt hält die Dämmerung schon für Tag, und einen grauen Tag für helle, was ists aber wenn die Sonne aufgeht?«[3]

Nach der in Süditalien einsetzenden Entfremdung – als Tischbein sich umtriebig um die Stelle eines Neapler Akademiedirektors bewarb und zögerte, Goethe in

1 Aus den Werken zu den Oldenburger *Idyllen* seien genannt: Alten 1872. Oettingen 1910. Wünsche 1956; Kat. Oldenburg 1930; Keiser 1970. Trunz 1971, S. 35–74, Abb. 1–23. Reindl 1982. Mildenberger 1986, S. 23–34. Kat. Oldenburg 1987/88. Bernhard 1977. Eine Zusammenfassung und Einordnung des Forschungsstandes gibt neuerdings Miller in: MA XIII/2, S. 506 ff.
2 WA, I/30, S. 220.
3 WA IV/8, S. 121.

dieser Situation nach Sizilien zu begleiten – kündigte sich ein Wettersturz an.

Am 2. März 1789 äußerte sich Goethe über Tischbein in einem Brief an Herder:

»... Tischbein ist mit allen guten Qualitäten ein wunderliches Thier, ein Art Hasenfuß, ist faul, unzuverlässig, seitdem er von den Italiänern in das Metier der Falschheit, Wort- und Bundbrüchigkeit zu pfuschen gelernt hat. (...) Er hält sich für fein, und ist nur kleinlich, er glaubt intriguieren zu können, und kann höchstens die Leute nur verwirren. Er ist unternehmend, hat aber weder Kraft noch Fleiß zum Ausführen. Einen subalternen impiccio weiß er noch leidlich zu leiten. Über Deutsche hat er durch die Exuvien von Redlichkeit, mit denen er sich aufstutzt, und durch seine harmlos scheinende naive Hasenfüßereien eine Weile ein Ascendant. Ein Nachklang von Gemüth schwankt noch in seiner Seele. Es ist Schade um ihn.«[4]

Selbstredend wurde auch das *Idyllen*-Projekt damit in den Orkus hinabgewiesen.

Tischbein avancierte im selben Jahr zum Direktor der königlichen Kunstakademie zu Neapel und blieb bis 1799 in der süditalienischen Residenzstadt. Nach dem Einmarsch der Franzosen gelangte er über mehrere Stationen nach Hamburg, wo er sich für einige Zeit niederließ und bald Verbindungen mit Herzog Peter Friedrich Ludwig von Oldenburg knüpfte. 1808 wurde Tischbein Hofmaler und erster Galerieinspektor des Oldenburger Herzogs. Der Maler übersiedelte in die Sommerresidenz Eutin, wo er bis zu seinem Tode im Jahre 1829 tätig war.

Nach dem Bruch mit Goethe gelang es Tischbein von Hamburg aus dank nachdrücklicher, ja insistierender Bemühungen, den Faden zum Dichter neu zu knüpfen; Tischbein versuchte das längst zur Chimäre gewordene *Idyllen*-Projekt wieder der Vergessenheit zu entreißen. Goethes grundsätzliches Interesse an derartigen poetischen Sujets bestand sicherlich fort, wie sein bekanntes, nachträglich formuliertes Motto der *Italienischen Reise* zu denken gibt: »Auch ich in Arkadien!«

Im Winter 1819/20 erfüllte der alternde Tischbein den herzoglichen Auftrag, einen *Idyllen*-Zyklus für das Oldenburger Schloß zu malen. Bei dieser in kurzer Zeit bewältigten Aufgabe griff der Maler nochmals weit ausholend und mit überraschenden Assoziationen auf die Lieblingsvorstellungen seiner Malerlaufbahn zurück: Bilderfindungen der 1770er Jahre fanden nun ebenso ihre Verwendung wie neue, romantisierende Ideen. Eine Summa dessen, was Tischbein zum Begriff der Idylle geworden war oder sich trabantenhaft in dieses polyzentrische System einbeziehen ließ, konnte der Maler mit dem 45 Bilder[5] umfassenden Zyklus als Einheit gestalten.

Diese Anstrengung – ein Fazit seines ideellen Arkadiens, ein visueller Kosmos, gespeist aus dem Antikenstudium, dem Erlebnis der römischen und neapolitanischen Jahre und zahlreichen anderen Quellen – mußte den alt gewordenen Maler zu dem Versuch drängen, den nie verschmerzten Bruch mit Goethe endlich zu überbrücken, den Dichterfürsten nochmals für die alten Pläne zu interessieren.

Tatsächlich entspann sich ein Briefwechsel zwischen Tischbein und Goethe über die Oldenburger *Idyllen*. Am 19. Mai 1821 sandte Tischbein Goethe einen grünen Klebeband mit 17 Skizzen und Aquarellen, um ihm eine Vorstellung vom gemalten Zyklus zu vermitteln. Goethe schrieb daraufhin Verse und Prosakommentare zu den übersandten Vorlagen, welche 1822 in *Über Kunst und Alterthum* veröffentlicht wurden. Eine weitere Sendung Tischbeins, die nochmals zwanzig Skizzen zum Oldenburger Zyklus enthielt, wurde von Goethe zunächst nicht ausgewertet – es entstanden jedoch abermals einige begleitende Gedichte, die erst 1827 veröffentlicht wurden.[6] Der Oldenburger Zyklus selbst ist somit in Hinsicht von Anordnungsfolge und Umfang Goethe nicht bekannt geworden. Ausgangspunkt des *Idyllen*-Zyklus für Herzog Peter Friedrich Ludwig waren zwei Zyklen, die Tischbein in zwei seiner Zimmer des Eutiner Künstlerdomizils gehängt hatte. Wohl umfangreicher als der Oldenburger Zyklus, thematisch bei teils anders gelagerten Schwerpunkten differierend, gibt ein Brief Tischbeins an den befreundeten Kammerherrn Alexander von Rennenkampff, datiert den 13. April 1818, ein aufschlußreiches Bild über das private Arrangement:

»Was Sie bei mir sehen sollen, ist meine Schäferidylle in Gemälden, zwei großen Landschaften, wovon Sie eine schon kennen, wo Nymphen und Faunen um einen Flötenspieler liegen. Dann habe ich alles das, was figürlich in der Idylle vorkommt, in kleine Bilder gemalt, die um die großen Landschaften herumkommen. Die, welche Erde unter sich haben, kommen unten in einen Rand im ganzen Zimmer herum, die,

4 WA IV/9, S. 92 f.
5 44 Bilder im Schloß zu Oldenburg; eine weitere zugehörige Landschaft befindet sich im Besitz der Hamburger Kunsthalle.
6 Keiser 1970, S. 78. Reindl 1982, S. 104.

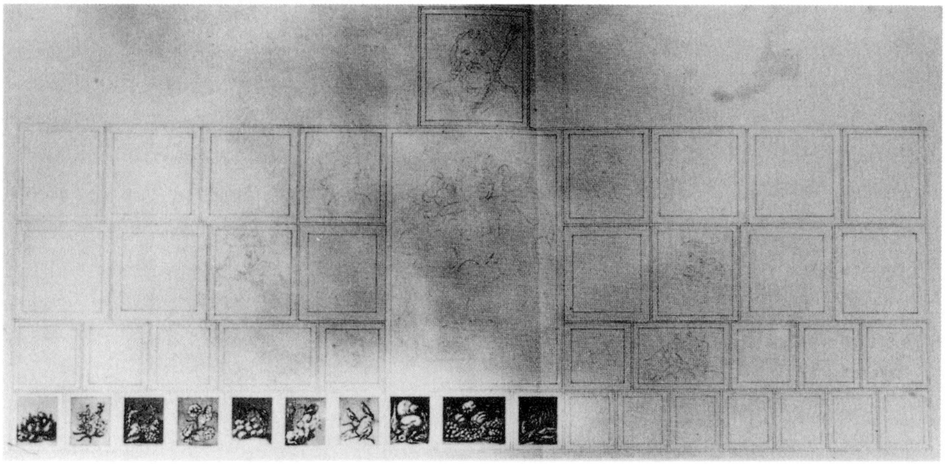

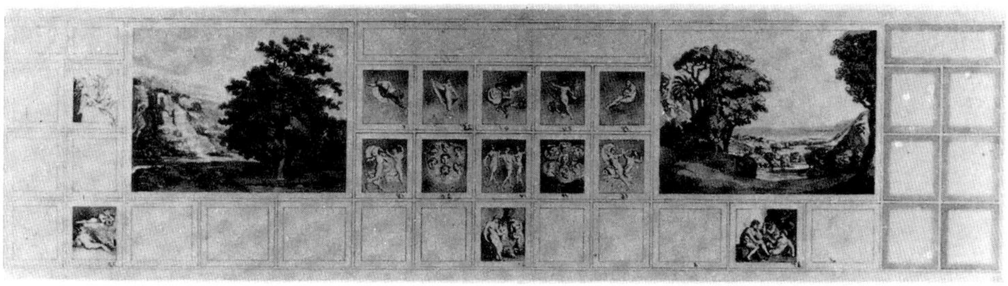

Abb. 1
J. H. W. Tischbein, Anordnungsplan I zu den *Idyllen*, 1819. Landesmuseum Oldenburg

Abb. 2
J. H. W. Tischbein, Anordnungsplan II zu den *Idyllen*, 1819. Landesmuseum Oldenburg

welche in der Luft schweben, kommen an der Landschaft in die Höhe, und das ganze füllt ein Zimmer aus. Hier ist nun angebracht, alles was ich Zartes und Gefälliges in Kunst und Natur sah, und das, was mir die Dichter gaben, das Herculaneum und die Logen des Raphael.

Dann kommt das zweite Zimmer, wo der Rand mit Blumen, alles was die Schöpfung in schönfarbigen Blumen gibt und in schönfarbigen Nahrungsfrüchten, alles Schöne, es sei auf der Erde, in der Luft und im Wasser. Daraus besteht der Rand des Zimmers, dann folgen schöne Kinderköpfe, Mädchen, Frauen, Göttinnen, schöne Männer, große Männer, Helden und Götter, Jupiter oben an. Dieses, lieber Freund, sollen Sie sehen und sollen beim Anblick wie ein Heiliger in die Höhe gehoben werden, wie ein Heiliger vom Irdischen in den Himmel.«[7]

Interessant ist die hierarchische Gliederung der *Idyllen*, beginnend bei floralen und einfach-irdischen Gegenständen, steil aufsteigend zur Vergegenwärtigung höchster menschlicher Schönheit und göttlicher Vollkommenheit, kulminierend mit der Abbildung Jupiters an der Spitze der Pyramide. Am ehesten entspricht die Gestaltung des ersten Eutiner Zimmers dem späteren, numerisch wohl erweiterten Oldenburger Zyklus.

Von Tischbein ausgeführte Anordnungspläne strukturieren zentrale Partien der Hängung vor, sind jedoch nicht für das Gesamtkonzept ausreichend aufschlußreich (vgl. Abb. 1 und 2).

Die ersten zehn Bilder waren 1819 im Schloß zu Oldenburg angekommen, weitere Einzellieferungen folgten, die letzte wurde am 3. Juni 1820 ausgepackt. Anwesend waren der aus Eutin angereiste Hofmaler und der Herzog persönlich. An diesem Tag wurde der 44 Bilder umfassende Zyklus gehängt. Die auf dem Anordnungsplan vorgesehene zweite große Ideallandschaft, die sich heute in der Hamburger Kunsthalle befindet (Kat. 275), ist wohl nie in Oldenburg eingetroffen. Die Hängung war, da in Anwesenheit des Malers erfolgt, somit verbindlich, doch leider ist die damalige Anordnung nicht überliefert.

Selbst über die genaue Lokalisierung im Schloß kann nicht mehr mit völliger Sicherheit gesprochen werden. Goethe – der nie in Oldenburg war – schreibt, die Gemälde befänden sich im »Vorzimmer des Großherzogs von Oldenburg Hoheit im Schlosse neben dessen Cabinet«[8], der Kammerherr von Rennenkampff überliefert: »Diese Sammlung schmückt ein kleines Vorzimmer des Herzogs von Oldenburg, neben dessen Cabinette im Schlosse zu Oldenburg.«[9]

Die Hängung Tischbeins wurde in der Mitte des 19. Jahrhunderts nicht mehr respektiert, als vierzig der *Idyllen*-Bilder in einem großen Rahmen vereinigt im neuen Galeriebau »Augusteum« präsentiert wurden. Seit 1867 machte man in diesem Oldenburger Museumsbau zentrale Bilder der großherzoglichen Galerie dem allgemeinen Publikum zugänglich, die *Idyllen* waren dort spätestens seit 1871 zu sehen. Nach der Revolution von 1918 gelangten die *Idyllen* in den Besitz des Landesmuseums Oldenburg und wurden wieder im Residenzschoß gehängt. Nach Entfernung des Sammelrahmens wurde hauptsächlich unter Zugrundelegung von »Anordnungsplan I« der Zyklus nicht vollständig arrangiert. Aufgenommen wurden die *Idyllen* ins Homer-Zimmer, wo vormals Tischbeins Historienbild-Zyklus zum *Homer* gehangen hatte, der nun als Privatbesitz der großherzoglichen Familie nicht im Museum verblieb. 1967 wurde in dem neurestaurierten ehemaligen Homer-Zimmer wieder der gesamte Zyklus von 44 Bildern präsentiert.

7 Alten 1872, S. 274
8 WA I/49. 1, S. 330.
9 Rennenkampff 1821, Spalte 56–57.

Betrachtet man die von Tischbein überlieferten Anordnungspläne, so fällt die schachbrettartige Zuordnung der kleinen Bildchen auf. Diese Strukturierung könnte von einem Vorbild inspiriert sein, das Tischbein in den 1790er Jahren in der Nähe Neapels sehen konnte. In seinem an den Prinzen Georg von Oldenburg gesandten *Sybillinischen Buch*, vom Künstler mit einem auf den 4. Dezember 1809 datierten Begleitschreiben versehen, befanden sich aquarellierte Zeichnungen Tischbeins, die von Bilderläuterungen und assoziativen literarischen Exkursen des Malers und anderer Personen begleitet werden. Eine Genreszene in südlich-arkadischer Landschaft *(»Der Weinkärrner«)* wird hier wie folgt erläutert:

»Auf dem Landhaus der Principesa Ottajani di Medici, welches am Vesuv hoch hinauf liegt, da wo nichts war als Lava, habe ich viel Vergnügen genossen indem ich so freundschaftlich von der Besitzerin aufgenommen und da die reine Luft zu genießen und das sonderbare der Uralten Lava=Ströme zu sehen. (...) Von dieser Höhe ist die Aussicht in die Gegend auf den Meerbusen von Neapel außerordentlich prachtvoll. (...) Da sie an diesen abgesonderten Ort außer dem Geräusch der Stadt war, wollte sie in einem Zimmer Gemälde an die Wand mahlen lassen wo ländliche Scene(n) (dar)auf vorgestellt seih. Sie ließ deshalb einen Mahler rufen der hier auf dem Lande im Dorfe herummahlet, und berühmt ist, daß man alles von ihm haben kann, was man verlangt. Da er kam zeigte sie ihm das Zimmer und sagte ihr Verlangen. Kaum hatte er den Auftrag, so fing er an die Wände einzutheilen in viele kleine kleine Fächer ungefähr anderthalb Schu (sic) groß jedes Gemälde und mahlte auf jedes Stücklein (eine) andere Begebenheit, aus dem gemeinen Leben. Man erstaunt über den erfinderischen und schöpferischen Geist dieses Landmahlers. Es war ein Leben, ein Getrieb von beschäftigten Menschen und Thieren an der Wand, als hatte man die ganze Schöpfung vor sich. Oft haben sie mich in stiller Betrachtung über das Regen, Streben, Würken und Gegenstreben in der Schöpfung versetzt. Unter diese Gemälde waren einige sehr launige mit unter, unter andern dieses, Ein Weinkärner u. ein Schäfer, welche er selbst gesehen habe, auf seinen Gängen von ein Dorf zum andern.«[10]

Die Größe der Einzelgemälde (»anderthalb Schu«) erinnert an die Dimensionierung der *Idyllen* ebenso wie der kosmisch-ausgreifende Gesamteindruck Parallelen zwischen dem neapolitanischen und oldenburgischen Zyklus erkennen läßt. Allerdings bleibt Tischbein bei seinen Bildern nicht auf die pastorale Welt des »Landmahlers« beschränkt. Tischbein verschmilzt Elemente von Landschafts-, Tier-, Genre- und Historienmalerei. Gestalten der niederen Mythologie wie Faune aber auch olympische Götter treten auf. Die Hereinnahme von Figuranten der hohen Mythologie ist eine Ausnahmeerscheinung, die allerdings die zeitgenössische Kunsttheorie billigt. Das »Idyllische« ergibt sich aus dem Gesamteindruck des Zyklus.

Die beiden großen Landschaften – von denen ja lediglich eine nach Oldenburg gelangte – vielleicht aus Gründen der räumlichen Konzeption vor Ort – stecken topographisch den idealischen Rahmen ab: Mediterrane Heiterkeit und Weitläufigkeit, anmutig bevölkert von Hirten und Wesen der subalternen Mythologie. Vor dieser topographischen Folie treten Antike und zeitlos erscheinende Natur zu einer assoziativ strukturierten Architektur zusammen.

Die schwebenden weiblichen Figuren vor neutraler dunkler Fläche, Funde aus Pompeji und Herculanum, transponierte Tischbein meist vor den Hintergrund stimmungsvoller Landschaften unterschiedlichster atmosphärischer Schattierungen. Entsprachen Sonnen und Wolken in ihrer Wechselwirkung den Schwankungen des menschlichen Gemüts, so schlug das Pendel der Empfindungen doch nie in exzessive Zonen aus, sondern blieb in idyllischen Sphären.

Das Motiv der herkulanischen schwebenden Tänzerinnen faszinierte Tischbein so, daß er sich nicht mit Entlehnungen und Variationen der antiken Vorlagen begnügte. In romantischer Sichtweise – die auch den empfindsamen Visionen eines Jean Paul[11] verwandt erscheint – beobachtete der Maler schon in seiner Züricher Zeit (1780/81) »beschwitzte« oder vereiste Scheiben; im Spiel der Natur mit anorganischen Gegenständen entdeckte er metamorphorische Strukturen, die sich im künstlerischen Prozeß zu Gemälden kristallisieren ließen. Immer wieder offenbarten sich ihm aus Eis und Wasserdunst schwebende weibliche Genien, um die Reihen der *Oldenburger Idyllen* zu ergänzen.[12]

Bei den Variationen und romantischen Brechungen pompejanischer Motive überblendeten sich auch Erinnerungen an seine gemeinsame künstlerische Arbeit

10 J. H. W. Tischbein, Sybillinisches Buch, dediziert an Prinz Georg von Oldenburg. Das Original verschollen, doch belegt durch eine Abschrift und Fotografien aus dem frühen 20. Jahrhundert. Archiv Landesmuseum Oldenburg. – Zum »Sibyllinischen Buch« vergleiche Mildenberger 1990, S. 258–273. Die Prinzessin und ihre Villa hat Tischbein offensichtlich verschlüsselt in seiner autobiographischen »Eselsgeschichte« gewürdigt.
11 Man könnte bei diesen Idyllen-Bildern auch an die Bildwelt E. T. A. Hoffmanns denken, doch fehlt bei Tischbein dessen hintergründige Dämonie. Die Überblendung von klassizistischen, empfindsamen und romantischen Färbungen findet wohl am ehesten ihr literarisches Korrelat in den Schilderungen Jean Pauls.
12 Parallelen der malerischen Faktur beispielsweise zur »blotting«-Manier eines Cozens sind nicht zu übersehen.

mit Philipp Otto Runge. Nahm Tischbein etwa in seinen *Nebelnymphen* (Kat. 241) farbliche und kosmische Valeurs auf, die aus Runges Schöpfungen herzuleiten sind, so hatte er andererseits Runge vor mehr als einem Jahrzehnt mit der Welt der herculanischen Genien tiefer vertraut gemacht, dem jungen Romantiker Gestalten erschlossen, die dieser substantiell verwandelte und in eine höhere Transzendenz führte.[13]

Die Verfärbung und Überformung pompejanischer Tänzerinnen im romantischen Licht ist im fortschreitenden 19. Jahrhundert immer wieder zu beobachten – Tischbein nahm an dieser Entwicklung emsigen Anteil. Auch die Literatur des Jahrhunderts kennt diese Bilder. So sieht Gérard de Nerval in seiner Erzählung *Sylvie* die entrückte, von ferne verehrte Geliebte »...nur von ihrer Schönheit schimmernd im Dunkeln, wie die göttlichen Horen, die sich, mit einem Stern auf der Stirne, vor dem bräunlichen Grund der Fresken in Herkulanum abzeichnen.«[14]

Die Antike zeichnet sich im *Idyllen*-Zyklus nicht nur bei den schwebenden Figuren ab; ein Schäfer posiert in der Stellung des Apollon Sauroktonos, tanzende Faune und Mänaden gehen in ihren linearen Umrissen auf Vasenzeichnungen zurück, die Tischbein nach Prunkstücken der Sammlung von Sir William Hamilton in Neapel anfertigte. Auch Apoll in Musenkleidern gewandet beim Lyraspiel, dem Pallas Athene, Mars, Paris und Pan lauschen, ist dem Formenschatz der britischen Antikensammlung entnommen. Schwebend wird der Übergang zwischen Altertum und dem eleganten Glanz des Neapler Hofes bei der Darstellung einer zwischen Reh und Eber schwebenden hellgewandeten Gestalt. Erblickt das mythologisch geschulte Auge hier Diana oder Atalante, so ist es Lady Charlotte Campbell, Tochter des Duke of Argyle, die den Maler anläßlich einer Jagd des Königs beider Sizilien als herrscherliche, weiblich-antikische Gestalt inspirierte. Andere *Idyllen* spiegeln die damals arkadische Landschaft um Neapel in schönfarbigen Kompositionen wider; der Überfluß an Feldfrüchten und Grün, der noch nicht dem Raubbau und der Verkarstung zum Opfer gefallen war, zeigt die sorgenlose Fülle antikarkadischer Vegetation.

Wenn auch das südliche Licht des neapolitanischen Ancien Régime Tischbein bei seinem Schaffensrausch am *Idyllen*-Zyklus im Eutiner Winter von 1819/20 in Gemälden wieder aufleuchtete, so schoben sich doch auch dazwischen Bilder der von ihm traumatisch erlebten Französischen Revolution; 1799 war er vor den Truppen der Republik und dem Volksaufstand aus der süditalienischen Residenz geflohen.

Seine Schafsbilder, die Idyllen Nr. 36, 39 und 40 (Kat. 266, 269, 270), empfand er im Sinne einer ganz persönlichen Ikonographie als Sinnbilder des geduldigen Ausharrens gegenüber dem Sturm der Revolution. Diese Tierstücke mit Landschaften, deren Himmel verhangen bleibt wie bei niederländischen Bildern, lassen in die Zeitlosigkeit der Idylle die Gegenwart verschlüsselt und schemenhaft herein.

Seine anrührende Wirkung entfaltet der *Idyllen*-Zyklus als Raumeindruck, als Gesamtkunstwerk. Eigentümlich ist die intensive, südliche, dabei aber ins Unwirkliche entrückte Farbigkeit; der Charakter einer obsessiven Reminiszenz bestimmt die »verschmolzenen« Farben. Tischbein schrieb an Goethe im Begleitbrief vom 14. Mai 1821 zum »Grünen Klebeband«: »Es sind nur wenige hingeworfene Zeichnungen, wobei man sich gehobene und verschmolzene Oelbilder denken muß.«[15] Das Kolorit mag Tischbein an die Lichtreflexe erinnert haben, die in das vom »Landmahler« ausgemalte über dem Golf von Neapel liegende Kabinett der Principessa Ottajani di Medici hereinspielten.

Biographische Reminiszenzen durchziehen auch die perspektivisch gestaffelten Schichten von Goethes Dichtung. Den auslösenden Funken bildete die Erinnerung an die Jahre 1786 und 1787, sie aktualisierte kunsttheoretische Grundsätze Weimarer Bestrebungen. Der Auftakt zu *Wilhelm Tischbeins Idyllen* führt nochmals Grundlinien vor, auf denen ein Künstler nach Goethes Auffassung ein solides, von romantischen Untiefen fernes Fundament gewinnen konnte:

»Wilhelm Tischbein bildete sich in der glücklichen Zeit, wo dem zeichnenden Künstler noch objectives Wahre von außen geboten ward, wo er die reinen Dichterwerke als Vorarbeit betrachten, sie nach seiner Weise belebt wieder hervorbringen konnte.

Wenn Homer ihn zur heroisch-kriegerischen Welt heranzog, wendete er sich ebenso gern, mit Theokrit, zum unschuldigen golden-silbernen Zeitalter ländlichen Wesens und Treibens, und wenn die Phantasie, welche alles mit Bildern bevölkert, ins Weite zu führen drohte, so kehrte er schnell zum Charakteristischen zurück, das er, Gestalt um Gestalt, bis zu den Thieren verfolgte.

13 Vgl. zur gegenseitigen Beeinflussung Mildenberger 1986/87; Neumünster 1988, S. 31–87.
14 Nerval 1989, S. 184
15 Zitiert nach Keiser 1970, S. 68.

Und so vorbereitet begab er sich nach Italien, da er denn schon auf der Reise das Vorgefühl einer heroisch-bedeutenden Landschaft in Skizzen gar anmuthig auszudrücken wußte.«[16]

Die biographische Verankerung kunsttheoretischer Äußerungen zum *Idyllen*-Zyklus verrät auch die »Titelschrift«, die einen lyrischen Bogen zurück in die arkadische Zeit spannt:

»Wie seit seinen Jünglings-Jahren
Unser Tischbein sich ergeht,
Wie er Berg und Thal befahren
Stets an rechter Stelle steht;
Was er sieht, weiß mitzutheilen,
Was er dichtet ebenfalls;
Faunen bringt er auch zuweilen
Frauen doch auf allen Zeilen
Des poetisch-plastischen Alls:
Also war es an der Tiber
Wo dergleichen wir geübt,
Und noch wirkt dieselbe Fiber
Freund dem Freunde gleich geliebt.«[17]

Die Rückwendung in die Landschaften der Jahre 1786/87 filtert atmosphärische Trübungen heraus, beschwört nochmals eine menschlich geläuterte Welt. Die Entrücktheit und Zeitlosigkeit der Idylle beläßt die dunklen Seiten der künstlerischen Zusammenarbeit im Bereich poetischer Substruktionen, bestenfalls sind sie schattenhaft zu erkennen – »ein Erdenrest zu tragen peinlich«.

Goethes Dichtung entstand zu einer Zeit, als er sich produktiv mit den Gemäldebeschreibungen der antiken Dichter Philostrat und Pausanias auseinandergesetzt, ja auch seine Arbeit am *Faust II* wiederaufgenommen hatte. Der Ton der *Idyllen*-Dichtung läßt perspektivische Gemeinsamkeiten zu diesen thematisch manchmal verschwisterten Produktionen erkennen.

Goethes Gestaltung des *Idyllen*-Stoffes, seine Anverwandlung einer Tradition, die von Theokrit über Vergil bis hin zu Salomon Geßner eine buntgefächerte europäische Vorbilderreihe als Vorformen und Urbilder anklingen läßt, ist faszinierend in der Erweiterung des Horizonts ins Kosmische. Daß lediglich aquarellierte Federzeichnungen Tischbeins, auch flüchtige Skizzen zur schachbrettförmigen Staffelung der Bildchen, die Erschaffung der literarischen Idyllen-Welt Goethes auslösen konnten, ist ebenso bemerkenswert wie die atmosphärische Verwandtschaft zum gemalten endgültigen Resultat im Oldenburger Schloß.

Tischbein empfand die Kongruenz der Intentionen, als er dankend nach Weimar schrieb: »Ihre beygeschriebenen schönen Gedanken zu meiner Idylle klingen mir bey meiner Arbeit in die Ohren wie ein Geläute, das mit Sternen, Meer und Erde und allem dem Getriebe zusammenhängt.«[18]

Der Maler scheint den pantheistischen Klang, die heitere Transzendenz von Goethes Alterslyrik, aus der *Idyllen*-Dichtung deutlich herausgehört, Goethes Poesie als steigernde Bestätigung und Erweiterung seiner bereits geleisteten malerischen Vorstellungen begrüßt zu haben.

Tischbeins nachträgliche Bemühungen, die günstige neue Konstellation zu fixieren, im System des Dichters als Trabant dauerhaft zu verbleiben, liefen ins Leere. Je insistierender neue Annäherungsversuche unternommen wurden, desto weiter entfernte sich der Weimarer Olympier. Für Goethes Verständnis war der lange aufgespeicherte, gemeinsame poetische Vorrat aus der italienischen Zeit nun wohl ans Licht geholt und erschöpfend gestaltet. Tischbein suchte in der zunehmenden Vereinsamung der Eutiner Idylle erfolglos einen Partner, der im Dialog den Radius der vielfältigen Reminiszenzen für die Gegenwart zu erschließen half.

16 WA I/49.1, S. 306.
17 WA I/49.1, S. 307.
18 Zitiert nach Oettingen 1910, S. 28.

Johann Heinrich Wilhelm Tischbein
Haina 1751 – 1829 Eutin

231–275 DIE OLDENBURGER IDYLLEN

1817–1820
Öl auf Leinwand (244, 274 und 275) und
Öl auf Eichenholz (231–243 und 245–273)
Landesmuseum Oldenburg

Literatur: Alten 1872; Landsberger 1908, Nr. 159; Oettingen 1910; Sörrensen 1910; Wünsche 1956; Keiser 1970; Reindl 1982

231
Satyrfamilie (Bild Nr. 1)
31 x 33 cm

232
Felsenhöhle (»Melancholische Grotte«) (Bild Nr. 2)
27 x 33 cm

Der Entwurf stammt aus der Zeit um 1783–1786. Tischbein wurde zur Darstellung dieser Grotte durch Betrachtung der antiken einstigen Stadtmauern von Rom inspiriert. Die räumliche Situation entspricht weitgehend einem Blatt aus Tischbeins »Ossianischem« Zyklus, »Der verwundete Minerall wird von einem Freund gepflegt« (Vgl. Kat. Oldenburg 1987, S. 228).

233
Die Adler (Bild Nr. 3)
32,5 x 33 cm

Tischbein beschäftigte sich mit diesem Motiv wohl erst nach seiner Übersiedlung nach Eutin. Dort bekam der Maler fast jedes Jahr von den Jägern einen Adler geschickt, den er zeichnete. Tischbein interessierte sich sicherlich nicht allein für das natürliche Erscheinungsbild des Raubvogels; der Adler ist in der antiken Mythologie bekanntlich der Vogel des Zeus bzw. des Jupiter, woran der Maler wohl auch dachte.

234
Apollo beim Lyraspiel (Bild Nr. 4)
42 x 33 cm

Diesem Ölbild liegt ein Vasenbild aus der Sammlung von Sir William Hamilton kompositorisch zugrunde. Tischbein hatte die Vasensammlung Hamiltons in mehreren Bänden als Kupferstichwerk ediert.

Im Bild verkörpert Apoll, der in Musenkleider gewandet, zur Leier singt, die hohe Kunst. Der links im Bild sitzende Hirtengott Pan verweist auf die niedere Musik der Hirten.

235
Alte Eiche (Bild Nr. 5)
27 x 33 cm

Der erste Entwurf entstand bereits 1777; er ging zurück auf eine alte Eiche im Tiergarten zu Berlin, die dem Künstler dort aufgefallen war.

Die bizarre Struktur des alten Baumes läßt deutlich die Ausformungen menschlicher Gesichtszüge erkennen. Derartige die Phantasie anregende phantastische Gebilde beschäftigen Tischbein immer wieder.

236
Satyr lehrt sein Kind Syrinx blasen (Bild Nr. 6)
30,5 x 33 cm

Goethe äußerte sich im Rahmen seiner *Wilhelm Tischbeins Idyllen*-Dichtung (Nr. VII) zu dieser Komposition; eine zeichnerische Darstellung im »grünen Klebeband« vermittelte dem Dichter das Motiv.

Eine aquarellierte Federzeichnung, welche dasselbe Motiv zeigt, befindet sich in Goethes ehemaliger Sammlung (in Goethes Katalog die Nr. I,4) und ist möglicherweise bereits in Italien entstanden, Goethe jedoch erst 1821 zugegangen. Dieses Blatt trägt Tischbeins originale Bezeichnung »Sind die Striche nicht alle deutlich zu lesen, so sind sie doch der erste Gedanke gewesen«. Goethe griff diese Formulierung in Nr. XX von *Wilhelm Tischbeins Idyllen* auf und dichtete:
»Hier hat Tischbein, nach seiner Art,
Striche gar wunderlich gepaart;
Sie sind nicht alle deutlich zu lesen,
Sind aber alles Gedanken gewesen.«

237
Vulkan und Venus (Bild Nr. 7)
27 x 33 cm

Vulkan, Ehemann der Venus, ist der göttliche Schmied, der hier in seiner Werkstatt gezeigt wird. Ihm helfen Venus, Amor, die »goldigen« Töchter, also die Töchter, die sich Vulkan selbst aus Gold gefertigt hat sowie Zyklopen bei der kunstfertigen Arbeit.

238
Schwebende Nymphe (Bild Nr. 8)
27 x 33 cm

239
Schwebende Psyche (Bild Nr. 9)
27 x 33 cm

Diese ungewöhnlich proportionierte, mit überdimensionierten Schmetterlingsflügeln ausgestattete Psyche, gestaltete Tischbein in Anlehnung an ein von ihm beobachtetes Naturschauspiel: »Mit dem Tage erwacht, bemerkte ich einst an der schwitzenden Fensterscheibe Umrisse, wie die Gestalt eines weiblichen Körpers. Ich blickte genauer hin: Die Perlen und Kristalltropfen zeichneten die Gestalt immer deutlicher mit dem steigenden Tage; es entfalteten sich zwey große Schmetterlingsflügel an ihr, in denen herabfließende Tropfen die Nerven der Flügel, andere, zusammenfließend und aufgehalten, die großen Augen derselben bildeten ...«. (Rennenkampff 1821, Spalte 72–73).

Den Entwurf könnte Tischbein schon 1781 gestaltet haben, denn »dieses Erlebnis berichtet Tischbein in wenig veränderter Form aus Zürich (1781/82 im Hause von Lavaters Freund Pfenniger) und später unter dem Datum ›den 8. Februar‹ aus Eutin«. (Zit. nach Reindl 1982, S. 26).

240
Herniederschwebende Gestalt (Bild Nr. 10)
27 x 33 cm

Der erste Entwurf ist wohl in die Zeit nach 1783 zu bestimmen. Gerade bei diesem Bild wird die Orientierung Tischbeins an pompejanischen Vorbildern besonders deutlich, da nun – ähnlich wie bei den Antiken – die Figur vor einem dunklen neutralen Grund erscheint.

241
Die Nebelnymphen (Bild Nr. 11)
27 x 33 cm

242
Aurora (Bild Nr. 12)
27 x 33 cm

243
Mars und Venus (Bild Nr. 13)
27 x 33 cm

244
Sonnenscheiben mit Mädchenköpfen (Bild Nr. 14)
27 x 33 cm

245
Schwebende Figur (Bild Nr. 15)
27 x 33 cm

246
Schwebende Nymphen im Tanz (Bild Nr. 16)
27 x 33 cm

247
Die Drei Grazien (Bild Nr. 17)
27 x 33 cm

Der Entwurf entstand nach 1783. Die drei Grazien sind in der antiken Mythologie sowohl Venus als auch u.a. Apoll zugeordnet. Auf die Verbindung zu Apoll wird angespielt, da im Hintergrund der aufsteigende Pegasus zu sehen ist. Venus ist auf der Idylle Nr. 13 zu sehen. Die Grazien sind mit den Begriffen Anmut, Festesfreude und Schönheit verknüpft. Tischbein beschäftigte sich mehrfach mit der seit der Antike häufigen Darstellung der drei Grazien.

Besonders wichtig war Tischbein die Beziehung der Grazien zu Apoll: »Die Grazien habe ich gewählt um über dem Apoll mit der Lyra [d.i. die Idylle Nr. 4, H.M.] zu schweben und den Gedanken zu erregen, daß Alles dieser Art Dichtung Grazie haben muß.« (Zit nach Reindl 1982, S. 42). Tatsächlich läßt ein von Tischbein gezeichneter Anordnungsplan für die Idyllen erkennen, daß *Die drei Grazien* über der Idylle Nr. 4 *(Apollo beim Lyraspiel)* angebracht werden sollen! (vgl. Reindl 1982, Abb. S. 115). Die Verknüpfung Apolls mit den Grazien hat Tischbein auch in seiner Beschäftigung mit der Komposition *Des Genius Leyer* unternommen (vgl. hierzu Mildenberger 1986, S. 23–34). Goethe schließlich äußerte sich auch zu der Komposition der *Drei Grazien;* eine Skizze aus Tischbeins zweiter Sendung von Idyllenskizzen lieferte dem Dichter die Vorlage.

248
Zwei Nebelnymphen über dem Flußtal (Bild Nr. 18)
27 x 33 cm

249
Nymphe (»In einer schönen Gegend«) (Bild Nr. 19)
27 x 33 cm

Der Entwurf entstand wohl nach 1801. Bei der Konzeption dieses Bildes durchdringen sich – typisch für Tischbein – ganz unterschiedliche Wirklichkeitsebenen: »Ich hatte einst eine kranke Freundin besucht, die nicht mehr lange (...) bey uns bleiben sollte. Sie saß, in ein weißes Tuch gehüllt, auf einem Ruhebett, still, ruhig, aber äußerst schwach. Ich fühlte, daß ihr Geist nicht angestrengt und sie selbst nicht zu vielem Sprechen verleitet werden dürfte, und ich versuchte, sie mit heitern Vorstellungen angemessen und ermunternd zu unterhalten. Ich sprach von der schönen Umgebung Neapels und besonders von den unvergleichlichen Reizen der benachbarten sogenannten eliseischen Gefilde, die ich mit Lebhaftigkeit und Wärme schilderte. Meine Absicht hatte ich erreicht; ihr ruhig heiteres Antlitz zeugte von den lachenden Bildern, die die Seele dieses hinwelkenden Körpers verjüngten. Daheim in meiner Werkstatt mahlte ich mir das Bild dieser Freundin, wie sie vor mir gesessen hatte; – bald nachher war sie wirklich eingegangen in Elisium.« (Zit. nach Reindl 1982, S. 46 f.).

Zu dieser Komposition entstand auch eine Radierung (Andresen 1867, Nr. 10).

250
Mädchenköpfe am rötlich beleuchteten Himmel (auch: »Vision des gemütlichen Schäfers«) (Bild Nr. 20)
27 x 33 cm
bez. unten links ›den 3ten November 1818‹

251
Schäfer und zwei Schäferinnen (Bild Nr. 21)
27 x 33 cm

252
Weidennymphe (Bild Nr. 22)
27 x 33 cm

253
Göttin der Obstbäume (Bild Nr. 23)
27 x 33 cm

254
Göttin des Tanzes (Bild Nr. 24)
27 x 33 cm

255
Aufsteigende Nebelnymphe (Bild Nr. 25)
27 x 33 cm

Der Entwurf entstand nach 1783. Tischbein äußerte sich auch zu dieser Komposition: »Da ich einst an einem schönen heiteren Morgen von der Anhöhe von Veletri auf die flachen pontinischen Sümpfe hinuntersah und Rauch in geraden Säulen in die Höhe stieg, brachte es mich auf den Gedanken, eine gerade aufsteigende Nebelnymphe zu machen.« Goethe äußerte sich im Rahmen von *Wilhelm Tischbeins Idyllen* zu dieser Komposition; sie wurde ihm durch eine Skizze im heute verschollenen »grünen Klebeband« vermittelt.

256
Schwebende weibliche Figur mit einem schlafenden Kinde (»Mutterarm ist Kinderwiege«) (Bild Nr. 26)
27 x 33 cm
bez. auf der Rückseite ›26. jann. 1820 Roth‹

257
Schäferfamilie im Walde (Bild Nr. 27)
27 x 33 cm

Studien zu dieser Komposition entstanden um 1780 und um 1790. »Dem Schäfer liegt eine Studie nach dem Apollon Sauroktonos zugrunde, dessen Statue 1777 in Rom gefunden worden war. Tischbein hat die Studie vermutlich zwischen 1779 und 1781 bei seinem ersten Romaufenthalt in der Zeichenschule Trippels angefertigt. Die Schäferin kann nach einem Motiv aus seinen griechischen Vasenstudien in Neapel gestaltet worden sein.« (Zit. nach Reindl 1982, S. 62).

258
Fruchtbäume an einem Getreidefeld (»Überfluss des Südens«) (Bild Nr. 28)
27 x 33 cm

Der Entwurf entstand nach 1787. Tischbein äußerte sich zu dieser idyllischen neapolitanischen Landschaft: »Wer sich die volkreiche Stadt Neapel (mit 440 000 Einwohnern) betrachtet, das Gewühl der wogenden Menge in den Straßen, auf den Plätzen, und im Meere selbst sieht, der fragt sich wohl: wo nimmt nur so viel Volk auf Einem Flecke alle erforderliche Nahrung her? – Er gehe aber hinaus vors Thor, auf die Campi Phlegraei und Elysei, auf der Gräberstraße hin gegen Nola und Aversa, in die tiefe Einsamkeit, wo sich keine Spur einer ordnenden Menschenhand zeigt, wo Korn, Obst, Wein und alle Früchte und Blüthen der Erde in überschwänglicher Fülle und Mannigfaltigkeit durcheinander wachsen, – und er wird fragen: Natur: für wie viele Welten so unerschöpflicher Genuß und Nahrung?« (Zit. nach Reindl 1982, S. 64).

Eine Variante des Gemäldes befindet sich in der Kunsthalle Hamburg; ferner gibt eine Radierung dasselbe Motiv wieder (Andresen 1867, Nr. 65).

259
Quellnymphen (Bild Nr. 29)
27 x 33 cm

260
Schäfer und Schäferin trauernd (»Der gemütliche Schäfer«)
27 x 33 cm

261
Zwischen Reh und Eber Schwebende (Bild Nr. 31)
27 x 33 cm

Entwurf nach 1787. Die Anregung zu dieser Komposition erhielt Tischbein wohl anläßlich einer Jagdveranstaltung des Königs von Neapel, wo ihm eine seinerzeit gefeierte Schönheit, Lady Charlotte Campbell, Tochter des Duke of Argyle, wie eine antikische Erscheinung erschien (vgl. Tischbein 1861, Bd. 2, S. 109 ff.) Tischbein stilisierte die Erscheinung in seinem Idyllenbild: »Hier malte er sie mit Reh und Eber als Atalante bzw. Diana. Die Zuordnung zum mythologischen Bereich oder dem der Schäfer bleibt in der Schwebe; auch von den schwebenden Nymphen ist sie schwer abzugrenzen.« (Zit. nach Reindl 1982, S. 70).

262
Landschaft mit Pappeln (Bild Nr. 32)
27 x 33 cm
bez. auf der Rückseite ›13. Nov: 1819‹

263
Apfelbaum (Bild Nr. 33)
27 x 33 cm

264
Von Kürbissen umrankter Baumstamm (Bild Nr. 34)
27 x 33 cm

265
Drei Schäfer im Gespräch (Bild Nr. 35)
33 x 33 cm

266
Schafe mit Widder (Bild Nr. 36)
33 x 33 cm

Der Entwurf entstand um 1799/1801. Tischbein malte im Rahmen des Idyllen-Zyklus drei Schafbilder (siehe Nr. 39 und 40). Diese verweisen sowohl auf die Tradition der Schäferidylle und sind gleichzeitig Teil einer ganz persönlichen Ikonographie: »Als die Franzosen in der Revolution zum Zerstörungskriege ihre Armeen immer mehr verstärkten, alles Metall und selbst Glocken zu Kanonen verschmolzen, alle Zeit und Ordnung aufhörte, und ich mich in meinem mühsamen und kostspieligen Unternehmen gestört fand, sah ich ein, daß wer nicht eben so viele Kanonen hat und nicht so viele Soldaten zusammen bringen kann wie diese, sich in Geduld ergeben und mit Haidekraut, gleich den Schafen vorlieb nehmen muß. Da dieses duldsame Geschöpf der beste Lehrmeister sein kann, wählte ich mir es, um mich in der Geduld zu üben, und zeichnete mir viele Schafe und Lämmchen, die ganz zufrieden mit ihren Kindern auf der Haide ihr Leben hinbringen. Bei meinem Bruder und Schwester fand ich viele Zeichnungen mit Schafen von H. Roos. Viele davon zeichnete ich ab und hängte sie an die Wand, um sie immerwährend vor Augen zu haben. Auch malte ich eins in Öl: Mutterschafe mit ihren Jungen; das Eine drängt sich an die Mutter und diese drückt es mit der Schnauze noch dichter an ihren nährenden Euter. Ein Anderes steigt auf die Mutter und diese scheint Wohlgefallen daran zu haben, die liebe Bürde auf ihrem Rücken zu fühlen. Noch ein Anderes schläft sanft auf dem Rücken der Mutter in der weichen, wärmenden Wolle«. (Zit. nach Reindl 1982, S. 80 f.).

267
Schwäne (Bild Nr. 37)
27 x 33 cm

Tischbein deutete selbst diese Darstellung: »Der Schwan, das Sinnbild der hohen Dichtkunst.« (Zit. nach Reindl 1982, S. 82). Der Schwan ist in der antiken Mythologie der Vogel des Apoll; sein Wagen wird von Schwänen gezogen.

268
Löwin mit Jungen (Bild Nr. 38)
32 x 33 cm

Der Entwurf entstand nach 1787. »Der Löwe als Herrschaftssymbol und zugleich Kennzeichen dämonischer Kräfte (Anbringung an Stadttoren, Brunnenmaske, Türklopfer, etc.!) ist hier wohl weniger gemeint. Vielmehr ist an mütterliche Geborgenheit – Torbogen im Hintergrund – im Zusammenhang mit den zu beschützenden Jungtieren zu denken.« (Zit. nach Reindl 1982, S. 84 f.).

269
Schafe mit Ziegen (Bild Nr. 39)
32,5 x 33 cm

270
Schafe mit Lämmern (Bild Nr. 40)
33 x 32,5 cm
bez. auf der Rückseite ›Tischbein‹

271
Wiesenblumen-Nymphen (Bild Nr. 41)
27 x 33 cm
bez. auf der Rückseite ›W. Tischbein‹

272
Tanz der Faune und Mänaden (Bild Nr. 42)
43,5 x 34,5 cm
bez. auf der Rückseite ›W. Tischbein‹

Der Entwurf entstand nach 1787. Hier liegt ein griechisches Vasenbild der Komposition zugrunde. Tischbein publizierte es in seinem ehrgeizigen Kupferstichwerk über die Vasensammlung von Sir William Hamilton (»Collection of engravings from ancient vases, (...) in the possession of Sir W. Hamilton«, Bd. 1, Neapel 1791, Bd. 2 und 3, 1795, Bd. 4, 1803).

Tischbein überlieferte zum Gemälde folgende Erklärung: »Pan spielt die Flöte zum Tanz der Faunen und Nymphen. Faunen und Bacchantinnen tanzen Tarantella, einen noch heute beliebten Nationaltanz der Italiener und Spanier. Er ist so einfach, daß man ihn sehr alt halten kann. Seine Entstehung ist wohl so alt, als man angefangen, nach Musik sich zu bewegen. Es ist nur ein Hüpfen gegeneinander, aber in sehr abwechselnden Wendungen und Drehungen gegeneinander.« (Zit. nach Reindl 1982, S. 92 f.).

273
Mänadentanz (Bild Nr. 43)
43,5 x 34,5 cm
bez. auf der Rückseite ›W. Tischbein‹

274
Ideale Landschaft (Bild Nr. 44)
127,5 x 100 cm

Eine erste Fassung dieses Landschaftsmotivs entstand schon 1783 (*Römische Abendlandschaft bei Frascati,* Museum Gotha). Die dargestellte Baumgruppe war zudem Gegenstand mehrerer Entwürfe und einer Radierung (Andresen 1867, Nr. 147).

Die große ideale Landschaft, bereits 1817 gemalt, sollte, im Rahmen des sonst aus kleinformatigen Gemälden bestehenden Zyklus, noch ein etwa gleich großes Pendant erhalten. Dieses Pendant wurde 1818 geschaffen, indessen dann nicht – obwohl ursprünglich für den Zyklus geplant – in die Oldenburger *Idyllen* eingereiht. Zur Idealen Landschaft von 1817 in Oldenburg wurde eine Erläuterung von Tischbein überliefert:

»Hier sollte sich alles vereinigt finden, was einzeln schön ist und verbunden eine schöne Landschaft macht. Die Erde im Frühlingsschmuck, das große Meer mit Inseln und Vorgebirgen, Flüsse, die sich durch Thäler winden, Hügel, Gebüsche, Berge und Bäume. Auf einer Anhöhe stellte sich die Baumgruppe zu Frascati: eine Cypresse, eine Pinie und eine große immergrüne Eiche, denen die hinzugefügte Palme nicht fehlen durfte, da sie den großen Strauß vollkommen rundet. Alles Schroffe in den Felsen habe ich vermieden, ließ die Linien der Hügel allmählich steigen und sinken, und die Ebene sich hintereinander verlaufen, daß nichts Eckiges und Hartes das Auge beleidige. Zu diesen Schönheiten der Landschaft mußte sich schönes Leben gesellen; ich dachte mir Gestalten, wie sie der erregten Einbildungskraft vorschweben, wie man sie in Büschen, auf sonnigen Hügeln, unter Bäumen gelagert, oder in kühlen Grotten ahnet, Nymphen, Faunen, Satyre, Schäfer und Schäferinnen, zusammengelockt durch die weichen Töne und sanften Melodien eines ländlichen Flötenspielers.« (Zit. nach Reindl 1982, S. 96).

275
Landschaft bei Tivoli (Pendant zu Bild Nr. 44)
99 x 131 cm
Hamburger Kunsthalle

Gegenstück zur *Idealen Landschaft* Bild Nr. 44 der Oldenburger *Idyllen.* Das Hamburger Bild von 1818 wurde (obwohl ursprünglich für den *Idyllen*-Zyklus geplant) nicht im Oldenburger Schloß in den *Idyllen*-Zyklus eingereiht.

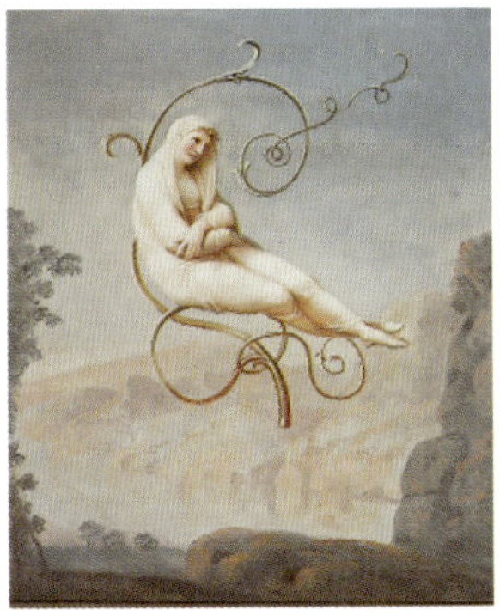
249

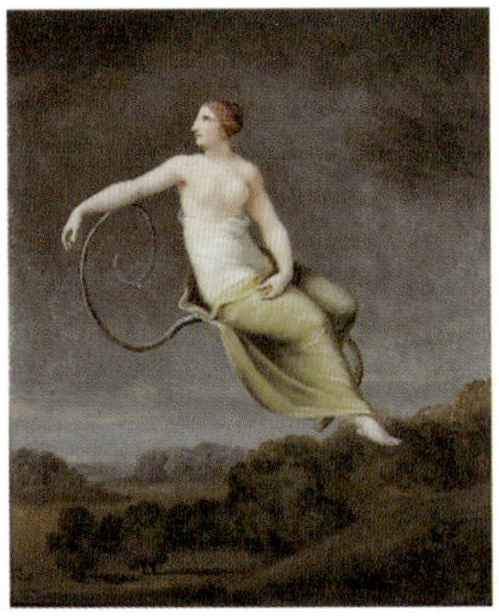
245

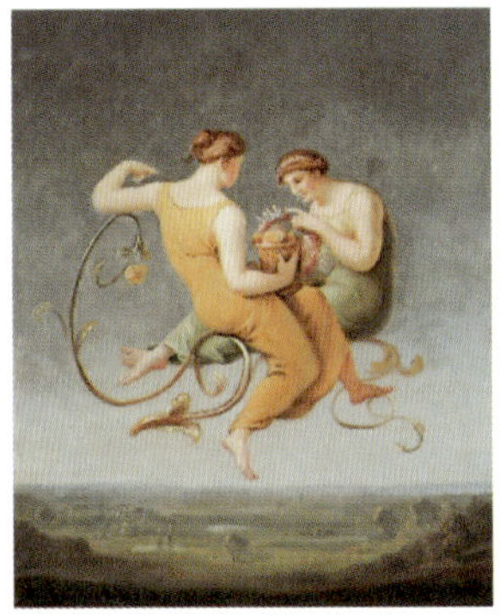
271

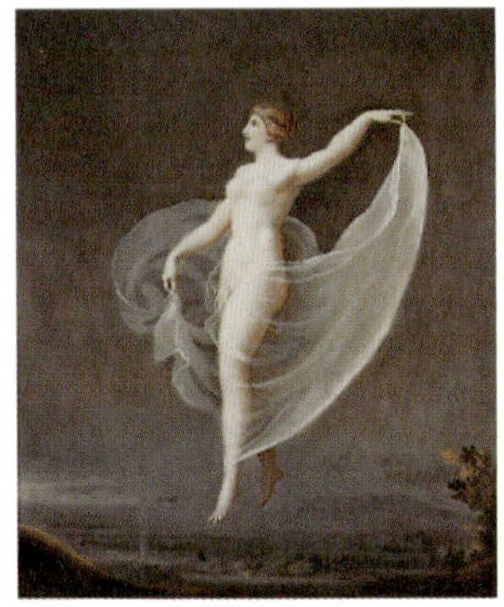
255

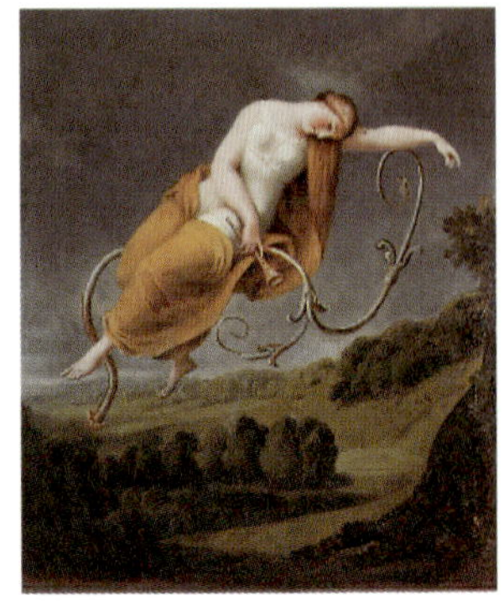
238

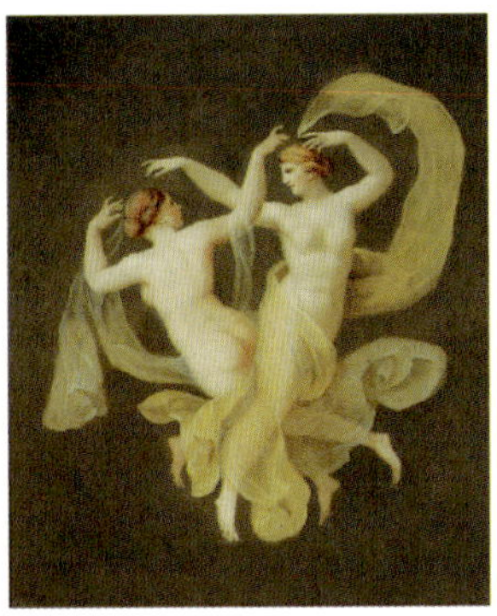
246

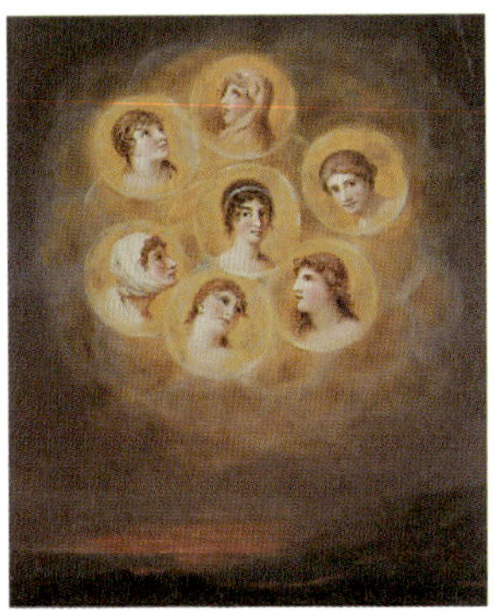
244

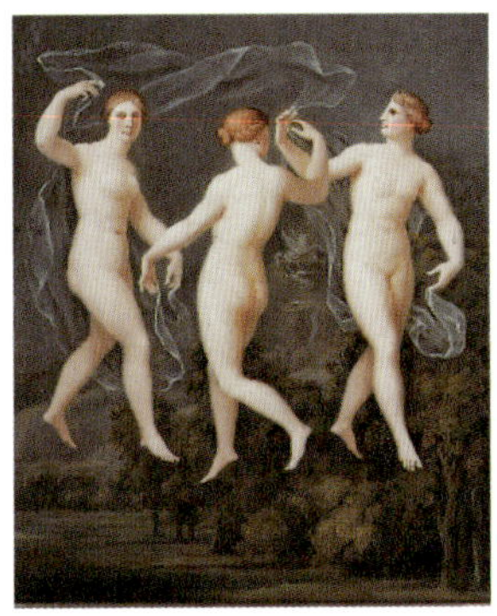
247

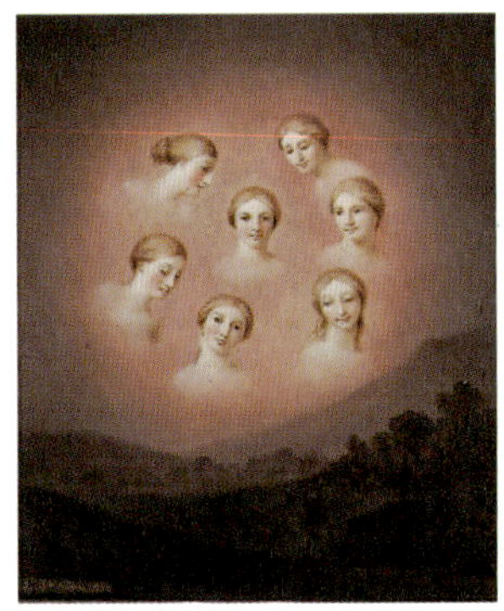
250

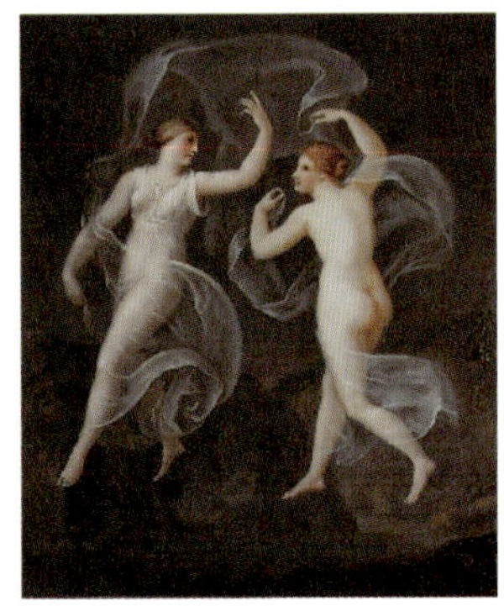
248

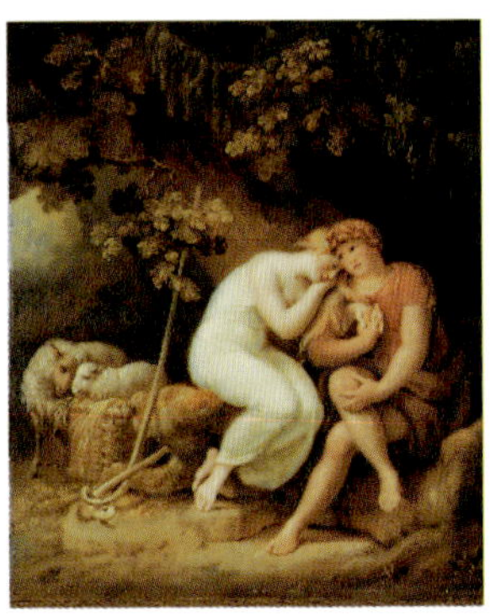
260

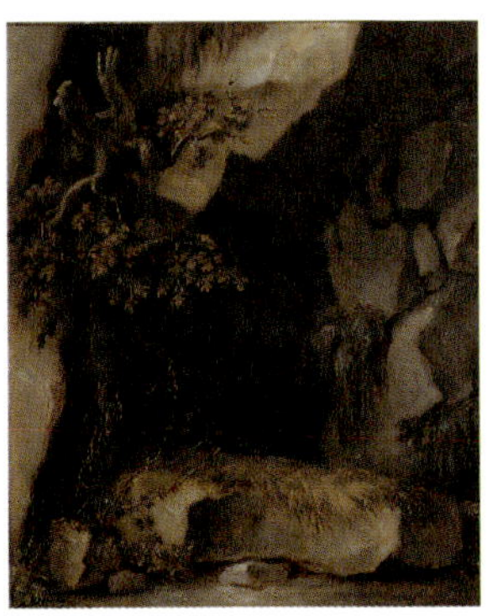
232

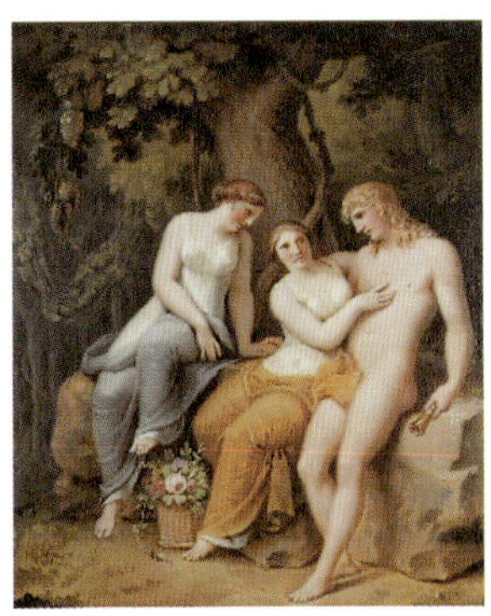
251

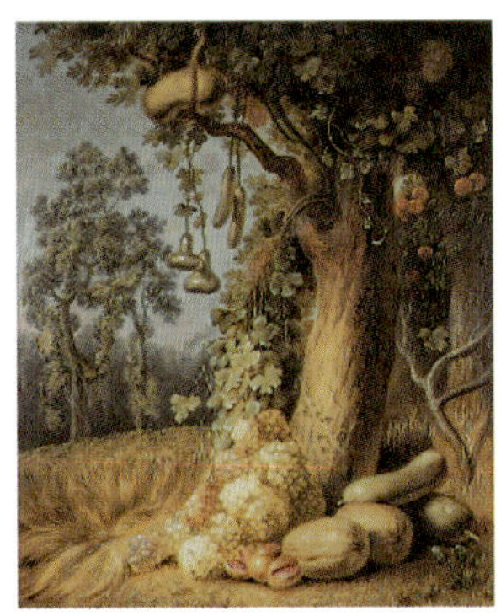
258

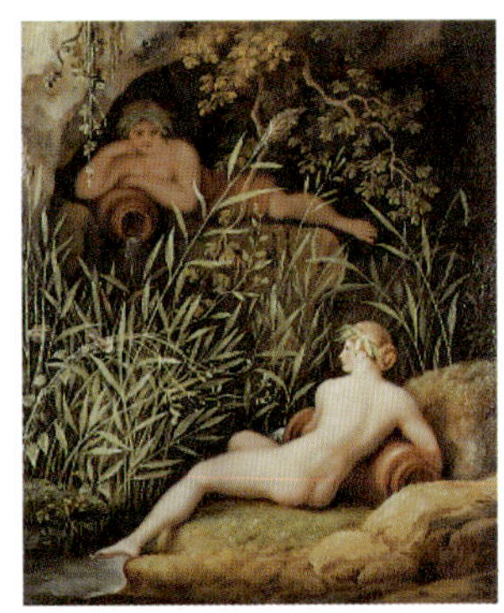
259

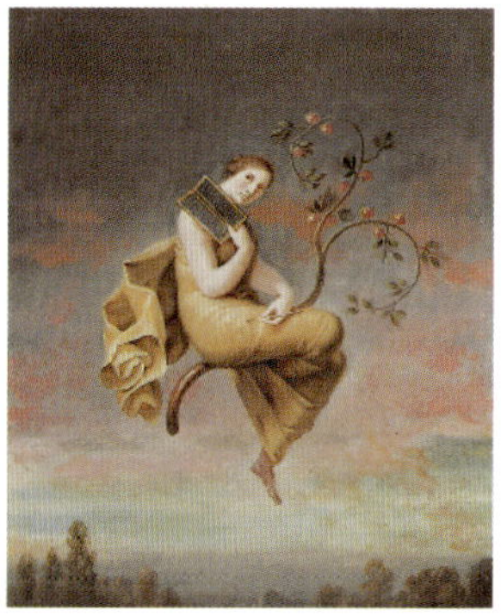
253

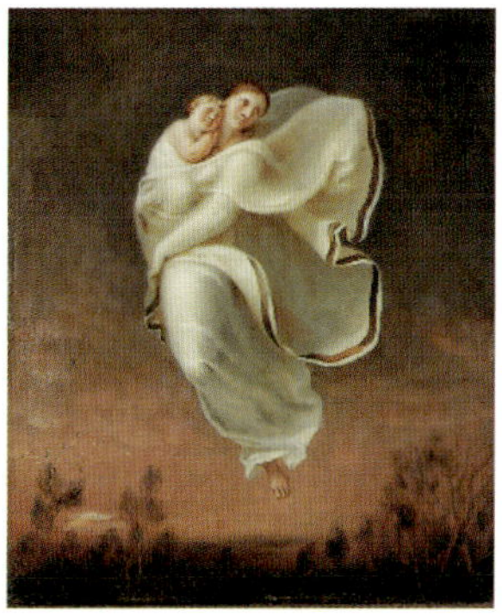
256

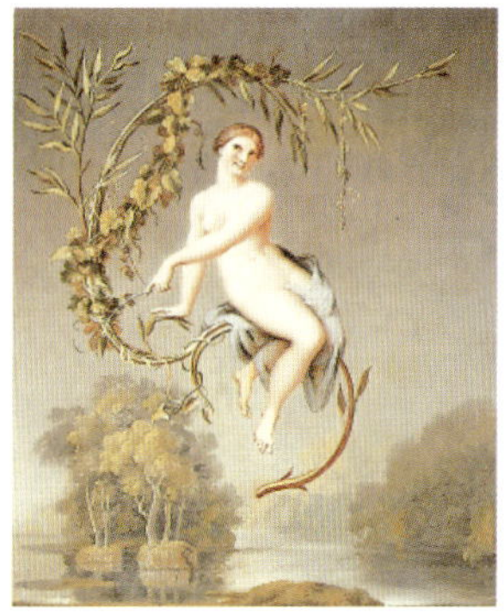
252

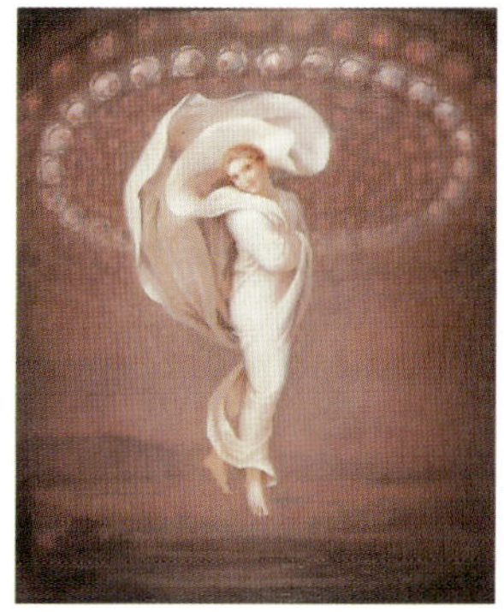
242

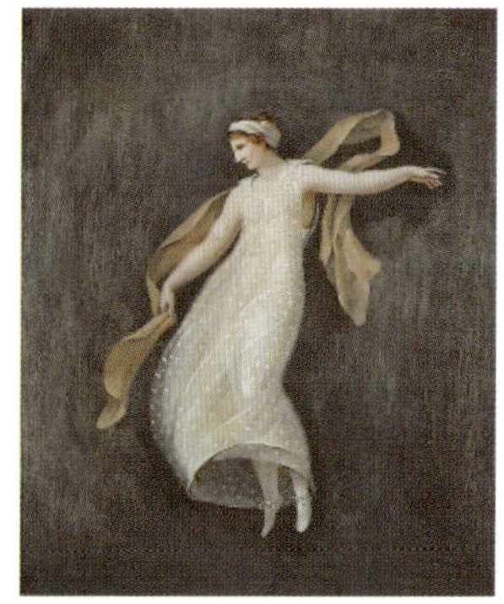
240

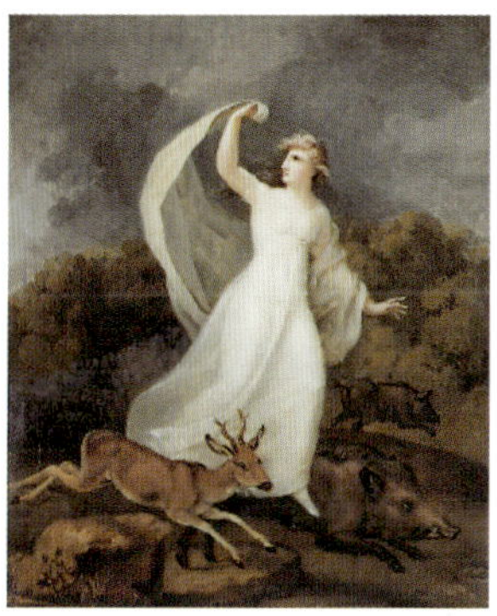
261

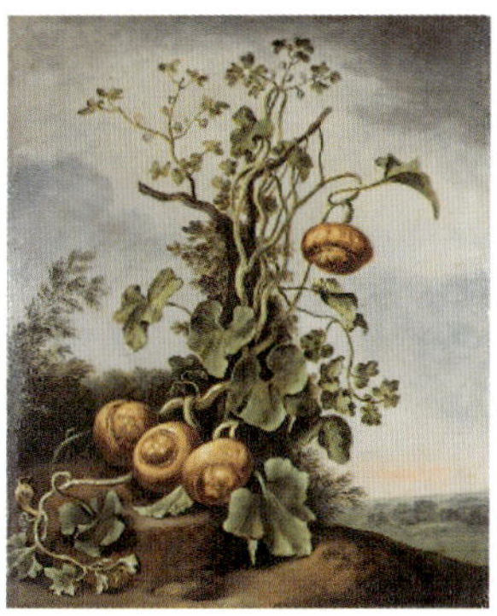
264

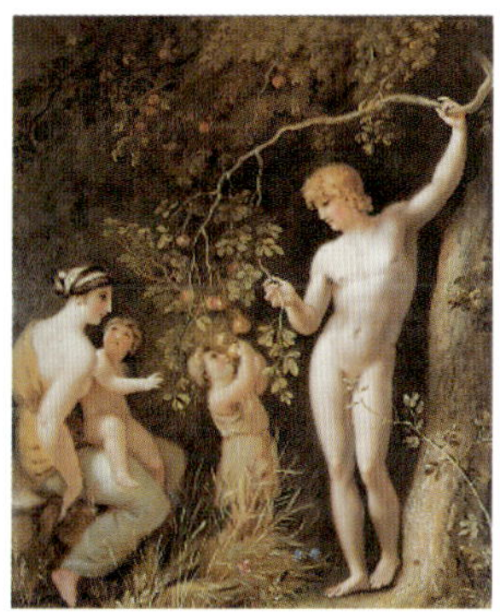
257

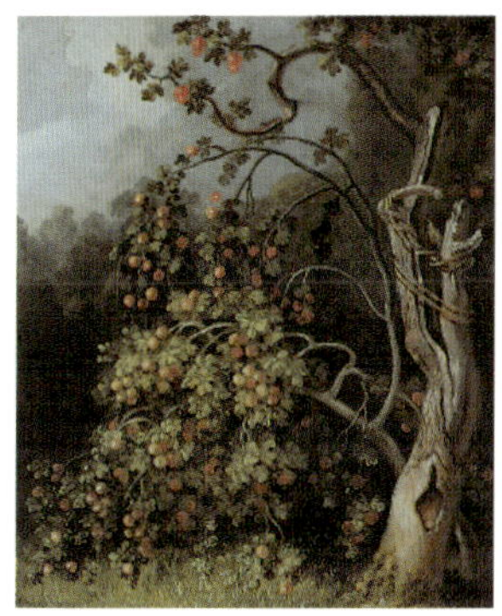
263

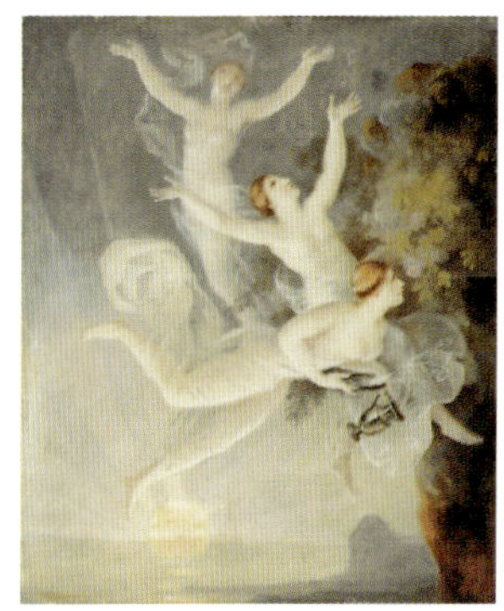
241

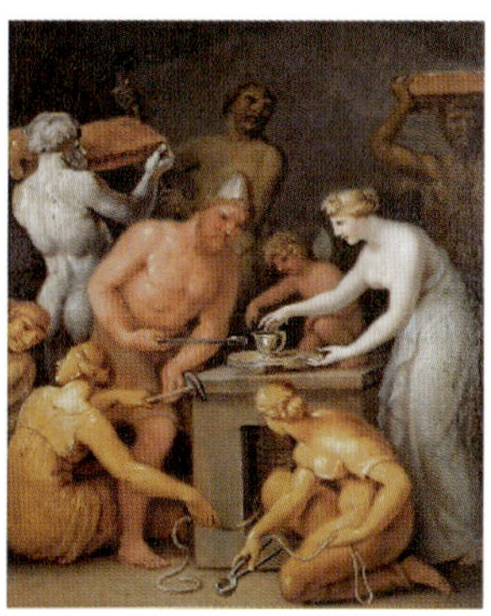
237

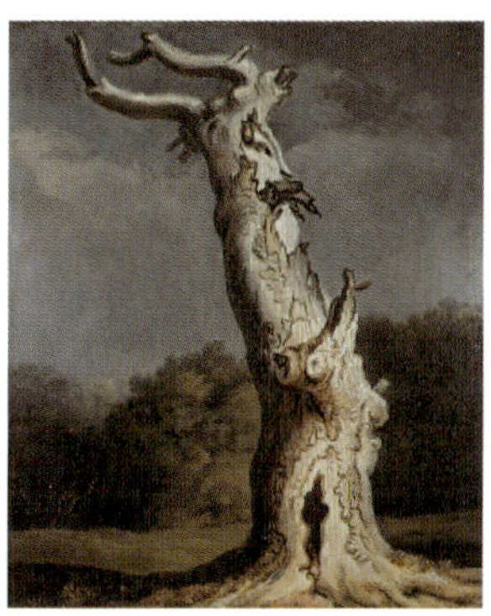
235

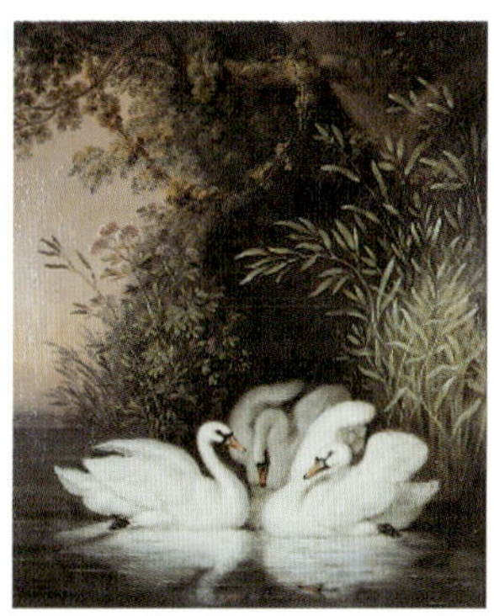
267

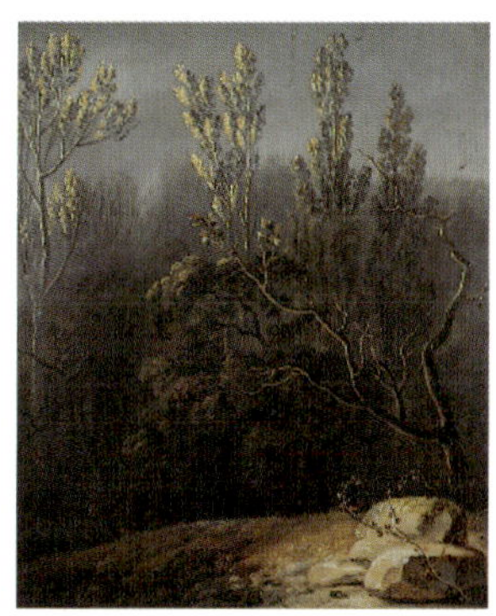
262

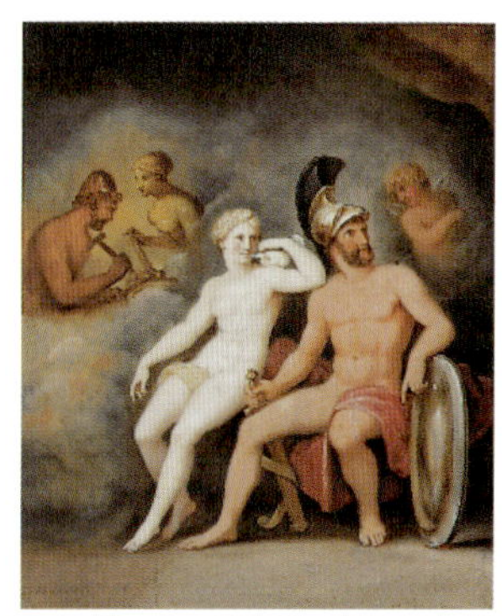
243

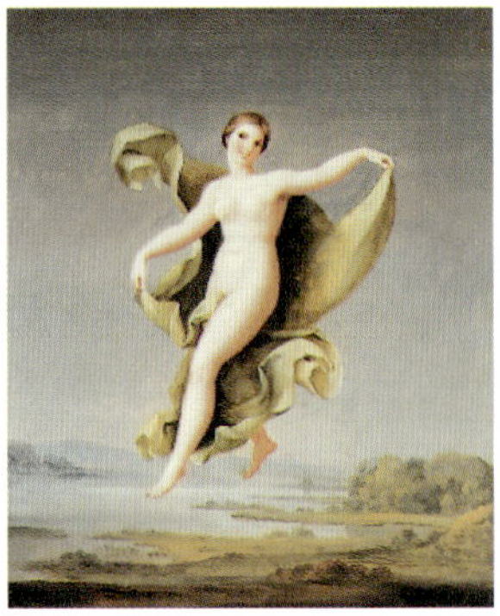
254

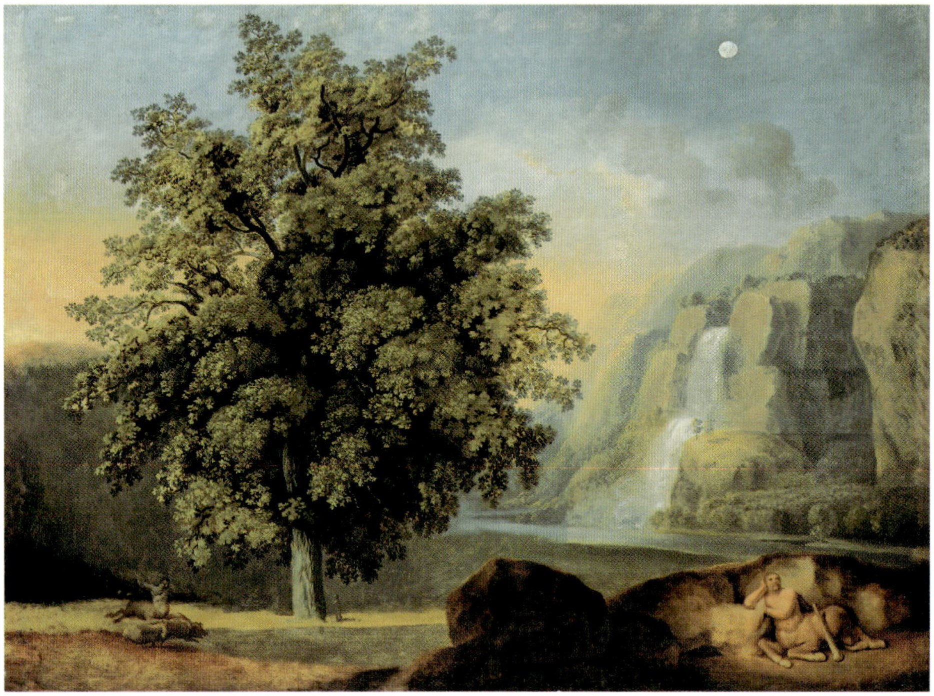
275

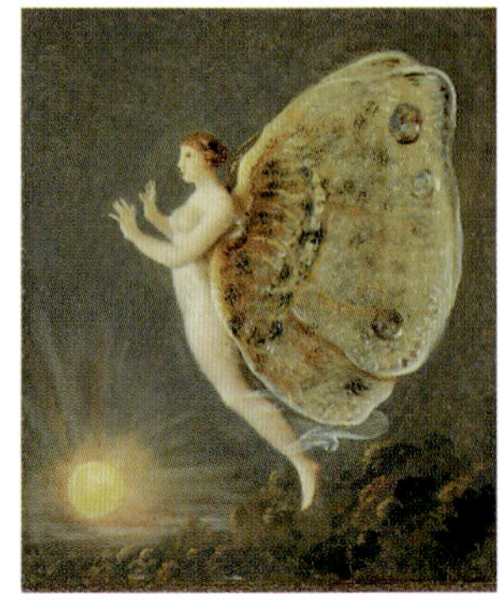
239

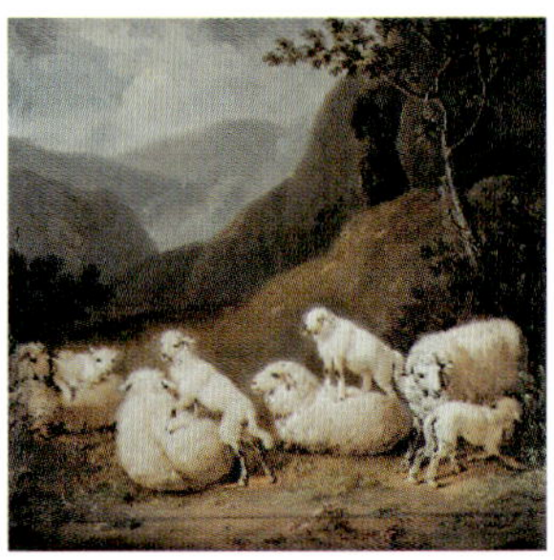
270

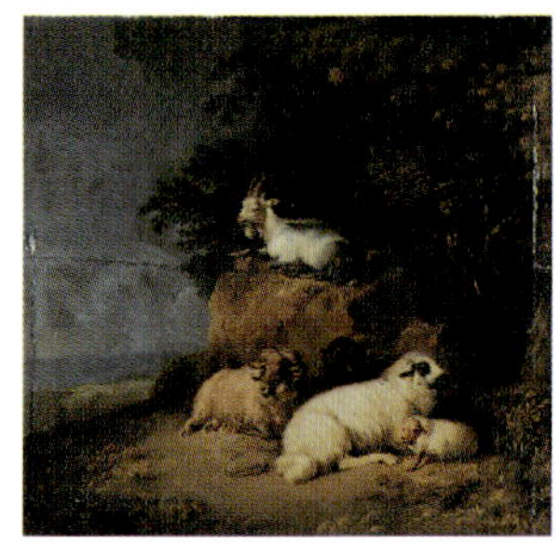
269

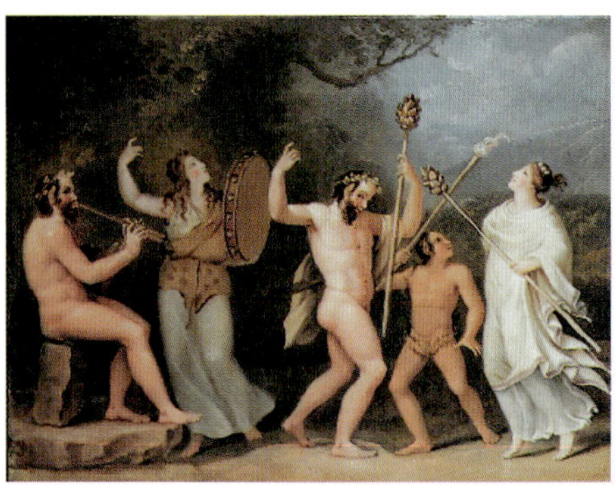
272

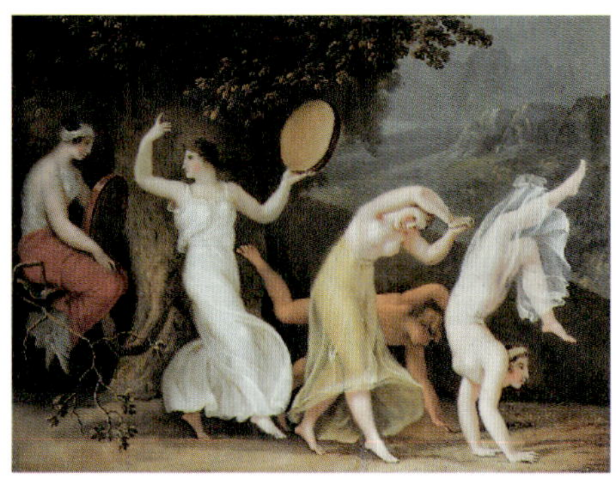
273

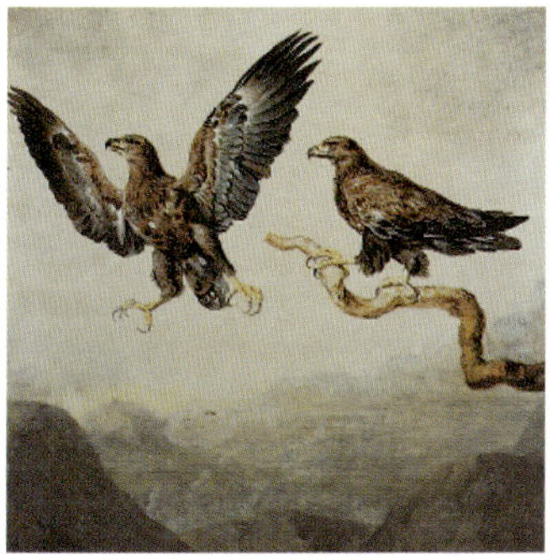
233

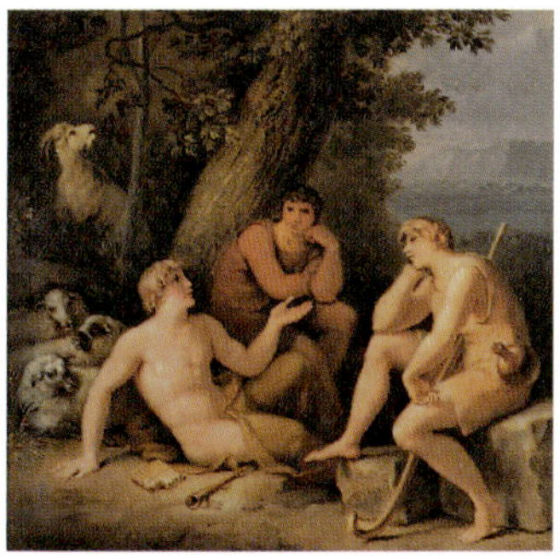
265

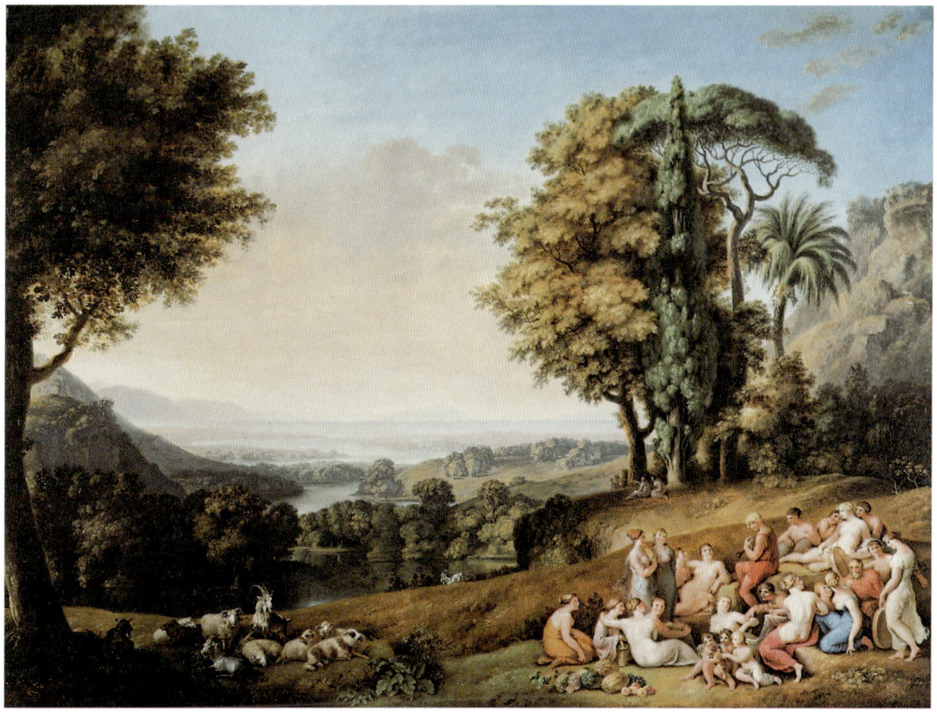
274

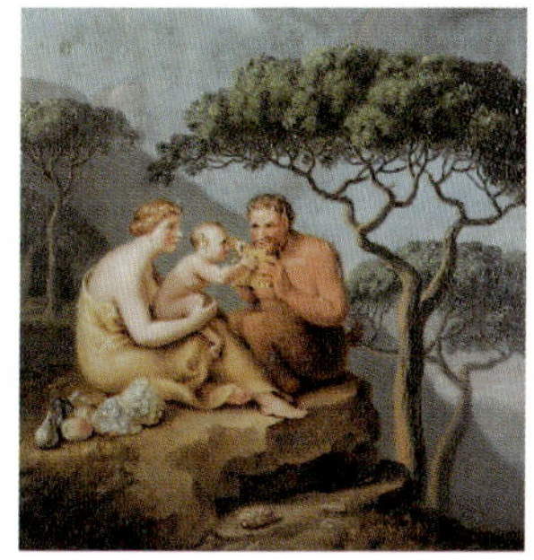
236

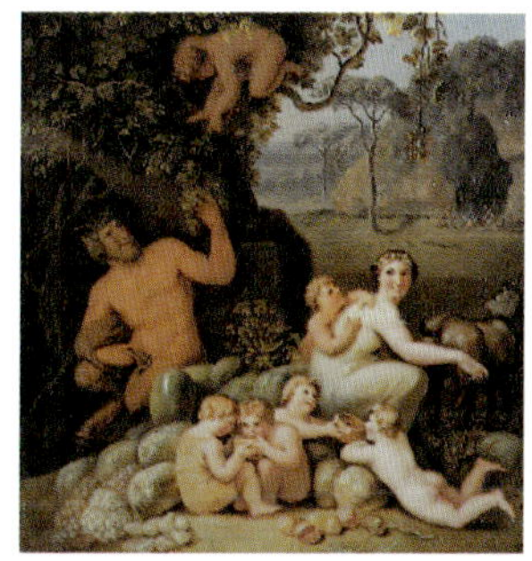
231

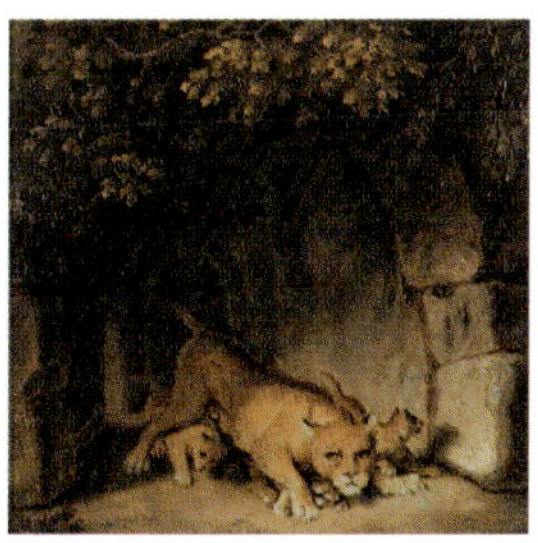
268

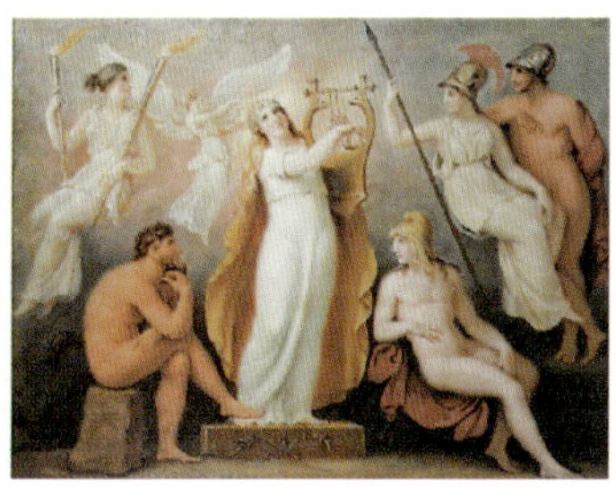
234

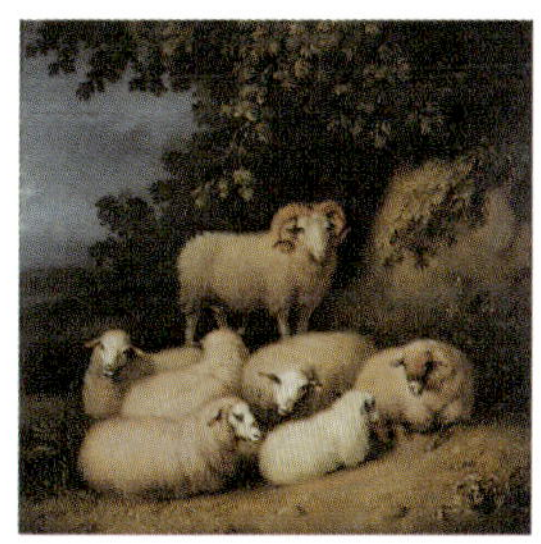
266

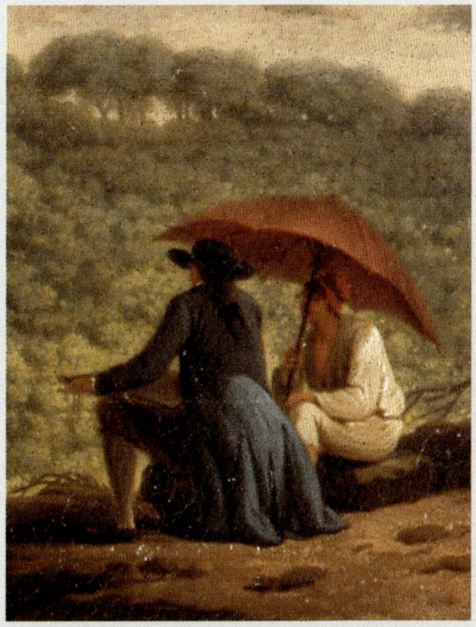

SÜDITALIENISCHE LANDSCHAFT

NORBERT MILLER

DER DICHTER EIN LANDSCHAFTSMALER

I.

Gegen Ende seiner Reise, im Oktober 1787, zog sich Goethe aus seinem zweiten römischen Aufenthalt für ein paar schöne Herbsttage in die ländliche Abgeschiedenheit von Castel Gandolfo zurück, um dort in geselliger Runde »bei mildem durchaus heiterem herrlichem Wetter«[1] die Landschaft zu genießen. Er nennt den Aufenthalt eine förmliche Villeggiatur, einen Ausflug ins freizügigere Landleben. Ans Zeichnen vor der Natur war gedacht, jedenfalls vorsorglich Zeichenmappe, Feder, Kreide und Tusche eingepackt. Der Zufall führte Goethe mit einem jungen Mädchen aus Mailand zusammen, in das er sich augenblicks heftig verliebte. Aus dem Abstand von vierzig Jahren hat er 1829 die Romanze zu einer Episode seines Reisebuchs ausgebaut, der einzigen, die novellistische Züge in diesem Spätwerk des Dichters trägt. Das Werben um das schöne Mädchen, dessen Erscheinung ihm noch immer leuchtend vor Augen steht, kann ungezwungen, in einer vom gesellschaftlichen Zwang befreiten Situation, vor sich gehen. Beide finden Wohlgefallen aneinander. Da kommt die aufkeimende Liebe zu einem jähen Ende, als Goethe unversehens bei einer der Abendunterhaltungen erfahren muß, daß die junge Mailänderin verlobt ist und in Kürze heiraten wird. Unter einem Vorwand macht er sich von der Gesellschaft los und stürzt in die einbrechende Nacht hinaus: »Ich kam spät nach Hause, und des andern Morgens früh machte ich, meine Mappe unter dem Arm, einen weiteren Weg, mit der Entschuldigung nicht zur Tafel zu kommen.«[2] Das Zeichnen wird zum Heilmittel, die konzentrierte Aufmerksamkeit für die Landschaft unterwirft die Leidenschaft dem strengen Gebot des Objektiven. Zugleich aber gewinnt der Blick in die Natur aus der Empfindung eine vorher nicht gekannte Sehschärfe und Belebung: »Ich wendete mich abermals rasch zu der inzwischen vernachlässigten landschaftlichen Natur und suchte sie so treu als möglich nachzubilden, mehr aber gelang mir sie besser zu sehen. Das wenige Technische was ich besaß reichte kaum zu dem unscheinbarsten Umriß hin, aber die Fülle der Körperlichkeit, die uns jene Gegend in Felsen und Bäumen, Auf- und Abstiegen, stillen Seen, belebten Bächen entgegen bringt, war meinem Auge beinahe fühlbarer als sonst und ich konnte dem Schmerz nicht feind werden, der mir den innern und äußern Sinn in dem Grade zu schärfen geeignet war.«[3]

Die Trennung in Umriß und Bild, in handwerksmäßig aufgenommenes Notat und in die mit den inneren Sinnen erfaßte, späterer künstlerischer Ausarbeitung vorbehaltene Naturansicht entspricht, jedenfalls auf den ersten Blick, ganz dem herrschenden Künstlerbrauch und den ästhetischen Grundsätzen der Zeit. Goethe hat sich in Italien immer daran gehalten, zunächst ohne viel Nachdenken und in einer Art ungelöstem Widerspruch, da sein Temperament nach dem aus dem Augenblick geschaffenen Spiegelbild des Gesehenen drängte, später in Rom und Neapel, als er sich unter dem Einfluß seiner Künstlerfreunde auf das Studium der Landschaftsmalerei einließ, in einer genau kontrollierten, aus Einsicht in die Gesetzmäßigkeiten der Kunst erwachsenen Selbstunterwerfung vor der Natur. Der Zeichner nimmt zwei Bilder mit nach Hause, die Skizze, auf Begrenzungslinien beschränkt, auf die Verteilung der Massen, die Staffelung der Gründe, die Heraushebung des charakteristischen Details und vielleicht noch auf ein paar Angaben über das Zueinander von Licht- und Schattenzonen, und das innere Bild, zu dem die Sinne die vielfachen Eindrücke aus dem verfliegenden Moment der Wahrnehmung durch die Erinnerung bereithalten: die Farben und Lichter, den Himmel und seine Spiegelung in den Gewässern, die Stimmung, die alle Einzelheiten für den Sehenden zum Ganzen bindet, das pulsierende Leben in jeder Landschaft. Die Zeichnungen und Aquarelle, die Goethe und sein künstlerischer Adjunkt, der junge Maler Christoph Heinrich Kniep, auf ihrer Reise durch Sizilien angefertigt haben, gehorchen alle dieser Grundregel für Landschaftsmaler, daß erst der ruhige Schaffensvorgang des Malens in die vor Ort genommenen Umrisse wahre Anschauung hineinzulegen vermöge, daß nur die künstlerische Besonnenheit die Vedute zum erfreulichen Bild zu gestalten wisse. Richtende Instanz war dabei die Natur. Ihr hatte sich, nach Goethes in Italien frei angenommener Überzeugung, der Künstler auch dort in sorgsamstem Bestre-

1 MA XV, S. 505.
2 MA XV, S. 511; die Episode S. 507 ff.
3 MA XV, S. 511 f.

ben anzubequemen, wo er durch die eigene Empfindung oder Laune in seinem Ausdruckswillen affiziert ist. Die angestrengten Studien während seines zweiten römischen Aufenthalts hatten ihn in dieser Ansicht eher noch bestärkt; denn waren nicht alle seine Bemühungen als Naturforscher, Archäologe, Kunstkenner und Zeichner gleichermaßen auf das Verstehen ausgerichtet, auf die Einsicht in das vom Ich unabhängige Gesetz?

Nach einem so jähen Umbruch frohester Aussichten und nach einer Erschütterung eben aufgekeimter Gefühle – beides ruft immerhin noch im Abstand beim Dichter das Schicksal Werthers in Erinnerung! – bedeutete der morgendliche Ausflug in die Albaner Berge eine gründlichere Verwandlung seiner Kunstauffassungen, als das die konventionellen Begriffe seines Berichts bei flüchtigem Lesen andeuten. Aus der inneren Erregung des Künstlers, Beseligung oder Verstörung, schärfen sich die inneren und äußeren Sinne. Natur und Subjekt verschmelzen erst im Ausnahmeaugenblick einer so gesteigerten Wahrnehmung. Da werden Raum und Linie, Farbe und Licht wie mit einem Zauberstab berührt und geben ihr Geheimnis preis, das zu einem Teil eben auch das Geheimnis des wahrnehmenden Subjekts ist. Auch die sorgsamste Kunstübung kann – so Goethes Überzeugung seit diesen Oktobertagen – die »Landschaft nach der Natur« nur dann zum gelungenen Bild umschaffen, wenn diese Erregung darin weiterschwingt. Damit überwindet Goethe den bis dahin eingenommenen Standpunkt, dessen Prämissen aber nicht preisgegeben werden; damit wird für ihn schöpferische Künstler-Einsicht möglich, auch wenn das »wenige Technische« kaum zu dem unscheinbarsten Umriß hinreichte. Ein Schlüsselerlebnis Goethes! Tief ins Gedächtnis eingegraben wie die Begegnung mit Homers *Nausikaa* in der griechischen Landschaft des östlichen Sizilien, wie der abendliche Blick auf die Bucht von Neapel, auf den von Lava überflossenen, im Mondlicht liegenden Rücken des Vesuv, wie der letzte Anblick der Tempel von Paestum, aus dem er die Fremdheit und das eigene Schönheitsgesetz der Antike als größte Idee mit nach Hause nimmt, wie die lockende Versuchung durch die antike Statue der *Tänzerin* aus Neapel (Kat. 14), die kurz vor dem Ende des römischen Aufenhalts im Kunsthandel auftauchte und in ihm die Hoffnung wachrief, die klassische Gegenwelt doch noch lebendig über die Berge hinüberzuretten. Wie die anderen Schlüsselerlebnisse ist auch die Begegnung mit der schönen Mailänderin im Augenblick der Vergeblichkeit gerettet, ins Innerste geborgen, für spätere und späteste Erinnerung aufbewahrt. Ganz im Gegensatz zu seinem römischen Freundeskreis, zu allen den zeitlebens in der Aura Italiens wirkenden Malern und Kunstkennern, hatte ja für den Reisenden Goethe jede, auch die intensivste Begegnung den Charakter des Vorläufigen, nur im Rückblick Dauernden. Umriß und später ausgeführtes Gemälde – das war fast ein Gleichnis für seine Situation während der Italienreise. Aber erst in der Hinwendung des enttäuschten Liebenden zur beseelten Landschaft muß Goethe die Tragweite des Gedankens ganz aufgegangen sein.

Der Bericht im *Zweiten römischen Aufenthalt* arrangiert bereits den Vorabend auf dieses Ereignis hin: der neue Ton über der Gegend, weder dem Sonnenuntergang noch den Lüften des Abends allein zuzuschreiben, die intensivere, aller malerischen Kunst überlegene Abschattierung der Landschaft und die Abendstimmung werden auf die Vorahnung des Glücks zurückgeführt. Auch werden Sonnenuntergang und Erwachen aus dem Glückstraum ganz pointiert in den gleichen Augenblick zusammengedrängt. Die erzwungene Beruhigung in der Natur, in die das Entsetzen der vergangenen Nacht noch hineinwirkt, zieht da scheinbar nur die Summe aus diesem Verwandlungsvorgang. In den erhaltenen Briefen wird die Metamorphose nur diskret angedeutet. Die Mailänderin wird nebenher erwähnt, der Zauberkreis aus Villeggiatur, bedrohter Idylle und Begegnung mit der Natur erscheint nur in der Abkürzung: »Ich mag von meinem Leben keine Beschreibung machen, es sieht gar zu lustig aus. Vor allem beschäftigt mich das Landschaftszeichnen, wozu dieser Himmel und diese Erde vorzüglich einlädt. Sogar hab' ich einige Idyllen gefunden. Was werd' ich nicht noch alles machen. Das seh' ich wohl, unser einer muß nur immer neue Gegenstände um sich haben, dann ist er geborgen.«[4] So steht es im Brief an die Weimarer Freunde vom 5. Oktober, geschrieben unterwegs aus Albano. Wenn die Andeutungen in dem spät niedergeschriebenen Bericht in der Landschaftsdarstellung den matten Glanz mit Goethes *Novelle* und mit einigen Dornburger Gedichten gemein haben, dann beweist der Dichter in der Redaktion der Briefe aus Italien doch, daß in seiner Erinnerung das Gefühl

4 MA XV, S. 496f., vgl. dazu im Oktober-Bericht S. 509 ff.

und die Farbigkeit der Wahrnehmung lebendig geblieben sind. Wie überall im *Zweiten römischen Aufenthalt* läßt es sich Goethe angelegen sein, Korrespondenz und Bericht eng aufeinander zu beziehen. Hat er dabei in den Text seiner Briefe nicht nur kürzend, sondern auch ändernd eingegriffen? Der behutsame Optimismus, der Mut zur Veränderung, der Blick nach vorn – alles das ist komponiert. Alles das hat das bevorstehende Ereignis ahnungsvoll in sich aufgenommen. Aber diese innere Vorerwartung gehört andererseits zu den bestimmenden, immer wiederkehrenden Erfahrungen in Goethes Leben. Auch zeigen die gar nicht wenigen Stellen, an denen sich der Wortlaut der *Italienischen Reise* an zeitgenössischen Zeugnissen überprüfen läßt, daß im allgemeinen nicht die Reihenfolge, vielleicht auch nicht das Geschehen selbst, daß aber wohl Atmosphäre und Haltung getreu bewahrt werden. Nirgends zeigt sich das schöner und selbstverständlicher als in der Begegnung mit der schönen Mailänderin; denn dieses Erlebnis gestaltete Goethe außer in den Briefen, bei denen er zur Aussparung und zum Verbergen gezwungen war, noch im Herbst auch in einem Gedicht. Er verwandelt die Flucht des verwirrten Malers in einen graziösen Mythos, der alle Galanterie und alle innere Bewegung, alle staunende Begeisterung und alle theoretische Einsicht miteinander zarteste Gestalt annehmen ließ. In *Amor ein Landschaftsmaler*, im Oktober 1787 unter dem Eindruck seiner Romanze geschrieben, maskiert sich Goethe in das anakreontische Schäferkostüm seiner Jugend, das ja in vielen Einzelheiten der hellenistischen Kultur entspricht, wie er sie in Rom und Neapel, in den Versen der Bukoliker und in den pompejanischen Wandbildern auf hesperischem Boden wiedergefunden hatte. Amor begegnet dem ratlosen Künstler als der vollkommene Landschaftsmaler. Er schafft, was der Schüler nie zu hoffen wagt, die belebte Natur. Amor in tausend Gestalten – das hatte die Maler und Radierer an den Bildern aus den verschütteten Vesuvstädten fasziniert. Der flüchtige Zauber unsterblich-allmächtiger Kindlichkeit, der Vernichtung und dem Todesgrauen als eine Botschaft des Goldenen Zeitalters abgewonnen, forderte Fragonard ebenso wie Joseph-Marie Vien zu verwegenen Nachbildungen heraus. Dessen Genrebild vom Verkauf der Liebesgötter, die als Schmetterlinge oder Vögel widerwillig in den Handel gelangen, war für Goethe Anlaß zu seinem hübschen Gedicht: *Wer kauft Liebesgötter?*[5] Der gleiche, anakreontische Geist belebte im Herbst 1787 unversehens seinen Blick in die nebelverhangene Landschaft der Albaner Berge. Wenn Amors Mutter Venus für den Bildhauer Pygmalion, der sich unsterblich in eine von ihm geschaffene Statue verliebt hatte, das Marmorbild zum Leben erweckte, mußte dann nicht ihr Sohn noch unendlich mächtiger sein? Aus dem aufgezogenen Malgrund des Nebels läßt er, um den verwundeten Jünger zu trösten und zu verlocken, die Natur und die Geliebte gleichermaßen lebendig werden und willig folgt ihm sein Schüler in diese paradiesische Traumwelt nach:

Amor ein Landschaftsmaler

Saß ich früh auf einer Felsenspitze,
Sah mit starren Augen in den Nebel,
Wie ein grau grundiertes Tuch gespannet,
Deckt' er alles in die Breit' und Höh.

Stellt' ein Knabe sich mir an die Seite,
Sagte: Lieber Freund, wie magst du starrend
Auf das leere Tuch gelassen schauen?
Hast du denn zum Malen und zum Bilden
Alle Lust auf ewig wohl verloren?
...

Und er richtete den Zeigefinger,
Der so rötlich war wie eine Rose,
Nach dem weiten ausgespannten Teppich,
Fing mit seinem Finger an zu zeichnen:

Oben malt' er eine schöne Sonne,
Die mit in die Augen mächtig glänzte,
Und den Saum der Wolken macht er golden,
Ließ die Strahlen durch die Wolken dringen.
Malte dann die zarten, leichten Wipfel
Frisch erquickter Bäume, zog die Hügel,
Einen nach dem andern, frei dahinter;
Unten ließ ers nicht an Wasser fehlen,
Zeichnete den Fluß so ganz natürlich,
Daß er schien im Sonnenstrahl zu glitzern,
Daß er schien am hohen Rand zu rauschen.[6]

Die Wahrnehmungsebenen überschneiden sich. Zum Melancholiker, der im Nebel über den Albaner Bergen nur die leer aufgespannte, grau grundierte Leinwand sieht, weil ihm als dilettierendem Künstler auch in der Trübsal die Natur wie ein gemalter Landschaftsprospekt erscheint, tritt der fremde Knabe und sieht ihm gewissermaßen über die Schulter in das graue Einerlei. Landschaftsmaler, die um diese Zeit das Skizzieren unter freiem Himmel zum Lehrsatz erkoren hatten, liebten solche Gruppen als Staffage ihrer Bilder; denn der Kenner und Liebhaber unter dem Sonnenschirm,

5 Aus Goethes 1795 entstandenem Singspielfragment: *Der Zauberflöte zweiter Teil*, Erstdruck im *Musenalmanach fürs Jahr 1796*, dort unter dem Titel: *Die Liebesgötter auf dem Markte*. Die Anspielung auf Viens (1763–1779) berühmtes Gemälde *La Marchande d'Amours* war der zeitgenössischen Leserschaft geläufiger als den heutigen Goethe-Kommentatoren. Zur Ableitung des Bildes aus der antiken Vorlage und zur Wirkungsgeschichte vgl. Gaehtgens/Lugand 1988, S. 172f.

6 MA III/1, S. 10ff. Der Erstdruck des Gedichts erschien 1789 im letzten Band von *Goethes Schriften* (8 Bde., Leipzig 1787ff.), dort S. 247–230, später unter dem Titel *Amor als Landschaftsmaler* in die Abteilung *Kunst* der gesammelten Gedichte mitaufgenommen. Zwar gibt Goethe selbst zweimal den Februar 1788 als Entstehungszeit der Idylle an (Brief an Herder aus Rom vom 22. 2. 1788, Schema der *Italienischen Reise* von 1814), aber der Entstehungszusammenhang mit den Landschaftsausflügen des Herbstes 1787, damit die Datierung auf den Oktober werden vom Dichter selbst im *Zweiten römischen Aufenthalt* suggeriert.

die heiter plaudernde Küstlergruppe mit ihren Malerutensilien, auch der in die Einsamkeit geflüchtete Grübler, waren belebende Elemente in jeder gemalten oder gezeichneten Vedute, die zugleich für das Programm eines Zeichnens nach der Natur einstehen konnten. Joseph Vernet, der berühmte Meister der großen *Paysage*, von seinen bedeutenderen Schülern nicht weniger gefeiert als von den Rom-Reisenden und den Ästhetikern der Pariser Aufklärung, hatte das sprechende Detail erfunden und wie eine Signatur bei seinen sozusagen betretbaren Landschaften verwendet. Der aber hier neben den geflohenen Dichter tritt, ist in schalkhafter Anmut Amor, der Gott der Liebe, der ihn doch eben erst verwundet hatte. Der Gegner als mitleidiger Freund, der Knabe als Mentor – in der Rollenvertauschung regt sich Morgenzuversicht über den aus der Nacht mitgetragenen Schatten. Die Frage des altklugen Buben, ob dem Einsamen auf der Felsenspitze alle Lust zum Malen und zum Bilden auf ewig entschwunden sei, macht mit dem Leser auch dem Angeredeten klar, daß der ja von Anfang an vor der zum Malen aufgespannten Leinwand der beseelten Natur gesessen hatte, zum Malen und zum Gestalten bereit vor aller eigenen Einsicht. Aber erst der Meister, erst der früh und auf ewig vollendete Gott der Liebe, erweckt mit den Morgenstrahlen der Sonne die Herrlichkeiten der Natur zum vollkommenen Landschaftsbild. Wie Goethe es von Jakob Philipp Hackert in Bewunderung gelernt hatte, als er dem Maler in Neapel zuerst begegnet war, verfährt auch der göttliche Landschaftsmaler: von der über den Wolkensäumen aufgehenden Sonne entwirft er mit seinem an der Morgenröte entzündeten Finger die bezaubernde Aussicht in die Albaner Bergtäler von hinten nach vorne, von der Fernung der Hügel, einen nach dem andern, über die leicht hingetuschten Wipfel der Bäume bis an den in der Sonne aufglänzenden Fluß im Vordergrunde. Und da Amor die Natur selbst ins Bild verwandelt, kann er die malerischen Wirkungen der ins Heroische überhöhten Idylle viel leichter und vollkommener erreichen als jeder seiner Rivalen. Er haucht der Natur nur das Leben ein, das sie selber besitzt. Seine Wipfel scheinen sich zu bewegen, seine Ströme scheinen zu glitzern und zu rauschen – das ist im Gedicht immer noch in der Terminologie der Landschaftskunst formuliert –, da vor der schöpferischen Macht der Liebe der alte Konflikt von Natur und Kunst mit leichtester Hand aufgehoben wird. So ist es nur konsequent, wenn Amor schließlich mit spitzem Finger ans Ende des Wäldchens, in den kräftigen Widerschein der Sonne, das allerliebste Mädchen zeichnet, so daß den Zuschauer vor soviel Kunstfertigkeit zu schwindeln beginnt:

Da ich noch so rede, sieh da rühret
Sich ein Windchen und bewegt die Gipfel
Kräuselt alle Wellen auf dem Flusse,
Füllt den Schleier des vollkommnen Mädchens –
Und was mich Erstaunten mehr erstaunte,
Fängt das Mädchen an, den Fuß zu rühren,
Geht zu kommen, nähert sich dem Orte
Wo ich mit dem losen Lehrer sitze.
Da nun alles, alles sich bewegte,
Bäume, Fluß und Blumen und der Schleier

Und der zarte Fuß der Allerschönsten;
Glaubt ihr wohl, ich sei auf meinem Felsen
Wie ein Felsen, still und fest geblieben?[7]

Die Schlußpointe hebt ironisch den Zauber auf. Goethe zitiert, wenn er hier den neuen Pygmalion spielt, seine eigene anakreontische Vergangenheit. Bis in den Tonfall ist hier aus vollkommenster Meisterschaft der Charme seiner frühen Leipziger Lieder aus der Erinnerung wachgerufen. Auch das nicht zufällig, nicht einer bloßen Laune gehorchend, sondern weil der Ausnahmezustand seiner gelösten Empfindungen auf dem Lande, weil das römische Idyll eine innere Affinität zu den nur vorgestellten und vorgespielten bukolischen Situationen seiner Kindheit besaß. Wilhelm Tischbein, der Freund seiner ersten römischen Wochen, hatte ihm leidenschaftlich die römische Umgebung als eine arkadische Landschaft vorgeführt, in der die alten Götter und Naturgewalten, aber auch das Goldene Zeitalter heimlich festgebannt waren. Der Kundige mochte im glücklichen Augenblick die schlummernden Nymphen und Quellengötter erwekken oder in den Hirten die Schäfer der antiken Eklogen wiederfinden. Für Tischbein waren die Berge um Rom ganz eingehüllt in die Aura der Idyllen-Dichtung, die Salomon Gessner, sein Schweizer Freund und Mentor, für Europa neu entdeckt hatte.[8] Noch in einer zweiten Hinsicht empfand Goethe sein Gelegenheitsgedicht als eine – wenn schon leichtgeschürzte – Summe seiner Italien-Erfahrungen: verlockend gemalte Liebschaften, ins Leben drängende Marmorstatuen und mancherlei *tableaux vivants* umgaben ihn auf seiner Italienreise. Da waren die Madonnen Guido Renis, da war die hei-

7 MA III/1, S. 14.
8 Christian Klemms glückliche Wendung: »Aus Züricher Geist«, um Tischbeins künstlerische Herkunft zu bezeichnen (Klemm 1992, S. 69) trifft in besonderem Maße die euphorische Stilisierung der römischen Umgebung zu einer Idylle nach Salomon Gessnerschem Geschmack.

lige Rosalia in Palermo, da waren die nachgestellten Attitüden der Lady Hamilton in Neapel, da war die *Juno Ludovisi* (Kat. 13) in Rom, da war in der Farnesina das Wunder von Raffaels Psyche herzwärmend zu bestaunen, und da war vor allem jene tanzende Muse (Kat. 14) aus dem Palazzo Caraffa Colombrano in Neapel, die ihm wie auf einen Götterwink hin unversehens in Rom zum Kauf angeboten wurde. Sie alle verbinden sich, bald enger, bald lockerer, mit den Gestalten seiner Phantasie, die er nach Italien mitgebracht hatte, um ihnen hier überrascht aufs neue zu begegnen, mit Iphigenie, mit den beiden Leonoren, mit Nausikaa. Der Pygmalion-Mythos ist eines der beherrschenden Themen, eines der immer wieder begegnenden Sinnbilder der beiden italienischen Jahre. Hier im Gedicht knüpft sich nun der Mythos sowohl an die einzige, den Dichter tiefer berührende Romanze dieser Lebensepoche und zugleich an das Geheimnis des Landschaftssehens, das für Goethe mit seiner Wahrnehmung Italiens beinahe identisch war. Die späte Redaktion der *Italienischen Reise* und die noch spätere des *Zweiten Römischen Aufenthalts* trägt der Thematik kunstvoll Rechnung. Aber *Amor ein Landschaftsmaler* hält aus dem Augenblick des Erlebens für immer fest, wie groß die Macht liebender Naturerkenntnis und begeisterter Aneignung der Landschaft wirklich war.

II.

Den Reisenden von Stand, der sich wie Goethe in den Jahren nach 1750 auf den vorgebahnten Pfaden der grand tour nach Italien begab, begleiteten außer wenig zuverlässigen Landkarten und wenig zuverlässigeren Aufstellungen über die Post- und Fuhrverbindungen vor allem zwei Arten von Büchern, die ihm das Kennenlernen der fremden Städte und Landschaften erleichtern sollten. Zum einen waren das die üblichen, meist schwergewichtigen oder mehrbändigen Reisehandbücher, die man kaum benutzen konnte, wie Maximilian Missons *Nouveau Voyage d'Italie* (zuerst Im Haag 1691, dann immer wieder nachgedruckt), wie Johann Georg Keyßlers *Neueste Reisen durch Teutschland ..., die Schweitz, Italien, und Lothringen* (2 Bde., zuerst Hannover 1740) oder auch Thomas Nugents Werk *The Grand Tour* (zuerst London 1749, Italien im dritten Band!). Auch das unter Winckelmanns Einfluß geschriebene Buch Johann Jakob Volckmanns: *Historisch-kritische Nachrichten von Italien* (3 Bde., Leipzig 1770), das Goethe als seinen wichtigsten Reisebegleiter nach Italien mitgenommen hatte, war ein Kompendium des Wissenswerten, eine wuchtige Beschreibung des Landes, der Sitten, der Ökonomie, des Zustands der Wissenschaft und der Werke der Kunst, bei dem sich Fülle der Information und Unbequemlichkeit der Benutzung wechselseitig bedingten. Zum anderen waren es knapper, persönlicher gehaltene Berichte literarisch ehrgeiziger Reisender, seien es französische Diplomaten oder müßiggehende englische Adlige, seien es Altertumskenner, Schriftsteller oder Künstler, die ihre ausgewählten Mitteilungen über die italienischen Staats- und Wirtschaftsverhältnisse, über Sammlungen und berühmte Monumente, über den Karneval und die Kirchenfeste mit vereinzelten Bemerkungen zum Eindruck, den die italienische Landschaft auf sie machte, oder mit Reiseanekdoten durchsetzten. Beide Gattungen des Reisehandbuchs hatten eines gemeinsam: sie kamen ganz oder beinahe ganz ohne Bilder aus. Das hing mit der Gattung des Reiseführers, aber auch mit der Natur der Kavaliersreisen zusammen: die Route lag da in den Grundzügen ebenso fest wie der Kanon des Sehenswerten. Eine eigene wissenschaftliche Disziplin, die Apodemik, bestimmte bis ans Ende des 18. Jahrhunderts das sehr breite Feld der Gegenstände, an dem sich der Italienbesucher zu bilden hatte. Die Anschauung war dabei der Vermehrung der realen Kenntnisse entschieden untergeordnet. Auch die ärmlichsten Schriftsteller vertrauten lieber dem beschreibenden Wort als dem illustrierenden Kupferstich.[9] Zwar hatte sich der Geschmackswandel in den englischen Reiseberichten früh vorbereitet – so gab der Aufklärungs-Publizist Joseph Addison schon 1705 in seinen weithin sehr trockenen *Remarks on Several Parts of Italy* erste Versuche dichterischer, mit der Malerei rivalisierender Landschaftsschilderungen, so vor allem der Wasserfälle von Tivoli und des unvergleichlichen Blicks, den der Reisende dort von der Höhe des Sibyllen-Tempels aus gewinnen konnte –[10], und dieser Geschmackswandel spiegelt sich nach der Jahrhundertmitte in einer ganzen Reihe veröffentlichter oder nur zum privaten Gebrauch bestimmter Korrespondenzen wider. Aber auch dann noch ergaben sich für die Illustrierung der Italienbücher keine Konsequenzen. Die kümmerlichen Veduten luden zu wenig mehr ein als zu einer bloßen

9 Grundlegend bis heute Schudt 1959, Kat. Marbach 1966, Trease 1967; die neueren Publikationen zum Thema zusammengestellt bei Brilli 1987.

10 »Die Aussicht öffnet sich auf der einen Seite nach der römischen Campagna, wo sich das Auge in einer lieblich geräumigen Ebene verliert. Auf der anderen Seite zeigt sich eine stärker gebrochene und zerrissene Szenerie, die aus einer unendlichen Vielfalt aus Unregelmäßigkeiten und Schattierungen besteht, wie sie ganz natürlich sich aus einer angenehmen Abwechslung von Hügeln, Schattenhainen und Talgründen ergibt. Am meisten belebt das Bild der Fluß Teverone, den man in einer Entfernung von ungefähr einer Viertel-Meile sich in einen Abgrund werfen sieht. Dort stürzt er über mehrere Kaskaden von einem Felsen über den nächsten hinab, bis er die Talsohle erreicht, wo sein Anblick ganz verschwinden würde, ließe sich nicht sein Silberband gelegentlich durch die Lichtungen und Öffnungen der Wälder gewahren, die rund um ihn wachsen. Die römischen Maler arbeiten gern an diesem Landschaftsausblick, und ich bin zu glauben geneigt, daß auch Horaz sein Auge auf diese Kulisse hatte, als er uns die zwei oder drei reizenden Skizzen von diesen Gegenden gab.« Übersetzt nach Joseph Addisons *Remarks* in: *The Works*... Hrsg. v. H. G. Bohn, Bd. 5, London 1890.

Suchhilfe beim Identifizieren von Bauwerken. Wollte man sich wie Goethe auch auf den Anblick des Südens vorbereiten, so konnte man sich nur in den heimischen Bibliotheken anhand von Stichwerken zur Architektur oder mit Hilfe von Veduten, die Stadtansichten oder einzelne Gebäude darstellten, einen schematischen Eindruck verschaffen. Im Haus am Hirschgraben hatte der junge Goethe die gemessen-begeisterten Erzählungen seines Vaters von dessen Italienfahrt durch den täglichen Umgang mit den römischen Prospekten ergänzt, »gestochen von einigen geschickten Vorgängern des Piranesie, die sich auf Architektur und Perspektive wohl verstanden, und deren Nadel sehr deutlich und schätzbar ist«.[11] Engelsburg und Kolosseum, Petersplatz und Piazza del Popolo prägten sich dem Knaben ein und verfolgten noch den reifen Mann bei seiner Flucht nach Italien. Dagegen hatten es die Grund- und Aufrisse aus den *Quattro Libri dell'Architettura* des Andrea Palladio und die späteren Stichsammlungen zu dessen Bauten schwer, sich in der Vorstellungskraft Goethes festzusetzen: die erste Begegnung mit den Schöpfungen Palladios machte die Differenz zur Vorerwartung sofort deutlich.[12] Aber auch die handwerksmäßig hergestellten Stadtansichten erwiesen sich, bei Goethe wie bei allen Italien-Pilgern der zweiten Jahrhunderthälfte, als unzureichend, um die Erwartung wirklich zu stimulieren oder gar um den in Venedig oder Rom gewonnenen Eindruck angemessen in der Kunst zu spiegeln.

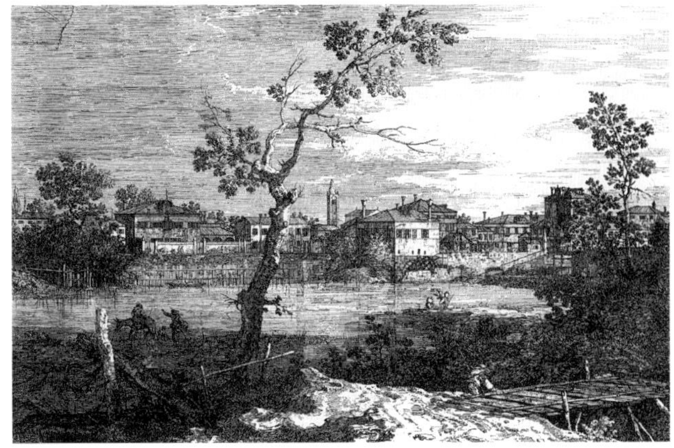

Abb. 1
Antonio Canale, Stadt am Ufer eines Flusses,
aus: *Vedute – Altre prese da i Luogi, altre ideate.*
Privatbesitz

Seit 1740 hatte sich denn auch die bis dahin verachtete Gattung der Vedute aus der Mediokrität gelöst, bloß Merkzeichen zu sein für den Reisenden, eingefügt in einen der ortsüblichen Stadtführer, und sich neu an der Landschaftsmalerei orientiert. Das Idealbild der italienischen Landschaft hatten im 17. Jahrhundert die beiden in Rom wirkenden französischen Maler Nicolas Poussin und Claude Gellée, genannt Lorrain, mit ihrer Schule formuliert: als heroische Idylle, als Beschwörung des Goldenen Zeitalters der Antike aus der von klassischen Denkmälern übersäten Landschaft zwischen Rom und Neapel (vgl. Kat. 2, 58, 61–67). Zauberhafte, atmosphärisch dichte und zugleich duftige lavierte Zeichnungen hielten den Eindruck des Wirklichen fest, aus dem der Künstler dann seine ins Vollkommene durchgebildeten Visionen eines römischen Arkadiens gestaltete. Von dieser Malerei blieb die Vorstellung der italienischen Landschaft bis ans Ende des 18. Jahrhunderts geprägt, in Italien ebenso wie überall in Europa.[13] Wollte sich die Vedute zur Kunstform befreien, so mußte sie, als Gemälde oder als Radierung, die heroische Landschaftsmalerei des 17. Jahrhunderts für ihre Zwecke nutzbar machen. In Venedig war es besonders Antonio Canale, genannt Canaletto, der um 1740 sowohl der Vedutenmalerei wie der Radierkunst neue Impulse gab. Seine bei den englischen Kunstkennern viel gefragten, festlichen Venedig-Ansichten ersetzten die idealisierte Natur der römischen Campagna durch die ganz unklassische Realität Venedigs und der Terraferma. Dieser unklassischen, in ihren Lichtwirkungen jedoch überwirklichen, die Kunst herausfordernden Realität der Flußläufe und Kanäle, der Marktflecken und Binnenhäfen, der verschwiegenen Idyllen und der einsam stehenden Monumente widmete der Maler, der sich für die Wiedergabe seiner Ölbilder mit den vergleichsweise trockenen Stichen Visentinis begnügt hatte, die herrliche Folge seiner Landschaftsradierungen: *Vedute – Altre prese da i Luoghi, altre ideate* (nach 1740), die er dem englischen Konsul Joseph Smith zueignete[14] (Abb. 1). Wie im Interesse für die Architektur Andrea Palladios, das um 1720 in Venedig und London wieder erwachte, waren sich englische und venezianische Kenner und Liebhaber auch in der Naturauffassung einig: Canalettos Kunst entsprach genau dem englischen Idealbild einer natürlichen Landschaft aus der ungezwungenen Vielfalt des Anmutigen, wie es schon früh im 18. Jahrhundert Alexander Pope formuliert hatte. In seinen Stichen erkannte Canaletto der Vedute als dem genau zu identifizierenden oder – im Falle der freien Landschaftserfindung – glaubwürdigen Abbild des Wirklichen den Vorrang vor der Ideali-

11 *Dichtung und Wahrheit*, Buch 1, MA XVI, S. 17.
12 Vgl. MA III/1 (Reise-Tagebuch für Frau von Stein, dort Eintrag vom 26. Oktober aus Foligno), S. 146f. und MA XV, S. 134f., dazu jeweils den Kommentar.
13 Vgl. Kat. Bologna 1962. Die Ausstellung bewirkte vor allem für das Werk Gaspard Dughets eine Neuentdeckung. Zur Wirkungsgeschichte vgl. Kat. München 1983, Salerno 1977–82.
14 Vgl. Bromberg 1974, dort die ältere Literatur in Auswahl. Zur Sammlung des Consul Smith in Venedig und zu seinen Verbindungen mit Canaletto vgl. Vivian 1989; die vollständige Erfassung und Beschreibung des Zeichnungsbestands in Windsor Castle schon bei Parker 1948.

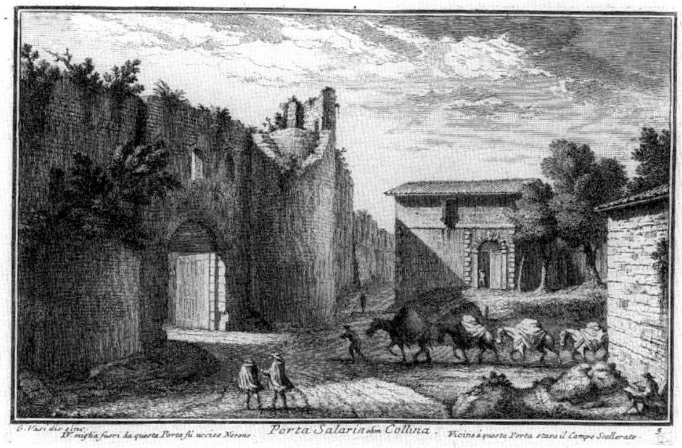

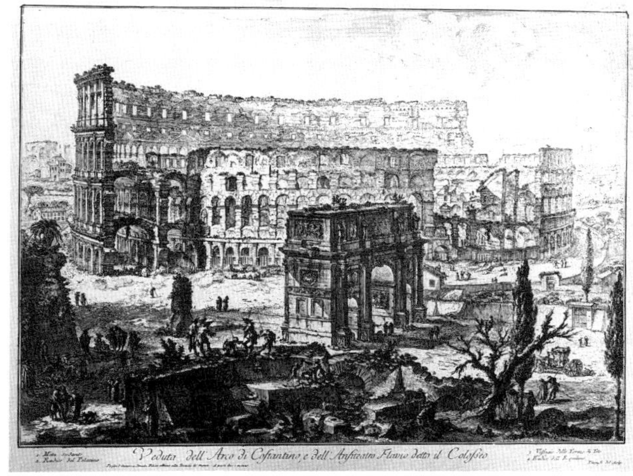

Abb. 2
Giuseppe Vasi, Porta Salaria

Abb. 3
Giovanni Battista Piranesi, Ansicht des Konstantinbogens und des flavischen Amphitheaters, genannt Kolosseum

sierung des Klassischen zu: auch die antiken Reminiszenzen und die frei imaginierten Architekturen gehorchen dem gleichen Gesetz der Wiedererkennbarkeit wie die Ansichten von Padua oder von der Brenta. Allerdings ist auch für den Radierer Antonio Canaletto immer die Atmosphäre das Wundermittel, um auf seinen Blättern Realität und Traum, Nachahmung und Capriccio zu verbinden.

Rom hat sich erst später und nur zögernd der neuen Richtung angeschlossen: die Vedute stand während der ersten Jahrhunderthälfte in keinem hohen Ansehen. Als Einzelblätter und als Illustrationen zu den üblichen Rom-Guiden für die Reisenden wurden rohe Umrisse der Altertümer, der Kirchen und Palazzi angefertigt, die keinen anderen Zweck erfüllten, als das Auffinden der Monumente durch eine schematischgetreue Buchung der Merkmale zu erleichtern. Oft genug begnügten sich die Verleger, ältere und älteste Radierungen einfach nachzustechen oder wiederaufzulegen. Erst mit der Übersiedelung des aus Palermo stammenden Giuseppe Vasi und des Venezianers Giovanni Battista Piranesi nach Rom ändern sich nach 1740 Anspruch und Geltung der Vedute. Größe und Herrlichkeit Roms, *Le Magnificenze di Roma*, sollten so eindringlich in der Radierung festgehalten werden, daß sie für den Reisenden als Erinnerung präsent bleiben. In Hunderten von Blättern gab Vasi ein vollständiges Bild Roms, präzis in Kontur und Raumbeschreibung, lebhaft in der Vergegenwärtigung der Straßen und Märkte, die Radierung sorgsam abschattiert und zu einem Landschaftsstück en miniature (Abb. 2) ausgestattet.[15] Aber erst Piranesis frühe *Vedute di Roma* bewirken eine Wendung: sie suchen Eigenart und Verzauberung der römischen Stadtansichten auf die gleiche Weise einzufangen wie die venezianischen Künstler um Canaletto das Ambiente ihrer Stadt. Und sie rivalisieren schon im Format unmißverständlich mit der großen Landschaftsmalerei des 17. Jahrhunderts. Bis dahin hatten auch die französischen Künstler, die ihr Stipendium in die Akademie nach Rom geführt hatte, und Piranesi selbst das Veduten-Radieren als kunstlosen Broterwerb für römische Buchhändler getrieben. Wenn Giuseppe Vasi seinem Schüler Piranesi vorwarf, er habe für die Vedute zu viel Phantasie und sei zu sehr Maler, um ein guter Stecher zu sein, so zeigt diese Trennung in Malerei und Radierkunst die Fortdauer aus dem 17. Jahrhundert stammender Vorurteile, an denen die römischen und die französischen Kunstkenner gleichermaßen festhielten.[16] So geht auch Piranesi einen anderen Weg als sein bewundertes Vorbild Canaletto: er sucht nicht die Landschaft nach der Natur, sondern die heroische Landschaftsvision (Abb. 3). Wo dieser größte Vedutist und Radierer seiner Zeit die Schaubilder römischer Größe zum Rang einer eigenständigen Kunst der Architektur-Landschaft steigern wollte, geschah es immer durch die gleiche Anverwandlung an die melancholisch getönte Ideallandschaft des 17. Jahrhunderts. Claude Lorrain und Salvator Rosa bleiben seine Vorbilder, wenn er seine bis ins winzigste archäologische Detail korrekten Ansichten der Altertümer in Stadt und Land durch abenteuerliche Blickverkürzungen, durch phantastische Staffagen und durch eine Einbettung ins wuchernde Dornröschen-Gestrüpp ins Visionäre übersteigert. In der Begegnung mit den französischen Rom-Stipendiaten, vor allem mit Hubert Robert, hatte

15 Vgl. Petrucci 1965; Chiarini 1971.
16 »Vous êtes trop peintre, mon ami, pour être graveur.«, nach J. G. Legrand in seiner frühen Lebensbeschreibung: *Notice sur la vie et les ouvrages de J. B. Piranesi…* von 1799 (Hrsg. 1969 in *Nouvelles de l'estampe*, Nr. 5, vgl. dort S. 194). Zu Piranesis erster Wirksamkeit in Rom vgl. Scott 1975, S. 16ff. und bes. Ely 1978, S. 25ff.

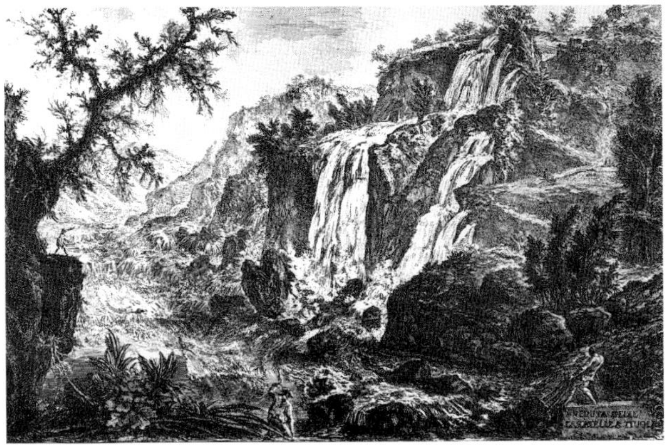

Abb. 4
Giovanni Battista Piranesi, Ansicht der Wasserfälle von Tivoli aus: *Vedute di Roma*

Piranesi in den späten 50er Jahren zuerst damit begonnen, seine vor der Natur unternommenen Antiken-Studien immer mehr einer magisch wirksamen Naturdarstellung anzunähern und so Schauder und Verzauberung als subjektives Wahrnehmungsmoment in die Vedute hineinzunehmen. Besonders die lange Folge seiner Tivoli-Ansichten zeigte vor der Entdekkung Paestums diesen Typus der Landschaftsvision (Abb. 4). Und es ist charakteristisch, daß er hier, wo er zum einzigen Mal auch reine Landschaftsdarstellungen gibt – die Ansicht der großen Kaskade und das Naturwunder der »Cascatelle« – im Streben nach einem dramatischen Verhältnis zwischen Ansicht und Ideal befangen bleibt, das aus der Vorprägung der Landschaft durch das Wahrnehmungsraster Arkadien und Goldenes Zeitalter ihm melancholisch auferlegt schien. Dagegen blieb die reich entfaltete Werkstattübung der eigentlichen Vedute, sei es als Einzelblatt oder Zyklus, als buntes Malwerk oder als Illustration zu römischen Reiseführern, ausnahmslos, auch wenn sie sich durch das Wirken des Neapolitaners Giuseppe Vasi und des Venezianers Piranesi weit von den trostlosen Anfängen um 1700 weiterentwickelt hatte, in der vom Metier auferlegten Beschränkung der gemalten oder gestochenen Ansichtskarten stecken. Giuseppe Vasi war ein bedeutender Radierer und ein vorzüglicher Zeichner, aber jedes seiner Blätter trägt die ängstliche Sorge um die nachprüfbare Richtigkeit als Kunsthemmnis in sich. Und auch jüngere, freier herangebildete Vedutisten behalten bis ans Ende des Jahrhunderts einen Stich ins Ungelenke als Charakteristikum der Gattung bei. Das gilt für die in Piranesis Geschmack erarbeiteten Spalato-Ansichten des englischen Architekten Robert Adam ebenso wie für die Fragment gebliebene Folge der großformatigen Rom-Veduten des französischen Architekten Charles-Louis Clérisseau, das gilt nicht minder für die Radierungen und Aquatinten des Louis-Jean Desprez, für die aquarellierten Radierungen, zu denen sich der Schweizer Louis Ducros und der Italiener Giovanni Volpato zusammengefunden hatten.[17] Bleibt der Schatten Claude Lorrains und Gaspard Dughets über den phantastischen Naturansichten der Maler, so bleibt der Schatten der älteren Guiden-Illustratoren auch über den lockersten Brotarbeiten der römischen Vedutisten, selbst wenn sie sich in der Malerei versuchten. Eine eigenständige römische Landschaftsmalerei nach 1750 hatte sich nicht entwickelt.

Wie andere Reisende auch brachte Goethe *sein* Italien-Bild über die Alpen nach dem Süden, einen Erwartungshorizont aus mehr oder minder dürren Bildeindrücken und aus den Idealvorstellungen Arkadiens, die Claude Lorrain (Kat. 2, 61–67) und seine Nachahmer für ganz Europa fest mit der italienischen Landschaft verbunden hatten. Er liebte Poussin und Lorrain, er kannte eine Anzahl von Piranesis Radierungen, deren großsprecherischem Pathos er freilich mißtraute. Das alles ist zeitüblich. Aber Goethe war zugleich unbestritten der größte Naturdichter des 18. Jahrhunderts. Die magische Anmut in seiner frühen Leipziger und Straßburger Lyrik, die unwirsche Herausforderung der Elemente in den Frankfurter Hymnen, in ungebundenen Versen dem Wind und dem Regen entgegengesungen, und die vollkommenen Erlebnisdichtungen der Weimarer Zeit, bei denen Naturlaut und Empfindungslaut ganz eins werden, waren zumeist nur einem kleinen Kreis von Freunden bekannt und wirkten über den deutschen Sprachraum nicht hinaus. Die vom Ich beseelten Landschaftsskizzen in den *Leiden des jungen Werthers* dagegen stellten Goethe für das gebildete Europa neben oder über den Rousseau der *Nouvelle Héloïse* (1761). Der da aus dem hyperboräischen Norden ins klassische Gefilde zog, mußte in Italien auch die Landschaft neu entdecken. Nicht nur für sich, sondern für die Künstler neben und nach ihm. Von früh an hatte Goethe als Zeichner sein Auge geschult. Er versuchte sich als Kind an bescheidenen Landschaftsausblicken, probierte während des Leipziger Studiums unter dem Einfluß von Winckelmanns Freund Adam Friedrich Oeser auch Reproduktionsradierungen nach

17 Zum Zusammenwirken der französischen Künstler mit Piranesi, zur Entwicklung der Vedute in seinem Umfeld und zum Verhältnis von Radierung und Landschaftskunst in Rom vgl. vor allem Kat. Rom/Paris 1976 und Brunel 1978.
Zu Louis-Jean Desprez vgl. noch immer Wollin 1933; zu Giovanni Volpato und zu seinem Zusammenwirken mit Louis Ducros vgl. Kat. Bassano 1988.

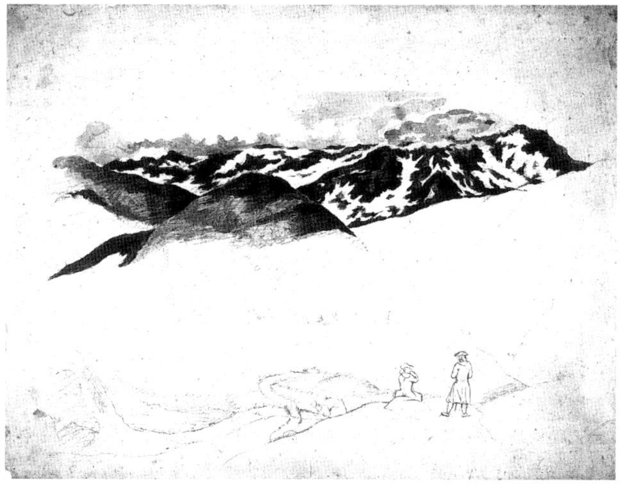

Abb. 5
Goethe, Scheideblick nach Italien, 1775.
Stiftung Weimarer Klassik, Museen

fremden Landschaftsbildern, um so die Natur durch das Auge des Künstlers besser sehen zu lernen, und legte spätestens seit seiner Schweizer Reise 1775 den Grundstock zur umfangreichen Sammlung seiner eigenen Zeichnungen. In dieser Sammlung überwiegen noch lange nach dem Ende der italienischen Reise die Landschaften.

Als Zeichner wußte sich Goethe einen Dilettanten. Auch das leidenschaftliche Werben ums Metier verstellte dem jungen Dichter selten die Einsicht, daß er zum bildenden Künstler nicht tauge. Die schönsten Zeichnungen entstehen immer dann, wenn Goethe sich über die Kunstregeln hinwegsetzt und mit unzureichender Technik den subjektiven Eindruck eine Szenerie oder einer Stimmung einfängt. Das herrliche Blatt *Scheide Blick nach Italien vom Gotthard d. 22. Juni 1775* (Abb. 5) hält den schmerzlichen Augenblick der Umkehr im Nachbuchstabieren des Fußpfads, der nach Italien hinunterführt und im Bild der Schneeschmelze für jeden Betrachter eindringlich fest.[18] Auch das wenig spätere Blatt *Dampfende Täler bei Ilmenau* (Kat. 76) (am 23. August 1776 für Frau von Stein gezeichnet) besticht durch die Unbedingtheit, mit der Goethe den dichterischen Moment mit den einfachsten Mitteln aufs Blatt gebannt hat.[19] Dagegen tritt das Dilemma des Zeichners Goethe immer dann offen zutage, wenn er in der ausgeführten Zeichnung und im Spiel mit der Lavierung versucht, dem Ideal der Landschaft in seiner Wahrnehmung nahezukommen. Da haben das Vorbild und die Lehre des liebenswürdigen Oeser nachhaltig auf ihn eingewirkt. Noch in den *Propyläen* vergleicht er die unschuldige Grazie in Oesers Malerei (vgl. Kat. 165) mit Correggio und vor allem mit Francesco Albani: »Er zeigt uns (...) freundliche Gegenden in Auroras Purpur getaucht und mit der Abendröte Glut übergossen. Selbst das Unbestimmte scheint aus einer natürlichen, aber nicht gebildeten Anlage zum sanften Harmonischen entstanden zu sein.«[20] Die Herkunft aus dem Wiener Barock-Klassizismus, die beredte Teilnahme an den Kunstbestrebungen in Frankreich und Italien und die liebenswürdige Individualität, die sich in all seinen verschiedenen Hervorbringungen äußerte, machten aus Oeser einen bei den Zeitgenossen gefeierten Künstler, der auf eine künstlerische Begabung wie die Goethes, die immer auf das Poetische zu achten gewohnt war, den größten Einfluß gewinnen mußte. Die ungenaue Eleganz der Ideallandschaften, in denen Oeser Baumgruppen und von Hügeln eingefaßte Flußtäler mit melancholischen Trümmern und klassischen Ruinen durchsetzte, gaben gerade in der Instabilität ihrer Anordnung jeder Szene den Zauber der Ungreifbarkeit. Bis in die ersten Weimarer Jahre hinein hat Goethe sich an ähnlichen Ideallandschaften versucht, die für ihn vielleicht das zeichnerische Äquivalent zu seinen gleichzeitigen Gedichten bildeten, die ja auch immer von fern auf ihre Herkunft aus der anakreontischen Idylle hinweisen. Von Oeser angeleitet hatte der Leipziger Studiosus 1768 für seinen Freund Christian Gottfried Hermann und für seinen Vater je eine *Gebirgige Gegend mit Wasserfall* nach Gemälden von Johann Alexander Thiele radiert, sorgfältig ausgeführte, die Stimmungswerte an der eigenen Naturwahrnehmung nachkomponierende Blätter ohne jede innere Haltung. Thiele kannte niederländische und italienische Landschaften. Er gewann das Repertoire an Ausdrucksgesten für das beliebig zu schüttelnde Kaleidoskop seiner anmutig-unbeträchtlichen Dekorationsmalerei aus einer Vielzahl von Vorlagen. Das war Goethe nicht unlieb, da er seinen freien Umgang mit der verkleideten Schäferwelt der Anakreontiker und mit den zauberhaften, aber vagen Idyllen Salomon Gessners hier in der Nachbarkunst wiederzufinden glaubte. Die Lust am Nebeneinander der Beobachtungen, das Preisgeben jeder strengen ordnenden Komposition und statt dessen das Vertrauen in die Stimmung des Augenblicks, der wie mit einem Zauberstab die betrachtete Gegend ins Ideal verwandeln kann, bestimmten von Leipzig an bis in die ersten Etappen

18 Femmel I, Nr. 120.
19 Femmel I, Nr. 145. Auf dem umgebrochenen linken Rand die Bleistiftnotiz: »Ewiges Denkmal. An jedem Gegenstand suche erst die Art ihn auszudrücken. Keine allgemeine Art gilt.« Goethe verknüpft auf programmatische Weise die Liebe zu Charlotte von Stein – als Denkmal oder Monument in Rousseaus Sinn – mit der individuellen Annäherung an den einzelnen Gegenstand der Naturwahrnehmung.
20 Vgl. in Goethes Zeitschrift: *Propyläen. Des dritten Jahrgangs erstes Stück* (1800), VII: Oeser (von Johann Heinrich Meyer, aber in Goethes Umarbeitung), S. 127f.; vgl. im Reprint, hrsg. v. Wolfgang von Löhnheisen, Darmstadt 1965, S. 845f.

der Italienreise Goethes Auffassung von der Landschaftsmalerei. Der Verzicht auf jeden gewaltsamen Eingriff des Künstlers in die eigene Wahrnehmung der Natur blieb als unausgesprochenes Axiom immer für ihn gültig. Das gibt in Goethes Zeichnungen der zeitüblichen Trennung von skizzierter Notiz vor Ort und ausgeführter Landschaftszeichnung die Besonderheit: vor dem Anblick einer Bergszenerie oder eines überraschenden Ausblicks auf der Fahrt absorbiert die Wahrnehmung alle sinnliche Aufmerksamkeit. Der Dichter und der Landschaftszeichner sind in diesem Augenblick eins. In der Ausarbeitung zum Landschaftsbild wird sich Goethe dagegen stets seiner früh gewonnenen Formeln erinnern und sich um die Vollendung des Gesehenen zum Ideal bemühen. Mehr als einmal hat er auf der italienischen Reise aus seinem Skizzenbuch Blätter in Muße ausgeführt, die dadurch unversehens zu rückwärts gewandten Stilübungen wurden. Das gilt für die *Landschaft mit Frauen am Brunnen*, selbst schon eine Ausarbeitung einer verschwundenen Reisenotiz, die der Dichter vielleicht zu Anfang seines Rom-Aufenthalts unter Tischbeins Einfluß zur Idylle ausgeweitet hat.[21] Das gilt erst recht von den beiden eng aufeinander bezogenen Spiegelungen des Clitumnus-Tempels bei Foligno in den arkadischen Ideal-Landschaften mit griechischem Tempel und mythologischer Staffage.[22] Und das gilt wohl auch für die übersorgfältige Vedute des Wasserfalls von Terni, die zu eng mit anderen unterwegs aufgenommenen Skizzen zusammenstimmt, als daß sie einfach eine nach fremder Vorlage gearbeitete Fleißaufgabe sein könnte.[23] Der Dichter verwandelt den Augenblick der Wahrnehmung in die Vollkommenheit der sprachlichen Evokation, der Zeichner Goethe fällt, jedenfalls in seinen Anfängen, in der Metamorphose zur Kunst hinter seine Wahrnehmung zurück. Der Lyriker findet für das Erlebnis, in dem Natur und Ich sich unwillkürlich wechselseitig spiegeln, spontan das sprachliche Äquivalent, sei es in der ritterlichen Nachtmetapher aus *Willkommen und Abschied* oder im verströmenden Gefühlsausdruck des *Mondlieds*, sei es in den sprachgewaltigen Beschreibungen seiner freien Rhythmen oder im Nebeneinander von Erlebnis und Gedanken. Der unvergleichliche, der einzig ordnende Ausdruck stellt sich wie von selbst ein:

Alles gaben Götter, die unendlichen
Ihren Lieblingen ganz
Alle Freuden die unendlichen
Alle Schmerzen, die unendlichen ganz.

So sang ich neulich als ich tief in einer herrlichen Mondnacht aus dem Flusse stieg, der vor meinem Garten durch die Wiesen fließt; und das bewahrheitet sich täglich an mir.[24]

Die Sicherheit, Herz und Welt miteinander zu fassen, geht aus dem Briefgedicht an Auguste von Stolberg (vom 17. Juli 1777) in das wenig spätere Gedicht *An den Mond* über.

Anders in den Weimarer Kunstbemühungen, im Ansatz wie im Gelingen: Für die Zeichenkunst schien Goethe ein gleich freies Verfahren undenkbar. Auch die momentane Erregung war für ihn an die ruhige Wahrnehmung des Gegenständlichen gebunden. Immer galt es für den Zeichner, die Umrißlinien vorab festzuhalten. Vorerwartung und Stimmung konnten erst im Nachhinein, in der sorgfältigen Ausarbeitung aus dem Gedächtnis wirksam werden. Der Landschaftsmaler erschafft die Wirklichkeit neu aus der Komposition, aus der souveränen Umsetzung des vor Ort Aufgenommenen. Claude Lorrains Morgenstimmungen und Sonnenuntergänge – und seine Naturauffassung blieb in ihrer Objektivität für Goethe zeitlebens verpflichtend – fassen wie in einer Summe alle beobachteten Wechsel der Tageszeit oder der Atmosphäre zusammen. Gegen dieses Gesetz ließ der Zeichner und der Ästhetiker Goethe nie eine Ausnahme gelten. Auch die Mondschein-Landschaften, an denen er vor und während der Italienreise mit dem Ausgleich von subjektiver und objektiver Wahrnehmung experimentierte, bedeuten keine Romantisierung des künstlerischen Blicks.[25] Wie sehr die Unmöglichkeit, den Augenblick spontan in Anschauung zu übersetzen, Goethes jugendliche Einbildungskraft andererseits gequält hat, beweisen die Zeichnungen von der Schweizer Reise, bei denen er den dürftigsten und allgemeinsten Umrissen in Worten das Detail beigab, das er »mit dem Bleistift nicht erreichen noch durchführen konnte«.[26] Das einzig erhaltene Blatt dieser Art hält mit Bleistift, dann in Tinte überarbeitet, für das Gedächtnis den Eindruck wie in einer der großen Hymnen fest:

21 Femmel II, Nr. 19, ursprünglich in Henckel von Donnersmarkschem Besitz auf Schloß Hirschhügel bei Rudolstadt, heute in Weimar, vgl. dazu die spätere Fassung Femmel II, Nr. 50.
22 Vgl. Femmel II, Nr. 36 und 37.
23 Vgl. vor allem die Vedute Femmel II, Nr. 24 mit der unterwegs skizzierten Wegpartie Femmel II, Nr. 23.
24 HA Briefe/I, S. 234.
25 Sie spielen schon in Weimar eine gewisse Rolle (vgl. z. B. die Gruppe Femmel I, Nr. 155–160; oder die Ansicht des *Brocken im Mondlicht*, Femmel I, Nr. 190 etc.), in der ersten römischen Zeit hat Goethe dann auch Gegenden, die er auf Ausflügen besucht hat, in Nachtstücke verwandelt (vgl. Femmel II, Nr. 27–31).
26 So in Goethes Schilderung seiner Zeichenversuche auf der Schweizerreise im 19. Buch von *Dichtung und Wahrheit*, MA XVI, S. 794.

Über allem Wolcken
Der Abstich des Trüben und klaren
Das Trübe hell das klare schwarz fest bestimmt
NB NB die Contraste die Waldbewachsenen
finsteren Gipfel des Berges die Wolcke
licht die sich drauf aufhebt
Der See heller als der Nebel hoch
dunckler ab
Das Buschig Gehauene der Berge
Das bröckliche Absincken des Rasen
durch Schnee und Gewässer
An den Tag kommen Felsen zusammen
gebacken von Fluß steinen
Fichten die Wurzel fassen und stürzen
von den Felsen wenn der Rasen
nicht mehr halten kann…[27]

Vom Beginn seiner Flucht nach Italien an hat Goethe gezeichnet, ein Dutzend Blätter noch in den Bayerischen und Tiroler Alpen. Zwei Bände seines zeichnerischen Œuvre füllen nur die gesicherten Blätter der Italienreise, darunter über vierhundert Landschaften, flüchtige Linien-Notizen, knapp gehaltene Federzeichnungen für die Erinnerung, reicher ausgeführte, mit mehreren Tinten zum Kunstgebilde erweiterte Blätter, farbig lavierte Landschaftsstücke und Aquarelle. Als Zeichner wollte er die südliche Natur sich ganz aneignen, wollte er zugleich für sich einholen, was 1775 dem sehnsüchtigen Blick über die Alpen verwehrt blieb: Arkadien. Eine Reihe dieser Blätter wird noch 1817 bei der redaktionellen Überarbeitung der Aufzeichnung zur *Italienischen Reise* ausdrücklich erwähnt, und Goethe selbst hat schon vorher aus dem Bestand ein Album für eine illustrierte Ausgabe des Werks zusammengestellt, die dann freilich aus äußeren Gründen nicht erschienen ist. So sehr betrachtet er noch immer den zeichnerischen Ertrag, wenn schon nicht als eine der Dichtung gleichrangige Ausbeute, doch als integralen Teil seiner italienischen Erfahrung. Ein geschickter Stecher sollte den Skizzen die Bestimmtheit des Konturs geben, die den für die Erinnerung vorbestimmten zeichnerischen Notizen noch fehlte.[28] Nach der Italienreise waren für Goethe, der in Sizilien und Rom zu seiner dichterischen Sendung zurückgefunden hatte, auch die ehrgeizigsten Blätter seiner Zeichenmappen nur Übungen im Sehen, nur Hilfsmittel zum genaueren Verständnis italienischer Landschaft und klassisch durchgebildeter Natur. Auf dem Weg nach Rom stand hinter den immer neuen Versuchen, sich als Zeichner des Südens zu bemächtigen, die nie ganz eingestandene Hoffnung, neben dem größten Landschaftsdichter seiner Zeit auch einer der großen Landschaftsmaler zu werden. Wie in den angestrengten, jeden Eindruck glänzend ins Wort fassenden Tagebuchbemerkungen vom Reisebeginn strebte Goethe auch in den Zeichnungen aus Oberitalien nach einer gültigen und gründlichen Wahrnehmung der neuen, hesperischen Welt. Die Überprüfung der mitgebrachten Kenntnisse am Augenschein sollte Italien dem Ich erschließen: in der Arena von Verona und in den Giusti-Gärten, vor den Bauten Palladios in Vicenza und Venedig, auf der Lagune und im Dialekt-Lustspiel, beim Aufstieg zum römischen Tempel in Assisi. Überall wird der subjektive Charakter im Erleben betont und in der Nachgestaltung zugleich überwunden. Ähnlich verhält es sich mit den Zeichnungen, die Goethe auf dem Weg nach Rom und bei seinem ersten römischen Aufenthalt anfertigt: die Sehweise bringt er aus seinen Leipziger Anfängen mit, eine aufs Wirkliche und Alltägliche zielende, eher kleinteilige und nüchterne Zeichenmanier, fern vom heroischen Landschaftsideal Claude Lorrains, das doch in Goethes Einbildungskraft wirksam war. Die Aufmerksamkeit gilt dem unscheinbaren Eindruck am Rand, der Lage eines Sees oder ein paar Gehöften am Weg, Felsenformationen oder einem Idyll neben der Poststation. Mit der Ausnahme jener Ansicht der Burg von Malcesine, die ihm so großen Ärger mit der venezianischen Polizei einbringt, zeichnet Goethe anfangs kaum Monumente oder auch nur bekannte Landschaftsveduten, wie er sie aus den Stichwerken kennen mußte.[29] Wie auf der Schweizer Reise soll der nebensächliche Blick den Erlebnismoment freisetzen, unbehindert durch die Verpflichtung zur geschichtlichen oder artistischen Verehrung. Die wunderliche Erscheinung des Tempel-Heiligtums, das die Guiden-Literatur der Zeit mit dem Quellengott Clitumnus in Verbindung brachte, war nur insofern für den Zeichner eine Ausnahme, als der wunderliche Überschwang des Dekors und die verzauberte Situation in der Einsamkeit in Goethes Phantasie bukolische, mythenverwandte Erinnerungen statt archäologischer Bewunderung wachriefen.[30] Aber es ist bezeichnend, daß er erst in Rom – unter dem Einfluß des neugewonnenen Freundes und Mentors Tischbein – die Reisebeobachtung in eine klassische Idyllenlandschaft umwandelte.

27 Femmel I, Nr. 129, der zugehörige Text, von dem hier nur ein Ausschnitt zitiert ist, ebd. S. 55 f.
28 Vgl. dazu Geiger 1897, S. 297 ff.
29 Vgl. Femmel II, Nr. 16 und 17.
30 Vgl. dazu MA III/1, S. 153 (Eintrag vom 27. Oktober in Terni) und MA XV, S. 141.

III.

Auch in den ersten römischen Monaten, als Goethe regelmäßig zum Zeichnen ging und in denen er zu Hause mit unverkennbarem Kunstehrgeiz seine Ansichten aus den Gärten der Ewigen Stadt und ihrer Umgebung zu lavierten und aquarellierten Blättern ausarbeitete, hielt er sich von der Vedute ebenso fern wie von der ins Heroische übersteigerten Landschaft. Weder Giuseppe Vasi noch Giovanni Battista Piranesi, weder die liebenswürdige Pedanterie des akkuraten Erinnerungsbildes, von dem die zahllosen Blätter in den *Magnificenze di Roma* des Neapolitaners zeugten, noch der fabelhafte Überschwang der Rom-Vision in den *Vedute di Roma* des weltberühmten venezianischen Architekten, sprachen den Reisenden, der unter dem Pseudonym eines deutschen Malers am Corso abgestiegen war, wirklich an. Wie die meisten Zeitgenossen war auch Goethe vom ersten Anblick der Stadt enttäuscht. Aber im Gegensatz zu ihnen war er auch nicht gewillt, die glorreichen Geschehnisse aus der Vorzeit oder den Ruhm der Kunststätten für das genuine Staunen zu substituieren. Er suchte statt dessen – wie in den Briefen auch in den Zeichnungen – nach seinem Rom, nach der lebendigen Tagtäglichkeit in und hinter den verfallenden Weltwundern. Wie unzufrieden der Künstler Goethe gleichzeitig mit der Unmöglichkeit war, Erlebnis und Anschauung auf einen Nenner zu bringen, die Spontaneität des Dichters in der darstellenden Kunst wiederzufinden, zeigt vielleicht am besten seine zeichnerische Faszination für das Nachtstück (vgl. Kat. 77, 78). In Mondnächten zu zeichnen, die Stellungen Lunas über der Landschaft zu beobachten, vor Tag die noch ruhende Stadt zu belauschen, gehört zu den nur leicht verdeckten Leitmotiven der *Italienischen Reise* und der dort entstandenen Bilder. Er hat dieses Motiv nicht nur als Dichter, sondern auch als Zeichner bereits aus Deutschland mitgebracht. Mußte, konnte es nicht gelingen, im Blick durch die Landschaft nach dem Mond die Entgrenzung zu erreichen, die jede Wahrnehmung unter die Empfindung des wahrnehmenden Subjekts zwingt? Das war auf der Hinreise das Problem seiner Zeichenanstrengungen gewesen, daß jene alles einende Geste sich nicht einstellen wollte. Nicht ohne Selbstironie hat Goethe seine Mondaufgänge kommentiert, auf denen das ungewisse Licht mit der Unsicherheit der gezeichneten Umrisse eine heimliche Verbindung zum Nutzen des Künstlers eingingen.[31] Zugleich aber spiegelte diese Neigung zur verfremdeten Wahrnehmung die Erschütterung wider, die seit dem Eintreffen des Dichters in der Ewigen Stadt jede frühere Sehgewohnheit betroffen hatte.

Unter allen deutschen Künstlern hier in Rom war deshalb der Umgang mit Wilhelm Tischbein in dieser Phase der Italien-Erfahrung am förderlichsten. Der nur ein paar Jahre jüngere Maler, der schon das dritte Mal für längere Zeit in der Stadt seinen Aufenthalt genommen hatte, mußte Goethe zum idealen Begleiter durch die Stadt und ins Umland werden. Hervorgegangen aus einer malerischen Entwicklung, deren ästhetische Grundsätze denen Goethes verwandt waren, in freundschaftlichem Verkehr mit dem Zürcher Kunstkreis um Johann Jakob Bodmer, Salomon Gessner, Leonhard Usteri und Johann Kaspar Fueßli stehend, ganz durchdrungen von seiner poetischen Auffassung der hesperischen Landschaft, war Wilhelm Tischbein in seinem Romtraum für den neu hinzutretenden Freund sofort verständlich. Goethe war von der Sicherheit der zeichnerischen Improvisation angetan, aber auch von dem Spürsinn des Wanderers, der ihm überall in der spärlich besiedelten Stadt und auf den umliegenden Hügeln überraschende Motive zu zeigen wußte. Tischbein begleitete den Freund auf die Märkte, in die Vignen, in das Genre-Leben der winterlichen Stadt. Die beiden Freunde erinnerten sich – nach langer Entfremdung unabhängig voneinander – noch spät an den bezeichnendsten Augenblick dieser Erkundungen, als sie beide eine antike Ruine aus den Sallustischen Bädern besuchten und unversehens in eine dort ansässige Schweineschlachterei gerieten, »wo wir in denen ausgeröchelten Schweine Seelen in einen blauen Tunst standen«, wie Tischbein in seinem Brief vom 10. Februar 1817 Goethe in Erinnerung ruft.[32] Der Schrecken vor dem Massaker, dem amazzamento der Schweine, wird als realistische und als künstlerische Sensation aufgefaßt. Die Antike verliert ihre starre Größe, das Leben pulst in ungeschmälerter Macht durch die Adern der totgesagten Stadt. Zugleich aber war Tischbein, weil er der gleichen anakreontischen Schule entstammte, ein willkommener Cicerone durch die Welt der niederen Mythologie, die von Nymphen und Faunen bevölkerten Hügel- und Hainlandschaften aus der Campagna und aus den Albaner Bergen. Daß man in den von Gesträuch über-

31 MA XV, S. 482 (Eintrag vom 28. September 1787, aber im Rückblick auf den ersten römischen Aufenthalt und seine Nachtstücke aus dem November 1786 geschrieben).
32 Vgl. Tischbeins Brief an Goethe vom 10. Februar 1817, zit. nach Oettingen 1910, S. 18. Vgl. dazu Goethes nachgelassenen Aufsatz *Tischbeins Zeichnungen des Ammazzaments der Schweine in Rom*, in MA XI/2, S. 302. Zum Komplex von Goethes Umgang mit Tischbein in Rom vgl. MA XIII/2, S. 62ff. und Norbert Miller in MA XIII/2, S. 506ff.

wachsenen Höhlen um Tivoli sich einbilden konnte, zwischen den antiken Trümmern einer Satyr-Familie oder ein paar lüsternen Faunen zu begegnen, daß sich die mit Schilf umstandenen Bachläufe in den Albaner Bergen zur Herberge von Flußgöttern und Najaden wie von selbst anboten, das wollte Goethe in seiner Suche nach Arkadien dem Freund gern glauben, der mit solchen Tagträumen seit Jahren eine Prosa-Idylle um zwei enthusiastische Hirten zu illustrieren suchte.[33] Der Plan zu einer gemeinsamen Kunstübung, in den ersten Wochen der Begegnung gefaßt, läßt noch aus dem Abstand dreier Jahrzehnte den Landschafts-Impetus dieser Zeit lebendig werden: »Da uns die Erfahrung genugsam belehrt«, heißt es in der *Italienischen Reise* unter dem Datum des 20. November 1786, »daß man zu Gedichten jeder Art, Zeichnungen und Kupfer wünscht, ja der Maler selbst seine ausführlichsten Bilder der Stelle irgend eines Dichters widmet; so ist Tischbeins Gedanke höchst beifallswürdig, daß Dichter und Künstler zusammen arbeiten sollten, um gleich vom Ursprunge herauf eine Einheit zu bilden. Die Schwierigkeit würde um vieles freilich vermindert, wenn es kleine Gedichte wären, die sich leicht übersehen und fördern ließen.

Tischbein hat auch hiezu sehr angenehme idyllische Gedanken, und es ist wirklich sonderbar, daß die Gegenstände, die er auf diese Weise bearbeitet wünscht, von der Art sind, daß weder dichtende noch bildende Kunst, jede für sich zur Darstellung hinreichend wären. Er hat mir davon auf unsern Spaziergängen erzählt, um mir Lust zu machen, daß ich mich darauf einlassen möge. Das Titelkupfer zu unserm gemeinsamen Werke ist schon entworfen, fürchtete ich mich nicht in etwas Neues einzugehen, so könnte ich mich wohl verführen lassen.«[34]

Tischbein hatte sich bereits seit geraumer Zeit mit Plänen zu römischen Idyllen getragen. Er konnte wohl dem Freund schon eine ganze Anzahl von Sujets schildern oder in Skizzen vorzeigen. Jedenfalls lassen sich viele der spät erst für den Herzog von Oldenburg ausgeführten Bilder (Kat. 231–275) in Brieferwähnungen und ausgeführten Zeichnungen bis in die Zeit um 1783 (manche sogar in den ersten Romaufenthalt des Malers) zurückführen. Er hatte darin seine Einbildungskraft gezwungen, in der Mittagsstille um eine abgelegene Quelle, im Schatten eines von den Reisenden nicht besuchten Hains das Goldene Zeitalter wiederzufinden, und einzelne, besonders herausgehobene Baumgruppen, etwa im Garten der Villa Aldobrandini zu Frascati, und Ausblicke über die Küste wurden ihm zu Garanten eines fortdauernden bukolischen Zustandes. Goethe nahm anfangs begeistert an dieser heiteren Mythologie teil: die erwähnten Ausarbeitungen seiner gezeichneten Reisenotizen zu Idyllen im halb alltäglichen, halb mythologischen Gewand können nur mit diesem ersten Initiationszustand in Verbindung gebracht werden. Für die einzeln aufragenden, nach dem Hintergrund zu in der Tiefe verschwindenden Pinien auf dem Blatt mit den Wasserfällen des Velino gilt das fast mehr noch als für die antikisierende Tempelszene mit ihrer auffälligen, nach Radierungs-Manier gestrichelten Zeichentechnik.[35] Als Goethe aber zu Beginn des Jahres 1787 für den Weimarer Freundeskreis eine erste Folge aquarellierter Zeichnungen zusammenstellt, hat er sich innerlich bereits weithin von Tischbein gelöst. Er nimmt alle Energie zusammen, um nach Vergegenwärtigung des Wirklichen und nach malerischer Erschließung des Charakteristischen den Daheimgebliebenen einen Begriff der römischen Welt zu geben. Eine Summe des Gesehenen, eine Summe des für ihn Erreichbaren. Er setzte sich in den zehn Aquarellen, die er in seinen Briefen vom 13., 17. und 19. Februar 1787 erwähnt, gewaltsam über seine zeichnerischen Schwächen, mehr noch über seine Ratlosigkeit hinweg und schuf dabei ebenso eigenwillige wie eindrucksvolle Impressionen, die auf die Vedute bewußt verzichten, aber an der objektiven Glaubwürdigkeit des Gesehenen zugleich festhalten.[36] Hatte Goethe in der reizvollen, wenn auch räumlich undeutlichen Ansicht des Tibers unterhalb Roms zumindest anekdotisch noch an Tischbeins mythologischer Belebung der römischen Landschaft festgehalten – er schreibt am 19. Januar 1787 an Charlotte von Stein: »...dann setzten wir über die Tiber und trancken spanischen Wein auf einem Schiffe. Ein Stück Ufer dieses Flusses hab ich Dir gekritzelt ohngefähr 1000 Schritte weiter unten als der Platz wo Romulus und Remus gefunden worden« –[37], so ist es ihm jetzt um den eigentümlichen Kontur einer Geländeformation zu tun, um die Verhältnisse von Gebäuden zu ihrer Umgebung, vor allem aber um die wundersam zusammenstehenden Pinien, deren Stämme die schrägstehende Sonne ganz auflöst, nur um sie in eine Reihe vereinzelter Schlagschatten wie ein Muster auf den

33 Vgl. Kat. Oldenburg 1987/88/I–II.
34 MA XV, S. 166
35 Vgl. Femmel II, Nr. 24, deren nach der Tiefe sich verlierende Pinien in ihrer landschaftlichen Wirkung große Ähnlichkeit mit der Bergszenerie von Tischbeins Satyr-Familie aus den *Oldenburger Idyllen* (Nr. 6) zeigen, mit der Idylle am Clitumnus-Tempel (Femmel II, Nr. 37).
36 Vgl. Femmel II, Nr. 54–58; Femmel VIb, Nr. 55, 56 und 186; Femmel VI, S. 26 f.
37 MA XV, S. 193.

Rasen des Abhangs zu zeichnen, hält auf unvergleichliche Weise eine unvergleichliche Augenblicksbeobachtung als eine gültige Beobachtung fest.[38] Die gleiche Aufmerksamkeit auf das Spiel des Lichts mit den Linien zeigen auch andere Ansichten aus dem Garten der Villa Borghese, der Blick über die in die Fläche eingeschnittene Senke, die sich zwischen der heutigen Piazza di Siena und dem Zoologischen Garten befand, oder die reich in den Raumschichten gegliederte, nur in der Höhenanlage um eine Spur dramatisierte Ansicht der Tenuta Apollinare vor der Raum-Unendlichkeit des Umlandes.[39] Das Besondere sollte das Allgemeine mit enthalten, die Überraschung das Gesetz entdecken. Die von den Kritikern gerade dieser Blattfolge oft gerügte Konventionalität von Zeichnung und Kolorit gehört zu diesem Programm der Vorläufigkeit, mit dessen Hilfe Goethe der Geliebten und den Freunden »eine Idee des Landes zu geben« versuchte. Derlei lag ganz außerhalb des Rahmens, den Tischbein dem Freund vorgeben konnte.

So sehr Goethe auf dem Weg nach Neapel die Begabung seines Reisegefährten, aus der Situation heraus das Wesentliche einer Begegnung oder eines Landschaftsabenteuers zu improvisieren, noch bewundern mochte, hat er doch die beiden künstlerischen Erfahrungsmuster des Freundes, das poetisierte Genrebild und die wiedererweckte Mythologie Arkadiens, innerlich überwunden, ehe er noch die ersten zwischen die Obstbäume gehängten Weinreben der Campania felice zu sehen bekam.[40] Wie so oft in seinem Leben war Goethe in der gespannten Vorerwartung einer Veränderung, deren Ursache und Ziel er nicht hätte angeben können. Die Begegnung mit Jakob Philipp Hackert, dem Hofmaler Ferdinands IV. und dem wohl berühmtesten Landschaftsmaler seiner Zeit, gaben schon in den ersten neapolitanischen Tagen Goethes Zeichenauffassung eine von Grund auf andere Richtung. Er traf den zwölf Jahre älteren, aus Preußen auf langen Umwegen – über Schweden und Frankreich – nach Italien geratenen, dort rasch zu Ansehen gekommenen Künstler im alten Schloß zu Caserta, wie er in ruhiger Gelassenheit und aus bürgerlicher Handwerksgesinnung seine Kunst der »Landschaft nach der Natur« gegen die Repräsentations-Vorstellungen seines spätabsolutistischen Auftraggebers behauptete. Goethe fühlte sich zu dem Mann und zu seiner Malerei lebhaft hingezogen, so sehr die aufklärerischen Überlegungen zur Ästhetik der Malerei dem Jüngeren fremd sein mußten. Hackert verachtete den bloßen Kunstenthusiasmus des Dilettanten ebenso wie das Streben der französischen und englischen Artisten seiner Zeit, wenn sie das Ideal der Landschaftsmalerei bei Poussin und Claude Lorrain durch den heftigeren Effekt zu erreichen suchten. Die zum Ereignis dramatisierte Naturansicht war ihm ärgerlich, aber auch die flüchtig schraffierte Impression. Die Natur trägt das Gesetz der Schönheit in sich. Nur durch langes Dienen und Studieren gewinnt der Maler die Sicherheit, die schöne Natur aus der Beobachtung des Charakteristischen eines Prospekts herauszulösen. Er muß vom entferntesten Horizont bis in den Vordergrund die Raum- und Lichtverhältnisse im Wesentlichen erfassen und davon das verwirrende Detail aussparen. Er muß in der naturkundlichen Versenkung in die Beschaffenheit der Pflanzen, der Bodenformationen und der Gesteinslagen das Eigentümliche jeder Landschaft herausarbeiten: der Maler schreibt in seinen Skizzenblättern gewissermaßen die Natur ab und organisiert sie im Gemälde aus ihrer inneren Gesetzmäßigkeit neu. Alles mußte Goethe an ihm beeindrucken: der genaue Blick in die Wirklichkeit, die Trennung des Wesentlichen von der bloßen Vielfalt, die angestrebte Mühelosigkeit der Naturbeschwörung im Zeichenvorgang. Daß Hackert beim Tuschen von hinten hervor arbeitet, drei Tinten nacheinander brauchend, und so ein Bild schafft, »man weiß nicht woher es kommt«, war ihm nicht nur ein Zauberkunststück, sondern ein Beweis für die Wesensgleichheit von Natur und Kunst.[41] Auch daß der Maler im Anschluß seiner kleinen Tischrunde aus Hofdamen eine Stelle aus Johann Georg Sulzers *Allgemeiner Theorie der Schönen Künste* vorinterpretierte, konnte nach den römischen Erfahrungen Goethe nicht mehr zu sehr irritieren. Früher hätte er sich kopfschüttelnd abgewandt, wenn jemand sich auf diese überlebte und auf einer gänzlich verfehlten These – wie er meinte – beruhende Kunstansicht gestützt hätte. Der Umgang mit seinen Kunstfreunden in Rom jedoch hatte ihn nicht nur darüber belehrt, daß die künstlerischen Grundsätze von denen der avancierten Dichtung sich unterschieden. Er hatte auch zu seiner Überraschung entdeckt, wie tief er selbst als Zeichner und Malerei-Kenner einer älteren Generation verpflichtet war. So entschuldigt er Hackerts Rückgriff auf Sulzer mit der Notwendigkeit, für eine wenig kenntnisreiche Hofgesellschaft die nötigste Belehrung bereitzustellen. Er ahnt

38 Femmel II, Nr. 58.
39 Femmel II, Nr. 54 und 56.
40 Vgl. Goethes unterwegs skizzierte, wohl später ausgearbeitete Zeichnung der zwischen die Obstbäume gehängten Rebengirlanden auf dem Weg in die Campania felice, Femmel II, Nr. 81.
41 MA XV, S. 253 (Eintrag vom 15. März in Caserta): »Hackert wohnt im alten Schlosse gar behaglich, es ist räumlich genug für ihn und Gäste. Immerfort beschäftigt mit Zeichnen oder Malen, bleibt er doch gesellig und weiß die Menschen an sich zu ziehen indem er einen jeden zu seinem Schüler macht. Auch mich hat er ganz gewonnen, indem er mit meiner Schwäche Geduld hat, vor allen Dingen auf Bestimmtheit der Zeichnung, sodann auf Sicherheit und Klarheit der Haltung dringt. Drei Tinten stehen, wenn er tuscht, immer bereit und, indem er von hinten hervorarbeitet und eine nach der andern braucht, so entsteht ein Bild man weiß nicht woher es kommt. Wenn es nur so leicht auszuführen wäre als es aussieht. Er sagte zu mir mit seiner gewöhnlichen, bestimmten Aufrichtigkeit: Sie haben Anlage, aber Sie können nichts machen. Bleiben Sie achtzehn Monat bei mir, so sollen Sie etwas hervorbringen was Ihnen und andern Freude macht.« (Dem Maler war damals eine Wohnung in dem seit 1734 in königlichem Besitz befindlichen Landsitz der Gaetani di Sermoneta zugewiesen. Der Bau war im 16. Jahrhundert von den Acquaviva d'Aragona gegründet und im Laufe der Jahre zu einer prächtigen Villa ausgebaut worden. Dieser Palazzo Vecchio bot zunächst den Ansatz für die Planung der »Reggia«, bis schließlich die Erweiterung verworfen und ein Neubau in Angriff genommen wurde. Der Garten, der heute die Präfektur beherbergt, lag östlich der Parkanlagen und wurde zu Goethes Zeit als Gästehaus genutzt. So standen sich altertümliche Behaglichkeit und moderne Prachtentfaltung schon in den Baulichkeiten schroff gegenüber.) Vgl. auch den Eintrag vom 28. Februar 1787 in Neapel, MA XV, S. 227.

aber bereits, daß die Eigenart von Hackerts malerischer Naturauffassung zutiefst in diesen popularästhetischen Traditionen der ersten Jahrhunderthälfte verwurzelt ist.[42] Der gleichaltrige Tischbein mochte ihm auf Dauer in der Kleinteiligkeit seiner Landschaftsschwärmerei und in der Ängstlichkeit seiner vorromantischen Idyllen-Visionen als Vertreter einer älteren Wahrnehmungsweise erscheinen, nicht aber der wesentlich ältere, künstlerische Meisterschaft ausstrahlende Landschaftsmaler, der ihm da in höfischer Umgebung mit der als wahlverwandt empfundenen Handwerksgesinnung des arrivierten Bürgers entgegentrat. Der Genius beugte sich, wenn schon widerstrebend: er nahm Hackert zu seinem Mentor.

Von den ersten Begegnungen an hat Goethe für den Rest seines italienischen Aufenthalts mit Hackerts Augen zu sehen versucht, hat sich in seinen zeichnerischen Notizen und in seinen atmosphärisch-dichten Eingebungen, als Landschaftsbetrachter und als Landschaftsdichter unter seine Regel gestellt. Wie Schuppen muß es ihm von den Augen gefallen sein, als er Hackert seine Zeichnung improvisieren sah, daß von seinem Talent zur künstlerischen Reife und Meisterschaft kein Weg führen könne. Er gab das Zeichnen während des neapolitanischen Aufenthalts nicht auf, im Gegenteil: auf seiner Sizilien-Reise und nach der Rückkehr skizzierte Goethe emsiger denn je. Aber nach Sizilien begleitete ihn der junge Christoph Heinrich Kniep, der in Hackerts Umkreis zum professionellen Landschaftszeichner herangewachsen war. Was als Verlegenheitslösung scheinen mochte – Tischbein hatte sich in Neapel aus beruflichen Gründen Goethes Zugriff mehr und mehr entzogen – erwies sich als zweckdienliche Lösung: Goethe reiste nicht mit einem malenden Freund durch die Welt, die ihm Griechenland ersetzen sollte, sondern er reiste als Dichter und Naturforscher mit einem Zeichner im Gefolge.[43] Waren sich Hackert und Goethe bei ihrer ersten Begegnung der wunderlichen Konstellation dieses Treffens bewußt? Goethe ganz sicher. Der Tonfall, in dem er die Zeichenstunde in Caserta zum Genre-Bild ausmalt, trägt alle Züge einer rencontre imprévue, wie es sich in seiner frühen Biographie immer wieder ergeben hat. Der größte Landschaftsdichter begegnet dem größten Landschaftsmaler in der von eisiger Hofluft umgebenen Bürgerlichkeit des Ateliers. Aber auch Hackert muß gewußt haben, wer ihm da gegenübertrat. Er war kein Kenner und Liebhaber der Literatur. Aber auch er konnte nicht umhin, den Verfasser des *Werther* als ein strahlendes Gestirn am Himmel der europäischen Aufklärungskultur zu kennen. Dazu bedurfte es nicht einmal des neapolitanischen Umfelds – und Neapel galt der gebildeten Welt damals noch als ein Zentrum des geistigen Fortschritts! –, da alle Freunde des Malers in Deutschland und Frankreich Goethe kannten. Die Handwerksgewißheit, mit der Hackert seinen Besucher vor die ganz und halb fertigen Gemälde führte, die in seinem Atelier auf den Versand warteten, mit der er dem Wißbegierigen die Zeichnungen und Skizzenbücher der Maler-Reisen in die nähere und fernere Umgebung Neapels erläuterte und mit der er wohl auch die ihm vorgelegten Arbeiten des Italienreisenden begutachtete, kaschierte sicher nur zum Teil die Hinwendung des Malers zu seinem Besucher, den er in seiner Annäherung an die Natur als gleichrangig oder bedeutender empfinden mochte. Dafür spricht die freundschaftliche Zuneigung, die offenbar beide von früh an füreinander empfanden und die sie bis an Hackerts Tod füreinander bewahrten. Hackert stand damals schon seit langem im Ruf, der erste Landschaftsmaler seiner Zeit zu sein. »Durch ihn«, schrieb später der ihm wenig gewogene Ästhetiker Johann Heinrich Meyer, Goethes Weimarer Kunstorakel über den Maler, »erreichte das Fach der Prospektmalerei die höchste Vollkommenheit, indem es unmöglich scheint, den realistischen Forderungen, mit geringerem Nachteil für die wahre Kunst, besser Genüge zu leisten, als in seinen Bildern geschieht. Mit unendlicher Treue und Wahrheit stellt er uns die Gegenden von Rom, Tivoli, Neapel usw. vor Augen; der Beschauer erhält Rechenschaft vom geringsten Detail, und doch ist alles ohne ängstliche kleinliche Mühe, meisterhaft, sicher, ja sogar mit Leichtigkeit vorgetragen. Über dieses nimmt man bei Hackert eine beständige Tätigkeit des guten Geschmacks oder wenn man will des Schönheitssinnes wahr. Freilich sind seine Gemälde nicht alle, hinsichtlich auf den Inhalt, gleich anziehend, weil es die Gegenden nicht waren, die er auf Bestellung nachbildete; aber man wird schwerlich ein Beispiel finden, daß er den Standpunkt ungünstig gewählt, oder den darzustellenden Gegenständen eine solche Lage und Beleuchtung gegeben, daß der malerische Effekt wesentlich dadurch gefährdet würde.«[44] Der Prospektmaler, der sich vor den Zeitgenossen als Antagonist Claude Lorrains fühlen durfte, war in seiner Laufbahn dem vollen Verständnis der Natur noch nicht nahegekommen. Wie sollte der reisende Enthusiast, sei er auch der größte Naturdichter seiner Epoche, diesem Ideal je näherkommen?

42 MA XV, S. 254: »Sulzers Theorie war mir, wegen ihrer falschen Grundmaxime, immer verhaßt und nun sah ich, daß dieses Werk noch viel mehr enthielt als die Leute brauchen. Die vielen Kenntnisse die hier mitgeteilt werden, die Denkart in welcher ein so wackrer Mann als Sulzer sich beruhigte, sollten die nicht für Weltleute hinreichend sein?«

43 Über Kniep vgl. MA XV, S. 251f. (Goethes Bericht über die erste Begegnung mit Kniep) und die ausführliche Anmerkung zu dieser Stelle. Vgl. außerdem Kraft 1970; Kat. Hildesheim 1992.

44 Vgl. Meyers Aufsatz *Hackerts Kunstcharakter und Würdigung seiner Werke* in den Nachträgen zu Goethes Biographie *Philipp Hackert* (1811), MA IX, S. 843.

IV.

Jakob Philipp Hackert hatte seine erste Ausbildung in Berlin erfahren.[45] Er hatte sich an der trockenen, kleinlichen Landschaftsmalerei Norddeutschlands orientiert, ehe er als Maler auf Wanderschaft ging. Schon seine ersten selbständigen Werke zeigen zwei Grundeigentümlichkeiten in der Behandlung der Natur: das Vertrauen in die Landschaft, die ihr inneres Gesetz dem Künstler preisgebe, wenn dessen Wahrnehmung nur aufmerksam genug Kontur und Farbe im Ausschnitt festzuhalten vermöge, und zugleich das Bestreben, durch einander ergänzende oder spiegelnde Ansichten das Fragmentarische jeder Vedute zum Ganzen zu vervollständigen. Für das Spiel mit der »Kehrtwendung der Blickrichtung in Veduten–Paaren« (Wolfgang Krönig) können die frühen Ansichten des großen Teichs im Berliner Lustgarten als Beispiel gelten, für die Besessenheit, mit der sich der junge Maler in das Eigentümliche einer fremden Welt hineinzusehen trachtete, können die Ansichten von der Insel Rügen einstehen, die schon früh die einzigartige Fähigkeit zur Wahrnehmung anzeigten.[46] (Goethe besaß – vermutlich erst seit der Reise nach Italien – die kleinformatige Stichfolge dieser Landschafts-Skizzen.) Auf Umwegen, die ihn über Schweden nach Frankreich und von dort 1765 nach Italien führten, gelangte Hackert schließlich 1768 nach Rom. Dabei hatten die biederen Landschaften seiner ersten Lehrer und das Studium der »idealischen« Landschaftsmaler unter den Niederländern, besonders die Bilder Berghems und Asselyns, stärkeren und prägenderen Einfluß auf ihn hinterlassen als die elegante Genrekunst der französischen Landschaftsdarstellung, mit der er sich in Paris und auf seinen Reisen in Frankreich auseinandersetzen mußte. Er schloß sich in Frankreich an zwei Künstler enger an: der eine war der aus Deutschland stammende, einflußreiche Kupferstecher Johann Georg Wille, der andere war der eben zu Ruhm gekommene Landschafts- und Marine-Maler Claude-Joseph Vernet, dessen emphatisches Eintreten für eine neue Würde der Landschaftskunst Hackert begeisterte. Im Auftrag des Malers kopierte er für Paris dessen berühmte Gemälde: *La Tempête* (Der Sturm) und *Les Baigneuses* (Die Badenden, beide heute im Louvre) zum höchsten Gefallen der Kenner. Aber das Hauptinteresse galt den reinen, undramatisierten Landschaften Vernets, die seinem unausgesprochenen Ideal am nächsten kamen. In Rom begegnete er Vernet als Direktor der französischen Akademie wieder. Zwischen beiden entwickelte sich eine herzliche Freundschaft. Er konnte so in vertrautem Umgang mit den französischen Künstlern seinem neuen Aufgabenkreis sich zuwenden, konnte seine Skizzen und Studien aus der römischen Umgebung mit denen der Stipendiaten vergleichen, ohne jedoch auf Dauer den beiden gegensätzlichen Tendenzen der Franzosen nachzustreben. Ihm war Vernets Hang zum Heroischen innerlich so fremd wie die schwärmerische Rokoko-Verspieltheit, die er in der Generation Fragonards und Hubert Roberts zu erkennen glaubte. Der kalkulierten Wirkung zu mißtrauen, dem Effekt, der Pointe, wurde mehr und mehr zum Leitsatz des Landschaftsmalers Hackert.[47]

Mit dienendem Enthusiasmus wandte er sich der beharrlicher als jeder Maler seines Alters an seinen Anfängen festhielt, dem Studium der klassischen Landschaft in den Bergen um Rom und im italienischen Süden zu, den er seit 1770 immer wieder bereiste. Er unternahm zeitlebens genau vorbereitete Maler-Reisen oder *voyages pittoresques,* die ihn über die von den Reisenden bevorzugten Ziele (die Wasserfälle in Terni und Tivoli, die antiken Ruinen am Albaner See oder die Villen um Frascati) in die abgelegensten Täler der Sabiner Berge und in die verschwiegenen Herrlichkeiten an den Ufern des Liris führten. Er wollte das Geheimnis der Natur im unablässigen Studium der Landschaft ergründen, durch das gleichzeitige Einüben aller charakteristischen Eigenheiten von Gestein, Bewuchs und Baumgruppierung, durch die Erprobung des richtigen, weil genau aufgefaßten Konturs, der sich dem Auge nur unter freiem Himmel erschließt, durch die gewissenhafte Beobachtung des Lichts, das in jedem Augenblick die Raumverhältnisse vom entferntesten Horizont bis zu den Bäumen und Felsen im Vordergrund verändert. Zugleich suchte er das schmale Repertoire seiner Kenntnisse und Fertigkeiten durch das Studium der großen Meister zu erweitern. Er ging in die römischen Sammlungen, um dort die Hauptwerke Nicolas Poussins und Claude Lorrains auf deren Umgang mit der klassischen Natur zu befragen. Er kopierte im Palazzo Colonna die Gemälde Gaspard Dughets, des jüngeren Poussin, der ihm durch seine Naturnähe und durch seine Bevorzugung der örtlich genau bestimmbaren Landschaften am nächsten zu kommen schien. Später hat er diese Lehrzeit genutzt, um seine Schüler über die Vorzüge und Nachteile der älteren Ideallandschaft zu unterrichten. Goethes Begeisterung über den gemeinsamen Besuch im Palazzo Colonna (Briefeintrag vom 27. Juni 1787 im *Zweiten römischen*

45 Wer sich mit dem Werk des in seiner Enge so bedeutenden Landschaftsmalers Jakob Philipp Hackert beschäftigt, wird immer in der Schuld von Wolfgang Krönig stehen. Seiner klaren Einsicht in den Rang dieser Malerei und seiner so gewissenhaften wie ingeniösen Rekonstruktion wesentlicher Aspekte von Biographie und Œuvre verdanken wir die Wiederentdeckung des Malers. Es war Krönig nicht vergönnt, die zusammenfassende Monographie zu seinen Lebzeiten vorzulegen. So müssen die Beiträge in Kat. Köln 1984 für diese Monographie einstehen. Über die zahlreichen Einzelveröffentlichungen gibt die Bibliographie Auskunft. Einzelreferenzen in den Anmerkungen. Neue Tendenzen der Hackert-Forschung werden im Katalog der von Paolo Chiarini konzipierten und durchgeführten Hackert-Ausstellung in Rom (Juni 1994) sichtbar werden. Für die Frühzeit Hackerts ist noch immer unersetzt Lohse 1936.

46 Vgl. Lohse 1936. Vgl. dazu Krönig 1968a, S. 253ff. Es ist nicht bekannt, seit wann sich die Stiche von der Insel Rügen in Goethes Besitz befinden.

47 Vgl. in der von Goethe redigierten Fassung seiner Gedanken über die Landschaftsmalerei den amüsanten Absatz über Pierre-Jacques Volaire (1729–1792?), den Chevalier Volaire: »Als Volaire im Jahr 1770 in Neapel die Studien sah, die ich und mein Bruder Johann daselbst gemacht hatten, sagte er mir, daß es töricht sei, sich soviel Mühe zu geben. Er habe auch die Torheit begangen, aber seine Studien hülfen ihm jetzt nicht. Er sagte freilich nach seiner Art sehr wahr: denn da ihm die wahre Wissenschaft der Kunst fehlt, so sieht man in allen seinen Gemälden, daß sie manieriert sind, ohngeachtet dieser Künstler wahre Verdienste im Effekt hat. Seine Eruption des Vesuv und seine Mondscheine, besonders die aus seiner guten Zeit, sind im Effekt vortrefflich; hingegen was er nach der Natur macht, ist jämmerlich, weil er keine Perspektive, noch die wahren Formen der Natur versteht.« Vgl. MA IX, S. 860.

Aufenthalt) repetiert im Grunde nur den Eindruck vieler anderer Künstler und Kunstkenner, die sich Hackerts Anleitung unterwarfen.[48] Die beiden *Briefe über Landschaftsmalerei,* die der Dichter später in gründlicher Überarbeitung als Fragmente seiner Lebensbeschreibung des Malers beigab (1811), müssen vor und neben ihm auch andere Strebende gekannt haben.[49] Natürlich bewunderte Hackert zeitlebens die kompositorische Meisterschaft Poussins und die unglaubliche Beobachtungsfülle, die Claude Lorrain seinen heroischen Idyllen zu verleihen wußte: die zarte Bestimmtheit der Fernung, will sagen: des entferntesten Horizonts, die wunderbare Abstufung der Hinter- und Mittelgründe, die Duftigkeit der Farben, um die Atmosphäre einzufangen, die Wahrheit aller Einzelheiten auch im Vordergrund. Aber die vom Sujet erzwungene Komposition, allem Vertrauen in die Beobachtung vorausliegend, schien auch bei den vollkommensten Meisterwerken dem fertigen Gemälde das befreiende Glück der Naturwahrheit zu nehmen. Da auch Claude Lorrain der Landschaft dienende Funktion in einer mythologischen oder geistlichen Themenstellung zuwies, mußten die Andacht zur Landschaft und der frevelnde Zugriff des Geschichtenerzählers auf die Natur in Widerspruch zueinander geraten. Der Historienmaler und der Landschaftsmaler Claude Lorrain strebten für Hackert meistens vergeblich nach einem Ausgleich ihrer Ziele.[50]

Philipp Hackert muß sehr rasch erkannt haben, wie sehr seine eigene, aus dem Norden mitgebrachte Naturauffassung hier eine Lücke ausfüllte, und er ging daran, seine Form der italienischen Landschaftsmalerei in ausgeführten Bildern darzulegen. Der Landschaftsprospekt oder die Landschaft *secundum veritatem* hatte ihm schon vor seiner italienischen Zeit als Verpflichtung für die eigene Kunst gegolten. Der Umgang mit der niederländischen Malerei des 17. Jahrhunderts hatte ihn darin bestätigt, daß das Ideal im wahrgenommenen Naturausschnitt selbst gesehen werden müsse, und daß der Künstler, so sehr er immer nach thematischer oder sittlicher Wirkung streben mag, die Schönheit seiner Kunst zwingend an die Wahrheit des Abbilds knüpfen müsse. Die einfachen Theorien seines Freundes Johann Georg Sulzer reichten zeitlebens für die Begründung seiner Anschauungen aus. Nun stützt er sich, nach den ersten römischen Erfahrungen, auch für die hesperische, die vollkommene Landschaft auf die Vedute als die einzig gemäße Anschauungsform seiner Kunst. Hatten Giuseppe Vasi und Giovanni Battista Piranesi die Grundzüge der heroischen Landschaftsmalerei auf ihre Stadtansichten übertragen, hatte besonders der venezianische Architekt und Visionär Piranesi schon durch das Format seiner Rom-Ansichten das Zugleich von Anschauung und Magie aus den Campagna-Beschwörungen in den Bildern Gaspard Dughets und Claude Lorrains auf die Alltags-Realität der in Verwitterung begriffenen Ewigen Stadt übertragen. Hackert verkehrte diesen Vorgang noch einmal: was den gefeierten Vedutisten für die römische Stadtlandschaft gelungen war, sollte nach seiner Auffassung ihm erst recht für seine Landschaften nach der Natur gelingen. Daher sein Streben nach dem unverstellten, nicht abgenutzten Ausschnitt aus der römischen Umgebung, daher seine Ausflüge in die kaum besuchten Bergtäler hinter Tivoli nach Licenza und Subiaco, daher aber auch umgekehrt die von seinen Anfängen an beibehaltene Bemühung, seine vollendeten Ölbilder, Gouachen und Aquarelle durch den Stich zu verbreiten. Er wollte als Landschafts-Vedutist anerkannt und unter den Kennern und Liebhabern verbreitet sein. Wie schon zuvor in Frankreich beauftragte er auch hier in Italien seinen Zögling Balthasar Anton Dunker und seine beiden Brüder mit der bis ins Pedantische sorgfältigen Umsetzung seiner Werke in Einzelblätter und zusammenhängende Radierungsfolgen, alle nach den Prinzipien der von ihm bevorzugten, analytischen Behandlung der Natur durchgeführt.[51] Hackert war zum Studium der heroisch-idyllischen Landschaft nach Rom gekommen. Als Vedutist und gewissenhafter Lobredner der klassischen Landschaft machte er sich einen Namen. Jeder Vergleich zwischen den zahlreichen Bildern, die Hackert für seine immer zahlreicher werdende Klientel von den berühmten Ansichten Tivolis (Abb. 6, 7) gemalt hat, mit den fast gleichzeitig entstehenden Radierungen der gleichen Gegenstände aus den *Vedute di Roma,* die Piranesi eigentlich für seinen nie vollendeten Zyklus der *Antichità di Tivoli* in großer Anzahl verfertigte, zeigt die paradoxe Verkehrung der Bemühungen: der Architekt schwelgt in den wundersamen Durchmischungen aus verfallenden Trümmern, gebautem Fels und urgewaltigem Baumbestand. Er wird in der Vergegenwärtigung der großen Kaskade und der Cascatelle zum Dichter mit der Radiernadel, zu einem Rousseau der römischen Natur. Dagegen ist Hackert auch in den ehrgeizigsten Gemälden, die den Absturz der Wasserfälle unterhalb der Villa des Maecenas oder die Wasserfälle in Terni schildern, bei aller Meisterschaft und Virtuosität in der Beschwörung von Wasser

48 MA XV, S. 427; vgl. dazu den zweiten von Hackerts Landschafts-Briefen, die ja unabhängig von Goethe aus der Praxis des Lehrers entstanden waren, MA IX, S. 857 ff.
49 Das geht jedenfalls aus Philipp Hackerts Begleitbrief vom 27. Mai 1806 hervor, in dem er Goethe die zwei Briefe über die Landschaftskunst avisiert. Vgl. MA IX, S. 1291.
50 Vgl. Hackerts Ausführungen, MA IX, S. 858 ff., besonders den Schlußabschnitt.
51 Vgl. die Ausführungen zu Hackerts Radier-Werkstatt bei Krönig 1984.

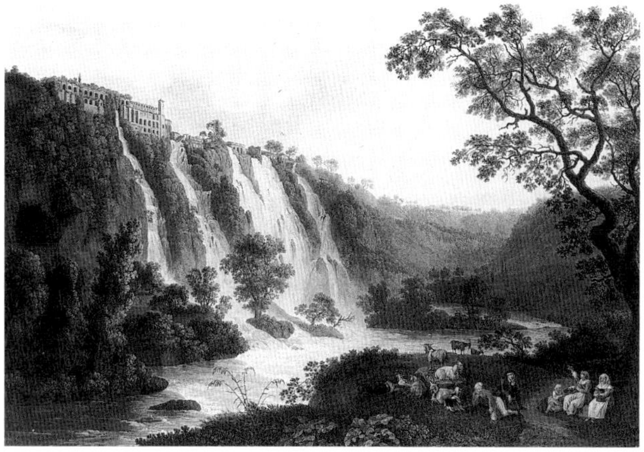

Abb. 6
Jakob Philipp Hackert, Die Cascatelle unterhalb der Villa des Maecenas bei Tivoli, 1783

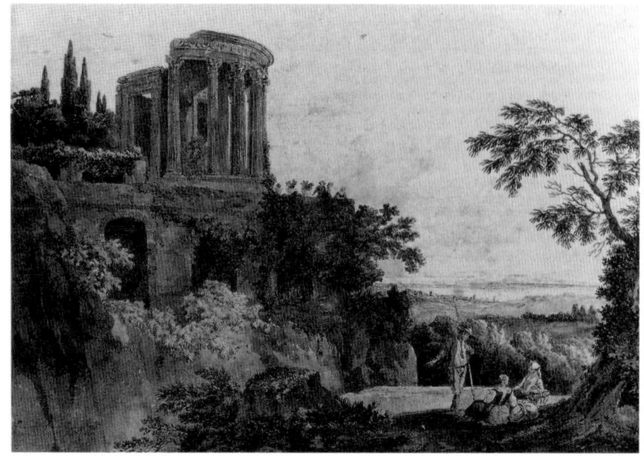

Abb. 7
Jakob Philipp Hackert, Vesta-Tempel in Tivoli, 1769.
Düsseldorf, Goethe-Museum

und Licht ein streng an die Nachprüfbarkeit gefesselter Vedutist. Er malt wie hinter einer Folie der sich selbst kontrollierenden Distanz. Die Demut vor der Natur wird noch dort zur Abwehr der spontanen Subjektivität, wo er sich scheinbar behaglich gehen läßt wie in dem reizvollen Aquarell vom Sibyllen-Tempel in Tivoli aus dem Jahr 1769 (Abb. 7), das mit vielleicht unbewußter Pedanterie alle Blätteranordnungen und alle ins Unendliche sich verlierende Landschaftslinien nachprüft.[52]

Nach 1770 bereiste Philipp Hackert wieder und wieder den Süden Italiens. Die Bergwelt zwischen Rom und Neapel, die durch ihre vulkanischen Rätsel seit dem Altertum berühmten Phlegräischen Felder, das strahlende, lichtdurchflutete Paradies des Golfs von Neapel und der ihm vorgelagerten Inseln, aber auch die spröden Einsamkeiten im Hinterland des königlichen Palastes von Caserta und die Wälder und die bizarren Felsbildungen auf der Halbinsel von Sorrent zogen Hackert in ihren Bann. Lange ehe er als Hofmaler in die Dienste des neapolitanischen Königs Ferdinand IV. trat, hielt er sich oft und für längere Zeit im Königreich beider Sizilien auf. Hier erst konnte er sich ganz frei fühlen von dem verpflichtenden Vorbild der römischen Landschaftskunst. Hier öffneten sich ihm jeden Tag neue Abenteuer und Entdeckungen, denen er in all seiner handwerklichen Gewissenhaftigkeit unermüdlich nachstrebte. Die nicht endende, Wunder hinter Wunder gruppierende Aussicht, die über den Averner See bis ans Kap von Misenum das Auge des Betrachters gefangen hält, wurde ihm zur großartig-heiteren Herausforderung nicht weniger als die in ihre Bergwildnis eingefriedete Abtei von La Cava, die sich ihm beide darboten als die von keinem Malerauge berührten, der Entdeckung harrenden Otahaiti-Landschaften.[53] Seine Erleichterung, die sich am zwanglosesten natürlich in den auf der Reise aufgenommenen Skizzenblättern dokumentiert, muß in vieler Hinsicht Goethes Erleichterung nach dem ersten Abschied von Rom entsprochen haben. Wie dessen gezeichnete Notizen mit neuer Erregung jede Uferlinie und jede quer das Tal durchschneidende Wasserleitung als eine beglückende Überraschung vermerkten, so spiegeln auch viele von Hackerts Zeichnungen das unmittelbare Vergnügen an dieser ihm neuen, später an dieser ihm eigenen Welt wider. Manches im neapolitanischen Kunstleben kam Hackerts Tendenzen auf halbem Wege entgegen.

Wer nach Neapel kam, suchte auf seiner Kavaliersreise nach anderen Erlebnissen als in Rom: das lebhafte Volkstreiben der Lazzaroni innerhalb und außerhalb der Straßen der Stadt, das unbändige Treiben aus Markt und Tanz, aus Festlichkeit und Nichtsnutz, das sich an der Hafenmole ebenso wie in den malerischen Relikten der Vorzeit abspielen konnte. Das war das eine, was jeden Reisenden zum Staunen und zu mehr oder minder klugen Anmerkungen über die Fortdauer des Altertums im bewußtlosen Weiterleben des Volks veranlaßte. Das zweite war die Faszination durch den Vesuv und die zahlreichen Erscheinungen des Vulkanismus, die der Landschaft ihr eigenes Gepräge und ihre beunruhigende Präsenz verliehen.[54] Sir William Hamilton, für lange Jahre der allmächtige englische Geschäftsträger am Hof Ferdinands IV. und später einer der engeren Freunde und Auftraggeber des Malers, war nicht der einzige, aber vielleicht in Europa der berühmteste Vulkanologe. Seine *Observations on Mount Vesuvius* (1772) und seine zahlreichen aufsehenerregenden Berichte für die naturforschende Gesellschaft in London verstärkten nur die Ten-

52 Vgl. Piranesis Radierungen aus dem Umkreis der unvollendeten *Antichità di Tivoli*, die er in die *Vedute di Roma* mitaufgenommen hat, vor allem die Landschaftsstücke: *Avanzi della Villa di Mecenate* (Hind 65), *Veduta della Cascata di Tivoli* (Hind 75) und *Veduta delle Cascatelle a Tivoli* (Hind 92) mit den im Text erwähnten Gemälden und Aquarellen Hackerts (*Die Cascatelle unterhalb der Villa des Maecenas*, heute in St. Petersburg, und *Vesta-Tempel in Tivoli*, heute im Goethe-Museum in Düsseldorf).
53 Vgl. das Gemälde aus den Bayerischen Staatsgemäldesammlungen, zu dem es mehrere Varianten gibt, mit den Zeichnungen und Aquarellen (z. B. im Wallraf Richartz-Museum in Köln), die das Ergebnis seiner auch in der Biographie ausdrücklich hervorgehobenen Ausflüge nach La Cava, dem in tiefster Bergeinsamkeit gelegenen Kloster, darstellten.
54 Vgl. dazu Kat. Neapel 1990 sowie Kat. Wolfenbüttel 1993.

denz unter den Reisenden, während eines Neapel-Aufenthalts vor allem den Wirkungen des Vulkanismus gehobene Aufmerksamkeit zu schenken.[55] Der unerwartete Anblick des ausbrechenden Vesuv in Abend-Dunkelheit steht mit Recht noch am Ende der Neapel-Schilderung in Goethes *Italienischer Reise*.[56] Die Beobachtung des feuerspeienden Bergs, das Studium der Lava und der vulkanischen Gesteine, die seltsamen Bergformationen rund um den geheimnisvollen Golf gehörten zu den bevorzugten Themen jedes Besuchers. Aus Neapel wollte der Sammler Gesteinsproben mitbringen, sonderbare Legierungen, getrocknete Pflanzen, aber auch Abbildungen dieser Gegenstände. Der Vedutist war hier nicht auf die Wiedergabe berühmter Altertümer oder großartiger Platzanlagen angewiesen. Er konnte sich entweder auf das Straßenleben am Hafen und in den engen Vierteln Neapels beschränken, oder aber – und das vornehmlich – auf wechselnde Ansichten des Vesuv (bei Tag und Nacht, mit Rauchwolke oder mit brennenden Lavaströmen), der Krater und Kraterseen hinter Pozzuoli oder der stumpfen Bergkegel in den Phlegräischen Feldern.[57] Die kolorierten Stiche, die Pietro Fabris im Auftrag Sir William Hamiltons für dessen monumentales Werk: *Campi Phlegraei* (2 Foliobände 1776) anfertigte, können als ein Kompendium neapolitanischer Vedutenkunst gelten, zu deren Gegenständen außer den Sehenswürdigkeiten mit gleicher Anspruchslosigkeit auch Darstellungen einzelner Lava-Konfigurationen und einzelner Basalte werden können.[58]

Die gleiche Aufmerksamkeit auf Unentdecktes galt nach 1760 im übrigen auch den antiken Ausgrabungen, den älteren herkulanischen Altertümern, die um diese Zeit zögerlich in den schweren Bänden der *Antichità d'Ercolano* ans Licht traten, erst recht aber für die malerisch gelegenen Plätze und Häuserzeilen, die Tempel, Grabanlagen und suburbanen Villen, die Jahr für Jahr in Pompeji oder Boscoreale aus dem Schutt des Vergessens hervortraten, in das sie 79 n. Chr. der Aschenregen des Vesuv hatte verschwinden lassen.[59] Selbst die am Strand hinter der Sele-Mündung vergessenen drei griechischen Tempel von Paestum riefen bei ihrer Wiederentdeckung das gleiche Maß des Staunens wie vor einem Naturphänomen hervor, die gewissermaßen geschichtslose Neugier auf das unerhörte, aus dem Augenblick geborene Ereignis.[60] Wieder spricht Goethes Darstellung in den Briefen der *Italienischen Reise* das Empfinden der Zeitgenossen, hier auf einem immer fruchtbaren, immer unsicheren Boden zu stehen, rein aus.[61] Aber die Zeugnisse bei Winckelmann, Cochin, Vivant Denon und sogar Johann Georg Seume sprechen beinahe die gleiche Sprache irritierten Staunens. Die gelblich in der Sonne leuchtenden Säulenreihen des griechischen Poseidonia, deren stumpfe und kegelförmige Gestaltung das Schönheitsideal des Neoklassizismus auf eine harte Probe stellte, die sonderbar verlorene Lage der Tempel in der nur von Wasserbüffeln belebten Sumpflandschaft, die gespenstische Alltäglichkeit der Häuser, Garküchen und Stadttore in Pompeji gewannen für den Besucher die gleiche Qualität des Ungewöhnlichen, Exotischen wie die Phänomene des Vulkanismus. Sie erforderten darum auch von dem Künstler, der für diese Klientel arbeitete, die gleiche Aufmerksamkeit auf das sprechende Detail.[62] Wer die Überbleibsel des ehemals so prächtigen Paestum – »einige große länglich-viereckigen Massen«, nennt sie Goethe im Eintrag vom 23. März 1787 auf seinem ersten gemeinsamen Ausflug mit Christoph Heinrich Kniep, der dabei auf Probe zeichnete[63] – oder die halb im Meer versunkenen Gewölbe der antiken Badestadt Bajae für einen englischen Mylord zu einer Vedute ausarbeitete, wer die Weite der Ebene von Caserta oder den Blick über die Villa Reale in Neapel zum unverlierbaren Panorama verwandeln wollte, mußte das gleiche Bedürfnis erfüllen wie der Spezialist für Vesuv-Ausbrüche oder der Verfertiger von täuschend echten Lava-Nachzeichnungen. Dafür waren die Volaire und Lusieri frei von dem lastenden Schatten der heroisch-idyllischen Landschaft, der in Rom seit hundert Jahren über jeder Wahrnehmung der Campagna lag.

Philipp Hackert konnte es sich früh erlauben, auf den vordergründigen Effekt nächtlicher Vesuv-Ausbrüche und heftig kolorierter Lavaströme zu verzichten. Das prachtvolle Blatt mit dem Feuerstoß, der den verdunkelten Himmel und die weite Fläche des Golfs zwischen den Fischerbooten mit vielfarbigem Widerschein füllt, ist unter seinen neapolitanischen Gemälden eher die Ausnahme. Auch hat er sich später im Gespräch und in seinen schriftlichen Aufzeichnungen über die prinzipienlose Bravour Volaires (vgl. Kat. 281) und seiner Rivalen verächtlich genug geäußert. Aber daß in Neapel alle Malerei auf die genaueste Beobachtung zu gründen war, kam seiner akribischen Haltung als Maler entgegen. Er versenkte sich in das Studium Kampaniens, das er liebevoll bis in jeden Winkel durchstöberte, dessen Bergfaltung, Bewässerung, Agrikultur und Jahreskreislauf er in tausend Einzelheiten für sich festhielt. Hier muß sich zuerst

55 Vgl. Fothergill 1969; zu seiner Stellung in Neapel vgl. Knight 1990, ein für das Verständnis der Stadt und des Königreichs im Vorfeld der Revolutionskriege nach Text und Bildern einzigartiges Werk. Zu den Abhandlungen und Buchveröffentlichungen Hamiltons – von den wichtigsten gibt es heute Reprints oder Faksimile-Ausgaben – vgl. Kratz 1985, S. 259ff.
56 MA XV, S. 417ff.
57 Vgl. die Abteilungen über die Chiaia und den Posilipp, über Hof- und Volksfeste, über die *Campi Phlegraei* und den Vesuv in Kat. Neapel 1990, S. 207ff., S. 226ff. und S. 241ff. mit zahlreichen Bildbeispielen.
58 Eine Anzahl der kolorierten Stiche bei Knight 1990.
59 Zur Entdeckung der Magna Graecia und zum Einfluß der Altertümer im Umkreis Neapels vgl. Mordaunt Crook 1972, S. 21ff.
60 Zur Geschichte der Wiederentdeckung der Tempel von Paestum vgl. Lang 1950, S. 48ff.; Kat. Salerno 1986/I–II, bes. Bd. 1, S. 18–83.
61 Vgl. in der *Italienischen Reise* die einander ergänzenden Berichte von der Fahrt nach Pozzuoli und in die Solfatara am 1. März (MA XV, S. 228f.), die dritte Vesuvbesteigung am 20. März (MA XV, S. 264ff.) und den Ausflug nach Paestum am 23. März 1787 (MA XV, S. 271ff.).
62 Vierzehn großformatige Zeichnungen zu den Ausgrabungen von Pompeji haben sich aus den letzten Jahren seines Schaffens von Piranesis Hand erhalten, heute im wesentlichen in Kopenhagen und in der Berliner Kunstbibliothek. Sie gehörten, wie andere Blätter (z. B. das *Serapeum in Pozzuoli*) in ein umfassenderes Projekt der Altertümer aus der Umgebung Neapels. Auf diesen Zeichnungen insistiert Piranesi immer wieder auf dem Alltagsdetail in den Garküchen, Weinhandlungen und Gerätschaften der freigelegten Straßen und Plätze. Sein Sohn Francesco hat diesen Aspekt halb verwischt, als er für die Ausarbeitung der umfangreichen Radierungsfolge *Antiquités de la Grande-Grèce* (Paris 1804ff.) die Staffagefiguren als antike Römer kostümierte und so die Ruinenlandschaften

sein System einer zeichnerischen Kürzelschrift für die Beobachtung ausgebildet haben, auf das er später nicht nur seine eigene Kunst, sondern auch die Anstrengungen seiner Schüler abstützen wollte: sorgsam geschiedene Steinsorten statt kühn erfundener Felsgründe, in jeder denkbaren Abwandlung nachgestaltete Blätter, Zweige, Bäume statt des altbewährten Baumschlags, bei dem der Maler ganz auf den schönen Umriß vertraut, ein ausgeklügeltes System der Aussparung, um die entlegensten Fernen nach dem gleichen Prinzip wie die anrührbare Nähe zu behandeln. Hackert hatte zeitlebens Claude Lorrain als Ideal vor Augen. Aber seit Neapel wußte er, daß er frei und nach Möglichkeit unnachahmlich in dieser Nachahmung nur werden konnte, wenn er statt der Vedute als der ihm gemäßen Gattung auch die Wahrheit der von ihm umworbenen Natur bis in jedes Detail zu geben in der Lage war. Ein abgestuftes Programm seiner Aktivitäten diente diesem Zweck. Dabei unterschied er streng zwischen der um künstlerische Wirkung unbemühten Studie, der vor dem gewählten Landschaftsausschnitt ausgeführten Skizze, der aus der Wahrnehmung gewonnenen Vedute, sei es eine in mehreren Tinten ausgeführte oder lavierte Zeichnung, sei es als Aquarell oder Gouache, und dem ausgeführten Landschaftsgemälde. Alle Äußerungsformen gehören notwendig in das Universum seiner Kunst. In den großen, auf Unsterblichkeit berechneten Schöpfungen der 80er und frühen 90er Jahre suchte Hackert darüber hinaus nach Möglichkeiten, die Begrenztheit jedes malerischen Ausschnitts im Vergleich zur räumlichen Unendlichkeit der ihn umgebenden Natur zu überwinden. Mindestens dem Grundsatz nach: er weitete dazu das Prinzip der Kehrtwendung des Blicks ins Zyklische aus. Er schuf einander ergänzende Ansichten der Seen und Vorgebirge. Er entwarf große Fernblicke auf Schloß und Park von Caserta, die aufeinander zu beziehen waren – das besonders in den danach gestochenen großformatigen Blättern! – und schuf für die Bauten Ferdinands IV. Bildfolgen, in denen barocke Dekorations-Schemata im Sinn seiner Naturauffassung umgedeutet waren.[65] Das gilt vor allem für den nach 1780 entstandenen Zyklus der Jahreszeiten, der für das Casino Reale im Lago di Fusaro bestimmt war.[66] Dort waren die vier hochformatigen Gemälde – der Frühling am Oberlauf des Volturno mit dem Matese-Gebirge im Hintergrund, der von Baumkulissen umrahmte Sommer-Ausblick über die Ebene von Caserta auf den Vesuv, die herbstliche Weinernte in der Campania Felice, bei der zwischen den Rebengirlanden der Blick von den Hügeln bei Sorrent auf die Bucht von Neapel und die fernen Inseln fällt, als Abschluß das düstere Winter-Idyll vor dem Jagdschloß Persano in der Basilicata – dort also waren die vier in Baumkulissen schwelgenden Bilder in dem von Carlo Vanvitelli geschaffenen Oktogon des Festsaals zwischen die vier offenen Fenster gestellt, durch die nicht minder herrliche Ausblicke in diese schönste Gegend der Welt eingerahmt wurden. Die Herausforderung als Künstler kam Hackerts Selbsteinschätzung entgegen. Nur an der Natur wollte er sich messen lassen. Der polemische Titel, den er einem seiner ehrgeizigsten Projekte bei der Veröffentlichung durch den Stich gab: *Aussichten von der Villa des Horaz* läßt sich auf die Gesamtheit seiner späteren Landschaftsbilder übertragen. Nicht die historische Reminiszenz zählt, sondern der richtige, durch keinen Geschmackswandel verschiebbare Blick des Dichters und des Künstlers in die ewige Gesetzmäßigkeit der Natur, der er sich innerlich verwandt weiß. Demut und Hochmut sind in Hackerts Handschrift wie in Hackerts Kunstübung ein und dasselbe.[67]

IV.

Der Eindruck auf Goethe war unmittelbar und groß, ohne jedoch in dessen Zeichnungen, die man mit einiger Sicherheit in den März 1787, also vor den Beginn der Sizilienreise datieren kann, unmißverständliche Spuren zu hinterlassen. Unterricht hat Hackert seinem neu gewonnenen Bewunderer offenbar erst viel später gegeben, bei der Wiederbegegnung im Juni des Jahres. Die Atelier-Besuche und das Betrachten von Hackerts Zeichnungen gaben Goethe im Technischen nur ungewisse Fingerzeige. So stehen nicht nur die meisten der nachweislich in Neapel gezeichneten Blätter unter dem Einfluß des Freundes Wilhelm Tischbein, mit dem er gemeinsam in das gleiche Skizzenbuch Eintragungen machte, oder bewegten sich wie bisher auf ungewissem Wege von dessen Manier weg, sondern auch die zahlreichen Blätter aus den sizilianischen Wochen, entstanden in spontaner Auseinandersetzung mit dem an Hackert geschulten Berufszeichner Kniep, verraten nur bedingt und mittelbar den Eindruck des großen Landschaftsmeisters. Wenn die Kunstanstrengung über das bloße Merkzeichen für ein Bauwerk oder eine Küstenlinie hinausgeht, beschränkt sich Goethe in den Anfangstagen auf die Improvisation der Augenblicks-Wahrnehmung in der für Tischbein charakteristischen, ungezügelten Motorik

ins Phantastische historisierte. Dagegen ist in den großen Aquatintaradierungen, die Francesco Piranesi und Louis Jean Desprez angefertigt haben (am berühmtesten und von vielen Stechern nachgeahmt das sogenannte *Grabmal der Mammia* mit den freistehenden Theatermasken), die Spannung zwischen dem Augenblick der Wahrnehmung und dem Augenblick der Katastrophe durchgehend gewahrt. Das gleiche gilt auch für die zahlreichen, wirkungssicher überzeichneten Blätter von Desprez aus dem 2. Bd. der *Voyage pittoresque* des Abbé de Saint-Non (vgl. Anm. 77).

63 MA XV, S. 272. Diesen Eindruck ungefüger, uralter Mauermassen inmitten einer öden Wildnis vermitteln fast alle frühen Darstellungen der Tempel von Paestum, vgl. etwa die Veduten, die Antonio Joli 1759 von dem Ensemble geschaffen hat (Kat. Salerno 1986/I, Abb. I a–c, entsprechend Robert Mylnes Panorama, S. 46, Abb. 1/11). Erst Piranesis Zugriff gelang es, die Monumentalität und Lebendigkeit der Ruinenstätte in seinen Zeichnungen und Radierungen suggestiv deutlich zu machen. Dagegen wiederholt Kniep in dem ausgearbeiteten Aquarell (Goethe-Museum Düsseldorf) die distanzierte Grundauffassung, die Hackert zehn Jahre zuvor (1777) für den Anblick von Basilika und Poseidon-Tempel vorgegeben hatte (Privatsammlung, Braunschweig, vgl. Kat. Salerno 1986/I, S. 71, Abb. 5).

64 Giovanni Battista Lusieris Ansicht der Tempel von Paestum (von 1793, Aquarell aus einer neapolitanischen Privatsammlung, Kat. Salerno 1986/I, S. 77, Abb. 10a) sucht auf interessante Weise – unter Hackerts Einfluß, aber viel konventioneller in der Bilderfindung – nach einem Ausgleich mit der Tradition der heroischen Idylle: er schiebt die Ruinen in unerreichbare Entfernung, als dunkle Silhouetten vor den Höhenrücken des Cilento, um im Vordergrund Platz zu haben, um die Sumpfebene in eine römische Ideallandschaft am Ufer des Sele-Flusses zu verwandeln.

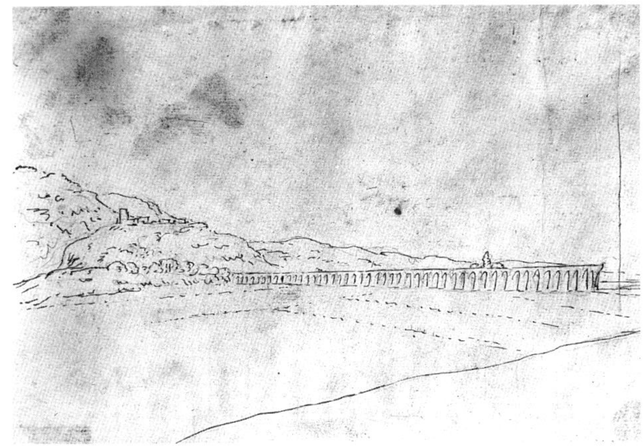

Abb. 8
Goethe, Landschaft mit Aquädukt. Stiftung Weimarer Klassik, Museen

der Feder, die er dann bei genauerer Ausarbeitung durch farbige Höhungen zu pointieren versuchte, so in der ganz ausgezeichneten, mit Sepia und Tusche nachgearbeiteten Pinselzeichnung von der Solfatara bei Pozzuoli[68], so in den verschiedenen Varianten der tief ins Landesinnere der Phlegräischen Felder eingeschnittenen Felsenbucht mit und ohne Staffagen.[69] Nur hin und wieder versucht er sich, wie schon auf der Herreise von Rom[70] (Abb. 8) an scharf zugespitzten Federzeichnungen, die den Landschafts-Kontur und das herauszuhebende Detail in der gleichen kalligraphischen Minuskel-Schrift festhalten wie die über Bleistift hergestellten Federzeichnungen von Meeresbuchten vor weitgestreckten Berglandschaften, zu denen es jeweils ganz schemenhafte Pendants oder Vorlagen als Bleistift-Zeichnungen gibt.[71] Das dort auffallende Motiv des formelhaften Nachschreibens hat eine gewisse Ähnlichkeit mit dem von Goethe bewunderten Zeichenverfahren Hackerts, muß sich aber nicht in allen Blättern, die Bewuchs und Baumschlag in bizarren Federkringeln einzufangen trachten, auf die neue Sehweise, auf das neue Vorbild zurückführen lassen. Zweifellos hat Hirth mit seiner Behauptung recht, daß sich in Blättern wie dem *Waldsee mit ringsum ansteigenden bewachsenen Felsenufern* die bis dahin ungeordnete, weil unsichere Zeichenweise, in einen neuen Skizzierstil zurückzubilden« beginnt[72], aber gegen eine spontan einsetzende, jederzeit ablesbare Übernahme spricht schon der kurze Zeitraum, der Goethe in den wenigen Wochen zur Verfügung stand. Der Choc vor Hackerts überlegener Könnerschaft war mächtiger – das wurde schon angedeutet – als die Zuversicht, durch Imitation diese Überlegenheit aufzuheben. In Kniep fand Goethe den professionellen Gehilfen, der vor Ort beliebige Umrisse und Einzelheiten als Erinnerungsstütze für den Italienreisenden aufnehmen konnte und der zugleich auf bescheidene Weise mit Hackerts Grundsätzen der Landschaftsmalerei vertraut war.

Charakteristisch die Probeblätter, die Christoph Heinrich Kniep beim Ausflug nach Salerno und Paestum herzustellen hatte: der prächtige Berg, scharf am Himmel abgezeichnet, aus der Gegend von La Cava, dem Lieblingsaufenthalt Hackerts – als einen reinlichen und charakteristischen Umriß, die Aussicht aus den Fenstern von Salerno, die zwei malerischen Kalkgebirge aus den Ausläufern des Cilento oberhalb von Paestum, dann der Überblick über die völlig unmalerische Gegend der Tempel selbst, schließlich das in reichstem Detail beobachtete Mauerwerk an einem der Stadttore – unmißverständlich tritt in der Auswahl Goethes praktisches Interesse an der Arbeitsteilung zutage: »Die herrlichsten Umrisse sind gewonnen, ihn freut nun selbst dieses bewegte arbeitsame Leben, wodurch ein Talent aufgeregt wird, das er sich selbst kaum zutraute. Hier gilt es resolut sein; aber gerade hier zeigt sich seine genaue und reinliche Fertigkeit. Das Papier, worauf gezeichnet werden soll, mit einem rechtwinkligen Viereck zu umziehen, versäumt er niemals, die besten englischen Bleistifte zuspitzen, und immer wieder zuspitzen, ist ihm fast eine ebenso große Lust als zu zeichnen; dafür sind aber auch seine Konture, was man wünschen kann.«[73] Anfangs zeichneten Goethe und Kniep noch nebeneinander her. Sie konnten wechselseitig überprüfen, ob und wie jeder die verschwindende Küstenlinie vor Neapel oder die unendlich ausgespannte, muschelförmige Bucht von Palermo im Umriß getroffen hatte. Vorübergehend nahm Goethe Knieps Vorliebe für das ganz flache, in die Quere gedehnte Format an. Aber schon bei seiner Ankunft in Sizilien, kaum von der Seekrankheit erholt und erheitert den Duft und den atmosphärischen Zauber des Wundergartens an der Reede in sich aufnehmend, hatte sich Goethe in eine andere Rolle, in ein anderes Ich verwandelt. Er betrat die Insel Trinakria, auf der die antiken Kommentatoren so viele der Reise-Abenteuer des Odysseus angesiedelt hatten, in eben dieser Haltung des umgetriebenen Wanderers. *Ulysses in Phäa,* die Begegnung des Odysseus mit dem König der Phäaken Alkinoos und seiner Tochter Nausikaa, hatte ihn schon zu Beginn der Italienreise beschäftigt. Jetzt fährt er als Dichter, tief in Homer und in die griechische Vorzeit versenkt, durch das Land, dessen Licht und dessen Natur er mehr und mehr mit dem fernen Griechenland in eins zu setzen beginnt.

65 Zu den auch im Stich verbreiteten Ansichten von Caserta gehören in dieser Zyklen-Konzeption auch die in neapolitanischem Privatbesitz erhaltenen zwei Gemälde aus einem Tageszeiten-Zyklus, der mit Ansichten des Golfs von Pozzuoli verbunden ist (Abb. in Kat. Neapel 1990, S. 255), und die lange Veduten-Folge aus der Reggia in Caserta.
66 Vgl. dazu Krönig 1967, S. 219 ff.
67 Der Zyklus galt lange als verschollen, ehe er 1982 im Wiener Kunsthandel auftauchte und für das Goethe-Museum Düsseldorf erworben werden konnte. Vgl. zu diesem vielleicht wichtigsten Zyklus des denkenden Landschaftsmalers Hackert Krönig 1984.
68 Femmel II, Nr. 87, entstanden nach einer Skizze vom Ausflug am 1. März 1787, vielleicht nach dem Bleistiftblatt (Femmel II, Nr. 89) oder einer ähnlichen, nicht mehr erhaltenen Vorlage.
69 Vgl. Femmel II, Nr. 92–94.
70 Vgl. Femmel II, Nr. 76–78, besonders die Zeichnung mit dem Aquädukt, Nr. 78.
71 Vgl. Femmel II, Nr. 108 und 110 mit den ihnen als Vorlagen zugeordneten Blättern Femmel II, Nr. 109 und 111.
72 Vgl. Femmel II, S. 46. Dort auch das Zitat aus Hirths ungedruckter Habilitationsschrift.
73 MA XV, S. 271, erg. der ganze Bericht über den Ausflug vom 23. März 1787. Nachweise der noch erhaltenen Zeichnungen bei Kruft 1970.

Die Ursprünge der Dinge haben es ihm angetan, die Urpflanze, nach der er als Naturforscher sucht, die homerische Morgenröte vor der Geschichte. Die neuentdeckten griechischen Tempel interessierten ihn vorab als Zeugnisse ältester griechischer Kunstgesinnung, wenn auch mit der immer bei ihm lauernden Einschränkung, ob sich zu diesen fernen Gegenständen ein unmittelbares Verhältnis herstellen lasse.[74]

Das Zeichnen in der Natur wurde nicht aufgegeben, das Studium der fremdartigen, halb unwirklichen Stadt Palermo und ihrer Umgebung wurde mit der gleichen heiteren Intensität und Neugierde fortgesetzt, die Goethe schon in Neapel, befreit von dem Druck der römischen Wintermonate, an den Tag gelegt hatte. Das Rosalien-Heiligtum auf dem Monte Pelegrino, der Höhenweg nach Monreale und das wundervoll über der Küste gelegene Bagheria mit der bizarren Villa des Fürsten von Pallagonia wurden besucht. Dazu hatte Goethe die Reisebeschreibungen gelesen, die erst während der letzten zehn Jahre zuverlässige Kunde von diesen terrae incognitae nach Europa gebracht hatten: Patrick Brydone (1740–1818) hatte mit *A Tour through Sicily and Malta*, den Briefen von seiner aus naturwissenschaftlichem Interesse unternommenen Reise aus den Jahren 1767–1771, den Anfang gemacht. Seiner gedenkt Goethe beim Ausflug zur Grotte der heiligen Rosalie (Eintrag vom 6. April) als eines jedermann bekannten, hervorragenden Autors und Erzählers.[75] Sein eigentlicher Reiseführer, sein Vademecum und Handorakel, war die *Reise durch Sizilien und Großgriechenland*, die der Freiherr Johann Hermann von Riedesel (1770–1785) gleichfalls im Jahr 1771 unternommen und als Sendschreiben an seinen Freund und Mentor Winckelmann nach Rom geschickt hatte.[76] Wohl noch in Neapel (nicht erst in Rom oder bei der Heimkehr nach Weimar) muß Goethe auch noch das monumentale Stichwerk: *Voyage pittoresque ou description des Royaumes de Naples et de Sicile* des Abbé Jean Claude Richard de Saint Non (5 Bde., Paris 1781–1786) genauer betrachtet haben; denn er zitiert eine Passage aus dem Sizilien-Band im gleichen Brief vom 6. April, den er unmittelbar nach der Rückreise für Wielands *Teutschen Merkur* zu einem Aufsatz ausgearbeitet hat.[77] Eine vom Abbé de Saint Non beauftragte Gruppe aus Offizieren, Naturwissenschaftlern, Historikern und vor allem Zeichnern hatte zwei Jahre lang die Küsten des Königreichs umsegelt und von dort aus Expeditionen ins Innere von Apulien, Kalabrien und Sizilien unternommen, um so eine erste zuverlässige Beschreibung, aber auch ein brauchbares, aus Hunderten von Radierungen zusammengesetztes Bild dieser fast versunkenen Welt zu gewinnen. Vivant Denon hatte die Aufsicht über das archäologische und künstlerische Programm übernommen und den umfangreichen Bericht abgefaßt. Eine Reihe glänzender Zeichner schuf die wirkungsvollen Illustrationen. Unter ihnen ragte Louis-Jean Desprez hervor, der in Piranesis späten Jahren mit ihm und seinem Sohn Francesco zusammen an Veduten-Zyklen aus der Magna Graecia gearbeitet hatte und der sich durch den virtuosen Umgang mit den Licht und Schattenwirkungen der Aquatinta-Technik einen großen Namen machen sollte. Vivant Denon stand noch am Anfang seiner ruhmvollen Laufbahn, die ihn durch die Novelle: *Point le lendemain* zu einem einzigartigen Erzähler unter den französischen Aufklärungs-Schriftstellern werden ließ und die ihn als Napoleons »Kunstoffizier« zur Entdeckung Ägyptens und an die Spitze des von ihm geschaffenen Welt-Museums im Louvre führte. Ein ebenso illustres wie kühnes Unternehmen! Man muß die laienhafte Ungeschicklichkeit der älteren Sizilien-Stiche kennen, um die stupende Leistung und den Erfolg dieses Werks ganz zu würdigen. Die genaue, die Einbildungskraft stimulierende Korrespondenz zwischen Bild und Beschreibung und die Neigung zur suggestiven Übersteigerung der vorgefundenen Realität waren Goethe in diesen Wochen, aber auch im Rückgriff auf diese Zeit der neapolitanischen Komödienwelt, besonders willkommen.

Schließlich bot auch Hackert für das sizilianische Abenteuer seine Hilfe an: bei ihm sah Goethe mindestens ein bedeutendes Gemälde, den Blick auf die Stadtmauer von Agrigent und die Ruinen des Juno Lacinia Tempels, vermutlich auch andere Bilder und Zeichnungen.[78] Vor allem aber konnte der Maler über die Insel aus eigener Erfahrung sprechen, da er 1776 – zeitgleich mit der französischen Expedition – als Zeichner eine rivalisierende englische Reisetruppe begleitet hatte. Ein Aufbruch in die Südregionen des neapolitanischen Königreichs galt noch um diese Zeit als Wagnis, halb Vorstoß ins Ungewisse, Unberechenbare, Gefährliche, halb als Entdeckungsreise, von der sich Künstler und Kenner wie von Griechenlandfahrten unerhörte Schätze und nie gesehene Bauwunder erhofften. So sind die Reiseberichte und die Bildvergegenwärtigungen getragen von der Euphorie kunst- und naturliebender *Merchant Adventurers.* Auch Goethe stieg noch an der Reede von Palermo,

74 Vgl. Miller 1992.
75 MA XV, S. 294; vgl. auch Goethes knappe Charakterisierung der Sizilien-Literatur in der *Vorerinnerung* zu den Nachträgen seiner Hackert-Biographie von 1811, MA IX, S. 829f.
76 Vgl. die Eloge auf Riedesel am vorletzten Tag seines Aufenthalts in Agrigent, MA XV, S. 344f. (Eintrag vom 26. April 1787. Zu Riedesel vgl. Rehm 1951; Osterkamp 1987, S. 138ff.; Osterkamp 1992, S. 93ff. Riedesels Buch befand sich in der Bibliothek von Goethes Vater und war dem Dichter spätestens seit der Straßburger Zeit vertraut.
77 Vgl. MA III/2, S. 164 und die Anmerkung.
78 Vgl. Krönig 1979, S. 363ff. Von dem im Text besprochenen Gemälde, auf das Goethe anspielt, existieren zwei Fassungen, eines in St. Petersburg, das andere – 1785 datiert – im Kunsthistorischen Institut der Universität Köln.

wie die früheren Reisenden, mit dem Gefühl ans Land, er betrete wie ein Weltumsegler einen fremden Kontinent. Ein neuer Bougainville, ein neuer Cook!

Die schon für Neapel charakteristische Faszination durch den Augenblick ist in Sizilien noch gesteigert. Auf unterschiedliche Weise spiegeln die miteinander wetteifernden Relationen der Maler und Schriftsteller den gleichen, beherrschenden Eindruck, vor immer neue Überraschungen zu geraten. Vivant Denon spielt das erzählerisch wieder und wieder aus, wechselt zwischen der Illusion einer ersten Begegnung und der wahren Einsicht des zweiten Blicks. Und seine beiden Zeichner, Desprez und der durch ihn mitgerissene Claude-Joseph Châtelet, begeistern sich von Hafen zu Hafen, von Stadt-Silhouette zu Tempel-Einsamkeit für die exotische Welt ihrer von Eingeborenen reich besiedelten Robinson-Insel. Die französischen Künstler hatten ihre Ausbildung in Rom, ihre Freizügigkeit in Neapel erfahren. So ist es kein Wunder, daß sie ihr Staunen in der von ihnen beherrschten Bildsprache ausdrückten. Sie rissen in ihren Stadt-Veduten lange Perspektiven auf, dramatisierten die Spannungen zwischen antiken und neueren Bauten. Sie schwelgten in mittelalterlichen und barocken Absonderlichkeiten, als ob sie dergleichen vorher nie gesehen hätten, und sie machten in der Auffaltung der Gebirge und Höhenzüge zu phantastischen Landschafts-Bildungen dem damals modernen Nebensinn des *Pittoresken* oder des *Picturesque* im Titel der malerischen Reise ihres Auftraggebers alle Ehre. Vor allem aber belebten, ja überschwemmten sie ihre Blätter mit festlichem Müßiggang. Sie setzten einen ganzen Kosmos von Pilgern, Standläufern und Tagedieben in unermüdliche Bewegung: die Prozession der Heiligen Rosalie mit ihren riesigen Festwagen am Eingangstor des Hafens, das Pferderennen bei den *Quattro Canti* in Palermo, die langen Züge reitender und fahrender Bauern vor der Einsamkeit von Segesta, der emsige Anschein von Tätigkeit bei der Restaurierung des Concordia Tempels von Agrigent etc. etc. Die pathetische Großartigkeit Piranesis ist da, gelegentlich fast parodistisch, mit den neapolitanischen Genrekunststücken verbunden.

Ganz anders gab sich Jean-Pierre-Laurent Hoüel (1735–1813), der Einzelgänger unter den französischen Künstlern an der Akademie in Rom, von seinem Staunen Rechenschaft. Er durchstreifte Sizilien und die umliegenden Inseln fast genau gleichzeitig: nach einem ersten Aufenthalt zwischen 1769 und 1772 war er weitere drei Jahre (1776–79) im Auftrag und mit Unterstützung König Ludwigs XVI. in Süditalien, um sein Stichwerk vorzubereiten. Er muß mitunter die gleichen Stadtansichten und Altertümer am gleichen Tag gesehen und gezeichnet haben[79]. Aber obwohl Hoüel eine hinreichende Schulung in der Perspektive und in der Bauaufnahme genossen hatte, gilt sein Interesse der Besonderheit umgrenzter Gegenstände, in die er sich ganz zu versenken trachtet. Er sucht im Kleinsten wie im Größten nach dem Geheimnis Siziliens, aber ruhig-unbestechlichen Auges, abhold jeder Übertreibung oder Pointierung. Er skizziert das leere Geviert des Tempels von Segesta von außen, über Eck nach altem Theaterbrauch, um so Schmal- und Längsseite in ganzer Ausdehnung zu zeigen, mit allen Grundplatten des Fundaments, die andere Reisende als Säulen-Basen mißverstanden, mit allen Einzelheiten des dorischen Aufbaus, mit allen Schäden der Verwitterung. Aber zugleich macht er in der zarten Umhüllung des Tempels durch den überall durchscheinenden Himmel die heitere Widernatürlichkeit dieser um nichts gruppierten Säulenreihen deutlich. Jedenfalls in den sorgsam ausgeführten, zart aus Grau-, Blau- und Brauntönen gemischten Gouachen (vgl. Kat. 289, 290, 295–300), in deren Folge er alle seine Reise-Erfahrungen und malerischen Einsichten zusammenfaßte! Er hält die Lichtführung im Inneren des sagenhaften Dionysos-Ohrs mit der gleichen Neugier fest, die ihn am Eingang dieser Höhle die Ähnlichkeit zum berühmten Tunnel durch den Posilipp bemerken läßt.[80] Er gibt dem kleinen Amphitheater in Syrakus alle Unbeträchtlichkeit und Einöde einer kaum merklichen Vertiefung in flacher Küstenlandschaft, und er gibt einer Lava- und Steinreiße auf Stromboli die ganze Bedrohlichkeit einer schiefen Ebene vor den beiden ruhigen Flächen von Meer und Himmel, wie nur die lauernde Angst sie dem scheinbar Unbeträchtlichen zu leihen vermag. Das bißchen Rauch und der rote Farbspritzer Lava fallen dagegen kaum ins Gewicht. Die selbe Versenkung in die Situation findet sich bei Hoüel aber auch, wenn er eine Strandpartie, einen Heuhaufen, eine Baumgruppe oder ein paar Bautrümmer in Agrigent zeichnet, auf denen es sich besichtigungsmüde Reisende kommod gemacht haben. Für Hoüel gilt das sanfte Gesetz der Unvoreingenommenheit. Aber gerade darin spricht sich – stärker als bei jedem anderen Landschaftszeichner seiner Generation – die Individualität dieses wandernden Enthusiasten aus. Für die Publikation verwandelte er seine Gouachen in nunanciert-lebendige

79 Goethe endet seine Beschreibung des Tempels von Segesta mit einem Hinweis: »Vom Ganzen sag ich nichts das muß Houels Werck besser kennen machen als Worte«. So in dem Fragment des Tagebuchs aus Neapel und Sizilien (vgl. WA III/1, S. 341, bei der Redaktion der *Italienischen Reise* nicht in den Text übernommen). Auch in der erwähnten Übersicht der Sizilien-Literatur rühmt Goethe (MA IX, S. 829 »den durch sein Kupferwerk alles gleichsam abschließenden Houel.« Zu dem herrlichen Fundus der Gouachen des Malers, der im Louvre aufbewahrt wird, vgl. Kat. Paris 1990. Ein Faksimile-Druck der *Voyage pittoresque* steht bis heute aus.
80 Vgl. dagegen die ganz auf den Gegensatz von Innen- und Außensicht konzipierte Darstellung in dem nachstehend erwähnten Aquarell-Paar Philipp Hackerts.

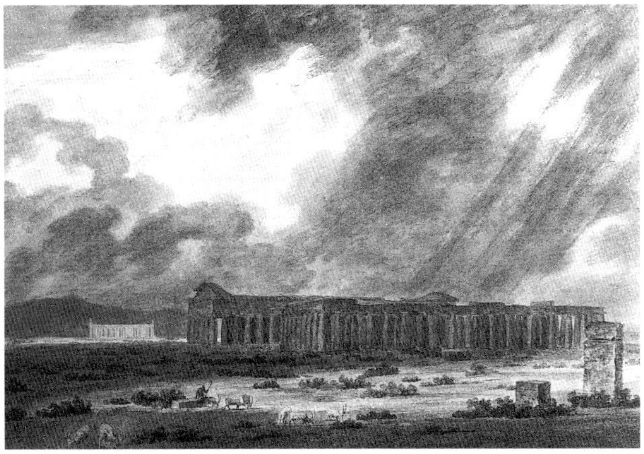

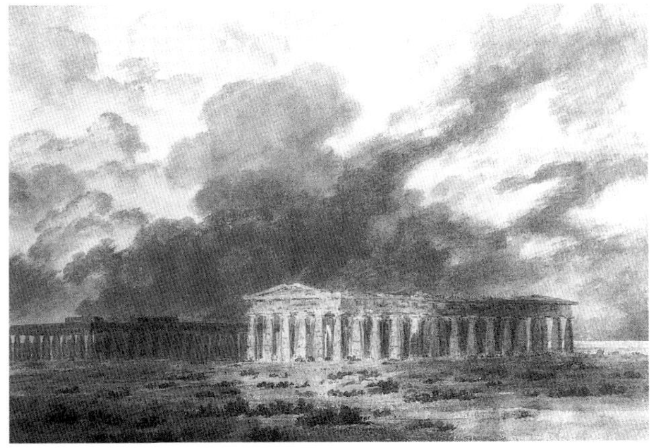

Abb. 9
John Robert Cozens, Ruinen von Paestum, bei Salerno, 1782. Manchester, Witworth Art Gallery

Abb. 10
John Robert Cozens, Zwei große Tempel von Paestum, 1782. Manchester, Witworth Art Gallery

Aquatinta-Radierungen, die allerdings gelegentlich die vor Ort gemachten Wahrnehmungen *ad usum lectoris* in ihrer Wirkung verstärken. So hebt sich auf dem erwähnten Blatt mit dem Gipfel des Stromboli die Felswand drohend am rechten Bildrand empor, umzogen von der dichten Wolke eines Vulkanausbruchs. Parallel zur Reise des Abbé de Saint-Non erschien Houëls Stichwerk: *Voyage pittoresque dans les Iles de Sicile, de Malte et de Lipari* in vier Bänden (Paris 1782–87), das schönste und persönlichste Buch über die Inselwelt im Süden Italiens.

Ehrgeiziger noch war der Plan des jungen Engländers Richard Payne Knight, seiner Reise durch Sizilien eine in jeder Hinsicht monumentale Beschreibung der im Altertum so gefeierten Insel abzugewinnen. Ein begabter Dandy und ein in London den Ton angebender Connoisseur, der schon als Kind durch seinen Scharfsinn und durch seine klassische Bildung von sich reden gemacht hatte, wollte er auf seiner Tour auch die würdigsten und blasiertesten unter seinen Freunden von der Society of Dilettanti beeindrucken.[81] In seinem Tagebuch kontrastierte er die Gegenwartseindrücke mit dem gesammelten Fundus der antiken Quellentexte, ohne freilich je die Eleganz, offene Vielfalt und Spontaneität Riedesels zu erreichen. Der spätere Gesetzgeber des *Picturesque*, der auf Jahrzehnte hin einflußreiche Ästhetiker blieb – jedenfalls in seinem nie veröffentlichten Entwurf – immer steif und von zeremonieller Selbstgefälligkeit. Zu den beiden aus England stammenden Zeichnern Thomas Hearne und Charles Gore – der letztere ein ungewöhnlich talentierter Amateur, dessen Blätter sich auch neben denen seiner professionellen Reisebegleiter behaupten können[82] – gelang es Richard Payne Knight, mit Philipp Hackert und John Robert Cozens zwei berühmte Landschaftsmaler als Illustratoren für das geplante Stichwerk hinzu zu gewinnen. Nicht leicht waren Kunstauffassungen und Temperamente so schroff voneinander getrennt wie bei diesen Künstlern, die jeder für sich eine moderne Tendenz in der Landschaftsmalerei reklamieren konnten. Hackert betrachtete die zeichnerische Eroberung Siziliens als eine Herausforderung für sein Ideal der Landschaft nach der Natur. Die Tempelruinen von Segesta und von Agrigent, die von Menschenhand zerklüftete Steinbruch-Welt von Syrakus und der Aufstieg auf den Ätna werden in seinen kleinformatigen Aquarellen zu in sich vollkommenen »Naturstücken« ausgefeilt, die dem Erlebnis und der Wirklichkeit der Situation gleichermaßen Rechnung tragen. Wenn er das Ohr des Dionysos in die Anschauung zu zwingen versucht (Kat. 301), greift er auf das bewährte System von der Kehrtwendung des Blicks zurück, um der Vereinzelung des Ausschnitts zu wehren. Jedes Blatt atmet das Vertrauen des Künstlers in die objektive Gültigkeit seiner Beobachtung vor der Natur. Charles Gore und Thomas Hearne – dieser sollte die mitgebrachten Blätter für den Druck vorbereiten und im Stil vereinheitlichen – haben ihn nach Kräften dabei unterstützt. John Robert Cozens war ein nervöser, durch jede atmosphärische Veränderung reizbarer, den eigenen Zustand ständig befragender Künstler.[83] Der Melancholiker hatte seine Phantasie an Rousseau erhitzt und konnte die Natur, wie Jean Paul später sagen sollte, nur durch Augen und Herz einer enpfindenden Seele wahrnehmen.[84] Er war der Dichter unter den englischen Landschaftsmalern seiner Zeit, damit der ideale Reisebegleiter des jungen William Beckford (nur wenig nach seiner Sizilien-Fahrt), der eigentliche Vorläufer William Turners.[85] Wenn er die grandiose Verlorenheit der Tempel von Paestum schilderte – wie in den herrlichen Blättern aus der Witworth Art Gallery in Manchester (Abb. 9, 10) – dann sind die

81 Vgl. Claudia Stumpf: Expedition into Sicily. In: Kat. Manchester 1982, S. 17 ff. Die Erstausgabe des englischen Originaltextes aus dem Goethe- und Schiller-Archiv in Weimar wurde 1986 von Claudia Stumpf herausgegeben und eingehend kommentiert (Knight 1986), dort auch Veröffentlichung eines Teils der von Knight in Auftrag gegebenen Bilder. Zu Goethes Übersetzung und Bearbeitung des Textes vgl. MA IX, S. 697–748 und Norbert Miller in: MA IX, S. 1283 ff.
82 Über ihn vgl. Goethes Porträt in den Nachträgen zur Hackert-Biographie, MA IX, S. 831 ff. Der Bestand von Gores in Weimar aufbewahrten Aquarellen und Zeichnungen harrt noch der systematischen Auswertung.
83 Zur künstlerischen Erscheinung und zum Werk John Robert Cozens vgl. Oppé 1952; Rosenblum 1974 und bes. Wilton 1980.
84 »Um eine Gegend dichterisch aufzufassen«, sagte Jean Paul im Gespräch mit Karl August Varnhagen von Ense in Bayreuth am 24. Oktober 1808, »dürfe der Dichter nicht bei ihr anfangen, sondern er müsse die Brust eines Menschen zur camera obscura machen und *in dieser* die Gegend anschauen, dann werde sie gewiß von lebendiger Wirkung sein; nichts aber sei toter, als wenn der sich neugierig umsehende Reisende nur den sinnlichen Stoff als solchen erzähle und beschreibe.« (Zit. nach: Berend 1956, S. 102).
85 Die Verbindung zeigt sich am eindringlichsten in Turners Skizzenbüchern aus Fonthill-Abbey, während er dort an den vier großformatigen Aquarellen

lastenden Gewitterfronten über den Tempelfassaden nicht dramaturgische Zutat, um das Erhabene des Augenblicks zu steigern, sondern sie sind Ausdruck der innersten Verstörung des schöpferischen Malers, eine Metapher der Subjektivität.[86] Wenn er den Absturz des Nemi-Sees vergegenwärtigt (wie in mehreren Gemälden und großformatigen Aquarellen, so zum Beispiel in dem ganz aufgewühlten Blatt aus der Sammlung Sir Henry Goares in Stourhead oder auch in Kat. 312), so dient der extrem hoch angenommene Augenpunkt und die so aufgerissene Perspektive über den Kratersee hinaus der schroffen Ablehnung alles bloß Gegenständlichen. Alles ist Innenwelt und Außenwelt zugleich, alles ist Erlebnis und Phantasmagorie. Hackert hat nach der gleichen Wirkung gestrebt, oft sogar vor den gleichen Gegenständen (Blick über den Nemi-See, Ansicht der Solfatara bei Pozzuoli wie in dem eindrucksvollen Gemälde aus dem Deutschen Archäologischen Institut in Berlin; Kat. 278). Aber auch in der äußersten Steigerung des Ausdrucks zum Sublimen wird die Betroffenheit des Subjekts dem ruhigen Erfassen der Natur untergeordnet.[87] Das durchaus moderne Ideal bleibt zeitlebens die betretbare, räumlich auszumessende Landschaft, wie Joseph Vernet sie zuerst erfunden, wie Diderot sie in seinen Salon-Kritiken beim Publikum durchgesetzt hatte.[88] Cozens hat zur umfangreichen Sammlung der Aquarelle für Knights Tour nur wenig beigetragen, darunter allerdings das wundersame, halb schon romantische Nachtstück des Lagers auf dem Weg zum Ätna (Kat. 304). Aber er hätte bei der Drucklegung vermutlich für eine emphatische Aufwertung der empfindsamen Momente gesorgt, wie das der Theorie des Auftraggebers entsprach. Das Buch kam aus ungeklärten Gründen nicht zur Vollendung: das Tagebuch fand seinen Weg nach Weimar, vermutlich durch den ebenfalls dorthin verschlagenen Charles Gore, und wurde von Goethe in Übersetzung der Biographie Philipp Hackerts (1811) beigegeben. Das übrige Material, einschließlich der vor Ort angefertigten Aquarelle, verblieb in Richard Payne Knights Besitz und kam von dort ins British Museum. Goethe konnte bei Hackert allenfalls verwandte Aquarelle und Zeichnungen gesehen haben, mit deren Hilfe der Maler seine sizilianischen Landschafts-Veduten und seine Ideallandschaften mit Erinnerung und Anschauung noch auf Jahrzehnte staffieren konnte. Von der Spannung zwischen der von Hackert verworfenen poetischen und der von ihm vertretenen anschauenden Malerei konnte Goethe damals sich keinen Begriff machen. Hätte der Dichter des *Werther* vielleicht in John Robert Cozens das ihm eigentlich wesensverwandte Gegenüber sehen müssen? Den Landschaftsmaler der in sich bewegten Seele? Den Visionär der Anschauung? Die früh in Rom sich einstellende Animosität gegen das Fabulierwesen in den Veduten Piranesis, dessen finstere Melancholie doch sonst alle Künstler in Bann geschlagen hatte, muß jeden Kritiker gegen solche *Imaginary Conversations* mißtrauisch machen.[89] Auch über die suggestiven Sizilien-Ansichten in der Reisebeschreibung des Abbé de Saint-Non findet sich kein Wort in Goethes Aufzeichnungen. Der Schüler Adam Oesers hatte sich nicht einmal im Überschwang der Straßburger und Frankfurter Zeit aus den geregelten Bahnen des aufgeklärten Umgangs mit der Natur entfernt, wieviel weniger hier in Italien, wo er in der hesperischen Landschaft nach der unverlierbaren Dauer und dem klassischen Gesetz suchte.

In den Briefen aus Sizilien, die in das Italien-Buch aufgenommen wurden, ist Hackert zwar kaum erwähnt, doch bleibt er während der ganzen Wochen im Hintergrund ständig präsent. Knieps entschiedener, nie inspirierter, aber immer professioneller Umgang mit den wechselnden Szenerien war Goethe sympathisch. An seinen Einzelbeobachtungen, auch an manchen technischen Kniffen ließ sich etwas lernen, so daß sich unmerklich ein gewisser Einfluß des Zeichners auf den Skizzier-Stil, ja sogar auf die Beschreibungshaltung des Dichters konstatieren läßt. Ging es aber um die tieferen Grundsätze der Naturauffassung, dann blieb Hackert und niemand sonst das Vorbild. Allerdings hinterlegt er dem älteren Freund dabei gelegentlich seine avancierteren Einsichten:

»Nun stiegen wir zum Grabmal Therons hinab und erfreuten uns der Gegenwart dieses so oft nachgebildet gesehenen Monuments, besonders da es uns zum Vordergrunde diente einer wundersamen Ansicht: denn man schaute von Westen nach Osten an dem Felslager hin, auf welchem die lückenhaften Stadtmauern, so wie durch sie und über ihnen die Reste der Tempel zu sehen waren. Unter Hackerts kunstreicher Hand ist diese Ansicht zum erfreulichen Bilde geworden; Kniep wird einen Umriß auch hier nicht fehlen lassen«, heißt es unter dem Datum des 25. April 1787 im Tagebuch der *Italienischen Reise*.[90] Die organische Denkweise Goethes, die auch die klassische Kunst nicht aus dem höheren Zusammenhang freistellen wollte, sah sich in der Über-

mit den Ansichten von Abtei und Park zu unterschiedlichen Tageszeiten arbeitete. Vgl. Wilton 1979.

86 Vgl. Kat. Manchester 1971, Nr. 64 und 65; Kat. Salerno 1986/I, S. 73 ff.; Nr. 7 a–c. Cozens unterstreicht das Fremdartige der dorischen Bauten in der unendlichen Fläche der Landschaft wie alle seine Vorgänger. Aber besonders das Aquarell aus dem Victoria & Albert Museum (7 c) gibt den Säulenreihen mit voller Absicht die Urtümlichkeit von Steinsetzungen wie dem englischen Stonehenge.

87 Zum Vergleich, der sich auch an den Exponanten dieser Ausstellung nachvollziehen läßt, siehe Krönig 1964.

88 Zurecht weist Krönig (1964) auf die Bedeutung der beiden Beobachter hin, des Malers und des Kunstfreundes, die Hackert unter einem Sonnendach in den begrünten Schlund des Kraters hineinsehen läßt. Französische Kunstlehren haben da ihre Spuren hinterlassen, vor allem die Gemälde seines Freundes Joseph Vernet, der auf vielen seiner Landschaften die von ihm dargestellte Gegend durch Figuren erschlossen hat, die aus dem Vorder- oder Mittelgrund stellvertretend für den Betrachter in den Raum eindringen. Diderot hat bekanntlich in einer berühmten Beschreibungsfolge seines *Salon de 1767* die ästhetische Konsequenz aus diesem Verfahren gezogen und Spaziergänge durch die Natur geschildert, die sich erst im Nachhinein als Bildbeschreibungen herausstellten. Hackert hat sich mit seinem Gemälde einer ganz modernen Auffassung angeschlossen und das Reflexionsmoment noch unterstrichen, indem er den Maler selbst als Teil der Natur in die Landschaft einbezieht. Hackert war kein begnadeter Figurenzeichner – sein Einwand gegen Claude Lorrain in den späteren Fragmenten über die Landschaftsmalerei trifft auf ihn nicht minder zu –, aber ungeachtet der Tatsache, daß Maler und Kunstfreund in einer Art vorweggenommener Spitzweg-Manier dargestellt sind, enthalten sie dennoch ein Programm der neueren Landschaftskunst.

tragung aller Verantwortung vom Künstler auf die dargestellte Natur bei Hackert, auf einem ganz anderen Stand der Bewußtheit, doch nachdrücklich bestätigt. Er spürte darin ein ihm wesensverwandtes Moment einer spinozistischen Haltung, die in jeder Einzelheit des Wahrgenommenen wie im Wahrnehmenden selbst das gleiche Gesetz als wirksam anerkennt, auch wenn Hackert solche Überlegungen weit von sich gewiesen hätte. Für Goethe aber ist erst, wenn das Ich sich als wesentlich eins mit der ihn umgebenden gewaltigen Natur empfindet, die bleibende Wirkung südlicher Vollendung gewährleistet. Darin öffnet sich Goethes Naturauffassung ansatzweise jener moderneren Richtung der vom Ich her beseelten Landschaft, für die er später in seinem nie zu Ende geführten Schema zur Landschaftskunst in eigentümlich gebrochener Formulierung die gleichen englischen und deutschen Reisenden verantwortlich machte, die auch für die Entstehung der Landschafts-Vedute die Ursache gebildet hatten. Am Tag, da Kniep »mich einer Bürde entledigt, die mir unerträglich wäre, und mich meiner eigenen Natur wiedergibt«, d.h. als er im Theater von Taormina die Vedute zeichnete, die Goethe nachmals für sein Weimarer Haus zum Bild ausarbeiten ließ[91], dachte er selbst über den Plan der *Nausikaa* nach und schuf das sprachliche Pendant zu seinem Erlebnis der südlichen Landschaft, Sizilien als Griechenland feiernd:

Ein weißer Glanz ruht über Land und Meer
Und duftend schwebt der Äther ohne Wolken.[92]

Der neue Odysseus hatte sich, des Anschauens und Studierens satt, in die Enge eines schlechten, verwahrlosten Bauerngarten zurückgezogen, hatte sich dort auf Orangen-Äste gesetzt und in Grillen vertieft. Von dort schaute er auf Meer und Himmel hinaus und überflog in der Einbildungskraft des Dichters den unermeßlichen Abgrund, der ihn von Homer und Griechenland trennte. In die Erweckung der Welt des Alkinoos und in die Begegnung des umgetriebenen Wanderers mit Nausikaa drängten sich unversehens alle Eindrücke, Wahrnehmungen, Empfindungen und formten ein vollendetes Ganzes. So war es ihm mit der *Iphigenie auf Tauris* ergangen, so sollte es ihm – nach dem Scheitern des zweiten griechischen Dramas – in Rom mit der Vollendung des *Torquato Tasso* beschieden sein. Aus der Erinnerung formte Goethe ein Menschenleben später diesen Augenblick selbst zum Kunstwerk.[93] Der Augenblick selbst aber verlangte gebieterisch den Verzicht auf die Griechenland-Rezeption durch das nachschaffende Auge des Zeichners. Zur Bürde war ihm, wieder einmal, das Streben nach vertiefter Einsicht in die objektiven Befindlichkeiten einer fremden Welt geworden. Hatte er in Ferrara und Bologna alles Studium der Geschichte und der Kunstlandschaft über Bord geworfen, hatte er sich aus der bedrückenden Monumentalität Roms in die neapolitanische Alltäglichkeit geflüchtet, hatte er zu Beginn seines Sizilienaufenthalts jede Überfrachtung des Naturanblicks mit geschichtlicher Reminiszenz empört von sich gewiesen, so ließ er jetzt auch die mit Leidenschaft betriebene Vergegenwärtigung der Natur durch Zeichenfeder und Aquarellfarbe als bloße Ablenkung vom Eigentlichen fahren. Kaum ein Blatt Goethes zeigt unmißverständlicher die Spuren des Mißmuts als der schroff artikulierte Bühnenaufbau des antiken Theaters von Taormina mit den nur eben angedeuteten Umrißlinien der Bucht und des Ätna.[94]

Der trotzig behauptete Professionalismus in der Architekturskizze verhehlt auch für den flüchtigsten Betrachter keinen Moment lang den Unmut, vor den technischen Anforderungen einer so schwierigen Vedute kapitulieren zu müssen. Die räumliche Trennung von Kniep wird so beinahe zu einer sinnbildlichen Trennung des Dichters vom Landschaftsmaler. Dem widerspricht nicht, daß Goethe gerade in Sizilien eine kleine Anzahl vollendeter Blätter geschaffen hat, wunderbar gelöste Impressionen, aus der Phantasie nachgestellte Natur-Erlebnisse und eigenwillig aufgefaßte Silhouetten der Wirklichkeit. Das gilt für die Ansichten aus dem Inneren Siziliens in besonderem Maße. Hier war Goethe frei von jeder klassischen Reminiszenz. Das Aquarell der weiträumig auf eine imposante Berggruppe zulaufenden Hügellandschaft[95] faßt in einer idealisierenden Ansicht zusammen, was in einer Reihe flüchtig mit Sepia lavierter oder aquarellierter Skizzenblätter leichthändig entworfen wurde: eine vom inneren Behagen des aufmerksamen Betrachters getragene, nach dem Rang des Geschaffenen nicht fragende, aber ihrer Eigenständigkeit ganz bewußte Auffassung des Charakteristischen in einer neuen Umgebung. Es sind gezeichnete Gelegenheitsgedichte. Das schönste unter diesen Gedichten entsteht bezeichnenderweise in der Annäherung an Taormina: der Blick von den Monti Rossi, den Nebenkegeln des Ätna auf die Bucht und die dahinter emporsteigenden Berge[96], die von ihm immer wieder umworbene Idylle des von Hügeln eingefriedeten Sees oder der still daliegenden Bucht, dramatisch eingerahmt durch die züngelnde Hölle der Lava und der Flammen,

89 MA XV, S. 539 (Bericht vom Dezember 1787).
90 MA XV, S. 343.
91 MA XV, S. 364 (Eintrag aus Taormina vom 7. – richtig wäre 8. – Mai 1787).
92 Vgl. die Paralipomena zur *Nausikaa*-Dichtung, WA I/10, S. 423.
93 MA XV, S. 367ff.: »Aus der Erinnerung«.
94 Femmel III, Nr. 32.
95 Femmel II, Nr. 149.
96 Femmel II, Nr. 170.

über denen sich der Rauch langsam in Wolken verwandelt. Ein anspielungsreiches, mit mehrfachen Spiegelungen arbeitendes Blatt, aber zugleich eine ausdrucksstarke Skizze nach der Natur.

VI.

Mit der Rückkehr nach Neapel endete für Goethe, auch und gerade in der Erinnerung, der Bildungsweg seiner Italienreise. In den Abschied von Neapel schloß er das Nachtstück des brennenden Vesuv über dem Meer mit ein. Unerwartet öffnet sich für ihn und den Leser der Erstausgabe der *Italienischen Reise* von 1817 noch einmal die unvergängliche Herrlichkeit der südlichen Natur in einem von innen erhellten Ausnahmeaugenblick, aber in den Linien und farbigen Gründen von Hackerts Landschaft nach der Natur.[97] Der zweite römische Aufenthalt sollte im Sommer 1787 teils der Ernte der im Süden gefaßten Pläne und Eindrücke, teils der Eroberung der Stadt dienen, die sich dem Neuling zunächst so spröde verweigert hatte. Befreit vom Drang der Weiterreise kümmerte sich Goethe um die Wiederaufnahme abgebrochener Kunst- und Literaturbestrebungen, um den freiesten Umgang in einer freien Geselligkeit, um das gewissenhafte, auf langen Vorrat bedachte Studium der Antike, der neueren Kunst, der Anatomie, der Naturwissenschaften. Unter der Gewißheit, bald Arkadien verlassen zu müssen, wächst so das Vergnügen am Vollenden und Neuschaffen, während die Unrast der Entdeckung und des Abenteuers von Goethe abfällt. Der dritte Teil des Italien-Berichts – noch einmal ein Jahrzehnt später nachgetragen – legt davon Zeugnis ab, nach Anlage und Tonfall grundsätzlich geschieden von dem Roman einer Bildungsreise zu sich selbst. Das geschenkte Glück dieser Monate, in denen Goethe als Einziger des deutschen Künstlerkreises entschlossen war, nach dem Norden zurückzukehren, spiegelt sich in den vielfältigen Zeichnungen und Studienblättern dieser Zeit. Sie machen den weitaus größten Teil des in Italien geschaffenen Bestands aus. Auch die Landschaftsdarstellung hat in dieser Zeit nicht aufgehört – wie man nach dem Seufzer aus Taormina hätte annehmen müssen – im Gegenteil entstehen gerade im Herbst 1787 sehr viele Blätter, darunter eine Reihe der freiesten und schönsten Blätter. Sie verdanken ihre Frische und ihren Zauber der Wiederbegegnung mit Philipp Hackert in Rom.

Kurz nach der Ankunft in der Stadt trifft er mit dem Hofmaler zusammen, der sich in königlichem Auftrag um die Überführung der Farnesischen Altertümer nach Neapel zu kümmern hatte. Gemeinsam besuchen sie die Sammlung im Palazzo Colonna, und vor den Gemälden und Gouachen Gaspard Dughets, die Hackert zu Beginn seiner italienischen Karriere kopiert hatte, weiht der Maler seinen Bewunderer in die Geheimnisse der Landschaftskunst ein. Goethe ist vom gediegenen Urteil und von der tief eindringenden Geistigkeit des älteren Freundes sehr beeindruckt: »Ich war mit Hackert in der Galerie Colonna, wo Poußins, Claudes, Salvator Rosas Arbeiten zusammen hängen. Er sagte mir viel Gutes und gründlich Gedachtes über diese Bilder, er hat einige davon kopiert und die andern recht aus dem Fundament studiert. Es freute mich, daß ich im Allgemeinen bei den ersten Besuchen in der Galerie eben dieselbe Vorstellung gehabt hatte. Alles was er mir sagte hat meine Begriffe nicht geändert, sondern nur erweitert und bestimmt. Wenn man nun gleich wieder die Natur ansehn und wieder finden und lesen kann was jene gefunden und mehr oder weniger nachgeahmt haben, das muß die Seele erweitern, reinigen und ihr zuletzt den höchsten anschauenden Begriff von Natur und Kunst geben. Ich will auch nicht mehr ruhen, bis mir nichts mehr Wort und Tradition, sondern lebendiger Begriff ist.«[98] Die gesteigerte Anschauung der vollkommenen Beispiele der Kunst in beständigem Wechsel mit dem Anblick der erhabensten und heitersten Natur zu vertauschen – das drängte sich Goethe als eine wenn schon flüchtige Utopie in den Wochen auf, da er noch in Neapel und schon in Rom mit seinem innersten Sinn lebte und ließ ihn, mindestens für Momente, in seinem schmerzlich gefaßten Entschluß zur Heimkehr schwanken. In den Tagen, die diesem Besuch in der Galleria Colonna (vom 27. Juni) vorausgingen, war er mindestens einmal mit dem Maler zu einem Ausflug in die Umgebung aufgebrochen. Unter dem 16. Juni berichtete er den Weimarer Freunden von dem gemeinsamen Besuch der Naturschauspiele in Tivoli. »Es gehören«, heißt es da, »die Wasserfälle dort, mit den Ruinen und dem ganzen Komplex der Landschaft zu denen Gegenständen, deren Bekanntschaft uns im tiefsten Grund reicher macht (...) Ich war mit Hackert draußen, der eine unglaubliche Meisterschaft hat, die Natur abzuschreiben und der Zeichnung gleich eine Gestalt zu geben. Ich habe in diesen wenigen Tagen viel von ihm gelernt.«[99] Erst jetzt, erst in Rom nimmt Goethe den Landschaftsmaler als Mentor an. Auch die Bemerkung des arglosen Künstlers, Goethe werde nach weiteren 18 Monaten, in denen

97 Vgl. den schon erwähnten Abendblick aus dem Palazzo Reale in Neapel auf den feuerspeienden Vesuv, MA XV, S. 417 ff. (Eintrag vom 2. Juni 1787) und dazu Goethes mit Sepia lavierte Zeichnung.
98 MA XV, S. 427.
99 MA XV, S. 425 f.

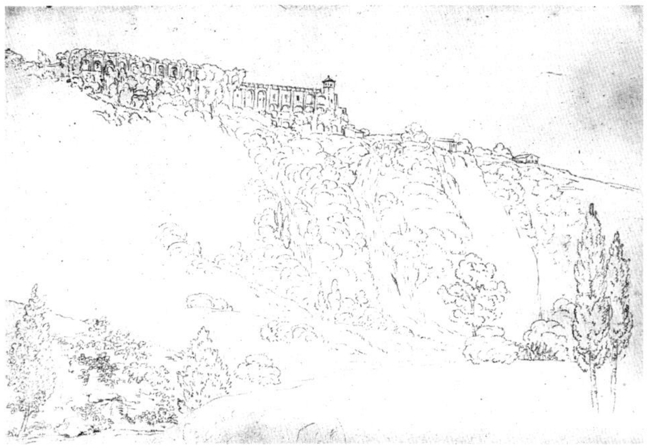

Abb. 11
Goethe, Ansicht der Villa des Maecenas bei Tivoli.
Stiftung Weimarer Klassik, Museen

er sich nach guten Grundsätzen im Zeichnen üben könne, Freude an seinen Arbeiten haben, kann er jetzt mit Gelassenheit nach Deutschland vermelden. In Neapel hätte sie ihn zutiefst betroffen gemacht. Er wird jetzt zum Eleven und Telemach, weil er diese Rolle nur für das genauere Verständnis der bildenden Prinzipien der Kunst annehmen muß. Eine ganze Gruppe von Arbeiten tragen den Stempel von Hackerts Kunst, manche sind offenkundig unter seinen Augen und mit seiner Hilfe entstanden. Diese Zeichnungen – Übungen im genauen Sehen und im Abschreiben der Natur – sind die einzigen Zeugnisse für Goethes Bemühen, durch eine fremde Handschrift die eigene zu finden.

Goethes Ansicht der Villa des Maecenas bei Tivoli[100] (Abb. 11) wählt genau den gleichen Standpunkt wie Hackert bei seinem berühmten Gemälde, das heute in Petersburg aufbewahrt wird: steil erheben sich über den mit Buschwerk und Bäumen bestandenen Felsenabhängen die langgestreckten Ruinen der Villa. Sie fallen mit dem Gelände von links nach rechts ab. An drei Stellen stürzen die Cascatelle zwischen den Felsen ins Flußtal hinunter, das rechts den Vordergrund bildet, ohne daß sich der Zeichner über eine künstlerische Lösung für die Umsetzung des Befunds klar geworden wäre. Vieles blieb ausgespart, da die geschulte Sorgfalt ganz der Fixierung der Grundlinien und der Nachschrift der Felsen, der Ruinen und des Baumschlags gewidmet ist. Ein zweites Blatt steigert die Vedute durch die Wahl des Hochformats und die entsprechend forciert an den oberen Bildrand geschobene Silhouette der Maecenas-Villa.[101] Wiederum bleibt in der insgesamt flüchtigeren Ausarbeitung die Wiedergabe des Wassers (beim vordersten der drei Wasserfälle) ausgespart. Vielleicht auf Anraten des Lehrers, der dafür an der sorgfältigen Formulierung des großen Baums im Vordergrund seinen Anteil genommen haben dürfte. Auch wenn Hackert nicht selbst gezeichnet hat – unter Goethes gleichzeitigen Blättern gibt es einige, die nach gleichem Verfahren, aber durchaus eigenständig angelegt sind![102] –, stellt doch die Formulierung dieses Baumriesen eine Art Korrektur dar zu den unbestimmt und kümmerlich notierten Pappeln im Vordergrund der ersten Zeichnung. Goethe hat im Umkreis dieser gemeinsamen Wanderung durch die Umgebung von Tivoli eine Leichtigkeit und Eleganz der Skizze erreicht wie nirgends zuvor. Die Gegend um Castel Gandolfo, die Villen bei Frascati, die Einsamkeit in den Bergen von Vicovaro, der von Hackert verklärten Gegend des Dichters Horaz, der Park der Villa Chigi in Ariccia und die vielen kaum begangenen Bergwege rings um Albano – alle die Sommer- und Herbstzeichnungen sind unmittelbare oder mittelbare Auseinandersetzungen mit dem Vorbild Hackert. Alles spricht dafür, daß auch die einzige reich, fast üppig ausgeführte Ideallandschaft, die sich in den Beginn des zweiten römischen Aufenthalts datieren läßt – unter Hackerts Anweisung entstanden ist. Es ist die vom gegenüberliegenden Ufer aufgenommene Ansicht eines Bergkastells an einem breit niederstürzenden Wasserfall. Ein Paar hat sich im Vordergrund niedergelassen, um stellvertretend für den Betrachter in die Landschaft zu schauen. Das ist nicht nur ein bei Hackert beliebtes, ursprünglich von Vernet übernommenes Motiv, wie denn die ganze Anlage den Stempel seiner Kunstanschauungen trägt – sondern die sorgfältige, in jeder Schattierung genau erfaßte Darstellung des Wasserfalls und des Flusses geben unmißverständlich Antwort auf die Aussparung von Vordergrund und Wasser in den beiden Blättern der Cascatelle. Die vor Ort aufgenommene Skizze gibt nicht mehr als die Raumverhältnisse, die Linien und den eingeschobenen Betrachter im Vordergrund.[103] Die schöne, mit Sepia lavierte Zeichnung ist das vielleicht vollkommenste, aber auch das unselbständigste Blatt aus Goethes römischer Zeit. Zu welcher Meisterschaft Goethe es bringen konnte, wenn er sich ganz dem Blick des Dichters überließ und zugleich wie von ungefähr nach Hackerts Manier das Gesehene beim Zeichnen abschrieb, kann der berühmte Blick auf die Peterskirche in Rom zeigen, den er als Fernsicht von der Villa Pamfili aus gibt.[104] Voll geglückt in der Beschränkung, alle Wirkung auf den Kontrast der Bäume und der überwachsenen Felsen im Vordergrund zu der strahlenden Phantasmagorie des Vatikan und der Peterskuppel am fernsten Horizont

100 Femmel II, Nr. 205.
101 Femmel II, Nr. 206.
102 Vgl. bes. Femmel II, Nr. 204, 212–213, 223–224 und 230 verso.
103 Vgl. Femmel II, Nr. 191–192.
104 Femmel II, Nr. 263.

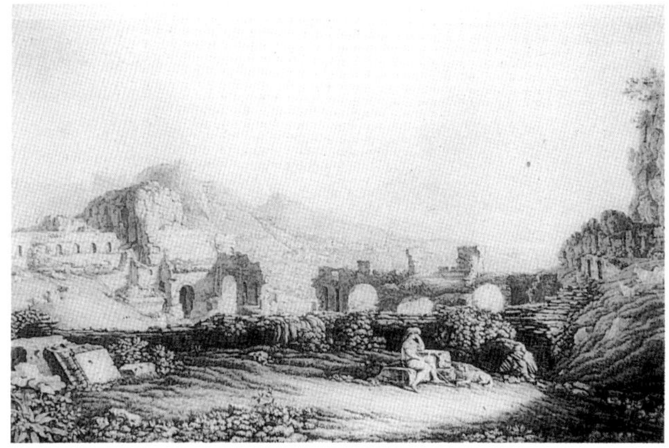

Abb. 12
Christoph Heinrich Kniep, Das Theater von Taormina. Stiftung Weimarer Klassik, Museen

bezogen! Goethe hat kaum eine zweite Zeichnung so kunstfertig ausgeführt wie dieses winzige Blatt, Feder mit Tusche über Bleistift die Zeichnung, darüber der Gegensatz durch Aquarellieren in duftigster Atmosphäre ein zweites Mal nachgeahmt. Das Bild kann nur aus dem Sommer 1787 stammen, nach der *alla breve*-Lehre bei Hackert. Aber da bereits muß er gewußt haben, daß sein Blick auf Natur und Kunst nurmehr scheinbar mit dessen Auffassung identisch war. Noch im klassizistischen Gestus war er von der Geltung des eigenen Ich zu sehr durchdrungen, als daß er nicht die Begrenzung und letzthin die Leblosigkeit in Hackerts moderner Landschaftskunst durchschaut hätte. Es ist wie eine courtoise Huldigung an den Freund, aber auch wie eine lächelnde Aufhebung des Bannkreises, wenn er in *Amor ein Landschaftsmaler* die Lehrer-Schüler-Situation in den römischen Bergen nachspielt, dabei aber dem jugendlichen Gott der Liebe die Rolle des Mentors zudiktiert. Die Romanze mit der schönen Mailänderin und das Gedicht erklären gemeinsam das Wunder des Pygmalion, die Belebung des Kunstgebildes und der Natur, zum obersten Gesetz des Künstlers. Aber diese Beseelung mußte aus der Landschaft erfolgen, aus der Natur dem Betrachter sich eröffnen. Darin war der Dichter Goethe mit dem Landschaftsmaler gleicher Meinung. Und zeitlebens behielt er deshalb das Mißtrauen seines Lehrers gegen alles Pittoreske bei, gegen alle willkürliche Überhöhung der Wahrnehmung durch den Kunstgriff. Als alter Mann noch dankte er dem Freiherrn Otto Magnus von Stackelberg, dem eminenten Archäologen und Kunstkenner, verbindlich für dessen Zeichnung des Theaters von Taormina, die nach dem Willen des Schenkers das altmodische und uninteressante Blatt Christoph Heinrich Knieps (Abb. 12) ersetzen sollte. Stackelberg habe alles erreicht, so ließ sich Goethe vernehmen, was er nur gewollt habe.[105] Wie sehr dieser Satz als Zurückweisung einer Kunstanmaßung gemeint war, zeigt nichts deutlicher, als daß bis heute das sauber ausgeführte Aquarell seines Vertrauten aus den Sizilientagen an seinem angestammten Platz in Goethes Haus geblieben ist.

105 Vgl. GG III/2, Nr. 6383, S. 445. Es ist der erste von zwei Briefen, die O. M. von Stackelberg an seine Freunde A. Kestner und E. Gerhard schrieb, wobei es überraschend bleibt, warum dem klugen Beobachter die Ironie in Goethes freundlicher Antwort entgangen ist: »Eine ziemlich unbedeutende, große Aussicht von Taormina, die ihm Kniep gezeichnet, ersetzte ich mit meiner Aussicht von einem weit schöneren Standpunkt; Sie haben erreicht, was ich strebe, sagte er über meine Zeichnungen.«

Nach Titel und Inhalt stützt sich dieser Beitrag auf einen älteren Entwurf zum gleichen Gegenstand, der 1985 als Vorwort zu einem Buch von Michael Ruetz *Goethe in Italien* in München erschienen ist. Die Herausgebertätigkeit des Verfassers in den letzten Jahren hat es mit sich gebracht, daß der Aufsatz sich gelegentlich mit anderen Arbeiten über Goethe in Italien, über Goethe und Hackert, über die Entwicklung der Vedute in Rom und in Neapel etc. berührt. Diese Beiträge sind im Literaturverzeichnis aufgeführt. Sie werden in den Anmerkungen nicht zitiert.

Jakob Philipp Hackert
Prenzlau 1737 – 1807 Florenz

276 VESUVANSICHT

1794
Öl auf Leinwand
63 x 88 cm
bez. ›à Massa-Lubrense, Filippo Hackert dipinse 1974‹
Köln, Privatbesitz

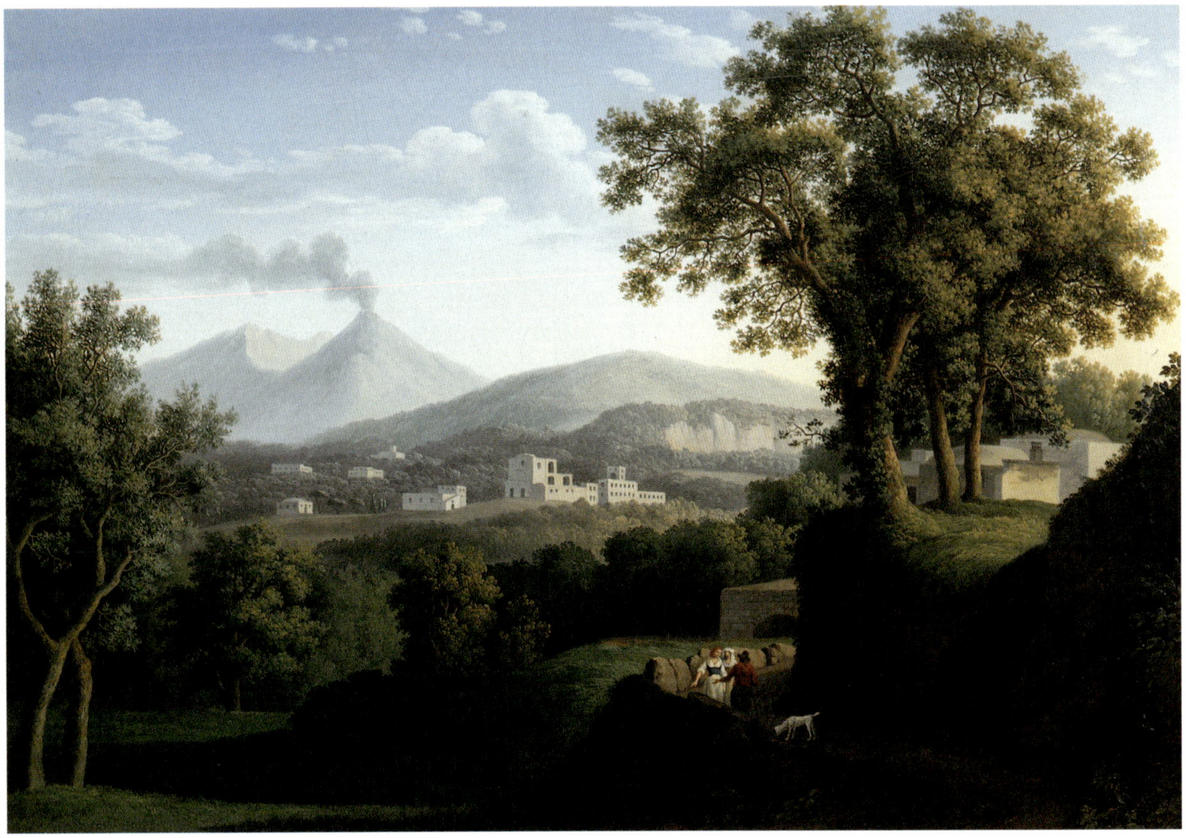

Der Landschaftsmaler Jakob Philipp Hackert ließ sich nach Jahren des Reisens mit längeren Aufenthalten u. a. in Stockholm und Paris 1768 in Italien nieder. Zunächst lebte er überwiegend in Rom, 1786 siedelte er nach Neapel über, wo er bis zum Einmarsch der Franzosen 1799 als Hofmaler König Ferdinands IV. von Neapel lebte. Seine italienischen Veduten, die topographische Genauigkeit mit Elementen der an Claude Lorrain orientierten Ideallandschaft verbinden, waren in ganz Europa begehrt; insbesondere in seinen neapolitanischen Jahren entfaltete Hackert eine von den Zeitgenossen gelegentlich kritisch kommentierte Geschäftstüchtigkeit und ein Maß an Produktivität, das Werke geringerer Qualität nicht ausschließen konnte.

Goethe lernte Hackert im Februar 1787 in Neapel kennen; schnell entwickelte sich ein freundschaftliches Verhältnis zu dem älteren Maler, bei dem Goethe Unterricht im Landschaftszeichnen nahm: »Ich war mit Herrn Hackert draußen, der eine unglaubliche Meisterschaft hat, die Natur abzuschreiben und der Zeichnung gleich eine Gestalt zu geben. Ich habe in diesen wenigen Tagen viel von ihm gelernt«, vermerkt Goethe unter dem 16. Juni 1787 in der *Italienischen Reise*. Auch nach Goethes Rückkehr blieben beide in lockerer Briefverbindung; Dokument der anhaltenden Freundschaft ist Hackerts Lebensbeschreibung, die Goethe 1811 nach dessen hinterlassenen Aufzeichnungen herausgab.

An Goethes Haltung Hackerts Werken gegenüber lassen sich – trotz der zeitlebens bezeugten Wertschätzung – doch auch die Grenzen seines Kunsturteils ablesen. So mußte Goethe, befangen im hierarchischen Gattungsdenken der traditionellen Ästhetik, Hackert als »Vedutisten« und »Prospektmaler« betrachten, dessen Kunst zwar »ungemein preiswürdig« (MA VI/2, S. 181), aber doch nur ein Abbild der Natur sei. In einer Besprechung zweier Hackertscher Bilder, die im Auftrag des Herzogs Carl August für Weimar bestellt worden waren, schreibt Goethe: »Gemälden, welche, so wie diese zwei Hackertischen Werke treu nach der Natur gemalte Aussichten darstellen, würde großes Unrecht wiederfahren, wenn man sie nach dem Maßstabe beurteilen wollte, den der höchste Begriff von der Landschaftsmalerei dem Kunstrichter an die Hand gibt. Im allgemeinen gehören sie freilich mit zu diesem Fache, machen aber eine untergeordnete Art derselben aus. Wenn der Landschaftmaler im edelsten Sinne sich landschaftlicher Formen mit Freiheit bedient, um sein Gedicht darzustellen, und alle Springfedern der Kunst in Bewegung setzt, um durch Ton, Farbe, Beleuchtung, Anordnung usw. ein schönes Ganzes zu erzielen, so unterwirft sich hingegen der Maler von Aussichten den Bedingungen gewissenhafter Treue, er behält keine andere Freiheit als allenfalls die Wahl des Standpunkts und der Tageszeit, hat aber auch die übernommenen Pflichten erfüllt, sobald alle in seinem Gesichtskreis gelegenen Gegenstände mit möglichster Wahrheit dargestellt sind.« (MA VI/2, S. 180f.)

Das ausgestellte Gemälde zeigt eine der Varianten, in denen Hackert den rauchenden Vesuv als imposantes Hintergrundmotiv einer am Schema der klassischen Ideallandschaft orientierten Komposition einsetzt. Seine ausführliche kunsthistorische Würdigung wird dieses Werk in einer demnächst erscheinenden Publikation erfahren: Wolfgang Krönig/Reinhard Wegner/V. Krieger: Philipp Hackert (1737–1807). Der Landschaftsmaler der Goethezeit. Köln 1994. Herr Reinhard Wegner hat uns freundlicherweise auf dieses bislang unpublizierte Gemälde Hackerts aufmerksam gemacht. *J.M.-T.*

Jakob Philipp Hackert
Prenzlau 1737 – 1807 Florenz

277 ANSICHT DES ENGLISCHEN GARTENS VON CASERTA

1793
Öl auf Leinwand
93 x 130 cm
bez. unten rechts ›Veduta del Giardino Inglese a Caserta Philippo Hackert dipise 1793‹
Madrid, Fundación Colección Thyssen-Bornemisza
Inv. Nr. 1982 46/177

Literatur: Katalog München 1983, Nr. 168; Jensen 1985, Nr. 2

Am 14. März 1787 besuchte Goethe den neapolitanischen Hofmaler Hackert in Caserta, der Residenz Ferdinands IV. In der *Italienischen Reise* notiert Goethe unter dem entsprechenden Datum: »Bei Hackert in seiner höchst behaglichen Wohnung, die ihm in dem alten Schlosse gegönnt ist. Das neue, freilich ein ungeheurer Palast, escurialartig, ins Viereck gebaut, mit mehrern Höfen; königlich genug. Die Lage außerordentlich schön auf der fruchtbarsten Ebene von der Welt und doch erstrecken sich die Gartenanlagen bis ans Gebirge. Da führt nun ein Aqueduct einen ganzen Strom heran um Schloß und Gegend zu tränken und die ganze Wassermasse kann, auf künstlich angelegte Felsen geworfen, zur herrlichsten Kaskade gebildet werden. Die Gartenanlagen sind schön und gehören recht in eine Gegend welche ganz Garten ist.« (MA XV, S. 253)

Hackerts Gemälde zeigt den 1782 durch Carlo Vanvitelli angelegten Englischen Garten von Caserta. Die von imposanten Bäumen gerahmte und nach hinten sanft abfallende Vordergrundbühne eröffnet den Ausblick über eine weite, üppig bewachsene Ebene, in der rechts das beherrschende Schloß von Caserta zu erkennen ist. Die parallel gestalteten Seitenkulissen und der zentral gesetzte Kegel des Vesuv in der Ferne markieren die bestimmenden Fixpunkte der symmetrischen Bildanlage, die durch den kalkulierten Einsatz von Licht- und Schattenpartien zusätzlich geordnet wird. Die vornehm gekleideten Staffagefiguren – zwei Männer im Mittelgrund; zwei Frauen, die, von einem spielenden Kind und einem Hund umgeben, auf dem Rasen vorn rechts lagern; links im Vordergrund befindet sich eine Schafherde – verweisen auf den höfischen Geschmack am Landleben; durch sie wird die dargestellte paradiesische Natur als angemessener Aufenthaltsort und legitimer Besitz der aristokratischen Gesellschaft interpretiert.

Philipp Hackert hat den Ausblick auf die Ebene von Neapel mit dem Vesuv mehrfach von einem nur geringfügig veränderten Standpunkt aus gestaltet, so in der Sommer-Darstellung aus dem ca. 1783 für König Ferdinand IV. geschaffenen Jahreszeiten-Zyklus (Nürnberg, Germanisches Nationalmuseum; vgl. Kat. Köln 1984, Nr. 32; Miller 1986, S. 202) und dem 1792 entstandenen unmittelbaren Vorläufer des ausgestellten Ölbildes aus einer siebenteiligen Serie von Gouachen, die sich noch heute an ihrem ursprünglichen Platz im Königlichen Schloß zu Caserta befindet (vgl. Kat. London 1990, S. 76f., 124). *J.M.-T.*

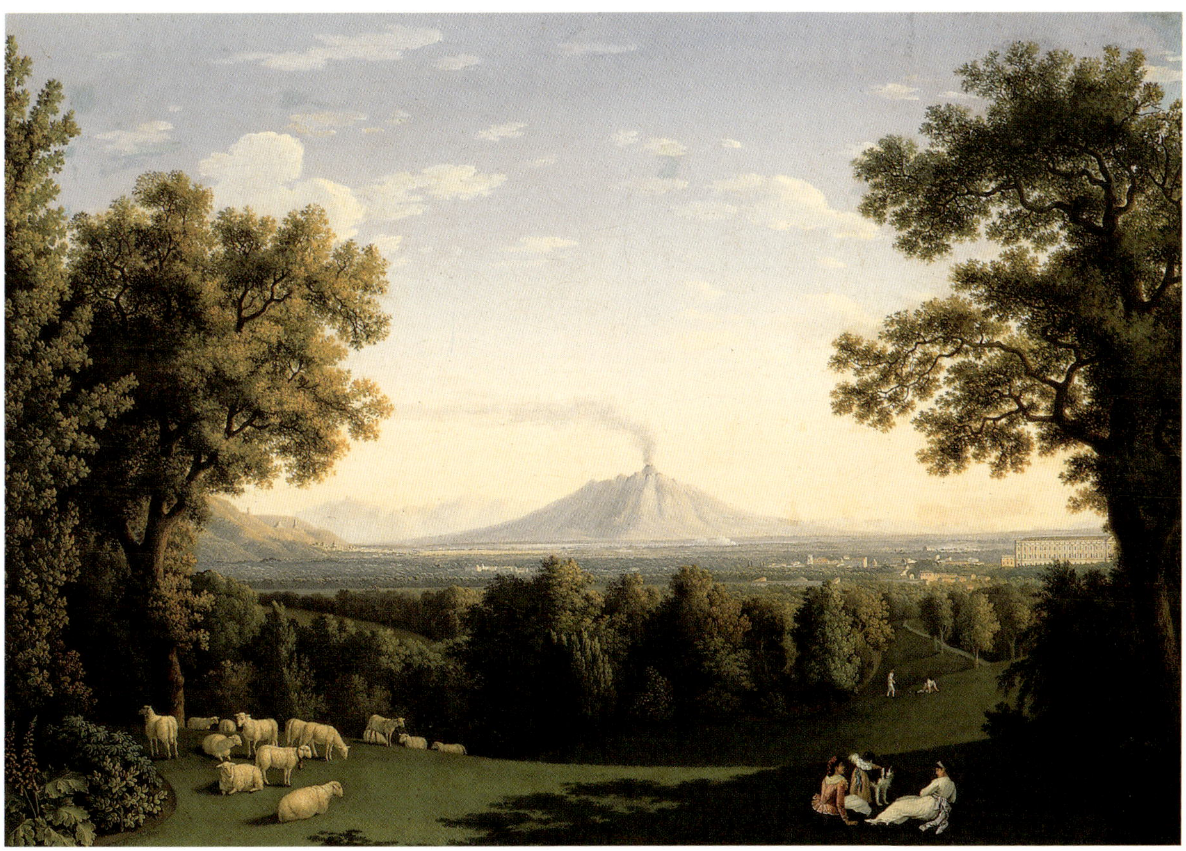

Jakob Philipp Hackert
Prenzlau 1737 – 1807 Florenz

278 ANSICHT DER SOLFATARA BEI NEAPEL (ANSICHT DES KRATERS »GLI ASTRONI« IN DEN »CAMPI PHLEGRAEI« BEI NEAPEL)

1788
Öl auf Leinwand
155 x 209 cm
bez. unten rechts ›Ph. Hackert fe. 1788‹
Berlin, Deutsches Archäologisches Institut

Literatur: Krönig 1964; Cheetham 1984, S. 137 f., Abb. 7; Miller 1986, S. 207 f., Abb. 10

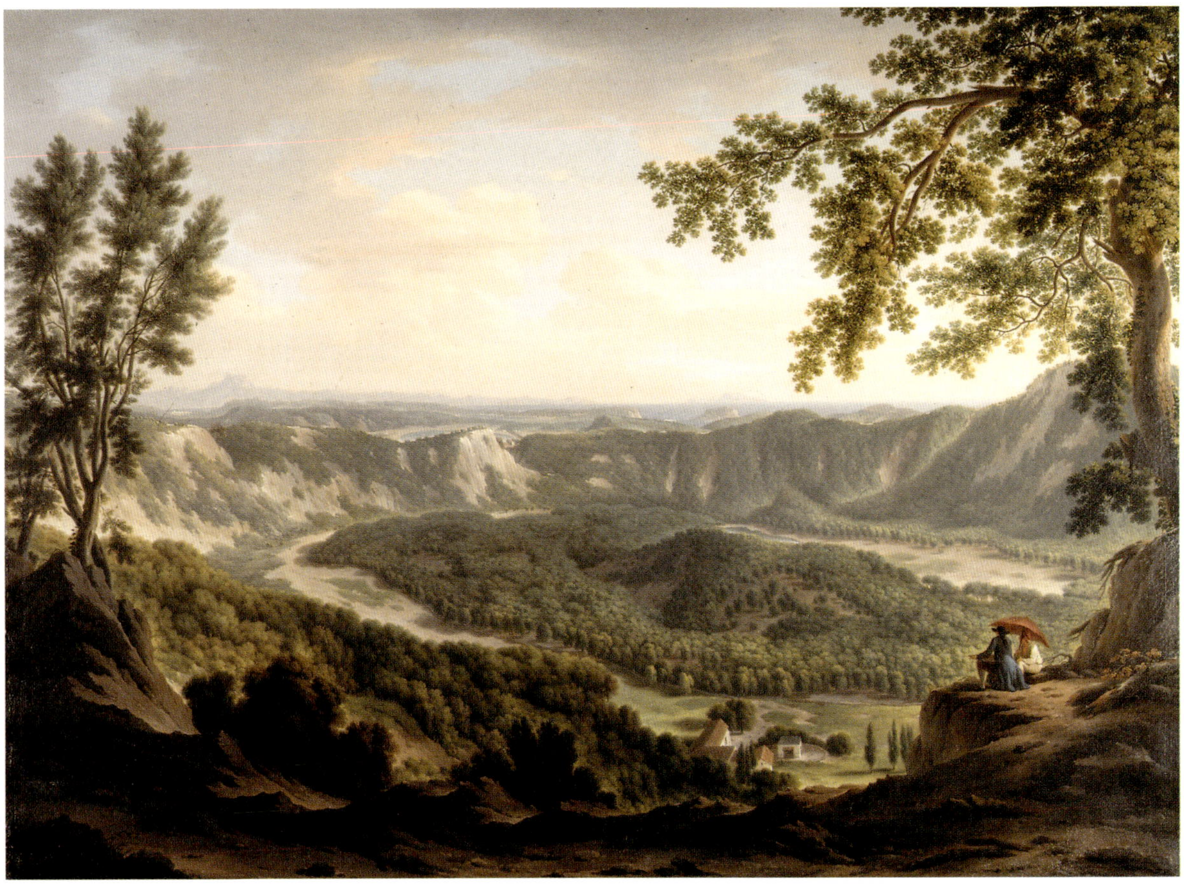

In der *Ansicht der Solfatara* wählt Hackert einen eher wissenschaftlich interessanten als nach klassischen Maßstäben schönen Naturausschnitt zum Vorwurf: das mit niedrigen Büschen und Bäumen bewachsene ovale Kraterbecken eines erloschenenen Vulkans in den Campi Phlegraei nördlich von Neapel. Nicht die üppige, liebliche, dem Menschen entgegenkommende Natur, sondern das Auffällige und Charakteristische, die schrundigen Zeugnisse vergangener gewaltsamer Umänderungen der Erde werden hier dargestellt. Insofern belegt dieses großformatige Gemälde Hackerts examplarisch seine durch den berühmten Vulkanforscher Sir William Hamilton (vgl. Kat. 285 a–e) inspirierte Verbindung künstlerischer und geologischer Ansprüche in der Landschaftsmalerei. Auch die dargestellte Figurengruppe – der vor der Natur arbeitende Maler und sein Gehilfe – verweisen auf die sachlich-dokumentarischen Intentionen Hackerts; trotz der genrehaften Züge dieser Idylle unter dem roten Sonnendach kann man hierin ein Bekenntnis Hackerts zu topographischer Genauigkeit in der Kunst erkennen (vgl. Miller 1986, S. 208; Krönig 1964, S. 2-6).

Goethe hat die Umgebung von Pozzuoli kurz nach seiner Ankunft in Neapel, am 1. März 1787, besucht und diesen Ausflug als einschneidendes Erlebnis beschrieben: »Unterm reinsten Himmel der unsicherste Boden. Trümmern undenkbarer Wohlhäbigkeit, zerlästert und unerfreulich. Siedende Wasse, Schwefel aushauchende Grüfte, dem Pflanzenleben widerstrebende Schlackenberge, kahle, widerliche Räume und dann doch zuletzt eine immer üppige Vegetation, eingreifend wo sie nur irgend vermag, sich über alles Ertötete erhebend, um Landseen und Bäche umher, ja den herrlichsten Eichwald an den Wänden eines alten Kraters behauptend (...) Unbegrenzter Blick über Land, Meer und Himmel...« (MA XV, S. 228). *J.M.-T.*

Jakob Philipp Hackert
Prenzlau 1737 – 1807 Florenz

279 VESUVAUSBRUCH IM JAHR 1774

Öl auf Leinwand
69,5 x 90,2 cm
bez. unten links ›Eruption du mont-Vesuve le 12^m Janvier 1774, J Ph HACKERT, f.‹
Neue Galerie, Staatliche Museen Kassel

Literatur: Krönig 1968b, S. 52ff.; Cheetham 1984, S. 131ff., 137; Kat. Wolfenbüttel 1993, Nr. 287

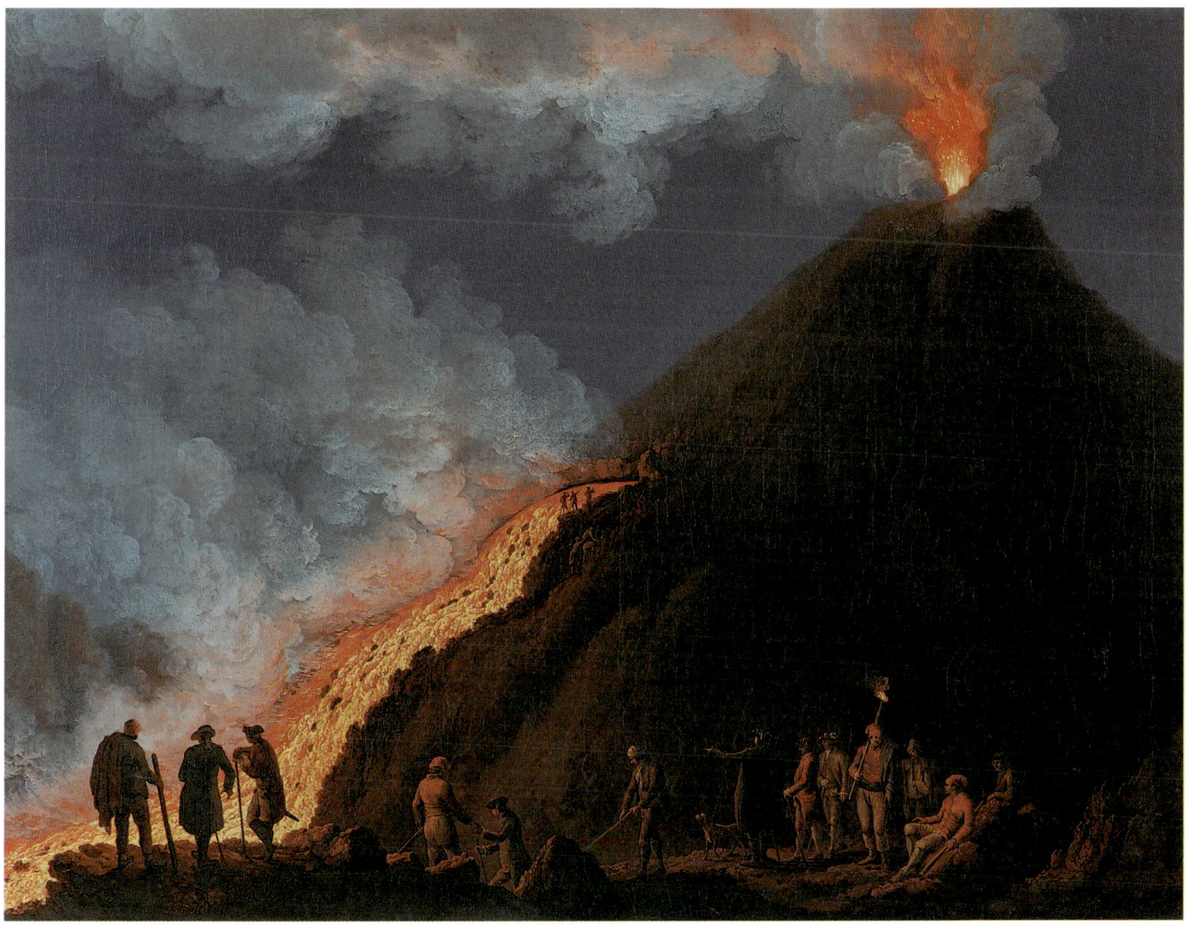

Während die meisten anderen zeitgenössischen Künstler in ihren Vesuvdarstellungen den Vulkan als Gesamtformation im Hintergrund präsentieren und sich entweder auf die malerischen Qualitäten des Ausbruchs konzentrieren oder aber dessen tragische Konsequenzen im Bild erzählen, macht Hackert, indem er den Bergrücken nahsichtig abbildet, das vulkanische Geschehen in ganz anderer Weise zum Thema. Hackert stellt zwar auch das Naturschauspiel als erhabenes dar, reflektiert aber in den Figuren zugleich die Hingabe des ästhetisch gestimmten Betrachters wie die Tätigkeit des wissenschaftlichen Beobachters. Grundsätzlich machen sich, bei aller Verpflichtung auf den idealen Landschaftstypus Lorrainscher Prägung, in Hackerts Gemälden ein gesteigertes Bemühen um Naturtreue und ein neues, quasiwissenschaftliches Erkenntnisinteresse geltend. So läßt sich der dargestellte Kraterausschnitt exakt als der sogenannte »Große Kegel« des Vesuv mit dem »Atrio del Cavallo« genannten Talgrund links identifizieren; die Eruption auf halber Höhe des Berges stellt einen typischen Flankenausbruch mit größtmöglicher Präzision dar (vgl. Krönig 1968b, S. 52).

In der Tat sind bei Hackert – vermittelt durch den Kontakt mit dem ebenfalls in Neapel lebenden Vulkanforscher Sir William Hamilton (vgl. Kat. 285) – geologische Kenntnisse vorauszusetzen, und die auffällige Präzision insbesondere seiner Gesteinsdarstellung wurde in der Literatur auf diese naturwissenschaftliche Prägung zurückgeführt. Busch 1993, S. 335, hat darauf hingewiesen, daß diese wissenschaftlich inspirierte Genauigkeit der Naturwiedergabe, durch die sich Hackert sowohl von der Tradition der Vedutenmalerei wie der der klassischen Ideallandschaft unterschied, Goethes speziellen Naturinteressen entsprach.

J.M.-T.

Jakob Philipp Hackert
Prenzlau 1737 – 1807 Florenz

280 VESUV BEI NACHT

Öl auf Leinwand
64,5 x 87 cm
bez. ›Mont Vesuve de l'anné 1779 Ph. HACKERT‹
Privatbesitz

Literatur: Krönig 1968b, S. 52 ff.

Dargestellt ist die berühmte Eruption vom Abend des 8. August 1779, deren gewaltige Feuerfontäne die dreifache Höhe des Vesuv erreichte und fast eine Dreiviertelstunde andauerte (vgl. Krönig 1968b, S. 53).

Gegenüber Kat. 279 hat sich in dieser Vesuvdarstellung die Akzentsetzung verlagert: Hackert gibt hier ein nächtliches Effektstück mit ausgeprägt anekdotischer Komponente. Im Vordergrund ist eine Gruppe von verängstigten Menschen dargestellt, die vor der Naturkatastrophe geflüchtet und mit ihrem geretteten Gut am Ufer angelangt ist. Der Vesuv dagegen wird aus beträchtlicher Entfernung, die orangegelbe Feuerfontäne gegenüber den realen Verhältnissen wohl noch vergrößert wiedergegeben.

Wie andere Künstler auch hat Hackert die überaus beliebten Vesuvdarstellungen in verschiedenen Varianten wiederholt; mit größerem Erfolg als andere hat er sie auf den Markt gebracht. Das besondere ökonomische Geschick Hackerts, der selbst aus seinen Studien unmittelbar Kapital zu schlagen wußte, hat Goethe bei allem Wohlwollen doch bemerkt und mit leiser Ironie kommentiert: »Philipp Hackert, vielleicht der einzige Künstler meiner Bekanntschaft, welcher durchaus verstand, was zum Künstlerleben gehört, machte nie einen vergeblichen Strich; seine Bleistiftzeichnungen von Bäumen, Baumgruppen, ja Disteln und Krautpartien waren jederzeit so angelegt, daß sie allenfalls auf Verlangen eines Liebhabers, mit Bister in Licht, Schatten, Mittel und Localtinten versetzt, straff aufgezogen, mit einem grünlichen Rahm eingeschlossen, zur geldwerthen Production herausgeschaffen werden konnten.« (WA I/48, S. 251)

Für die Einordnung dieses Bildes in Hackerts Gesamtwerk sei auf eine demnächst erscheinende Publikation verwiesen: Wolfgang Krönig/Reinhard Wegner/V. Krieger: Philipp Hackert (1737–1807). Der Landschaftsmaler der Goethezeit. Köln 1994. *J.M.-T.*

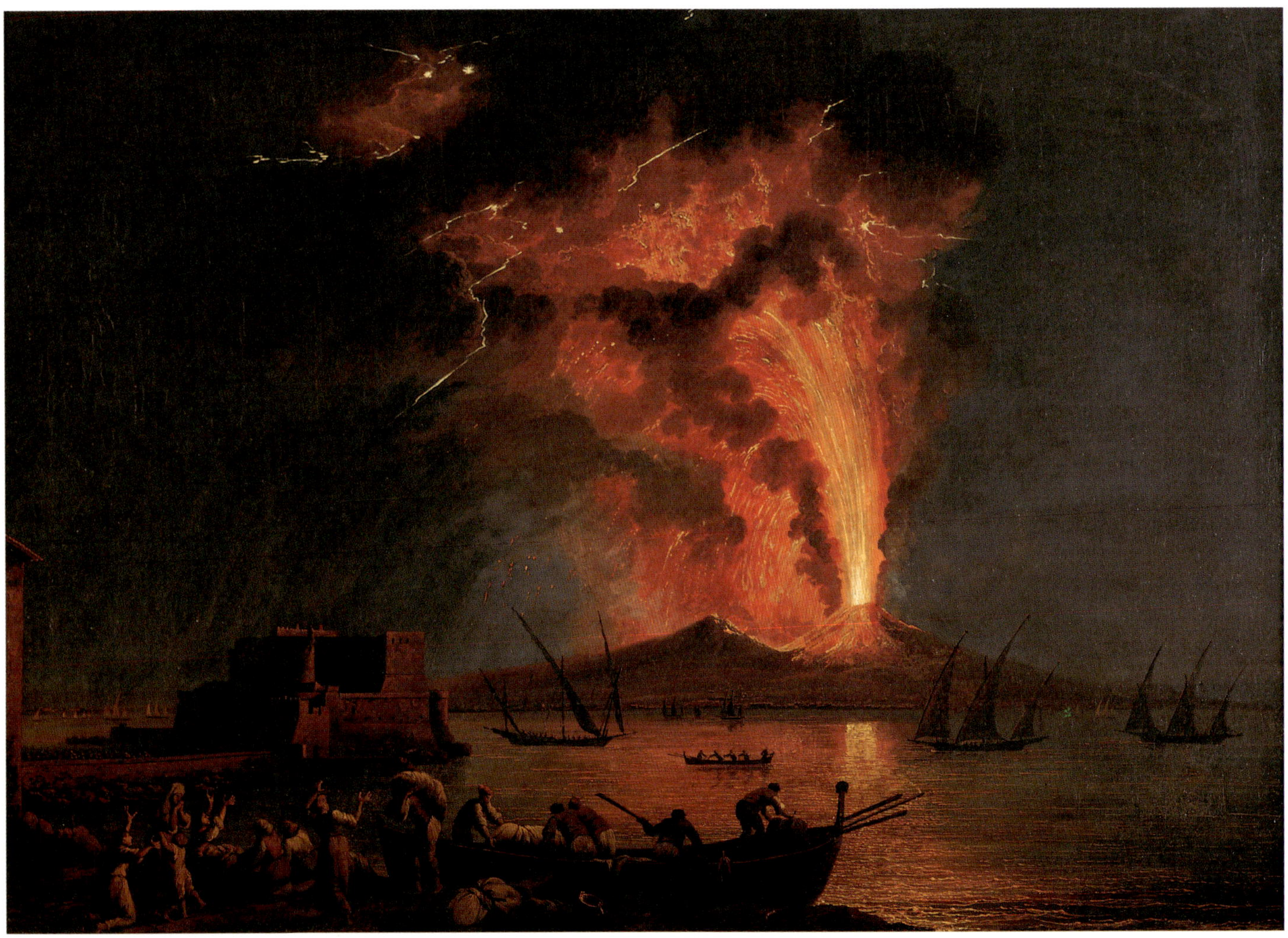

Pierre-Jacques Volaire
Toulon 1729 – 1792 ? Lerici ?

281 AUSBRUCH DES VESUV

1777
Öl auf Leinwand
130 x 227 cm
bez. unten rechts ›le Ch.er Volaire f.‹
Nantes, Musée des Beaux Arts
Inv. Nr. 733

Literatur: Kat. Sidney 1980, S. 37, 235; Boyer/Champion 1993, S. 307, Nr. 485

Nach einer Lehre bei Claude-Joseph Vernet zog Volaire im Jahre 1769 nach Neapel, wo er sich auf die Herstellung dekorativ-dramatischer Vesuvgemälde spezialisierte. Das ausgestellte Gemälde ist ein typisches Beispiel dieser beim Publikum äußerst beliebten Effektstücke.

J.M.-T.

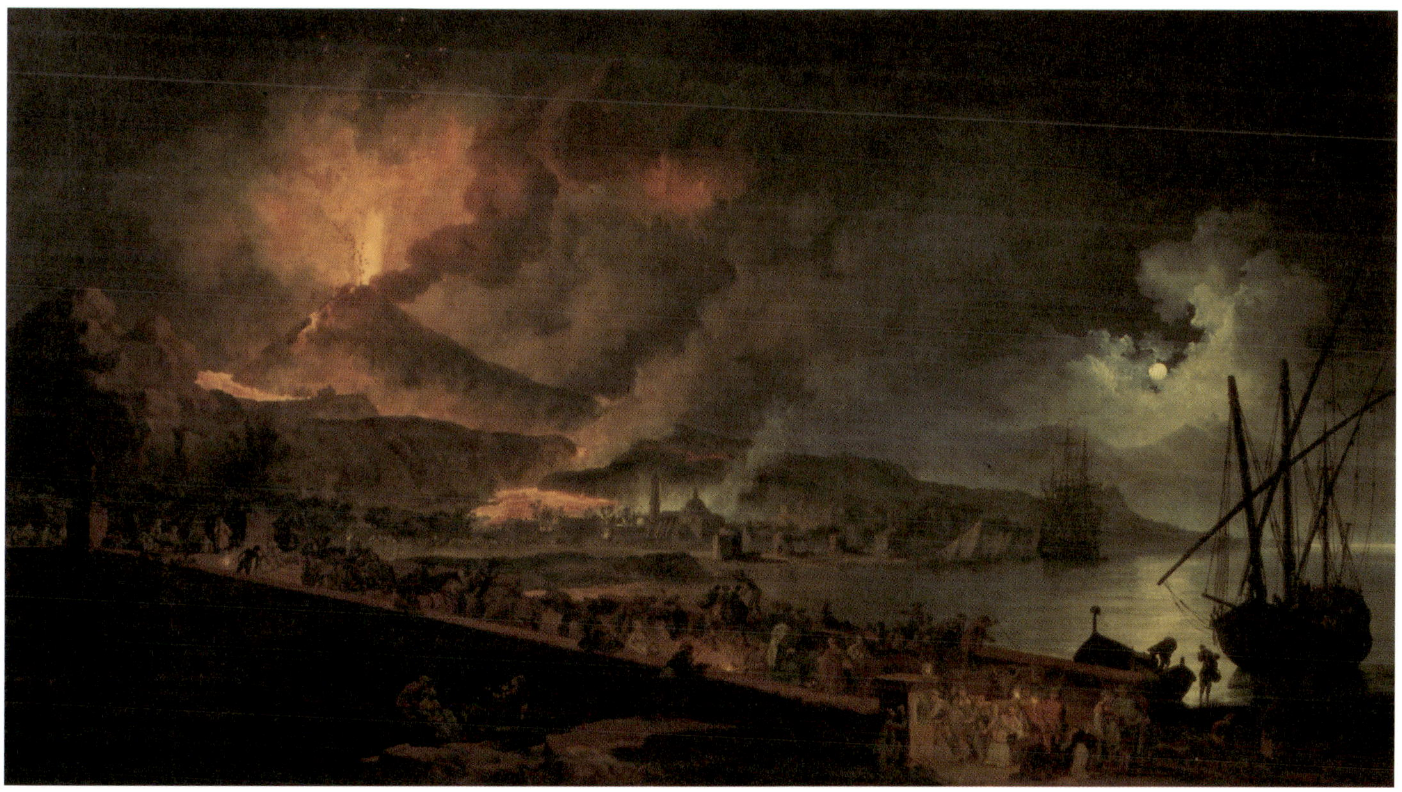

Joseph Wright of Derby
Derby 1734 - 1797 Derby

282 VESUVAUSBRUCH

1774
Gouache
32,4 x 46,7 cm
Derby Museum and Art Gallery

Literatur: Nicolson 1968, S. 64, Abb.163; Kat. Manchester 1988, Nr. 114; Kat. London/Paris/New York 1990, Nr. 85; Kat. Trento 1993, Nr. 2

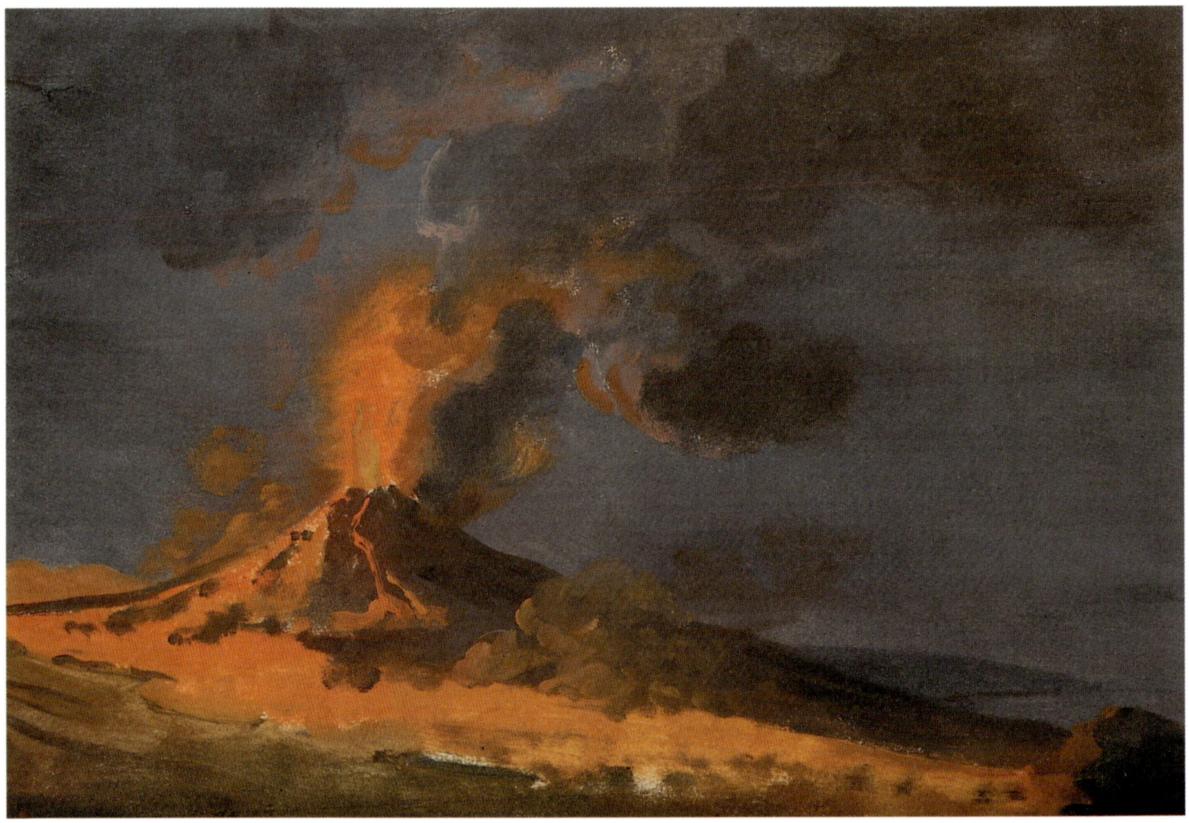

Der Engländer Joseph Wright of Derby bereiste in den Jahren 1773–75 Italien; 1774 hielt er sich in Neapel auf, wo er Gelegenheit hatte, einen Vesuvausbruch zu beobachten. In den folgenden zwei Jahrzehnten gab Wright dieses Ereignis in etwa dreißig verschiedenen Ölgemälden wieder. Seine Vesuvdarstellungen zeichneten sich durch kunstvoll-dramatische Lichteffekte, für die Wright berühmt war, aus. In der vorliegenden Gouache-Studie, die in Wrights Œuvre singulär ist, verzichtet der Künstler dagegen auf bildmäßige Gestaltung und gibt in frei skizzierender Malweise den feuerspeienden Bergkegel mit der herabfließenden Lava wieder.

Auch Joseph Wright of Derbys Werk ist – wenngleich in anderer Weise als dasjenige Hackerts (vgl. Kat. 279) – ein Beispiel für die charakteristische Wechselwirkung zwischen Kunst und Wissenschaft im letzten Drittel des 18. Jahrhunderts. Bezeichnend für diese historische Situation, in der sich die Künstler in neuartiger Weise mit der gesteigerten Bedeutung naturwissenschaftlicher Empirie auseindersetzen mußten, ist eine Bemerkung Wrights aus einem Brief vom 11. November 1774: Wright äußert sein Bedauern darüber, nicht gemeinsam mit dem befreundeten Geologen John Whitehurst den Vesuv bestiegen zu haben; während dieser als Wissenschaftler in der Lage sei, ins Innere des Phänomens einzudringen, bleibe er – der Künstler – auf die Anschauung der Außenseite beschränkt (vgl. das Zitat Wrights in Fraser 1990, S. 15). Die für jene Zeit noch außergewöhnliche Spontaneität, mit der Wright seine Wahrnehmung des Naturschauspiels festhält, kann durchaus auf diese neue, mit wissenschaftlichem Anspruch versehene Naturauffassung zurückgeführt werden. Wie im Fall der Alpenstudien des Schweizers Caspar Wolf (Kat. 176–178), so läßt sich auch für Wright of Derby vermuten, daß erst der Kontakt mit geologischen Wahrnehmungsformen die Möglichkeit eines derart unmittelbaren künstlerischen Zugangs zur Phänomenalität des Vorgefundenen freisetzte. *J.M.-T.*

Michael Wutky

Krems 1739 – 1822 Wien

283 VESUVAUSBRUCH, DREI ZUSCHAUER AM KRATERRAND

Öl auf Papier
39 x 33 cm
Bibliothek und Kupferstichkabinett der Akademie der Bildenden Künste in Wien
Inv. Nr. 2228

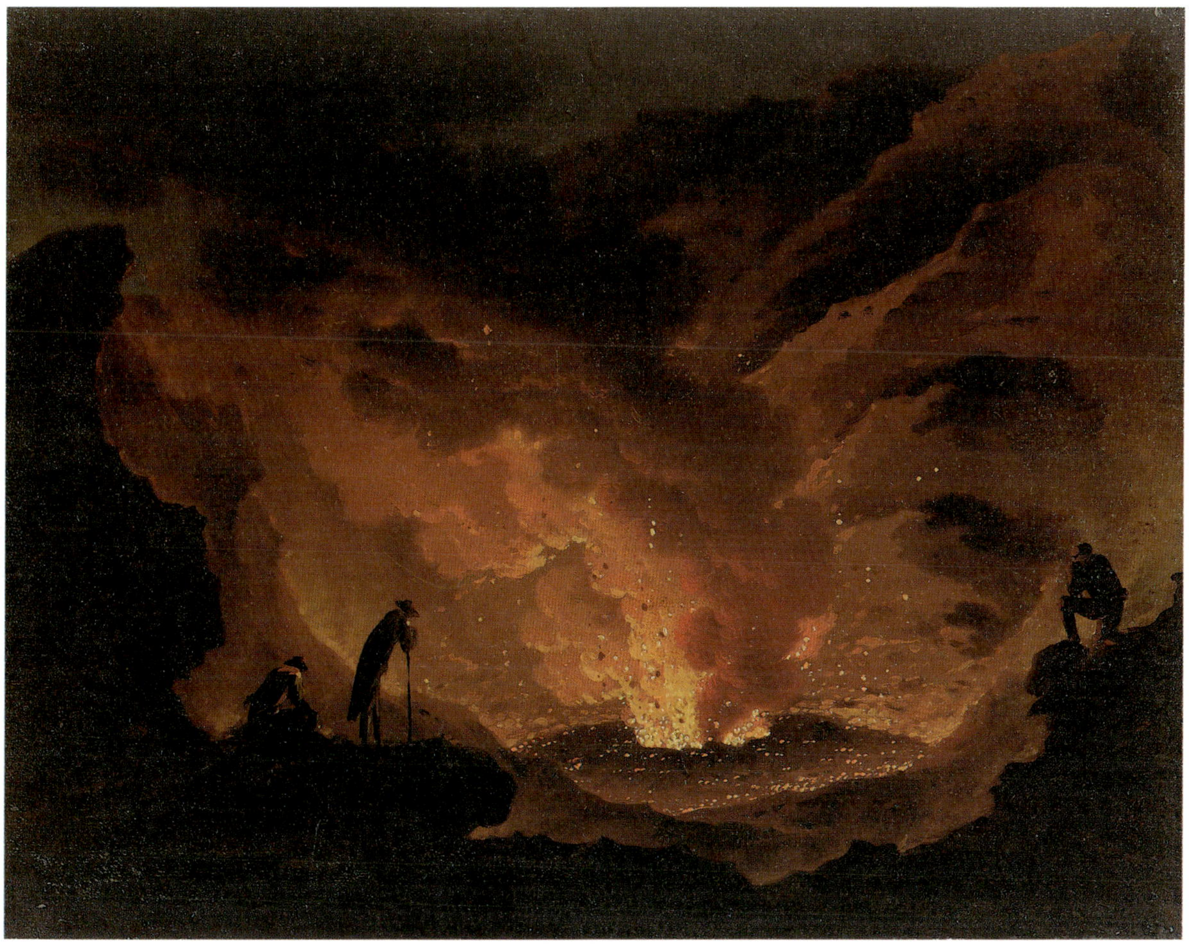

Der österreichische Landschaftsmaler Michael Wutky lebte von 1771 bis 1785 in Italien; den größten Teil dieser Zeit verbrachte er in Rom, von 1782–84 wohnte er aber auch in Neapel, wo er sich bevorzugt der Vesuvmalerei widmete. Er stand in Kontakt u.a. mit Philipp Hackert und Thomas Jones.

Auf der ausgestellten Ölskizze ist das gewaltige Naturschauspiel eines Vesuvausbruchs aus größtmöglicher Nähe wiedergegeben; nahezu die gesamte Bildfläche wird ausgefüllt durch das Kraterbecken, dem eine rotglühende Feuer- und Rauchsäule entsteigt. Die drei Figuren, die am Rande der Öffnung stehen und ungeachtet der umherfliegenden Gesteinsbrocken in den Krater starren, verstärken die dramatische Wirkung des Dargestellten.

Goethes Kunstberater Heinrich Meyer hat Michael Wutky nicht allzu positiv beurteilt und ihn Goethe gegenüber, der Wutky nicht kannte, als Maler von manierierten Effektstücken dargestellt (vgl. Kuhn 1989, S. 3 f.). Gleichwohl ist auch bei Wutky ein wissenschaftliches Interesse an der Natur – dokumentiert etwa in seiner bedeutenden Mineraliensammlung – nachzuweisen. Wie Hackert war auch Wutky ein Bekannter des berühmten Vesuvforschers Sir William Hamilton; bekannt ist, daß Wutky den englischen Wissenschaftler auf einer seiner zahlreichen Vesuvbesteigungen – anläßlich einer besonders heftigen Eruption im Jahre 1779 – begleitete (Kuhn 1989, S. 6). Möglicherweise gibt das ausgestellte Werk die gefährliche Unternehmung aus dem Jahre 1779 wieder. *J.M.-T.*

Pierre-Henri de Valenciennes

Toulouse 1750 – 1819 Paris

284 VESUVAUSBRUCH MIT DEM TOD DES PLINIUS

1813
Öl auf Leinwand
192 x 145 cm
bez. unten rechts ›P. Valenciennes 1813‹
Toulouse, Musée des Augustins
Inv. Nr. 78.1.1.

Literatur: Monot/Noiret/Theodorides 1967, S. 93f.; Lacambre 1980a; Lacambre 1980b.

Pierre-Henri de Valenciennes' Werk ist durch eine in der Zeit um 1800 nicht selten anzutreffende Spaltung gekennzeichnet: auf der einen Seite die offizielle, den orthodox akademischen Regeln folgende Kunstübung, auf der anderen Seite eine private künstlerische Praxis, die sich dieser Bindungen entledigt und – im Falle Valenciennes' – einer unverstellten Wiedergabe atmosphärischer Phänomene verschrieben hat (vgl. Kat. 356, 357). Valenciennes' Vesuvdarstellung gehört der ersten Kategorie an; es handelt sich um ein ein repräsentatives Landschaftsgemälde, das in traditioneller Weise literarisch ausgerichtet ist. Durch die sinnstiftende Verbindung mit der Historienmalerei, hier durch die Kombination mit einer bestimmten, antiken Quellen entnommenen historischen Begebenheit, erhebt sich das Werk über die bloße Schilderung der Natur. Dargestellt ist der Tod des römischen Schriftstellers Plinius der Ältere: Der berühmte Verfasser des naturgeschichtlichen Hauptwerks der Antike kam bei dem Ausbruch des Vesuv im Jahre 79 n.Chr. ums Leben; berichtet wird darüber in der Briefsammlung von Plinius dem Jüngeren. *J.M.-T.*

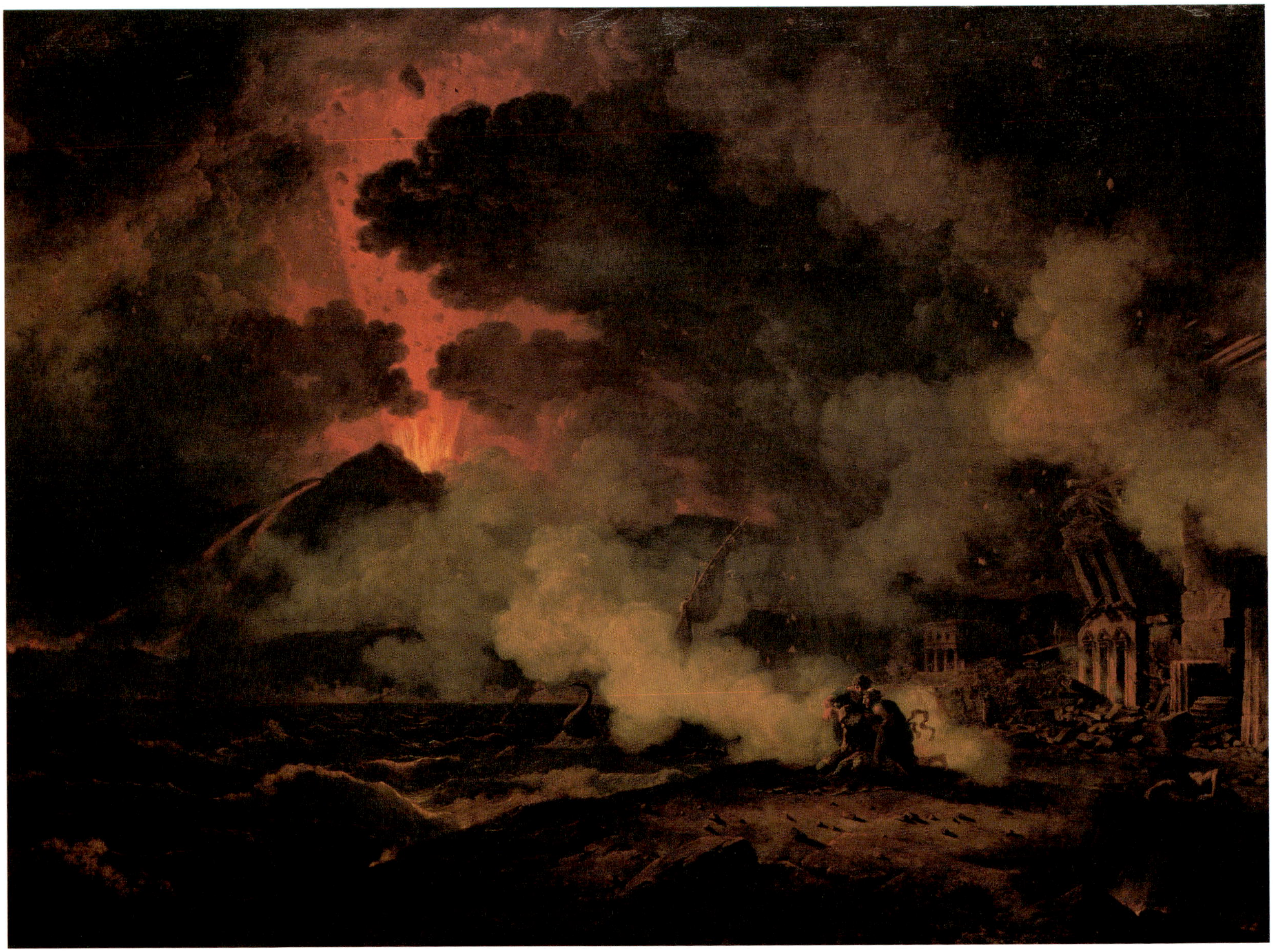

Pietro Fabris
tätig in Neapel 1754 – 1804

Sir William Hamilton
1730 – 1803

285 A–E CAMPI PHLEGRAEI

a. Pietro Fabris: Veränderungen des Vesuvkraters im Jahre 1767, Tafel II, Privatbesitz Frankfurt

b. Pietro Fabris: Das Innere des Vesuvkraters vor dem Ausbruch im Jahre 1767, Tafel IX, Sammlung Knight, Neapel (ohne Abb.)

c. Pietro Fabris: Eingang zur Grotte von Posillipo, Tafel XVI, Sammlung Knight, Neapel (ohne Abb.)

d. Pietro Fabris: Das Innere des Kraters »Monte Nuovo«, Tafel XXVII, Sammlung Knight, Neapel (ohne Abb.)

e. Pietro Fabris: Ansicht des zwischen Vesuv und Somma gelegenen Tales »Atrio del Cavallo«, Tafel XXXIII, Sammlung Knight, Neapel (ohne Abb.)

Handkolorierte Kupferstiche

aus: Campi Phlegraei: Observations on the Volcanos of the Two Sicilies As they have been communicated to the Royal Society of London by Sir William Hamilton KB FRI His Britannic Majesty's Envoy Extraordinary, and Plenipotentiary at the Court of Naples, to which, in Order to Convey the most precise idea of each remark, a new and accurate Map is annexed, with 54 Plates illuminated, from Drawings taken and colour'd after Nature, under the inspection of the Author, by the Editor Mr Peter Fabris. Naples MDCCLXXVI

Literatur: Krönig 1964, S. 8; Krönig 1968, S. 55ff.; Knight 1983; Cheetham 1984; Kat. Manchester 1988, Nr. 147; Busch 1993, S. 367f.

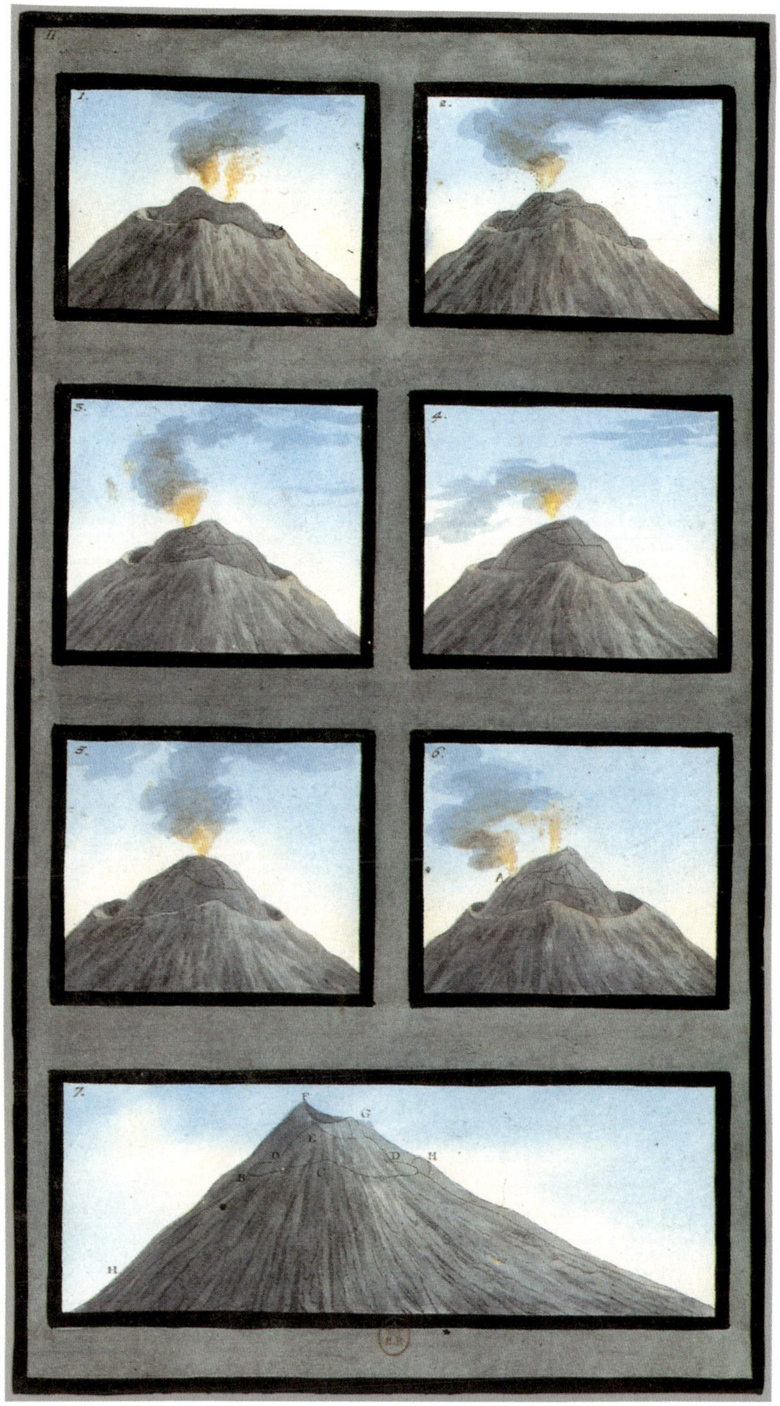

Der Antikensammler und Mäzen Sir William Hamilton, von 1764 an bis zu seinem Lebensende englischer Gesandter am neapolitanischen Hof, gelangte zu Ruhm durch seine ausgiebigen wissenschaftlichen Studien der süditalienischen Vulkane. Nach langjährigen Forschungen und unzähligen Besteigungen vor allem des Vesuv, von denen er 1772 und 1774 in seinen *Observations on Mount Vesuvius, Mount Etna, and other Volcanos* Rechenschaft abgelegt hatte, veröffentlichte er im Jahre 1776 (1779 erschien ein Supplement-Band) die abschließende Schrift *Campi Phlegraei: Observations on the Volcanos of the two Sicilies*, die in der Geschichte der Geologie einen bedeutenden Platz behauptet. Die in dem Werk sich zeigende neue Wertschätzung von empirischer Forschung und Beschreibung führte Hamilton zu der Forderung nach exakter visueller Vermittlung der wissenschaftlichen Information. So wurden den *Campi Phlegraei* vierundfünfzig handkolorierte und nach unmittelbar vor der Natur entstandenen Aquarellen gefertigte Kupferstiche von Pietro Fabris beigegeben. Dargestellt waren verschiedene Ansichten vulkanischer Gegenden, detailliertere Studien von Kraterseen und -ausschnitten sowie Zeichnungen diverser Gesteinsproben.

Es herrscht in der einschlägigen Literatur keine Übereinstimmung darüber, ob einige der aquarellierten Vorlagen von Jakob Philipp Hackert stammen oder ob sie alle auf Pietro Fabris zurückgehen. Folgt man der aus Goethes Bearbeitung der nachgelassenen Schriften hervorgegangenen Hackert-Biographie, so hat Hamilton den deutschen Künstler nach 1770 verschiedentlich mit Darstellungen vulkanologischer Gegenstände beauftragt, von denen einige in die *Campi Phlegraei* eingegangen sein sollen (vgl. MA IX, S. 68). Unabhängig von dieser Frage kann man jedoch festhalten, daß die zugleich künstlerisch bedeutsamen und wissenschaftlich aussagekräftigen Illustrationen der *Campi Phlegraei* einen spezifischen Strang der Landschaftsdarstellung repräsentieren, für den Hackerts neuartige Verpflichtung auf Naturtreue richtungsweisend war.

Merkwürdigerweise erwähnt Goethe die *Campi Phlegraei* in der *Italienischen Reise* nicht; gleichwohl darf man davon ausgehen, daß er das berühmte Werk des Vulkanforschers, mit dem er während seines Aufenthaltes in Neapel freundschaftlichen Verkehr pflegte, zu jener Zeit kannte. Tatsächlich scheint Goethe Hamiltons vulkanologische Studien nicht allzu sehr geschätzt zu haben; sie widersprachen seiner an Abraham Gottlob Werner geschulten neptunistischen Grundhaltung, derzufolge alle Gesteinsarten sich aus dem Urmeer durch Kristallisation herausgebildet haben sollen (vgl. MA XV, S. 251f.; Krätz 1992, S. 112f.). *J.M.-T.*

Giovanni Battista Lusieri

Rom ? ca. 1755 – 1821 Athen

286 ANSICHT VON NEAPEL MIT BLICK NACH POSILLIPO

1791
Feder, Tinte und Aquarell
102 x 272 cm
Sammlung des J. Paul Getty Museum, Malibu, California

Literatur: Williams 1987; Knight 1993

Giovanni Battista (auch Don Tito oder Titta) Lusieri, über dessen Frühzeit nichts bekannt ist, lebte und arbeitete von 1781-1799 in Italien, zunächst in Rom, ab 1785 in Neapel, wo er – wie Jakob Philipp Hackert – Hofmaler von König Ferdinand IV. wurde. Lusieris Aquarellzeichnungen waren für ihre gegenständliche Genauigkeit und das brillante Kolorit berühmt und bei Reisenden insbesondere aus dem englischen Adel überaus beliebt. In der Herstellung seiner Aquarelle bediente Lusieri sich eines aufwendigen Verfahrens, das nach der minutiösen zeichnerischen Fixierung der Szenerie die Kolorierung vor der Natur in mehreren Phasen durch einen schichtenweisen Auftrag der Wasserfarben vorsah (vgl. Williams 1982, S. 495).

Unter den wenigen vollendeten Aquarellen Lusieris, die erhalten sind, zeichnet sich das ausgestellte Panorama durch seine spektakuläre Größe aus; allerdings ist überliefert, daß Lusieri ähnlich ehrgeizige Projekte mehrfach verfolgte (vgl. Williams 1987, S. 458). Auch existierte zu der vorliegenden Arbeit

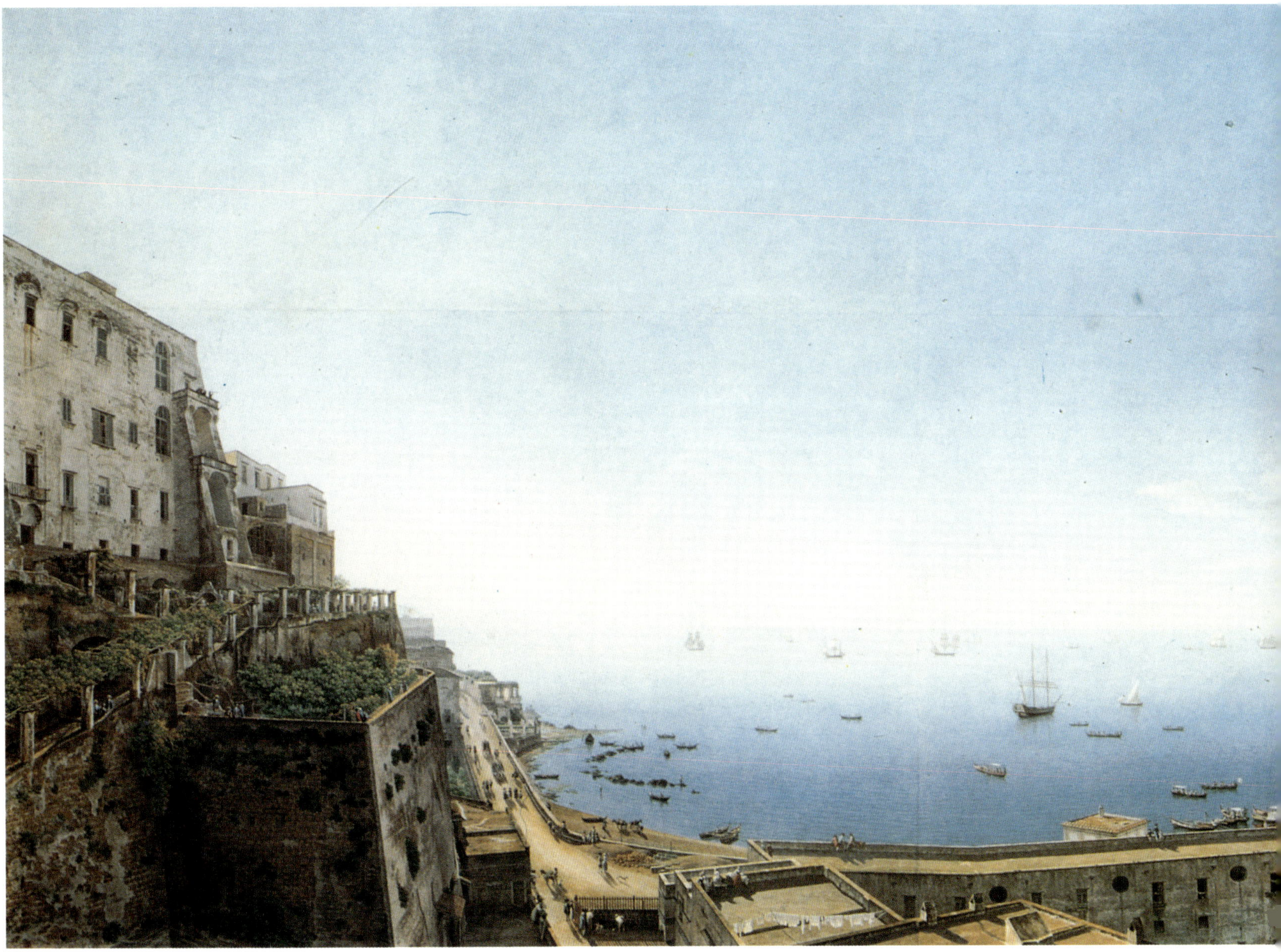

ein kleineres Pendant, das allerdings verschollen ist.

Mit einer bis in kleinste Details reichenden zeichnerischen Präzision gibt der Künstler die Aussicht über die Bucht von Neapel, wie sie sich von Sir William Hamiltons Wohnung im Palazzo Sessa in Neapel aus darstellte. Goethe hat diesen Blick in der *Italienischen Reise* gepriesen: »So hat sich Hamilton eine schöne Existenz gemacht und genießt sie nun am Abend seines Lebens«, notiert er unter dem 22. März 1787. »Die Zimmer die er sich in englischem Geschmack einrichtete, sind allerliebst und die Aussicht aus dem Eckzimmer vielleicht einzig. Unter uns das Meer, im Angesicht Capri, rechts der Posilipp, näher der Spaziergang Villa reale, links ein altes Jesuiten-Gebäude, weiterhin die Küste von Sorrent bis ans Cap Minerva. Dergleichen möcht' es wohl in Europa schwerlich zum zweitenmale geben, wenigstens nicht im Mittelpunkte einer großen bevölkerten Stadt.« (MA XV, S. 268)

Ein erst kürzlich entdeckter Brief Lusieris an Hamilton aus dem Jahre 1791 hat bestätigt, daß dieses Panorama der Bucht von Neapel im Auftrag des englischen Diplomaten, der es für den Versand bzw. die Präsentation in London bestimmt hatte, entstand (vgl. Knight 1993). *J.M.-T.*

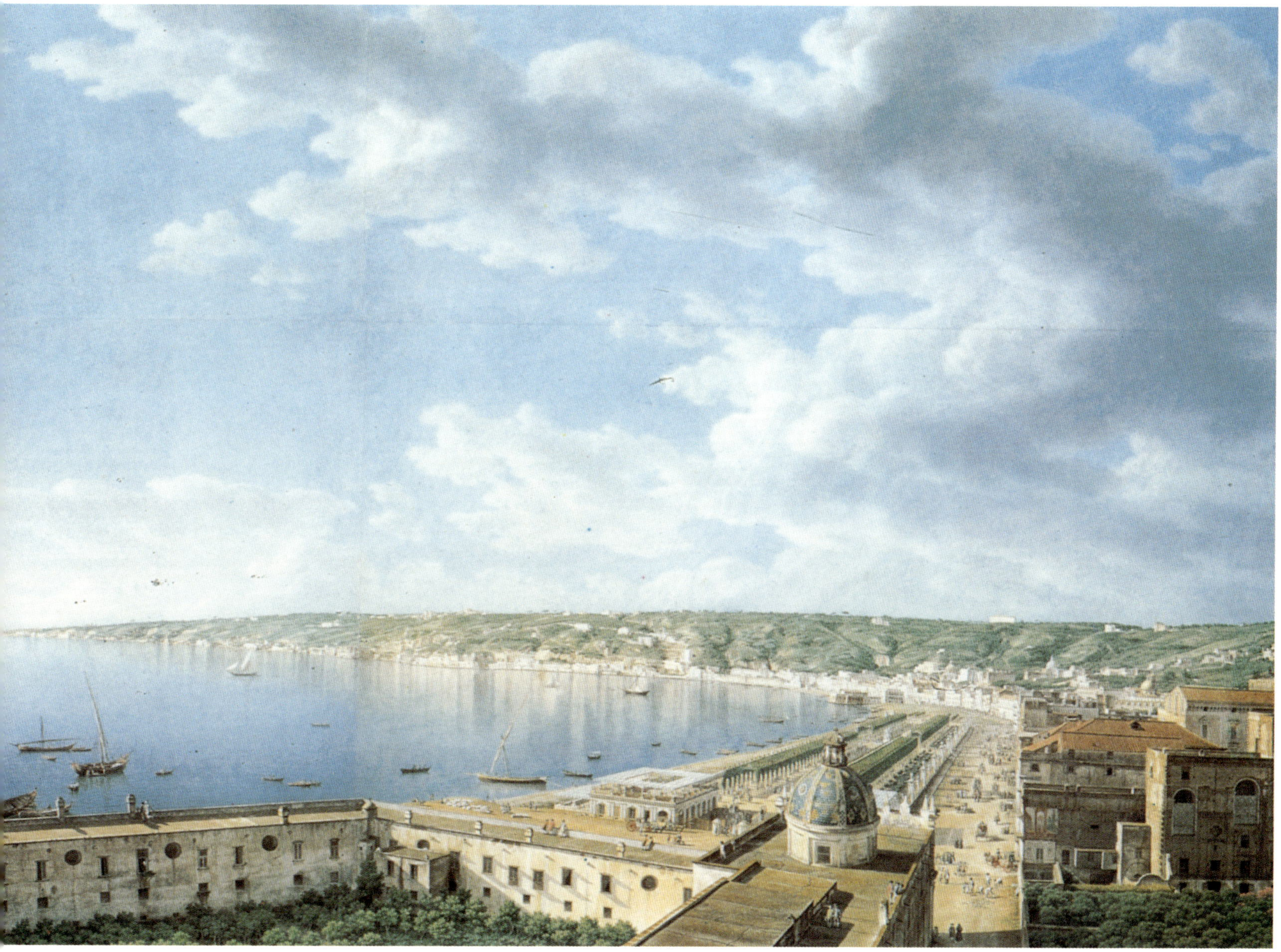

Jakob Philipp Hackert

Prenzlau 1737 – 1807 Florenz

287 DER SEGESTATEMPEL IN SIZILIEN

1777
Feder in Braun, Aquarell und Deckfarbe über Bleistift
33,3 x 44,7 cm
bez. unten links ›Temple à Ségeste en Sicile 1777 Ph. Hackert. f.‹
Trustees of The British Museum, London
Inv.Nr. Oo.4-7

Literatur: Krönig 1979, S. 365f., Abb. 1; Kat. Manchester 1982, Nr. 99; Knight 1986, Tafel 3; Krönig 1987, S. 25f., Abb. 17

Das Blatt stammt – wie auch die Katalognummern 291–294 (außer 292) und 301–305 – aus dem Nachlaß des englischen Kenners und Sammlers Richard Payne Knight, der im Jahre 1777 mit Jakob Philipp Hackert und Charles Gore eine Reise durch Sizilien unternahm. Der Tempel von Segesta war für die beiden Engländer und den deutschen Künstler ebenso wie zehn Jahre danach für Goethe erste Station auf dem Weg durch die Welt der griechischen Antike. Das dorische Bauwerk stammt aus dem 5. Jahrhundert und war – so vermuteten Knight und später auch Goethe zurecht – nie vollendet worden.

Hackerts Aquarell trägt den Charakter einer ausgestalteten Architekturstudie, die das dargestellte Motiv im Hinblick auf eine mögliche Weiterverwendung verfügbar macht. Deutliches Anliegen des Künstlers ist die Monumentalisierung des Tempels, ein Effekt, der vor allem durch die leichte Untersicht erreicht wird. Um das Hauptmotiv zu akzentuieren, verzichtet Hackert auch auf topographische Genauigkeit; während Knight in seiner Schilderung des Tempels betont, daß dieser »allein auf einem kleinen Hügel steht und von hohen Bergen umgeben ist« (MA IX, S.715), hat Hackert offensichtlich die zunächst ebenfalls skizzierten Hügel der Umgegend später übermalt.

Ein nach der Rückkehr in Rom ausgeführtes Ölgemälde (Kat. 288) zeigt dasselbe Motiv in einen größeren landschaftlichen Zusammenhang eingebettet. *J.M.-T.*

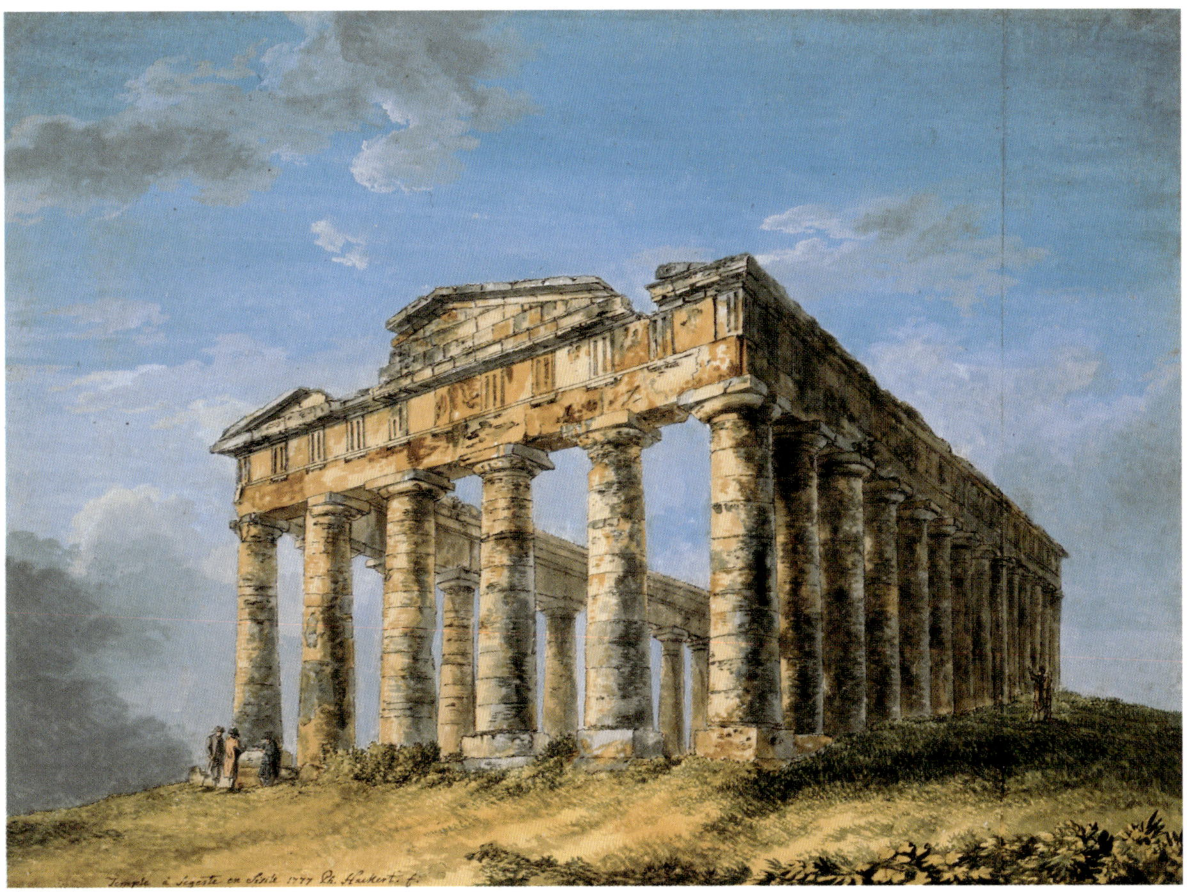

Jakob Philipp Hackert

Prenzlau 1737 – 1807 Florenz

288 DER TEMPEL VON SEGESTA

1778
Öl auf Leinwand
124 x 170 cm
bez. unten links ›Le Temple de Segeste en Sicile. Ph.Hackert P. à Rome 1778‹
Moskau, Pushkin State Museum of Fine Arts
Inv.Nr. 2788

Literatur: Krönig 1979, S. 365 f.; Abb. 2; Krönig 1987, S. 26, Abb. 19

Ein Jahr nach der Rückkehr von seiner Sizilienreise schuf Hackert nach mitgebrachten Studien (vgl. Kat. 287) das ausgestellte Gemälde *Der Tempel von Segesta* sowie ein Pendant, das die Tempel von Agrigent vorstellt (Ermitage Museum, St. Petersburg). Die Segesta-Darstellung zeigt beispielhaft, wie Hackert ein vor der Natur aufgenommenes Motiv zu einem großformatigen, repräsentativen Landschaftsgemälde umgestaltete. Die exponierte Lage des Tempels auf dem Hügel, die allen zeitgenössischen Besuchern auffiel, hat Hackert in seinem Bild entsprechend herausgearbeitet; dagegen wurde die Vordergrundbühne mit der reichen Staffage ländlichen Charakters hinzugefügt, um den Forderungen der zeitgenössischen Kunstlehre an eine idyllische Landschaft Genüge zu tun; auch der mächtige Baum am rechten Bildrand ist im Hinblick auf eine ausgewogene Verteilung der Massen im Bild, aus ästhetischen Gründen also, eingesetzt worden (vgl. Krönig 1979, S. 366). Die Komposition verdeutlicht Hackerts Vorstellung von Landschaftsmalerei, die auf topographische Dokumentation und idealisierende Überhöhung gleichermaßen abzielte. *J.M.-T.*

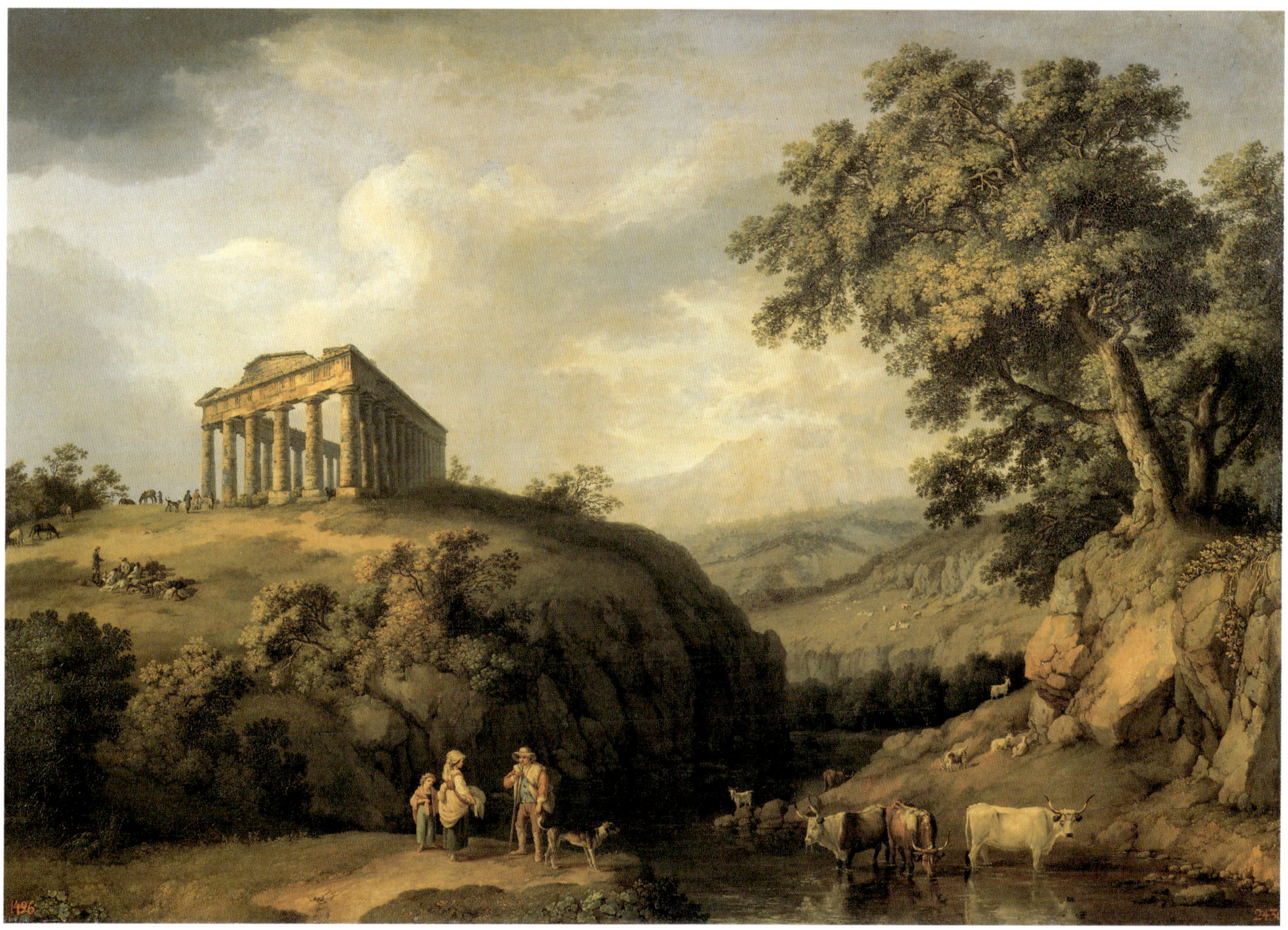

Jean-Pierre-Laurent Hoüel
Rouen 1735 – 1813 Paris

289 INNENANSICHT DES SEGESTA-TEMPELS

Gouache
30,1 x 43,3 cm
bez. unten links ›J.Hoüel f.‹ und ›31‹, unten rechts ›Pierre.Cochin.‹
Paris, Musée du Louvre, Département des Arts Graphiques
Inv. Nr. 27161

Literatur: Kat. Paris 1990, Nr.1

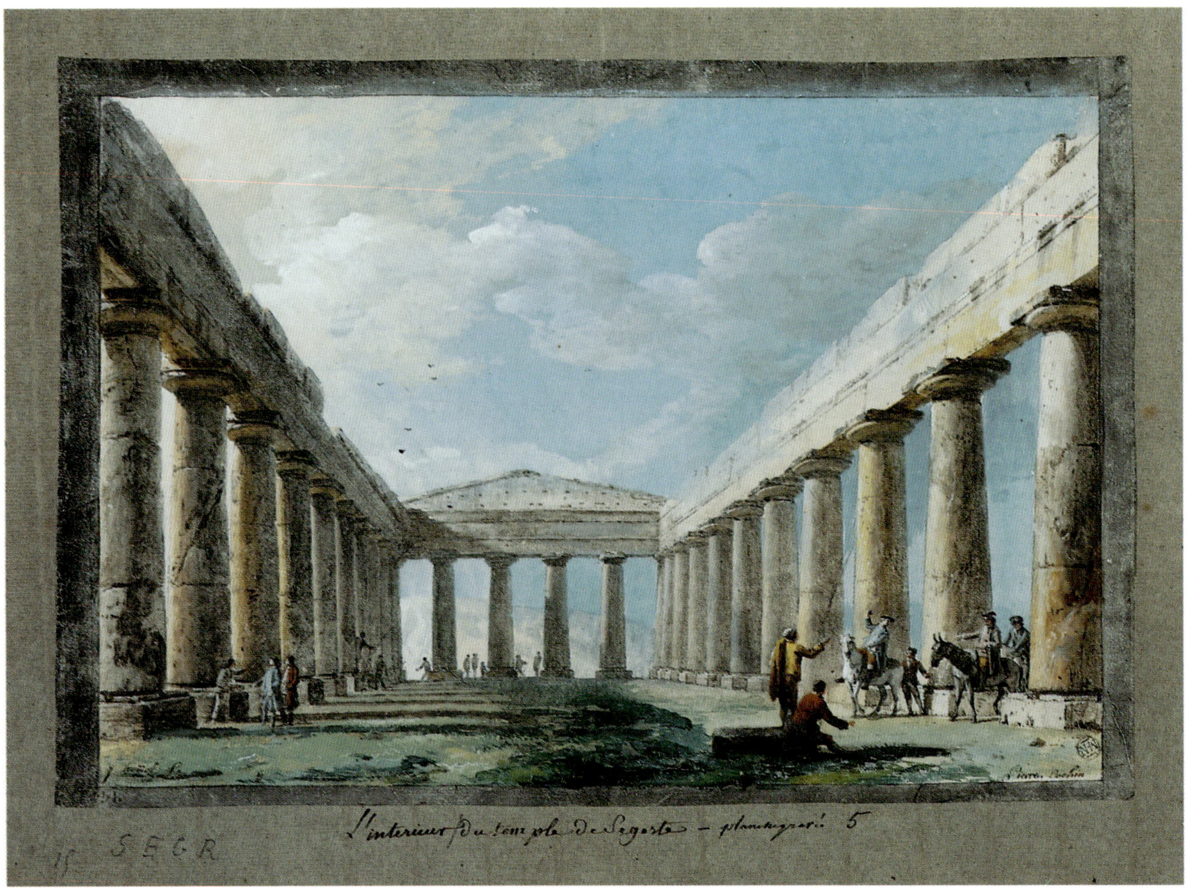

Jean-Pierre-Laurent Hoüel bereiste Italien und Sizilien in den Jahren 1769 bis 1772 und 1776 bis 1779. Die zweite Reise, größtenteils finanziert von König Ludwig XVI., diente der unmittelbaren Vorbereitung einer großangelegten Publikation. Die *Voyage pittoresque des îles de Sicile, de Malte et de Lipari* erschien 1782 bis 1787 in vier Bänden und umfaßte zahlreiche, nach den mitgebrachten Aquarellen eigenhändig gefertigte Radierungen sowie ausführliche Kommentare zu archäologischen, historischen, ökonomischen, naturwissenschaftlichen und volkskundlichen Themen. Die Innenansicht des Segesta-Tempels, im ersten Band der *Voyage pittoresque* auf Tafel V abgebildet, hat Hoüel – einer eigenhändigen Liste von Gemälden zufolge – wahrscheinlich in den Jahren 1776/77 geschaffen (vgl. Kat. Paris 1990, S. 20).

Hoüels Stichwerk fand große Resonanz unter den Zeitgenossen, und so nimmt es kaum wunder, daß auch Goethe es kannte und sich vor Ort seiner erinnerte. In welchem Maße er Hoüels Werk schätzte, belegt eine Stelle aus den sizilianischen Reiseaufzeichnungen. »Vom Ganzen sag ich nichts«, so beschließt Goethe die Beschreibung und archäologische Deutung des Segesta-Tempels, »das muß Houels Werck besser kennen machen als Worte.« (WA III/1, S. 341) Tatsächlich entspricht Hoüel mit seiner poetischen Auffassung des Tempels mehr noch als Hackert dem Stimmungsbild, das Goethe von dieser Örtlichkeit entwirft: »Die Lage des Tempels ist sonderbar: am höchsten Ende eines weiten langen Tales, auf einem isolierten Hügel, aber doch von Klippen umgeben, sieht er über viel Land in eine weite Ferne, aber nur ein Eckchen Meer. Die Gegend ruht in trauriger Fruchtbarkeit, alles bebaut und fast nirgends eine Wohnung. Auf blühenden Disteln schwärmten unzählige Schmetterlinge. Wilder Fenchel stand acht bis neun Fuß hoch verdorrt von vorigem Jahr her so reichlich und in scheinbarer Ordnung, daß man es für die Anlage einer Baumschule hätte halten können. Der Wind sauste in den Säulen wie in einem Walde und Raubvögel schwebten schreiend über dem Gebälke« (MA XV, S. 333). Der Stich, von dem Goethe spricht, weist allerdings gegenüber dem Aquarell einige Änderungen in der Staffage auf; die Vögel wurden weggelassen, ebenso wurde die Perspektive geringfügig verändert. *J.M.-T.*

Jean-Pierre-Laurent Hoüel

Rouen 1735 – 1813 Paris

290 AUSSENANSICHT DES SEGESTA-TEMPELS

Gouache
28,7 x 42,2 cm
bez. unten links ›J.hoüel f.‹ und ›32‹, unten rechts ›Pierre.Cochin.‹
Paris, Musée du Louvre, Département des Arts Graphiques
Inv. Nr. 27 168

Literatur: Kat. Paris 1990, Nr. 2

Aus einer der Hackertschen Ansicht (Kat. 287) vergleichbaren Perspektive gibt Hoüel die Außenansicht des Segesta-Tempels; darüber hinaus deutet er die karge landschaftliche Umgebung an, auf die der Begleittext der *Voyage pittoresque* hinweist (Hoüel 1782-87/I, S. 8). Die Außenansicht des Segesta-Tempels ist im ersten Band des Stichwerks auf Tafel VI abgebildet. *J.M.-T.*

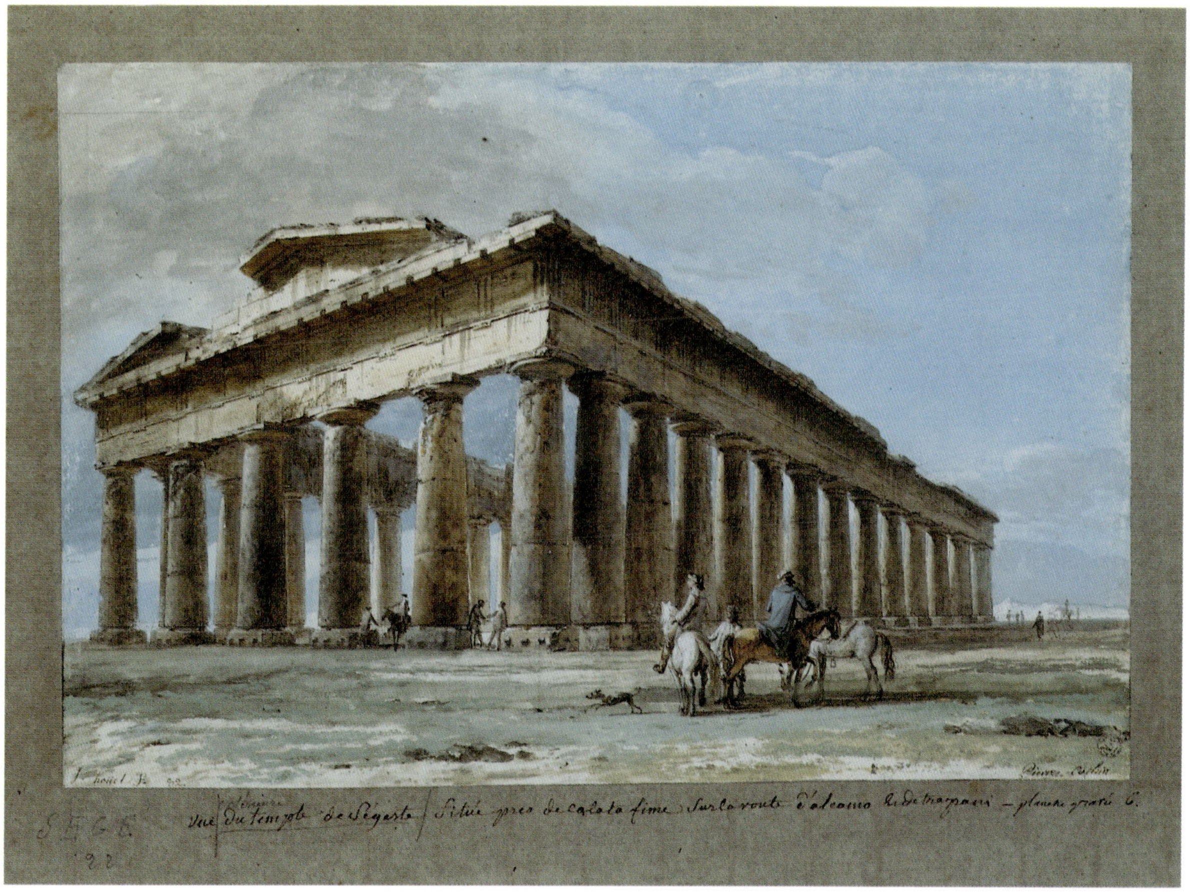

Jakob Philipp Hackert

Prenzlau 1737 – 1807 Florenz

291 TEMPEL DER JUNO LACINIA IN AGRIGENT

1777
Feder in Braun und Aquarell über Bleistift, quadriert
34 x 45,2 cm
bez. oben links ›Le Temple de Junon Lucine à Girgente 1777. f. Ph Hackert.‹
Trustees of The British Museum, London
Inv. Nr. Oo.4-28

Literatur: Krönig 1979, S. 368, Abb. 7; Kat. Manchester 1982, Nr. 105; Knight 1986, Tafel 8; Krönig 1987, S. 31, Abb. 22

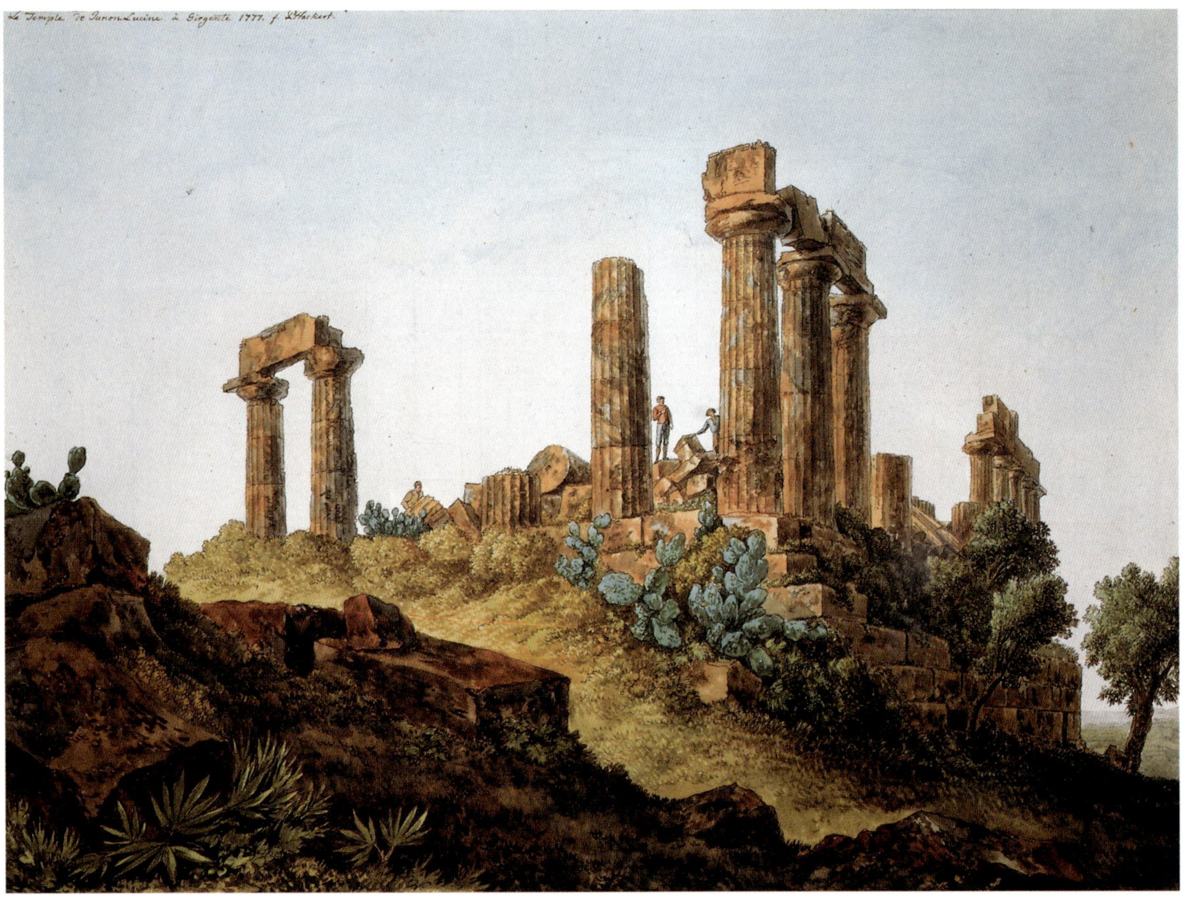

Dargestellt ist der um die Mitte des 5. Jahrhunderts v. Chr. entstandene sog. Junotempel aus Agrigent. Das dorische Bauwerk, am südöstlichen Rand der auf einem Felsplateau angesiedelten Tempelgruppe gelegen, wurde bereits 406 v. Chr. im Zuge der Zerstörung des mächtigen Agrigent durch die Karthager verwüstet. In seinem Tagebuch beschreibt Knight eingehend »die Stelle, wo jene berühmte Stadt lag, und die gegenwärtig mit Ölbäumen und anderen Gewächsen bepflanzt und mit Ruinen geschmückt ist, welche hier in größerer Menge und besser erhalten, als irgend andre in ganz Sicilien gefunden werden. Es sind Überbleibsel von vierzehn Tempeln, alle von der alten dorischen Ordnung, nebst einer großen Menge in den Felsen gehauener Grabhöhlen und Kornbehälter.« (MA IX, S. 721) Auch Goethe hat die bedeutende Ruinenstätte besucht und in der *Italienischen Reise* ausführlich gewürdigt; allerdings gestaltete sich sein Erlebnis des Ortes zwiespältig. So widmet er der Beschaffenheit des Bodens, seiner landwirtschaftlichen Nutzung und der örtlichen Fauna ebensogroße Aufmerksamkeit wie den ruinösen Zeugnissen antiker Kultur, die weniger Bewunderung als vielmehr Befremden und Unmut erregen (vgl. MA XV, S. 335–348).

Hackerts Aquarell – ebenfalls Bestandteil des Nachlasses von Richard Payne Knight – gibt die Ansicht des Junotempels von Nordosten. Wie in Kat. 287 und den meisten der sizilianischen Blätter Hackerts dominiert auch hier das archäologische Interesse, während stimmungshafte Qualitäten – im Unterschied etwa zu Gores oder Houëls Arbeiten – eher zurücktreten. Dieser Eindruck wird unterstützt durch die intensive Farbgebung, ein Charakteristikum der Hackertschen Malerei, das von den Zeitgenossen – auch von Goethe – verschiedentlich bemerkt und kritisiert wurde (vgl. MA VI/2, S. 182; MA IX, S. 844, 865).

Das Motiv des Juno-Tempels hat Hackert später mehrfach verwendet, so in dem Gemälde *Die Tempel von Agrigent* (1778; heute in der Ermitage zu Petersburg, vgl. Krönig 1987, Nr. 18; eine eigenhändige Wiederholung aus dem Jahr 1785 befindet sich im Besitz der Kölner Universität; vgl. Kat. Köln 1984, Nr. 25) und in der *Ideallandschaft mit einem Tempel von Agrigent* aus dem Jahre 1794 (Kat. 292). Das ausgestellte Blatt diente auch als Vorlage für Tafel V der zu Beginn der 80er Jahre von B.A. Dunker nach Hackerts Zeichnungen gestochenen Folge der *Vues de la Sicile* (vgl. Krönig 1987, Abb. 5; S. 78 f.). *J.M.-T.*

Jakob Philipp Hackert

Prenzlau 1737 – 1807 Florenz

292 IDEALLANDSCHAFT MIT EINEM TEMPEL AUS AGRIGENT

1794
Öl auf Leinwand
148 x 187 cm
bez. ›Filippo Hackert pinx. 1794‹
Nürnberg, Germanisches Nationalmuseum
Inv. Nr. Gm 2040

Literatur: Krönig 1987, S.31 f., Abb. 21

Philipp Hackert hat sich den Zeitgenossen vor allem als Maler topographisch getreuer Veduten aus Italien empfohlen. Mit seiner enormen Produktion an südlichen Aussichten bediente er den steigenden Marktbedarf an Erinnerungsstücken für Italienreisende. Im Urteil der zeitgenössischen Kunsttheoretiker galt die beliebte Prospektmalerei jedoch wenig im Gegensatz zu der höherrangigen Ideallandschaft, in der der Maler nach kunstimmanenten Gesetzen das in sich geschlossene Bild einer vollkommenen und zeitlosen Natur komponiert. Auch Goethe hat diese den Normen der idealistischen Kunsttheorie verpflichteten Bewertungskriterien übernommen und in Hackert den »Maler von Aussichten« gesehen – allerdings einen, der diese »untergeordnete Art« der Landschaftsmalerei zu höchster Perfektion bringe (MA VI/2, S. 180).

Gleichwohl hat Hackert insbesondere in seinem Spätwerk zahlreiche Kompositionen in der Tradition der südlich-idyllischen Ideallandschaften Claude Lorrains geschaffen. Auch das vorliegende Gemälde folgt dem bis weit ins 19. Jahrhundert hinein wirksamen Modell der klassischen Ideallandschaft: Ein Flußlauf mit Wasserfall führt den Blick vom vorderen linken Bildrand in die Tiefe, wo sich eine weite, von fernen, im Dunst verschwimmenden Bergen umsäumte Ebene öffnet. Die Komposition wird seitlich eingefaßt von Bäumen und Felspartien, die sich in farblich abgestuften Raumschichten kulissenartig staffeln. Auf einer begrünten Anhöhe links im Mittelgrund ist der Junotempel von Agrigent plaziert, den Hackert exakt nach der aquarellierten Vorlage (Kat. 291) gearbeitet hat. Die Landschaft ist erfüllt vom Licht der südlichen Morgensonne; Baumwipfel und Säulen heben sich wirkungsvoll gegen das zarte Gelb und kräftige Blau des Himmels ab. Der tiefergelegene Vordergrund ist als ein durch Bäume und Flußlauf begrenzter, in sich abgeschlossener Ort gestaltet; die pastorale Staffage – zwei Hirtinnen lagern neben einer Herde – verstärkt den idyllischen Charakter der dargestellten Landschaft.

Es ist für Hackerts Schaffen bezeichnend, daß er mit dem Junotempel in diese komponierte Landschaft ein Versatzstück der Wirklichkeit als solches einfügt. Der im Titel angezeigte, gleichwohl im Vagen belassene Bezug auf eine reale Örtlichkeit entspricht der in Hackerts Werk grundsätzlich angestrebten Verbindung von Vedute und Ideallandschaft. *J.M.-T.*

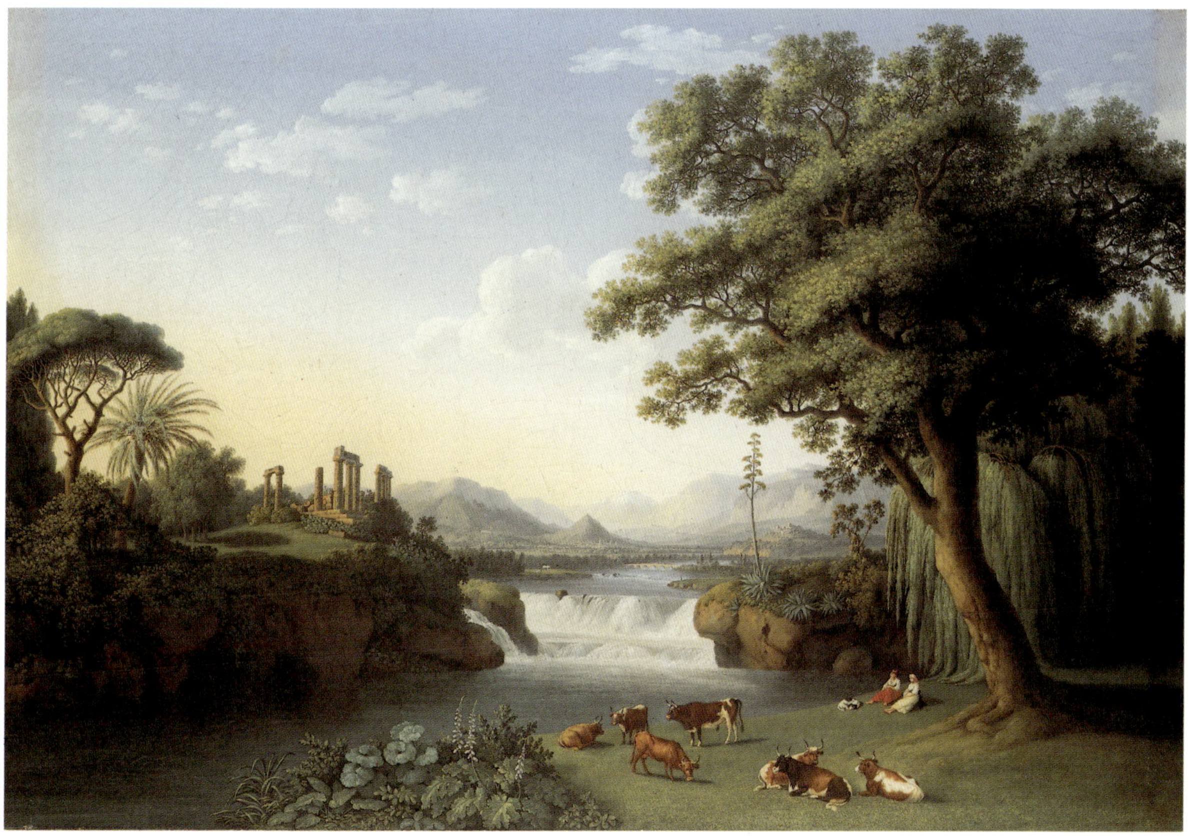

Charles Gore
Horkstow 1726 – 1807 Weimar

293 TEMPEL DER JUNO MIT BLICK AUF AGRIGENT

Bleistift und Aquarell
19,2 x 41,8 cm
bez. ›Temple of Juno Lucina -‹
Trustees of The British Museum, London
Inv. Nr. Oo.4-30

Literatur: Kat. Manchester 1982, Nr. 107

Der Engländer Charles Gore, ein weitgereister, wohlhabender Kaufmann und Schiffsbauer, lebte mit seiner Familie viele Jahre in Italien, dort u.a. in Rom, wo er um die Mitte der 1770er Jahre Philipp Hackert kennenlernte. 1777 reiste der künstlerische Dilettant in Begleitung von Hackert und Knight durch Sizilien, wo auch er zahlreiche Motive vor der Natur aufnahm, häufig in unmittelbarer Entsprechung zu den Ansichten seines Lehrers Hackert. Nach weiteren Reisen ließ sich Gore 1791 in Weimar nieder, wo er bis zu seinem Tode lebte. Er pflegte freundschaftlichen Kontakt mit Goethe, der seinerseits die Anwesenheit des »vortrefflichen Mannes« (MA IX, S. 835) in der Residenzstadt überaus schätzte. Die mitgebrachten Reisezeichnungen ließ Gore in große Bände zusammenfassen, die heute im Goethemuseum in Weimar aufbewahrt werden. Goethe rühmte die *Original Drawings during his Several Voyages in the Years 1773–1791* als »vorzügliche Folge von Aussichten«: »Lissabon, Gibraltar, Minorca, die Küsten des Mittelmeers, Sicilien, Italien, waren unter verschiedenenen Gesichtspunkten glücklich aufgefaßt und mit der Leichtigkeit eines Liebhabers dargestellt.« (MA IX, S. 836) In seiner Hackert-Biographie hat Goethe dem englischen Dilettanten ein Denkmal gesetzt, indem er dessen Lebensbeschreibung in die Nachträge einschaltete; auch scheint Gore das Vorbild für den mit Hilfe der camera obscura zeichnenden englischen Lord in den *Wahlverwandtschaften* gewesen zu sein (vgl. Ehrlich 1974, S. 130 f.).

Das Aquarell zeigt vorne den Juno-Tempel, links dahinter den Concordia-Tempel und rechts im Hintergrund die Stadt Agrigent. Anders als Hackert, der sich auf die detaillierte Wiedergabe des Bauwerks selbst konzentriert, versucht Gore, den atmosphärischen Gesamteindruck, wie ihn Knight in seinem Tagebuch beschreibt, festzuhalten: »Die gegenwärtige Ansicht des Junotempels ist so malerisch, als man sie wünschen kann. Er liegt auf einem kleinen mit Bäumen bedeckten Hügel, zwischen welchen die zerbrochnen Säulen und andere Trümmer umherliegen: denn das Material ist so gering, daß Niemand es für wert hielt wegzuführen.« (MA IX, 720 f.)

Eine ausgeführte Wiederholung des vorliegenden Blattes findet sich in dem Band der *Original Drawings*, der die sizilianischen Ansichten vereint (Goethe-Museum Weimar, Inv. Nr.: Th.Scr. 2.2.[3], Nr. 65.). Der Vordergrund ist hier mit Gras und Steinen ausgefüllt; Staffage wurde hinzugefügt. *J.M.-T.*

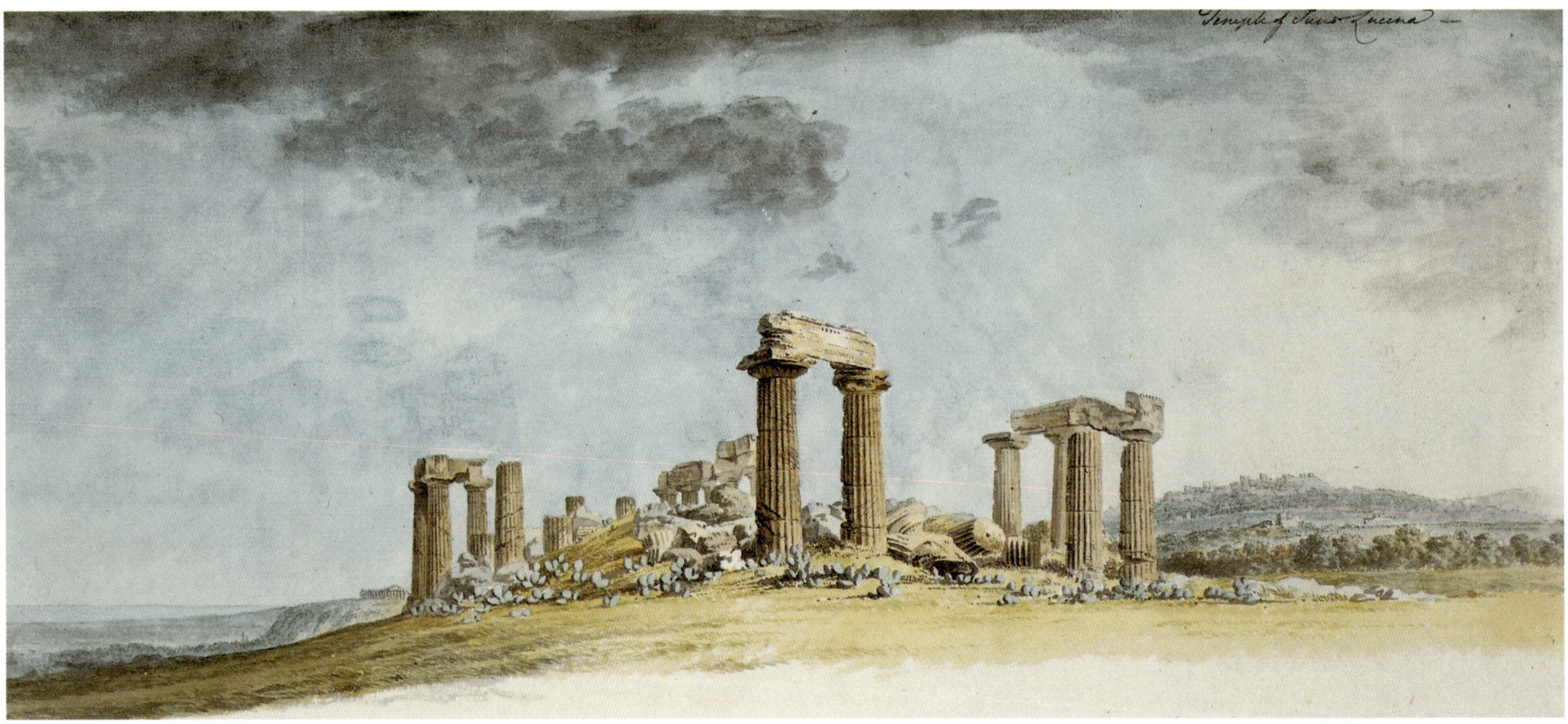

Charles Gore

Horkstow 1726 – 1807 Weimar

294 ANSICHT VON SYRAKUS, IM VORDERGRUND DIE RESTE DES JUPITERTEMPELS VON OLYMPEIUM

1777
Bleistift und Aquarell
18,8 x 37,3 cm
bez. ›Syracuse‹
Trustees of The British Museum, London
Inv. Nr. Oo.4-3

Literatur: Kat. Manchester 1982, Nr. 97; Knight 1986, Tafel 12

Gore gibt den Ausblick auf eine weite, panoramenartig aufgefaßte Landschaft, die von der Horizontlinie unterhalb der Bildmitte dominiert wird. Rechts im Vordergrund wird das Blatt eingefaßt von zwei Säulen, nach Richard Payne Knights Beschreibung »alles, was von der so mächtigen Stadt Syracus übrigblieb« (MA IX, S.733). Die Leere der Landschaft trifft recht genau die elegische Stimmung, mit der Payne Knight die von Zeit und Menschenhand zerstörte Pracht der Vergangenheit in Erinnerung ruft.

In der Literatur wurde die Auffassung geäußert, daß die sorfältige Zeichnung der Stadtsilhouette im Hintergrund trotz der flüchtigen Behandlung von Himmel und Vordergrund den Status dieses Blattes als vollendetes Werk bestätige (Kat. Manchester 1982, Nr. 97). Allerdings gibt es auch zu dieser Ansicht ein ausgeführtes Aquarell im Goethe-Museum (Inv. Nr.: Th.Scr. 2.2.[3], Nr. 73). Die Tatsache, daß Gore seine in die *Original Drawings* aufgenommenen Aquarelle sämtlich mit einem mehr oder weniger detailliert gearbeiteten, zumeist durch Staffage ergänzten Vordergrund versehen hat, läßt vermuten, daß ihm die Blätter erst durch diese Bearbeitung als fertig und vorzeigbar erschienen. *J.M.-T.*

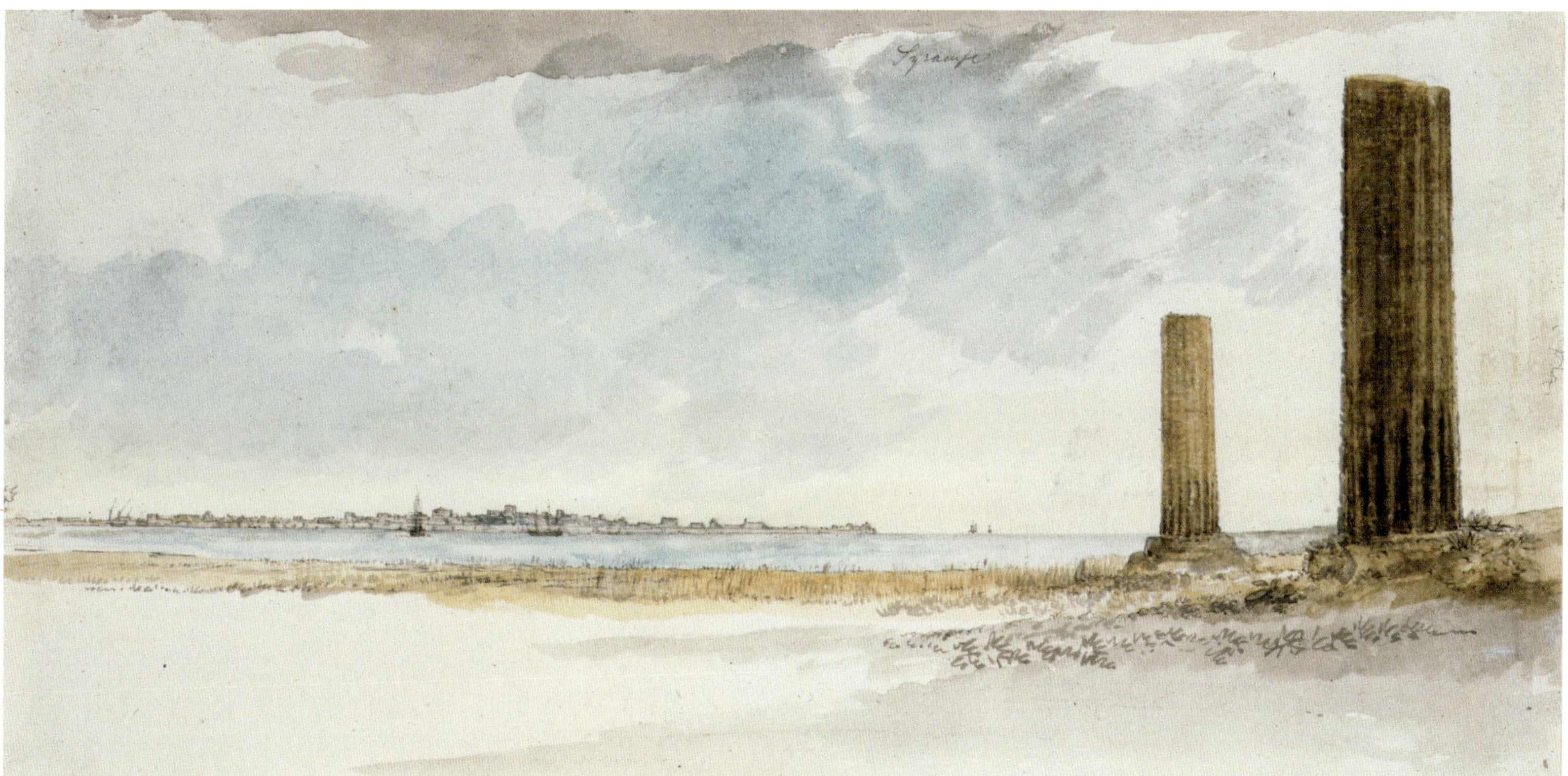

Jean-Pierre-Laurent Hoüel

Rouen 1735 – 1813 Paris

295 RUINEN DES JUPITERTEMPELS IN AGRIGENT

Gouache
29,9 x 42,5 cm
bez. unten links ›Jean hoüel f.‹ und ›28‹; unten rechts ›Pierre. Cochin‹; unten Mitte ›18‹
Paris, Musée du Louvre, Département des Arts Graphiques
Inv. Nr. 25 157

Literatur: Kat. Paris 1990, Nr. 44

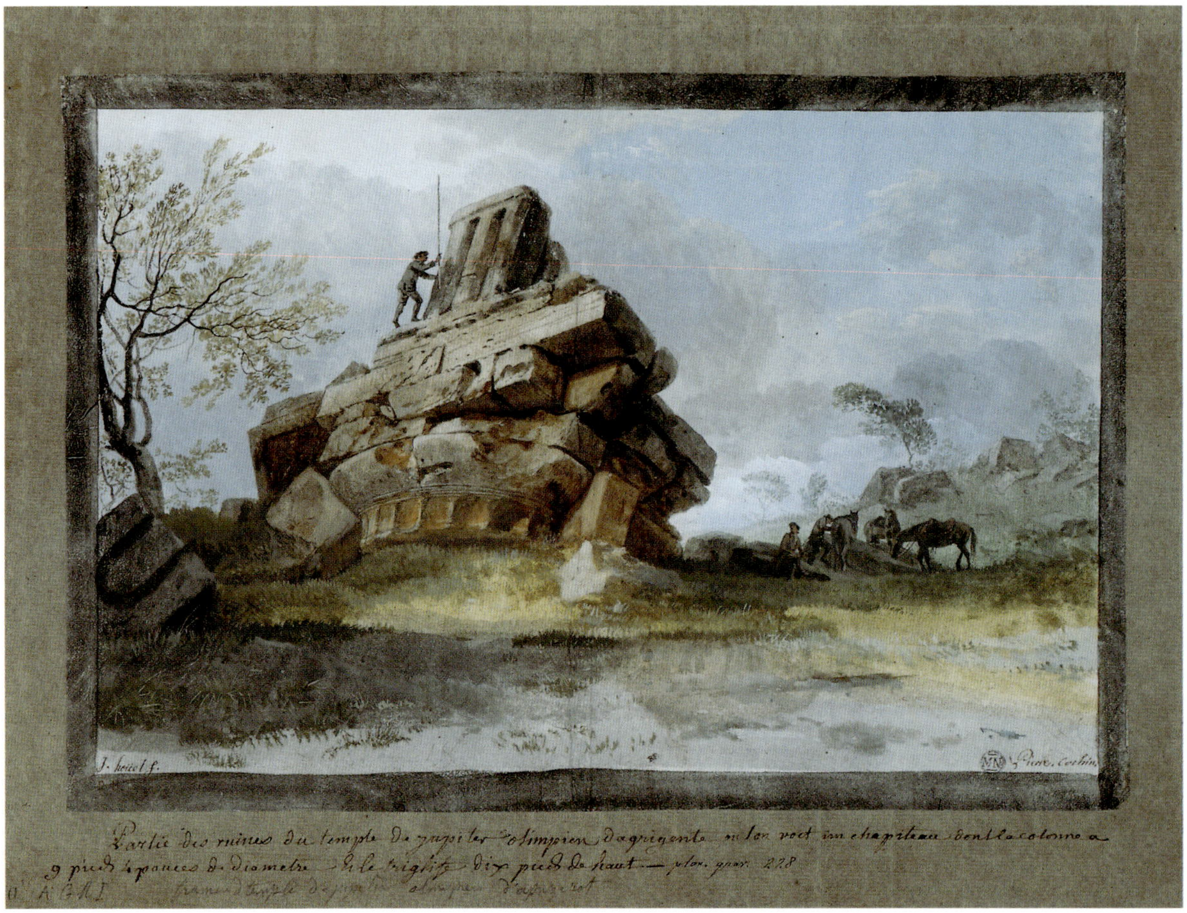

Der Tempel des Olympischen Zeus in Agrigent war – soweit bekannt – die größte antike Tempelanlage, die im dorischen Stil errichtet wurde. Der gigantische Bau, im 5. Jahrhundert v. Chr. begonnen, blieb jedoch unvollendet; er wurde durch ein Erdbeben im Jahre 1401 zerstört und daraufhin über lange Zeit als Steinbruch genutzt. Schon Goethe fand nurmehr ein von Pflanzen überwuchertes Trümmerfeld vor, das ihm »wie die Knochenmasse eines Riesengerippes« erschien. Auf der Suche nach den Urbildern des klassischen Ideals begegneten dem Reisenden nur noch »Schutthaufen«, die den Vergangenheitscharakter der antiken Kultur nachhaltig zum Bewußtsein brachten. Goethe verließ den Ort »mit dem unangenehmen Gefühle, daß hier für den Zeichner gar nichts zu tun sei« (MA XV, S. 340 f.).

Hoüels Ansicht zeigt das Fragment eines mächtigen Kapitells mit aufliegenden Bruchstücken des Gebälks; eine den Fries ausmessende Figur verdeutlicht die gewaltigen Größenverhältnisse der antiken Ruine. Über das bloß Anekdotisch-Vedutenhafte hinaus zeichnet sich das Blatt durch eine sensible Wiedergabe atmosphärischer Phänomene aus. Die meteorologische Situation des heraufziehenden Regens ist genau beobachtet und in Himmels- und Lichtgestaltung meisterhaft wiedergegeben. *J.M.-T.*

Jean-Pierre-Laurent Hoüel

Rouen 1735 – 1813 Paris

296 DER CONCORDIA-TEMPEL IN AGRIGENT

Gouache
31 x 44,5 cm
bez. unten links ›J. hoüel f.‹ und ›35‹; unten rechts ›Pierre. Cochin‹; unten Mitte ›18‹
Paris, Musée du Louvre, Département des Arts Graphiques
Inv. Nr. 27 163

Literatur: Kat. Paris 1990, Nr. 40

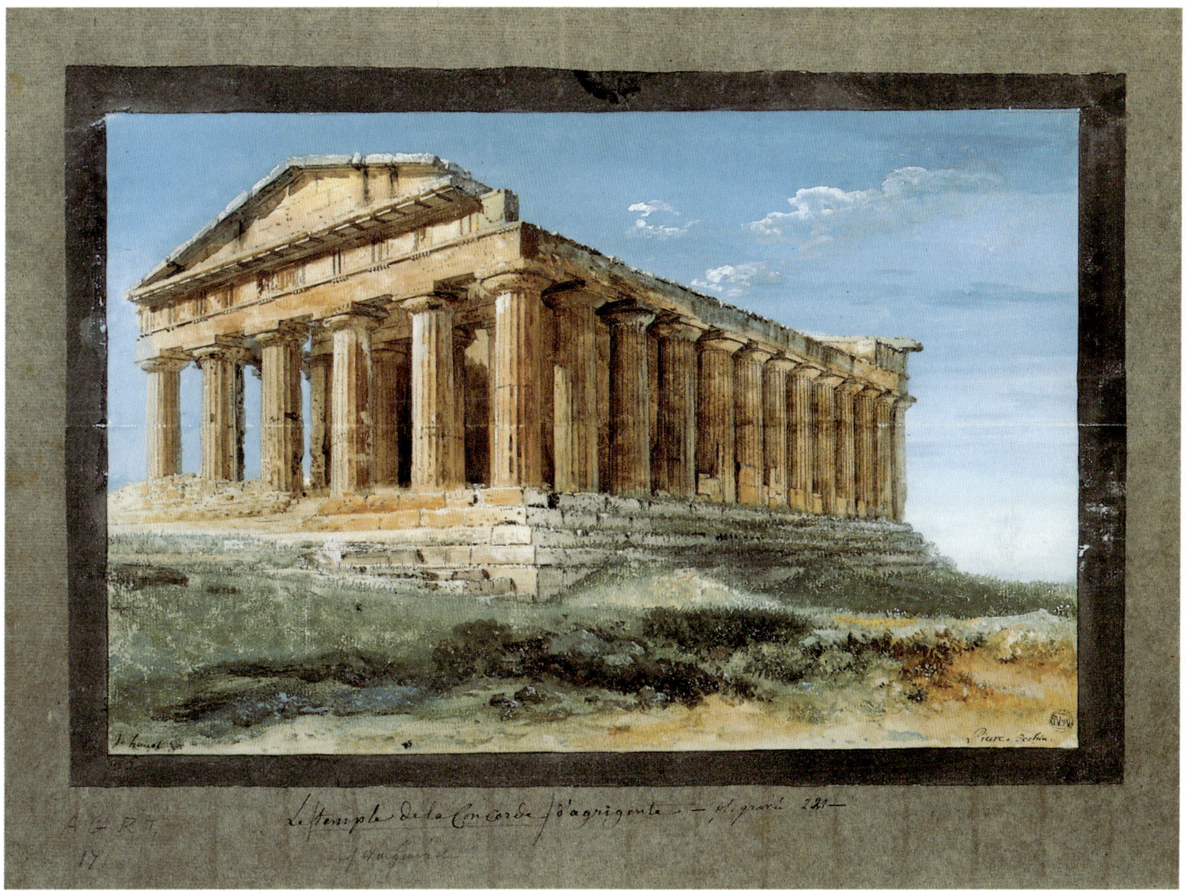

Dargestellt ist das besterhaltene Bauwerk der Anlage von Agrigent, der aus der zweiten Hälfte des 5. Jahrhunderts v. Chr. stammende und im Mittelalter als christliche Basilika genutzte Concordia-Tempel. Dieser Kultbau war eines der wenigen Monumente, die Goethes Erwartungen an die antike Architektur Siziliens nicht enttäuschten; »seine schlanke Baukunst«, so befand er, »nähert ihn schon unserm Maßstabe des Schönen und Gefälligen« (MA XV, S. 340).

Auch Hoüel bezeugt im Kommentar der *Voyage pittoresque* – der Tempel ist in Band IV auf Tafel CCXXI unter Hinzufügung von Staffage abgebildet – außerordentliche Bewunderung für das dorische Bauwerk (Hoüel 1782–87/IV, S. 24 f.). Beide, Hoüel wie Goethe, haben sich, so scheint es, von dem Urteil des Winckelmann-Freundes Riedesel aus seinem 1771 veröffentlichten Reisebericht leiten lassen.

In seiner Gouache löst sich Hoüel völlig von der trockenen Manier der Vedutenmalerei und gestaltet die Ansicht des Concordia-Tempels als lichtdurchflutetes Stimmungsbild. Das von der Mittagssonne beschienene, in leuchtendem Gelb gehaltene Bauwerk hat der Künstler von einem tiefergelegenen Standpunkt aus aufgenommen und kontrastierend gegen das kräftige Blau des nur leicht bewölkten Himmels gesetzt. *J.M.-T.*

Jean-Pierre-Laurent Hoüel

Rouen 1735 – 1813 Paris

297 DAS KLEINE AMPHITHEATER VON SYRAKUS

Gouache
31 x 48,3 cm
bez. unten links ›J. Hoüel f.‹ und ›11‹; unten rechts ›Pierre. Cochin.‹
Paris, Musée du Louvre, Département des Arts Graphiques
Inv. Nr. 27 186

Literatur: Kat. Paris 1990, Nr. 31

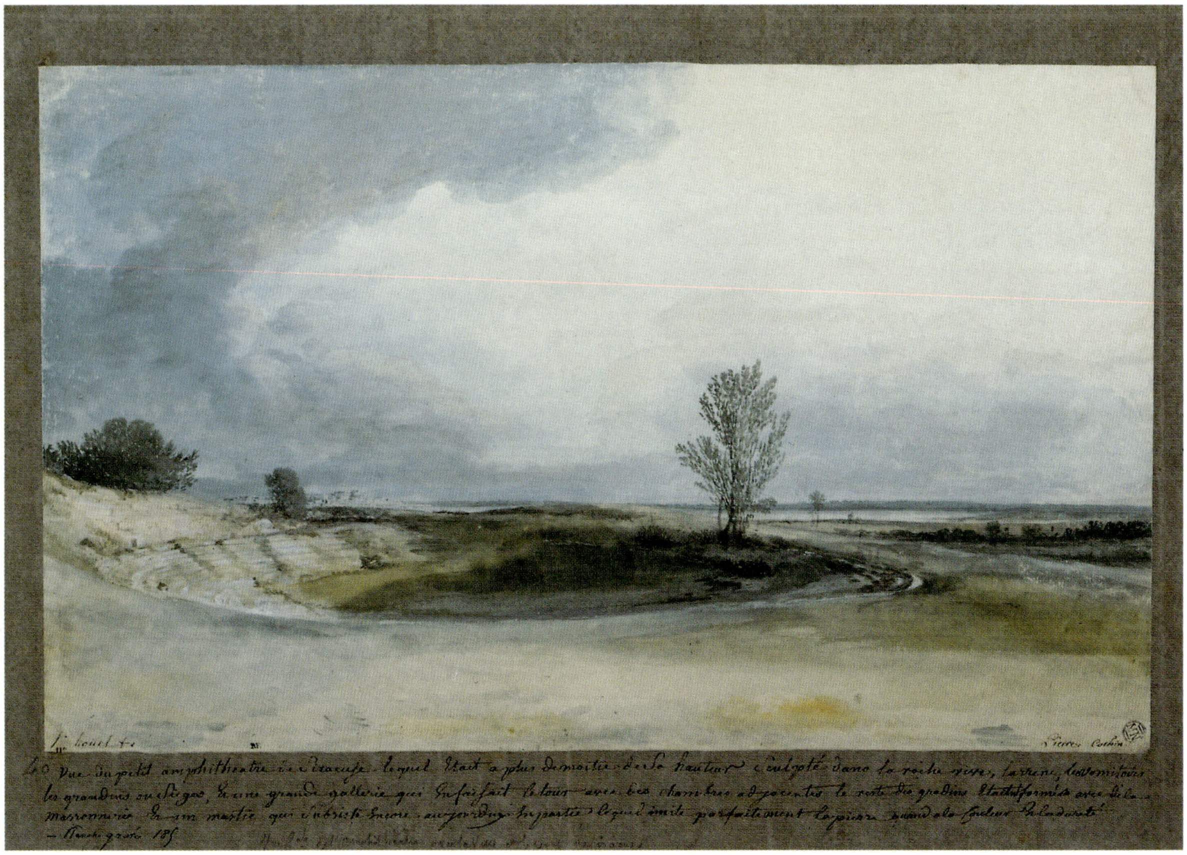

Der Künstler zeigt das Amphitheater von Syrakus als Bestandteil einer weiten, von blau-grauem Regenhimmel überspannten Landschaft, deren Konturen durch den dunstigen Charakter der Atmosphäre verunklärt werden. Im Begleittext zu der diese Ansicht darstellenden Tafel CLXXXV im dritten Band der *Voyage pittoresque* erläutert Hoüel, er habe seinen Gegenstand genau in der Weise wiedergegeben, wie er sich von seinem Standpunkt aus dem Auge dargeboten habe. Dieses realistische Ethos setzt der Künstler durch eine summarische und lockere Malweise um, in der die Umrisse der Einzelgegenstände – den atmosphärischen Gegebenheiten und der tatsächlichen Wahrnehmung entsprechend – verfließen. Vergleicht man Hoüels Gouache mit den Arbeiten Hackerts – auch er hat das Prinzip einer auf genauer Naturbeobachtung fußenden Landschaftsdarstellung verfochten –, dann zeigen sich zwei grundsätzlich verschiedene Möglichkeiten, den zu dieser Zeit höchst aktuellen Anspruch auf Naturwahrheit im Bild einzulösen: zum einen durch eine eher analytisch-strukturbezogene Vorgehensweise wie bei Hackert, der auch entfernte Gegenstände detailgenau erfaßt; zum anderen durch eine eher empirisch zu nennende, der subjektiven Seherfahrung Rechnung tragende Aufnahme der Wirklichkeit wie bei Hoüel. *J.M.-T.*

Jean-Pierre-Laurent Hoüel

Rouen 1735 – 1813 Paris

298 DER KRATER DES STROMBOLI

Gouache
29,8 x 44,5 cm
bez. unten links ›hoüel f.‹ und ›27‹; unten rechts ›Pierre. Cochin.‹
Paris, Musée du Louvre, Département des Arts Graphiques
Inv. Nr. 27 172

Literatur: Kat. Paris 1990, Nr. 9

Dargestellt ist der glühende Lava ausstoßende Krater der Vulkaninsel Stromboli. In seinem Stichwerk, das die Örtlichkeit im ersten Band auf Tafel LXXII präsentiert, beschreibt Hoüel ausführlich das mit Schrecken und Schauer durchsetzte Vergnügen, das dieses erhabene Naturschauspiel im Betrachter erregt (Hoüel 1782-87/I, S. 133 f.). Die Staffage verdeutlicht die gemischten Gefühle, die der Künstler vor Ort empfunden hat: im Vordergrund die in Angst versetzte, sich vor dem niedergehenden Gesteinsregen schützende Figurengruppe mit dem sich duckenden Hund, links dahinter der pathetisch gestikulierende Bewunderer der grandiosen Szenerie.

In einer Zusammenschau des im Zuge der archäologischen und naturhistorischen Entdeckung Siziliens entstandenen Schrifttums würdigt Goethe Hoüels *Voyage pittoresque* als Summe und Höhepunkt der einschlägigen Reiseliteratur (vgl. MA IX, S. 829), ein Lob, das sich wohl nicht zuletzt den ausführlichen naturhistorischen Beiträgen des Stichwerks verdankt. *J.M.-T.*

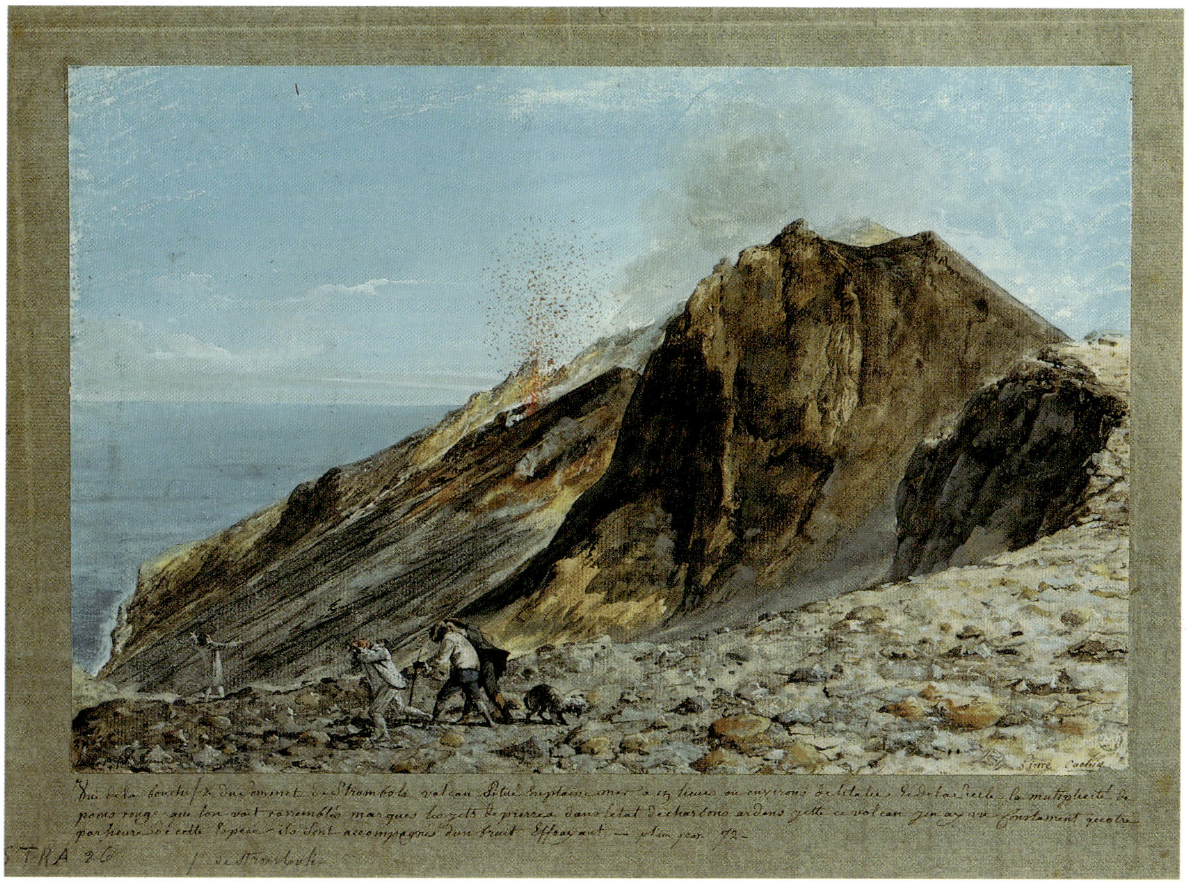

Jean-Pierre-Laurent Houël

Rouen 1735 – 1813 Paris

299 DAS ›OHR DES DIONYSOS‹ IN SYRAKUS

Gouache
43,1 x 29 cm
bez. unten links ›J. houël f.‹ und ›15‹;
unten rechts ›Pierre. Cochin.‹
Paris, Musée du Louvre, Département des Arts Graphiques
Inv. Nr. 27 149

Literatur: Kat. Paris 1990, Nr. 29

Houël gibt die Außenansicht der »Das Ohr des Dionysos« genannten Höhle bei Syrakus. Der Name des antiken Steinbruchs geht auf eine – allerdings neuzeitliche – Legende zurück, derzufolge der skrupellose Tyrann Dionysius I. im 4. Jahrhundert v. Chr. die künstliche Felsenhalle als Kerker anlegen ließ, um durch eine Öffnung in der Decke die Gespräche der Gefangenen belauschen zu können.

In seiner Darstellung des Höhleneingangs konzentriert sich der Künstler auf die reine Phänomenalität der teils sonnenbeschienenen, teils im Schatten liegenden Felspartien, deren räumliche Anordnung und plastische Modellierung allein durch malerische Mittel wiedergegeben werden. Die Außenansicht des Steinbruchs ist im dritten Band der *Voyage pittoresque* auf Tafel CLXXII unter Hinzufügung von Staffage im Vordergrund dargestellt. In dem von Goethe so hochgelobten Stichwerk erläutert Houël, daß die Höhle mit ihrem gepriesenen Echo als verbindliches Ausflugsziel eines jeden Syrakus-Besuchers gelte. Goethe allerdings wählte den Weg durch das Landesinnere von Agrigent nach Catania und hat daher weder Syrakus noch die nahegelegenen Latomien gesehen. J.M.-T.

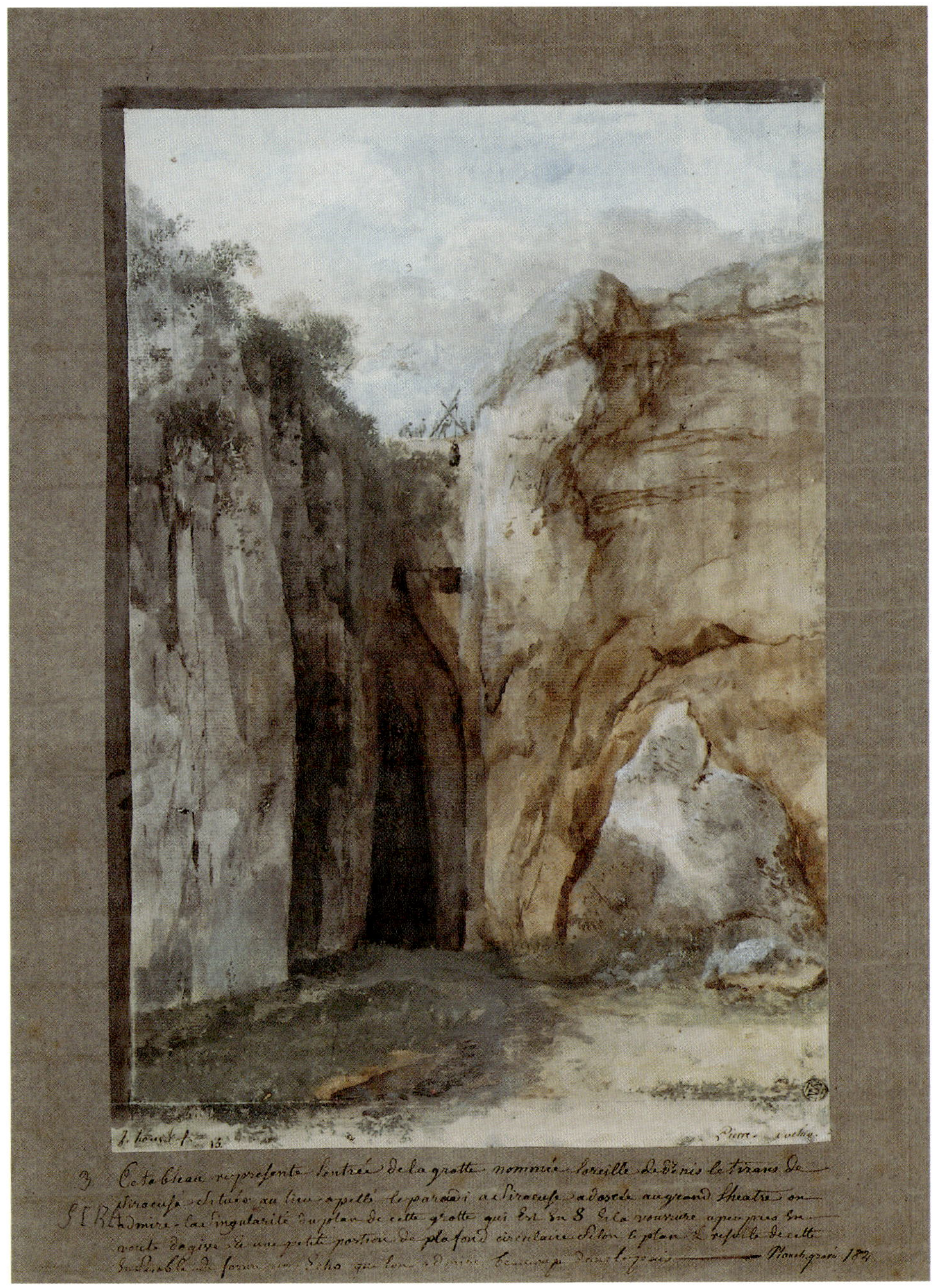

Jean-Pierre-Laurent Hoüel

Rouen 1735 – 1813 Paris

300 DAS ›OHR DES DIONYSOS‹ IN SYRAKUS VON INNEN

1776–1777
Gouache
28,3 x 41,7 cm
bez. unten links ›J. hoüel f.‹; unten rechts ›Pierre. Cochin.‹
Paris, Musée du Louvre, Département des Arts Graphiques
Inv. Nr. 27 156

Literatur: Kat. Paris 1990, Nr. 30

Dargestellt ist hier das »Ohr des Dionysos« aus gegenläufiger Perspektive mit dem Ausblick aus der Höhle heraus (vgl. Kat. 299). Durch die Öffnung in der Decke fällt gleißendes Sonnenlicht auf den Boden und die mit Moosen und Kräutern bewachsene Seitenwand. Der Trompeter im Vordergrund verweist auf den berühmten Echoeffekt des antiken Steinbruchs. Mit seiner lockeren, offenen Malweise gelingt es Hoüel, die von Feuchtigkeit durchdrungene Atmosphäre des Höhleninneren überzeugend einzufangen.

Houels Stichwerk gibt die Innenansicht des Steinbruchs als Nachtstück mit geänderter Staffage von einem weiter im Höhleninneren gelegenen Standpunkt aus (Bd.III, Tafel CLXXXIII). *J.M.-T.*

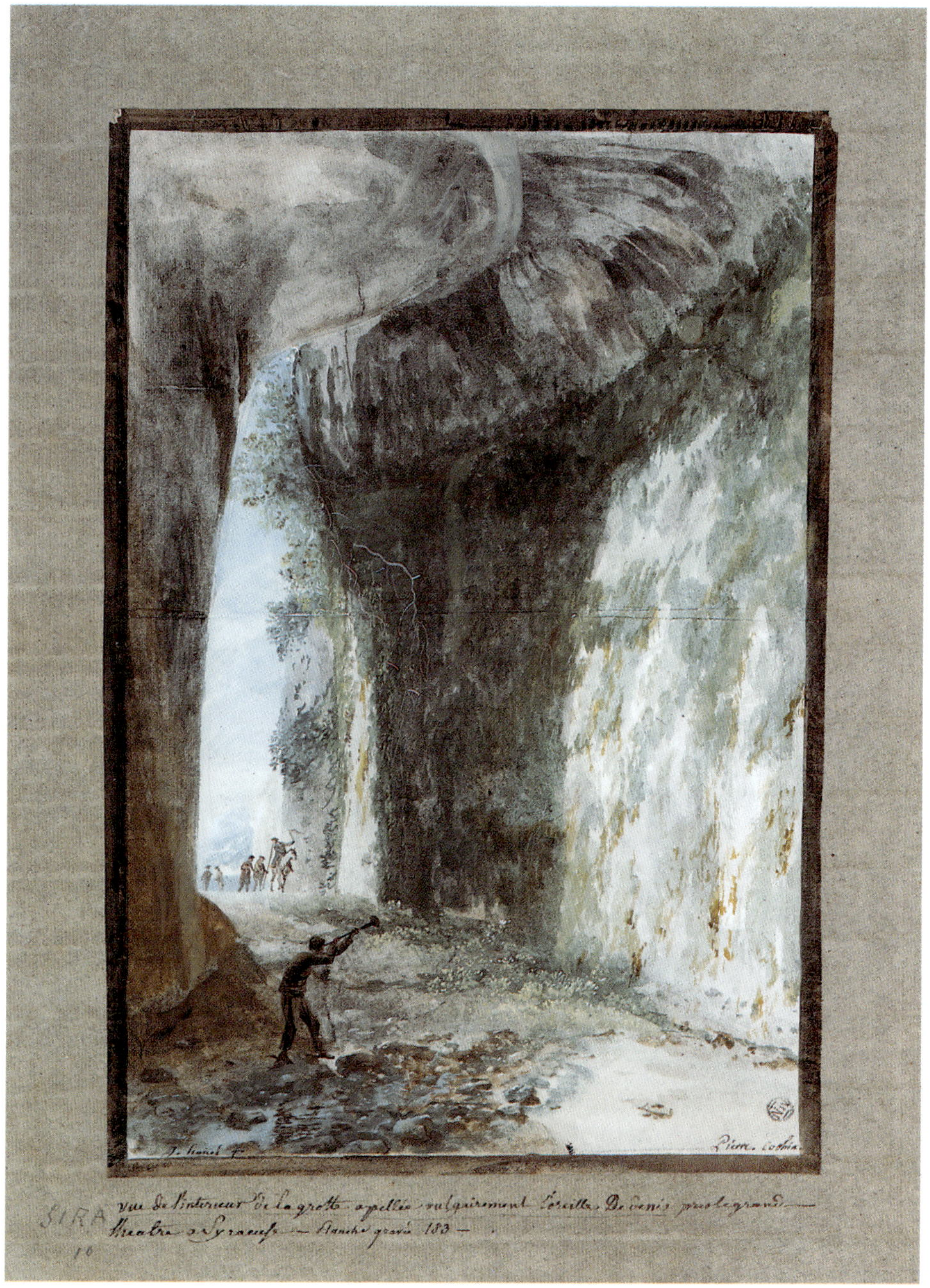

Jakob Philipp Hackert

Prenzlau 1737 – 1807 Florenz

301 DAS ›OHR DES DIONYSOS‹ IN SYRAKUS VON INNEN

1777
Sepia
44,4 x 33,8 cm
bez. oben links ›L'Oreille de Dionise pres de Siracuse Ph. Hackert f. 1777‹
Trustees of The British Museum, London
Inv. Nr. Oo.4-33

Literatur: Krönig 1968 a, S. 267, Abb. 190; Kat. Manchester 1982, S. 25–26, 155, Abb. 10; Cheetham 1984, S. 137; Knight 1986, Tafel 13 ; Krönig 1987, S. 46, Abb. 35; Busch 1993, S. 370, Abb. 106

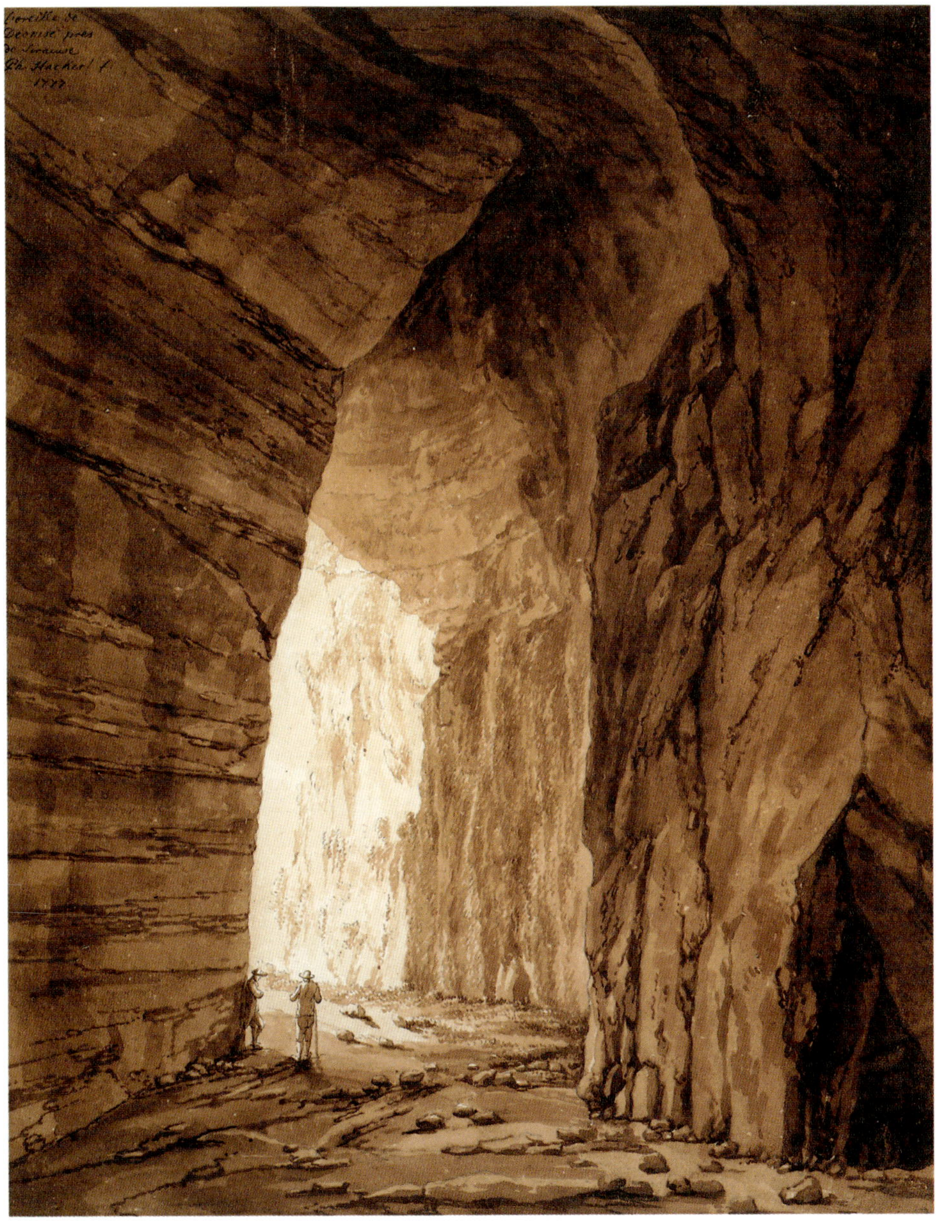

Sepiazeichnungen nehmen in dem unterschiedliche Techniken umfassenden Gesamtwerk Hackerts breiten Raum ein. Nach Johann Heinrich Meyer, Goethes Freund und Kunstberater, gehören Hackerts Sepiablätter »zum Teil unter seine besten Produkte« (Goethe/Meyer/Fernow 1969, S. 183). Auch Goethes lakonische Hinweise aus seinen nachgelassenen Schriften zur Landschaftskunst würdigen Hackert als Vertreter dieser Technik. Der auf atmosphärische Effekte abzielenden englischen Landschaftsmalerei stellt Goethe »die Hackertsche klare, strenge Manier« entgegen und ergänzt, worauf sich dieses Lob bezieht: auf »seine meisterhaften, merkwürdigen Bleistift- und Federzeichnungen nach der Natur«, denen der Künstler »mit Sepia Kraft und Haltung« gebe (BA XX, S. 459).

Die von Goethe gerühmten Qualitäten der Hackertschen Sepiabilder – Bestimmtheit und Deutlichkeit der Zeichnung – charakterisieren auch das vorliegende Blatt. In dem sichtbaren Bestreben, die Gesteinsschichtung naturgetreu wiederzugeben, dokumentiert sich zugleich das geologische Interesse des Künstlers. Die zeichnerische Genauigkeit, mit der Hackert die Gesteinsstruktur des Höhleninneren erfaßt, hebt sich deutlich ab von Houëls freier malerischer Behandlung der flächig gehaltenen Felswände in den beiden Ansichten des Steinbruchs. Auch Hackert hat im übrigen eine Darstellung des Höhleneingangs geschaffen. Das Pendant zum ausgestellten Blatt ist jedoch nicht die etwas kleinere aquarellierte Außenansicht der Latomie, die sich ebenfalls im British Museum befindet, sondern – Krönig 1987, S. 46ff., zufolge – die annähernd gleichformatige Sepiazeichnung aus dem Kupferstichkabinett in Berlin.

Nach Krönig 1968 a, S. 273, sind Hackerts Darstellungen des Steinbruchs die ersten uns erhaltenen von dokumentarischem und zugleich künstlerischem Rang – zusammen mit Houëls Höhlenansichten, so wäre zu ergänzen, die wohl 1776–77, also früher oder zeitgleich, entstanden (vgl. Kat. Paris 1990, Nr. 29, 30).

J.M.-T.

Jakob Philipp Hackert
Prenzlau 1737 – 1807 Florenz

302 ANSICHT DES ÄTNA VON TAORMINA AUS

1777
Aquarell über Bleistift
38,5 x 51,9 cm
bez. oben links ›L'Etna prise à Taormine‹; unten mitte ›Ph. Hackert f. 1777‹
Trustees of The British Museum, London
Inv. Nr. Oo.4-48

Literatur: Bell/Girtin 1934-35, Nr. 106; Kat. Manchester 1982, Nr. 112; Knight 1986, Tafel 16; Krönig 1987, S. 57, Abb.40

Von der Anhöhe neben dem (nicht dargestellten) antiken Theater von Taormina öffnet sich ein weiter Ausblick in südlicher Richtung. Goethe hat die von Hackert festgehaltene Aussicht über »diese in allen Punkten bedeutende Gegend« in seiner *Italienischen Reise* eingehend beschrieben: »Rechts zur Seite, auf höheren Felsen, erheben sich Castelle, weiter unten liegt die Stadt, und ob schon diese Baulichkeiten aus neueren Zeiten sind, so standen doch vor Alters wohl eben dergleichen auf derselben Stelle. Nun sieht man an dem ganzen langen Gebirgsrücken des Ätna hin, links das Meerufer bis nach Catania, ja Syrakus; dann schließt der ungeheure, dampfende Feuerberg das weite, breite Bild, aber nicht schrecklich, denn die mildernde Atmosphäre zeigt ihn entfernter und sanfter als er ist.« (MA XV, S. 363 f.) Hackert hat in seiner Darstellung einen Standpunkt gewählt, der das berühmte, zwischen zwei Felswänden angelegte Theater von Taormina ausspart, um sich allein auf die Ansicht der Küste und des Vulkans zu konzentrieren. Die Wirkung des Blattes wird verstärkt durch die in Bewunderung der Naturszenerie versunkenen Rückenfiguren im Vordergrund, die zugleich die Haltung des Bildbetrachters reflektieren. *J.M.-T.*

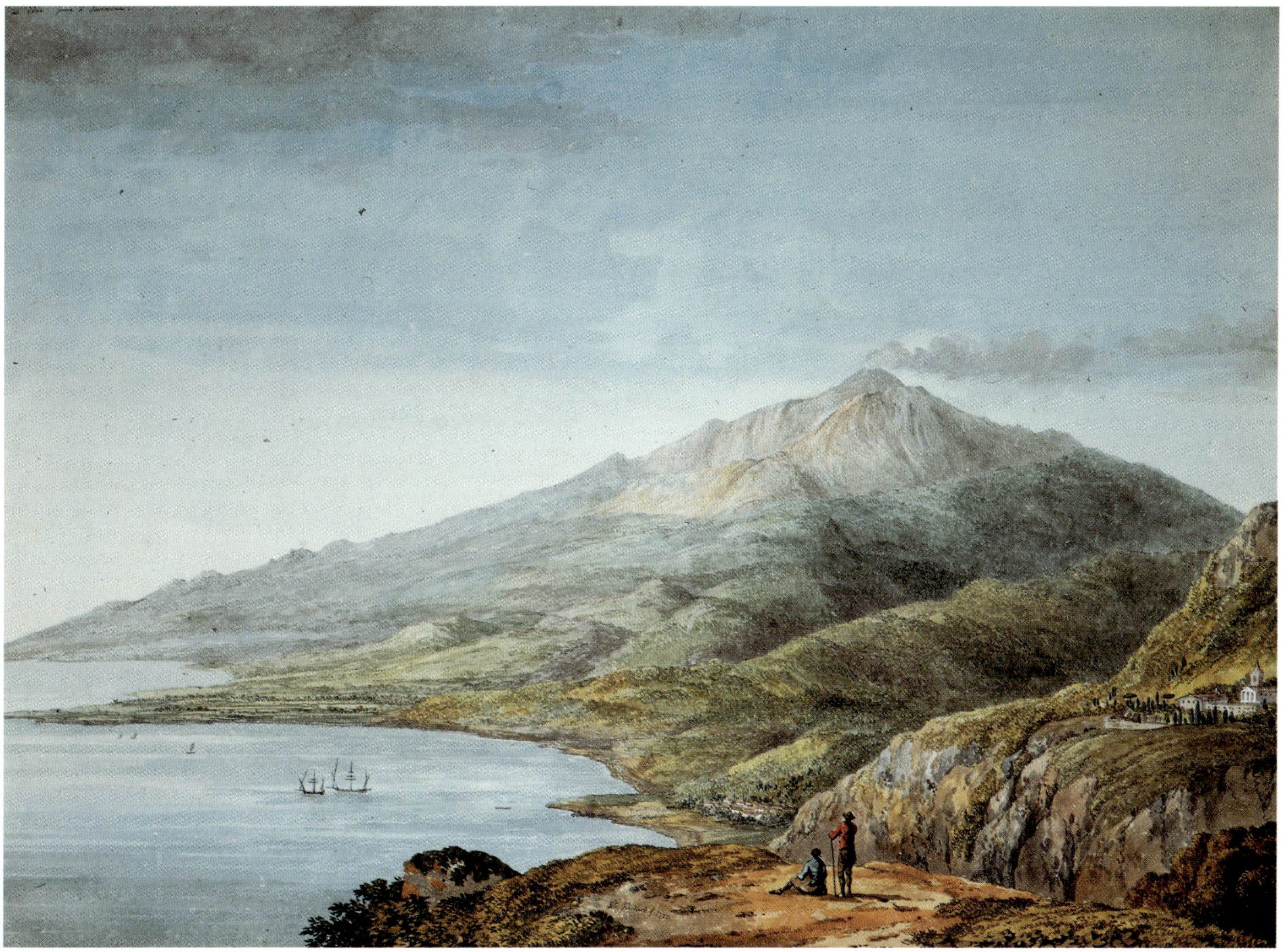

John Robert Cozens
London 1752 – 1797 London

303 ANSICHT DES ÄTNA

Aquarell
28,5 x 52,8 cm
Trustees of The British Museum, London
Inv. Nr. Oo.4-9

Literatur: Bell/Girtin 1934/35, Nr. 106 I

John Robert Cozens war zusammen mit Richard Payne Knight über die Schweiz nach Italien gereist, begleitete den englischen Kenner und Sammler aber nicht auf dessen Reise nach Sizilien. Das ausgestellte Blatt ist eine Kopie nach einer Ansicht des Ätna von Charles Gore (Stiftung Weimarer Klassik, Museen; Th.Scr. 2.2.[3], Nr. 121). Es wird vermutet, daß Cozens' Zeichnung in Rom entstand, wo Philipp Hackert und Gore nach der Rückkehr von der sizilianischen Reise mit Richard Payne Knight ihre mitgebrachten Studien in engem Austausch bearbeiteten.

Die Aquarelle nach Gores Vorlagen gehören zu den frühen koloristischen Versuchen Cozens'. Bell/Girtin 1934/35, Nr. 106, äußern die Auffassung, daß der Vergleich von Cozens' Blatt mit Hackerts Darstellung des Ätna (Kat. 302) den Einfluß des Deutschen auf den jungen englischen Künstler zeige. *J.M.-T.*

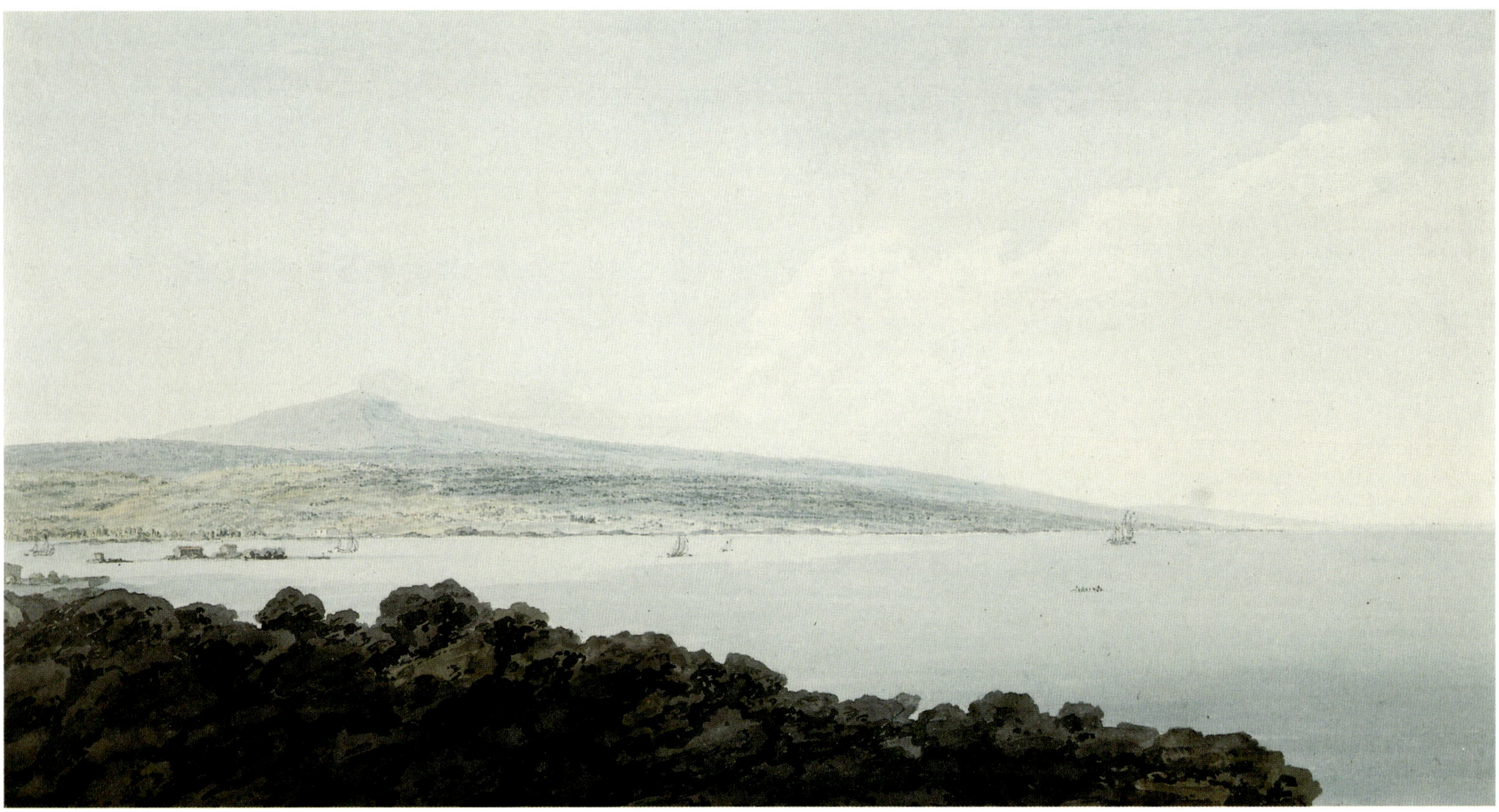

John Robert Cozens

London 1752 – 1797 London

304 ANSICHT DES ÄTNA VON DER GROTTA DEL CAPRO AUS

Aquarell über Bleistift
35,8 x 48,4 cm
Trustees of The British Museum, London
Inv. Nr. Oo.4-38

Literatur: Bell/Girtin 1934-35, Nr.107, Tafel VIIIa ; Kat. Manchester 1971, Nr. 14; Kat. New Haven 1980, S.42, Nr. 95; Stumpf 1982, S. 25f.; Kat. Manchester 1982, Nr. 110, Tafel 11; Sloan 1986, S.135f., Abb.151; Knight 1986, Abb. Plate 14

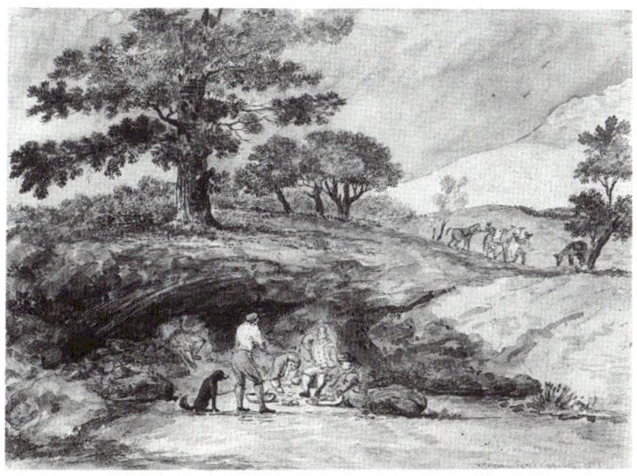

Abb.
Rast an der Grotta del Capro, aus: Charles Gore, *Original Drawings during his Several Voyages in the years 1773–91.* Stiftung Weimarer Klassik, Museen

Dargestellt ist eine in Richard Payne Knights Tagebuch beschriebene nächtliche Rast bei der Besteigung des Ätna. Die Besichtigung des Vulkans gehörte zu den gängigen Programmpunkten der Sizilienreisen im späteren 18. Jahrhundert, wobei besonders die in Sir William Hamiltons *Campi Phlegraei* (1776) dargelegten Beobachtungen den Leitfaden für alle folgenden Besteigungen abgaben. Richard Payne Knight, Philipp Hackert und Charles Gore konnten bei ihrer – immer noch abenteuerlichen – Unternehmung einer bereits begangenen Route folgen; auch die »Grotta del Capro« genannte Höhle war als Rastplatz schon bekannt (vgl. Claudia Stumpfs Kommentar in Knight 1986, S. 78). Goethe dagegen hat sich durch die Warnungen eines in Catania ansässigen Ritters von der ursprünglich geplanten Besteigung des Ätna abhalten lassen; er besichtigte nur die Monti Rossi genannten Nebenkegel des Vulkans.

Cozens' Darstellung der Rast an der Grotta del Capro geht auf ein Aquarell von Charles Gore zurück (s. Abb.; Stiftung Weimarer Klassik, Museen; Th.Scr.2.2.[3], Nr. 93; vgl. Bell/Girtin 1934/35, Nr. 107). Der Vergleich zwischen beiden Blättern zeigt, wie frei Cozens mit seiner Vorlage umging: Die landschaftlichen Formen wurden ins Monumentale gesteigert, die Figuren um das Feuer dagegen verkleinert; insgesamt hat der Künstler sehr viel stärker das Stimmungshafte der nächtlichen Szene herausgearbeitet. Cozens' Art und Weise der ausdruckssteigernden Vereinfachung seiner Vorlage verrät deutlich den Einfluß seines Vaters Alexander Cozens, der eine Typenlehre der Landschaftsformationen entwickelt hatte (vgl. Kat. Manchester 1971, Nr. 14). *J.M.-T.*

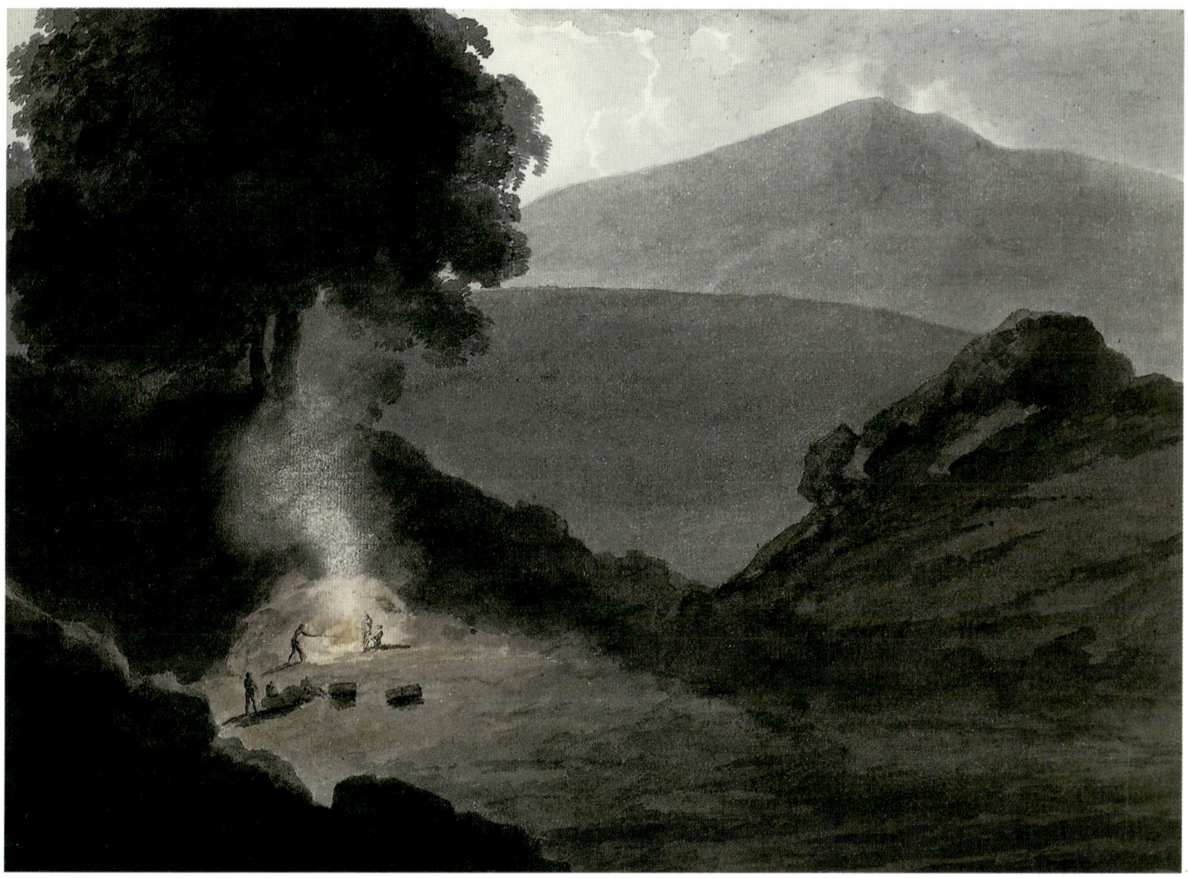

Thomas Hearne

Brinkworth 1744–1817 London

305 DER GROSSE TEMPEL IN SELINUNT

Aquarell über Bleistift
23 x 37,6 cm
bez. unten links ›Hearne‹
Trustees of The British Museum, London
Inv. Nr. Oo.4-12

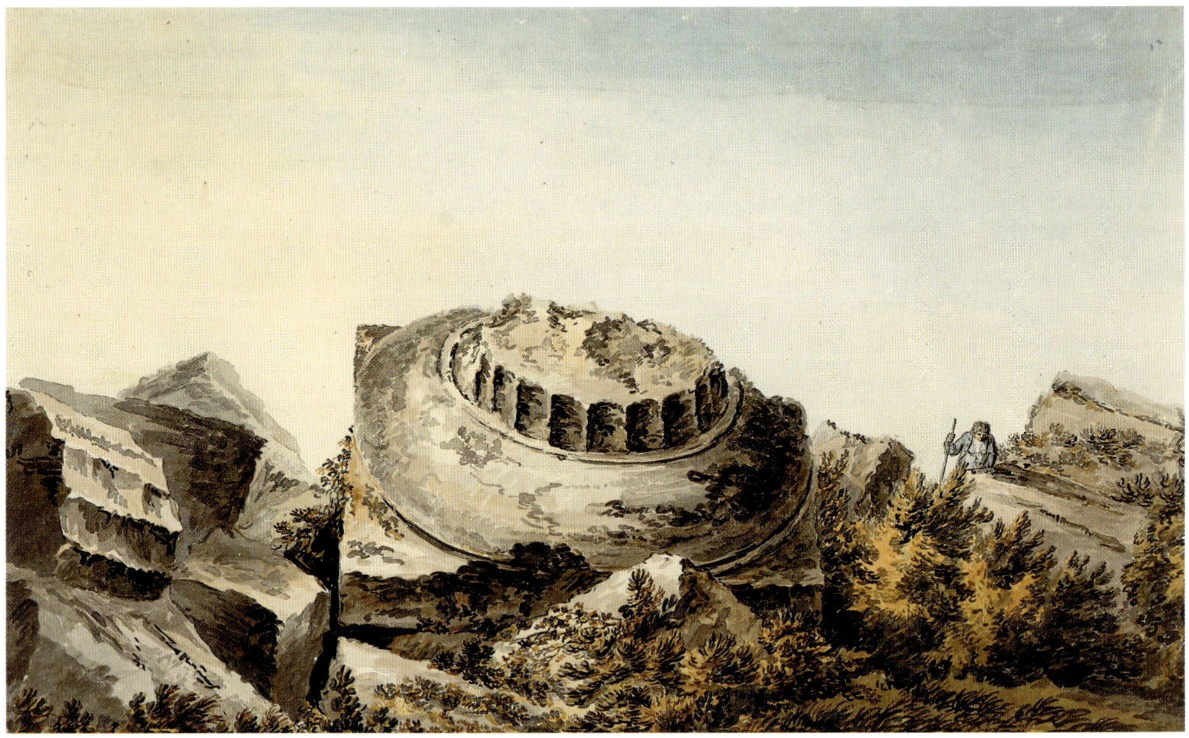

Thomas Hearne, ein seinerzeit bekannter, in London lebender Vedutenmaler, wurde im Jahre 1782 von Richard Payne Knight beauftragt, die Skizzen von Hackert und Gore für die geplante, jedoch nie erfolgte Publikation des sizilianischen Tagebuchs zu bearbeiten (vgl. Stumpf 1986, S.15). Der Beitrag von Hearne, der selber nicht in Italien gewesen war, bestand offensichtlich darin, unvollendete Blätter zu ergänzen, ausgewählte Ansichten zu kopieren oder – wie im Fall des vorliegenden Aquarells, das auf ein ebenfalls im Knight-Nachlaß befindliches Blatt von Charles Gore zurückgeht (British Museum, London, Inv. Nr. Oo.4-11; vgl. Kat. Manchester 1982, Nr. 101) – Einzelmotive aus den Skizzen neu zu gestalten.

Dargestellt sind Überreste des größten unter den sieben Tempeln der antiken Stadt Selinus, die bereits 409 v.Chr. zerstört worden war. In eindrucksvoller Weise bildet Hearne die antiken Trümmer aus nächster Nähe ab und verdeutlicht durch die Staffage, die sich im Verhältnis zu den Gesteinsbrocken winzig ausnimmt, den kolosssalen Charakter der Säulenfragmente.

Goethe besuchte das am Weg von Segesta nach Agrigent gelegene Selinunt nicht; offensichtlich hat er die gigantischen Ruinen der niedergerissenen Tempel bewußt umgangen, um sein Bild der Antike nicht weiteren Irritationen auszusetzen (vgl. Norbert Miller in: MA IX, S. 1329; Osterkamp1986, S. 369). *J.M.-T.*

Johann Wolfgang von Goethe

306 STROMBOLI

Bleistift und Sepia
9,3 x 23 cm
Stiftung Weimarer Klassik, Museen
Inv. Nr. 321

Literatur: Femmel II, Nr. 176

In einem Brief an Carl August vom 27.–29. Mai 1787 beschreibt Goethe die Rückfahrt von Sizilien nach Neapel: »Auf dem Schiffe habe ich manchmal an Sie gedacht, daß die precisen und schnellen Maneuvres Sie sehr unterhalten würden. Es ist eine respecktable Maschine an der alles ausgedacht, nichts willkührliches ist, noch sein kann. Ich habe auf dem Hin und Herweg vom Meere gelitten und also viel Freude verlohren. Stromboli ist ein wunderlicher Anblick. Eine solche immer brennende Oeße, mitten im Meere ohne weiteres Ufer noch Küste. Die Sirenenfelsen hinter Capri aber haben uns den unvergeßlichsten Eindruck gelaßen, an denen wir beynahe, auf die seltsamste Art, bey völlig heitrem Himmel, und vollkommner Meeres Stille, eben durch diese Meeresstille zu Grunde gegangen wären.« (Goethe/Carl August 1915–18/I, S. 88 f.)

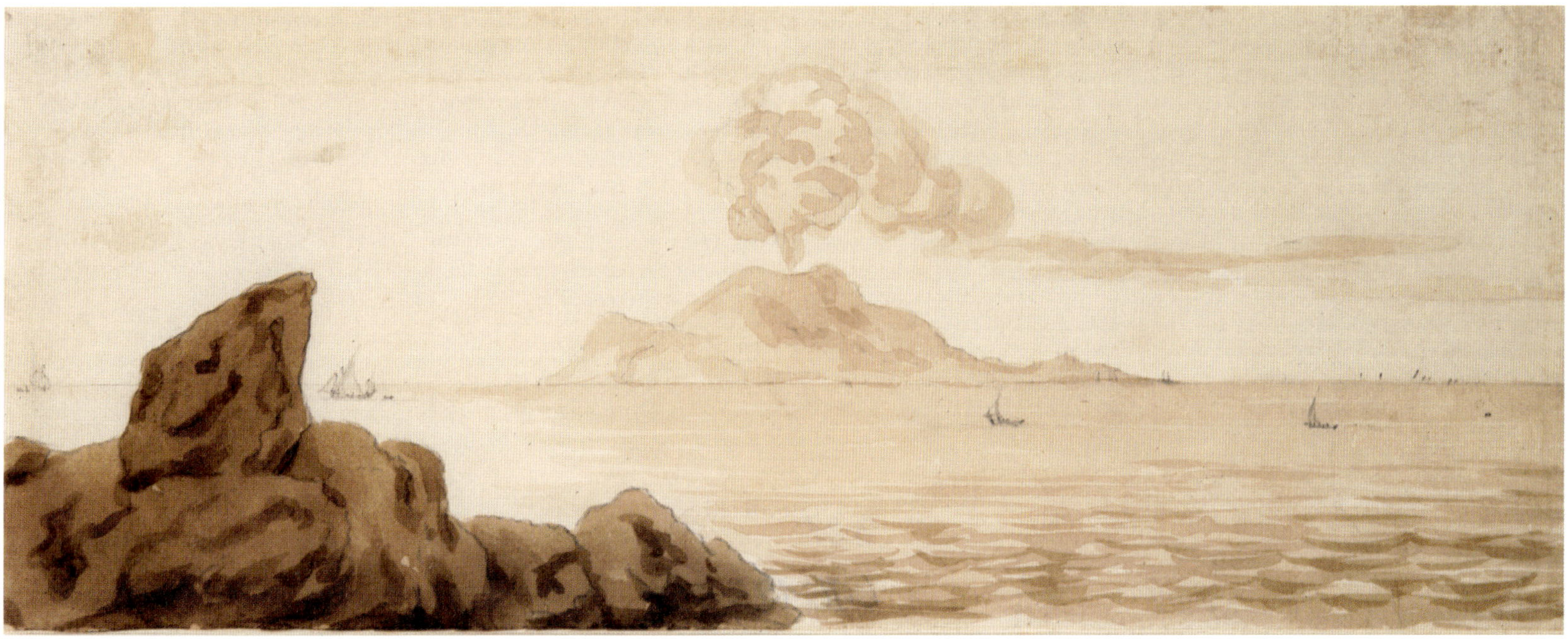

Christoph Heinrich Kniep

Hildesheim 1755 – 1825 Neapel

307 CAPRI UND CAP MINERVA

Bleistift und Feder
16,7 x 62,2 cm
Stiftung Weimarer Klassik, Museen
Inv. Nr. Schuch. I 271, 386 XXXVIII

Literatur: Kruft 1970, S. 212, Abb. 7; Katalog Hildesheim 1992, S. 44, Abb. 36

Der aus Hildesheim stammende Zeichner Christoph Heinrich Kniep kam im Jahre 1782 nach Rom, wo er sich nach dem Tod seines Gönners Fürstbischof von Ermland Kraschinsky den Unterhalt durch die Herstellung von Veduten verdiente. 1783 ging Kniep nach Neapel; er lebte und arbeitete dort im Umfeld Philipp Hackerts und J.H.W. Tischbeins. Letzterer vermittelte auch die Bekanntschaft zu Goethe, der Kniep an Tischbeins Stelle auf seine Sizilienreise mitnahm. »Nun haben wir folgendes verabredet«, so notierte Goethe zu Beginn der Unternehmung, »von heute an leben und reisen wir zusammen, ohne daß er weiter für etwas sorgt als zu zeichnen (...) Alle Conture gehören mein, damit aber nach unserer Rückkehr daraus ein ferneres Wirken für ihn entspringe, so führt er eine Anzahl auszuwählender Gegenstände, bis auf eine gewisse bestimmte Summe, für mich aus; da sich denn indessen, bei seiner Geschicklichkeit, bei der Bedeutsamkeit der zu erobernden Aussichten und sonst wohl das Weitere ergeben wird. Diese Einrichtung macht mich ganz glücklich ...« (MA XV, S. 271) Goethe hat Kniep als umgänglichen Reisebegleiter wie als Schöpfer der »herrlichsten Umrisse« (MA XV, S. 271) durchaus geschätzt. Gleichwohl bezeugen seine ironisch gefärbten Bemerkungen über dessen Pedanterie – »die besten englischen Bleistifte zuspitzen und immer wieder zuspitzen, ist ihm fast eine eben so große Lust als zu zeichnen« (MA XV, S. 271) –, daß er um die Grenzen von Knieps künstlerischer Bedeutung wußte. Über einige Jahre hinweg standen beide noch in lockerem brieflichen Kontakt; auch vermittelte Goethe von Weimar aus mehrfach Aufträge an Kniep, der bis zu seinem Tode in Neapel lebte.

Die vier ausgestellten Blätter Knieps (Kat. 307–310) entstanden alle auf der gemeinsamen Reise mit Goethe von Anfang April bis Mitte Mai 1787, die Ansicht von Capri und Cap Minerva bereits während der Überfahrt nach Palermo am 30. März. Mit einem berühmt gewordenen Diktum beschrieb Goethe das prägende Wahrnehmungserlebnis dieser Schiffsreise: »Hat man sich nicht ringsum vom Meere umgeben gesehen, so hat man keinen Begriff von Welt und von seinem Verhältnis zur Welt. Als Landschaftszeichner hat mir diese große simple Linie ganz neue Gedanken gegeben.« (MA XV, S. 287 f.) Die Vorstellung, daß die auf das Verhältnis von Himmel und Wasserfläche reduzierte, von der Horizontlinie dominierte Landschaft des Meeres ein Modell für die Landschaftdarstellung generell abgeben könnte, dieser klassizistische Vereinfachungsgedanke bestimmt auch Knieps zeichnerische Haltung in den Skizzen der Sizilienreise. Auf dem vorliegenden Blatt gibt der Künstler den Umriß der Küsten in äußerst reduzierter Form. Das verwendete Panorama-Format begegnet häufig in Knieps Werk; es dokumentiert das Bestreben des Künstlers, die topographische Wirklichkeit so umfassend wie möglich zu vergegenwärtigen.

J.M.-T.

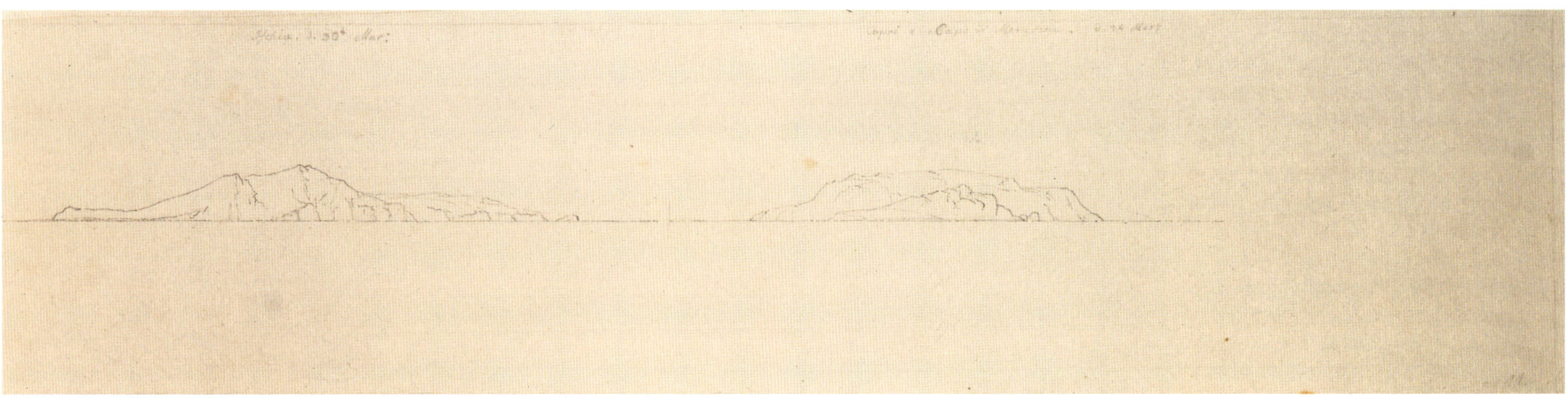

Christoph Heinrich Kniep

Hildesheim 1755 – 1825 Neapel

308 TEMPEL VON SEGESTA

Bleistift
38,5 x 54,3 cm
Beischrift Goethes: ›Tempel von Segesta in unfruchtbarer Umgebung‹
Stiftung Weimarer Klassik, Museen
Inv. Nr. Schuch. I 271, 386 XLIII

Literatur: Kruft 1970, S. 234, Abb. 32; Kat. Hildesheim 1992, S.47, Abb. 42; Kat. Gibellina/Rom 1992, Abb. 6

Abb.
Christoph Heinrich Kniep, Der Tempel von Segesta. Wien, Graphische Sammlung Albertina

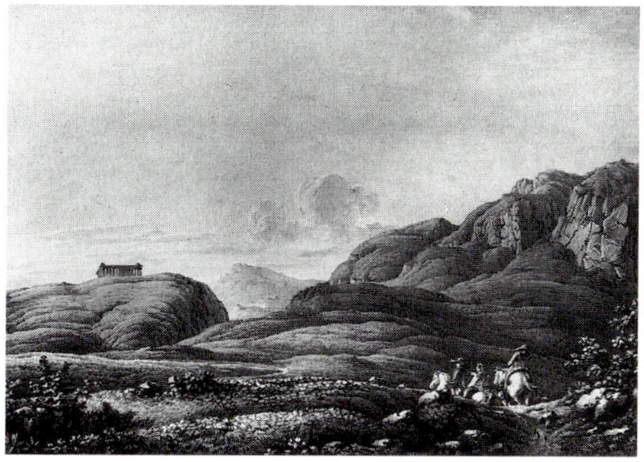

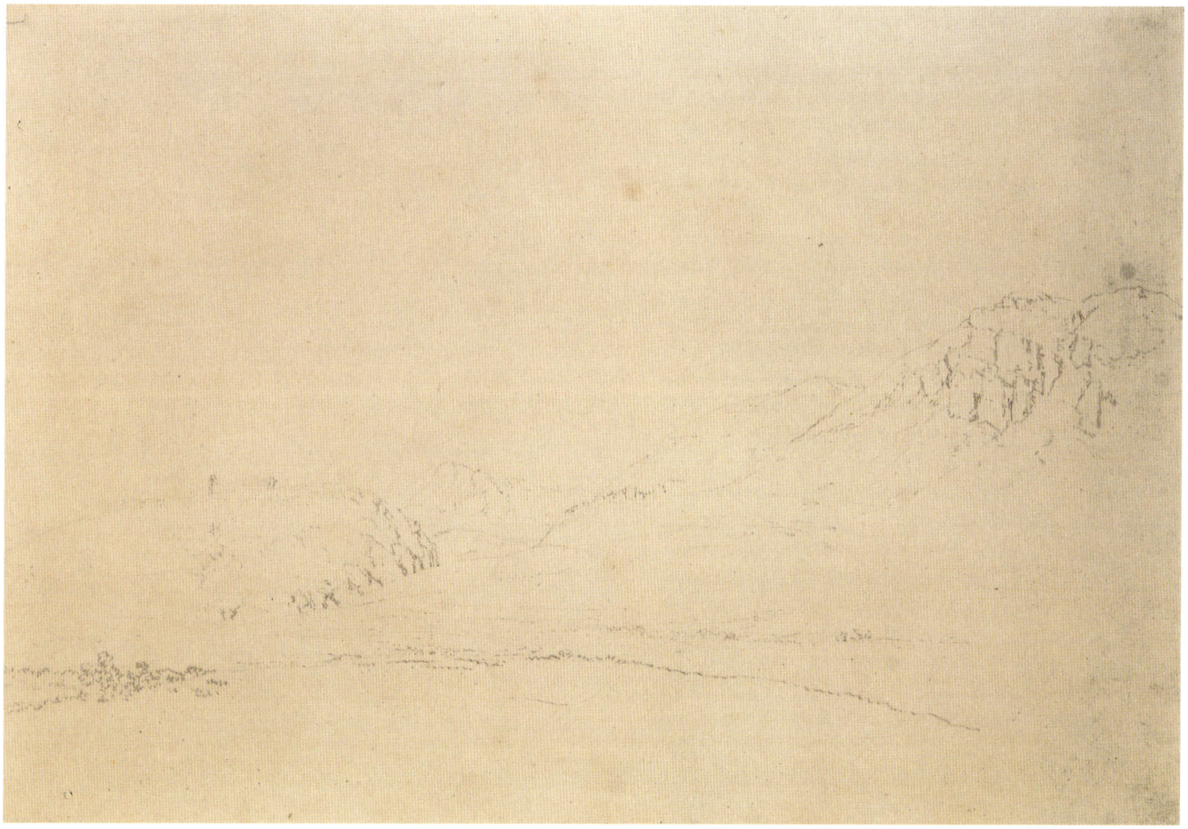

Das Blatt entstand auf der ersten Station von Goethes und Knieps Reise durch die antike Welt Siziliens. Dargestellt ist laut Goethes Beischrift der »Tempel von Segesta in unfruchtbarer Umgebung«. Während andere Künstler in ihren Segesta-Darstellungen den monumentalen Charakter der Ruine herausarbeiten (vgl. Kat. 287–290), hat Kniep durch die Wahl des Standpunktes den Tempel geradezu marginalisiert. Hinter einer Bergkuppe gelegen, sind die Überreste der Kultstätte mehr zu erahnen als zu sehen; die Landschaftsformation als solche bildet den eigentlichen Gegenstand des Blattes.

Grundsätzlich fällt auf, daß Kniep im Vergleich zu zeitgenössischen Vedutisten die antiken Ruinen nur selten nahsichtig abbildet und auf skulpturale Stilisierung gänzlich verzichtet. Kruft 1970, S. 238, hat diese Eigenart durch die Unsicherheit des Künstlers in der Wiedergabe der architektonischen Proportionen erklären wollen. Die Deutung, daß der als Architekturzeichner ungeübte Kniep sich dieser Aufgabe in einzelnen Fällen nicht gewachsen fühlte, mag durchaus zutreffen. Zweifellos aber spiegelt die stärker auf den landschaftlichen Gesamtzusammenhang bezogene Auffassung der antiken Ruinenstätten auch die Erfahrungen und Präferenzen Goethes. Auf der sizilianischen Exkursion wahrt Goethe im übertragenen und gelegentlich auch im wörtlichen Sinn Distanz zu der antiken Architektur, die sich dem mitgebrachten »Maßstabe des Schönen und Gefälligen« (MA XV, S. 340) nicht fügen wollte und deren ruinöser Zustand sich den klassizistischen Aktualisierungsbemühungen widersetzte. Am ehesten noch stellte sich Übereinstimmung mit seinem Begriff der griechischen Antike als sinnlich-aktuellem Vollzug ein, wenn Goethe die architektonischen Überreste als Bestandteil eines bildmäßig gefügten Naturraums wahrnehmen konnte. Genau dieser Erlebnisweise entsprechen die Aufnahmen Knieps.

Das ausgestellte Blatt diente dem Künstler als Vorlage für eine ausgeführte Zeichnung, die sich in der Albertina zu Wien befindet (s. Abb.). Kniep hat den in der Skizze ausgesparten Vordergrund mit Pflanzen und Gräsern sowie einer Gruppe von Reitern staffiert; auch wurde der in der Vorlage weitgehend verborgene Tempel stärker freigelegt. Die Landschaft gewinnt durch diese Maßnahmen einen gänzlich anderen Charakter; das von Goethe herausgestellte Karge und Unfruchtbare der Umgebung wird zugunsten einer gefälligen Abrundung des Bildes eliminiert (vgl. Kruft 1970, S. 234). Im Vergleich zur konventionellen Steifheit von Knieps ausgeführten Zeichnungen erscheinen die vor der Natur aufgenommenen Konture in ihrer Sparsamkeit reizvoller. Jedoch waren für Kniep und auch für Goethe die uns heute interessanter erscheinenden Umrißzeichnungen keine vollgültigen Ausstellungsstücke; vielmehr kam ihnen nur vorbereitende Funktion zu in einem Gestaltungsprozeß, an dessen Ende die ausgearbeitete, mit Staffage versehene und lavierte oder aquarellierte Zeichnung stand. *J.M.-T.*

Christoph Heinrich Kniep

Hildesheim 1755 – 1825 Neapel

309 TEMPEL DER JUNO LACINIA

Bleistift
49,5 x 38,2 cm
Stiftung Weimarer Klassik, Museen
Inv.Nr. Schuch. I 271, 386 XIX

Literatur: Kruft 1970, S. 239, Abb. 38; Kat. Hildesheim 1992, Abb. 44

Mit überaus feinen Bleistiftstrichen umreißt der Künstler seinen Gegenstand, eine Felsenpartie mit dem Junotempel in Agrigent. Durch den weitgehenden Verzicht auf eine die Illusion von Plastizität herstellende Binnenzeichnung entsteht ein ausgeprägt flächenbezogenes Liniengebilde, dessen Teile sich additiv zusammenfügen. Wie Knieps Konture generell, so bezieht auch diese Zeichnung ihren Reiz aus der Spannung zwischen dem Anspruch auf dokumentarische Treue einerseits und der den Umrissen innewohnenden Tendenz zur Abstraktion andererseits. Festgehalten in dem Bestreben, die Wirklichkeit so genau wie möglich abzubilden, setzen die zarten Konture gleichwohl eine weitreichende Transformation der ursprünglichen Seherfahrung voraus.

Vergleicht man Knieps Zeichnung mit den ausgestellten englischen oder französischen Ansichten aus Agrigent, dann zeigen sich die nationalen Besonderheiten in der Umsetzung der Wahrnehmungsrealität ins Bild. Für den an Philipp Hackert geschulten Kniep ist die sorgfältige Gegenstandsbezeichnung durch den Umriß als erste Stufe der künstlerischen Gestaltung unerläßlich und bleibt die Basis auch der lavierten oder aquarellierten Blätter, während englische und französische Künstler bereits zu dieser Zeit von einer stärker malerischen Grundhaltung ausgehen und auch in den Landschaftsveduten mehr auf den Effekt hin arbeiten. *J.M.-T.*

Christoph Heinrich Kniep

Hildesheim 1755 – 1825 Neapel

310 SEGELSCHIFF VOR FELSIGER KÜSTE

Bleistift und Feder laviert
10,3 x 45,9 cm
bez. ›Kniep‹
Stiftung Weimarer Klassik, Museen
Inv. Nr. Schuch. I, S. 271, Nr. 386 XXIX

Literatur: Kruft 1970, S. 318

Es ist nicht bekannt, wann genau dieses Blatt entstand und welchen Küstenabschnitt es vorstellt. Auf der Hin- und Rückfahrt hat Kniep nach Goethes Bekunden »alle Inseln und Küsten wie sie sich zeigten umrissen« (MA XV, S. 288), wozu ihm die durch Wetterverhältnisse bedingte Verlangsamung beider Fahrten Gelegenheit gab.

Mit der von Goethe gelobten »Akkuratesse« (MA XV, S. 288) ist auf dem im Panorama-Format angelegten Blatt der Kontur einer Küste mit ihren charakteristischen Felsmassiven fixiert. Während der Künstler die Zeicheninstrumente mit peinlicher, bisweilen ängstlicher Genauigkeit handhabt, zeigt er sich in der Lavierung etwas weniger zaghaft: Nähe und Ferne, Licht und Schatten werden – unter Freilassung weiter Partien und mit feinen Aussparungen – durch gegeneinander gesetzte Flächen in abgestufter Braun- und Grautönung angedeutet. *J.M.-T.*

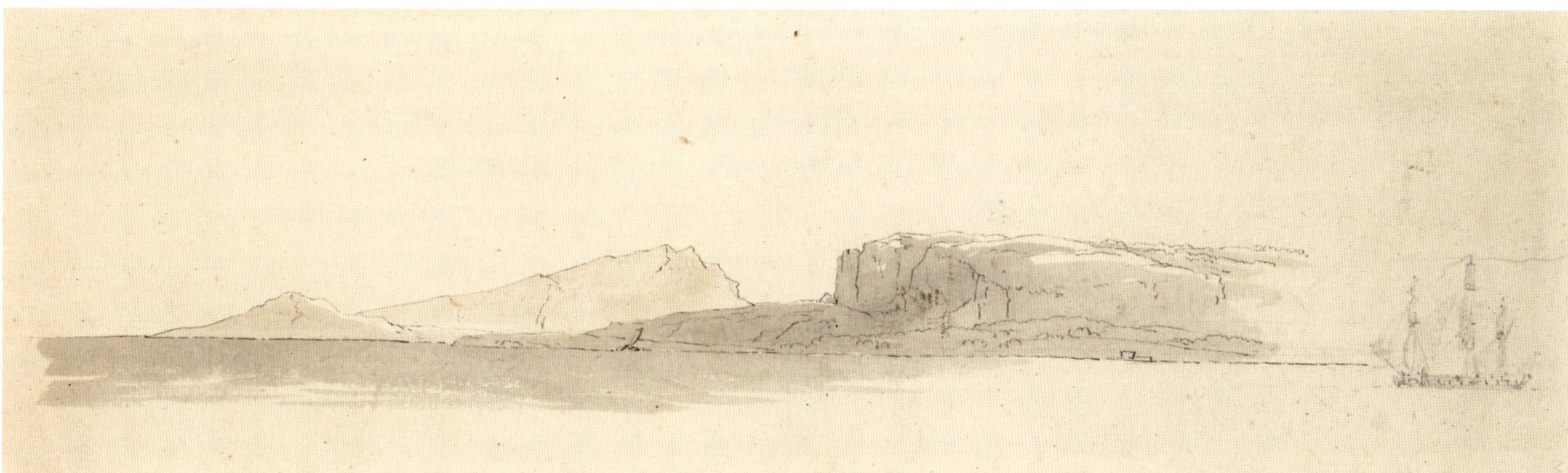

John Robert Cozens

London 1752 – 1797 London

311 DER NEMI-SEE MIT BLICK NACH GENZANO

Aquarell
36 x 52,8 cm
The Whitworth Art Gallery, University of Manchester

Literatur: Bell/Girtin 1934-35, Nr. 141 IV; Wilton 1977, S. 182f., Tafel 74; Kat. Manchester 1988, Nr. 70

Der in der Nähe von Rom gelegene Nemi-See gehörte zu den bevorzugten Sujets der Landschaftsmalerei jener Zeit. Wie im Falle zahlreicher italienischer Naturmotive, so erfolgte die ästhetische Entdeckung auch des vulkanischen Kratersees nicht ohne Bezug zur mythologischen Tradition: Die waldreiche Gegend um den Nemi-See galt als Aufenthaltsort der Göttin Diana und wurde zunächst aufgrund dieser klassischen Assoziation künstlerisch gewürdigt.

John Robert Cozens hat nicht selten beliebte Motive mehrfach wiederholt, so auch den Nemi-See: Es sind sechs aquarellierte Fassungen dieser Ansicht bekannt, neben der hier ausgestellten u.a. eine in Stourhead, Wiltshire (vgl. Miller 1986, S. 206, Abb. 11), zwei im British Museum, London, und eine weitere in der Whitworth Art Gallery, Manchester (vgl. Kat. Manchester 1988, Nr. 70); auch existieren andere Varianten, in denen Cozens den Nemi-See aus unterschiedlichen Perspektiven aufgenommen hat (u.a. im Ashmolean Museum, Oxford; vgl. Kat. Manchester 1988, Nr. 71, und im Yale Center for British Art, New Haven, Ct.; vgl. Kat. New Haven 1980, Nr. 94). Das im Soane Museum, aufbewahrte Skizzenbuch von Cozens mit italienischen Ansichten aus den Jahren 1776–1778 enthält drei Zeichnungen des Nemi-Sees, von denen eine – ›Genzano‹ bezeichnet – die Vorlage für das ausgestellte Aquarell bildet (vgl. Kat. Manchester 1988, Nr. 70).

In der ausgestellten Arbeit greift Cozens auf ein landschaftliches Schema zurück, das bereits andere Künstler in ihrer Darstellung des Nemi-Sees verwendet hatten (vgl. Kat. Manchester 1988, Nr. 66, 70); auch das Aquarell von Thomas Jones (Kat. 312) – auf das Jahr 1777 datiert – zeigt einen nahezu identischen Landschaftsausschnitt. Von einem erhöhten Standpunkt aus gibt Cozens den Blick über den tiefgelegenen See mit seinen umgebenden Hügeln und der dahinter folgenden ausgedehnten Ebene der Campagna bis hin zum Meer. Alles Vedutenhafte, topographisch Bezeichnende ist aus der in zarten Rosé- und Grüntönen gehaltenen Ansicht zugunsten einer subjektiv empfundenen Auffassung der Szenerie eliminiert. *J.M.-T.*

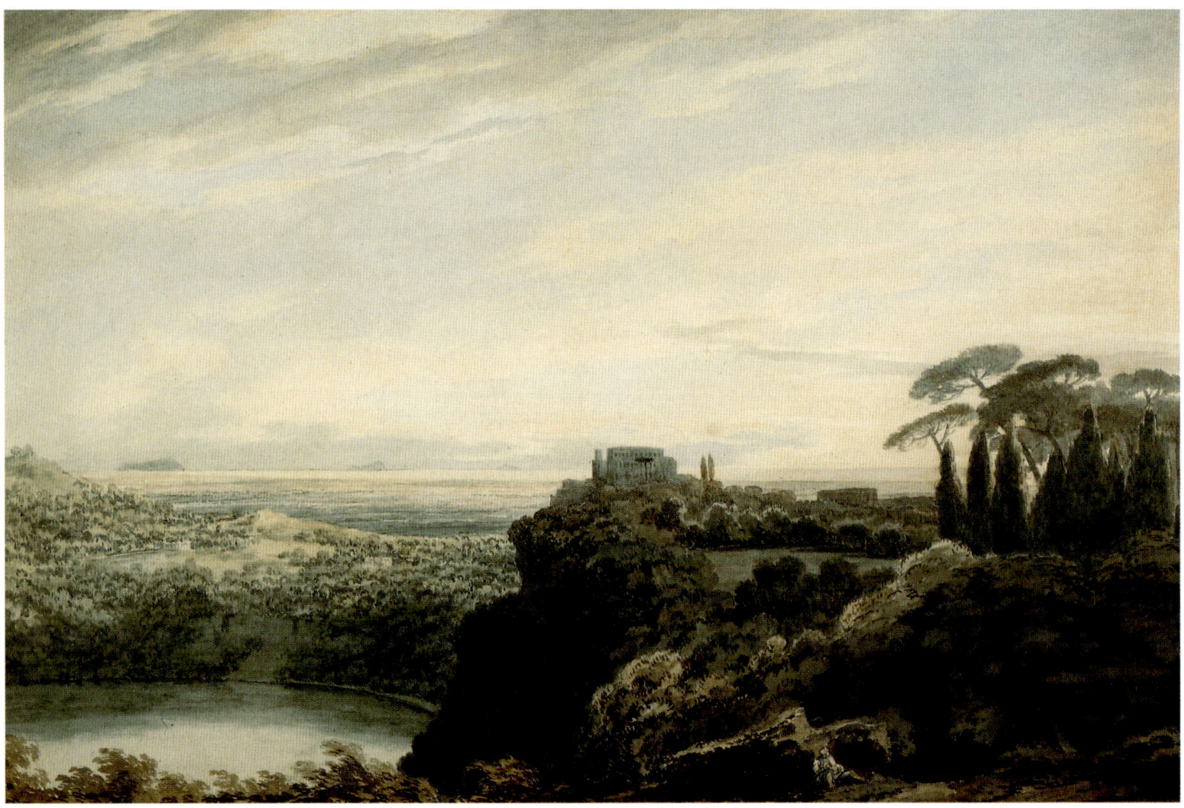

Thomas Jones

Aberedw (Wales) 1742 – 1803 Aberedw (Wales)

312 ANSICHT DES NEMI-SEES MIT GENZANO

1777
Bleistift und Aquarell
24,7 x 41,3 cm
bez. ›Looking over Gensano toward the promontory of Monte Felice / from the Capuchini Convent 8 May 1777 Prince Cesarini's Palace T.J.‹; und ›m Felice, Cesarini Palace, Capachini‹
The Witworth Art Gallery, University of Manchester

Literatur: Kat. Manchester 1988, Nr. 66

Der englische Landschaftsmaler Thomas Jones – ein Schüler Robert Wilsons – lebte und arbeitete von 1776 bis 1782 in Italien, zunächst in Rom und später in Neapel; er begegnete dort u.a. John Robert Cozens, mit dem er sich zu Studienaufenthalten in die Umgebung Roms begab, sowie Jakob Philipp Hackert, dessen künstlerischen Prinzipien einer detaillierten Naturwiedergabe er eher kritisch gegenüberstand (vgl. Cheetham 1984, S. 138 f.; Busch 1993, 355 f., 364 f.).

Jones' Aquarell zeigt den Blick über den Nemi-See von einem im Vergleich zu Cozens' Blatt geringfügig tieferen Augenpunkt aus; seine Ansicht wurde möglicherweise angeregt von einer in der Gesamtanlage ähnlichen Zeichnung seines Lehrers Wilson aus dem Jahre 1754 (*Terrace of the Capuchin Convent at Genzano*, Museum of Art, Rhode Island; vgl. Kat. Manchester 1988, Nr. 66).

Obwohl John Robert Cozens sich im April 1777 am Nemi-See aufhielt – eine seiner Zeichnungen trägt diese Datierung – und Jones ebenfalls Ende April dort war, gibt dessen ausführliches Tagebuch keinen Hinweis darauf, daß sich die beiden Künstler auf ihren Ausflügen getroffen haben, daß also die verwandten Ansichten des Nemi-Sees in einem unmittelbaren Bezug zueinander entstanden sein könnten (vgl. Kat. Manchester 1988, Nr. 70). *J.M.-T.*

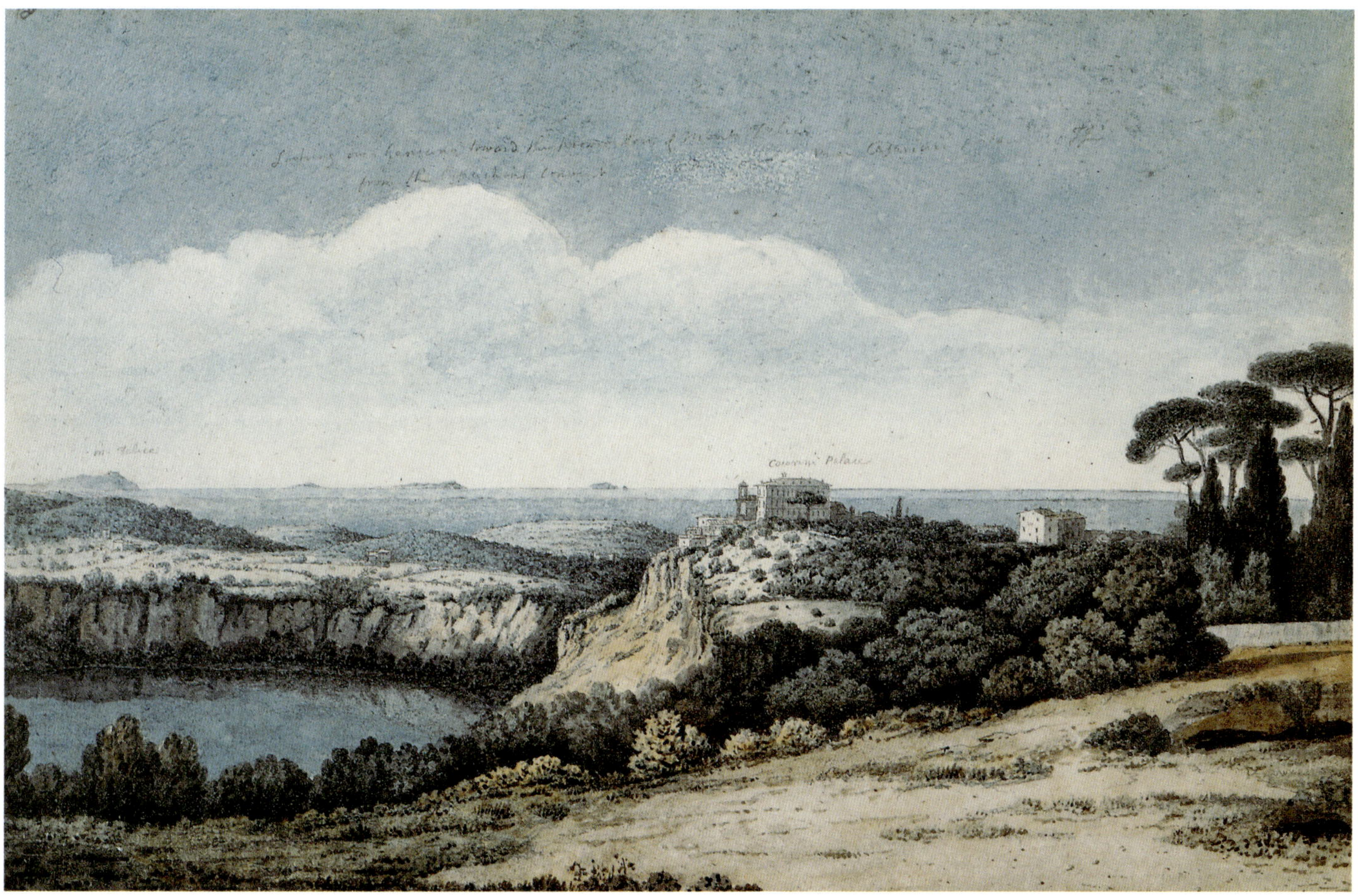

Jakob Philipp Hackert
Prenzlau 1737 - 1803 Florenz

313 LANDSCHAFT MIT DEM NEMI-SEE

um 1800
Öl auf Leinwand
66,5 x 91,5 cm
Kunstsammlungen zu Weimar
Inv. Nr. G 1186

Literatur: Kat. Weimar 1994, Nr. 44.

Hackerts Landschaft mit dem Nemi-See präsentiert die im Titel angezeigte Örtlichkeit in völlig anderer Weise als die atmosphärisch empfundenen Ansichten von Cozens und Jones (Kat. 311, 312). Der Nemi-See wird hier zum Hintergrundmotiv einer nach Lorrainschem Muster gestalteten idyllischen Ideallandschaft. Die idealisierende Übersetzung des Naturausschnitts ins Bild wird ergänzt durch den komponierten Vordergrund, der – von mächtigen Baumgruppen begrenzt, mit Figuren und Tieren staffiert – das ideelle Zentrum des Gemäldes bildet. Die Staffage ist antikisierend gehalten und in ihrer ursprünglichen Verbundenheit mit der Natur – ohne Fußbekleidung und Kopfbedeckung, z.T. auf dem Boden lagernd - dargestellt; die musizierenden Hirten rechts im Vordergrund verweisen zusätzlich auf den arkadischen Charakter der dargestellten Szenerie. Der Tradition der klassischen Landschaftsmalerei Claude Lorrains folgend, wird so die südliche Natur als eine der Wirklichkeit enthobene arkadische Wunschwelt ins Bild gebracht. *J.M.-T.*

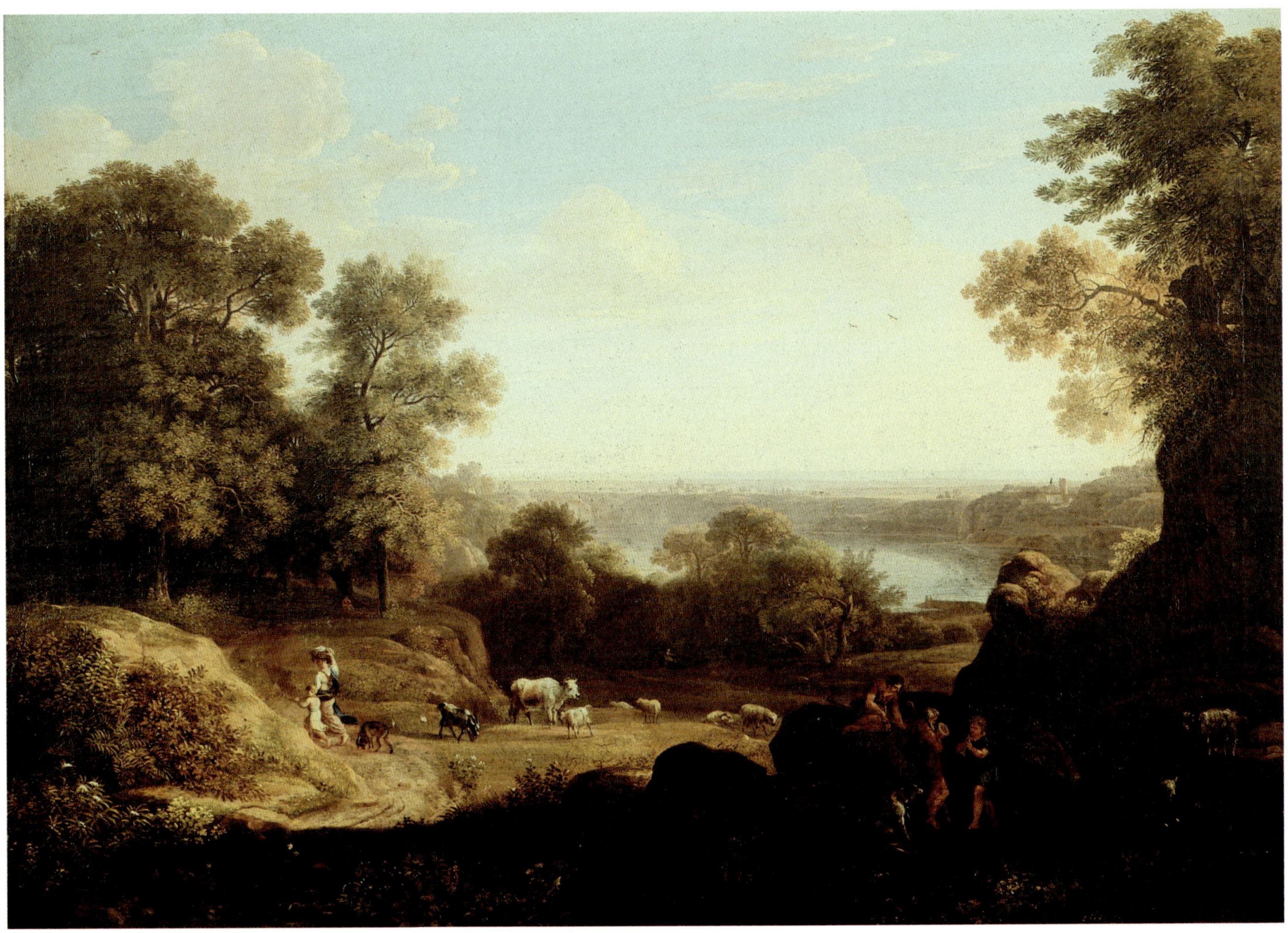

ANDREAS BEYER

KUNSTFAHRT UND KUNSTGEBILDE

Goethes »Italienische Reise« als neoklassizistische Programmschrift

I.

»Die Hauptabsicht« von Goethes italienischer Reise (1786–1788) war es, seinen eigenen Worten zufolge, »... den heißen Durst nach wahrer Kunst zu stillen ...«[1] Eingehende Kunstbetrachtung und das Erlernen künstlerischer Techniken füllten die meisten Tage des seit der Jugend erträumten hesperischen Aufenthalts; erst nachgeordnet rangieren naturwissenschaftliche Interessen und die eigene literarische Arbeit. Die Unmittelbarkeit der künstlerischen Eindrücke ist festgehalten im *Tagebuch der Italienischen Reise für Frau von Stein* (1786), das die Hegire nach »Arcadien« als Bildungsreise in umfassendem, nicht allein im instruktiven, sondern vor allem persönlichen Sinne, aber auch als lang ersehnte »klassizistische Geschmacksversicherung« beschreibt. Erst ab 1813 dann sollte, als Mitteilung *Aus meinem Leben*, die Umarbeitung des Brief- und Tagebuchmaterials in die ersten beiden Teile der *Italienischen Reise* (erschienen 1816 und 1817) und schließlich, nach einer weiteren langjährigen Unterbrechung, in den *Zweiten Römischen Aufenthalt* (1829) erfolgen.

Das so in einem Zeitraum von rund vierzig Jahren entstandene Kunstgebilde der *Italienischen Reise* stellt mithin zunächst ein lebensgeschichtliches Resümee und ein literarisches Ereignis dar, und ist als Teil der Autobiographie früher Ausdruck von Goethes, am 1. Dezember 1831 in einem Brief an Wilhelm von Humboldt ausgesprochener Erkenntnis: »... ich erscheine mir selbst immer mehr und mehr geschichtlich ...« Wie auch andere, vor vielen Jahren begonnene, dann liegen gebliebene Arbeiten, nimmt er die Aufzeichnungen und Briefe seines italienischen Aufenthalts wieder hervor, an der »Chronik seines Lebens« fortschreibend. Auffällig ist in diesem Prozeß gerade die Kontinuität seiner kunstgeschichtlichen Bemühungen: so erscheint der *Nachtrag zu ›Philostrats Gemälde‹* als Ausdruck für ein »entschiedenes Andenken des Höchsten aus einer Zeit, die nicht wieder kommt«; oder *Von deutscher Baukunst* (1823) das den frühen Straßburger Aufsatz, trotz aller Distanz doch affirmativ noch einmal aufnimmt.[2]

Man darf also die Arbeit an der Redaktion der *Italienischen Reise*[3] ganz im Zusammenhang dieser umfassenden autobiographischen Bemühungen des alternden Geheimrats und seines Bestrebens lesen, Angefangenes einem Ende entgegen zu führen.

Dennoch erlaubt das nicht, den kunsttheoretischen Impetus des Werks zu vernachlässigen, und ebensowenig den Schluß, daß die *Italienische Reise* keine Erkenntnisse zur spezifisch Goetheschen Kunstauffassung liefere. So konventionell und pflichtübend Goethes Äußerungen zu den Klassikern auch klingen und von den »... eingetretenen Pfaden der gebildeten Italienreisenden« nicht abzuweichen scheinen[4], enthüllen doch die topischen Wendungen, mit denen er das tradierte Repertoire aufruft, zugleich einen bewußten Verzicht eingehenderer Beschreibung, der Ausdruck einer sehr eigenen kunsttheoretischen Position ist. Die Skepsis gegenüber der Wirkkraft und Kompetenz der Bildbeschreibung nämlich mußte in Goethe in dem Maße gewachsen sein, in dem er einsah, daß sie, abbildtheoretisch, das Anschauungsganze nur ansatzweise zu fassen und zu vermitteln vermochte. Der auffällige, geradezu hartnäckig befolgte »Schweigegestus« erklärt sich so nicht als kommentarlose Bekräftigung des kanonischen Bildungsrepertoires, vielmehr bindet sich hier die »... Begründung des Kunstwerks in seinen allein der Anschauung sich erschließenden Formprinzipien (...) an die Erfahrung der Nichtkommunizierbarkeit.«[5] Aufgehoben ist das in der ganz programmatischen Formulierung: »Die Kunst ist deshalb da, daß man sie sehe, nicht davon spreche, als höchstens in ihrer Gegenwart. Wie schäme ich mich alles Kunstgeschwätzes, in das ich ehmals einstimmte.«[6] Den romantischen »Herzensergießungen« vor Werken der Kunst setzt Goethe, nicht erst im *Zweiten römischen Aufenthalt*, eine lapidare, die Formprinzipien allein verfolgende Bildbetrachtung und -beschreibung, und der nazarenischen religiösen Sinnstiftung die »scharfe sichre Gegenwart (...) erleuchtet von dem Geiste der Alten«[7] entgegen.

So sehr Goethes Blick auch gelenkt und in den Geschmacksrichtungen des europäischen Klassizismus befangen bleibt – der Einfluß der von ihm auffallend gläubig benutzten Reisehandbücher von Johann Jakob Volkmann und Johann Hermann Riedesel ist nie unter-

1 So Goethe in seinem Brief an den Herzog Carl August vom 25. Januar 1788, vgl. MA XV, S. 659 ff.
2 Vgl. hierzu Werner Oechslins Einführung zu: Johann Wolfgang Goethe: Die Jahre 1820–1826, Schriften zur Kunst, MA XIII/2, S. 415–436.
3 Vgl. dazu Norbert Miller: Zur Entstehungsgeschichte, MA XV, S. 669–700.
4 Vgl. hierzu Busch 1988, S. 144–164.
5 Osterkamp 1991, S. 319.
6 MA XV, S. 453.
7 So Goethe in seiner Tagebucheintragung bezüglich der Fresken Andrea Mantegnas in der Eremitaner-Kirche in Padua, MA III/1, S. 88

schätzt worden[8] –, so sehr ist ihm doch das Kunsterlebnis der italienischen Reise zu einem eigenen, persönlichen geworden. Die bewußte Subjektivierung des Kunst- und Italienerlebnisses Goethes hebt sich deutlich ab von den auf Wissenserwerb allein ausgerichteten Bildungsfahrten, wie sie noch sein Vater absolviert hatte.[9]

In ihrer Buchform schließlich ist sie, über den biographischen Impetus hinaus, als ein programmatisches Unternehmen zu betrachten, in dem Goethe zentrale Behauptungen seiner Kunstauffassung, die sich vierzig Jahre nach der Reise für ihn nicht wirklich überlebt hatten, noch einmal sanktioniert.

Im folgenden soll Goethes Verhältnis zu zwei Künstlern besonders betrachtet werden, deren Werk ganz zu erfassen und sich nutzbar zu machen einen der Beweggründe für seinen Aufbruch nach Italien darstellte: Andrea Palladio und Raffaelo Sanzio. Im *Tagebuch* heißt es noch: »Zwey Menschen denen ich das Beywort gross ohnbedingt gebe, hab ich näher kennen lernen Palladio und Raphael. Es war an ihnen nicht ein Haarbreit willkürliches, nur daß sie die Gränzen und Gesetze ihrer Kunst im Höchsten Grade kannten und mit leichtigkeit sich darin bewegten, sie ausübten, macht sie groß« (*Tagebuch für Frau von Stein*, Abend des 19. Oktober 1786). Daß dieser Eintrag in der Redaktion der *Italienischen Reise* gestrichen wird, bezeichnet sowohl den Abstand, den Goethe zur ersten Emphase der Reise gefunden hatte, als auch die kunsttheoretische Orientierung; allein Raffael wird als Protagonist von Goethes neoklassizistischem »Renovatio-Gedanken« übrigbleiben.

II.

Bis heute gilt die gemeinsame Nennung der Namen Goethes und Palladios als die Zwillingsformel der Normativität und Freiheit des Schöpferischen zugleich verbindenden Künstler.[10] Daß aber Goethes Palladio-Rezeption nicht ungebrochen blieb, und der führende Baumeister der norditalienischen Renaissance hinsichtlich der »Schicklichkeit« bürgerlicher Baukunst keinerlei Verbindlichkeit erringt, erklärt sich nicht zuletzt aus den Erfahrungen von Goethes italienischer Reise.

Francesco Milizias 1768 erstmals in Rom erschienene *Vite degli Architetti* zählten nicht zur vorbereitenden Lektüre von Goethes italienischer Reise; auch las Goethe die Lebensbeschreibungen der Baumeister weder während seines italienischen Aufenthalts noch bei der sich immerhin ja über einen Zeitraum von vierzig Jahren erstreckenden Redaktion der *Italienischen Reise*. Milizia und Goethe aber sind als die Hauptvertreter der klassizistischen Architekturkritik beschrieben worden – ersterer als der puristische Apologet Winckelmannscher und Mengsscher Bauideen, Goethe dagegen als kongenialer Interpret von Palladios »malerischer Architektur«.[11]

Milizia polemisiert heftig gegen den »bizzarren« Palladio und ergreift Partei für jene »Philosophen« unter den Baumeistern – von der Antike bis zur Renaissance –, die den Kanon der Säulenordnungen in ihren Werken als wirkliches »Knochengerüst«, als tragendes, struktives Skelett des Gebäudes anwendeten, während Palladio sie, so Milizia, zum reinen Ornament degradiere – etwa indem er, im Hof des Vicentiner *Palazzo Thiene*, über eine Rustika im Erdgeschoß eine komposite Ordnung stellt, unter bewußter Umgehung der dazwischenliegenden hierarchisierenden Ordnungen, der ionischen und korinthischen also.[12]

Der von Milizia geforderte »reine Geschmack«, der jedem Bauteil seinen gehörigen Platz zuweist und somit unauswechselbare Positionen schafft, weicht ja bei Palladio einem – in der Genese seines Gesamtwerks – zunehmend freieren Umgang mit diesem Vokabular, dessen »dekorative«, prospekthafte Wirkung er dem struktiven Kanon der Ordnungen immer weniger unterzuordnen bereit war. Auch folgt daraus, daß unterschiedlichen Raumvolumen der gleiche Formwert zugeschrieben wird, wodurch der Parallelismus und die Koherenz von Form und Raum, die Grundpfeiler der klassischen Entwurfspraxis, verloren gingen.

Palladios Stellung zum ästhetischen Intellektualismus der Klassik – von Antike wie Renaissance – zu bestimmen heißt, ihn zum Ikonoklasten und eben nicht zum Palladin der »reinen Schönheit« und des »reinen Geschmacks« zu erklären[13]; versteht man darunter die Entsprechung aller Teile zueinander, ein Ziel, das Palladio in seinen *Vier Büchern zur Architektur* anzustreben zu beteuern freilich nie müde wird, in der Praxis aber weitgehend und zunehmend vernachlässigt.

Palladios »Teile«, die Requisiten des klassischen Baudekors, also Säulen und Pilaster, erheben sich fast durchgehend auf hohen Piedestalen oder im oberen Stockwerk, damit sie, so Palladio, sich der Betrachtung besser darböten und effektvoller auf den Betrachter wirken können. Gerade diese Wirkungsabsicht aber ist Anlaß für die vernichtende klassizistische Architekturkritik, die Andrea Palladio unausgesetzt auf der Suche nach visuellen

8 Johann Jakob Volkmanns *Historisch-kritische Nachrichten von Italien, welche eine genaue Beschreibung dieses Landes, der Sitten und Gebräuche, der Regierungsform, Handlung, Ökonomie, des Zustands der Wissenschaften und Insbesonderheit der Werke der Kunst nebst einer Beurteilung derselben enthalten. Aus den neuesten französischen und englischen Reisebeschreibungen und aus eigenen Anmerkungen zusammengetragen* erschienen in drei Bänden in Leipzig 1770–1771. Der in Form zweier »Sendschreiben« an seinen Freund Winckelmann abgefaßte sizilianische Reisebericht Riedesels erschien, anonym, 1771 in Zürich. Ein Exemplar befand sich in der Bibliothek Johann Caspar Goethes.

9 Vgl. Johann Caspar Goethe 1986.

10 Vgl. Einem 1956, S. 181–214.

11 Argan 1930, S. 327–346.

12 Milizia, 1785, Bd. II, S. 36. Vgl. auch Palladio: 1983, Buch II, Kapitel III, Tafel 8.

13 Argan 1930, S. 328.

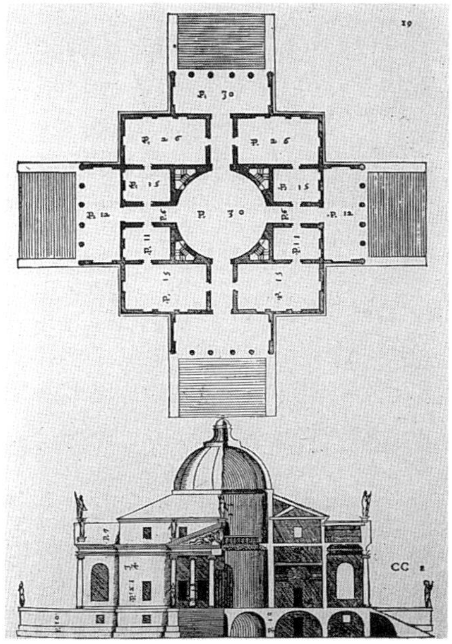

Abb. 1
Andrea Palladio, Villa Rotonda, Vicenza,
Holzschnitt aus den *Vier Büchern zur Architektur,* 1570

Effekten sieht, die ihn vom Baumeister zum reinen Dekorateur herabstufe.

Freilich anerkennt Milizia das schöpferische Genie des Architekten; und wenn er ihn den »Raffael der Architektur«[14] nennt, dann ist darin weniger ein Analogat zu Goethes Gleichsetzung beider Künstler zu lesen, als vielmehr die Betonung jener malerischen, prospekthaften Komponenten und jener »Darstellungskunst« Palladios aufgehoben, die auch Goethe, in der erst bei der Redaktion eingefügten Beschreibung der *Villa Rotonda* (Abb. 1), als das bestimmende Wesensmerkmal von Palladios Baukunst erkennt: »Es ist ein viereckiges Gebäude, das einen runden, von oben erleuchteten Saal in sich schließt. Von allen vier Seiten steigt man auf breiten Treppen hinan und gelangt jedesmal in eine Vorhalle, die von sechs corinthischen Säulen gebildet wird. Vielleicht hat die Baukunst ihren Luxus niemals höher getrieben. (...) Dafür sieht man es auch in der ganzen Gegend, von allen Seiten, sich auf das herrlichste darstellen.«[15]

Diese späte Ergänzung zum Tagebuch würdigt mithin den »Überredungskünstler« Palladio; weniger den Überwinder der »höchsten Schwierigkeit, mit der dieser Mann, wie alle neuere Architekten zu kämpfen hatte, [nämlich] die schickliche Anwendung der Säulenordnungen in der bürgerlichen Baukunst ...«[16], als vielmehr den virtuosen »... Dichter der aus Wahrheit und Lüge ein drittes bildet, dessen erborgtes Dasein uns bezaubert.«[17]

Goethes Palladio-Begeisterung ist als befreiende Kraft gepriesen worden, die jene lehrbuchhafte Kritik überwinden half, die einen toten Punkt innerhalb der Palladio-Literatur erreicht hatte. Um zu erkennen: »... wie jene Imaginationskraft Dichtkunst werden konnte, jene Bizarrerien Originalität; angebliche Willkür zu Poesie, bedurfte es alles anderen als eines Architekturtheoretikers, der Vitruv und einer abstrakten Perfektion der Kunst ergeben war. Es bedurfte, vielleicht, eines Dichters.«[18]

Goethes Verzauberung und Bewunderung aber galt dem Künstler, dem genialischen Grenzgänger, er sollte an ihr bis in die Auseinandersetzung mit den deutschen Romantikern nach 1815 festhalten. Als verläßlicher Erneuerer der Antike, der ihm das Altertum erschließen sollte, wird Palladio ihm noch in Italien abhanden kommen. Und dieser Verlust wird ihm Anlaß sein, in der Redaktion der *Italienischen Reise* in den Chor der klassizistischen Architekturkritik einzustimmen.

Goethe war Palladio zunächst auf dem Umweg über die zeitgenössischen Vertreter eines deutschen Palladianismus begegnet, so etwa im Werk des Georg Wenzeslaus von Knobelsdorff, namentlich aber in der Person des Architekten Friedrich Wilhelm von Erdmannsdorff, dessen Hauptwerk, das für den Gönner und Freund Winckelmanns, den Fürsten Leopold Friedrich Franz von Anhalt und Dessau zwischen 1768–1773 errichtete Schloß Wörlitz, Goethe von mehreren Besuchen her kannte. Und schon dem jungen Goethe muß die Bewunderung für Palladio in den Ohren geklungen haben, die sein Vater für ihn hegte, nämlich als dem »großen Mann, der bestrebt war, in solchen Bauwerken den Geschmack der Alten nachzuahmen« und der »über eine wahrhaft große Beschlagenheit in seiner Kunst verfügt«.[19] Die Bauwerke des Vicentiners erscheinen ihm denn auch – aller »unterthänige(n) Scrupel« im Detail ungeachtet –, »göttlich«, »völlig wie die Force des großen Dichters ...«[20] Und schon die besondere Erwähnung der ganz unscheinbaren *Casa Cogollo,* die lange Zeit irrtümlich als Wohnhaus Palladios galt, signalisiert den ganz persönlich empfundenen Bezug, die Bereitschaft zur künstlerischen Identifikation.

Bereits aus Vicenza abgereist, erst in Padua, erwirbt Goethe die Schriften des Palladio – und damit setzt jene Philologisierung des Palladio-Erlebnisses ein, in deren Verlauf ihm freilich Palladio als Vermittler der Baukunst der Alten zunehmend entbehrlich, ja hinderlich wird: »Endlich hab' ich die Werke des Palladio erlangt, zwar

14 Milizia 1768, S. 281f.
15 MA XV S. 62.
16 MA XV S. 60.
17 MA XV, S. 60.
18 Argan 1930, S. 335f.
19 Johann Caspar Goethe 1986, S. 391.
20 MA XV, S. 60.

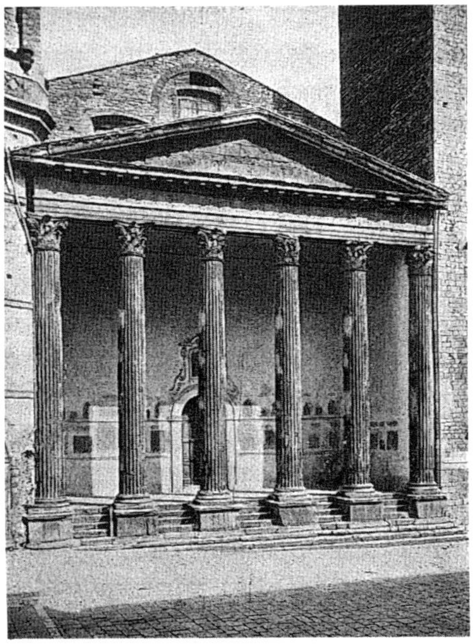

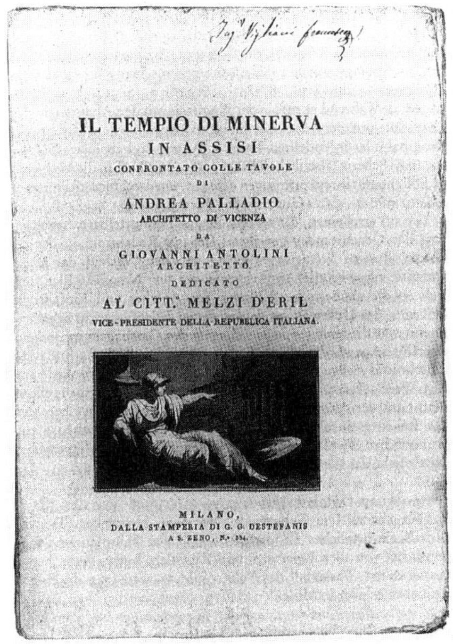

IL TEMPIO DI MINERVA
IN ASSISI
CONFRONTATO COLLE TAVOLE
DI
ANDREA PALLADIO
ARCHITETTO DI VICENZA
DA
GIOVANNI ANTOLINI
ARCHITETTO
DEDICATO
AL CITT.° MELZI D'ERIL
VICE-PRESIDENTE DELLA REPUBLICA ITALIANA.

MILANO,
DALLA STAMPERIA DI G. G. DESTEFANIS
A S. ZENO, N.° 534.

Abb. 2
Santa Maria della Minerva, Assisi

Abb. 3
Giovanni Antolini, Vignette mit dem Minerva-Tempel in Assisi, Titelblatt des Stichwerkes, Mailand 1803

nicht die Original-Ausgabe (...) aber eine genaue Kopie...«[21], notiert er befriedigt; von nun an sollte Palladio, »der durchaus von der Existenz der Alten durchdrungen war« (3. 10. 1786) ihm als »Cicerone« in jenes Altertum dienen, das er, fast ohne Zwischenaufenthalt, in Rom anstürmte.[22] »Jetzt studier ich das Buch und es fallen wie Schuppen von den Augen, der Nebel geht auseinander und ich erkenne die Gegenstände. Auch als Buch ist es ein großes Werk.« Und weiter, an anderer Stelle: »Das vierte Buch ist eine rechte Einleitung Rom mit Sinn zu sehen.«

Erste Gelegenheit zur Überprüfung dieser erwartungsvollen Behauptung erhielt Goethe freilich noch vor den Toren Roms: »... endlich sah ich Assisi liegen. Aus Palladio und Volkmann wußte ich, daß ein köstlicher Tempel der Minerva, zu Zeiten des Augustus erbaut, noch vollkommen erhalten dastehe. (...) Endlich gelangten wir in die eigentliche Stadt, und siehe das löblichste Werk stand vor meinen Augen, das erste vollständige Denkmal der alten Zeit, das ich erblickte. Ein bescheidener Tempel, wie er sich für eine so kleine Stadt schickte, und doch so vollkommen, daß er überall glänzen würde.« Nach ausführlicher Schilderung der Lage des Tempels fährt er fort: »An der Fassade konnte ich mich nicht satt sehen, wie genialisch konsequent auch hier der Künstler gehandelt. Die Ordnung ist corinthisch, die Säulenweiten etwas über zwei Model. Die Säulenfüße und die Platten darunter scheinen auf Piedestalen zu stehen, aber es scheint auch nur: denn der Sockel ist fünfmal durchschnitten und jedesmal gehen fünf Stufen zwischen den Säulen hinauf, da man denn auf die Fläche gelangt worauf die eigentlichen Säulen stehen, und von welcher man auch in den Tempel hinein geht. Das Wagstück, den Sockel zu durchschneiden, war hier am rechten Platze, denn da der Tempel am Berge liegt, so hätte die Treppe, die zu ihm hinauf führte, viel zu weit vorgelegt werden müssen und würde den Platz verengt haben. (...) Ungern riß ich mich von dem Anblick los, und nahm mir vor alle Architekten auf dieses Gebäude aufmerksam zu machen, damit uns ein genauer Riß davon zukäme. Denn was Überlieferung für ein schlechtes Ding sei, mußte ich diesmal wieder bemerken. Palladio, auf den ich alles vertraute, gibt zwar dieses Tempels Bild, er kann ihn aber nicht selbst gesehen haben, denn er setzt wirklich Piedestale auf die Fläche, wodurch die Säulen unmäßig in die Höhe kommen und ein garstiges, palmirenisches Ungeheuer entsteht, anstatt daß in der Wirklichkeit ein ruhiger, lieblicher, das Auge und den Verstand befriedigender Anblick erfreut. Was sich durch die Beschauung dieses Werks in mir entwickelt, ist nicht auszusprechen und wird ewig Früchte bringen.«[23]

Bei dem spätrepublikanischen Tempel der Minerva in Assisi (Abb. 2) handelt es sich um den besterhaltenen antiken Tempel, mit dem sich Andrea Palladio beschäftigt hat. Die Umwidmung des heidnischen Kultbaus zur Kirche *Madonna della Minerva* verhinderte dessen Zerstörung bereits zu einem frühen Zeitpunkt. Die vollständig erhaltene Tempelfront kann und konnte ohne die geringsten Schwierigkeiten gemessen werden. Tatsächlich hat Palladio die Fassade (wohl um 1541) vor Ort aufgenommen, wie die Handzeichnung zur Vorbereitung des Holzschnitts für die *Vier Bücher zur Architektur* belegt.

Goethe – der bereits im Tagebuch notiert hatte: »So kann uns das beste Kupfer nicht lehren wie die Gegenwart.« – präludierte mit seinem an die Zuverlässigkeit Palladios gerichteten, in der Redaktion dann noch erheblich verstärkten Vorwurf die klassizistische Architektur-Kritik, wie sie erst 1803 durch Giovanni Antolini artikuliert werden sollte. Dieser hatte auf die Abweichungen zwischen Palladios Rekonstruktion und der Wirklichkeit verwiesen, und seine Feststellungen in der Gegenüberstellung seiner eigenen Bauaufnahme mit Palladios Rissen der *Vier Bücher zur Architektur* erhärtet (Abb. 3).[24]

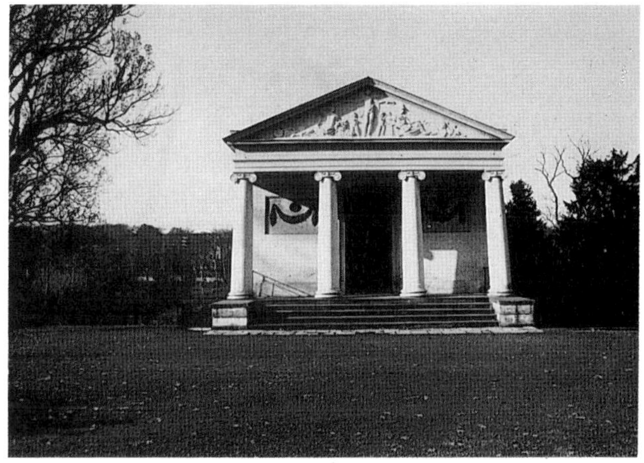

Abb. 4
J. A. Arens, Römisches Haus, Weimar

Palladio hat von der Fassade des Tempels allein das Schema treffend wiedergegeben, die Größen aller Einzelelemente dagegen sind völlig verändert; vor allem aber der in seiner »Rekonstruktion« wie vom Soccus auf den Kothurn gestellten Ordnung haftet jene »Willkürlichkeit« im Umgang mit den Gesetzen und Grenzen der Baukunst an, die Goethe im Detail bereits an seinen Bauten merkwürdig gewesen sein mußte, und die er hier als fahrlässige Wiedergabe der Antike moniert.[25] Palladio freilich ging es in seiner Illustration um die Anwendung der eigenen Doktrin, die das Decorum über die Funktion stellt; eine Doktrin, die er hier als kanonisch vorstellt, indem er ein antikes Bauwerk in einer zeichnerischen Rekonstruktion seinem Theorem unterordnet – wie zum legitimierenden Zeugnis seines eigenwilligen Umgangs mit der Antike. Die Gegenwart der palladianischen Bauten mochte Goethe »bezaubert« und »überredet« haben – die solcherart verfälschte Vergangenheit freilich mußte ihm Palladio, auf den er »alles vertraut« hatte, notwendig entfremden.

Von den Dioskuren, unter deren Ägide Goethe seine Reise in die mediterrane Vergangenheit angetreten war, sollte ihn, nach Erschütterung dieses Vertrauens, fortan allein Raffael weiter begleiten. So ist ihm in der ewigen Stadt Palladios Schrift, zumal das den antiken Baudenkmälern gewidmete *Vierte Buch*, keine Erwähnung mehr wert. Auf der zweiten Reise nach Venedig 1790 spielt Palladio kaum noch eine Rolle; 1795, bei den Vorbereitungen für das mit Heinrich Meyer geplante Italienwerk, nimmt Goethe sich wohl auch dessen Traktat wieder vor, doch figuriert Palladio nur noch als einer unter vielen – nicht prominenter herausgehoben als Antonio Labacco, Sebastiano Serlio oder Vincenzo Scamozzi. Wohl heißt es noch in seinem Brief an Heinrich Meyer vom 30. Dezember 1795: »Je mehr man den Palladio studiert, je unbegreiflicher wird einem das Genie, die Meisterschaft, der Reichtum, die Versatilität dieses Mannes. Im einzelnen mag manches gegen seine Kühnheit zu erinnern sein, im ganzen sind seine Werke eine Grenzlinie, die niemand ausfüllt, und die so bald überschritten ist.« Das erklärt aber auch, weshalb Palladios architektonische Vorgaben bei keiner der von Goethe überwachten Weimarer Bauaufgaben, und sei es nur mittelbar, eingewirkt haben – so bekräftigt das unter dessen lebhafter Teilnahme errichtete *Römische Haus* an der Ilm (Abb. 4), als prominente Reminiszenz der italienischen Baukultur, vielmehr die Behauptung traditioneller Baukonventionen.[26] So ist es allein die individuelle Schöpferkraft und das künstlerische Grenzgängertum, die ihm die Person Palladios anhaltend faszinierend machen. Sulpiz Boisserées Tagebucheintragung nach einem Besuch Goethes am 8. August 1815, hat das in aller Prägnanz festgehalten: »... Rein persönliche Leidenschaft für Palladio, bis ins Krasseste, Palladio und nichts als Palladio.«[27]

III.

Auch Goethes ungebrochenes Festhalten an Raffael – sein Werk ist während Goethes hesperischem Aufenthalt Hauptgegenstand seiner Kunstbetrachtung, und der »Urbinat« bleibt die wirkliche Hauptfigur auch der neoklassizistischen Botschaft der *Italienischen Reise* – erklärt sich zunächst ebenfalls aus einer nicht geringeren, freilich langsamer gewachsenen persönlichen Vorliebe. Die in Italien vertiefte Kenntnis und gewachsene Verehrung veranlaßten Goethe im 8. Buch von *Dichtung und Wahrheit* – unmittelbar vor der Redaktion der *Italienischen Reise* also –, nachträglich eine Begründung dafür zu finden, weshalb ihn der Anblick der *Sixtinischen Madonna* während seines Besuchs der Dresdner Galerie 1766 unberührt gelassen hatte: »Was ich nicht als Natur ansehen, an die Stelle der Natur setzen, mit einem bekannten Gegenstand vergleichen konnte, war auf mich nicht wirksam.«[28] Noch einmal verweist Goethe damit auf seinen jugendlichen Natur-Kult und die dann namentlich auf das Italien-Erlebnis zurückgehende Erfahrung, daß die Kunst einer geheimen Nähe zur umfassenden Natur entspringe, und es artikuliert sich darin seine methodische Grundüberzeugung, daß »... doch alles Urteil auf Vergleichen ruht ...«.[29]

Da zudem den Stürmer und Dränger das Madonnengemälde in seiner »seelig ruhigen Stellung« (Winckel-

21 Gemeint ist die unter den Auspizien des englischen Konsuls Smith nach 1770 in Vicenza erschienene Faksimile-Ausgabe. Das Exemplar ist, mit Bleistifteintragungen auf den Schlußseiten des vierten Bandes, noch in Goethes Bibliothek vorhanden. Wann und wo diese Annotationen erfolgten, ob vor Ort, oder erst nach der Rückkehr aus Italien, ist nach wie vor Gegenstand der Spekulation.
22 Neben den *Vier Büchern zur Architektur* war Goethe noch mit den in Venedig erstandenen »Zehn Büchern« des Vitruv ausgestattet. Er erwarb die zweisprachige, in zwei Bänden 1758/59 in Neapel erschienene Ausgabe des Bernardo Galiani. Das Exemplar ist noch in Goethes Weimarer Bibliothek vorhanden.
23 MA XV, S. 133–137. Noch im Aufsatz *Baukunst* von 1795 vermerkt Goethe, der doch ganz den Primat der unmittelbaren Anschauung verfocht, irritiert: »Palladio muß (...) die Tempel nur aus Hörensagen gezeichnet haben ...« (WA I/47, S. 74).
24 Antolini 1803.
25 Vgl. dazu Spielmann 1966, S. 46f.; sowie Lewis 1981/82, S. 62 f.
26 Zum »Römischen Haus« vgl. Kat. Hamburg 1972, S. 37.
27 Firmenich-Richartz 1916, S. 403.
28 *Dichtung und Wahrheit*, MA XVI, S. 347.
29 So in einem Brief an Zelter vom 31. Dezember 1817; vgl. MA XX/1, S. 520; zur kunstgeschichtlichen Methode Goethes vgl. MA XIII/2, S. 427–434.

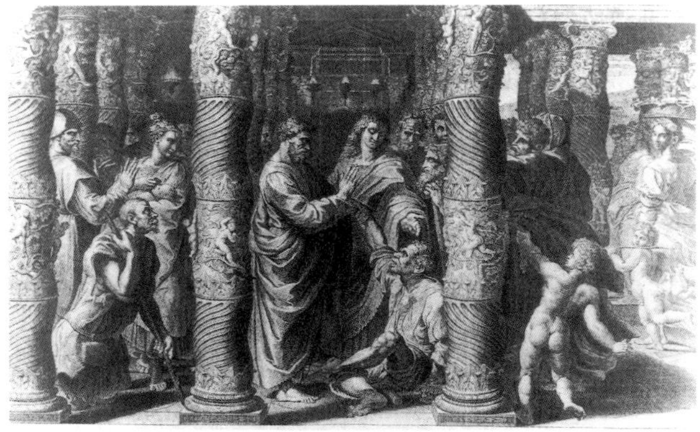

Abb. 5
Nicolas Dorigny, Die Heilung des Lahmen oder Die schöne Tempeltür, Stich aus dem 1711 geschaffenen Zyklus nach den Kartons des Raffael

mann) allenfalls irritiert haben kann, stellt dieser späte Rechtfertigungsversuch auch eine Antwort auf die Beschreibung des Gemäldes durch Winckelmann dar, der darin Raffael immerhin als den wahren Erneuerer der Antike in die Kunstliteratur eingeführt hatte, da dieser die Jungfrau in »derjenigen Stille« zeige, »welche die Alten in den Bildern ihrer Gottheiten herrschen ließen«.[30]

Eine erste Revision der eigenen Indolenz ergab sich für Goethe anläßlich der Betrachtung einer Serie der auf Entwürfe Raffaels und seiner Werkstatt zurückgehenden »Päpstlichen Teppiche«, die gelegentlich des Besuchs der Königin Marie Antoinette 1770 von Paris nach Straßburg gesandt worden waren.[31] Wie eine Initiation erfährt er – wenn hier auch nur mittelbar – die malerische Kraft des an der Antike geschulten und gewachsenen »römischen« Raffael: »Das weiß ich, daß ich von dem Augenblicke an, da ich sie zum ersten sah, eine neue Epoche meiner Kenntnisse rechnen werde. Es ist ein Abgrund von Kunst so ein Stück« – schreibt er dem Jugendfreund Langer am 29. April 1770. Und wie ein Leitmotiv bestimmt dieses Gefühl, daß in jedem großen Kunstwerk die Kunst sich als Abgrund öffnet, Goethes Betrachtung des Raffaelschen Werks.

Im *Nachtrag – Päpstliche Teppiche*, der wohl ganz programmatisch am Beginn des *Zweiten römischen Aufenthalts* plaziert ist, und der eine eingehendere Beschreibung der dann in Rom gesehenen Teppichserie (Abb. 5) enthält, ist es dieses an Raffael orientierte, von Pathos getragene Künstlerbild, das er in polemischer Abgrenzung gegen die sich am umbrisch-toskanischen Frühwerk des Raffael orientierenden »Nazarener« noch einmal beschwört: »Dies gibt uns Veranlassung, über die Tendenz der deutschen Künstler zu denken, welche Hochschätzung und Neigung gegen seine ersten Werke hinzog und wovon schon damals leise Spuren sich bemerken ließen.

Mit einem talentreichen zarten Jüngling der im Sanften, Anmutigen, Natürlichen verweilt, fühlt man sich in jeder Kunst näher verwandt, man wagt es zwar nicht sich mit ihm zu vergleichen, doch im Stillen mit ihm zu wetteifern, von sich zu hoffen, was er geleistet hat.

Nicht mit gleichem Behagen wenden wir uns an den vollendeten Mann; denn wir ahnen die furchtbaren Bedingungen, unter welchen allein sich selbst das entschiedenste Naturell zum letztmöglichen des Gelingens erheben kann, und, wollen wir nicht verzweifeln, so müssen wir uns zurück wenden und uns mit dem strebenden, dem werdenden vergleichen.

Dies ist die Ursache, warum die deutschen Künstler Neigung, Verehrung, Zutrauen zu dem Älteren, Unvollkommenen wendeten, weil sie sich daneben auch für etwas halten konnten …«[32]

Goethes Besuch in der Cäcilienkapelle in San Giovanni in Monte am 18. Oktober 1786, wo er Raffaels Altargemälde der *Heiligen Cäcilie* (Kat. 1) noch an seinem ursprünglichen Aufstellungsort sah, setzte das Fanal dieses sich unausgesetzt steigernden Raffael-Erlebnisses: »Es ist, was ich zum Voraus wußte, nun aber mit Augen sah: er hat eben immer gemacht, was andere zu machen wünschten«, – und wie nach fieberhafter Erwartung ermattet, sich des Besitzes aber endlich gewiß, fügt er hinzu – »und ich möchte jetzt nichts darüber sagen, als daß es von ihm ist.«[33]

Aber gerade im Vergleich mit der Bologneser Schule um Guercino weiß er doch auch gleich Raffaels Befreiung aus den Fesseln der christlichen Ikonographie zu würdigen, wenn er von den Heiligen auf der Tafel der *Heiligen Cäcilia* bemerkt, daß sie »… uns alle nichts angehen, deren Existenz aber so vollkommen dasteht, daß man dem Bilde eine Dauer für die Ewigkeit wünscht, wenn man gleich zufrieden ist, selbst aufgelöst zu werden«.[34] Hier äußert sich das gespannte Verhältnis Goethes zur christlichen Religion, die ihn veranlaßte, die wirklich hohe Malerei als autonom zu begreifen; die aber auch seine Kunstbetrachtung ganz unmittelbar beeinträchtigte: »Am zweiten Februar begaben wir uns in die Sixtinische Kapelle zur Function, bei welcher die Kerzen geweiht werden. Ich fand mich gleich wieder sehr unbehaglich, und zog mit den Freunden bald wieder hinaus. Denn ich dachte: das sind ja grade die Kerzen, welche seit drei Hundert Jahren diese herrlichen Gemälde verdüstern, und das ist ja eben der Weihrauch, der mit heiliger Unverschämtheit die einzige Kunstsonne nicht nur

30 Winckelmann 1756, S. 26. Vgl. dazu Osterkamp 1991, S. 70.
31 Vgl. dazu *Dichtung und Wahrheit*, MA XVI, S. 390–393 und 396.
32 MA XV, S. 441f.
33 MA XV, S. 118.
34 MA XV, S. 118.

Abb. 6
Marcantonio Raimondi, Christus, Amsterdam, Rijksmuseum

umwölkt, sondern von Jahr zu Jahren mehr trübe macht, und zuletzt gar in Finsternis versenkt.«[35]

Neben dieser persönlichen Aversion spiegelt sich aber in seiner Abgrenzung gegen jedes christlich-ikonographische Deutungsmuster vor allem seine Verpflichtung auf die kunsttheoretischen Prinzipien Winckelmanns, wie etwa seine Beschreibung des Apostelzyklus von Marcantonio Raimondi (vgl. Kat. 38–50) in der römischen Abtei San Paolo alle Tre Fontane – die die Zeit fälschlich auf Raffaels Entwurf zurückführte – zeigt. Die Umarbeitung und Aufnahme in die *Italienische Reise* eines im Dezemberheft 1789 von Wielands *Teutschem Merkur* anonym erschienenen Aufsatzes zu einer Serie danach gestochener Kupferstiche[36], artikuliert noch einmal Goethes römische Ästhetik, die in der Beschreibung des Gewandaufbaus der Apostel das Winckelmannsche Schönheitsideal propagiert. Vor allem in dem von der Renaissance wiederentdeckten klassischen Faltenwurf, als Ferment antiker Gestaltungsprinzipien, wird das kanonische Vorbild der antiken Skulptur, das Ideal des antiken Menschenbildes evoziert. Und wenn Goethe von der Christusfigur (Abb. 6) schreibt, das diese »... wohl niemanden befriedigen [wird] der die Wundergestalt eines Gottmenschen hier suchen möchte. Er tritt einfach und still hervor um das Volk zu segnen«[37], dann stellt er mit Winckelmannscher Terminologie dem »frommen Raffael« der Nazarener den Erneuerer und Bewahrer der Antike entgegen. Goethe »... schlägt so mit Hilfe Raffaels die Romantiker auf ihrem ureigensten Felde: dem der religiösen Malerei. Während die Nazarener ihre Kunst unter Berufung auf Raffael fromm in den Kultus einbinden, sieht Goethe in Raffaels Bildern die Emanzipation des Menschen vom Kultus mit Hilfe der Antike.«[38]

Diese kunsttheoretischen Grenzziehungen und Behauptungen, denen Goethe zumal im *Zweiten römischen Aufenthalt* auffällig viel Raum läßt, sind als bewußte Setzungen und als Ausdruck von Goethes gezielter Opposition gegen den romantischen Gestus der bildenden Kunst zu werten, als neoklassizistische Kunstbotschaft und »kämpferische ›restitutio in integrum‹ des Klassizismus« (Norbert Miller).

Wohl blieb er seinem Vorhaben treu, mit der *Italienischen Reise* ein historisches Werk zu verfassen, wenn er bewußt darauf verzichtet, spätere Kunsteindrücke – zum Beispiel der älteren deutschen und niederländischen Malerei, der byzantinischen Kunst, oder etwa auch die an der Übersetzung der Autobiographie Benvenuto Cellinis

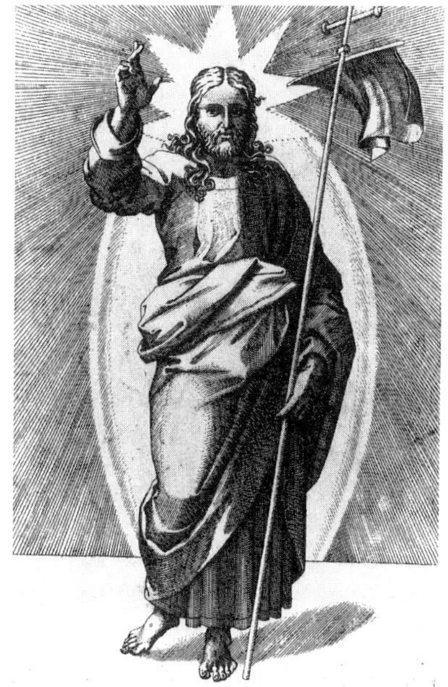

gewachsene Wertschätzung der Florentinischen Hochrenaissance – in den Text einfließen zu lassen. Und er beschreibt diese historische Distanz ganz technisch, wenn er im April-Bericht des Jahres 1788 an das »vortreffliche Licht zu Beschauung malerischer Kunstwerke« in seiner neuen römischen Wohnung erinnert, dann aber vermerkt: »Das Geheimnis einer günstigen oder ungünstigen, direkten oder indirekten atmosphärischen Beleuchtung war damals noch nicht entdeckt (...) und als nur zufällig und unerklärbar betrachtet.«[39] Denn tatsächlich entwarf Goethe seine Theorie der indirekten Beleuchtung, die er mit seinem »entoptischen Apparat« zu beweisen suchte, erst nach 1817.[40]

Einen zeitgenössischen, aktualisierenden Charakter erhält die *Italienische Reise* dagegen stets dort, wo es Goethe um die Durchsetzung der Lehren Winckelmanns ging, denen er – mit der Zeit eher mehr als weniger – verbunden geblieben war. So ist immer schon betont worden, daß wohl nicht zufällig zur gleichen Zeit, in der der zweite Band der *Italienischen Reise* vorgelegt wurde, Johann Heinrich Meyers in Zusammenarbeit mit Goethe erstellter Aufsatz *Neu-deutsche religios-patriotische Kunst* in der Zeitschrift *Über Kunst und Altertum* erschien[41]: als polemische Abrechnung mit den Nazarenern, zumal mit deren Zurückweisung von Raffaels späten Werken, etwa der »Disputà«.

Der zunehmenden Abweichung vom kanonischen Vorbild der Antike, wie es Winckelmann für Goethe verfügbar hielt, und der Anknüpfung an mittelalterlich-natio-

35 MA XV, S. 206f.
36 Vgl. MA III/2, S. 275–279.
37 MA XV S. 538.
38 Osterkamp 1991, S. 54–71, hier S. 70.
39 MA XV, S. 640f.
40 Vgl. Johann Wolfgang Goethe: *Entoptische Farben*, in: *Zur Naturwissenschaft überhaupt, besonders zur Morphologie*, MA XII, S. 510–513.
41 *Über Kunst und Alterthum*, I/2, 1817, S. 5–62 und 133–162.

nale Traditionen, die in eine Aufgabe der künstlerischen Autonomie und deren Wiedereinsetzung in den Dienst des christlichen Kultus mündeten, war Goethe bereits 1805 mit seinem Buch *Winckelmann und sein Jahrhundert,* freilich erfolglos, entgegengetreten.

In der abschließend redigierten *Italienischen Reise* endlich sollte gerade in der Figur Raffaels, der seit den schwärmerischen *Herzensergießungen eines kunstliebenden Klosterbruders* (1797) Wackenroders zu einer ätherischen Lichtgestalt avanciert war, jetzt noch einmal das antike Ideal eines diesseitig erfüllten, »ewigen« Menschenbildes eingeklagt werden.

Die – von Goethe skeptisch erwartete – ablehnende Aufnahme der *Italienischen Reise*, zumal im Kreis der romantischen deutschrömischen Künstler, bestätigt, wie grundsätzlich er darin gegen den herrschenden Zeitgeschmack verstoßen hatte[42], und sie gerät so zu einem monumentalen Zeugnis der »Ungleichzeitigkeit des Gleichzeitigen«, nicht nur der Kunst, sondern auch ihrer Betrachtung.

42 Vgl. Dokumente zur Wirkungsgeschichte in MA XV, S. 715–769.

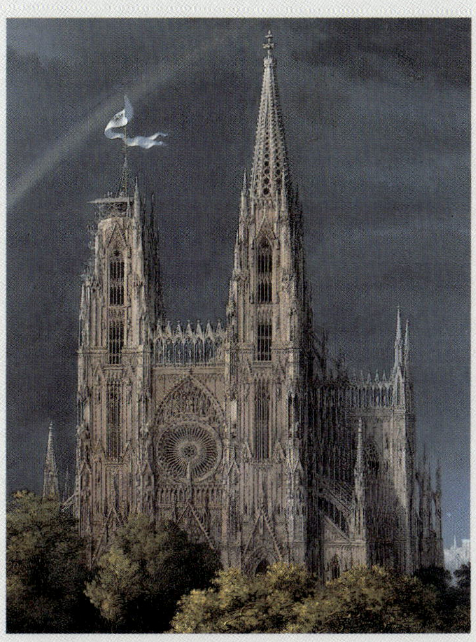

ROMANTISCHE LANDSCHAFT

FRANK BÜTTNER

ABWEHR DER ROMANTIK

Die *Weimarer Preisaufgaben*, 1799 von Goethe und den Weimarer Kunstfreunden mit dem ehrgeizigen Ziel begonnen, der Kunst in Deutschland die richtigen Wege zu weisen, wurden nach dem siebten Wettbewerb 1805 eingestellt. Resigniert schrieb Goethe: »Das Entgegengesetzte von unseren Wünschen und Bestrebungen tut sich hervor, bedeutende Männer wirken auf eine der Menge behagliche Weise, ihre Lehre und Beispiel schmeichelt den meisten; die Weimarischen Kunstfreunde, da sie Schiller verlassen hat, sehen einer großen Einsamkeit entgegen. Gemüt wird über Geist gesetzt, Naturell über Kunst, und so ist der Fähige wie der Unfähige gewonnen. Gemüt hat jedermann, Naturell mehrere; der Geist ist selten, die Kunst ist schwer. Das Gemüt hat einen Zug gegen die Religion, ein religiöses Gemüt mit Naturell zur Kunst, sich selbst überlassen, wird nur unvollkommene Werke hervorbringen; ein solcher Künstler verläßt sich auf das Sittlich-Hohe, welches die Kunstmängel ausgleichen soll. Eine Ahnung des Sittlich-Höchsten will sich durch die Kunst ausdrücken, und man bedenkt nicht, daß nur das Sinnlich-Höchste das Element ist, worin sich jenes verkörpern kann.«[1]

Noch im März 1805 hatte Goethe davon gesprochen, die Preisaufgaben »ein paar Jahre fortzuführen«.[2] Der Tod Schillers am 9. Mai 1805, der Goethe tief getroffen hat, wird ein Grund für die Resignation gewesen sein, ein anderer die Enttäuschung über die Brüder Riepenhausen. Ihr Versuch, die Wandgemälde des Polygnot in der Lesche von Delphi zu rekonstruieren, hatte Goethe 1803 zu der euphorischen Feststellung provoziert, die deutsche Kunst stehe »auf dem bedeutenden Punkte, daß sich Liebhaber und Künstler dem wahren Sinne des Altertums mit starken Schritten« nähern.[3] Im Begleittext zur Stich-Publikation dieser Rekonstruktion, die im Frühjahr 1805 erschien, mußte er nun lesen, die Griechen, durch den Horizont ihrer Religion beschränkt, hätten nie Kunstwerke hervorgebracht, in denen »sich der Geist der ganzen Welt mit allen seinem Glanze, allen seinen Verborgenheiten und seiner entzückenden, herrlichen Hoheit offenbart«.[4] Dies sei dem christlichen Zeitalter vorbehalten gewesen, in dem erst die Malerei, »welche ihrer Natur nach symbolisch ist«, zu höchster Blüte kam. Der Zorn Goethes ist unüberhörbar in dem Satz, den er in die von Heinrich Meyer verfaßte Rezension einfügte: »Wem ist in diesen Phrasen die neukatholische Sentimentalität nicht bemerklich? das klosterbruderisirende, sternbaldisirende Unwesen, von welchem der bildenden Kunst mehr Gefahr bevorsteht, als von allen Wirklichkeit fordernden Calibanen«.[5]

Goethes Aufzeichnungen belegen, daß er schon bei den ersten Planungen für die *Propyläen* daran dachte, Wackenroders *Herzensergießungen eines kunstliebenden Klosterbruders* (1797) und Ludwig Tiecks Roman *Franz Sternbalds Wanderungen* (1798) zu rezensieren. Er unterließ es, vielleicht weil es ihm damals keine vordringliche Aufgabe zu sein schien. Daß die in diesen Schriften vertretenen Anschauungen keine schnell vorübergehende Mode waren, zeigte sich aber an den *Gemäldebeschreibungen*, mit denen Friedrich Schlegel ab 1803 an die Öffentlichkeit getreten war. In diesen Artikeln, insbesondere in den beiden letzten 1805 publizierten, wurde offen gegen die Anschauungen der Weimarer Kunstfreunde Stellung bezogen. Hier wurde die These aufgestellt, daß die Kunst nie von der Religion getrennt werden könne, ohne sich selbst zu verlieren, und die Darstellung der Martyrien der Heiligen, die in den *Propyläen* als »widerstrebende« Gegenstände abgelehnt worden waren, wurde den Künstlern ausdrücklich empfohlen.[6] Hauptursache für die Mängel der zeitgenössischen Kunst sei es, daß den meisten Künstlern »das innige und tiefe Gefühl« fehle. Als Weg zur Erneuerung wurde geraten, »ganz und gar den alten Malern [und zwar insbesondere den altdeutschen Malern, F.B.] zu folgen, und das einzig Rechte und Naive so lange treulich nachzubilden, bis es dem Aug und Geiste zur andern Natur geworden wäre«.[7]

Das war in der Tat das »Entgegengesetzte von unseren Wünschen und Bestrebungen«, und Goethe hat, auch wenn ihm das Forum der Kunstausstellungen nicht mehr zur Verfügung stand, Gelegenheiten gefunden, darauf zu antworten, zum Beispiel in den Anfang 1808 gedruckten *Neuen Unterhaltungen*, wo er einräumt, daß die Kunst »aus und mit der Religion entsprungen« sei, jedoch »mit einer Art von barbari-

1 BA XIX, S. 456. Die genaue Datierung dieses Textes ist umstritten. Die Niederschrift durch Goethes Sekretär erfolgte 1812 oder etwas später. Dem zitierten Text ging die von Goethe gestrichene Bemerkung voraus: »Ein damals geschriebenes Blatt mag hier Platz finden«. Möglicherweise entstand dieses Blatt am 5. Januar 1806, denn an diesem Tag wird in Goethes Tagebuch ein »Rückblick auf die sieben vergangnen Ausstellungen« erwähnt. Daß es sich bei dem hier zitierten Text um jenes Blatt von 1806 handeln könnte, wird dadurch nahegelegt, daß hier im Präsens gesprochen wird, während in den einleitenden Absätzen das Präteritum steht.
2 Brief Goethes an Knebel, 20. März 1805: WA IV/17, S. 265.
3 Goethe, *Polygnots Gemälde in der Lesche zu Delphi:* BA XIX, S. 421.
4 Zit. nach Benz o.J., S. 114.
5 Zit. nach Benz o.J., S. 120. *Calibanen*: das Wort leitet sich von Caliban, einer Figur in Shakespeares *Sturm* her und bezeichnet rohe, grobschlächtige und primitive Menschen.
6 Schlegel 1959, *Zweiter Nachtrag alter Gemälde*, S. 92f.
7 Schlegel 1959, *Dritter Nachtrag alter Gemälde* (1805), S. 147 und 151.

schem Sinn und Geschmack«, aus dem sich die Griechen bald befreien konnten, die das reale Fundament der Naturnachahmung mit der idealen Richtung der Kunst zu verbinden wußten: »Die Naturschönheit ist den Gesetzen der Notwendigkeit unterworfen, die Kunstschönheit den Gesetzen des höchstgebildeten menschlichen Geistes, jene scheint uns darum gleichsam gebunden, diese gleichsam frei.«[8] Gegen die romantische Sehnsucht nach einer Rückkehr in die ursprüngliche Gebundenheit der Kunst hielt Goethe daran fest, daß die Kunst ihrem höchsten Begriffe nach autonom sein müsse.

In der Einleitung zu *Winckelmann und sein Jahrhundert* bekannte sich Goethe zu dem Begriff der Schönheit, die von Winckelmann »als der höchste Endzweck und als der Mittelpunct der Kunst« bezeichnet worden war und die die griechischen Bildhauer der klassischen Zeit in ihren Werken in höchster Vollkommenheit verwirklicht hatten.[9] »Indem der Mensch«, schreibt Goethe, »auf den Gipfel der Natur gestellt ist, so sieht er sich wieder als eine ganze Natur an, die in sich abermals einen Gipfel hervorzubringen hat«: das Kunstwerk, das in seiner »idealen Wirklichkeit« vor der Welt steht und den Menschen über sich selbst erhebt und über den Wandel der Zeit.[10]

Die Generation der Romantiker sah dies ganz anders. »Wir sind keine Griechen mehr«, konstatierte Philipp Otto Runge, nachdem er erfolglos an der *Weimarer Preisaufgabe* 1801 teilgenommen hatte, »wie können wir denn auf den unseligen Einfall kommen, die alte Kunst wieder zurückrufen zu wollen«.[11] Dennoch suchte er die Anerkennung Goethes. Der Besuch in Weimar im Herbst 1803 führte zu wechselseitiger Achtung, brachte jedoch keine Annäherung der Standpunkte in Fragen der Kunst.[12] Runge gab aber nicht auf, denn er hoffte, »daß auf dem höchsten Punkte einer Ansicht man sich doch begegnet«.[13] Die Ankündigung Goethes, daß die Weimarer Kunstausstellungen zwar nicht fortgesetzt werden, er sich aber »mit Freunden der Kunst und Natur über die Farben« zu unterhalten gedenke, ermunterte Runge, den Kontakt wieder aufzunehmen.[14] Der Austausch, der sich anschloß, war recht einseitig, weil Runge seine Ansichten zur Farbenlehre mitteilte, von Goethe hingegen nichts erfuhr, doch die *Farbenkugel* des Künstlers und die *Farbenlehre* des Dichters zeigen, daß beide, von unterschiedlichen Seiten kommend, in zentralen Fragen der Farbenlehre übereinstimmten.[15] Goethes Verhältnis zu der Serie der *Zeiten* (Kat. 212–215), die Runge mit seinem ersten Brief 1806 nach Weimar geschickt hatte, blieb zwiespältig. Zwar räumte er ein, Runge sei hier »zu einer Vollendung gelangt, die man bewundern muß«, betonte aber zugleich, er wünschte nicht, »daß die Kunst im ganzen den Weg verfolgte, den Sie eingeschlagen haben«.[16] Johanna Schopenhauer berichtete ihrem Sohn von der Wirkung dieser Blätter: »Meyern [Heinrich Meyer, F.B.] dabei zu sehen, ist höchst ergötzlich; er schimpft darauf wie ein Rohrsperling, weil er immer davor stehen bleiben muß, bis ihm der Kopf weh tut.«[17]

Die Unterschiede der Standpunkte waren nicht zu überbrücken. Wenn Goethe Daniel Runge gegenüber fast entschuldigend äußerte, daß der Gang, den sein Bruder genommen habe, »nicht der seine, sondern der des Jahrhunderts« gewesen sei, »von dessen Strom die Zeitgenossen willig oder unwillig mit fortgerissen werden«[18], so wurde er im Gespräch deutlicher. Als Sulpiz Boisserée Goethe im Mai 1811 besuchte, bewunderte er die vier Blätter Runges, die im Musiksaal hingen, worauf Goethe sagte: »Da sehen Sie einmal, was das für ein Zeug ist, zum Rasendwerden schön und toll zugleich. (...) das will alles umfassen und verliert sich darüber ins Elementarische, doch noch mit ungeheuren Schönheiten im Einzelnen; da sehen Sie nur, was für Teufelszeug, und da wieder, was da der Kerl für Anmut und Herrlichkeit hervorgebracht, aber der arme Teufel hat's auch nicht ausgehalten, er ist schon hin, es ist nicht anders möglich, was so auf der Kippe steht, muß sterben oder verrückt werden, da ist keine Gnade«.[19]

Goethe wußte die außergewöhnliche künstlerische Qualität der Details zu schätzen, doch die Intentionen, die Runge mit seinem Zyklus verfolgte, blieben ihm fremd.[20] In dem Aufsatz über *Neudeutsche religiospatriotische Kunst*, dessen Entstehung und Intention unten noch zu behandeln sein wird, bezeichnet Heinrich Meyer die Blätter als »ihrem äußern Ansehen nach dem Fach der sogenannten Grotesken verwandt, hinsichtlich auf den Sinn aber wahre Hieroglyphen«.[21] Die Zuordnung zu den traditionellen Gattungen ist nicht mehr möglich, die Interpretation aus dem Zusammenhang mit der Poetik der Romantik, in der das Prinzip der Arabeske eine zentrale Rolle spielte, wird verweigert.[22] Der komplizierte Verweisungsbezug von Bild

8 Goethe, *Neue Unterhaltungen über verschiedene Gegenstände der Kunst als Folge der Nachrichten von den Weimarischen Kunstausstellungen* (1808): BA XIX, S. 460.
9 Winckelmann 1764, S. 142.
10 Goethe, *Skizzen zu einer Schilderung Winckelmanns* (aus: *Winckelmann und sein Jahrhundert*, 1805): BA XIX, S. 486f.
11 Runge 1840, Bd. 1, S. 6.
12 Maltzahn 1940, S. 31ff.
13 Runge 1840, Bd. 2, S. 321. An Daniel Runge, 23. September 1806: Runge schrieb dies, nachdem er die von Fernow verfaßte Biographie von Asmus Jakob Carstens gelesen hatte, die in der Tat ein Beispiel für eine solche Begegnung sein konnte, denn Carstens, von den Weimarer Kunstfreunden hoch gepriesen, sollte bald für die jüngeren Künstler, insbesondere die Nazarener, zu einer Leitfigur werden.
14 Goethe, *Siebente Weimarische Kunstausstellung vom Jahre 1805:* BA XIX, S. 454f.; Runges Brief an Goethe vom 26. April 1806: Maltzahn 1940, S. 35.
15 Dazu grundlegend: Matile 1973, spez. S. 203ff.
16 An Runge, 2. Juni 1806: Maltzahn 1940, S. 39.
17 An Arthur Schopenhauer, 10. März 1807: Maltzahn 1940, S. 55.
18 Goethe an Daniel Runge, 17. Dezember 1811: Maltzahn 1940, S. 109 und S. 112. Goethe antwortete damit auf den Satz in dem Brief Daniel Runges vom 13. Oktober 1811: »...und so weiß und gestehe ich auch, daß mein Bruder einen Weg in der Kunst nahm und darauf beharrte, den Sie nicht für den richtigen erkennen«.
19 Brief von Sulpiz an Melchior Boisserée, 6. Mai 1811, zit. nach GG II, S. 648 (Nr. 3427).
20 Goethe an Runge, 2. Juni 1806: »Wir glauben Ihre sinnvollen Bilder nicht eben ganz zu verstehen, aber wir verweilen gerne dabei und vertiefen uns öfter in ihre geheimnisvolle, anmutige Welt« (Maltzahn 1940, S. 39).
21 H. Meyer, in: BA XX, S. 71.
22 Vgl. dazu Busch 1985, S. 44ff.

und Rahmen und zwischen den einzelnen Motiven überhaupt wird als Verrätselung abgelehnt, die dem in den *Propyläen* verkündeten Grundsatz, ein Bild müsse sich selbst aussprechen, diametral entgegensteht. Man darf sicher sein, daß Goethe die Dimensionen der Symbolik dieser Werke erkannte, denn in seiner *Farbenlehre* gibt es Aussagen zum »mystischen Gebrauch« der Farben, die den Intentionen von Runge engstens verwandt sind,[23] doch er sperrte sich dagegen, ihnen nachzugehen. Den Naturbegriff Runges, seine Vision der »Landschaft« als einer der neuen Epoche angemessenen Kunstform konnte er nicht teilen.

Goethes Auffassung von der Landschaft als Gattung der Malerei zeigt sich besonders deutlich in seinen Begegnungen und Auseinandersetzungen mit Caspar David Friedrich, zu dem sein Verhältnis genauso zwiespältig war, wie zu Runge.[24] Friedrich hatte zur letzten der *Weimarer Preisaufgaben* zwei in Sepia getuschte Landschaften eingesandt und war, obwohl die Blätter außerhalb der Konkurrenz gezeigt wurden, mit einem halben Preis geehrt worden. Die Rezension dieser Bilder durch Meyer ist bezeichnend.[25] Die Ausführung, das technische Detail erhält höchstes Lob, das Thematische wird nur am Rande erwähnt. Die Erfindung, nach der entsprechend dem von Goethe aufgestellten Programm die Preisbewerber zu allererst beurteilt werden sollten, wird als formale Kategorie aufgefaßt. In der Besprechung, die die Weimarischen Kunstfreunde von den sieben Zeichnungen publizierten, die Friedrich 1808 in Weimar ausstellte, werden zwar der »poetische Gehalt« der wohl im Zusammenhang mit dem *Tetschener Altar* stehenden Zeichnung *Kreuz im Gebirge* und die »mystisch religiösen Beziehungen« der heute verschollenen Zeichnung *Mein Begräbnis* erwähnt, doch das Lob gilt wieder vor allem der Ausführung.[26]

Friedrichs exzeptionelle Fähigkeiten in der Naturwiedergabe waren es sicher auch, die Goethe bewogen, den Maler im Herbst 1816 zu bitten, ihm Wolkenstudien auf der Grundlage der Systematik von Luke Howard anzufertigen.[27] Friedrich soll diesen Auftrag, der ihm von der Malerin Luise Seidler überbracht worden war, abgelehnt haben, weil »er gleich einen Umsturz der Landschaftsmalerei in diesem System sah«.[28] Nicht zu unrecht, denn es ist sehr wohl zu vermuten, daß Goethe, indem er Friedrich auf eine wissenschaftlich begründete Betrachtung der Natur zu verpflichten suchte, ihn von seiner Auffassung der Landschaftsmalerei, die der Dichter für grundsätzlich falsch hielt, abbringen wollte. Daß es dergleichen »Bekehrungsversuche« gegeben hat, bestätigt uns Meyer, wenn er in seinem Aufsatz über die »neudeutsche Kunst« schreibt: »Wie wenig ist nicht der wackere Friedrich ermuntert worden; aber er wendete sich dennoch nicht von seinen mystisch-allegorischen Landschaften, weil ihm der eingeschlagene Weg als der rechte, zum wahren Ziel leitende vorkömmt«.[29]

Von den Werken Caspar David Friedrichs war Goethe zugleich angezogen und abgestoßen. Im September 1810 besuchte er den Maler in seinem Atelier, wo er dessen Hauptwerke *Abtei im Eichwald* (Abb. 1) und *Mönch am Meer* (Abb. 2) sah.[30] In seinem Tagebuch hielt er fest: »Zu Friedrich. Dessen wunderbare Landschaften. Ein Nebelkirchhof, ein offenes Meer.«[31] Diese Notiz wird in der Literatur stets als Ausdruck höchsten Lobes gewertet, doch sie ist keineswegs eindeutig. Das Wortfeld »wunderbar« umschließt bei Goethe die Bedeutungen: »außerordentlich, erstaunlich, seltsam, ungewöhnlich, eigenartig«, kann also sowohl positiv wie negativ verstanden werden.[32] In seiner negativen Bedeutung, als Synonym zu »wunderlich«, ist in dem Wort die Vorstellung der Verwunderung als Moment der Befremdung enthalten.[33] Wenn man Goethe nicht unterstellen will, daß er in seinem Urteil zwischen Lob und Tadel schwankte und sich von Meyer negativ beeinflussen ließ,[34] dann darf man in diesem Urteil die Befremdung nicht überhören, die auch aus den anderen Äußerungen des Dichters herausklingt, beispielsweise aus seinem Brief an Meyer von 1812, wo er im Hinblick auf Zeichnungen Friedrichs sagt: »wie selten ist das Vollendete! So, daß man es auch in der wunderlichsten Art hoch schätzen und sich daran erfreuen muß«.[35] Knebel berichtet uns 1811, nach dem Besuch Friedrichs in Weimar, daß Goethe dessen Talent preise, »aber beklagt, daß er auf irrem Wege ginge«.[36]

Wie schon bei Runge wird die Metapher des falschen Weges hier eingesetzt, um die Differenz in den Grundsätzen auszudrücken. Der Weg, den Friedrich wie Runge einschlugen, führt nicht zum Ziel der wahren Kunst, wie Goethe es sah. Gerade im Falle Friedrichs mußte ihn das besonders bewegen, weil er in dem Maler ein Gegenbild seiner selbst sehen konnte. Während Goethe selbst, dem eine Zeitgenossin

23 MA X, S. 263. – Zur Interpretation des Zyklus: Traeger 1975, bes. S.46ff.
24 Vgl. Lichtenstern 1974, S. 75ff.
25 Scheidig 1958, S. 484f.
26 Börsch-Supan/Jähnig 1973, S. 75, S. 291 (Kat. Nr. 146) und S. 278 (Kat. Nr. 112).
27 Sumowski 1970, S. 39; Lichtenstern 1974, S. 87ff.
28 Luise Seidler an Goethe, 8. Oktober 1816, zit. nach Benz o.J., S. 139.
29 H. Meyer in: BA XX, S. 76.
30 Börsch-Supan/Jähnig 1973, S. 302ff. (Nr. 168 und 169).
31 Zit. nach Benz o.J., S. 136.
32 Fischer 1929, S. 755f.
33 Grimm 1960, Sp. 1845; hier wird festgestellt, daß das Wort gerade in dieser Bedeutung »Goethe noch ganz geläufig« war.
34 Diese Ansicht vertritt z. B. Benz o.J., S. 134ff.
35 Goethe an H. Meyer, 25. April 1812, in: Hecker 1919, S. 305.
36 Brief Knebels an seine Schwester, 16. Juli 1811, GG II, S. 677 (Nr. 3501).

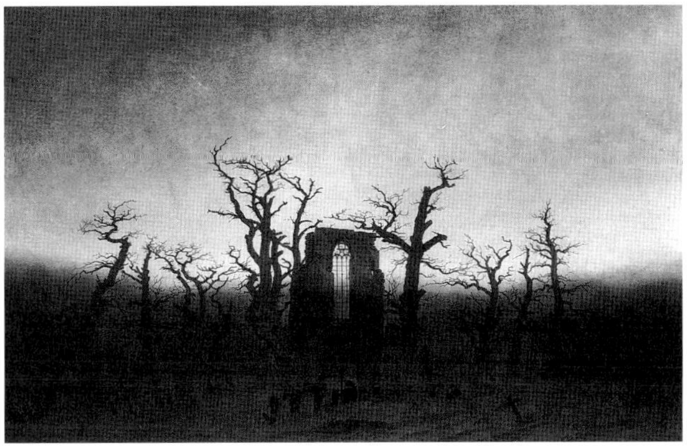

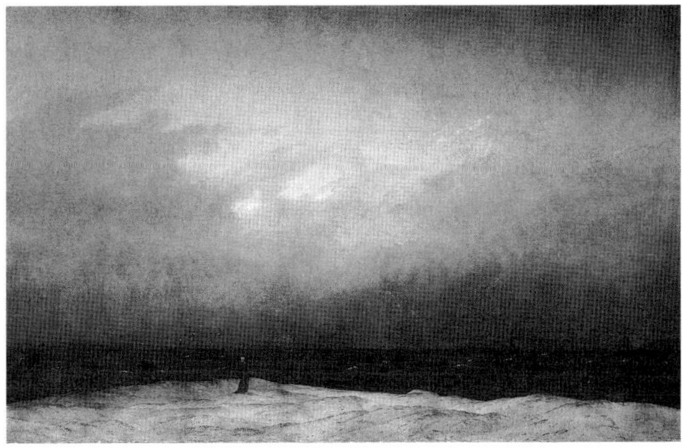

Abb. 1
Caspar David Friedrich, Abtei im Eichwald, 1809/10.
Staatliche Museen zu Berlin, Nationalgalerie
© Jörg P. Anders

Abb. 2
Caspar David Friedrich, Mönch am Meer, 1808/10.
Staatliche Museen zu Berlin, Nationalgalerie
© Jörg P. Anders

wie Henriette Herz auf dem Gebiet der Landschaftsmalerei höchste Kompetenz nachsagte,[37] Weg und Ziel zu kennen glaubte, es jedoch wegen seines ungenügenden Talentes nicht erreichen konnte, erkannte er in Friedrich einen Künstler von einzigartigem Talent auf falschem Wege. Goethes Interesse an Friedrich gründete in der Hoffnung, hier lenkend eingreifen zu können.

Das wichtigste Dokument für Goethes Bemühungen, auf die Richtung Friedrichs und der neueren Landschaftsmalerei Einfluß zu nehmen, ist der Aufsatz *Ruisdael als Dichter.*[38] Den vielschichtigen Kontext, in dem dieser Aufsatz entstand, hat Ernst Osterkamp nachgezeichnet.[39] Die Arbeiten an diesem Text hatte Goethe im Januar 1813 begonnen, dann aber liegengelassen, um sie erst im Frühjahr 1816 wieder aufzunehmen.[40] Die Fertigstellung fällt in eine Zeit, in der Goethe einerseits das erste Heft von *Über Kunst und Alterthum* vorbereitete, andererseits für die Publikation der *Italienischen Reise* seine Aufzeichnungen über die Fahrt nach Sizilien überarbeitete, in denen Fragen der Landschaftsdarstellung eine besondere Rolle spielen.[41] Der Aufsatz war offensichtlich gedacht als Auftakt zu einer Folge von Texten, mit denen Goethe gegen die romantische Kunst Stellung beziehen wollte.[42] Daß Friedrich impliziter Adressat dieses Aufsatzes ist, hat Ernst Osterkamp in einem überzeugenden Indizienbeweis dargelegt.[43]

Goethe spricht seine Intentionen offen aus. Die Bilder Ruisdaels zeigen, »wie weit die Kunst gehen kann und soll«, sind also ein auch für die Gegenwart gültiges Vorbild. Die Beschreibungen gehen über alle Formfragen erstaunlich schnell hinweg und konzentrieren sich auf den Inhalt, den »Begriff, den das Werk zuletzt (...) ausspricht, ohne sich darin aufzulösen oder zu verkühlen«. Es ist dies, zumindest auf den ersten Blick, eine Annäherung an die Positionen der Romantiker. »Das Bedeutende« so hatte Friedrich Schlegel geschrieben, »ist überhaupt der Zweck aller Malerei«[44] und die Weimarer Kunstfreunde hatten Friedrich charakterisiert als einen Künstler, »der mit Ernst und Treue sich zur Natur hält, der in seinen Werken das eigene Innere entfaltet, nach der Bedeutung strebt, mit einem Wort, der Eigenthümlichkeit und Gehalt der Erfindungen mit charakteristischer Darstellung der einzelnen Teile verbindet«.[45] Natürlich ist es die Absicht dieser Annäherung, die eigene Position um so deutlicher herauszustellen. Bemerkenswert ist auch die von Goethe getroffene Auswahl. Er ließ das größte und damals wohl auch bekannteste Werk Ruisdaels aus dem Bestand der Dresdner Gemäldegalerie, das unter dem Titel *Die Jagd* bekannt ist, beiseite und widmete sich drei Werken, die thematisch der Motivwelt Friedrichs nahestehen: auch dies in der Absicht, die Unterschiede deutlich werden zu lassen. Friedrichs *Abtei im Eichwald*, die Goethe in Dresden gesehen hatte, weist eine ganz ungewöhnliche Häufung von Motiven auf, die auf Tod und Vergänglichkeit hindeuten. Darin ist es Ruisdaels Gemälden *Das Kloster* (Kat. 3) und *Der Judenfriedhof* verwandt, doch Goethes Beschreibung drängt die Vergänglichkeitsthematik, die ja gerade im Bild des Kirchhofs evident ist, zurück und arbeitet heraus, wie in Ruisdaels Bildern »das Abgestorbene mit dem Lebendigen in die anschaulichste Verbindung gebracht« wird. Der Begriff, auf den der Betrachter durch Ruisdaels *Kloster* oder den *Wasserfall* gebracht wird, ist der der Kontinuität des Lebens. Er wird durch den organischen Zusammen-

37 H. Herz schreibt in ihren Erinnerungen über Goethes Besuch in Dresden 1810: »Über Landschaftsmalerei jedoch sagte er das Trefflichste. Hier war er ganz zu Hause. Der Dichter, der Kritiker, der Naturbeobachter und der ausübende Künstler gingen hier bei ihm Hand in Hand.« GG II, S. 573 (Nr. 3282).
38 BA XX, S. 30ff.
39 Osterkamp 1991, S. 321ff.
40 Der Aufsatz erschien am 3. Mai 1816 im *Morgenblatt für gebildete Stände.*
41 Osterkamp 1991, S. 326ff.
42 Der Schlußsatz des Aufsatzes lautet: »Wir werden in der Folge noch mehr Beispiele aufsuchen, wo der reinfühlende, klardenkende Künstler, sich als Dichter erweisend, eine vollkommene Symbolik erreicht und durch die Gesundheit seines äußern und innern Sinnes uns zugleich ergötzt, belehrt, erquickt und belebt« (BA XX, S. 35).
43 Osterkamp 1991, S. 328ff.
44 F. Schlegel, *Nachtrag italienischer Gemälde,* in: Schlegel 1959, S. 72.

hang der Natur wie durch das Bild des fließenden Wassers veranschaulicht. Selbst das Bild des *Kirchhofs*, das »allein der Vergangenheit gewidmet ist, ohne dem gegenwärtigen Leben irgendein Recht zu gönnen«, wird in diesem Sinne ausgedeutet. Die zerfallenen Grabmäler sind für Goethe ein »Mehr-als-Vergangenes«, sind »Grabmäler von sich selbst« und gerade im Verfall in den ewigen Kreislauf der Natur eingebunden, der auch hier wieder durch den Bach symbolisiert wird, der sich zwischen den Ruinen seinen Weg sucht.

Für Goethe zeigen die Bilder Ruisdaels die Totalität des Lebens, in der Vergangenheit und Gegenwart »lieblich durcheinander« gewebt sind. In Friedrichs *Abtei im Eichwald* hingegen, so wird es Goethe gesehen haben, hat das gegenwärtige Leben kein Recht: schwer lastet der dunkle Dunst auf der gefrorenen Erde. Nur das von ferne in diese Welt dringende Licht kann als Hoffnungsschimmer aufgefaßt werden. Wenn die Bilder Ruisdaels die Zeit in der organischen Einheit des Lebens umfassen, so bietet sie sich in Bildern Friedrichs wie dem *Hünengrab im Schnee*[46] als eine alle menschlichen Vorstellungen übersteigende Dimension dar, gegenüber deren Erhabenheit alles Menschliche verschwindend klein erscheint. Wenn Friedrich in seinen Bildern auf überlieferte Kompositionsschemata verzichtet, wie dies im *Mönch am Meer* in besonders eklatanter Weise geschieht, so zwingt er den Betrachter damit, nicht bei dem Kunstwerk selbst als einer in sich geschlossenen und deshalb in sich ruhenden Größe stehen zu bleiben, sondern sozusagen durch dieses Werk hindurchzudenken, das Dargestellte als Verweis auf Metaphysisches aufzufassen. Die Dominanz des Transzendenten hat ihre notwendige Entsprechung in der Negation des Diesseitigen: das Symbol löst sich im Symbolisierten auf. Diese Auffassung steht dem Symbolbegriff Goethes, der auch seinen Ruisdael-Interpretationen zugrunde liegt, konträr gegenüber. So wie in der griechischen Statue Apolls alle im mythischen Begriff des Gottes liegenden Vorstellungen zur Erscheinung gebracht, zu einer untrennbaren Einheit von Begriff und Darstellung verschmolzen sind, so ist auch bei Ruisdael, wie Goethe ihn versteht, das Metaphysische in die Erscheinung eingebildet: das Symbolisierte geht ganz in der anschaulichen Gestalt auf. »Das ist die wahre Symbolik, wo das Besondere das Allgemeine repräsentiert, nicht als Traum und Schatten, sondern als lebendig augenblickliche Offenbarung des Unerforschlichen«.[47]

In der Einleitung zu den *Propyläen* hatte Goethe als höchstes Ziel der Kunst die Forderung aufgestellt, »daß ein Künstler sowohl in die Tiefe der Gegenstände als in die Tiefe seines eignen Gemüts zu dringen vermag, um in seinen Werken nicht nur etwas leicht und oberflächlich Wirkendes, sondern wetteifernd mit der Natur, etwas geistig Organisches hervorzubringen und seinem Kunstwerk einen solchen Gehalt, eine solche Form zu geben, wodurch es natürlich zugleich und übernatürlich erscheint«.[48] Diesem Begriff des Gemüts begegnet man im Ruisdael-Aufsatz nicht. Hier wird fast nüchtern festgestellt, Ruisdael habe »bewundernswürdig geistreich den Punkt gefaßt, wo die Produktionskraft mit dem reinen Verstande zusammentrifft«. Goethe vermied den Begriff, der an sich für ihn große Bedeutung hatte, bewußt, weil dieser, wie auch der zumeist synonym verwendete Begriff des Gefühls, in der ästhetischen Theorie der Romantiker zu einer zentralen Kategorie aufgestiegen war.[49] Schon im eingangs zitierten Rückblick auf die *Weimarer Preisaufgaben* hatte er in der Verbindung von Gemüt und Religion eine Ursache für die in seinen Augen falschen Entwicklungen erkannt. Die Erfahrungen mit Runge und Friedrich konnten ihn in seiner Diagnose bestätigen. Schleiermacher hatte in seinen *Reden über die Religion* das Wesen der Religion als »Anschauung und Gefühl« definiert.[50] Der Blick nach innen ist danach der Weg zur religiösen Erkenntnis, zur Erfahrung des Metaphysischen. Genau in diesem Sinne forderte Friedrich: »Schließe dein leibliches Auge, damit du mit dem geistigen zuerst siehest dein Bild. Dann fördere zutage, was du im Dunkeln gesehen, daß es zurückwirke auf andere von außen nach innen«.[51] Im Kunstwerk der Romantik wird die innere Schau des Metaphysischen zur Erscheinung gebracht.

Goethe konnte den Weg Friedrichs nicht akzeptieren. Die Naturerscheinungen werden dabei einer Sinnzuweisung unterworfen, die notwendig subjektiv und willkürlich sein muß und mithin dem Wahrheitsanspruch der Kunst nicht gerecht werden kann. Bei Ruisdael, so will er zeigen, bestimmt nicht subjektives Empfinden, sondern die Erkenntnis der objektiven Lebenszusammenhänge das Bild.[52] Nur eine objektive Naturauffassung kann die Wahrheit erreichen. Auf der höchsten Stufe der Kunst tritt das Subjekt des Künst-

45 *Jenaische Allgemeine Literaturzeitung*, Neujahrsprogramm 1809, zit. nach Benz o.J., S. 131.
46 Dresden, Gemäldegalerie Neue Meister; Börsch-Supan/Jähnig 1973, S. 296 (Nr. 162). Eine verwandte Zeichnung wurde auf Vermittlung Goethes von Herzog Carl August erworben, heute in Weimar, Schloßmuseum (Börsch-Supan/Jähnig 1973, S. 291, Nr. 147).
47 BA XVIII, S. 520 (Nr. 314); Sörensen 1963, S. 112ff.
48 BA XIX, S. 179.
49 Vgl. Hartmann-Werner 1976, S. 330ff.
50 Schleiermacher 1799, S. 35ff.
51 Hinz 1974, S. 92.
52 Vgl. Osterkamp 1991, S. 338f.
53 Goethe, *Künstlerische Behandlung landschaftlicher Gegenstände* (um 1824): BA XX, S. 457.
54 Boisserée, Eintrag vom 11. September 1815: Boisserée 1823, Bd. 1, S. 265.
55 Förster, *Kunst und Leben. Aus dem Nachlaß*, Berlin 1872, GG III/2, S. 804 (Nr. 6889). Während diese Äußerung wohl in das Jahr 1831 zu setzen ist, wird eine zweite, die ganz ähnlich lautet, 1825 datiert (was aber wohl wenigstens um ein Jahr zu früh ist), abgedruckt bei: GG III/2, S. 288f. (Nr. 6175). In dieser wird auch auf Ruisdael Bezug genommen: »Als ich mir erlaubte, an den berühmten Friedhof Ruysdaels in der Dresdner Galerie zu erinnern und bescheidentlich fragte: ob nicht auch die elegische Stimmung in der Landschaftsmalerei eine Berechtigung habe? entgegnete Goethe: ›Zuverlässig – allein dann laßt die Marmortafeln der Gräber durch den Zauber der Mondbeleuchtung uns in eine wohltuend rührende Stimmung versetzen, und die grünbelaubten Bäume und Gras und Blumen vergessen machen, daß wir uns auf einem Totenacker befinden.‹« Vgl. Lorck 1936, S. 205ff., wo dargelegt wird, daß Goethe vermutlich nicht das 1828/29 datierte Gemälde gesehen hat, das sich heute im Wallraf-Richartz-Museum in Köln befindet, sondern wohl eine sorgfältig ausgeführte Zeichnung, heute im Cincinnati Art Museum, Cincinnati, Ohio.

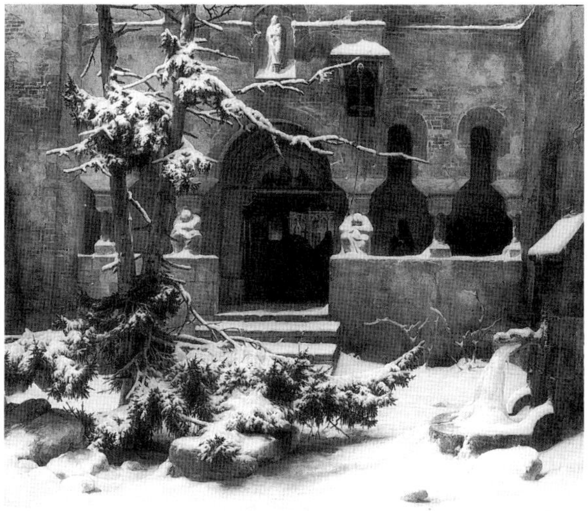

Abb. 3
Karl Friedrich Lessing, Klosterkirchhof im Schnee, 1828/30. Köln, Wallraf-Richartz-Museum © Rheinisches Bildarchiv

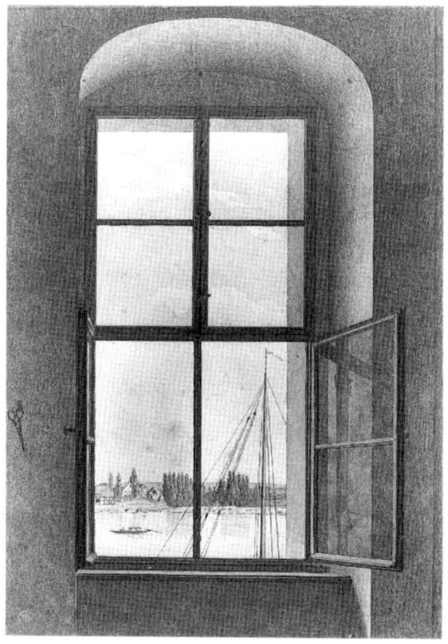

Abb. 4
Caspar David Friedrich, Blick aus dem Atelier des Künstlers. Wien, Österreichische Galerie im Belvedere

lers ganz hinter die Objektivität der Erscheinung im Kunstwerk zurück. »Im Claude Lorrain erklärt sich die Natur für ewig«, schrieb Goethe in seinen Aufzeichnungen über *Landschaftliche Gegenstände*.[53] Die Natur selbst ist es, die sich in Claudes Bildern in ihrer höchsten Schönheit offenbart.

Es gibt verschiedene Berichte, die bezeugen, wie heftig die Reaktion Goethes auf Werke sein konnte, in denen er romantische Subjektivität und Negation des Diesseits erkannte. Sulpiz Boisserée berichtet in seinem Tagebuch 1815 von einem Gespräch mit Goethe: »Jetziger Zustand der Kunst – bey vielem Verdienst und Vorzug große Verkehrtheit. – Mahler Friedrich seine Bilder können ebensogut auf den Kopf gesehen werden. Goethes Wut gegen dergleichen, wie er sich ehemals ausgelassen, mit Zerschlagen der Bilder an der Tischecke – Zerschießen der Bücher u.s.w.«.[54] Indem Friedrichs Bilder die tradierten Kompositionsregeln verletzten, versperren sie sich ihm einer vernünftigen Rezeption. Daß sie »über Kopf« gesehen werden können, ist Metapher für ihre grundsätzliche Verkehrtheit. Über Karl Friedrich Lessings Darstellung *Klosterhof im Schnee* (Abb. 3), von der er 1826 eine Zeichnung erhalten hatte, sagte Goethe zu Friedrich Förster: »Was ist mir das für eine frostige Jugend, die eine solche Winterlandschaft wie diese hier (...) malt; ich höre viel Gutes von dem jungen Manne, er verrät Talent, aber mit seiner Winterlandschaft will ich nichts zu schaffen haben, und dabei noch Mönche und Begräbnis, lauter Negationen, die ich nicht statuiere. Erstens also zugegeben, daß es einen Winter gibt – eigentlich sollt' es gar keinen geben! – so lob ich mir doch die holländischen Winterlandschaften; da wird Schlittschuh gelaufen, die Schlote rauchen, da ist Leben und Bewegung; aber hier ist nichts als Tode, oder Erstorbenheit (...). Ich friere nicht gerne draußen, warum soll ich mich denn in der Stube erkälten und dazu noch vor einem Kunstwerke. Solche Landschaften nenne ich subjektive; eine Landschaft muß aber nicht so ein Einzelfall sein. Man muß junge Künstler beizeiten warnen, sonst bleiben sie in solchen hohlen Wegen sitzen; dem guten Friedrich in Dresden ist's nicht anders ergangen; von dem haben wir dergleichen Landschaften in Menge«.[55]

Auch Gottfried Schadow berichtet, daß Goethe den als negativ empfundenen Winterdarstellungen der Romantiker die »Lebenslust« holländischer Winterbilder entgegengehalten habe.[56] So darf man wohl vermuten, daß Goethe es war, der den jungen Friedrich Preller dazu anregte, Winterlandschaften zu malen, die wie die Bilder von Hendrik oder Barent Averkamp munteres Treiben auf dem Eis schildern und in der Tat Antitypen zu den Gemälden Friedrichs oder Lessings sind.[57] Ein ähnlicher Gegensatz ergibt sich, wenn man eines der Hauptwerke von Carl Ludwig Kaaz, nämlich die *Aussicht aus einem Fenster der Villa des Malers Grassi nach dem Plauenschen Grunde bei Dresden* (Kat. 314) von 1807, mit einem der Fensterbilder Friedrichs vergleicht, die 1808 in Weimar ausgestellt wurden (Abb. 4).[58] Während Friedrich durch die Anordnung des Fensters, den niedrigen Horizont und die Verteilung von Licht und Schatten Innen und Außen so entgegensetzt, daß die Flußlandschaft dem Betrachter als das für ihn unerreichbare, in seiner lichtdurchfluteten Helligkeit aber magisch anziehende Jenseitige erscheint, hat Kaaz das Fenster so groß ins Bild gesetzt, daß der Innenraum keinen eigenen, dem Außen entgegengesetzten Bereich bildet, vielmehr Landschaft und Licht bei Kaaz gleichsam durch das Fenster hereinzudrängen scheinen.

Die Berichte Prellers über seinen Umgang mit Goethe geben ein schönes Zeugnis dafür, wie der Dichter einen Künstler auf den seiner Meinung nach richtigen Weg der Landschaftsmalerei zu lenken versuchte. Indem er dem begabten Jungen die Schrift Howards über die Wolkenbildungen zu lesen gab und ihn beauftragte, Wolkenstudien anzufertigen, führte er ihn auf ein genaues Naturstudium. Anschließend verwies er ihn auf die Niederländer, ließ ihn Ruisdael

56 Schadow 1849, Bd. 2, S. 531, wo aus einem um 1837 verfaßten Manuskript Schadows zitiert wird: »Im Fache der Landschaft hatte früher schon Friedrich in Dresden einen Nachtwächterton angegeben, der noch widerhallt in Kloster Kirchhöfen, die verschneit sind u. wo vermummte Puppen herumstreichen. Hiervon sagte Goethe: Schöne Arbeit, aber ich meinte immer, die Kunst solle das Leben erheitern; hier ist kühles Erstarren, Hinsterben und Trostlosigkeit – wenn die Holländer den Winter darstellen, so sieht man Schlitten und Schlittschuhläufer u. Lebenslust.«

kopieren und vermittelte ihm eine Studienreise in die Niederlande und setzte sich dann dafür ein, daß er nach Italien gehen konnte, wobei er ihm nachdrücklich das Vorbild von Nicolas Poussin und Claude Lorrain empfahl.[59]

Ein anderes wichtiges Beispiel für Goethes Anteil- und Einflußnahme auf dem Gebiet der Landschaftsmalerei geben uns Werke und Schriften von Carl Gustav Carus.[60] Die Anfänge von Carus, der als Autodidakt zur Malerei kam, stehen ganz unter dem Einfluß von Caspar David Friedrich. Dieses Vorbild ist auch deutlich greifbar in den ersten seiner *Neun Briefe über Landschaftsmalerei*, wo er zum Beispiel als Hauptaufgabe landschaftlicher Kunst die »Darstellung einer gewissen Stimmung des Gemütslebens« bezeichnet.[61] Im fünften Brief, der schon nach seinem Besuch bei Goethe in Weimar verfaßt wurde und der einen knappen Abriß der Geschichte der Landschaftsmalerei bietet, werden Ruisdael und Claude als »Stammväter echter Landschaftskunst« bezeichnet. In den letzten drei Briefen schließlich verschiebt Carus das Gewicht »von der stimmungsbetonten, subjektiven zu einer im Sinne Goethes gesetzmäßigen, objektiven Landschaftsauffassung«, für die er den Begriff des »Erdlebenbildes« prägt.[62]

Goethe wird die *Landschafts-Briefe* von Carus mit größter Aufmerksamkeit gelesen haben, weil er damals selbst eine umfassende Darstellung der Geschichte der Landschaftsmalerei plante. Nicht lange nachdem er seinen Ruisdael-Aufsatz publiziert hatte, begann er Material zu sammeln und hielt, wie er es stets zu tun pflegte, sein Projekt in einem Schema fest, das er später noch mehrfach überarbeitete.[63] Leider ist der auf dieser Grundlage dann 1829 verfaßte Entwurf Fragment geblieben. Für die Disziplin der Kunstgeschichte ist er gleichwohl bedeutend, weil er als erstes Exempel einer Gattungsgeschichte angesehen werden kann. Die Linie, die hier gezeichnet werden sollte, beginnt bei der Landschaft als Bildhintergrund, führt dann über die venezianische und niederländische Malerei und kulminiert im Werk Claude Lorrains, um dann in die »Porträt-Landschaften« auszulaufen. Auch dieser Text ist wieder implizit eine Auseinandersetzung mit der Romantik. Indem eine Entwicklungslinie gezogen wird, die, wenn man sie verlängern würde, an der romantischen Landschaftskunst eines Caspar David Friedrich vorbeiführen muß, wird dieser abermals ein Abirren vom rechten Wege unterstellt. Vor allem aber richtet sich der Text implizit gegen Friedrich Schlegel, der in seinen *Gemäldebeschreibungen* die These zum obersten Grundsatz erhoben hatte, daß es keine Gattungen in der Malerei gebe, sondern nur »ganz vollständige Gemälde«, die man als Historienbilder zu bezeichnen pflege, die aber besser gar nicht mit einem besonderen Gattungsnamen belegt werden sollten.[64] In dem »vollständigen Gemälde« sind Landschaft, Porträt oder Stilleben enthalten. Ihre Abspaltung zu selbständigen Gattungen wird von Schlegel als Zersplitterung der Malerei gewertet, die von der ursprünglichen Bestimmung der Kunst, der Religion zu dienen, fortgeführt und damit wesentlich zu ihrem Niedergang beigetragen habe. Goethe zeichnet eine reziprok verlaufende Linie der Entwicklung. Seine Darstellung einer eigenständigen und eigenwertigen Geschichte der Landschaftsmalerei, die im Werk Claudes ihren Höhepunkt erreichte, ist nicht nur eine historische Rechtfertigung dieser Gattung, sondern zugleich ein gewichtiges Plädoyer für die Autonomie der Kunst.

Wenn hier den Bemühungen Goethes um Geschichte und Theorie der Landschaftsmalerei eine Stoßrichtung gegen die Kunstauffassung Friedrich Schlegels unterstellt wird, so mag das vielleicht gesucht erscheinen, weil Schlegel in den Texten, um die es hier ging, nicht genannt wird. Diese Texte sind jedoch Teil von Goethes breit angelegter Auseinandersetzung mit der Romantik, und hier war Schlegel eine Schlüsselfigur. Goethe hat, wie zu zeigen sein wird, auch in einem anderen Fall versucht, ihn zu treffen, ohne ihn zu nennen. Auf dem Hauptfeld der Auseinandersetzungen jedoch, dem Streit um die Kunst der Nazarener, wird Schlegel offen angegriffen. Hier wird er bezeichnet als »schriftlicher Lehrer des neuen altertümelnden, katholisch-christelnden Kunstgeschmacks (...), streitend gegen die bisher gehegten Meinungen über echte Kunst und die Art, sie zu fördern.«[65]

So unbestreitbar groß Schlegels Bedeutung für die Nazarener auch war, kann er für die Anfangszeit dieser Bewegung nur bedingt als deren Mentor gelten. Die in Wien lebenden Künstler, die sich um Overbeck und Pforr zum Lukasbund zusammenfanden, hatten keinen Kontakt zu Schlegel, obwohl dieser seit 1808 dort lebte. Auch die frühen Schriften lassen keinen direkten Einfluß erkennen. Dieser begann erst in Rom wirksam zu werden, wohin die Lukasbrüder 1810 gezogen

57 Nach der Schilderung, die Preller rückblickend von der Entstehung des ersten dieser Werke gab, hatte er selbst das Thema des Eislaufs für sich entdeckt, hatte jedoch den Erfolg, daß Goethe eben wegen dieses Bildes sich dafür einsetzte, daß er vom Großherzog ein Stipendium für eine Studienreise in die Niederlande erhielt (GG II/1, S. 680ff., Nr. 5464). Die Anlehnung an die niederländischen Vorbilder allerdings läßt die in den Erinnerungen suggerierte eigenständige Erfindung allein aufgrund der Natureindrücke unwahrscheinlich erscheinen.

58 Geller 1961, S. 127; Börsch-Supan/Jähnig 1973, S. 285f. (Nr. 131 und 132).

59 Roquette 1883; vgl. das Zitat in: GG II/2, S. 49 (Nr. 5859).

60 C. G. Carus, *Goethe, zu dessen näherem Verständnis* (1843), hrsg. von H.F. Wörmann, Herford 1948, S. 10ff.; Prause 1968, S. 41ff.

61 Carus 1831, S. 49.

62 Prause 1968, S. 48.

63 Trunz 1980, S. 156ff.

64 F. Schlegel, *Nachtrag italienischer Gemälde*, in: Schlegel 1959, S. 73.

65 H. Meyer in: BA XX, S. 70.

66 Goethe an Engelmann, 5. Oktober 1810, zit. nach Benz o.J., S. 156. In einem Brief an C. F. von Reinhard schrieb Goethe zwei Tage später: »Ich will diese Rücktendenz nach dem Mittelalter und überhaupt nach dem Veralteten recht gerne gelten lassen, weil wir sie vor 30 bis 40 Jahren ja auch gehabt haben, und weil ich überzeugt bin, daß etwas Gutes daraus entstehen wird; aber man muß mir nur nicht glorios damit zu Leibe rücken« (zit. nach Benz o.J., S. 157f.).

67 Goethe an C.F. v. Reinhard, Mai 1811: »Nun hat sich der junge Mann ganz in die alte deutsche Art und Weise vertieft, die denn zu den faustischen Zuständen ganz gut paßt, und hat sehr geistreiche, gut gedachte, ja oft unübertrefflich glückliche Einfälle zutage gefördert, und es ist daher wahrscheinlich, daß er es noch weit bringen kann, wenn er nur erst die Stufen gewahr werden kann, die noch über ihm liegen.« (zit. nach Benz o.J., S. 163).

68 Es handelte sich um die Zeichnungen *Abschied der Apo-*

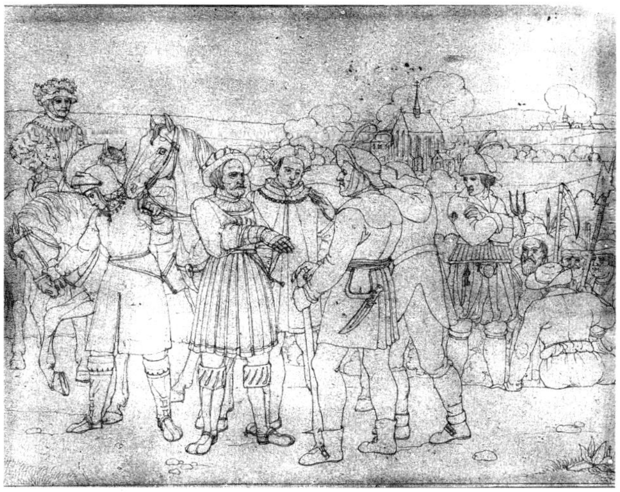

Abb. 5
Franz Pforr, Götz von Berlichingen, Akt V: Götz und die Bauern.
Stiftung Weimarer Klassik, Museen

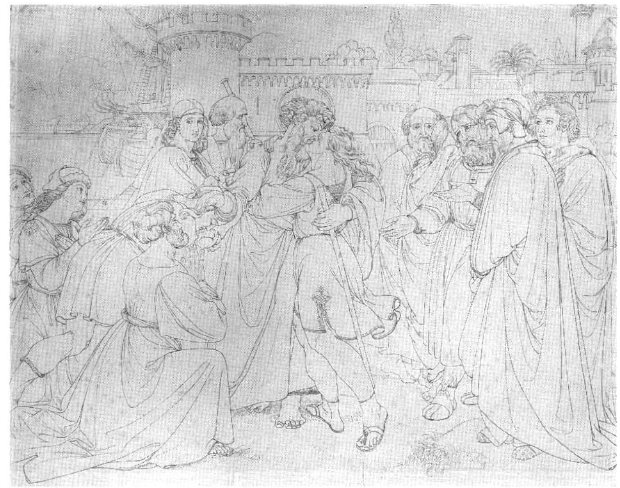

Abb. 6
Peter Cornelius, Abschied der Apostel.
Essen, Folkwang-Museum
© Liselotte Witzel

waren. Vermittelt wurde er durch Schlegels Stiefsöhne Johannes und Philipp Veit und durch Peter Cornelius, der 1811 nach Rom gekommen war und durch die Bekanntschaft mit den Brüdern Boisserée bereits 1803 mit den Anschauungen Schlegels in Berührung gekommen war.

Die Anfangsphase dieser Künstler fiel in eine Zeit, in der in Reaktion auf die umwälzenden Ereignisse der Napoleonischen Kriege überall in Deutschland starke nationalistische Strömungen auftraten, und in dieser Zeit fanden die frühen Werke Goethes neues Interesse, sein Aufsatz *Über das Straßburger Münster*, *Götz von Berlichingen* und *Faust*, der 1808 endlich vollendet vorlag. Peter Cornelius, der zeitlebens betonte, daß er Goethe als eine Art geistigen Ziehvater betrachtete, wie auch Franz Pforr haben über der Arbeit an Illustrationen zu Goethes Werken zu sich selbst gefunden. Der Dichter hat ihre Hommage recht distanziert aufgenommen. Pforrs Zeichnungen zu *Götz von Berlichingen* (Abb. 5) waren für ihn Produkt der »Neigung der sämmtlichen Jugend zum Mittelalter«, die er freilich nur als »Uebergang zu höheren Kunstregionen« werten konnte.[66] Im gleichen Sinne äußerte er sich über die *Faust*-Illustrationen von Cornelius (Abb. 6), die er 1811 durch Boisserée kennen lernte und die ihm »wirklich wundersam« vorkamen.[67]

Im Sommer 1813 erhielt Goethe durch Christian Schlosser neue Zeichnungen von Cornelius und Overbeck,[68] die ihm deutlich machen konnten, daß die Neigung zum Mittelalter und zu vorklassischen Entwicklungsstufen der Kunst keineswegs eine vorübergehende Erscheinung war. In seinem sehr freundlich gehaltenen Dankschreiben an Schlosser stellte er fest: »Man hat in der Kunstgeschichte wohl das Beyspiel, daß frühere Werke in späteren Zeiten nachgeahmt worden, aber ich wüßte nicht, daß Künstler sich mit Gemüth, Geist und Sinn in eine frühere Epoche dergestalt versetzt, daß sie ihre eigenen Productionen an Erfindung, Styl und Behandlung denen ihrer Vorgänger hätten gleich machen wollen. Den Deutschen war es vorbehalten, eine so wundersame, freylich durch viele zusammentreffende Umstände hervorgerufene Epoche zu gründen. Jene Künstler sind wirklich anzusehen als die, in Mutterleib zurückgekehrt, noch einmal geboren zu werden hoffen.«[69] Die tiefe Ironie, die in dieser Feststellung liegt, haben die Nazarener überhört.[70] Sie haben Goethes Bild wie einen Ehrentitel aufgenommen, obwohl damit doch das grundsätzlich Verkehrte ihres Strebens bezeichnet werden sollte: der Weg, den sie in ihrer Kunst gingen, lief nach Goethes Überzeugung gegen alle natürliche Entwicklung.

Durch die Konfrontation mit diesen Werken sah sich Goethe veranlaßt, seine Ideen zu einem Aufsatz über die jüngsten Entwicklungen in der deutschen Kunst niederzuschreiben.[71] Ausgehend von einer Betrachtung des »geistigen Ganges der Kunstbildung in Italien« wollte er die christliche Kunst in ihren mittelalterlichen Anfängen, wie er sie in Venedig kennengelernt hatte, der neuen christlichen Kunst gegenüberstellen. In einem zweiten Argumentationsschritt wollte er seine Konzeption zur Förderung der Kunst, das Programm der *Propyläen* und ihrer *Preisaufgaben*, mit der neuen Kunst vergleichen, die der »Klosterbruderischen und Sternbaldischen Maxime« folgt und die

stel und *Siegfrieds Tod* von Cornelius und um die *Speisung der Hungrigen*, einem Blatt aus einem geplanten Zyklus der *Sieben Werke der Barmherzigkeit* von Overbeck; vgl. Howitt 1886, Bd. 1, S. 363.
69 Goethe an Chr. Schlosser, 26. September 1813: WA IV/24, S. 9f.
70 Vgl. den 16. März 1818 datierten Abschnitt in: Atterbom 1970, S. 204.
71 BA XX, S. 35ff.; Die Niederschrift wird allgemein Ende 1813/Anfang 1814 datiert.

»nicht durch Kenner, sondern durch Liebhaber« initiiert wurde. Sein eigenes Vorgehen bezeichnet er als »genetische Methode«, womit er offensichtlich meint, daß er, indem er wichtige Grundsätze wie die Bedeutung der Gegenstände herausstellte, nur den Anstoß zu einer eigenständigen und freien Entwicklung der Kunst gab. In Abwandlung des im Brief an Schlosser geprägten Bildes wirft er den »neukatholischen« Künstlern vor, daß sie »allen hergebrachten Vorteilen einer ausgebildeten Kunst entsagten und in den Schoß der Mutter zurückzukehren sich bemühten und eine wahrhafte Wiedergeburt abzuwenden«. Nicht auf dem verkehrten Weg der Rückwärtsorientierung, sondern nur auf dem von ihm vorgeschlagenen Weg der »genetischen Methode« wäre seiner Überzeugung nach eine »wahrhafte Wiedergeburt« zu erreichen. Daß dies nur Theorie war, ist ihm bewußt gewesen. Zelter gegenüber hatte er schon vorher selbstkritisch von seinem »Wahn, genetisch wirken zu wollen« gesprochen.[72]

Auch eine »genetische Methode« konnte nicht gegen die Zeit wirken. Die Tendenzen, die in dieser durch die Revolution, den Zusammenbruch des Kaiserreiches und die Befreiungskriege geprägten Zeit dominierten, führten in eine andere Richtung. Die Monate nach dem Sieg über Napoleon in der »Völkerschlacht« bei Leipzig mit ihrem Überschwang an nationaler Euphorie waren natürlich kaum der rechte Moment, gegen jene von den Zeittendenzen getragenen Kunstrichtungen aufzutreten. So hat er das Aufsatzprojekt, mit dem er realisiert hätte, was er sich 1805 nach dem Streit mit den Riepenhausen vorgenommen hatte, beiseite gelegt und sich weiterhin damit begnügt, seinen Unmut im privaten Kreise zu äußern.[73]

Nicht einmal zwei Jahre später hatte sich die Situation entscheidend gewandelt. 1814 war Goethe zum ersten Mal seit langen Jahren wieder in Wiesbaden, Frankfurt und in den Rheingegenden gewesen, und er hatte in Heidelberg die Sammlung der Boisserée gesehen, deren Schätze altdeutscher und altniederländischer Meister einen tiefen Eindruck auf ihn machten.[74] Im Jahr darauf war er abermals am Rhein. Auf Einladung des Freiherrn vom Stein besuchte er Köln und andere Städte der preußischen Rheinlande. Ein längerer Aufenthalt in Frankfurt und Heidelberg schloß sich an. Freiherr vom Stein hatte Goethe dringend gebeten, eine an von Hardenberg gerichtete Denkschrift zu verfassen, in der die Bedeutung der Kunstschätze am Rhein dargelegt und Mittel zu ihrer Erschließung und Erhaltung erschlossen werden sollten. Goethe sollte mit seiner Autorität die denkmalpflegerischen Bemühungen jener Region unterstützen und so zur Hebung des Patriotismus in dieser Provinz beitragen, die sich gerade erst aus französischer Herrschaft gelöst hatte.[75]

Der Bericht zeigt, daß die besondere Aufmerksamkeit den Baudenkmälern und ihrer Ausstattung sowie den privaten Kunstsammlungen galt. Goethe erhielt reichlich Gelegenheit, seine Einstellung zur älteren deutschen Kunst zu bedenken. Daneben sah er, vor allem in Frankfurt, auch Werke neueren Datums, die seinen alten Groll wieder aufleben ließen. Von den Nazarenern hatte er bislang nur Zeichnungen gesehen. Jetzt lernte er erstmals Gemälde kennen, beispielsweise besaß Friedrich Schlosser zwei Werke von Ferdinand Olivier, eine *Heilige Familie* und eine *Jägergeschichte*, die selbst Boisserée als »schrecklich altdeutsch-neudeutsch Gepinsel« charakterisierte.[76] Seine Abneigung gegen die von Friedrich Schlegel geforderte Rückkehr der Kunst zum Geist der Alten Meister bekam so neue Nahrung. Zugleich mußte Goethe befürchten, daß sein Eintreten für die Erhaltung mittelalterlicher Denkmäler, seine Neubewertung der Rezeption nationaler Altertümer mißverstanden werden könnte als eine Zustimmung zur Nazarener-Kunst, die offensichtlich in Rom und Wien wachsende Erfolge verbuchen konnte. Jetzt endlich faßte er den Entschluß, öffentlich Stellung zu nehmen. Die Ausarbeitung des Aufsatzes, die im Juni 1816 begann, übertrug Goethe Heinrich Meyer, doch die Quellen belegen, daß er selbst großen Anteil daran nahm. Er erschien unter dem Titel *Neudeutsche religios-patriotische Kunst* im zweiten Heft von *Über Kunst und Alterthum*: unübersehbar ein Gegenstück zur Denkschrift, die das erste Heft ausgefüllt hatte.[77] An Knebel schrieb Goethe kurz vor dem Erscheinen des Heftes: »Mein zweites Rhein und Mainheft wird ehstens aufwarten und wird als eine Bombe in den Kreis der nazarenischen Künstler hineinplumpen. Es ist gerade jetzt die rechte Zeit, ein zwanzigjähriges Unwesen anzugreifen, mit Kraft anzufallen und in seinen Wurzeln zu erschüttern. Die paar Tage, die mir noch vergönnt sind, will ich benutzen, um auszusprechen, was ich für wahr und recht halte, und wäre es auch nur, um, wie ein dissentirender Minister meine Protestation zu den

72 Goethe an Zelter, 15. Januar 1813: »Wenn man es mit der Kunst von innen heraus redlich meynt, so muß man wünschen, daß sie würdige und bedeutende Gegenstände behandle, denn nach der letzten künstlerischen Vollendung tritt uns, sittlich genommen, der Gehalt immer als höchste Einheit wieder entgegen, deswegen wir W.K.F. [=Weimarer Kunstfreunde] auch in den *Propyläen*, da wir noch in dem Wahne stunden, es sey auf die Menschen genetisch zu wirken, uns über die Gegenstände so treulich äußerten und unsere Preisaufgaben dahin richteten; dieß ist aber alles vergebens gewesen, da gerade seit der Zeit das Legenden- und Heiligenfieber um sich gegriffen und alles wahre Lebenslustige aus der bildenden Kunst verdrängt hat« (WA IV/23, S. 243).
73 Goethe hatte am 22. Mai 1805 an Meyer geschrieben: »Sobald ich nur einiger Maßen Zeit und Humor finde, so will ich das neukatholische Künstlerwesen ein- für allemahl darstellen…« (WA IV/2, S. 171).
74 Firmenich-Richartz 1916, Bd. 1, S. 200ff.
75 Vgl. dazu Goethes Anzeige in BA XX, S. 44ff.; Text in BA XV, S. 537ff.; S. 786 Bericht über die Entstehung des Textes.
76 S. Boisserée, Tagebucheintrag vom 14. August 1815: Boisserée 1823, Bd. 1, S. 247. Die beiden Werke *Die Heilige Familie* und *Der Abend*, beide 1812/13 entstanden, sind heute verschollen; vgl. Grote o.J., S. 125; vgl. auch die Äußerungen Goethes am 11. September, die oben zitiert wurden: Boisserée 1823, S. 265.
77 Vgl. Büttner 1983, S. 55ff.

Acten zu geben. Der Aufsatz selbst, mit seinen lehrreichen Noten, ist von Meyern, und dient als Confession, worauf die Weimarischen Kunstfreunde leben und streben.«[78]

In einem Brief an den Schweizer Maler Ludwig Vogel, der selbst Mitglied des Lukasbundes war, schrieb Heinrich Meyer, der Aufsatz sei »eigentlich blos eine historische Untersuchung, woher der jetzt von vielen gesuchte alterthümelnde Geschmack entstanden.«[79] Damit verweist er auf den zentralen Punkt seiner Argumentation, der zugleich der schwächste ist, denn die Kategorie des »Guten Geschmacks«, die in den Kunstdiskussionen des 18. Jahrhunderts zentrale Bedeutung gehabt hatte, war gerade von jenen, die angegriffen wurden, entschieden in Zweifel gezogen worden. Mit seinem biederen Rat, »daß es auf die Kunst am sichersten und am vernünftigsten ist, sich ausschließlich mit dem Studium der alten griechischen Kunst, und was sich in neuerer Zeit an dieselbe anschloß, zu befassen, hingegen immer gefährlich und vom rechten Weg ableitend, andere Muster zu suchen«,[80] offenbarte er seine Befangenheit in einem klassizistischen Denken, das obsolet geworden war. Er argumentiert so an seinen Gegnern vorbei, für die der Begriff der idealischen Schönheit, auf den sich der »Gute Geschmack« notwendig bezieht, nicht mehr galt. An seine Stelle war für sie als höchstes Ziel der Kunst die innere Wahrheit getreten, die auch in unvollkommener Form zum Ausdruck gebracht werden kann.[81]

Ein besonderes Anliegen des Aufsatzes ist es zu zeigen, daß die Kunst durch Anregungen und Einflüsse von außen in eine falsche Richtung gelenkt worden ist. Wenn, wie Goethe in der Einleitung zu den *Propyläen* festgestellt hatte, die Vermischung der verschiedenen Arten eines der »vorzüglichsten Kennzeichen des Verfalls der Kunst« ist,[82] dann war die »Vermischung der Religion mit der Sache der Kunst«, die die Romantiker propagierten, noch weit bedenklicher. Gleiches mußte von der Vermischung von Kunst und Patriotismus gelten. Goethe formulierte später in seinen *Maximen und Reflexionen*: »Es gibt keine patriotische Kunst und keine patriotische Wissenschaft. Beide gehören wie alles hohe Gut der ganzen Welt an und können nur durch allgemeine freie Wechselwirkung aller zugleich Lebenden in steter Rücksicht auf das, was uns vom Vergangenen übrig und bekannt ist, gefördert werden.«[83] Eine derart klare Äußerung zu diesem Problem sucht man im Aufsatz Meyers vergebens. Seine Schwäche besteht darin, daß Grundüberzeugungen Goethes stillschweigend als Axiom vorausgesetzt, daß entscheidende und von beiden Seiten ganz konträr beurteilte Fragen nicht diskutiert werden, beispielsweise das Verhältnis von Subjektivität und Objektivität im Kunstwerk, der Begriff des Stils oder das Problem der Autonomie der Kunst. Bilder wie diejenigen Friedrichs, die Produkt einer nach innen gekehrten Schau sind, hätten Anlaß sein können, sich zu fragen, welche Art von Wahrheit hier erreicht wird und wie diese sich zu der von Goethe geforderten und in den Bildern Ruisdaels und Lorrains verwirklichten Objektivität verhält. Das normative Stilideal Goethes war prinzipiell überzeitlich, doch die Konfrontation mit den Werken der alten niederländischen und deutschen Meister mußte auf den historischen Stilbegriff führen, auf den sich jene Künstler beriefen, die einen nationalen Stil wiederzubeleben versuchten. Das Problem das hier liegt, ist Meyer offensichtlich nicht bewußt gewesen. Die Autonomie der Kunst, die ja das Resultat einer historischen Entwicklung ist, die gerade erst in der Ästhetik der deutschen Klassik zu einem vorläufigen Abschluß gekommen war, hätte eine Schlüsselfrage der Debatte, die Meyer führte, sein müssen, denn es war sehr wohl zu fragen, ob dieser Prozeß rückgängig zu machen war, ob die bewußt gewählte Bedingtheit der Kunst der Nazarener, die in den Dienst der Religion gestellt worden war, wirklich mit der ursprünglichen Bedingtheit in den Blütezeiten christlicher Kunst identisch sein konnte. Schillers Darlegungen über die »naive und sentimentalische Dichtung« hätte Meyer für diese Diskussion ein Modell liefern können.

Vielleicht muß man Meyer zugute halten, daß einige Aspekte dieser Probleme, wenn auch zum Teil nur implizit, von Goethe selbst schon behandelt worden waren, nämlich in seiner Beschreibung der Boisseréeschen Sammlung innerhalb des Berichtes über die Kunst in den Rhein- und Maingegenden.[84] Goethe hatte sich bei seinem Besuch der Sammlung der Brüder Boisserée tief beeindruckt gezeigt von den Werken der altdeutschen und altniederländischen Meister. Das Faktum, daß er fasziniert war von Meisterwerken wie dem *Columba-Altar* des Rogier van der Weyden, damals noch als Werk des Jan van Eyck angesehen,

78 Goethe an Knebel, 17. März 1817: WA IV/28, S. 23.
79 Meyers Brief vom 22. August 1817 zitiert bei Howitt 1868, Bd. 1, S. 368.
80 Meyer 1816, in: BA XX, S. 79.
81 Vgl. die Argumentation von J. D. Passavant, *Ansichten über die bildenden Künste und Darstellung des Ganges derselben in Toscana, zur Bestimmung des Gesichtspunktes, aus welchem die neudeutsche Malerschule zu betrachten ist. Von einem deutschen Künstler in Rom*, Heidelberg/Speyer 1820; dazu: Büttner 1983, S. 63ff.
82 BA XIX, S. 186. Das folgende Zitat von H. Meyer: BA XX, S. 68.
83 BA XVIII, S. 585.
84 Vgl. hierzu vor allem Osterkamp 1991, S. 229ff.

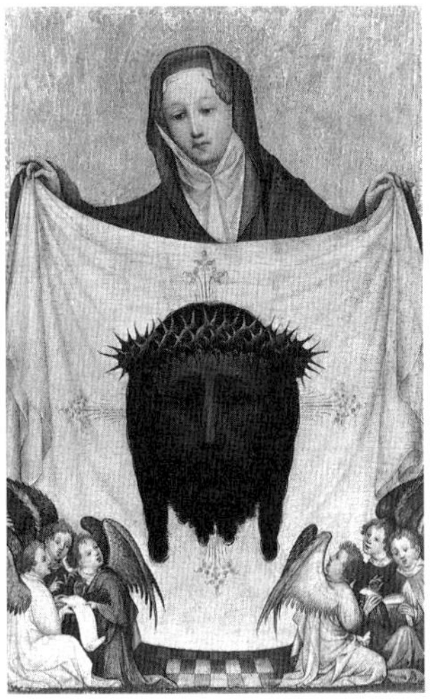

Abb. 7
Meister der hl. Veronika, Die hl. Veronika mit dem Schweißtuch Christi, um 1420. München, Bayerische Staatsgemäldesammlungen, Alte Pinakothek

wurde im Freundeskreis der Boisserée allzu voreilig als eine Art Bekehrung Goethes gewertet. Er hat seine Eindrücke jedoch anders verarbeitet als wohl erwartet wurde. Er beginnt seinen Bericht über die Sammlung mit einer Betrachtung des Verlaufes der Kunstgeschichte vom Ende der Antike bis ins hohe Mittelalter, um so den historischen Ort des Bildes, mit dem er sich als erstes und am ausführlichsten befaßt, der *Heiligen Veronika* des Kölner Veronikameisters (Abb. 7),[85] zu bestimmen. Seine Bildbeschreibung ist durchsetzt mit Wendungen, die die Eigenarten des Werkes historisch relativieren, es als in mancher Beziehung noch »byzantinisch« und als »Nachbildung schon vorhandener Kunstwerke« herausstellen. Zugleich wird von ihm der eigentlich christliche Inhalt des Bildes heruntergespielt. Das Bild Christi auf dem Schweißtuch wird nicht in seiner Bedeutung als religiöses Hauptmotiv benannt. Der Leser erfährt auch kein Wort von der Legende, die der Darstellung zugrunde liegt. Zusammenfassend schreibt Goethe über das Bild: »Es übt daher, weil es das doppelte Element des strengen Gedankens und einer gefälligen Ausführung in sich vereinigt, eine unglaubliche Gewalt auf den Beschauenden aus, wozu denn der Kontrast des furchtbaren medusenhaften [!] Angesichtes zu der zierlichen Jungfrau und den anmutigen Kindern nicht wenig beiträgt.«[86] Indem der Inhalt säkularisiert und die Wirkung der formalen Gestaltung in den Vordergrund gerückt wird, erfährt das Bild nachträglich seine »Autonomisierung«. Das ist für Goethe durchaus kein Widerspruch zur vorher vollzogenen Historisierung des Werkes, vielmehr ist für ihn das historische Kunstwerk nur eingehenderer Beachtung wert, sofern es als Werk der *Kunst* auch jenseits seines historischen Ortes Bestand hat.

Ernst Osterkamp hat eindringlich dargelegt, daß Friedrich Schlegel, auch wenn er hier nicht ein einziges Mal genannt wird, der »implizite Gegner« von Goethes Text über die Boisserée-Sammlung ist.[87] Friedrich Schlegel hatte mit seinen *Gemäldebeschreibungen* einen Zugang zu dem bislang unbekannten Bereich altdeutscher Kunst eröffnet, das wurde im Aufsatz über die »neudeutsche Kunst« anerkannt. Die historische Betrachtung diente Schlegel zur Darlegung der ursprünglichen Bestimmung und des Wesens der Kunst, aus denen er seine Forderungen für eine Reform der Kunst in seiner Zeit ableitete. Die Geschichte soll seine gegen das Autonomie-Postulat gerichtete Auffassung, daß die Kunst nicht von der Religion getrennt werden könne, ohne sich zu verlieren, legitimieren.[88] Resultat seiner Sicht der Kunstgeschichte war eine neue Hochschätzung der christlichen Kunst des Mittelalters, die sich bis zur hymnischen Begeisterung steigern konnte und in der kunsthistorische, kunsttheoretische und religiöse Aspekte untrennbar miteinander verknüpft wurden.

Diese Verbindung wird von Goethe mit der von ihm an den Bildern der Boisserée-Sammlung exemplifizierten Betrachtungsweise aufgelöst. Mit der Säkularisierung der christlichen Bildinhalte, die übrigens auch sehr deutlich in seiner Behandlung von Leonardos *Abendmahl* zu registrieren ist,[89] wird eine deutliche Trennlinie zwischen dem religiösen Gebrauch der Bilder und ihrer Betrachtung als *Kunst*werk gezogen. Mit der konsequenten Historisierung der Werke wird die von Schlegel hergestellte Verbindung von Kunstgeschichte und Kunsttheorie durchtrennt. Natürlich ist auch Goethes Sicht nicht theorielos, vielmehr gilt für ihn nach wie vor, was er schon in der Einleitung zu den *Propyläen* festgestellt hatte, daß eine Kunstgeschichte »nur auf dem höchsten und genausten Begriff von Kunst« beruhen kann.[90]

Gegen Schlegels Versuch, die Theorie der Kunst aus ihrer Geschichte abzuleiten, stellt Goethe seine Auffassung, die er durch das Paradigma Winckelmanns bestätigt sah, daß es einen über aller Geschichte gültigen Begriff von Kunst gibt, mit dem ein absolut gültiger Maßstab gegeben ist. Die Kritik der Weimarer Kunstfreunde an der »neudeutschen Kunst« setzt stillschweigend diesen Standpunkt voraus.

Die beiden Aufsätze, die, wie jetzt zu sehen ist, als Einheit aufgefaßt werden müssen, fanden bei den Zeitgenossen ein sehr geteiltes Echo. Langfristig aber haben sie ihr Ziel erreicht, wie schon ein flüchtiger Blick auf die weitere Entwicklung der Kunstgeschichte als Wissenschaft zeigt. Richtungsweisend wurde das hier gegebene Paradigma der Trennung von Kunsttheorie und Kunstgeschichte. Die Kunstgeschichte Karl Schnaases, eines der umfangreichsten Unternehmen auf seinem Gebiet im vergangenen Jahrhundert, gibt ein schönes Beispiel dafür, daß Kunsttheorie nur noch als ein der Begriffs- und Standortklärung dienender Vorspann akzeptiert wird und in dieser Form nicht mehr tauglich ist als Theorie für Künstler.[91] Als etwas

85 Heute in München, Alte Pinakothek; vgl. Kat. München 1972, S. 395ff.
86 BA XV, S. 606.
87 Osterkamp 1991, S. 233.
88 F. Schlegel, *Zweiter Nachtrag alter Gemälde*, in: Schlegel 1959, S. 92.
89 *Joseph Bossi über Leonardo da Vincis »Abendmahl« zu Mailand:* BA XX, S. 118ff.; vgl. Osterkamp 1991, S. 357ff.
90 BA XIX, S. 190.
91 Karge 1993; vgl. auch: Müller-Tamm 1991.

Selbstverständliches und geradezu Notwendiges hat es sich im Fach durchgesetzt, daß die sakralen Werke, wenn sie zu Objekten der Wissenschaft werden, einem Prozeß der Säkularisierung unterworfen werden. Ein Blick in die »Klassiker« der Disziplin, etwa die Schriften Wölfflins, kann das bestätigen. Schließlich hat Goethe entscheidend dazu beigetragen, daß das Winckelmannsche Paradigma der Verbindung von Historizität und überzeitlicher Gültigkeit in den Spitzenleistungen der Kunst, in jenen Werken, in denen das »sinnlich Höchste« anschaulich wird, für die Kunstgeschichtswissenschaft konstitutiv wurde und, trotz aller historistischen Relativierungen von Riegl und anderen, bis in die jüngste Zeit seine Gültigkeit behalten hat. Nicht minder erfolgreich war die Invektive gegen die romantische Kunst. Sie ist im Fach zum Paradigma einer geistesgeschichtlichen Erklärung eines kunsthistorischen Phänomens geworden. Wie überzeugend sie wirkte, ist daran abzulesen, daß bis in die neueste Literatur hinein in Übersichtsdarstellungen nach ihrem Modell verfahren wird, obwohl genauere Untersuchungen zu den einzelnen Künstlern längst gezeigt haben, wie begrenzt die Aussagekraft derartiger pauschaler Ableitungen ist.

Durch die öffentliche Stellungnahme Goethes ist das Bild, das das 19. Jahrhundert von der Kunst der Romantik hatte, entscheidend geformt, oder besser deformiert worden. Das gilt zum einen im Hinblick auf die Rezeption der Romantik: Die Tatsache, daß Runge und Friedrich bis zur Jahrhundertausstellung 1906 so gut wie vergessen waren, hat wenigstens einen Grund in der Gegnerschaft der Weimarer Kunstfreunde. Es gilt auch im Hinblick auf die konkrete Entwicklung. Die Künstler, auch die bedeutendsten dieser Generation wie etwa Cornelius, haben die Anerkennung Goethes gesucht. Goethes positive Reaktion auf die Randzeichnungen des Cornelius-Schülers Eugen Napoleon Neureuther haben deren Erfolg beschleunigt und den Künstler ermutigt, auf dem Weg einer sich bescheiden gebenden Arabeskenkunst zu bleiben.[92] Die späten Romantiker haben Goethes Kritik beherzigt und verinnerlicht. Vielleicht waren sie gerade deswegen so überaus erfolgreich. Das reife Werk Ludwig Richters ist das beste Beispiel dafür. In seinen Landschaften verzichtet er auf alle jene Züge, die Goethe in den Bildern Friedrichs und anderer als Negation des Lebens empfand. Die von Goethe geforderte Totalität des Lebens wird hier als verwässerte Idylle dargeboten, in der kein negatives Motiv erscheint ohne ein positives Gegenstück, kein abgestorbener Baum, der nicht ein junges, grünes Pflänzchen neben sich hätte, kein Greis, der nicht von einem Kind begleitet wird. Das Metaphysische, die beunruhigende Transzendenz der Landschaften eines Caspar David Friedrich wird umgeformt in bieder-rührende Frommheit. Allerdings muß man hier Goethe gegen seine allzu seichten Verehrer in Schutz nehmen und daran erinnern, daß auch sie nicht das Sinnlich-Höchste erreichten, in welchem sich nach Goethes Überzeugung allein das Sittlich-Höchste verkörpern kann.

Warum Goethe mit seiner Abwehr der Romantik letzten Endes so erfolgreich war, erklärt sich zum guten Teil aus der wohlbekannten Wendung, die die Rezeptionsgeschichte nach seinem Tode nahm. Goethe und Schiller wurden monumentalisiert und in ihrem gemeinsamen Wirken als »vollständige Offenbarung deutscher Fähigkeit« vergöttert,[93] und natürlich bedeutete »die Kanonisierung der Weimarer Klassik zum literarischen und weltanschaulichen Über-Ich der Deutschen (…) zugleich die Ausgrenzung aller konkurrierenden und rivalisierenden Strömungen, Bewegungen und Möglichkeiten«.[94] Hinsichtlich der Kunst bedeutete dies, daß die Kunsttheorie der Weimaraner modifiziert und verflacht zum Substrat der bildungsbürgerlichen Kunstanschauungen wurde und so entscheidenden Einfluß darauf hatte, was von der jüngeren Kunst wahrgenommen und was ignoriert wurde.[95]

92 Busch 1985, S. 56ff.
93 H. Laube, *Schiller und Goethe nebeneinander*, zit. nach Mandelkow 1990, S. 184.
94 Mandelkow 1990, S. 184.
95 Büttner 1990, S. 280ff.

Carl Ludwig Kaaz

Karlsruhe 1773 –1810 Dresden

314 AUSSICHT AUS EINEM FENSTER DER VILLA DES MALERS GRASSI NACH DEM PLAUENSCHEN GRUNDE BEI DRESDEN

1807
Öl auf Leinwand
92 x 71 cm
unbezeichnet
Dortmund, Privatbesitz

Literatur: Geller 1961, S. 65, 127; Schmoll gen. Eisenwerth 1970, S. 112ff.; Jensen 1985, S. 2

Das Bild wurde erstmals auf der Ausstellung der Dresdner Akademie im Jahre 1897 gezeigt. Es wurde im *Journal des Luxus und der Moden* höchst positiv besprochen: »Noch ganz spät überrascht uns Herr Kaaz sehr angenehm durch eine eigene, von ihm äußerst glücklich ausgeführte Idee. Aus dem Fenster eines reizenden Landhauses, das der Professor Grassi im Plauenschen Grunde besitzt, läßt uns der Künstler einen Blick in den pittoresken Grund werfen. (...) Auf dem Fensterbrett liegt ein aufgeschlagenes Buch neben einem ausgezogenen Fernglase. An der rechten Wand hängt eine Palette. Es scheint das Arbeitszimmer des berühmten Mannes zu sein, in das Herr Kaaz sich versetzte. Die Aussicht, die er uns aus demselben eröffnet, ist über alle Beschreibung schön.«

Carl Ludwig Kaaz, 1773 in Karlsruhe geboren und in ärmlichen Verhältnissen aufgewachsen, war 1796 nach Dresden gekommen, wo er sich durch das Kopieren der Werke von Ruisdael und Claude Lorrain weiterbildete. Von 1801 bis 1804 hielt er sich in Italien auf. Mit Goethe war er erstmals 1800 in Kontakt gekommen. 1805 besuchte er den Dichter in Weimar. Goethe hat, wie eine große Zahl von Äußerungen in seinen Tagebüchern und Briefen belegt, den Maler sehr geschätzt. Ihre Übereinstimmung in Fragen der Kunst war groß und es kam zu einem wechselseitigen Austausch von Anregungen. Während des Aufenthaltes in Karlsbad im Sommer 1808 waren beide fast täglich beisammen. Kaaz wußte, wie Goethe in seinen Annalen festhielt, die »dilettantischen Skizzen« des Dichters »sogleich in ein wohlerscheinendes Bild zu verwandeln« und war der Partner für Gespräche über die »vorzüglichsten Landschaftsmaler«. Durch den frühen Tod des Künstlers im Jahre 1810 wurde dieser fruchtbare Dialog jäh abgebrochen.

Das Schwergewicht des Œuvres von Kaaz liegt, wie es nach seinen guten Beziehungen zu Goethe anders wohl kaum zu erwarten wäre, auf der idealen Landschaftsmalerei. Sein Gemälde mit dem Ausblick in den Plauenschen Grund bei Dresden bildet in seinem Werk eine Ausnahme, die in verschiedener Hinsicht interessant ist. Die Anregungen zu seiner Darstellung eines Ausblickes durch ein Fenster hat Kaaz offensichtlich durch Caspar David Friedrich erhalten, der 1806 in Dresden und zwei Jahre später auch in Weimar eine Sepiazeichnung ausstellte, die vermutlich mit einem heute in Wien aufbewahrten Blatt identisch ist (Börsch-Supan/Jähnig 1973, S. 285f., Nr. 132). Wie Friedrich den Blick aus seinem Atelier darstellte, so zeigt auch Kaaz den Blick aus einem Künstlerhaus, nämlich aus dem des Dresdner Akademieprofessors Josef Grassi. Von der langen Tradition der Fensterbilder, die J. A. Schmoll gen. Eisenwerth 1970 zusammengestellt hat, setzt sich Friedrich in seiner Zeichnung dadurch ab, daß er auf die Darstellung aus dem Fenster Blickender verzichtet. Das Fenster ist bei ihm das eigentliche Thema, aufgefaßt als der unüberbrückbare Gegensatz zwischen dem dunklen Inneren und der hellen jenseitigen Welt. Kaaz übernahm die Grundidee und wandelte sie in bezeichnender Weise ab. Das Fenster wird so groß ins Bild gesetzt, daß die Innenwelt fast ganz zurücktritt und die Außenwelt dem Betrachter als komponiertes, in sich geschlossenes Ganzes gegenübertritt. Während bei Friedrich nur Bruchstücke einer Landschaft erkennbar sind, erscheint hier eine »klassische« Landschaft als Bild im Bilde. Schmoll gen. Eisenwerth hat herausgearbeitet, daß die wenigen Gegenstände, die vor dem Fenster zu erkennen sind, Fernglas, Buch und Palette, das Bild zurückbinden an eine barocke Tradition allegorischer Fensterdarstellungen: das Bild »ist dem Augensinn gewidmet, dem das optische Instrument dient und der sich genießend in der Betrachtung der schönen Landschaft, erkennend in der Erforschung der sichtbaren Gegenstände der Natur (...) und bildend im Schreiben, Lesen und Malen auswirkt, den Tätigkeiten, die durchs Auge gelenkt werden«. An die Stelle der metaphysischen Dimension, auf die Friedrichs Zeichnung die Betrachter verweist, tritt ein Wirklichkeitssinn, der die schöne Natur als das zu erschauende, zu erforschende und zu gestaltende Ziel vor Augen führt. Man darf sicher sein, daß dies ganz im Sinne Goethes gedacht war. Kaaz stand sozusagen zwischen den Generationen. Er war für Goethe lebender Beweis dafür, daß die Tradition der idealen Landschaftsmalerei noch nicht abgebrochen war, sondern schöpferisch fortgesetzt werden konnte. Nach dem Tode von Kaaz bemühte sich der Dichter vergebens, Friedrich auf eine ähnliche Bahn der Landschaftskunst zu lenken. *F. B.*

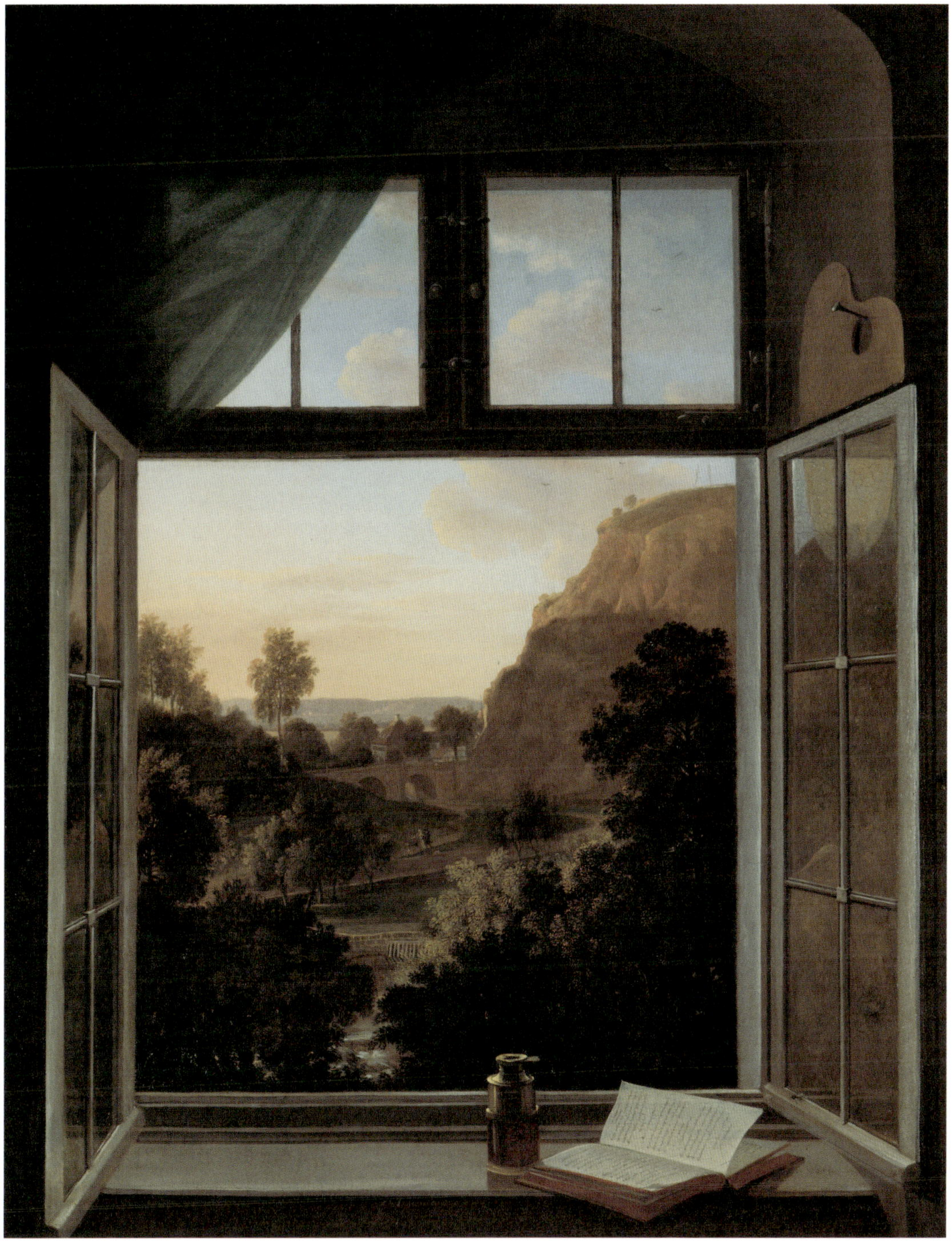

Caspar David Friedrich
Greifswald 1774 – 1840 Dresden

315 LANDSCHAFT MIT SEE (BÖHMISCHE LANDSCHAFT)

1810
Öl auf Leinwand
68 x 102 cm
Kunstsammlungen zu Weimar
Inv. Nr. G 35a

Literatur: Sumowski 1970, S. 72; Börsch-Supan/Jähnig 1973, Nr. 184; Kat. Hamburg 1974a, Nr. 86; Kat. Weimar 1994, Nr. 51

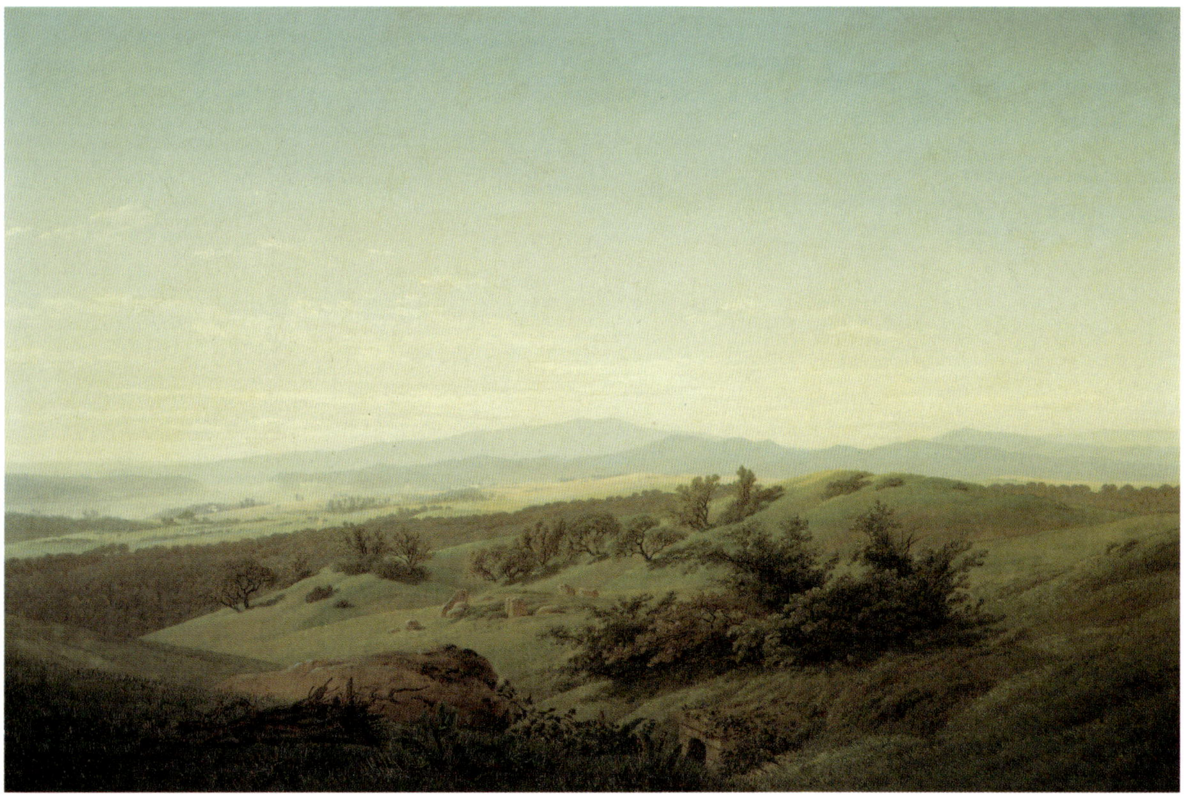

Friedrich hatte 1805 – zu einem Zeitpunkt, als er noch gänzlich unbekannt war – zwei Landschaftszeichnungen für die Weimarer Preisaufgaben außerhalb der Konkurrenz eingereicht und war von Goethe mit einem halben Preis ausgezeichnet worden. In der Folgezeit unterstützte Goethe den jungen Künstler nach Kräften; wohl auf seine Vermittlung hin wurden etliche Werke – mindestens sieben Ölbilder, drei Sepiablätter und eine Gouache Friedrichs – für die Herzoglichen Kunstsammlungen in Weimar erworben (vgl. Osterkamp 1991, S. 328ff.); auch der Ankauf der *Landschaft mit See* geht aller Wahrscheinlichkeit nach auf die Initiative Goethes zurück. 1810, im Jahr der Entstehung des ausgestellten Gemäldes, besuchte der Weimaraner Friedrich in seinem Dresdener Atelier, wo er die gerade entstandenen Gemälde *Der Mönch am Meer* und *Die Abtei im Eichwald* sehen konnte: »Zu Friedrich. Dessen wunderbare Landschaften. Ein Nebelkirchhof, ein offenes Meer«, notiert Goethe in seinem Tagebuch (WA III/4, S. 154). Zu Recht wurde in der Literatur immer wieder darauf verwiesen, daß Goethe die technischen Fertigkeiten Friedrichs und die Genauigkeit seiner Naturwiedergabe schätzen mußte. Zugleich aber war ihm der romantische Subjektivismus des Jüngeren suspekt; Friedrichs künstlerische Normenverstöße und der allegorische Charakter seiner Bilderfindungen lösten in dem Klassiker Goethe Unmut, um nicht zu sagen heftige Abwehr, aus (vgl. Benz 1940, S. 40ff.). »Goethe preist sein Talent«, so ein Freund Friedrichs über Goethes Verhältnis zu dem Maler, »aber beklagt, daß er damit auf irrem Wege ginge.« (zit. nach Eberlein 1928, S. 43). Ernst Osterkamp hat jüngst darauf hingewiesen, daß Goethe durchaus einige Anstrengung unternahm, Friedrich auf den rechten Weg der klassischen Landschaftstradition zu führen. So läßt sich behaupten, daß die eigentliche Intention von Goethes Aufsatz über *Ruisdael als Dichter* (1813) darin bestand, Friedrich auf die Prinzipien der nordischen Ideallandschaft zu verpflichten (vgl. Osterkamp 1991, S. 336–356).

Die ausgestellte *Landschaft mit See* gehört möglicherweise zu den fünf Bildern von Caspar David Friedrich, die Goethe in einem Brief an Heinrich Meyer vom 30. 8. 1810 erwähnt. Goethe veranlaßt in diesem Schreiben seinen Kunstberater, die gerade in Weimar eingetroffenen Gemälde Friedrichs firnissen zu lassen; sie waren, so läßt sich dem entnehmen, erst unmittelbar zuvor beendet worden.

Dargestellt ist eine weite, sanft gewellte Hügellandschaft mit einem See links im Mittelgrund und einem Gebirgszug in dunstiger Ferne. In hellen Grün- und Blautönen gehalten, vermittelt das Gemälde eine morgendlich heitere Stimmung. Börsch-Supan/Jähnig 1973, Nr. 184, verweisen darauf, daß neben der Quelle im Vordergrund als dem Symbol beginnenden Lebens auch Hinweise auf die Endlichkeit des menschlichen Daseins, etwa in den entwurzelten Bäumen links und dem Hünengrab dahinter, nicht fehlen. Ungeklärt ist, ob die im Hintergrund sich abzeichnenden Berge eine Landschaft aus Böhmen oder aber aus dem Riesengebirge wiedergeben.

J.M.-T.

Caspar David Friedrich

Greifswald 1774 – 1840 Dresden

316 MORGENNEBEL IM GEBIRGE

um 1808
Öl auf Leinwand
71 x 104 cm
Rudolstadt, Thüringer Landesmuseum Heidecksburg
Inv. Nr. 203

Literatur: Sumowski 1970, S. 40, 208; Börsch-Supan/Jähnig 1973, Nr. 166; Kat. Dresden 1974, Nr. 6; Grütter 1986, S. 131ff., Abb. 31; Börsch-Supan 1990, Nr. 4; Kat. Madrid 1992, Nr. 27

Aus einem dichten Nebelmeer ragt ein dreigeteilter Bergkegel hervor, auf dessen Spitze ein winziges Kreuz steht. Durch die Wolkenfetzen erscheint das mit Tannen bewachsene Felsmassiv fragmentiert und verfremdet; das atmosphärische Phänomen wird zum dominanten Gegenstand des Bildes. Entscheidend für die Wirkung des Gemäldes ist der kunstvolle Kontrast zwischen den plastisch herausgearbeiteten Gesteinspartien und der unkörperlichen Nebel- und Wolkenwand, die den Berg verschleiert.

Börsch-Supan 1990, S. 78, sieht in dem vor ein Stück blauen Himmels gesetzten Kreuz auf der Bergkuppe den Schlüssel für die Deutung des Bildes: Es besage, daß Christus dem Menschen den Himmel eröffne. Den Berg interpretiert er im Sinne des traditionellen Symbols als Sinnbild des Christentums, die aus dem Nebel hervorragenden Bäume als Zeichen für die Teilhabe der Christen an der religiösen Offenbarung.

Friedrich verzichtet – hierin bekundet sich seine Modernität – auf die Gestaltung eines in sich geschlossenen Raums und die linearperspektivische Einordnung der Gegenstände; der unbestimmte, der sinnlichen Wahrnehmung entzogene und sich nur in Partialstrukturen entfaltende Bildraum scheint ins Unendliche sich zu verlängern. Für Goethe mußte die radikal undefinierte Perspektive – Börsch-Supan 1990, S. 78, hat sie der Sicht eines Vogels im Fluge verglichen – eine gravierende Verletzung der Kunstregeln bedeuten. Ausgehend vom klassizistischen Gedanken der organischen Werktotalität, hätte er einem Gemälde wie dem *Morgennebel im Gebirge* den Status als Kunstwerk im emphatischen Sinn abgesprochen: »Keine Darstellung«, so Goethe, »wird als Kunstwerk anerkannt, wenn sie nicht aus der großen und weiten Welt wie durch einen Rahmen abgeschnitten.« (WA I/48, S. 251) *J.M.-T.*

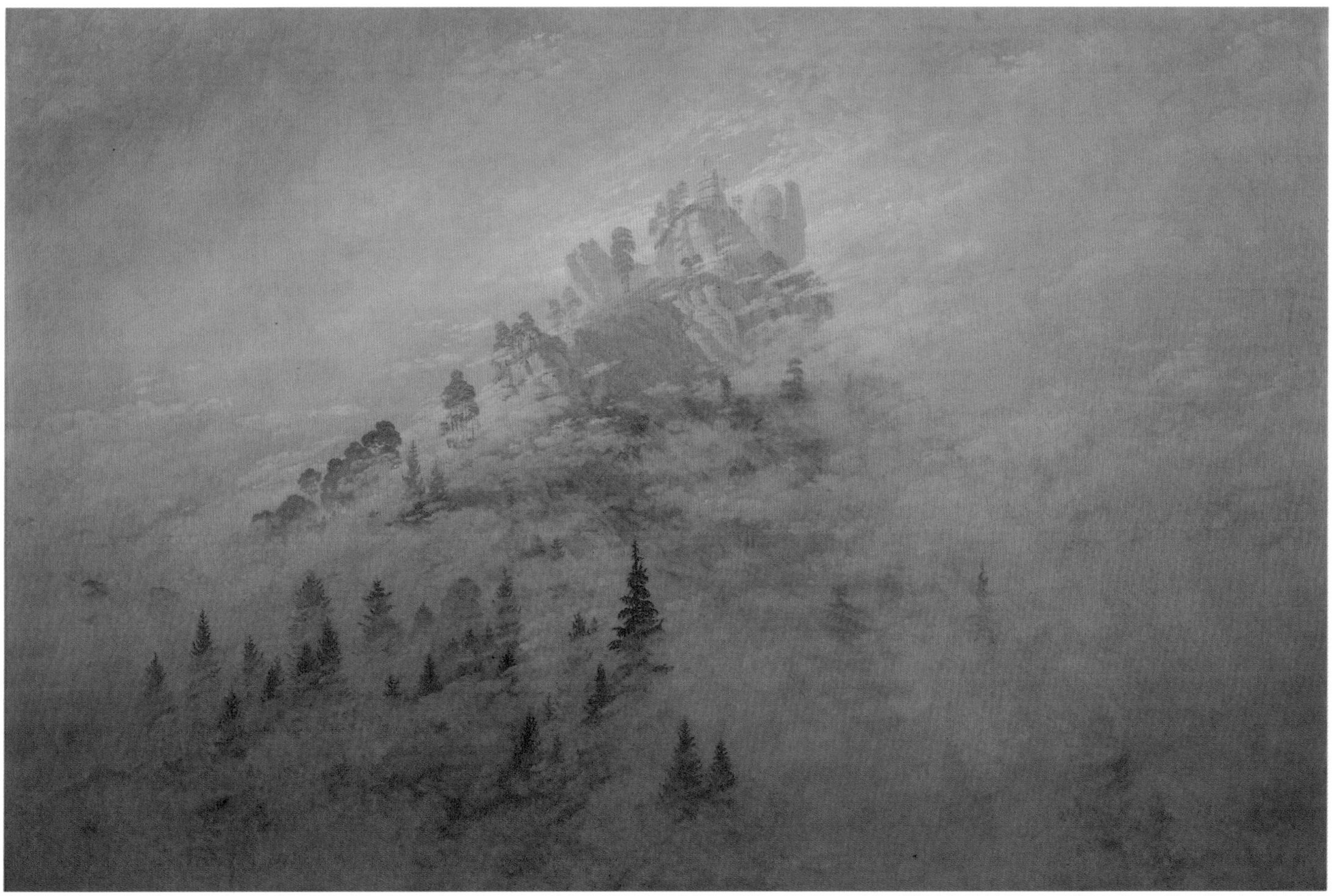

Caspar David Friedrich

Greifswald 1774 – 1840 Dresden

317 DER CHASSEUR IM WALDE

1813/14
Öl auf Leinwand
65,7 x 46,7 cm
Privatbesitz

Literatur: Sumowski 1970, S. 98 f.; Börsch-Supan/Jähnig 1973, Nr. 207; Kat. Hamburg 1974a, Nr. 113; Kat. Dresden 1974, Nr. 19; Kat. Hamburg 1981, Nr. 508; Geismeier 1988, Tafel 27; Kat. Nürnberg 1989, Nr. 408; Kat. Madrid 1992, Nr. 40

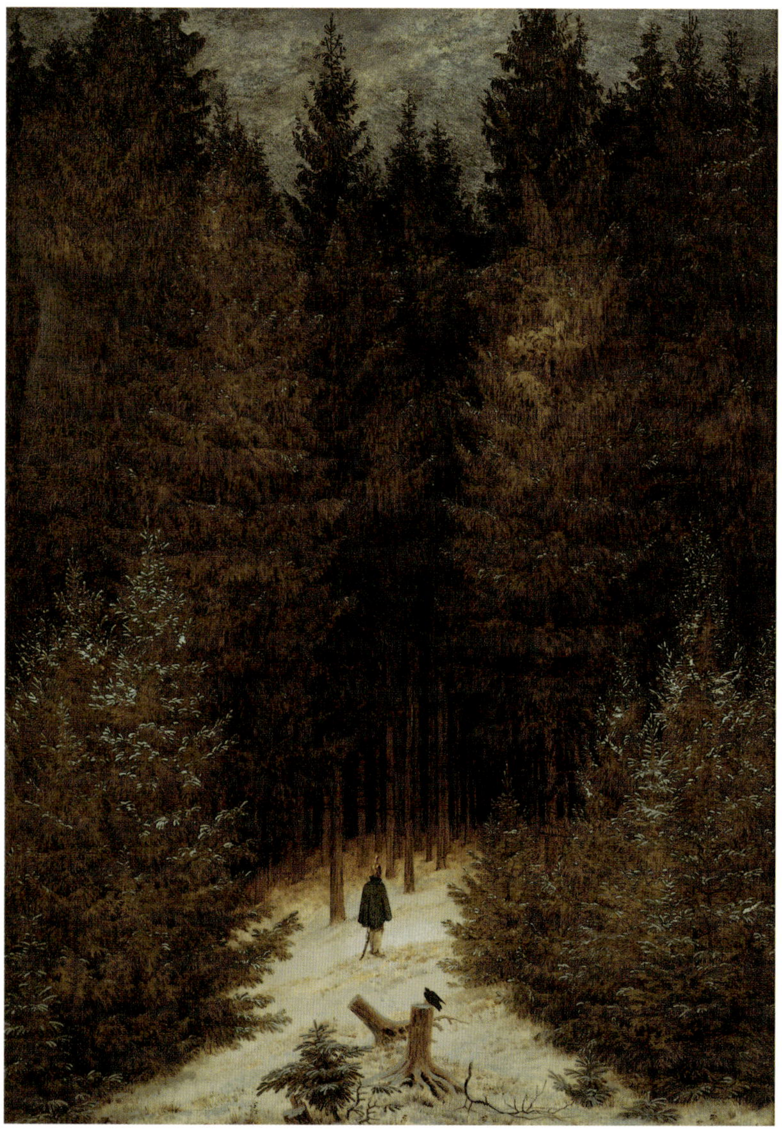

Der *Chasseur im Walde* gehört zu jenen Gemälden Friedrichs, die unter dem Eindruck der antinapoleonischen Befreiungskriege entstanden. Dargestellt ist ein durch die Ausstattung mit Helm und Säbel als Soldat ausgewiesener Mann, der auf einem verschneiten Weg einem dichten Wald hochgewachsener Fichten entgegengeht. Im Vordergrund wird das Bild formal gerundet durch zwei Baumstümpfe und eine junge Tanne, die den Waldweg teilen; auf dem vorderen Baumstamm hat sich ein Rabe niedergelassen. Das Gemälde (oder eine Vorstufe in Sepia; vgl. Sumowki 1970, S. 98) wurde wahrscheinlich zum ersten Mal in einer zur Feier der Befreiung Dresdens veranstalteten Ausstellung im Frühjahr 1814 gezeigt; mit Sicherheit war es auf der Berliner Akademie-Ausstellung im Winter desselben Jahres zu sehen.

Die Komposition wurde in der Forschung lange Zeit als eindeutig auflösbare politische Allegorie behandelt. Im Anschluß an die Beschreibung des Soldaten als »französischer Chasseur« durch den Kritiker der *Vossischen Zeitung* im Jahre 1814 wurde die vermeintliche nationale Identität des Soldaten zum Dreh- und Angelpunkt aller späteren Deutungen erhoben. So hat Börsch-Supan die dem – angeblich feindlichen – Soldaten sich entgegenstellende Fichtenfront »als das geschlossene Zusammenstehen der Patrioten im Befreiungskrieg« gedeutet, den Schnee als Hinweis auf »die deutschen Zustände vor der Befreiung«, die jungen Fichten zu beiden Seiten des Vordergrundes als Sinnbild der heranwachsenden, auf die Kriegsopfer folgenden Generation (Börsch-Supan/Jähnig 1973, Nr. 207).

Erst in jüngster Zeit wurde verstärkt auf die übergreifenden Sinnbezüge auch der sogenannten »patriotischen Gemälde« Friedrichs hingewiesen (vgl. Kat. Nürnberg 1989, Nr. 408; Kat. Madrid 1992, Nr. 40; Kat. Hamburg 1993, S. 14). Für das ausgestellte Bild hat Sigrid Bertuleit überzeugend nachgewiesen, daß weder Friedrichs ursprüngliche Titelgebung, noch etwa die Ausstattung der Figur eindeutige Indizien für deren Nationalität oder überhaupt für eine bestimmte politische Aussage des Gemäldes liefern (vgl. Kat. Madrid 1992, S. 152 f.). Friedrich habe bewußt eine nicht näher definierte Soldatenfigur gestaltet.

Aus dieser Perspektive erscheint Friedrichs verschneite Fichtenlandschaft nicht als Formulierung deutsch-patriotischer, womöglich republikanischer Ziele (abwegig ist die in Kat. Nürnberg 1989, Nr. 408, geäußerte Annahme, Friedrich habe in dem 1813 begonnenen Gemälde seine Enttäuschung über die restaurativen Tendenzen Deutschlands verarbeitet), sondern als Sinnbild für die Situation des Soldaten im Krieg und allgemeiner für die unabwendbare Einsamkeit des Menschen im Angesicht des Todes. Die Sogwirkung des Waldes, die sich dem Betrachter durch die Tiefenstaffelung der Fichten entlang des hinter der kleinen Tanne verborgenen Weges in das dunkle Waldesinnere vermittelt, deutet in suggestiver Weise die den Menschen einbegreifende Macht der Natur an, verstärkt durch das Todessymbol des auf einem abgestorbenen Baumstumpf sitzenden Raben im Vordergrund.

Goethe hat bekanntlich die patriotische Kunst der Romantiker abgelehnt und in dieses Verdikt Friedrich, der ja in verschiedenen Bildern sowie seinen Entwürfen für Kriegergrabsteine und Gedenkstätten durchaus patriotische Gesinnung bekundete, eingeschlossen. Die ausgestellte Winterlandschaft mit dem Soldaten hätte Goethe der formalen Anlage nach – durch die Radikalität des nahezu keinen Himmel freilassenden, von dem fahlen Braun der Fichten weitgehend ausgefüllten Bildausschnitts – sicherlich mißfallen. In der universellen Tendenz seiner Aussage nähert sich dieses Gemälde jedoch Goethes kosmopolitischem Standpunkt. *J.M.-T.*

Caspar David Friedrich
Greifswald 1774 – 1840 Dresden

318 HUTTENS GRAB

um 1823/24
Öl auf Leinwand
93,5 x 73,4 cm
Kunstsammlungen zu Weimar
Inv. Nr. G 690

Literatur: Sumowski 1970, S. 69, 73; Börsch-Supan/Jähnig 1973, Nr. 316; Kat. Hamburg 1974a, Nr. 181; Dresden 1974, Nr. 45; Eimer 1982, S. 177–185; Gross 1990, S. 14f., Abb. 3; Kat. Madrid 1992, Nr. 69; Kat. Weimar 1994, Nr. 52

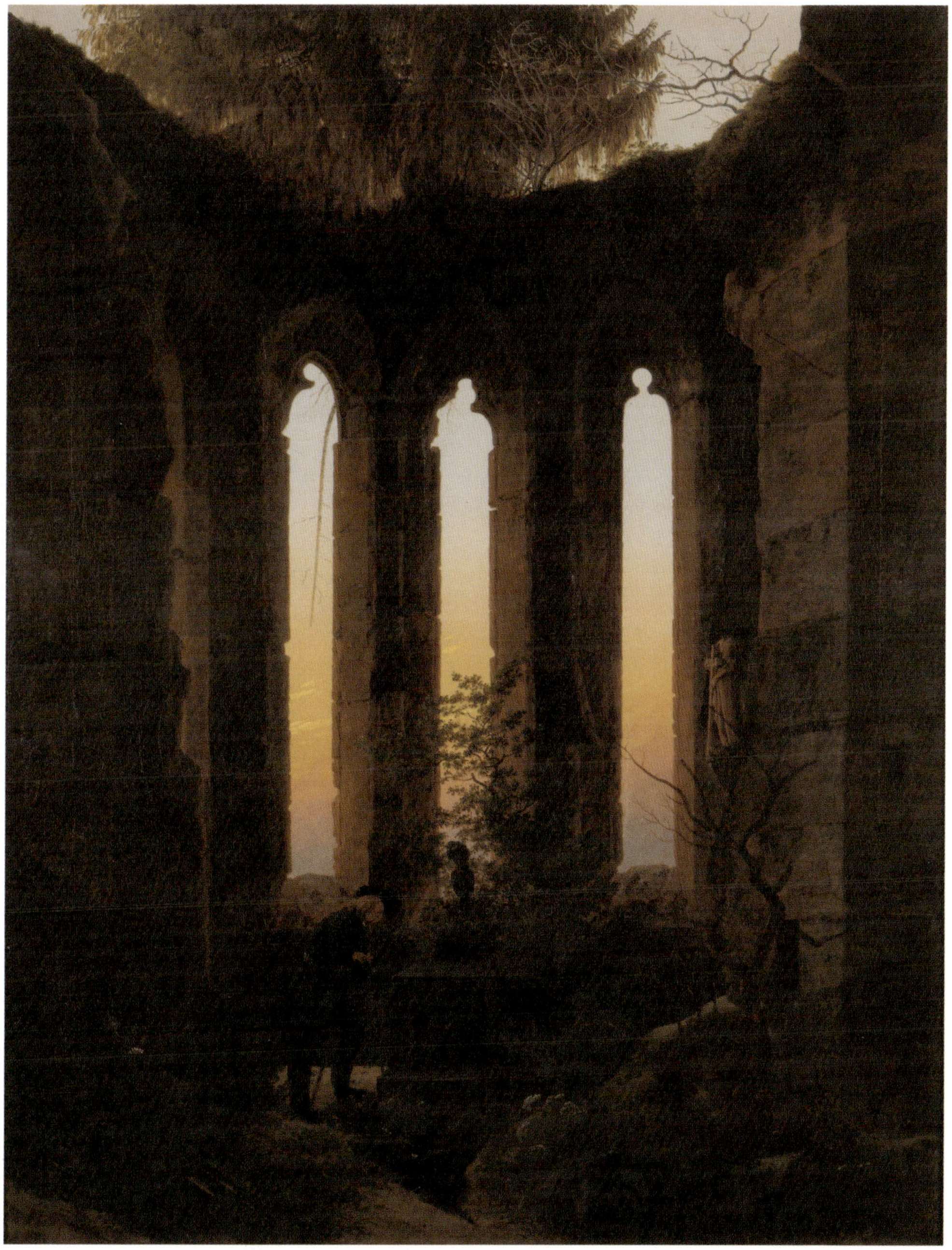

Vor einer gotischen Chorruine, durch deren Fenster das Abendlicht scheint, steht ein in altdeutscher Tracht gekleideter Mann sinnierend vor dem Sarkophag des Reformators Hutten, dessen Name auf dem Postament der Helmbüste zu lesen ist. Auf der vorderen Wand des Grabmals finden sich die sehr kleinen Inschriften *Jahn 1813, Arndt 1813, Stein 1813, Görres 1813, D ... 1821, F. Scharnhorst.*

Das Gemälde entstand wohl um das Jahr 1823, in dem sich der Ausbruch der antinapoleonischen Freiheitskriege zum zehnten Mal jährte und zugleich der 300. Todestag des Reformators Ulrich von Hutten (1488-1523) begangen wurde. Beider Ereignisse gedenkt Friedrich in diesem – politische und religiöse Motive verquickenden – Bild: Die auf den Inschriften bezeichneten liberalen Denker und patriotischen Kämpfer der Freiheitskriege werden in Kontinuität mit dem Lutheraner Hutten gesehen, der von Friedrichs Zeitgenossen als Vorreiter ihrer freiheitlichen politischen Ziele eingeschätzt wurde. Ein Hutten-Denkmal, wie es Friedrich in seinem Bild imaginierte, gab es zu jener Zeit nicht, wurde aber als Desideratum empfunden (Vgl. Börsch-Supan/Jähnig 1973, Nr. 316). Eine spezielle Verbindung zwischen einem der aufgeführten Zeitgenossen und Hutten zeigt sich im Fall Görres', der vor der preußischen Reaktion in die als freiheitlich geltende Schweiz – das Exil auch Ulrich von Huttens – floh (vgl. Börsch-Supan/Jähnig 1973, Nr. 316).

Das Gemälde wurde vermutlich nach 1826 von dem 1828 verstorbenen Herzog Carl August von Weimar erworben, dessen – so Börsch-Supan/Jähnig 1973, Nr. 316 – »liberaler Gesinnung der Ankauf des wegen seiner politischen Tendenz getadelten Bildes am ehesten zugetraut werden kann«. *J.M.-T.*

Karl Friedrich Schinkel

Neuruppin 1781 –1841 Berlin

319 MITTELALTERLICHE STADT AN EINEM FLUSS

1815
Öl auf Leinwand
94 x 140 cm
Staatliche Museen zu Berlin, Nationalgalerie

Literatur: Waagen 1980, S. 335 ff.;
Börsch-Supan/Grisebach 1981, S. 54 ff., S. 247 (Nr. 180);
Kat. Berlin 1986, S. 74 ff.

Das Gemälde *Mittelalterliche Stadt an einem Fluß*, das Schinkel 1815 vollendete, bezeichnete Gustav Friedrich Waagen als »lebendige Vergegenwärtigung einer Zeit, wie wir uns ungefähr die der hohenstaufischen Kaiser denken würden«. Ein mächtiger gotischer Dom steht im Mittelpunkt, der hoch aus den Eichen, die ihn umstehen, emporragt. Von vorne naht ein Zug von Rittern, in ihrer Mitte der Kaiser, der Einzug in seine Pfalz hält, die auf einem Felsen am linken Bildrand liegt. Rechts blickt man auf eine Stadt, die sich beiderseits eines breiten Stroms ausbreitet. Der Himmel ist von dunklen Regenwolken bedeckt, doch der Regenbogen über der Kathedrale gibt zu verstehen, daß das Unwetter bereits abzieht. Das Bild ist, wie Börsch-Supan 1981 dargelegt hat, als historisches Gleichnis auf die Situation nach dem Ende der Befreiungskriege zu lesen. Nachdem das Gewitter, durch das der Sieg über Napoleon als göttliches Strafgericht bezeichnet wird, glücklich überstanden ist und der Regenbogen als Zeichen der Versöhnung Gottes mit den Menschen erscheint, kehrt der Herrscher in seine Residenz zurück. Der Bau der Kathedrale, der noch ein Turmhelm fehlt, kann fertiggestellt werden: ein für die Zeitgenossen klar verständlicher Hinweis auf die Idee, den Kölner Dom zu vollenden, für die sich die Brüder Boisserée so engagiert eingesetzt hatten und die Überzeugungskraft vor allem dadurch gewann, daß Görres 1814 die Domvollendung als Symbol der nationalen Einigung und der Vollendung des Reiches propagiert hatte. Auch Schinkel hat gerade in der Zeit, in der er an diesem Gemälde arbeitete, die Idee des Domes als Nationaldenkmal aufgegriffen und für Berlin Pläne zu einem gotischen Dom entworfen, die jedoch bald schon wieder zur Seite gelegt wurden. Die Systematik und Perfektion, mit der Schinkel den Dom seines Gemäldes erfand, ohne sich enger an ein bestimmtes Vorbild anzuschließen, bezeugen, wie intensiv er sich mit den Prinzipien gotischer Baukunst auseinandergesetzt hat.

Gegenstück zu diesem Gemälde war die 1945 zerstörte Darstellung *Griechische Stadt am Meer*, die eine »Anschauung altgriechischen Lebens« gewährte, wie Waagen schrieb. Während der gotische Dom im Abendlicht steht, scheint eine helle Morgensonne über der griechischen Landschaft: für die Betrachter ein Hinweis, die Zustände der Kultur, die das Bilderpaar zeigt, wie die Tageszeiten als Zyklus zu verstehen. Der historische Augenblick, für den die *Mittelalterliche Stadt* steht, der durch den Regenbogen als Ende und Neubeginn zugleich gekennzeichnet wird, hat sein Ziel in einem neuen Morgen griechischer Kultur, eine Vision, die Schinkel gut zehn Jahre später mit seinem großen Gemälde *Blick in Griechenlands Blüte* erneuerte.

Waagen faßte diese und vergleichbare Gemälde Schinkels unter dem Begriff der »historischen Landschaften« zusammen. Wenn Goethe in den Landschaften Ruisdaels die Dimension der Geschichtlichkeit aufdeckte, so war sie dort Teil der im Bild veranschaulichten Totalität des Lebens, in der Vergangenheit und Gegenwart »lieblich durcheinander« gewebt sind. Bei Schinkel dagegen soll, ohne daß ein einzelnes historisches Ereignis abgebildet wird, der spezifische Charakter einer bestimmten geschichtlichen Zeit veranschaulicht werden. Wenn Kostüme und Rüstungen des Reiterzuges andeuteten, daß das Bild eine mittelalterliche Szene zeigt, so gaben die Flagge mit dem Reichsadler, die über dem unvollendeten Turm weht, der gotische Stil des im Bild dominierenden Doms und selbst die Eichen im Vordergrund den Zeitgenossen den eindeutigen Hinweis, daß es hier um das deutsche Mittelalter geht. Die historische Erfahrung des Zusammenbruches des Heiligen Römischen Reiches Deutscher Nation und der napoleonischen Fremdherrschaft führte die Generation der Romantiker dazu, das deutsche Mittelalter zum Ideal nationaler Einheit und Stärke, zum Wunschbild für die eigene Gegenwart hochzustilisieren. Dieses idealisierte Mittelalter stellte Schinkel dem gleichermaßen idealisierten Griechenland in seinem Bilderpaar gegenüber.

Die *Mittelalterliche Stadt* steht am Ende einer Reihe von Bildern, in denen Schinkel seine Vision des deutschen Mittelalters gestaltete. Sie alle wurden unter dem Eindruck der Befreiungskriege geschaffen, mit einer dezidiert patriotischen Tendenz. In dieser Auffassung der Landschaftsmalerei sind enge Berührungspunkte und wechselseitige Anregungen von Schinkel und Caspar David Friedrich zu registrieren. Dagegen wandte sich Goethe mit der Maxime, die er schon 1800 den Tendenzen der Berliner Kunst entgegengestellt hatte: »Es gibt keine patriotische Kunst und keine patriotische Wissenschaft. Beide gehören wie alles Gute der ganzen Welt an und können nur durch allgemeine freie Wechselwirkung aller zugleich Lebenden in steter Rücksicht auf das, was uns vom Vergangenen übrig und bekannt ist, gefördert werden« (*Maximen und Reflexionen*, Nr. 690). Im Aufsatz über *Neudeutsche religios-patriotische Kunst* wird die »patriotische Richtung des Kunstgeschmacks« mit gewissem Verständnis »als Teil oder auch als Folge der mächtigen Regung betrachtet, von welcher die Gesamtheit aller zu Deutschland sich rechnenden Völker begeistert das Joch fremder Gewalt großmütig abwarf«, doch es wird zugleich die Erwartung ausgesprochen, daß dieser »Nationalenthusiasmus nach errichtem großen Zweck (...) in die Grenzen einer anständigen, würdigen Selbstschätzung zurücktreten« werde (BA XX, S. 82 f.).

Auch Schinkel hat sich später von seiner patriotischen Gotikbegeisterung distanziert. Dies deutet sich bereits in der Tatsache an, daß er der *Mittelalterlichen Stadt am Fluß* die Vision des klassischen Griechenland gegenüberstellte. Wie weit er schließlich von seinen romantischen Auffassungen abrückte, bezeugt ein Brief an Heinrich Meyer vom Mai 1825: »Mein letzter und leider viel zu kurzer Aufenthalt in Weimar [am 1. Dezember 1824, F. B.] ist mir von unbeschreiblicher Wichtigkeit gewesen, ein paar höchstbedeutende Worte des hochverehrten Geheimrath v. Goethe trafen so vollkommen mit der Lösung einiger Aufgaben, die ich mir gemacht hatte und deren Bearbeitung ich die besten Stunden meiner Muße widme, zusammen, daß ich sehr ermutigt wurde, auf meinem Wege weiter vorzugehen. Das eine betraf den Charakter des Spitzbogens in der Architectur als wohl mannigmal gebrauchfähig aber der Schönheit ermangelnd, und das andere die *Gefährlichkeit der Landschaftsmalerei* in der schönen Kunst. Mir geht es bei diesen Arbeiten wie manchen anderen, man muß seine Jugendsünden bei sich selber am härtesten büßen und nur noch wie zufällig man durch die gründlichsten Verfechter ihrer Zeit in dergleichen Sünden hineingeführt wird, kann einigermaßen eine Selbstentschuldigung und Tröstung geben. Indessen die schöne Zeit ist verloren, die man besser hätte anwenden können« (Goethe-Jahrbuch, Jg. 7, 1886, S. 219) [Hervorhebung F. B.]. Leider fehlten weitere Zeugnisse, die erläutern könnten, was Goethe und Schinkel unter »Gefährlichkeit der Landschaftsmalerei« verstanden. Nach dem Entwurf *Landschaftliche Malerei*, an dem Goethe während der zwanziger Jahre arbeitete, ist zu vermuten, daß hier darauf angespielt werden soll, daß der Weg »wahrer«

Landschaftskunst, auf dem ein Claude Lorrain »ans Letzte einer freyen Kunstäußerung« gelangte, nach den Anschauungen der Weimarer Kunstfreunde nur ein schmaler Grat war und die Gefahr folglich sehr groß, ihn zu verfehlen oder von ihm abzukommen. Schinkel versuchte in seinem malerischen Spätwerk diesen Vorstellungen von Landschaftskunst gerecht zu werden. Sein bedeutendstens spätes Tafelbild, das er noch im gleichen Jahr 1825 schuf und dem er selbst den Titel *Die Blüte Griechenlands* gab, hätte gewiß Goethes volle Zustimmung gefunden, wenn es in Weimar hätte gezeigt werden können. *F. B.*

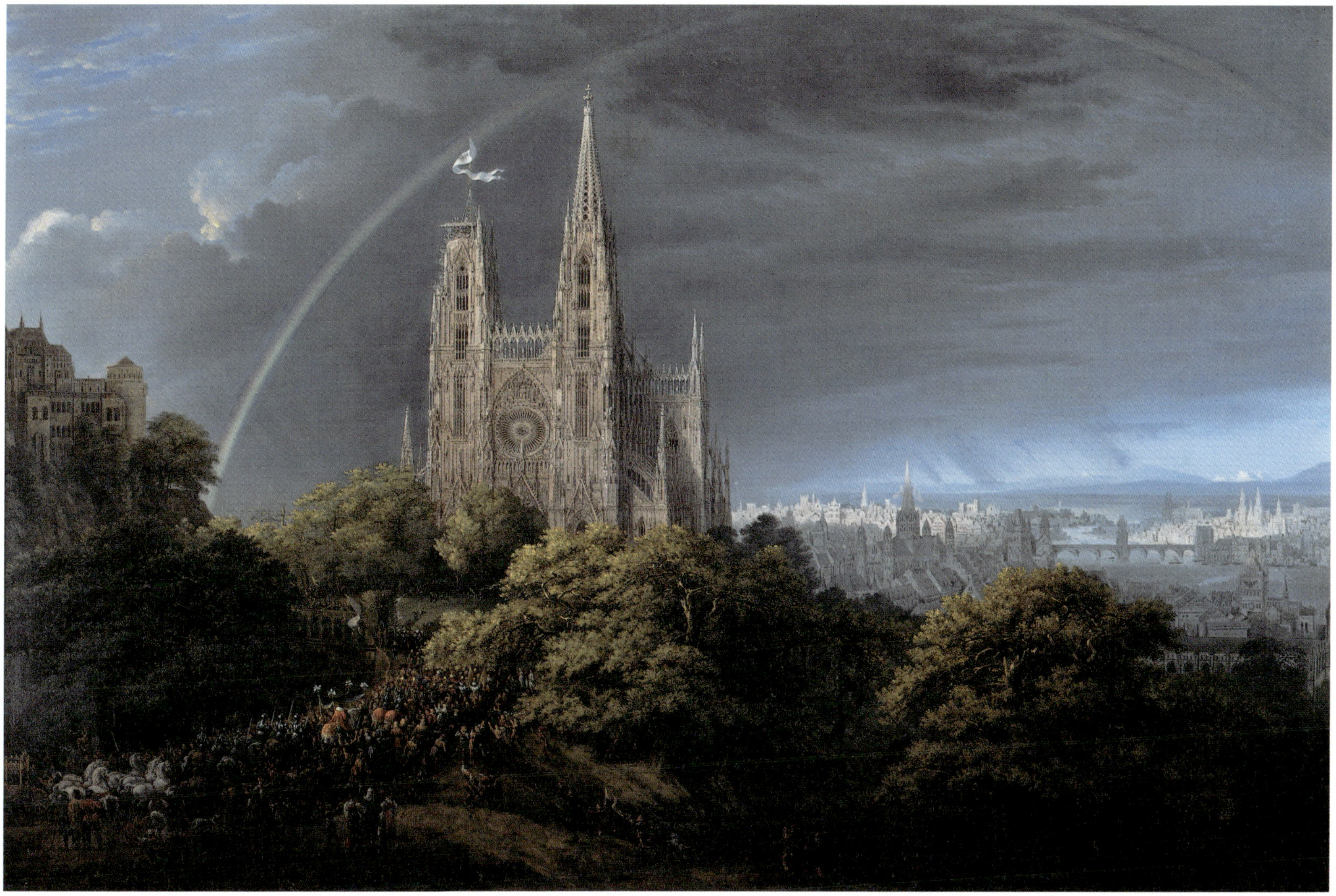

Joseph Anton Koch

Obergiblen/Tirol 1768 – 1839 Rom

320 LANDSCHAFT MIT DEM HEILIGEN BENEDIKT

1815
Öl auf Holz
54,5 x 47,5 cm
bez. unten links ›G. KOCH TYROLESE fece 1815‹
Gemäldegalerie Neue Meister der Staatlichen Kunstsammlungen Dresden
Inv. Nr. 2464

Literatur: Ost 1971, S. 146f., Abb. 60; Lutterotti 1985, S. 88, 291, Nr. G34; Kat. Stuttgart, Nr. 108

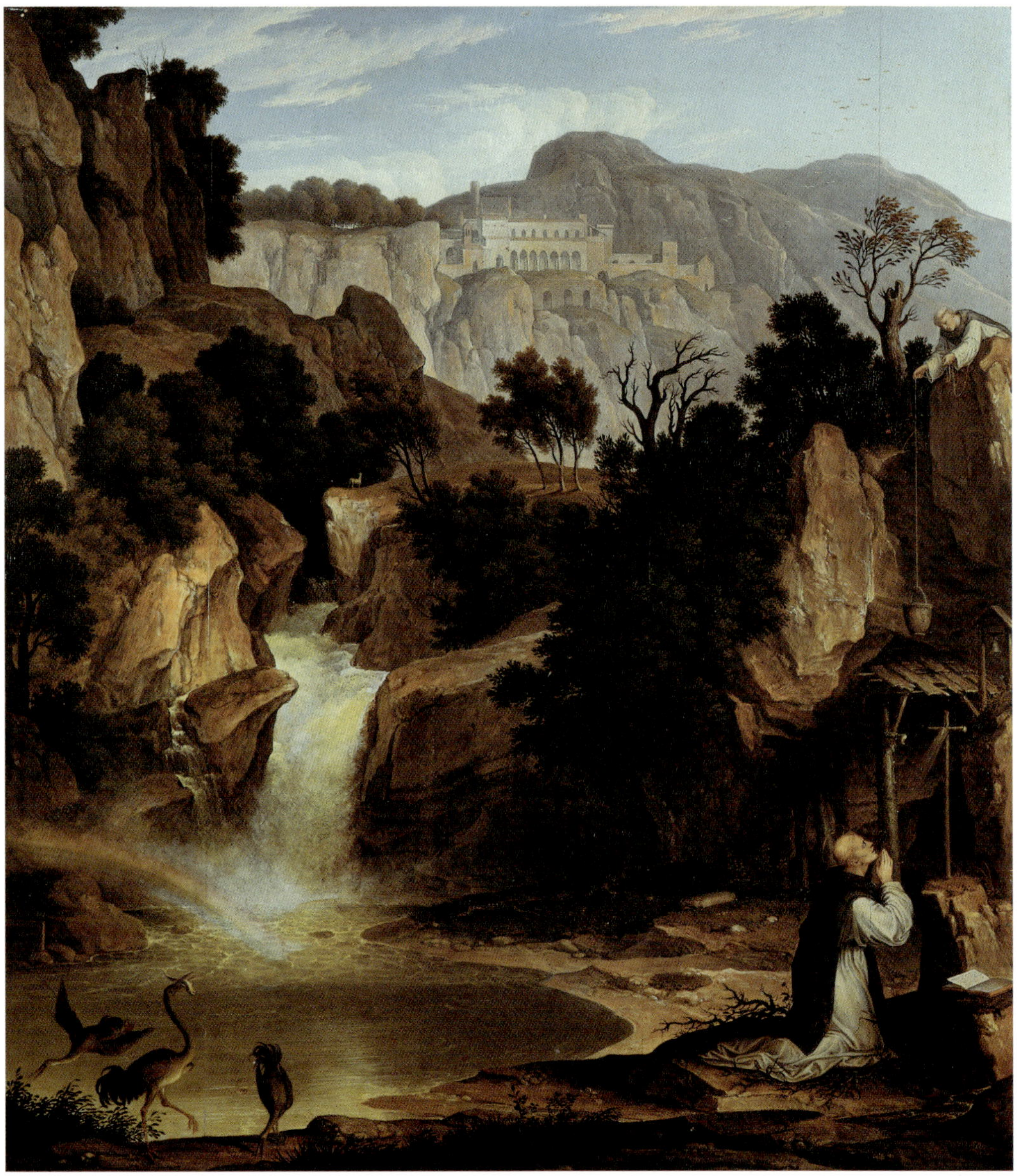

Das Gemälde, ein Pendant zu der *Landschaft mit dem Heiligen Martin* (Kat. 321), gewinnt religiösen Sinngehalt durch die Figur des betenden Einsiedlermönchs Benedikt am rechten Bildrand, der aus der Hand des Heiligen Romanus einen Korb mit Nahrungsmitteln erhält; im Schatten des Felsens schleicht sich ein Teufel davon. Obwohl Koch Bildstaffage generell als unerläßlich für den ideellen Gehalt einer Landschaft ansah, steht unzweifelhaft das Naturmotiv des Wasserfalls im Zentrum der Darstellung. Das weiß schäumende Wasser des Anio hat eine tiefe Mulde in das Felsgestein gegraben und ergießt sich in einen flachen See; Regenbogen, Tiere und Pflanzen sind mit einer ausgeprägten Liebe zum Detail erfaßt. Im Hintergrund in den Felsen farblich integriert erscheint das Kloster von Subiaco, dessen Gründer Benedikt war.

Schon die Zeitgenossen lobten Kochs empirisch genaue Naturbeobachtung: das deutliche Herausarbeiten der landschaftlichen Einzelformen, die linear-plastische Erfassung auch entfernter Gegenstände, die Abstraktion vom bloß zufällig vorliegenden Einzelnen, die Wiedergabe verschiedener Gesteinsarten in ihrer geologisch-typischen Struktur, die Fähigkeit zur Darstellung der differenzierten Stofflichkeit der landschaftlichen Elemente. Die Kenntnis geowissenschaftlicher Theorien ist bei Koch ganz direkt nachzuweisen; so erklärte er Anton Friedrich Büschings *Neue Erdbeschreibung*, ein Standardwerk der Geographie des 18.Jahrhunderts, neben der Bibel zu seiner wichtigsten Lektüre (vgl. Lutterotti 1987, S. 25).

Kochs Interesse an einer empirisch-genauen Landschaftswiedergabe steht durchaus in Einklang mit Goethes physiognomisch-morphologischer Naturanschauung. Eine direkte Kenntnis von Kochs Malerei ist bei Goethe allerdings nicht nachzuweisen. Das Verhältnis der Weimarer Kunstfreunde zu dem deutsch-römischen Landschaftsmaler scheint von beiden Seiten vor allem durch wechselseitige Mißverständnisse geprägt. So bezeichnete Johann Heinrich Meyer bzw. der gerade aus Rom zurückgekehrte Carl Ludwig

Fernow in dem 1805 erschienenen Band *Winckelmann und sein Jahrhundert* Koch als »ein wildes und ungeregeltes Talent« (Goethe/Meyer/Fernow 1969, S. 189). Koch war spätestens seit der Veröffentlichung von Goethes Biographie über den Landschaftsmaler Philipp Hackert vom Fehlurteil des Dichters überzeugt, nicht erkennend, daß seine eigenen Vorbehalte gegenüber Hackert – dessen geschickten Vermarktungsstrategien und dessen vermeintlicher Beschränkung auf das niedere Fach der Porträtlandschaft – auch von Goethe geteilt wurden (vgl. Koch 1984, S. 24; s. auch Kat. 276, 280).
J.M.-T.

Joseph Anton Koch
Obergiblen/Tirol 1768 – 1839 Rom

321 LANDSCHAFT MIT DEM HEILIGEN MARTIN

1815
Öl auf Holz
54,5 x 47,5 cm
bez. unten rechts ›G. KOCH TYROLESE fece. 1815‹
Gemäldegalerie Neue Meister der Staatlichen Kunstsammlungen Dresden
Inv. Nr. 2463

Literatur: Kat. Frankfurt 1977, Nr. B 17; Kat. Bern 1985, Nr. 138; Lutterotti 1985, S. 88, 291, Nr. G 33; Kat. Stuttgart 1989, Nr. 107

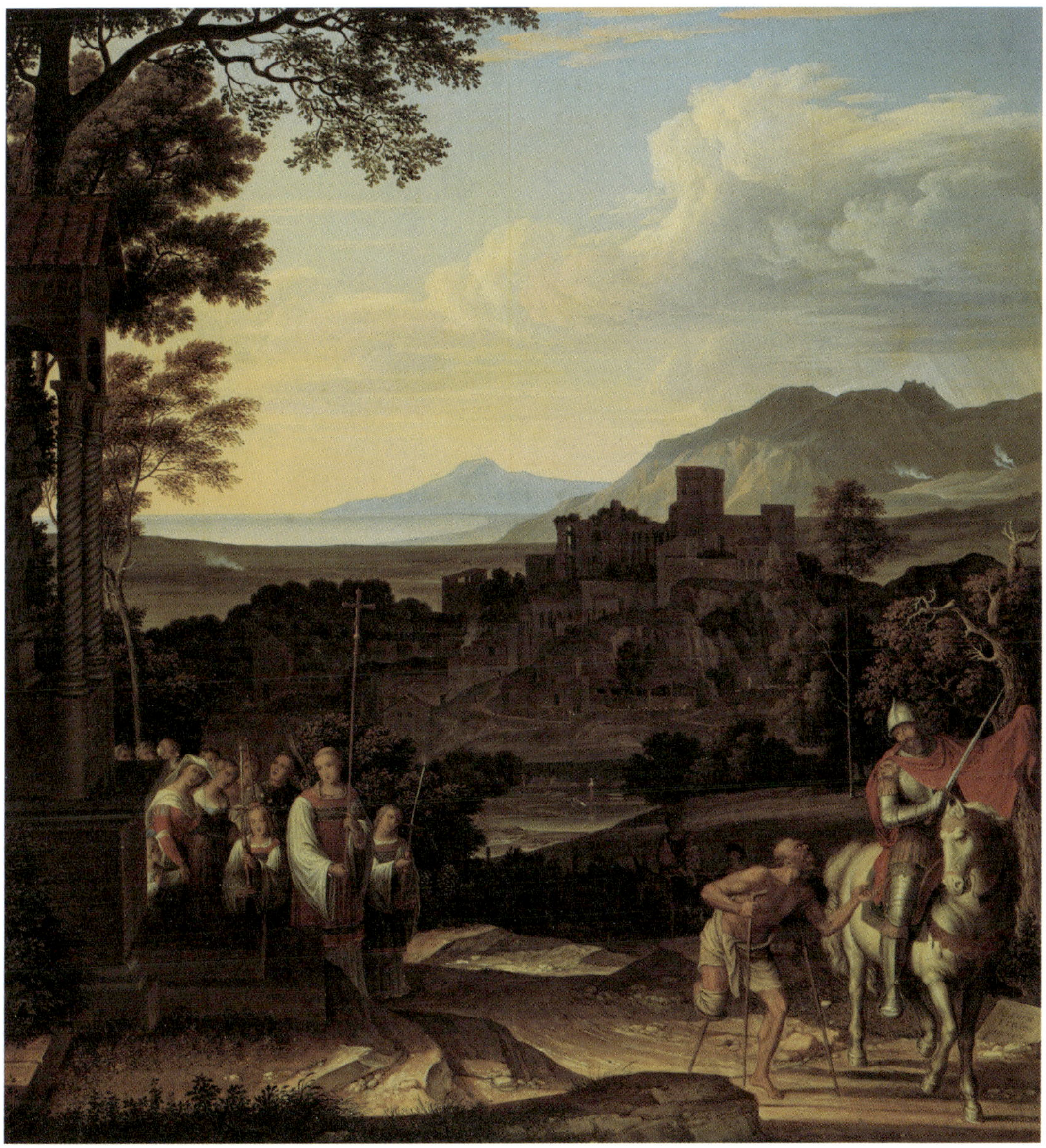

Von Joseph Anton Koch, dem Haupt der deutsch-römischen Klassizisten, gingen wesentliche Impulse zur Entwicklung der heroisch-idealen und empirisch erneuerten Landschaftskunst nach 1800 aus. Die zwei ausgestellten Werke (vgl. auch Kat. 320) entstanden als Pendants am Ende eines mehrjährigen Wienaufenthalts (1812-1815), in einer Phase, in der sich Koch unter dem Eindruck der Wiener Romantiker, vor allem Friedrich Schlegels, verstärkt christlichen Bildthemen zuwandte. Die titelgebende Staffagegruppe mit dem Ritter Martin und dem Bettler wird im Hintergrund durch eine Heilige Familie auf der Flucht sowie links durch einen Prozessionszug zu einem Madonnentabernakel ergänzt. Koch hat diese nazarenisch geprägte Bildstaffage in eine südliche Kompositlandschaft klassisch-idealen Charakters integriert. Diese setzt sich aus Ansichten der mediterranen Natur, Versatzstücken seiner heroischen Regenbogenlandschaften sowie altdeutsch-präzise erfaßten Pflanzenmotiven zusammen. Nähe und Ferne werden in einer gleichermaßen detailgenauen, die Gegenstände hart nebeneinandersetzenden Pinselschrift fixiert. Die additiv zusammengefügten Teilzonen der Landschaft treten mit der ganzheitlichen Bildstruktur – der Zweiteilung des Tableaus durch die Horizontlinie – in spannungsvollen Kontrast.

Goethe hat vermutlich nie ein Werk Kochs im Original kennengelernt. Es ist jedoch anzunehmen, daß er Kochs Bemühen um eine physiognomisch exakte Naturwiedergabe beifällig aufgenommen hätte. Der Verzicht auf eine harmonische Einbindung der Einzelmotive und insbesondere die reliöse Staffierung seiner Landschaften wären vermutlich demselben Verdikt wie die christliche Bildkunst der Nazarener anheimgefallen.
J.M.-T.

Ferdinand Olivier

Dessau 1785 – 1841 München

322 DIE HEILIGE FAMILIE AM WERKTAG

1817
Öl auf Holz
21,5 x 31 cm
Privatbesitz

Literatur: Grote o. J., S. 103 ff.; Kat. Nürnberg 1966, Nr. 104; Boisserée 1979, S. 247

Am 14. August 1815 besuchten Goethe und Sulpiz Boisserée in Frankfurt Friedrich Schlosser. Boisserée notierte nach dem Besuch in seinem Tagebuch: »Bei Schlosser: schrecklich altdeutsch-neudeutsch Gepinsel von dem Bruder des Olivier. G. rief mich zur Seite und hielt mir die Bildchen – eine Heilige Familie und eine Jäger-Geschichte – wahre Nürnberger oder Spaaer Kisterl-Malerei – vor – ›Da freut Euch Eurer Früchte‹ – Ich: Gott bewahre uns vor solchen Freunden, dann mit unseren Feinden wollen wir schon fertig werden.«

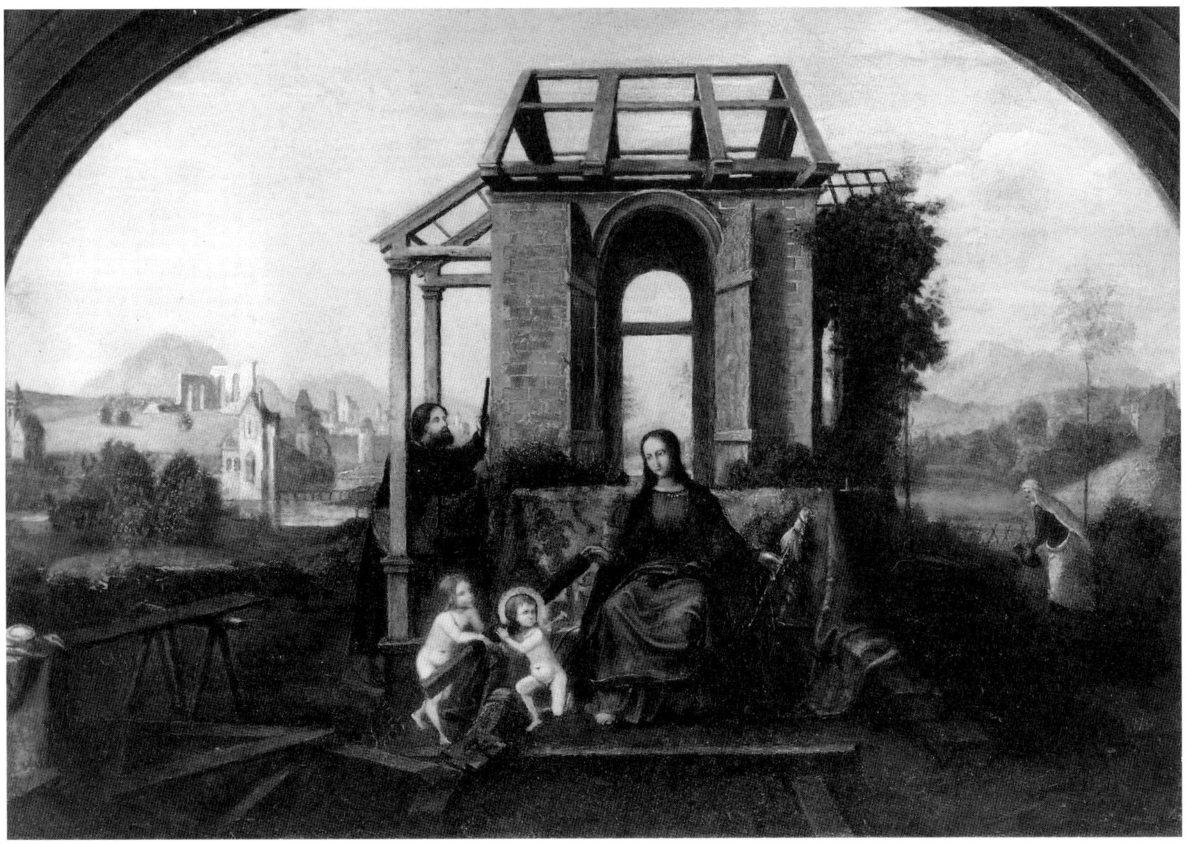

Leider sind die beiden Bilder von Ferdinand Olivier, um die es hier ging, heute verschollen. Wir wissen, daß Friedrich Schlosser sie in Wien erworben hat, wo er als Beauftragter der Stadt Frankfurt am Wiener Kongreß teilnahm. Das Aussehen des zweiten Bildes ist wenigstens durch eine Zeichnung überliefert (Grote o.J., Abb. 65), die zwei Jäger im Anblick einer Burg darstellt. *Die Heilige Familie am Werktag* entstand im Auftrage Schlossers als Gegenstück zu der älteren *Heiligen Familie.* Olivier vollendete dieses Bild 1817.

Die Darstellung der heiligen Familie in alltäglicher Umgebung war in Spätgotik und Renaissance besonders beliebt gewesen. Olivier orientierte sich wohl in erster Linie an einem Blatt aus Dürers *Marienleben,* das vor einer Architekturszenerie Maria zeigt, die von Engeln umgeben neben der Wiege des Kindes sitzt und einen Spinnrocken in der Hand hält, während Joseph ein großes Stück Holz bearbeitet, wobei ihm zahlreiche Putten helfen, die die Späne einsammeln. Olivier hat das Christkind und den kleinen Johannes in die Rolle der Helfer Josephs versetzt. Ihr Handeln evoziert die Assoziation der Kreuztragung. Damit schließt sich der Künstler an eine ehemals weit verbreitete Tradition christlicher Ikonographie an, nach der die Passion Christi schon in Begebenheiten seiner Kindheit präfiguriert war.

Das Bild kann exemplarisch für das problematische Verhältnis der Nazarener zur Landschaftsmalerei stehen. In der Auseinandersetzung mit der älteren deutschen Kunst und angeregt durch Joseph Anton Koch, der sich seit 1812 in Wien aufhielt, fand Ferdinand Olivier um 1814 zu einem ganz eigenen Stil der Landschaftsdarstellung. Seine Bleistiftzeichnungen dieser Zeit, die durch die Klarheit der Bildanlage und die Präzision der Detailwiedergabe faszinieren, zeigen, daß seine genuine Begabung auf diesem Gebiet lag. Doch seine Begabung stand in merkwürdigem Widerstreit mit seinen Überzeugungen von den Notwendigkeiten einer christlichen Kunst. Friedrich Schlegel hatte die These aufgestellt, daß die Aufspaltung der Malerei in verschiedene Gattungen Symptom des Niederganges der Kunst sei. Die Kunst könne nur dann wieder zu sich selbst finden, wenn diese Entwicklung wie auch die Entwicklung zur Autonomie rückgängig gemacht werde. Höchste Aufgabe der Kunst sei es, sich in den Dienst der Religion zu stellen. Diesen Weg ist Olivier in seinen Wiener Gemälden gegangen. Die Landschaft wird wieder zum Beiwerk. Mit ihrer stimmungshaften Atmosphäre trägt sie dazu bei, das Rührende der Szene zu unterstreichen. Durch die Ausrichtung der Perspektive des Hauses im Bildzentrum wird die Komposition auf die Hauptgruppe konzentriert, die in ihrer natürlichen Umgebung wie ein Fremdkörper wirkt. Diese Diskrepanz, das bewußt Altertümliche und Naive der Figurendarstellung sind es sicher gewesen, die Goethes Widerspruch provozierten. *F.B.*

Ferdinand Olivier

Dessau 1785 – 1841 München

323 SALZBURGER LANDSCHAFT (WESTSEITE DER BÜRGERWEHR AUF DEM MÖNCHSBERG, BLICK NACH NORDEN)

1829
Öl auf Leinwand
80 x 106 cm
bez. unten rechts ›FO (ligiert) 1829‹
Dessau, Anhaltische Gemäldegalerie

Literatur: Grote o. J., S. 210ff., 387, Nr. 125; Kat. Salzburg 1959, S. 52, Nr. 109; Messere 1983, S. 167ff.; Gassen/Heise 1991, S. 115, Nr. 50

Ferdinand Olivier vollendete dieses Bild 1829 in Wien, kurz bevor er nach München übersiedelte. Seinem Auftraggeber, dem Herzog Leopold Friedrich von Anhalt gegenüber entschuldigte sich der Maler, daß er nicht eine Landschaft »ganz treu und einfach nach der Natur abgebildet« habe. Dazu wäre es erforderlich gewesen, eigens eine Reise in das Gebirge zu unternehmen, was er jedoch nicht habe einrichten können. Ein Bild, das einfach nur auf Grundlage der Studien geschaffen worden wäre, die er vor langen Jahren in Salzburg gezeichnet habe, wäre kalt und leblos geworden. Deswegen habe er »nach Art und Weise älterer noch lebender großer Meister« seinem Bild ein Naturmotiv zugrunde gelegt, das er in Anordnung und Stimmung aber frei bearbeitet habe: »Ein Verfahren, bei welchem das, was etwa in Ansehung der Individualität unerreichbar bleibt, durch den dichterischen Aufschwung ersetzt werden kann« (Grote, S. 211ff.).

1815 hatte Ferdinand Olivier zusammen mit Joseph Anton Koch eine Reise ins Salzkammergut unternommen und dabei diese Landschaft für sich entdeckt. In zahlreichen Zeichnungen, in vor der Natur angefertigten Skizzen wie in den danach sorgfältig ausgeführten Bleistiftzeichnungen und Lithographien hat er seine Sicht der Stadt und der Berglandschaft festgehalten. Das Gemälde für den Fürsten von Anhalt-Dessau hat er von diesen mehr als

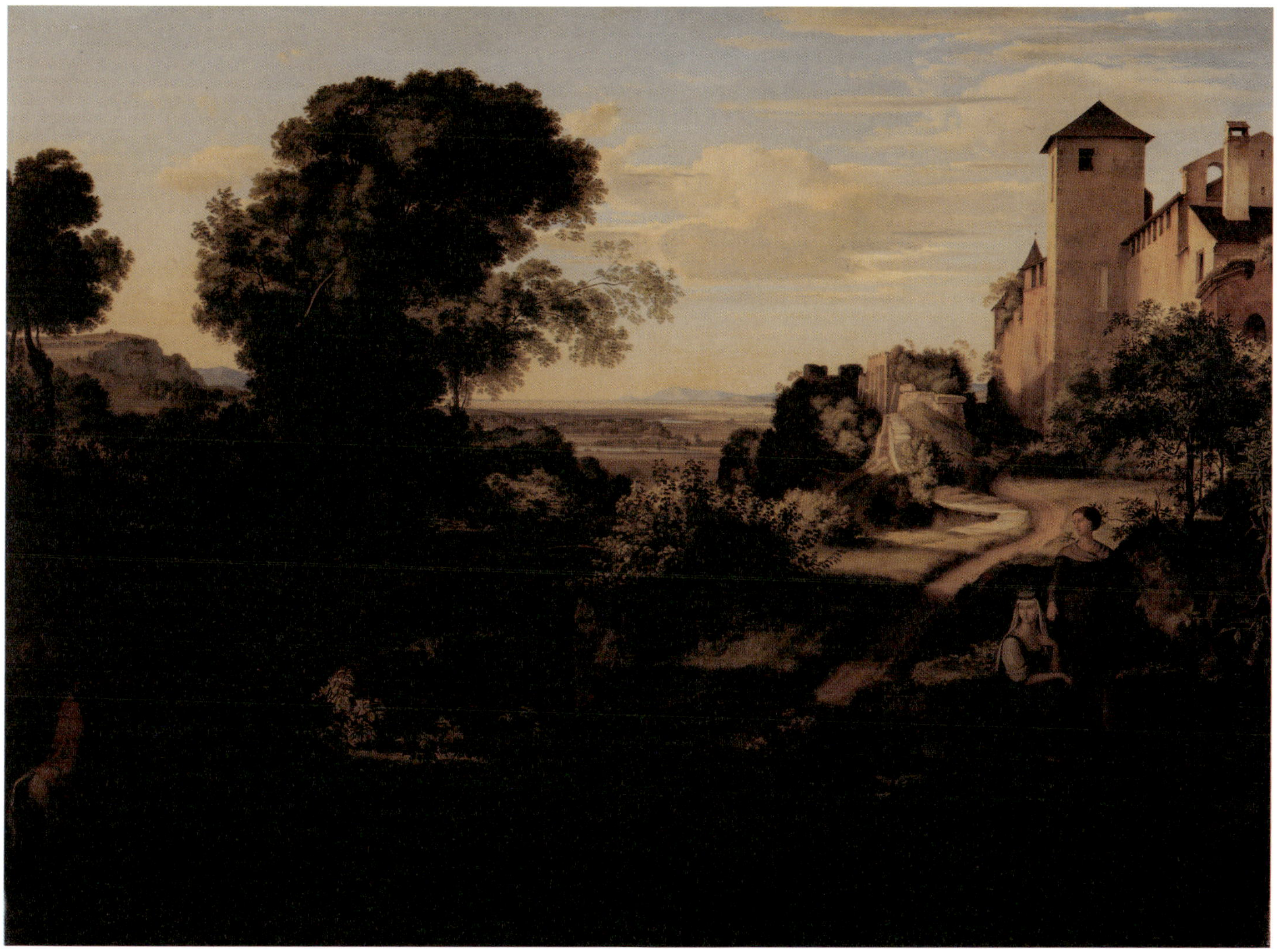

zehn Jahre alten Zeichnungen ausgehend geschaffen. Zwischen der Konzeption jener älteren Zeichnungen und diesem Gemälde liegt ein bemerkenswerter Unterschied. Leider ist die unmittelbare Vorlage für das Gemälde bislang nicht bekannt geworden (es gibt nur zwei wohl ebenfalls in das Jahr 1829 zu datierende Entwurfszeichnungen im Dessauer Museum), gleichwohl wird man annehmen dürfen, daß diese Vorlage wie alle frühen Zeichnungen zwar nicht unbedingt eine photographisch genaue Vedute war, aber doch die Hauptmotive präzise festgehalten hat. Der Ort, den diese Landschaftsstudie wiedergab, ist identifizierbar und er ist auch im Gemälde noch wiederzuerkennen: es ist die Bürgerwehr am Mönchsberg, ein großenteils noch aus dem 15. Jahrhundert stammendes Stück der Salzburger Stadtbefestigung. Auch der Bogen in der Bildmitte entspricht den örtlichen Gegebenheiten. Mit der Zusammenfügung dieser Motive jedoch und der Öffnung des Bildes zu einem weiten Blick in die Ferne verselbständigt sich das Gemälde gegenüber der topographischen Situation. In seiner Grundlage, dem wohlkalkulierten Gleichgewicht zwischen der im Licht liegenden Stadtbefestigung rechts und dem mächtigen Baumschlag links, in der Blickführung in die Tiefe und in der Lichtführung erweist es sich als kunstvoll gebildete Landschaft, die, um es in Denkkategorien der Kunstanschauungen jener Zeit auszudrücken, das Naturvorbild seinem eigenen inhärenten Ideal angenähert hat. Der Titel *Salzburger Ideallandschaft,* den Grote diesem Werk gegeben hat, trifft seinen Charakter genau.

Die frühen Salzburger Zeichnungen Oliviers überraschen den Betrachter durch ihre ungewöhnliche Perspektive. Der weite Ausblick, den die Landschaftsmalerei der Zeit so schätzte, wird zumeist durch die Motive des Mittelgrundes zugestellt. Wenn eine Zeichnung Ferne zeigt wird diese durch die Wiedergabe von Einzelheiten in extremer Nähe konterkariert. Die Blätter stehen außerhalb der damals gängigen Konventionen. Sie passen weder in das Schema der Landschaftsveduten noch in dasjenige schulgerecht komponierter Landschaften. Wilhelm Messerer hat kürzlich das »Zusammengesetzte« dieser Zeichnungen herausgearbeitet. Es wäre irreführend, ihre Perspektive als »subjektiv« zu bezeichnen. Zutreffender ist es, von einer bewußten Beschränkung des Blickes zu sprechen, mit der sich der Künstler dem Naturvorbild unterordnet, während der »klassische« Landschaftsmaler die Natur aus einer auktorialen Perspektive als ein zweiter Schöpfer überblickt. In dem Dessauer Bild von 1829 hat Olivier diese »demütige« Perspektive seiner frühen Zeichnungen aufgegeben, ist von dem Prinzip des »Zusammengesetzten« zur Landschaftskomposition im Sinne der idealen Landschaft des 17. Jahrhunderts zurückgekehrt. Man hat hierfür Einflüsse von Joseph Anton Koch geltend gemacht, auf den der Maler wohl in seinem Brief an seinen Auftraggeber anspielt, und sicher gibt es hier Verbindungen sowohl im Kompositorischen wie in der Einfügung der Staffage. In der Lichtbehandlung jedoch ging Olivier deutlich darüber hinaus. Das warme, flach von links einfallende Abendlicht dokumentiert ein intensives Studium der Landschaften Claude Lorrains und seiner Nachfolger. Gerade in der Lichtbehandlung ist der Abstand zu den frühen Zeichnungen besonders groß. Während dort Hell und Dunkel nüchtern und sachlich verteilt waren und den Objekten ihre klare Präsenz gaben, wird hier mit dem Licht eine Atmosphäre geschaffen, die idealisierend wirkt.

Urteile von Goethe über die frühen Landschaftszeichnungen Oliviers sind nicht bekannt. In Analogie zu anderen Äußerungen darf man vermuten, daß der Dichter sie als kunstlos, allenfalls als in subjektiver Manier befangen bezeichnet hätte. In dem Dessauer Bild hingegen hat sich Olivier zur Höhe des Stils erhoben. Obwohl er nie in Italien war, wurde die italienische Natur, entsprechend dem von der klassischen Landschaftsmalerei geprägten Bild das Ideal, an dem er seine späten Landschaftsdarstellungen ausrichtete. Diese Wandlung des Romantikers ist ein Beleg dafür, daß Goethes Auffassungen von der Landschaftsmalerei, die im ersten Viertel des Jahrhunderts bei den Künstlern wenig Erfolg hatten, schließlich doch noch ihre Resonanz fanden. Das Werk von Goethes »Schützling« Friedrich Preller, aber auch die Entwicklung des Düsseldorfers Johann Wilhelm Schirmer könnten weitere Belege dafür liefern.

F. B.

Caspar David Friedrich
Greifswald 1774 – 1840 Dresden

324 DER ABENDSTERN

um 1825
Öl auf Leinwand
32,7 x 45 cm
Frankfurt a. M., Freies Deutsches Hochstift/Frankfurter Goethe-Museum
Inv. Nr. IV – 1950-7

Literatur: Hinz 1966, S. 81;Prause 1968, S. 33, Abb. 19; Sumowski 1970, S. 85; Börsch-Supan/Jähnig 1973, Nr.389; Kat. Hamburg 1974a, Nr. 179; Kat. Frankfurt 1982, Nr. 28, Tafel 1; Kat. Paris 1984, Nr. 107; Börsch-Supan 1990, Nr. 49; Kat. Frankfurt 1994, S. 66f.

Friedrichs Landschaft ist in zwei sich klar voneinander abhebende Zonen geteilt: das leuchtende Orange-Grau des Himmels und die in dunklem Braun gehaltene Fläche des Ackergeländes. Im Hintergrund der abendlichen Szenerie ist die Silhouette Dresdens mit Kreuzkirche, Frauenkirche, Schloßturm und Hofkirche zu erkennen. Hinz 1966, S. 81, und Börsch-Supan/Jähnig 1973, Nr. 389, vermuten in den drei dargestellten Personen, die sich über den Ackerhügel auf die Stadt zubewegen, Familienangehörige Friedrichs. Börsch-Supan 1990, S. 166, hat auf die Verquickung antithetischer Sinnbilder in dem Gemälde hingewiesen: die Entgegensetzung von irdischer und himmlischer Hälfte, verklammert durch die beiden Bereichen zugehörenden Bildelemente – die Figuren und die Kirchen –; Abendstern und Morgenstern als Doppelsymbol für Tod und Auferstehung; die Pappeln als Sinnbild des Todes im Gegensatz zur aufsteigenden Linie des Geländes im Vordergrund. Börsch-Supan sieht in dem ausgestellten Gemälde »eine Darstellung jugendlicher Lebensfreude als Gleichnis der Todessehnsucht«. Die gesamte Bildanlage erinnert deutlich an das etwa 1824/25 entstandene Gemälde *Hügel mit Bruchacker bei Dresden* aus der Hamburger Kunsthalle (vgl. Börsch-Supan/Jähnig 1973, Nr. 321; Kat. Hamburg 1993, S. 32 f.). *J.M.-T.*

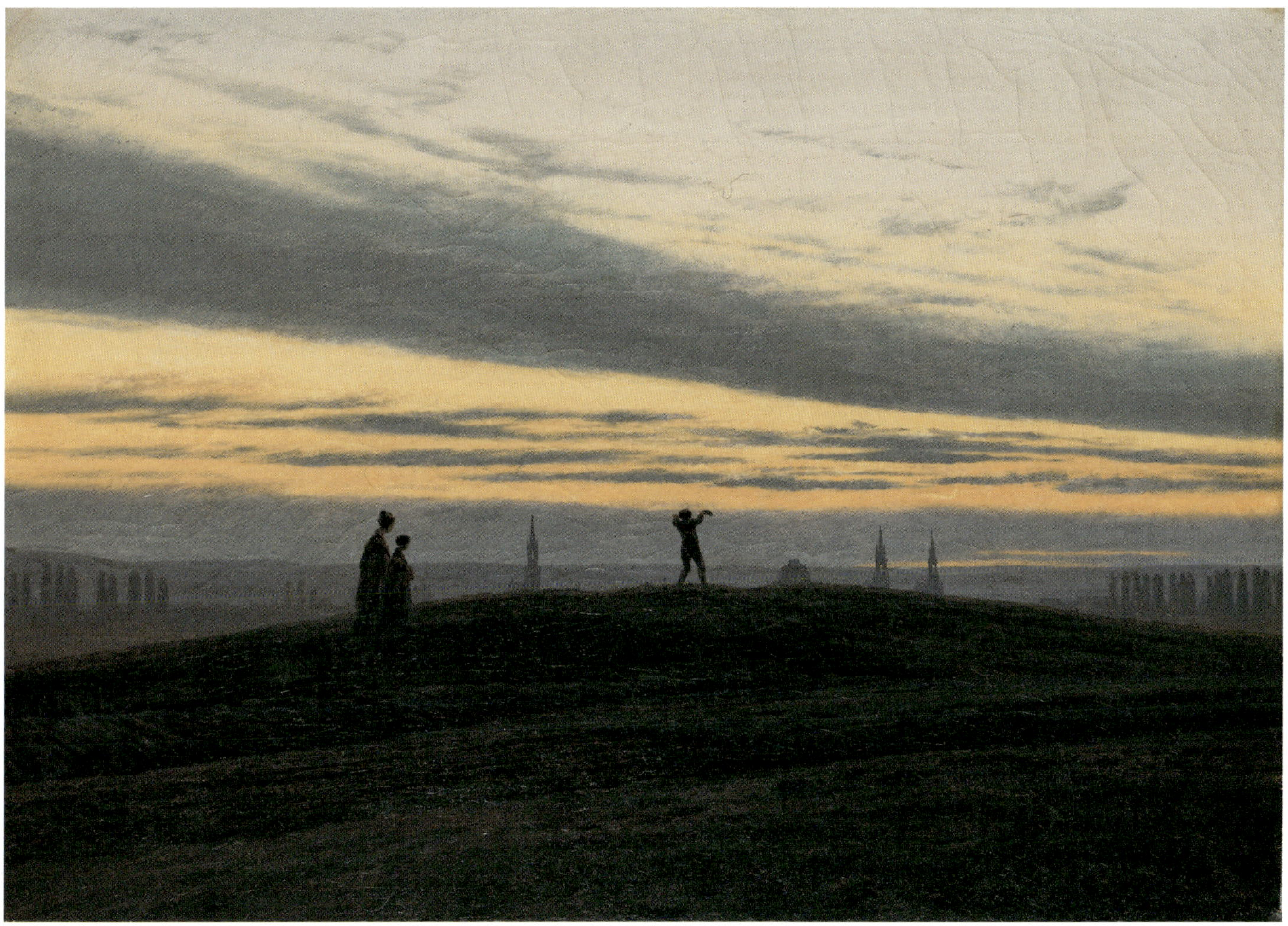

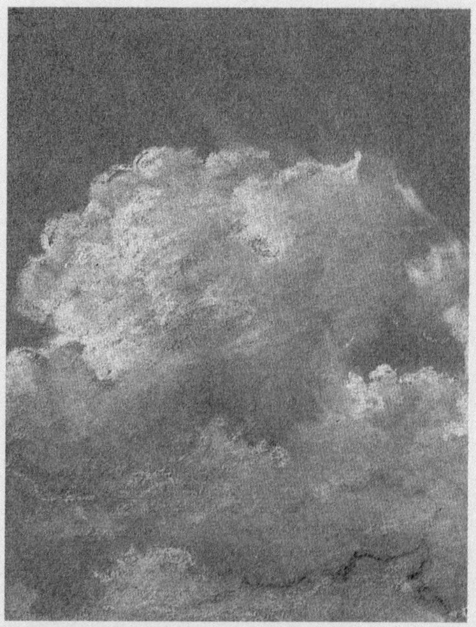

KUNST
UND WISSENSCHAFT

WERNER BUSCH

DER BERG ALS GEGENSTAND VON NATURWISSENSCHAFT UND KUNST. ZU GOETHES GEOLOGISCHEM BEGRIFF

»Diese Klippe, sage ich zu mir selber, stand schroffer, zackiger, höher in den Wolken, da dieser Gipfel noch als eine meerumfloßne Insel in den alten Wassern dastand, um sie sauste der Geist, der über den Wogen brütete, und in ihrem weiten Schoße die höheren Berge aus den Trümmern des Urgebirges und aus ihren Trümmern und den Resten der eigenen Bewohner die späteren und ferneren Berge sich bildeten. Schon fängt das Moos zuerst sich zu erzeugen an, schon bewegen sich seltner die schaligen Bewohner des Meeres, es senkt sich das Wasser, die höhern Berge werden grün, es fängt alles an, von Leben zu wimmeln.«[1] Das ist Goethes Schöpfungsgeschichte von 1784, die sich in allem und jedem einem bestimmten geologischen Modell verdankt. Um sie verstehen zu können, sind im folgenden drei Aspekte zu beleuchten: 1. der lang anhaltende Konflikt zwischen biblischem Schöpfungsbericht und geologischen Entstehungsmodellen, 2. der unmittelbare Reflex der neuen Naturbeobachtungen in den Gebirgsdarstellungen und 3. das vor allem von Humboldt propagierte, sich auf Goethe beziehende, aber auch von Carus vertretene und bis zu Rottmann wirksame Konzept der sogenannten geognostischen Landschaftsauffassung.

I.

Bewußtsein für das Problem können die Ereignisse um den dramatischen Vesuvausbruch von 1766/67 wecken. Sir William Hamilton, englischer Gesandter am neapolitanischen Hof, bedeutendster Vesuvforscher des 18. Jahrhunderts, der mit seinen von Pietro Fabris reich illustrierten *Campi Phlegraei* (vgl. Kat. 285 a–e) auch die einflußreichste und schönste Publikation zum Thema vorlegte, hat diesen Ausbruch, einen der stärksten in der Geschichte des Vesuv, genauestens dokumentiert und für die Royal Academy aufgezeichnet, z. T. in Tag für Tag-Berichten. Daß ein großer Ausbruch bevorstand, wußte Hamilton aus der historischen Beschäftigung mit dem Thema. Er kannte natürlich den Bericht von Plinius dem Jüngeren zum größten Drama des Berges mit der Verschüttung der Vesuvstädte, bei der auch Plinius der Ältere ums Leben gekommen war. Diesen klassischen Verweis ließen sich auch zahlreiche Vesuvdarstellungen des 18. Jahrhunderts nicht entgehen (vgl. Kat. 284). Doch Hamilton begnügte sich nicht mit der klassischen Allusion, er hatte den Text des jüngeren Plinius genau gelesen und dort gefunden, daß dem Ausbruch des Jahres 79 die Bildung einer schwarzen riesigen Wolke in Form einer Pinie über dem Gipfel des Vesuv vorangegangen war, und diese dräuende Pinie sah er wieder.

Von März 1766 bis Oktober 1767 war der Vulkan immer wieder unterschiedlich stark aktiv, dann kam es zum ganz großen, über Tage andauernden Ausbruch, mit Blitz, Donner und Erdbeben, mit schwarzen Wolken über ganz Neapel und einem Ascheregen, der auf die Stadt niederging. Die Bevölkerung geriet in Panik, der Mob, wie Hamilton schreibt, stürzte zum Palast des Kardinal-Erzbischofs, als ihm kein Gehör gegeben wurde, legte er Feuer am Tor zum Palast. Das Volk forderte eine Prozession mit den Gebeinen des hl. Januarius, dem Schutzpatron der Stadt und dem Vulkanheiligen. Der König befahl schließlich die Prozession, 20 000 strömten zur Porta Maddalena, dem Tor zum Vesuv. Der Kardinal-Erzbischof wäre gezwungen worden, die Gebeine des Heiligen bis zur fließenden Lava tragen zu lassen, wenn nicht der Berg plötzlich Ruhe gegeben hätte. Das Volk warf sich auf das Angesicht, kehrte schließlich unter Gesängen zur Kathedrale zurück und pries den Heiligen für seine Wunder.

Hamilton war dies fremd. Er hatte die Vulkanfurcht längst säkularisiert und in wissenschaftliche Neugierde gewendet. Er hatte, als er die Zeichen des großen Ausbruchs verstand, nicht etwa seine Koffer gepackt und die Stadt verlassen, sondern fasziniert auf den Berg gestarrt, jede auch noch so kleine Veränderung in seinem Verhalten notierend, fasziniert von immer neuen, nie gesehenen Phänomenen, so den Zickzack-Blitzen aus der schwarzen Rauchsäule, die er bisher nur aus der Literatur kannte; auch das Ende konnte er absehen, denn es kündigte sich durch den plötzlichen Fall von weißer statt schwarzer Asche an.[2]

Sieht man einmal von Plinius ab, so ist es über Jahrhunderte allein die kirchliche Geschichtsschreibung, die über Vesuvausbrüche relativ genau berichtet, und so wußte die Kirche offenbar auch, wann sie ihre Hei-

1 HA /XIII, S. 256.
2 Zu Hamilton und den Ereignissen von 1766/67 s. bes.: Fothergill 1969, S. 86–94, 97; Knight 1990, S. 42–51.

ligen eingreifen lassen konnte und wann nicht. Wehe aber, es wurde gegen ihre Sprachregelung verstoßen. Als der sizilianische Geologe Gioèni, den Goethe auf der italienischen Reise im Mai 1787 in Catania besuchte und der mit dem gelehrten Europa in Austausch stand, den sogenannten »blutigen Regen« des Aetna, der nach von der Kirche geförderter Volksmeinung vom Blut der verdammten Sünder in der Hölle stammte, in seiner Färbung schlicht und zutreffend als das Resultat rostender Erzbestandteile des Gesteins erklärte, durfte seine kleine Schrift zu diesem Phänomen in Italien nicht erscheinen, und er hatte fortlaufend Schwierigkeiten mit der kirchlichen und weltlichen Obrigkeit.[3]

Für die Geologie war der Vulkanismus der Prüfstein.[4] Wie war die Welt entstanden, vulkanistisch oder, wie man auch sagte, plutonistisch oder aber neptunistisch? Revolutionär, in Form dramatischer, aus dem Erdinneren losbrechender Umwälzungen, oder evolutionär, schrittweise aus dem Wasser herauswachsend, das, so die Vorstellung, einst ganz den Globus bedeckte? Waren die Vulkane nur von regionaler Bedeutung, oder gab es unterirdische größere Zusammenhänge? Vor allem aber: waren die Vulkane alt oder erst das Resultat jüngerer Erdgeschichte? Und was war die Lava, war sie nicht basaltisch? Und war damit alles Basaltvorkommen auf Erden vulkanisch? Und da Basalt nicht selten auf Granit aufsaß, ja sich mit dem Granit vermischt hatte, Granit aber als das Urgestein schlechthin galt, waren damit auch der Basalt und die Vulkane zum Urentstehungsprozeß der Erde gehörig? Und wenn ja, wie war dies mit der Schöpfungsgeschichte in Übereinklang zu bringen?

Daß es große Auffaltungen der Erde gegeben hatte, das ließ sich nicht leugnen, war aber immerhin mit der Sintflut zu erklären. Keine Frage: daß die Neptunisten so lange die Meinung beherrschten, obwohl doch so viel gegen ihre Konstruktionen sprach, hängt damit zusammen, daß ihr Programm, wenn auch nicht einfach, mit der biblischen Geschichtsvorstellung zur Deckung zu bringen war. Ein besonderes Problem stellte dabei allerdings die zeitliche Entwicklungsvorstellung dar. Nach Erzbischof Usshers um 1650 niedergelegter und bis ins 19. Jahrhundert gültiger Berechnung war die Erde am 23. Oktober des Jahres 4004 v. Chr. entstanden.[5] Andere Berechnungen hielten sich in einem ähnlichen Rahmen. Thomas Burnets bis ins 19. Jahrhundert immer wieder aufgelegte, zuerst lateinisch 1681 erschienene *Telluris Theoria Sacra* berechnete nicht nur das Schöpfungsdatum, sondern auch gleich das Jahr des Jüngsten Gerichts und kündigte es in 155 Jahren an.[6] Für Burnet waren, und das ist für die Geologie wichtig, die Berge das Resultat der Sintflut, und zwar als Gottes Warnzeichen: als Strafe verhäßlichte Gott die Erdoberfläche.[7] Inbegriff aller fürchterlichen Scheußlichkeiten waren die Alpen, »strange, horrible and frightful«, wie ein englischer Reisender des 17. Jahrhunderts schreibt.[8] Noch Herder soll die Vorhänge vorgezogen haben, als er durch die Alpen reiste.[9]

Nun wußte Burnet schon zuviel über Erdprozesse, um die Zeitvorstellung des Schöpfungsberichtes noch wörtlich nehmen zu können; wie viele seiner Nachfolger deutete er sie allegorisch, an die Stelle der Schöpfungstage traten Epochen.[10] Dies war durchaus nicht willkürlich, sondern stand in Einklang mit einem biblischen Text, den Burnet passagenweise wörtlich zitiert[11] und der so etwas wie die Legitimierungsurkunde des Neptunismus darstellt, was, wie es scheint, von der Geologiegeschichte, die auf die eigentliche Schöpfungs- und Sintflutgeschichte im Ersten Buch Mose fixiert ist, bis heute übersehen wurde. Dabei ist verschiedentlich auf diesen Text angespielt worden, so ausführlich in der Schrift des Schweden Johann Gottschalk Wallerius *Physisch-chemische Betrachtungen über den Ursprung der Welt...* von 1781[12], die sich wiederum im Nachlaß des wichtigsten Neptunisten überhaupt, des Freibergers Abraham Gottlob Werner, hat nachweisen lassen. Es handelt sich um die zweite Epistel Petri, Kapitel 3, Verse 4–8. Es ist die Rede davon, daß Spötter kommen und an Christi Wort zweifeln werden, und sie werden sagen: »›Wo ist die Verheißung seiner Zukunft? Denn nachdem die Väter entschlafen sind / bleibt es alles / wie es von Anfang der Kreaturen gewesen ist.‹ Aber [sagt Petrus] mutwillens wollen sie nicht wissen / daß der Himmel vorzeiten auch war / dazu die Erde aus Wasser und im Wasser bestanden / durch Gottes Wort. Dennoch ward zu der Zeit die Welt und dieselbigen mit der Sintflut verderbet [dieselbigen bezieht sich auf Gottes Wort und das Wasser]. Also auch der Himmel jetzt und die Erde / werden durch sein Wort gesparet [das heißt aufbewahrt, erhalten]/ daß sie zum Feuer behalten werden / am Tage des Gerichts und Verdammnis der gottlosen Menschen. –

3 Fechner 1988, S. 414.
4 Wichtigste Literatur zum Vulkanisten-Neptunisten-Streit: Adams 1938, S. 209–249; Beck 1959/I, S. 369–371; Wells 1964/65; Trümpy 1968; Engelhardt 1979, S. 71; Engelhardt 1982a; Engelhardt 1982b; Engelhardt 1982c, S. 56–58; Guntau 1984; Grohan 1990, S. 89–116.
5 Kat. Boston 1978, S. 6; Grohan 1990, S. 49 (Erzbischof Ussher, Annales veteris testamenti a prima mundi deducti, London 1650–54, S. 1).
6 Grohan 1990, S. 49.
7 Burnet 1816/I, S. 10–14; Grohan 1990, S. 49.
8 Grohan 1990, S. 50 (John Evelyn); Kat. Bern 1991, S. 393.
9 Noack 1976, S. 51; auch für Winckelmann berichtet: Pilger 1978, S. 3. Meusel 1805, S. 50 nennt die Alpen in Burnets Gefolge »diese Ruinen der Welt« und noch in Rochette 1822/II, S. 61 markieren die Alpen die »rebellische Natur«.
10 Lepenies 1976, S. 44; Cassirer 1932, S. 64.
11 Burnet 1699, S. 19.
12 Wallerius 1782, S. 174f.; Guntau 1984, S. 64.
13 Neues Testament und Psalter 1982, S. 448.
14 Burnet 1699, S. 19.
15 Burnet 1699, S. 18f., Abb. S. 20 und 21; Burnet 1816/I, S. 74.
16 Woodward 1726, S. 12f., 162f. Der Herausgeber dieser ersten englischen Ausgabe von Woodward, dessen Werk zuerst lateinisch erschienen ist, Benjamin Holloway, nimmt ausführlich dazu Stellung, daß die Natur in jedem Detail dem mosaischen Bericht folge: S. 39–49.
17 Woodward 1726, S. 7f., 42–48, 162–66.
18 Grohan 1990, S. 60; Hooke 1705, S. 288–296, 341; Oldroyd 1979, S. 195f.
19 Lehmann 1756; Playfair 1822/I, S. 170; Adams 1938, S. 217, 374–76; Trümpy 1968, S. 7f.; Rudwick 1976, S. 167; Oldroyd 1979, S. 198f.; Engelhardt 1982 a, S. 26; Guntau 1984, S. 65; Voigt/Sucker 1987, S. 22; Grohan 1990, S. 79–86.
20 Füchsel 1773; Adams 1938, S. 217, 375; Oldroyd 1979, S. 262f.; Engelhardt 1982 a, S. 26, 38f.; Engelhardt 1982 b, S. 184f.; Guntau 1984, S. 65f.; Grohan 1990, S. 101f.

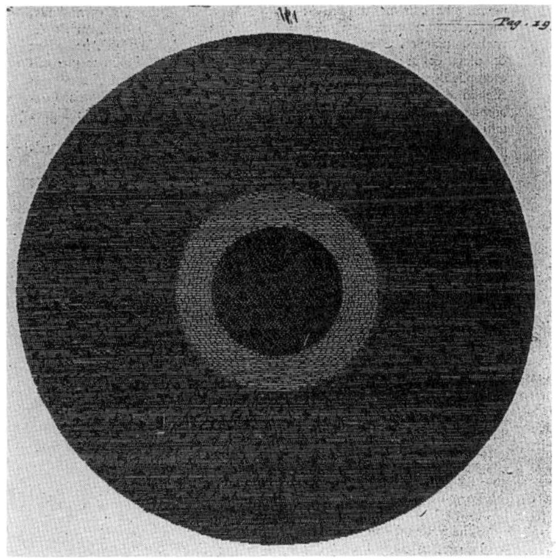

Abb. 1
Thomas Burnet, Telluris Theoria Sacra. Erdentstehung aus dem Chaos.
Amsterdam 1699

Abb. 2
Thomas Burnet, Telluris Theoria Sacra. Die Erde verfestigt sich.
Amsterdam 1699

Eines aber sei euch unverhalten / ihr Lieben / daß ein Tag vor dem Herrn ist wie tausend Jahr / und tausend Jahr wie ein Tag.«[13]

Das gab den neptunistischen Geologen viele Möglichkeiten, aber auch klare Vorgaben. Erstens: die Welt, nicht nur die Erde, ist aus dem Wasser entstanden. Zweitens: in der Sintflut ist die Welt durch Gott und das Wasser gestraft, aber auch erhalten worden, erhalten für das zukünftige Gericht. Drittens: es ergibt sich ein teleologisches Weltbild, Entstehung, Ziel, Ende; es bleibt eben nicht so, wie es von Anfang an war, wie die Spötter meinen. Und viertens: für Gott ist ein Tag tausend Jahr und umgekehrt, die allegorische Interpretation der Zeitvorstellung des Schöpfungsberichtes ist also biblisch gerechtfertigt. Dennoch erschraken die Geologen noch am Anfang des 19. Jahrhunderts, als sie feststellen mußten, daß die Welt nicht Jahrtausende, sondern Jahrmillionen alt ist. Die Neptunisten versuchten in der Folgezeit, Burnets Konzept zu modifizieren, auch die biblische Begründung möglichst weit zurückzudrängen. Doch in ihrer bei Petrus ausgesprochenen Grundstruktur bleibt sie erhalten: »Coelum et terra ex aqua et per aquam consistentes.«[14]

Burnet illustriert den Welt- und Erdentstehungsprozeß in kosmischen Bildern, auf denen die Erde schrittweise aus den Wassern auftaucht, die festen Partikel der ursprünglichen kosmischen Flüssigkeit der Gravitation folgend sich im Zentrum absetzen und den Erdkern bilden (Abb. 1 und 2).[15] Die Gravitation wird etwa von einem direkten Nachfolger Burnets, John Woodward, 1726 als Beweis für die nicht abreißende Wirkung Gottes erklärt.[16] An diese Stelle, an die Stelle der religiösen Erklärung hat bald die Ästhetik zu treten. Ist die Gravitation Gottes Werkzeug, so kann er sie, so Woodward, jederzeit ändern und auch wie in der Sintflut zur Zerstörung der Erde nutzen. Die Überschwemmung bis zu den Gipfeln erklärt für ihn das Vorkommen gleichartiger Strata auf den höchsten Bergen und tief in der Erde, auch das Vorkommen versteinerter Muscheln im Gebirge.[17] Doch Zweifel melden sich früh, und sie sind grundsätzlicher Art, wenn sie auch noch lange unter Kontrolle gehalten werden können.

In Robert Hookes posthum 1705 veröffentlichten Werken finden sich Diskurse über das Erdbeben, darin zweifelt der Autor nicht nur daran, daß die Erdauffaltungen Resultat der Sintflut, also eines einzigen begrenzten Ereignisses gewesen sein können, sondern auch, für das Folgende viel wichtiger, an der Einmaligkeit des Schöpfungsvorganges. Wenn sich in verschiedenen Schichten fossile Muscheln, Pflanzen, Tiere ausgestorbener Spezies finden und zugleich in jüngeren Strata offenbar erst später entstandene Arten, dann haben wir eine Art Evolution anzunehmen, die der Schöpfungsgeschichte grundsätzlich widerspricht.[18] Fortschreitend finden sich Versuche, die Schichtenfolge zu erklären. Von besonderem Einfluß, auch in Frankreich, ist dabei Lehmanns *Geschichte von Flötz-Gebürgen* 1756. Er nimmt eine erste Stufe primitiver Berge an, ohne rechte Schichtung, ohne Fossilien, er meint offenbar Granitberge, sie gehören der ursprünglichen Schöpfung an. Die Flözgebirge, geschichtet, mit Fossilien, sind Resultat der Sintflut, dramatischer Vorgänge, geprägt von Flutkatastrophen und Vulkanausbrüchen.[19] Wenig später verfeinert Füchsel in seiner *Historia terrae et maris* diese stufenweise Entwicklung, hält die Annahme einer einmaligen Sintflut nicht mehr für ein ausreichendes Erklärungsmodell, entwirft Epochen der Erdgeschichte.[20] An beide, Lehmann wie Füchsel, schließt sich der bereits genannte Abraham Gottlob Werner an, der an seiner Freiberger Akademie ganze Generationen von in- und ausländischen Geologen ausbildete, verbindliche Klassifizierungssysteme besonders der Mineralien entwarf, aber auch in seiner neptunistischen Orthodoxie im Endeffekt hemmend auf die Entwicklung wirkte.[21]

Werners Vorstellung von der Erdentstehung bedarf, da sie für Goethe von größter Bedeutung gewesen ist, einer gesonderten Erläuterung. Grundsätzlich geht Werner davon aus, daß der allergrößte Teil der geolo-

21 Umfassende Literatur zu Werner aufgeführt bei: Engelhardt 1982 a, S. 39f., und bei Guntau 1984, S. 113–117, dort auch jeweils die besten Zusammenfassungen seiner Lehre: Engelhardt 1982 a, S. 29–34 und Guntau 1984; darüber hinaus s. vor allem mit Bezug auf Goethe: Wells 1964–65, S. 112–114; Trümpy 1968, S. 10, 15–20, 30; Engelhardt 1979, S. 68–71; Oldroyd 1979, S. 201–205; Kat. Köln 1982, S. 8, 20, 25–27; Engelhardt 1982 c, S. 51–53, 56–58; Voigt/Sucker 1987, S. 21–25; Hankins 1989, S. 156f.; Carozzi 1989, S. 123–129, 132, 136; Grohan 1990, S. 102–105.

gischen Bildungen sich im Wasser vollzogen hat. Im Urozean, der die Erde vollständig bedeckte, befanden sich seiner Überzeugung nach viele Bildungsstoffe in gelöster Form, chemische Abscheidungen von Mineralien, aus denen die kristallinen Urgesteine in chemischen Prozessen entstanden: Granit, Gneis und andere.[22] In seiner frühen entscheidenden Publikation *Kurze Klassifikation und Beschreibung der verschiedenen Gebirgsarten*, bereits 1777 verfaßt, aber erst 1787 veröffentlicht[23], zählt er zu den Urgesteinen auch den Basalt, was er kurz darauf, nach Untersuchungen am Scheibenberg im Erzgebirge korrigierte, womit er den wichtigsten geologischen Wissenschaftsstreit des späten 18. und frühen 19. Jahrhunderts endgültig auslösen sollte, den seit 1780 schwelenden Streit der Neptunisten und Vulkanisten. Da nach Werner das Urmeer nicht belebt war, finden sich in den Urgebirgsarten keine Versteinerungen. Durch schrittweises Sinken des Wasserspiegels, wodurch sich die Atmosphäre der Erde bildete – Werner wußte von den neuen Forschungen von Cavendish, Priestley und Lavoisier, den Verdunstungsprozessen, der Gasförmigkeit der Luft, ihren chemischen Bestandteilen –, ragte der oberste Teil der Urgebirge aus dem Wasser.

Durch Verwitterung kam es zu Ablagerungen, die als mechanische Niederschläge im Meer unter veränderten chemischen Bedingungen sich seitlich an den Urgebirgserhebungen ansetzten. Die sogenannten Flözgebirge entstanden, geschichtete Gesteine in bestimmten gleichförmigen, sich langsam über einen großen Zeitraum bildenden Formationen – den Formationsbegriff übernahm Werner von Füchsel, wie auch den Begriff für die gesamte Gebirgslehre: Geognosie.[24] In den Flözgebirgen finden sich erste fossile Überbleibsel; der Ozean, aus dem sie stammten, war also belebt zu denken. Kalke, Sandsteine, Grauwacken u. a. bildeten die Flözgebirge, ihnen wird dann auch ab 1788 der Basalt zugeschlagen. Da Werner den Entstehungsprozeß für kontinuierlich und irreversibel hielt, sah er sich berechtigt, aus seinen Beobachtungen in Sachsen und Thüringen allgemeingültige Schlüsse zu ziehen. Beobachtungen anderer im Harz, in Böhmen, vor allem aber in den Alpen schienen ihn zu bestätigen.

In einer dritten Phase, bei weiterem Absinken des Meeresspiegels, bildeten sich nach Werner die von ihm so genannten aufgeschwemmten Gebirgsarten, nicht verfestigte, allein mechanisch entstandene Ablagerungen wie Kies, Sand, Ton. Zudem entstehen nach seiner Überzeugung erst in dieser Zeit vulkanische Gesteine, wie Lava oder Bimsstein. Werner gestand ihnen nur sehr lokales Erscheinungsrecht zu, entstanden durch Entzündungen in unterirdischen kohlehaltigen Teilen der Flözgebirge. Damit lehnte er ein durchgängig zu denkendes, tief im Inneren existierendes Erdfeuer ab, dachte allein an punktuelle Brände. Um steilstehende Strata – die nicht durch kontinuierliche Sedimentierung entstanden sein können, weil diese notwendig im sinkenden Wasser sich horizontal ausbilden – erklären zu können, nahm er örtliche Felszusammenbrüche an. Letztlich bestätigten für ihn diese Ausnahmen die Regel.

Goethe kam früh in Kontakt mit Werners Forschungen und Überzeugungen. Werner hatte, kaum 24jährig, um 1774 eine kleine Schrift *Von den äußerlichen Kennzeichen der Fossilien*[25] vorgelegt, eine höchst einflußreiche Systematik der Mineralogie. So wurde ihm 1774 die Lehrtätigkeit an der Bergakademie in Freiberg angetragen, auch hier war sein Erfolg unmittelbar. Seit seinem Regierungsantritt 1775 verfolgte Herzog Karl August die Wiederaufnahme des Bergbaus in Ilmenau. 1777 wurde Goethe Leiter der Kommission für Bergwerksangelegenheiten. In Hinblick auf die Leitung in Ilmenau hatte Karl August auf Goethes Veranlassung hin bereits 1776 Johann Carl Wilhelm Voigt zur Ausbildung an die Bergakademie in Freiberg zu Werner geschickt. Goethe selbst machte im Winter 1777 seine erste Harzreise, doch noch auf der 1779 mit Karl August unternommenen Schweizreise bleibt, trotz allem Interesse, seine Sprache in geologischen Dingen vorwissenschaftlich. Erst als Voigt 1780 nach ausführlichen Studien aus Freiberg zurückkehrte, er ihm Werners System und Begrifflichkeit vermittelte, begann Goethe mit einer genaueren Lektüre der einschlägigen Literatur. Juli 1780 erwarb er Werners Mineralienkunde von 1774 und das Lehrbuch des Schweden Axel F. von Cronstedt, dessen ersten Band Werner 1780 neu herausgegeben hatte. Voigt ordnete ihm seine Gesteinssammlung nach Wernerschen Prinzipien. Goethe las aus Buffons *Histoire naturelle* das Supplement *Des Époques de la Nature* von 1778, Saussures ersten Band seiner *Voyages dans des Alpes* von 1779, auch auf Voigts Rat hin Werners Quellen Füchsel und Lehmann.

22 Engelhardt 1979, S. 70; Engelhardt 1982 c, S. 52.
23 Werner 1787.
24 Engelhardt 1982 a, S. 29; Engelhardt 1982 b, S. 184; Guntau 1984, S. 65–67; Grohan 1990, S. 102.
25 Werner 1774.

Bei Füchsel fand er eine erste geologische Karte Thüringens mit Beschreibungen der Formationen, aus denen Goethe einen handschriftlichen Auszug machte, und prompt gab er Voigt den Auftrag, eine mineralogische Geographie der Herzoglich-Weimar-Eisenachschen Lande zu liefern. Das Resultat der Reise bei dem sehr selbständig denkenden Voigt war nun allerdings seine felsenfeste (wenn man in diesem Zusammenhang so sagen darf) Überzeugung, daß Basalt vulkanischen Ursprungs sei. Damit mußte er »once and for all« in Opposition zu Werner geraten. In seinen *Mineralogischen Beschreibungen* von 1783 erkannte Voigt auch die Rhön als vulkanisch, was von französischer Seite etwa schon längst (Nicolas Desmarest, 1763) für die Auvergne belegt worden war. Der säulenförmige Basalt wurde als von der Lava herrührend begriffen.[26]

Goethe wußte dieses durchaus, er hatte 1781 Faujas de Saint Fondes großartige Publikation von 1778 zu erloschenen Vulkanen der Auvergne erworben. 1787 wurde in der Schweiz die Preisfrage ausgeschrieben: »Was ist Basalt? ist er vulkanisch oder ist er nicht vulkanisch?« Zwei eingereichte Schriften stachen hervor: die neptunische Begründung eines anderen Werner-Schülers und Voigts vulkanische Basalt-Erklärung. Daraufhin publizierte Werner im Oktober 1778 seine Beobachtungen zum Scheibenberger Hügel und seine Bemerkung über die Entstehung des Basalts. Voigt antwortete einen Monat später mit einer »Berichtigung«. Schon der Begriff mußte Werner verletzen, der gleich wieder zum Gegenangriff schritt. Der Streit entbrannte in seiner ganzen Stärke. Goethe versuchte 1790 die Gemüter zu beruhigen mit seiner vermittelnden fragmentarischen Abhandlung *Vergleichs-Vorschläge der Vulkanier und Neptunier über die Entstehung des Basalts zu vereinigen.*[27]

Noch mochte es scheinen, als habe Werner mit seinen Getreuen die Oberhand. Doch schrittweise, nach sorgfältigen Prüfungen, wandten sich auch seine berühmtesten Schüler von ihm ab. Leopold von Buch studierte selbst die Auvergne und veröffentlichte seine Ergebnisse 1802. Und spätestens 1805, als von Buch und Alexander von Humboldt gemeinsam einen Vesuvausbruch erlebten und den Berg mehrfach bestiegen, war für beide der vulkanische Ursprung des Basaltes ausgemacht.[28] Goethe sah all dies, doch mochte er von seiner Wernerschen Grundüberzeugung zumindest nicht gänzlich lassen. 1819, nicht lange nach Werners Tod, publizierte er etwas resignierend *Eines verjährten Neptunisten Schlussbekenntnis.*[29] Für ihn war und blieb der Vulkanismus ein unangenehmes, revolutionäres Modell, und der evolutinäre Neptunismus war ihm nicht nur sympathischer, sondern entsprach seinem gesamten Weltbild in politischer, wie naturwissenschaftlicher und künstlerischer Hinsicht sehr viel eher.[30]

Wenn er 1784 über das Urgestein Granit, »die Grundfeste unserer Erde«, schreibt, dann scheint ihm zwar die Entstehungsweise nicht ausgemacht, doch kann er den folgenden Bildungsprozeß der Erde nur von diesem »festen Boden der Urwelt« aus denken, wie Werner zudem als einen kontinuierlichen, unumkehrbaren Aufbauprozeß mit einer logischen, zum Teil metamorphotisch zu denkenden Abfolge.[31] Huttons wenige Jahre später publizierte Annahme der Möglichkeit einer Bildung von Granit selbst noch in der Gegenwart[32] mußte sein Weltbild erschüttern, und so wies er derartige Erkenntnisse, so lange er nur konnte, von sich, wollte er nicht »die liebe Welt/ Geognostisch (...) auf den Kopf gestellt«[33] sehen, was ihn auch noch in *Faust II* umtrieb.[34]

Auf der dritten Harzreise, auf der er ein »Geognostisches Tagebuch« führte und systematisch Steine zusammentrug, machen seine eigenen Zeichnungen, vor allem aber die des eigens engagierten Direktors der Weimarer Zeichenschule, Georg Melchior Kraus, der ihm Granit- oder Feuersteinfelsen zeichnete, deutlich, daß es ihm auf die Hervorhebung dessen ankam, was er Kristallisation nannte, den Bildungsprozeß im Wasser. Goethe hatte keine klaren Vorstellungen vom Kristallisationsprozeß selbst, entscheidend war das Resultat, das sich in regelmäßiger Bildung äußerte, vor allem würfel- oder blockförmig. Kraus' eindrucksvolle Zeichnung des Wernigeröder Feuersteins (Kat. 328) konnte ihm als Beleg für seine Überzeugungen dienen. Feuerstein besteht aus Quarz, Quarz ist auch Bestandteil des Granit, die Kubusform des Gesteins verweist – nach Goethe – auf ursprüngliche Kristallisationen. Die Gesetzmäßigkeit der Bildung im Rahmen des Wernerschen Modells scheint bestätigt. Auf diesem Wege kam Goethe auch zur Beobachtung der regelmäßigen Felsklüftung. Später hätte ihm der Feuerstein selbst als Beleg für seine Eiszeitthese dienen können.[35]

Den entscheidenden Vorstoß gegen die Neptunisten hatte bereits Buffon unternommen. In seiner Naturge-

26 Zu Voigt und seinem Verhältnis zu Goethe am wichtigsten: Engelhardt 1982 b, S. 180–188; s. auch Kat. Köln 1982, S. 26f., und Prescher 1978, S. 25, 93–96.
27 Zum Basaltstreit vor allem: Guntau 1984, S. 81–85; ferner Krätz 1992, S. 60–62; LA I/2, S. 37.
28 Adams 1938, S. 229–237; Beck 1959/I, S. 22–24; Wells 1964–65, S. 112–116; Trümpy 1968, S. 15–18; Engelhardt 1982 a, S. 33; Guntau 1984, S. 84.
29 LA I/1, S. 181–191.
30 Zum Zusammenhang von naturwissenschaftlicher und politischer Sicht bei Goethe vor allem zuletzt: Kurse 1988; zum Verhältnis von politischer und künstlerischer Sicht vor allem Borchmeyer 1977, im Zusammenhang mit Goethes Polaritätsdenken immer noch: Müllensiepen 1930.
31 HA XIII, S. 254, 255.
32 Lit. zu Hutton: Adams 1938, S. 239–244; Trümpy 1968, S. 28; Engelhardt 1979, S. 66–68; Engelhardt 1982 a, S. 34–36; Engelhardt 1982 c, S. 53–57; Grohan 1990, S. 111–121.
33 Trümpy 1968, S. 30 (Zahme Xenien).
34 HA III, S. 305 (Z. 10089f.).
35 Wells 1964–65, S. 95–97; Engelhardt 1982 b, S. 194; Kraus-Zeichnungen: LA I/2, Tafel 7–10, 24, 26, 28. Zum Kristallisationsprozeß ferner: Magnus 1949, S. 207; Trümpy 1968, S. 12; Voigt/Sucker 1987, S. 25; Fink 1991, S. 16–18. Zur Eiszeitthese: HA XIII, S. 283, 287, 296–299, 302; vgl. »Epimenides Erwachen«: HA V, S. 388; Wells 1964–65, S. 120f.; Trümpy 1968, S. 33; Kat Köln 1982, S. 33 f. Zur Felsklüftung: Prescher 1978, S. 164.

schichte von 1746 noch überzeugter Neptunist, wechselte er 1778 mit seinen *Epoques de la nature* ins Lager der Plutonisten. Sein im folgenden – trotz aller Versuche – nicht zu widerlegendes Argument, an dem sich etwa auch Goethe abarbeitete, lautete: Bereits die erste Kategorie der Berge ist feurigen Ursprungs, Resultat von Erstarrung. So erklärte er bereits den Basalt zu einem vulkanischen Gestein. Nun blieb Buffon, besonders in der Formulierung seiner sieben Erdepochen, höchst spekulativ – was auch kritisiert wurde.[36] Grundsätzlicher und anders geartet waren die Vorstöße, die James Hutton in den 1790er Jahren unternahm, von größtem Einfluß in der popularisierten Form seines Schülers John Playfair von 1805.[37] Er sah zwar auch den Granit als plutonisch an, hielt aber – und seine Felduntersuchungen bestätigten ihm dies – die Bildung des Granits zu verschiedenen Zeiten für möglich, selbst in der Gegenwart noch. Er war auf der Suche nach Bildungsgesetzen, nicht nach einer absoluten Chronologie. Von ihm stammt der berühmte Satz, der ihn notwendig kirchlichen Anfeindungen aussetzte: »We find no sign of a beginning – no prospect of an end.« Das war ein Angriff auf die Schöpfungslehre und alle biblische teleologische Vorstellung. Ferner nahm Hutton fortwährende Revolutionen in der Erdgeschichte an und wendete sich grundsätzlich gegen die Vorstellung, alles Gestein sei aus dem Wasser entstanden.[38]

Die Neptunisten hatten zur Erklärung der Gesteinsbildungen zu mühsamen Konstruktionen Zuflucht nehmen müssen. Sie gingen nicht nur von der Sedimentierung, also bloßer Ablagerung aus, sondern mußten, um die komplexen Gesteinsbildungen rechtfertigen zu können, chemische Substanzen im Wasser, insbesondere im Urozean, annehmen, die bestimmte Bildungsprozesse auslösten. So sehr das Gebäude wackelte, es konnte sich deshalb so lange halten, weil die Plutonisten über die Vorgänge im Erdinneren nur spekulieren konnten. Doch die fortschreitenden Untersuchungen in vulkanischen Regionen, die unumgehbare Einsicht, daß Basalt vulkanischen Ursprungs ist und mit der Lava identisch, schließlich die Möglichkeit, Basalt im Feuer wieder aufzulösen, quasi zu fließender Lava zurückzuverwandeln, ließ selbst die überzeugtesten Schüler von Werner, wie Humboldt und Leopold von Buch, zu Vulkanisten werden, wie Goethe sich schmerzlich eingestehen mußte. Die Theologen und dem Glauben verpflichtete Geologen leisteten zum Teil verzweifelte Rückzugsgefechte bis zur Mitte des 19. Jahrhunderts, wie etwa der hochbedeutende Geograph Ritter. Bei anderen, wie Carl Gustav Carus, wird der Schöpfungsbericht zwar durchaus noch bemüht, aber nicht mehr allegorisch, sondern allein noch metaphorisch. Die Schöpfungsgeschichte wird zum literarischen Bild, die Ästhetisierung der Vorstellung tritt an die Stelle zuvor bemühter Glaubenswahrheit.[39]

II.

Auf seiner zweiten Schweizreise von 1779, mit der Goethes geologisches Interesse recht eigentlich erst beginnt, langte Goethe Mitte Oktober mit Karl August von Weimar in Bern an. Den Weg durchs Berner Oberland hat er mit Hilfe der *Kurzen Anleitung* des Berner Pfarrers Jakob Samuel Wyttenbach gemacht, der eine Reihe von frühen Schweiz- und vor allem Alpenführern geschrieben hat, zudem ein großer Gesteinssammler war. Goethe suchte ihn sofort auf, unterhielt sich höchst animiert drei Stunden mit ihm, über die Gesteinssammlung gebeugt.[40] Doch bei Wyttenbach hätte er auch zweierlei sehen können, wovon er nicht berichtet: Wyttenbachs Ölskizzensammlung des Alpen- und Gletschermalers Caspar Wolf und eine Publikation des Verlegers Wagner, Herbst 1777 ausgeliefert, wenn auch 1776 datiert, unter dem Titel *Merkwürdige Prospekte*. Sie enthält mehreres: ein Vorwort des alten Haller, dessen jugendliches Alpengedicht von 1732 zuerst zur schrittweisen Umwertung der Alpen im Bewußtsein der Öffentlichkeit, zu ihrer ästhetischen Entdeckung geführt hatte, ferner einen Text von Wyttenbach mit dem Titel *Beschreibung einer Reise, die im Jahre 1776 durch einen Theil der Bernischen Alpen gemacht worden*. Diese Reise hatte Wyttenbach zusammen mit dem Verleger Wagner und vor allem dem Maler Caspar Wolf unternommen. Wagner, ebenfalls geologisch beschlagen, und Wyttenbach hatten Wolf eine geologische Sicht auf die Gletscherwelt vermittelt, waren mit ihm an Orte und in Höhen gegangen, wo nie zuvor ein Maler gemalt hatte. Sie hatten dort geologische Untersuchungen vorgenommen, während Wolf seine Ölskizzen malte oder zumindest Zeichnungen anfertigte. Wagner und Wolf hatten seit 1773 systematisch derartige Reisen unternommen. Ziel war eine große malerische Aufnahme der Hochalpen.

36 Zu Buffons Entwicklungsvorstellung: Trümpy 1968, S. 8 f.; Engelhardt 1979, S. 63; Engelhardt 1982 a, S. 24 f., 27 f., Engelhardt 1982 b, S. 199 f.; Engelhardt 1982 c, S. 46–50; Grohan 1990, S. 88–93.
37 Zu Hutton s. Anm. 32; Playfair 1822/I.
38 Hutton 1788/I, S. 296, 304; Adams 1938, S. 243.
39 S. etwa Buckland 1836; Deluc 1809, S. 4: »Es können gewiß keine Schlußfolgerungen aus den Naturwissenschaften für den Menschen wichtiger sein als diejenigen, die die Genesis betreffen«, s. dazu Engelhardt 1979, S. 63f. Weitere Literatur: Playfair 1822/I, S. 136f., 467; Carus 1841, S. 117; Quenstedt 1856; Beck 1959/I, S. 41f.; Büttner 1973; Beck 1979, S. 121; Engelhardt 1981, S. 106; Engelhardt 1982 a, S. 43 Anm. 63 (mit Lit.); Hankins 1989, S. 155.
40 Raeber 1979, S. 61. S. auch Bohnenblust 1932, S. 33, 36; Kat. Bern 1991, S. 396.

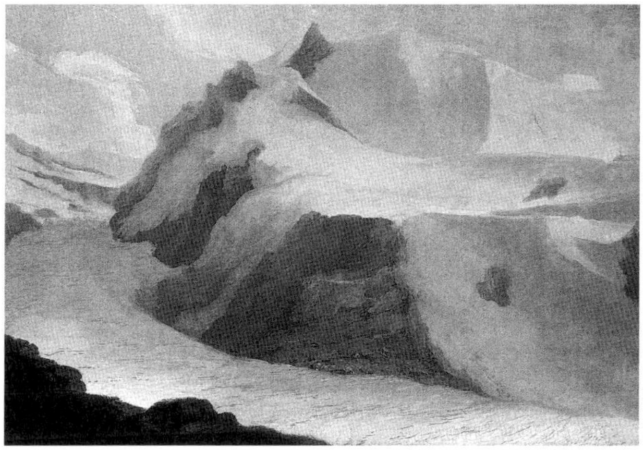

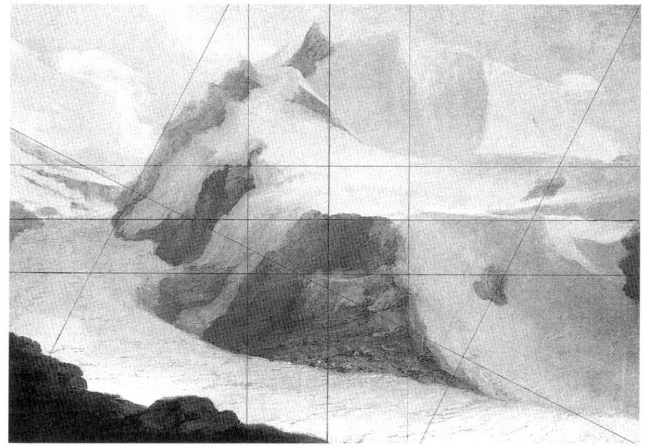

Abb. 3
Caspar Wolf, Blick von der Bänisegg über den Unteren Grindelwaldgletscher auf das Fiescherhornmassiv, 1776/77. Museum Stiftung Oskar Reinhart Winterthur

Abb. 4
Konstruktionszeichnung zu Abb. 74 nach dem Goldenen Schnitt

Nach den genannten Texten folgen in den *Merkwürdigen Prospekten* zehn Stichwiedergaben nach Gemälden Wolfs. Von 1773–76 hatte Wolf bereits 155 Bilder für den Verleger gemalt, weitere folgten. Bis Frühsommer 1779 war diese Galerie im Hause Wagner in Bern öffentlich ausgestellt, dann ging sie nach Paris, wo Wagner sich durch Ausstellung der Bilder und Verkauf von Reproduktionen in einem eigens gemieteten Stadtpalais verlegerische Erfolge versprach. Er sah sich getäuscht, die Serie verschwand später für lange Zeit in holländischem Privatbesitz und wurde vollständig vergessen. Offenbar war sie in ihrer Modernität der Zeit zu weit voraus.[41]

Man wüßte gern, wie Goethe reagiert hätte, wenn er sie noch in Bern hätte sehen können. Skizzen, wie sie bei Wyttenbach hingen, mochte er nicht, wie vielfach überliefert ist.[42] Neugierig wird er allerdings auch nicht gewesen sein, denn Johann Georg Meusel, der die Bilder gerade noch in Bern sehen konnte, hatte in seinen weit gelesenen *Miscellaneen* im ersten Heft 1779 einen völligen Verriß geschrieben: keine Landschaft erhebe sich über das Mittelmäßige.[43] Es steht zu fürchten, Goethe könnte es auch so gesehen haben, denn die Bilder waren, wenn man so will, zumindest für ein klassisch geschultes Auge, gegenstandslos. Menschen, wenn sie überhaupt ihr Vorkommen hatten, waren winzig klein am unteren Rand der Bilder zu sehen, und dahinter erstreckten sich in kahler Großartigkeit Felswände, blauschimmernde Gletscher, Schneeberge, wilde Felszacken in nie gesehener Farbigkeit. Keine geläufigen pittoresken Prospekte mit Sennerinnenstaffage und muhenden Kühen, sondern kaltes Gebirge.

Der *Blick von der Bänisegg über den Unteren Grindelwaldgletscher auf das Fiescherhornmassiv* (Abb. 3) von 1776/77 gehört zu den grandiosesten Darstellungen.[44] Nun könnte man, wollte man nicht wie Wyttenbach, der als erster den berühmten eislosen Fleck mitten im Gletscher richtig deutete, bloß geologisch schauen, sich kunsthistorisch behelfen, indem man, wie Fürst Pückler-Muskau 1808 angesichts des Rhônegletschers, die Kategorie des Sublimen bemüht. Fürst Pückler schrieb: »Kaum würde die schaffende Phantasie etwas so majestätisch schauderhaft Großes erreichen, als hier die Natur in ihrer einsamen Werkstatt von ewigem Schweigen umgeben aufgestellt hat; (...) totenähnliche Stille (...) nichts bewegt sich, als die geheimnisvoll vorüberziehenden Wolken.«[45]

Doch beides, das geologische wie das ästhetik-theoretische Verständnismodell, reicht nicht hin, um zu erklären, wie der Künstler dieses gestaltlos Chaotische gestaltet hat. Seltsamerweise hat sich die Kunstgeschichte dies nie gefragt, dabei springt Wolfs besondere Form ins Auge und ist von seltener Rigidität. Wolf bemüht, und zwar auf allen seinen Alpendarstellungen, ein gänzlich abstraktes Konstruktionsgerüst von allergrößter Strenge und Folgerichtigkeit, er nutzt das Raster des Goldenen Schnitts in all seinen Möglichkeiten, ja bis in die Konstruktionslinien dieses Maßsystems hinein. Vorsichtig betont er zudem jeweils die senkrechte und waagerechte Mittelachse, was in klassischer Tradition gänzlich verpönt ist, weil eine derartige Betonung zu einer fixierenden Stillstellung alles Gezeigten tendiert. Doch werden die ästhetischen Möglichkeiten der Mittelachsenbetonung gerade zu dieser Zeit im entstehenden internationalen Neoklas-

41 Raeber 1979, S. 57–84, 341–44, 358–67; Schaller 1990, S. 93–96; Kat. Bern 1991, S. 406, 412 f.
42 Spätes Zeugnis: PA XLIII, S. 126.
43 Meusel 1779, S. 27, zit. bei Raeber 1979, S. 66.
44 Kat. Berlin 1993, Kat. Nr. 8; Zümbühl 1980, S. 31 ff.
45 Zit. bei Seitz 1987, S. 142 und Kat. Berlin 1993, S. 26.

sizismus entdeckt. Beim *Blick auf das Fiescherhornmassiv* (Abb. 4) verläuft die linke senkrechte Achse des Goldenen Schnitts durch die linke Bergspitze, den rechtwinkligen Einschnitt in den oberen Gletscher und endet im Vordergrund an dem Punkt, an dem brauner Fels und Gras aneinanderstoßen; die rechte senkrechte Achse des Goldenen Schnitts, häufig die wichtigste ästhetische Linie eines Bildes, geht durch den rechten reinen Eisgipfel, folgt seinem senkrechten Abfall, trifft exakt in der mittleren Höhe auf die Kerbe zwischen freiem Fels und rechter Gletscherwand und verläuft mit ihr. Die obere waagerechte Verlaufslinie des Goldenen Schnitts ist etwas schwächer betont, die untere Schnittlinie ebenfalls. Die senkrechte Mittelachse verläuft von der Einkerbung neben dem Hauptgipfel über die kleine Einkerbung des freien mittleren Felsens bis zum exakten Ende des braun-grünlichen Vordergrundkeils. Die entsprechende Waagerechte ist überraschend stark wirksam. Sie verläuft vom waagerechten Gletscherbeginn über den oberen Rand des mittleren freien Felsens und die folgende deutliche Gletscherkante bis zum rechten Bildrand.

Je nach Motiv nutzt Wolf diese ästhetisch wirksamen Konstruktionslinien anders, entscheidend ist jedoch, daß er sie all seinen Kompositionen auf diese oder jene Weise zugrundelegt. So nutzt er beim *Staubbachfall im Lauterbrunnental* (Kat. 177), den natürlich auch Goethe besucht hat, gar den absoluten Bildmittelpunkt: er ist durch die Einkerbung in der steilen Felswand, die sich deutlich vor dem verhangenen Himmel abzeichnet, markiert. Beim *Geltenschuß im Lauenental* (Kat. 176) verläuft die Mittelsenkrechte durch den sich am schmalen Himmelsstreifen zeigenden Bergeinschnitt und den Wasserfall, während die obere waagerechte Linie des Goldenen Schnittes am linken Bildrand mit dem Ansatz des dunkleren abfallenden Hügelprofils übereinstimmt und rechts auf der entsprechenden Kuppe mit Tanne verläuft.

Am eindrücklichsten ist das Gerüst der Darstellung des *Rhônegletschers von Gletsch aus gesehen* (Kat. 183) von 1778 zugrundegelegt. Dessen kahle Großartigkeit hat Naturforscher wie Maler immer wieder fasziniert. Wolf läßt die berühmte Gletscherzunge, die sogenannte Eisbärentatze, die volle Bildbreite einnehmen. Der absolute Bildmittelpunkt ist dort zu suchen, wo Tatze und rechter Rand des oberen abfallenden Gletscherteils in einem Winkel aufeinanderstoßen. Die waagerechte Mittelachse verläuft auf dem Tatzenrücken. Die obere Waagerechte des Goldenen Schnittes wird durch den Felswinkel am linken Rand des oberen Gletschers, die rechte Senkrechte des Goldenen Schnittes nicht nur durch den von rechts gesehenen zweiten Fingereinschnitt der Tatze, sondern auch durch den Rand des beleuchteten Teils auf dem Talgrund betont.

Derartige Beobachtungen ließen sich beinahe beliebig fortführen. Selbst die Darstellung *Eine Jura-Höhle (Inneres der Bärenhöhle bei Welschenrohr)* (Kat. 182), ebenfalls von 1778, verzichtet nicht auf eine entsprechende Bildordnung. Die durchaus als ordnungslos und in ihren Öffnungen und Erstreckungen als zufällig zu erfahrende Höhle wird absolut auf den Ort des Malers auf der Mittelsenkrechten bezogen: er verfügt aneignend die Ordnung. Doch damit nicht genug, die obere Waagerechte des Goldenen Schnittes verläuft durch den Kopf des Zeichners, die linke Senkrechte dieses Maßsystems markiert die Ecke des fallenden Felsens, auf dem er steht, und so fort.

So läßt sich zusammenfassend in einem Satz sagen, daß der Künstler im Grunde genommen nichts anderes tut als der Geologe, jeder auf seinem Gebiet: er gibt dem Ungeordneten eine Ordnung, dem Gesetzlosen ein Gesetz. Goethe hat dies noch und noch als Ziel aller Wissenschaft und Kunst gesehen. Nur zwei Hinweise von vielen möglichen. Ein Zitat aus den Schriften zur Witterungslehre: »Wie sehr mir die Formung des Formlosen, ein gesetzlicher Gestaltenwechsel des Unbegrenzten erwünscht sein mußte, folgt aus meinem ganzen Bestreben in Wissenschaft und Kunst«.[46] Sehr tiefsinnig und nah an unserem Gegenstand ist Goethes folgende Reaktion. Auf der Schweizreise erreichte ihn im Oktober die Nachricht vom Tode der Weimarer Schauspielerin Christiane Becker. Auf ihren Tod dichtete er unmittelbar sein *Euphrosyne*-Gedicht. An Böttiger schrieb er, die Nachricht habe ihn »in den formlosen Gebirgen« erreicht und er wünschte, daß ihm etwas zu ihrem Angedenken gelinge. Das Gedicht verschränkt Bergerfahrung und Totengedenken, beides, das, wie es heißt, »grause Geklüft« und die entschwindende, sich im Unendlichen auflösende Gestalt der Toten hält er fest durch dichterische Formgebung.[47] Auch Goethe setzt wie Wolf die ästhetische Ordnung gegen die Erfahrung vom Grauen des Ungestalten, wie es in *Epimenides Erwachen* heißt.[48]

46 HA XIII, S. 304.
47 HA I, S. 190, Kommentar S. 607–611.
48 HA V, S. 384.

Selbst wenn Goethe in Wyttenbachs Wohnung die Besonderheit von Wolfs Alpenaneignung nicht erkennen konnte, weil der ästhetische Ordnungsversuch der gestaltlosen Erfahrung ihm Form und Inhalt bei seinem klassischen Bildbegriff zu weit auseinanderklaffen ließ, so mag doch, vermittelt durch eigene Erfahrung und naturwissenschaftliche Erkenntnis, die Wahrnehmung von Wolfs ungewöhnlicher Farbauffassung eine Langzeitwirkung bei ihm gehabt haben. Um diese auszulösen, dafür war allerdings noch eine andere Schweizer Begegnung vonnöten. Nach einer Wanderung durchs Berner Oberland und dem Besuch von Lausanne kamen Goethe und Karl August am 27. Oktober 1779 nach Genf, um dort eine Woche zu bleiben. Wieder besuchte Goethe die Geologen, zuerst den einen der in Genf verbliebenen Brüder Deluc, Guillaume Antoine, und ließ sich dessen mineralogische Sammlung zeigen[49], dann Horace Bénédict de Saussure. Die Literatur beschränkt sich zumeist, gemäß dem am 2. November begonnenen und am 10. vollendeten Brief an Charlotte von Stein, darauf zu referieren, Goethe habe den erfahrenen Alpenforscher, den er auf seinem Landgut aufsuchte, allein nach den Wegemöglichkeiten durch das Savoyer Eisgebirge gefragt. Da das Jahr weit fortgeschritten war, hatte man Goethe und Karl August vor der Wanderung gewarnt, Saussure ermunterte die Reisenden, gab Empfehlungen für die Route und verwies auf die alpinen bzw. geologischen Sehenswürdigkeiten.[50] Nun hat Wolf von Engelhardt darauf hingewiesen, daß Saussure gerade den ersten Band seines großen Alpenwerkes abgeschlossen hatte, die Vorrede ist 28. November 1779 datiert.[51] Es scheint ausgeschlossen, daß Goethe und Saussure nicht über diese auf vier Bände angelegte Arbeit gesprochen haben. Kaum war Goethe nämlich nach der Schweizreise wieder in Weimar, bestellte er den gerade erschienenen ersten Band der *Voyages*, suchte die ihn besonders interessierenden geologischen Passagen heraus und ließ sie von Voigt übersetzen. Die Übersetzung schickte er dem Berghauptmann F. W. H. von Trebra, den er 1783 auf der zweiten Harzreise besuchen sollte und dessen geologisches Urteil er sehr schätzte.[52] Der Grund für die Übersetzung: von Trebra verstand kein Französisch, wie aus seinem Briefwechsel mit dem sizilianischen Geologen Cavaliere Giuseppe Gioèni, den Goethe auf der Italienischen Reise in Catania besuchen sollte, hervorgeht.[53] Der Berghauptmann kommentierte die Auszüge für Goethe. Sie hatten seine Neptunische Grundüberzeugung sehr gestärkt. Goethes Granitauffassung, die These von der Kristallisation, die Vorstellung von der Schichtenabfolge und ihrer Neigung, auch von der Abfolge der Bergketten – all dies sah Goethe durch Saussure bestätigt und vertieft, auch die Illustrationen entsprachen seinem strukturellen Denken.[54] Auch daß Saussure nicht nur Sedimentbildung annahm, sondern durchaus auch von unterirdischen Auffaltungskräften ausging, kam Goethes Vermittlungsposition im Neptunisten- und Vulkanisten-Streit entgegen.[55] Es sei die Vermutung geäußert, daß Goethe auf die eine oder andere Weise an der weiteren Geschichte von Saussures großem Werk seinen Anteil hatte. Die französische Edition der vier Bände zog sich bis zu Saussures Tod 1796 hin. Die deutsche Übersetzung jedoch erschien in den beiden ersten Teilen 1781, der dritte kam 1787 heraus, und abgeschlossen war das Werk bereits 1788 mit dem vierten Teil.[56] Alle Bände erschienen in Leipzig, Übersetzer war Goethes Berner Gastgeber Samuel Wyttenbach.

Goethe ist in der Folgezeit häufiger auf Saussures Alpenforschungen zurückgekommen. In unserem Zusammenhang am interessantesten ist ein längeres Saussure-Zitat aus dessen Beschreibung der Montblanc-Besteigung von 1787 in Goethes *Farbenlehre*, Erste Abteilung, *Physiologische Farben*, Kapitel 6, *Farbige Schatten*, Paragraph 74. Saussure berichtet davon, daß er im Gebirge die Schatten nie dunkelblau wie in der Ebene gefunden habe: »Wir sahen sie im Gegenteil von neunundfünfzigmal, einmal gelblich, sechsmal blaßbläulich, achtzehnmal farbenlos oder schwarz und vierunddreißigmal blaßviolett.«[57] Im geschichtlichen Teil der Farbenlehre in Zusammenhang mit seinen Prismen-Untersuchungen weiß Goethe zudem zu berichten, daß Saussure für seine Aufzeichnungen einen sogenannten Kyanometer benutzt habe, eine ringförmige Blauskala in verschiedenen Abstufungen zur Vergleichung verschiedener Blautöne in der Natur. Goethe vermerkt in diesem Zusammenhang ausdrücklich, daß die Kunst ihm hier nicht habe helfen können.[58] Hätte er die Galerie der fast 200 Bilder von Wolf 1779 noch in Bern sehen können, vielleicht wäre ihm Wolfs verblüffende Palette in den Blauschatten aufgefallen, Blaßblau und vor allem Blaßviolett hätte er in Hülle und Fülle beob-

49 Bohnenblust 1932, S. 42.
50 HA Briefe/I, S. 281–283, s. ferner S. 280 und VA /XVI, S. 238.
51 Engelhardt 1982 b, S. 177.
52 Engelhardt 1982 b, S. 182.
53 Fechtner 1988, S. 399 (Brief von Trebras an Gioèni, 28. Mai 1788).
54 Engelhardt 1982 b, S. 182–184.
55 Carozzi 1989, S. 129.
56 Saussure 1781–88.
57 HA XIII, S. 347.
58 HA XIV, S. 258; im folgenden stellt Goethe seinen Farben-»Apparat« vor, vgl. hierzu auch Carus 1841, S. 242, zur Erstellung des Himmelblau mit Hilfe von Goethes Kästchen.

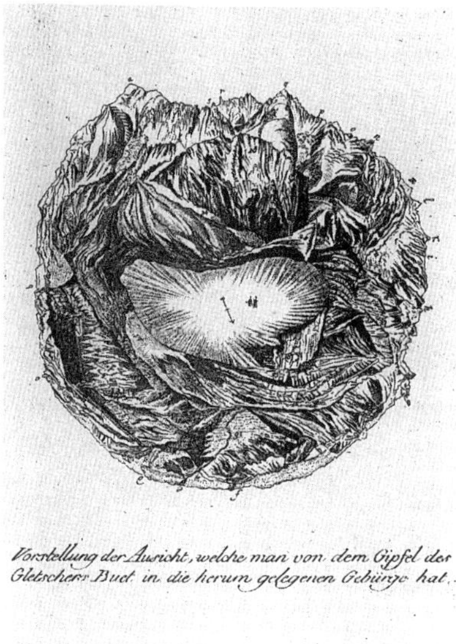

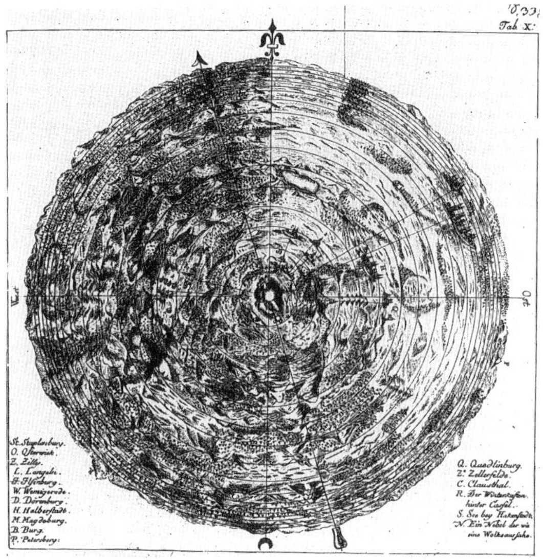

Abb. 5
Horacius Benedictus von Saussure, Reisen durch die Alpen, Bd. 2, Leipzig 1781: Panorama vom Gletscher Buet aus

Abb. 6
Johann Elias Silberschlag, Physikalisch-mathematische Beschreibung des Brockenbergs. In: Beschäftigungen der Berlinischen Gesellschaft naturforschender Freunde, Bd. 4, 1779, Tafel X: Panorama vom Brocken aus

achten können. Und in den Savoyer Alpen hätte er Differenzierteres beobachten können als: »die blauen Spalten glänzten gar schön hervor«.[59] Auch die Regenbogenbeobachtungen an stäubenden Wasserfällen hätte er schon bei Wolf finden können.[60]

Daß der geologische Blick auf die Berge nach neuen künstlerischen Aneignungsformen verlangte, kann auch eine Illustration in Saussures zweitem Band des Alpenwerkes lehren. Dort findet sich ein Alpenrundblick, ein »vue circulaire« in der Art der Orientierungspläne der bald darauf in Mode kommenden Panoramen, aufgenommen vom Gipfel des Gletschers Buet, gezeichnet von Marc Théodore Bourrit nach Anweisung von Saussure (Abb. 5), der berichtet, diese Idee sei ihm 1776 gekommen. Er geht von einem Horizontalzirkel aus, läßt die Berge entsprechend darunter und darüber mit Hilfe eines Graphometers zeichnen.[61] In der deutschen Übersetzung von Saussures zweitem Band von 1781 merkt der Übersetzer Wyttenbach hierzu an, nach etwa dieser Methode habe Herr Silberschlag den Brocken gemalt.[62] In der Tat: im vierten Band der *Beschäftigungen der Berlinischen Gesellschaft naturforschender Freunde* von 1779 findet sich in Johann Elias Silberschlags *Physikalisch-mathematischer Beschreibung des Brockenbergs* als Tafel X (Abb. 6) ein Rundbild, das die Aufnahme vom Brocken-Haus in alle Richtungen über mehr als siebzehneinhalb deutsche Meilen ermöglicht. Magdeburg oder noch der Petersberg und der Winterkasten hinter Kassel kommen in den Blick. Auch Silberschlag entwickelte wie Saussure ein Verfahren zur Bestimmung der Höhe über dem Meer.[63] Kurz und gut: auch ihm geht es um eine mathematisch und naturwissenschaftlich fundierte Ordnung der Dinge, die der Vergewisserung des eigenen Standpunktes, aber auch der eigenen Existenz gegenüber der Welt dient. Welterfahrung ist hier ausdrücklich Selbsterfahrung. Für die Künstler konnte die naturwissenschaftliche Vergewisserung nicht ausreichen, da sie eine allein abstrakte Bestimmung darstellte, sie forderten wie Wolf eine ästhetische, sinnlich wirksame und damit den Betrachter betreffende Vergewisserung. Die Synthese aus beidem versuchte die geognostische Landschaft.

III.

In den zwanziger Jahren des 19. Jahrhunderts, das spiegelt auch die Entwicklung seiner Landschaftsbriefe wieder, begann Carl Gustav Carus, sich vom dominanten Einfluß des romantischen Subjektivismus seines Freundes Caspar David Friedrich zu lösen und sich Goethes Forderung nach objektiver Gestalthaftigkeit anzunähern.[64] Erstes programmatisches Zeugnis dieser Wendung ist die 1820 datierte und von Carus selbst so genannte *Geognostische Landschaft* (Kat. 342), die die Katzenköpfe bei Zittau darstellt, die er auf der Rückreise der für ihn und seine Neuorientierung zentralen Riesengebirgswanderung besichtigt und gezeichnet hatte. Diese kahle Bergkuppe aus säulenförmigem Basalt, dunkel, schroffkantig und rauh, wie Carus schreibt, und schiefgeneigten Orgelpfeifen vergleichbar[65], gefiel Goethe in dieser düsteren Fassung der urtümlichen Gesteinsbildung durchaus. Er urteilte in gewohnt abgeklärter Weise über das Bild: »Das Gestein und dessen eigentümlicher Charakter ist vortrefflich mit lobenswerter Wahrheit dargestellt, so in Hinsicht auf Gestalt wie auf Behandlung und Farbe.«[66] Die Aufnahme in verdecktem Gegenlicht, das die gesamte Bergformation in Schatten legt, und die einsamen winzigen Vögel, die die Kuppe umkreisen, steigern den Charakter urtümlicher Unzugänglichkeit, insofern vermischen sich bei diesem Bild Geologisches, geologische Interpretation und romantische Sicht durchaus. Goethe sah nur das Charaktermäßige, in dem, nach seiner Vorstellung, Empirisches und Ideales in typenmäßiger Durchdringung sich finden sollten.

Vierzehn Jahre später stellte Carus die *Fingalshöhle auf der Insel Staffa* (Kat. 340) dar, die erst 1773 ent-

59 VA XVI, S. 247.
60 VA XVI, S. 257; Bohnenblust 1932, S. 48, vgl. S. 60, 61; Wolfs Bilder mit Regenbogen: Raeber 1979, Werkverzeichnis Nr. 176, 177 (beide Staubbachfall), 181, 182 (beide Oberer Staubbachfall), 252, 268, 381, 382.
61 Saussure 1781–88/II, S. 270–273, Abb. zwischen S. 290 und 291.
62 Saussure 1781–88/II, S. 273.
63 Silberschlag 1779, S. 397 f., 404–406 und Taf. X.
64 Zu den Problemen einer genaueren Datierung dieses Wandels im Zusammenhang mit den Landschaftsbriefen: Müller-Tamm 1993, S. 155–165.
65 Carus 1982, S. 101; Meffert 1986, S. 151.
66 Prause 1968, S. 104 (Goethe. In: *Kunst und Alterthum* 5, 1824, S. 180–181).

deckt worden war und sofort zu einer europäischen Sensation wurde. Beschreibungen und erste Darstellungen fanden sich in den Reiseführern, und Carus hat danach sein Bild der ungeheuren Basaltsäulen entworfen – zu systematisch geordnet, wie er weitere zehn Jahre später 1844 vor Ort feststellen konnte. Aber den gelobten, beispielsweise von Schinkel auf seiner Englandreise von 1826 bestätigten Eindruck eines Kirchenschiffes mit unendlichen Orgelpfeifen hat er versucht wiederzugeben. Mit der Fingalshöhle verband sich unendlich viel. Sie war Teil des mystischen Ossiankultes, aber auch zentraler Beleg verschiedener geologischer Thesen. Sie galt als Ursprungsort der Menschheitsgeschichte, als archaisches Naturvorbild aller Architektur. Geschichte und Mythologie flossen hier zusammen am Ende der Welt, nur in gefährlicher Seereise zu erreichen, in jeder Beziehung urtümlich und großartig, aber eben auch Beweis für die absolute Ordnung der Natur.[67]

Das Problem aller geognostischen Landschaftstheorie, besonders derjenigen Humboldts, zeichnet sich ab. Der Kunst wird die Aufgabe zugewiesen, Weltdeutung zu leisten. Sie soll die Paradigmen der Natur sowohl naturrichtig als auch in wissenschaftlich systematischem Zusammenhang, wie in naturgeschichtlichem, so auch menschheitsgeschichtlichem Sinn darstellen, aus intuitiv richtiger ästhetischer Sicht heraus. Gegenwärtige und geschichtliche Erfahrung sollten auf ästhetischem Wege noch einmal gebunden werden, wo sie doch nach geistes- bzw. naturgeschichtlicher und naturwissenschaftlicher Erkenntnis längst als zerfallen begriffen worden war. Die Kunst war überfordert.

Humboldts Konzept kreist um den Begriff des »Totaleindrucks«[68], in dem das Einzelne, auch das beobachtete Einzelne sich zum Ganzen fügt, und dieses Ganze sich als das Charakteristische einer jeweiligen Landschaft oder Region erweist. »Diesen [den Totaleindruck einer Gegend] aufzufassen und anschaulich wiederzugeben, ist Aufgabe der Landschaftsmalerei. Dem Künstler ist es verliehen, die Gruppen zu zergliedern, und unter seiner Hand löst sich (...) das große Zauberbild der Natur (...) in wenige einfache Züge auf«, heißt es in Humboldts *Kosmos*.[69] Wenn zudem die Natur für die »denkende Betrachtung Einheit in der Vielheit (...) als ein lebendiges Ganzes«[70] ist, dann ist Natur nur als Landschaft anschauend zu erkennen.

Allerdings ist das nicht einfach, schon in der Vorrede zu seinen *Ansichten der Natur* von 1808 hatte Humboldt geschrieben: »Diese ästhetische Behandlung naturhistorischer Gegenstände hat (...) große Schwierigkeiten der Composition. Reichthum der Natur veranlaßt Anhäufung einzelner Bilder, und Anhäufung stört die Ruhe und den Totaleindruck des Gemäldes«.[71] Dies führt Humboldt zu zwei Konsequenzen. Zum einen will er dem Maler Hilfestellung geben, indem er ihm sechzehn Pflanzenformen, man könnte auch sagen, Pflanzenkleidtypen vorschlägt, die »hauptsächlich die Physiognomie der Natur« bestimmen.[72] Im Jahr zuvor in der *Geographie der Pflanzen*, wo er noch von siebzehn Familien oder Gruppen sprach, hatte Humboldt erläutert: »Diese physiognomischen Abtheilungen weichen oft von denen ab, welche die Botaniker in ihren so genannten natürlichen Systemen aufstellen. Bey jenen [den physiognomischen Abteilungen] kommt es allein auf große Umrisse, auf das an, was den Charakter der Vegetation, und folglich den Eindruck bestimmt, den der Anblick der Gewächse und ihre Gruppirung auf das Gemüth des Betrachters macht.«[73] Die artenspezifischen Klassifikationen Linnéscher Provenienz sind nicht im Landschaftsbild zu veranschaulichen, sie wirken nicht.

Im folgenden Text der *Geographie der Pflanzen* entwirft Humboldt ein *Naturgemälde der Tropenländer.*[74] Der Titelkupfer widmet die *Geographie der Pflanzen* Goethe.[75] Der Entwurf stammt von Thorvaldsen und zeigt Apoll, wie er Natur in der Gestalt der vielbrüstigen Diana von Ephesus enthüllt: die Vielfältigkeit der Natur wird offenbar, aber anschauend erkennen kann sie nur der Musengott, der Schutzpatron der Künste. Das faßt Humboldts Überzeugung ins Bild. In der deutschen Erstausgabe Tübingen 1807 fehlte noch die graphische Umsetzung des von Humboldt beschriebenen *Naturgemäldes der Tropenländer,* so versuchte Goethe 1807 einen Entwurf der *Höhen der alten und neuen Welt* (Kat. 329) und widmete ihn Humboldt. Bertuch hat ihn 1813 gestochen und Goethe hat das Aquatintablatt im 41. Band der *Allgemeinen Geographischen Ephemeriden* erscheinen lassen. In der französischen Erstausgabe der *Géographie*, Paris 1807, fand sich bereits – gezeichnet von L. A. Schönberger und P. J. F. Turpin, gestochen von L. Bouquet – Humboldts grandioser Entwurf eines *Tableau physique des Andes et pais voisins* (Abb. 7), eine deutsche Fassung

67 Zur künstlerischen Aneignung der Fingalshöhle: Kat. Hamburg 1974, S. 17, 20, 30, 33f.; Rudwick 1976, S. 173–175 und Anm. 66; Röder o. J., S. 90f. (mit Lit.); Meffert 1986, S. 135–139.
68 Hard 1970.
69 Humboldt 1845–62/II, S. 92f.; Hard 1970, S. 54.
70 Humboldt 1845–62/I, S. 15; Piepmeier 1980, S. 23.
71 Hier zitiert nach: Humboldt 1826/I, S. V.
72 Ebenda, S. 24.
73 Humboldt 1963, S. 28.
74 Humboldt 1963, S. 33–176.
75 S. Kat. Bonn-Bad Godesberg 1978, Nr. 3, Abb. S. 17.

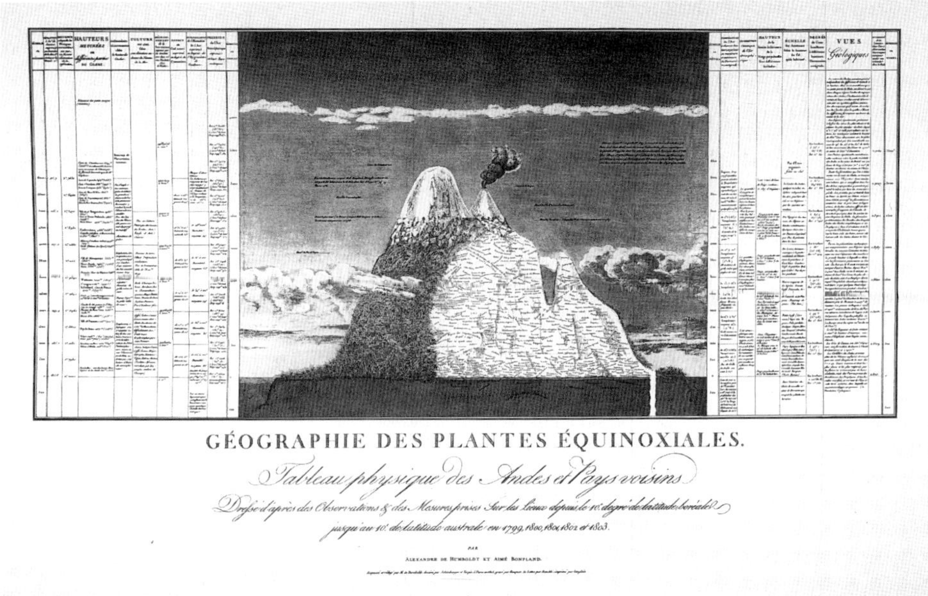

Abb. 7
Alexander von Humboldt, Essai sur la géographie des plantes, Paris 1807, Taf: Géographie des plantes équinoxiales. Tableau physique des Andes et pais voisins. (entworfen von Humboldt, gezeichnet von Schönberger und Turpin, gestochen von Bouquet)

fand sich in den folgenden deutschen Auflagen. Sein »Naturgemälde stellt einen senkrechten Durchschnitt nach der Fläche dar, die durch den Rücken der Andenkette, von Osten nach Westen, gerichtet ist«.[76] Humboldt entschuldigt sich für die Schriftteile und Tabellen. »Aber in diesen geographischen Vorstellungen sollten zwey oft fast ausschließende Bedingungen zugleich erfüllt werden, Genauigkeit der Projection und malerischer Effekt.«[77]

Das Problem deutet sich an. Wie sollte der Künstler zur »ästhetischen Behandlung«, zum »Totaleindruck«, vor allem zur Auflösung »in wenige einfache Züge« kommen, trotz Humboldts didaktischer Hilfe durch die Pflanzenkleidtypologie? Wie kann er Natura enthüllen, Naturwissenschaft und Kunst zugleich gerecht werden? Letztlich, auch nach Humboldts Vorstellung, nur durch eine klassische Kunstvorstellung – und dies machte seine zweite Konsequenz aus. Direkt spricht er das nicht aus, indirekt um so deutlicher. Schon der Begriff »Totaleindruck« stammt eindeutig aus der Kunsttheorie, er findet sich bei Semler (1800) oder bei Fernow (1806), letztlich führt er auf Baumgartens *Ästhetik* zurück.[78] Und überzeugende zusammenfassende Baumgruppen etwa vermag er allein in der klassischen Landschaftstradition eines Claude Lorrain, Gaspard oder Nicolas Poussin zu sehen.[79] Andererseits war Humboldt durchaus bewußt, daß die Gegenwart nicht mehr bruchlos in der klassischen Tradition stand. Im *Kosmos* zitiert er seinen Bruder: »Dichtung, Wissenschaft, Philosophie, Thatenkunde sind nicht in sich und ihrem Wesen nach gespalten; sie sind eins, wo der Mensch auf seinem Bildungsgange noch eins ist oder sich durch wahrhaft dichterische Stimmung in jene Einheit zurückversetzt.«[80] Die Schlußphrase ist verräterisch. Humboldt mag in der Nachfolge Schellings noch so sehr die Harmonie von Natur und Kunst beschwören, noch so sehr auf die »elenden Registratoren der Natur«[81] schimpfen, die auf bloße abstrakte Objektivität pochen, ohne dem Subjekt Anteil zu geben: das reflexive Verhältnis zur Natur vermag auch er nicht wieder in ein naives zurückzuverwandeln. Allerdings zieht er nicht die romantische Konsequenz und setzt das Subjekt absolut, um so eine Ahnung des universalen Zusammenhangs (Schlegel)[82] zu bekommen, und er bezieht auch nicht Schillers nach den Erfahrungen der Revolution resignative Position, die das Naive nur sentimentalisch zu denken weiß[83], d.h. sehenden Auges, im Bewußtsein der Unmöglichkeit, ein unentfremdetes Naturverhältnis wirklich zu erfahren.

Am klarsten hat Carl Gustav Carus die Humboldtsche Position und ihr implizites Dilemma erkannt und, mit Goethes Hilfe, konsequent zu Ende gedacht. Auch er wollte über die Wissenschaft zur Kunst kommen, ja, sah die »Kunst als Gipfel der Wissenschaft«.[84] Im Gegensatz zu Schiller begriff Carus die reflexive Verfassung der Gegenwart weniger historisch als pragmatisch. Naturwissenschaftliche Erkenntnis führe zwar nicht bruchlos zur naiven Kunstvollendung zurück, dafür aber – und das lehrt ihn Goethes Gedicht auf Howards Wolkenklassifizierung – zu einer »Idee einer zweiten, auf höhere Erkenntnis gegründeten Kunstschönheit«[85], zu einer neuen Objektivität, die naturwissenschaftlichem wie ästhetischem Anspruch standhält, sie steigern sich in Wechselwirkung. In Goethes Sinn sucht Carus nicht nach der subjektiven Brechung des Erfahrenen, auch nicht nach einer klassischen Reinigung des Realen von allem Akzidentiellen, um zum Idealen vorzudringen, vielmehr sucht er im Besonderen das Allgemeine zu entdecken, im Individuellen das Typische, das Charakteristische, ohne ersteres zum Verschwinden zu bringen.[86] In Humboldts Terminologie propagiert er im Anhang seiner Landschaftsbriefe eine »Physiognomik der Gebirge«[87], in den *Erdlebenbriefen*, 1826 geplant, 1841 publiziert, den Entwurf einer wissenschaftlichen Grundlegung der Kunst, schreitet die Elemente ab – um letztlich doch, aller naturwissenschaftlichen Beobachtung zum Trotz, wie Goethe, zu einem mystischen, organologischen Naturbild zurückzukommen. Erdenleib und Erdenseele, von Carus in Schellingscher naturphilosophischer Tradition gedacht, Makrokosmos und Mikrokosmos verweisen auf die Uridee der Schöpfung zurück, tief gegründet in der menschlichen Psyche.[88] Das mußte notwendig die Einsicht in die Geschichtsverfallenheit über- und unterbieten.

Die historische Einsicht bewahren und gleichzeitig der naturwissenschaftlichen Erkenntnis, der geologischen wie der meteorologischen, gerecht werden wollte in seinen Bildern und vor allem Bildzyklen der Münchener Maler Carl Rottmann. Die Zyklusform ist bei ihm wie bei seinem Antipoden Wilhelm von Kaulbach bezeichnend: Weltgeschichte schien in Landschaft wie Historie nur in wechselseitig sich Sinn gebenden Epochenbildern möglich.[89] Letztes und durchaus großartiges Zeugnis einer derartigen Absolutes fordernden Landschaftskunst sind Rottmanns griechische Landschaften in den Münchener Hofgartenarkaden, gekrönt von der Darstellung des Schlachtfeldes von Marathon (Abb. 8).[90] Die Schlacht bei Marathon wird zum naturgeschichtlichen Ereignis. Von der Vegetation freigelegt, trotzt die Urbildung der Landschaft dem Aufruhr der Elemente. Himmel und Erde in struktureller Hervorkehrung sollen die geschichtliche Größe des historischen Ereignisses evozieren. Den Hegelianer Friedrich Theodor Vischer hat dies begeistert und überzeugt, er sah eine neue Kunst von geschichtlicher Dimension entstehen. Sein Lehrer Hegel proklamierte dagegen schon vorher das Ende der Kunst. Weltdeutung traute er ihr nicht mehr zu.[91]

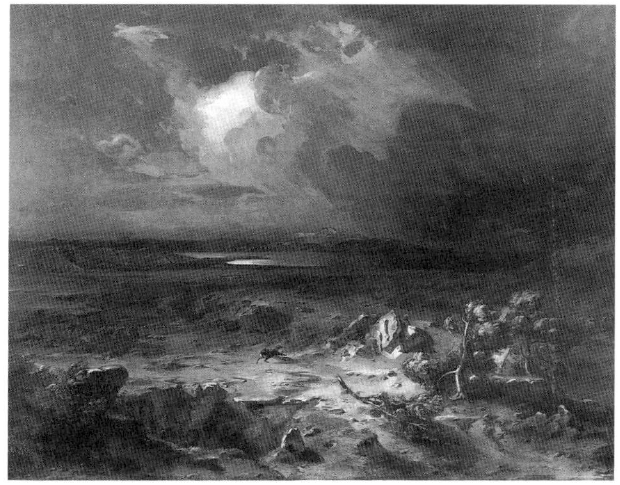

Abb. 8
Carl Rottmann, Schlachtfeld von Marathon, 1848.
München, Bayerische Staatsgemäldesammlungen, Neue Pinakothek

76 Humboldt 1963, S. 46.
77 Humboldt 1963, S. 44; Löschner 1978, S. 16.
78 Nachweise bei Hard 1970, S. 57–62.
79 Humboldt o. J./VII, S. 186; Hard 1969, S. 146.
80 Humboldt 1845–62/II, S. 107, Anm. 23; Noack 1976, S. 67.
81 Zitiert bei Noack 1976, S. 60 (Brief an Schiller vom 6. 8. 1794).
82 S. etwa Schlegel 1957, Nr. 407, dazu vor allem Allemann 1956, S. 14, 24, 81, 113 et passim.
83 Vor allem Szondi 1974/I, S. 149–183.
84 Carus 1972, S. 106; Müller-Tamm 1993, S. 33, 164, 179.
85 Carus 1972, S. 105.
86 Lukás 1955, S. 201–226; Müller-Tamm 1993, S. 167f., 220ff.
87 Carus 1972, S. 109; Carus 1841, S. 145f.; 164f.; Muthmann 1955, S. 67; Müller-Tamm 1993, S. 178f.
88 Meffert 1986; Müller-Tamm 1993, S. 172–178.
89 Busch 1985, S. 298–301; Busch 1986, S. 117–138.
90 Zuletzt: Kat. Berlin 1990, Nr. 328, 329.
91 Mit Lit.: Gethmann-Siefert 1984, S. 205–258.

Johann Wolfgang von Goethe

325 GRANITFELSEN VOM NUSSHARDT IM FICHTELGEBIRGE

1785
Bleistift und Wasserfarbe
27,2 x 36,8 cm
rückseitig eigenhändig datiert: 30. Juni 1785
Stiftung Weimarer Klassik, Museen
Inv.Nr. 108

Literatur: Femmel/VB, Nr. 180

Über den Nusshardt im Fichtelgebirge »verläuft die Grenze zwischen dem grobkörnigen Fichtelgebirgskerngranit und einem Orthogneis« (Femmel/V B, S. 74). Goethe schreibt in seinem Tagebuch der Fichtelgebirgsreise von Juni/Juli 1785 zum »Nußhart, wo schöne Granitklippen aufrecht stehen, an denen die Form recht gut zu erkennen ist« (LA I/1, S. 104 bzw. LA II/7, S. 156). Die Zeichnung steht deutlich in Zusammenhang mit Goethes Notizen *Zur Theorie der Gesteinslagerung* von 1785, in denen er nicht nur die »ungezweifelte Entstehung des Granits durch Kristallisation« annimmt (LA I/1, S. 94), sondern genauer den Granit als die äußerste Kruste des kristallisierten Erdkerns bezeichnet (LA I/1, S. 96). Die Risse und Spalten des Granits erklärt er eben aus der Kristallisation und nicht etwa durch Erkaltung, die einen vulkanischen Ursprung voraussetzen würde (LA I/1, S. 96). *W. B.*

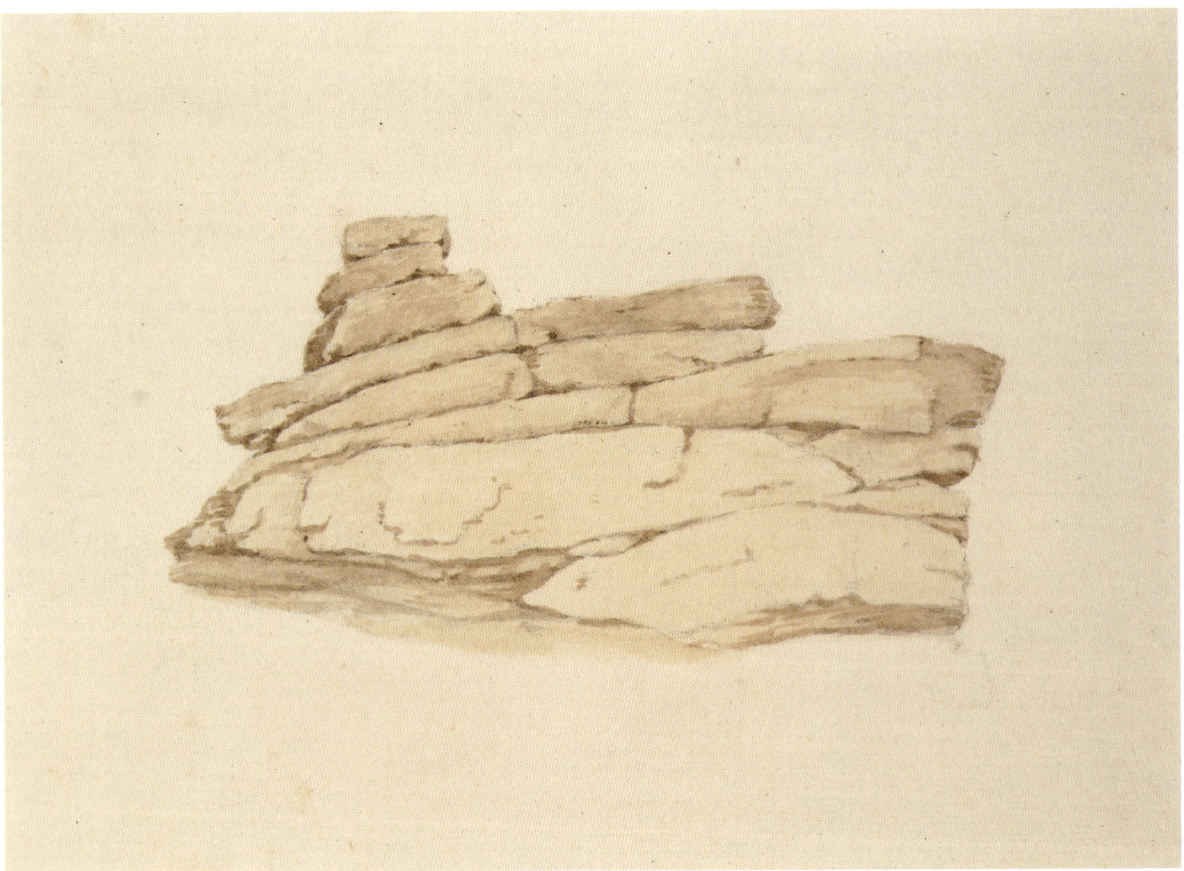

Johann Wolfgang von Goethe

326 FELSEN AUF DEM OCHSENKOPF

1785
Bleistift und Aquarell
18,5 x 27,0 cm
Stiftung Weimarer Klassik, Museen
Inv.Nr. 1523

Literatur: Femmel/I, Nr. 280

Auf einer weiteren Weimarer Zeichnung (Inv.Nr. 109, 109 R; = Femmel/VB, Nr. 179) desselben Gegenstandes findet sich rückseitig eigenhändig: »Ochsenkopf d. 30. Jun. 85«. Wie die vorangehende Zeichnung gehört also auch diese zum Resultat der Fichtelgebirgsreise von Juni/Juli 1785 und ist von einem identischen Interesse getragen. Auch der Ochsenkopf besteht aus Granit und ist Goethe wie der Brocken im Harz Beleg für die Richtigkeit des Wernerschen Weltentstehungsmodells. Goethe studiert hier besonders die Formen der Absonderung des Granits. Im Tagebuch der Fichtelgebirgsreise heißt es: »Gegenüber den Ochsenkopf hinauf ist gleichsam Granit von der Art, nur kann man wenige Stücke erhalten, welche nicht von der Verwitterung angegriffen sein sollen. Oben auf dem Ochsenkopf sind alle Felsen von ihm durchdrungen, ob sie gleich sonst sehr fest sind. Sie haben deswegen inwendig ein gelbliches Ansehen, welches von dem angegriffenen Feldspat herrührt. Die Granite dieser Gegend zeichnen sich außer ihren Feldspatflecken auch noch dadurch aus, daß sie aus einem feinen Gewebe Feldspat und Glimmer bestehen, in welchem mehr gedachte große Feldspatkristallen und runde Quarzpunkte sich befinden« (LA I/1, S. 103f. bzw. LA II/7, S. 156). Wie Goethe sich die Ablagerung und Verbindung auf und mit dem Urgestein Granit vorstellte, dazu siehe *Zur Theorie der Gesteinslagerung* 1785 (LA I/1, S. 97). Im Gegensatz zur Weimarer Zeichnung Inv.Nr. 109, die zweifellos vor Ort entstanden ist, handelt es sich hier um eine bildmäßige Aufbereitung, die einerseits auf die Tradition eines Gessner zurück und andererseits auf die Romantiker wie Friedrich und Carus vorausweist. *W.B.*

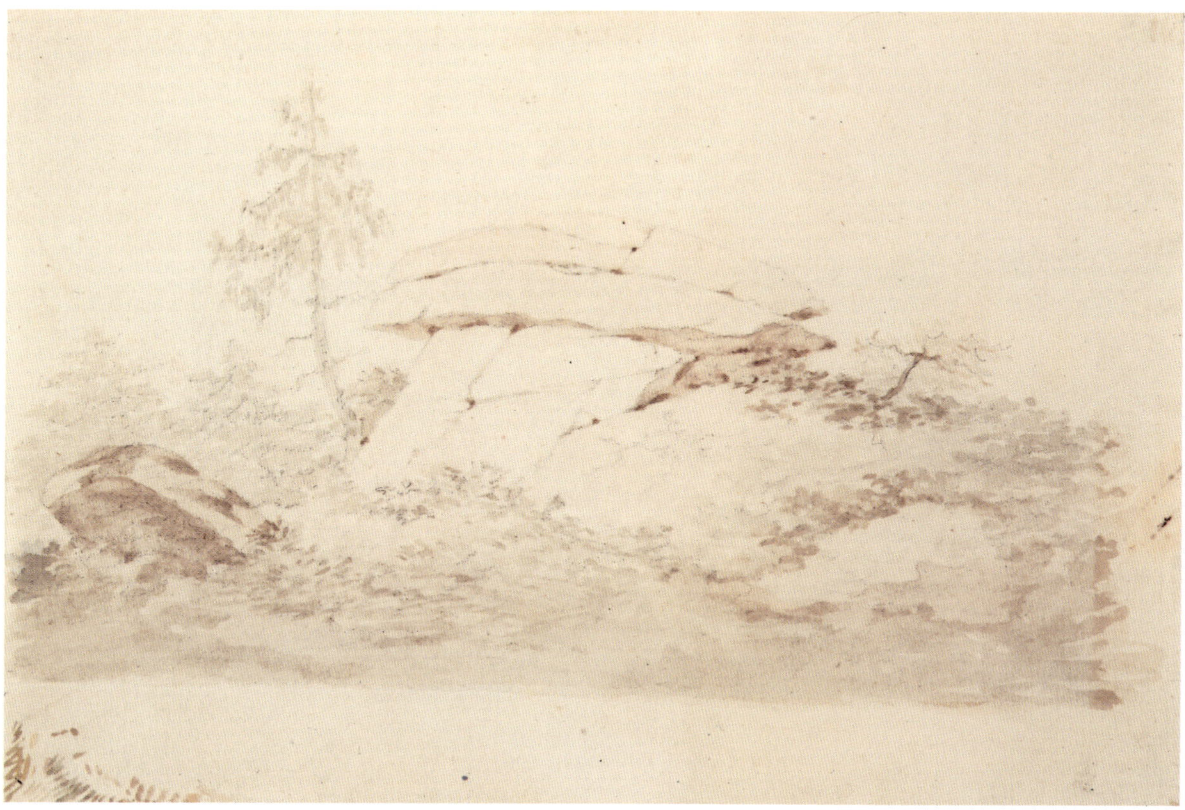

Johann Wolfgang von Goethe

327 FELSENTOR

Bleistift, Tuschlavierung
19,5 x 27,6 cm
Stiftung Weimarer Klassik, Museen
Inv.Nr. 137

Literatur: Femmel/I, Nr. 266

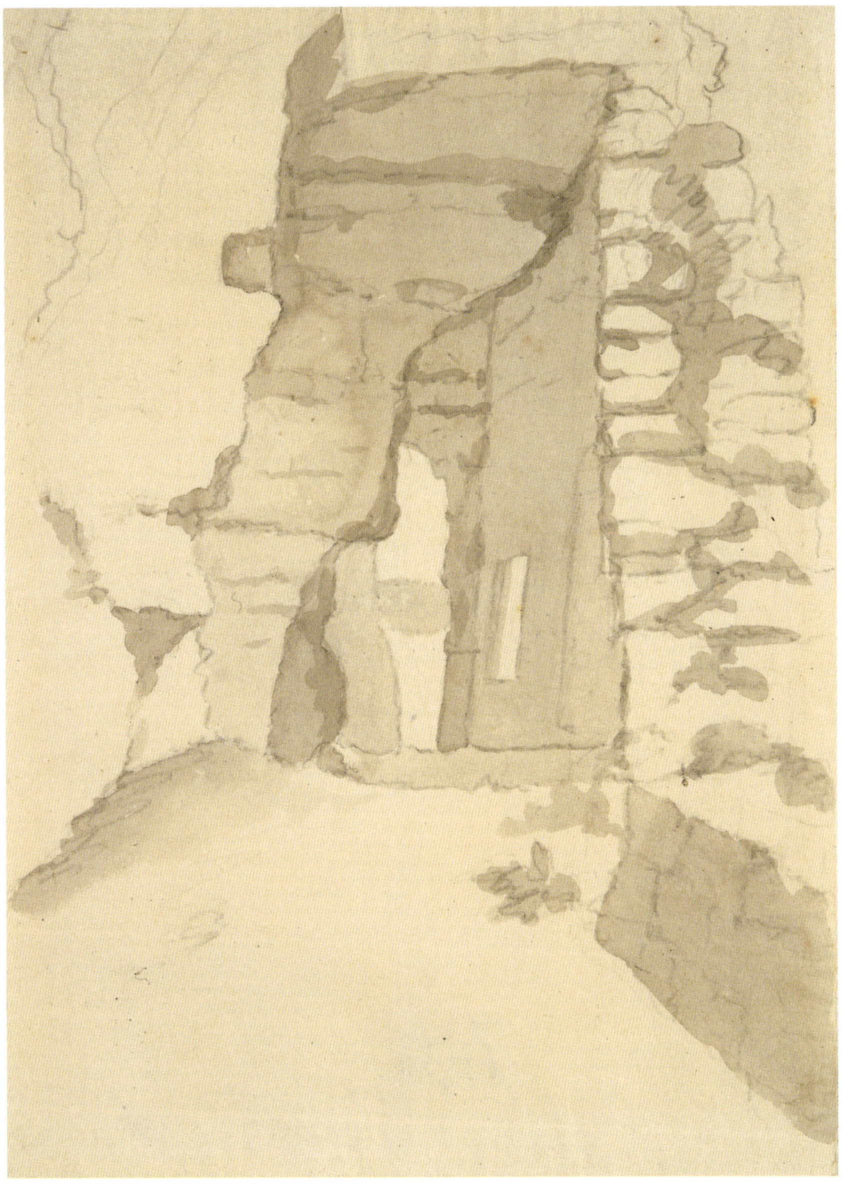

Da die Zeichnung ein Wasserzeichen führt, das entschieden den Wartburgzeichnungen (Goethe war vom 7. 6. bis zum 10. 7. 1784 in Eisenach) ähnelt, unter denen sich Basaltstudien, die mit reichlicher Sicherheit auf Juni 1784 zu datieren sind, finden (s. Femmel/VB, Nr. 160), dürfte auch diese Zeichnung in den Juni oder Juli 1784 zu datieren sein. Die Basaltstudien dürften auf der Stopfelskuppe bei Eisenach und auf der Pflasterkante bei Marksuhl aufgenommen worden sein. So sehr auch hier Gesteinsschichtungen interessieren, zugleich ist das Felstor ein Motiv mit langer Tradition, das in der Romantik kulminiert (Hackert, Friedrich, Blechen, Schinkel, s. Röder o. J., passim). Zwischen der zweiten und dritten Harzreise (1783, 1784), die Goethes geologische Überzeugungen durch praktische geologische und zeichnerische Studien in Zusammenarbeit mit dem akademischen Künstler Georg Melchior Kraus festigte und Januar 1784 zu seinem handschriftlichen Fragment »Über den Granit« führte, lag die Eisenacher Exkursion, die Goethe in mineralogischer Hinsicht mit Bergrat J. C. W. Voigt vorbereitet hatte. An Charlotte von Stein schreibt er von den mineralogisch-geologischen Ausflügen (17. Juni 1784), er habe »Felsen-Spekulationen« angestellt und »Grundgesetze der Bildung« entdeckt. Das Granitproblem beschäftigt ihn fortlaufend, besonders nachdem er auf der zweiten Harzreise ausführlich darüber mit dem Berghauptmann Freiherrn von Trebra in Zellerfeld diskutiert hatte (Denecke 1980, S. 79–91, 97 f.). *W. B.*

Georg Melchior Kraus

Frankfurt a. M. 1737 – 1806 Weimar

328 FEUERSTEINKLIPPE (WERNIGERÖDER FEUERSTEIN)

Schwarze Kreide
50,5 x 39,9 cm
Eigenhändig unten beschriftet: »Wernigeröder-Feuerstein«
Stiftung Weimarer Klassik, Museen
Inv. Nr. AK 1199

Literatur: Krätz 1992, S. 59; Denecke 1980, S. 126

Der Zeichner, Maler und Kupferstecher Kraus (geb. 1733), den Goethe bereits ab 1768 kannte und der auf seine Veranlassung hin 1780 zum Direktor der Weimarer Zeichenschule ernannt wurde, an der auch Goethe gelegentlich unterrichtete, war Goethes Reisebegleiter auf der 3. Harzreise von 1784. Da die Route der 3. Harzreise über weite Strecken identisch mit der der 2. Harzreise von 1783 war, konnte Goethe Kraus an Stätten führen, deren zeichnerische Aufnahme ihm unter geologischem Aspekt wichtig erschien. So auch zum Wernigeröder-Feuerstein, der nicht etwa unmittelbar bei Wernigerode liegt (wo Goethe nur auf der 1. Harzreise war), sondern eine Granitklippe westlich von Schierke darstellt, die Goethe am 4. September 1784 nach dem Brocken aufsuchte (Denecke 1980, S. 126). Goethe vermerkt dies nur kurz: »Nach den Wernigeröder Feuersteinen das feste Thongestein« (LA I/1, S. 72, Z. 24 bzw. LA II/7, S. 108, Z. 133). Wie er es bei seinen eigenen Zeichnungen zum Granit aus dem Fichtelgebirge von 1785 tat (Kat.325 und 326), so läßt Goethe auch Kraus die Strukturelemente der Feuersteinschichtung hervorheben, die durchlaufenden Klüfte und Spalten und die kubische Form, aber auch die Spuren der Verwitterung. Goethe will nicht nur das Urgestein als solches festgehalten sehen, sondern seine verschiedenen Erscheinungsformen und Mischungsvarianten. *W. B.*

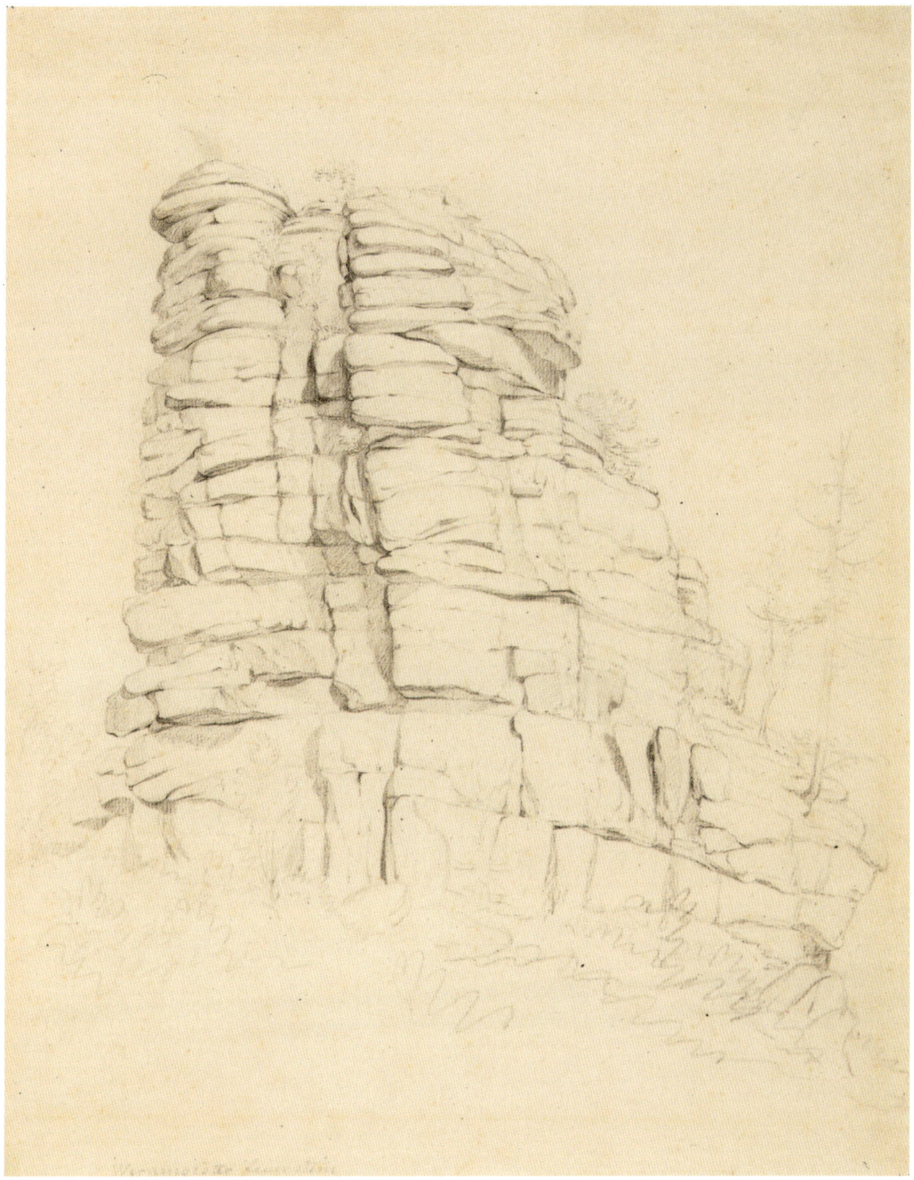

Johann Wolfgang von Goethe

329 HÖHEN DER ALTEN UND NEUEN WELT

Bleistift, Feder und Tusche, aquarelliert
24,0 x 30,6 cm
Freies Deutsches Hochstift/Frankfurter Goethe-Museum
Inv.Nr. 2242

Literatur: Femmel/VB, Nr. 201

Femmel, S. 84f. führt die Quellen von Goethes ausführlicher Erörterung dieses Schemas an. Das Aquarell sollte Illustration zu Alexander von Humboldts Goethe gewidmeten *Ideen zu einer Geographie der Pflanzen nebst einem Naturgemälde der Tropenländer, Stuttgart 1807* sein, da die von Humboldt vorgesehene Illustration in der deutschen Erstausgabe noch fehlte. Doch schon in der französischen Ausgabe desselben Jahres fand sich Humboldts große Illustration (siehe Abb. 7 bei Busch in diesem Katalog S. 496). Die von Goethe an Humboldt geschickte Fassung seiner Entwurfszeichnung befindet sich im Frankfurter Goethe-Museum (Zug Nr. 853). 1813 ist Goethes Entwurf von J. F. Bertuch in Weimar in Aquatinta gestochen worden und als koloriertes Blatt im 41. Bd. der *Allgemeinen Geographischen Ephemeriden* veröffentlicht worden. Das Blatt, das den Titel *Höhen der alten und neuen Welt bildlich verglichen* trägt, ist auf dem Felsen im Vordergrund im Gegenzug »Herrn Alexander von Humboldt« gewidmet. Zeichner der Aquatinta war womöglich Bertuchs Mitarbeiter J. C. T. Starke. Kolorierte und unkolorierte Abzüge haben sich erhalten. Goethes Zeichnung trägt auch in ihren Benennungen Humboldts Beobachtungen zur Auswirkung von Höhe und Breitengrad auf die Vegetation Rechnung. Die Beobachtungen dürften für Goethe auch deswegen wichtig gewesen sein, weil die strenge naturwissenschaftliche Beobachtung eine Generalisierung zuläßt, die bei der Darstellung von Landschaft eine Verallgemeinerung und damit Ganzheitlichkeit ergibt, die der Goetheschen Vorstellung vom Wesen des Kunstwerkes entspricht. Dahinter steht Humboldts Konzept von der »geognostischen Landschaft« (s. Busch in diesem Katalog, S. 485ff.). *W. B.*

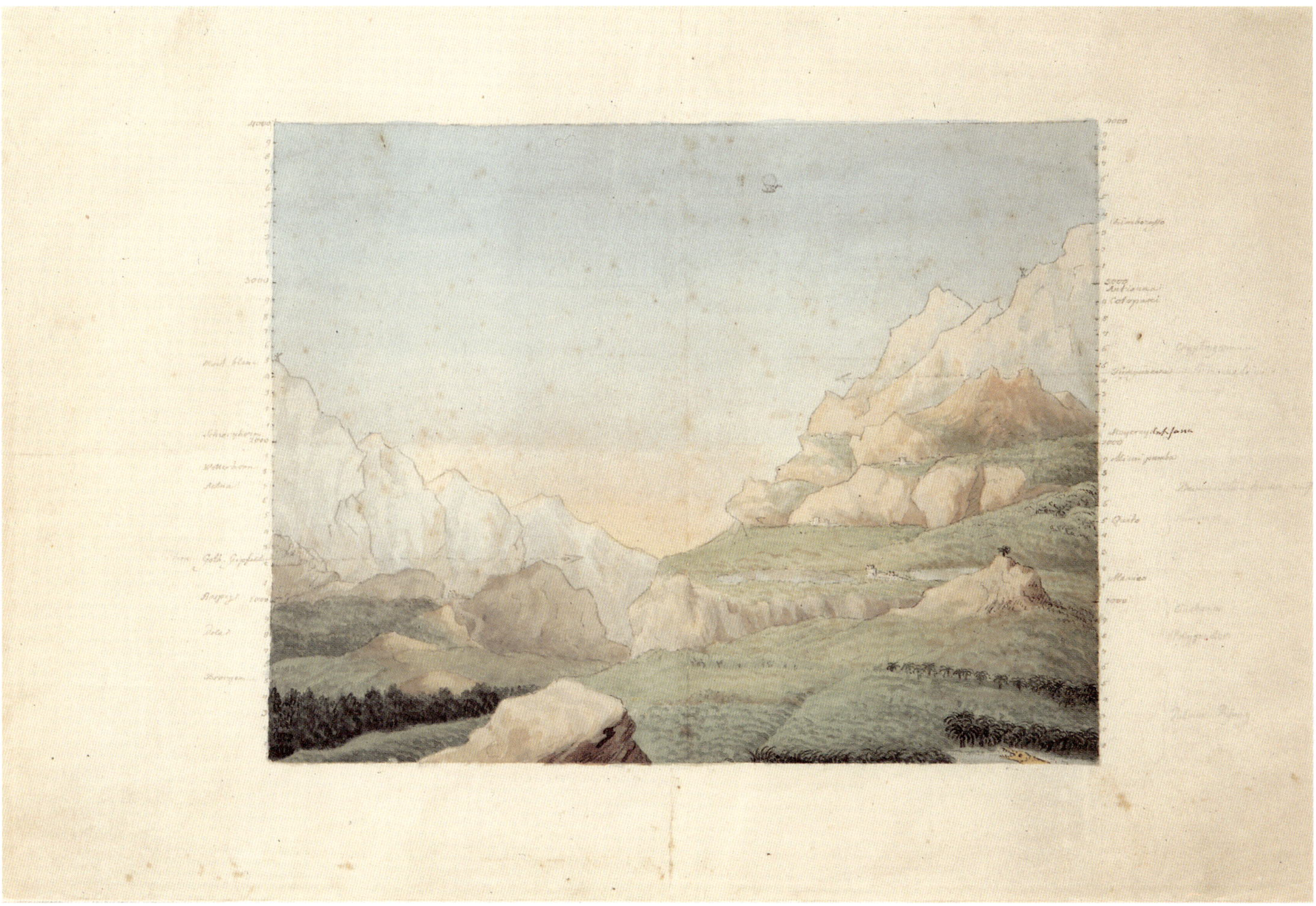

Friedrich Justinus Bertuch
Weimar 1447 – 1822 Weimar
nach

Johann Wolfgang Goethe

330 HÖHEN DER ALTEN UND DER NEUEN WELT BILDLICH VERGLICHEN

1813
Aquatinta, koloriert
Aus: Allgemeine Geographische Ephemeriden Bd. 41
Freies Deutsches Hochstift/Frankfurter Goethe-Museum

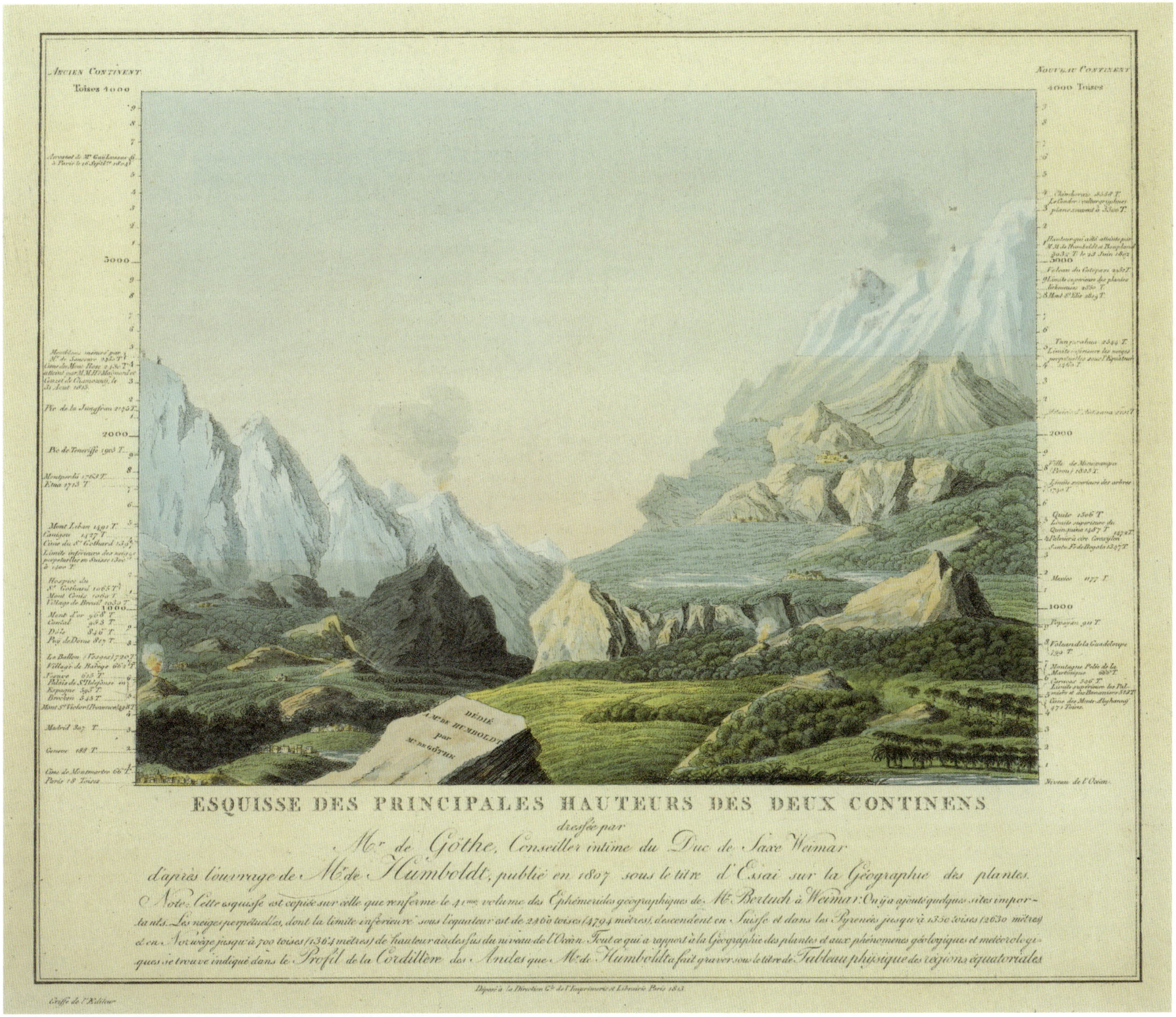
DÉDIÉ
À Mr DE HUMBOLDT
par
Mr DE GÖTHE
ESQUISSE DES PRINCIPALES HAUTEURS DES DEUX CONTINENS
dressée par
Mr de Göthe, Conseiller intime du Duc de Saxe Weimar
d'après l'ouvrage de Mr de Humboldt, publié en 1807 sous le titre d'Essai sur la Géographie des plantes.
Note: Cette esquisse est copiée sur celle que renferme le 41me volume des Éphémerides géographiques de Mr Bertuch à Weimar: On y a ajouté quelques sites importants. Les neiges perpétuelles, dont la limite inférieure sous l'équateur est de 2460 toises (4794 mètres), descendent en Suisse et dans les Pyrenées jusqu'à 1350 toises (2630 mètres) et en Norwège jusqu'à 700 toises (1364 mètres) de hauteur au dessus du niveau de l'Océan. Tout ce qui a rapport à la Géographie des plantes et aux phénomenes géologiques et météorologiques se trouve indiqué dans le Profil de la Cordillère des Andes que Mr de Humboldt a fait graver sous le titre de Tableau physique des régions équatoriales

John Robert Cozens

London 1752 - 1797 London

331 HÖHLE IN DER CAMPAGNA

Bleistift und Aquarell
37,5 x 50,8 cm
bez. verso ›A Cave in the Campagna, 3 miles from Rome twas Tivoly‹
Birmingham Museums and Art Gallery
Inv. Nr. P. 144'53

Literatur: Kat. Manchester 1971, Nr. 21; Sloan 1986, S. 133 f., Abb. 150

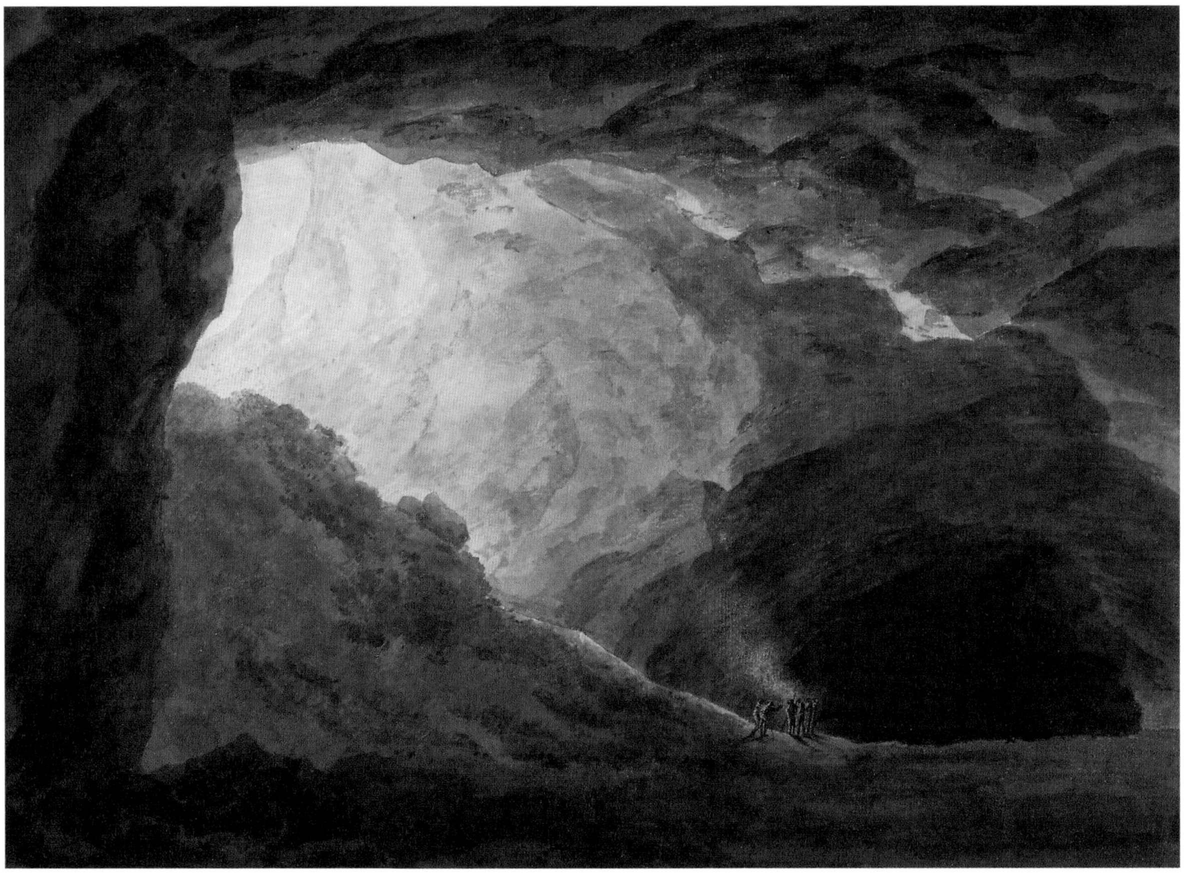

John Robert Cozens bereiste Italien von 1776 bis 1779 zusammen mit Richard Payne Knight und nochmals von 1782 bis 1783 in Gesellschaft des Schriftstellers und Sammlers William Beckford. Die Reihe von Grottendarstellungen, der sich u.a. die ausgestellte *Höhle in der Campagna* und zwei auf das Jahr 1778 datierte Arbeiten gleichen Titels (Victoria and Albert Museum, London) einfügen, gehören in der Radikalität ihrer nahezu keinen Ausblick gewährenden Bildanlage zu den interessantesten Aquarellen, die Cozens nach italienischen Motiven schuf. Sloan erkennt in Cozens' Höhlenansichten die vollkommene Umsetzung von Edmund Burkes Konzept des dunklen, unendlichen und furchterregenden Erhabenen, betont allerdings, daß das vorliegende Blatt durch die Staffierung mit zeitgenössisch gekleideten Figuren und den gegenüber anderen Aquarellen gesteigerten Lichteinfall einen etwas anderen, eher ländlich-idyllischen Charakter gewinnt.

J.M.-T.

Karl Friedrich Schinkel

Neuruppin 1781 – 1841 Berlin

332 DIE GROSSE HÖHLE BEI CORGNALE

1803
Feder und Pinsel in Braun, laviert
33 x 24,2 cm
bez. ›Die große Höhle bei Corniale./3 Stunden von Triest. July 03.‹
Staaliche Museen zu Berlin, Kupferstichkabinett
Inv.Nr. SM 1 b. 21

Literatur: Bernhard 1973/II, Abb. S. 1659; Katalog Berlin 1980, Nr. 87; Kat. Bern 1985, Nr. 231, Abb. S. 152; Röder o.J., S. 90, Abb. 79

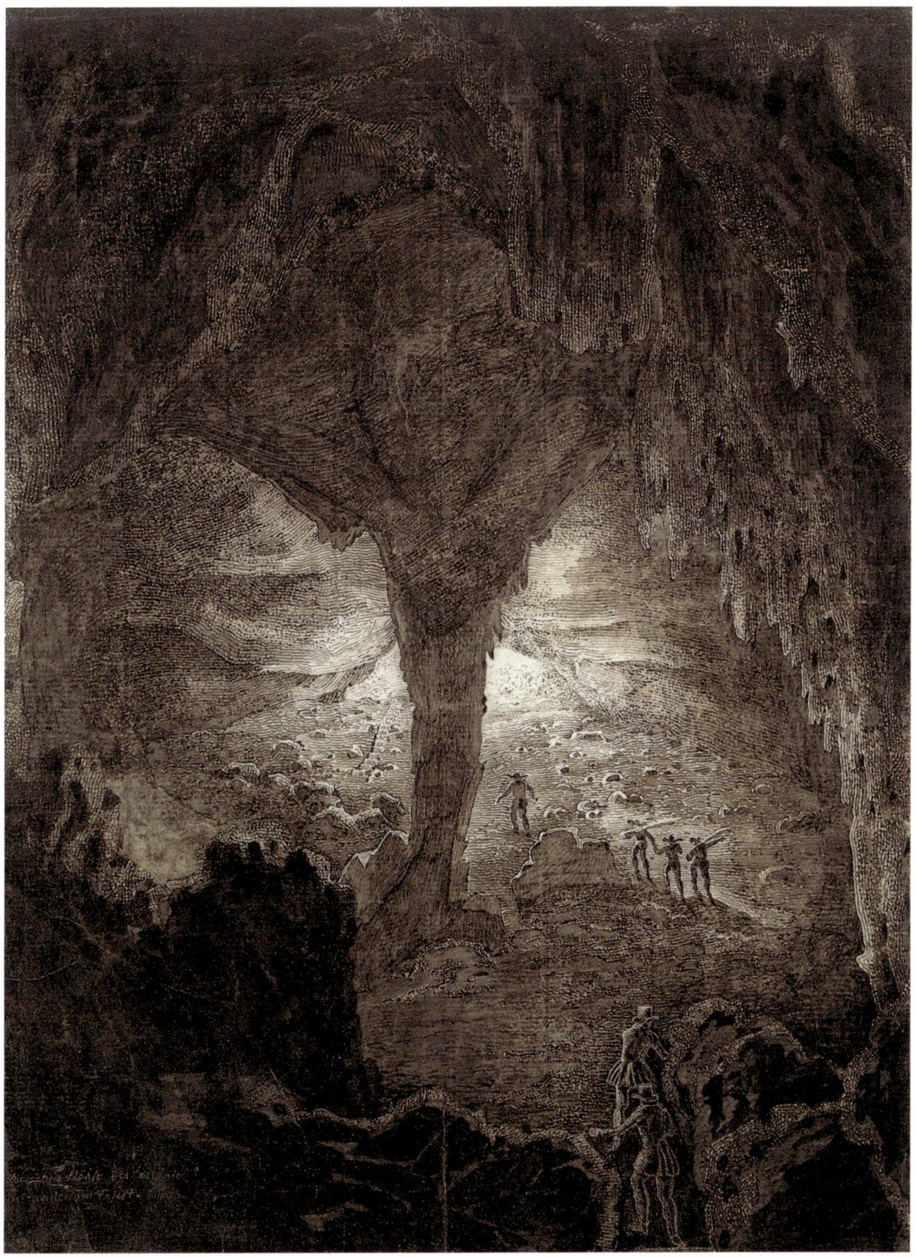

Zeit seines Lebens fühlte sich Karl Friedrich Schinkel von unterirdischen Felsenräumen angezogen. Auf seiner ersten Reise nach Italien im Jahr 1803 besuchte der junge Künstler das in dem Karstgebirge bei Triest gelegene Höhlensystem von Prediama sowie die Höhle von Corgnale. In der Betrachtung wird die am ästhetischen Zauber der bizarren Räume sich entzündende Faszination mit einem nüchternen, formorientierten Interesse verwoben. Angesichts der riesigen Felsenhallen fühlte sich der Architekt – wie auch viele seiner Zeitgenossen – an gotische Kathedralbauten erinnert. Diese Kunst- und Naturform verschmelzende Assoziation basiert auf dem zeitgenössischen Verständnis der Gotik, die als naturhafter Baustil empfunden wurde. Die Genese gotischer Raumschöpfungen und Ornamentformen aus Naturphänomenen galt als unbestritten. Die Krainer Höhlen boten dem imaginativen wie projizierenden Blick des Reisenden – wie Schinkels Aufzeichnungen bezeugen – reiche Nahrung: »Die wunderbarsten Gestalten von Tropfstein hängen von der hohen Wölbung herunter oder bilden bunte Figuren auf dem Boden. (...) Die abenteuerliche Zusammenstellung gotischer Säulen, Kanzeln, Glocken, Statuen, Monumenten, über die sich Fahnen vom bunten Gewölbe zu neigen scheinen, macht beim frappanten Schein der Fackeln die schauerlichste Wirkung« (Riemann 1979, S. 32). Die vorliegende Zeichnung stellt nicht zuletzt einen bildlichen Reflex der Gotik-Assoziation Schinkels dar: Zentrum und Blickfang der Darstellung bildet ein mächtiger Pfeiler, der die gespitzten Gewölbe des hohen Raumes auffängt und damit unmittelbar an entsprechende Architekturformen erinnert. Durch die wirkungsvolle Lichtführung wird im Gegenzug die naturhafte Unregelmäßigkeit der Oberflächen betont. *A.P.*

Jakob Philipp Hackert

Prenzlau 1737 – 1807 Florenz

333 DIE NEPTUNSGROTTE UNTERHALB VON TIVOLI

Sepia
34,3 x 55 cm
Hamburger Kunsthalle, Kupferstichkabinett
Inv.Nr. 23355 a

Literatur: Röder o.J., S. 94, Abb. 98

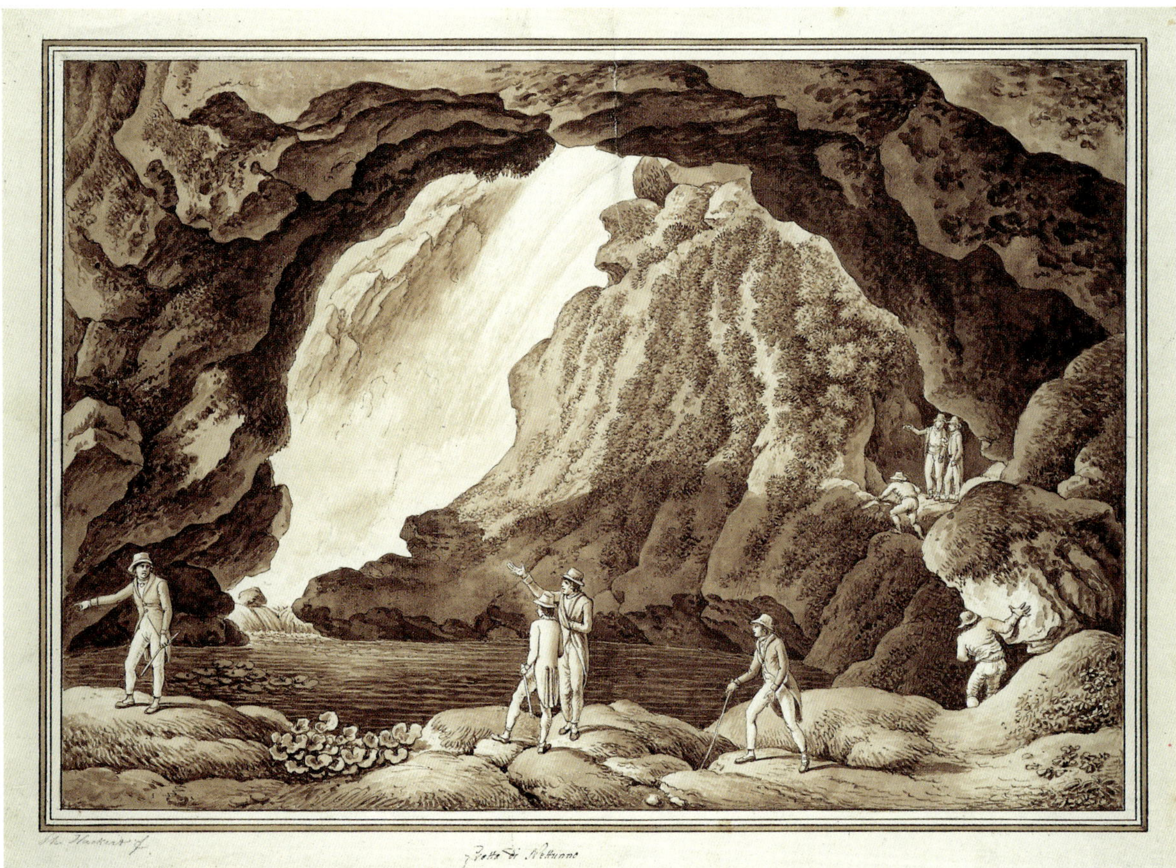

Viele Höhlen wurden nicht nur in ihrer Eigenschaft als außergewöhnliche Naturphänomene zum Anziehungspunkt, sondern auch wegen ihrer Bedeutung als Ort historischen oder mythologischen Geschehens. Dies trifft in besonderem Maße auf die Höhlen Italiens zu. Natur, Kunst, Mythos und Geschichte verflochten sich in der Wahrnehmung der italienischen Landschaft, zumal der künstlerisch überhöhenden, zur Einheit. Die römische Campagna und ganz besonders Tivoli mit seinen antiken Ruinen, den berühmten Wasserfällen und unterhöhlten Felsen wurde »als Kulturraum empfunden, in dem sich Kunst und Naturwunder auf beispielhafte Weise vereinigen« (Röder o. J., S. 93). Die vielfältigen Attraktionen Tivolis ließen es denn auch rasch zu einem bevorzugten Ausflugsziel werden, das nicht zuletzt die in Rom ansässigen deutschen Künstler anzog. Die Neptunsgrotte entwickelte sich zu einem bevorzugten Motiv der Maler, wobei nicht nur der Eingang als pittoreskes Element landschaftlicher Szenerien Verwendung fand, sondern auch das Höhleninnere zum beliebten Bildvorwurf wurde. Hackert staffiert seine Sepiazeichnung entsprechend mit einer Reisegruppe, die die Höhle erkundet und zugleich den Ausblick auf die herabstürzenden Wassermassen genießt. Obwohl die bizarren Felsformationen detailliert wiedergegeben werden, motiviert hier nicht ein vornehmlich geologisches Interesse die zeichnerische Aufnahme. Vielmehr wird die Grotte als Erlebnisraum gegeben, deren pittoreskes Erscheinungsbild ihren besonderen Stimmungscharakter ausmacht. Diese Tendenz hin zu einer weniger empirisch geprägten als vielmehr poetisch verklärenden Sicht auf die unterirdischen Felsräume ist zu Beginn des 19. Jahrhunderts dann allgemein zu beobachten. Oft erscheinen die Grotten in der bildlichen Wiedergabe nun als Orte sinnlicher Überwältigung oder gar als magisches Zauberreich. Als eine wesentliche Motivation der bildnerischen Auseinandersetzung muß aber schon bei Hackert der emotionale Gehalt der geschilderten Naturphänomene gelten (vgl. Röder o. J., S. 95, 98).

Hackert, der wiederholt vom Motivreichtum Tivolis angezogen wurde, verbrachte hier im Juni 1787 auch zusammen mit Goethe zwei Wochen, um vor der Natur zu zeichnen. Unter dem 16. Juni berichtet dieser: »Ich war mit H. Hackert draußen, der eine unglaubliche Meisterschaft hat die Natur abzuschreiben und der Zeichnung gleich eine Gestalt zu geben. Ich habe in diesen wenigen Tagen viel von ihm gelernt« (MA XV, S. 426).

A.P.

Jakob Philipp Hackert
Prenzlau 1737 – 1807 Florenz

334 IMOGEN VOR BELLARINS HÖHLE

1784
Bleistift, Pinsel und Sepia
36,8 x 26,4 cm
bez. › Ph. Hackert f. 1784 Tiré de Shakespeare‹
Hamburger Kunsthalle, Kupferstichkabinett
Inv.Nr. 23355 c

Literatur: Röder o.J., S. 114, Abb. 111

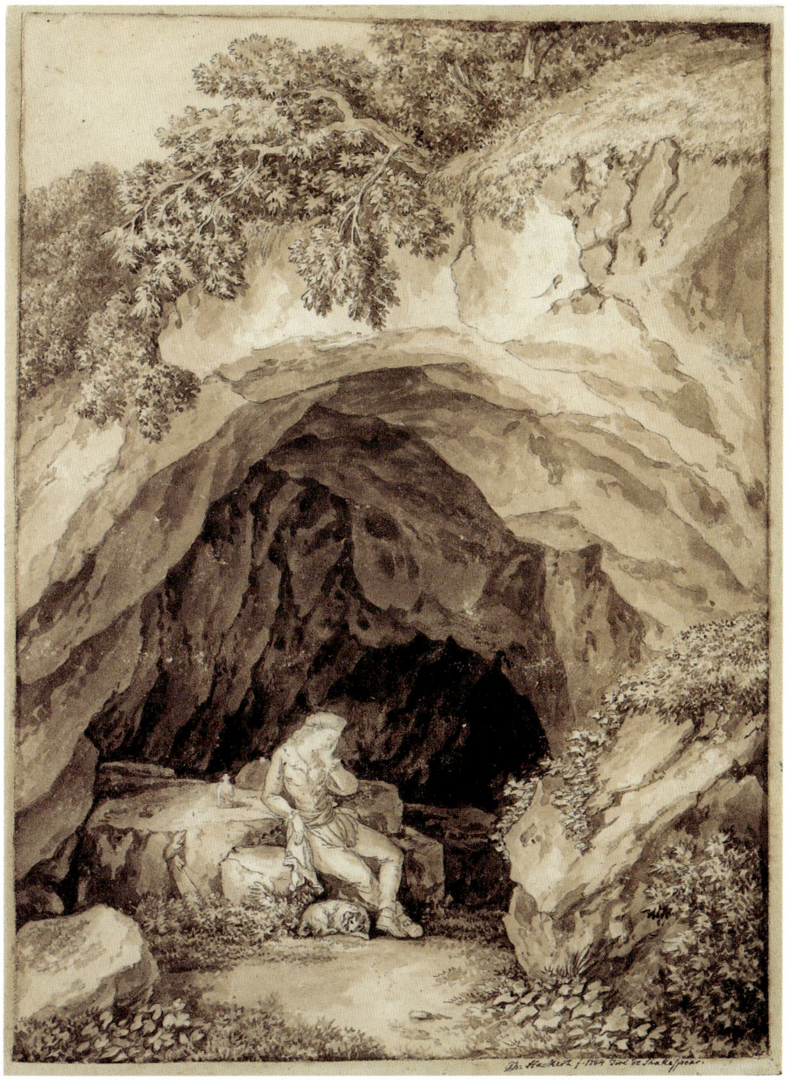

Um 1800 gewinnt die Höhlenerfahrung eine zunehmend emotionale Wendung, die sich in der Verquickung des Naturerlebnisses mit literarischen bzw. mythologischen Assoziationen äußert (vgl. im folgenden Röder o. J., S. 113 ff.). Die unterirdische Welt galt den Zeitgenossen nicht zuletzt als treffliches Stimulans der Einbildungskraft. Erkenntnisinteresse und Phantasie werden gleichermaßen angesprochen und befriedigt, je nach Disposition des Betrachters mit unterschiedlicher Gewichtung. Als besonders geeignet für die imaginative Projektion literarischer Stoffe erwiesen sich neben den Werken antiker Dichter Ossian und Shakespeare. Entsprechende poetische Anspielungen wurden auch von den Landschaftsmalern aufgegriffen, um die Wirkung eines Felsenraumes zu erhöhen und die Empfindung des Betrachters in eine bestimmte Richtung zu lenken. So kombiniert Hackert in der vorliegenden Zeichnung die natürlich anmutende, sorgfältig durchgearbeitete Darstellung einer Felsengrotte mit einer Shakespearschen Staffage.
Die Szenerie ist dem tragikomischen Romanzendrama Cymbeline entlehnt (3. Akt, 6. Szene): Die Königstochter Imogen, am Hof in Ungnade gefallen und Opfer eines abgefeimten Intrigenspiels, versucht, als Mann verkleidet zu ihrem in der Verbannung lebenden Gatten zu gelangen. Erschöpft und mutlos lagert sie vor einer Höhle. Die Szene markiert die Peripetie der dramatischen Handlung, da Imogen an diesem einsamen Ort auf ihre beiden verloren geglaubten Brüder sowie deren Erzieher treffen wird. Ziel der bildlichen Darstellung ist jedoch nicht eigentlich die Illustration dramatischen Geschehens; vielmehr verbinden sich für den belesenen Betrachter mit der Andeutung des literarischen Zusammenhanges bestimmte Konnotationen. So unterstreicht das Bild der trauernden Imogen den romantischen Charakter des Landschaftsausschnitts und wendet dessen Wirkung ins Melancholische. Die exakte Naturschilderung ist in diesem Zusammenhang nicht länger Selbstzweck, sondern wird in den Dienst der möglichst überzeugenden Vermittlung einer Stimmung gestellt. Hinsichtlich der mit ihm verbundenen Gefühlswerte und Bezüge erwies sich das Höhlenmotiv als so vielfältig besetzbar, daß es um 1800 auch bei der Gestaltung von Bühnenbildern breite Verwendung fand. *A.P.*

Friedrich Wilhelm Gmelin

Badenweiler 1760 – 1820 Rom

335 DIE STALAKTITENHÖHLE BEI HASEL IN SÜDBADEN

1799
Bleistift, Pinsel und Sepia, laviert
54,2 x 71,4 cm
bez. ›Stalactitenhöle bey Hasel, in der Herrschaft Röteln/N°. 3. W.F. Gemlin/1799‹
Staatliche Kunsthalle Karlsruhe, Kupferstichkabinett
Inv.Nr. VIII, 1480-3

Literatur: Röder o.J., S. 81 f., Abb. 66

Im Rahmen der fortschreitenden wissenschaftlichen Erforschung der Höhlen bestand ein steigender Bedarf nach bildlicher Wiedergabe der unterirdischen Felsenräume. Die Künstler sahen sich dabei vor die Aufgabe gestellt, geologisch exakte, auch für den Naturkundler brauchbare Darstellungen zu liefern, die zugleich in ihrer bildmäßigen Wirkung die ästhetische Anziehungskraft der Naturphänomene vermittelten. Diesen gegenstandsbezogenen, aber dennoch auf einen betrachterwirksamen Stimmungsgehalt abzielenden Naturbezug illustriert Gmelins Zeichnung beispielhaft (vgl. im folgenden Röder o. J., S. 81 f.). Der Bruder des Künstlers, Direktor des Naturalienkabinetts in Karlsruhe und leidenschaftlicher Mineraloge, plante ein wissenschaftlich kommentiertes Stichwerk mit Ansichten der Erdmannshöhle bei Hasel. Während er 1798 die Höhlenräume vermaß und gründlich untersuchte, zeichnete Friedrich Wilhelm Gmelin bei Fackelschein. Infolge der ungünstigen Arbeitsbedingungen entstanden vor Ort nur Skizzen, die im darauffolgenden Jahr in ausgearbeitete Stichvorlagen umgesetzt wurden. Das Publikationsvorhaben von Karl Christian Gmelin wurde indes nicht realisiert. Erst 1803 veröffentlichte Carl August Lembke eine illustrierte Beschreibung der Tropfsteinhöhle, für die der Kupferstecher und Miniaturmaler Christian Meichelt die zeichnerischen Vorlagen lieferte. Die Zeichnungen Gmelins geben die bizarre Formenvielfalt der unterirdischen Steinwelt differenzierend und unter Verzicht auf alle phantastischen Elemente wieder. Dennoch geht seine Schilderung über eine bloße Bestandsaufnahme des Vorgefundenen hinaus. Durch die effektvolle Lichtführung wie auch die Wahl des Betrachterstandpunktes wird eine stimmungsvolle Atmosphäre geschaffen, in der Geheimnis und Mythen der Höhlenwelt noch anklingen. Die abergläubischen Ortsansässigen verfolgten das wachsende wissenschaftliche wie touristische Interesse an der Erdmannshöhle ohnehin mit Argwohn und Verwunderung, galt diese doch als Wohnstatt der Berggeister und damit als magisch-unheimlicher Ort. Entsprechend konkurriert in Gmelins Wiedergabe das neue naturwissenschaftlich fundierte Erkenntnisinteresse mit überkommenen mythologischen Vorstellungen und dem zunehmenden Anspruch auf künstlerische Expressivität. Diese komplexe künstlerische Vorgehensweise mußte bei den Weimarer Kunstfreunden fast zwangsläufig Billigung erfahren. So heißt es in dem von Johann Heinrich Meyer und Karl Ludwig Fernow verfaßten kunsthistorischen Abriß von *Winckelmann und sein Jahrhundert:* »Unter den Zeichnern von Landschaften mit einer Farbe standen zunächst an Hackert die vorhin schon erwähnten Birmann und Kniep, neben ihnen Gmelin, welchen die Leser bald auch unter den Kupferstechern finden werden. Als Hausfreund Hackerts hatte er die Behandlung von diesem Meister gelernt und bewies in treu nach der Natur gezeichneten Prospekten gute Kenntnis von der Wirkung, Haltung etc.« (Goethe/Meyer/Fernow 1969, S. 188). *A.P.*

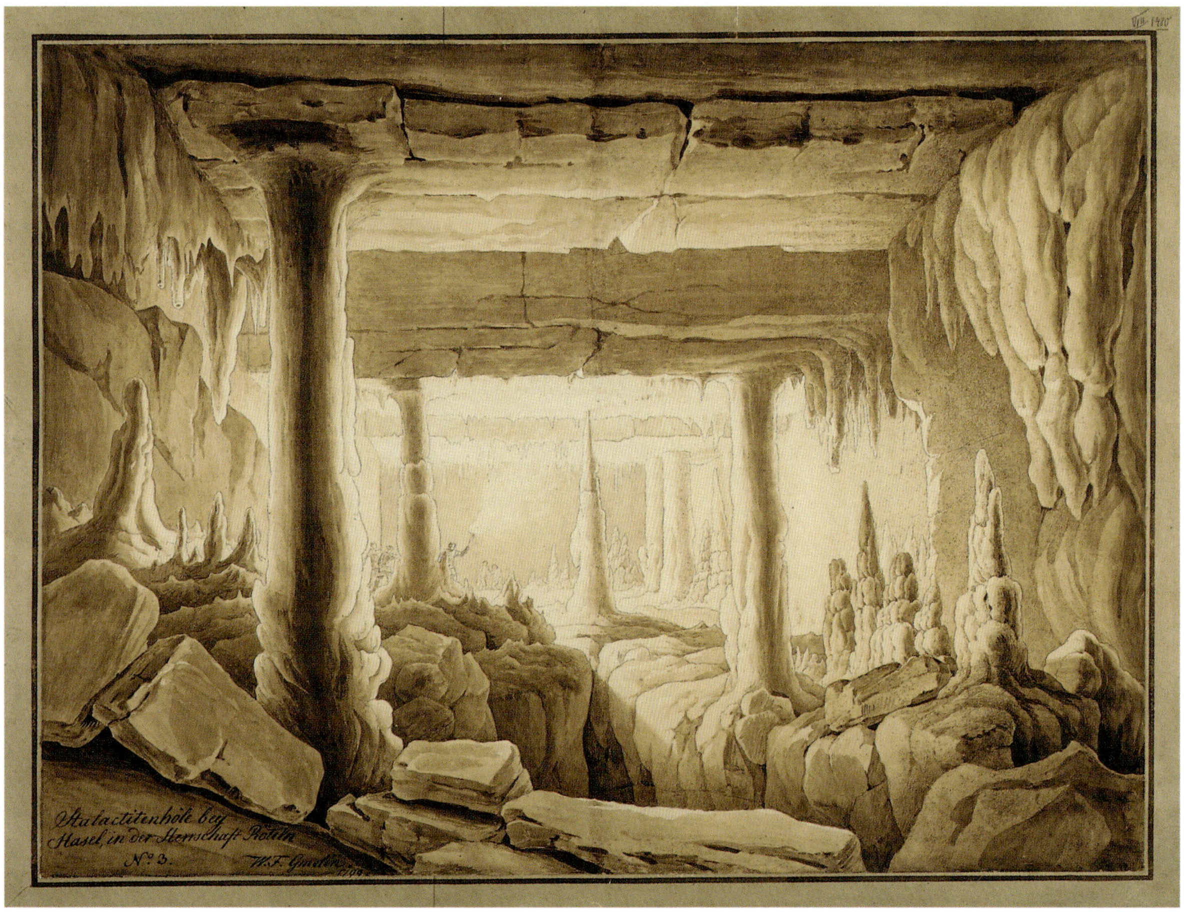

Caspar David Friedrich

Greifswald 1774 – 1840 Dresden

336 LANDSTÜCK MIT FELSBLÖCKEN

Bleistift und Aquarell
17,2 x 24,8 cm
bez. oben links ›den 12 t Juli 1810‹
Staatliche Kunstsammlungen Dresden, Kupferstichkabinett
Inv.Nr. C 2603

Literatur: Hinz 1966, Nr. 545; Sumowski 1970, S. 133, Abb. 276; Börsch-Supan/Jähnig 1973, S. 502; Kat. Dresden 1974, Nr. 168; Grundmann 1974, S. 104; Grütter 1986, S. 111, Abb. 11; Kat. Madrid 1992, Nr. 32

Die Zeichnung entstand während der Riesengebirgswanderung, die Friedrich im Jahre 1810 mit seinem Malerfreund Georg Friedrich Kersting unternahm. Von dieser Reise sind insgesamt 14 Blätter, datiert auf den 2. bis 17. Juli 1810, überliefert, die in verschiedene Landschaftsgemälde eingegegangen sind; auch existieren einige undatierte Blätter, die mit dieser Reise in Verbindung gebracht werden (vgl. Grundmann 1974, S. 104). Die vorliegende Studie fand Verwendung in dem sehr viel später entstandenen Gemälde *Erinnerungen an das Riesengebirge* (Ermitage Museum, Petersburg; vgl. Sumowski 1970, S. 133; Börsch-Supan/Jähnig 1973, Nr. 418).

Das ausgestellte Blatt weist den disziplinierten Zeichenstil jener Jahre auf (vgl. Hinz 1966, S. 41–56). Mit feinem Bleistiftstrich umreißt der Künstler die aus einer Hügelkuppe hervorragenden Granitfelsen, die sich in ihrer grauen Schattierung plastisch von der hellgrünen, flächig gehaltenen Rasen- und Baumpartie absetzen. Trotz der zarten zeichnerischen und koloristischen Behandlungsweise sind Charakter, Struktur und Oberflächenbeschaffenheit des Granitgesteins deutlich herausgearbeitet.

Grütter 1986, S. 111, hat die auffällige geologische Präzision der Gesteinsdarstellungen zwischen 1810 und 1813 – die Zeit, in der die meisten Gesteinszeichnungen Friedrichs entstanden – auf den engen Kontakt Friedrichs zu dem Geologen Schubert zurückgeführt. *J.M.-T.*

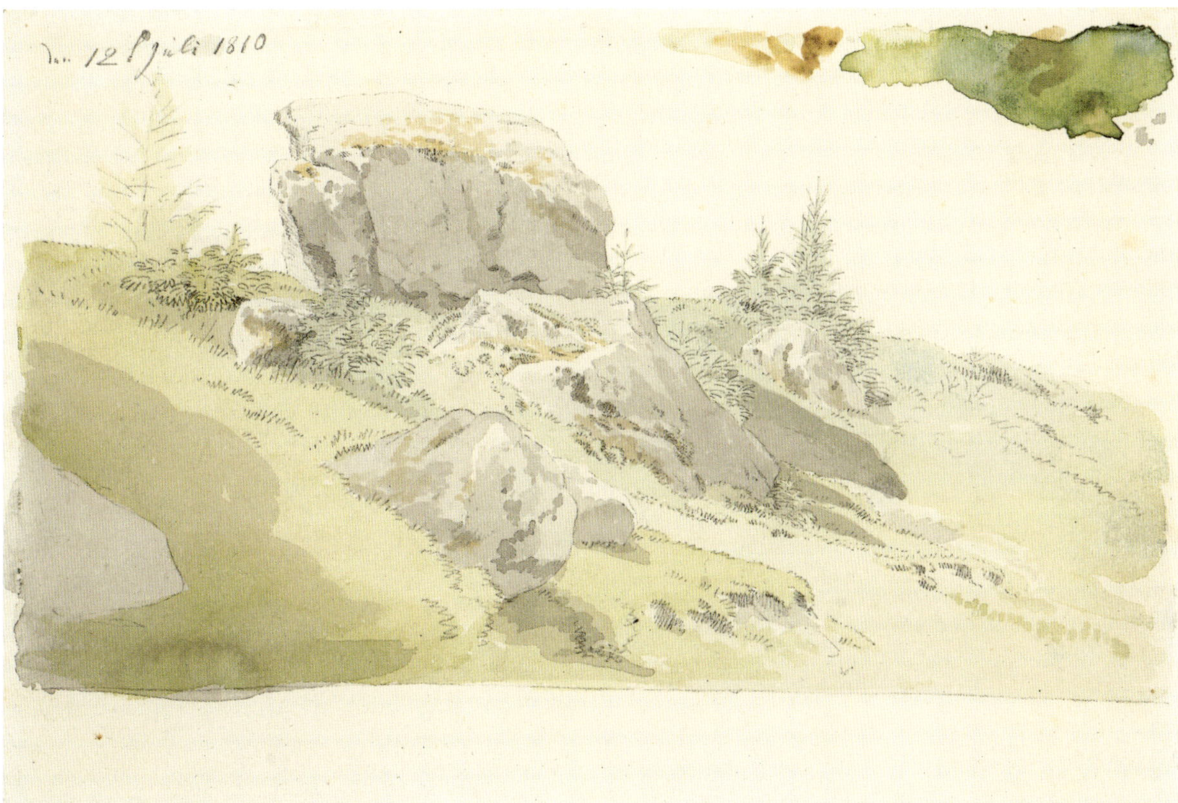

Caspar David Friedrich
Greifswald 1774 – 1840 Dresden

337 ÖDLAND BEI TEPLITZ

Bleistift
12,7 x 20,2 cm
bez. unten mitte ›Teplitz den 10 t September 1835‹; unten rechts ›Granit‹
Staatliche Kunstsammlungen Dresden, Kupferstichkabinett
Inv.Nr. C 1927-74

Literatur: Hinz 1966, Nr. 763; Sumowski 1970, S. 235; Kat. Hamburg 1974a, Nr. 218; Kat. Dresden 1974, Nr. 225; Grütter 1986, S. 114

Mit sparsamen Bleistiftstrichen deutet Friedrich einen aus der Untersicht gegebenen grasbewachsenen Hügel an, aus dem einzelne Gesteinsbrocken hervorragen; auf dem rechten Felsblock steht eine männliche Rückenfigur. Hoch 1987, S. 30, Anm. 69, vermutet, daß der dargestellte Landschaftsausschnitt auf dem Schloßberg bei Teplitz zu lokalisieren ist.

Das Felsgestein auf der Hügelkuppe hat Friedrich aus anderer Perspektive in einem auf den 4. September datierten Aquarell (*Hügellandschaft mit Steinen bei Teplitz*, Kunsthalle Mannheim; vgl. Kat. Mannheim 1991, Nr. 36) und einer im Besitz des Musée des Beaux Arts in Angers befindlichen Sepiazeichnung (vgl. Sumowski 1970, Abb. 336) wiedergegeben.

Entgegen Friedrichs Bezeichnung des dargestellten Gesteins als ›Granit‹ handelt es sich nach Grütter 1986, S. 114, um Quarzporphyre, die durch ihre zerklüftete Oberfläche für den gealterten Künstler zu Symbolen des Zerfalls und der Auflösung geworden seien. *J.M.-T.*

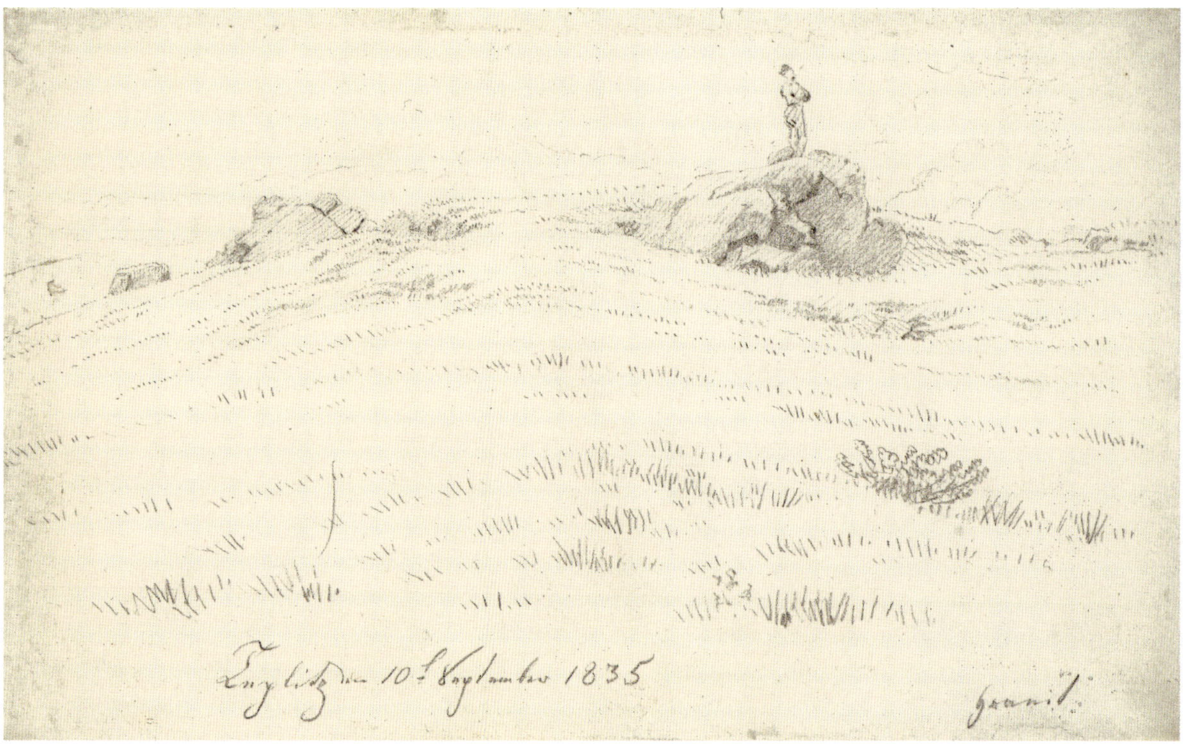

Caspar David Friedrich
Greifswald 1774 – 1840 Dresden

338 LANDSCHAFTSSKIZZE

Bleistift und Aquarell
11,5 x 19 cm
bez. unten mitte ›Teplitz den 8 t September 1835‹
Staatliche Kunstsammlungen Dresden, Kupferstichkabinett
Inv.Nr. C 1930-51

Literatur: Hinz 1966, Nr. 762; Sumowski 1970, S. 235, Abb. 432; Kat. Hamburg 1974a, Nr. 217; Grütter 1986, S. 114

Die ausgestellte Bleistiftskizze entstand während eines sechswöchigen Kuraufenthalts in Teplitz, wo Friedrich sich von einem im August 1835 erlittenen Schlaganfall erholen sollte. Auf dieser Reise wendete sich der Künstler wieder verstärkt dem Naturstudium zu. Hinz 1966, S. 58, bemerkte eine »spannungslose, breite, flüchtige Zeichenweise« bei Friedrich in der Zeit um 1835, eine Charakterisierung, die nach Grütter 1986, S. 205f., auf die Teplitzer Zeichnungen nicht zutrifft und durch die photographische Vergrößerung und Fragmentierung der Blätter nahegelegt werde. Börsch-Supan/Jähnig 1973, S. 42, führen die charakteristische »Weichheit der Strichführung« in dieser Serie von Zeichnungen auf Friedrichs Krankheit zurück. *J.M.-T.*

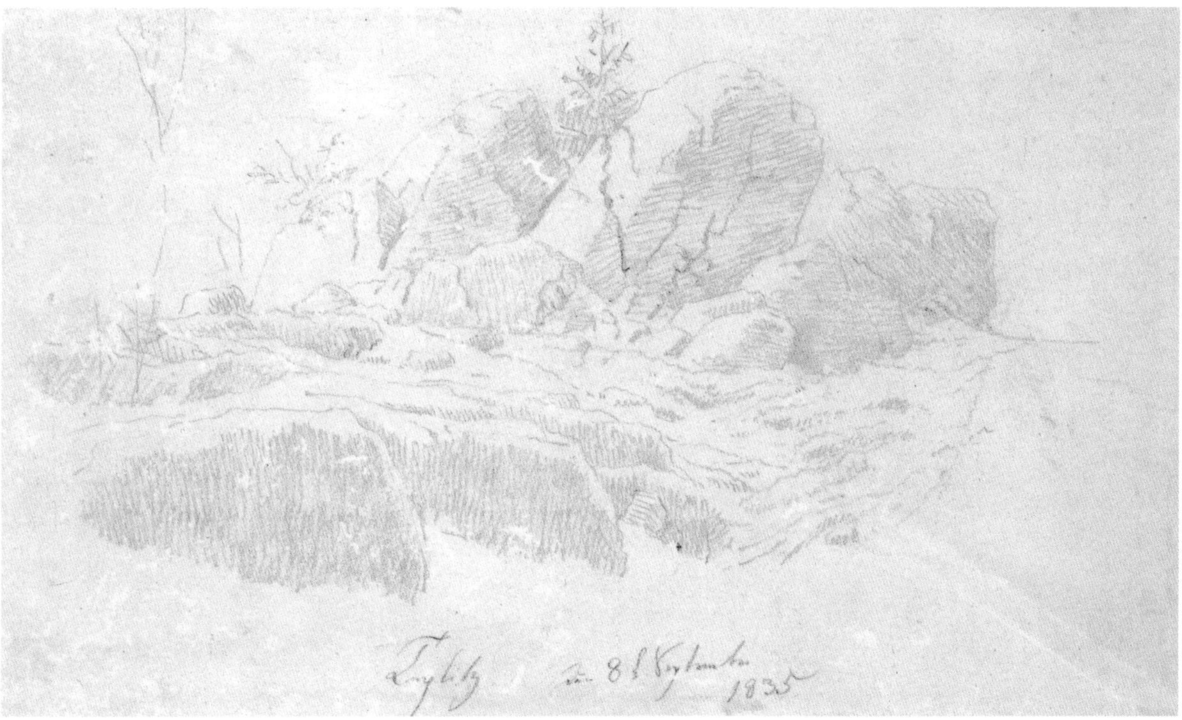

Johan Christian Claussen Dahl

Bergen 1788 – 1857 Dresden

339 FELSENGRUPPE IN DER SÄCHSISCHEN SCHWEIZ

Aquarell
22,8 x 33,1 cm
Staatliche Kunstsammlungen Dresden, Kupferstichkabinett
Inv. Nr. C 1949-237

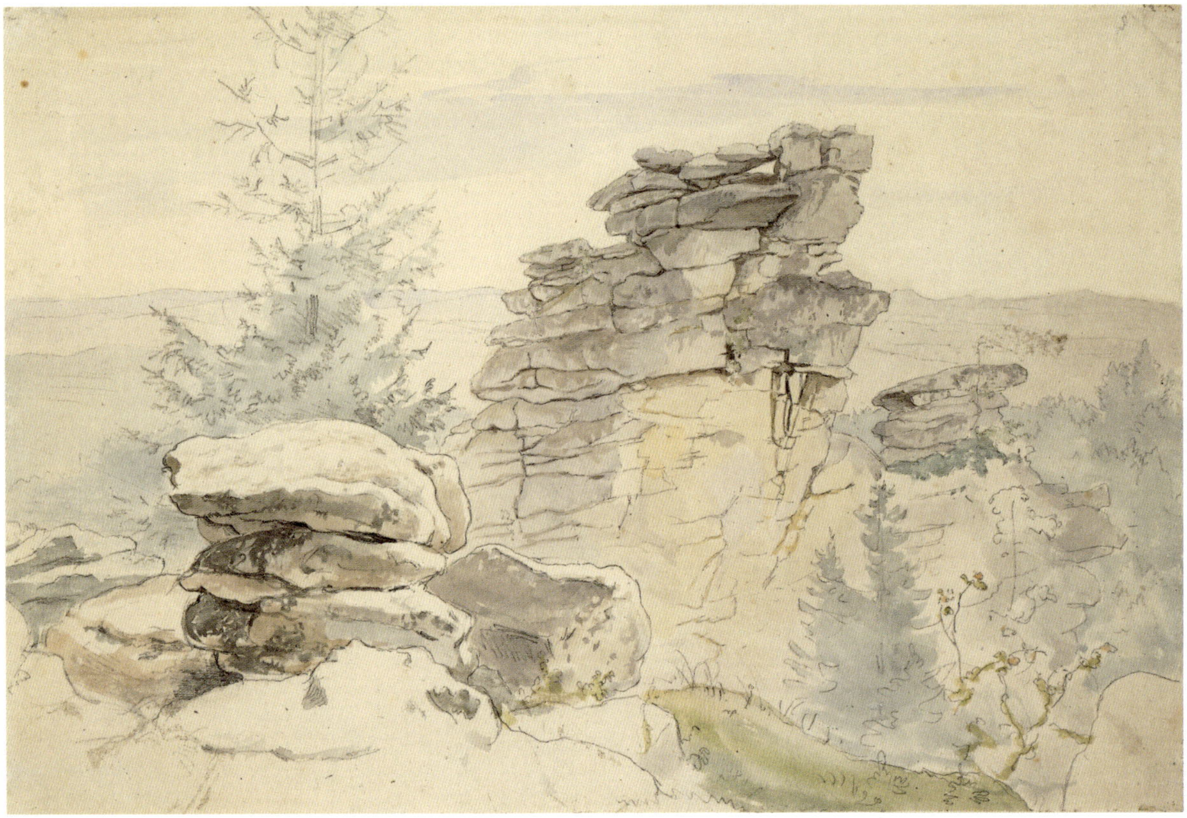

Carl Gustav Carus
Leipzig 1789 – 1869 Dresden

340 INNERES DER FINGALSHÖHLE AUF DER INSEL STAFFA

1834
Feder und Aquarell
27,6 x 32 cm
Dresden, Kupferstichkabinett
Inv. Nr. 1963-1532

Literatur: Kat. Bern 1985, Nr. 34; Röder o.J., S.91

Dargestellt ist die wohl berühmteste Höhle jener Zeit, die erst 1773 entdeckte Fingalshöhle auf der Insel Staffa vor Schottland (vgl. Röder o.J., S. 91 f.). Im Zuge des Ossian-Kults wurde die nur vom Meer aus zu erreichende, aus hohen Basaltkegeln gebildete Höhle mit dem Sagenhelden Fingal, dem Vater Ossians, in Verbindung gebracht. Das zeitgenössische Interesse am Basaltgestein, um dessen Entstehung sich heftige geologische Kontroversen rankten, die mythischen Assoziationen und der Reiz des Erhabenen und Unzugänglichen wirkten zusammen, um den außerordentlichen Ruf dieses Naturphänomens zu begründen.

Der in den zeitgenössischen Reisewerken wiederholt beschriebene Felsraum war Carus zu dem Zeitpunkt, als er die ausgestellte Zeichnung schuf, nur aus der Literatur bekannt; erst 1844, zehn Jahre später, sollte er die abgelegene Höhle besuchen. In Unkenntnis der tasächlichen Unregelmäßigkeit und Formenvielfalt dieser Basaltbildungen imaginierte Carus die Fingalshöhle als symmetrisch geformten Kunst-Raum. *J.M.-T.*

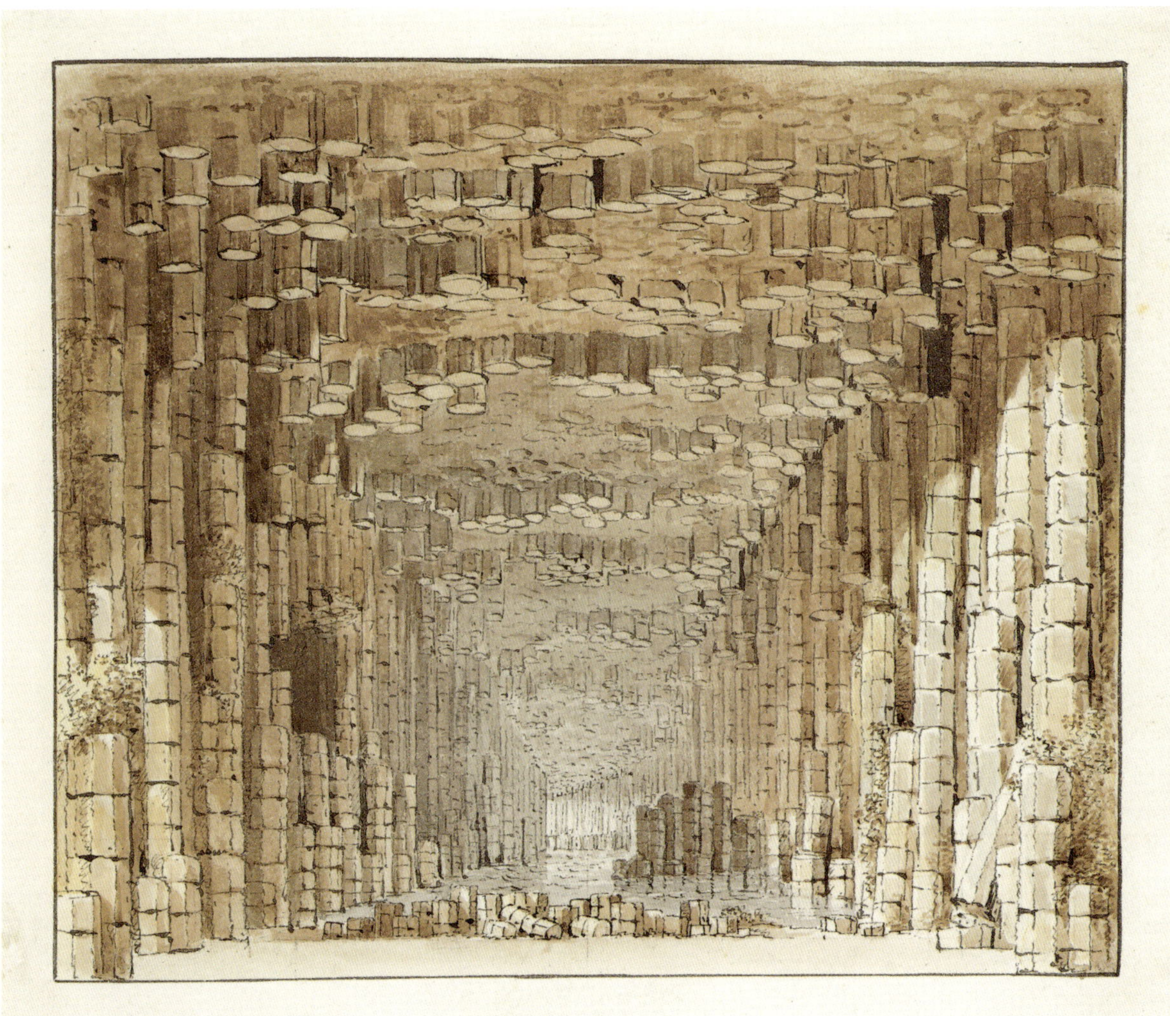

Carl Gustav Carus

Leipzig 1789 - 1869 Dresden

341 DAS MONTBLANCMASSIV (DAS EISMEER BEI CHAMOUNIX)

1825/27
Öl auf Leinwand
93,5 x 119 cm
Privatbesitz

Literatur: Prause 1968, Nr. 139, Abb. 25

Der Arzt und Naturforscher, Philosoph und Landschaftsmaler Carl Gustav Carus verfaßte mehrere biographisch-psychologische Schriften über Goethe. Er hatte sich 1818 durch die Übersendung seines neuerschienenen anatomischen Lehrbuchs dem Weimaraner empfohlen und stand mit ihm bis zu dessen Tod in lockerem brieflichen Austausch. Nur 1821 kam es zu einer persönlichen Begegnung beider; sie blieben auf Distanz befreundet, wenngleich sich Carus zeitlebens als großer Verehrer der Goetheschen Dicht- und Lebenskunst erwies.

Das künstlerische Schaffen des in Dresden ansässigen Carus wurde in einem Maße von der romantischen Landschaftsmalerei seines Freundes Caspar David Friedrich geprägt, daß bisweilen Zweifel an der Urheberschaft des einen oder anderen entstehen konnten. So wurde auch *Das Eismeer von Chamounix* zunächst für ein Gemälde Friedrichs gehalten (vgl. Hinz 1966, S. 89), von Marianne Prause unter Hinweis auf die mangelnde Sorgfalt und malerische Qualität jedoch Carus zugeschrieben. Auf seiner Reise durch die Schweiz im Jahre 1821 hatte Carus auch den Montanvert bestiegen und den Gletscher bei Chamounix in zwei Kreidezeichnungen (Nationalgalerie Oslo) festgehalten. *J.M.-T.*

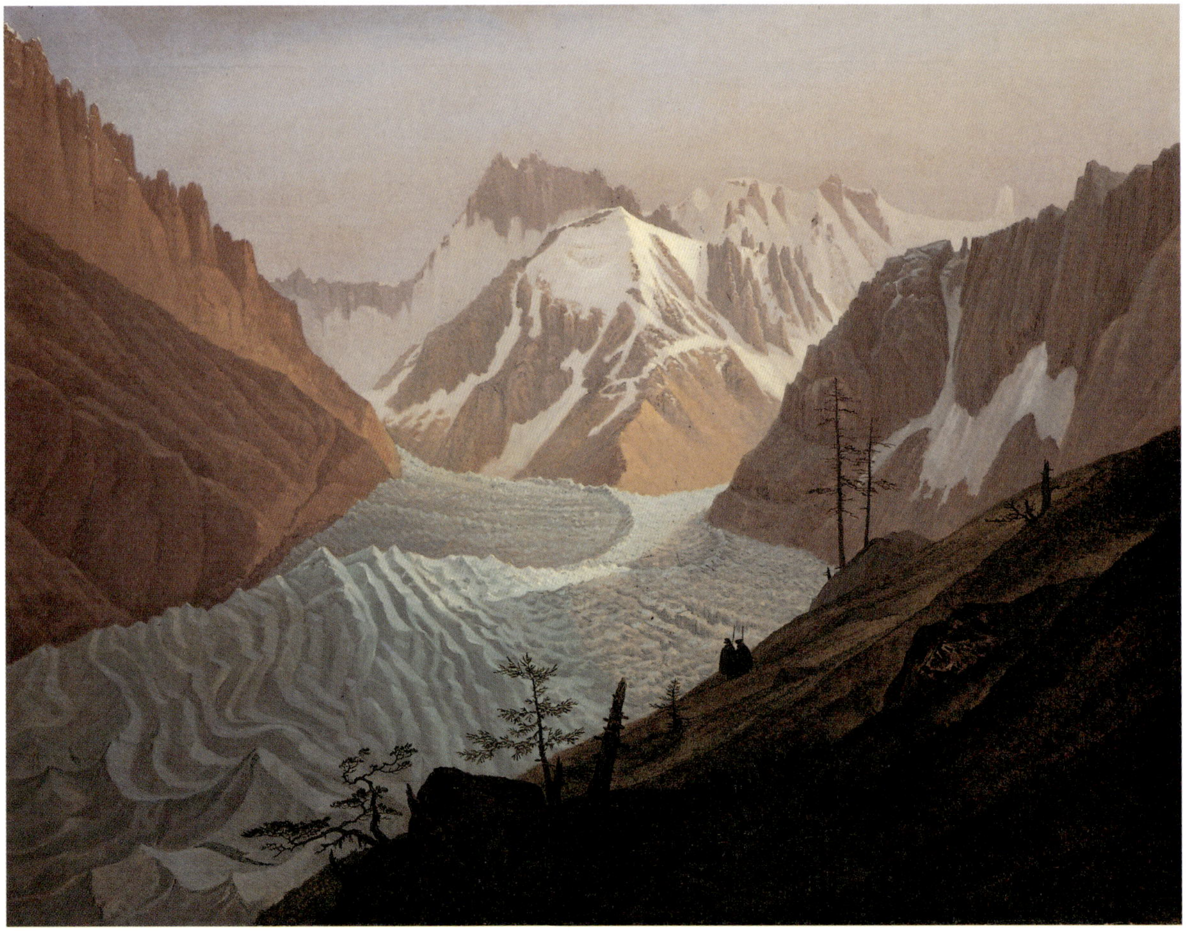

Carl Gustav Carus

Leipzig 1789 – 1869 Dresden

342 GEOGNOSTISCHE LANDSCHAFT (KATZENKÖPFE BEI ZITTAU)

1820
Öl auf Leinwand
91 x 132 cm
bez. unten rechts 'Carus 1820'
Privatbesitz

Literatur: Muthmann 1955, S. 85, Abb. 6; Prause 1968, Nr. 72, Abb. 30; Hoppe-Sailer 1994, S. 70, Abb. 43

Gegenstand der *Geognostischen Landschaft* ist die mit Moos und Gräsern bewachsene Kuppe eines Berges, aus dem Gruppen von Basaltkegeln hervortreten. Das Motiv fand Carus in der Nähe der Burg Tollenstein bei Zittau, die er am 21. August 1820 während einer Reise durch das Riesengebirge besuchte.

Die *Geognostische Landschaft* ist in zweifacher Hinsicht als programmatisches Gemälde zu betrachten. Zunächst ist das Bild als Umsetzung einer geologischen Theorie lesbar. In dem ebenfalls unter dem Eindruck der Riesengebirgsreise entstandenen Aufsatz *Andeutungen zu einer Physiognomik der Gebirge* stellt Carus den Zusammenhang zwischen der sichtbaren Gestalt eines Gebirges bzw. einer bestimmten Gesteinsformation und ihrer Geschichte her: so sind Carus zufolge die granitenen »Urgebirge« durch eine sanfte Wellenform gekennzeichnet – wodurch ihre ruhigere Entstehung als Ablagerung aus dem Wasser nahegelegt werde –, während der Basalt sich durch Schroffheit, schräge Staffelung seiner Säulen und scharfkantige rauhe Flächen auszeichne (vgl. Carus 1972, S. 178-186). Die dynamische Schrägstellung der den Boden durchstoßenden Basaltkegel im Gemälde läßt aus dieser Perspektive auf einen gewaltsamen Ursprung des Gesteins schließen; insoweit kann das Bild als Stellungnahme für die um 1800 heftig umstrittene Theorie des Vulkanismus aufgefaßt werden. Zum anderen – darauf verweist schon der Titel – ist das Gemälde als Exemplum für eine neue, von geologischer Kenntnis geprägte Art der Landschaftsmalerei gedacht: Ziel ist es, so Carus in dem obengenannten Aufsatz, »den eigentlichen Typus und die wahre Eigenthümlichkeit eines Gebirges durch eine eigentlich künstlerische Darstellung, mit Einem Worte: durch eine wahrhaft geognostische Landschaft wiederzugeben.« (Carus 1972, S. 176) Carus faßt hier erstmalig die Vorstellung einer Verbindung von Kunst und Wissenschaft ins Auge, die er später unter Berufung auf Goethes künstlerisch-wissenschaftliche Synthesebestrebungen zu einem umfassenden Programm ausarbeiten sollte.

Im September 1824 wurde die *Geognostische Landschaft* auf der Ausstellung des Großherzoglichen Zeicheninstitutes in Weimar gezeigt. In seiner Besprechung dieser Ausstellung äußerte sich Goethe wohlwollend über Carus' Landschaft: »Das Gestein und dessen eigentümlicher Charakter sind mit lobenswürdiger Wahrheit dargestellt, so in Hinsicht auf Gestalt wie auf Behandlung und Farbe. Das Gleiche läßt sich von der Grünung zwischen den Gruppen von Basaltsäulen sagen; die Luft ist ebenfalls wohlgeraten. Zu keiner anderen Erinnerung gibt dieses Bild Veranlassung als nur, daß die Beleuchtung in demselben nicht auffallend genug scheint. Dieses rührt aber hauptsächlich daher, weil den malerischen Zweck wenig begünstigend, das von Wolken umschleierte Himmelslicht beinahe in der Mitte des Gemäldes angebracht ist« (zit. nach Prause 1968, S. 104). Goethes Urteil ist in seinem Lob wie seinem maßvollen Tadel bezeichnend: So mußte ihm Carus' Versuch, die Gestalt dieser Gesteinsformationen in ihrer Gesetzmäßigkeit zu erfassen, zusagen; jedoch vermißt er eine den Bildraum gestaltende und die Körperlichkeit der Gegenstände profilierende Lichtführung, wie sie die klassische Landschaftsmalerei kennzeichnet. Aus Goethes Perspektive ist in Carus' Landschaft wohl dem Wahrheitsanspruch Genüge getan, nicht aber speziellen Erfordernissen künstlerischer Bildgestaltung. Carus dagegen beruft sich darauf, die vorgefundene atmosphärische Situation getreu wiedergegeben zu haben: Er habe das Motiv, so schreibt Carus in dem die Gemäldesendung begleitenden Brief an Goethe, »im Spätsommer bei von dünnem Hochgewölk verschleiertem Sonnenlicht in den Mittagsstunden gezeichnet« (zit. nach Prause 1968, S. 43). *J.M.-T.*

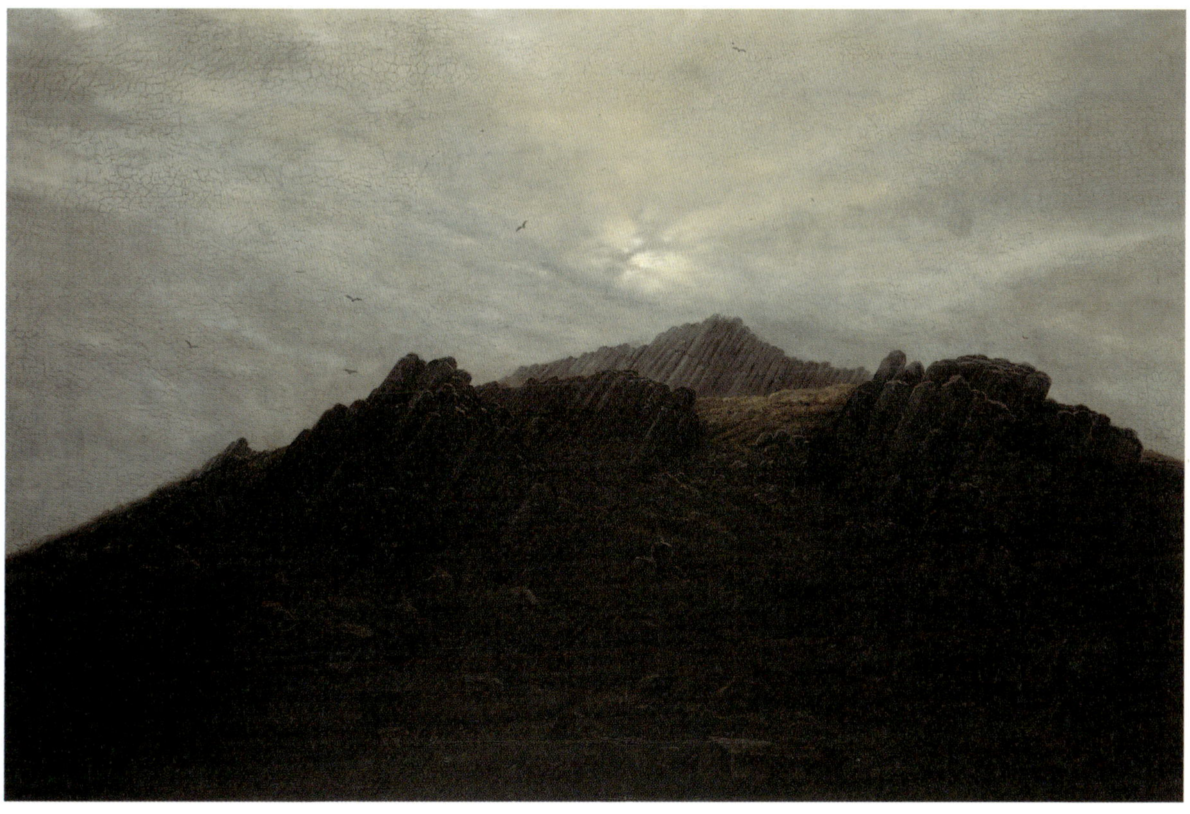

Carl Gustav Carus

Leipzig 1789 – 1869 Dresden

343 DIE DREISTEINE IM RIESENGEBIRGE

Bleistift, Sepia
19,5 x 31,9 cm
Dresden, Kupferstichkabinett
Inv. Nr. 1963-636

Literatur: Prause 1968, Nr. 296b; Kat. Bern 1985, Nr. 27

Vorzeichnung zu Kat. 344.

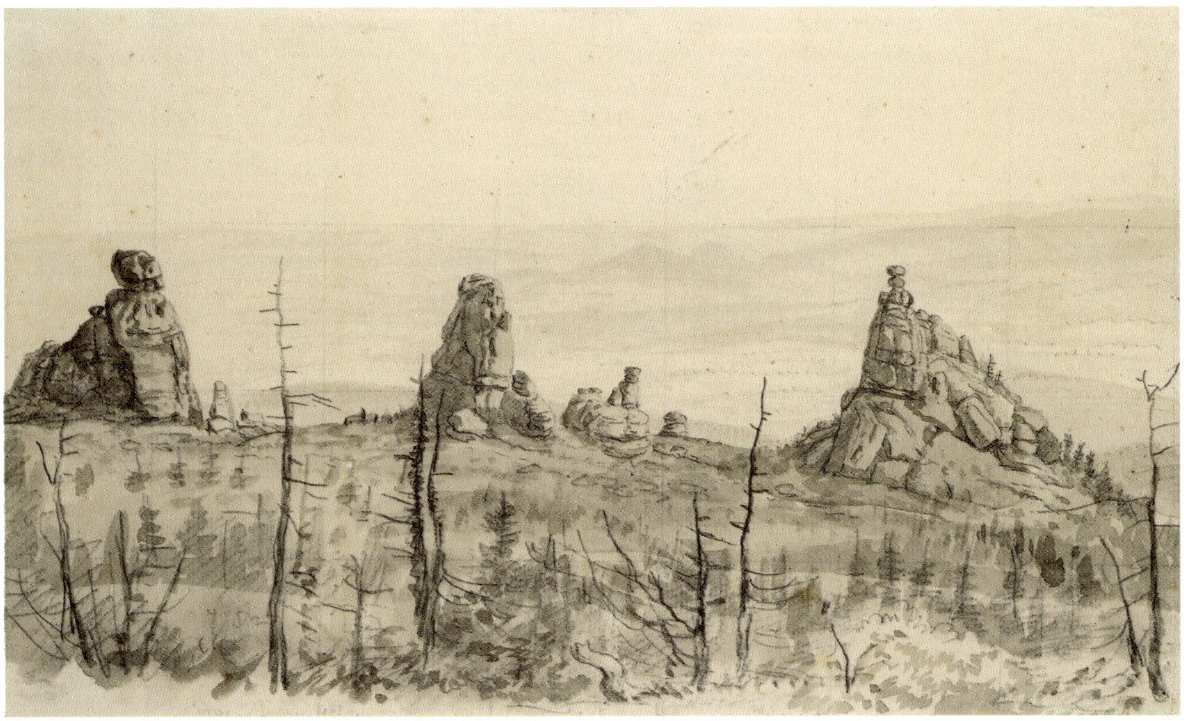

Wie in der *Geognostischen Landschaft* (Kat. 342), so konzentriert sich Carus auch in Zeichnung und Gemälde der *Dreisteine im Riesengebirge* auf die Darstellung einer auffälligen Gesteinsformation. Im Sinne seiner Forderung nach einer geologisch genauen Landschaftsmalerei bemüht sich Carus, die körperhafte Gesteinsstruktur und die Lage der aufeinandergeschichteten großen Granittafeln sorgfältig wiederzugeben und den architektonischen Charakter der Felsen – sie erscheinen ihm »wie Ruinen von Thürmen und Mauern« (Carus 1972, S. 179) – herauszuarbeiten.

Die Anlage des Gemäldes ist den Prinzipien Friedrichscher Kompositionen durchaus vergleichbar: eine mehr oder weniger bildparallele Vordergrunds- bzw. Vorder-und Mittelgrundsbarriere, hinter der sich – durch einen Abgrund getrennt – die unbegrenzte Ferne erstreckt. Gleichwohl dominiert bei Carus die sachlich-nüchterne Abschilderung der vorgefundenen Felsformation in einer Weise, die den Bezug zu Friedrich völlig in den Hintergrund treten läßt.

Daß sich Goethe ebenfalls für die Physiognomie der Gesteinsformationen und deren künstlerisch-geologische Darstellung interessierte, wußte Carus seit seinem Besuch in Weimar 1821. »Späterhin«, so berichtet Carus von seiner Unterhaltung mit Goethe, »kamen wir auf das Bedeutungsvolle in der Form der Felsen und Gebirge für Bestimmung der Art des Gesteins, ja für die gesamte Bildung der Erdoberfläche; und auch in diesen Ideen war er völlig einheimisch, ja, er hatte dafür gesammelt, wie eine zweite wohlgefüllte Mappe mit Felsenzeichnungen vom Harz und anderen Orten deutlich bewies.« (Carus 1963, S. 198; vgl. hierzu auch Kat. 328) *J.M.-T.*

Carl Gustav Carus
Leipzig 1789 - 1869 Dresden

344 DIE DREISTEINE IM RIESENGEBIRGE

1826
Öl auf Leinwand
64 x 92,5 cm
bez. unten links 'Carus 1826'
Dresden, Gemäldegalerie Neue Meister

Literatur: Prause 1968, Nr. 296a; Kat. Bern 1985, Nr. 28

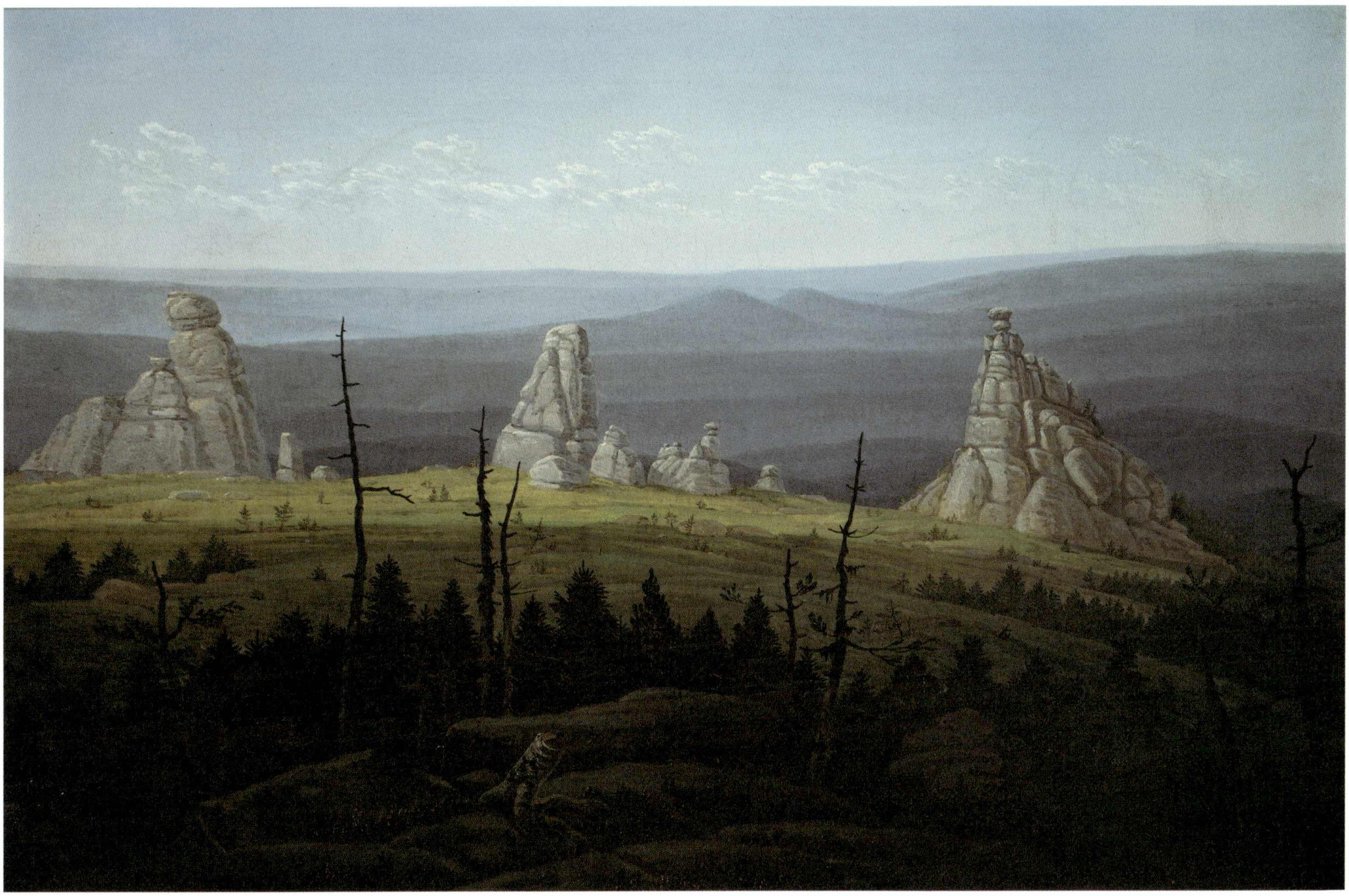

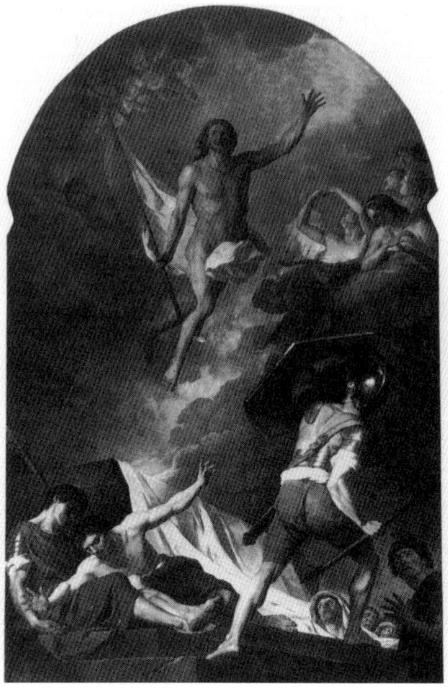

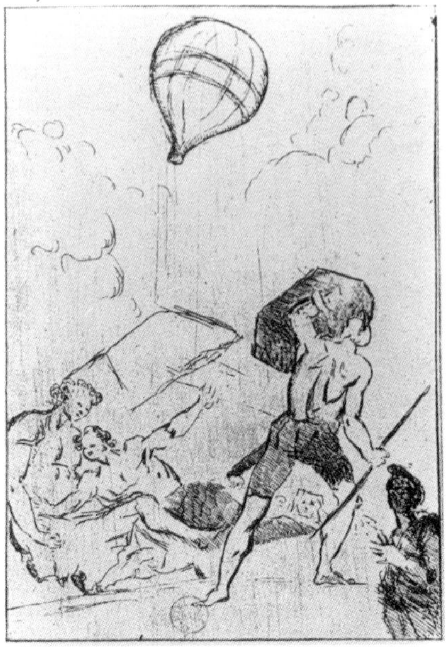

Abb. 1
Aufstieg des ersten Wasserstoffballons von Charles und Robert am 27. 8. 1783 auf dem Marsfeld von Paris. Paris, Musée Carnavalet

Abb. 2
Joseph-Benoît Suvée, Die Auferstehung, 1783.
Brügge, Kirche der Sainte Walburge

Abb. 3
La Machine aérostatique, Karikatur auf Suvées *Auferstehung*, aus: Marlborough au Sallon, Paris 1783

WERNER BUSCH

DIE ORDNUNG IM FLÜCHTIGEN – WOLKENSTUDIEN DER GOETHEZEIT

Am 27. 8. 1783 ließen Jacques Alexandre Charles und die Gebrüder Jean und Nicolas Robert auf dem Marsfeld in Paris den ersten Wasserstoffballon steigen. Eine riesige Menschenmenge hatte sich auf dem Aufmarschfeld vor der neuen Militärakademie versammelt. Der Wasserstoffballon hatte sich, im Gegensatz zum ganz langsam aufsteigenden Heißluftballon der Gebrüder Montgolfier, mit großer Geschwindigkeit in die Lüfte erhoben. Der Radierer der zeitgenössischen Darstellung (Abb. 1) bringt die Erfahrung auf den Punkt: er nimmt Abstand, um Menschen, Erde und hochaufgestiegenen Ballon zugleich in den Blick nehmen zu können. Mensch und Erde erscheinen zwar winzig, aber geordnet, die École militaire auf leichtem Hügel, rechts korrespondierend eindeutig die Kuppel des Invalidendoms – was im übrigen zeigt, daß die Darstellung seitenverkehrt ist. Der Ballon dagegen scheint hoch irgendwo in den Lüften, aber es scheint nur so. Er befindet sich nämlich exakt auf der Achse, die durch die genaue Mitte zwischen der Kuppel der Militärakademie und des Invalidendoms, bekanntlich ebenfalls Militärkirche, gebildet wird, und diese Linie wiederum markiert die Linie des Goldenen Schnittes. So soll der Ballon, das irritierende Menschenprodukt, auf ästhetischem Wege in die staatliche und kirchliche Ordnung zurückgeführt werden. Doch der Radierer kann nicht umhin, den schier unermeßlichen Abstand zwischen Ballon und Erde auch als große Leere erfahrbar werden zu lassen.[1] Das späte 18. Jahrhundert jedoch versucht sich auch einer derartigen Erfahrung gegenüber ästhetisch zu behelfen und zwar mit der Ästhetik des Erhabenen. Leere ist eine Dimension des Schrecklichen, das Schreckliche, sofern es uns nicht unmittelbar bedroht – was es hier schon in der Distanznahme nicht mehr tut –, kann als erhaben genossen werden. So ist festzuhalten, daß sich zwar der Radierer des Ballonaufstieges in politischer wie ästhetischer Hinsicht von dem historischen Ereignis rational entlastet hat, daß jedoch die Bauern in einiger Entfernung von Paris, als der Ballon aus dem Himmel zu ihnen niederkam, sich mit Forken bewaffneten, die schlaffe Hülle zerstachen und zerrissen, weil sie wähnten, ein apokalyptisches Tier sei vom Himmel gefallen. Und, so heißt es zeitgenössisch, »das Tier hauchte seine Seele mit einem stinkigem Atem aus«.[2]

1783, im Jahr des Ballonaufstieges, stellte Joseph-Benoît Suvée im Pariser Salon eine gänzliche konventionelle *Auferstehung Christi* (Abb. 2) aus. Die Kritik reagierte sogleich mit einer graphischen Wiedergabe von Suvées Bild (Abb. 3) – allein an der Stelle des gen Himmel schwebenden Christus fand sich ein Fesselballon, und die Engel, die die Himmelfahrt ursprünglich begleiteten, hatten sich in Wolken aufgelöst. Aus dem Grab entstieg so zum Entsetzen der Wächter nicht ein vergeistigter Christus, sondern eine gasgefüllte Hülle.[3] Wir sollten in einem solchen Blatt nicht einfach eine Blasphemie sehen, es vielmehr als Ausdruck hochgradiger Verunsicherung lesen. Nicht anders verhält es sich wenige Jahre später, aller Ironie zum Trotz, mit Jean Pauls *Luftschiffer Giannozzo,* dem Schluß des zweiten Bändchens des komischen Anhangs seines *Titan* von1801. In einem paradoxen Satz verschränkt Jean Paul himmlischen Geist und vom Menschen erzeugtes Gas. Er läßt den Luftschiffer sagen: »Vorgestern, am ersten Pfingsttag, wo der hl. Geist aus dem Himmel niederkam, verfügt' ich mich aus Leipzig in denselben und stieg.« Jean Paul spitzt dies noch zu, indem er den Küster der Kirche die Polizei holen läßt, um zu verhindern, daß Giannozzos Ballonaufstieg gerade vorm Kirchenfenster stattfinde, und die zur Feier der Ausgießung des Heiligen Geistes Versammelten turbiere.[4]

Himmel, Heiliger Geist, Engel – und dann der Luftballon, ermöglicht durch die naturwissenschaftliche Analyse der gasförmigen Anteile der Luft.[5] Die Beispiele mögen darauf hinweisen, wie wenig selbstverständlich es war, daß sich im fortgeschrittenen 18. Jahrhundert Künstler und Naturwissenschaftler mit den Phänomenen des Atmosphärischen beschäftigten. Sie taten es um den Preis der Säkularisierung des Himmels, selbst wenn sie anschließend, wie Goethe, den Phänomenen ihre alte metaphorische Bedeutung zurückzugeben suchten. Getragen wurde diese Metaphorik allerdings nicht mehr vom Glauben als Wahrheitsbesitz, sondern allein noch von der Ästhetik. Die neue Ordnung des Himmels konnte im Bilde nur auf

1 Kat. Münster 1978, S. 21, Abb. 14.
2 Kat. Münster 1978, S. 20.
3 Crow 1985, S. 94 und Abb. 41, 42.
4 Jean Paul o. J./I, S. 377.
5 Knappe Zusammenfassung der Gasgeschichte im 18. Jahrhundert: Hankins 1989, Kap. 4, S. 81–112.

zweierlei Weise gestiftet werden: Die Wolkentypologie, Resultat naturwissenschaftlicher Betrachtung, konnte genutzt und mit eigenen Form- und Farbwahrnehmungen des Künstlers kombiniert werden. Im Bilde darstellbar waren die Erkenntnisse jedoch nur im Rahmen einer den flüchtigen Phänomenen streng ästhetisch, abstrakt Ordnung gebenden Form. Diese nicht aufhebbare Spannung zwischen konkreter Beobachtung und abstrakter Darstellung kennzeichnet alle künstlerischen Versuche der Wolkendarstellung, deren Geschichte in der Goethezeit vorzuführen ist.

Wolken im Bilde standen über Jahrhunderte, bei aller Bemühung der Künstler um Naturnähe, primär im Dienste von Flächenstrukturierung und Licht- und Schattenverteilung als Reflex der Gegebenheiten am Boden, sie hatten für die Ausgewogenheit der Komposition zu sorgen: helle Wolke links, helle Partie am Boden rechts. Die Wolken waren in der Historie Sitz von Gott, Gottheiten und himmlischen Heerscharen. In kunsttheoretischen Traktaten hatten Himmel und Wolken lange kein Vorkommen, in den von der Kunstgeschichte gemeinhin sträflich vernachlässigten praktischen Malanleitungen, den früh so genannten Illuminierbüchern, wurde wenigstens das genaue Studium des Wolkenhimmels empfohlen und fanden sich einige praktische Vorschläge für die Darstellung von Wolkentypen in der Aquarellmalerei.[6]

Nun hat man immer angenommen, auf den Bildern des niederländischen 17. Jahrhunderts seien die Himmel besonders naturgetreu wiedergegeben. Das ist nicht falsch, aber eine genauere Untersuchung hat zweierlei gezeigt. Erstens: Ein wirklich strukturelles, auf der Analyse der Wetterbedingungen beruhendes Verständnis der Wolken gab es nicht. Und zweitens: Der Himmel wird immer als ein entferntes Gegenüber betrachtet, als wäre am Horizont ein Bühnenbild aufgestellt, d. h. die Himmel der holländischen Bilder machen nicht den Eindruck, als überwölbten sie die Landschaft, sie bleiben zumeist Hintergrundsfolie.[7] Allerdings konnten in Holland, das nicht wie Italien und Frankreich auf eine einflußreiche idealistische Kunsttheorietradition zurückblickte, die praktischen Malanweisungen in der Tradition der Illuminierbücher im weit fortgeschrittenen 17. Jahrhundert Einfluß auf die nun verspätet entstehenden kunsttheoretischen Traktate nehmen. Theorie und Praxis erschienen auf ungewöhnliche Weise vermischt. So transportiert etwa Willem Goerees *Zeichenkunst* das Wissen der Illuminierbücher um die Wolkendarstellungen in ständigen Neuauflagen und Übersetzungen bis weit ins 18. Jahrhundert hinein.[8]

Reine Wolkenstudien des 17. Jahrhunderts haben sich kaum erhalten. Über eine nicht unwichtige Quelle verfügen wir allerdings: von dem jüngeren Willem van de Velde, der ab den 1670er Jahren in England arbeitete, ist überliefert, daß er sich auf die Themse rudern ließ, um Wolkenstudien zu treiben, was er, nicht recht übersetzbar, »going a skoying« nannte. Er soll diese Studien auf blauem Papier mit weißer und schwarzer Kreide gemacht haben.[9] Das hat einige Wahrscheinlichkeit für sich, denn diese Praxis des Wolkenstudiums, die die Farbe des Papiers gleich als Wolkengrund nutzt, hat sich bis ins 19. Jahrhundert hinein gehalten, beispielsweise bis zu Dillis, von dem etwa 150 zwischen 1819 und 1824 gefertigte derartige Wolkenstudien erhalten sind (Kat. 352, 353).[10] Die bei Goeree zu konstatierende tendenzielle Offenheit für die Praxis zeichnet um 1700 nun auch einen französischen Theoretiker aus, der in der *Querelle des anciens et des modernes* bezeichnenderweise die Position der Rubenisten, der Farbmaler, vertrat: Roger de Piles. In dessen *Cours de Peinture* von 1708 findet sich ein Kapitel *Du ciel & des nuages*, zudem empfiehlt er Ölskizzen auf Papier vor der Natur, ein Verfahren, wie es für Claude Lorrain überliefert sei.[11]

Doch auch de Piles' Traktat führt nicht zu einer fortschreitenden Verwissenschaftlichung des Zugriffs auf die Wolkenphänomene. Dies geschieht in zwei Stufen erst in den 1770er und 1780er Jahren und dann um 1820, nun als unmittelbarer Reflex auf naturwissenschaftliche Erkenntnisse. Ein erster systematischer Versuch der Wolkenklassifikation von künstlerischer Seite stammt von Alexander Cozens, endgültig publiziert erst 1785/86, doch seit den frühen 1770er Jahren vorbereitet.[12] Seine zwanzig, auf ein geradezu abstraktes Liniengerüst und wenige Schattentöne reduzierten Wolkentypen[13] sind das Resultat der Beobachtung aus farbiger Wolkenölskizze (Abb. 4) und aquarellierter monochromer Wolkenstudie (Abb. 5). Die Serie beginnt mit einem leeren Himmel; es bewölkt sich zusehends, die verschiedensten Wetter werden vorgeführt, allerdings nicht meteorologisch benannt, im Gegenteil: die Benennungen liefern allein Hinweise zur praktischen künstlerischen Umsetzung (vgl. Kat. 362).

6 Es ist das Verdienst von Esmeijer in dem hier interessierenden Zusammenhang auf die Illuminierbücher hingewiesen zu haben: Esmeijer 1977, S. 126–132.
7 Walsh 1991, S. 95–103.
8 Esmeijer 1977, S. 128–130.
9 Esmeijer 1977, S. 129.
10 Kat. München 1991–92, Nr. 24.
11 De Piles 1708, S. 209–213; Esmeijer 1977, S. 130 f.; Quelle für die Claude Lorrain-Überlieferung ist Sandrart 1675–79/I, 1. Teil, 3. Buch, 6. Kapitel.
12 Oppé 1952; Hawes 1969, S. 349 f.; Esmeijer 1977, S. 134–137; Sloan 1986; Lebensztejn 1990; Busch 1993, S. 335–354. Oppé 1952, S. 166–187 wie Lebensztejn 1990, S. 465–484, Taf. 1–28 bringen einen Reprint von Alexander Cozens' *A New Method of Assisting the Invention in Drawing Original Compositions of Landscape*, London [1785/86].
13 Lebensztejn 1990, Taf. 17–21.
14 Sloan 1986, S. 8–14, 18.

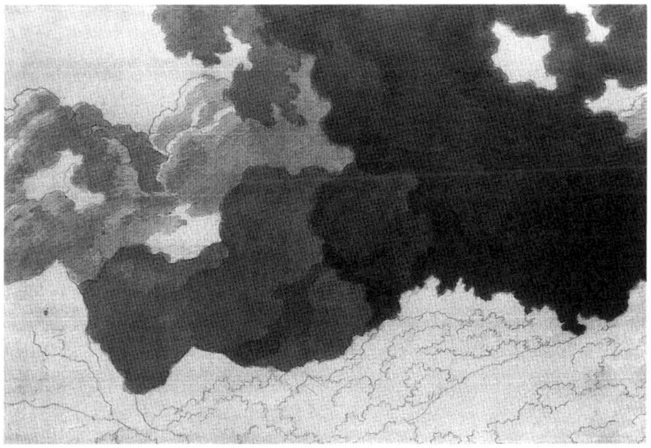

Abb. 4
Alexander Cozens, Wolkenstudien, Nr. 4, Vor dem Sturm, um 1772. Privatbesitz England

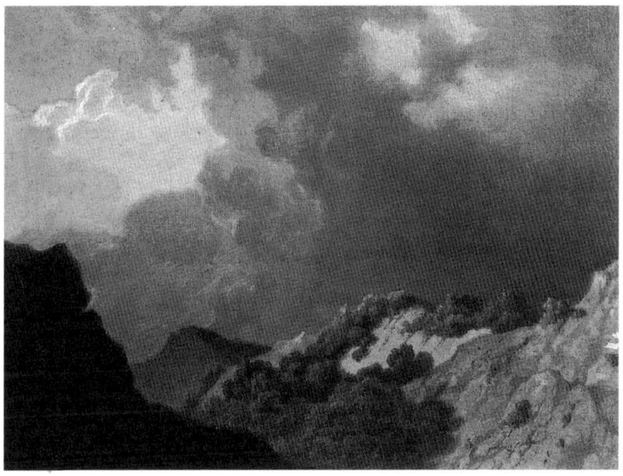

Abb. 5
Alexander Cozens, Vor dem Sturm, um 1772.
London, Tate Gallery

Das zeigt deutlich an, aus welcher Tradition Cozens' Vorschläge immer noch stammen und in welchem zeitgenössischen Kontext sie stehen. Sie sind Malanleitung in der Tradition der Illuminierbücher und vorrangig wahrnehmungspsychologisch interessiert.

Cozens' Praxiskenntnisse stammen von Claude-Joseph Vernet, bei dem er am Ende der 1740er Jahre in Rom gelernt und gearbeitet hat. Vernet hinwiederum berief sich ausdrücklich auf Claude Lorrains Naturstudienpraxis, und so zeichneten und tuschten Vernet und Cozens unmittelbar vor der Natur. Aquarellierte man in der Natur der Einfachheit halber zumeist monochrom mit wenigen Tönen, so ist für Cozens überliefert, daß er eine Ausrüstung von über dreißig Farbflaschen mit vor das Sujet nahm, die Ölausarbeitung fand dann wohl im Atelier statt.[14] Von allem Anfang an interessierte ihn die Systematisierung seiner Erfahrungen, immer jedoch bezogen auf künstlerische Praxis, nicht naturwissenschaftliche Analyse. Da er wie bei den Himmeln auch Typen landschaftlicher Erscheinung scheidet und die Möglichkeiten ihrer Kombination mit verschiedenen seiner Wolkenhimmel ausprobiert, kommt er schließlich, da er die unterschiedliche Wirkung seiner Kombinationen begreift, zu der nur auf den ersten Blick paradoxen Einsicht, daß mit einem gänzlich abstrakten, nur von einer bestimmten Einstimmung getragenen reinen Flächenstrukturierungsverfahren Landschaften entworfen werden können, die auf das unmittelbare Naturvorbild verzichten und dennoch notwendig, auf Grund der systematischen Kenntnisse und der ungefilterten Wahrheit der Empfindung, naturrichtig werden. Dies erreicht er mit seinem sogenannten »blot«-Verfahren, einem quasi automatischen Tuschzeichnen: aus den dabei entstehenden Strukturen können dann in einer Art von Rückübersetzung natürliche Landschaften entwickelt werden (Abb. 6). So führt genaues Naturstudium zum künstlerischen Abstrakt und das künstlerische Abstrakt wieder zum Bild von Landschaft, nicht jedoch wie in der klassischen Kunst über einen Idealisierungsvorgang, sondern nach einer Objektivierungsphase über einen gänzlich subjektiven, allein körpermotorisch gesteuerten Produktionsvorgang.

Einen anderen, nicht weniger faszinierenden Anlauf, der Phänomene habhaft zu werden, unternahm Anfang der achtziger Jahre Pierre-Henri de Valenciennes, dessen Interesse an der Ölskizze vor der Natur ebenfalls direkt auf Vernet zurückführt. Er malte, 100 Jahre vor Monet, ein und denselben Gegenstand zu unterschiedlicher Tageszeit und zu unterschiedlichen Wetterbedingungen (Kat. 356, 357). Dabei wird der dargestellte Gegenstand selbst irrelevant, allein die unterschiedliche Wirkung seiner Erscheinung

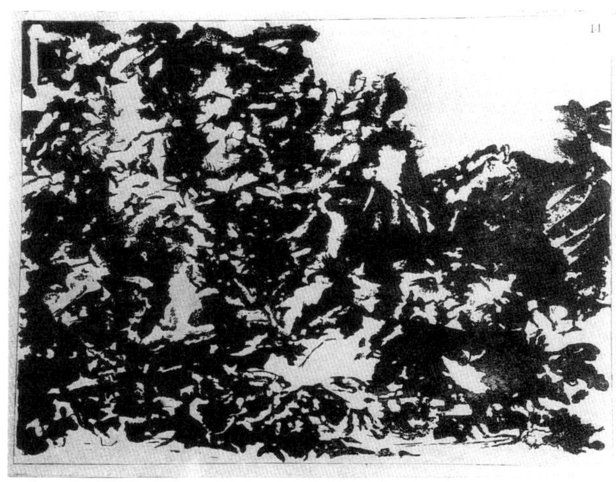

Abb. 6
Alexander Cozens, *A New Method of Assisting the Invention in Drawing Original Compositions of Landscape*, London 1785/86, »blot« Nr. 14. London, British Museum

ist von Belang. Deshalb auch wählt Valenciennes unbedeutende Gegenstände zur Darstellung. Das kann bis zu dem Extrem führen, daß der Gegenstand selbst nicht mehr identifizierbar ist, wie bei den zwei Ansichten des Monte Cavo in Wolken. Auch bei Valenciennes also geht es um wahrnehmungs- und wirkungsästhetische Vorgänge. Dennoch hat auch er, wie Cozens vor ihm, seine Wolkenbeobachtungen insofern systematisiert, als er in seinem Traktat *Élemens de perspective pratique* von 1799/1800 die einzelnen Wettertypen sorgfältig beschrieb, praktische Hinweise gab, wie man bei sich schnell ändernder Witterung mit kurzen Notizen den Wettereindruck in der Zeichnung festhalten konnte zur späteren farbigen Umsetzung.[15]

Eine verstärkte, rein naturwissenschaftliche Beschäftigung mit dem Wetter setzte etwa gleichzeitig zur künstlerischen Bemühung in den 1770er und 1780er Jahren ein und fand ihren endgültigen Niederschlag schließlich in Howards Wolkenterminologie, zuerst 1803 publiziert, später aufgegangen in seinem *Climate of London* 1818–20.[16] Es scheint so zu sein, daß Geologen bei der Erkundung der Berge zuerst verstärkt auch vergleichende meteorologische Messungen unternommen haben. Besonders galt dies bei der Untersuchung von Vulkanausbrüchen, bei denen der Zusammenhang von dramatischer Erdbewegung und atmosphärischer Reaktion unmittelbar greifbar war. So findet sich bereits in Francesco Seraos *Istoria dell' incendio del Vesuvio,* Napoli 1740 eine Übersichtstafel, die die atmosphärische Beschaffenheit in der Neapolitaner Gegend während des Vesuvausbruches vom 1. Mai bis 8. Juni 1737 dokumentiert nach Tag, Stunde, Minute, Wetter mitsamt Bewölkung, Niederschlag und Wind mit Barometer- und Thermometermessung.[17] Derartige Beobachtungsaufnahmen sollten sich durchsetzen und verfeinert werden. Eine wichtige Rolle spielten hierbei die Stadt Genf und die naturwissenschaftliche Eroberung der Alpenregion. 1772 hatte der auch in Göttingen und London wirkende Genfer Geologe Jean André Deluc die Barometerformel verbessert, meteorologische Instrumente vervollkommnet und die Gesetze des Temperaturwechels in den unteren Luftschichten untersucht. 1775 publizierte Jean Senebier in Genf sein Werk *L'art d'observer.* 1778 bestieg der Genfer Horace-Bénédict de Saussure als einer der ersten den Montblanc und nahm differenzierte Messungen vor.[18]

Ab 1779 erschien sein riesiges Werk *Voyages dans les Alpes* in Neuchâtel und Genf, im dritten und vierten Band finden sich nicht nur wie bereits im zweiten Band Bemerkungen zum Luftdruck, sondern, z. B., *Neue Untersuchungen der atmosphärischen Elektricität* mit dem von Saussure selbst entwickelten Elektrometer und dazu Tafeln, die im dritten Band wieder Tag, Stunde, Minute, den Zustand des Himmels und Barometer-, Thermometer-, Hygrometer- und Elektrometermessungen berücksichtigen, im vierten Band, in dem die Montblanc-Beobachtungen referiert werden, dazu noch zweierlei, das für den weiteren Gang von Geologie und Meteorologie von höchster Bedeutung gewesen ist, und zwar die Bestimmung der jeweiligen Höhe über dem Meer und vor allen Dingen Vergleichsmessungen zum selben Zeitpunkt an anderen Orten, in diesem Falle etwa in Chamonix und Genf.[19] Damit ist das Repertoire der berühmten Humboldtschen Messungen vorgegeben, der vergleichend auf dem vulkanischen Teneriffa, in Südamerika, vor allem Mexiko, und in Asien, im Himalaja, gemessen hat (vgl. Abb. 7, S. 496). Das Relief der Erde wurde erkundet, der vulkanische Zusammenhang über weite Strecken erkannt, das meteorologische und klimatologische Profil der Erde in der Höhe und in der Breite gezeichnet. Humboldt ist vor seinen großen Reisen in den 1790er Jahren in Genf gewesen, hat hier gelernt, wo er auf den ihn interessierenden Gebieten die größte wissenschaftliche Genauigkeit fand und zudem eine ausgebildete Industrie für wissenschaftlich-technische Instrumente.[20]

Auch für Goethe war Saussure von größtem Einfluß, doch vorerst nicht auf meteorologischem Gebiet. Zwar sind Goethes Briefe aus der Schweiz, die in redigierter Form publiziert wurden, voller z. T. dramatischer Wetterbeschreibungen, doch wenn es Saussure auf geologischem Gebiete gelang, Goethes wissenschaftliches Interesse endgültig zu wecken, so blieb Goethes Zugriff auf die Meteorologie noch für längere Zeit vorwissenschaftlich. Hier half ihm erst Howard, dessen Wolkenklassifizierung Goethe 1815 zuerst in einer Paraphrase in Gilberts *Annalen der Physik,* dann 1818 im Original mit seiner Illustration kennenlernte (vgl. Kat. 345, 346). Schlagartig gewannen für ihn die Wolken, im Wortsinne, Gestalt. Dem Formlosen Form und dem Wolkenwesen damit Sinn zu geben, das hat Goethe höchlichst befriedigt. Er dichtete *Howards Ehrengedächtnis* und begleitete es 1820 mit dem Auf-

15 Lacambre 1976; Esmeijer 1977, S. 137–39; Valenciennes 1799/1800, S. 405–409.
16 Schneider/Carius 1950; Keller 1968; Schöne 1950; Keller 1968; Schöne 1968; Hawes 1969, S. 345–348; Liepe 1972; Esmeijer 1977, S. 123 und Abb. 2 und 3.
17 Serao 1740; am Ende großer Prospekt des letzten Ausbruchs, die Übersichtstafel hier sehr klein. Größer in der französischen Ausgabe: Serao 1741, nach S. 82: »Tabel de l'etat de l'air dans le Napolitain, Depuis le premier de May 1737 jusqu'au 8 de Juin exclusivement«.
18 Die Angaben nach: Beck 1959–61/I, S. 76 f.; s. auch Engelhardt 1988, S. 155.
19 Saussure 1779–1796, hier zitiert nach der eher vollendeten deutschen Ausgabe Saussure 1781–88, Bd. 2, § 559, 561, 562, 578; Bd. 3, 28. Kap. »Neue Untersuchungen der atmosphärischen Elektricität«, § 791 »Neues atmosphärisches Elektrometer«, S. 257–260 große Taf. zu »Untersuchungen der atmosphärischen Elektricität«; Bd. 4, S. 349–352 große Taf. »Meteorologische Beobachtungen am Montblanc«, ferner S. 369–372 »Auf dem Mole angestellte Beobachtungen«.
20 Beck 1959–61, passim; zu Genf: Beck 1959–61/I, S. 76 f.; Kat. Gelsenkirchen 1993, bes. Abb. S. 46/47, Abb. S. 51; Löschner 1978, S. 16–19.

satz *Wolkengestalt nach Howard.* In einer Zeile gelingt es Goethe, Howards vier Grundarten der Wolken zu charakterisieren: »Wie Streife steigt, sich ballt, zerflattert, fällt.«[21] Das benennt nacheinander Stratus, Cumulus, Cirrus und Nimbus. Das alles ist oft referiert worden, auch Goethes weiteres Bemühen um meteorologische Phänomene, das darin mündete, daß Carl Augusts Herzogtum mit meteorologischen Meßstationen überzogen wurde. Und auch, falls man das in diesem Zusammenhang sagen kann, der Niederschlag, den sein meteorologisches Denken in der Dichtung fand, ist sorgfältig untersucht worden.[22]

Goethe entwickelte allerdings keine rechten Vorstellungen vom Luftdruck, er sah die Barometerschwankungen als Resultat von regelmäßig sich ändernder Erdanziehung, konstatierte besonders in späterer Zeit ein pulsierendes Aus- und Einatmen der Erde, Systole und Diastole: dahinter taucht, nun vermeintlich wissenschaftlich gewendet, die ihm seit seiner Jugend geläufige mystisch-kabbalistische Vorstellung vom Erdleib auf. Das Atmen der Erde läßt Wolken steigen, sich verändern, fallen, sich abregnen; das Barometer spiegelt diesen Prozeß.[23]

Goethe suchte nun Künstler, die ihm Wolkenbeobachtungen malen sollten, in der Hoffnung, die ihn auch in der Geologie trug, wenigstens die Kunst möge in der Lage sein, nicht nur die neuen wissenschaftlichen Ergebnisse bloß zu integrieren, sie vielmehr in künstlerisch gereinigter Form einem ganzheitlichen Weltentwurf aufzuprägen. Es ist die Überzeugung, die auch Humboldt nährte: die Ästhetik habe in der Gegenwart die historische Aufgabe, dem unter dem Erfahrungsdruck fortschreitenden Zerfall einer ganzheitlichen Natursicht in unverbundene, sich ausdifferenzierende naturwissenschaftliche, empirisch fundierte Einzeldisziplinen ein das Wissen bewahrendes, in sich stimmiges Bild von Welt gegenüberzustellen. Goethe wendete sich bereits im Herbst 1816 an Caspar David Friedrich, forderte ihn zu Wolkengemälden auf und erhielt eine klare Absage. Daß Goethe bei Friedrich nachsuchte, ist nicht so verwunderlich, wie es scheinen mag. Zwar hatte Goethe noch kurz zuvor Friedrichs romantisch-abstrakte Tendenz drastisch kritisiert, aber er wußte auch von Friedrichs Verdiensten um das Atmosphärische. Goethes Adlatus und Berater in Kunstdingen Meyer hatte bereits früh das Charakteristische von Friedrichs Naturdarstellung gelobt, 1809 eigens seine besondere Begabung in der Luftdarstellung hervorgehoben. In der Tat hatte Friedrich bereits früh eigene Wolkenstudien getrieben, sein 1806/1808 datiertes Skizzenbuch zeigt eine Serie reiner Wolkendarstellungen: Bleistiftzeichnungen mit gelegentlicher Lavierung, vor allem aber kurzen schriftlichen Farb- und Situationsangaben, ganz so wie es Valenciennes in seinen *Elémens* 1799/1800 empfohlen hatte. Goethe nun forderte Friedrich entsprechende Gemälde ab, die Howardschen Typen wurden ihm genau vorgestellt – wogegen Friedrich sich entschieden wehrte. Er wollte, wie Goethe berichtet wird, »die leichten freien Wolken« nicht »sklavisch in diese Ordnungen eingezwängt« sehen. Er könne nicht nach diesen Gesetzen zeichnen und befürchtete, wollte man diesen Vorschriften folgen, einen Umsturz der Landschaftsmalerei. Hinter dieser Absage verbarg sich mehr, vor allem ein wechselseitiges Mißverständnis. Goethe mutete Friedrich Landschaftsmalerei auf bloß empirischer Basis zu, und Friedrich sah in der Howardschen Vorgabe eine bloß mechanische Anweisung. Goethe erkannte nicht, daß empirisches Studium für Friedrich nicht Selbstzweck sein konnte, im Ölbild für ihn notwendig Naturerfahrung Selbsterfahrung wird und im Durchgang durch das Subjekt als Entäußertes von der Sehnsucht nach Einklang mit der Natur Ausdruck gibt. Friedrich unterschätzte Goethe wohl in doppelter Hinsicht, wenn er dessen Forderung nach wissenschaftlicher Fundierung der Kunst einerseits für ein Ziel an sich ansah und andererseits davon ausging, daß für Goethe naturwissenschaftliche wie klassische Fundierung allein einer Verobjektivierung des Erfahrenen, quasi einer bloßen Benennung, dienen sollte.[24]

In Goethes Dichtung ist die Witterungs- und vor allem Wolkenschilderung bei aller empirischen Richtigkeit zumindest metaphorisch, zumeist unmittelbar sinnbildlich zu verstehen. Und wenn auch in Goethes Sinnbildlichkeit die gesamte humanistische Tradition aufgehoben ist, und somit der Zeichencharakter der Dinge in seiner Konnotation legitimiert erscheint, bei Friedrich dagegen die Naturdinge stärker mit subjektiver Erfahrung besetzt sind und das Zeichen somit weniger Äquivalent als Indikator sein soll, so ist doch die von beiden den Wolken beigemessene grundsätzliche Sinndimension höchst verwandt. Die erdnahe Cumuluswolke bleibt im Wortsinn der irdischen Region verhaftet, die sich hoch im Äther auflösenden Cirrus-

21 HA I, S. 350, Z. 21.
22 S. Anm. 16.
23 S. bes. Schöne 1968, S. 35–38 und Böhme 1988, S. 159, 161, 164–172.
24 Zu Goethe-Friedrich am wichtigsten: Lichtenstern 1974, Zitat: S. 81; Valenciennes' Empfehlung: Valenciennes 1799/1800, S. 417; Lacambre 1976, S. 138 f.; Friedrichs frühe gezeichnete Wolkenstudien: Bernhard 1974, S. 414–423.

wölkchen erscheinen immateriell, dem Jenseits zuzustreben. In Howards Gedicht erfahren sie ihre Erlösung im Schloß des Vaters[25]; Carus im dritten *Landschaftsbrief* von 1820 mit Blick auf Friedrich sieht im Übergang zu den lichten Silberwölkchen einen Sieg des Unendlichen über ein Endliches verkörpert.[26]

Nach der Absage von Friedrich wandte sich Goethe sofort an Wesselhöft und Preller[27], sie mühten sich in seinem Sinn, doch das Ergebnis war nicht sonderlich befriedigend. Dabei hätte Goethe in Dresden durchaus fündig werden könne, allerdings erst ein wenig später. 1820 war Johan Christian Claussen Dahl in Italien, malte schon hier eine ganze Reihe mehr oder weniger reiner Wolkenölskizzen, was er 1821 in Dresden fortsetzte. Es spricht manches dafür, daß der mit ihm befreundete und mit ihm zusammen wohnende Friedrich von Dahls italienischen Studien beeindruckt war. Die eine oder andere Ölstudie Friedrichs findet sich jetzt und in den unmittelbar folgenden Jahren – verwiesen sei allein auf den grandiosen Mannheimer *Abend* (Kat. 355) von Oktober 1824, der allein schon dadurch, daß er nicht, wie sonst auch die kleinen Bilder von Friedrich auf Leinwand, sondern, wie in der Ölstudientradition üblich, auf Pappe gefertigt ist, deutlich anzeigt, daß er Studie bleibt und nicht als in Friedrichs Sinn vollgültiges, d. h. auf tiefere Zusammenhänge verweisendes Bild gilt.[28]

In einer sonderbaren Koinzidenz waren auch für den wichtigsten englischen Wolkenmaler die Jahre 1821/22 entscheidend. John Constable hatte zwar schon bald nach 1800 Ölstudien, die vorherrschend Wolken gewidmet waren, gemalt, sein Konkurrent Turner lieferte sogar schon seit 1796 vereinzelt Wolkenstudien, doch in den Jahren 1821/22 unternahm Constable eine richtige Kampagne, allein 1822 hat er mehr als 50 zumeist reine Wolkenölskizzen gemalt (Kat. 359–363). Die Forschung hat immer wieder versucht, dies mit Howard und dessen endgültiger Publikation der Wolkenklassifikation in seinem *Climate of London* 1818/20 in Zusammenhang zu bringen, doch überzeugt diese Konstruktion nicht, da, wie zu Recht betont wurde, zwischen der Erstpublikation 1803 und dem Jahr 1820 zahlreiche Wiederabdrucke oder Paraphrasen von Howards Text sich finden lassen, somit von einer durchgehenden, nicht mehr spezifizierten Kenntnis seiner Ergebnisse auszugehen ist.[29] Doch zu Beginn der zwanziger Jahre war Constable an einer Verwissenschaftlichung seiner Kunst besonders interessiert. Später, 1836, hat er das ganz direkt ausgesprochen: »Malerei ist eine Wissenschaft und sollte verfolgt werden als eine Untersuchung der Gesetze der Natur. Warum sollte man darum nicht die Landschaft als einen Zweig der Naturphilosophie betrachten, von der Bilder nur die Experimente sind.«[30]

Zwischen 1819 und 1821 hatte man Constables Bilder in der Öffentlichkeit gerade wegen ihrer, wie man meinte, zu aufdringlichen, zu farbigen Himmel kritisiert.[31] Das mußte Constable ins Mark treffen, zumal er zu diesem Zeitpunkt zuerst mit seinen großen Bildern, den sogenannten »six-footers« an die Öffentlichkeit getreten war. Hinter der Kritik verbirgt sich ein klassisches Verdikt: auf offiziellen Akademiebildern hatte auch bei den ohnehin niedriger eingeschätzten Landschaftsbildern das Sujet vorzuherrschen, nicht der aus dieser Sicht gegenstandslose Himmel. Constable sah das genau umgekehrt, in seinem berühmten Landschaftsbrief vom Oktober 1821 heißt es, der Himmel sei die »key note« einer Landschaft, die »source of light«, das »chief organ of sentiment«.[32] Und so arbeitete er zwei Jahre lang jeweils im Spätsommer und Frühherbst in Hampstead Heath geradezu besessen an seinen Wolkenstudien, wie um sich seiner selbst zu vergewissern. Das Resultat, das uns so sehr fasziniert, bewirkte bei Constable selbst paradoxerweise fortschreitende Verunsicherung, denn sein zentrales Problem wurde ihm immer schmerzlicher bewußt.

Wie war es möglich, die spontane Naturerfahrung, die in der Skizze geradezu in Analogie zum Naturprozeß sich entäußert und damit erfüllt, im großen schrittweise entstehenden Atelierbild zu bewahren, naturwissenschaftliche Richtigkeit und empfindungsmäßige Wahrheit in einen dauerhaften Zustand zu versetzen? Constable verzweifelte schier an diesem Problem, er konnte seine »six-footers« nicht vollenden, die Skizze zum Bild wurde so groß wie das Bild, beide waren im Gattungsanspruch nicht mehr voneinander zu trennen, vor allem aber war notwendig der atmosphärische Moment im offiziellen Bild ein anderer als in der Skizze, da in einem anderen empfindungsmäßigen und temporalen Kontext geschaffen. So wurde Constable darauf aufmerksam, daß Atmosphäre nicht allein gegenständlich zu fixieren, sondern im Malprozeß jeweils neu zu generieren ist, d. h. ungegenständlich sich dem Bild mitteilender Malgestus wird.[33]

25 HA I, S. 351, Z. 33–44; Lichtenstern 1974, S. 92, 95, 99.
26 Carus 1972, S. 51.
27 Lichtenstern 1974, S. 88.
28 Bang 1987/I, S. 68–71; zu Friedrichs *Abend* zuletzt: Kat. Berlin 1990, Kat. Nr. 414 (mit Lit.).
29 Hawes 1969, bes. S. 344–348.
30 Constable 1836, S. 69.
31 Hawes 1969, S. 358 f.
32 Hawes 1969, S. 359.
33 Busch 1985, S. 294–297; Busch 1993, S. 351 f.

Diese Annahme allein scheint zweierlei klären zu können: zum einen den Widerspruch, warum Constable nach seiner großen Wolkenkampagne von 1821/22 nun gerade Cozens' Wolkentypen kopiert[34], wo er doch, was den naturwissenschaftlichen Anspruch und Standard angeht, weit über diese Stufe hinausgewachsen war. Ganz offensichtlich ist es Cozens' abstrakter Zugriff, der ihn fasziniert, der im Wissen um die Phänomene sie jeweils neu im Bild stiftet, quasi im Besitz einer künstlerischen Wolkensprache, getragen von der selbstbezüglichen Wahrhaftigkeit des produktiven Momentes oder Prozesses. Zum anderen dürfte ein altes Problem der Forschung zu Constable in neuem Licht erscheinen: Constables sogenannter »snow«, den er in den zwanziger Jahren entwickelt und der sein Spätwerk beherrscht – ein Netz von punktartigen Lichtern, das seine Bilder überzieht, die sich tendenziell geradezu in Farbflecken auflösen – mag sich aus bestimmten naturwissenschaftlichen Farbuntersuchungen herleiten, entscheidend ist jedoch, daß auch diesem Gespinst von Lichtern eine extrem abstrakte Tendenz innewohnt, die den Vorrang der prozessualen Erfahrung vor der Gegenstandserfahrung dokumentiert.

Letztlich – die folgenden Begriffe seien wirklich nur als Hilfsbegriffe gebraucht – gehen die Bemühungen des klassischen Goethe, des romantischen Friedrich und des realistischen Constable um Identisches: bei ihrer Beschäftigung mit der Atmosphäre werden sie zwingend darauf gestoßen, daß das Problem der Gegenwart die schmerzlich empfundene Divergenz von Kunst und Wissenschaft ist.

Wie im Falle der Berge, so versuchte Carl Gustav Carus auch im Falle der Wolken dieser Divergenz in seinem Landschaftskonzept Herr zu werden (vgl. Kat. 342), und er berief sich dabei ausdrücklich auf Goethes Arbeiten zu Howard. 1822 war Goethes vollständige Abhandlung zu Howard im vierten Heft des ersten Bandes von *Zur Naturwissenschaft überhaupt* erschienen, bestehend aus dem Aufsatz *Wolkengestalt nach Howard,* dem erweiterten Gedicht *Howards Ehrengedächtnis* und dem Lebenslauf Howards in Goethes Übersetzung. Nach der Lektüre unterbrach Carus die Arbeit an seinen *Landschaftsbriefen* für mehr als eineinhalb Jahre und setzte sie erst Ende 1823 mit der Abfassung des sechsten *Landschaftsbriefes* fort. Wenn man auch sagen muß, daß Carus bereits ab 1820 und in Ansätzen auch schon im fünften *Landschaftsbrief* sich um eine Neuorientierung bemühte, so bleibt doch richtig, daß er nun seine frühromantische, naturmystische, subjektbezogene Position, die ihn mit Caspar David Friedrich verband, endgültig hinter sich ließ und sich mit Hilfe des Goetheschen Begriffs der »lebendigen Anschauung« zu einem neuen, objektiven, naturwissenschaftlich geläuterten Begriff von Landschaft bewegte, der allerdings zugleich eine Rückkehr zu einer klassischen, auf Vollendung zielenden Landschaftsauffassung markiert.[35]

Carus hat die Wirkung seiner Lektüre von Goethes Text sehr genau beschrieben: »Fragst Du, was eben in diesem Gedichte mich so wunderbar bewegt hat, so wüßte ich mich darüber nur auf *die* Weise auszusprechen: – Wenn wir im thätigen Leben gewahr werden, daß die vollkommene Reinheit des Handelns nur in zweierlei Zuständen hervortritt, einmal im naiven ursprünglichen Zustande, wo das dunkle Gefühl des uns einwohnenden Göttlichen, ohne alles weitere Bedenken unmittelbar auf das Wahre und Rechte hinweißt, ein andermal dann, wenn nach manchen Abirrungen des Lebens eine klare Erkenntniß unserer Verhältnisse zu Gott und Welt sich erschließt, und nun jene frühere ihrer selbst unbewußte Reinheit mit Klarheit und Bewußtsein im Leben ausgeprägt wird, so leitet diese Alles zu der Ahnung, daß in der Kunst wol eine ähnliche Zwiefachheit innerer Vollkommenheit gedacht werden könne. – Von dem ersten Pol der naiven ursprünglichen Kunstvollendung habe ich mancherlei in früheren Briefen verfolgt; eben dieses Goethe'sche Gedicht aber führte mir mit einemmale recht lebhaft die Idee einer zweiten, auf höhere Erkenntniß gegründeten Kunstschönheit vor...«[36] Dazu wäre viel zu sagen. Offenbar verleugnet Carus hier seine eigene frühromantische Position ganz bewußt, indem er sie naiv nennt, also vom Glauben an eine quasi natürliche Klassizität getragen. Wenig später dagegen charakterisiert er die romantische Position mit Schillers Begriff sehr zu Recht als sentimentalisch, allerdings sieht er darin eher negativ allein eine einseitige Ichbezüglichkeit, die dem erfahrenen Verlust der Ursprünglichkeit, dem unentfremdeten Verhältnis zur Natur, nachtrauert. Demgegenüber propagiert er nun eine zweite, höhere, von wissenschaftlicher Naturerkenntnis getragene Kunstschönheit.[37]

34 Zu Constables Cozens-Kopien und den Unterschieden in der Auffassung: Sloan 1986, S. 85–87; Lebensztejn 1990, S. 104, 230–232, 247–254, 381.
35 Müller-Tamm 1991, S. 103–110; Müller-Tamm 1993, S. 155–168; Carus 1972, S. 105f.; vgl. Carus 1841, 10. Brief, S. 226–246.
36 Carus 1972, S. 105.
37 Carus 1972, S. 105, 106, 116.

Er exemplifiziert dies an *Howards Ehrengedächtnis*: »Daß dieses Gedicht über die Wolken entstehen konnte, dazu bedurfte es langer, ernster, atmosphärologischer Studien, es mußte hier beobachtet, beurtheilt, gesondert werden (...) Nach alle diesem faßte nun das geistige Auge alle gesonderten Stralen des Phänomens zusammen und spiegelte den Kern des Ganzen in künstlerischer Apotheose zurück.«[38] Die Wissenschaft sondert, die Kunst liefert die Synthese in einer Wesensschau. Zweifellos ist dies ein idealistisches Konzept, doch sollte man den gestiegenen Realitätsanteil auf Grund der verstärkten naturwissenschaftlichen Fundierung nicht gering schätzen. Er führt – nolens, volens – zu zweierlei: zum einen nicht nur zu einer genaueren Beobachtung der Phänomene, sondern auch der Wahrnehmungsprozesse selbst und zum anderen zu einer stärkeren Reflexion der künstlerischen Mittel, jenseits ihrer gegenständlichen Bedingtheit.

Die Konsequenzen sind in Carus' in den dreißiger Jahren geschriebenen *Briefe über das Erdleben* deutlich. Der neunte dieser Briefe ist der Atmosphäre allgemein, der zehnte den Wolken im besonderen gewidmet. Carus geht erneut von Goethes Howard-Arbeiten aus, reflektiert über das »ewig innerlich Gesetzmäßige aller Lebenserscheinungen«[39], referiert die Howardsche Wolkentypologie mit Modifikationen, um dann zur Beobachtung der Färbung der Atmosphäre durch Lichtbrechung in der Lufthülle überzugehen, die er im Tagesverlauf schildert. Nach der Scheidung dreier Entstehungsweisen des Lichtes kommt er auf das Himmelblau und Goethes Vorrichtung zur Demonstration seiner Entstehung zu sprechen – eine Vorrichtung von Goethes Hand, die er als treues Angedenken aufbewahrt: »Auf dem in ein schwarzes und weißes Feld getheilten Boden eines flachen Kästchens schiebt sich unter gespannten Fäden eine Platte dünnen trüblichen Glases hin und her. Schiebt man sie über das weiße Feld, so gibt sie ein trübes unreines Gelb – schiebt man sie über das schwarze Feld, so hat man ein reines Azurblau vor dem Auge. – Auf ähnliche Weise also entsteht uns das Himmelblau, indem wir durch das von der Sonne erleuchtete flachgespannte dunstige d. i. Wasserlufthaltige Gewölbe unserer Atmosphäre in die Finsterniß des Weltraums blicken.«[40] Das Verhältnis von Licht, Atmosphäre und Farben entfaltet Carus darauf in allen Facetten, vergißt auch nicht, die Wirkung des Lichts auf die Wolken eigens hervorzuheben, bricht dann bezeichnenderweise ab mit dem Hinweis, nun würde die Beobachtung zu wissenschaftlich.[41] Genau dies markiert das Problem. Bis wohin vermag der Betrachtende und vor allem der Künstler der Wissenschaft zu folgen, wo gelingt ihm noch, in Humboldts Sinn, die Reduktion des Zergliederten aufs Typische und wo, schließlich, ist seine Erfahrung noch von den Seh- und Kunstkonventionen der Zeit gedeckt?

Mit letzterem Problem hatte sich ein weiterer Wolkenmaler auseinanderzusetzen, der seine prägenden Eindrücke wiederum aus der Dresdener Schule, von Johan Christian Claussen Dahl (Kat. 364–369) empfing. Carl Blechen hat Dahl 1823 zuerst in Dresden besucht. Dahl war aus Italien zurück; dort hatte er, auch unter dem Einfluß französischer Künstler wie Michallon und Granet, endgültig zu einer freien Ölskizzenmanier gefunden, der er nun, vor allem nachdem er mit Caspar David Friedrich zusammengezogen war, in Wolkenstudien an der Elbe nachging. Auch er dürfte durch Carus auf Goethes vollständige Abhandlung zu Howard von 1822 aufmerksam geworden sein. Allerdings, vielleicht auch eingedenk der Vorurteile Caspar David Friedrichs, trieb er nicht systematische Wolkenstudien nach dem Vorbild der Howardschen Typologie. Seine Wolken sind strukturell nicht eindeutig, sondern, entgegen landläufiger Meinung, wohl doch zu einem guten Teil nach flüchtigen zeichnerischen Notaten im Atelier entstanden und insofern strukturell mehr immanent künstlerischen Erfordernissen folgend, als der unmittelbaren Phänomenwahrnehmung verpflichtet. Das letzte Wort zu diesem Problem ist noch nicht gesprochen, denn denkbar ist durchaus, daß die zeichnerische Notiz direkt auf den Bildträger aufgebracht wurde, der zeitliche Abstand zwischen zeichnerischer Fixierung und malerischer Umsetzung also gering ist. Dennoch bliebe festzuhalten, daß die Ölskizze damit nicht gänzlich unmittelbare Naturstudie wäre.[42]

Blechen war von Dahls Studien offenbar ausgesprochen beeindruckt. Sofort versuchte er reine Wolkenstudien in Öl (Kat. 370, 371). Sie sind noch vorsichtig, ein wenig kleinteilig mit etwas stumpfen Farben aufgesetzt, dennoch beobachtet Blechen sorgfältig die Lichtwirkung des von einer dunklen Wolkenpartie verhüllten Mondes auf den übrigen Himmel – ein Carussches oder Friedrichsches Motiv im Sinne Dahls aufge-

38 Carus 1972, S. 106.
39 Carus 1841, S. 233.
40 Carus 1841, S. 242.
41 Carus 1841, S. 240–244.
42 Bang 1987/I, S. 99–114.

faßt – und in einem anderen Beispiel die Verschattung der Wolken von unten, ohne daß wirklich Cumuluswolken entstanden wären. Auch Blechen sucht nicht nach einer fixierbaren Wolkengestalt, sondern nach einer Bildform zum Festhalten des flüchtigen Eindrucks. Der Besuch in Dresden hatte noch keine fortwirkende Bedeutung für Blechen.[43]

Im Jahr darauf, 1824, wurde er auf Schinkels Vermittlung hin Dekorationsmaler am Königstädtischen Theater in Berlin und malte in diesem Kontext Schauerromantisches. Vergessen hat er die Dresdener Lektion allerdings nicht, nach Abbruch der einengenden Theatertätigkeit strebte er mit aller Macht eine Italienreise an. Auf dem Hinweg nach Italien machte er 1828 wieder bei Dahl in Dresden Station, frischte seine Skizzenerinnerung auf, um dann in Italien unter dem Eindruck des italienischen Lichts Ölstudien mit Wolkenhimmeln zu malen, die an Radikalität sowohl des Farblichen wie des Gegenständlichen noch deutlich über Dahl hinausgehen.

Der *Abendhimmel über einer italienischen Ebene mit Aquädukt und zwei Pinien am Horizont* (Kat. 377), wohl 1829 entstanden, verleugnet klassische Bildauffassung in dreierlei Hinsicht. Erstens: Das ausgeprägte Querformat läßt eine klassische Zentrierung, begleitet von seitlich rahmender Rundung nicht zu, die Skizze bleibt Ausschnitt. Zweitens: Es gibt keinen (gegenständlich benennbaren) Vordergrund. Thema ist der Blick auf den Horizont. Dieser Eindruck wird dadurch verstärkt, daß die Landschaft völlig kahl ist. Drittens: Der hauptsächliche Farbkontrast findet sich ebenfalls in der Horizontzone. Violettblau über grellgelbem Grund stößt auf eben diesen Grund, den die untergehende Sonne geschaffen hat. Zum Vordergrund hin ist das Violettblau dünner aufgetragen, durchlässiger, so daß es sich durch den gelben Grund grünlich färbt. Über dem grellen Himmelsstreifen ist der Himmel wolkenverhangen. Blechen wählt dafür ein helles Preußischblau, das er allerdings mit einem verdünnten Umbra abtönt und passagenweise schmutzig macht, zumal, besonders am Wolkenrand, auch der gelbe Grund durchschlägt. Da der untere Teil nasser gemalt ist, haben sich die Farben besonders im Vordergrund zu grün hin gemischt oder in den dunkleren Teilen deutliche Pinselstrukturen hinterlassen, die die ausgesprochen zügige Malweise offenbaren. Gegenständliche Reste am Horizont geben ein kaum zu identifizierendes Aquädukt und zwei Piniensilhouetten wieder. Ordnung bei diesem scheinbaren Zufallsprodukt stiftet auch hier allein der Goldene Schnitt. Seine rechte Senkrechte verläuft durch das Aquädukt, es ist, als habe Blechen den Schnittpunkt von der Verlaufslinie des Goldenen Schnittes mit der des Horizontes durch eine kleine Einkerbung markiert.

Was in den Skizzen extrem zugespitzt erscheint, verfolgt Blechen in abgeschwächter, der Landschaftskonvention noch entgegenkommender Weise in seinen Ausstellungsbildern nach der italienischen Reise durchaus weiter. Die Konsequenz: die Kritik attestierte ihm, den sie einen Hirnverbrannten schimpfte, Bilder, die dem Betrachter vorkämen »wie eine mit trübroten und bläulichen Ingredienzen angelaufene Lauge«.[44] Es steht zu fürchten, daß auch Goethe diesen Bildern nicht hätte folgen können. Noch 1831 schrieb er an Quandt: »Könnte man das Skizzieren nach der Natur überhaupt dem Landschaftsmaler abgewöhnen, damit er gleich lernte, einen würdigen Gegenstand unmittelbar geschmackvoll in einen Rahmen zu beschränken, so wäre viel gewonnen.«[45] Die klassische Form konnte er nicht aufgeben, so weit ihn die naturwissenschaftliche Erfahrung auch getragen hatte.

43 Blechens frühe Wolkenstudien: Kat. Berlin 1990, Nr. 104, 105.
44 Schöll 1833, S. 41; Busch/Beyrodt 1982, S. 179 f.
45 PA XLIII, S. 126.

Luke Howard
1772–1864

345 CIRROCUMULUS-, CIRROSTRATUS-, UND CUMULOSTRATUSWOLKEN

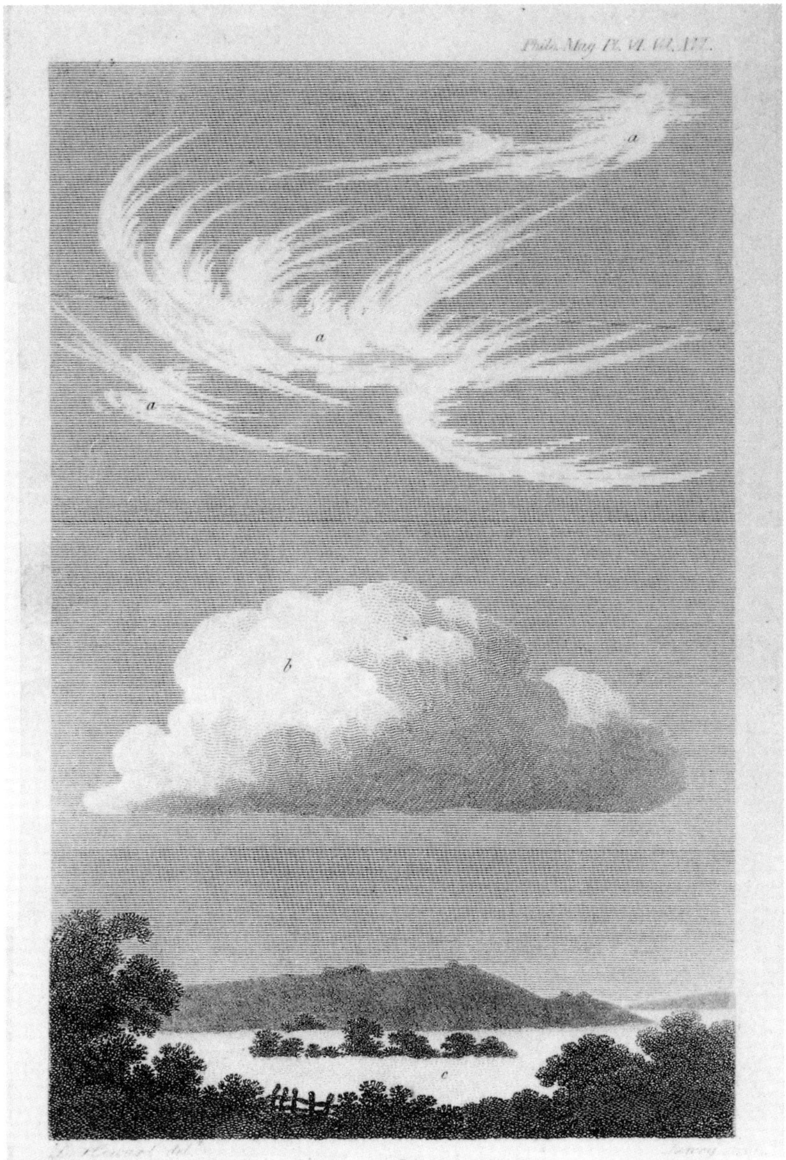

Kupferstich von Lowry nach Howard
Aus: Luke Howard: On the Modifications of Clouds, in: Philosophical Magazine XVI, London 1803, S. 97–107, 344–357, Tafel VI.
Hamburg, Bibliothek der Physikalischen Institute der Universität Hamburg

Literatur: Badt 1960, S. 18 ff.; Schöne 1968; Liepe 1972; Kat. Hamburg 1976, Nr. 145; Esmeijer 1977, S. 123; Krätz 1992, 188–197

Im Jahre 1803 veröffentlichte Luke Howard, ausgehend von jahrelangen Beobachtungen atmosphärischer Erscheinungen, seine vom klassifikatorischen Denken des 18. Jahrhunderts geprägte Abhandlung über die Veränderung der Wolken. Howard unterschied darin drei Grundtypen – Cirrus, Cumulus und Stratus oder Federwolke, Haufenwolke und Schichtwolke –, die sich jeweils anderen Höhenschichten der Atmosphäre zuordnen ließen. Für Goethe, der den Essay in einer deutschen Zusammenfassung wohl 1815 oder 1816, das Original mit den illustrierenden Kupferstichen dann 1818 kennenlernte, hatte Howard »als erster die luftigen, immer veränderlichen Wolkengebilde in Begriffen festgehalten, das Unbestimmte, nicht zu Haltende noch zu Erreichende eingeschränkt und treffend benannt« (WA I/8, S. 74); Howards Wolkentypologie bedeutete für den Naturwissenschaftler Goethe die Bestätigung seiner in anderen Bereichen, vor allem der Botanik, entwickelten und festgehaltenen Idee eines gesetzmäßigen Gestaltwandels. Inspiriert durch die Howardsche Wolkenlehre begann Goethe, sich systematisch mit der Meteorologie zu beschäftigen und richtete in der Folgezeit zahlreiche meteorologische Beobachtungsstationen im Herzogtum Sachsen-Weimar ein. 1820 veröffentlichte er im ersten Band das dritten Hefts *Zur Naturwissenschaft* einen Aufsatz *Wolkengestalt nach Howard*, der neben Ausführungen zu *Howards Terminologie* noch Witterungsaufzeichnungen von einer Reise nach Marienbad enthielt; im Vorwort erläuterte er: »Ich ergriff die Howardische Terminologie mit Freuden, weil sie mir den Faden darreichte, den ich bisher vermißt hatte (...) ich freute mich daher einen integrierenden Teil derselben meiner Neigung und Lebensweise angemessen zu finden, und weil in diesem unendlichen All, alles in ewiger, sicherer Beziehung steht, eins das andere hervorbringt oder wechselweise hervorgebracht wird, so schärfte ich meinen Blick auf das dem Sinne der Augen erfaßliche...« (WA I/8, S. 74). In den Jahren um 1820 entstand das Gedicht zu *Howards Ehrengedächtnis*; 1822 übersetzte und publizierte Goethe Howards Lebensgeschichte, die dieser auf Wunsch des Dichters selbst verfaßt hatte. Goethe versuchte auch verschiedentlich, Künstler zu Wolkendarstellungen nach Howards Typologie anzuregen, so etwa Caspar David Friedrich und, nach dessen Ablehnung, Friedrich Preller. *J.M.-T.*

Luke Howard
1772–1864

346 a CUMULUS-WOLKE

um 1803
Aquarell
10 x 18 cm
London, Royal Meteorological Society, on deposit with the Science Museum
Inv. Nr. 1981–862/17

Luke Howard
1772–1864

346 b REGENWOLKEN

um 1803
Aquarell
9 x 24 cm
bez. ›Shower in Profile‹
Rückseite: kleinere, skizzenhafte Fassung desselben Motivs
London, Royal Meteorological Society, on deposit with the Science Museum
Inv. Nr. 1981–862/40

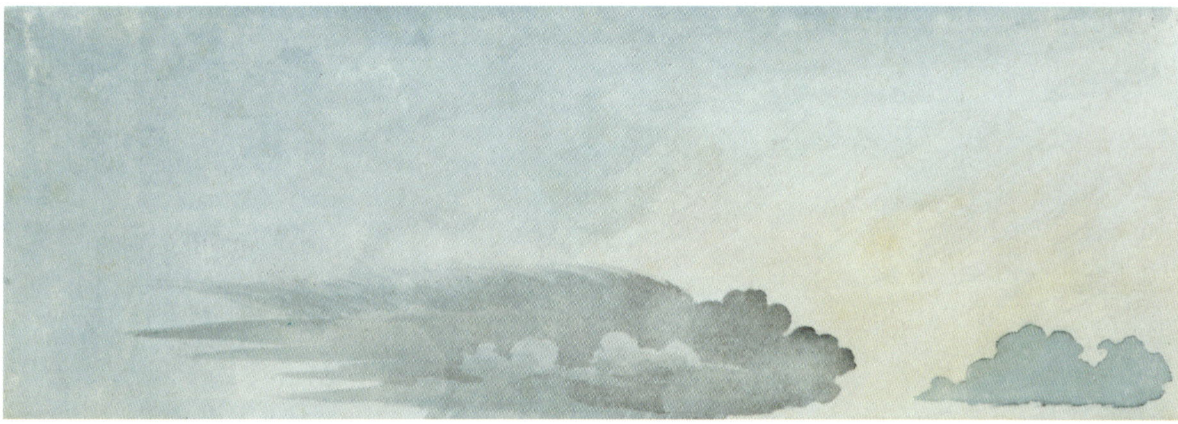

Michael Wutky
Krems 1739 – 1822 Wien

347 WOLKENSTUDIE, AUFGEHENDE SONNE

Öl auf Papier
18,5 x 26,9 cm
Wien, Bibliothek und Kupferstichkabinett der Akademie der Bildenden Künste
Inv. Nr. 2228

Literatur: Kuhn 1980/I, S. 282; Kuhn 1980/II, S. 22, Nr. 52; Kat. Wien 1982, Nr. 24; Kat. Krems 1989, Nr. 1.20; Kat. Nürnberg 1989, Nr. 417

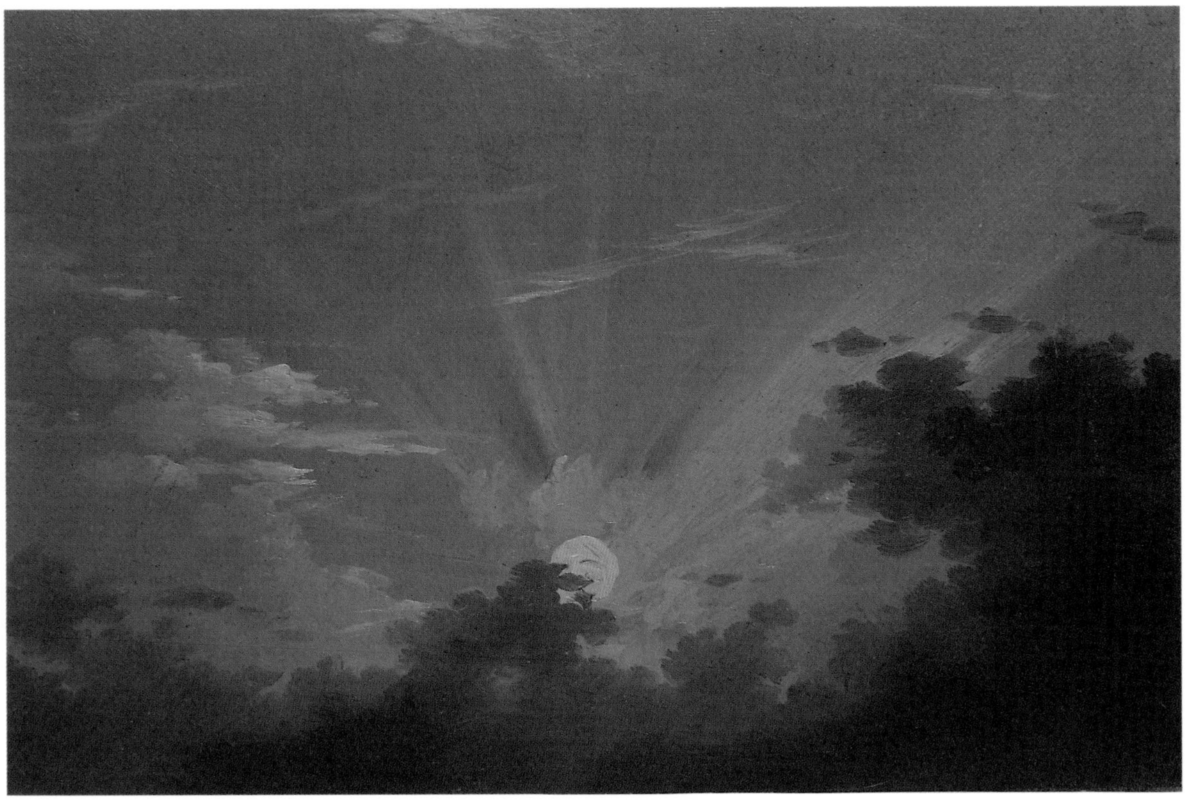

Die wohl vor 1800 entstandene Ölstudie zeigt die hinter einer dunklen Wolkenbank aufsteigende Sonne, wie sie den graublauen Himmel und die höhergelegenen Wolkenschichten erleuchtet. Gegen Ende des 18. Jahrhunderts setzte sich das Skizzieren nach der Natur in Öl mehr und mehr durch; es ist allerdings nicht sicher, ob Wutky tatsächlich vor dem Motiv arbeitete. Einerseits zeugt die Konfiguration der atmosphärischen Gebilde von genauer Beobachtung; andererseits scheint in der kreisförmig sich rundenden Komposition mit der zentral gesetzten, zartgelbe Strahlen aussendenden Sonne auch barocke Inszenierungskunst am Werk zu sein. Auf Wutkys spezielle Verbindung von Naturtreue und Artifizialität – beides allerdings eher negativ verstanden – verweist auch Heinrich Meyer in seinem kunstgeschichtlichen Abriß für Goethes Schrift über *Winckelmann und sein Jahrhundert*: »Wutky, ein Österreicher, bediente sich nach Weise der Wiener Schule einer etwas flüchtigen Behandlung, die nahe ans Manierierte grenzt, aber viele Wirkung tut. Er erdachte zwar selten, sondern nahm sozusagen den Umriß seiner Gemälde aus der Wirklichkeit, das Zufällige aber, die Phänomene der Natur, pflegte er nebenher frei und geschickt zum Behuf des Effekts zu benutzen. Sturm, Wolken mit durchbrechenden Sonnenstrahlen und dergleichen findet man daher oft von ihm dargestellt.« (Goethe/Meyer/Fernow 1969, S. 184) Gleichwohl gilt es festzuhalten, daß reine Himmelstudien zu jener Zeit noch ungewöhnlich waren, sie wurden erst etwa zwanzig Jahre später – zeitgleich mit und gelegentlich auch beeinflußt von Goethes Howard-Rezeption (vgl. Kat. 350) – zu einem beliebten künstlerischen Thema. *J.M.-T.*

Johann Wolfgang von Goethe

348 BÖENGEWÖLK

Bleistift, Tusche
11,5 x 15,1 cm
Stiftung Weimarer Klassik, Museen
Inv.Nr. 1553
Eigenhändige Datierung: »Schwanenwalde d. 5. Apri. 79«

Literatur: Femmel/VB, Nr. 223

Lange vor seiner von Howard angeregten wissenschaftlichen Beschäftigung mit der Meteorologie hat Goethe der Wolkenhimmel fasziniert, wovon sowohl die zweite Schweizreise 1779 wie die italienische Reise Zeugnis ablegen können. Die Tuschzeichnung mit einem Aprilschauer scheint zwar in der Wiedergabe der beobachteten Phänomene durchaus genau – eine zerrissene untere Wolkenschicht wird von einer Böenwolke (Cumulonimbus), deren Ränder hell erleuchtet sind, überwölkt – doch geht es hier noch nicht um einen strukturellen Zugriff, insofern ähnelt diese in der Geschichte der Wolkenwiedergabe ungewöhnlich frühe Zeichnung durchaus den Wolkennotaten, die sich in Caspar David Friedrichs Skizzenbuch von 1806–08 finden (Bernhard 1974, S. 414 – 423). Zeitlich schließt sich die Zeichnung an Alexander Cozens' schon um 1772 zu datierende grandiose Wolkenölstudien (Kat. 358) an, in Deutschland ist wenig Vergleichbares an ihre Seite zu stellen. *W. B.*

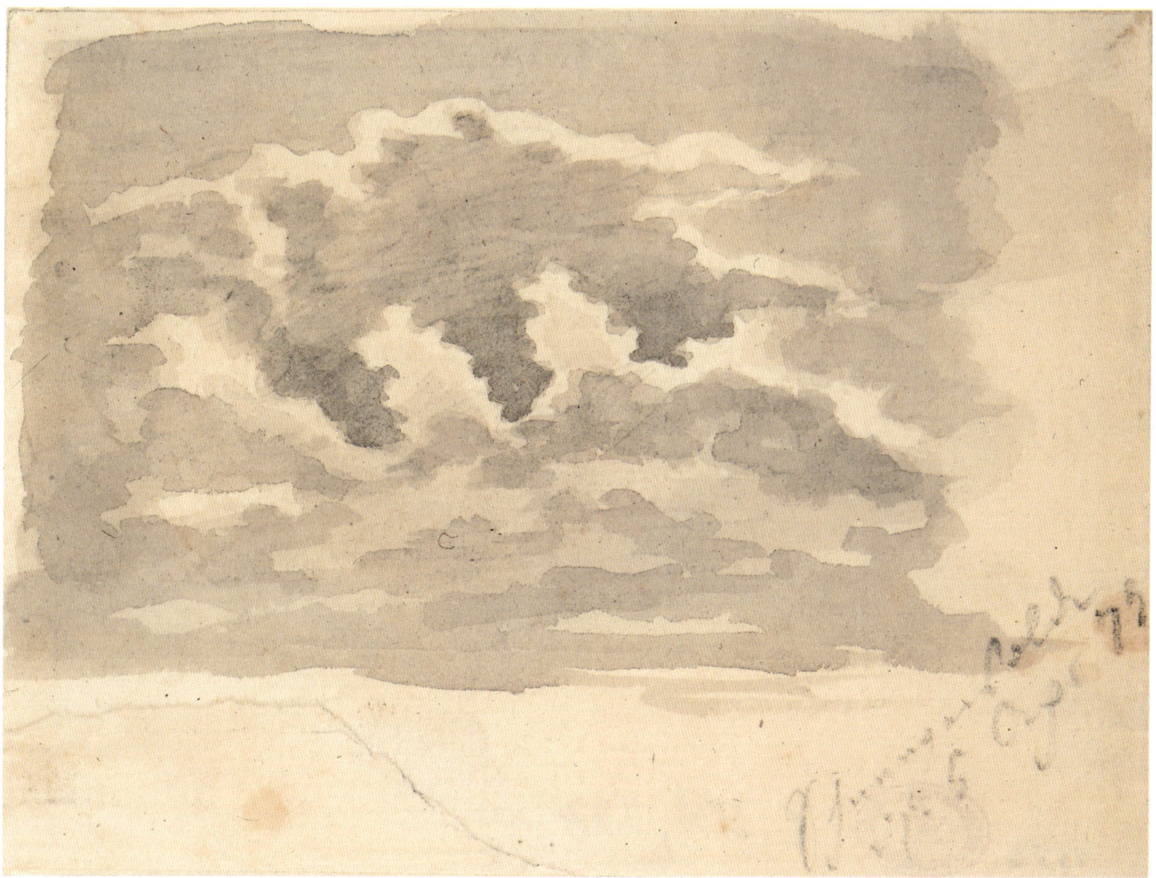

Johann Wolfgang Goethe

349 SCHÖNWETTERGEWÖLK

Pinselzeichnung mit blauer Aquarellfarbe
45,5 x 30 cm
Stiftung Weimarer Klassik, Museen
Inv. Nr. 1562

Literatur: Femmel Vb, Nr. 234

Johann Wolfgang Goethe

106 HOWARDS WOLKENFORMEN

Um 1817/20
Entwurf
Feder mit Tusche laviert
16,3 x 20,0 cm
Hamburger Theatersammlung

Literatur: Femmel V B, Nr. 254 a und b

In Form eines schematischen Modells fügt Goethe analog zu Howards Wolkenlehre alle unterschiedlichen Wolkenformen in eine Landschaft mit See und Gebirgsstock ein. Die Darstellung basiert auf dem Tableau *Höhen der alten und der neuen Welt*; ein Kupferstich nach der Skizze von Ludwig Heß wurde Goethes *Wolkengestalt nach Howard* beigegeben

P.M.

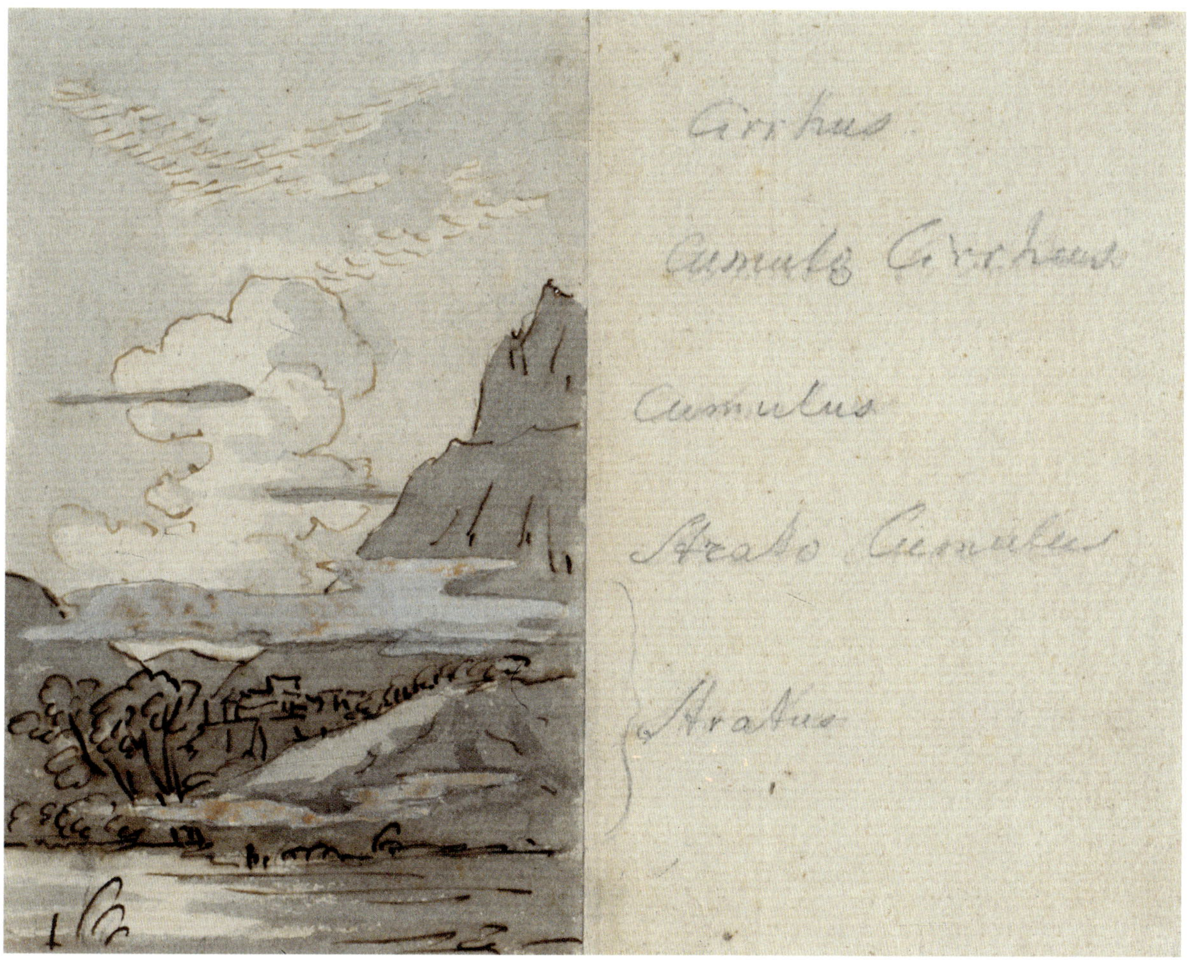

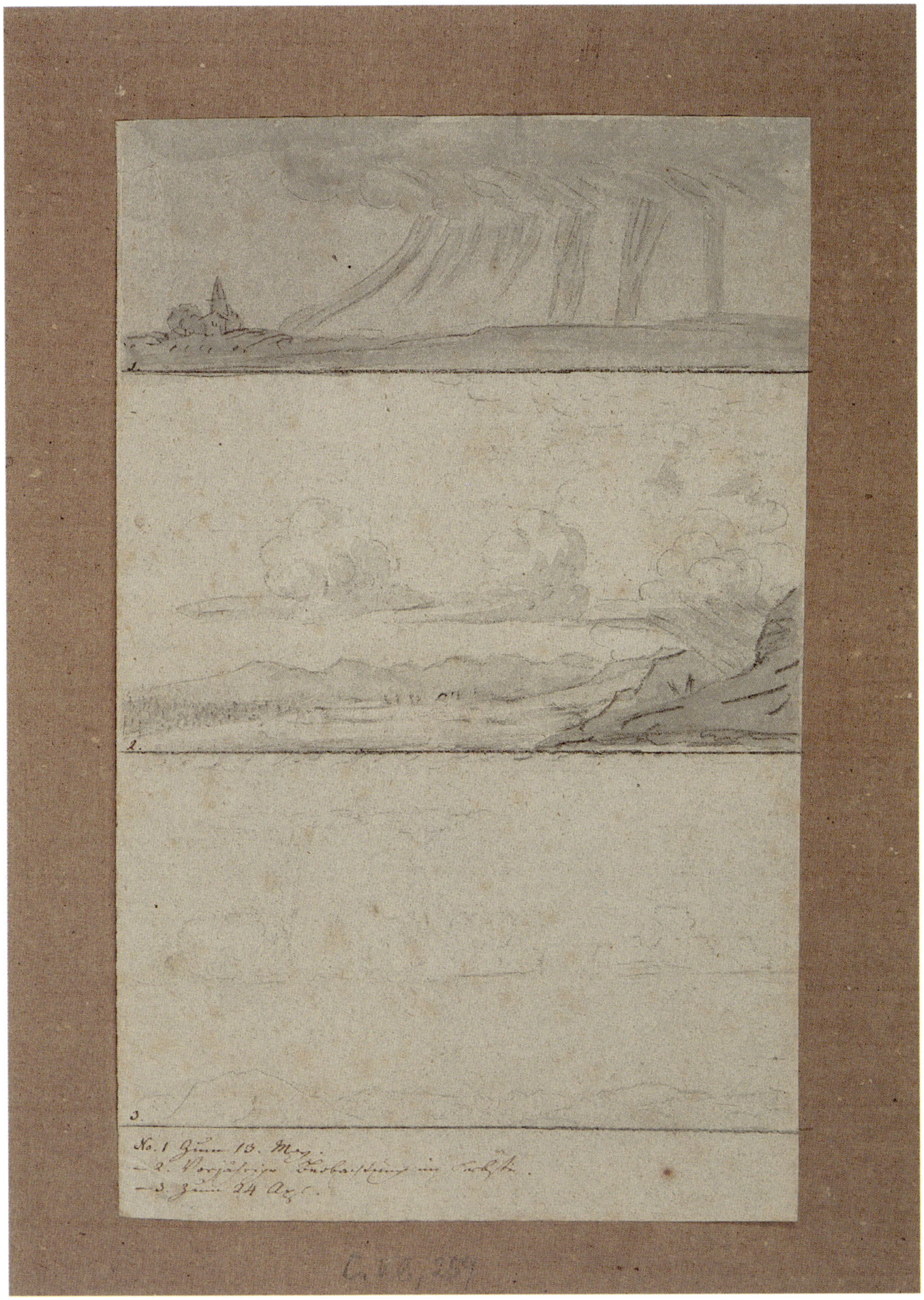

Johann Wolfgang von Goethe

351 1. SCHLECHTWETTERWOLKENDECKE, BOGENFÖRMIGE FALLSTREIFEN, 2. HAUFENWOLKEN MIT SCHICHTWOLKE AN DER BASIS, SCHÄFCHENWOLKEN, FALLSTREIFEN, 3. GEBANKTE HAUFENWOLKEN, SÄULENFÖRMIG EMPORSTEIGEND, SICH ZU EINER SCHICHTWOLKE AUSBREITEND

1. und 2. schwarze Kreide und Tusche, 3. Bleistift
32,4x20,0 cm
Stiftung Weimarer Klassik, Museen
Inv. Nr. 1546
Unten eigenhändige Beischrift mit Tinte: »No. 1. Zum 13. May (1820), 2. Vorjährige Beobachtung im Herbste. (1819), 3. Zum 24. Apr. (1820)«

Literatur: Femmel/VB, Nr. 259

1. Die dargestellte Schlechtwetterwolkendecke mit bogenförmigen Fallstreifen hat Goethe nahe Hohdorf mit Blick auf das Erzgebirge gesehen, wie aus seinem »Wolkendiarium« von 1820 hervorgeht: »Gegen Abend war im Westen, an dem Erzgebirge her, ein meilenlanger Nimbus, der in vielen Strömungen niederging. Ich habe davon sogleich einen Entwurf gemacht, welchem ich den Versuch einer beschreibenden Erklärung hinzufüge. Die Wetterwolke zog von Westen nach Osten und zeigte, welche in gleicher Richtung vorwärts den Strich führten. Die Wolke hingegen wie sie vorrückte unterlag im Einzelnen der Erdanziehung und es senkten sich ganz verticale Gußstrahlen herunter. Diese schienen jedoch mit der Erde in solchen Contact und Verbindung zu kommen, daß sie mit ihrem untern Ende an dem Boden festhielten, der die Feuchtigkeit an sich saugte, indeß die Wolke weiter zog und das obere Ende dieser Schläuche mit fort nahm, deßhalb sie zu einer schiefen Richtung genöthigt wurden...« (WA II/12, S. 28f.).

2. Offenbar im September 1819 in Karlsbad entstanden. 3. Landschaft bei Hof nach dem »Wolkendiarium« des Jahres 1820 zum 24. April: »Die Luft hatte alle Feuchtigkeit in sich aufgenommen, es entstand daher bei Sonnenaufgang eine Art Höherauch, den man an entferntern Gegenständen, auch an einem blässern Himmelsblau gar wohl bemerken konnte. Es zeigten sich nach und nach zarte horizontale Streifen, in die sich der Höherauch zusammenzieht, sie überdecken den ganzen Himmel, zugleich manifestiren sie ihre cirröse Tendenz, sie lockern sich auseinander und zeigen sich als Reihen von Schäfchen. Ein Theil des Höherauchs ist als Thau niedergegangen. Der Nordostwind strömt heftig, schon lös't sich der obere Umriß aller Streifen flammig auf, ja es steigen aus demselben einzelne Säulen, wie Rauch aus den Essen hervor, die aber doch oben sich wieder zur Schicht legen, als wenn sie ihren vorigen Zustand wieder annehmen wollten. Alle diese Bemühungen gelten aber nicht gegen den Nordorst, der mit Heftigkeit bläs't: Keine Wolke vermag sich mehr zu ballen, gegen Mittag schon ist der ganze Himmel rein.« Die Zeichnungen – das macht auch gerade ihre Zusammenstellung deutlich – stehen in Zusammenhang mit Goethes Howard-Studien seit 1815, die ihre endgültige Zusammenfassung 1820 fanden (s. Busch in diesem Katalog, S. 519ff.). *W. B.*

Johann Georg von Dillis

Schwindkirchen/Haag 1759 – 1841 München

352 CUMULUSWOLKEN

weiße Kreide und Spuren schwarzer Kreide auf blauem Papier
27 x 35,9 cm
München, Städtische Galerie im Lenbachhaus
Inv. Nr. Historischer Verein Nr. 527

Literatur: Badt 1960, S. 54f.

Der Münchner Landschaftsmaler Johann Georg von Dillis begann um das Jahr 1820 intensiv Himmelsstudien zu betreiben, zu jener Zeit also, da die Wolken auch von anderen Künstlern als Bildthema entdeckt wurden. Die etwa 150 Wolkenskizzen aus Dillis' Nachlaß, dem auch die ausgestellten Arbeiten entstammen (vgl. Kat. 353), zeigen das nachhaltige Interesse des Künstlers an atmosphärischen Erscheinungen, das – so die Vermutung von Badt 1960, S.55 – durch Goethes meteorologische Schriften angeregt wurde. Auf seinen Studien vermerkte Dillis häufig Uhrzeit, Datum, Wettersituation und Farbverhältnisse; diesem dokumentarischen Anspruch gemäß liegt der Hauptakzent der Skizzen darauf, die reine Phänomenalität der flüchtig-beweglichen Luftgebilde ins Bild zu bannen. In der Wahl der Zeicheninstrumente wie des Bildträgers ließ sich der Künstler oft von den farblichen Gegebenheiten des Themas leiten und arbeitete mit weißen und schwarzen Kreiden auf blauem Papier. *J.M.-T.*

Johann Georg von Dillis

Schwindkirchen/Haag 1759 – 1841 München

353 THEATINERKIRCHE

1821
weiße und schwarze Kreide auf blauem Papier
24,8 x 40 cm
bez. ›luft [unleserlich] 1821‹
München, Städtische Galerie im Lenbachhaus
Inv. Nr. Historischer Verein Nr. 544

Literatur: Badt 1960, S. 54f.

Die Zeichnung gehört zu einer größeren Gruppe von atmosphärischen Studien, in denen Türme und Kuppel der Theatinerkirche das architektonische Fundament bilden, »von dem die Zeichnung sich abstößt« (Badt 1960, S. 54). Sie entstanden wohl von dem Amtszimmer aus, das Dillis als Inspektor der neuen Galerie im Hofgarten von München bezogen hatte (vgl. Kat. München/Dresden 1991/92, Nr. 24). *J.M.-T.*

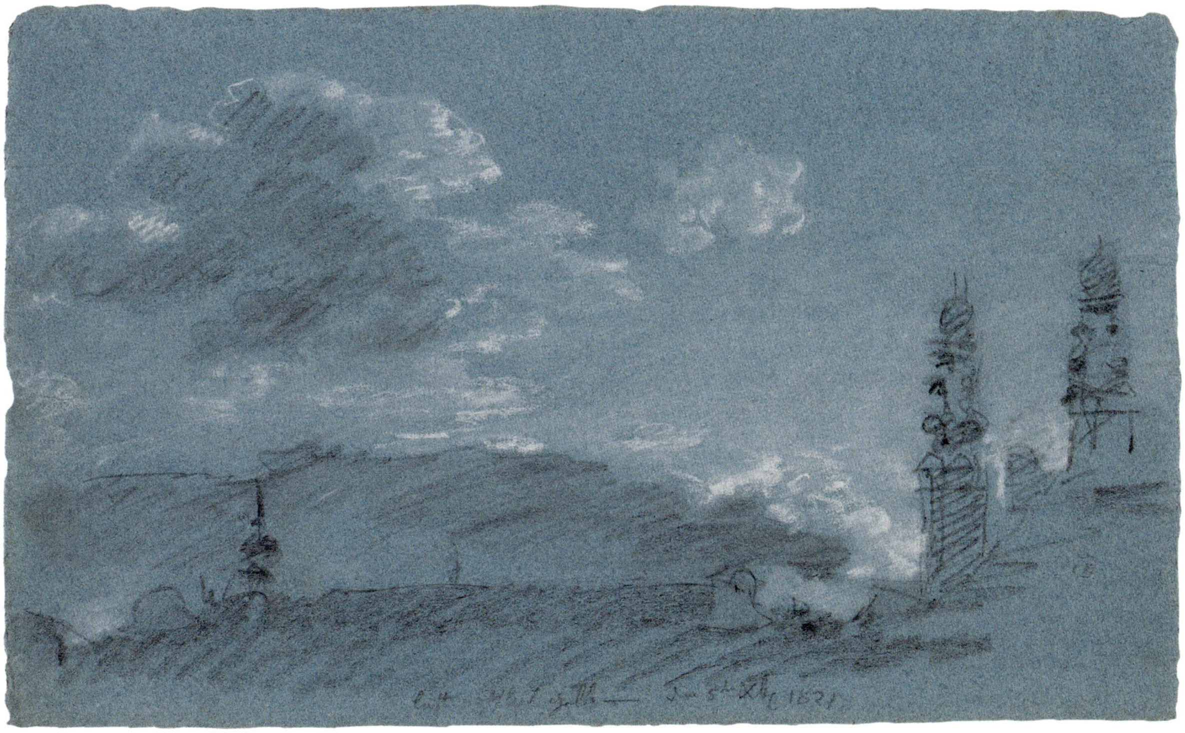

Caspar David Friedrich
Greifswald 1774 – 1840 Dresden

354 NEBELSCHWADEN

um 1820
Öl auf Leinwand
32,5 x 42,4 cm
Kunsthalle Hamburg
Inv. Nr. 1056

Literatur: Sumowski 1970, S. 76; Börsch-Supan/Jähnig 1973, Nr. 269; Kat. Hamburg 1974a, Nr. 146; Kat. Madrid 1992, Nr. 55; Leppien 1993, S. 22 f.

Zu Beginn der zwanziger Jahre schuf Friedrich eine Reihe von Nebelbildern. Die Bevorzugung dieses atmosphärischen Motivs erklärte der Künstler wirkungsästhetisch: »Wenn eine Gegend sich in Nebel hüllt, erscheint sie größer, erhabener und erhöht die Einbildungskraft, entspannt die Erwartung gleich einem verschleierten Mädchen. Auge und Phantasie fühlen sich im allgemeinen mehr von der duftigen Ferne angezogen als von dem was so nah und klar vor Augen liegt« (zit. nach Hinz 1968, S. 203).

In dem ausgestellten Gemälde ist nichts »nah und klar«, sondern alles in unbestimmter Entfernung und atmosphärischer Verhüllung gegeben. Unter nahezu völligem Verzicht auf räumliche Tiefenwirkung baut Friedrich seine Landschaft aus annähernd bildparallelen Streifen auf; die braune Erdzone ist durchsetzt mit hellgrauen Nebelstreifen, links erscheint auf der Höhe des Horizonts ein weich konturierter Bergrücken. Das zuständlich wirkende Bild gewinnt eine gewisse Dynamik durch die schräg ziehenden, blaugrau gehaltenen Wolkenflanken, die von gelbweißem Licht und von Abendrot durchbrochen werden. Ins Zentrum des Bildes hat Friedrich das dunkelste Element, eine Strohhütte mit danebenstehendem Wagen, plaziert; ein nur schemenhaft erkennbarer Mann sitzt davor. Die dürftige Hütte verweist nach Börsch-Supan/Jähnig 1973, Nr. 269, auf die »Ärmlichkeit des irdischen Daseins und die Erwartung des Todes«; die verschleierte Räumlichkeit des Hintergrundes repräsentiere das Jenseits; die Krähen seien als »Boten des Todes« zu verstehen.

Das Gemälde *Nebelschwaden* belegt exemplarisch, daß Friedrichs Neigung zu atmosphärischen Phänomenen mit Goethes meteorologischen Interessen nicht in Einklang stand. Goethe hatte Friedrich 1816 durch die befreundete Malerin Luise Seidler um die Anfertigung von Wolkenstudien nach Luke Howards Lehre gebeten; der Künstler aber weigerte sich: »Sollten Sie glauben«, so antwortet Luise Seidler an Goethe, »daß er gleich einen Umsturz der Landschaftsmalerei in diesem System sah, daß er fürchtet, künftig müßten nun die leichten freien Wolken sklavisch in diese Ordnungen eingezwängt werden. – ›Und wie kann man dann nach diesen Gesetzen‹, fuhr er dann fort, ›dies sogleich aufzeichnen, dazu gehört ja jahrelange Beobachtung und Studien! Ich wollte es ja gern, aber, wenn ich nichts tüchtiges in dieser Art leisten sollte, dürfte ich es ja nicht unternehmen und dies könnte ich nicht, so leicht wie Sie (der Unartige meint nach meiner Art) nehmen, und genommen haben wollen« (zit. nach Benz 1940, S. 139). Im Hinblick auf die Pointierung der antithetischen Positionen Friedrichs und Goethes wird in der Literatur zumeist nur der erste Teil von Friedrichs Argumentation – die Abwehr des wissenschaftlich-klassifikatorischen Denkens für die Kunst – zitiert; jedoch belegt die ergänzende Begründung, daß Friedrich in seiner Weise das Goethesche Pathos der Anschauung teilte. In dem Wunsch, sich dem verehrten Dichterfürsten gefällig zu erweisen, hatte Luise Seidler den befreundeten Künstler offensichtlich gedrängt, Goethes Ansinnen zu erfüllen. Friedrich seinerseits verweist auf den Ernst, die Bedeutung und den Zeitaufwand einer solchen Aufgabe – und ist damit nicht allzu weit entfernt von dem idealistischen Anspruch, den Goethe mit seinen künstlerisch-wissenschaftlichen Bestrebungen verband. Daß sich Friedrich keineswegs nur als Antipode Goethes begriff, zeigt eine Bemerkung seines Freundes Carl Gustav Carus: Friedrich – so schreibt Carus in einem Brief aus dem Jahre 1818 – »hat mir bei einigen meiner neueren Bilder gerade gesagt, daß er überzeugt sei, daß so, wie ich die Landschaft auffasse, es Goethes Meinung sei, daß sie aufgefaßt werden solle; ja er gibt sich Mühe, in diesem Stil selbst zu malen« (zit. nach Prause 1968, S. 41.). *J.M.-T.*

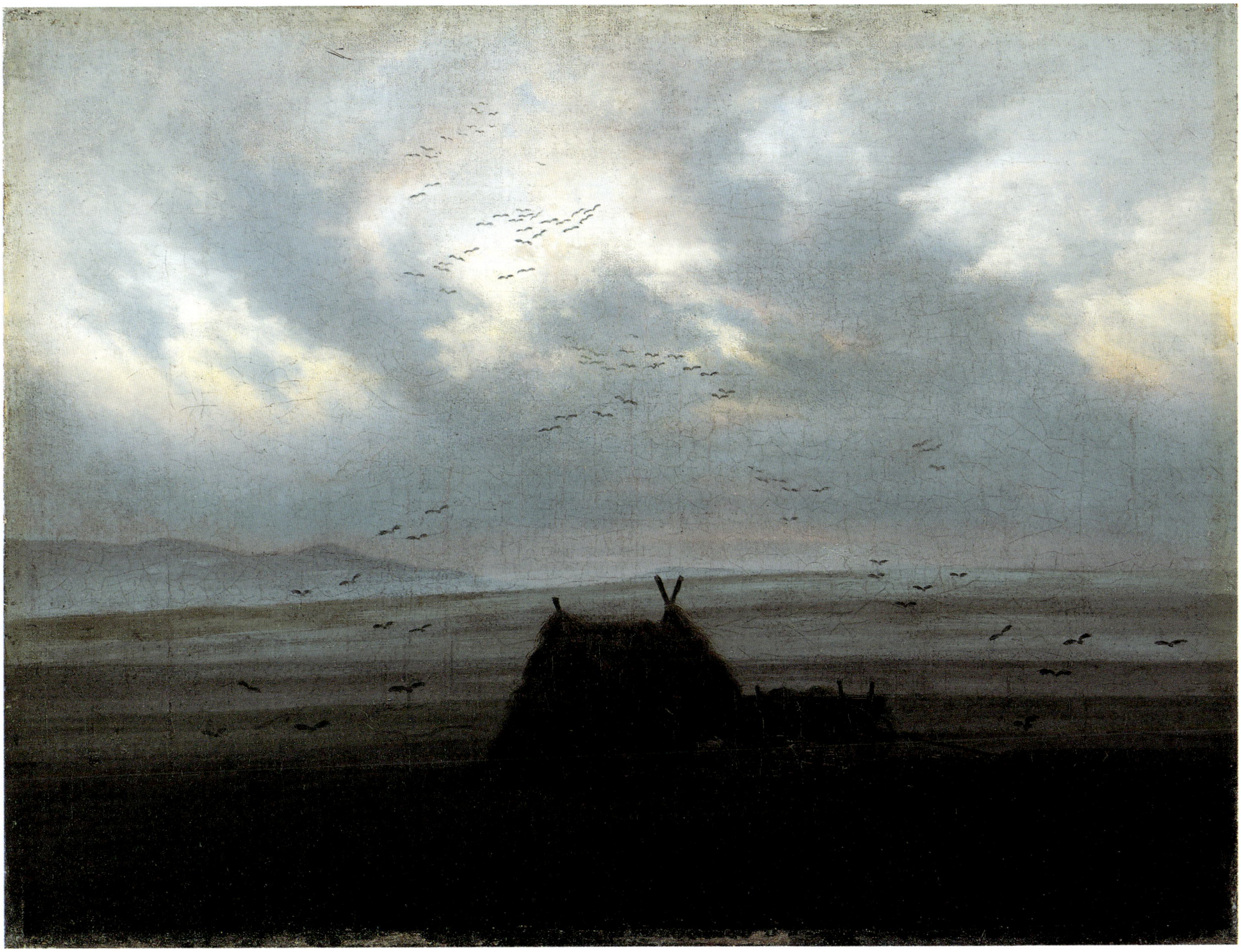

Caspar David Friedrich
Greifswald 1774 – 1840 Dresden

355 ABEND

Öl auf Karton
20 x 27,5 cm
bez.unten ›Abend October 1824‹
Mannheim, Kunsthalle
Inv.Nr. M 825

Literatur: Sumowski 1970, S. 174; Börsch-Supan/Jähnig 1973, Nr. 319; Kat. Hamburg 1974a, Nr. 176; Kat. Dresden 1974, Nr. 46; Kat. Paris 1984, Nr. 94; Kat. Berlin 1990, Nr. 414; Börsch-Supan 1990, Nr. 39

In die noch frische Farbe hat Friedrich mit dem Pinselstiel eine Tageszeit, Monat und Jahr der Entstehung dokumentierende Bezeichnung eingeritzt. Die genaue Datierung und der Bildträger Karton verweisen darauf, daß es sich bei der ausgestellten Arbeit nicht um ein durchgeführtes Gemälde, sondern um eine Studie handelt. Es gehört zu einer Gruppe von insgesamt drei Ölskizzen (Börsch-Supan/Jähnig 1973, Nr. 318-320), die auf September bzw. Oktober 1824 datiert sind und die den Abendhimmel zum Gegenstand haben. Auf der Mannheimer Studie ist in äußerster Reduktion über einem schmalen, das Erdreich andeutenden, dunkelbraunen Bodenkeil ein orangeglühender Himmel gegeben, auf dem zarte Wolkengebilde »wie die Zeichen einer Schrift« (Börsch-Supan 1990, Nr. 39) erscheinen.

Derartige Skizzen sind ungewöhnlich in Friedrichs Oeuvre. Sie entstanden wohl unter dem Einfluß des norwegischen Malers Johan Christian Clausen Dahl, der seit 1818 mit Friedrich befreundet war und seit 1828 mit ihm in einem Haus wohnte; Dahl hat in dieser Zeit zahlreiche atmosphärische Studien vor der Natur angefertigt (vgl. Kat. 364–366). Gleichwohl wurde in der Literatur auch auf die Unterschiede zwischen den Arbeiten Friedrichs und Dahls hingewiesen: Sumowski 1970, S. 174, sieht in Friedrichs Wolkenstudien »eine subjektive Umbildung des Dahlschen Skizzentypus«, in denen »die Wolken zu Hieroglyphen auf magisch schimmerndem Lichtgrund« werden; Börsch-Supan 1990, S. 146, betont, Friedrichs Himmel behalte auch in diesen rasch gemalten Studien »den Charakter des Numinosen im Unterschied zu Dahls Wolkenstudien und denen anderer Zeitgenossen, die meteorologische Erscheinungen mehr naturwissenschaftlich abbildeten«.

J.M.-T.

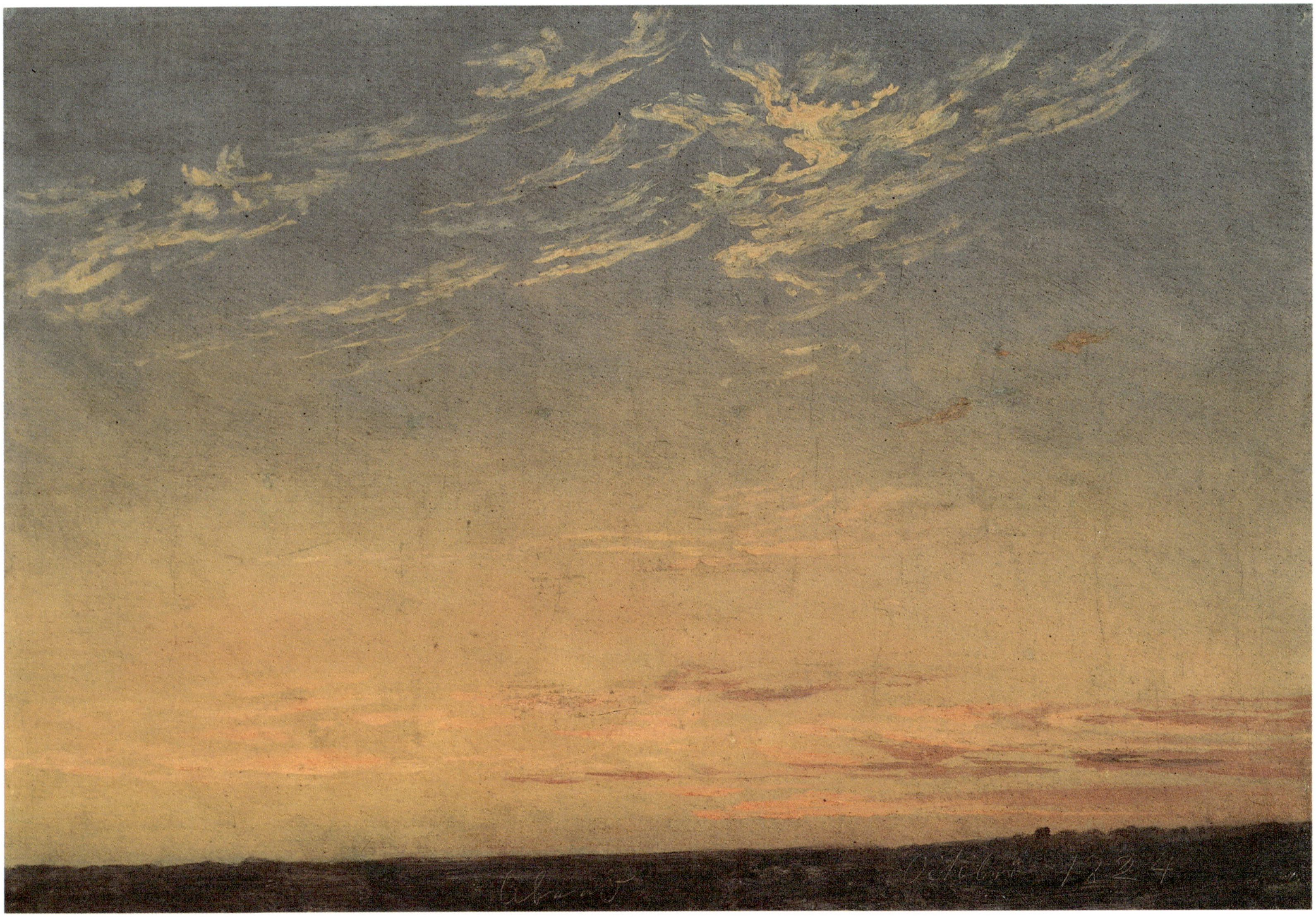

Pierre-Henri de Valenciennes

Toulouse 1750 – 1819 Paris

356 BEI ROCCA DI PAPA: DER MONTE CAVO IN WOLKEN

1782–84
Öl auf Papier auf Pappe
15,1 x 33,5 cm
Paris, Musée du Louvre
Inv. Nr. R. F. 2941

Literatur: Lacambre 1976, Nr. A 11

357 BEI ROCCA DI PAPA: DER MONTE CAVO VON WOLKEN VERHÜLLT

1782–84
Öl auf Papier auf Pappe
14,4 x 29,7 cm
Paris, Musée du Louvre
Inv. Nr. R. F. 2938

Literatur: Lacambre 1976, Nr. A38

Der Monte Cavo oberhalb von Rocca di Papa war ein bevorzugtes Motiv von Valenciennes, in seinen Ölskizzenserien taucht er wiederholt auf. Auf Grund der spontanen Ölskizzenmanier hat man zumeist angenommen, Valenciennes' Skizzen (insgesamt über 140) seien unmittelbar vor dem Objekt entstanden. Das ist insofern fraglich, als er erstens in seinen »Élemens« von 1799/1800 (Valenciennes 1799/1800, S. 417) empfiehlt, vor der Natur auf Grund des schnell wechselnden atmosphärischen Eindrucks nur Bleistiftzeichnungen zu machen und Farbangaben in die Formen hineinzuschreiben und zweitens entsprechende Zeichnungen, die sich direkt auf die Ölskizzen beziehen lassen, im Cabinet des Estampes erhalten sind – ein Beispiel mit folgender Skizze abgebildet bei: Lacambre 1976, »Gewitter bei Fayotte« (Lacambre 1976, Nr. B25). In seinem Traktat empfiehlt er ferner, ein und denselben Gegenstand im Abstand von zwei Stunden festzuhalten (Valenciennes 1799/1800, S. 406). Verschiedene Ölskizzenpaare finden sich, die Entsprechendes fixieren, so Nr. A26 und A59 oder A28. Die Ansichten vom Monte Cavo sind insofern extrem, als der Gegenstand sich hinter den Wolken völlig verliert, der verblüffend ungegenständliche atmosphärische Eindruck dominiert. Es ist, als würde die Relativität aller Erscheinung demonstriert, der gegenüber allein ein naturgetreuer Zugriff auf der Basis einer abstrakten künstlerischen Gestaltungsform helfen kann. Bei aller erstaunlichen Modernität dieser Skizzen: es sollte ausdrücklich betont werden, daß sie für Valenciennes selbst nur Studienmaterial gewesen sind, mitnichten den Anspruch seiner konventionell klassischen großen Landschaftsbilder erhoben haben. *W. B.*

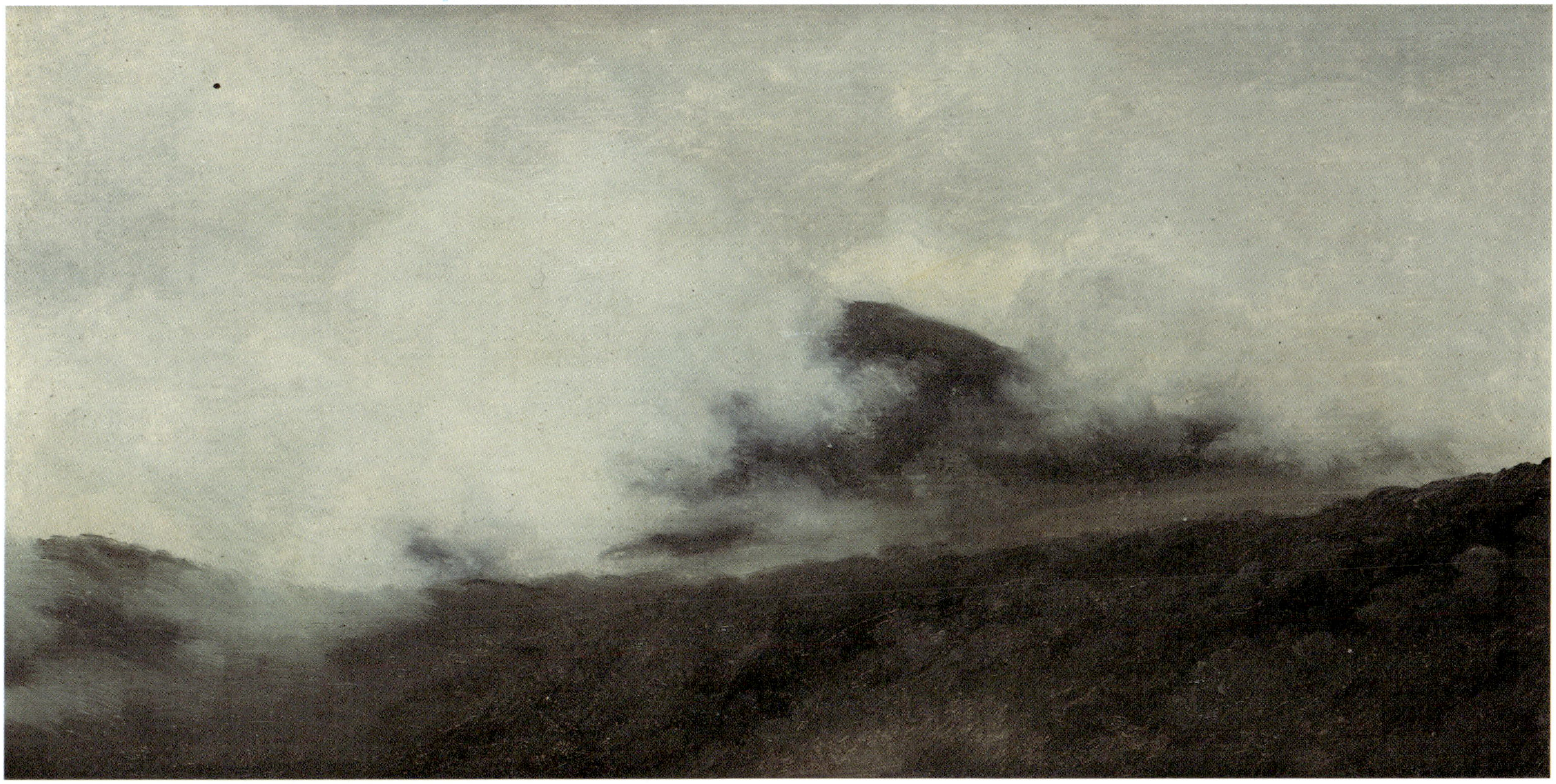

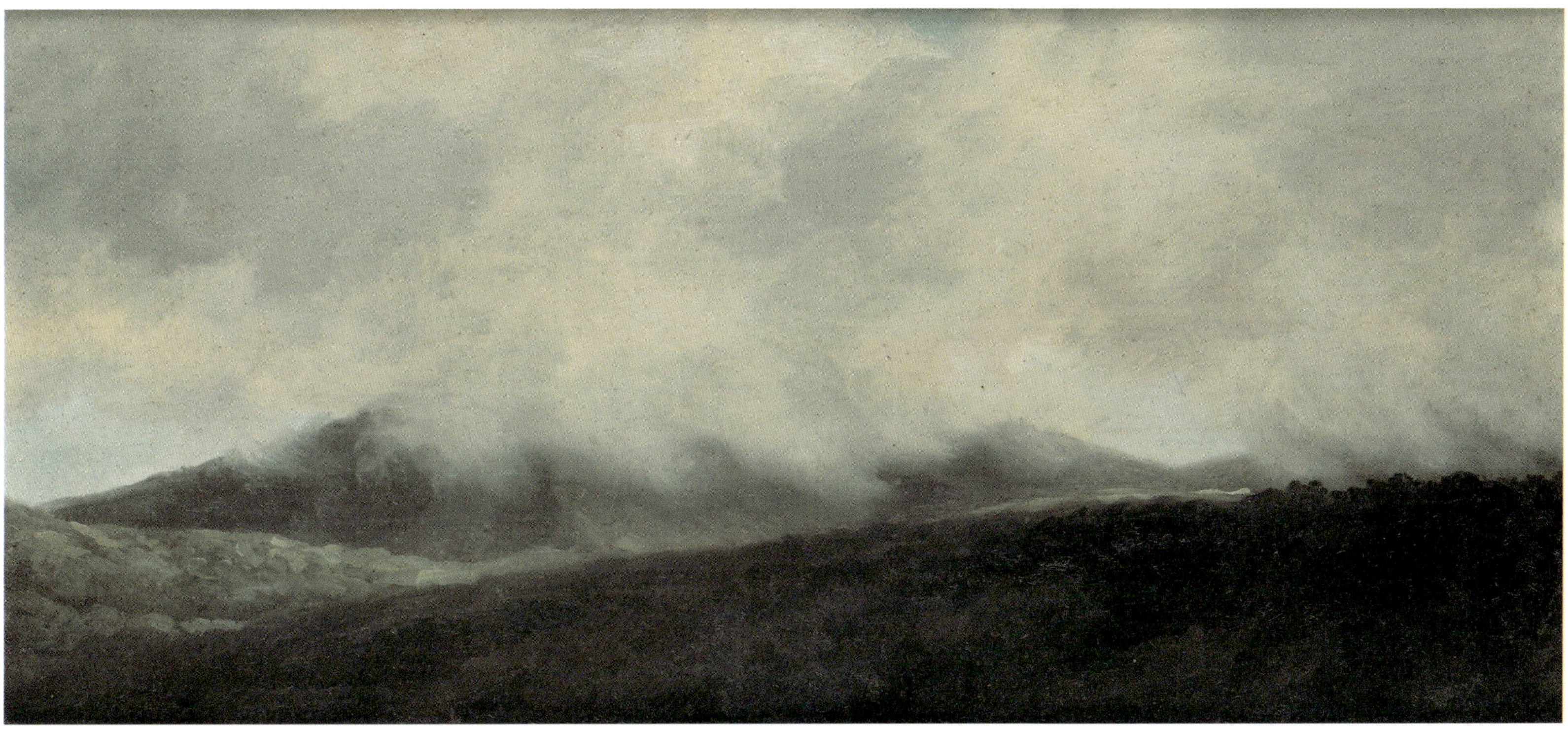

Alexander Cozens

Rußland nach 1700 – 1786 London

358 AM ENDE DES TAGES

um 1772
Öl auf Papier
24,3 x 31,1 cm
Yale Center for British Art, New Haven, Ct.
(Paul Mellon Collection).

Literatur: Sloan 1986, S. 49–62, bes. S. 55 und Abb. 71; Busch 1993, S. 339–353, Abb. X

Cozens' Ölskizzen, so spontan gemalt und so naturgetreu sie zu sein scheinen, sind das Resultat und die Nutzanwendung systematischer Überlegungen zur Landschaft. Sowohl für die Landschaften selbst wie auch für die Wolken hat Cozens Typologien entworfen, die jeweils für bestimmte Ausdrucksbereiche einstehen sollen, deren Möglichkeiten in der Kombination von Landschafts- und Wolkentypen auszuloten sind. Für *Am Ende des Tages* wählt er offenbar Wolkentyp 3 (Abb. 19 der *New Method* von 1785/86), der *Streifige Wolken am unteren Teil des Himmels* betitelt ist, und kombiniert ihn hier wohl mit Landschaftstyp 3 der *Various Species of Composition of Landscape in Nature*, einer Systematik, an der er in den frühen 1770er Jahren gearbeitet hat. Der Typus ist simpel benannt »Eine Landschaft auf der einen, das Meer auf der anderen Seite«. Diesen Landschaften können gemäß der »Various Species« »circumstances«, tages-, jahreszeitliche und atmosphärische Umstände zugeordnet werden, hier Nr. 9 »close of day«. Erst diese Kombination ergibt einen Ton, eine Ausdrucksdimension. Constable, der 1823 bei Sir George Beaumont die Cozensschen Typen und zugehörigen Texte kopierte, notierte für Landschaftstyp 3 folgende Ausdrucksdimensionen bzw. Assoziationen: Heiterkeit, Reichtum, Handel, Freiheit. So wenig treffend das in diesem Falle zu sein scheint, entscheidend ist zweierlei: 1. nicht primär der Gegenstand einer Landschaft ist entscheidend, sondern ihre Ausdrucksdimension. Und 2. der Künstler soll zwar die Natur und ihre Phänomene genau beobachten, für den stimmigen Ton der gemalten Landschaft ist es jedoch unerläßlich, daß er sich über die Wirkweise der Teile und ihrer Kombination im klaren ist und eine relativ abstrakte, von der Bildfläche her gedachte Ausdrucksgrammatik beherrscht. Denn Cozens komponiert *Am Ende des Tages* durchaus: das Gewicht der Wolkenformen links antwortet dem der Küstenformen rechts. Dieser nicht idealistische gedachte Zusammenfall von Naturwissenschaft und Kunst hat Constable an Cozens' paradoxen Entwürfen fasziniert. *W. B.*

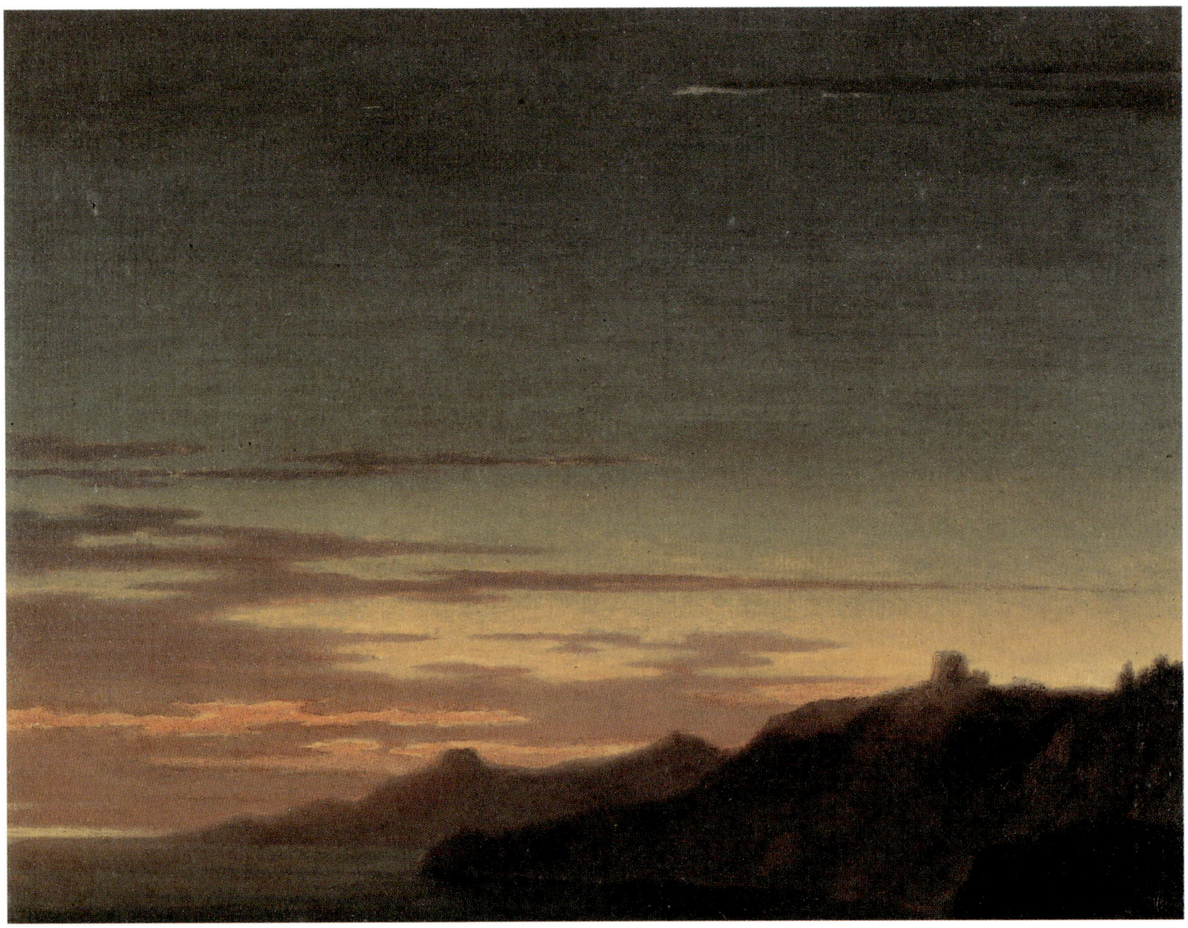

John Constable

East Bergholt 1776 – 1837 London

359 BLICK VON HAMPSTEAD HEATH IN RICHTUNG HARROW

1821
Öl auf Papier auf Leinwand gezogen
25 x 29,8 cm
Manchester City Art Gallery
Inv.Nr. 1917.176

Die Skizze ist auf einem Schild am Keilrahmen beschriftet: »August 1821, 5 Uhr nachmittags: sehr schön klar & windig nach leichtem Regen am Morgen«. Sie gehört zu einer Serie von gleichgroßen Ölstudien, die Constable zwischen Juli und September 1821 von Hampstead Heath aus in Richtung Harrow gemalt hat (s. Kat. London 1976, Kat. Nr. 194–196). Jeweils ist am Horizont auf einem Hügel winzig klein der Kirchturm von Harrow zu sehen, im Vordergrund Branch Hill Pond. So geht es Constable darum, ein und denselben Blick zu unterschiedlichen Tageszeiten und Wetterbedingungen in einem Zeitraum von drei Monaten immer wieder zu malen. Die zum Teil auch ausführlicheren Beischriften zeigen an, wie genau Constable die Umstände festhält. Nicht um Typologie geht es ihm hier, sondern um eine genaue Phänomenanalyse in Kenntnis ihrer Voraussetzungen. In diesem Falle werden die Klarheit nach dem Regen, die die Farben der Gegenstände verstärkt, und der unruhige Himmel am späteren Nachmittag, durch den die Strahlen der Sonne brechen, wundervoll eingefangen. *W. B.*

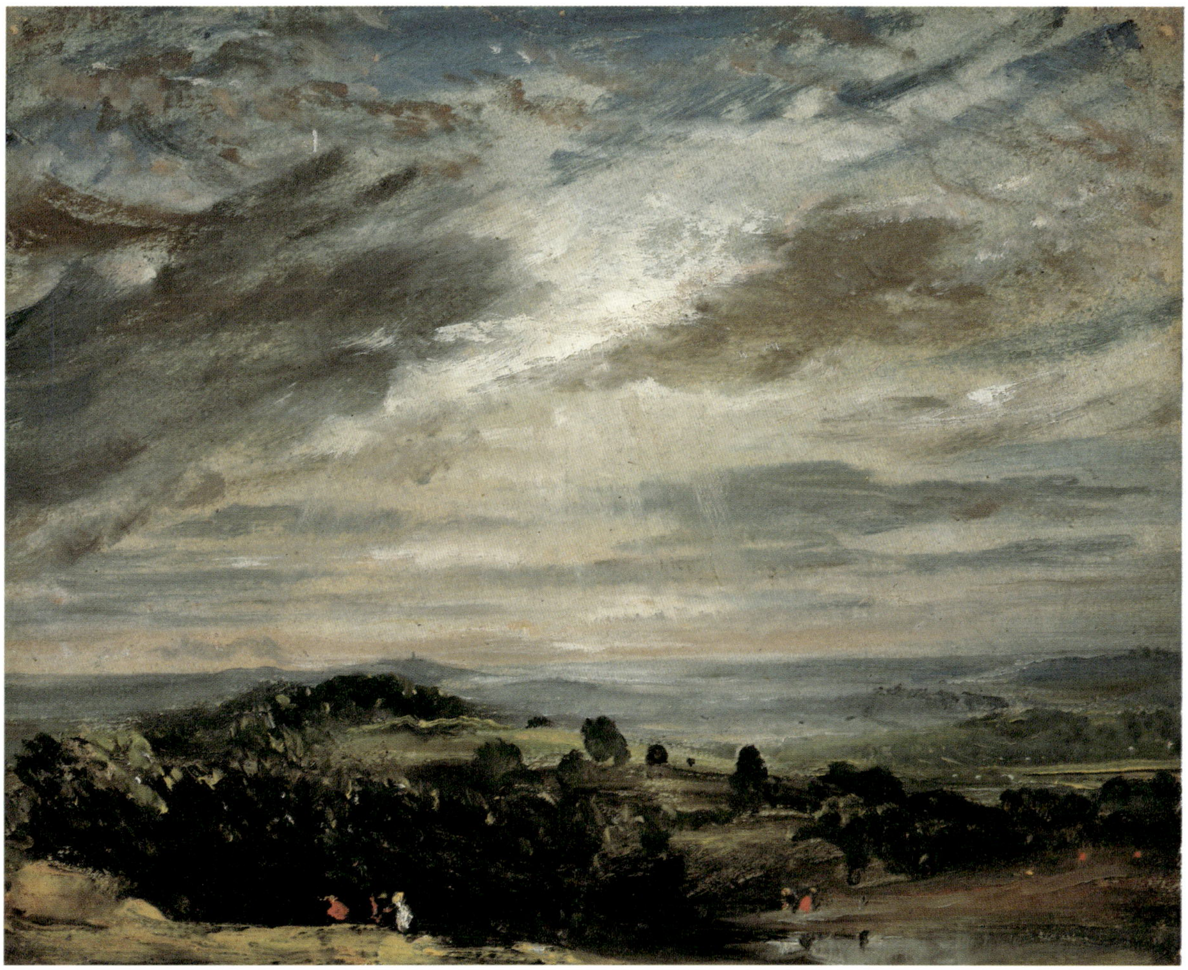

John Constable

East Bergholt 1776 – 1837 London

360 WOLKENSTUDIE

21. September 1822
Öl auf Papier auf Pappe gezogen
30,5 x 49 cm
London, Courtauld Institute Galleries, Witt Collection

Literatur: Thornes 1978, S. 24 f.; Reynolds 1983, Nr. 44; Kat. London 1991, Kat. Nr. 124

361 WOLKENSTUDIE

25. September 1821
Öl auf Papier auf eine Holztafel gezogen
21,2 x 29 cm
Yale Center for British Art, Paul Mellon Collection (USA)
Inv.Nr. B1981. 25.147.

Literatur: Thornes 1978, S. 21, Nr. 6; Kat. London 1991, Kat. Nr. 120

Die beiden in einem Abstand von einem Jahr gemalten reinen Wolkenstudien sind Belege für Constables große Wolkenkampagne im Spätsommer und Herbst der Jahre 1821 und 1822. Es ist die Zeit, wo Constable mit seinen nicht unumstrittenen »six-footers«, großen anspruchsvollen Bildern an die Öffentlichkeit der Akademieausstellung geht. Sie wurden gerade wegen der, wie es hieß, sich vordrängenden Himmel kritisiert (Hawes 1969, S. 358 f.). Für Constable waren die Himmel in der Tat das Wichtigste, da sie seiner Überzeugung nach, mehr als alles andere, der Landschaft die besondere Färbung des Charakters geben (Hawes 1969, S. 359 f.). So sucht er sich erneut und andauernd der Wahrheit der Himmel zu vergewissern. Auch die Wolkenstudien sind, auf der Rückseite, mit Angaben der Wetterumstände versehen. Die kleinere Studie von 1821 zeigt einen dramatischen Himmel, nachmittags zwischen 2 und 3 Uhr bei starkem Wind, die Sonne beginnt duch die mehrschichtige Wolkendecke zu brechen. Schmutzige braune, gelbgraue und graublaue Töne sind das Resultat. Die unruhige Malweise entspricht den Gegebenheiten. Die zweite Studie von 1822 gibt, wie Thornes festgestellt hat, ungewöhnlicherweise in Bahnen nach Osten ziehende Cumuluswolken, Schönwetterwolken wieder. Constable verwendet bei seiner Beschreibung nicht Howards Wolkenterminologie, obwohl sie gerade noch einmal in dessen »Climate of London«, 1818–20 veröffentlicht worden war. Wieder kommt es Constable eher auf das individuelle Wolkenphänomen an, das er malt, beschreibt und in seinen Voraussetzungen zu benennen sucht, und nicht auf typologische Eindeutigkeit. Diese Studie ist, wie die Beischrift ausweist, um 3 Uhr nachmittags gemalt, zu ihr gehört eine andere um 1/2 2 Uhr entstandene, ebenfalls mit Cumuluswolken. Auch dies ist ein Verweis auf das besondere Interesse an der individuellen Erscheinung und den Möglichkeiten einer Wolkensituation (s. Busch in diesem Katalog, S. 519 ff.). *W. B.*

John Constable
East Bergholt 1776 – 1837 London
nach
Alexander Cozens
Rußland nach 1700 – 1786 London

362 WOLKENSTUDIEN

Nos. 1–13
Bleistift mit Feder beschriftet
je 9,3 x 11,5 cm
London, Courtauld Institute Galleries, Lee Collection

Literatur: Kat. Hamburg 1976, Kat. Nr. 146; Lebensztejn 1990, S. 226–234 und Taf. 17–21

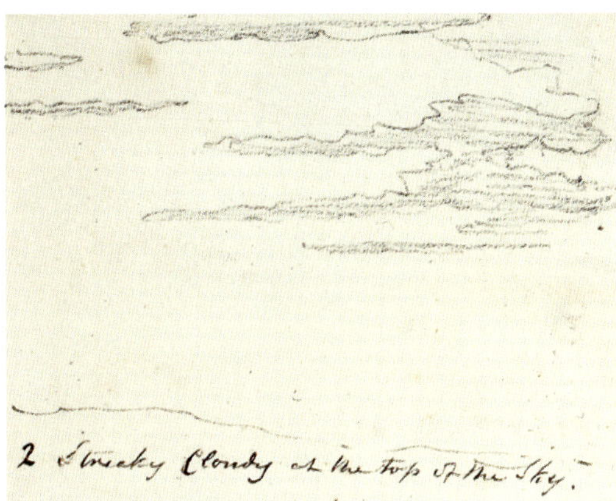

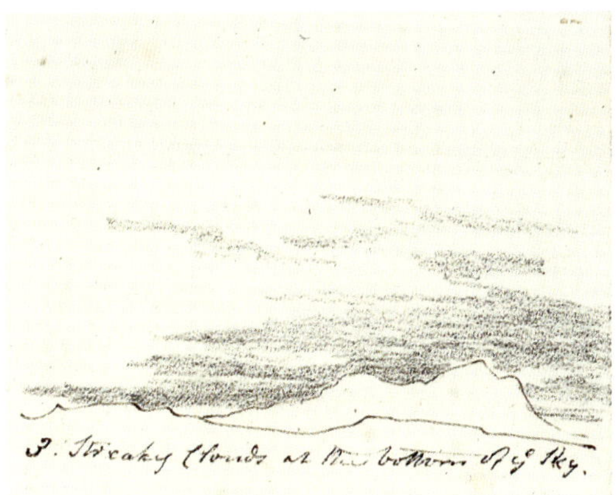

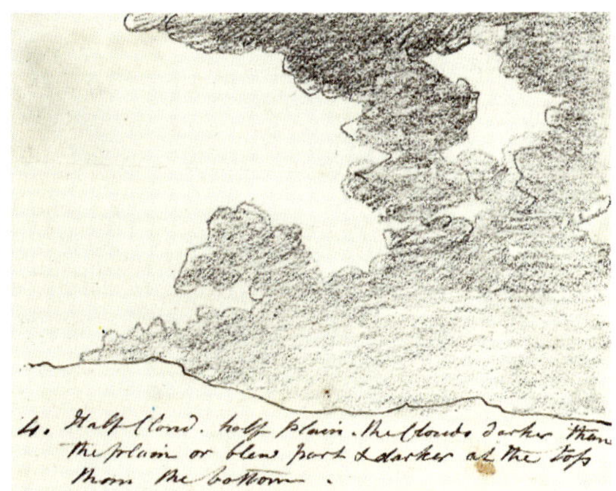

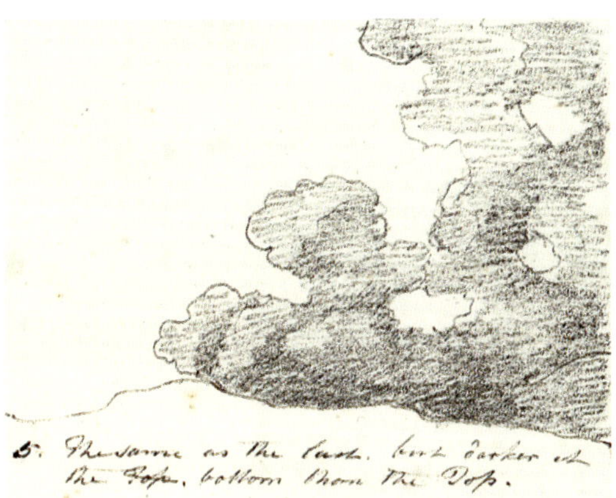

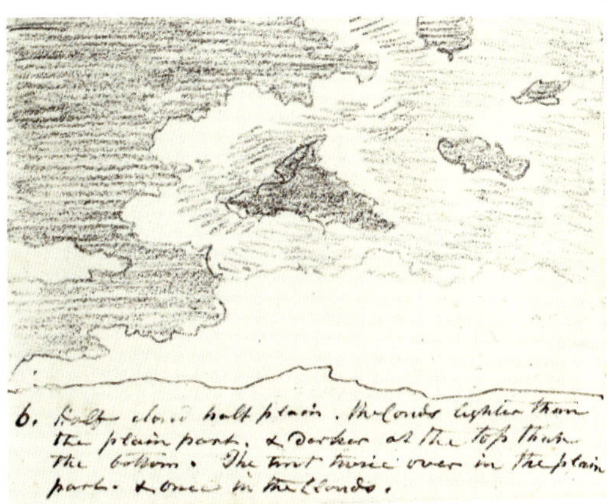

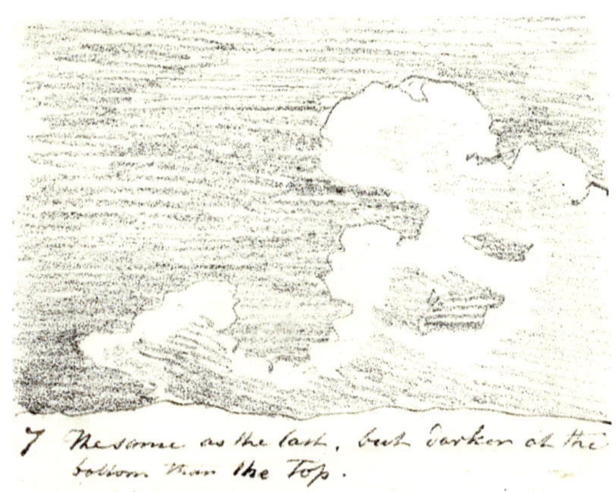

Constables Kopien nach Cozens' systematisierten Wolkentypen in: Alexander Cozens, *A New Method of Assisting the Invention in Drawing Original Compositions of Landscape*, London [1785/86], werden unterschiedlich datiert. Hawes 1969, S. 349, der sich nicht vorstellen kann, daß Constable als entwickelter Wolkenmaler sich noch an Cozens' Vorbild orientiert, datiert 1810, der Constable Ausstellungskatalog der Tate Gallery 1976, S. 128, datiert 1821–22. Wir sind der Meinung von Sloan 1986, S. 85, der 1823 annimmt, mit der Begründung, Herbst 1823 habe Constable nachweislich die Kommentare zu Cozens' Serie *Various Species* bei George Beaumont in Coleoston notiert. Da sich auch die Wolkenserie bei Beaumont befand, ist es mehr als wahrscheinlich, daß Constable zu diesem Zeitpunkt auch die Wolkenserie kopierte. Das ist insofern besonders wichtig, als Constable 1821/22 seine große Wolkenölskizzen-Kampagne in Hampstead Heath unternommen hatte (allein 1822 entstanden mehr als 50 Wolkenstudien), die alles, was bisher an farbigen Wolkenölskizzen existierte, in den Schatten stellte. Warum dann 1823 der Rückgriff auf Cozens Systematik, die zwar auf genauer Naturbeobachtung basiert, doch in der systematisierten Form, so bewundernswert und der Zeit voraus sie ist, primär auf Kunst- bzw. Kompositionserfordernisse rekurriert und nicht auf naturwissenschaftliche Richtigkeit? Dieser Anspruch war inzwischen durch Howards verbindliche Wolkenklassifikationen, auf die Goethe so intensiv reagiert hat, eingelöst worden, zuletzt zusammenfassend in Howards *Climate of London*, London 1818–20. Der Grund für Constables Rekurs: die bloße Naturrichtigkeit mochte für die Skizze genügen, nicht für das große Ausstellungsbild, das auch Kunsterfordernissen zu genügen hatte. Hier versprach sich Constable von Cozens die Lösung seines Problems (s. Busch in diesem Katalog, S. 519 und Busch 1993, S. 335–353). *W. B.*

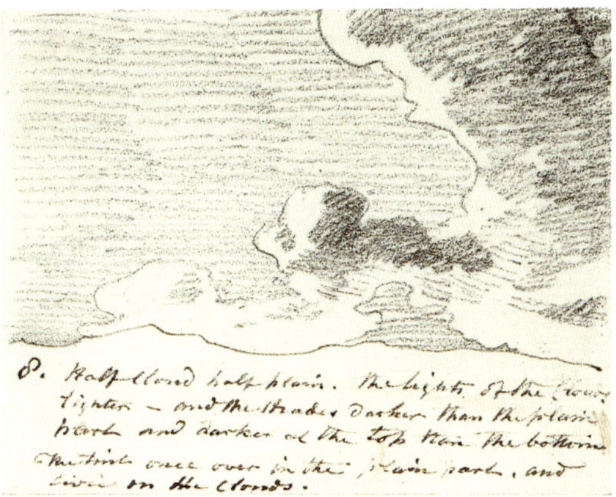

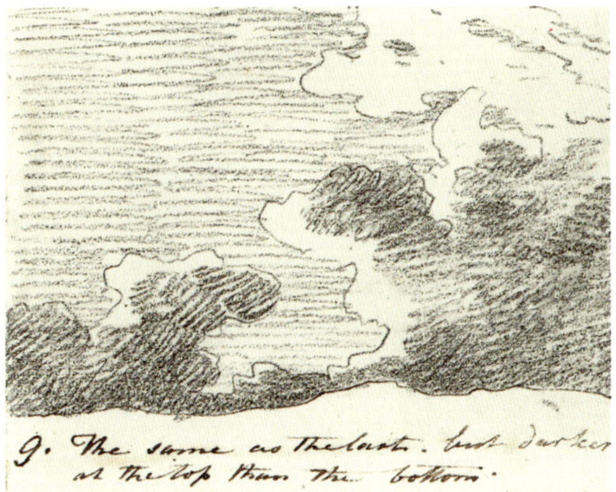

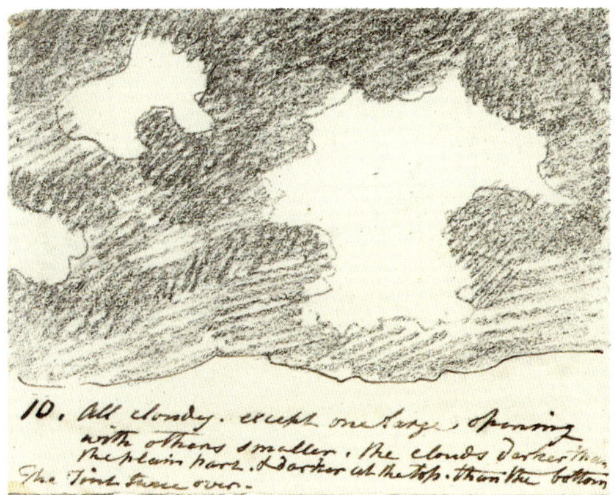

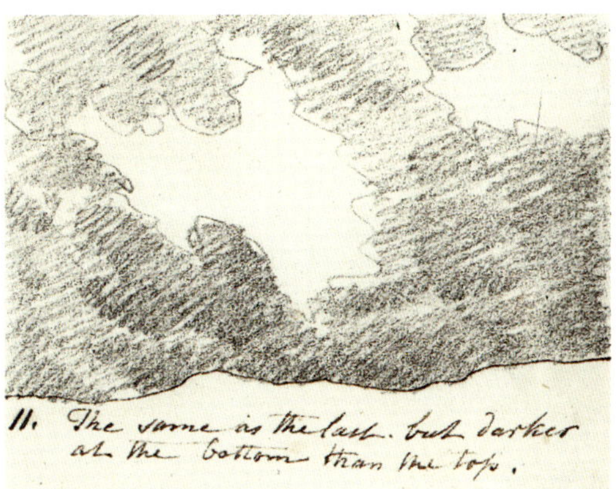

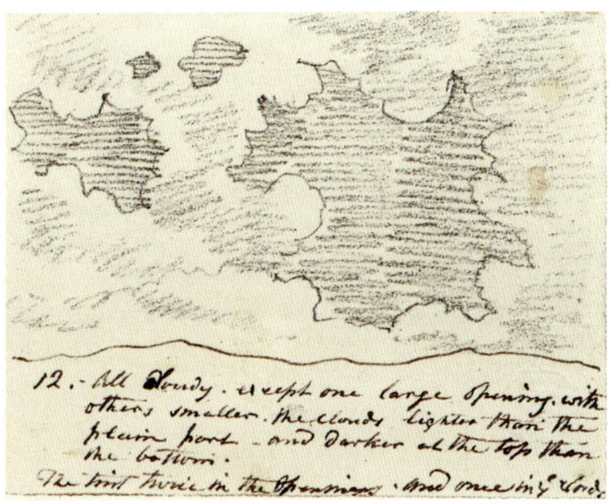

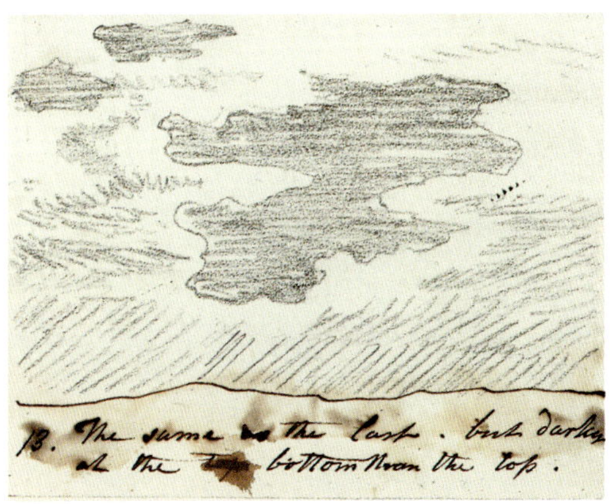

John Constable

East Bergholt 1776 – 1837 London

363 REGENSTURM VOR DER KÜSTE VON BRIGHTON

um 1824–28
Öl auf Papier auf Leinwand gezogen
22,2 x 31 cm
Royal Academy of Arts, London.

Literatur: Reynolds 1983, Nr. 50; Kat. London 1976, Kat. Nr. 233; Kat. Berlin 1990, Kat. Nr. 408; Kat. London 1991, Kat. Nr. 150

Ab 1824 brachte Constable seine Frau aus Gesundheitsgründen mit den Kindern regelmäßig für längere Zeit nach Brighton und hielt sich selbst, wo er konnte, für längere Zeiträume dort auf. Trotz seiner Ausfälle gegen das entstehende Modebad (s. Kat. London 1991, S. 267) hat ihn besonders das Fischerleben am Strand interessiert. Reine Wetterstudien sind relativ selten. Die vorliegende Skizze, besonders dramatisch, stellt sich offenbar verschiedene Aufgaben: das Phänomen mit den wasserziehenden Wolken des Regensturms und das zugleich durchbrechende Streiflicht sollen eingefangen werden, zum anderen soll gezeigt werden, wie das Schwarz der Wolken das Wasser färbt und das Licht kalt und klar macht, das atmosphärische »sfumato« aufhebt, zum dritten aber demonstriert Constable, wie mit dem Durchscheinen der Grundierung gearbeitet werden kann und ein breiter relativ trockener Pinsel, trotz des kleinen Formats, in großen ununterbrochenen Schwüngen von oben nach unten einerseits, in kurzen Bögen andererseits ein grandioses Äquivalent zum atmosphärischen Eindruck erzeugen kann. Man muß sich klarmachen, daß Constable gleichzeitig etwa an den Studien zu »The Leaping Horse« arbeitete, einem »six-footer«, der von Entwurf zu Entwurf und noch im fertigen Bild die atmosphärischen Umstände jeweils radikal verändert. So wird verständlich, daß Constable seine Hunderte von Himmelsstudien nie direkt ins Bild übernahm, vielmehr das atmosphärische Moment jeweils abhängig war von der momentanen Gestimmtheit des Künstlers während des Werkprozesses. Das macht die »Vollendung« eines großen Bildes, die dauerhafte Festschreibung der Empfindung, zu Constables großem Problem. *W. B.*

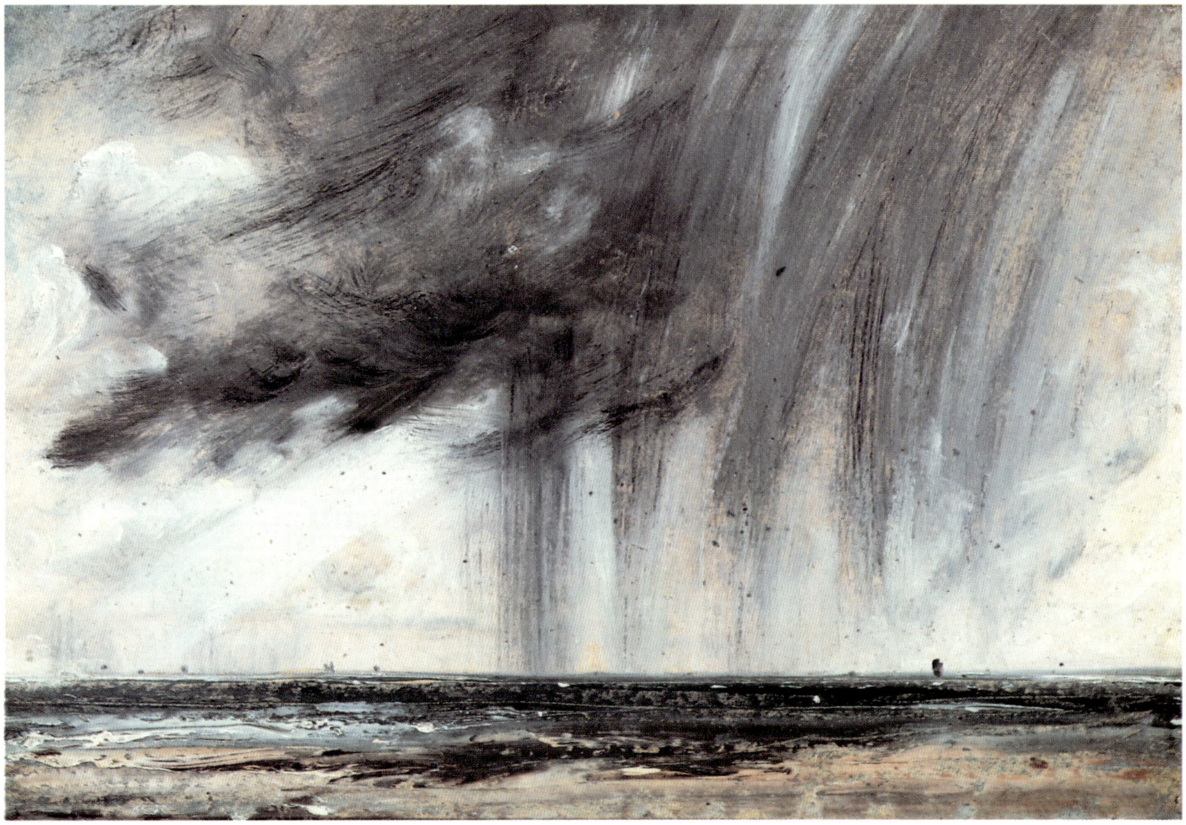

Johan Christian Claussen Dahl
Bergen 1788 - 1857 Dresden

364 LANDSCHAFT MIT SCHNEEBEDECKTEN BERGEN

1820
Öl auf Papier
bez. unten links ›d. 30 Decbr. 1820‹
Oslo, Nasjonalgalleriet
Inv. Nr. 1737

Literatur: Bang 1987/I, S. 57, Bang 1987/II, Nr. 259

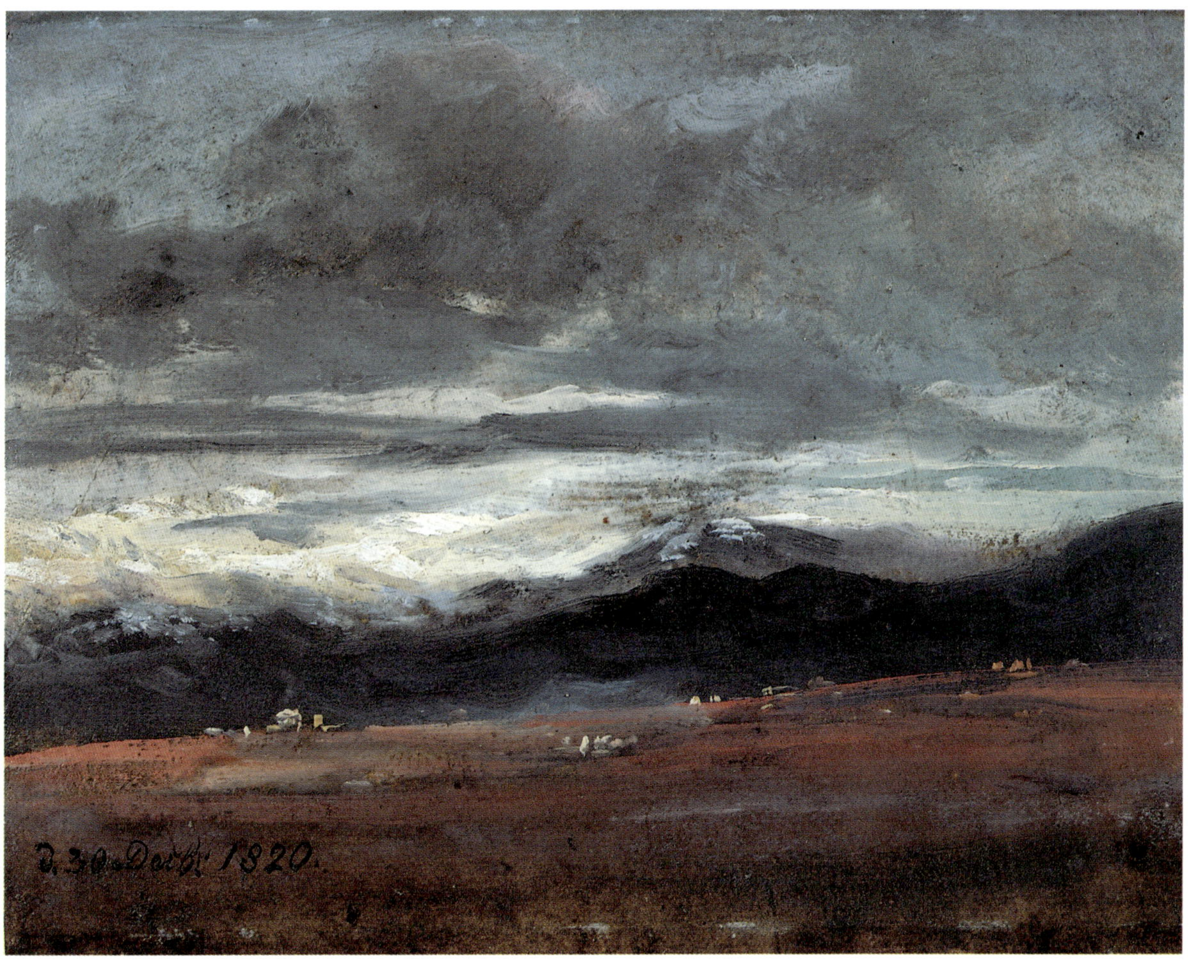

Der norwegische Landschaftsmaler Johan Christian Dahl gehört zu jenen Künstlern, die um 1820 die Wolken als eigenständiges künstlerisches Thema entdeckten. Den entscheidenden Impuls für die Hinwendung zu den ephemeren Erscheinungen des Lichts und der Atmosphäre erhielt Dahl während eines Aufenthaltes in Italien 1820/21, wo er sich – v.a. im Austausch mit den dort tätigen Franzosen – die freie Maltechnik der Ölskizze aneignete. Auch von anderer Seite wurde Dahl zum Studium atmosphärischer Phänomene angeregt. Seit 1818 in Dresden ansässig, stand der norwegische Künstler in engem Austausch mit Caspar David Friedrich, mit dem er von 1823 an im selben Haus wohnte, sowie mit Carl Gustav Carus, der ihm sicherlich Howards Wolkentypologie und deren Verarbeitung durch Goethe nahegebracht hat. Obwohl Dahl einige Zeichnungen von Wolkenformationen mit Begriffen nach Howard versehen hat, bleibt spürbar, daß es ihm nicht um eine klassifizierende Erfassung der Wolken zu tun war; vielmehr interessierte ihn die phänomenale Individualität eines bestimmten Himmelsausschnitts und – mehr noch - deren Einbindung in einen künstlerischen Formzusammenhang, die Wirkung der Lichtreflexe und die Fächerung der Farben im Bild.

Die ausgestellte Studie enstand auf der Italienreise und gibt ein Motiv aus der Umgebung von Neapel, wo Dahl den Winter 1820/21 verbrachte, wieder. Die – so scheint es – rasch gemalte Skizze entfaltet sich in deutlich voneinander abgesetzten, auch farblich kontrastierenden Raumschichten: die in der Nachmittagssonne rot glänzende Hügelkuppe des Vordergrunds, der im Schatten liegende, blau-schwarze Gebirgszug im Mittelgrund, dahinter die mit der Himmelszone verschmelzenden, schneebedeckten Bergspitzen der Ferne, schließlich die in lockerer Pinselschrift gegebene, dynamisch bewegte Himmelpartie, die über die Hälfte der Bildfläche einnimmt. *J.M.-T.*

Johan Christian Claussen Dahl

Bergen 1788 – 1857 Dresden

365 MORGENNEBEL ÜBER PAPPELN

1822
Öl auf Papier
22 x 34 cm
bez. unten rechts ›d. 30t. Octobr. 1822‹
Oslo, Nasjonalgalleriet
Inv. Nr. 426/27

Literatur: Badt 1960, Tafel 15; Bang 1987/II, Nr. 389; Kat. München 1988/89, Nr. 49

Die auf den 30. Oktober 1822 datierte Ölskizze vertritt einen spezifischen Typus von Wolkenstudien, definiert durch den Kontrast der raumgreifenden Himmelslandschaft zu den in die untere Bildzone hineinragenden Baumwipfeln. Den Bereich der Baumkronen hat Dahl als schmalen dunkelgrauen Streifen summarisch gesetzt; davor hebt sich eine ausgewogen gestaltete Gruppe unterschiedlicher Bäume ab, von denen die kleinere hellgrüne Pappel vorne exakt in die Bildmitte plaziert ist. Durch die locker symmetrische Anlage der Baumgruppe gewinnt die subtile Himmelsstudie einen bildmäßigen Charakter. *J.M.-T.*

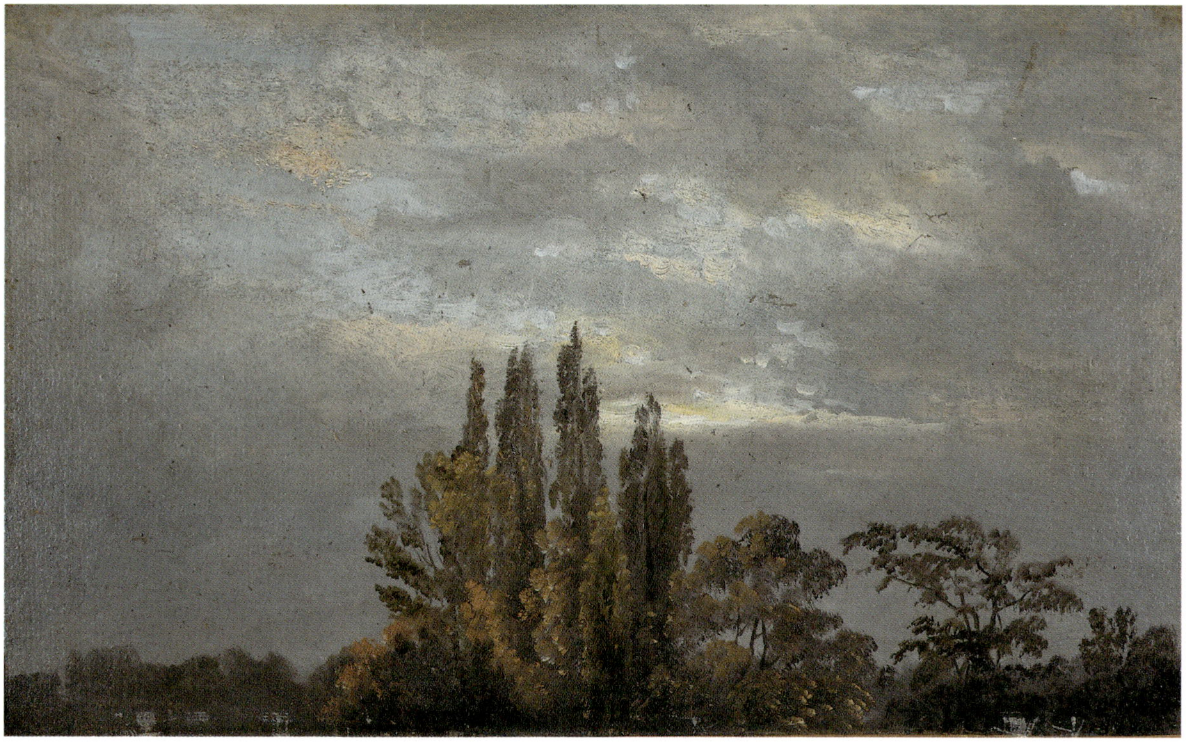

Johan Christian Claussen Dahl
Bergen 1788 – 1857 Dresden

366 ABEND AN DER ELBE

1822
Öl auf Papier, montiert auf Holz
25 x 31 cm
bez. unten rechts ›d. 30 May 1822 JD‹
Oslo, Nasjonalgalleriet
Inv. Nr. 426/9

Literatur: Bang 1987/II, Nr. 371; Kat. München 1988/89, Nr. 46; Kat. Berlin 1990, Nr. 433

Nach der Rückkehr aus Italien und besonders nach seiner Umsiedelung in das Haus an der Elbe, in dem auch Caspar David Friedrich wohnte, wurde das Elbufer in und bei Dresden zu einem bevorzugten künstlerischen Gegenstand, dem sich Dahl in zahlreichen Ölstudien zuwandte. Die vorliegende Skizze, die einen in der Abendsonne liegenden Uferausschnitt mit ihren variierenden Farbwerten und Lichtreflexen sensibel wiedergibt, erweist das vorwiegend koloristische Interesse Dahls. Der Landschaftsraum entfaltet sich in bildparallelen Zonen, selbst die Wolken fügen sich – bei freier Verwendung der malerischen Mittel – in das dominante Schema horizontaler Schichtung. Trotz der fehlenden bildmäßigen Rundung durch rahmende Motive vermittelt die Studie dadurch den Eindruck in sich ruhender Zuständlichkeit. *J.M.-T.*

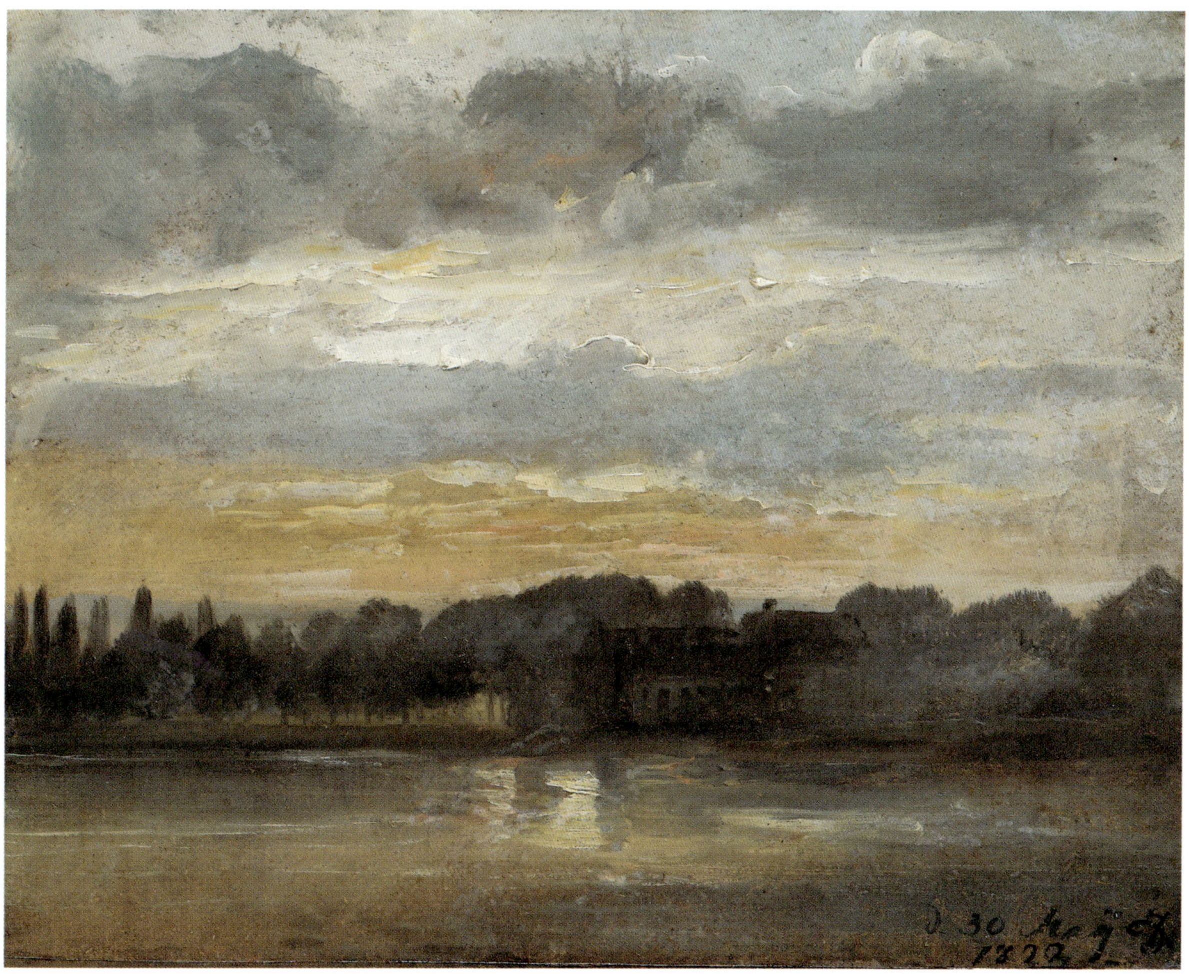

Johan Christian Claussen Dahl

Bergen 1788 - 1857 Dresden

367 KANONENSCHÜSSE

1831
Öl auf Papier, montiert auf Pappe
10 x 21 cm
bez. unten links ›d. 5e. April 1831 JD.‹
Oslo, Nasjonalgalleriet
Inv. Nr. 426-12

Literatur:
Bang 1987/II, Nr. 668; Kat. München 1988/89, Nr. 74

Die auf den 5. April 1831 datierte Studie zeigt zusammengeballte und dahinter bereits in Auflösung begriffene Rauchwolken von Kanonenschüssen. Wie den Wolkenstudien, so liegt auch dieser Skizze Dahls das Bemühen zugrunde, die dynamische Eigenbeweglichkeit atmosphärischer Phänomene momentan zu erfassen und ins Bild zu bannen. Bang 1987/II, S.220, hat die Vermutung geäußert, daß Dahl die am Ostermorgen von der nahegelegenen Bastion aus abgefeuerten Salutschüsse von seinem Atelierfenster aus gesehen und aufgenommen hat. Es existieren noch zwei weitere, auf denselben Tag datierte Ölstudien dieses Motivs (Bang 1987/II, Nr. 669, 670). *J.M.-T.*

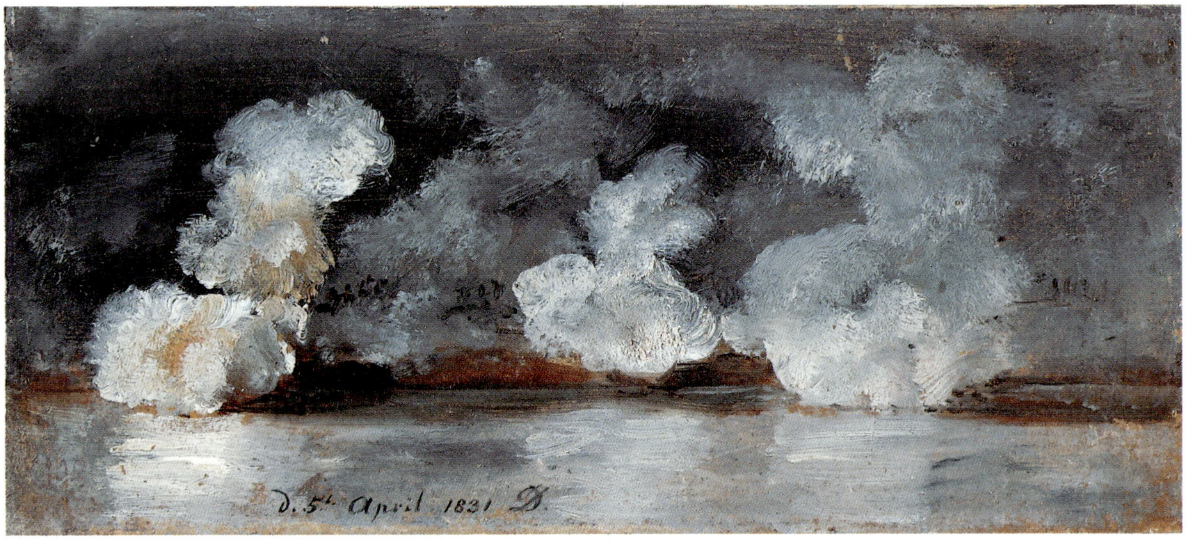

Johan Christian Claussen Dahl

Bergen 1788 - 1857 Dresden

368 HIMMEL ÜBER DEN ROTEN DÄCHERN DER DRESDNER NEUSTADT

1831
Öl auf Papier, montiert auf Pappe
17 x 23 cm
bez. unten rechts ›d 8 Septbr 1831 Dahl‹
Oslo, Nasjonalgalleriet
Inv. Nr. 426-41

Literatur:
Bang 1987/II, Nr. 677; Kat. München 1988/89, Nr. 76; Kat. Berlin 1990, Nr. 417

Ähnlich wie in Kat. 365 entfaltet sich in dieser Studie der unorganisierte Himmelsraum mit seinen flüchtigen Gestaltbildungen aus dem Gegensatz zu den festen Konturen der Dachlandschaft. Der schmale, die gesamte Breite des Blatts einnehmende Riegel der Gebäudedächer gründet und stabilisiert den Bildraum; dabei kontrastiert deren ziegelrote Farbe wirkungsvoll gegen das changierende Blau und Weiß des Himmels. *J.M.-T.*

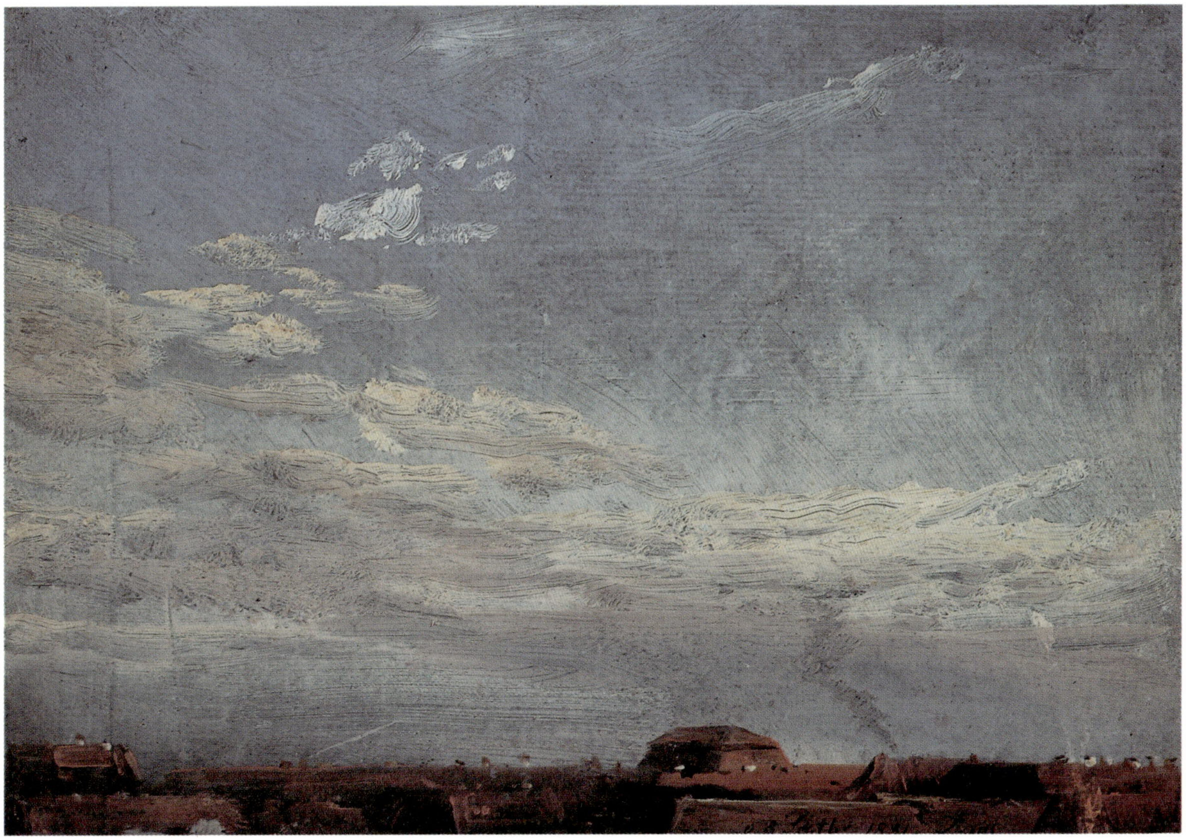

Johan Christian Claussen Dahl

Bergen 1788 – 1857 Dresden

369 WOLKENSTUDIE ÜBER DER ELBE MIT PAPPELN

1832
Öl auf Papier, montiert auf Pappe
21,5 x 26 cm
bez. unten links ›Dahl d. 24 July 1832‹
Oslo, Nasjonalgalleriet
Inv. Nr. 1530

Literatur:
Bang 1987/II, Nr. 698; Kat. München 1988/89, Nr. 77; Kat. Berlin 1990, Kat. 418

In stärkerem Maße noch als in den anderen ausgestellten Studien Dahls sind in diesem Bild Himmel und Landschaft, flüchtige Luftgebilde und festes Fundament spannungsreich aufeinander bezogen. In fließend-summarischer Malweise hat der Künstler die dunklen Grüntöne der verschatteten Erdzone breit ausgezogen, während das unruhige Geschehen am gewitterdrohenden Abendhimmel mit groben und kurzen Pinselstrichen rhythmisch gesetzt ist. Ein Gegengewicht gegen die im unteren Bilddrittel dominante Horizontale bildet die Reihe von Pappeln links, die sich wirkungsvoll gegen den von der bereits untergegangenen Sonne beleuchteten gelben Himmelsstreifen absetzt. Durch eine differenzierte Variation der Tonwerte und die plakative Kontrastierung der Farben gelingt es Dahl, eine atmosphärische Situation von äußerster Suggestivkraft zu schildern. *J.M.-T.*

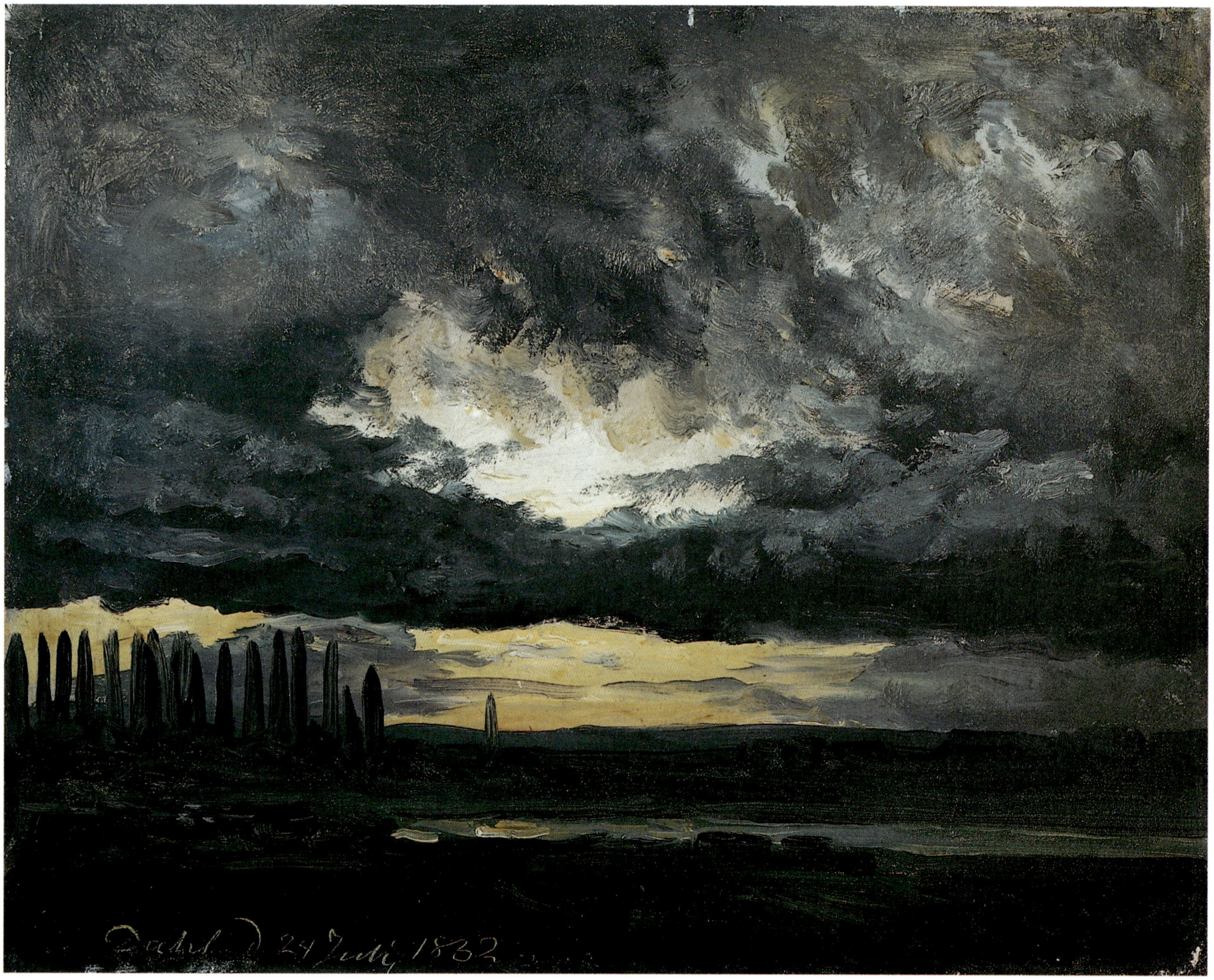

Carl Blechen

Cottbus 1798 – 1840 Berlin

370 WOLKEN BEI TAGE MIT BLAUEM HIMMEL

um 1823
Öl auf Papier
10,8 x 19,8 cm
Staatliche Museen zu Berlin, Kupferstichkabinett
Inv. Nr. 627

Literatur: Rave 1940, Nr. 2068; Badt 1960, S. 48, Anm. 46, S. 51, Abb. 17; Schenk-Sorge 1989, S. 63; Kat. Berlin 1990, Nr. 105

Im Jahre 1823 unternahm Carl Blechen eine Studienreise nach Dresden. Der dreimonatige Aufenthalt wurde v.a. durch die Begegnung mit Caspar David Friedrich und Johan Christian Dahl für Blechens künstlerischen Werdegang bedeutsam und bewirkte, daß sich der junge Maler von der an der Berliner Akademie gepflegten, von Philipp Hackert ausgehenden Landschaftstradition abwendete. Insbesondere scheinen Dahls italienische Ölskizzen Blechen beeindruckt zu haben (vgl. Kat. 364); die Gruppe von Wolkenstudien, die Blechen in der Folge anfertigte und zu der auch die beiden ausgestellten Arbeiten (vgl. Kat. 371) gehören, gehen wohl auf den Einfluß des norwegischen Landschaftsmalers zurück. Gleichwohl – darauf wurde in der Literatur zu Recht verwiesen – scheinen die zu jener Zeit entstandenen Wolkenstudien Blechens in ihrer Tendenz, die atmosphärischen Gebilde als flächige Konfiguration zu präsentieren, eher Friedrichs Weise der Himmelsgestaltung nahezustehen (vgl. Schenk-Sorge 1989, S. 62; Kat. Berlin 1990, S. 266). *J.M.-T*

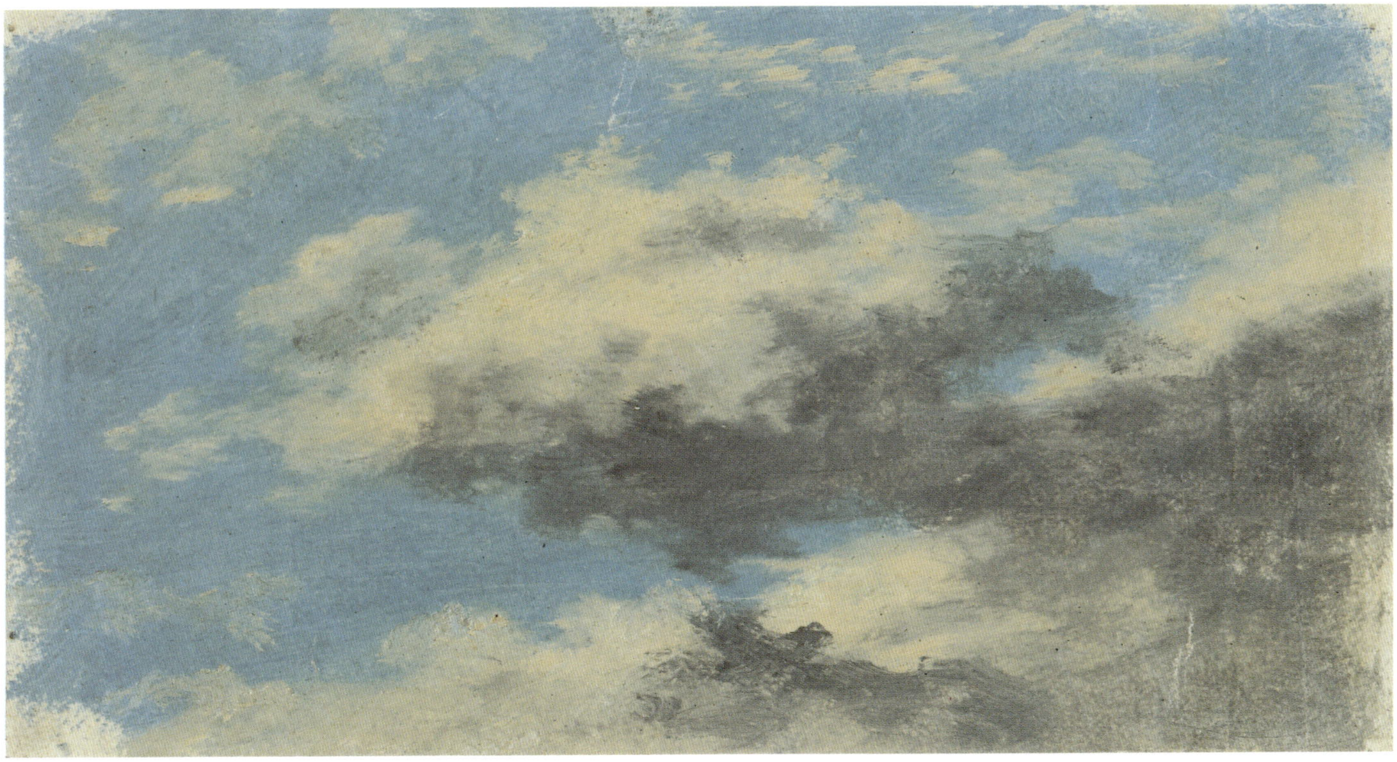

Carl Blechen

Cottbus 1798 – 1840 Berlin

371 GRAUER WOLKENHIMMEL MIT MOND

um 1823
Öl auf Papier
13,3 x 18 cm
Staatliche Museen zu Berlin, Kupferstichkabinett
Inv.Nr. 630

Literatur: Rave 1940, Nr. 2071; Badt 1960, S. 48, Anm. 46; Schenk-Sorge 1989, S. 64; Kat. Berlin 1990, Nr. 104

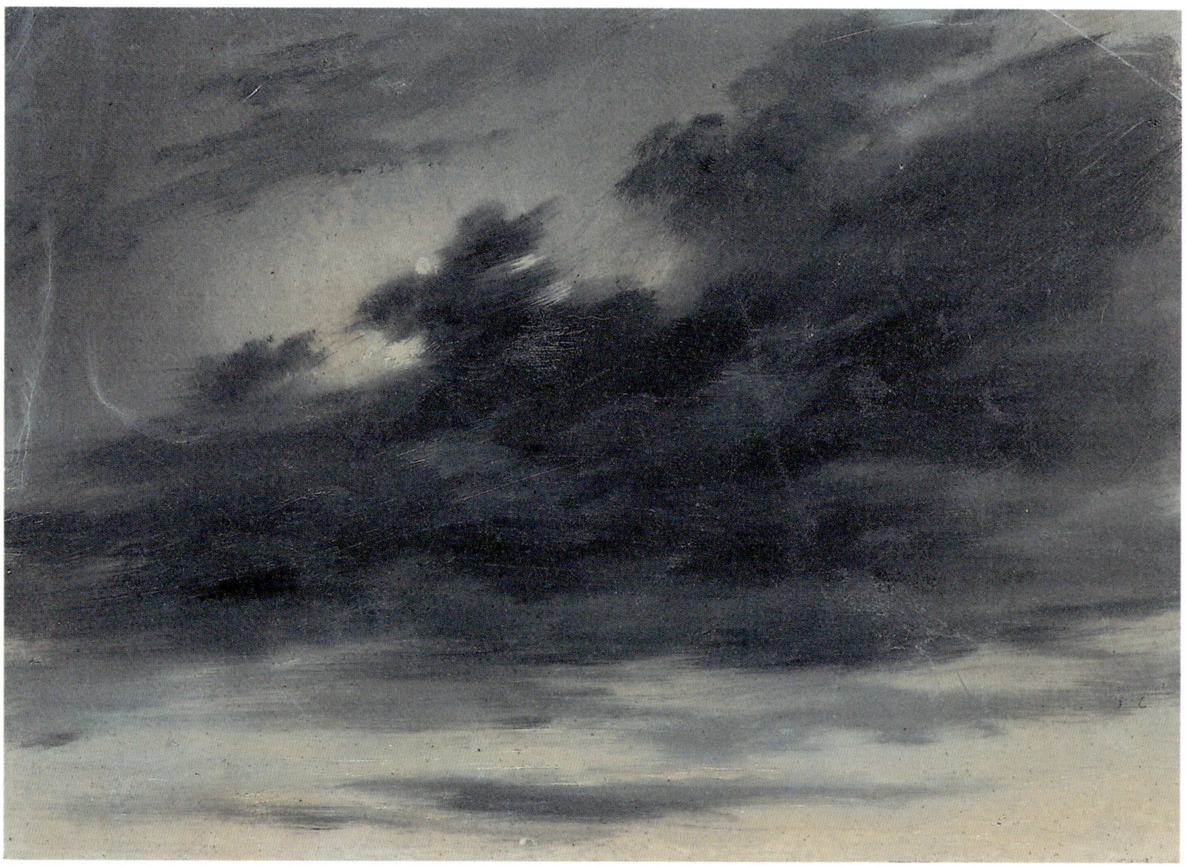

Carl Blechen
Cottbus 1798 – 1840 Berlin

372 BLAU-VIOLETTER WOLKENSTRICH

um 1829
Öl auf Leinwand
7 x 18,4 cm
Staatliche Museen zu Berlin, Kupferstichkabinett
Inv. Nr. 876

Literatur: Rave 1940, Nr. 2075; Kat. Berlin 1990, Nr. 150; Schuster 1990, S. 16

Der zweite Besuch bei Dahl in Dresden Ende 1828 und die folgende knapp ein Jahr dauernde Reise durch Italien markieren für Blechen die entscheidende künstlerische Wende im Hinblick auf eine skizzenhafte Malweise. Seine italienischen Ölstudien übersteigen in ihrer außergewöhnlichen Freiheit das, was er bei Dahl sehen konnte; sie zeichnen sich insbesondere durch eine treffsichere koloristische Wiedergabe verschiedener Lichtsituationen aus. Einen wichtigen Impuls erhielt Blechen wohl durch William Turner, der sich ebenfalls um die Jahreswende 1828/29 in Rom aufhielt und drei aufsehenerregende und vielbesprochene Gemälde ausstellte (vgl. Schenk-Sorge 1989, S. 141–149).

Blechens skizzierende Bewältigung der spontanen Wahrnehmung führt immer wieder zu hochgradig abstrakten Gebilden, in denen ersichtlich die Materialität der Farbe über den gegenständlichen Bezug triumphiert; so wurde etwa vermutet, daß der *Blau-violette Wolkenstrich* »möglicherweise auch als Hügellandschaft mit zwei Bergrücken zu lesen« sei (Schuster 1990, S. 16). Blechen verwandelt die Landschaft in bewegte Farbflächen, die ihre Naturwahrheit aus der im Betrachter ausgelösten Empfindung beziehen.

In mehrfacher Hinsicht verabschieden Blechens italienische Ölstudien das kanonisierte Italienbild der klassischen Landschaftsmalerei. Zunächst zeigt der Künstler nicht mehr die liebliche südliche Natur, sondern eine kahle, ausgedörrte und sonnenverbrannte Landschaft; er präsentiert überdies alltägliche Motive und ungewöhnliche Naturausschnitte. In der Anlage seiner kleinformatigen Arbeiten weicht Blechen von der akademischen Kompositionsweise mit ihrem Gebot der blickführenden Tiefenstaffelung und der seitlichen Rahmung ab; er verzichtet auf die detaillierte Beschreibung natürlicher Phänomene zugunsten einer spontanen Fixierung des landschaftlichen Gesamteindrucks, in dem sich die Einzelgegenstände zwischen Licht, Luft und Farbe aufzulösen beginnen.

J.M.-T.

Carl Blechen

Cottbus 1798 – 1840 Berlin

373 LICHTBEWÖLKTER HIMMEL ÜBER LANGGESTRECKTEM GEBÄUDE MIT KUPPEL

um 1829
Öl auf Papier
12,4 x 20,5 cm
Staatliche Museen zu Berlin, Kupferstichkabinett
Inv. Nr. 879

Literatur: Rave 1940, Nr. 2077; Kat. Berlin 1990, Nr. 146

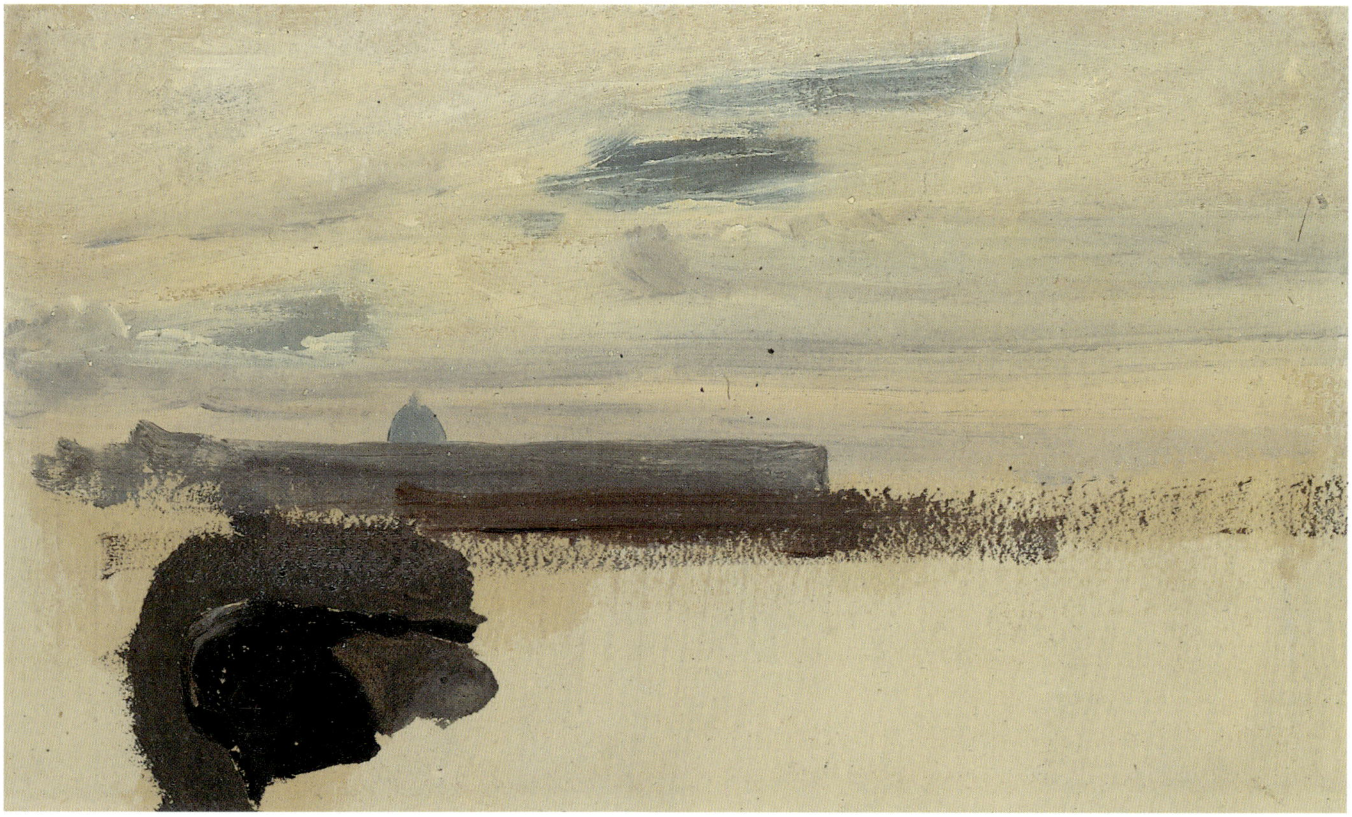

Carl Blechen
Cottbus 1798 – 1840 Berlin

374 WOLKENHIMMEL ÜBER LANGGESTRECKTEN GEBÄUDEN MIT ZWEI KUPPELN

um 1829
Öl auf Papier
7,6 x 21,2 cm
Staatliche Museen zu Berlin, Kupferstichkabinett
Inv. Nr. 877

Literatur: Rave 1940, Nr. 2076; Badt 1960, S. 51, Abb. 18; Kat. Berlin 1990, Nr. 147

In Blechens Himmelsstudie ist dem Phänomen der atmosphärischen Wolkenbildung nahezu die gesamte Bildfläche vorbehalten; allein ein schmaler violett-blauer Streifen am unteren Bildrand bezeichnet knapp eine Stadtlandschaft mit zwei Kuppeln. Der besondere Reiz dieser Studie liegt in der trotz rascher und großzügiger Malweise überaus differenziert wiedergegebenen Lichtsituation: von unten verschattete Wolkenpartien wechseln mit von der bereits untergegangenen Sonne beschienenen Cumulus-Wolken ballen sich dunkel am Horizont oder heben sich leuchtend weiß gegen den noch blauen Himmel ab; teils lösen sich die atmosphärischen Gebilde in transparente Schleier auf. Die spontane malerische Handschrift liefert so eine überzeugende Beschreibung der bewegten Himmelslandschaft und fixiert zugleich den subjektiven Eindruck eines unwiederholbaren Naturmoments. *J.M.-T.*

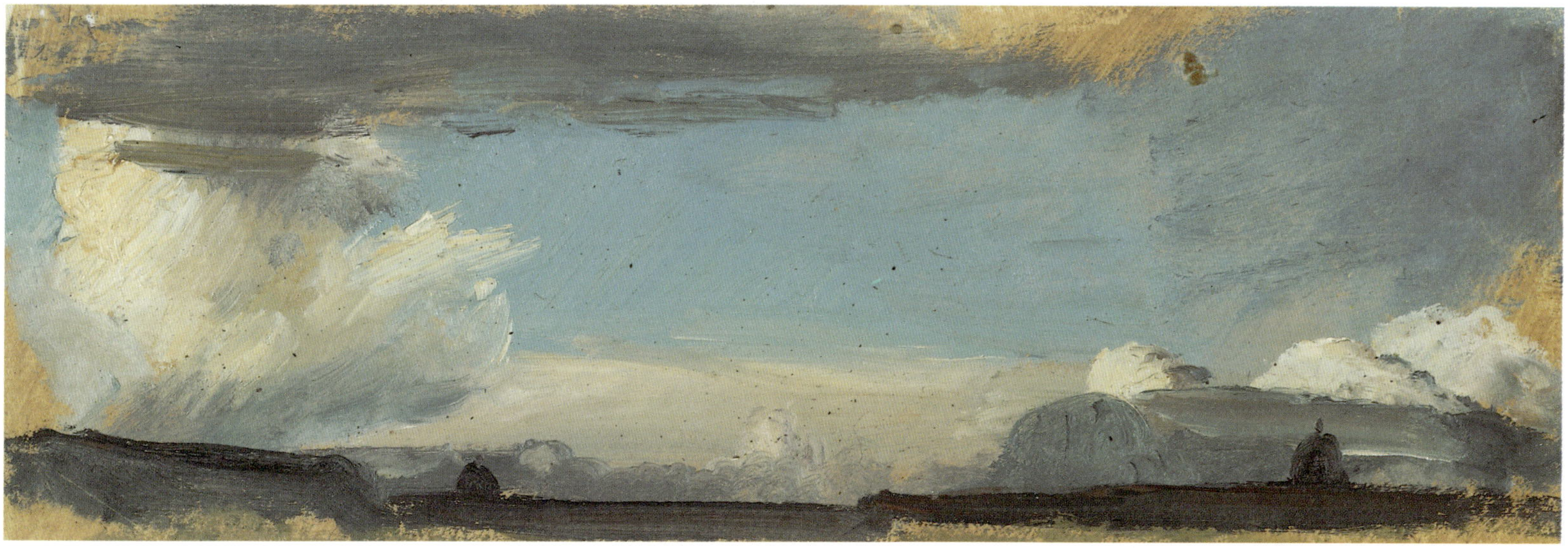

Carl Blechen

Cottbus 1798 – 1840 Berlin

375 VIOLETTER ABENDHIMMEL ÜBER EINEM HÜGELLAND MIT BLAUEN BERGEN

um 1829
Öl auf rotbraun getöntem Papier
10,2 x 17,7 cm
Staatliche Museen zu Berlin, Kupferstichkabinett
Inv. Nr. 878

Literatur: Rave 1940, Nr. 1485; Kat. Berlin 1990, Nr. 151

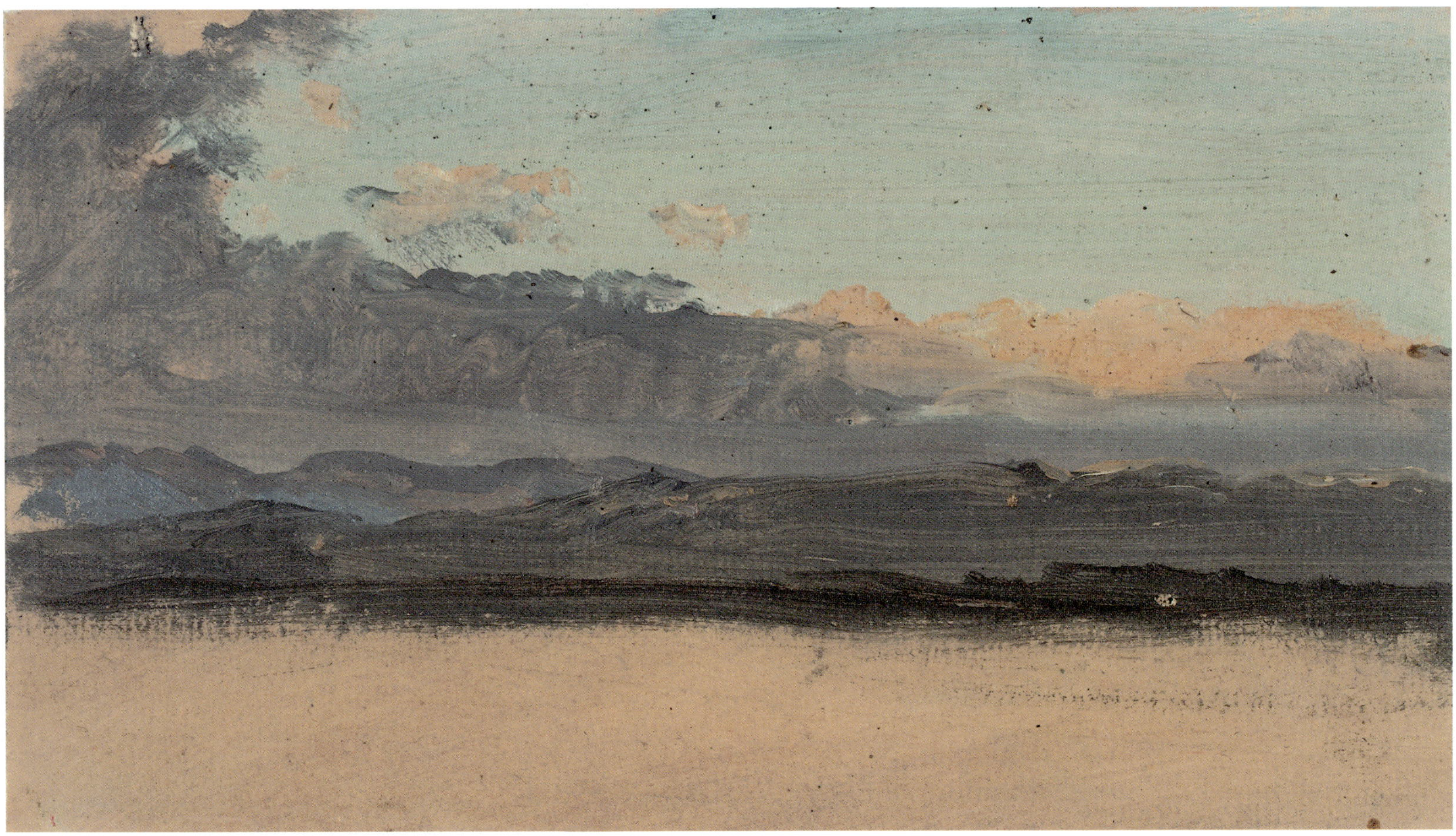

Carl Blechen
Cottbus 1798 – 1840 Berlin

376 ABENDHIMMEL ÜBER DER CAMPAGNA MIT EINEM HAUS UND ZAUN

Öl auf rötlichem Papier
9,9 x 16,7 cm
Staatliche Museen zu Berlin, Kupferstichkabinett
Inv. Nr. 234

Literatur: Rave 1940, Nr. 841; Badt 1960, S.50; Kat. Berlin 1990, Nr. 149

Die offenbar rasch gemalte Studie eines Abendhimmels über der Campagna bezieht ihre Ausdruckskraft aus der summarisch auf das Wesentliche gerichteten Malweise; die sichtbare Struktur des Pinselstrichs bewirkt im Wechsel von transparenterem Auftrag und Farbverdichtung eine von der eigentlichen Gegenstandsbezeichnung abgelöste Plastizität. Wirkungsvoll kontrastiert die nach hinten zu dunkler werdende, von Ocker über Grün bis zu Tiefviolett gefärbte Landschaft gegen den hellgelben und blauen, von einem dunkleren Wolkenband durchzogenen Himmel. Die knappen vertikalen Pinselstriche, die Blechen – einen Zaun andeutend – gegen die gleitend verstrichene Farbfläche des Erdreichs gesetzt hat, bilden zugleich eine eigenwertige graphische Struktur.

J.M.-T.

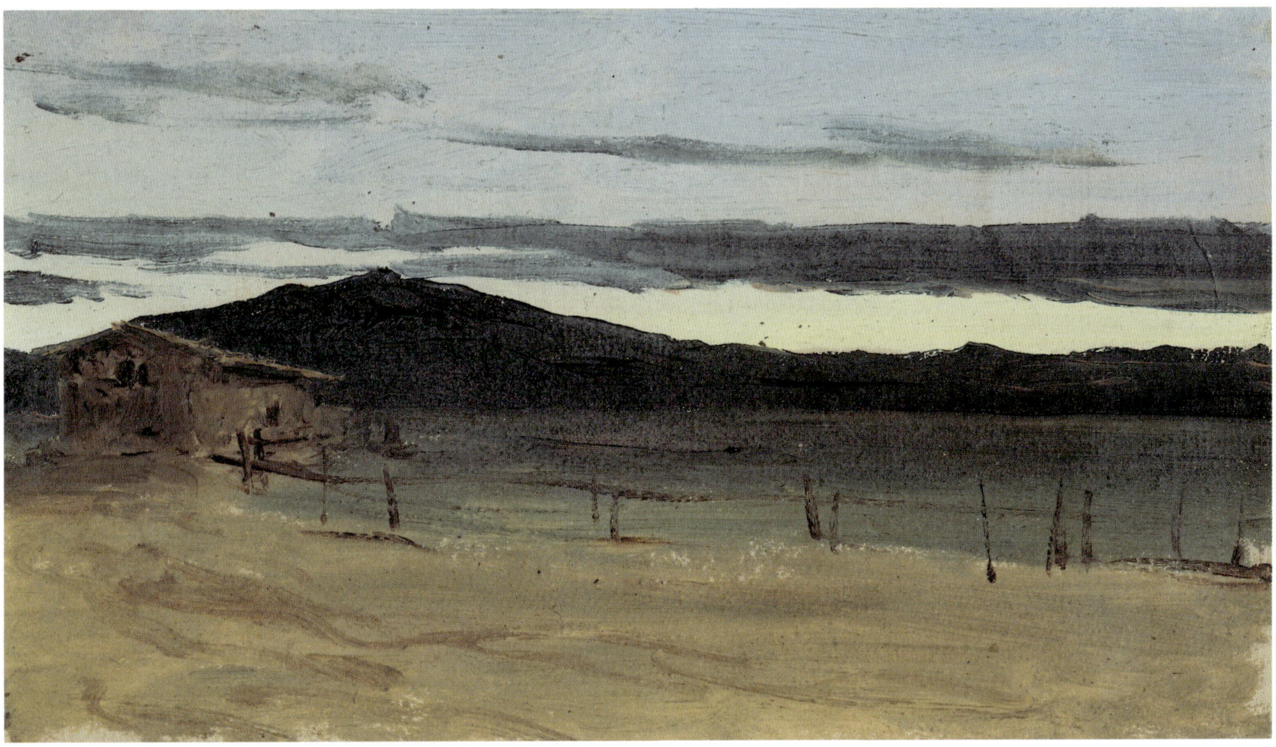

Carl Blechen
Cottbus 1798 – 1840 Berlin

377 ABENDHIMMEL ÜBER EINER ITALIENISCHEN EBENE MIT AQUÄDUKT UND ZWEI PINIEN AM HORIZONT

um 1829
Öl auf Papier
10 x 20 cm
Staatliche Museen zu Berlin, Kupferstichkabinett
Inv. Nr. 235

Literatur: Rave 1940, Nr. 836; Kat. Berlin 1990, Nr. 148

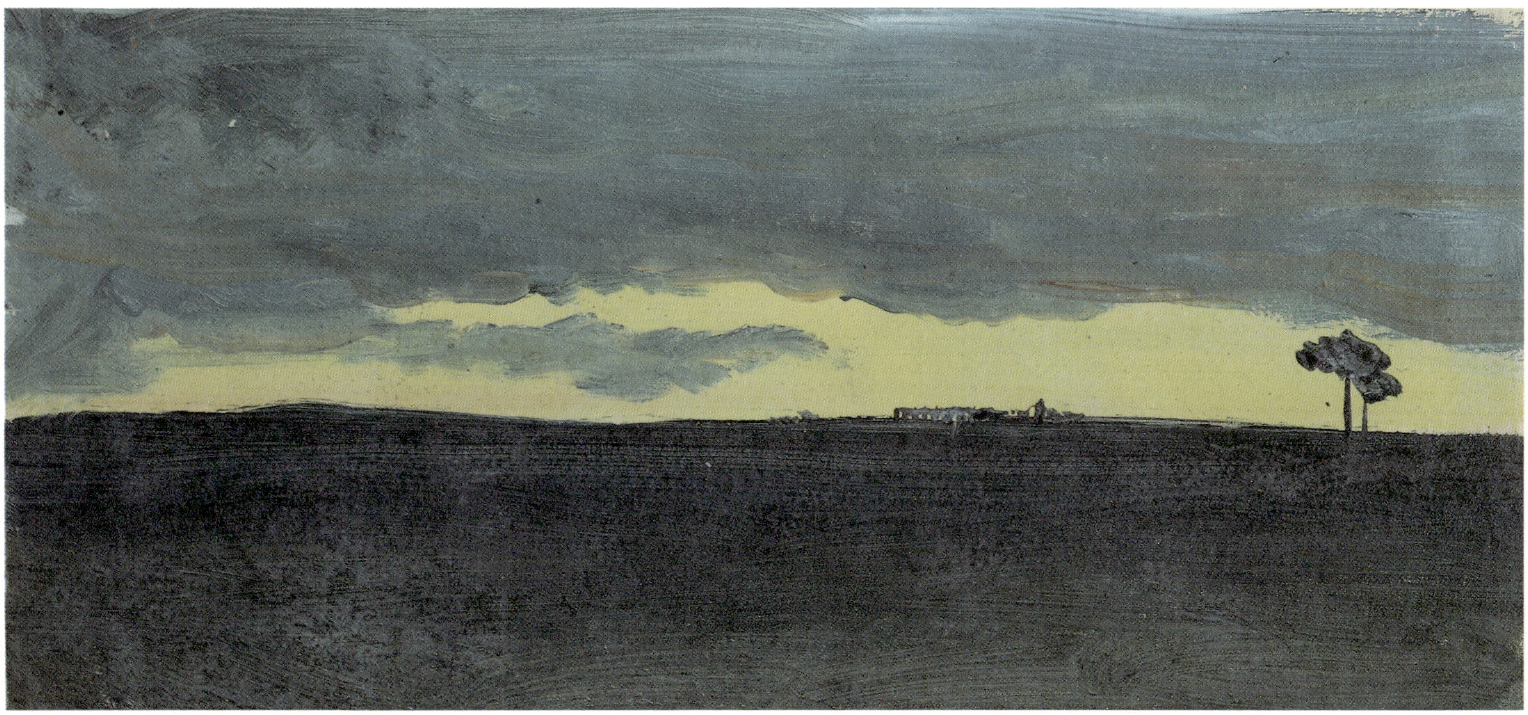

Carl Blechen
Cottbus 1798 – 1840 Berlin

378 HÖHENZUG BEI ABENDRÖTE

1829
Öl auf rötlichem Papier
9,8 x 20,8 cm
Staatliche Museen zu Berlin, Kupferstichkabinett
Inv. Nr. 236

Literatur: Rave 1940, Nr. 1483; Kat. Berlin 1990, Nr. 203

Diese Ölstudie von intensiver Farbigkeit entstand aller Wahrscheinlichkeit nach auf der Rückreise von Italien. Über die tiefblaue Bergkette hat Blechen den in kräftigen Rot-, Gelb-, Grün- und Blautönen gehaltenen Himmel gesetzt. Die beiden oberen Ecken sowie eine Partie unten rechts wurden nicht ausgemalt; diesen Aussparungen kommt jedoch in gewisser Weise raumschaffende Wirkung zu.

J.M.-T.

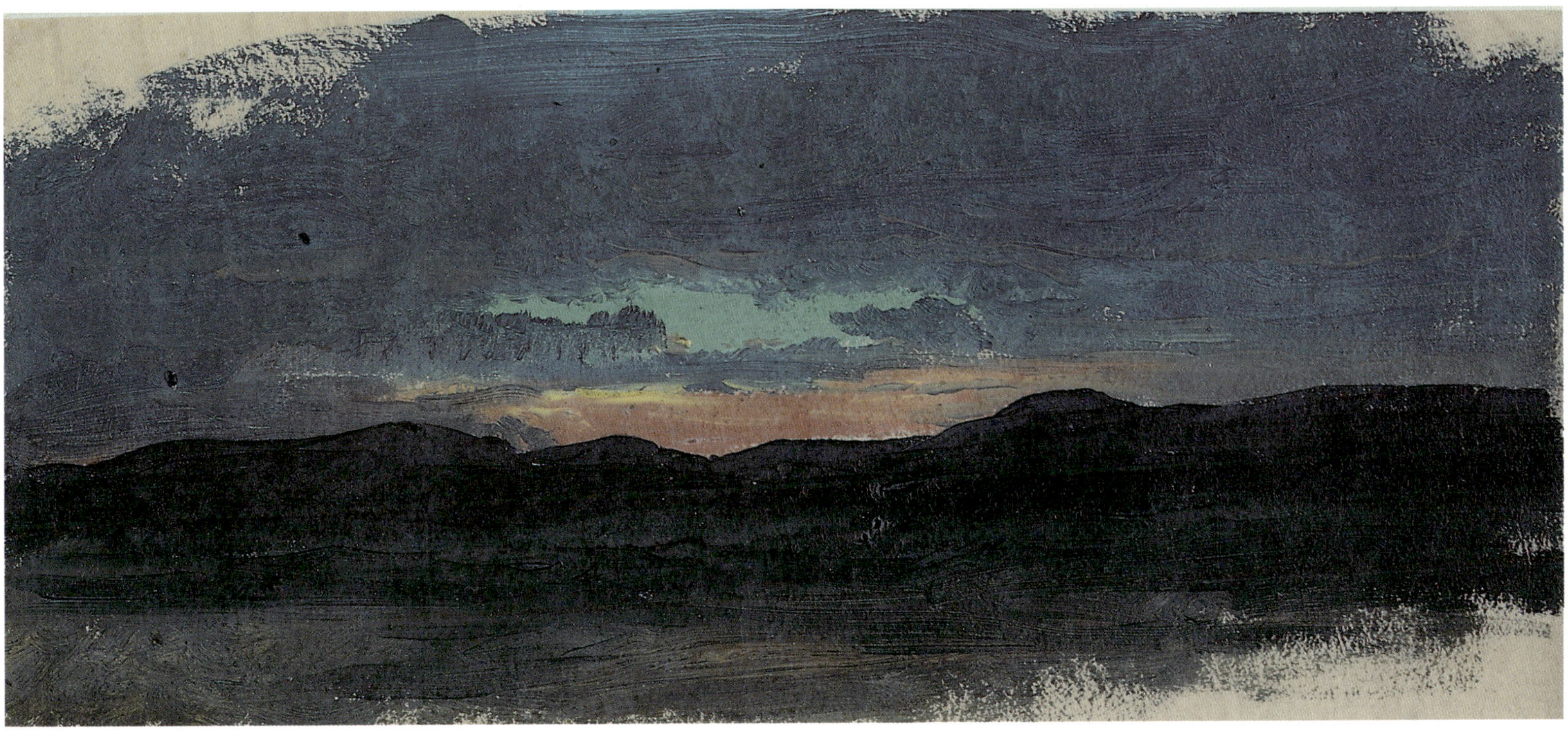

Joseph William Mallord Turner
London 1775 – 1851 Chelsea

379 SCHATTEN UND DUNKELHEIT – DER ABEND DER SINTFLUT

Öl auf Leinwand
78,5 x 78 cm
London, The Tate Gallery

Literatur: Gray 1962; Lindsay 1966, S. 212f.; Gage 1969, S. 173, 185ff., 194, Tafel 51; Herrmann 1975, S. 50f., 233, Abb. 151; Katalog Hamburg 1976, Nr. 156; Strauss 1976, S. 404, 406, 408, 410; Heffernan 1978, S. 142f.; Wilton 1979, S. 202, 216f., Tafel 231; Paulson 1982, S. 68; Butlin/Joll 1984, Nr. 404, Tafel 406; Gage 1987, S. 222; Seibold 1987, S. 38f., 63f.; Früh-Jenner 1991, S. 108–36; Finley 1991

Joseph William Mallord Turner
London 1775 – 1851 Chelsea

380 LICHT UND FARBE (GOETHES THEORIE) – DER MORGEN NACH DER SINTFLUT – MOSES SCHREIBT DAS BUCH DER GENESIS

Öl auf Leinwand
78,5 x 78,5 cm
London, The Tate Gallery

Literatur: Gray 1962; Lindsay 1966, S. 212f.; Gage 1969, S. 113, 126, 132, 173, 185ff., 190, 194, Tafel 52; Herrmann 1975, S. 50f., 233, Abb. 150; Katalog Hamburg 1976, Nr. 157; Strauss 1976, S. 404, 406, 408, 410; Heffernan 1978, S. 142f.; Wilton 1979, S. 202, 216ff., Tafel 232; Träger 1980, S. 98f.; Paulson 1982, S. 88, 103; Butlin/Joll 1984, Nr. 405, Tafel 407; Gage 1987, S. 222; Seibold 1987, S. 38f., 63f., 109f.; Shanes 1990, S. 286ff, Abb. 181; Früh-Jenner 1991, S. 108–36; Finley 1991

Die beiden Gemälde *Schatten und Dunkelheit* und *Licht und Farbe* wurden erstmals 1843 in der Londoner Royal Academy ausgestellt; die aufeinander bezogene Themenstellung, das identische Format und die gleiche, ursprünglich achteckige Rahmung wiesen die Bilder als Pendants aus. Beiden Sintflut-Darstellungen hatte Turner begleitende Verse aus den *Fallacies of Hope*, einem von dem Künstler selbst verfaßten, unveröffentlichten Gedicht, beigegeben.

Das erste der beiden Gemälde – *Schatten und Dunkelheit* betitelt – stellt den sich verdüsternden Himmel am Vorabend der Sintflut dar. Ein dunkler Wolkenwirbel bildet den oberen Teil einer das gesamte Bild einbegreifenden Kreisstruktur, in deren Rundung sich auch die schwarz verschatteten Zonen des Vordergrundes als Gegengewicht fügen. Ins Zentrum der kreisförmigen Struktur ist der Mond als weißer, ins Fahlgelbliche spielender Lichtwirbel vor das an einzelnen Stellen durchscheinende Blau des Himmels gesetzt. Schemenhaft ist etwa in der Bildmitte die Arche zu erkennen, auf die sich – ebenfalls nur vage angedeutet – ein langer Zug von Tierpaaren zubewegt; links vorne sind schlafende Menschen in einem zerfetzten Zelt zu erahnen. Die Darstellung hat Turner mit folgenden Versen kommentiert (zur Übersetzung vgl. Kat. Hamburg 1976, S. 206; Wilton 1979, S. 292):

Der Mond verkündete kommendes Leiden, unbeachtet;
Doch Ungehorsam schlief; düster drang die Sintflut ringsum vor,
Und das letzte Zeichen kam: der gewaltige Kasten schwamm auf dem Wasser,
Die aufgeschreckten Vögel flohen kreischend aus ihrer nächtlichen Schlafstatt,
Und die Tiere wateten zur Arche.

Anders als in der von dunklen Braun-, Blau- und Schwarztönen dominierten Abend-Darstellung herrschen in dem Gemälde *Licht und Farbe (Goethes Theorie)* die Farben Gelb und Rot vor. Auch hier ist die gesamte Bildfläche eingebunden in eine wirbelartige kompositionelle Grundstruktur, die sich entlang einer gedachten diagonalen, von der Lichtquelle links oben ausgehenden Achse ins Bild zu drehen scheint. Nahe der Lichtquelle ist oberhalb der Bildmitte die im Titel benannte Gestalt Moses' zu erkennen – er schreibt nach Turner offenbar auf den Tafeln der Gesetze das Buch Genesis –, darunter die von Moses zur Rettung des Volkes errichtete Eherne Schlange. Die kreisförmige Dynamik verdichtet sich in der unteren Bildhälfte zu Schemen menschlicher Figuren, teils auch zu transparenten Kugelgebilden, in denen sich Gesichter abzeichnen. Die das Bild beherrschende Kreisbewegung bricht sich an einer dunklen Partie vorne, die – unter Bezug auf die beigefügten Verse – als der sich aus den Fluten erhebende Berg mit der Arche gedeutet werden kann:

Die Arche stand sicher auf dem Berge Ararat; die wiederkehrende Sonne
Verdampfte die feuchten Blasen der Erde, wetteifernd mit dem Licht
Spiegelten sie ihre verlorenen Formen, in ihrer regenbogenschillernden Gewandung
Jede ein Bote der Hoffnung, flüchtig wie die Eintagsfliege,
die aufsteigt, flattert, in die Weite fliegt und stirbt.

Die beiden Gemälde entstammen der späten Schaffensphase Turners, in der der Künstler die farbige Dynamisierung der Landschaft zu einem Höchstmaß an visionärer Abstraktion vorangetrieben hatte. Linearperspektivisch angelegte Bildstrukturen und deutlich umrissene Gegenstandsformen werden durch den kreisenden Gesamtrhythmus aufgelöst; in beiden Gemälden erscheint die Wirbelstruktur als Prinzip einer prozessualen Entfaltung des Bildlichen, in dem die Farbmaterie an einzelnen Punkten nur zu Chiffren gleichsam anschießt. Darüber hinaus hat der Künstler verschiedene Bedeutungsebenen miteinander verknüpft: die motivische Ebene des alttestamentarischen Mythos mit der farbtheoretischen Thematik, die bildliche Gestaltung mit dem beigegebenen Text und mit der malerischen Vision des jeweils anderen Gemäldes, die biblische Kosmogonie mit einem wissenschaftlich beeinflußten Modell der

Weltentstehung und dem Thema künstlerischer Schöpfung. Durch die Fülle sich überlagernder Bezüge und die Spannung zwischen ikonographischen Elementen, sprachlichem Kommentar und der das Gegenständliche auflösenden Malweise scheinen die Sintflut-Darstellungen bewußt auf eine nicht zu fixierende Sinnstruktur hin angelegt.

In diesem dynamischen Bedeutungsgeflecht kann Goethes Farbenlehre, auf die der Titel der *Morgen*-Darstellung verweist, als wichtige Bezugsgröße gelten. Turner hat die *Colour Theory* in der 1840 erschienenen, von Sir Charles Lock Eastlake übersetzten englischen Fassung gelesen. Den zum größten Teil enigmatischen Kommentaren seines erhaltenen Handexemplars (publiziert in Gage 1984) läßt sich jedoch kein allgemeines Urteil zu Goethes Ansatz entnehmen, vielmehr bezieht Turner von Fall zu Fall – mal kritisch, mal zustimmend – Stellung. Auch herrscht in der einschlägigen Literatur über Turners Verhältnis zur Farbenlehre keineswegs Konsens. Insbesondere ist die Frage umstritten, ob Turner Goethes anti-newtonische Auffassung der Farbentstehung aus dem Zusammentreffen von Licht und Dunkelheit mehr oder weniger teilte (so z. B. Gage 1969, S. 185 f.; Gage 1984, S. 34), oder ob er sich Newtons Erklärung der Farben aus der Brechung weißen Lichts anschloß (so etwa Lindsay 1966, S. 212, oder Früh-Jenner 1991, S. 132 ff.).

Gleichwohl lassen sich grundlegende Gemeinsamkeiten zwischen dem Dichter und dem Künstler festhalten: So vertreten sie beide gegen Newtons rein mechanistisch-quantitative Betrachtung einen qualitativen Ansatz; sie beziehen die Farbe in grundlegender Weise auf den Prozeß des Lebens; und beide gehen vom Prinzip der Polarität – sinnfällig auch in anderen Bildpaaren Turners – aus. Tatsächlich liegt es nahe, dem spürbaren Gegensatz der Farbigkeit beider Sintflut-Gemälde Goethes Tafel der Polaritäten als Ausgangspunkt zu unterlegen (vgl. Lindsay 1966, S. 212, Gage 1967, S. 185). Goethe hatte – unter der Voraussetzung, daß im Unterschied zur »bedeutungslosen Gegenwart« des Lichts die Farbe jederzeit »spezifisch, charakteristisch, bedeutend sei« – folgende Begriffe einander gegenübergestellt (§ 696; HA XIII, S. 478):

Plus	**Minus**
Gelb	Blau
Wirkung	Beraubung
Licht	Schatten
Hell	Dunkel
Kraft	Schwäche
Wärme	Kälte
Nähe	Ferne
Abstoßen	Anziehen
Verwandtschaft mit Säuren	Verwandtschaft mit Alkalien

In der Literatur wird Turners Bildpaar zumeist auf Goethes Theorie über die »sinnlich-sittliche Wirkung der Farbe« bezogen. Goethe hatte – in Anlehnung an die zitierte Polaritätentafel – in seinem Farbenkreis eine »Plusseite« mit den Farben Gelb, Rotgelb (Orange), Gelbrot (Mennig, Zinnober) – sie stimmen »regsam, lebhaft, strebend« (§ 764; HA XIII, S. 495) – und eine »Minusseite« mit den Farben Blau, Rotblau und Blaurot – »sie stimmen zu einer unruhigen, weichen und sehnenden Empfindung« (§ 777; HA XIII, S. 497) – unterschieden. Jedoch bleibt dieser Bezug problematisch: zunächst, weil sich die von Turner verwendeten Farben – oder auch nur der dominante Farbeindruck beider Gemälde – keineswegs mit Goethes Farb-Polarität deckt; dann, weil die positiv-heitere Wirkung, die Goethe den Farben der Plusseite beilegt, mit der tatsächlichen Wirkung der *Morgen*-Darstellung und mehr noch mit den pessimistischen Begleitversen scharf kontrastiert. Bezeichnenderweise hat Turner in seiner handschriftlichen Anmerkung zu Goethes Polaritätentafel die komplementären Listen unter die Oberbegriffe von »Licht und Schatten« gesetzt (Gage 1984, S. 44); für ihn – so darf man dies verstehen – handelt es sich nicht um eine Opposition zwischen Farben, sondern um den Gegensatz zwischen »Wirkung« und »Beraubung« von Farbe überhaupt. So bildet das Werden, Sich-Verwandeln und Vergehen von Farbe den ersten und dominierenden Inhalt beider Sintflut-Gemälde – was Goethes dynamischer Auffassung von Farbe in gewisser Weise wiederum entspricht.

Dargestellt ist im *Abend* das Verblassen des Lichts und die Auslöschung von Farbe durch Dunkelheit. Hieraus erklärt sich die Tatsache, daß Turner in *Schatten und Dunkelheit* nicht auf Goethes Farbenlehre anspielt: Das Tilgen von Farbe durch Finsternis ist nicht Gegenstand von dessen Farbtheorie. Ohne Zweifel ist die Dunkelheit in Turners *Abend*-Gemälde als aktiver Faktor dargestellt, während sie bei Goethe dem passiven Pol zugeordnet ist; in diesem Punkt kann man von einem Dissens zwischen Goethes und Turners Ansätzen ausgehen.[1] Die Auffassung, daß Turner im ersten Sintflut-Bild die Dunkelheit als Agens darstellt, wird nicht allein durch die begleitenden Verse gestützt – das (Mond-) Licht gibt demnach unbeachtete Zeichen des Leidens, während die der Sintflut zugeordnete Dunkelheit zerstörend vordringt -; auch in seinen Kommentaren zur Farbenlehre insistiert Turner gegen Goethe auf dem Eigenwert von Dunkelheit und Schatten: so in der Bemerkung zu Goethes berühmtem Diktum »Wär nicht das Auge sonnenhaft, wie könnten wir das Licht erblicken?«, dem Turner entgegenhält: »If the eye be sunny it could know not know Darkness« (Gage 1984, S. 35); so auch in seinem Kommentar zu § 744, in dem Goethe von der »Finsternis« als »Nichtlicht« spricht: »nothing about Shadow or Shade as Shade and Shadow Pictorially or Optically« (Gage 1984, S. 47).

Entsprechend ist der *Morgen nach der Sintflut* als Darstellung des Werdens von Farbe aufzufassen. Dabei sind in Turners farbmagischer Lichtvision die Verwandlungen und Übergänge der Farben im rotierenden Rhythmus nicht nur Metaphern für elementare Naturprozesse, sondern werden als gleichursprünglich mit dem Leben dargestellt; der Kreislauf der Naturkräfte präsentiert sich als Werden und Vergehen von Farbe selbst. In der Parallelisierung von Farbwerdung und Genesis erscheint zugleich die Kunst – das Werden im Medium der Farbe – als Teil der Weltbildung. Es liegt nahe, in der ruhenden Lichtgestalt unweit vom Kraftzentrum des Wirbels den Künstler als sekundären Schöpfer zu erblicken (vgl. Lindsay 1966, S. 212; Kat. Hamburg 1976, S. 206).

In bezug auf die »sinnlich-sittliche Wirkung« läßt sich diesem Gemälde eine Passage der Farbenlehre unterlegen, in der Goethe den – für Turners *Morgen* charakteristischen – Übergang von Gelb in Rot erläutert: »Wie das reine Gelb sehr leicht in das Rotgelbe hinübergeht, so ist die Steigerung dieses letzten ins Gelbrote nicht aufzuhalten. Das angenehme, heitere Gefühl, das uns das Rotgelbe noch gewährt, steigert sich bis zum unerträglich Gewaltsamen im hohen Gelbroten.« – »Die aktive Seite ist hier in ihrer höchsten Energie, und es ist kein Wunder, daß energische, gesunde, rohe Menschen sich besonders an dieser Farbe erfreuen. Man hat die Neigung zu derselben bei wilden Völkern durchaus bemerkt.« (§§ 774, 775; HA XIII, S. 497) Die Verbindung von Ursprung und Roheit, von primitiver Entstehung und zerstörerischem Potential, die Goethe mit diesem Übergang assoziiert, muß Turner entgegengekommen sein: Seine Bildwelt – das wurde in der Literatur immer wieder zu Recht herausgestellt – ist durch den Doppelaspekt von Kristallisation und Verflüssigung, von Auftauchen und Verschwinden gekennzeichnet; alle gegenständlichen Formen – dies gilt in besonderem Maße für den *Morgen nach der Sintflut* – befinden sich unentscheidbar »in der Schwebe zwischen Kondensation und Verflüchtigung« (Träger 1980, S. 99; vgl. Kat. Hamburg 1976, S. 161).

Selbstverständlich folgt eine solche Sichtweise nicht mehr dem biblischen Wortsinn. Bereits die Tatsache, daß Turner nicht Noah, sondern Moses mit der Sintflut in Verbindung bringt, zeigt und soll zeigen, daß hier die mythenschaffende Phantasie des Künstlers am Werk ist. Mehr noch suggeriert die Malweise – die sinnliche Repräsentanz biblischer Geschichte(n) im Strudel der Farben aufsaugend – eine autonome Dynamik von Werden und Vergehen in der Natur. Den in der christlichen Ikonographie traditionellerweise dem Bund Gottes mit Noah zugeordneten Regenbogen ersetzt Turner durch

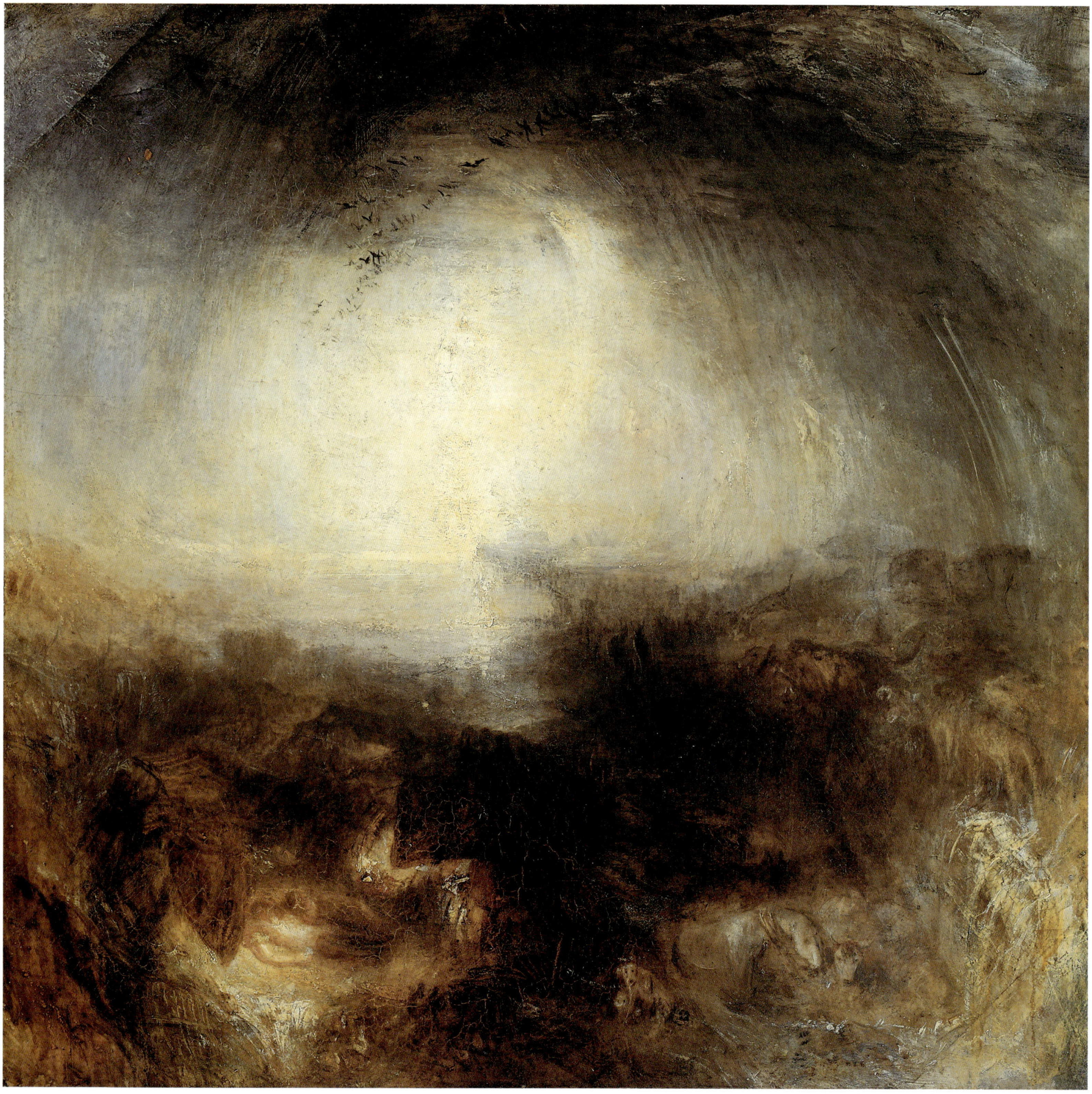

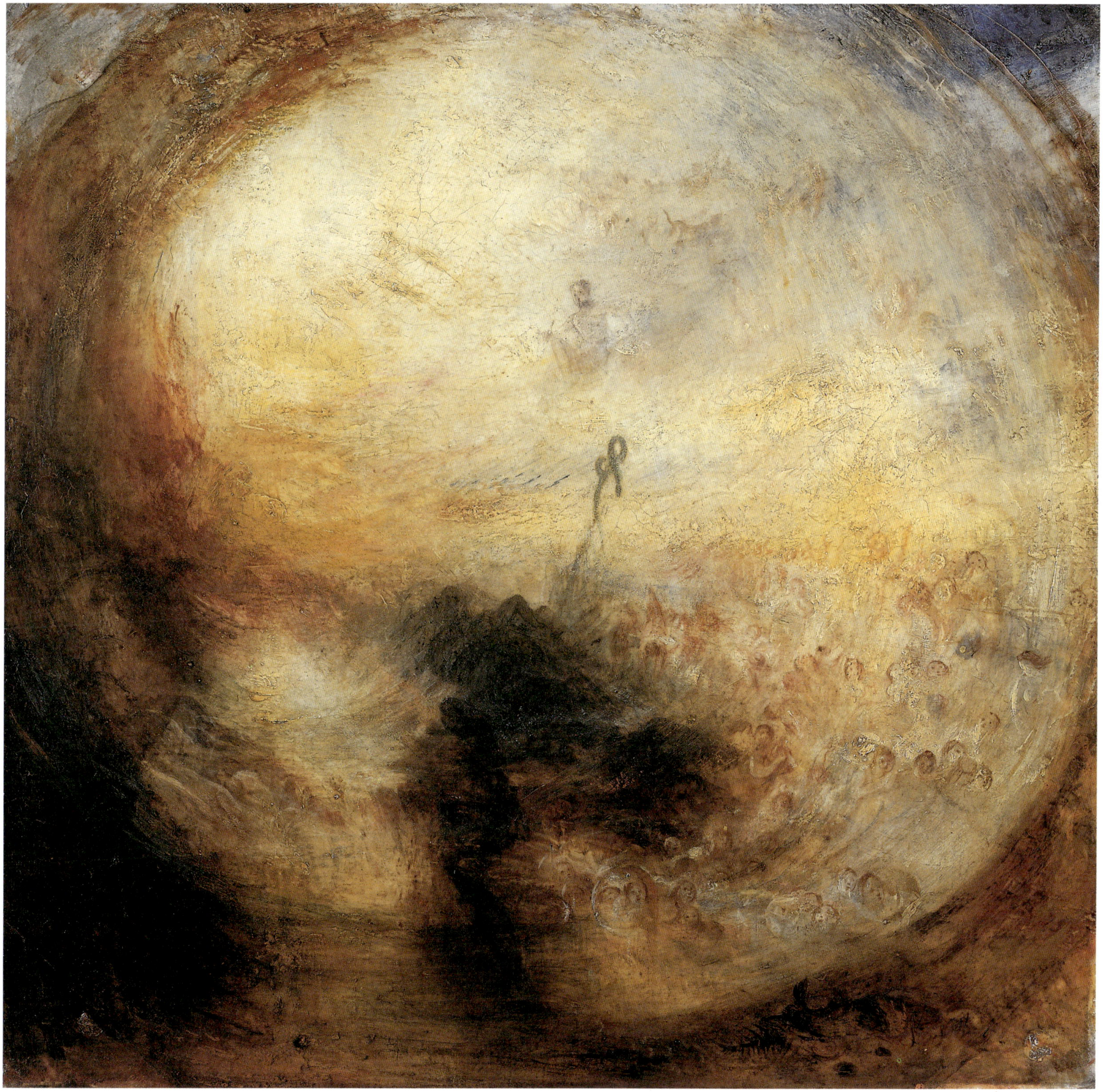

flüchtig-schillernde Blasen und spielt damit zugleich auf Goethes Beobachtung prismatischer Farben in der Oberfläche von Blasen an (vgl. Lindsay 1966, S. 212; Gage 1969, S. 186); nicht zuletzt können diese Gebilde als Hinweis auf die zeitgenössische geologische Spekulation, die in der Kugel die Urform der Materialisation sah, gedeutet werden. Auch der Vers-Kommentar, der allem Entstehenden seine endgültige Vergänglichkeit vorhält, beweist Distanz zum christlichen Erlösungsgedanken und zeugt von einer aufgeklärt-wissenschaftlichen Weltsicht. Ein konkreter Hinweis auf die zeitgenössische Geologie, die sich bevorzugt um die Erklärung der versteinerten Überreste früherer Erdzeitalter bemühte, ist in der Andeutung fossiler Strukturen unten rechts gegeben; bezeichnenderweise befinden sich die schwarz gezeichneten Skelettstrukturen außerhalb jener bildbeherrschenden Kreisdynamik, die den Lebensprozeß nachvollzieht.

In der Literatur wurde verschiedentlich auf die Bedeutung der Naturwissenschaften für Turner hingewiesen (Gage 1987; Früh-Jenner 1991, S. 100 ff.). Mit der Geologie, seit den öffentlichen Vorlesungen des Chemikers Sir Humphry Davy in der Royal Institution im ersten Jahrzehnt des 18. Jahrhunderts eine besonders populäre Wissenschaft in England, kann Turner auf verschiedenen Wegen in näheren Kontakt gekommen sein: über besagten Humphry Davy, mit dem der Künstler befreundet war, und über die Lektüre von dessen naturphilosophisch-wissenschaftlichem Dialogwerk »Consolations in travel« (1830), das sich stellenweise tatsächlich wie ein Kommentar zum Turnerschen Bildpaar liest; aber auch über andere ihm persönlich bekannte Geologen wie John Macculloch und William Buckland (vgl. Gage 1987, S. 218–222). Auf dieser Ebene lassen sich Turners Sintflut-Darstellungen als bildliche Umsetzung eines seinerzeit gängigen, insbesondere von Davy vertretenen geologischen Modells lesen, demzufolge die Welt in ihrer jetzigen Form nicht durch evolutionären Wandel der Arten entstand, sondern durch eine Folge von erdgeschichtlichen Katastrophen, durch Vernichtung und Neuschöpfung des Lebens. Während die Entstehung unbelebter Natur aus dem »Krieg der Elemente« (vgl. Davy 1839/IX, S. 294) erklärt wurde, beanspruchte man für die Entstehung des Lebens den Schöpfungsgedanken (vgl. Davy 1839/IX, S. 296-303), eine geologische Theorie, die ersichtlich den Kompromiß zwischen historisch-wissenschaftlicher Auffassung der Natur einerseits und tradierter religiöser Welterklärung andererseits suchte. Turners Einführung der Moses-Figur in das *Morgen*-Gemälde läßt sich aus dieser Perspektive als Stellungnahme für die geologische Theorie einer Neuschöpfung des Lebens nach jeder erdgeschichtlichen Katastrophe deuten.[2] Turners Sintflut-Darstellungen markieren eben jenen historischen Ort, an dem die biblische Geschichte auf eine neue, wissenschaftlich geprägte Naturauffassung trifft und – ohne doch ganz außer Kraft gesetzt worden zu sein – nurmehr zitiert werden kann.

Bereits Turners Freund und Fürsprecher John Ruskin hat im 1843 erschienenen ersten Band der als Apologie Turners angelegten *Modern Painters* die »Wolkigkeit« als Charakteristikum der modernen Landschaftsmalerei herausgestellt und mit der säkularisierten Weltsicht des wissenschaftlichen Zeitalters in Verbindung gebracht. Im Gegensatz zu der früher vorherrschenden »Beständigkeit, Bestimmtheit und Helligkeit« solle der Betrachter nun – so Ruskin – an der Dunkelheit und am Triumph des sich ständig Verändernden Gefallen finden, Belehrung und Befriedigung aus dem Flüchtigen und kaum zu Erfassenden ziehen (vgl. Ruskin 1904, S. 317). Diese Ästhetik des Ephemeren und Negativen, die Ruskin für Turner veranschlagt, war zweifellos nicht diejenige Goethes; er hat vielmehr alles »Nebulistische« (§ 854; HA XIII, S. 509) in der Kunst entschieden abgelehnt. Den flüchtigen Wandel atmosphärischer Phänomene konnte er nur als wissenschaftlich-künstlerischen Gegenstand – im Zeichen einer Formung des Unbestimmten – gelten lassen. »Wolkigkeit« jedoch als formales Prinzip der Kunst und das für Turner so charakteristische »Poetisieren« als produktives Prinzip – die offenandeutende Darstellungsweise, die der Ergänzung durch die Phantasie des Betrachters bedarf – stießen auf Goethes Unverständnis (vgl. BA IX, S. 167). Er hätte, dessen kann man gewiß sein, über Turner nicht anders geurteilt als der an Goethes Kunstbegriffen geschulte, in Goethes ästhetischen Kategorien befangene und Goethe zeitlebens verehrende Carl Gustav Carus es anläßlich eines Besuchs in der National Gallery 1844 tat: Die Seebilder Turners – so schließt Carus seine Beschreibung der Ausstellung – seien ihm allein durch ihre »Verrücktheit« in Erinnerung geblieben. »Wenn man ein recht buntes Seebild, etwa auf eine Wachstafel schmelzen ließe, und nun die Farben untereinander rührte, so müßte es etwa so aussehen. – Ich gäbe etwas darum zu wissen, wie dieser Maler die Natur sieht und was in seinen Augen ist, das ihn die Natur so sehen macht.« (Carus 1963, S. 580) – Turner dagegen hat, bei aller Kritik und trotz manchem Mißverständnis, den Ästhetiker und Farbtheoretiker Goethe jenseits dogmatischer Verfestigung zu nehmen gewußt: »Goethe überläßt den Genius hier sich selbst« – so ein resümierender Kommentar Turners zum Schlußwort der *Farbenlehre* (vgl. Gage 1984, S. 51). *J. M.-T.*

1 Gage 1969, S. 175, 185, sieht in Turners Aufwertung der Dunkelheit den entscheidenden Unterschied zu Goethes Haltung. Allerdings versteht Gage diese Umdeutung in einem evaluativen Sinn, während er in der Gegenüberstellung beider Bilder die Polarität von passiv und aktiv gewahrt sieht.

2 Gage 1987, S. 222, ist der Auffassung, daß sich Turner in den Sintflut-Darstellungen geologischer Spekulation enthält und den mythischen Charakter der biblischen Geschichte hervorhebt. Früh-Jenner 1991, S. 100 ff., betont dagegen den Bezug des Bildpaares zu Davys *Consolations*, unterstellt jedoch summarisch die »Überzeugung von einem Widerstreit verschiedener Kräfte als Movens der Erd- und Menschheitsgeschichte« (S. 122), ohne auf das von Davy vertretene Modell der Weltentstehung – die auf Cuvier zurückgehende Katastrophentheorie – konkret einzugehen.

FRIEDMAR APEL

DER LEBENDIGE BLICK
GOETHES KUNSTANSCHAUUNG

Das Bild von der harmonischen Persönlichkeit Goethes hat sehr lange verdeckt, daß erhebliche Anteile seines Schaffens von Anfang an aus dem Krisenbewußtsein motiviert sind. Karl Otto Conrady hat die Situation Goethes nach 1770, also zu jener Zeit, in der sich Goethe langsam intensiver mit der bildenden Kunst zu befassen begann, so geschildert: »Schwanken, Zweifeln, Suchen: wieder und wieder meldet es sich in Briefen an Vertraute. Es betraf nicht nur die Probleme poetischen Schaffens, sondern Grundfragen der Existenz: wie und wozu zu leben sei. Die unablässige Selbstsuche und Selbstbeobachtung, das zweifelnde Weiterfragen, Bedenken und Abwägen der Ansprüche und Wünsche des Subjekts gegenüber den Forderungen der ›Welt‹, der nie abzuschließende Aufbau menschlicher Existenz unter speziellen Bedingungen …«[1] Mit den Begabtesten mehrerer Generationen im späteren 18. Jahrhundert teilte er die Erfahrung einer Entwirklichung der Wirklichkeit, und so einzigartig Goethe immer bleiben mag, so steht er doch in der Kontinuität des antirationalistischen, gleichwohl den Idealen der Aufklärung verpflichtet bleibenden Projekts der Rückgewinnung der Wirklichkeit und der Restituierung eines lebendigen Verhältnisses zur Natur, das niemand anders als Johann Georg Hamann begonnen hatte.

Rückblickend hat Hegel die Situierung Hamanns genau in diesem Projekt begründet: »Fassen wir zunächst die allgemeine Stellung auf, in welcher Hamann sich zeigt, so gehört er der Zeit an, in welcher der *denkende* Geist in Deutschland, dem seine Unabhängigkeit zunächst in der Schulphilosophie aufgegangen war, sich nunmehr in der Wirklichkeit zu ergehen anfing und, was in dieser als fest und wahr galt, in Anspruch zu nehmen und ihr ganzes Gebiet sich zu vindizieren begann.«[2] Goethe hat die Inspiration durch Hamann zeit seines Lebens nicht vergessen und dessen Werk über alle Verständnisschwierigkeiten hinweg die Treue gehalten.

Rettung der Wirklichkeit

Hamann hatte die Erfahrung der Naturentfremdung als Entwirklichung in die drastische Metapher der Ermordung der Natur durch den Rationalismus gefaßt. So heißt es in seiner *Aesthetica in Nuce*: »Eure mordlügnerische Philosophie hat die Natur aus dem Wege geräumt, und warum fordert ihr, daß wir selbige nachahmen sollen? – Damit ihr das Vergnügen erneuren könnt, an den Schülern der Natur auch Mörder zu werden«.[3] Mit der so begründeten Ablehnung der regelpoetischen Nachahmungsforderung sieht Hamann die Wiedergewinnung eines lebendigen Verhältnisses zur Wirklichkeit eingeleitet. Dies zunächst als Wiederherstellung der Lesbarkeit der Welt: »die ausgestorbene Sprache der Natur«[4] muß wiedergefunden werden, »Natur und Schrift also sind die Materialien des schönen, schaffenden nachahmenden Geistes.«[5] So wird bei Hamann der Text zu einem symbolischen Kommunikationsmedium, in dem die Probe auf die erneuerte Erfahrung gemacht werden kann, er ermöglicht ein Probehandeln im Geiste. Auf der anderen Seite geht Hamann davon aus, daß die Wirklichkeit primär und ursprünglich nur bildlich erfahren wird: »Sinne und Leidenschaften verstehen nichts als Bilder. In Bildern besteht der ganze Schatz menschlicher Erkenntnis und Glückseligkeit. Der erste Ausbruch der Schöpfung, und der erste Eindruck ihres Geschichtsschreibers; – die erste Erscheinung und der erste Genuß der Natur vereinigen sich in dem Worte: Es werde Licht!«[6] Nicht durch die Konstruktionen der Vernunft werden Natur und Wirklichkeit erkannt, sondern im lebendigen Blick erfährt sich das Subjekt in seiner ursprünglichen Organisiertheit für die Natur und damit als Teil von ihr.

Auch in seinen spätesten Jahren ist Goethe Hamanns eingedenk geblieben. Nach dem Bericht Eckermanns hat er 1829 den erwähnten Aufsatz Hegels gleich mehrfach gelesen, und nicht zufällig erfolgt diese Erinnerung an Hamann im Zusammenhang mit seinem Projekt einer Kritik der Sinne, das ihn in späten Jahren angesichts der angeblichen Verfallserscheinungen der deutschen Malerei umtrieb.[7] Gerade in diesem Punkt hat ihn das Krisenbewußtsein nie verlassen, und er hatte zudem immer wieder das Gefühl der Niederlage im Kampf für eine »ausgebildete Kunst«. Gegen die Malerei in der Tradition der Romantik unterstellt

1 Conrady 1987, S. 147.
2 Hegel 1970/XI, S. 277. Der Aufsatz *Hamanns Schriften* erschien 1828 in den *Jahrbüchern für wissenschaftliche Kritik* in Berlin.
3 Hamann 1967, S. 116
4 Hamann 1967, S. 121
5 Hamann 1967, S. 121
6 Hamann 1967, S. 114
7 AG XXIV, S. 318.

Goethe in zahlreichen Stellen in den *Maximen und Reflexionen,* daß die jüngeren romantischen Maler an einer Deformation der natürlichen Anlage zum Sehen leiden, wenn sie »besonders in ihren Landschaften, so widerwärtige grelle Töne dem Auge darstellen und vor aller Harmonie zu fliehen scheinen«.[8]

Die Grundlage für diese späten Notizen zu einer Kritik der Sinne und eines noch einmal neu begründeten Versuchs, sich der Wahrheit der Wirklichkeit zu versichern, hat Goethe 1825 explizit als Wiederholung und Fortsetzung Hamannscher Versuche angelegt: »Zwei von diesen Versuchen sind uns übrig geblieben; einen dritten haben wir selbst gewagt, welchen hier abdrucken zu lassen wir durch Obenstehendes [nämlich die Hamannsche Weigerung, von ›Dingen einer andern Welt‹ zu reden] veranlaßt sind.

Der Mensch ist als wirklich in die Mitte einer wirklichen Welt gesetzt und mit solchen Organen begabt, daß er das Wirkliche und nebenbei das Mögliche erkennen und hervorbringen kann. Alle gesunde Menschen haben die Überzeugung ihres Daseins und eines Daseienden um sie her. Indessen gibt es auch einen hohlen Fleck im Gehirn, das heißt eine Stelle, wo sich kein Gegenstand abspiegelt, wie denn auch im Auge selber ein Fleckchen ist, das nicht sieht. Wird der Mensch auf diese Stelle besonders aufmerksam, vertieft er sich darin, so verfällt er in eine Geisteskrankheit, ahnet hier Dinge einer anderen Welt, die aber eigentlich Undinge sind und weder Gestalt noch Begrenzung haben, sondern als leere Nachträumlichkeit ängstigen und den, der sich nicht losreißt, mehr als gespensterhaft verfolgen.«[9] Unter den vielen Diskontinuitäten und Widersprüchen in Goethes Kunstanschauungen blieb das Motiv des Sehenwollens gleich: gegen die Abstraktheit wissenschaftlicher Natur- und Wirklichkeitsauffassungen, gegen die Schattenhaftigkeit der romantischen Literatur und präromantischen Kunst, den Blick der Geisterseher wie gegen die Gräue der Theorie und den Staub der Historisierung sucht der lebendige Blick die Gegenwärtigkeit des Wirklichen. In diesem Blick, der nach Hamanns Begrifflichkeit Geist, Seele und Sinnlichkeit integriert, wird, so Goethes Hoffnung, die sistierte Energie des Lebensprozesses frei und wirkt als orientierende und vitalisierende Kraft auf das betrachtende Subjekt zurück. Ein solches Sehenwollen lief auf nicht weniger als eine umfassende Revision der tradierten Wahrnehmungsstrukturen hinaus.

Vitalistisches Aufräumen

So sind Goethes erste ausgreifende Äußerungen zur Kunst und ihrer Theorie von einem auf- und wegräumenden Gestus gekennzeichnet. Als erster Kunsttheoretiker bekommt Johann Georg Sulzer Goethes vitalistischen Furor ab, obwohl er selbst schon in Opposition zur aufklärerischen Regelästhetik steht. Goethe reduziert Sulzers Kunstkonzeption zur bläßlichen und verzärtelten Sicht eines Milchtrinkers, der den Künstler wie den Betrachter zu Sanftmut und Empfindsamkeit anhalten will, aber vom wahren Naturerleben nichts weiß: »Gehört denn, was unangenehme Eindrücke auf uns macht, nicht so gut in den Plan der Natur als ihr Lieblichstes? Sind die wütenden Stürme, Wasserfluten, Feuerregen, unterirdische Glut und Tod in allen Elementen nicht ebenso wahre Zeugen ihres ewigen Lebens als die herrlich aufgehende Sonne über volle Weinberge und duftende Orangenhaine?«[10] Gegen Sulzers harmonistische Naturvorstellung, die an ihr nur das Angenehme wahrnehmen möchte, spielt Goethe ein kraftgenialisches Prozeßmodell aus: »Was wir von der Natur sehen, ist Kraft, die Kraft verschlingt, nichts gegenwärtig, alles vorübergehend, tausend Keime zertreten, jeden Augenblick tausend geboren, groß und bedeutend, mannigfaltig ins Unendliche; schön und häßlich, gut und bös, alles mit gleichem Rechte nebeneinander existierend.«[11] Vor einem solchen Naturbegriff verbietet sich ein einfaches Herüberschließen von der Natur auf die Kunst. Kunst ist vielmehr gerade das »Widerspiel« der Natur, kämpferische Auseinandersetzung mit ihr, aber eben darin die Fortsetzung und Aufhebung der Naturkräfte, sinnlich gesteigert erfahrene Natur. Im Kunstwerk wird daher in bestimmter Weise sichtbar, was das produktive Vermögen der Natur ausmacht. Daher ist für Goethe in der Kunst eben nicht das Andere zu sehen, sondern diese Natur und Wirklichkeit; allein im Werk erscheinen die wirkenden Kräfte der Natur sinnlich und konzentriert.

Goethe selbst hat später eingeräumt, daß seine Sulzer-Kritik überzogen war, aber sie war wohl ohnehin nur der günstige Anlaß, mit dem psychologischen Ästhetizismus einer Wahrnehmungstradition in der Nachfolge von Dubos' *Réflexions critiques sur la poé-*

8 AG IX, S. 558.
9 AG IX, S. 526.
10 *Die schönen Künste in ihrem Ursprung, ihrer wahren Natur und besten Anwendung, betrachtet von J. G. Sulzer.* Leipzig 1772; erschienen in den *Frankfurter Gelehrten Anzeigen,* Nr. 101 vom 18. Dezember 1772; AG XIII, S. 28.
11 AG XIII, S. 29.

sie et la peinture (1719) aufzuräumen, die die vom Kunstwerk ausgelösten Empfindungen für flacher und folgenloser ansah als die Naturempfindung, weswegen sie um so mehr gefielen. Schon Diderot hielt aber die ästhetische Erfahrung gerade für tiefer und intensiver, näher an einer ursprünglichen Einheit der Empfindung und einem wirklichen seelischen Geschehen. In der Indienstnahme der Kunst für eine Konzeption der Tugendschönheit, wie sie der vielgelesene Sulzer vortrug, sieht Goethe eine Schwächung der Realitätstüchtigkeit, sieht die vitalen Kräfte »von keiner Widerwärtigkeit zum Naturgebrauche aufgespannt, in Tugend, Wohltätigkeit, Empfindsamkeit zerfließen.«[12] Für Goethe dagegen macht aktives Sehen, ein von der Abstraktion nicht angekränkelter lebendiger Blick, realitätstauglich und immun gegen die Anfechtungen einer Geisterwelt.

Widersprüche

Goethes Eintreten für zweitklassige klassizistische Künstler, sein Engagement in den Preisaufgaben der Weimarer Kunstfreunde, die enge Zusammenarbeit mit Johann Heinrich Meyer und anderes mehr lassen leicht übersehen, daß Goethes Kunstanschauung im Begriff des Klassizismus nie aufging, schon allein aufgrund ihrer inneren Widersprüchlichkeit. Werner Busch hat die Vertiefung dieser Widersprüche in der *Italienischen Reise* im Konflikt zwischen Kunstbegriff, Naturerfahrung und Goethes eigener künstlerischer Praxis dingfest gemacht: »Die besondere Qualität der *Italienischen Reise* ist nicht in Goethes individuellen Kunsturteilen zu suchen, sondern gerade in der in diesem Text dokumentierten Spannung zwischen eigenem Kunstbegriff, der bei aller klassischen Tendenz von unmittelbarer Naturerfahrung geprägt ist, konventioneller Kunstkritik und fast verzweifelten und geradezu notwendig, nicht etwa nur an der Begabung, scheiternden Zeichenversuchen (...). Es macht gerade das Ethos des Italienerlebnisses aus, daß Goethe sich in der Kunstbetrachtung noch und noch der Geschichte der klassischen Kunst versichern und in der eigenen Kunstpraxis deren Prinzipien mit irritierender Beharrlichkeit nachvollziehen wollte, obwohl ihm immer mehr zu Bewußtsein kommen mußte, daß deren Konvention nicht mehr trug.«[13] Buschs brillante Analyse hat befestigt und differenziert, was bereits Herbert von Einem uneingeschränkt konstatiert hatte: daß Goethes Kunstanschauung für eine heutige Kunstbetrachtung nicht zu retten ist.[14] Weder eine historisch-materialistische, noch eine ikonographische, geschweige denn formalistische Betrachtungsweise könnte sich ohne beträchtliche Verrenkungen zu einer Aktualisierung Goethescher Ideen verstehen. Allerdings gibt es gegenwärtig erneut Tendenzen zu einer umfassenden Revision der Wahrnehmungsstrukturen in einer künstlicher werdenden Welt, die das Projekt einer Lebenskunst wieder auf die Tagesordnung gesetzt hat[15], und es gibt auch von seiten der Naturwissenschaften Bestrebungen zu einem Ganzheitsdenken, das sich nicht zufällig besonders in einer Revision des Wissens über die Sinnesorgane ausprägt.[16] Im Spannungsfeld dieser Tendenzen könnte Goethes Ideen, gerade weil sie von einer Tradition der Wahrnehmungslehre nicht vereinnahmt werden konnten, mehr zufallen als produktive Irritation.

Naturform

Es mögen jene von Busch aufgezeigten Widersprüche gewesen sein, die Goethe nach der italienischen Reise bewegten, in dem Aufsatz *Einfache Nachahmung der Natur, Manier, Stil* (1789) eine grundsätzliche Begriffsklärung zu versuchen. Das Verhältnis der drei Begriffe bezeichnet Goethe in der gedrängtesten Form so: »Wie die einfache Nachahmung auf dem ruhigen Dasein und einer liebevollen Gegenwart beruht, die Manier eine Erscheinung mit leichtem fähigen Gemüt ergreift, so ruht der Stil auf den tiefsten Grundfesten der Erkenntnis, auf dem Wesen der Dinge, insofern es uns erlaubt ist, es in sichtbaren und greiflichen Gestalten zu erkennen.«[17] Verwirrend ist an dem Schema, daß es sowohl einer traditionellen Gattungshierarchie zu folgen scheint, als auch eine geschichtliche Abfolge annimmt, um dann aber die Möglichkeit einer Gleichzeitigkeit zu postulieren: »Es läßt sich leicht einsehen, daß diese drei hier voneinander geteilten Arten, Kunstwerke hervorzubringen, genau miteinander verwandt sind, und daß eine in die andere sich zart verlaufen kann.«[18] Goethe entwickelt hier eine eigenartige triadische und zugleich kreisschlüssige Modellvorstellung, die er in den *Noten zum Divan* auf die Arten des Übersetzens und vor allem auf die drei »Naturformen der Dichtung«, die literarischen Gattungen, angewandt und dort näher erläutert hat, wenngleich sich diese Erläuterung geometrischer Logik nicht ganz

12 AG XIII, S. 30.
13 Busch 1988, S. 147.
14 Einem 1956, S. 177; Busch 1888, S. 164.
15 Vergl. z. B. Barck u. a. 1990.
16 Vergl. z. B. Maturana 1982.
17 AG XIII, S. 60.
18 AG XIII, S. 69.

fügen mag: »Man wird sich aber einigermaßen dadurch helfen, daß man die drei Hauptelemente in einen Kreis gegeneinander überstellt und sich Musterstücke sucht, wo jedes Element einzeln obwaltet. Alsdann sammle man Beispiele, die sich nach der einen oder nach der anderen Seite hinneigen, bis endlich die Vereinigung von allen dreien erscheint und somit der ganze Kreis in sich geschlossen ist.«[19] Goethe sieht das als einen Versuch, dem Geiste eine naturgemäße Ordnung darzustellen, die »zugleich die äußeren zufälligen Formen und diese inneren notwendigen Uranfänge«[20] faßlich machen soll.

Für die Kunst noch stärker als für die Literatur versucht Goethe, die Gesetzlichkeit der Formen aus der Sphäre der Natur abzuleiten. Das historische Denken hat solche Ableitungen verworfen und mit ihnen die Ursprungsfrage. Das aber ist selbst eine Austreibung jener Momente der Kunst, die sich der Analyse verweigern, die der Anschauung, aber nicht der Reflexion zugänglich sind. Wenn es denn so ist, daß die Werke mit neuen Mitteln ein Altes wollen, so ist die Vorstellung vom Gleichen der Urbilder nicht abzuweisen. Sie bedeutet ja bei Goethe auch keineswegs eine Zwangsläufigkeit der Entwicklung, er geht durchaus von einer Subjektivität und Relativität der Wahrnehmung aus. Die schöpferische Tätigkeit des Menschen wie seine Wahrnehmung sind freie, selbstorganisierte Tätigkeiten, die aber dennoch als metaphorische Fortbildung des Vorhandenen begriffen werden sollen. Das ist evolutionär keineswegs unschlüssig: die menschliche Fähigkeit, sinnliche Eindrücke von der konkreten Situation abzulösen und in Modulationen zu verkörpern, kann gar nicht anders denn als Ergebnis des Evolutionsprozesses gedacht werden. Das ist aber in Goethes Vorstellung von der Kunst als gefühlter, gedachter und menschlich vollendeter Natur ohnehin als regulative Idee konzipiert, die im einzelnen Phänomen nie ganz verwirklicht erscheint. Und auch in solchen Erwägungen löst sich der zentrale Widerspruch nicht auf, daß einerseits die Anschaulichkeit des Werks vor dem tötenden Einfluß gesellschaftlicher Instrumente gerettet werden soll, wie es das Projekt der Restituierung der Wirklichkeit gebietet, andererseits aber das gesellschaftliche Einverständnis gesucht wird bis hin zur heute vollends problematischen Ausgrenzung des »Ungesunden«.

Entschluß zum Hiersein

Hamanns eingedenk, wollte Goethe nicht von Dingen einer anderen Welt sprechen, und ebenso weigerte er sich, in den Werken eine andere Welt zu sehen. Das führt in seinen Bildbeschreibungen zu der oft belächelten Betulichkeit: Der Apostel Matthäus ist ein »wohlhabender, behaglicher, auf seinem Dasein beruhender Mann«.[21] »Dicke Weiber, plump, besser als man von den Niederländern gewohnt ist, gezeichnet.«[22] Laokoon ist nichts als »ein Vater mit zwei Söhnen, in Gefahr, zwei gefährlichen Tieren unterzuliegen«.[23] »Hat Raffael was anders, was mehr gemalt als eine liebende Mutter mit ihrem Ersten, Einzigen? Und ist Mutterliebe in ihren Abschattungen nicht eine ergiebige Quelle für Dichter und Maler, in allen Zeiten?«[24] »Wie Tintoretto und Paolo Veronese die schönen Zuschauerinnen zur Hülfe gerufen, um die abscheulichen Gegenstände, mit denen sie sich beschäftigen mußten, nur einigermaßen schmackhaft zu machen, ist bemerkenswert.«[25] Über Ruysdael (vgl. Kat. 3): »Zu seiner linken Hand erblickt der Beschauer ein verfallenes Kloster, an welchem man jedoch hinterwärts wohlerhaltene Gebäude sieht, wahrscheinlich den Aufenthalt eines Amtmanns oder Schössers, welcher die ehemals hierher fließenden Zinsen und Gefälle noch fernerhin einnimmt, ohne daß sie von hier aus wie sonst ein allgemeines Leben verbreiten.«[26] Aber je belustigender, desto deutlicher die Lehre: das Unerforschliche, das im Werk komplexitätsreduzierend sichtbar wird, liegt nicht jenseits unserer Wirklichkeit, sondern in ihr; menschlicher Handel und Wandel ist wunderbar genug, die Mündigkeit des Menschen zeigt sich im Entschluß zum Hiersein, zu den Geschäften dieser Welt; im lebendigen Blick erschließt sich dem Menschen der Sinn des Daseins, einer transzendenten Anleitung bedarf er nicht.

Die begriffliche Sicherung dieser Haltung hat Goethe schon früh in der Abgrenzung des Symbolischen vom Allegorischen versucht. Wie Sörensen[27] schon gezeigt hat, ist es jedoch nicht leicht, Goethes eigene Positon klar zu erkennen, auch hier scheint Goethe in den von Busch aufgezeigten Konflikten befangen. Daß Goethe Meyers Version des selbst konzipierten Aufsatzes *Über die Gegenstände der Bildenden Kunst* (1797) drucken ließ, entsprach sicher dem Fazit, das Goethe aus den italienischen Gesprächen mit Moritz und Meyer gezogen hatte, andererseits

19 AG III, S. 481.
20 AG III, S. 482.
21 *Über Christus und die zwölf Apostel nach Raffael von Marc Anton gestochen und von Herrn Professor Langer in Düsseldorf kopiert*, erschienen in Wielands *Der Teutsche Merkur*, Dezember 1789; AG XIII, S. 77.
22 Kommentar zu Haarlems *Venus liebkoset den Liebesgott*, Nr. 4 des Auszugs des Katalogs der Dresdner Galerie; Handschrift von 1794; AG XIII, S. 91.
23 *Über Laokoon*, erschienen in den *Propyläen*, Ersten Bandes erstes Stück, 1798; AG XIII, S. 165.
24 *Nach Falconet und über Falconet*, 1776; AG XIII, S. 52.
25 *Ältere Gemälde*. Neuere Restaurationen in Venedig, betrachtet 1790, erschienen in *Über Kunst und Alterthum*. Fünften Bandes zweites Heft. 1825; AG XIII, S. 86.
26 *Ruysdael als Dichter*, erschienen im *Morgenblatt für gebildete Stände*, 3. Mai 1816; AG XIII, S. 673.
27 Sörensen 1963.

scheint der eigene Versuch der Abgrenzung der Symbol-, Gestalt- und Gegenstandsvorstellung deutlich spannungsvoller. Die Grundunterscheidung ist einfach: »Das Allegorische unterscheidet sich vom Symbolischen, daß dieses indirekt, jenes direkt bezeichnet.«[28] Auf der Seite dieser direkten Bezeichnung, die allein der Kunst ansteht, führt Goethe aber wieder eine Dreiteilung ein, die der Unterscheidung der einfachen Nachahmung, Manier und Stil bzw. der Naturformen der Dichtung ähnelt: es gibt Goethe zufolge eine natürliche, eine idealische und eine dritte Behandlungsart, in der Gegenstände in einer Folge verbunden werden. Auf der Grenze des Symbolischen siedelt Goethe dann aber noch eine vierte Gattung an, die allerdings in Gefahr steht, die Grenze zum Mystischen und damit das Kunstfähige zu überschreiten.

Für alle symbolische Darstellung gilt, daß die Gegenstände »sich durch ihr sinnliches Dasein selber bestimmen«[29] sollen. Die natürliche Gattung »stellt die bekannten, gewöhnlichen, gemeinen Dinge, wie sie sind, obgleich schon zu einem Kunstganzen erhöht, vor«[30]; von idealischen Darstellungen ist erfordert, »daß sie sich beim ersten Anschauen sowohl im ganzen als in ihren Teilen selbst erklären«[31]; in der dritten Gattung aber werden die Gegenstände erst verständlich, wenn sie durch Handlungsfolgen erklärt werden (z. B. bei der Darstellung der Taten des Herkules). In der Beschreibung der vierten Gattung löst sich Goethe dann plötzlich von der sonst hartnäckig festgehaltenen Gegenstandsbindung: Diese Gattung sei mehr durch die Behandlung und den Geist des Behandelnden bestimmt: »Durch tiefes Gefühl, das, wenn es rein und natürlich ist, mit den besten und höchsten Gegenständen koinzidieren und sie allenfalls symbolisch machen wird. Die auf diese Weise dargestellten Gegenstände scheinen bloß für sich zu stehen und sind doch wieder im Tiefsten bedeutend, und das wegen des Idealen, das immer eine Allgemeinheit mit sich führt.«[32] An dieser Bestimmung hätten auch die Frühromantiker nichts auszusetzen gehabt: Friedrich Schlegel und Schelling sollten alsbald das äußerste Subjektive als das höchste Allgemeine zu denken versuchen. Goethe schien dergleichen zu ahnen und beeilte sich mit einer Abgrenzung des tiefen Gefühls von der »Schwärmerei«, wie sie Kant in der *Kritik der Urteilskraft* (1790) als gefährliche, die Sinne verwirrende Infragestellung der Mündigkeit des Menschen verurteilt hatte. Gleichwohl kann nicht übersehen werden, daß Goethe hier im Gegensatz zu Meyer Momente einer die Wirklichkeit in Frage stellenden Subjektivität und Irrationalität vorsichtig in den Begriff des Symbolischen integrieren wollte. Im weiteren aber bleibt Goethes Symbolvorstellung dann doch wieder an die Dinglichkeit der Welt gebunden, auch da, wo er unerklärliche Wirkungen auf das Gefühl bei sich vorfindet. Im sinnlichen Ausdruck der Entsprechung von Gefühl und Gegenstand, die schon bei Hamann und Herder als Probe auf die Organisiertheit des Menschen für die Natur und damit auf sein Heimischsein in dieser Welt galt, besteht das Symbolische.

Restitution der Sinnlichkeit

So entwirft sich Goethe die bildende Kunst zu einem symbolisch generalisierenden Kommunikationsmedium, das vergegenwärtigend und komplexitätsreduzierend Orientierung und Selbstvergewisserung ermöglicht und zugleich Fremdbestimmung durch Interpretation abwehrt. Mythisches wie christliches Denken, mystische Spekulation wie rationalistische Ableitungen werden in dieser Vorstellung als Faktoren der Entfremdung betrachtet, die der lebendige, symbolisch generalisierende Blick überwinden soll. Nur das Sichtbare soll existieren, an dieser Maxime hat Goethe über alle Widersprüche und Widerstände hinweg sein Leben lang festgehalten. In den *Maximen aus dem Nachlass* notiert er: »Wir wissen von keiner Welt als im Bezug auf den Menschen; wir wollen keine Kunst, als die ein Abdruck dieses Bezugs ist.«[33] Ein solches Kunstprogramm war von Anfang an und über alle Wandlungen hinweg auch das Rettungsprojekt einer sich nie vollkommen ungefährdet fühlenden Seele.

Goethes Formbegriff und sein Verhältnis zu den Kunstmitteln bilden wohl das größte Hindernis für die Herstellung eines unsererseits lebendigen Verhältnisses zu seinen Texten um die bildende Kunst. Werner Busch hat das aus dem erwähnten Konfliktfeld heraus erklärt: »Die Kunst als solche und damit die gegenstandsgebundene Erfindung des Künstlers waren für Goethe autonom zu denken, die Kunstmittel hatten ihr nach wie vor zu dienen und nicht selbst Autonomieanspruch zu stellen. Über die Gegenstände konnte der Künstler frei verfügen, ihre Materialisierung, damit bleibt Goethe ganz in klassisch-idealistischen Bahnen, blieb nicht nur zweitrangig, sondern Darstel-

28 AG XIII, S. 125.
29 AG XIII, S. 122.
30 AG XIII, S. 122.
31 AG XIII, S. 123.
32 AG XIII, S. 124.
33 AG IX, S. 635.

lungskonzeptionen verpflichtet, die zwar durch Naturerkenntnis modifiziert sein mochten, nicht jedoch selbst die Rolle primärer Sinnstiftung übernehmen durften. Der Kunst wurde damit die Funktion abgesprochen, die sie in der Moderne auszeichnet.«[34] Daran ist unstrittig, daß Goethes technische und kritische Kategorien notwendig untauglich zur Erfassung moderner Kunst sind, ebenso wie seine Einschränkung kunsttauglicher Gegenstände und sein daran gebundener, also im modernen Sinne nicht vorhandener Kompositionsbegriff. Dennoch fragt sich, ob bestimmte Impulse des Goetheschen Sehenwollens der Betrachtung moderner Kunst so entgegengesetzt sind wie nicht nur Busch meint. Das betrifft zunächst die nach dem Verfall des Bildungsbürgertums größer gewordene Kluft zwischen künstlerischer und bürgerlicher Sicht, gleichzeitig aber die Mauer zwischen dem Expertenwissen und der Kunstbetrachtung eines allgemeinen Publikums in einer demokratischen und pluralistischen Gesellschaft. Goethe hat sich z. T. widersprüchlicherweise an das Instrumentarium und die Praxis eines akademischen Klassizismus gebunden, dies aber nur als »lebendige Heuristik« betrachtet, hat zumindest versucht, von außen aufgezwungene Wahrnehmung abzustreifen. Nun sind heute Rückstände des Klassizismus in Form von Gegenstandsfixiertheit, Harmoniebedürfnis und Feierlichkeitsverlangen selber gravierende Verständnishürden vor der modernen Kunst, deren Beseitigung den Fachleuten per Kommentar nicht gelingen kann. Keine Ausstellungspädagogik kann zuletzt die einfache Aufforderung zum Hinschauen ersetzen, und vielleicht macht es ja nur Kunsthistoriker nervös, daß jeder die Möglichkeit haben soll, sich im Entschluß zum lebendigen und vergegenwärtigenden Blick sein eigenes Bild vom Bild zu machen. Im übrigen gehörte für Goethe ja auch das aufmerksame Betrachten des »Widrigen« zu seinem Programm einer restituierenden Kultur des Auges.

In der Tat gibt es längst wieder ein Projekt der Restitution des Sinnlichen, den Versuch, im Rückgang auf das, was sich zeigt, Oberflächen von Vormeinungen zu durchstoßen. Ob eine Tradition des Kampfes gegen das wiederkennende Sehen, die von Dubos und Diderot über Hagedorn und Herder bis zu Goethe reicht, für die Entwicklung einer bildeigenen Verständnislehre fruchtbar gemacht werden kann, oder nicht, muß noch gezeigt werden. Nach Bernhard Waldenfels ist es jedenfalls längst an der Zeit, die Sichtbarkeit der Dinge wieder zu exponieren, was er z. B. an einer Aussage von Giacometti thematisiert, der gesagt hat: »Ich weiß nicht genau, was ich sehe. Es ist zu komplex. So muß man einfach versuchen, das Sichtbare zu kopieren, um sich darüber Rechenschaft zu geben, was man sieht.« Waldenfels kommentiert: »Die Welt des Malers wäre somit nicht ›eine andere Welt‹, wie der Ästhet meint, sondern *dieselbe Welt*, in der wir alle leben, nur eben als *andere*, befreit von dem natürlichen Gewicht, das unseren Blick in den Dingen versinken läßt.«[35] Die Konsequenz: »Letzten Endes besagt dies, daß die Malerei nie völlig bei sich ist und in keiner Expertenkultur zur Ruhe kommt. Was sie in Atem hält, ist ein ›rohes Sein‹ , das ihr vorausgeht, weil sie von ihm zehrt, und das über sie hinausgeht, weil es in keiner Seh- und Bildordnung einzufangen ist. Ohne einen solchen Fundus an art brut wäre die Malerei nicht das, was ein Cézanne oder Braque ihr zumuten: ein malendes Denken in Formen und Farbe, das der Logik des Sehens folgt, ohne dem Pathos des Sehbegehrens und den Anforderungen der Sehdinge zu entkommen.«[36] Das ist von Goethes Intentionen nicht so weit entfernt, wie historisierende Experten glauben machen möchten.

Soll das Programm der Erneuerung eines sehenden Sehens Folgen haben, so muß notwendig die Frage nach der Ekphrasis, nach der Versprachlichung der bildlichen Erfahrung, neu auf die Tagesordnung, sonst kann man sich dieser Erfahrung nicht versichern. Goethe hat dieses Problem bei Gelegenheit der Beschreibung von *Julius Cäsars Triumphzug, gemalt von Mantegna* (1823) (vgl. Kat. 19–28) beschrieben und dabei die unvermeidlichen Widersprüche heiter ausgehalten: »Man hat mir vorgeworfen, daß ich bei Auslegung von Bildern, zum Beispiel des Abendmahls von Leonardo da Vinci, zu viel hineingetragen habe und in der Deutung zu weit gegangen sei. Ich weiß recht gut zu unterscheiden, was ich sehe, denke und sage; das Sehen ist eine Zusammenfassung unendlicher Mannigfaltigkeit, das Denken ein Versuch des Zerlegens; inwiefern das Sagen aber mit Sehen und Denken zusammentrifft, das hängt vom Glück ab (…). Aber was kann ich dafür, daß die Menschen nicht mit Augen sehen und daß sie Gläser brauchen, wo die natürliche Gesichtskraft sehr wohl hinreichte, wenn sie dem Geist zu Gebote steht.

34 Busch 1988, S. 164.
35 Waldenfels 1990, S. 215.
36 Waldenfels 1990, S. 224.

Und dann noch eines, wie der Künstler die Natur überbieten muß, um nur wie sie zu scheinen, so muß der Betrachtende des Künstlers Intentionen überbieten, um sich ihnen nur einigermaßen anzunähern, denn da der Künstler das Unaussprechliche schon ausgesprochen hat, wie will man ihn denn noch in einer anderen, und zwar in einer Wortsprache aussprechen?«[37] Das ist Goethes Art, über seine »Arbeit am Referenten« (Waldenfels) Auskunft zu geben – Erprobung von Möglichkeiten der Referenz.

Kritik der Sinne

Selbst wenn es einleuchtet, daß die Reflexion auf Goethe ihren Anteil an einem Projekt der Restituierung der Sinnlichkeit in einer künstlicher werdenden Welt haben könnte, so bleibt noch eine schwerwiegende Abstoßung, die schon die Zeitgenossen erbost und gekränkt hat, und die nach der Erfahrung des Totalitarismus an Problematik zugenommen hat: Sein Begriff von Gesundheit und die daraus folgende Diffamierung der (romantischen) Gegner als krank und verrückt, die in das noch in spätesten Jahren eigensinnig verfolgte Projekt einer Kritik der Sinne mündete.

Berüchtigt ist Goethes Urteil über E. T. A. Hoffmann von 1827, »daß die krankhaften Werke des leidenden Mannes lange Jahre in Deutschland wirksam gewesen und solche Verirrungen als bedeutend-fördernde Neuigkeiten gesunden Gemütern eingeimpft worden«.[38] Vieles spricht dafür, daß Goethe mit solchen Krankschreibungen eine Art des Sehenwollens von sich fern halten will, die der seinen (scheinbar) diametral entgegengesetzt ist. Denn gerade in Hoffmanns Werken erschließt sich die andere Welt immer wieder durch den anderen Blick, und im serapiontischen Prinzip hat er dem Künstler gerade das Gegenteil von dem aufgetragen, was Goethe wollte. Der Künstler soll nämlich Hoffmann zufolge danach streben, »das Bild, das ihm im Innern aufgegangen recht zu erfassen mit all seinen Gestalten, Farben, Lichtern und Schatten; und wenn er sich recht entzündet davon fühlt, die Darstellung ins äußere Leben«[39] zu tragen. Daraus entstehen für Goethe jene Undinge, »die weder Gestalt noch Begrenzung haben, sondern als leere Nachträumlichkeit ängstigen und den, der sich nicht losreißt, mehr als gespensterhaft verfolgen«.[40] Wer zu anders sehen will, verweigert sich der Gesundheit und damit der dem Menschen gebührenden Stellung in der Mitte einer wirklichen Welt.

Auch den, den Goethe hauptsächlich für die Entstehung einer *neudeutschen religios-patriotischen Kunst*[41] verantwortlich machte, Wilhelm Heinrich Wackenroder, hat Goethe verschiedentlich als »kranken jungen Mann« bezeichnet. Wackenroder wollte im Grundtext der deutschen Romantik, in den *Herzensergießungen eines kunstliebenden Klosterbruders* (1796), die Menschen mit »Bildern von Unsichtbaren« von der Blindheit des Verstandes heilen, wollte als »die echten Zeugen der Wahrheit« nur die »dunklen Gefühle, welche wie verhüllte Engel zu uns niedersteigen«[42], anerkennen. Das mußte Goethe als Aufkündigung jeglicher Verständigung über eine gemeinsame Weltsicht erscheinen.

Bereits Kant hatte in der *Kritik der Urteilskraft* das Verlangen, »über alle Grenzen der Sinnlichkeit hinaus etwas sehen, d. i. nach Grundsätzen träumen (mit Vernunft rasen) zu wollen«[43], mit der Geisteskrankheit verglichen und als gefährliche Infragestellung der Vernunftordnung hingestellt. Unter Bezug auf Kant hat Goethe auch sein spätes Projekt einer Kritik der Sinne formuliert, das sehr wesentlich durch seinen vergeblichen Kampf gegen die romantische Kunst motiviert ist, die er schließlich insgesamt als krank bezeichnen sollte.

Goethes Kritik entzündet sich aber zunächst an der Vorstellung von der Harmonie der Farben. Werner Busch hat präzise gezeigt, wie sich Goethes Vorstellung davon in Italien gebildet hatte, und wie er sie über die offensichtlichen Widersprüche hinweg aufrechterhielt.[44] Buschs Fazit: »Goethes Kunstbegriff mit seinem letztlichen Zielen auf klassische Vollkommenheit und die Konvention klassischer Landschaftsauffassung läßt ein unmittelbares bild-künstlerisches Äquivalent für Natur- und Farberfahrung weder denkbar noch erstrebenswert erscheinen.«[45] Genau bei diesem Problem setzt Goethe in den *Maximen und Reflexionen* (1829) wieder an, und das sicher nicht zufällig mit Rekurs auf Italien: »Wenn ich jüngere deutsche Maler, sogar solche, die sich eine Zeitlang in Italien aufgehalten, befrage, warum sie doch, besonders in ihren Landschaften, so widerwärtige grelle Töne dem Auge darstellen und vor aller Harmonie zu fliehen scheinen, so geben sie wohl ganz dreist und getrost zur Antwort, sie sähen die Natur genau auf solche

37 AG XIII, S. 944ff.
38 *Foreign Quarterly Review;* AG XIV, S. 928.
39 Hoffmann1965/III, S. 55.
40 AG IX, S. 526.
41 So der Titel der 1817 mit Meyer verfaßten Breitseite gegen die romantische, insbes. die deutschrömische Kunst.
42 Wackenroder 1984, S. 192.
43 Kant 1972, S. 202.
44 Busch 1988, S. 151f.
45 Busch 1988, S. 152.

Weise.«[46] Natürlich meint Goethe, solche Künstler seien eben nicht recht bei Troste, weil ihnen jener lebendige Blick fehlt, mit dem er – und das ist die Ironie dabei – in Landschaftsdarstellungen notfalls Farben sah, die gar nicht da waren.[47]

An diese Reflexion knüpft Goethe nun sein Projekt einer Kritik der Sinne, das er, ganz wie in seinen Anfängen, an die Diagnose einer krank darniederliegenden deutschen Kunst bindet: »Kant hat uns aufmerksam gemacht, daß es eine Kritik der Vernunft gebe, daß dieses höchste Vermögen, was der Mensch besitzt, Ursache habe, über sich selbst zu wachen. Wie großen Vorteil uns diese Stimme gebracht, möge jeder an sich selbst geprüft haben. Ich aber möchte in eben dem Sinne die Aufgabe stellen, daß eine Kritik der Sinne nötig sei, wenn die Kunst überhaupt, besonders die deutsche, irgend wieder sich erholen und in einem erfreulichen Lebensschritt vorwärts gehen solle.«[48] Das Ziel einer an Kant anknüpfenden Kritik der Sinne müßte die Ergründung möglicher sinnlicher Wahrnehmung sein, die nach Kant a priori durch die reine sinnliche Anschauung begründet ist. Der Verweis auf Kant stellt klar, daß Goethe dabei, wie eben Kant, nur von einer allgemeinen, für alle gültigen Erfahrung von Natur und Wirklichkeit ausgehen kann. So rekurriert Goethe bei der Beantwortung der Frage, wie gesehen werden soll, prompt auf natürliche Anlagen, die zwar bildbar sind, aber selbst nur im Rahmen eines Allgemeingültigen: Es werde »zwar der angehende Künstler, aber nicht der vollendete geboren; sein Auge komme frisch auf die Welt, er habe glücklichen Blick für Gestalt, Proportion, Bewegung; aber für höhere Komposition, für Haltung, Licht, Schatten, Farben kann ihm die natürliche Anlage fehlen, ohne daß er es gewahr wird.«[49]

So wird deutlich, daß Goethes Diffamierung der romantischen Kunst als krank, die sich, nimmt man sie ernst, notwendig auf die moderne Kunst überhaupt erstrecken würde, ganz an seinen Naturbegriff gebunden ist und damit auch an die Rettungshoffnung, die er daran knüpft. Daß seine Kritik der Sinne notwendig auf ein totalitäres Prinzip der Ausgrenzung des Anderssehenden und Andersdenkenden, auf Wahrnehmungsverordnung hinauslaufen muß, konnte Goethe in seinem wie immer mühsam errungenen Vertrauen in die Notwendigkeit einer allgemeinen Vernunft und Ordnung der Dinge nicht sehen, obwohl er dem Konflikt zwischen künstlerischer und gesellschaftlich funktionalistischer Sicht der Dinge selbst nicht immer entgangen ist. Von den Exzessen einer repressiven Vernunft konnte und wollte er nichts wissen.

Dieser Konflikt dauert an, und seine Betrachtung von Goethe her rückt ein peinliches Problem ins Licht: so selbstverständlich es sich nach der Erfahrung der Nazizeit und des kommunistischen Totalitarismus verbietet, von der Kunst in Kategorien von Krankheit und Gesundheit zu reden, so schwierig ist es, das Projekt einer Restituierung der Sinnlichkeit, das die moderne Kunst und ihre Reflexion beschäftigen muß, ohne die Vorstellung der Heilung zu denken. Es wird darum gehen, und das nun wirklich im Gegensatz zu Goethe, im Programm eines neuen Sehens die Geschichte des Sichtbaren auch als Gedächtnis des Leidens zu begreifen und anzunehmen, sich gerade weil das zu schnell wiedererkennende Sehen problematisch geworden ist, neben der Lust am Bild auch der Präsenz der Schmerzerfahrung zu öffnen. Ein solcher offener Blick würde in den Gegenständen dieser Ausstellung nicht nur den harmonischen Olympier erfahren wollen, sondern auch die Fragwürdigkeit des Begriffs der Größe, Goethes Irrtümer, seine Zweifel und Niederlagen.

46 AG IX, S. 558.
47 Vgl. Busch 1988, S. 151. Beispiel ist ein Aquarell von Kniep, das kaum Farbigkeit aufweist.
48 AG IX, S. 558.
49 AG IX, S. 558.

BIOGRAPHIE

ANNETTE SEEMANN

GOETHES LEBEN UND SEINE BEZIEHUNG ZUR BILDENDEN KUNST

28. August 1749–1764
Johann Wolfgang Goethe wird als Bürger der Freien Reichsstadt Frankfurt am Main geboren. Sein Vater, Johann Caspar Goethe (1710–1782), einziger Erbe eines beträchtlichen Vermögens, studierte Rechtswissenschaften und erwarb sich auf Bildungsreisen nach Frankreich und Italien große Kenntnisse. Ohne berufliche Verpflichtung lebte der Kaiserliche Rat (diesen Titel hatte er sich 1742 erkauft) von seinem zweiunddreißigsten Jahr an nur für seine Liebhabereien und privaten Studien. 1748 hatte er Catharina Elisabeth Textor (1731–1808) geheiratet, die Tochter des Stadtschultheißen Johann Wolfgang Textor (1693–1771). Neben dem Sohn Johann Wolfgang überlebte die früheste Jugend nur die um zwei Jahre jüngere Schwester Cornelia (1750–1777). Die Erziehung seiner beiden Kinder leitet Johann Caspar selbst. Hauslehrer unterrichten sie in den »Schönen Wissenschaften«. Neben Latein und Griechisch lernt Goethe Französisch, Englisch, Italienisch und Hebräisch. Die Bibellektüre bildet einen wichtigen Baustein der täglichen Beschäftigung der Kinder, auch ein Zeichenlehrer, Johann Michael Eben, kommt ab September 1758 ins Haus .
Über die Gemäldesammlung des Vaters, die dieser in den Jahren 1753–1779 anlegte, kommt Goethe mit zeitgenössischer Malerei Frankfurter Provenienz in Berührung. Im einzelnen sind es Werke von Johann Conrad Seekatz (1719–1768), Johann Georg Trautmann (1713–1769), Justus Juncker (1703–1767), Christian Georg Schütz d. Ä. (1718–1791), Christian Stöcklin (1729–1804), Johann Ludwig Ernst Morgenstern (1738–1819) und Johann Benjamin Nothnagel (1741–1795), die, wie es für die Frankfurter Malerschule des 18. Jahrhunderts üblich ist, insgesamt von den holländischen Malern des 17. Jahrhunderts beeinflußt sind.
Neben Gemälden sammelt Goethes Vater aber auch Graphiken, Handzeichnungen, kunstgewerbliche und naturwissenschaftliche Gegenstände, wissenschaftliche Geräte und anderes mehr.

1765–1767
Am 30.9. bricht der sechzehnjährige Goethe zum Jurastudium nach Leipzig auf. Er trifft, finanziell wohlausgestattet, am 3.10. in der Messestadt ein. Wohl noch in diesem Jahr bekommt Goethe Kontakt zu dem Maler, Kupferstecher und Bildhauer Friedrich Adam Oeser (1717–1799), den man im Jahr zuvor zum Direktor der neugegründeten Leipziger Kunstakademie berufen hat. Oeser wirkt auf Goethe, der sich im Zeichnen weiter ausbilden will, weniger als Zeichenlehrer – wiewohl Goethe bei ihm Privatunterricht nimmt – denn als ein Kunstverständiger, der den Schülern die Augen für die antike Kunst öffnet. Es erfolgt die erste Berührung mit den Anschauungen Johann Joachim Winckelmanns (1717–1768).
Als Anschauungsmaterial dienen Oesers eigene Sammlungen wie auch die wohlhabender Leipziger Bürger, so des Bankiers Winckler oder des Kaufmanns Richter.

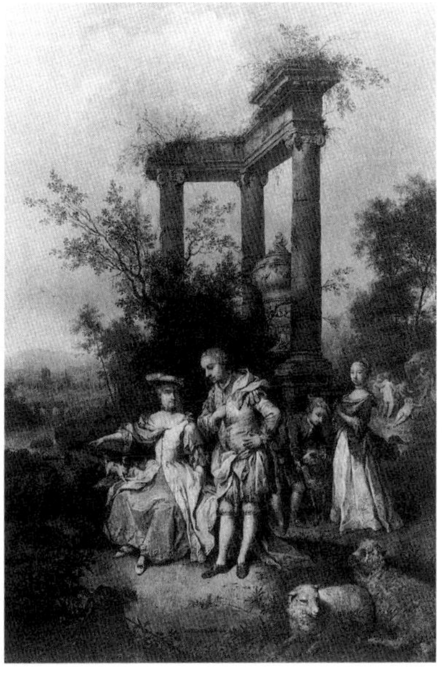

Johann Conrad Seekatz,
Bildnis der Familie Goethe in Schäfertracht, 1763.
Stiftung Weimarer Klassik, Museen

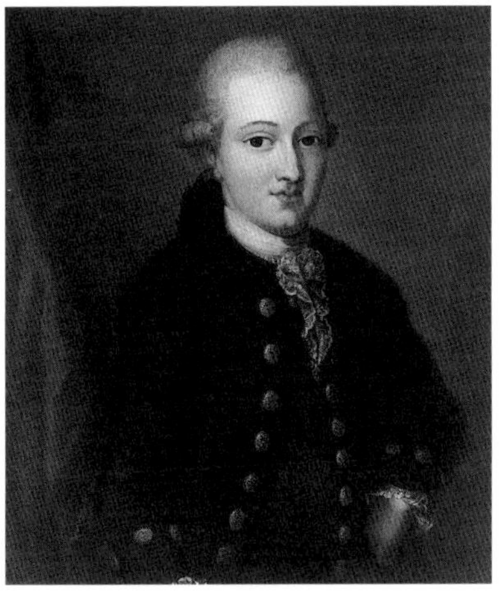

Unbekannter Künstler,
Bildnis Goethes, um 1765.
Freies Deutsches Hochstift/
Frankfurter Goethe-Museum
© Ursula Edelmann

Goethe, Dichtung und Wahrheit, 1. Buch:
»Mein Vater lehrte die Schwester in demselben Zimmer Italienisch, wo ich den Cellarius auswendig zu lernen hatte. Indem ich nun mit meinem Pensum bald fertig war und doch still sitzen sollte, horchte ich über das Buch weg und faßte das Italienische, das mir als eine lustige Abweichung des Lateinischen auffiel, sehr behende.
Andere Frühzeitigkeiten in Absicht auf Gedächtnis und Kombination hatte ich mit jenen Kindern gemein, die dadurch einen frühen Ruf erlangt haben. Deshalb konnte mein Vater kaum erwarten, bis ich auf Akademie gehen würde. Sehr bald erklärte er, daß ich in Leipzig, für welches er eine große Vorliebe behalten, gleichfalls Jura studieren, alsdann noch eine andere Universität besuchen und promovieren sollte. Was diese zweite betraf, war es ihm gleichgültig, welche ich wählen würde; nur gegen Göttingen hatte er, ich weiß nicht warum, einige Abneigung, zu meinem Leidwesen: denn ich hatte gerade auf diese viel Zutrauen und große Hoffnungen gesetzt.
Ferner erzählte er mir, daß ich nach Wetzlar und Regensburg, nicht weniger nach Wien und von da nach Italien gehen sollte; ob er gleich wiederholt behauptete, man müsse Paris voraus sehen, weil man aus Italien kommend sich an nichts mehr ergetze.
Dieses Märchen meines künftigen Jugendganges ließ ich mir gern wiederholen, besonders da es in eine Erzählung von Italien und zuletzt in eine Beschreibung von Neapel auslief. Sein sonstiger Ernst und Trockenheit schien sich jederzeit aufzulösen und zu beleben, und so erzeugte sich in uns Kindern der leidenschaftliche Wunsch, auch dieser Paradiese teilhaftig zu werden.«

Goethe, Dichtung und Wahrheit, 4. Buch:
»Dieser gute alte Mann [der Zeichenlehrer] war freilich nur ein Halbkünstler. Wir mußten Striche machen und sie zusammensetzen, woraus denn Augen und Nasen, Lippen und Ohren, ja zuletzt ganze Gesichter und Köpfe entstehen sollten; allein es war dabei weder an natürliche noch künstliche Form gedacht. Wir wurden eine Zeitlang mit diesem Qui pro Quo der menschlichen Gestalt gequält, und man glaubte uns zuletzt sehr weit gebracht zu haben, als wir die sogenannten Affekten von Lebrun zur Nachzeichnung erhielten. Aber auch diese Zerrbilder förderten uns nicht. Nun schwankten wir zu den Landschaften, zum Baumschlag und zu allen den Dingen, die im gewöhnlichen Unterricht ohne Folge und ohne Methode geübt werden. Zuletzt fielen wir auf die genaue Nachahmung und auf die Sauberkeit der Striche, ohne uns weiter um den Wert des Originals oder dessen Geschmack zu bekümmern.«

Goethe, Dichtung und Wahrheit, 8. Buch:
»Schon hatte ich Werke mehrerer Künstler [in der Dresdner Galerie] gesehen, andere kannte ich durch Kupferstiche, andere dem Namen nach; ich verhehlte es nicht und flößte meinem Führer dadurch einiges Vertrauen ein, ja

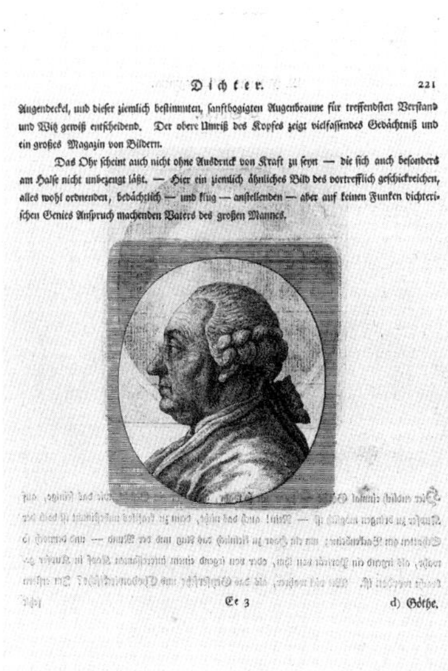
Dichter. 221

Augendeckel, und dieser ziemlich bestimmten, sanftbogigten Augenbraune für treffendsten Verstand und Witz gewiß entscheidend. Der obere Umriß des Kopfes zeigt vielfassendes Gedächtniß und ein großes Magazin von Bildern.

Das Ohr scheint auch nicht ohne Ausdruck von Kraft zu seyn — die sich auch besonders am Halse nicht unbezeugt läßt. — Hier ein ziemlich ähnliches Bild des vortrefflich geschickreichen, alles wohl ordnenden, bedächtlich — und klug — anstellenden — aber auf keinen Funken dichterischen Genies Anspruch machenden Vaters des großen Mannes.

Ee 3 d) Göthe.

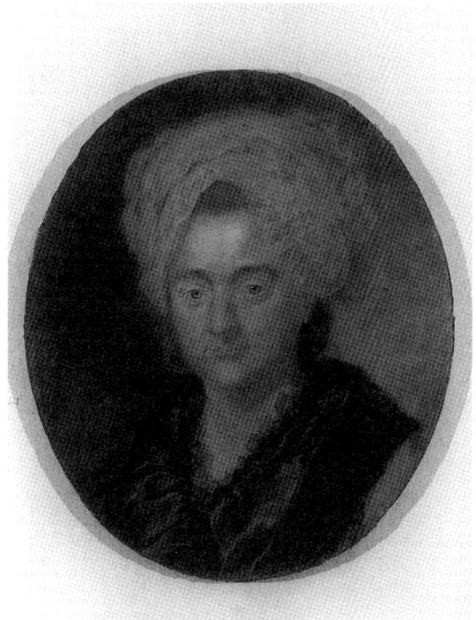

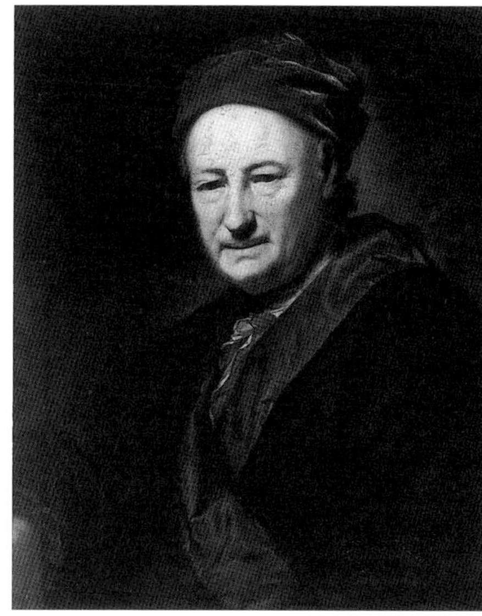

Profilbildnis nach Georg Friedrich Schmoll, Johann Caspar Goethe, 1777. Freies Deutsches Hochstift/ Frankfurter Goethe-Museum © Ursula Edelmann

Georg Oswald May, Catharina Elisabeth Goethe, geb. Textor, 1776. Freies Deutsches Hochstift/ Frankfurter Goethe-Museum

Anton Graff, Adam Friedrich Oeser. Freies Deutsches Hochstift/ Frankfurter Goethe-Museum

Kunstkenner und -liebhaber, die Goethe gleichfalls erwähnt, sind Huber und Kreuchauff. Neben einem überwiegenden Teil von Bildern der niederländischen Schule enthalten diese Sammlungen auch Gemälde, die Tizian, Veronese und Reni zugeschrieben wurden, sowie eine Fülle von Originalzeichnungen und Kupferstichen.
Im Hause der Verleger-Familie Breitkopf lernt er den Kupferstecher Johann Michael Stock (1739–1773) kennen, der ihn in die Anfangsgründe seiner Kunst einweiht.

1768
Im März reist Goethe nach Dresden, um sich die dortigen Kunstschätze im Johanneum anzusehen. Er verzichtet sowohl auf die Italiener wie auf die Sammlung antiker Skulpturen und wendet sich ausschließlich den niederländischen Meistern zu.
Die dreijährige Studienzeit in Leipzig geht zu Ende, doch die Erwartungen des Vaters, der einen zur Promotion bereiten Juristen zurückerwartet, werden gründlich enttäuscht. Goethe vernimmt in seinen letzten Leipziger Tagen die Nachricht vom gewaltsamen Tode Winckelmanns (8. 6. 1768), obgleich die genauen Umstände des Raubmords noch nicht bekannt sind. Ende Juli erleidet er einen Blutsturz, vermutlich das Ergebnis einer langandauernden psychischen und körperlichen Überforderung, und muß im September krank in seine Vaterstadt zurückkehren. Fast eineinhalb Jahre dauert es, bis er sich wieder völlig erholt hat. Er widmet diese Zeit philosophisch-mystischen und medizinischen Studien sowie alchimistischen Versuchen unter dem Einfluß der Susanna Katharina von Klettenberg (1723–1774).

1769
Im Oktober besucht Goethe den ab 1753 durch Karl Theodor von der Pfalz eingerichteten Mannheimer Antikensaal, der damals berühmt war, denn nirgends sonst in Deutschland fanden sich so viele Gipsabgüsse antiker Plastiken. Er sieht die *Laokoon*-Gruppe, daneben ist es

Anton Maron, Johann Joachim Winckelmann. Freies Deutsches Hochstift/ Frankfurter Goethe-Museum

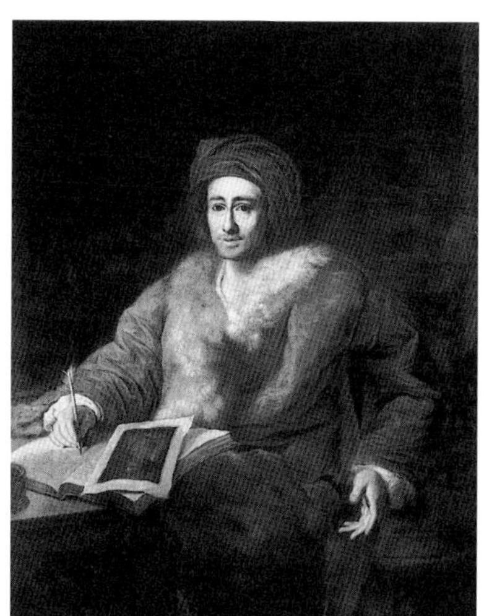

ihn ergetzte das Entzücken, das ich bei Stücken äußerte, wo der Pinsel über die Natur den Sieg davontrug: denn solche Dinge waren es vorzüglich, die mich an sich zogen, wo die Vergleichung mit der bekannten Natur den Wert der Kunst notwendig erhöhen mußte.«

Goethe, Dichtung und Wahrheit, 3. Buch:
»Da ich alle diese Männer [gemeint sind die Frankfurter Maler Seekatz, Hirt, Schütz, Trautmann, Nothnagel und Juncker, A.S.] von meiner frühesten Jugend an gekannt, und sie oft in ihren Werkstätten besucht hatte, auch der Graf [Thoranc, der während der Besetzung Frankfurts im Hause Goethes Quartier bezogen hatte, A.S.], mich gern um sich leiden mochte, so war ich bei den Aufgaben, Beratschlagungen und Bestellungen wie auch bei den Ablieferungen gegenwärtig, und nahm mir, zumal wenn Skizzen und Entwürfe eingereicht wurden, meine Meinung zu eröffnen gar wohl heraus. Ich hatte mir schon früher bei Gemäldeliebhabern, besonders aber auf Auktionen, denen ich fleißig beiwohnte, den Ruhm erworben, daß ich gleich zu sagen wisse, was irgend ein historisches Bild vorstelle, es sei nun aus der biblischen oder der Profangeschichte oder aus der Mythologie genommen; und wenn ich auch den Sinn der allegorischen Bilder nicht immer traf, so war doch selten jemand gegenwärtig, der es besser verstand als ich.«

Goethe, Dichtung und Wahrheit, 8. Buch:
»So war auch das erste, was er [Oeser, A.S.] uns empfahl und worauf er immer wieder zurückkam, die Einfalt in allem, was Kunst und Handwerk vereint hervorzubringen berufen sind. Als ein abgesagter Feind des Schnörkel- und Muschelwesens und des ganzen barocken Geschmacks, zeigte er uns dergleichen in Kupfer gestochne und gezeichnete alte Muster im Gegensatz mit besseren Verzierungen und einfacheren Formen der Möbel sowohl als anderer Zimmerumgebungen, und weil alles um ihn her mit diesen Maximen übereinstimmte, so machten die

der *Apoll vom Belvedere*, der seinen Blick fesselt, der *Sterbende Fechter* und die Kastor-und-Pollux-Gruppe (heute unter dem Namen: *Ildefonsogruppe* bekannt).

1770
Gegen Ostern verläßt Goethe Frankfurt zum zweiten Male, um in Straßburg sein abgebrochenes Studium zu beenden. Bereits am Tage seiner Ankunft ist er tief beeindruckt vom Anblick des Münsters. Bedeutend für den weiteren Lebensweg ist Goethes Begegnung mit Herder (1744–1803). Es sind vor allem die Gespräche mit diesem schwierigen Denker, die Goethe inspirieren. Beide suchen das Ursprüngliche in allen Dingen und begeistern sich für die Dichtungen des Ossian, die Goethe später zum Teil in seinen *Werther* einfließen läßt.

1771
Eine Dissertation Goethes über ein kirchenrechtliches Thema wird abgelehnt, doch kann er am 6. August 1771 die damals nahezu gleichwertige Prüfung eines Lizentiaten der Rechte erfolgreich ablegen und nach Frankfurt zurückkehren. Am 28. August 1771 beantragt er in Frankfurt die Anerkennung als Rechtsanwalt und wird wenig später zu diesem Stand zugelassen wie auch als Frankfurter Bürger. Doch kümmert sich der frischgebackene Advokat nur teilweise um seine Kanzlei. Weitaus intensiver beschäftigt ihn seine dichterische Arbeit, insbesondere der *Götz von Berlichingen*.

1772
Im Januar erscheinen unter der Chefredaktion von Goethes Freund Johann Heinrich Merck (1741–1796) erstmalig die *Frankfurter Gelehrte Anzeigen*, eine Literatur- und Kunstzeitschrift, in der Goethe, sein späterer Schwager Johann Georg Schlosser (1739–1799), Merck und auch zuweilen Herder anonym Rezensionen veröffentlichen.
Im Mai setzt Goethe in Wetzlar seine juristische Ausbildung am dortigen Reichskammergericht fort. Im Spätherbst schreibt er den lange geplanten *Götz* in kurzer Zeit nieder, den er anonym veröffentlicht. Am 11. September verschwindet Goethe ohne Abschied aus Wetzlar, um sich aus der unglücklichen Liebe zu Charlotte Buff (1753–1828) zu lösen. Er wandert zu Fuß durchs Lahntal, nimmt in Ems einige Bäder und besucht in Ehrenbreitstein Sophie von La Roche (1731–1807), Wielands Jugendgeliebte, die mit dem »empfindsamen« Darmstädter Kreis um Merck verbunden ist. Noch im September kehrt er nach Frankfurt zurück, die Rechtsanwaltspraxis interessiert ihn noch immer wenig. Er legt sich nun eine Anzahl von Gipsabgüssen antiker Köpfe zu, so die Köpfe des *Laokoon*, seiner Söhne und die der *Töchter der Niobe*. Goethe experimentiert im Künstlerischen, insbesondere Portraitzeichnungen gelingen ihm gut.

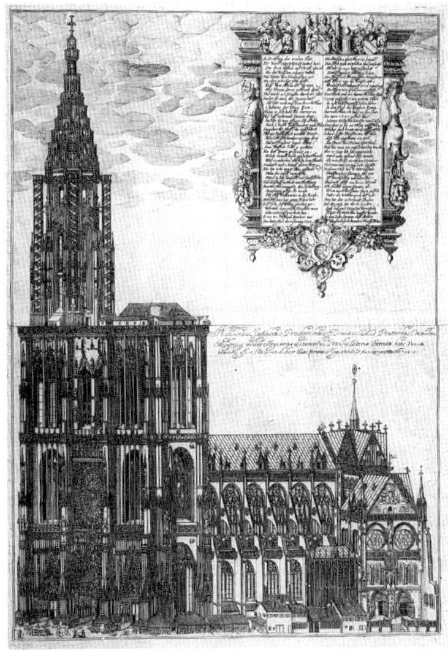

J. Brunn,
Das Straßburger Münster, 1615.
Freies Deutsches Hochstift/
Frankfurter Goethe-Museum

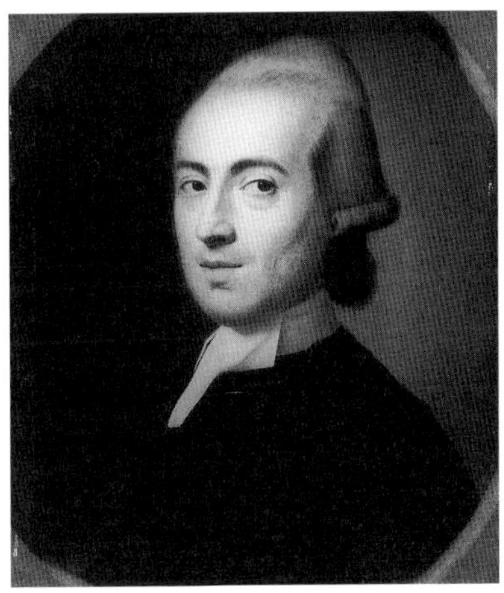

Johann Ludwig Strecker, Johann Gottfried von Herder, 1775.
Hessisches Landesmuseum Darmstadt

Worte und Lehren auf uns einen guten und dauernden Eindruck.
...so wurde auf das hohe Kunstleben Winckelmanns in Italien hingedeutet, und wir nahmen dessen erste Schriften mit Andacht in die Hände: denn Oeser hatte eine leidenschaftliche Verehrung für ihn, die er uns gar leicht einzuflößen vermochte.«

Goethe im Brief an Oeser, am 9. November 1768 aus Frankfurt:
»Was binn ich Ihnen nicht schuldig, Theuerster Herr Professor, dass Sie mir den Weg zum Wahren und Schönen gezeigt haben, dass Sie mein Herz gegen den Reitz fühlbaar gemacht haben (...) Den Geschmack den ich am Schönen habe, meine Kenntnisse, meine Einsichten, habe ich die nicht alle durch Sie?«

Goethe, Dichtung und Wahrheit, 8. Buch:
»Nun vernahmen wir jungen Leute mit Jubel, daß Winckelmann aus Italien zurückkehren, seinen fürstlichen Freund besuchen, unterwegs bei Oesern eintreten und also auch in unsern Gesichtskreis kommen würde (...) Oeser war selbst ganz exaltiert, wenn er nur daran dachte, und wie ein Donnerschlag bei klarem Himmel fiel die Nachricht von Winckelmanns Tode zwischen uns (...) Dieser ungeheure Vorfall tat eine ungeheuere Wirkung; es war ein allgemeines Jammern und Wehklagen, und sein frühzeitiger Tod schärfte die Aufmerksamkeit auf den Wert seines Lebens.«

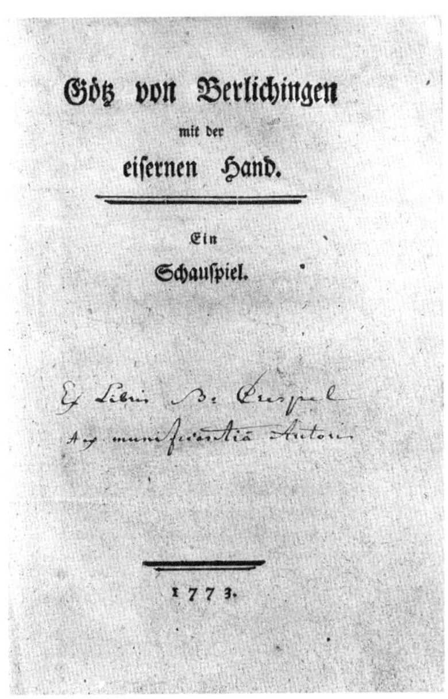

Göz von Berlichingen
mit der
eisernen Hand.
Ein
Schauspiel.
1773.

Titelblatt des *Götz von Berlichingen*, 1773.
Freies Deutsches Hochstift/
Frankfurter Goethe-Museum

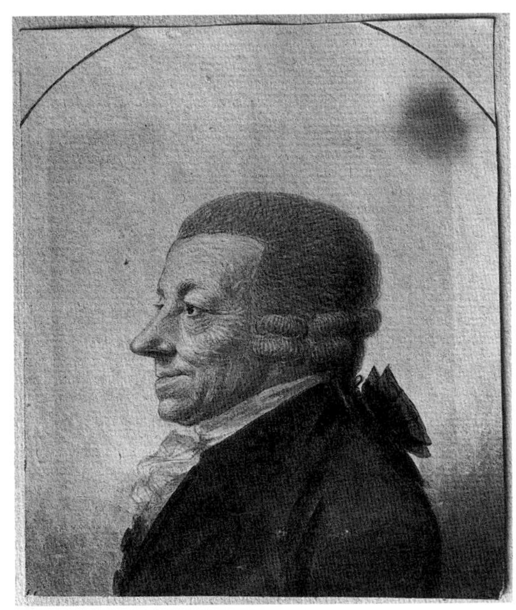

Unbekannter Künstler,
Johann Heinrich Merck.
Freies Deutsches Hochstift/
Frankfurter Goethe-Museum

1773
Erst im Sommer spricht sich herum, wer den *Götz* verfaßt hat: der erste Ruhm Goethes stellt sich ein. Der Darmstädter Kreis der Empfindsamen um Merck löst sich allmählich auf. Im November heiratet Cornelia Goethe den Juristen Johann Georg Schlosser und zieht mit ihm erst nach Karlsruhe, dann nach Emmendingen, für beide Geschwister keine leichte Trennung. Goethe schreibt verschiedene, recht unterschiedliche literarische Arbeiten: *Das Jahrmarktsfest zu Plundersweiler, Satyros, Götter, Helden und Wieland, Erwin und Elmire, Brief des Pastors.*

1774
Von Februar bis Mai 1774 vollendet er den schon seit Wetzlar geplanten *Werther*-Roman. Unmittelbar danach entsteht in wenigen Tagen *Clavigo*, der bereits im August in Augsburg uraufgeführt wird. Nun ist Goethe einer der bekanntesten Autoren Deutschlands. Viele bedeutende Männer seiner Zeit suchen seine Bekanntschaft, unter ihnen Friedrich Gottlieb Klopstock (1724–1803) und Johann Caspar Lavater (1741–1801), der Zürcher Geistliche und Hauptvertreter der Empfindsamkeit. Mit ihm und dem pädagogischen Reformer Johann Bernhard Basedow (1723–1790) unternimmt Goethe von Mitte Juli bis Mitte August eine Reise nach Bad Ems, von dort auf der Lahn und dem Rhein bis nach Neuwied. Lavater hat vor, auf dieser Reise auch seine physiognomischen Studien weiterzutreiben, die aus Gesicht und Gestalt eines Menschen etwas über sein Wesen zu schließen versuchen. Er wird daher von dem jungen Maler Georg Friedrich Schmoll (†1785) begleitet, der ihm entsprechende Zeichnungen anfertigt – unter anderem von Goethe. Goethe sieht auf dieser Reise den Kölner Dom, in Düsseldorf dann die niederländischen Meister in der dortigen Gemäldegalerie. Obwohl Lavater überzeugter Prediger und Missionar ist, Goethe hingegen erklärter Nichtchrist, begrüßt Goethe die Begegnung und arbeitet an den *Physiognomischen Fragmenten zur Beförderung der Menschenkenntnis und Menschenliebe* (1775–1778) mit. Anfang Dezember richtet Goethe zwei längere Briefgedichte, *Sendschreiben* und *Künstlers Abendlied*, an den Freund Merck, in denen er das Problem des Künstlertums, hier insbesondere der Malerexistenz, erneut zum Thema macht. In die gleiche Zeit fällt sein erster Versuch, mit Ölfarben zu malen. Am 11. Dezember spricht Kammerherr Carl Ludwig von Knebel (1744–1834) im Großen Hirschgraben vor, der Begleiter der beiden jungen Prinzen von Sachsen-Weimar-Eisenach, Carl August (1757–1828) und Constantin (1758–1793), die auf ihrer Bildungsreise nach Paris in Frankfurt Station machen. Der junge Dichter besucht die beiden Prinzen, die intensiven und bald freundschaftlichen Gespräche werden bis zum 15. Dezember, dem Datum ihrer Abreise, in Mainz fortgesetzt.

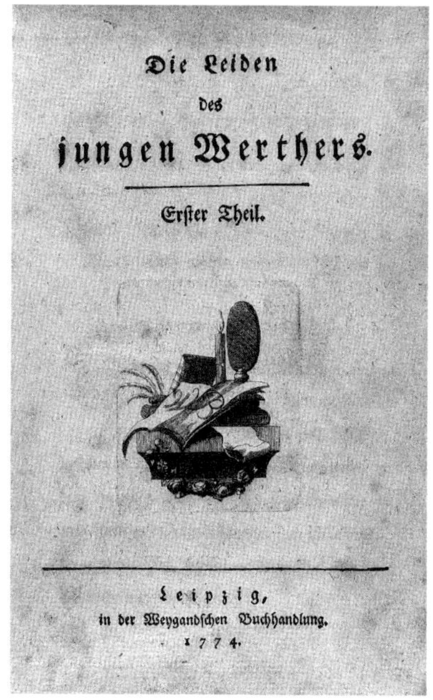

Titelblatt: *Die Leiden des jungen Werther,* 1774.
Freies Deutsches Hochstift/
Frankfurter Goethe-Museum
© Ursula Edelmann

Goethe, Dichtung und Wahrheit, 11. Buch:
»Auf Laokoon jedoch war meine größte Aufmerksamkeit gerichtet, und ich entschied mir die berühmte Frage, warum er nicht schreie, dadurch, daß ich mir aussprach, er könne nicht schreien.«

Goethe, Von Deutscher Baukunst (1772):
»Als ich das erstemal nach dem Münster ging, hatt' ich den Kopf voll allgemeiner Erkenntnis guten Geschmacks. Auf Hörensagen ehrt' ich die Harmonie der Massen, die Reinheit der Formen, war ein abgesagter Feind der verworrnen Willkürlichkeiten gotischer Verzierungen. Unter die Rubrik G o t i s c h, gleich dem Artikel eines Wörterbuchs, häufte ich alle synonymische Mißverständnisse, die mir von Unbestimmtem, Ungeordnetem, Unnatürlichem, Zusammengestoppeltem, Aufgeflicktem, Überladenem jemals durch den Kopf gezogen waren (...) Mit welcher unerwarteten Empfindung überraschte mich der Anblick, als ich davor trat! Ein ganzer, großer Eindruck füllte meine Seele, den, weil er aus tausend harmonisierenden Einzelheiten bestand, ich wohl schmecken und genießen, keineswegs aber erkennen und erklären konnte (...) Da offenbarte sich mir, in leisen Ahndungen, der Genius des großen Werkmeisters. Was staunst du? lispelt' er mir entgegen. Alle diese Massen waren notwendig, und siehst du sie nicht an allen älteren Kirchen meiner Stadt? Nur ihre willkürliche Größen hab' ich zum stimmenden Verhältnis erhoben...«

Goethe, Dichtung und Wahrheit, 10. Buch:
»Die Einwirkung dieses gutmütigen Polterers war groß und bedeutend (...) von Herdern aber konnte man niemals eine Billigung erwarten, man mochte sich anstellen wie man wollte (...) In Leipzig hatte ich mir eher ein enges und abgezirkeltes Wesen angewöhnt, und meine allgemeinen Kenntnisse der deutschen Literatur konnten durch meinen Frankfurter Zustand nicht erweitert werden; ja mich hatten jene mystisch-religiösen chemischen Beschäftigungen in dunkle Regionen geführt, und was seit einigen Jahren in der weiten literarischen Welt vorgegangen, war mir meist fremd geblieben. Nun wurde ich auf einmal durch Herder mit allem neuen Streben und mit allen Richtungen bekannt, welche dasselbe zu nehmen schien.«

Goethe (zugeschrieben), Rezension von Johann Georg Sulzer, Die schönen Künste in ihrem Ursprung, ihrer wahren Natur und besten Anwendung, 12,17f.:
»Wäre es nun also auch wahr, daß die Künste zu Verschönerung der Dinge um uns wirken, so ist's doch falsch, daß sie es nach dem Beispiele der Natur tun.
Was wir von Natur sehn, ist Kraft, die Kraft verschlingt; nichts gegenwärtig, alles vorübergehend, tausend Keime zertreten, jeden Augenblick tausend geboren, groß und bedeutend, mannigfaltig ins Unendliche; schön und häßlich, gut und bös, alles mit gleichem Rechte nebeneinander existierend. Und die Kunst ist gerade das Widerspiel; sie entspringt aus den Bemühungen des Individuums, sich gegen die zerstörende Kraft des Ganzen zu erhalten.«

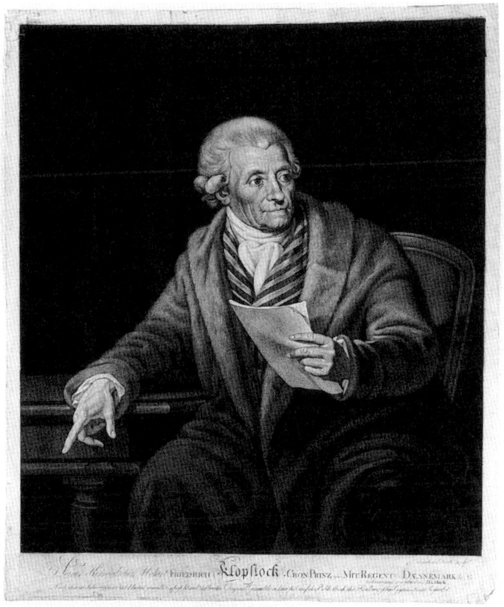

Anton Hickel,
Friedrich Gottlieb Klopstock, 1798.
Freies Deutsches Hochstift/
Frankfurter Goethe-Museum
© Ursula Edelmann

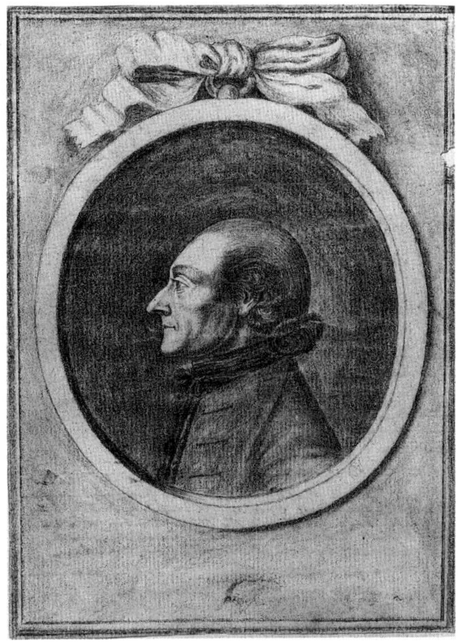

Goethe,
Johann Caspar Lavater, 1774.
Stiftung Weimarer Klassik, Museen

Medaillon: Lili Schönemann.
Freies Deutsches Hochstift/
Frankfurter Goethe-Museum
© Ursula Edelmann

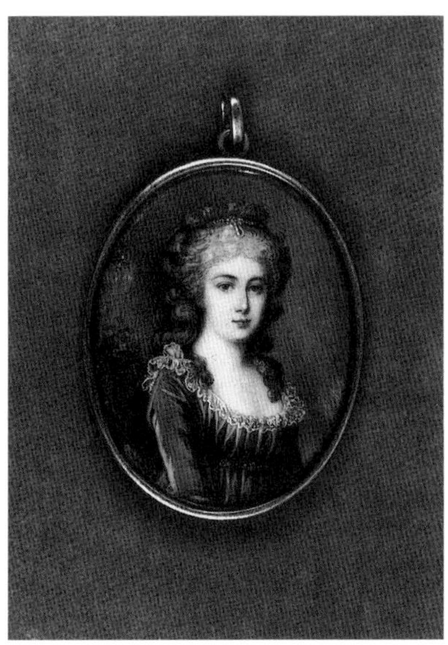

1775

Zur Jahreswende lernt Goethe die sechzehnjährige Anna Elisabeth (Lili) Schönemann (1758–1817) kennen, Bankierstochter aus Frankfurt, und verliebt sich in sie; zu Ostern verloben sie sich. Zur gleichen Zeit arbeitet er an Szenen des *Faust*, auch *Stella* wird vollendet. Bereits im Mai jedoch wird das Verlöbnis brüchig. Die Brüder Friedrich Leopold (Fritz) (1750–1819) und Christian (1748–1821) Grafen zu Stolberg sowie ihr Freund Christian Graf von Haugwitz (1752–1832) hatten auf ihrer Bildungsreise gen Süden in Frankfurt Station gemacht und, selbst literarisch aktiv im »Göttinger Hain«, Goethes Bekanntschaft gesucht. Die Brüder fordern Goethe auf, sie in die Schweiz, vielleicht bis nach Italien zu begleiten, und Goethe geht freudig auf ihr Angebot ein: am 14. Mai verlassen die vier Freunde Frankfurt in Werther-Tracht. Stationen der Reise sind zunächst Darmstadt, Heidelberg und Karlsruhe, wo Goethe Carl August wiedertrifft und dessen Braut, Prinzessin Louise von Hessen-Darmstadt (1757–1830) kennenlernt. Für einige Tage hält sich Goethe in Straßburg auf, dann besucht er die in der Ehe unzufriedene Schwester Cornelia in Emmendingen. Über Schaffhausen gelangt Goethe am 7. Juni nach Zürich, um dort Lavater wiederzusehen. Gemeinsam arbeiten die beiden an den *Physiognomischen Fragmenten.* Natürlich besucht Goethe auch Johann Jacob Bodmer (1698–1783), Johann Jacob Breitinger (1701–1776) und Salomon Geßner (1730–1788), die ehrwürdigen Geistesgrößen Zürichs, die allerdings kein Verständnis mehr für den jungen Frankfurter aufbringen. Am 16. Juni beginnt Goethe, gemeinsam mit seinem Frankfurter Freund Jacob Ludwig Passavant (1752–1827), eine Wanderung in die inneren Kantone der Schweiz. Zunächst erfolgt der Aufstieg nach Schwyz. Am 17.6. wird der Rigi bestiegen. Die Wanderungen gehen von dort über Wasen ins Ursener, dann ins Liviner Tal und schließlich am 22. Juni auf den Gotthard.

Goethe, Dichtung und Wahrheit, 13. Buch:
»Mein durch die Natur geschärfter Blick warf sich wieder auf die Kunstbeschauung, wozu mir die schönen Frankfurter Sammlungen an Gemälden und Kupferstichen die beste Gelegenheit gaben, (...) Die Natur in der Kunst zu sehen, ward bei mir zu einer Leidenschaft, die in ihren höchsten Augenblicken andern, selbst passionierten Liebhabern, fast wie Wahnsinn erscheinen mußte; und wie konnte eine solche Neigung besser gehegt werden, als durch eine fortdauernde Betrachtung der trefflichen Werke der Niederländer.«

Goethe, Künstlers Abendlied
(auch: Lied des Phisiognomischen Zeichners):
O daß die innre Schöpfungskraft
Durch meinen Sinn erschölle,
Daß eine Bildung voller Saft
Aus meinen Fingern quölle!
Ich zittre nur, ich stottre nur,
Ich kann es doch nicht lassen,
Ich fühl', ich kenne dich, Natur,
Und so muß ich dich fassen.
Wenn ich bedenk', wie manches Jahr
Sich schon mein Sinn erschließet,
Wie er, wo dürre Heide war,
Jetzt Freudenquell genießet,
Da ahnd' ich ganz, Natur, nach dir,
Dich frei und lieb zu fühlen,
Ein lust'ger Springbrunn wirst du mir
Aus tausend Röhren spielen,
wirst alle deine Kräfte mir
In meinem Sinn erheitern
Und dieses enge Dasein hier
Zur Ewigkeit erweitern.

Goethe, Dichtung und Wahrheit, 14. Buch:
»Die Ruine des Doms (denn ein nichtfertiges Werk ist einem zerstörten gleich), erregte die von Straßburg her gewohnten Gefühle (...) Hier war abermals ein ungeheurer Gedanke nicht zur Ausführung gekommen! Scheint es doch, als wäre die Architektur nur da, um uns zu überzeugen, daß durch mehrere Menschen, in einer Folge von Zeit, nichts zu leisten ist, und daß in Künsten und Taten nur dasjenige zustande kommt, was, wie Minerva, erwachsen und gerüstet aus des Erfinders Haupt hervorspringt.«

Goethe im Brief an Johanna Fahlmer,
Anfang November 1774:
»Ich (...) krieche in den Winckeln all meiner Kräffte und Fähigkeiten herum, (...) Ich zeichne, künstle pp. Und lebe ganz mit Rembrandt.«

Goethe im Brief an Sophie von La Roche,
am 20. November 1774:
»Ich werde diesen Nachmittag zuerst den Oel Pinsel in die Hand nehmen! – Mit welcher Beugung Andacht und Hoffnung, drück ich nicht aus, das Schicksal meines Lebens hängt sehr an dem Augenblick.«

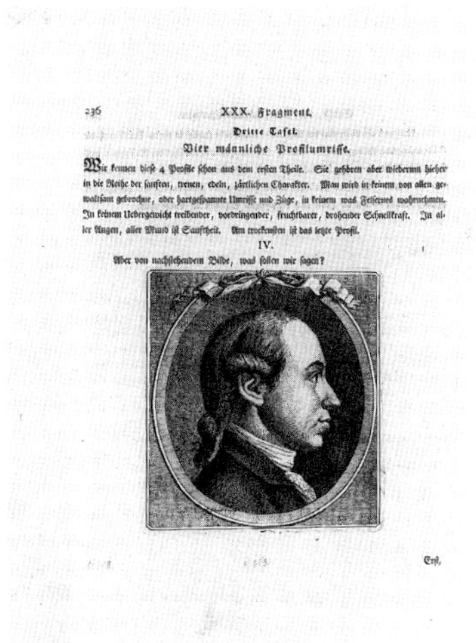

236 XXX. Fragment.

Dritte Tafel.

Vier männliche Profilumrisse.

Wir kennen diese 4 Profile schon aus dem ersten Theile. Sie gehören aber wiederum hieher in die Reihe der sanften, treuen, edeln, zärtlichen Charakter. Man wird in keinem von allen gewaltsam gebrochne, oder hartgespannte Umrisse und Züge, in keinem was Felsernes wahrnehmen. In keinem Uebergewicht treibender, vordringender, fruchtbarer, drohender Schnellkraft. In aller Augen, aller Mund ist Sanftheit. Am trockensten ist das letzte Profil.

IV.

Aber von nachstehendem Bilde, was sollen wir sagen?

Erst.

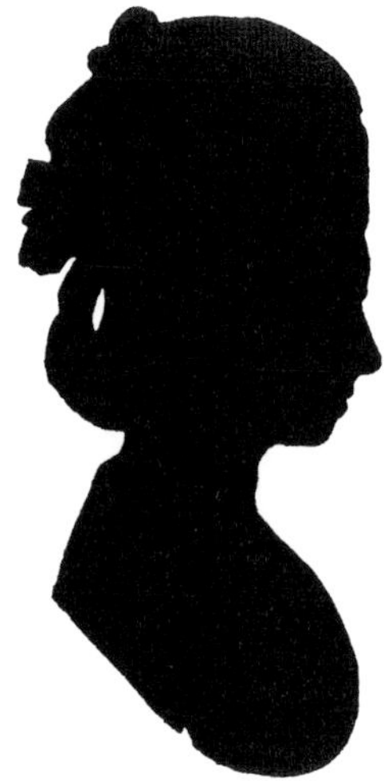

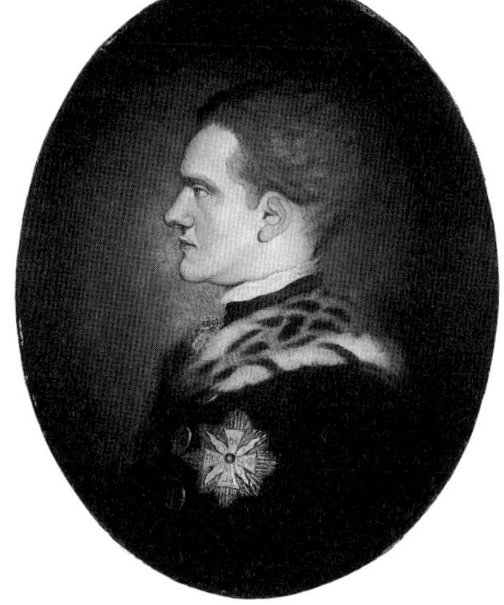

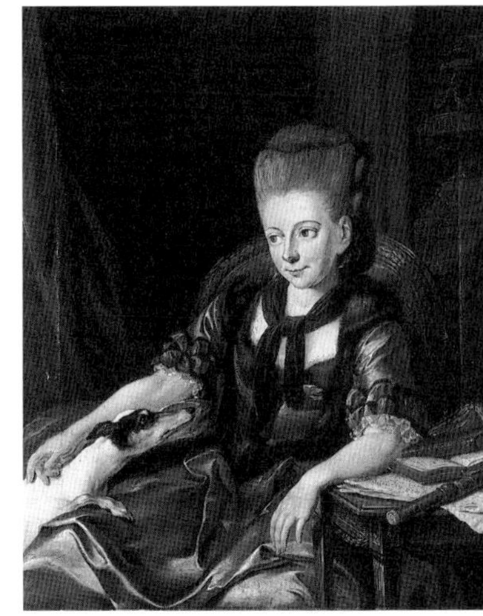

Georg Friedrich Schmidt,
Christian August Heinrich Kurt Graf Haugwitz.
Freies Deutsches Hochstift/ Frankfurter Goethe-Museum

Silhouette: Charlotte von Stein, um 1773.
Privatbesitz

Johann Ernst Heinsius,
Carl August Herzog von Sachsen-Weimar-Eisenach, 1781.
Freies Deutsches Hochstift/ Frankfurter Goethe-Museum

Georg Melchior Kraus,
Anna Amalia von Sachsen-Weimar, um 1775.
Stiftung Weimarer Klassik, Museen

Hier entsteht die nur zur Hälfte ausgetuschte Zeichnung mit der Aufschrift *Scheideblick nach Italien vom Gotthard d. 22. Juni 1775.* Insgesamt 30 Landschaftszeichnungen hat Goethe von dieser Reise mitgebracht. Passavant versucht, Goethe zur Weiterreise nach Italien zu bewegen, doch der Gedanke an Lili läßt Goethe vor diesem Schritt zurückschrecken, und so treten beide den Rückweg nach Zürich an.
Die Rückreise führt erneut über Straßburg. Goethe besteigt den Turm des Münsters, das er nun zum dritten Mal sieht. Seine Begeisterung schlägt sich in dem Prosagedicht *Dritte Wallfahrt nach Erwins Grabe im Juli 1775* nieder. Das Zusammentreffen mit Lavaters Mitarbeiter, dem Arzt Johann Georg von Zimmermann (1728–1795) beschert Goethe den Anblick des Schattenrisses einer Frau, die er noch nicht persönlich kennt: Charlotte von Stein (1742–1827). Im Sinne Lavaters versucht er sich an einer physiognomischen Deutung des Portraits. Am 22. Juli ist Goethe wieder daheim in Frankfurt. Noch einmal gerät er in den Bannkreis Lilis, doch bereits im Herbst kommt es zur Trennung. Ende September fährt Carl August von Weimar, achtzehn Jahre alt und jetzt regierungsfähig geworden, auf seiner Reise zur Hochzeit nach Karlsruhe über Frankfurt, besucht die Herbstmesse und lädt Goethe als Berater nach Weimar ein. Dieser akzeptiert, doch stehen der endgültigen Abreise noch einige Hindernisse im Weg. Goethe überlegt noch einmal, dem Rat seines Vaters folgend, nach Italien zu gehen, und bricht tatsächlich am 30. Oktober von Frankfurt auf, da der Weimaraner entgegen der Abmachung nichts mehr von sich hat hören lassen. In Heidelberg erreicht ihn jedoch am 3. November eine nachgesandte Stafette, erklärt die Verzögerung, und so ändert Goethe die Reiserichtung. Am 7. November trifft er in dem 6000 Einwohner zählenden thüringischen Städtchen ein. 17 Jahre hat die früh verwitwete Herzoginmutter Anna Amalia (1739–1807) das Herzogtum allein regiert und trotz beschränkter Mittel Künste und Wissenschaften in vielfältiger Weise gefördert. Zu ihrem Musenhof gehören Christoph Martin Wieland (1733–1813), der bisher auch als Prinzenerzieher fungiert hat, die als Gelegenheits-

Goethe im Brief an Johann Gottfried Herder, ca. 12. Mai 1775:
»Dem Hafen häuslicher Glückseeligkeit, und festem Fuse in wahrem Leid u. Freud der Erde wähnt ich vor kurzem näher zu kommen, bin aber auf eine leidige Weise wieder hinaus in's weite Meer geworfen«.

Christian Stolberg an seine Schwester Henriette, am 12. Mai 1775:
»Es [Goethe; A.S.] ist ein gar herrlicher Mann. Die Fülle der heißen Empfindung strömt aus jedem Wort, aus jeder Miene. Er ist bis zum Ungestüm lebhaft, aber auch aus dem Ungestüm blickt das zärtlich liebende Herz hervor. Wir sind immer beisammen und genießen zusammen alles Glück und Wohl, das die Freundschaft geben kann. Er kann sich nicht von uns trennen und will zu unserer größten Freude einen Theil der Reise mit uns machen. O möchte es doch die ganze sein! Du kannst denken, wie uns das freut!«

Goethe, Dichtung und Wahrheit, 18. Buch:
»Das einzige, was ich mir zwischen da [Emmendingen, A.S.] und Zürich noch deutlich erinnere, ist der Rheinfall bei Schaffhausen. Hier wird durch einen mächtigen Stromsturz merklich die erste Stufe bezeichnet, die ein Bergland andeutet, in das wir zu treten gewillet sind; wo wir denn nach und nach Stufe für Stufe, immer in wachsendem Verhältnis, die Höhen mühsam erreichen sollen.«

Goethe, Dichtung und Wahrheit, 18. Buch:
»Lavater wollte die ganze Welt zu Mitarbeitern und Teilnehmern; schon hatte er auf seiner Rheinreise so viel bedeutende Menschen porträtieren lassen, um durch ihre Persönlichkeit sie in das Interesse eines Werks zu ziehen, in welchem sie selbst auftreten sollten. Ebenso verfuhr er mit Künstlern; er rief einen jeden auf, ihm für seine Zwecke Zeichnungen zu senden.«

Goethe, Dichtung und Wahrheit, 19. Buch:
»Ich hatte mich an den Fußpfad, der nach Italien hinunterging, niedergelassen und zeichnete, nach Art der

dichter und Komponisten hervorgetretenen Kammerherren Friedrich Hildebrand von Einsiedel (1750–1828) und Carl Friedrich Siegmund von Seckendorf (1744–1785), der Schriftsteller, Übersetzer und Gymnasiallehrer Carl Ludwig von Knebel, der »Märchenvater« Johann Carl August Musäus (1735–1787) und der Verleger Friedrich Johann Justin Bertuch (1747–1822). Bereits seit dem 1. Oktober ist auch der Frankfurter Maler Georg Melchior Kraus (1733/37–1806), mit dem Goethe bekannt ist, in Weimar als Herzoglicher Zeichenmeister angestellt. In den ersten Wochen teilt Goethe das von Vergnügungen und Jagdpartien gekennzeichnete Leben des jungen Herzogs. Als Bürgerlicher ist er nicht bei Hofe zugelassen, allerdings zeigt sich Anna Amalia in den Dingen der Etikette weitaus unkomplizierter als die junge Herzogin Louise. Goethe lernt nun auch Charlotte von Stein kennen, die bald zu seiner vertrautesten Freundin wird.

1776
Bereits im Februar ist Goethe überzeugt davon, daß er wohl für einige Jahre in Weimar bleiben werde, wiewohl seine dortige Situation noch nicht völlig geklärt ist. Er wirkt nun auch als Schauspieler am Weimarer Liebhabertheater mit, das sich kurz vor seinem Eintreffen gebildet hatte. Im März/April reist er nach Leipzig, sieht Adam Oeser wieder und trifft Corona Schröter (1751–1802), die er für Weimar als Kammersängerin engagieren kann. Ebenfalls im Frühjahr schenkt ihm Carl August das Haus mit dem Garten an der Ilm, das er im Mai beziehen und bis 1782 allein mit seinem Diener bewohnen wird. Er gewinnt Erfahrungen im Umgang mit der Natur durch die Gestaltung und Bepflanzung des verwahrlost übernommenen Gartens und setzt die Anregungen seines neuen Weimarer Freundes, des Apothekers Wilhelm Heinrich Sebastian Buchholz (1734–1798), in die Tat um. Am 3. Mai sucht Goethe zum ersten Mal Ilmenau auf, das seit 1739 stillgelegte Silberbergwerk, dessen Förderung er wieder in Gang setzen soll. Mit Datum vom 11. Juni 1776 wird Goethe zum Geheimen Legationsrat ernannt und am 25. Juni ins Consilium eingeführt, das den Herzog zu beraten und seine Entscheidungen vorzubereiten hat. Es tagt pro Woche mindestens einmal. Von nun an ist er auch offiziell hoffähig geworden. Im Sommer zieht er mit Carl August und anderen Beratern für mehrere Wochen nach Ilmenau, um die erforderlichen Schritte zur Inbetriebnahme in die Wege zu leiten. Er erkundet die Landschaft, wandert zum Hermannstein und auf den Kickelhahn, zeichnet viel und gewinnt die Gegend für sein Leben lieb. Im November wird er mit den Vorbereitungen zur Wiederaufnahme des Bergbaus in Ilmenau betraut. Im Dezember reist er erneut nach Leipzig und Wörlitz.

1777
Goethe erwirbt die Hauptschriften des Botanikers Carl von Linné (1707–1778), das Modernste, was es auf dem Gebiet der Botanik gibt, doch hat er lange große Schwierigkeiten, die Pflanzenarten nach Gattungen und Klassen zu unterscheiden und einzuteilen.
Carl August setzt Goethe am 18. Februar an die Spitze der Bergwerkskommission. Diese Aufgabe weckt Goethes

Dilettanten, was nicht zu zeichnen war und was noch weniger ein Bild geben konnte: die nächsten Gebirgskuppen, deren Seiten der herabschmelzende Schnee mit weißen Furchen und schwarzen Rücken sehen ließ; indessen ist mir durch diese fruchtlose Bemühung jenes Bild im Gedächtnis unauslöschlich geblieben.«

Goethe, Dichtung und Wahrheit, 19. Buch:
»Ehe wir aber von diesen herrlichen Höhen wieder zum See und zur freundlich liegenden Stadt hinabsteigen, muß ich noch eine Bemerkung machen über meine Versuche, durch Zeichnen und Skizzieren der Gegend etwas abzugewinnen. Die Gewohnheit von Jugend auf, die Landschaft als Bild zu sehen, verführte mich zu dem Unternehmen, wenn ich in der Natur die Gegend als Bild erblickte, sie fixieren, mir ein sichres Andenken von solchen Augenblicken festhalten zu wollen. Sonst nur an beschränkten Gegenständen mich einigermaßen übend, fühlt' ich in einer solchen Welt gar bald meine Unzulänglichkeit. Drang und Eile zugleich nötigten mich zu einem wunderbaren Hülfsmittel: kaum hatte ich einen interessanten Gegenstand gefaßt, und ihn mit wenigen Strichen im allgemeinsten auf dem Papier angedeutet, so führte ich das Detail, das ich mit dem Bleistift nicht erreichen noch durchführen konnte, in Worten gleich darneben aus und gewann mir auf diese Weise eine solche innere Gegenwart von dergleichen Ansichten, daß eine jede Lokalität, wie ich sie nachher in Gedicht oder Erzählung nur etwa brauchen mochte, mir alsobald vorschwebte und zu Gebote stand.«

Goethe im Brief an Johanna Fahlmer, am 14. Februar 1776:
»Ich richte mich hier in's Leben, und das Leben in mich (...) Herder hat den Ruf als Generalsuperintendent angenommen. Ich werd auch wohl dableiben und meine Rolle so gut spielen als ich kann und so lang als mir's und dem Schicksal beliebt. Wär's auch nur auf ein paar Jahre, ist doch immer besser als das untätige Leben zu Hause wo ich mit der größten Lust nichts thun kann. Hier hab ich doch ein paar Herzogthümer vor mir. Jetzt bin ich dran das Land nur kennen zu lernen, das macht mir schon viel Spaas. Und der Herzog kriegt auch dadurch Liebe zur Arbeit, und weil ich ihn ganz kenne bin ich über viel Sachen ganz und gar ruhig.«

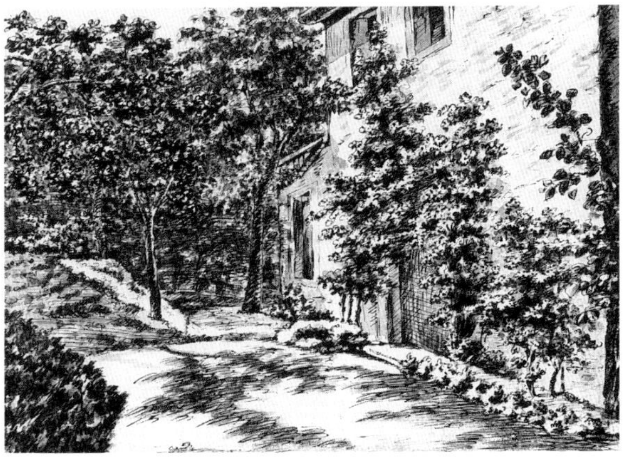

Goethe,
Goethes Gartenhaus an der Ilm.
Stiftung Weimarer Klassik, Museen

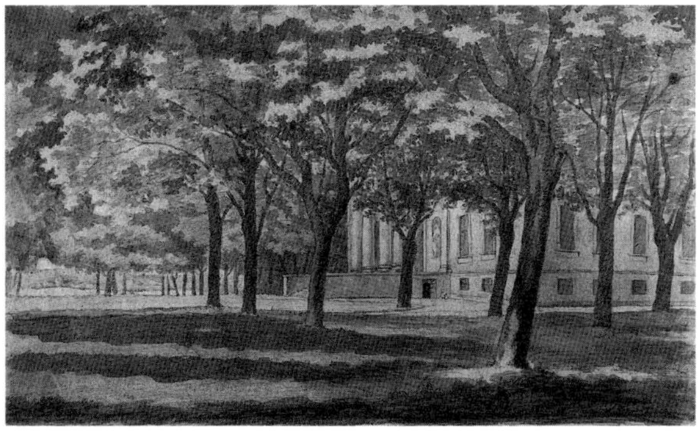

Goethe, Schloß Wörlitz, 1778.
Stiftung Weimarer Klassik, Museen

mineralogische und geologische Interessen: Zeit seines Lebens wird ihn die Naturwissenschaft beschäftigen. Am 8. Juni stirbt die geliebte Schwester Cornelia bei der Geburt ihres zweiten Kindes. Im September/Oktober ist Goethe in Eisenach und auf der Wartburg. Am 29. November macht er sich zu einer »heimlichen« Reise in den Harz auf. Er reitet inkognito und durchquert das Gebirge von Süden nach Norden. Er besichtigt die Baumannshöhle, am 4. Dezember reitet er nördlich am Harz entlang bis Goslar und besucht auch das Harzer Bergwerksrevier. Am 10. Dezember erfolgt bei tiefem Schnee sein Aufstieg zum Brocken, gegen den Widerstand des Försters, der ihn führt. Zum ersten Mal nimmt er beim Abstieg das Phänomen der farbigen Schatten wahr. Über Duderstadt und Mühlhausen kommend, trifft er am 15. Dezember bei Carl August in Eisenach ein. In diesem Jahr entstehen die Schriften *Lila, Der Triumph der Empfindsamkeit*, Anfänge von *Wilhelm Meisters theatralischer Sendung* und die *Harzreise im Winter*.

1778

Im Mai 1778 reist Goethe in Begleitung von Carl August und des Herzogs von Dessau über Leipzig und Wörlitz nach Berlin und Potsdam. Er hält sich vom 15. – 23. 5. dort auf, besichtigt das Exerzierhaus, den königlichen Marstall in Potsdam, das Berliner Opernhaus, die Porzellanmanufaktur, die Hedwigs-Kathedrale und die Nicolaikirche. Er begegnet am 16. 5. dem ebenfalls in Berlin weilenden Dresdner Hofmaler Anton Graff (1736–1813) und dem berühmten Kupferstecher, Illustrator und damaligen Direktor der Berliner Kunstakademie Daniel Chodowiecki (1726–1801). Im September reist Goethe nach Jena, um an der dortigen Universität Informationen in botanischen Fragen einzuholen.

1779

Im Januar wird Goethe »Kriegskommissar« und ist damit verantwortlich für die ca. 500, meist zu Bewachungs- und Botendiensten eingeteilten Soldaten des Landes. Er übernimmt ebenfalls die herzogliche Wegebauverwaltung sowie die für Überschwemmungen und Kanalisationsangelegenheiten zuständige »Wasserbaukommission«. Häufige Reisen durch das Herzogtum sind die Folge dieser neuen Positionen. Er schreibt seine *Iphigenie* (die Prosa-Fassung), die bereits im April mit Corona Schröter in der Titelrolle und Goethe selbst als Orest in Weimar

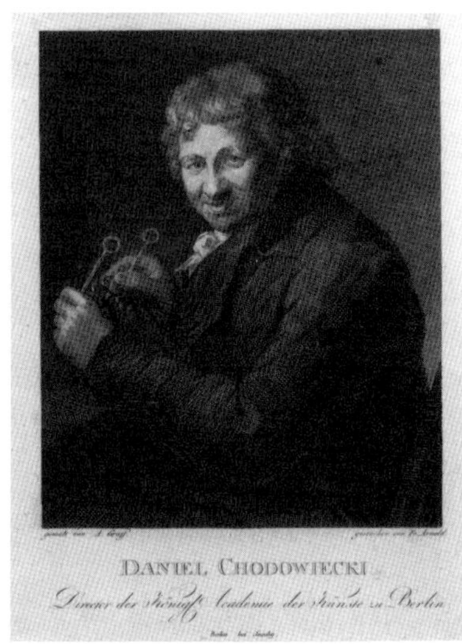

Friedrich Arnold nach Anton Graff, Daniel Chodowiecki.
Goethe-Museum Düsseldorf
© Walter Klein

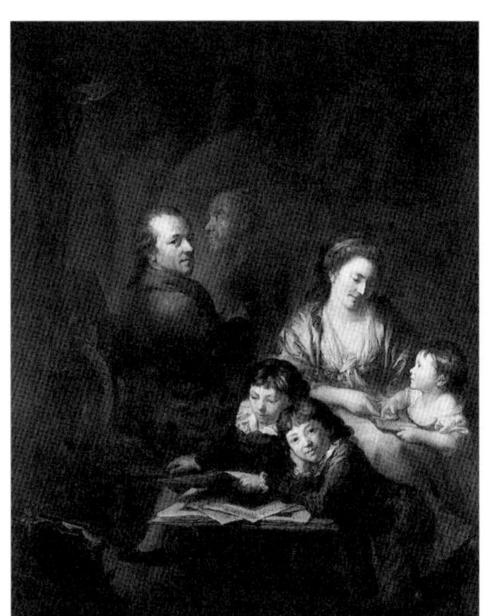

Anton Graff, Die Familie des Künstlers, 1785.
Museum Stiftung Oscar Reinhart Winterthur

Goethe im Brief an Herder, am 9. August 1776:
»Wir sind in Ilmenau, seit drei Wochen wohnen wir auf dem Thüringer Wald, und ich führe mein Leben in Klüfften, Höhlen, Wäldern, in Teichen, unter Wasserfällen, bey den Unterirdischen, und weide mich aus in Gottes Welt.«

Goethe im Brief an Herzog Ernst von Gotha, am 27. Dezember 1780:
»Wie der Hirsch und der Vogel sich an kein Territorium kehrt, sondern sich da äst und dahin fliegt, wo es ihn gelüstet, so, halt' ich davon, muß der Beobachter auch sein (...) Weder Fabel noch Geschichte, weder Lehre noch Meinung halte ihn ab zu schauen. Er sondere sorgfältig das, was er gesehen hat, von dem, was er vermuthet oder schließt. Jede richtig aufgezeichnete Bemerkung ist unschätzbar für den Nachfolger, indem sie ihm von entfernten Dingen anschauende Begriffe gibt, die Summe seiner eigenen Erfahrungen vermehrt und aus mehreren Menschen endlich gleichsam ein Ganzes macht (...) Bei dieser Sache, wie bei tausend ähnlichen, ist der anschauende Begriff dem wissenschaftlichen unendlich vorzuziehen...«.

Goethe, Zur Farbenlehre, Didaktischer Teil, § 75:
»Auf einer Harzreise im Winter stieg ich gegen Abend vom Brocken herunter; die weiten Flächen auf- und abwärts waren beschneit, die Heide von Schnee bedeckt, alle zerstreut stehenden Bäume und vorragenden Klippen, auch alle Baum- und Felsenmassen völlig bereift, die Sonne senkte sich eben gegen die Oderteiche hinunter.
Waren den Tag über, bei dem gelblichen Ton des Schnees, schon leise violette Schatten bemerklich gewesen, so mußte man sie nun für hochblau ansprechen, als ein gesteigertes Gelb von den beleuchteten Teilen widerschien.
Als aber die Sonne sich endlich ihrem Niedergang näherte und ihr durch die stärkeren Dünste höchst gemäßigter Strahl die ganze mich umgebende Welt mit der schönsten Purpurfarbe überzog, da verwandelte sich die Schattenfarbe in ein Grün, das nach seiner Klarheit einem Meergrün, nach seiner Schönheit einem Smaragdgrün verglichen werden konnte. Die Erscheinung ward immer lebhafter, man glaubte sich in einer Feenwelt zu befinden, denn alles hatte sich in die zwei lebhaften und so schön übereinstimmenden Farben gekleidet, bis endlich mit dem Sonnenuntergang die Prachterscheinung sich in eine graue Dämmerung und nach und nach in eine mond- und sternhelle Nacht verlor.«

Goethe im Brief an Merck, am 5. August 1778:
»Wir waren wenige Tage da [in Berlin, A.S.], und ich guckte nur drein wie das Kind in Schön-Raritäten Kasten. Aber Du weißt, wie ich im Anschaun lebe; es sind mir tausend Lichter aufgegangen. Und dem alten Fritz bin ich recht nah geworden, da ich hab sein Wesen gesehn, sein Gold, Silber, Marmor, Affen, Papageien und zerrissene Vorhänge, und hab über den großen Menschen seine eignen Lumpenhunde räsonniren hören.«

aufgeführt wird. Das Weimarer Theater wird gebaut. Goethe beginnt nun auch für seine naturwissenschaftlichen Studien zu zeichnen. Die hier erworbene Genauigkeit kommt auch seinen Landschaftszeichnungen zugute, von denen aus dem ersten Weimarer Jahrzehnt rund 280 erhalten sind. Im September wird Goethe zum Geheimen Rat ernannt. Im Herbst ist die politische Lage so entspannt, daß der 22 Jahre alte Herzog daran denken kann, mit Goethe zu einer Reise aufzubrechen: über Eisenach und Waldkappel geht es nach Kassel, wo man vom 14.–16.9. bleibt, um die Kunstschätze und den *Herkules* zu besichtigen. Hier trifft Goethe auch zum ersten Mal mit Johann Georg Forster (1754–94) zusammen, der als Begleiter seines Vaters an der zweiten Weltreise James Cooks teilgenommen hatte. Goethe, der mit den Arbeiten über den Zwischenkieferknochen beschäftigt ist, interessiert sich sehr für den aufklärerischen Denker. Die nächste Station ist Frankfurt, wo er gemeinsam mit Carl August vom 19.–22.9. in seinem Elternhaus wohnt. Dann geht es über Heidelberg, Sesenheim und Straßburg in die Schweiz. Goethe besucht mit dem Herzog Lavater und die übrigen Schweizer Bekannten. Wieder wird der Gotthard bestiegen (12. und 13. 11.), wieder geht es nicht nach Italien. *Die Briefe aus der Schweiz* zeigen, wie sich seine Perspektive zugunsten einer ruhigen, beschreibenden Wahrnehmung der Natur verändert hat. Auf der Rückreise nehmen Carl August und Goethe am 14. 12. in Stuttgart an den Feierlichkeiten des Jahrestages der Militär-Akademie teil, bei denen der zwanzigjährige Kadett Friedrich Schiller (1759–1805) mit Preisen ausgezeichnet wird. Die Weihnachtstage verleben die Reisegefährten in Frankfurt.

1780

Anfang Januar treffen Carl August und Goethe nach viermonatiger Reise wieder in Weimar ein. Das neue Theaterhaus kann am 7. 1. mit einer feierlichen Redoute eröffnet werden. Im Februar ersinnt Goethe den *Tasso.* Im September und Oktober ist er wieder im Thüringer Wald. Dort, auf dem Kickelhahn bei Ilmenau, notiert er mit dem Bleistift an die Holzwand einer Jagdhütte die Verse: »Über allen Gipfeln/Ist Ruh',....« Goethe hat nun auch Kontakt zu dem Mineralogen Johann Carl Wilhelm Voigt (1752–1821), der die Stein- und Gebirgsarten der Gegend aufgenommen hat und ihn über den Stand der mineralogischen und geologischen Forschung informiert.

1781

Goethe nimmt, wie Wieland, Herder, Schiller, Knebel und viele andere, am geselligen Leben des Hofes um Anna Amalia auf ihrem Sommersitz Tiefurt teil: man singt, musiziert, liest und rezitiert, kritisiert, disputiert, malt, zeichnet, die Damen sticken an Tapisserien. Am 15. August erscheint die erste von insgesamt (bis 1784) 47 Nummern des in elf handschriftlichen Exemplaren verbreiteten *Journal oder Tagebuch von Tieffurth,* für das auch Goethe zahlreiche Beiträge liefert: Rätsel, Essays, Gedichte, Erzählungen etc. erscheinen hier, alle anonym. Im Herbst geht Goethe nach Jena, um sich von dem dortigen Medizinalprofessor Justus Christian Loder

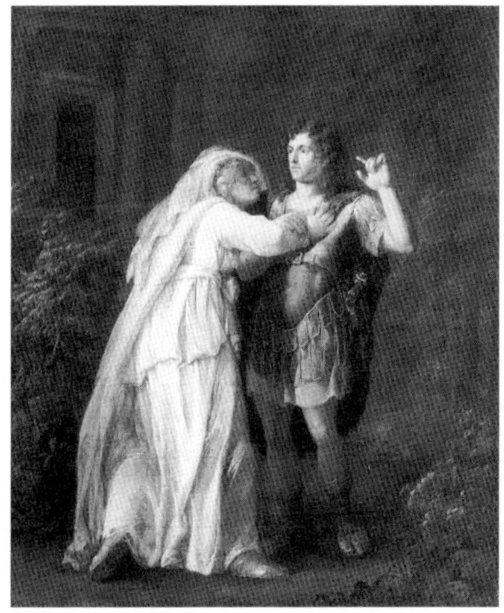

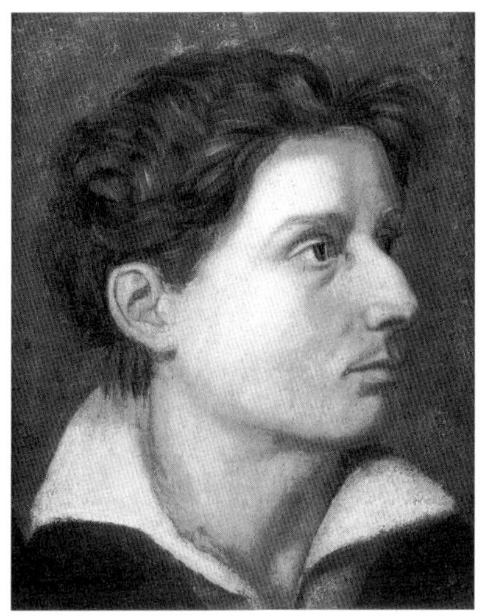

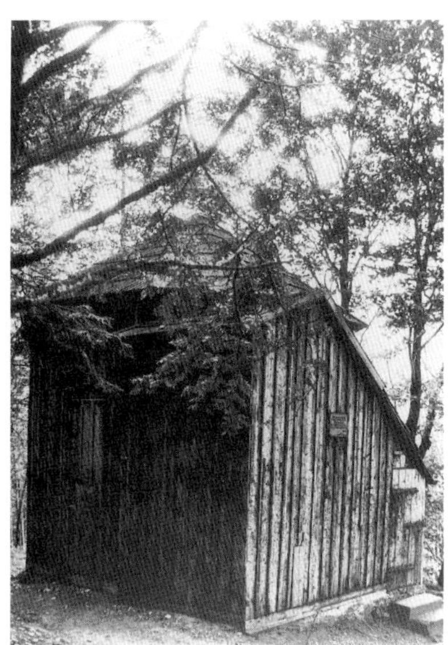

Goethe, Erster Brief aus der Schweiz, 3. Oktober 1779:

»Große Gegenstände geben der Seele die schöne Ruhe, sie wird ganz dadurch ausgefüllt, ahnet, wie groß sie selbst sein kann, und das Gefühl steigt bis gegen den Rand, ohne überzulaufen. Mein Auge und meine Seele konnten die Gegenstände fassen, und da ich rein war, diese Empfindung nirgends falsch widerstieß, so wirkte sie, was sie wollte.«

Goethe im Brief an Herder, am 27. März 1784:

»...muß ich dich auf das eiligste mit einem Glücke bekannt machen, das mir zugestoßen ist. Ich habe gefunden – weder Gold noch Silber, aber was mir eine unsägliche Freude macht – das os intermaxillare am Menschen! Ich verglich mit Lodern [Anatomieprofessor in Jena, A.S.] Menschen- und Thierschädel, kam auf die Spur und siehe da ist es. (...) es ist wie der Schlußstein zum Menschen, fehlt nicht, ist auch da!«

Goethe im Brief an Charlotte von Stein, am 9./10. Juli 1786:

»Am meisten freut mich jetzo das Pflanzenwesen, das mich verfolgt; und das ists recht wie einem eine Sache zu eigen wird (...) Und es ist kein Traum keine Phantasie; es ist ein Gewahrwerden der wesentlichen Form, mit der die Natur gleichsam nur immer spielt und spielend das manigfaltige Leben hervorbringt...«.

Georg Melchior Kraus, Corona Schröter und Goethe in der *Iphigenie,* 1779. Stiftung Weimarer Klassik, Museen

Jacob Friedrich Weckherlin, Friedrich Schiller, um 1780. Marbach a. N., Schiller-Nationalmuseum und Deutsches Literaturarchiv

Das Jagdhüttchen auf dem Kickelhahn bei Ilmenau. © Hermann Michels

Anton Heideloff, Preisverleihung an der Karlsschule, 1782. Stiftung Weimarer Klassik, Museen

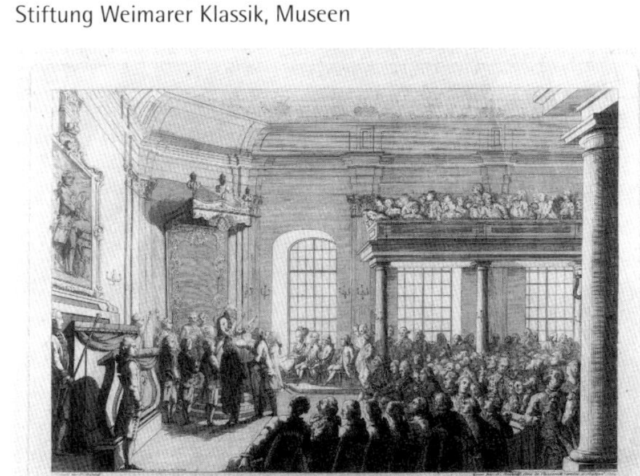

(1753–1832) eingehend in Anatomie, Knochen- und Bänderlehre unterrichten zu lassen.

1782
Goethe schreibt für Tiefurt das Singspiel *Die Fischerin,* das am 22. Juli abends am Ufer der Ilm im Fackelschein aufgeführt wird.
Ab November hält Goethe für drei Monate zweimal wöchentlich Vorträge über Anatomie im Freien Zeichen-Institut Weimars.

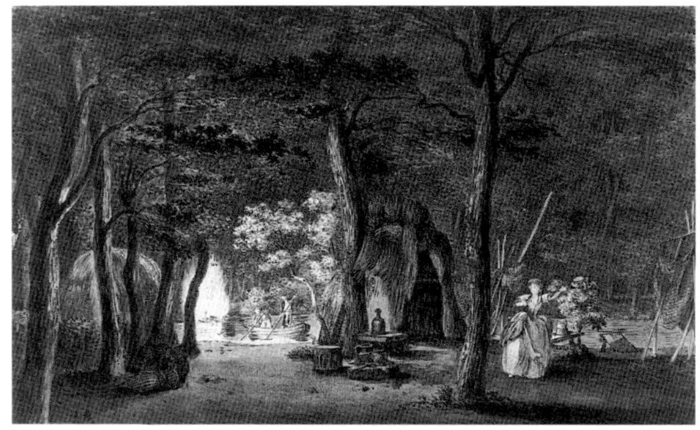

Georg Melchior Kraus,
Szene aus Goethes Singspiel
Die Fischerin, 1782.
Stiftung Weimarer Klassik, Museen

1783
Goethe reist im September zum zweiten Mal in den Harz. Fritz (1772–1844), Charlotte von Steins jüngster Sohn, an dessen Erziehung Goethe mitwirkt, reist diesmal mit. Zwei Monate dauert die Reise. Wieder besteigt er den Brocken (21. 9.). Auf der Rückreise besucht Goethe in Göttingen die Gelehrten der Universität und fährt anschließend nach Kassel. Hier trifft er den Anatomen Samuel Thomas von Sömmering (1755–1830) und entleiht aus dem Naturalienkabinett einen Elefantenschädel, der für seine anatomischen Studien bedeutsam sein wird.

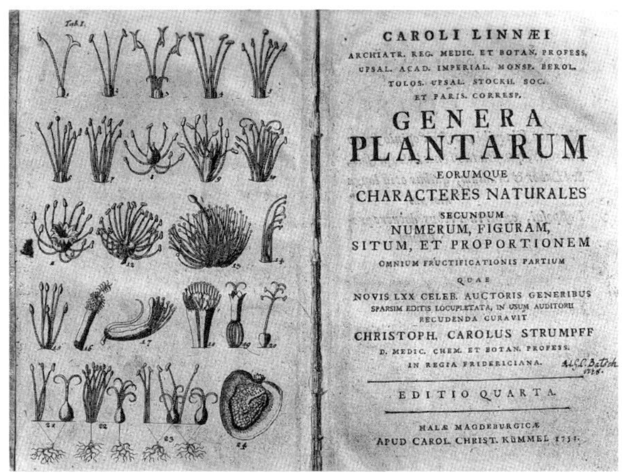

CAROLI LINNÆI
ARCHIATR. REG. MEDIC. ET BOTAN. PROFESS.
UPSAL. ACAD. IMPERIAL. MONSP. BEROL.
TOLOS. UPSAL. STOCKH. SOC.
ET PARIS. CORRESP.
GENERA
PLANTARUM
EORUMQUE
CHARACTERES NATURALES
SECUNDUM
NUMERUM, FIGURAM,
SITUM, ET PROPORTIONEM
OMNIUM FRUCTIFICATIONIS PARTIUM
QUAE
NOVIS LXX CELEB. AUCTORIS GENERIBUS
SPARSIM EDITIS LOCUPLETATA, IN USUM AUDITORII
RECUDENDA CURAVIT
CHRISTOPH. CAROLUS STRUMPFF
D. MEDIC. CHEM. ET BOTAN. PROFESS.
IN REGIA FRIDERICIANA.
EDITIO QUARTA.
HALÆ MAGDEBURGICÆ
APUD CAROL. CHRIST. KUMMEL 1751.

Aus: Carl von Linné,
Genera plantarum eorumque charateres naturales, 4. Auflage 1752.
Stiftung Weimarer Klassik, Museen

1784
Am 18. Januar diktiert er den kurzen Aufsatz *Über den Granit,* seinen Beitrag im damals waltenden Konflikt zwischen *neptunistischer* und *plutonistischer* Theorie von der Entstehung der Erde, in dem sich Goethe auf die Seite der Neptunisten schlägt, also der Meinung ist, die Erde habe sich langsam durch Zurückströmen eines Urmeers, Aussonderung von Gesteinen und Kristallisation aus dem Wasser gebildet.
Im März gelingt ihm eine für ihn äußerst wichtige anatomische Entdeckung: der Mensch hat, zwar verwachsen, doch erkennbar, wie alle Säugetiere bis zum Affen, einen Zwischenkieferknochen. Damit ist ein anatomischer Beweis dafür erbracht, daß das Reich der Lebewesen ein großes Ganzes ist. Am 8. August bricht Goethe zu seiner dritten Harzreise auf, bei der ihn Georg Melchior Kraus begleitet und Zeichnungen für geologische Studien anfertigt. Im Anschluß hieran verbringt Goethe eine längere Zeit in Braunschweig.

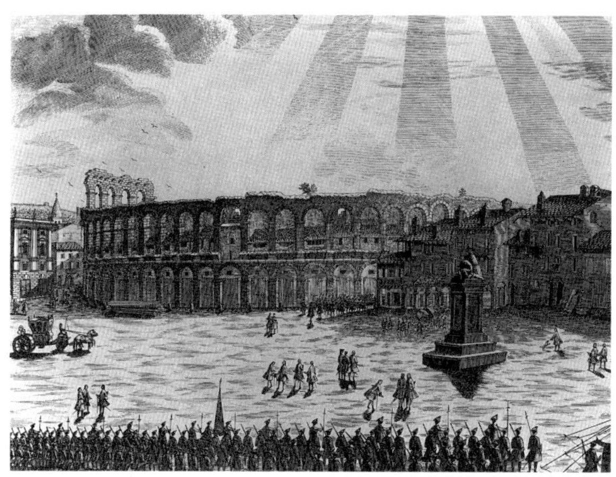

T. Majeroni, Das römische Amphitheater an der Piazza Brà in Verona, 17. Jahrhundert.
Goethe-Museum Düsseldorf
© Walter Klein

1785
Goethe macht im Frühling eine gesundheitliche Krise durch, die durch die politische und finanzielle Lage im Herzogtum noch verschärft wird. Daher reist er im Sommer (4.7.–17.8.) zum erstenmal zur Trink- und Badekur nach Karlsbad, das damals auch Treffpunkt der eleganten Welt war. Knebel und er fahren über das Fichtelgebirge, wo Goethe – seit langem wieder – botanische Studien betreibt. Er steht stark unter dem Einfluß von Spinozas *Ethik* und will, auch angeregt durch Herders *Ideen zur Philosophie der Geschichte der Menschheit,* die »Urgestalten und ersten Keime« sinnlich zu fassen versuchen. Er schließt *Wilhelm Meisters theatralische Sendung* ab.
Im November, während eines Aufenthalts in Ilmenau, wo er wiederum das botanische Werk Linnés bei sich führt, beschäftigt er sich mit der Klasse der Blütenlosen, den Pilzen, und hofft, der einfachsten Organisationsform, der Urgestalt, auf die Spur zu kommen.

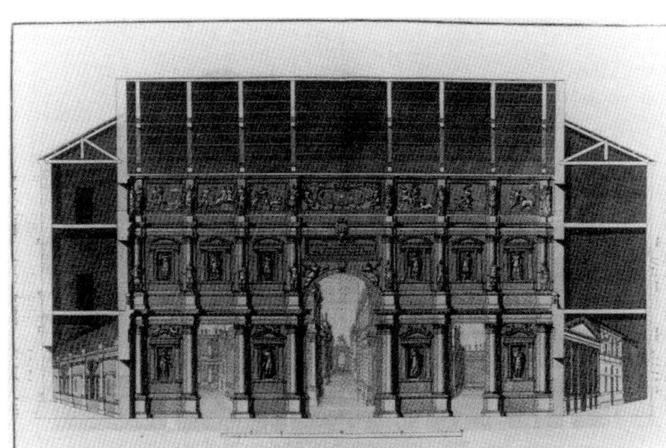

David Rossi nach Andrea Palladio, Teatro Olympico in Vicenza, Proszenium, 1776.
Sammlung Werner Oechslin Einsiedeln

1786
Auch in diesem Jahr spielt die Beschäftigung mit der Botanik für Goethe eine eminente Rolle. In der Weimarer Zeichenschule entstehen unter seiner Anleitung Skizzen zu Keimvorgängen, auch Aquarelle. Wiederum geht die Badereise nach Karlsbad, wo er am 27. 7. eintrifft, und wie im letzten Jahr sind Frau von Stein, das Ehepaar Herder und der Herzog mit von der Partie. Keinem Menschen berichtet Goethe von seinem Vorhaben, der Reise nach Italien. Allerdings deutet er dem Herzog an, daß er für einige Zeit abwesend sein wolle. Am 3. September früh um drei Uhr stiehlt er sich aus Karlsbad weg. Er reist unter der Identität »Möller, Kaufmann aus Leipzig«. Am 6. September ist er in München und besucht die von Kurfürst Karl Theodor (1724–1799) im Jahre 1780/81 eingerichtete Kurfürstliche Galerie, deren Bestand 1836 in der Pinakothek aufging. Er sieht Dürers *Apostel*, Rubens' Ölskizzen zum *Medici*-Zyklus, und ein Modell der Trajanssäule aus Lapislazuli mit Vergoldungen von Valadier und Hecher. Im Antikensaal verweilt er nicht lange.
Über Innsbruck und den Brenner reist Goethe weiter, erreicht Bozen und betritt schließlich italienischen Boden: Trento. Am Gardasee holt er seine *Iphigenie* hervor und beginnt, die Prosafassung in Verse zu setzen. Am 16. September ist er in Verona und sieht ein erstes antikes Bauwerk: das Amphitheater aus dem 1. nachchristlichen Jahrhundert. Die Besichtigung von Verona umfaßt außerdem die Galerie St. Giorgio in Braida, die Galerie Gherardini und den Palazzo Bevilaqua, wo er Werke Tintorettos und einige Porträts von Veronese sieht, außerdem die Antikensammlung. Im Dom sieht er zum ersten Mal ein Bild von Tizian, die *Himmelfahrt Mariae*. Am 19. September kommt Goethe in Vicenza an und durcheilt die Stadt, sieht sogleich das *Olympische Theater* (1580 von Palladio (1508–1580) errichtet) und andere Bauwerke des berühmten Architekten. Die Reise führt Goethe am 26.9. nach Padua, wo er die *Quattro libri dell' architettura* des Palladio im Faksimile ersteht und den Botanischen Garten besichtigt. Auch die Tizian-Fresken in der Scuola del Santo (entst. 1511) sieht er, von Piazzetta *Die Enthauptung Johannes'*, schließlich in der Kirche der Eremitaner Fresken mit Szenen aus dem Leben der Heiligen Jacopo und Cristoforo (von Andrea Mantegna und anderen).
Am 28. September 1786 gegen Abend fährt Goethe von der Brenta kommend in die Lagune von Venedig ein und logiert unweit des Markusplatzes im Hotel *Königin von England*. Er bleibt zwei Wochen. Wieder sind es die Bauwerke Palladios, die Kirche Il Redentore und das Kloster Sta. Maria della Carità, die ihn zuerst anziehen, dann das Theater, Komödien und Tragödien, schließlich die Gemälde. Er erwähnt am 8. Oktober einen Veronese, *Die Familie des Darius vor Alexander* (damals im Palazzo Pisani Moretta, heute in der Londoner National Gallery), und sieht im Palazzo Farsetti (heute Municipio) die bedeutende Sammlung von Antiken-Abgüssen aus Rom, Neapel und Florenz, Kopien der Fresken in den Loggien des Vatikan und der Carracci im Palazzo Farnese sowie Modelle der Triumphbogen und Tempel Roms in Bimsstein und Tragant.

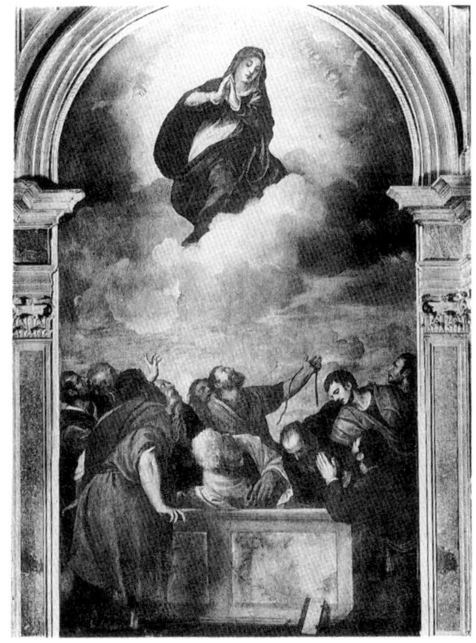

Tizian, Die Himmelfahrt Mariä, Dom zu Verona.

Goethe, Italienische Reise, 11,9:
»Die Gesellschaft, die den achtundzwanzigsten August, meinen Geburtstag, auf eine sehr freundliche Weise feiern mochte, erwarb sich wohl dadurch ein Recht, mich festzuhalten; allein hier war nicht länger zu säumen...«.

Goethe, Italienische Reise, München, den 6. September 1786:
»Im Antiken-Saale konnte ich recht bemerken, daß meine Augen auf diese Gegenstände nicht geübt sind, deswegen wollte ich nicht verweilen und Zeit verderben. Vieles sprach mich gar nicht an, ohne daß ich sagen könnte warum.«

Goethe, Italienische Reise, Verona, den 16. September 1786:
»Das Amphittheater ist also das erste bedeutende Monument der alten Zeit, das ich sehe, und so gut erhalten! Als ich hinein trat, mehr noch aber, als ich oben auf dem Rande umher ging, schien es mir seltsam, etwas großes und doch eigentlich nichts zu sehen (...) Die Simplizität des Oval ist jedem Auge auf die angenehmste Weise fühlbar und jeder Kopf dient zum Maße, wie ungeheuer das Ganze sei. Jetzt wenn man es leer sieht, hat man keinen Maßstab, man weiß nicht ob es groß oder klein ist.«

Goethe, Italienische Reise, Verona, den 17. September 1786:
Ein paar Portraite von Paul Veronese [im Palazzo Bevilaqua, A.S.], haben meine Hochachtung für diesen Künstler nur vermehrt. Die Antikensammlung ist herrlich, ein hingestreckter Sohn der Niobe köstlich, die Büsten, ohngeachtet ihrer restaurierten Nasen, meistens höchst interessant (...) Es liegt in meiner Natur das Große und Schöne willig und mit Freuden zu verehren, und diese Anlage an so herrlichen Gegenständen Tag für Tag, Stunde für Stunde auszubilden, ist das seligste aller Gefühle.«

Goethe, Italienische Reise, Vicenza, den 19. September 1786:
»Wenn man nun diese Werke [des Palladio, A.S.] gegenwärtig sieht, so erkennt man erst den großen Wert derselben, denn sie sollen ja durch ihre wirkliche Größe und Körperlichkeit das Auge füllen, (...); und so sag' ich vom Palladio: er ist ein recht innerlich und von innen heraus großer Mensch gewesen (...) Betrachtet man nun hier am Orte die herrlichen Gebäude, die jener Mann aufführte, und sieht wie sie schon durch das enge schmutzige Bedürfnis der Menschen entstellt sind (...); so fällt einem denn doch ein, daß es in allem andern eben so ist: denn man verdient wenig Dank von den Menschen, wenn man ihr inneres Bedürfnis erhöhen, ihnen eine große Idee von ihnen selbst geben, ihnen das Herrliche eines wahren edlen Daseins zum Gefühl bringen will.«

Goethe, Italienische Reise, Padua, den 27. September 1786:
»In der Kirche der Eremitaner habe ich Gemälde von Mantegna gesehen, einem der älteren Maler, vor dem ich

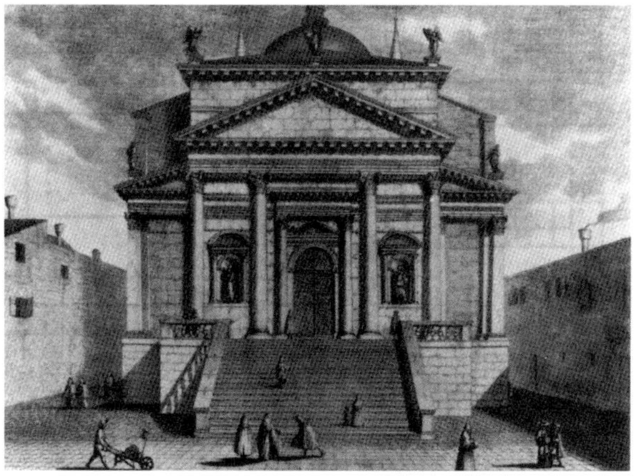

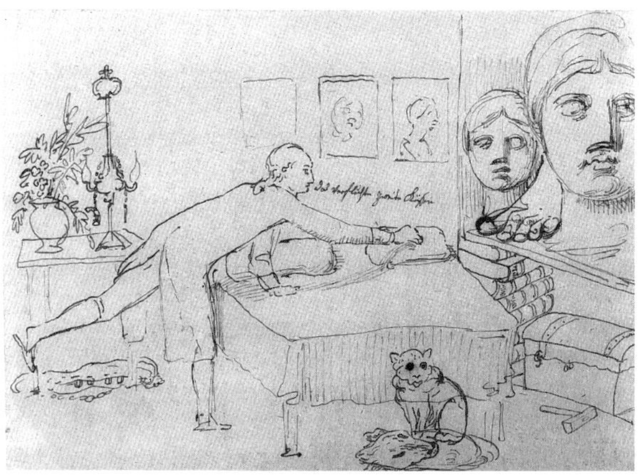

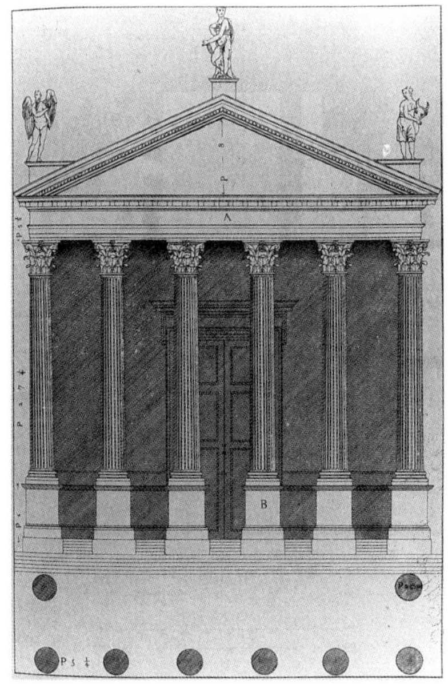

Carlo Zucchi, Die Fassade von Andrea Palladios Kirche »Il Redentore«, Venedig, um 1720

Andrea Palladio, Aufriß des Minerva-Tempels in Assisi aus den *Quattro libri dell' Architettura*

Johann Heinrich Wilhelm Tischbein, Das verfluchte zweite Kissen. Goethe in seiner Wohnung am Corso.
Stiftung Weimarer Klassik, Museen

Am 16. Oktober besteigt Goethe das Schiff, das ihn nach Ferrara bringt. Am nächsten Tag besucht er Cento, die Geburtsstadt Guercinos (1591–1666) und sieht dort in der Kirche Nome di Dio (jetzt Pinacoteca Civica) dessen Bild des auferstandenen Christus, des weiteren im Jesuitenkollegium eine Madonna und in der Kapuzinerkirche eine Maria mit dem Kind.
Am 18. Oktober reist Goethe nach Bologna und sieht hier die *Heilige Cäcilie* von Raffael, die sich damals, bis zu ihrer Verschleppung nach Paris (1798), in der Cäcilienkapelle von S. Giovanni befand (und seit 1815 in der städtischen Pinakothek hängt). Er sieht in Bologna auch Werke der Carracci, Guido Renis und Domenichinos. Die Reise geht nun über den Apennin nach Süden bis Florenz, das Goethe mit Dom- und Baptisterium-Besuch rasch abhandelt. Er kommt nach Perugia und Assisi, wo er die Kirche Santa Maria della Minerva, (eigentlich ein Minerva-Tempel aus dem 1. Jahrhundert nach Christus) besichtigt. In Spoleto besteigt er den römischen Aquädukt. Über Terni, Narni und Città Castellana gelangt Goethe am 29. Oktober, also nach achtwöchiger Reise, nach Rom. Bereits am Ankunftstag trifft er den Maler Johann Heinrich Wilhelm Tischbein (1751–1828), mit dem er seit 1781 in Briefkontakt steht und der dank eines von Goethe vermittelten Stipendiums des Herzogs von Gotha zum zweiten Male in Rom sein kann. Schon am nächsten Tag zieht er in den ersten Stock von dessen Quartier am Corso mit ein: er hat

erstaunt bin. Was in diesen Bildern für eine scharfe, sichere Gegenwart dasteht! Von dieser ganz wahren, nicht etwa scheinbaren, effektlügenden, bloß zur Einbildungskraft sprechenden, sondern derben, reinen, lichten, ausführlichen, gewissenhaften, zarten, umschriebenen Gegenwart, die zugleich etwas strenges, emsiges, mühsames hatte, gingen die folgenden Maler aus, wie ich an Bildern von Tizian bemerkte, und nun konnte die Lebhaftigkeit ihres Genies, die Energie ihrer Natur, erleuchtet von dem Geiste ihrer Vorfahren, auferbaut durch ihre Kraft, immer höher und höher steigen, sich von der Erde heben und himmlische aber wahre Gestalten hervorbringen. So entwickelte sich die Kunst, nach der barbarischen Zeit.«

Goethe, Italienische Reise,
Venedig, den 8. Oktober 1786:
»Meine alte Gabe die Welt mit Augen desjenigen Malers zu sehen, dessen Bilder ich mir eben eingedrückt, brachte mich auf einen eignen Gedanken. Es ist offenbar, daß sich das Auge nach den Gegenständen bildet, die es von Jugend auf erblickt, und so muß der venetianische Maler alles klärer und heiterer sehn als andere Menschen (...) Titian und Paul hatten diese Klarheit im höchsten Grade, und wo man sie in ihren Werken nicht findet, hat das Bild verloren oder ist aufgemalt.«

Goethe, Italienische Reise,
Venedig, den 8. Oktober 1786:
»Viele bedeutende Büsten [im Palazzo Farsetti, A.S.] versetzen mich in die alten herrlichen Zeiten. Nur fühle ich leider, wie weit ich in diesen Kenntnissen zurück bin, doch es wird vorwärts gehen, wenigstens weiß ich den Weg. Palladio hat mir ihn auch dazu und zu aller Kunst und Leben geöffnet (...) Auch steht in dieser Sammlung ein Stück des Gebälks vom Tempel des Antonins und der Faustina in Rom. (...) Das ist freilich etwas anderes, als unsere kauzenden, auf Kragsteinlein über einander geschichteten Heiligen der gotischen Zierweisen, etwas anderes als unsere Tabakspfeifen-Säulen, spitze Türmlein und Blumenzacken, diese bin ich nun, Gott sei Dank, auf ewig los!«

Goethe, Italienische Reise,
Cento, den 17. Oktober 1786:
»Guercin ist ein innerlich braver, männlich gesunder Maler, ohne Rohheit. Vielmehr haben seine Sachen eine zarte moralische Grazie, eine ruhige Freiheit und Großheit, dabei etwas eignes, daß man seine Werke, wenn man einmal das Auge darauf gebildet hat, nicht verkennen wird. Die Leichtigkeit, Reinlichkeit und Vollendung seines Pinsels setzt in Erstaunen.«

Goethe, Italienische Reise,
Bologna, den 18. Oktober 1786:
»Zuerst also die Cäcilia von Raphael! Es ist, was ich zum Voraus wußte, nun aber mit Augen sah: er hat eben immer gemacht, was andere zu machen wünschten, und ich möchte jetzt nichts darüber sagen, als daß es von ihm ist.«

für den gesamten Romaufenthalt eine Bleibe gefunden. Rasch lebt sich Goethe mit Tischbeins Hilfe in Rom ein und besucht am 2. November, Allerseelen, den Quirinal, der an diesem Tage öffentlich zugänglich ist. Insbesondere die Tizian-Madonna (jetzt: Pinacoteca Vaticana, ca. 1540 für S. Niccolo de'Frari in Venedig gemalt) begeistert ihn. Hier begegnet Goethe dem Schweizer Maler und Kunsthistoriker Johann Heinrich Meyer (1759–1832), der für ihn zum wichtigen Freund und Berater wird. Unter dem 7. November trägt Goethe die Besichtigung der Loggien des Raffael im Vatikan (1512–1518) und dessen *Schule von Athen* (1508–1511) ebendort ein. Die Fresken müssen sich damals aufgrund der beim Sacco di Roma (1527) entstandenen Schäden und einer unvollkommenen Restaurierung in einem äußerst schlechten Erhaltungszustand befunden haben. Beglückt erlebt Goethe am 9. November die Begegnung mit dem Original seines geliebten *Apoll vom Belvedere* im Vatikan. Gegen den 13. November fährt er für einige Tage mit seinen Freunden Tischbein und Hofrat Johann Friedrich von Reiffenstein (1719–1793) nach dem nahen Frascati. Die Tage vergehen mit Zeichnen, am Abend vergleicht man das Geschaffene, spricht darüber und macht einander Verbesserungsvorschläge. Diese Gewohnheit hat der Landschaftsmaler Jakob Philipp Hackert (1737–1807), der seit 1768 in Rom lebte, ab 1782 dann in Neapel, unter den deutschen Malern in Rom eingeführt. Ebenfalls von ihm übernommen wird die anschließende Lektüre der ästhetischen Theorien von Johann Georg Sulzer (1720–1779). Auf den 18. November datiert Goethe die Besichtigung des antikisierenden, Mengs zugeschriebenen Freskos *Jupiter und Ganymed.* Goethe und Tischbein entwickeln im November auch Ideen zu einem Gemeinschaftswerk, zu dem der eine die Verse, der andere die Illustrationen beitragen soll. Für den 22. November belegt Goethe den Besuch des Petersdoms und der Sixtinischen Kapelle. Dies ist seine erste unmittelbare Begegnung mit Werken von Michelangelo (1475–1564). Der zwei Tage später in Rom bekannt werdende Ausbruch des Vesuv beschäftigt Goethe und erfüllt ihn mit Ungeduld: auch er möchte persönlicher Zeuge dieses Naturschauspiels sein. Goethe kennt sich im Dezember bereits gut in Rom aus und fängt an, die »besten Sachen«, worunter er das Pantheon, den *Apoll vom Belvedere,* einige kolossale Köpfe wie den *Zeus von Otricoli* und die *Juno Ludovisi* rechnet, sowie die Sixtinische Kapelle zum zweiten Mal zu sehen. Er hat sich einen Gipsabguß der sogenannten *Medusa Rondanini* (ursprünglich Palazzo Rondanini, ab 1814 für die Münchner Glyptothek erworben) anfertigen lassen, sowie einen Jupiterkopf (vermutlich handelt es sich um den *Zeus von Otricoli* aus dem Vatikan, eine Kopie der frühen Kaiserzeit nach einem Original des Bryaxis aus dem 4. Jh. v. Chr., gefunden bei Otricoli im Tibertal), die er jedoch zusammen mit anderen Abgüssen bei seiner Heimreise nach Weimar in Rom zurücklassen muß. Tischbein plant in den letzten Dezembertagen, Goethes Portrait in Angriff zu nehmen und hat auch schon einen Entwurf angefertigt: Goethe im weißen Reisemantel, auf einem umgestürzten Obelisken sitzend, vor den Ruinen der Campagna im Hintergrunde.

Goethe, Italienische Reise,
Assisi, vor dem 27. Oktober 1786:
»Dann fragte ich einen hübschen Jungen nach der Maria della Minerva, er begleitete mich die Stadt hinauf, die an einen Berg gebaut ist. Endlich gelangten wir in die eigentliche alte Stadt, und siehe das löblichste Werk stand vor meinen Augen, das erste vollständige Denkmal der alten Zeit, das ich erblickte. Ein bescheidener Tempel, wie er sich für eine so kleine Stadt schickte, und doch so vollkommen, so schön gedacht, daß er überall glänzen würde.«

Goethe, Italienische Reise, den 27. Oktober 1786:
»Spoleto hab ich bestiegen, und war auf der Wasserleitung, die zugleich Brücke von einem Berg zu einem andern ist. Die zehen Bogen, welche über das Tal reichen, stehen von Backsteinen ihre Jahrhunderte so ruhig da, und das Wasser quillt immer noch in Spoleto an allen Orten und Enden. Das ist nun das dritte Werk der Alten das ich sehe und immer derselbe große Sinn. Eine zweite Natur die zu bürgerlichen Zwecken handelt, das ist ihre Baukunst, so steht das Amphitheater, der Tempel und der Aquaduct.«

Goethe, Italienische Reise,
Rom, den 1. November 1786:
»Die Begierde nach Rom zu kommen war so groß, wuchs so sehr mit jedem Augenblicke, daß kein Bleibens mehr war, und ich mich nur drei Stunden in Florenz aufhielt. Nun bin ich hier und ruhig und wie es scheint auf mein ganzes Leben beruhigt. Denn es geht, man darf wohl sagen, ein neues Leben an, wenn man das Ganze mit Augen sieht, das man teilweise in- und auswendig kennt. Alle Träume meiner Jugend seh' ich nun lebendig, die ersten Kupferbilder deren ich mich erinnere, (mein Vater hatte die Prospecte von Rom auf einem Vorsaale aufgehängt) seh' ich nun in Wahrheit, und alles was ich in Gemälden und Zeichnungen, Kupfern und Holzschnitten, in Gyps und Kork schon lange gekannt, steht nun beisammen vor mir, wohin ich gehe finde ich eine Bekanntschaft in einer neuen Welt, es ist alles wie ich mir's dachte und alles neu.«

Goethe, Italienische Reise,
Rom, den 3. November 1786:
»Noch mehr erstaunte ich vor einem Bilde von Titian. Es überleuchtet alle die ich gesehen habe. Ob mein Sinn schon geübter, oder ob es wirklich das vortrefflichste sei, weiß ich nicht zu unterscheiden. Ein ungeheures Meßgewand das von Stickerei, ja von getriebenen Goldfiguren starrt, umhüllt eine ansehnliche bischöffliche Gestalt. Den massiven Hirtenstab in der Linken blickt er entzückt in die Höhe, mit der Rechten hält er ein Buch, woraus er so eben eine göttliche Berührung empfangen zu haben scheint. Hinter ihm eine schöne Jungfrau, die Palme in der Hand, mit lieblicher Teilnahme nach dem aufgeschlagenen Buche hinschauend. Ein ernster Alter dagegen zu Rechten, dem Buche ganz nahe scheint er dessen nicht zu achten: die Schlüssel in der Hand mag er sich wohl eigenen Aufschluß zutrauen. Dieser Gruppe gegenüber

1787
Goethe wird, wie vor ihm Winckelmann, Mengs, Piranesi und Angelika Kauffmann, am 4. Januar in die 1690 gegründete, aber inzwischen im Ansehen sehr gesunkene »Academia degli Arcadi« aufgenommen, ein Ereignis, dem er keine größere Bedeutung beimißt. Er erwirbt am 6. Januar einen »Ausguß« (keinen kompletten Abguß also, sondern nur das Vorderteil des Kopfes, die Maske) seiner geliebten *Juno Ludovisi* (Original seit 1901 im Thermenmuseum) und stellt ihn in seiner Wohnung auf. Er hat die *Iphigenie* in Versen abgeschlossen. Im Februar beginnt er wieder mit eigenen Zeichnungen nach der Natur, es entstehen unter anderem Arbeiten mit Motiven vom Landgut Apollinare und aus der Villa Borghese. Tischbeins Goethe-Porträt macht Fortschritte, der Maler hat sich durch einen Bildhauer ein kleines Tonmodell anfertigen lassen und arbeitet danach. Goethe genießt den frühen Einzug des schönen Wetters in Rom und beschäftigt sich wieder mit seiner botanischen Lieblingsidee: der Urpflanze, aus der sich alle Formen ableiten lassen. Die lange mit Tischbein geplante Reise nach Neapel wird jetzt ernsthaft vorbereitet, und am 22. Februar reisen die beiden Freunde aus Rom ab. Sie langen am 25. 2. an und besuchen am 28. 2. Philipp Hackert, der im April 1785 zum neapolitanischen Hofmaler ernannt worden war. Für den 2. März trägt Goethe die langersehnte Besteigung des Vesuv ein und untersucht auf seinem Weg nach oben die verschieden alten Lavaschichten. Eine erneute Vesuvbesteigung, diesmal gemeinsam mit Tischbein, erfolgt am 6. März. Der Vulkan ist tätig, und Goethe möchte zwischen zwei Eruptionen an den Kraterrand gelangen. Das, was er sieht, ist allerdings weder lehrreich noch ästhetisch befriedigend für ihn. Tischbein zeigt Goethe die neapolitanischen Kunstschätze. Für erwähnenswert hält Goethe den sogenannten *Carafa-Pferdekopf* (heute im Museo Nazionale in Neapel), einen ursprünglich vermutlich zu einem kolossalen antiken Reiterstandbild gehörenden Kopf. Natürlich besucht Goethe auch Pompeji (vermutlich 11. oder 12. 3.), äußert sich aber nur wortkarg über diese Erfahrung. Goethe trifft Philipp Hackert nun öfter, der ihm – wie vielen anderen – Zeichenunterricht

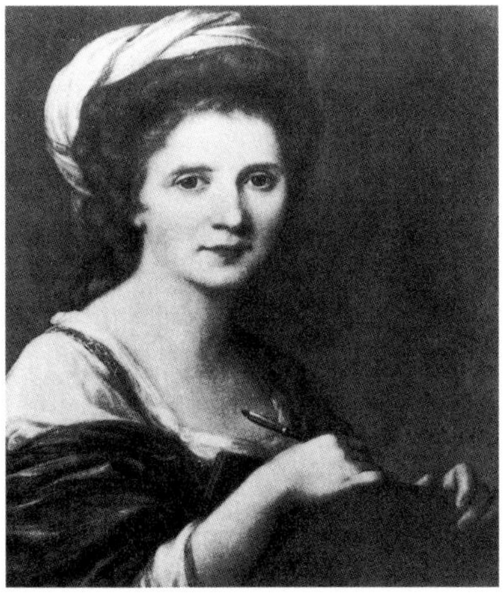

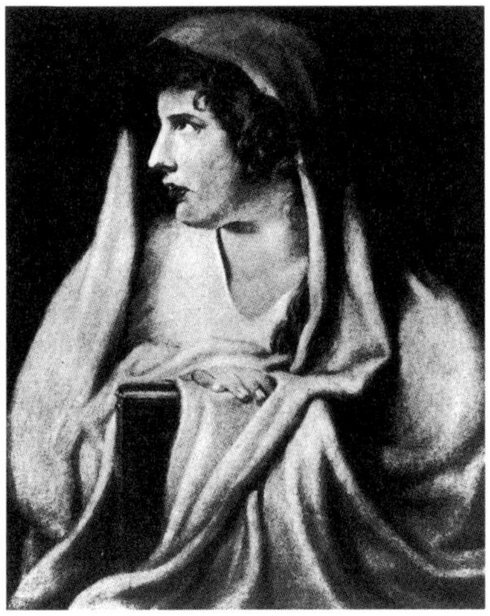

Angelika Kauffmann, Selbstbildnis, vor 1784. Freies Deutsches Hochstift/ Frankfurter Goethe-Museum

Johann Heinrich Wilhelm Tischbein, Miss Harte als Sibylle

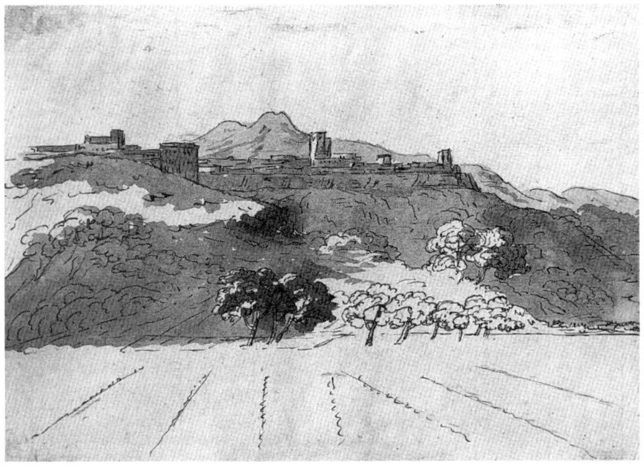

Goethe, Bei Velletri, 1787. Stiftung Weimarer Klassik, Museen

ein nackter, wohlgebildeter, gebundener, von Pfeilen verletzter Jüngling, vor sich hinsehend bescheiden ergeben. In dem Zwischenraume zwei Mönche, Kreuz und Lilie tragend, andächtig gegen die Himmlischen gekehrt. Denn oben offen ist das halbrunde Gemäuer das sie sämtlich umschließt. Dort bewegt sich in höchster Glorie, eine herabwärts teilnehmende Mutter. Das lebendig muntere Kind in ihrem Schoße reicht mit heiterer Gebärde einen Kranz herüber, ja scheint ihn herunter zu werfen. Auf beiden Seiten schweben Engel, Kränze schon im Vorrat haltend. Über allen aber und über dreifachem Strahlenkreise waltet die himmlische Taube, als Mittelpunkt und Schlußstein zugleich.
Wir sagen uns: hier muß ein heiliges altes Überliefertes zum Grunde liegen, daß diese verschiedenen, unpassenden Personen so kunstreich und bedeutungsvoll zusammengestellt werden konnten. Wir fragen nicht nach Wie und Warum, wir lassen es geschehen und bewundern die unschätzbare Kunst.«

Goethe, Italienische Reise,
Rom, den 7. November 1786:
»Die Logen von Raphael und die großen Gemälde der Schule von Athen pp. hab' ich nur erst einmal gesehen, und da ist's, als wenn man den Homer aus einer zum Teil verloschenen, beschädigten Handschrift herausstudieren sollte. Das Vergnügen des ersten Eindrucks ist unvollkommen, nur wenn man nach und nach alles recht durchgesehn und studiert hat, wird der Genuß ganz. Am erhaltensten sind die Deckenstücke der Logen, die biblische Geschichten vorstellen, so frisch wie gestern gemalt, zwar die wenigsten von Raphaels eigner Hand, doch aber gar trefflich nach seinen Zeichnungen und unter seiner Aufsicht.«

Goethe, Italienische Reise,
Rom, den 9. November 1786:
»In St. Peter habe ich begreifen lernen, wie die Kunst sowohl als die Natur alle Maßvergleichung aufheben kann. Und so hat mich Apoll von Belvedere aus der Wirklichkeit herausgerückt. Denn wie von jenen Gebäuden die richtigsten Zeichnungen keinen Begriff geben, so ist es hier mit dem Original von Marmor, gegen die Gypsabgüsse, deren ich doch sehr schöne früher gekannt habe.«

Goethe, Italienische Reise,
Rom, den 18. November 1786:
»Nun muß ich aber auch von einem wunderbaren problematischen Bilde sprechen, das sich auf jene treffliche Dinge noch immer gut sehen läßt.
Schon vor mehreren Jahren hielt sich hier ein Franzos auf [Ritter Diel v. Marsilly, A.S.], als Liebhaber der Kunst und Sammler bekannt. Er kommt zum Besitz eines antiken Gemäldes auf Kalk, niemand weiß woher; er läßt das Bild durch Mengs restaurieren und hat es als ein geschätztes Werk in seiner Sammlung. Winckelmann spricht irgendwo mit Enthusiasmus davon. Es stellt den Ganymed vor, der dem Jupiter eine Schale Wein reicht und dagegen einen Kuß empfängt. Der Franzose stirbt und hinterläßt das Bild seiner Wirtin als antik. Mengs

anbietet. Goethe, der Hackert fast kritiklos schätzt, erwägt den Vorschlag gründlich. Selbstverständlich wird Goethe gemeinsam mit Tischbein auch bei der zentralen Gestalt im gesellschaftlichen Leben Neapels, dem Kunstsammler, leidenschaftlichen Archäologen und englischen Gesandten Sir William Hamilton (1730–1803) eingeführt, der seit einiger Zeit mit der jungen Engländerin Emma Harte (1761 oder 1764–1815) zusammenlebt. Die beiden Freunde sind Zeugen der Vorführungen von klassischen »Attitüden«, die Sir Hamilton seiner jungen Geliebten und späteren Gattin beigebracht hat, und Tischbein malt die junge Schönheit. Unter dem 18. März trägt Goethe die Besichtigung der Ausgrabungen von Herculaneum und der Sammlung von Portici ein, wo die Funde aus Herculaneum, Pompeji und Stabiae zunächst versammelt worden waren. Goethe zeigt sich sehr beeindruckt und begegnet dem Verbot, Gegenstände abzuzeichnen damit, die Objekte mit noch größerer Aufmerksamkeit anzuschauen. Bemerkenswert ist, daß er weder auf die großen Bronzeplastiken (des *Ruhenden Herakles*, des *Schlafenden*, des *Trunkenen Satyrs* und der *Beiden Ringer)* noch auf die Wandmalereien und Mosaiken eingeht. Tischbein möchte, anders als Goethe, den Sizilien lockt, noch länger in Neapel bleiben. Um daher Goethe nicht allein dem Reiseabenteuer auszusetzen, sucht Tischbein einen anderen zeichnenden Gefährten für Goethe und findet ihn auch in Christoph Heinrich Kniep (1748–1825) aus Hildesheim. Am 20. März besteigt Goethe zum dritten Mal den Vesuv. Wieder ist der Vulkan tätig und der Aufstieg gefährlich, doch Goethe möchte an die Stellen herantreten, wo die Lava aus dem Krater bricht, was ihm jedoch nicht gelingt, denn der glühende Qualm in Kraternähe ist unerträglich. Mit Kniep besucht Goethe am 23. März Paestum. Kniep zeichnet für Goethe Umrißskizzen, die den Dichter sehr erfreuen, so daß folgendes vereinbart wird: alles, was Kniep auf der Sizilienreise an Umrissen zeichnen wird, soll Goethe gehören, der im Anschluß daran das, was ihm am besten gefällt, von Kniep gegen Honorar ausführen lassen will. Am 29. März besteigen Kniep und Goethe die Korvette Richtung Palermo. Die Überfahrt dauert wegen des zum Teil stürmischen Wetters bis zum 2. April. Während dieser Seefahrt bringt der Maler Goethe die Grundzüge des Aquarellierens bei. Goethe besichtigt Palermo und die außerhalb der Stadtmauern gelegene

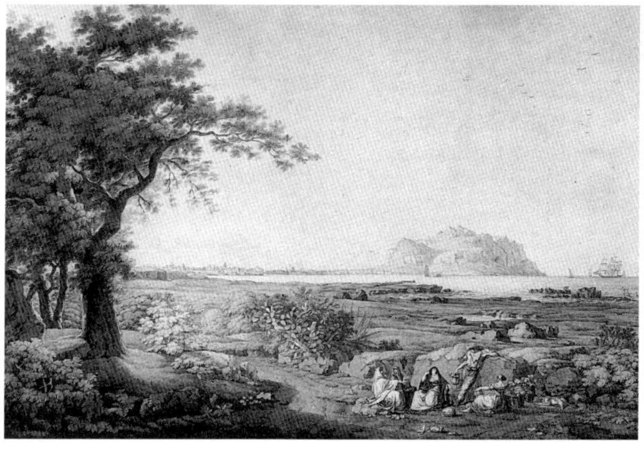

Christoph Heinrich Kniep, Die Bucht von Palermo, Feder, 1787. Freies Deutsches Hochstift/ Frankfurter Goethe-Museum © Ursula Edelmann

stirbt und sagt auf seinem Todbette: es sei nicht antik, er habe es gemalt. Und nun streitet alles gegeneinander. Der eine behauptet, es sei von Mengs, zum Scherz, nur so leicht hingemacht, der andere Teil sagt, Mengs habe nie so etwas machen können, ja es sei beinahe für Raphael zu schön. Ich habe es gestern gesehn und muß sagen, daß ich auch nichts schöneres kenne, als die Figur Ganymeds, Kopf und Rücken, das andere ist viel restauriert. Indessen ist das Bild diskreditiert, und die arme Frau will niemand von dem Schatz erlösen.«

Goethe, Italienische Reise, Rom, den 22. November 1786:
»Dann gingen wir in die Sixtinische Kapelle, die wir auch hell und heiter, die Gemälde wohlerleuchtet fanden. Das jüngste Gericht und die mannigfaltigen Gemälde der Decke, von Michel Ange, teilten unsere Bewunderung. Ich konnte nur sehen und anstaunen. Die innere Sicherheit und Männlichkeit des Meisters, seine Großheit geht über allen Ausdruck.«

Goethe, Italienische Reise, Rom, den 6. Januar 1797:
»Zu meiner Erquickung habe ich gestern einen Ausguß des kolossalen Junokopfes, wovon das Original in der Villa Ludovisi steht, in den Saal gestellt. Es war dieses meine erste Liebschaft in Rom und nun besitz' ich sie. Keine Worte geben eine Ahndung davon. Es ist wie ein Gesang Homers.«

Goethe, Italienische Reise, Rom, den 17. Februar 1797:
»,...nun habe ich mir aber seit vierzehn Tagen einen Mut gefaßt, und bin mit kleinen Blättern hinausgegangen, durch die Tiefen und Höhen der Villen, und habe mir, ohne viel Besinnens, kleine auffallende, wahrhaft südliche und römische Gegenstände entworfen (...) Die Künstler belehren mich gerne, denn ich fasse geschwind. Nun ist aber das Gefaßte nicht gleich geleistet, etwas schnell zu begreifen ist ja ohnehin die Eigenschaft des Geistes, aber etwas recht zu tun, dazu gehört die Übung des ganzen Lebens.
Und doch soll der Liebhaber, so schwach er auch nachstrebt, sich nicht abschrecken lassen. Die wenigen Linien die ich aufs Papier ziehe, oft übereilt, selten richtig, erleichtern mir jede Vorstellung von sinnlichen Dingen, denn man erhebt sich ja eher zum Allgemeinen, wenn man die Gegenstände genauer und schärfer betrachtet.«

Goethe, Italienische Reise, Neapel, den 13. März 1787:
»Sonntag waren wir in Pompeji. – Es ist viel Unheil in der Welt geschehen, aber wenig das den Nachkommen so viel Freude gemacht hätte. Ich weiß nicht leicht etwas Interessanteres. Die Häuser sind klein und eng, aber alle inwendig aufs zierlichste gemalt. Das Stadttor merkwürdig, mit den Gräbern gleich daran. Das Grab einer Priesterin als Bank im Halbzirkel, mit steinerner Lehne, daran die Inschrift mit großen Buchstaben eingegraben. Über die Lehne hinaus sieht man das Meer und die untergehende Sonne. Ein herrlicher Platz, des schönen Gedankens wert.«

Benediktinerabtei Monreale, 1174 von Wilhelm II. gegründet, sowie das von Gregor dem Großen gegründete Kloster S. Martino della Scala mit seiner Antikensammlung. Die Räume der Antikensammlung Palermos hingegen werden zum Zeitpunkt des Aufenthalts der beiden Freunde gerade restauriert, weshalb die Exponate nur höchst unvollständig zu betrachten sind. Goethe erwähnt zwei Bronzewidder aus dem dritten vorchristlichen Jahrhundert, deren einer in den Revolutionswirren von 1848 zerstört wurde, während der zweite heute im Museo Nazionale Archeologico steht. Bis zum 18. April bleibt Goethe in Palermo, dann reitet er zusammen mit Kniep in die Berge nach Segestum. Das Ziel ist der unvollendet gebliebene dorische Tempel aus dem 1. Viertel des 5. vorchristlichen Jahrhunderts, den Goethe genauestens beschreibt. Am 23. April gelangen Goethe und Kniep nach Agrigent, wo sie mangels Gasthof bei einer freundlichen Familie Unterkunft finden. Ein Führer bringt sie am 25. 4. zu den verfallenen Resten des 450 v. Chr. erbauten Heraion (von Goethe, wie damals üblich, Juno-Tempel genannt). Ebenfalls sehen sie den vermutlich Castor und Pollux gewidmeten, besterhaltenen Tempel von Agrigent, 425 v. Chr. errichtet und von ihnen als Concordia-Tempel bezeichnet, die Ruinen des Jupiter-Tempels (Olympeion), der gegen 480/79 v. Chr. begonnen, nie vollendet und schließlich 406 v. Chr. von den Karthagern zerstört wurde, sowie die Tempel des Herkules und des Aeskulap. Über Caltanisetta, Castro Giovani und Catania – Ankunft am 2. Mai – führt Goethe jetzt sein Weg. Dort besucht er sogleich die in der Reiseliteratur als »vollständigstes und schönstes« Museum Italiens gepriesene Sammlung des Fürsten Ignazio Paternò Castello und

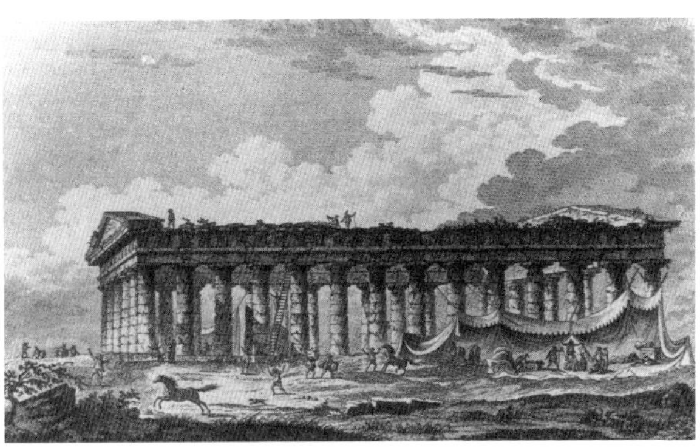

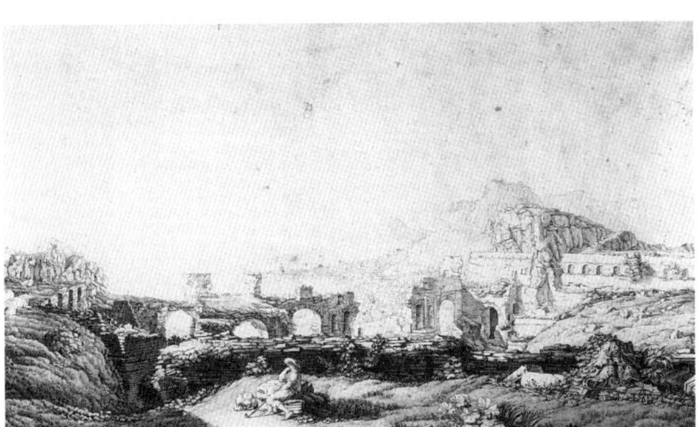

Louis-Jean Desprez, Ansicht des Tempels de Concordia in Girgenti (Agrigent) während der Restaurierungs-Arbeiten

Christoph Heinrich Kniep, Das Theater von Taormina. Stiftung Weimarer Klassik, Museen

Goethe, Italienische Reise,
Caserta, den 15. März 1787:
»Hackert wohnt im alten Schlosse gar behaglich, es ist räumlich genug für ihn und Gäste. Immerfort beschäftigt mit Zeichnen oder Malen, bleibt er doch gesellig und weiß die Menschen an sich zu ziehen indem er einen jeden zu seinem Schüler macht. Auch mich hat er ganz gewonnen, indem er mit meiner Schwäche Geduld hat, vor allen Dingen auf Bestimmtheit der Zeichnung, sodann auf Sicherheit und Klarheit der Haltung dringt. Drei Tinten stehen, wenn er tuscht, immer bereit und, indem er von hinten hervorarbeitet und eine nach der andern braucht, so entsteht ein Bild man weiß nicht woher es kommt. Wenn es nur so leicht auszuführen wäre als es aussieht. Er sagte zu mir mit seiner gewöhnlichen bestimmten Aufrichtigkeit: Sie haben Anlage, aber Sie können nichts machen. Bleiben Sie achtzehn Monate bei mir, so sollen Sie etwas hervorbringen was Ihnen und andern Freude macht.«

Goethe, Italienische Reise,
Caserta, den 16. März 1787:
»Der Ritter Hamilton, der noch immer als englischer Gesandter hier lebt, hat nun, nach so langer Kunstliebhaberei, nach so langem Naturstudium, den Gipfel aller Natur- und Kunstfreude in einem schönen Mädchen gefunden. Er hat sie bei sich, eine Engländerin von etwa zwanzig Jahren. Sie ist sehr schön und wohl gebaut. Er hat ihr ein griechisch Gewand machen lassen, das sie trefflich kleidet, dazu löst sie die Haare auf, nimmt ein paar Shawls und macht eine Abwechslung von Stellungen, Gebärden, Mienen pp., daß man zuletzt wirklich meint man träume. Man schaut, was so viele tausend Künstler gerne geleistet hätten, hier ganz fertig, in Bewegung und überraschender Abwechslung (...) Er [Ritter Hamilton, A.S.] findet in ihr alle Antiken, alle schönen Profile der Sicilianischen Münzen, ja den Belveder'schen Apoll selbst.«

Goethe, Italienische Reise,
Neapel, den 20. März 1787:
»Der herrlichste Sonnenuntergang, ein himmlischer Abend, erquickten mich auf meiner Rückkehr [vom Vesuv, A.S.]; doch konnte ich empfinden wie sinneverwirrend ein ungeheurer Gegensatz sich erweise. Das Schreckliche zum Schönen, des Schöne zum Schrecklichen, beides hebt einander auf und bringt eine gleichgültige Empfindung hervor.«

Goethe, Italienische Reise,
Palermo, den 3. April 1787:
»Übrigens hat er mir [Kniep, A.S.], die langen Stunden der Überfahrt zu verkürzen, das Mechanische der Wasserfarben-Malerei (Aquarell), die man in Italien jetzt sehr hoch getrieben hat, aufgeschrieben. Versteht sich den Gebrauch gewisser Farben um gewisse Töne hervorzubringen, an denen man sich, ohne das Geheimnis zu wissen, zu Tode mischen würde (...) Mit keinen Worten ist die dunstige Klarheit auszudrücken die um die Küsten schwebte als wir am schönsten Nachmittage gegen

beschreibt einen *Sturz des Jupiter*, dessen Abguß er bereits aus Tischbeins Werkstatt kannte. Selbstverständlich möchte Goethe von Catania aus auch den Ätna besteigen. Allerdings rät man ihm von dieser Tour ab und lenkt seine Aufmerksamkeit auf die ungefährlichere Besteigung der Monti Rossi 2300 m unterhalb des Ätnagipfels, die er auch am 4. Mai zusammen mit Kniep unternimmt. Am 6. Mai ist Goethe in Taormina und sieht das antike Theater aus dem 2. Jahrhundert v. Chr. Am 9. Mai trifft er in Messina ein, von wo er am 12. 5. Richtung Festland (Neapel) aufbricht. Wieder ist der Wind ungünstig, Goethe seekrank und schlecht gelaunt. Die Überfahrt verzögert sich sehr, doch die letzte Strecke (14. 5.), von Capri an, bietet den Freunden noch einen wunderbaren Sonnenuntergang. Wieder in Neapel und nach einem erneuten Besuch in Paestum, dessen Poseidontempel ihn mehr als alles, was er in Sizilien gesehen hat, überzeugt, plant Goethe nun ernsthaft seine Rückkehr nach Weimar. Er hat sich in Italien seiner Meinung nach dem Geheimnis der Urpflanze genähert und hofft, dieses botanische »Gesetz« werde sich auch auf alles übrige Lebendige anwenden lassen. Am 3. Juni verläßt Goethe Neapel und erreicht am 6. Juni Rom, wo er statt einem Monat doch noch fast ein Jahr, bis zum April 1788, bleiben wird. Die Gründe sind zum einen der Wunsch, im Zeichnen Fortschritte zu machen, des weiteren das Gefühl, durch den Anblick der großen Kunstgegenstände Roms geistige Klärung und Orientierung zu erlangen. Goethes Beziehung zu Hackert intensiviert sich, besonders froh ist Goethe, daß Hackert seine Begriffe von Landschaftsmalerei – am Beispiel der am 27. Juni in der Galerie Colonna gemeinsam betrachteten Werke Poussins, Claude Lorrains und Salvator Rosas – nicht verändert, sondern nur erweitert. Tischbein hat mittlerweile entscheidende Fortschritte an seinem Goethe-Portrait gemacht, und auch Angelika Kauffmann malt Goethe jetzt. Im Juli schult sich Goethe selbst weiter im Zeichnen, er arbeitet sich in die Theorie der Architektur ein und unternimmt es, Abgüsse von antiken Skulpturen abzuzeichnen. Gemeinsam mit Angelika Kauffmann besucht er in den ersten Julitagen den englischen Landschaftsmaler James More (ca. 1740–1793) in dessen Atelier und ist begeistert von dem Bild einer Sintflut (eigentlich: *Die Wasserfälle von Terni*, 1785/86). Mit Angelika Kauffmann und deren Ehemann Antonio Zucchi besucht Goethe regelmäßig sonntags vor dem Essen Galerien und Museen und bildet sein Auge in vielfältiger Weise weiter aus. Gleichzeitig entwickelt er eine große Skepsis, was das Reden über Kunst angeht. Im August geht Goethe, dem das Zeichnen menschlicher Figuren nicht nach seinen Vorstellungen gelingen will, dazu über, in Ton zu modellieren: er nimmt einen Herkuleskopf in Angriff. Der Bildhauer Alexander Trippel (1744–1793), der seit 1778 in Rom lebt und mit Goethe seit dessen ersten Tagen in Rom bekannt ist, beginnt Goethes Büste. Es handelt sich um ein Auftragswerk des Prinzen Christian von Waldeck. Ebenfalls im Juli zieht Friedrich Schiller nach Weimar. Unter dem Datum des 28. August, seinem Geburtstag, notiert Goethe auch, daß Angelika Kauffmann an dem Bild *Cornelia, Mutter der Gracchen*, arbeite (es handelt sich um die

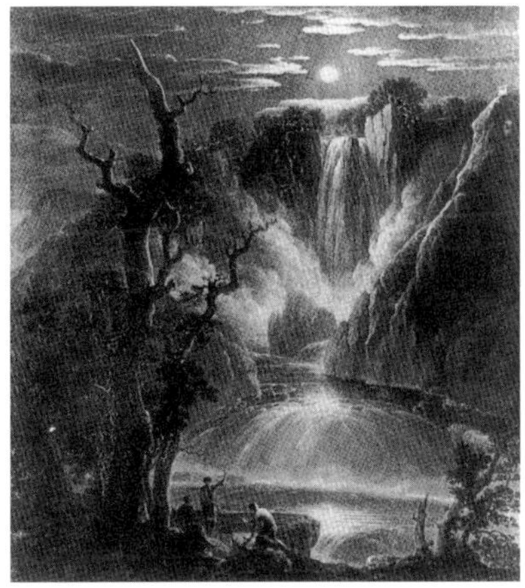

James More,
Wasserfälle von Terni, 1785/86.
Althorpe, Sammlung Earl Spencer

Palermo anfuhren. Die Reinheit der Konture, die Weichheit des Ganzen, das Auseinanderweichen der Töne, die Harmonie von Himmel, Meer und Erde. Wer es gesehen hat der hat es auf sein ganzes Leben. Nun versteh' ich erst die Claude Lorrain und habe Hoffnung auch dereinst in Norden aus meiner Seele Schattenbilder dieser glücklichen Wohnung hervor zu bringen. Wäre nur alles Kleinliche so rein daraus weggewaschen als die Kleinheit der Strohdächer aus meinen Zeichenbegriffen. Wir wollen sehen was diese Königin der Inseln tun kann.«

Goethe, Italienische Reise,
Agrigent, den 25. April 1787:
»Der Tempel der Concordia hat so vielen Jahrhunderten widerstanden; seine schlanke Baukunst nähert ihn unserm Maßstab des Schönen und Gefälligen, er verhält sich zu denen von Pästum wie Göttergestalt zum Riesenbilde. Ich will mich nicht beklagen, daß der neuere löbliche Vorsatz diese Monumente zu erhalten geschmacklos ausgeführt worden, indem man die Lücken mit blendend weißem Gyps ausbesserte, dadurch steht dieses Monument auch auf gewisse Weise zertrümmert vor dem Auge; wie leicht wäre es gewesen dem Gyps die Farbe des verwitterten Steins zu geben.«

Goethe, Italienische Reise, Catania, den 4. Mai 1787:
»Folgsam dem guten Rate machten wir uns zeitig auf den Weg und erreichten, auf unsern Maultieren immer rückwärts schauend, die Region der durch die Zeit noch ungebändigten Laven. Zackige Klumpen und Tafeln starrten uns entgegen, durch welche nur ein zufälliger Pfad von den Tieren gefunden wurde. Auf der ersten bedeutenden Höhe hielten wir still. Kniep zeichnete mit großer Präzision was hinaufwärts vor uns lag: die Lavenmassen im Vorgrunde, den Doppelgipfel des Monte-Rosso links, gerade über uns die Wälder von Nicolosi, aus denen der beschneite wenig rauchende Gipfel hervorstieg.«

Goethe, Italienische Reise, auf der See bei Capri,
den 14. Mai 1787:
»Links lag Capri steil in die Höhe strebend; die Formen seiner Felswände konnten wir durch den durchsichtigen, bläulichen Dunst vollkommen unterscheiden. Unter einem ganz reinen, wolkenlosen Himmel glänzte das ruhige, kaum bewegte Meer, das bei einer völligen Windstille endlich wie ein klarer Teich vor uns lag. Wir entzückten uns an dem Anblick, Kniep trauerte daß alle Farbenkunst nicht hinreiche diese Harmonie wiederzugeben, so wie der feinste englische Bleistift die geübteste Hand nicht in den Stand setze diese Linien nachzuziehen. Ich dagegen, überzeugt daß ein weit geringeres Andenken als dieser geschickte Künstler zu erhalten vermochte in der Zukunft höchst wünschenswert sein würde, ich ermunterte ihn Hand und Auge zum letztenmal anzustrengen; er ließ sich bereden und lieferte eine der genausten Zeichnungen die er nachher kolorierte und ein Beispiel zurückließ, daß bildlicher Darstellung das Unmögliche möglich wird.«

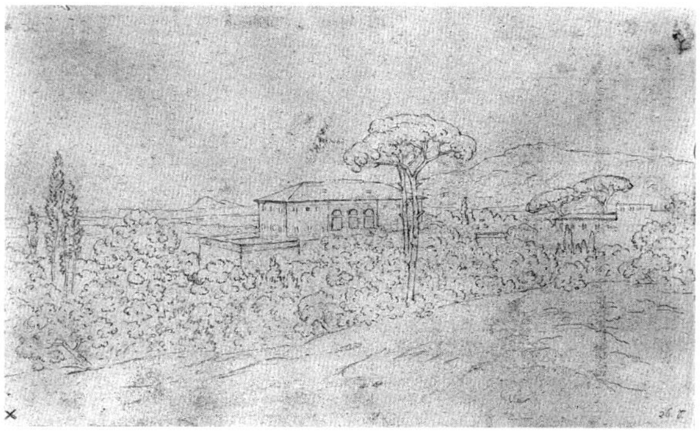

Goethe, Die Villa Reiffenstein in Frascati, 1787.
Stiftung Weimarer Klassik, Museen

dritte Fassung dieses Sujets, zwei vorherige wurden bereits 1785 ausgeführt). In diesen letzten Augusttagen sieht Goethe die spektakuläre Ausstellung der Französischen Akademie, und darin neben dem aufsehenerregenden Bild von Jacques Louis David (1748-1825), *Der Schwur der Horatier*, das während Davids Romaufenthalt 1784-85 in Rom entstanden war, auch Werke von Drouais (1763-1788), Gagneraux (1756-1795), Desmarets (1756-1813), Gauffier (1761-1801), St. Ours (1752-1809) und Boquet (1755-1839), den Goethe mit Poussin vergleicht. Am 1. September trägt Goethe in seinen Italien-Bericht ein, daß er den *Egmont* fertiggestellt habe. Er beschäftigt sich in diesem Monat mit ägyptischer Kunst und läßt von dem Obelisken des Pharao Psammetich II, der ursprünglich auf dem Marsfeld aufgestellt war, Teile, eine Sphinx der Spitze, Gesichter von Sphingen, Menschen und Vögeln, abformen und in Gips gießen. Nach diesen Abgüssen modelliert er in Ton. Gegen Ende des Monats besucht er noch einmal das Landhaus des Rats Reiffenstein in Frascati, um dort in Gesellschaft des Frankfurter Malers Georg Schütz nach der Natur zu zeichnen, sowie anschließend Albano und Castel Gandolfo (7. - 21. 10.). Hier, in der Villa Torlonia des englischen Malers, Kunsthändlers und Bankiers Thomas Jenkins (1722-1798) sind unter anderen auch Angelika Kauffmann und Anton von Maron (1733-1808), Kunstmaler und Schwager von Anton Raphael Mengs, zu Gast. Die Gesellschaft frönt dem Badeleben. Goethe ist stolz über Angelikas Lob seiner Landschaftszeichnungen. Am 1. 11. ist Trippels Goethe-Büste in Marmor vollendet. Goethe ist zufrieden über das Titelkupfer zum *Egmont*, das Lips nach einer Zeichnung von Angelika Kauffmann gestochen hat. Der Erfolg des *Egmont* bewirkt, daß Goethe sein eigenes Zeichnen zugunsten des Schreibens zurückstellt. Er hat den Eindruck, er sei zu alt, um es in den Bildenden Künsten zu etwas zu bringen. Im Dezember wendet sich Goethe jedoch wieder dem Zeichnen zu, da es mit der Dichtung nicht voranzugehen scheint. Jetzt ist es die Perspektive, die ihn beschäftigt. Gemeinsam mit dem Maler Friedrich Bury (1763-1823) und dem Komponisten Christoph Kayser (1755-1823) bricht Goethe nun noch einmal Richtung Frascati und Albano auf und besucht dabei den Nemi-See. In diesen Monat datiert Goethe auch einen Besuch der Kirche SS. Vincenzo ed Anastasia, wo er den Freskenzyklus aus dem 16. Jahrhun-

Goethe, Italienische Reise (An Herder), Neapel, den 17. Mai 1787:
»... und ich finde mich recht glücklich den großen, schönen, unvergleichbaren Gedanken von Sicilien so klar, ganz und lauter in der Seele zu haben. Nun bleibt meiner Sehnsucht kein Gegenstand mehr im Mittag, da ich auch gestern von Pestum zurückgekommen bin. Das Meer und die Inseln haben mir Genuß und Leiden gegeben und ich kehre befriedigt zurück (...) Die Urpflanze wird das wunderlichste Geschöpf von der Welt, um welches mich die Natur selbst beneiden soll. Mit diesem Modell und dem Schlüssel dazu, kann man alsdann noch Pflanzen in's Unendliche erfinden, die konsequent sein müssen, das heißt: die, wenn sie auch nicht existieren, doch existieren könnten und nicht etwa malerische oder dichterische Schatten und Scheine sind, sondern eine innerliche Wahrheit und Notwendigkeit haben. Dasselbe Gesetz wird sich auf alles Lebendige anwenden lassen.«

Goethe, Italienische Reise, Rom, den 20. Juni 1787:
»Nun hab' ich hier schon wieder treffliche Kunstwerke gesehen, und mein Geist reinigt und bestimmt sich. Doch brauchte ich wenigstens noch ein Jahr allein in Rom, um nach meiner Art den Aufenthalt nutzen zu können, und ihr wißt, ich kann nichts auf andre Art. Jetzt wenn ich scheide werde ich nur wissen, welcher Sinn mir noch nicht aufgegangen ist, und so sei es denn eine Weile genug.«

Goethe, Italienische Reise, Rom, den 27. Juni 1787:
»Tischbein ist sehr brav, doch fürchte ich, er wird nie in einen solchen Zustand kommen, in welchem er mit Freude und Freiheit arbeiten kann. Mündlich mehr von diesem auch wunderbaren Menschen. Mein Portrait wird glücklich, es gleicht sehr, und der Gedanke gefällt jedermann. Angelica malt mich auch, daraus wird aber nichts. Es verdrießt sie sehr, daß es nicht gleichen und werden will. Es ist immer ein hübscher Bursche, aber keine Spur von mir.«

Goethe, Italienische Reise, Rom, den 9. Juli 1787:
Dann war ich mit Angelica bei dem Engländer Moor, einem Landschaftsmaler, dessen Bilder meist trefflich gedacht sind. Unter andern hat er eine Sündflut gemalt, das etwas Einziges ist. Anstatt daß andere ein offnes Meer genommen haben, das immer nur die Idee von einem weiten aber nicht hohen Wasser gibt, hat er ein geschlossenes hohes Bergtal vorgestellt, in welches die immer steigenden Wasser endlich auch hereinstürzen. Man sieht an der Form der Felsen, daß der Wasserstand sich den Gipfeln nähert, und dadurch daß es hinten quervor zugeschlossen ist, die Klippen alle steil sind, macht es einen fürchterlichen Effekt. Es ist gleichsam nur grau in grau gemalt, das schmutzige aufgewühlte Wasser, der triefende Regen verbinden sich aufs innigste, das Wasser stürzt und trieft von den Felsen, als wenn die ungeheuren Massen sich auch in dem allgemeinen Elemente auflösen wollten, und die Sonne blickt, wie ein trüber Mond, durch den Wasserflor durch, ohne zu erleuchten, und doch ist es nicht Nacht. In der Mitte des

dert sieht, dessen Vorzeichnungen er Raffael zuordnet, wohingegen sie vermutlich von dessen Schüler Giulio Romano (1499–1546) stammen. Er erwähnt die nach diesen Fresken gestochene Graphikfolge von Marcantonio Raimondi (ca. 1475/80 – vor 1534). 1789 wird er einen Aufsatz über die Kopien dieser Künstlerstiche durch Johann Peter Langer (1756–1824) schreiben.

1788

Anfang Januar schließt Goethe das Singspiel *Erwin und Elmire* ab.

Er beschäftigt sich mit der Anatomie des Menschen, insbesondere der Osteologie, um so die Schönheit antiker Statuen erst eigentlich begreifen zu lernen. Anfang Februar schließt Goethe das zweite Singspiel, *Claudine*, ab. Er erlebt den Karneval in Rom zum zweiten Mal, notiert sich vieles und plant die Schrift *Das Römische Carneval*, für die ihm sein Hausgenosse Georg Schütz auf seinen Wunsch die Masken zeichnet und koloriert. Am 13. 2. stirbt der junge, vielversprechende Maler Drouais an den Blattern, was im Kreise der ausländischen Maler in Rom allgemeine Bestürzung auslöst. In der letzten Februarwoche entsteht Goethes Plan zum *Faust:* Goethe ordnet, sichtet, sammelt die Ergebnisse seines Aufenthalts und zieht Bilanz. Er überlegt auch, wie er seine Zukunft in Weimar denken soll, was sich für ihn prinzipiell verändert hat, und schreibt Carl August am 17./18. März einen in dieser Hinsicht wichtigen Brief. Er liest die ästhetischen Schriften von Mengs mit Gewinn und denkt über das Wesen der Farben nach. Goethe arbeitet erneut mit Ton, er formt einen großen Fuß. Ende März erhält er Knieps Zeichnungen aus Sizilien, die ihm sehr gefallen, sowie Karl Philipp Moritz' ästhetisches Hauptwerk, die Schrift *Über die Bildende Nachahmung des Schönen*, die vermutlich im lebhaften Austausch der beiden Dichter in Rom entstanden ist. Im April dann steht der Entschluß zur Abreise aus Rom fest, letzte Besuche, so in der Französischen Akademie, verdeutlichen zusammenfassend Goethes neue Einsicht in das Wesen der Kunst. Er fährt bis zuletzt fort, an dem tönernen Fuß zu modellieren. In den letzten Tagen erlebt Goethe noch die Ankunft einer bedeutenden antiken Statue, der sehr gut erhaltenen *Tänzerin* aus Neapel, die noch im selben Jahr von Pius VI. angekauft wird. Goethe versucht, Angelika Kauffmann dazu zu bestimmen, die Skulptur zu erwerben. Diese lehnt jedoch ab, da sie ausschließlich Gemälde kauft. Nun erwägt Goethe selbst den Kauf, aber zu große Schwierigkeiten werden ihm von den Freunden und Kunstsachverständigen ausgemalt, was die Restaurierung und den Transport des Objekts nach Weimar angeht. So löst sich Goethe schweren Herzens von der Idee und nimmt gleichfalls schweren Herzens Abschied von Rom.

Die italienische Zeit hat Goethes Umgang mit Kunstgegenständen verändert: Hatte er bisher in Weimar vorwiegend Silhouetten oder Portraitkupfer und Klauersche Büsten aufbewahrt, die Freunde und Bekannte darstellten, beginnt jetzt ein planmäßiges Sammeln von Abbildungen bedeutender Kunstwerke – Goethe wird zum Sammler, wobei diese Tätigkeit nicht nur seinen Privathaushalt betrifft, sondern sich ebensosehr auf die her-

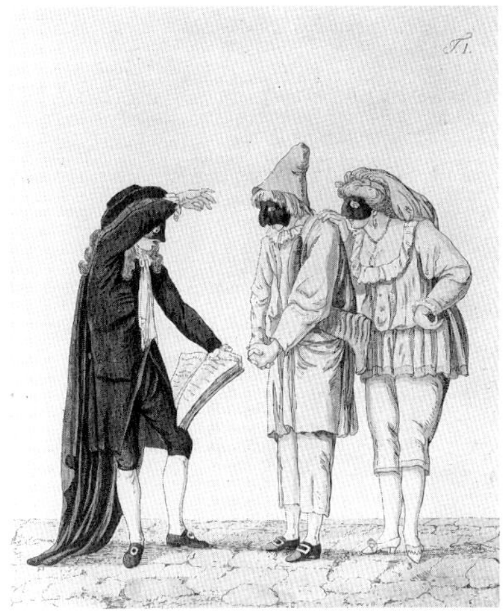

Georg Schütz, Masken und Figurinen zur Erstausgabe des *Römischen Carneval* von Goethe. Stiftung Weimarer Klassik, Museen

Vordergrundes ist eine flache isolierte Felsenplatte, auf die sich einige hülflose Menschen retten, in dem Augenblick daß die Flut heranschwillt und sie bedecken will. Das Ganze ist unglaublich gut gedacht.«

Goethe, Italienische Reise, Rom, den 27. Juli 1787:

»Übrigens helfen mir alle Künstler, alt und jung, um mein Talentchen zuzustutzen und zu erweitern. In der Perspektiv und Baukunst bin ich vorgerückt, auch in der Komposition der Landschaft, An den lebendigen Kreaturen hängt's noch, da ist ein Abgrund, doch wäre mit Ernst und Applikation hier auch weiter zu kommen.«

Goethe, Italienische Reise, Rom, den 29. Juli 1787:

»…war ich mit Angelica in dem Palast Rondanini. Ihr werdet euch aus meinen ersten Römischen Briefen einer Meduse erinnern, die mir damals schon so sehr einleuchtete, jetzt nun aber mir die größte Freude gibt. Nur einen Begriff zu haben daß so etwas in der Welt ist, daß so etwas zu machen möglich war, macht einen zum doppelten Menschen. Wie gern sagt' ich etwas drüber, wenn nicht alles was man über so ein Werk sagen kann, leerer Windhauch wäre. Die Kunst ist deshalb da, daß man sie sehe, nicht davon spreche, als höchstens in ihrer Gegenwart. Wie schäme ich mich alles Kunstgeschwätzes, in das ich ehmals einstimmte.«

Goethe, Italienische Reise, Bericht, August 1787:

»Eine höchst angenehme, belehrende Unterhaltung, mit meinen Wünschen und Zwecken unmittelbar zusammentreffend, knüpfte ich mit dem Bildhauer Trippel in seiner Werkstatt an, als er meine Büste modellierte, welche er für den Fürsten von Waldeck in Marmor ausarbeiten sollte. Gerade zum Studium der menschlichen Gestalt, und um über ihre Proportionen, als Kanon und als abweichender Charakter aufgeklärt zu werden, war nicht wohl unter andern Bedingungen zu kommen.«

Goethe, Italienische Reise,
Rom, den 6. September 1787:

»Mein Prinzip, die Kunstwerke zu erklären und das auf einmal aufzuschließen, woran Künstler und Kenner sich schon seit der Wiederherstellung der Kunst zersuchen und zerstudieren, find' ich bei jeder Anwendung richtiger. Eigentlich ist's auch ein Columbisches Ei. Ohne zu sagen, daß ich einen solchen Kapitalschlüssel besitze, sprech' ich nun die Teile zweckmäßig mit den Künstlern durch und sehe wie weit sie gekommen sind, was sie haben und wo es widerstößt (…) Leider ist die Anzahl der Kunstwerke der ersten Klasse gar zu klein. Wenn man aber auch diese sieht, so hat man nichts zu wünschen als sie recht zu erkennen und dann in Friede hinzufahren. Diese hohen Kunstwerke sind zugleich als die höchsten Naturwerke von Menschen nach wahren und natürlichen Gesetzen hervorgebracht worden. Alles Willkürliche, Eingebildete fällt zusammen, da ist die Notwendigkeit, da ist Gott.«

zoglich weimarischen Sammlungen erstrecken wird: Beide Sammlungen sollen einander ergänzen.
Christoph Kayser, der Komponist, begleitet Goethe auf der Rückreise, die vom 24. April bis 18. Juni 1788 dauert. Es geht über Siena, Florenz (mit elftägigem Aufenthalt), Bologna, Parma und Mailand, dann durch die Schweiz, durch Schwaben nach Nürnberg, über Erlangen, Bamberg und Coburg ins Thüringische zurück nach Weimar. Wie es Goethe, dem der Herzog über die gesamte Dauer der italienischen Zeit sein Gehalt weitergezahlt hat, erhofft hatte, wird er von nun an mit Ausnahme der Ilmenauer Kommissionen, nicht mehr mit Kanzleiobliegenheiten behelligt. Er ist in speziellen Angelegenheiten tätig, vor allem in Wissenschaft und Kunst, aber auch als Berater des Herzogs. Dennoch fällt ihm das Wiedereinleben schwer. Wenige Wochen später, am 12. Juli, lernt Goethe Christiane Vulpius (1765–1816) kennen, die ihm mit einer Bittschrift ihres Bruders Christian August Vulpius in der Hand im Park von Weimar den Weg vertritt. Sogleich entwickelt sich eine Liebesbeziehung zwischen beiden. Sie ist eines der Mädchen, das in Bertuchs Fabrik, besser: Nähstube, gegen geringen Lohn Stoffblumen verfertigt. Von niederer Herkunft, einen trinkenden Versager zum Vater, ist sie nicht gerade das, was Weimar sich als standesgemäße Partie für einen Geheimen Rat vorstellt. Daher versucht Goethe, zunächst die Beziehung geheimzuhalten, was allerdings nur einige Monate gelingt. Das Verhältnis zu Charlotte von Stein hat sich durch die heimliche Abreise nach Italien ohnehin von ihrer Seite aus abgekühlt. Im September, im Haus der Frau von Lengefeld in Rudolstadt, der späteren Schwiegermutter Schillers, sprechen Goethe und Schiller zum ersten Mal miteinander, doch ein engerer Kontakt entsteht keineswegs: der als Stürmer und Dränger geltende Autor der *Räuber* ist dem zehn Jahre älteren Goethe suspekt. Es entstehen die *Römischen Elegien.* In Wielands *Teutschem Merkur* veröffentlicht er erstmals einen Aufsatz: *Zur Theorie der bildenden Kunst: Baukunst und Material der bildenden Kunst.* Ab Dezember ist Karl Philipp Moritz für zwei Monate Gast in Weimar und diskutiert mit Goethe ästhetische Fragen.

1789
Ostern 1789 erscheint *Das Römische Carneval* mit 20 handkolorierten Stichen von Georg Melchior Kraus. Im Mai zieht Schiller, der auf Goethes Betreiben zum Professor der Geschichte in Jena ernannt worden ist, aus Weimar fort. Ende Juli wird *Torquato Tasso* abgeschlossen und dem Druck übergeben. Im September/Oktober reist Goethe zum dritten Mal in den Harz. Auch zieht er aus der Stadtwohnung am Frauenplan aus und richtet im sogenannten Jägerhaus vor dem Frauentor an der Marienstraße zwei Wohnungen ein, eine für sich, die andere für Christiane, die ein Kind erwartet. Am 25. Dezember wird Goethes Sohn August Walther geboren, der Herzog wird Taufpate. Goethe veröffentlicht in diesem Jahr weitere Beiträge über italienische Kunst und Volksleben im *Teutschen Merkur (z.B.: Material der bildenden Kunst; Frauenrollen auf dem römischen Theater durch Männer gespielt; Einfache Nachahmung, Manier, Stil; Von Ara-*

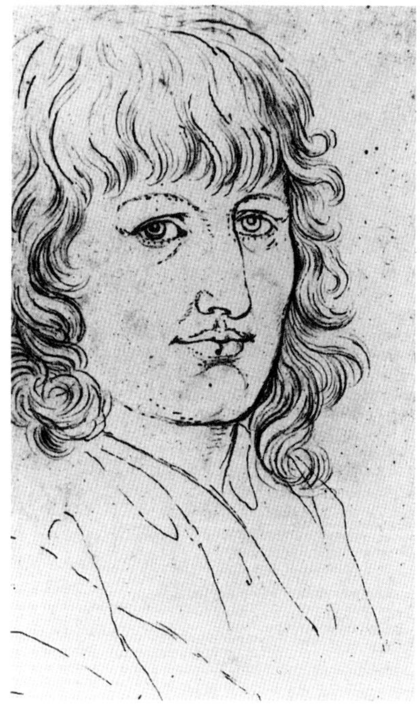

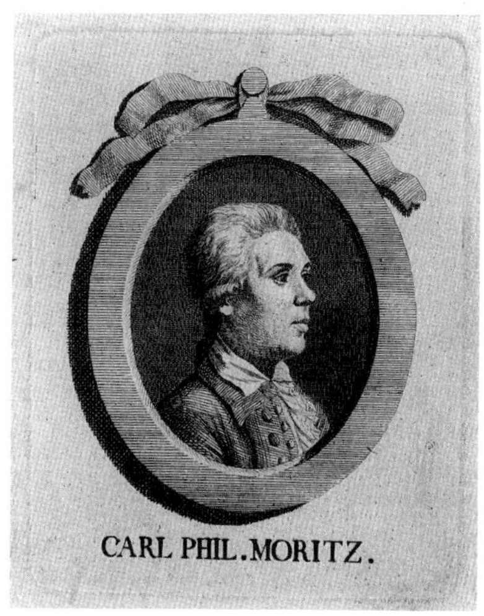

Goethe, Porträtbüste Christiane Vulpius idealisiert, um 1788/89. Stiftung Weimarer Klassik, Museen

Anonymer Kupferstich, Carl Philipp Moritz. Goethe-Museum Düsseldorf © Walter Klein

Goethe, Italienische Reise, Rom, den 24. November 1787:
»Übrigens kann ich wohl sagen, daß ich nun fast die rechten geraden Wege zu allen bildenden Künsten vor mir sehe und erkenne, aber auch nun ihre Weiten und Fernen desto klarer ermesse. Ich bin schon zu alt, um von jetzt an mehr zu tun, als zu pfuschen...«.

Goethe im Brief an Knebel, am 21. Dezember 1787:
»Es waren unglaublich schöne Tage. Wir gingen noch einmal die Gegend von Frascati biß Nemi durch und stiegen sogar auf den Monte Cavo. Alles ist Vulkanisch und die Gegend die manigfaltigste die ich kenne. Um Neapel und Catania (...) ist nichts dergleichen, so kompendieus und zierlich. Jene gehen mehr ins Weite. Es ist eine Welt für den Landschaftsmahler.«

Goethe, Italienische Reise, Rom, den 1. März 1788:
»Nach diesen Betrachtungen ist die neue Ausgabe von Mengsens Schriften ins Haus gekommen, ein Buch das mir jetzt unendlich interessant ist, weil ich die sinnlichen Begriffe besitze, die notwendig vorausgehen müssen, um nur eine Zeile des Werks recht zu verstehen. Es ist in allem Sinne ein trefflich Buch, man liest keine Seite ohne entschiedenen Nutzen. Auch seinen Fragmenten über die Schönheit, welche manchem so dunkel scheinen, habe ich glückliche Erleuchtungen zu danken.
Ferner habe ich allerlei Spekulationen über Farben gemacht, welche mir sehr anliegen, weil das der Teil ist von dem ich bisher am wenigsten begriff. Ich sehe daß ich mit einiger Übung und anhaltendem Nachdenken auch diesen schönen Genuß der Weltoberfläche mir werde zueignen können.«

Goethe, Italienische Reise, Rom, den 14. März 1788:
»Ferner habe ich diese Woche einen Fuß modelliert, nach vorgängigem Studio der Knochen und Muskeln, und werde von meinem Meister gelobt (...) Ich habe einen Skelettfuß, eine schöne auf die Natur gegossene Anatomie, ein halb Dutzend der schönsten antiken Füße, einige schlechte, jene zur Nachahmung, diese zur Warnung, und die Natur kann ich auch zu Rate ziehen, in jeder Ville, in die ich trete, finde ich Gelegenheit nach diesen Teilen zu sehen, Gemälde zeigen mir was Maler gedacht und gemacht haben. Drei, vier Künstler kommen täglich auf meine Zimmer, deren Rat und Anmerkung ich nutze, unter welchen jedoch genau besehen, Heinrich Meyers Rat und Nachhülfe mich am meisten fördert. Wenn mit diesem Winde, auf diesem Elemente ein Schiff nicht von der Stelle käme, so müßte es keine Segel oder einen wahnsinnigen Steuermann haben. Bei der allgemeinen Übersicht der Kunst die ich mir gemacht habe, war es mir sehr notwendig nun mit Aufmerksamkeit und Fleiß an einzelne Teile zu gehn. Es ist angenehm auch im Unendlichen vorwärts zu kommen.«

Goethe im Brief an Carl August aus Rom, den 17./18. März 1788:
»Ich darf wohl sagen: ich habe mich in dieser anderthalbjährigen Einsamkeit selbst wiedergefunden; aber als

besken; Über die bildende Nachahmung des Schönen von K. Ph. Moritz; Über Christus und die zwölf Apostel nach Raffael von Marc Anton gestochen und von Herrn Prof. Langer in Düsseldorf kopiert.).

1790
Goethe reist am 13. März nach Venedig, um die Herzogin Anna Amalia von ihrer Italienreise abzuholen. Er trifft am letzten Märztag ein und muß einige Wochen lang auf sie warten, denn sie kommt erst am 6. Mai, gemeinsam mit Friedrich Bury und Heinrich Meyer, aus Rom. Goethe nützt diese Zeit zur Abfassung eines Teils der teils bissigen, teils reflektierenden *Venezianischen Epigramme* und zur intensiven Würdigung der venezianischen Malerschule. Einige der Epigramme zielen auf die Ereignisse der Französischen Revolution, in kritischer Absicht. Diese Reflexe gehören zu den wenigen direkten Äußerungen Goethes auf dieses Weltereignis. Er kann in keiner Weise an das positive Italienerlebnis eineinhalb Jahre zuvor anknüpfen. Wieder in Weimar, schließt er den Zyklus seiner 24 *Römischen Erotica* ab, von denen bis in unser Jahrhundert hinein nur 20 in den Goethe-Ausgaben auftauchten (als *Römische Elegien*). Er veröffentlicht seine erste naturwissenschaftliche Schrift, den *Versuch die Metamorphose der Pflanzen zu erklären.*
Ende Juli bis Anfang Oktober muß er nach Schlesien reisen, wo Preußen seine Truppen zusammengezogen hat, um Österreich Stärke zu demonstrieren. Als preußischer Kommandant ist auch Carl August hier involviert. Goethe lebt erstmalig in einem Feldlager, er kann jedoch ohne Schwierigkeiten seine Abhandlung über die Bildung der Tiere verfassen. Er besucht Breslau, Krakau und Czenstochau, auf der Rückfahrt zieht es ihn noch zu einem Abstecher ins Riesengebirge. Am 22. September besteigt er die Schneekoppe, und anschließend hält er sich für eine Woche in Dresden auf.

1791
Ein ruhiges Jahr. Das erste Stück der *Beiträge zur Optik* erscheint, also die erste Veröffentlichung aus dem Bereich der Farbenlehre, die ihn noch jahrzehntelang beschäftigen wird.
Goethe übernimmt die Generalintendanz des neugegründeten Weimarer Hoftheaters. Er trägt sich Anfang Juli mit dem Plan, eine »gelehrte Gesellschaft« einzurichten. Schon wenige Tage später unterzeichnen Voigt, Wieland, Bertuch, Herder, Knebel, Buchhändler Bode und Hofapotheker Buchholz die von Goethe ausgearbeitete Satzung, nach der jedes Mitglied bei der einmal monatlich stattfindenden Sitzung etwas beitragen soll, in Form eines Aufsatzes aus dem »Feld der Wissenschaften, Künste, Geschichte, oder Auszüge aus literarischen Privat-Correspondenzen und interessanten neuen Schriften, oder kleinere Gedichte und Erzählungen, oder Demonstrationen physikalischer und chemischer Experimente, u.s.w.«: die »Freitagsgesellschaft« ist geboren. Am 9. 9. findet die erste Sitzung im Palais Anna Amalias statt. Später stoßen auch der Altertumswissenschaftler Karl August Böttiger (1760–1835), der Arzt Christoph Wilhelm Hufeland (1762–1804), Georg Melchior Kraus und Heinrich Meyer,

was? – als Künstler! Was ich sonst noch bin, werden Sie beurtheilen und nutzen. Sie haben durch Ihr fortdauerndes würckendes Leben, jene fürstliche Kenntniß: wozu die Menschen zu brauchen sind, immer mehr erweitert und geschärft, wie mir jeder Ihrer Briefe deutlich sehen läßt; dieser Beurtheilung unterwerfe ich mich gern. Nehmen Sie mich als Gast auf, laßen Sie mich an Ihrer Seite das ganze Maas meiner Existenz ausfüllen und des Lebens genießen; so wird meine Kraft, wie eine nun geöffnete, gesammelte, gereinigte Quelle von einer Höhe, nach Ihrem Willen leicht dahin oder dorthin zu leiten seyn.«

Goethe, Einfache Nachahmung der Natur, Manier, Stil, Februar 1789:
»Die einfache Nachahmung arbeitet also gleichsam im Vorhofe des Stils. Je treuer, sorgfältiger, reiner sie zu Werke gehet, je ruhiger sie das, was sie erblickt, empfindet (...)., desto würdiger wird sie sich machen, die Schwelle des Heiligtums selbst zu betreten.
Wenn wir nun ferner die Manier betrachten, so sehen wir, daß sie im höchsten Sinne und in der reinsten Bedeutung des Worts ein Mittel zwischen der einfachen Nachahmung und dem Stil sein könne (...)
(...) Es ist uns bloß angelegen, das Wort Stil in den höchsten Ehren zu halten, damit uns ein Ausdruck übrig bleibe, um den höchsten Grad zu bezeichnen, welchen die Kunst je erreicht hat und je erreichen kann. Diesen Grad auch nur zu erkennen, ist schon eine große Glückseligkeit, und davon sich mit Verständigen unterhalten, ein edles Vergnügen, das wir uns in der Folge zu verschaffen manche Gelegenheit finden werden.«

Goethe im Brief an Carl August aus Venedig am 3. April 1790:
»Übrigens muß ich im Vertrauen gestehen, daß meiner Liebe für Italien durch diese Reise ein tödlicher Stoß versetzt wird. Nicht daß mirs in irgend einem Sinne übel gegangen wäre, wie sollt es auch? aber die erste Blüte der Neigung und Neugierde ist abgefallen (...)«

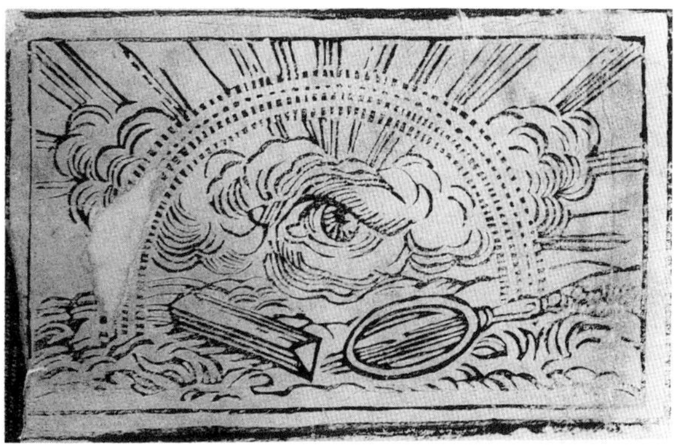

Goethe,
Augenvignette auf dem Umschlag für das als Beilage zum ersten Stück der *Beiträge zur Optik* 1791 entworfene »Optische Kartenspiel«. Stiftung Weimarer Klassik, Museen

der im November in Weimar eintrifft, zu der Gesellschaft. Goethe nimmt Meyer als Freund und Hausgenossen bei sich in den Mansardenzimmern auf. Auch Charles Gore (1729–1807), der reiche Kunstliebhaber und Zeichner, hat sich in diesem Jahr, gemeinsam mit seinen beiden Töchtern, der Zeichnerin Eliza (1754–1802) und Emily (1760–1826), in Weimar niedergelassen und zählt sofort zu den wichtigen Freunden Goethes.

1792

Im April malt Meyer das von Goethe geliebte Bild Christianes mit dem kleinen August im Arm, das ganz Raffaels *Madonna della Sedia* nachempfunden ist.

Goethe zieht im Juni aus dem Jägerhaus aus und wieder in das Haus am Frauenplan ein, das offiziell aus dem Besitz Helmershausens an die Fürstliche Kammer übergegangen ist, aber insgeheim bereits als Geschenk des Herzogs an Goethe gilt. Die Umbauarbeiten sind beim Einzug noch in vollem Gange. Als erste Umformung läßt Goethe nach eigenem Entwurf einen neuen breiten Treppenaufgang nach italienischem Vorbild mit drei Läufen und drei Podesten anstelle der alten schmalen abseits gelegenen Treppe anlegen. Zwei Nischen im unteren Treppenraum werden eingebrochen, die für die Aufstellung des *Betenden Knaben* und des *Bocktragenden Satyrn,* zweier Gipsabgüsse nach Werken von Klauer, bestimmt sind. Über der Tür zum Eßzimmer wird ein Basrelief Klauers mit den Attributen des Zeus, Adler, Thron und Zepter, in die Wand eingelassen. Über dem zweiten Treppenabsatz werden zwei Nischen eingelassen für den Kopf des *Apoll vom Belvedere,* den der Herzog von Gotha Goethe 1782 geschenkt hatte, sowie für den Kopf des *Ares Borghese.* Goethes Wunsch war es also, sich ein Miniaturmuseum mit Werken der Antike zu schaffen. Zur gleichen Zeit wünscht der Herzog Goethes Teilnahme am österreichisch-preußischen Feldzug gegen das revolutionäre Frankreich, und auf Goethes Bitten übernimmt Heinrich Meyer freundschaftlich die Leitung der nun anstehenden Arbeiten. Er dekoriert die Supraporten im Juno- und im Urbinozimmer, schmückt die Decke des Treppenhauses mit einem Bild der Göttin Iris und einem fünffarbigen Regenbogen und fertigt eine Aquarellkopie der *Aldobrandinischen Hochzeit* an. Wichtig für Goethe ist auch die Farbgebung der Wände seiner Räume: in Grüntönen wird ein Sammlungs- oder Arbeitszimmer gehalten, weil diese Farbe reale Befriedigung schaffte; ein Rotgelb oder Rot schmückt andere Räumen, weil es Wärme, Huld und Anmut erzeugte, während das kältere Blaugrau in den Empfangszimmern Empfindungen von Distanz hervorrufen soll. Mit einem Gelb, wie es im Speisezimmer zu sehen ist, verbindet Goethe die Vorstellung von Heiterkeit und Behagen.

Am 8. August reist er aus Weimar ab, am 12. August sieht er in Frankfurt seine Mutter wieder. Dann geht er nach Mainz und trifft dort alte Bekannte: Sömmerrings, den Schriftsteller Ludwig Ferdinand Huber (1764–1804) und den Naturforscher, Schriftsteller und mittlerweile als Bibliothekar tätigen Johann Georg Forster. Dessen Wandlung vom aufgeklärten Denker zum Jakobiner billigt Goethe keineswegs, weshalb von nun an eine Entfremdung zwischen beiden eintritt. Er reist über Trier und

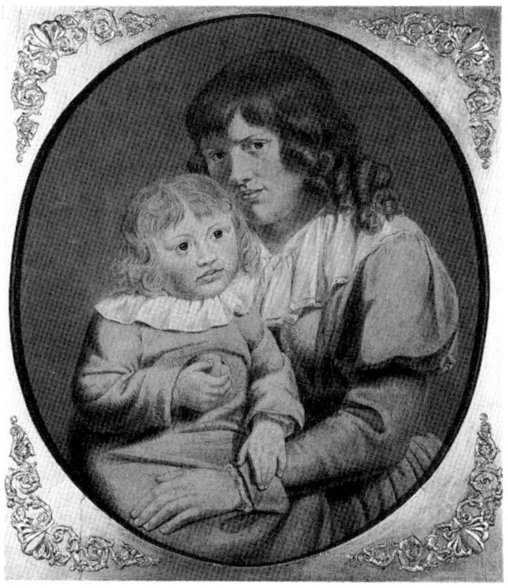

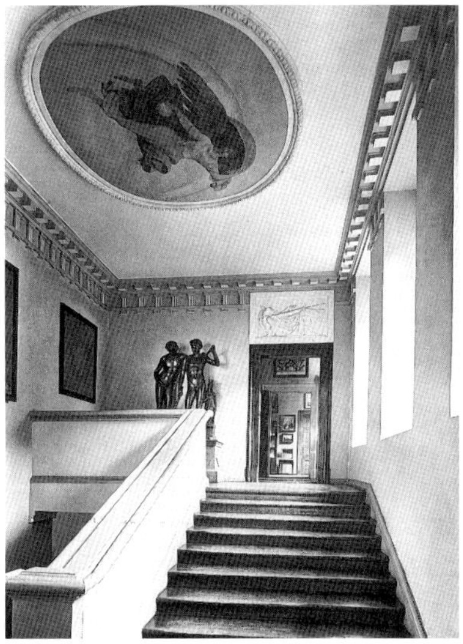

Johann Heinrich Meyer, Christiane Vulpius mit dem kleinen Sohn August, 1792. Stiftung Weimarer Klassik, Museen

Haus am Frauenplan, Treppenhaus. Stiftung Weimarer Klassik, Museen

Goethe, Campagne in Frankreich, vor Verdun, den 31. August 1792:

»...eine Anzahl Soldaten hatten sich in einen Kreis gesetzt und hantierten etwas innerhalb desselben. Bei näherer Untersuchung fand ich sie um einen trichterförmigen Erdfall gelagert, der, von dem reinsten Quellwasser gefüllt, oben etwa dreißig Fuß im Durchmesser haben konnte. Nun waren es unzählige kleine Fischchen, (...) als ich bemerkte, daß die Fischlein, indem sie sich bewegten, verschiedene Farben spielten. Im ersten Augenblick hielt ich diese Erscheinung für Wechselfarben der beweglichen Körperchen, doch bald eröffnete sich mir eine willkommene Aufklärung. Eine Scherbe Steingut war in den Trichter gefallen, welche mir aus der Tiefe herauf die schönsten prismatischen Farben gewährte. Heller als der Grund, dem Auge entgegengehoben, zeigte sie an dem von mir abstehenden Rande die Blau- und Violettfarbe, an dem mir zugekehrten Rande dagegen die rote und gelbe. Als ich mich darauf um die Quelle ringsum bewegte, folgte mir, wie natürlich bei einem solchen subjektiven Versuche, das Phänomen, und die Farben erschienen, bezüglich auf mich, immer dieselbigen.«

Goethe im Brief an Christian Gottlob Voigt, vor Verdun, den 10. September 1792:

»Es ist höchst interessant gegenwärtig zu sein da wo nichts Gleichgültiges geschehen darf. Den Kriegsgang unter einem so großen Feldherrn und die französische Nation zu gleicher Zeit näher kennen zu lernen gibt auch einem müßigen Zuschauer Unterhaltung genug.«

Goethe, Campagne in Frankreich, auf der Rückreise, den 22. Oktober 1792:

»Doch ein herrlicher Sonnenblick belebte soeben die Gegend, als mir das Monument von Igel, wie der Leuchtturm einem nächtlich Schiffenden, entgegen glänzte. Vielleicht war die Macht des Altertums nie so gefühlt worden als an diesem Kontrast: ein Monument, zwar auch kriegerischer Zeiten, aber doch glücklicher, siegreicher Tage und eines dauernden Wohlbefindens rühriger Menschen in dieser Gegend.«

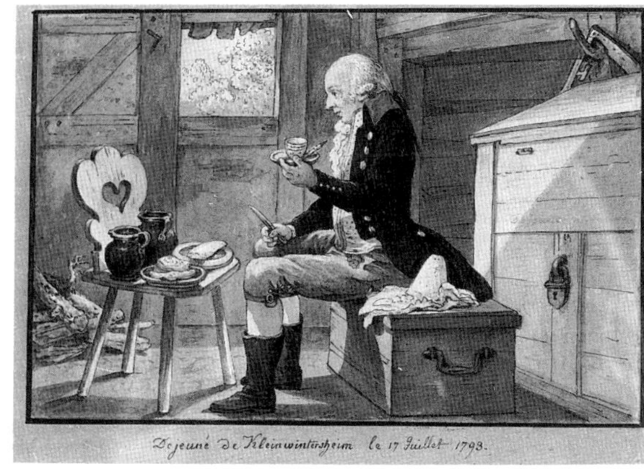

Georg Melchior Kraus,
Charles Gore beim Frühstück im Feldlager bei Mainz, 1793.
Stiftung Weimarer Klassik, Museen

Luxemburg weiter und sieht auf diesem Weg das einzige antike Bauwerk auf dieser Reise: das sogenannte Monument von Igel, das man damals entweder für ein Familiengrab der Secundinier oder ein Erinnerungszeichen an die (angeblich in Igel erfolgte) Geburt des Kaisers Caligula hielt, und das für Goethe ein Symbol der zeitlosen Macht des Altertums innerhalb der momentanen Kriegsunsicherheit darstellt (auf der Rückreise besucht er das Monument erneut). Goethe erreicht schließlich seinen Dienstherrn im preußischen Lager bei Longwy. Vor Verdun wird das Lager aufgeschlagen, und Goethe hat am 31. August noch genügend Muße, ein interessantes Farbphänomen zu beobachten und auch mit Fürst Heinrich XI. Reuß darüber zu sprechen. Beschießung und Fall Verduns am 2. September erlebt er aus nächster Nähe mit, doch versteht er sich als Beobachter, nicht als Stratege oder Handelnder. Die berühmtgewordene Kanonade von Valmy am 20. September ist für die Verbündeten verhängnisvoll und leitet ihren Rückzug ein. Aus eigenen und fremden Aufzeichnungen entsteht sehr viel später (1820) Goethes Schrift *Die Campagne in Frankreich.* Er wendet sich nun nach Trier, wo er seine Aufzeichnungen über die Farben redigiert und mehrere Figuren zu den Farbtafeln zeichnet. Über Mosel und Rhein gelangt er anschließend nach Düsseldorf und besucht den Schriftsteller Friedrich Heinrich Jacobi (1743–1819), den Freund aus Jugendtagen, in Pempelfort (6. 11. – 4. 12.). Doch die Gegensätze, die zwischen beiden Geistern schon früher zuweilen aufgebrochen waren, führen, wie so oft bei Goethe, zu einer Entfremdung. In Düsseldorf besucht Goethe die Gemäldegalerie, die damals einen großen Saal mit Rubens-Bildern aufwies (heute sind diese Bestände Teil der Münchner Pinakothek, er sieht z.B. *Das Jüngste Gericht,* den *Höllensturz der Verdammten, Die Amazonenschlacht* und den *Früchtekranz*). Außerdem erwähnt er eine *Himmelfahrt* von Guido Reni (ebenfalls heute in München). Im Anschluß an den Besuch bei Jacobi reist Goethe nach Münster und besucht die katholische Fürstin Gallitzin. Die Gesprächspartner divergieren zwar in ihren Glaubensansichten, doch stimmen sie in Fragen eines allgemeinen Humanismus durchaus überein. Wieder in Weimar erreicht Goethe eine Nachricht aus Frankfurt: nach dem Tode seines Onkels, des Schöffen Textor, bietet man ihm die Stelle eines Frankfurter Ratsherrn an. Goethe lehnt am 24. Dezember förmlich ab und besiegelt damit noch einmal seine Entscheidung für Weimar.

1793

Vom 12. Mai bis 22. August erlebt Goethe auf Wunsch des Herzogs die Belagerung von Mainz mit. Die unabhängige Mainzer Republik existiert knapp zwei Wochen lang. Am 30. März bestätigt Frankreich die Angliederung, und mit der Rückeroberung der Stadt durch die monarchischen Truppen am 23. Juli ist die Mainzer Republik wieder begraben. Doch trotz revolutionären Aufruhrs setzt Goethe seine Studien fort. Am 24. Juli sendet er Jacobi *Die Lehre der farbigen Schatten,* und er redigiert den *Reineke Fuchs.* Die Rückreise führt ihn wieder über Frankfurt, wo er mit der betagten Mutter den Verkauf des Hauses am Großen Hirschgraben bespricht.

1794

In seinem Brief vom 13. Juni lädt Schiller Goethe ein, an der neugegründeten Zeitschrift *Die Horen* als Autor und Gutachter mitzuarbeiten, da er sich von dem berühmten Namen viel verspricht. Goethe sagt mit Freuden zu, er wiederum hofft, sich durch eine solche Teilnahme aus der künstlerischen Isolation zu befreien, in der er sich seit seiner Rückkehr aus Italien befindet – der Beginn des Gedankenaustauschs und der Freundschaft zwischen Goethe und Schiller ist markiert. Gespräche über Kunst und Kunsttheorie schließen sich an. Schiller ist der Ansicht, daß der Mensch in der Kunst und eigentlich nur in ihr das Bessere erfahren könne und also Vollkommenheit nur dort zu finden sei. Im Juli/August reist Goethe mit Carl August nach Wörlitz und Dresden. Zu seinem 45. Geburtstag am 28. August erhält er von Schiller den großen Gratulations- und Deutungsbrief, der den Unterschied der beiden Geistesgrößen treffend zum Ausdruck bringt und der Beginn der eigentlichen Korrespondenz der beiden Dichter ist. Für September lädt Goethe Schiller in sein Haus ein, welcher Einladung der stets kränkelnde Schiller gerne für vierzehn Tage nachkommt. Am 10. Dezember erscheint die Ankündigung der Zeitschrift *Die Horen* in der *Allgemeinen Literatur-Zeitung*: sie will sich entschieden vom Augenblicklichen, Politischen absetzen. Goethe hält sich, wie auch in den folgenden Jahren, häufig in Jena auf und beschäftigt sich viel mit naturwissenschaftlichen Studien, besonders zur Metamorphose und Farbenlehre. Er trifft hier auch des öfteren mit Wilhelm von Humboldt (1767–1835) zusammen, der in diesem Jahr nach Jena gezogen ist. Humboldt gibt die *Horen* mit heraus.

1795

Der erste Band der *Horen* erscheint mit Schillers großer Abhandlung *Über die ästhetische Erziehung des Menschen in einer Reihe von Briefen*, in der sich der Autor klar gegen die Möglichkeit der Änderung der Verhältnisse als Ausgangspunkt zur Heilung der Leiden der Menschen ausspricht und allein in einem ästhetischen Zustand das Heil sieht. Goethe steuert die *Unterhaltungen deutscher Ausgewanderter* mit dem *Märchen* für die *Horen* bei. Auch gibt er Schiller einen Teil der *Römischen Elegien* zur Veröffentlichung. Leider finden *Die Horen* nicht die gewünschte Resonanz beim Publikum. Auch Goethes naturwissenschaftliche Schriften werden in der Fachwelt ignoriert oder abgelehnt, was den Autor verdrossen stimmt. Er hält in der »Freitagsgesellschaft« einen Vortrag *Über die verschiedenen Zweige der hiesigen Tätigkeit:* alle kulturellen Bemühungen sollen zu einer wohlgegliederten Ganzheit zusammenfließen. Ein Teil ist das Sammlungswesen, für das er einen Gesamtkatalog der Weimarer Kunstsammlungen wünscht, der auch seinen persönlichen Besitz mit einbezieht. Im Juli und August hält er sich in Karlsbad auf. Er arbeitet am *Wilhelm Meister*, muß aber immer wieder Pausen einlegen. Im Dezember wollen Goethe und Schiller mit den epigrammatischen *Xenien* den Kampf gegen die anderen Zeitschriften aufnehmen. In diesem Jahr wird Johann Heinrich Meyer auf Goethes Betreiben Lehrer an der »Fürstlichen freyen

Friedrich Schiller im Brief an Goethe am 23. August 1794:

»... Ihr beobachtender Blick, der so still und rein auf den Dingen ruht, setzt Sie nie in Gefahr, auf den Abweg zu geraten, in den sowohl die Spekulation als die willkürliche und bloß sich selbst gehorchende Einbildungskraft sich so leicht verirrt. In Ihrer richtigen Intuition liegt alles und weit vollständiger, was die Analysis mühsam sucht, und nur weil es als ein Ganzes in Ihnen liegt, ist Ihnen Ihr eigener Reichtum verborgen; denn leider wissen wir nur das, was wir scheiden.«

Friedrich Schiller im Brief an Christian Gottfried Körner, am 1. September 1794:

»Bei meiner Zurückkunft fand ich einen sehr herzlichen Brief von Goethe, der mir nun endlich mit Vertrauen entgegenkommt. Wir hatten vor sechs Wochen über Kunst und Kunsttheorie ein langes und breites gesprochen und uns die Hauptideen mitgeteilt, zu denen wir auf ganz verschiedenen Wegen gekommen waren. Zwischen diesen Ideen fand sich eine unerwartete Übereinstimmung, die um so interessanter war, weil sie wirklich aus der größten Verschiedenheit der Gesichtspunkte hervorging. Ein jeder konnte dem andern etwas geben, was ihm fehlte, und was dafür empfangen.«

Goethe im Brief an Schiller, zw. 8.–19. Oktober 1794 (Konzept):

»Lassen Sie mich dagegen auf meiner Seite in der Region bleiben, die ich durchsuche und durchforsche, lassen Sie mich, wie ich immer getan, von Skulptur und Malerei besonders ausgehen, um zu fragen, was denn der Künstler zu tun habe, damit, nach seinen vielfältigen einzelnen Bemühungen, der Zuschauer endlich doch das Ganze sehe und ausrufe: es ist schön!
(...) lassen Sie uns erst versuchen, wie wir gute Künstler bilden, erwarten, daß sich unter diesen ein Genie finde, das sich selbst vollende; lassen Sie uns ihm nachspüren, wie es sich selbst unbewußt dabei zu Werke gehe, und wie das schönste Kunstprodukt, eben wie ein schönes Naturprodukt, zuletzt nur gleichsam durch ein unaussprechliches Wunder zu entstehen scheine.«

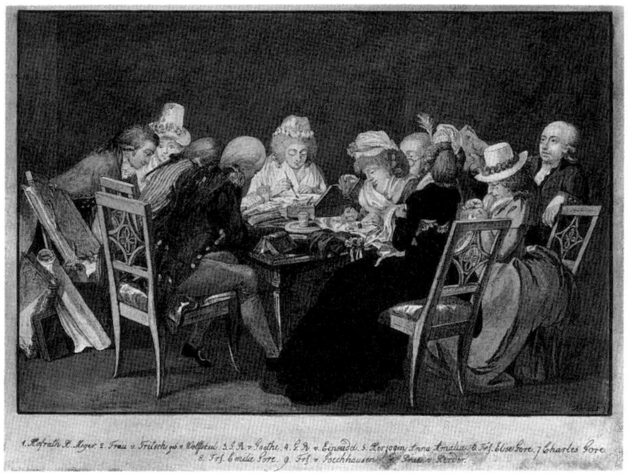

Stich nach Georg Melchior Kraus, Tafelrunde bei Anna Amalia, 1795. Stiftung Weimarer Klassik, Museen

Zeichenschule« (gegründet 1776 durch Friedrich Justin Bertuch), an der die Weimarer Bürger, auch Kinder, ohne Entgelt Zeichenunterricht erhalten können. Goethe plant eine zweite Italienreise für das kommende Jahr und beschäftigt sich daher vorbereitend mit Fragen der Architektur. Es entsteht der Aufsatz *Baukunst 1795*. Die Freundschaft zwischen Goethe und Herder ist brüchig geworden.

1796

Die Produktion der *Xenien* wird fortgesetzt, sie weitet sich nun auch auf philosophische und poetische Themen aus. Im Herbst erscheint der *Musenalmanach* mit der *Xenien*-Abteilung. Am 17. Juni besucht Jean Paul (1763–1825) Goethe: für den Jüngeren ein Schlüsselerlebnis. Goethe schließt am 26. Juni den Roman *Wilhelm Meisters Lehrjahre* ab, ebenso schreibt er in den Sommermonaten *Hermann und Dorothea* und übersetzt die Autobiographie Benvenuto Cellinis aus dem 16. Jahrhundert, die in den *Horen*-Jahrgängen 1796 und 1797 erscheint. Er nimmt auch die Arbeit am *Faust* wieder auf. Schiller und Goethe schaffen in diesem Jahr ihre großen Balladen, darunter *Die Braut von Korinth, Der Zauberlehrling, Der Gott und die Bajadere, Der Taucher* und *Die Kraniche des Ibykus*.
In umfänglicher Korrespondenz entwickeln und formulieren die beiden Dichter ihre klassizistische Kunstanschauung. Ebenso wie in den naturwissenschaftlichen Studien soll auch in der Poesie und bildenden Kunst hinter allen äußeren Erscheinungen das Gesetzmäßige erkannt werden, das die Phänomene bestimmt. Harmonie, Selbstvollendung, das Ideal des Wahren, Schönen, Guten, das vorbildlich in den Werken der Antike vorgeführt wurde, sollen die Fundamente der würdevoll in sich selbst ruhenden Kultur sein. In diesem Jahr zieht der Schriftsteller und Übersetzer August Wilhelm von Schlegel (1767–1845) nach Jena.

1797

Anfang Juli besucht der Kunsthistoriker Aloys Ludwig Hirt (1759–1837) Weimar, Anlaß für Goethes neuerliche Beschäftigung mit dem Thema des *Laokoon*, da Hirt einen Aufsatz zu diesem Thema verfaßt hat, der noch im selben Jahr in den *Horen* erscheint. Goethe bricht am 30. Juli nach Frankfurt auf. Er sieht seine Mutter zum letzten Mal und stellt ihr Christiane Vulpius und den kleinen August vor. Frankfurt ist Durchgangsstation auf der geplanten Italienreise, die Goethe dann allerdings, wie schon zweimal, nur bis in die Schweiz führen wird. Weitere Haltepunkte sind Heidelberg und Heilbronn, Stuttgart und Tübingen. Goethe begegnet in Stuttgart dem Bildhauer Johann Heinrich von Dannecker (1758–1841), bei dem er den Originalabguß der Schiller-Büste bewundert. Ebenso lernt er den Baumeister Nicolaus Friedrich Thouret (1767–1845) kennen, der im folgenden Jahr die Leitung des Weimarer Schloßbaus übernehmen wird. Nebenbei diktiert Goethe seinem Schreiber Geist *Einiges über Glasmalerei*, mit speziellen Bemerkungen über einzelne Farben. Bei Schaffhausen besucht Goethe, wie schon zweimal zuvor, den Rheinfall. In Zürich macht er, außer bei

Friedrich Schiller im Brief an Wilhelm von Humboldt, am 9. November 1795:

»...Von der schönen Architektur nimmt er an, daß sie nur Idee sei, mit der jedes einzelne Architekturwerk mehr oder weniger streite. Der schöne Architekt arbeitet, wie der Dichter, für den IdealMenschen, der in keinem bestimmten, folglich auch keinem bedürftigen Zustand sich befindet, also sind alle architektonische Werke nur Annäherung zu diesem Zweck, und in der Wirklichkeit läßt sich höchstens nur bei öffentlichen Gebäuden etwas ähnliches erreichen, weil hier auch jede einschränkende Determination wegfällt, und von den besondern Bedürnissen der Einzelnen abstrahiert wird. Sie können wohl denken, daß ich ihn bei dieser Idee, die so sehr mit unsern ästhetischen Begriffen zusammenstimmt, festgehalten, und weiter damit zu kommen gesucht habe (...) Göthe verlangt von einem schönen Gebäude, daß es nicht bloß auf das Auge berechnet sei, sondern auch einem Menschen, der mit verbundenen Augen hindurchgeführt würde, noch empfindbar sein und ihm gefallen müsse.«

Jean Paul über den 17. Juni 1796:

»Ich gieng, ohne Wärme, blos aus Neugierde [zu Goethe, A.S.]. Sein Haus (Pallast) frappiert, es ist das einzige in Weimar in italienischem Geschmak, mit solchen Treppen, ein Pantheon vol Bilder und Statuen, eine Kühle der Angst presset die Brust – endlich trit der Gott her, kalt, einsylbig, ohne Akzent. (...) Aber endlich schürete ihn nicht blos der Champagner sondern die Gespräche über die Kunst, Publikum etc. sofort an, und – man war bei Göthe...«

Goethe im Brief an Schiller aus Stuttgart, am 30. August 1797:

»...Wir gingen gleich zu Professor Dannecker, bei dem ich einen Hektor, der den Paris schilt, ein etwas über Lebensgröße in Gips ausgeführtes Modell fand, (...) Was mich aber besonders frappierte, war der Originalausguß von Ihrer Büste, der eine solche Wahrheit und Ausführlichkeit hat, daß er wirklich Erstaunen erregt. Der Ausguß, den Sie besitzen, läßt diese Arbeit wirklich nicht ahnden. Der Marmor ist darnach angelegt, und wenn die Ausführung so gerät, so gibt es ein sehr bedeutendes Bild. Ich sah noch kleine Modelle bei ihm, recht artig gedacht und angegeben, nur leidet er daran, woran wir Modernen alle leiden: an der Wahl des Gegenstands. Diese Materie, die wir bisher so oft und zuletzt wieder bei Gelegenheit der Abhandlung über den Laokoon besprochen haben, erscheint mir immer in ihrer höhern Wichtigkeit. Wann werden wir armen Künstler dieser letzten Zeiten uns zu diesem Hauptbegriff erheben können.«

Barbara Schultheß, keinerlei Besuche. Insbesondere Lavater, zu dem er wegen der ständigen Bekehrungsversuche des Kirchenmannes auf Distanz gegangen ist, meidet er. Am 19. September trifft Heinrich Meyer ein, und die Gespräche über Kunstfragen setzen wieder ein. Wie auf den früheren Reisen wird der Gotthard bestiegen, man verbringt noch den Monat Oktober am Zürichsee und reist ab dem 26. Oktober über Tübingen und Nürnberg zurück nach Weimar. Goethe ist nun auch zusammen mit Hofrat Voigt für das Botanische Institut Weimars, die Bibliothek und das Münzkabinett in Weimar sowie die herzogliche Bibliothek in Jena verantwortlich. Wilhelm von Humboldt ist zu einer größeren Reise nach Frankreich und Spanien aufgebrochen und korrespondiert nun angelegentlich mit Goethe, der die zuweilen über hundert Seiten langen Konvolute des Freundes zu grundsätzlichen ästhetischen Fragen über die Maßen schätzt.

1798

Goethe beschäftigt sich von Januar dieses Jahres an bis ins Jahr 1805 unausgesetzt mit seiner *Farbenlehre* sowie mit anderen naturwissenschaftlichen Studien, wobei jetzt nicht Neuentdeckungen und Experimente sein Tun bestimmen, sondern geduldiges Gliedern und Systematisieren.

Die Zeitschrift *Die Horen* wird eingestellt. Statt den Plan eines großen enzyklopädischen Werks über Italien weiterzuverfolgen, verhandelt Goethe mit dem Verleger Johann Friedrich Freiherr von Cotta (1764–1832) über die Gründung einer Kunstzeitschrift, an der auch Schiller mitarbeiten soll. Der Titel des Organs: *Die Propyläen.* Mitarbeiter sind neben Goethe und Meyer auch Wilhelm von Humboldt und dessen Frau Caroline. Natur und Kunst sind die übergreifenden Themen des Periodikums, wobei unter Kunst ausschließlich bildende Kunst verstanden wird. Der praktischen Arbeit der Künstler sollen die Beiträge dienen, daher betrachtet sich Schiller als nicht zuständig und scheidet als Mitarbeiter aus. In den *Propyläen* erscheint beispielsweise Goethes *Laokoon*-Aufsatz und die Schrift *Über Wahrheit und Wahrscheinlichkeit der Kunst. Ein Gespräch* und *Diderots Versuch über die Malerei.* August Wilhelm von Schlegel (1767–1845) wird in Jena Professor und intensiviert, gemeinsam mit seiner Frau Caroline, seine Beziehungen zu Goethe. Das umgebaute Weimarer Hoftheater wird am 12. Oktober mit *Wallensteins Lager* eröffnet. In diesem Jahr erscheint Johann Ludwig Tiecks (1753–1853) Roman *Franz Sternbalds Wanderungen*, der neben Wackenroders Buch eine Programmschrift der Frühromantik wird. Goethe liest den neuen Roman zweimal und versieht ihn mit zahlreichen Anmerkungen. Er hält sich im November in Jena auf und treibt die *Farbenlehre* voran.

1799

Goethe ist im Februar, dann wieder im März in Jena. Er arbeitet an der *Farbenlehre* und der *Achilleis.* August Wilhelm Schlegel macht ihn auf die Zeichnungen des John Flaxman (1755–1826) aufmerksam, die Goethe zum Anlaß nimmt, in den *Propyläen* über den Dilettantismus zu handeln. Die ebenfalls in dieser Zeit entstandene

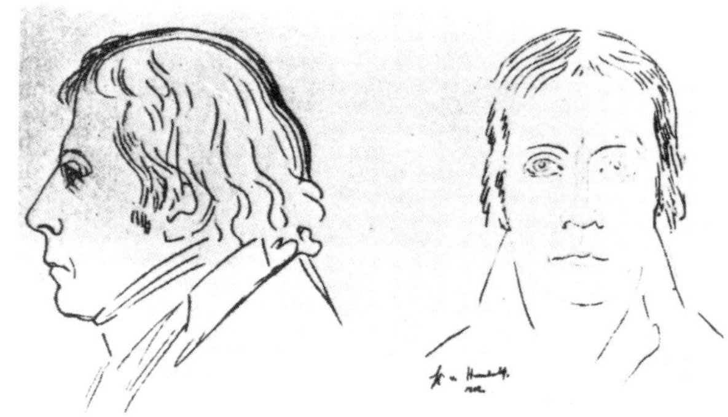

Gottfried Schadow, Wilhelm von Humboldt, 1802

Goethe, Einleitung in die Propyläen, 1798:

»Wenn wir nun Bemerkungen und Betrachtungen über Natur vorzulegen versprechen, so müssen wir zugleich anzeigen, daß es besonders solche sein werden, die sich zunächst auf bildende Kunst sowie auf Kunst überhaupt, dann aber auch auf allgemeine Bildung des Künstlers beziehen.

Die vornehmste Forderung, die an den Künstler gemacht wird, bleibt immer die: daß er sich an die Natur halten, sie studieren, sie nachbilden, etwas, das ihren Erscheinungen ähnlich ist, hervorbringen solle (...) Der Mensch ist der höchste, ja der eigentliche Gegenstand bildender Kunst; um ihn zu verstehen, um sich aus dem Labyrinthe seines Baues herauszuwickeln, ist eine allgemeine Kenntnis der organischen Natur unerläßlich.«

Goethe, Konzept eines Briefes an Ludwig Tieck, Mitte Juli 1798:

»Mit Freund Sternbald bin ich so wie mit dem Klosterbruder in allgemeiner Übereinstimmung so wie wegen des besonderen im Gegensatz. Jener lenkt ja wohl wie mich einige Stellen vermuten lassen zu jenem Ziele zurück das ich für des Künstlers letztes halte, ganz verfehlen können Sie es niemals. Unangenehm ist es Ihnen ja wohl nicht, wenn ich gelegentlich meine Gedanken darüber öffentlich sage.«

Goethe im Brief an Heinrich Meyer, am 1. April 1799:

»Durch einen günstigen Zufall habe ich die Flaxmannischen Kupfer sämtlich gesehen und begreife recht, wie er der Abgott der Dilettanten sein kann, da seine Verdienste durchaus faßlich sind und man, um seine Mängel einzusehen und zu beurteilen, schon mehr Kenntnis besitzen muß. Ich hätte recht sehr gewünscht, diese Sammlung mit Ihnen durchzugehen; indessen habe ich sie, so gut mir möglich sein wollte, beleuchtet und mir geschwinde manches zur Erinnerung notiert.«

Heinrich Meyer, Ankündigung der Ersten Weimarer Preisaufgaben, Propyläen, Mai 1799:

»Wir schlagen in dieser Absicht zur Konkurrenz für alle Künstler einen für die Darstellung nach unserer Überzeugung tauglichen Gegenstand vor und sagen demjenigen, der solchen in einer Zeichnung am besten behandelt, eine Prämie von zwanzig, und dem, der sich zunächst anschließt, eine Prämie von zehn Dukaten zu.«

Schrift *Über die Flaxmannischen Werke* hat Goethe zu seinen Lebzeiten nicht veröffentlicht.
Am 1. April entläßt Carl August den Jenaer Professor Johann Gottlieb Fichte (1762–1814) aus dem Amt, weil man ihm aufgrund seiner Publikation *Über den Grund unseres Glaubens an eine göttliche Weltregierung* (ungerechtfertigterweise) Atheismus vorwirft. Goethe hat in dieser Frage ein Votum abzugeben und erwägt für die Zukunft eine Art von Zensur für Druckschriften. Seine Stellungnahme zeitigt jedoch keine Folgen.
Goethe publiziert in den *Propyläen* den Aufsatz *Der Sammler und die Seinigen.* Er erstellt darin ein Schema, in das die verschiedenen Künstler je nach Temperament und Schaffensweise eingeordnet werden. Angeregt durch die Arbeit an der Zeitschrift und gebannt von den Kunstwerken der Antike entwickeln Goethe und Meyer die Idee, Preisausschreiben für bildende Künstler zu veranstalten. Die Ankündigung erscheint im Mai in den *Propyläen.* Das jeweils zu gestaltende Thema aus den Epen Homers ist für diesmal die Szene am Ende des dritten Buchs der *Ilias,* wo Venus dem Paris die Helena zuführt. Die teilnehmenden Künstler können ihr Werk in einer ihnen genehmen Technik ausführen. Lediglich neun Einsendungen von acht Künstlern treffen ein, die jedoch alle ab dem 3. September in der Ersten Kunstausstellung der »Weimarer Kunstfreunde« (einem kleinen Kreis, dem neben Goethe und Meyer auch der Kunstschriftsteller Karl Ludwig Fernow (1763–1808), sowie am Rande auch Schiller angehören) ausgestellt werden und von Meyer unter Goethes Beteiligung beurteilt werden. Diese Beurteilungen werden zunächst in den *Propyläen* abgedruckt (ab 1800 dann in der *Jenaischen Allgemeinen Literatur-Zeitung*), doch die Resonanz bleibt gering. Goethe zahlt die Preisgelder für die ersten beiden Jahre aus der eigenen Tasche, später werden Eintrittsgelder für die Ausstellung erhoben. Zumeist wird der Preis auf zwei Einsender verteilt. Im August und September beschäftigt sich Goethe mit den Briefen Winckelmanns an dessen Freund Hieronymus Dietrich Berendis (1719–1782), die er von der Herzoginmutter Anna Amalia, deren Geheimsekretär Berendis gewesen war, zur späteren Herausgabe erhalten hat. Im Dezember übersiedelt Schiller, der seine Jenaer Professur aufgegeben hat, nach Weimar.

1800
Im April/Mai reist Goethe mit Carl August nach Leipzig und Dessau.
Schillers *Maria Stuart* wird in Weimar inszeniert: die größere Nähe zu Schiller ermöglicht es Goethe, das gemeinsam entwickelte klassizistische Kunstideal auch für die Bühne zu überprüfen. Weimar gewinnt immer größeres Ansehen als Zentrum der deutschen Kultur. Die diesjährigen Preisaufgaben lauten: *Hektors Abschied* oder *Tod des Rhesus.* Goethe arbeitet an den *Helena*-Szenen zum zweiten Teil des *Faust.* Die *Propyläen* stellen ihr Erscheinen ein. Goethe findet in dem jungen Philosophen Friedrich Wilhelm Joseph von Schelling (1775–1854), dem er zu einer Berufung an die Jenaer Universität verholfen hat, einen der wenigen verständnisvollen Gesprächspartner für seine Farbenlehre und trifft oft mit ihm zusammen.

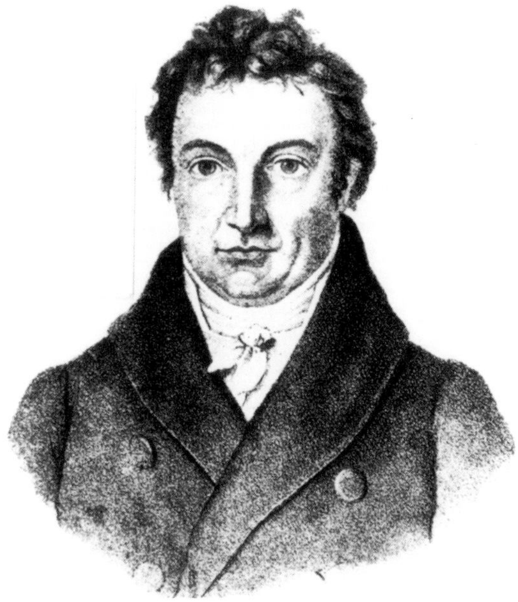

Anonymer Kupferstich nach Heinrich Anton Dähling,
Johann Gottlieb Fichte, um 1808

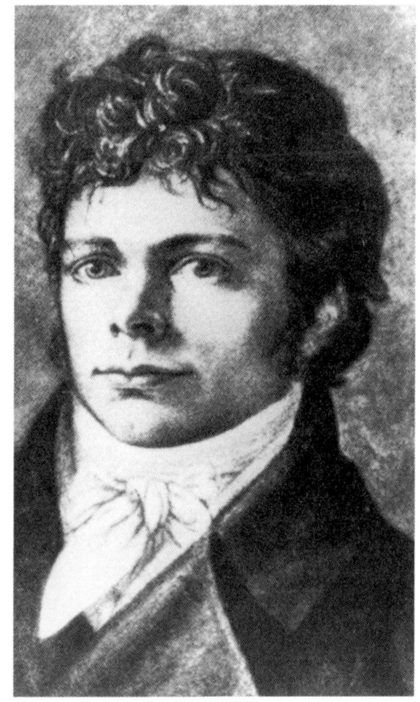

Christian Friedrich Tieck,
Friedrich Wilhelm Joseph Schelling, 1801

Goethe im Brief an Schiller, am 22. Juni 1799:
»Ich freue mich, daß Sie so viel Gutes von dem Sammler sagen mögen. Wieviel Anteil Sie an dem Inhalt und an der Gestalt desselben haben, wissen Sie selbst (...)
Alle neuern Künstler gehören in die Klasse des Unvollkommnen und fallen also mehr oder weniger in die getrennten Rubriken. So hat Meyer (...) entdeckt, daß Julius Roman zu den Skizzisten gehört (...) wenn man nun den Michel Angelo zum Phantasmisten, den Correggio zum Undulisten, den Raffael zum Charakteristiker macht, so erhalten diese Rubriken eine ungeheure Tiefe, indem man diese außerordentlichen Menschen in ihrer Beschränktheit betrachtet und sie doch als Könige, oder hohe Repräsentanten ganzer Gattungen, aufstellt. Nachahmer werden wohl die Deutschen bleiben, und Nebulisten gibt es in der ältern Kunst gar keinen; Oeser hingegen wird als ein solcher wohl aufgeführt werden...«

1801
Goethe erkrankt zu Jahresbeginn an einer Wundrose, die sich vom linken Auge über Nase und Nasenschleimhaut bis zum Rachen hinzieht. Außerdem leidet er an Erstickungsanfällen, bedingt durch ein Kehlkopfödem. Eine Hirnhautentzündung kommt hinzu, für einige Tage ist er nicht mehr bei Bewußtsein. Erst Anfang Februar ist die Krise überwunden, die erste ernsthafte Erkrankung seit der Leipziger Zeit. Da er Schonung braucht, bricht er am 5. Juni, gemeinsam mit Sohn August und dem Schreiber Geist, nach Bad Pyrmont auf. Er macht auf dem Hin- und Rückweg in Göttingen Station, um sich mit den dortigen Gelehrten über wissenschaftliche Fragen zu unterhalten und die Bibliothek zu benutzen. Er arbeitet weiter an der *Farbenlehre*. Am 15. August trifft er nach zehnwöchiger Abwesenheit von Weimar mit Christiane Vulpius in Kassel zusammen. Die Weimarer Preisaufgaben für dieses Jahr lauten: *Achill auf Skyros* oder *Achill und die Flußgötter*. Auch der junge Philipp Otto Runge (1777–1810) hat eine Zeichnung zum zweiten Thema angefertigt und mit einem ausführlichen Brief im August nach Weimar geschickt, doch weder dieses Werk, noch die übrigen zwölf Einsendungen finden Gnade vor Goethes Augen, und der Preis wird diesmal nur für die erste Aufgabe vergeben. Ab Mitte des Jahres beschäftigt sich Goethe wieder intensiv mit naturwissenschaftlichen und optischen Studien. Obwohl er mit einer Vielzahl von Menschen zusammentrifft und korrespondiert, fühlt sich Goethe doch über weite Strecken innerlich einsam. Aus diesem Grunde ruft er im Oktober einen geselligen Zirkel ins Leben, der sich alle vierzehn Tage nach dem Theater bei ihm versammeln soll: die »Mittwochsgesellschaft«. Teilnehmer sind Henriette von Egloffstein (1773–1864), Schiller, Caroline von Wolzogen (1763–1847), die Hofdame Luise von Göchhausen (1752–1807), Meyer, Charlotte von Schiller (1766–1826) und Wilhelm von Wolzogen (1762–1809). Auch der Herzog und der Erbprinz Carl Friedrich (1783–1853) finden sich gelegentlich ein. Christiane Vulpius hingegen nicht. Es wird gesungen, getrunken, gedichtet. Doch die »Mittwochsgesellschaft« hält sich nur bis ins folgende Frühjahr. Gottfried Schadow (1764–1850), der Berliner Bildhauer, bringt in seinem Aufsatz in der Zeitschrift *Eunomia* wichtige Gründe gegen die Weimarer Kunstdogmatik vor. Er will die zeitgenössische Kunst nicht auf ein einseitiges antikisch-klassizistisches Ideal festlegen lassen.

1802
Zwischen Januar und Juni hält sich Goethe häufig in Jena auf. Im Februar besucht der Komponist Carl Friedrich Zelter (1758–1850), Goethes Freund im Alter, Weimar zum ersten Mal. Die diesjährige Preisaufgabe lautet: *Perseus befreit Andromeda*. 12 Bilder zu diesem Thema und 16 Landschaften gehen ein, doch Goethe bemerkt Tendenzen großer Unzufriedenheit mit seiner Art der Organisation und Bewertung der Kunstwerke. Er setzt sich mit dem bereits 1796 erschienenen Buch Wilhelm Heinrich Wackenroders (1773–1798), *Herzensergießungen eines kunstliebenden Klosterbruders*, auseinander, der Programmschrift der sich formierenden Romantik.

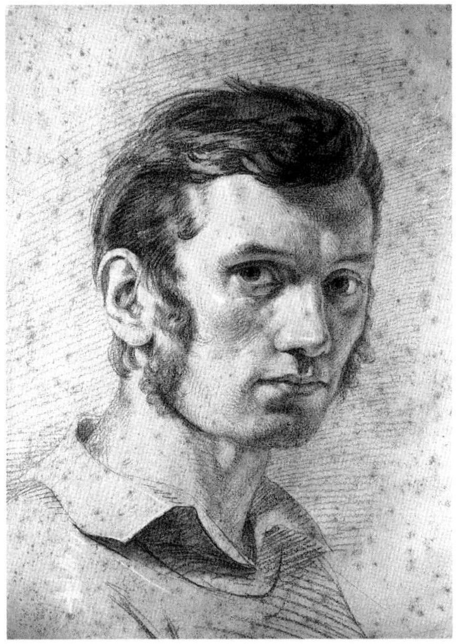

Philipp Otto Runge,
Selbstbildnis für Goethe, 1806.
Stiftung Weimarer Klassik, Museen

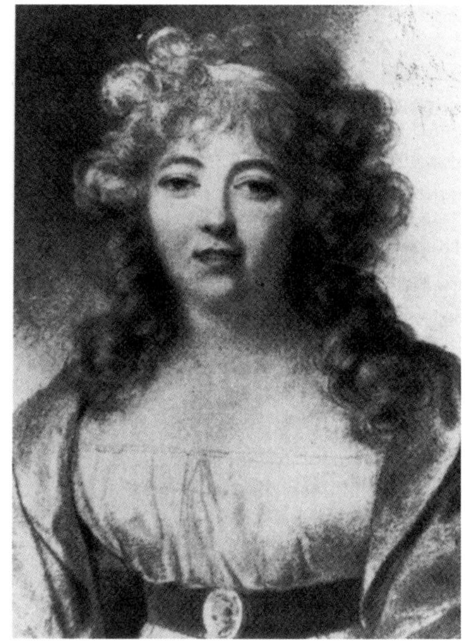

Jean-Baptiste Isabey,
Anne-Louise-Germaine de Staël-Holstein

Goethe im Brief an Schiller, am 18. März 1801:
»Übrigens sagte ich neulich zu Meyern: wir stehen gegen die neuere Kunst wie Julian gegen das Christentum, nur daß wir ein bißchen klärer sind als wie er. Es ist recht sonderbar, wie gewisse Denkweisen allgemein werden und sich lange Zeit erhalten können und so lange wirklich als ein Bestehendes der menschlichen Natur angesehen werden können. Es ist dies einer von den Hauptpunkten, auf den zu reflektieren ist, wenn die Preisfrage zur Sprache kommt.«

Philipp Otto Runge im Brief an seinen Vater, im Februar 1802:
»Die Kunstausstellung in Weimar und das ganze Verfahren dort nimmt nachgerade einen ganz falschen Weg, auf welchem es unmöglich ist, irgend etwas Gutes zu bewirken (...) Wir sind keine Griechen mehr, können das Ganze schon nicht mehr so fühlen, wenn wir ihre vollendeten Kunstwerke sehen, viel weniger selbst solche hervorbringen; und warum uns bemühen, etwas Mittelmäßiges zu liefern? (...) Wir sehen in den Kunstwerken aller Zeiten es am deutlichsten, wie das Menschengeschlecht sich verändert hat, wie niemals dieselbe Zeit wiedergekommen ist, die einmal da war; wie können wir denn auf den unseligen Einfall kommen, die alte Kunst wieder zurückrufen zu wollen?«

Im November zieht Heinrich Meyer aus Goethes Haus am Frauenplan aus, um einen eigenen Hausstand zu gründen. Der intensiven Beziehung zu Goethe tut dieser Umzug jedoch keinen Abbruch.

1803
Im Mai reist Goethe nach Lauchstädt, Halle, Merseburg und Naumburg. Die Preisaufgaben für dieses Jahr heißen: *Odysseus und Polyphem* oder: *Landschaft mit Küste der Kyklopen.* Die größte Aufmerksamkeit widmet Goethe bei der diesjährigen Ausstellung der Rekonstruktion eines Gemäldes des Polygnot, das in Form und Inhalt bei Pausanias lediglich als literarischer Text überliefert ist, durch die Brüder Christian (1787–1860) und Friedrich (1786–1831) Riepenhausen. Er verfaßt nach eingehender Beschäftigung mit dem Text des Pausanias im September zwei Aufsätze, *Nachricht des Pausanias von Polygnots Gemälde* sowie *Die Wahrscheinliche Zusammenstellung der Gruppen des Gemäldes in der Lesche zu Delphi von Polygnot*, die dem Katalog der fünften Kunstausstellung 1803 beigelegt werden. Ebenfalls im September wird der Schriftsteller und Philologe Friedrich Wilhelm Riemer (1774–1845) als Hauslehrer für August von Goethe engagiert und bezieht bis 1812 im Haus am Frauenplan Quartier. Im November wird Goethe mit der Oberaufsicht über die naturwissenschaftlichen Institute der Universität Jena beauftragt. Er schließt das Drama *Die natürliche Tochter* ab. Ende des Jahres trifft die von Napoleon verbannte Madame de Staël (1766–1817) zusammen mit ihrem Begleiter Benjamin Constant (1767–1830) auf ihrer Reise durch Deutschland in Weimar ein und ist am Heiligabend zum Mittagstisch bei Goethe geladen. Bis zu ihrer Abreise im März wiederholen sich die Treffen, doch die Eindrücke, die die geistsprühende, aber streitbare und egozentrische Französin hinterläßt, sind durchaus widersprüchlich.

1804
In diesem Jahr geht der Nachlaß des Malers Asmus Jacob Carstens (1754–1798), den Karl Ludwig Fernow geerbt hatte, für 600 Reichstaler in den Besitz der herzoglichen Kunstsammlungen über. Es handelt sich um über 30 Kartons, die wichtigsten seiner römischen Kompositionen, dazu eine Anzahl ausgeführter Zeichnungen und Skizzen. Goethe bereitet nun die Herausgabe der insgesamt 27 Winckelmann-Briefe definitiv vor. Die Preisaufgabe für dieses Jahr lautet (nicht-homerisch): *Die Menschen, vom Element des Wassers bedroht.* Siebzehn Arbeiten gehen ein. Goethe fügt die kurz zuvor von Fernow erworbenen Zeichnungen von Asmus Jacob Carstens und einige nicht zur Preisaufgabe gehörige neuere Kunsterwerbungen des Herzogs bei. In diesem Jahr wird kein Preis vergeben. Im Spätherbst kann das neue, von dem Berliner Architekten Heinrich Gentz (1765–1811) mit einem repräsentativen Treppenhaus versehene Schloß bezogen werden. Der Erbprinz Carl Friedrich vermählt sich im August in St. Petersburg mit der russischen Großfürstin, Zarentochter und -schwester Maria Pawlowna (1786–1859).

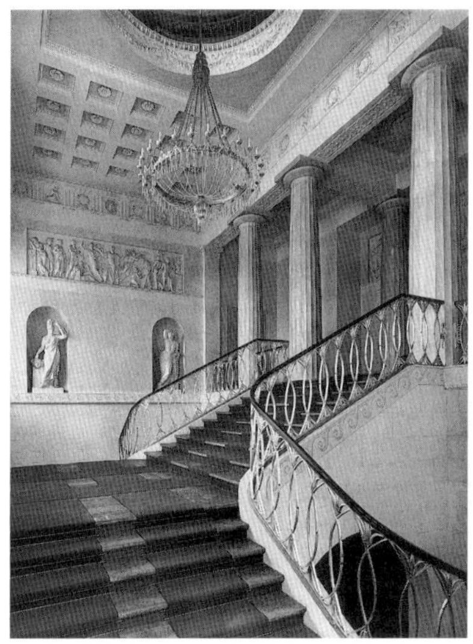

Heinrich Gentz,
Treppenhaus im Weimarer Schloß
© Constantin Beyer

Goethe, Tag- und Jahreshefte für das Jahr 1802:
»... die vorzubereitende Ausstellung trieb mich nach Weimar zurück, womit ich denn auch den September zubrachte (...) Perseus und Andromeda war der für die diesjährige vierte Ausstellung bearbeitete Gegenstand. Auch dabei hatten wir die Absicht, auf die Herrlichkeit der äußern menschlichen Natur in jugendlichen Körpern beiderlei Geschlechts aufmerksam zu machen; denn wo sollte man den Gipfel der Kunst finden, als auf der Blütenhöhe des Geschöpfs nach Gottes Ebenbilde (...) Indem wir nun aber uns auf jede Weise bemühten, dasjenige in Ausübung zu bringen und zu erhalten, was der bildenden Kunst als allein gemäß und vorteilhaft schon längst anerkannt worden, vernahmen wir in unseren Sälen: daß ein neues Büchlein [Wackenroder, Herzensergießungen eines kunstliebenden Klosterbruders, A.S.] vorhanden sei, welches vielen Eindruck mache; es bezog sich auf Kunst, und wollte die Frömmigkeit als alleiniges Fundament derselben festsetzen. Von dieser Nachricht waren wir wenig gerührt ...«.

Friedrich Schlegel im Brief an seinen Bruder August Wilhelm, am 15. Juli 1805:
»Suche ja Goethes Buch über Winckelmann zu bekommen. Es ist sehr lustig und auch in seiner Art merkwürdig. Der alte Fratz hat sich darin ganz öffentlich zum Heidentum bekannt; er hat sich noch nie so seiner inneren Ruhelosigkeit überlassen. Er tritt aber schrecklich gepanzert auf; (...) Eigentlich ist dies Werk wohl die Rache für die damalige Satire gegen seine Weimarische Kunstschule; in dieser Beziehung mag ihn auch die ›Europa‹ [F. Schlegels Zeitschrift, 1803–1805] sehr verdrossen haben, wo jene Ketzereien über Malerei so stark gesagt sind...«.

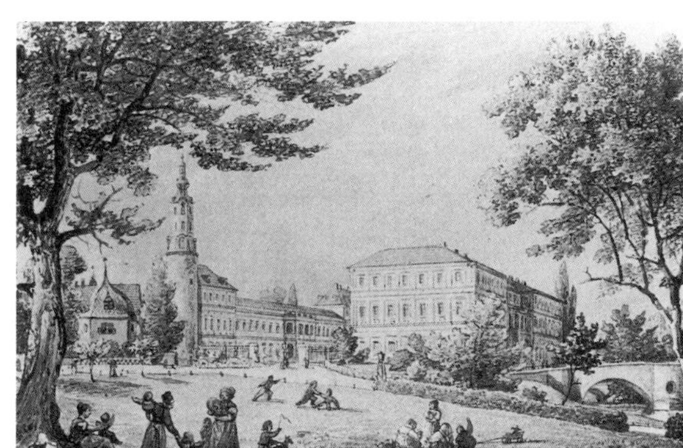

Unbekannter Maler,
Das Weimarer Schloß nach dem Wiederaufbau, nach 1803.
Freies Deutsches Hochstift/
Frankfurter Goethe-Museum

1805
Im Januar erleidet Goethe eine ernste Nierenkolik mit lange anhaltenden Krämpfen, die erst im April auskuriert ist.
Die Winckelmann-Briefe erscheinen innerhalb des größeren Werks *Winckelmann und sein Jahrhundert.* Goethe meldet Schiller am 20. April die Fertigstellung dieses Werkes, nicht wissend, daß sein Freund und Hauptgesprächspartner todkrank ist. Schiller stirbt am 9. Mai. Goethe ist über diesen Todesfall tief betroffen, und sein Gesundheitszustand verschlechtert sich rapide. Das Gefühl der Leere und Einsamkeit beherrscht ihn wie vor dem produktiven Jahrzehnt mit Schiller. Er beendet die Reihe der Preisaufgaben mit der diesjährigen Themenstellung: *Taten des Herkules:* das klassizistische Kunstideal hat sich überlebt. Anläßlich dieser siebenten und letzten Weimarer Kunstausstellung wird Caspar David Friedrich (1774–1840) für zwei seiner frühen Sepia-Zeichnungen, *Wallfahrt bei Sonnenuntergang* und *Herbstabend am See,* allerdings außerhalb des Wettbewerbs, ausgezeichnet: er erhält 180 Taler. Goethe lernt in diesem Jahr den Dresdner Landschaftsmaler Carl Ludwig Kaaz (1773–1810) kennen, dessen Ideale in der Landschaftsmalerei ebenfalls Claude Lorrain, Ruisdael und Poussin sind. Kaaz führt Goethe in die Technik der Tuschzeichnung, des Aquarellierens und der Gouache ein, und Goethe vermittelt dem Künstler Zeichenunterricht am Weimarer Hof und einige Aufträge für Bühnenbilder. Auf Goethes Anregung entsteht das Bild *Mittagsstille.* Am 14. August reist Goethe gemeinsam mit Sohn August und dem Altphilologen Friedrich August Wolf (1759–1824) nach Magdeburg und besichtigt dort den Dom mit seinem gotischen Chor von 1209, der Reliefgrabplatte für Rudolf von Schwaben sowie der Figurengruppe an der Paradiespforte. Die Reise führt Goethe auch wieder in den Harz, wo er zum dritten Mal das Bodetal hinaufwandert und anläßlich dieser Wiederholung seinen veränderten Blick reflektiert. Gegen Ende des Jahres beginnt Goethe mit der Drucklegung seiner *Farbenlehre,* die ihn bis zu ihrem Erscheinen 1810 unablässig beschäftigen wird. In den Wintermonaten hält Goethe in seinem Haus Mittwochs-Versammlungen ab, in deren Rahmen er den Weimarer Damen Physikalische Vorträge hält.

1806
Seit Beginn des Jahres arbeitet Goethe für Monate täglich an der *Farbenlehre,* und auch der *Faust* kann am 13. April abgeschlossen werden. Goethe empfängt die vier Blätter der *Tageszeiten* von Philipp Otto Runge und beurteilt sie weitaus freundlicher als die Zeichnung von 1801, *Achilleus im Kampfe mit Skamandros,* die Runge zu den Preisaufgaben eingesandt hatte. Die vier Blätter werden Goethes Musiksaal im Haus am Frauenplan zieren. Runge interessiert sich für Goethes *Farbenlehre* und korrespondiert mit ihm über dieses Thema. Im Juli und August erholt Goethe sich sieben Wochen in Karlsbad und beschäftigt sich mit der Mineralogie, auch zeichnet er wieder viel und genießt das gesellige Leben. Die politische Lage spitzt sich zu: Napoleon dringt nach Osten vor, Weimar ist bedroht. Kaiser Franz II. dankt ab, das Römi-

Goethe, Tag- und Jahreshefte für das Jahr 1805:
»... so beschäftigte ich mich vorzüglich mit den Altertümern des Doms, betrachtete die plastischen Monumente, vorzüglich die Grabmäler. Ich spreche nur von drei bronzenen derselben, welche für drei Erzbischöfe von Magdeburg errichtet waren. Adelbert II nach 1403 steif und starr, aber sorgfältig und einigermaßen natürlich, unter Lebensgröße. Friedrich nach 1464 über Lebensgröße, natur- und kunstgemäßer. Ernst mit der Jahrzahl 1499, ein unschätzbares Denkmal von Peter Vischer, das wenigen zu vergleichen ist. Hieran konnte ich mich nicht genug erfreuen: denn wer einmal auf die Zunahme der Kunst, auf deren Abnahme, Ausweichen zur Seite, Rückkehr in den rechten Weg, Herrschaft einer Hauptepoche, Einwirkung der Individualitäten gerichtet, Aug und Sinn darnach gebildet hat, der findet kein Zwiegespräch belehrender und unterhaltender als das schweigsame in einer Folge von solchen Monumenten...«.

Goethe, Tag- und Jahreshefte für das Jahr 1805:
»Wir suchten das Budetal und den längst bekannten Hammer; von hier ging ich, nun zum dritten Male in meinem Leben, das von Granitfelsen eingeschlossene rauschende Wasser hinan, und hier fiel mir wiederum auf, daß wir durch nichts so sehr veranlaßt werden, über uns selbst zu denken, als wenn wir höchst bedeutende Gegenstände, besonders entschiedene charakteristische Naturszenen, nach langen Zwischenräumen endlich wiedersehen und den zurückgebliebenen Eindruck mit der gegenwärtigen Einwirkung vergleichen. Da werden wir denn im ganzen bemerken, daß das Objekt immer mehr hervortritt, daß, wenn wir uns früher an den Gegenständen empfanden, Freud und Leid, Heiterkeit und Verwirrung auf sie übertrugen, wir nunmehr bei gebändigter Selbstigkeit ihnen das gebührende Recht widerfahren lassen, ihre Eigenheiten zu erkennen und ihre Eigenschaften, sofern wir sie durchdringen, in einem höhern Grade zu schätzen wissen. Jene Art des Anschauens gewährt der künstlerische Blick, diese eignet sich dem Naturforscher, und ich mußte mich, zwar anfangs nicht ohne Schmerzen, zuletzt doch glücklich preisen, daß, indem jener Sinn mich nach und nach zu verlassen drohte, dieser sich in Aug' und Geist desto kräftiger entwickelte.«

Philipp Otto Runge im Brief an Goethe,
Wolgast, den 17. September 1806:
»...Es ist mir kein geringer Trost gewesen, was Sie mir geschrieben haben, und ich erwarte mit der größten Sehnsucht die Herausgabe Ihres Werks. Möchte es mir gelingen, mich von der Einsicht über die Farben zu der praktischen Fertigkeit so durchzuarbeiten, daß dadurch eine vollständige Erkenntnis möglich würde und dazu beitragen könnte, andern durch die Mitteilung den mühsamen Weg bis dahin [zu] ersparen, so würde gewiß der freie Gebrauch dieser Kenntnisse zu einer Kunst aufblühen können...«.

sche Reich Deutscher Nation existiert nicht mehr. Goethe beunruhigt die bevorstehende französische Invasion. Am 14. Oktober besiegelt die Schlacht bei Jena und Auerstedt, auf weimarischem Territorium, die Niederlage Preußens: Napoleon zieht in Berlin ein, Weimar wird beschossen, geplündert, gebrandschatzt. Goethes Haus allerdings bleibt verschont, dafür wird er mit französischer Einquartierung versehen. Christiane Vulpius ist vermutlich zu danken, daß das Haus und seine Bewohner keinen größeren Schaden genommen haben. In dieser Zeit äußerer Bedrängnis entschließt Goethe sich, seine Lebensgefährtin zu heiraten. Am 19. Oktober treten sie vor den Traualtar. Am 15. Dezember kommt es in Posen zum Friedensschluß zwischen Frankreich und den sächsischen Staaten, sowie zum Beitritt Weimars zum Rheinbund: Carl August hat sich mit Napoleon verbündet. Goethe beschäftigt sich mit der Hemsterhuis-Gallitzinschen Gemmensammlung und verfaßt über sie gemeinsam mit Meyer einen Beitrag für die *Jenaer Allgemeine Literatur Zeitung.*

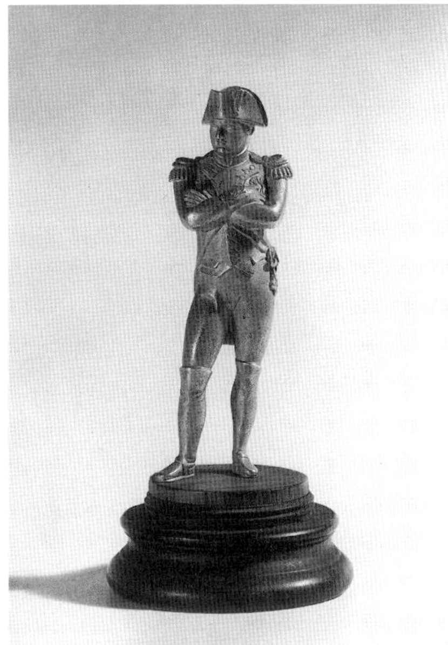

Napoleon,
Statuette aus Goethes Sammlung.
Stiftung Weimarer Klassik, Museen

1807
Am 10. April stirbt die Herzoginmutter Anna Amalia. Goethe beschäftigt sich in diesem Frühjahr mit Newton und dessen Experimenten, die er für sich wiederholt. Die *Farbenlehre* steht wieder im Mittelpunkt seines Interesses, wobei er nun ihre Geschichte in Angriff nimmt und sie als »Symbol der Geschichte aller Wissenschaften« konzipiert. Im April und Mai hält er für die Weimarer Damen botanische Vorträge. Er erhält die Nachricht von Philipp Hackerts Tod und liest dessen ihm bereits Anfang Juni verabredungsgemäß zwecks Veröffentlichung zugegangenen Aufzeichnungen. Von Mai bis September hält sich Goethe wiederum in Karlsbad auf. Er trifft dort den Mineralienhändler und Steinschneider Joseph Müller wieder, sowie den Geologen Abraham Gottfried Werner (1750–1817), den Hauptvertreter des Neptunismus. Er schreibt den Aufsatz *Sammlung zur Kenntnis der Gebirge von und um Karlsbad.* Er plant kleinere Erzählungen, die später in die *Wahlverwandtschaften* eingehen und beginnt mit der Niederschrift von *Wilhelm Meisters Wanderjahren.*

1808
Goethe hält für die Weimarer Damen im Frühling Physikalische Vorlesungen, teils über den Magnetismus, teils über die neuen galvanischen Experimente von Humphrey Davy, Johann Wilhelm Ritter und Thomas Seebeck. Wieder hält er sich von Mai bis September in Karlsbad auf, er besucht diesmal auch Franzensbad. In Karlsbad trifft er den Dresdner Landschaftsmaler Kaaz, der Goethes Skizzen korrigiert. Am 13. September stirbt Goethes Mutter in Frankfurt. Am 2. Oktober erfolgt die persönliche Begegnung zwischen Napoelon und Goethe beim Fürstentag in Erfurt. Weitere Treffen finden am 6. und 10. Oktober in Weimar statt. Für Goethe ist diese Begegnung ein bedeutendes Ereignis, denn er zählt Napoleon zu den Ausnahmenaturen dämonischer Qualität. Er verfaßt *Pandora, Die Wahlverwandtschaften* und arbeitet weiter an der *Farbenlehre.* Mehr und mehr polemi-

Goethe, im Gespräch mit Riemer, am 28. August 1808:
»Das Romantische ist kein Natürliches, Ursprüngliches, sondern ein Gemachtes, ein Gesuchtes, Gesteigertes, Übertriebenes, Bizarres, bis ins Fratzenhafte und Karikaturartige.«

Goethe, Tag- und Jahreshefte für das Jahr 1808:
»Auch wurden uns im Spätjahr eine Anzahl landschaftlicher Zeichnungen von Friedrich die angenehmste Betrachtung und Unterhaltung. Sein schönes Talent war bei uns gekannt und geschätzt, die Gedanken seiner Arbeiten zart, ja fromm, aber in einem strengen Kunstsinne nicht durchgängig zu billigen. Wie dem auch sei, manche schöne Zeugnisse seines Verdienstes sind bei uns einheimisch geworden.«

siert Goethe gegen die Romantik und ihre Protagonisten. Goethe datiert auf das Ende dieses Jahres den Erhalt mehrerer Landschaftszeichnungen von Caspar David Friedrich (*Hünengrab* und den Karton zum *Tetschener Altar*), die er wohlwollend entgegennimmt. Er wird von Franz Gerhard Kügelgen (1772–1820) aus Dresden porträtiert. Im Dezember 1808 stellt Kügelgen auch ein Wachsrelief Goethes her.

1809
Goethe geht Ende April für einen Monat nach Jena, um weiter an der *Geschichte der Farbenlehre* zu arbeiten. Ende Juli gibt er *Die Wahlverwandtschaften* in Druck, gegen Ende des Jahres nimmt er die *Farbenlehre* wieder auf. Inzwischen hat er Runges »Farbenkugel«, dessen *Farbtheorie oder Konstruktion des Verhältnisses aller Mischungen der Farben zueinander, und ihrer vollständigen Affinität erhalten.* Für den 1. Oktober trägt er im Tagebuch den Entwurf des »Schemas einer Biographie« ein. Gemeinsam mit Hofrat Voigt übernimmt Goethe in diesem Jahr die Verwaltung aller künstlerischen und wissenschaftlichen Institute auch in Jena, wobei Goethe sich vor allem für die naturwissenschaftlichen Sammlungen und Museen einsetzt.

1810
Er widmet sich erneut eigenen Landschaftsskizzen, als er sich im Frühling in Jena aufhält. Anfang Mai bringt der Buchhändler Zimmer Goethe die Ansichten und Aufrisse vom Dom zu Köln, und der Kunstsammler Sulpiz Boisserée (1783–1854), der in diesem Jahr zusammen mit seinem jüngeren Bruder Melchior (1783–1854) und der gemeinsamen Sammlung von Werken der niederrheinischen und niederländischen Schulen des 14.–16. Jahrhunderts (heute größtenteils in München) nach Heidelberg übersiedelt ist, erläutert Goethe in seinem Schreiben vom 8. Mai seine Pläne. Die zeichnerischen Aufnahmen des unvollendeten Dombaus sollen die Grundlage zu einem Sammelwerk christlicher Baudenkmäler vom 7.–13. Jahrhundert bilden. Goethe dankt und lädt Sulpiz Boisserée nach Weimar ein. Endlich erscheint die *Farbenlehre*. Er überlegt, die hier gesammelten Erkenntnisse auf die Tonlehre und die ganze Physik anzuwenden und reist am 16. Mai Richtung Böhmen, um dort bis in den September zu bleiben. Er besucht bei dieser Gelegenheit die Erzbergwerke bei Freiberg. Nach einer längeren Pause wendet er sich gegen Ende Juli wieder der Geologie zu. Er besucht von Karlsbad aus Teplitz in Böhmen. Am 18. September trägt er in sein Tagebuch den Besuch bei Caspar David Friedrich in Dresden ein, dessen Landschaften er für »wunderbar« hält.

1811
Ab Januar widmet er sich fortlaufend dem Diktat seiner Lebensgeschichte, deren erster Teil bereits im Herbst gedruckt wird.
Goethe gibt jetzt die von ihm sorgfältig überarbeiteten und mit eigenen Zusätzen bereicherten Aufzeichnungen Philipp Hackerts unter dem Titel: *Philipp Hackert. Biographische Skizze, meist nach dessen eigenen Aufsätzen*

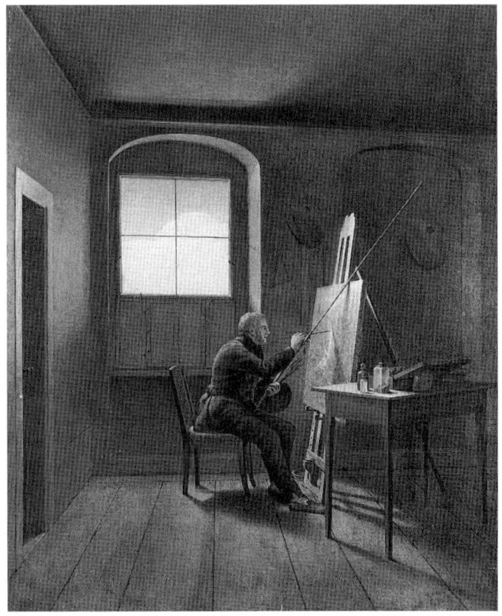

Georg Friedrich Kersting,
Caspar David Friedrich in seinem Atelier, 1811.
Hamburger Kunsthalle
© Elke Walford

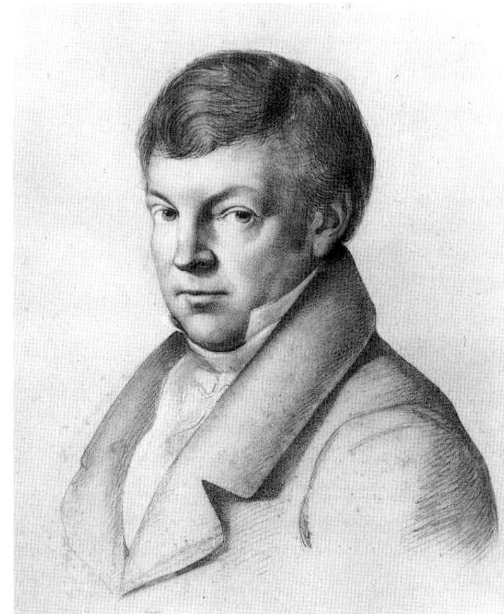

Joseph Schmeller,
Sulpiz Boisserée, 1826.
Stiftung Weimarer Klassik, Museen

Knebel im Brief an seine Schwester aus Jena, am 16. Juli 1811:
»...Sonst haben wir auch noch eine andre Erscheinung vor einigen Tagen hier gehabt, nämlich den Maler Friedrich aus Dresden (...) Er sieht ganz einem alten Germanen gleich (...) Goethe preist sein Talent, aber beklagt, daß er damit auf irrem Wege ginge.«

entworfen von Goethe heraus. Zwischen die beiden Teile von Hackerts Biographie fügt Goethe Richard Payne Knights *Expedition into Sicily* von 1777 unter dem Titel *Tagebuch einer Reise nach Sizilien* ein. Vom 3. bis 12. Mai kann Sulpiz Boisserée Goethe endlich in Weimar besuchen. Die Gespräche werden bestimmt von den Domzeichnungen, den *Faust*-Bildern des Peter Cornelius (1783–1867) und der Gemäldesammlung. Goethe zeigt sich weitaus offener als zuvor für die von ihm bislang wenig beachtete Epoche der gotischen Kunst. Allerdings ist es eine falsche Einschätzung, wenn Sulpiz Boisserée jetzt glaubt, er habe Goethe zur christlich-altdeutschen Kunst »bekehrt«: er läßt sie gelten, ohne selbst zum Schwärmer zu werden. Frucht der Weimarer Gespräche ist eine bis zu Goethes Tod lebendige Freundschaft und Korrepondenz mit dem Jüngeren.

1812
Goethe verfaßt den zweiten Teil (Buch 6–10) von *Dichtung und Wahrheit*. Napoleon zieht im September in das brennende Moskau ein, aber Goethe versucht bewußt, sich von diesem weltgeschichtlichen Ereignis nicht berühren zu lassen. Den patriotischen Aufstand gegen den zunehmend in seiner Position geschwächten Napoleon begrüßt er keineswegs. Er hat die Gewohnheit angenommen, allwöchentlich kunstliebenden Freunden Blätter aus seiner Kupferstichsammlung zu zeigen und zu erläutern.

1813
Goethe beginnt, aus seinen alten Aufzeichnungen und Briefen die *Italienische Reise* zusammenzustellen. Er bricht am 17. April über Leipzig und Dresden nach Teplitz in Böhmen auf, wo er sich bis Mitte August aufhält. Preußen hat sich mit Rußland und Österreich verbündet, und in der dreitägigen Völkerschlacht bei Leipzig (16.–19.10.) erleidet Napoleon die endgültige Niederlage.

1814
Am 11. April dankt Napoleon in Paris ab.
Goethe verfaßt den dritten Teil (Buch 11–15) von *Dichtung und Wahrheit*. Er bricht am 25. Juli nach Wiesbaden zur Kur und zu seiner Reise an Main, Rhein und Neckar auf. Er ist inspiriert von den zauberhaften, anspielungsreichen Gedichten des persischen Dichters Hafis und verfaßt nun selbst wieder Gedicht auf Gedicht – der *West-östliche Divan* nimmt seinen Anfang. Anfang September verbringt er einige Tage bei Franz von Brentano in Winkel am Rhein. Dann, auf der Herbstmesse in Frankfurt, trifft er auch Sulpiz Boisserée wieder und besucht anschließend Geheimrat von Willemer (1760–1838) auf der Gerbermühle. Vom 24. September bis 8. Oktober ist Goethe dann in Heidelberg bei Sulpiz Boisserée und bewundert dessen Sammlung. Goethe revidiert im Sinne einer Erweiterung sein Kunstverständnis, indem er zugibt, seit der italienischen Reise nur zu einseitig die Werke der Antike, Renaissance und (in ihrer modernen Aneignung) des Klassizismus gewürdigt zu haben.

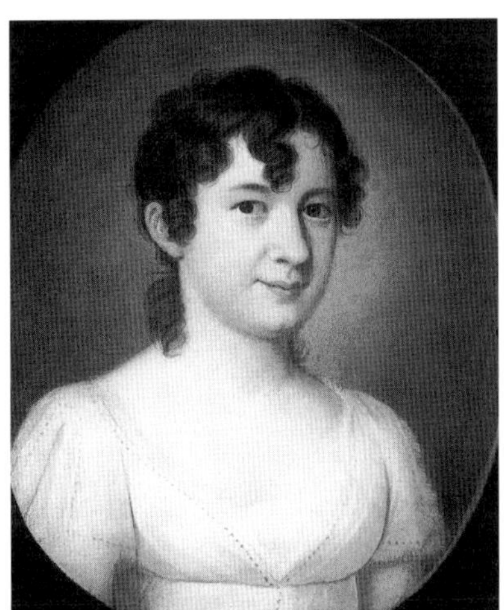

Johann Jakob de Lose,
Marianne von Willemer, 1809.
Freies Deutsches Hochstift/
Frankfurter Goethe-Museum

Goethe, im Brief an seine Frau Christiane, aus Heidelberg (Sammlung Boisserée) am 28. September 1814:
»... Sonntag d. 25. Begann die Betrachtung der alten Meisterwerke des Niederlandes und da muß man bekennen daß sie wohl eine Wallfahrt wert sind. Ich wünschte daß alle Freunde sie sähen; besonders habe ich mir Freund Meyer, zu meinem eignen und der Sache Besten, an die Seite gewünscht. Ich darf nicht anfangen davon zu reden; so viel sage ich nur, daß die beiden Boiserées, mit ihrem Freunde Bertram, das große Verdienst des Sammlens und Erhaltens dieser Kostbarkeiten durch genießbare Aufstellung und einsichtige Unterhaltung erhöhen ...«

Sulpiz Boisserée im Brief an seinen Freund Schmitz, am 24. Oktober 1814:
»Um zu begreifen, welchen gewaltigen Eindruck unsere Bilder auf den alten, rüstigen Freund [Goethe, A.S.] gemacht haben, mußt Du wissen, daß er nie einen Johann van Eyck und überhaupt außer Cranach und wenige Dürer keine altdeutschen Bilder gesehen hatte (...) Jeden Tag (...) war er morgens um acht Uhr im Bildersaal und wich nicht von der Stelle, bis zur Mittagszeit, da wurde dann alles besprochen und mußten wir ihm alles Geschichtliche und unsere Ansichten und Bemerkungen sagen, wogegen wir die seinigen hörten. Er war mit unsrer ruhigen, philosophisch-kritischen Betrachtung der Kunstgeschichte sehr zufrieden, und ich kann sagen, daß ich über den Gang der Kunstgeschichte recht viel von ihm gelernt habe ...«.

Goethe, im Brief an Sulpiz Boisserée, am 19. November 1814:
»... sage ich nur: daß die nach meiner Rückkehr vorgenommenen Arbeiten mich zur Kunst und Kunstgeschichte zurückführen, und daß alles bei Ihnen Erfahrene sich sehr schön an das Ganze anschließt, und einen herrlichen Platz einnimmt.
Einen älteren und neuern Besitz niederländischer Kunstschätze, späterer Meister, weiß ich nun erst recht zu schätzen, und um zu zeigen, wie nah sich meine Blätter an die Epoche anschließen, der Sie Ihre Aufmerksamkeit gewidmet haben, will ich nur sagen, daß eine sehr schöne und bedeutende Zeichnung von Calvaert in meine Hände gekommen, wie denn auch von Blemaert, Rubens, Rembrandt u.a. bedeutenden Männern unbezweifelt wichtige Arbeiten bei mir eingekehrt sind. Diese weiß ich erst recht in ihrer Maße zu ehren, da ich die Trefflichkeit ihrer Vorgänger kenne, von denen sie eine so gründliche Überlieferung erbten, daß sie nach jener großen Zerstörung wieder eine neue Kunstwelt herstellen konnten.«

1815
Wiederum reist Goethe ab dem 24. Mai in die Rhein-Main-Neckar-Gegend. Im Juli ist er bei dem Freiherrn Heinrich Friedrich Karl vom Stein (1757–1837), der die Kriegsverwaltung der Verbündeten in den wiedereroberten Gebieten diesseits und jenseits des Rheins leitet, in Nassau eingeladen. Mit der Niederlage bei Waterloo ist die erneute, hunderttägige Herrschaft Napoleons beendet, er geht in die Verbannung. Gegen Ende des Monats reisen vom Stein und Goethe gemeinsam nach Köln, wo sie »altertümliche Bilder« bei dem Botaniker und Kunstsammler Ferdinand Franz Wallraf (1748–1824) sehen. Auch kann Goethe den Kölner Dom nun mit eigenen Augen betrachten. In Frankfurt sieht Goethe erneut die Werke der Sammlung des Bankiers Johann Friedrich Städel (1728–1816), sowie diejenige des Kaufmanns Franz Dominikus Brentano (1765–1844), des Halbbruders von Clemens Brentano. Goethe ist bezaubert von Marianne Jung (1784–1860), nunmehr Ehefrau des Geheimen Rates Willemer. Zusammen mit ihr entwickelt er die Gedichte des *Westöstlichen Divan* weiter. Über Heidelberg, Würzburg, Meiningen und Gotha reist Goethe nach Weimar zurück, wo er am 11. Oktober eintrifft. In diesem Jahr beschäftigt er sich auf Anregung Carl Augusts auch mit der Wolkenlehre des englischen Chemikers und Metereologen Luke Howard (1772–1864), der die verschiedenen Wolkenformen begrifflich fixiert hatte. Der Herzog betraut Goethe mit der Einrichtung von wetterkundlichen Beobachtungsstationen, und Goethe beginnt, systematisch Daten über Witterungserscheinungn zu erfassen. Vom 12. Dezember an werden sämtliche Institute des im Wiener Kongreß im Februar zum Großherzogtum gewandelten Gebiets Sachsen-Weimar-Eisenach unter Goethes Leitung in der »Oberaufsicht über die unmittelbaren Anstalten für Wissenschaft und Kunst in Weimar und Jena« zusammengefaßt. Goethe wird zum Staatsminister ernannt.

1816
Am 6. Juni stirbt nach monatelanger Krankheit Christiane von Goethe. Innere Leere und Verstörung sind Goethes Reaktion. Im gleichen Monat erscheint als Produkt der Reisen der beiden Vorjahre die zweihundert Seiten umfassende Schrift *Ueber Kunst und Alterthum in den Rhein und Mayn Gegenden.* Sie enthält ein Gutachten in Art eines Reiseberichts, in dem er nach Städten geordnet (Köln, Bonn, Neuwied, Koblenz, Mainz, Biebrich, Wiesbaden, Frankfurt, Offenbach, Hanau, Aschaffenburg, Darmstadt und Heidelberg) eine Übersicht über die wichtigsten Bestände, Sammler und Institutionen gibt. Goethes Absicht ist es, die Verantwortlichen und Interessierten zu ermuntern, alle kostbaren Kunstgegenstände zu ordnen und der Allgemeinheit nutzbar zu machen. Höhepunkt der Schrift ist das Heidelberg-Kapitel mit dem Bericht über die Sammlung Boisserée, die er zum Anlaß nimmt, die Entwicklung der Kunst vom Ende der Römerzeit bis zu den Werken der niederrheinischen Malerschule zu skizzieren. Mit seiner Schrift ruft Goethe eine zwar unregelmäßig erscheinende, doch alle kulturellen Belange, für die der alternde Dichter sich interessiert, behandelnde

Goethe, Tag- und Jahreshefte für das Jahr 1815:
»Zunächst wäre sodann der älteren deutschen Baukunst zu gedenken, deren Begriff sich mir immer mehr und mehr erweiterte und reinigte.
Eine Fahrt nach Köln in der ehrenden Gesellschaft des Herrn Staatsministers von Stein drückte hierauf das Siegel. Ich sah mit vorbereitetem Erstaunen das schmerzenvolle Denkmal der Unvollendung und konnte doch mit Augen das Maß fassen von dem, was es hätte werden sollen, ob es gleich dem angestrengtesten Sinne noch immer unbegreiflich blieb. Auch von altertümlicher Malerei fand sich in Professor Wallrafs Sammlung und anderer Privaten gar viel zu schauen, gar mancher Wert zu erkennen, und der Aufenthalt, so kurz er gewesen, ließ doch unvergängliche Wirkungen zurück (...) Hinsichtlich auf Baukunst, in bezug auf meine Kölner Fahrt, ward gar manches, in Gegenwart von Grund- und Aufrissen älterer deutscher, niederländischer und französischer Gebäude, besprochen und verhandelt, wodurch man denn sich nach und nach fähig fühlte, aus einer großen, oft wunderlichen und verwirrenden Masse das Reine und Schöne, wohin der menschliche Geist unter jeder Form strebt, herauszufinden und sich zuzueignen.«

Goethe, Einleitung des 1. Hefts »Zur Morphologie«, 1817:
»Der Deutsche hat für den Komplex des Daseins eines wirklichen Wesens das Wort Gestalt. Er abstrahiert bei diesem Ausdruck von dem Beweglichen, er nimmt an, daß ein Zusammengehöriges festgestellt, abgeschlossen und in seinem Charakter fixiert sei.
Betrachten wir aber alle Gestalten, besonders die organischen, so finden wir, daß nirgends ein Bestehendes, nirgends ein Ruhendes, ein Abgeschlossenes vorkommt, sondern daß vielmehr alles in einer steten Bewegung schwanke. Daher unsere Sprache das Wort Bildung sowohl von dem Hervorgebrachten, als von dem Hervorgebrachtwerdenden gehörig genug zu brauchen pflegt.
Wollen wir also eine Morphologie einleiten, so dürfen wir nicht von Gestalt sprechen; sondern, wenn wir das Wort brauchen, uns allenfalls dabei nur die Idee, den Begriff oder ein in der Erfahrung nur für den Augenblick Festgehaltenes denken.
Das Gebildete wird sogleich wieder umgebildet, und wir haben uns, wenn wir einigermaßen zum lebendigen Anschauen der Natur gelangen wollen, selbst so beweglich und bildsam zu erhalten, nach dem Beispiele mit dem sie uns vorgeht.«

Zeitschrift ins Leben, die er bis in das Jahr 1828 fortsetzt (seit 1818 lautet der Titel: *Ueber Kunst und Alterthum.*) Goethe äußert sich hier über Literatur und Kunst, Altertümer und Geschichtswerke, er versammelt hier seine Beiträge zur Weltliteratur, allgemeine Reflexionen zu Poesie, Literaturkritik sowie Gedichte. Er meidet hingegen alles Politische. Der *Westöstliche Divan* wird beendet sowie *Die Italienische Reise, Erster und Zweiter Teil.*

1817
Goethe läßt im dritten Heft von *Kunst und Alterthum* seine umfangreiche Abhandlung *Joseph Bossi über Leonard da Vinci Abendmahl zu Mayland* erscheinen. In diesem Jahr hält er sich wieder häufig in Jena auf. Am 13. April gibt er, müde der endlosen Querelen, die Caroline Jagemann (1777–1848), Schauspielerin und Geliebte des Großherzogs, anzettelte, die Leitung des Weimarer Theaters auf.
Im Juli verheiratet sich August von Goethe mit Ottilie von Pogwisch (1796–1872), der ältesten Tochter einer Hofdame der Großherzogin. Das junge Paar zieht in das Dachgeschoß des Hauses am Frauenplan ein, und die junge Schwiegertochter entfaltet sogleich ein betriebsames gesellschaftlich-künstlerisches Leben. Im Oktober wird Goethe mit der Aufsicht über die Vereinigung der Bibliotheken in Jena beauftragt. Es erscheinen die Schriften *Urworte, Orphisch. Geschichte meines botanischen Studiums* und die ersten Hefte der Zeitschrift *Zur Naturwissenschaft überhaupt, besonders zur Morphologie.* Goethe stellt innerhalb dieser Zeitschrift auch Howards Wolkenlehre unter dem Titel *Camarupa* in knapper Form dar. Die Schriftenreihe ist nicht rein naturwissenschaftlich ausgerichtet, sondern schließt auch Gedichte und Biographisches mit ein. Auf diese Weise will Goethe zum Ausdruck bringen, daß es ihm nicht um Einzeluntersuchungen zu tun ist, sondern immer um die Gesamtschau, die sich nur dichterisch aussprechen läßt. Auf dem Gebiet der bildenden Kunst zeigt er sich beeindruckt von den Werken des Phidias, die durch den Ankauf der Skulpturen vom Parthenon in Athen im Jahre 1816 durch das Britische Museum in aller Munde sind. Um Entsprechendes sehen zu können, reist er nach Rudolstadt, wo sich seit 1805 die Gipsköpfe der beiden Köpfe der Rossebändiger vom Quirinals-Platz in Rom befinden.

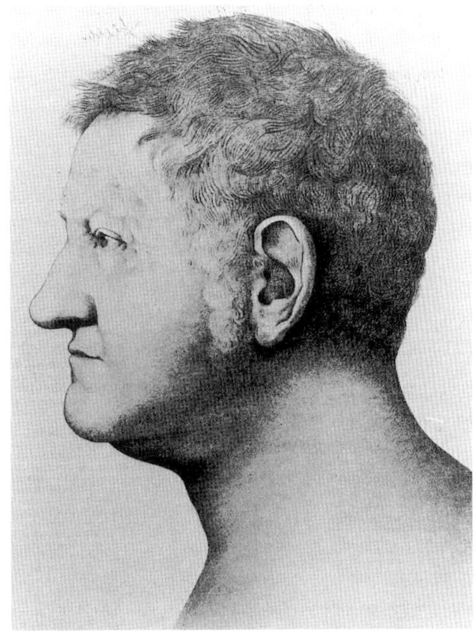

Christian Müller nach Ferdinand Jagemann,
Großherzog Carl August, 1817

1818
Am 9. April wird Goethes Enkel Walther geboren. Im Juni leidet Goethe unter Fieberanfällen. Von Juli bis September hält er sich in Karlsbad auf. Er schreibt weiter an seiner Zeitschrift *Ueber Kunst und Alterthum* (I/3). Seit diesem Jahr steht Goethe in brieflichem Kontakt mit Carl Gustav Carus (1789–1869), dem Dresdner Professor der Medizin, Naturforscher, -philosophen und Künstler.

1819
Im August und September hält sich Goethe in Karlsbad auf.

Wilhelm Grimm im Brief an Achim von Arnim aus Kassel, am 6. Juni 1818:
»Wie hat Dir das neue Heft [Über Kunst und Alterthum I/3, A.S.] von Goethe gefallen? Die Beschreibung seines Aufenthalts zu Winkel und in der umliegenden Gegend hat wenig Anziehendes (...); wunderlich ist nur, daß er immer härter damit hervortritt, die Griechen als einzige Lebensquelle zu preisen.«

1820
Goethe reduziert sein geselliges Leben nach Auskunft von Freunden offenbar im Winter völlig und widmet sich nur noch seiner Arbeit. Am Abend besucht ihn immer der Freund Meyer. Goethe erhält im April zwei Bilder von Carl Gustav Carus, *Brockenhaus im Morgenlicht* und *Tannenwald,* die er durch eine kurze Rezension in seiner Zeitschrift *Ueber Kunst und Alterthum* (II 3 (1820)) würdigt. Er erwirbt auf einer Frankfurter Auktion die Chiaroscuro-Stichfolge von Andrea Andreani (1598/99), die erste und bekannteste vollständige druckgraphische Reproduktion von Mantegnas *Triumphzug des Julius Caesar.* Im April und Mai hält er sich in Karlsbad auf. Er beobachtet auf dieser Reise fortwährend die Wolkenformationen und redigiert seine diesbezüglichen Notizen (Wolkendiarium). Der Aufsatz *Wolkengestalt nach Howard* entsteht, in dem jedoch einige falsche Schlüsse aus seinen Barometerstudien enthalten sind. Auch botanische Studien über das Brutblatt *Bryophyllum calycinum* fesseln ihn weiterhin. Er beschäftigt sich mit der 1817 erfolgten Reise der bayerischen Naturforscher Pohl, Spix und Martius (mit welchem er später in persönliche Verbindung tritt) nach Brasilien. Im Sommer und Herbst ist Goethe meist in Jena. Am 15. August treffen die Berliner Bildhauer Christian Daniel Rauch (1777–1857) und Christian Friedrich Tieck (1776–1851), der jüngere, bei David in Paris ausgebildete Bruder des Schriftstellers, in Jena ein. Beide fertigen gemeinsam im August die sogenannten A-tempo-Büsten an, die im Kreis um den Dichter großes Gefallen finden. Auch Karl Friedrich Schinkel (1781–1851), der den Bau des neuen Berliner Schauspielhauses leitet, gehört zu den Besuchern. Am 18. September wird Goethes Enkel Wolfgang geboren. Goethe arbeitet an *Wilhelm Meisters Wanderjahren.*

1821
Am 1. März schreibt Tischbein, der Freund der römischen Tage, an Goethe und erzählt ihm vom Abschluß seiner *Oldenburger Idyllen.* Er erinnert Goethe an den damaligen Plan, literarische und gemalte Idyllen zu einem Werk zu verquicken und trifft Goethe in einer aufnahmebereiten Stimmung an: der Dichter bittet um Übersendung der Bilder. Da diese jedoch soeben in Oldenburg aufgestellt worden sind, kann Tischbein nur aquarellierte Skizzen senden, die Goethe im Mai erhält.
Im Juli besucht Carus Goethe in Weimar.
Vom 29. Juli bis 25. August hält sich Goethe zum ersten Mal in dem neuen Kurort Marienbad sowie in Eger auf. Er begegnet Ulrike von Levetzow und schreibt den Aufsatz *Marienbad überhaupt und besonders in Rücksicht auf Geologie.* Auch seine Bildbeschreibungen der *Oldenburger Idyllen* verfaßt er hier, wie auch einen Verszyklus über das goldene Zeitalter. Tischbeins Hoffnung auf eine weitere Zusammenarbeit mit Goethe erfüllt sich allerdings nicht.

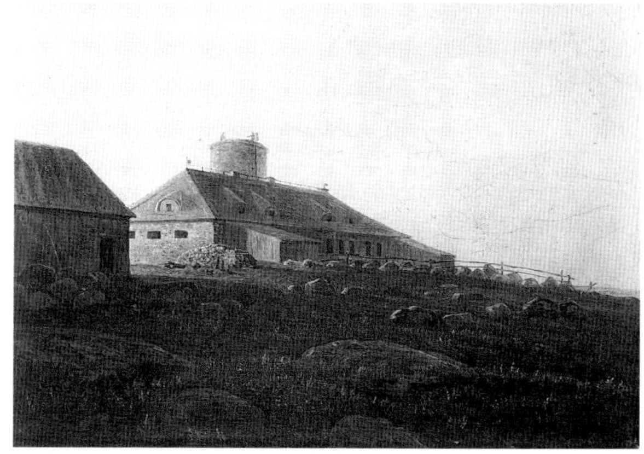

Carl Gustav Carus, Das Brockenhaus im Morgenlicht, 1820.
Stiftung Weimarer Klassik, Museen

Goethe, Zwei Landschaften von Carus, 1820:
»Angebornes Talent zur Kunst und gebildeter Geist äußern sich so bedeutend als gefällig in zwei kleinen uns freundlich zugekommenen Ölgemälden des Herrn Hofrat Carus in Dresden, daher wir sie billig einer nähern Anzeige in diesen Blättern wert achten; obwohl der Verfertiger nicht als vollendeter Meister auftritt, sondern als ein, seine erworbene Kunstfertigkeit zum Vergnügen übender Liebhaber.
Das erste stellt ein wundersam ländliches Gebäude dar, auf freier Höhe liegend, von heiterem Morgenscheine beleuchtet; die lange Form des Gebäudes ist auffallend mit seinen hinterwärts angebrachten Angebäuden, ein stumpfer Turm ragt darüber hervor; man sieht in der Anlage etwas Absichtliches, man errät aber den Zweck nicht leicht. Dieses Rätsel jedoch löst sich, wenn man erfährt daß hier das Brockenhaus vorgestellt sei.
Das andere Bild zeigt einen stillen mit Tannen dicht besetzten Waldraum von einem über Steine rieselnden Bächlein durchzogen. Gemäßigtes Licht bei ganz bewölktem Himmel, das düstere dunkle Grün im Waldesdickicht, der Boden reich bemoost, das klare Wässerlein erinnern lebhaft an die Gemälde Ruysdals, dessen Geschmack und Geist nicht leicht jemand besser aufgefaßt haben dürfte. Das kleinere Bildchen zieht an durch geschickte Komposition und gemäßigte freundliche Farben, das zweite noch mehr durch Charakter und Bedeutung.«

1822
Am 17. März sendet der Altersfreund, der Berliner Komponist Carl Friedrich Zelter (1758–1832), Goethe »eine Reihe von Blättern« zur freien Verfügung zu. Darunter befindet sich ein Stich, den Zelter nicht identifizieren kann und den Goethe als ein von Cornelis Cort nach einer Tizian-Vorlage gestochenes Blatt ansieht. Nach der geläufigsten Auffassung handelt es sich um eine Ariost-Szene, Roger und Angelika, während Goethe es für eine Darstellung des Heiligen Georg bzw. eine christliche Parodie der mythischen Geschichte von Perseus und Andromeda hält.
Anfang des Jahres erhält Goethe auch Carus' Manuskript seiner *Briefe über Landschaftsmalerei,* das er ausdrücklich lobt.
Vom 19. Juni bis zum 24. Juli hält sich Goethe wiederum in Marienbad, anschließend für fünf Wochen in Eger auf. Gemeinsam mit Joseph Sebastian Grüner, dem Magistrats- und und Kriminalrat der Stadt, den er für mineralogische Studien begeistert hat, durchforscht Goethe die Umgebung von Eger. Er schließt *Die Campagne in Frankreich* ab. Er erwähnt für dieses Jahr den Erhalt des ersten Hefts des Boisseréeschen Domwerks sowie verschiedene Aquisitionen für seine Sammlung. Er bittet Sulpiz Boisserée um Zusendung der Abbildungen zum Domwerk und erhält diese Ende November. Rasch verfaßt er seine Ankündigung des Werks für *Ueber Kunst und Alterthum.*

1823
Zwischen Februar und März leidet Goethe an einer gefährlichen Herzbeutelentzündung. Die erste Arbeit nach seiner Gesundung ist der Aufsatz *Von Deutscher Baukunst,* in welchem er sich darum bemüht, das Boisseréesche Domwerk zu unterstützen. Am 10. Juni besucht Johann Peter Eckermann (1792–1854) Goethe zum ersten Mal. Der Autodidakt und Goetheverehrer, der sich aus armseligsten Verhältnissen emporgearbeitet hatte, um ein Jurastudium zu absolvieren, läßt sich von Goethe als Arbeitskraft zur Redaktion von dessen Schriften gewinnen. Goethe veröffentlicht seinen Aufsatz *Ueber Julius Caesars Triumphzug* von Mantegna in *Ueber Kunst und Alterthum.* Von Juli bis September hält sich Goethe in Marienbad, Eger und Karlsbad auf. Er macht der 18jährigen Ulrike von Levetzow brieflich einen Heiratsantrag, der abgelehnt wird. Er schreibt die *Marienbader Elegie.* Am 13. September kehrt er nach Jena zurück und widmet sich der Inspektion der wissenschaftlichen und künstlerischen Institute. Er schickt seinen Aufsatz über die *Hemsterhuis-Gallitzinsche Gemmensammlung* im November zum Druck für das erste Heft des vierten Bandes von *Ueber Kunst und Alterthum.* Im gleichen Monat erkrankt er an schwerem Krampfhusten. Im Winter taucht der Gedanke an eine Werkausgabe letzter Hand bei Goethe auf.

1824
Goethe bereitet den *Briefwechsel mit Schiller* zur Herausgabe vor. In diesem Jahr beendet er die Herausgabe der Zeitschrift *Zur Naturwissenschaft überhaupt, besonders zur Morphologie.*

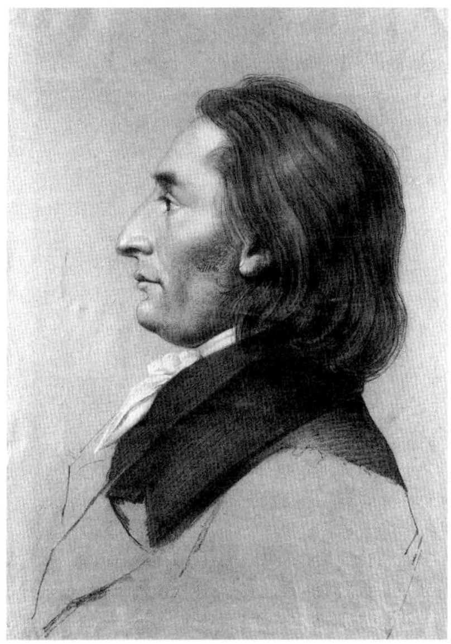

Joseph Schmeller,
Johann Peter Eckermann, 1828.
Stiftung Weimarer Klassik, Museen

Goethe, Marienbad mit dem
Kreuzbrunnen, 1820/23.
Stiftung Weimarer Klassik, Museen

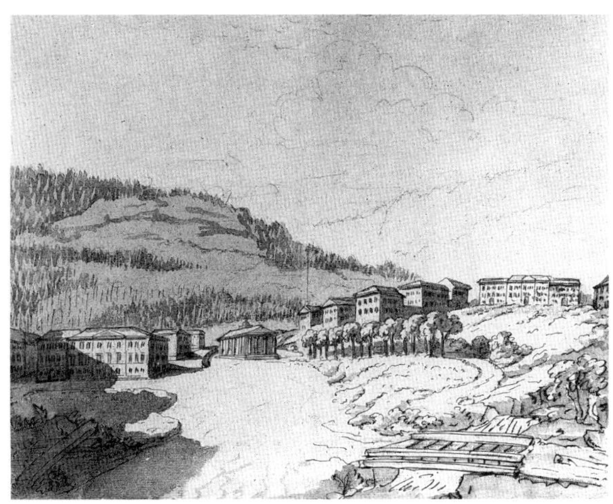

1825
Er nimmt die Arbeit am zweiten Teil des *Faust* wieder auf. Am 23. März brennt das Weimarer Theater nieder. Baumeister Clemens Wenzeslaus Coudray (1775–1845) entwirft in Absprache mit Goethe Pläne für einen Neubau (der jedoch aus Kostengründen nicht realisiert wird). In diesem Jahr entsteht die Schrift *Versuch einer Witterungslehre,* die jedoch zu Lebzeiten Goethes nicht erscheint und in der Goethe dem Irrtum aufliegt, die Erdschwerkraft vollziehe pulsierende Bewegungen (Systole und Diastole), die für die Wetterbildung entscheidend seien.

1826
Goethe schließt den *Helena*-Akt des *Faust* ab und schreibt die *Novelle.*

1827
Am 6. Januar stirbt die langjährige Freundin Charlotte von Stein. Am 29. Oktober wird Goethes Enkelin Alma geboren. Goethe veröffentlicht die *Zahmen Xenien.* Von jetzt an erscheinen die vierzig Bände der Ausgabe letzter Hand von Goethes Werken bei dem Verleger Cotta.

1828
Am 14. Juni stirbt Großherzog Carl August unerwartet auf seiner Rückreise von Berlin in Schloß Graditz bei Torgau. Von Anfang Juli bis zum 11. September zieht sich Goethe auf Schloß Dornburg zurück, wo er sorgfältig die Witterungserscheinungen notiert, den Garten beobachtet, naturwissenschaftliche Werke liest und Briefe diktiert. Er beschäftigt sich von jetzt an bis 1830 mit der *Klassischen Walpurgisnacht* des *Faust.*

1829
Im Januar wird *Faust I* in Braunschweig, am 29. August in Weimar aufgeführt. Goethe veröffentlicht die erweiterte Fassung von *Wilhelm Meisters Wanderjahren,* ebenso die *Italienische Reise, Zweiter Römischer Aufenthalt.* Baumeister Coudrays Vorschlag, zur Ausbildung der Bauhandwerker eine besondere Schule zu gründen, unterstützt Goethe am 18. Mai mit einer besonderen Denkschrift. Im Oktober kann die »Großherzogliche Freie Gewerkschule«, die keine Gebühren fordert, ihre Arbeit aufnehmen: die Vorläuferin des »Bauhauses«.

1830
Am 14. Februar stirbt die Großherzogin Luise. Am 10. November erhält Goethe die Nachricht vom Tode seines Sohnes August in Rom am 27. Oktober. Goethe ist tief getroffen, zwingt sich aber zur Weiterarbeit am 4. Teil von *Dichtung und Wahrheit.* In der Nacht vom 25. auf den 26. November erleidet er einen Blutsturz, doch er erholt sich überraschend schnell.

1831
Ende Januar besucht Alexander von Humboldt Goethe zum letzten Mal. Beide sind in botanischen Fragen sehr verwandter Ansicht, aber was das Problem der Erdentstehung angeht, trennen sie Welten: Goethe ist nach wie vor

Goethe,
Erscheinung des Erdgeistes (Faust I).
Stiftung Weimarer Klassik, Museen

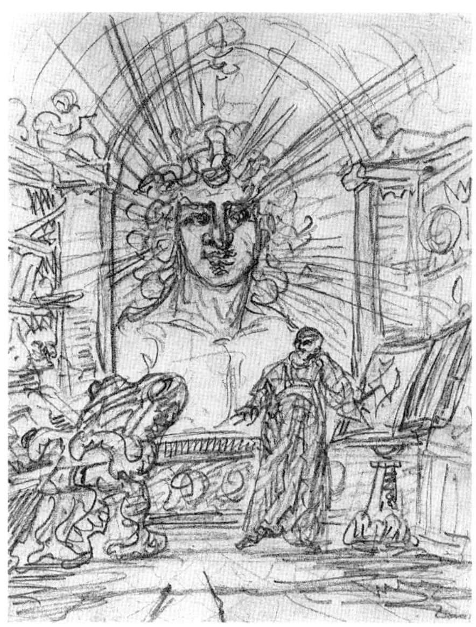

dem Neptunismus im Gefolge des Wernerschen Weltmodells verhaftet, während Humboldt, einst Schüler Werners, sich von der Theorie des Vulkanismus hat überzeugen lassen.
Am 22. Juli ist *Faust, zweiter Teil,* das Werk, das Goethe 60 Jahre seines Lebens beschäftigt hat, abgeschlossen. Auch die Ausgabe letzter Hand liegt nun geschlossen vor. Weimar und Jena verläßt Goethe nun nicht mehr, um Reisen zu unternehmen, Ausnahme ist die Fahrt nach Ilmenau, um den Gratulationen zu seinem zweiundachtzigsten Geburtstag zu entgehen. In Denken und Tun kommt er sich wie auf einsamem Posten vor, gleichwohl sieht er in seinem Hause nach wie vor viele Besucher und korrespondiert eifrigst. Ständige Gesprächspartner sind Meyer, Kanzler Friedrich von Müller (1779–1849) und Riemer. Der Naturforscher und Schriftsteller Frédéric Soret (1795–1865), der seit 1822 als Erzieher des Prinzen Carl Alexander am Weimarer Hof lebt, gehört seit dieser Zeit ebenso zu Goethes engerem Zirkel wie Stadtbaumeister Coudray, Knebel und Zelter in Berlin.

1832
Am 16. März erkrankt Goethe zum letzten Mal, offenbar an einer Erkältung. Er scheint sich zu erholen, dann läßt seine Lebenskraft rapide nach, vermutlich infolge eines Herzinfarkts. Am 22. März stirbt er. Neben seinem gewaltigen Œuvre hinterläßt der Greis auch eine der umfangreichsten privaten Kunstsammlungen Deutschlands: Gemälde, die zeitlich vom 14. Jahrhundert (der sog. Sieneser »Schmerzensmann«, 1824 erworben) bis in seine Gegenwart reichen, Kopien von Gemälden nach Raffael, Tizian, Annibale Carracci, 2512 Handzeichnungen, darunter Blätter von Rubens, Rembrandt, Guercino u.a., Stiche, darunter Spezialabteilungen von Schongauer, Dürer und Elsheimer, 130 Gipsabgüsse von Werken antiker und moderner Plastik, schließlich Kleinkunst: 57 antike oder der Antike nachgeahmte Gemmen sowie ca. 4500 Gemmenabgüsse. Goethe hoffte und wünschte in seinem 1830 niedergeschriebenen Testament, daß seine Sammlung nicht zerstreut würde und in Weimar bliebe, der Öffentlichkeit zugänglich. In diesem Sinne hat Goethes letzter Enkel, Walther von Goethe, der 1885 starb, auch verfügt: Der Staat Sachsen-Weimar erbte das Haus am Frauenplan mit all seinen Sammlungen, Goethes Handschriften erbte die Großherzogin Sophie.

Der biographische Abriß wurde unter Zuhilfenahme folgender Publikationen erstellt: Trunz 1972; Jericke/Dolgner 1975; Goethe 1980; Schnyder-Seidel 1980; Goethe 1982; Kat. Düsseldorf 1986; Conrady 1988/I–II; Hirsch 1991;Kahler/Maul 1991; Steinfeld 1991; Biedrzynski 1992.

Johann Peter Eckermann, Gespräche mit Goethe, am 21. Dezember 1831:
»Mit Goethe zu Tisch. Wir sprachen, woher es gekommen, daß seine ›Farbenlehre‹ sich so wenig verbreitet habe. ›Sie ist sehr schwer zu überliefern‹, sagte er, ›denn sie will, wie Sie wissen, nicht bloß gelesen und studiert, sondern sie will getan sein, und das hat seine Schwierigkeit. Die Gesetze der Poesie und Malerei sind gleichfalls bis auf einen gewissen Grad mitzuteilen, allein um ein guter Poet und Maler zu sein, bedarf es Genie, das sich nicht überliefern läßt. Und auch damit ist es noch nicht getan. Denn wie einer mit allen Regeln und allem Genie noch kein Maler ist, sondern wie eine unausgesetzte Übung hinzukommen muß, so ist es auch bei der Farbenlehre nicht genug, daß einer die vorzüglichsten Gesetze kenne und den geeignetsten Geist habe, sondern er muß sich immerfort mit den einzelnen oft sehr geheimnisvollen Phänomenen und ihrer Ableitung und Verknüpfung zu tun machen (...)‹
Zum Nachtisch betrachteten wir darauf einige Landschaften von Poussin. ›Diejenigen Stellen‹, sagte Goethe bei dieser Gelegenheit, ›worauf der Maler das höchste Licht fallen läßt, lassen kein Detail in der Ausführung zu; weshalb denn Wasser, Felsstücke, nackter Erdboden und Gebäude für solche Träger des Hauptlichtes die günstigsten Gegenstände sind. Dinge dagegen, die in der Zeichnung ein größeres Detail erfordern, kann der Künstler nicht wohl an solchen Lichtstellen gebrauchen.‹
›Ein Landschaftsmaler‹, sagte Goethe ferner, ›muß viele Kenntnisse haben. Es ist nicht genug, daß er Perspektive, Architektur und die Anatomie des Menschen und der Tiere verstehe, er muß sogar auch einige Einsichten in die Botanik und Mineralogie besitzen. Erstere, damit er den Charakter der verschiedenen Gebirgsarten gehörig auszudrücken verstehe. Doch ist deshalb nicht nötig, daß er ein Mineralog vom Fache sei, indem er es vorzüglich nur mit Kalk-, Tonschiefer- und Sandsteingebirgen zu tun hat und er nur zu wissen braucht, in welchen Formen es liegt, wie es sich bei der Verwitterung spaltet und welche Baumarten darauf gedeihen oder verkrüppeln‹.«

BIBLIOGRAPHIE

Siglenverzeichnis

AG
Johann Wolfgang Goethe: Gedenkausgabe der Werke, Briefe und Gespräche. 28. August 1949. 24 Bde. Hrsg. v. Ernst Beutler. Zürich 1948–1954, und 3 Erg.-Bde., Zürich, Stuttgart 1960–1971 [sog. Artemis-Gedenkausgabe].

BA
Goethe: Berliner Ausgabe. Poetische Werke. Kunsttheoretische Schriften und Übersetzungen. 22 Bde und ein Supplementband. Berlin und Weimar 1956 ff.

DjG
Der junge Goethe. Neu bearb. Ausg. Hrsg. v. Hanna Fischer-Lamberg. 5 Bde (und 1 Reg.-Bd.). Berlin, New York 1963–74.

FA
Johann Wolfgang Goethe. Sämtliche Werke. Briefe, Tagebücher und Gespräche. 40 Bde. (in 41). (I. Abteilung: Sämtliche Werke, 27 Bde. (in 28); II. Abteilung: Briefe, Tagebücher und Gespräche, 13 Bde.). Frankfurt a.M. 1985 ff. [sog. Frankfurter Ausgabe].

GG
Goethes Gespräche. Eine Sammlung zeitgenössischer Berichte aus seinem Umgang auf Grund der Ausgabe und des Nachlasses von Flodoard Freiherrn von Biedermann, ergänzt und hrsg. von Wolfgang Herwig. 5 Bde. (in 6). Zürich, Stuttgart 1965-1987.

HA
Goethes Werke. Hamburger Ausgabe in 14 Bänden. Hrsg. v. Erich Trunz. Neu bearb. Aufl. München 1981.

HA Briefe
Goethes Briefe. Hamburger Ausgabe in 4 Bänden. Hrsg. v. Karl Robert Mandelkow und Bodo Morawe. Hamburg 1962-67.

LA
Johann Wolfgang Goethe. Die Schriften zur Naturwissenschaft. Vollständige, mit Erläuterungen versehene Ausg. Hrsg. im Auftrage der Deutschen Akademie der Naturforscher (Leopoldina) zu Halle. I. Abteilung: Texte. 11 Bde. Weimar 1947-70. II. Abteilung: Ergänzungen und Erläuterungen. Weimar 1959 ff.

MA
Johann Wolfgang Goethe. Sämtliche Werke nach Epochen seines Schaffens. Münchner Ausgabe. 21 Bde. (in 26). Hrsg. von Karl Richter, Herbert G. Göpfert, Norbert Miller und Gerhard Sauder. München 1985 ff. [sog. Münchner Ausgabe].

PA
Goethes Sämtliche Werke. Propyläen-Ausgabe. 45 Bde. und 4 Erg.-Bd. München bzw. Berlin 1909–1932.

VA
Goethe's Werke. Vollständige Ausgabe letzter Hand. 40 Bde. Stuttgart und Tübingen 1827–1830.

WA
Goethes Werke. 4 Abteilungen, 133 Bde. (in 143). Hrsg. im Auftrage der Großherzogin Sophie von Sachsen. (I. Abteilung: Goethes Werke, 55 Bde.; II. Abteilung: Goethes Naturwissenschaftliche Schriften, 13 Bde. (in 14); III. Abteilung: Goethes Tagebücher, 15 Bde. (in 16); IV. Abteilung: Goethes Briefe, 50 Bde.). Weimar 1887–1919 [sog. Weimarer Ausgabe].

Literaturverzeichnis

Adams 1938
Frank Dawson Adams: The Birth and Development of the Geological Sciences. London 1938.

Adler 1982/I
Wolfgang Adler: Landscapes and Hunting Scenes. Bd. 1: Landscapes. London 1982.

Akademie der Künste zu Berlin 1790
Monatsschrift der Akademie der Künste und mechanischen Wissenschaften zu Berlin. Dritter Band, Drittes Stück. Berlin 1790.

Allemann 1956
Beda Allemann: Ironie und Dichtung. Pfullingen 1956.

Allentuck 1973
Marcia Allentuck: Fuseli's Nightmare. In: Woman as Sex Object. Studies in Erotic Art. Hrsg. v. Thomas B. Hess, Linda Nochlin. New York 1973.

Alten 1872
Friedrich von Alten (Hrsg.): Aus Tischbein's Leben und Briefwechsel. Leipzig 1872.

Amelung 1903–08/I–II
Walter Amelung: Die Sculpturen des Vaticanischen Museums. 2 Bde. (Text und Tafeln). Berlin 1903–08.

Andersson 1981
Christiane D. Andersson: Religiöse Bilder Cranachs im Dienste der Reformation. In: L.W. Spitz u.a.: Humanismus und Reformation als kulturelle Kräfte in der deutschen Geschichte. Berlin, New York 1981, S. 43 ff.

Andreae 1988
Bernard Andreae: Laokoon und die Gründung Roms. (Kulturgeschichte der antiken Welt, Bd. 39). Mainz 1988.

Andreae 1991
Bernard Andreae: Laokoon und die Kunst von Pergamon. Die Hybris der Giganten. Frankfurt am Main 1991.

Andresen 1863
A. Andresen: Nicolaus Poussin. Verzeichnis der nach seinen Gemälden gefertigten Kupferstiche. Leipzig 1863.

Andresen 1867
A. Andresen: Die Deutschen Maler-Radirer des 19. Jahrhunderts. Bd. II, Heft 1. Leipzig 1863.

Apuleius 1957
Apuleius: Metamorphosen oder Der Goldene Esel. Lateinisch und deutsch von Rudolf Helm. 3. Aufl. Berlin 1957.

Apuleius 1985
Apuleius: Der Goldene Esel. Aus dem Lateinischen übersetzt von August Rode. Redaktionell überarbeitet von Wolfgang Ritschel. Berlin 1783. Neudruck Berlin, Weimar 1985.

Argan 1930
Giulio Carlo Argan: Andrea Palladio e la Critica Neo-Classica. In: L'Arte XXXIII, N.F. Bd. 1, Fasc.1, 1930, S. 327–346.

Atkins 1979
Stuart Atkins: Der Miniaturmaler der »Italienischen Reise«. Ein Nachtrag zum Thema Goethe und Leonardo. In: Goethe Jahrbuch 1979.

Atterbom 1970
P. D. A. Atterbom: Reisebilder aus dem romantischen Deutschland. Hrsg. von E. Jansen. Stuttgart 1970.

Badt 1960
Kurt Badt: Wolkenbilder und Wolkengedichte der Romantik. Berlin 1960.

Bang 1987/I–III
Marie Lødrup Bang: Johan Christian Dahl 1788–1857. Life and Works. 3 Bde. Oslo 1987.

Barck u.a. 1990
Karlheinz Barck u.a. (Hrsg.): Aisthesis. Wahrnehmung heute oder Perspektiven einer anderen Ästhetik. Leipzig 1990.

Bartsch 1803–11/I–XXI
Adam Bartsch: Le Peintre-graveur. 21 Bde. Wien/Degen/Mechette 1803–1821.

Bätschmann 1986
Oskar Bätschmann: Das Historienbild als »tableau« des Konflikts: Jacques Louis Davids »Brutus« von 1789. In: Wiener Jahrbuch für Kunstgeschichte, Bd. 39, 1986, S. 145–162.

Bätschmann 1989
Oskar Bätschmann: Entfernung der Natur: Landschaftsmalerei 1750–1920. Köln 1989.

Baumgärtel 1990
Bettina Baumgärtel: Angelika Kauffmann (1741–1807). Weibliche Kreativität in der Malerei des 18. Jahrhunderts. (Ergebnisse der Frauenforschung, Bd. 20). Berlin, Weinheim, Basel 1990.

Beck 1959–61
Hanno Beck: Alexander von Humboldt. 2 Bde. Wiesbaden 1959-61.

Beck/Schulze 1989
Herbert Beck und Sabine Schulze (Hrsg.): Antikenrezeption im Hochbarock. (Schriften des Liebighauses, Museum alter Plastik, Frankfurt am Main). Berlin 1989.

Becker 1971
Wolfgang Becker: Paris und die deutsche Malerei 1750–1840. München 1971.

Beckmann 1990
Peter Beckmann: Zur Semiotik der Straßburger Münster-Fassade und der beiden Goethe Aufsätze »Von deutscher Baukunst«. In: Kodikos 13, 1990, S. 151–175.

Beetz 1935
Wilhelm Beetz: Die Porträtsammlung der Nationalbibliothek in ihrer Entwicklung. Graz 1935.

Bell/Girtin 1934–35
C.F. Bell, Thomas Girtin: The Drawings and Sketches of John Robert Cozens. A Catalogue with an Historical Introduction. In: Walpole Society XXIII, London 1934–35.

Belloncini/Garavaglia 1967
Maria Belloncini, Niny Garavaglia: L'opera completa del Mantegna. Mailand 1967.

Benesch 1935
Otto Benesch: Rembrandt. Werk und Forschung. Wien 1935. Nachdruck mit Korrekturen und Erweiterungen von Eva Benesch. Luzern 1970.

Benesch 1973/I–VI
Otto Benesch: The Drawings of Rembrandt. Complete Edition in Six Volumes. Erw. hrsg. v. Eva Benesch. London, New York 1973.

Benz o. J.
R. Benz: Goethe und die romantische Kunst, München o.J. [1940].

Berckenhagen 1967
Ekhart Berckenhagen: Anton Graff. Berlin 1967.

Berend 1956
Eduard Berend (Hrsg.): Jean Pauls Persönlichkeit in Berichten der Zeitgenossen. Berlin, Weimar 1956.

Bernhard 1973/I-II
Marianne Bernhard: Deutsche Romantik. Handzeichnungen. 2 Bde. München 1973.

Bernhard 1974
Marianne Bernhard (Hrsg.): Caspar David Friedrich. Das gesamte graphische Werk. München 1974.

Bernhard 1977
Klaus Bernhard: Idylle. Theorie, Geschichte, Darstellungen in der Malerei 1750-1850. Köln, Wien 1977.

Bibliothek 1762
Von dem verschiedenen Urtheil über die Ähnlichkeit der Bildnisse. In: Bibliothek der schönen Wissenschaften, Bd. 8, 1762, 2.St.

Bieber 1977
Margarete Bieber: Ancient Copies. Contributions to the history of Greek and Roman Art. New York 1977.

Biedermann 1973
Margret Biedermann: Ferdinand Kobell (1740-1799). Das malerische und zeichnerische Werk. München 1973.

Biedrzynski 1992
Effi Biedrzynski: Goethes Weimar. Das Lexikon der Personen und Schauplätze. Zürich 1992.

Biermann 1914
Georg Biermann: Deutsches Barock und Rokoko. Hrsg. im Anschluß an die Jahrhundert-Ausstellung Detuscher Kunst 1650-1800. Darmstadt 1914.

Biesalski 1964
Ernst Biesalski: Scherenschnitt und Schattenrisse. München 1964.

Bilzer 1971
Bert Bilzer: Führer durch die Schausammlung Gemäldegalerie. Arbeitsberichte aus dem Städtischen Museum Braunschweig 18. Braunschweig 1971.

Bloch 1931
Ernst Bloch: Goethe: Ideallandschaft. In: Literaturblatt der Frankfurter Zeitung, 12. Dezember 1931, S.3.

Blum 1923
A. Blum: Les eaux-fortes de Claude Gelée. Paris 1923.

Blunt 1966
Anthony Blunt: The Paintings of Nicolas Poussin. A critical Catalogue. London 1966.

Bober/Rubinstein 1987
Phyllis Pray Bober, Ruth Rubinstein: Renaissance Artists and Antique Sculpture. A Handbook of Sources. 2. Aufl. London 1987.

Boehringer 1939
Robert und Erich Boehringer: Homer. Bildnisse und Nachweise. Bd. 1: Rundwerke. Breslau 1939.

Böhme 1988
Hartmut Böhme: Natur und Subjekt. Frankfurt a.M. 1988.

Bohnenblust 1932
Gottfried Bohnenblust: Goethe und die Schweiz. Frauenfeld, Leipzig 1932.

Bohrer 1990
Frederick N. Bohrer: Public virtue and private terror. A two-sided oil sketch by Henry Fuseli. In: Zeitschrift für Kunstgeschichte, Bd. 53, 1990, S. 89-106.

Boisserée 1823
Sulpiz Boisserée: Tagebücher. Bd. I: 1808-1823. Hrsg. v. H.J. Weitz. Darmstadt 1978.

Bollacher 1969
Martin Bollacher: Der junge Goethe und Spinoza. Studien zur Geschichte des Spinozismus in der Epoche des Sturm und Drangs. Tübingen 1969.

Borchmeyer 1977
Dieter Borchmeyer: Höfische Gesellschaft und französische Revolution bei Goethe. Kronberg/Ts. 1977.

Börsch-Supan 1971
Die Kataloge der Berliner Akademie-Ausstellungen 1786-1850. Bearb. v. Helmut Börsch-Supan. Berlin 1975.

Börsch-Supan 1975
Eva Börsch-Supan: Das Mädchen aus der Fremde. In: Jahrbuch der Staatlichen Kunstsammlungen in Baden-Württemberg, Bd. 12, 1975, S. 225-260.

Börsch-Supan 1988
Helmut Börsch-Supan: Die deutsche Malerei von Anton Graff bis Hans von Marées (1760-1870). München 1988.

Börsch-Supan 1990
Helmut Börsch-Supan: Caspar David Friedrich. 4. erw. u. überarb. Aufl. München 1990.

Börsch-Supan/Jähnig 1973
Helmut Börsch-Supan, Karl-Wilhelm Jähnig: Caspar David Friedrich. Gemälde, Druckgraphik und bildmäßige Zeichnungen. München 1973.

Böttcher/Mittenzwei 1980
Kurt Böttcher, Johannes Mittenzwei: Zwiegespräch. Deutschsprachige Schriftsteller als Maler und Zeichner. Leipzig 1980, S. 55-65.

Boyer/Champion 1993
Guy Boyer, Jean-Loup Champion (Hrsg.): Mille Peintures des Musées de France. Paris 1993.

Bracken 1932
Ernst von Bracken: Die Selbstbeobachtung bei Lavater. Ein Beitrag zur Geschichte der Idee der Subjektivität im 18. Jahrhundert. Münster 1932.

Bredius 1915
A. Bredius: Feest-Bundel. Amsterdam 1915.

Brilli 1987
Attilio Brilli: Il Viaggio in Italia. Mailand 1987 (dt.: Reisen in Italien. Die Kulturgeschichte der klassischen Italienreisen vom 16-19. Jahrhundert. Köln 1989).

Bromberg 1974
Ruth Bromberg: Canaletto's Etchings. London, New York 1974.

Brunel 1978
Georges Brunel (Hrsg.): Piranèse et les Français. Kolloquium Académie de France, Rom. Rom 1978.

Buberl 1987
Brigitte Buberl: »...un occhio e mezzo«. Kupferstiche nach Vorlagen von Giovanni Battista Piazetta (1683-1754). In: Kunstgeschichte: Form und Interesse. Bd. 13. Münster 1987.

Buckland 1836
William Buckland: Geology and Mineralogy considered with Reference to Natural Theology. 2 Bde. London 1836.

Buddensieg/Düwell/Sembach 1987
Tilmann Buddensieg, Kurt Düwell, Klaus-Jürgen Sembach (Hrsg.): Wissenschaften in Berlin. Bd. II: Gedanken. Berlin 1987.

Burckhardt 1992
Jacob Burckhardt: Ästhetik der bildenden Kunst. Darmstadt 1992.

Burnet 1699
Thomas Burnet: Telluris Theoria Sacra. Amsterdam 1699.

Burnet 1816
Thomas Burnet: The sacred Theory of the Earth. 2 Bde. London 1816.

Busch 1978
Werner Busch: Der sentimentalische Klassizismus bei Carstens, Koch und Genelli. In: Kunst als Bedeutungsträger. Gedenkschrift für Günter Bandmann. Hrsg. v. Werner Busch, Reiner Hausherr, Eduard Trier. Berlin 1978, S. 318-343.

Busch 1985
Werner Busch: Die notwendige Arabeske. Wirklichkeitsaneignung und Stilisierung in der deutschen Kunst des 19. Jahrhunderts. Berlin 1985.

Busch 1986
Werner Busch: Wilhelm von Kaulbach - peintre-philosophe und modern painter. Zu Kaulbachs Weltgeschichtszyklus im Berliner Neuen Museum. In: Welt und Wirkung von Hegels Ästhetik. Hrsg. v. Annemarie Gethmann-Siefert und Otto Pöggler. (Hegel-Studien, Beiheft 27). Bonn 1986, S. 117-138.

Busch 1988
Werner Busch: Die »große simple Linie« und die »allgemeine Harmonie der Farben«. Zum Konflikt zwischen Goethes Kunstbegriff, seiner Naturerfahrung und seiner künstlerischen Praxis auf seiner italienischen Reise. In: Goethe-Jahrbuch Bd. 105, 1988, S. 144-164.

Busch 1993
Werner Busch: Das sentimentalische Bild. Die Krise der Kunst im 18. Jahrhundert und die Geburt der Moderne. München 1993.

Busch/Beyrodt 1992
Werner Busch, Wolfgang Beyrodt (Hrsg.): Kunsttheorie und Malerei. Kunstwissenschaft. (Kunsttheorie und Kunstgeschichte des 19. Jahrhunderts in Deutschland. Texte und Dokumente. Hrsg. v. Wolfgang Beyrodt u.a. Bd. 1). Stuttgart 1992.

Buschor 1958
Ernst Buschor: Medusa Rondanini. Hrsg. vom Deutschen Archäologischen Institut, Abteilung Athen. Stuttgart 1958.

Butlin/Joll 1984
Martin Butlin, Evelyn Joll: The Paintings of J.M.W. Turner. New Haven, London 1984.

Büttner 1973
Manfred Büttner: Die Geographia Generalis vor Varenius. Geographisches Weltbild und Providentiallehre. (Erdwissenschaftliche Forschungen. Hrsg. von C. Troll. Bd. VII). Wiesbaden 1973.

Büttner 1983
Frank Büttner: Der Streit um die Neudeutsche religios-patriotische Kunst. In: Aurora, Jahrbuch der Eichendorff-Gesellschaft, Bd. 43, 1983.

Büttner 1983
Frank Büttner: Asmus Jakob Carstens und Karl Philipp Moritz. In: Nordelbingen, Bd. 52, 1983.

Büttner 1984
Frank Büttner: Wilhelm Tischbeins »Konradin von Schwaben«. In: Kunstsplitter. Beiträge zur nordeuropäischen Kunstgeschichte. Festschrift für Wolfgang J. Müller zum 70. Geburtstag. Husum 1984, S. 100-119.

Büttner 1990
Frank Büttner: Bildungsideen und bildende Kunst in Deutschland um 1800. In: Bildungsbürgertum im 19. Jahrhundert.

Teil 2: Bildungsgüter und Bildungswissen. Hrsg. v. Reinhart Koselleck. Stuttgart 1990.

Carozzi 1989
Albert V. Carozzi: Forty Years of Thinking in front of the Alps: Saussure's (1796) Unpublished Theory of the Earth. In: Earth Sciences History 8, 1989, S. 123–140.

Carus 1831
Carl Gustav Carus: Neun Briefe über Landschaftsmalerei, geschrieben in den Jahren 1815 bis 1824 (1831). Hrsg. von Kurt Gerstenberg. Dresden o.J.

Carus 1841
Carl Gustav Carus: Zwölf Briefe über das Erdleben. Stuttgart 1841.

Carus 1948
Carl Gustav Carus: Goethe, zu dessen näherem Verständnis (1843). Hrsg. v. H.F. Wörmann. Herford 1948.

Carus 1963
Carl Gustav Carus: Denkwürdigkeiten aus Europa. Zu einem Lebensbild zusammengestellt von Manfred Schlösser. Hamburg 1963.

Carus 1972
Carl Gustav Carus: Briefe über Landschaftsmalerei, geschrieben in den Jahren 1815-1835. Zuvor ein Brief von Goethe als Einleitung (Reprint der 2., verm. Ausg. von 1835). Hrsg. v. D. Kuhn. Heidelberg 1972.

Carus 1982
Carl Gustav Carus: Briefe über Landschaftsmalerei. Erste Beilage: Andeutungen zu einer Physiognomik der Gebirge. Hrsg. von Gertrud Heider. Weimar 1982.

Cassirer 1932
Ernst Cassirer: Die Philosophie der Aufklärung. Tübingen 1932.

Castle/Payer-Thurn 1923–24/I–II
Eduard Castle und Rudolf Payer-Thurn: Die Sammlung Lavater. Mappe I: Lavater und die Seinen. Mappe II: Goethe und sein Kreis. Zürich, Leipzig, Wien 1923–24.

Chappell 1986
Miles L. Chapell: Fuseli and the »judicious adoption« of the antique in the Nightmare. In: The Burlington Magazine CXXVIII, Nr. 999, 1986, S. 420–422.

Chatelain 1973
J. Chatelain: Dominique Vivant Denon et le Louvre de Napoléon. Paris 1973.

Cheetham 1984
Mark A. Cheetham: The Taste for Phenomena: Mount Vesuvius and Transformations in Late 18th-Century European Landscape Depiction. In: Wallraf-Richartz-Jahrbuch 45, 1984, S. 131–144.

Chesneau 1934
Georges Chesneau: Les œevres de David d'Angers. Angers 1934

Chiarini 1971
Marco Chiarini: Vedute Romane. Disegni dal XVI al XVIII Secolo. Rom 1971.

Christoffel 1942
U. Christoffel: Poussin und Claude Lorrain. München 1942.

Conrady 1987
Karl Otto Conrady: Goethe. Leben und Werk. Frankfurt a.M. 1987.

Conrady 1988/I–II
Karl Otto Conrady: Goethe. Leben und Werk. 2 Bde. Frankfurt 1988.

Constable 1836
John Constable: Lectures. London 1836.

Courthion 1932
P. Courthion: Claude Gellée. Paris 1932.

Cozens 1785/86
Alexander Cozens: A New Method of Assisting the Invention in Drawing Original Compositions of Landscape. London 1785/86.

Crow 1985
Thomas E. Crow: Painters and Public Life in Eighteenth-Century Paris. New Haven, London 1985.

Daltrop 1982
Georg Daltrop: Die Laokoongruppe im Vatikan.(Xenia, II, 5. Konstanzer althistorische Vorträge und Forschungen. Hrsg. v. Wolfgang Schuller). Konstanz 1982.

Davy 1839/I–IX
The Collected Works of Sir Humphry Davy. Hrsg. v. John Davy. 9 Bde. London 1839.

Deluc 1809
Jean André Deluc: Traité élémentaire de Géologie. Paris 1809.

Denecke 1980
Wolf Denecke: Goethes Harzreisen. Hildesheim 1980.

Deneke 1936
Otto Deneke: Die Brüder Riepenhausen. Bd. 1. Göttingen 1936.

Deuchler/Roethlisberger/Lüthy 1975
Florens Deuchler, Marcel Roethlisberger, Hans Lüthy: Schweizer Malerei vom Mittelalter bis 1900. Genf 1975.

Diderot 1984
Denis Diderot: Ästhetische Schriften. Hrsg. v. Friedrich Bassenge. 2. Bde. Berlin 1984.

Doebber 1911
Alfred Doebber: Das Schloß in Weimar. Seine Geschichte vom Brande 1774 bis zur Wiederherstellung 1804. Jena 1911.

Doebber 1916
Alfred Doebber: Heinrich Gentz. Berlin 1916.

Drugulin 1873
W. Drugulin: Allart van Everdingen. Catalogue raisonné de toutes les estampes qui forment son œuvre gravé. Leipzig 1873.

Dürr 1879
Alphons Dürr: Adam Friedrich Oeser. Ein Beitrag zur Kunstgeschichte des 18. Jahrhunderts. Leipzig 1879.

Dutuit 1881-88/I-VI
E. Dutuit: Manuel de l'Amateur d'Estampe. 6 Bde. Paris, London 1881–88.

Eberlein 1928
Kurt Karl Eberlein: Goethe und die bildende Kunst der Romantik. In: Jahrbuch der Goethe-Gesellschaft, Bd. 14, 1928, S. 1–77.

Eckermann 1982
Johann Peter Eckermann: Gespräche mit Goethe in den letzten Jahren seines Lebens. Hrsg. v. Regine Otto. Berlin, Weimar 1987.

Ehrlich 1974
Willi Ehrlich: »...wegen Kunstverwandtschaft und freundlicher Lebensteilnahme«. Goethes Beziehungen zu Charles Gore. In: Goethe-Jahrbuch XCI, 1974, S. 117–129.

Eichhorn 1985/86
Herbert Eichhorn: Studien zu den Historienbildern Philipp Friedrich Hetschs (1758 – 1838). Unveröffentl. Magisterarbeit. Tübingen 1985/86.

Eimer 1982
Gerhard Eimer: Zur Dialektik des Glaubens bei Caspar David Friedrich. Frankfurt/Main 1982.

Einem 1956
Herbert von Einem: Beiträge zu Goethes Kunstauffassung. Hamburg 1956.

Einem 1958
Herbert von Einem: Asmus Jacob Carstens, Die Nacht mit ihren Kindern. (Arbeitsgemeinschaft für Forschung des Landes Nordrhein-Westfalen, Geisteswissenschaften, Heft 78). Köln, Opladen 1958.

Einem 1972
Herbert von Einem: Goethestudien. München 1978.

Einem 1978
Herbert von Einem: Deutsche Malerei des Klassizismus und der Romantik. 1760–1840. München 1978.

Eissler 1987
K.R. Eissler: Goethe. Eine psychoanalytische Studie 1775–1786. 2 Bde. München 1987.

Ely 1978
John Wilton Ely: The Mind and Art of Giovanni Battista Piranesi. London 1978.

Embach 1989
Michael Embach: Kunstgeschichte und Literatur: Zur Winckelmann-Rezeption des deutschen Idealismus. In: Ars et Ecclesia. Trier 1989, S. 97–113.

Emiliani 1983
Andrea Emiliani: Indagini per un dipinto. La Santa Cecilia di Raffaello. Bologna 1983.

Emmerling 1991
Ernst Emmerling: Johann Conrad Seekatz (1719–1768). Ein Maler aus der Zeit des jungen Goethe. Leben und Werk. Überarb. v. Brigitte Rechberg und Horst Wilhelm. Grünstadt 1991.

Engelhardt 1979
Wolf von Engelhardt: Die Entwicklung der geologischen Ideen seit der Goethe-Zeit. In: Abhandlungen der Braunschweigischen Wissenschaftlichen Gesellschaft 30, 1979, S. 62–84.

Engelhardt 1981
Dietrich von Engelhardt: Spiritualisierung der Natur und Naturalisierung des Menschen. Perspektiven der romantischen Naturforschung. In: Friedrich Rapp (Hrsg.): Naturverständnis und Naturbeherrschung. München 1981, S. 96–110.

Engelhardt 1982 a
Wolf von Engelhardt: Neptunismus und Plutonismus. In: Fortschritte der Mineralogie 60, 1982, S. 21–43.

Engelhardt 1982 b
Wolf von Engelhardt: Goethes Beschäftigung mit Gesteinen und Erdgeschichte im ersten Weimarer Jahrzehnt. In: Dorothea Kuhn, Bernhard Zeller (Hrsg.): Genius Huius Loci. Dank an Leiva Petersen. Wien, Köln, Graz 1982, S. 169–204.

Engelhardt 1982 c
Wolf von Engelhardt: Wandlungen des Naturbildes der Geologie von der Goethezeit bis zur Gegenwart. In: Jörg Zimmermann (Hrsg.): Das Naturbild des Menschen. München 1982, S. 45–73.

Engelhardt 1988
Wolf von Engelhardt: Georg Christoph Lichtenberg und die Naturwissenschaft seiner Zeit. In: Jörg Zimmermann (Hrsg.): Lichtenberg. Streifzüge der Phantasie. Hamburg 1988, S. 132–156.

Esmeijer 1977
Anna Catherina Esmeijer: Cloudscapes in Theory and Practice. In: Simiolus 9, 1977, S. 123–148.

Eyssen 1904
E. Eyssen: Daniel Hopfer von Kaufbeuren. Meister zu Augsburg 1493 bis 1536. Diss. Heidelberg 1904.

Hering 1932
Robert Hering: Das Elternhaus Goethes und das Leben in der Familie. In: Heinrich Voelcker (Hrsg.): Die Stadt Goethes. Frankfurt am Main im 18. Jahrhundert. Frankfurt a.M. 1932 (unveränderter Nachdruck 1982), S. 363–446.

Herrmann 1975
Luke Herrmann: Turner. Paintings, Watercolours, Prints and Drawings. London 1975.

Hettner 1979/I–II
Hermann Hettner: Geschichte der deutschen Literatur im achtzehnten Jahrhundert. 2 Bde. Neudruck Berlin, Weimar 1979.

Hetzer 1947
T. Hetzer: Claude Lorrain. Frankfurt 1947.

Hetzer 1948
Theodor Hetzer: Goethe und die bildende Kunst. Leipzig 1948.

Hildebrandt 1906
Edmund Hildebrandt: Friedrich Tieck. Leipzig 1906.

Himmelmann 1971
Nikolaus Himmelmann: Winckelmanns Hermeneutik. Mainz, Wiesbaden 1971.

Himmelmann 1991
Nikolaus Himmelmann: Laokoon. In: Antike Kunst 34, 1991, S. 97–115.

Hintzenstern 1972
Herbert von Hintzenstern: Lucas Cranach d.Ä. Altarbilder aus der Reformationszeit. Berlin 1972.

Hinz 1966
Sigrid Hinz: Caspar David Friedrich als Zeichner. Ein Beitrag zur stilistischen Entwicklung der Zeichnungen und ihrer Bedeutung für die Datierung der Gemälde. Diss. Greifswald 1966.

Hinz 1968
Sigrid Hinz: Caspar David Friedrich in Briefen und Bekenntnissen. München 1968.

Hinz 1974
Sigrid Hinz: Caspar David Friedrich in Briefen und Bekenntnissen. 2., veränd. u. erw. Ausg. Berlin 1974.

Hirsch 1991
Karl-Georg Hirsch: Goethe in Leipzig 1765-1768. Bruchstücke einer Konfession. Dokumentiert in Briefen und Selbstzeugnissen. Mit 12 Holzstichen. Leipzig 1982.

Hirzel 1833
Heinrich Hirzel: Briefe von Goethe an Lavater. Leipzig 1833.

Hoch 1987
Karl-Ludwig Hoch: Caspar David Friedrich in Böhmen. Bergsymbolik in der romantischen Malerei. Dresden 1987.

Hoch 1987
Karl Ludwig Hoch: Caspar David Friedrich in Böhmen. Bergsymbolik in der romantischen Malerei. Dresden 1987.

Hoffmann 1965/III
E.T.A. Hoffmann: Werke. Bd. 3. München 1965.

Hoffmeister 1988
Gerhart Hoffmeister: Goethe the artist in Italy 1786–1986. Amsterdam 1988.

Hofmann 1921
Friedrich Hermann Hofmann: Johann Peter Melchior. München 1921.

Hofmann 1983
Werner Hofmann: Die Geburt der Moderne aus dem Geist der Religion. In: Luther und die Folgen für die Kunst. Ausst. Kat. Hamburger Kunsthalle 1983/84. Hrsg. v. Werner Hofmann. München 1983, S. 23–71.

Hofstede de Groot 1906
C. Hofstede de Groot: Die Handzeichnungen Rembrandts. Haarlem 1906.

Hollstein 1949/I–XVIII
F.W.H. Hollstein: Dutch and Flemish Etchings, Engravings and Woodcuts, ca. 1450–1700. 18 Bde. Amsterdam 1949.

Holst 1987
Christian von Holst: Johann Heinrich Dannecker. Der Bildhauer. Stuttgart 1987.

Holtzhauer 1969
Johann Wolfgang Goethe: Winckelmann und sein Jahrhundert in Briefen und Aufsätzen. Mit einer Einleitung und einem erläuterndem Register von Helmut Holzhauer. Leipzig 1969.

Hooke 1705
Robert Hooke: The posthumous Works. London 1705.

Hoppe-Sailer 1994
Richard Hoppe-Sailer: Carl Gustav Carus. Einige Anmerkungen zum Verhältnis von Kunst und Wissenschaft im 19.Jahrhundert. In: Die Erfindung der Natur. Max Ernst, Paul Klee, Wols und das surreale Universum. Ausst. Kat. Sprengel Museum, Hannover, Badischer Kunstverein, Karlsruhe, Rupertinum, Salzburg. Freiburg im Breisgau 1994, S. 67–73.

Hörisch 1979
Jochen Hörisch: Ut Poesis Pictura- Korrespondenzen zwischen der Düsseldorfer Malerschule und der romantischen Dichtung. In: Die Düsseldorfer Malerschule. Ausst. Kat. Düsseldorf 1979.

Houël 1782-87/I–IV
Jean-Pierre-Laurent Houël: Voyage pittoresque des îles de la Sicile, de Malte et de Lipari. 4 Bde. Paris 1782–87.

Howard 1818–20
Luke Howard: Climate of London. London 1818–20.

Howitt 1886
M. Howitt: Friedrich Overbeck, sein Leben, sein Schaffen. Bd. 1. Freiburg 1886.

Huchard 1989
Viviane Huchard: Galerie David d'Angers. Angers 1989.

Humboldt 1826
Alexander von Humboldt: Ansichten der Natur, mit Wissenschaftlichen Erläuterungen. 2., verb. und verm. Ausg. 2 Bde. Stuttgart, Tübingen 1826.

Humboldt 1845–62
Alexander von Humboldt: Kosmos. Entwurf einer physischen Weltbeschreibung. 5 Bde. Stuttgart 1845–62.

Humboldt 1963
Alexander von Humboldt: Ideen zu einer Geographie der Pflanzen. Mit einem Geleitwort von Adolf Meier-Abich. Mit 2 Tafeln (Reprint der deutschen Ausgabe Tübingen 1807). Darmstadt 1963.

Humboldt o.J./I–VII
Alexander von Humboldt: Gesammelte Werke. 7 Bde. Stuttgart o.J.

Hummel 1954
Georg Hummel: Der Maler Erdmann Hummel. Sein Leben und sein Werk. Leipzig 1954.

Huppert 1949
Otto Huppert: Humanismus und Christentum. Goethe und Lavater – die Tragik einer Freundschaft. Stuttgart 1949.

Hüsgen 1780
Henrich Sebastian Hüsgen: Nachrichten von Franckfurter Künstlern und Kunst-Sachen, enthaltend das Leben und die Wercke aller hiesigen Mahler, ... Frankfurt a.M. 1780.

Hüsgen 1790
Henrich Sebastian Hüsgen: Artistisches Magazin. Enthaltend das Leben und die Verzeichnisse der Werke hiesiger und anderer Künstler. Frankfurt a.M. 1790.

Hutton 1788
James Hutton: Theory of the Earth (Transactions of the Royal Society of Edinburgh). 2 Bde. Edinburgh 1788.

Jahn 1959
Johannes Jahn: Das künstlerische Leipzig und Goethe. In: Jahrbuch der Goethe-Gesellschaft. Neue Folge, Bd. 12, 1950, S. 153–163.

Jamot 1921
Paul Jamot: Les »Funérailles de Phocion« par Poussin au Musée du Louvre. In: Gazette des Beaux-Arts II, 1921, S. 321–330.

Jamot 1922
Paul Jamot: Poussins two pictures of the story of Phocion. In: The Burlington Magazine XL, 1922, S. 158f.

Janson 1963
Horst W. Janson: Fuseli's Nightmare. In: Arts and Sciences 2, Nr. 1, 1963.

Jean Paul 1958
Jean Pauls sämtliche Werke. 3. Abt., 2. Briefe 1794–1797, Berlin 1958.

Jean Paul o.J
Jean Paul: Werke. 2 Bde. Wiesbaden o.J.

Jensen 1985
Jens Christian Jensen: Die deutsche Malerei der Romantik. Köln 1985.

Jensen 1992
Jens Christian Jensen: Aquarelle und Zeichnungen der deutschen Romantik. 3. Aufl. Köln 1992.

Jericke/Dolgner 1975
Alfred Jericke, Dieter Dolgner: Der Klassizismus in der Baugeschichte Weimars. Weimar 1975.

Johann Caspar Goethe 1986
Johann Caspar Goethe: Reise durch Italien im Jahre 1740. München 1986.

Jucker 1950
Hans Jucker: Vom Verhältnis der Römer zur Kunst der Griechen. Diss. Bamberg 1950.

Justi 1898/I–III
Carl Justi: Winckelmann und seine Zeitgenossen. 2. Aufl. 3 Bde. Leipzig 1898.

Käfer 1986
Markus Käfer: Winckelmanns hermeneutische Prinzipien. Heidelberg 1986.

Kahler/Maul 1991
Marie-Luise Kahler, Gisela Maul: Alle Gestalten sind ähnlich. Goethes Metamorphose der Pflanzen. Weimar 1991.

Kalman 1971
Harold D. Kalman: Füssli, Pope and the Nightmare. In: Pantheon 29, H. 3, 1971, S. 226–236.

Kamphausen 1941
Alfred Kamphausen: Asmus Jakob Carstens. Neumünster 1941.

Kant 1972
Immanuel Kant: Kritik der Urteilskraft. Frankfurt a.M. 1972.

Kanz 1993
Roland Kanz: Dichter und Denker im Porträt. Spaziergänge zur deutschen Porträtkultur des 18. Jahrhunderts. München 1993.

Karge 1993
H. Karge: Karl Schnaase. Zum Verhältnis von Ästhetik und Kunstgeschichte im 19. Jahrhundert. Unveröffentl. Habil. Kiel 1993.

Kat. Augsburg 1980/II
Welt im Umbruch. Augsburg zwischen Renaissance und Barock. Bd. 2: Rathaus. Ausst. Kat. Rathaus und Zeughaus Augsburg. Augsburg 1980.

Kat. Basel 1974
Lukas Cranach. Gemälde, Zeichnungen, Druckgraphik. Ausst. Kat. Kunstmuseum Basel 1974. 2 Bde. Hrsg. von Dieter Koepplin und Tilman Falk. Basel, Stuttgart 1974.

Kat. Bassano 1988
Giovanni Volpato (1735-1803). Ausst. Kat. Bassano tel Grappa/Museo-Bibliotheca-Archivio, Instituto Nazionale per la Grafica, Cabinetto Disegni e stampe. Bassano 1988.

Kat. Berlin 1980
Karl Friedrich Schinkel. Ausst. Kat. Staatliche Museen zu Berlin, Nationalgalerie. Berlin 1980.

Kat. Berlin 1980/81
Karl Friedrich Schinkel 1781-1841. Ausst. Kat. Altes Museum Berlin 1980/81. Berlin 1982.

Kat. Berlin 1981
Karl Friedrich Schinkel. Architektur, Malerei, Kunstgewerbe. Ausst. Kat. Staatliche Museen Preußischer Kulturbesitz, Berlin. Hrsg. v. Helmut Börsch-Supan und Lucius Grisebach. Berlin 1981, S. 54ff.

Kat. Berlin 1986
Galerie der Romantik. Kat. Staatliche Museen Preußischer Kulturbesitz, Nationalgalerie. Berlin 1986.

Kat. Berlin 1987
Friedrich Gilly 1772–1800 und die Privatgesellschaft junger Architekten. Ausst. Kat. Berlin 1987.

Kat. Berlin 1989/90
Asmus Jakob Carstens und Joseph Anton Koch. Zwei Zeitgenossen der Französischen Revolution. Zeichnungen. Ausst. Kat. Staatliche Museen zu Berlin, Nationalgalerie, 1989/90. Berlin 1989.

Kat. Berlin 1990
Carl Blechen. Zwischen Romantik und Realismus. Ausst. Kat. Nationalgalerie, Berlin 1990. Hrsg. v. Peter-Klaus Schuster. Berlin 1990.

Kat. Berlin 1990 a
Ethos und Pathos. Die Berliner Bildhauerschule. Ausst. Kat. Staatliche Museen Preußischer Kulturbesitz, Skulpturengalerie. Hrsg. v. Peter Bloch, Sibylle Einholz, Jutta von Simson. Berlin 1990.

Kat. Berlin 1991
Schinkel im Rheinland. Ausst. Kat. Stiftung Schlösser und Gärten Potsdam-Sanssouci und Nationalgalerie der Staatlichen Museen zu Berlin. Düsseldorf 1991.

Kat. Berlin 1993
Von Caspar David Friedrich bis Ferdinand Hodler. Meisterwerke aus dem Museum Stiftung Oskar Reinhart Winterthur. Ausst. Kat. Alte Nationalgalerie Berlin. Hrsg. von Peter Wegmann. Frankfurt a.M., Leipzig 1993.

Kat. Bern 1985
Traum und Wahrheit. Deutsche Romantik aus Museen der Deutschen Demokratischen Republik. Ausst. Kat. Kunstmuseum Bern 1985. Hrsg.v. Jürgen Glaesemer. Teufen 1985.

Kat. Bern 1991
Zeichen der Freiheit. Das Bild der Republik in der Kunst des 16. bis 20. Jahrhunderts. Ausst. Kat. Bernisches Historisches Museum und Kunstmuseum Bern. Hrsg. v. Dario Gamboni und Georg German. Bern 1991.

Kat. Bern 1991
Zeichen der Freiheit. Ausst. Kat. Bernisches Historisches Museum und Kunstmuseum Bern. Bern 1991.

Kat. Bologna 1962
L'ideale classico del Seicento in Italia e la pittura di paessaggio. Ausst. Kat. Città di Bologna, V Mostra biennale l'arte antica. Bologna 1962.

Kat. Bologna 1983
L'Estasi di Santa Cecilia di Raffaello da Urbino nella Pinacoteca Nazionale di Bologna. Aust. Kat. Bologna 1983.

Kat. Bonn 1993
Sehsucht. Das Panorama als Massenunterhaltung des 19. Jahrhunderts. Ausst. Kat. Kunst- und Ausstellungshalle der Bundesrepublik Deutschland, Bonn. Basel, Frankfurt a.M. 1993.

Kat. Bonn-Bad Godesberg 1978
Deutsche Künstler in Lateinamerika. Maler und Naturforscher des 19. Jahrhunderts illustrieren einen Kontinent. Ausst. Kat. Wissenschaftszentrum Bonn-Bad Godesberg. Hrsg. vom Ibero-Amerikanischen Institut Preußischer Kulturbesitz Berlin. Berlin 1978.

Kat. Boston 1978
Visions of Vesuvius. Ausst. Kat. Museum of Fine Arts, Boston. Hrsg. von Alexandra R. Murphy. Boston 1978.

Kat. Braunschweig 1975
Deutsche Kunst des Barock. Ausst. Kat. Herzog Anton Ulrich-Museum, Braunschweig. Braunschweig 1975.

Kat. Braunschweig u.a. 1985/86
Kunst der Goethezeit. Kat. Zeichnungen und Graphiken aus dem Herzog Anton Ulrich-Museum, Braunschweig 1985/86. Braunschweig 1985.

Kat. Bremen 1993/94
»... ihr werten Frauenzimmer auf!« Malerinnen der Aufklärung. Ausst. Kat. Roselius Haus, Bremen 1993/94. Bearb. v. Bettina Baumgärtel. Bremen 1993.

Kat. Coburg 1989
Johann Heinrich Lips, 1758-1817. Ein Zürcher Kupferstecher zwischen Lavater und Goethe. Kat. Kunstsammlungen der Veste Coburg. Coburg 1989.

Kat. Darmstadt 1980
Darmstadt in der Zeit des Barock und Rokoko. Hrsg. v. Magistrat der Stadt Darmstadt, Mathildenhöhe. Darmstadt 1980.

Kat. Dessau 1913
Katalog der Gemälde-Sammlung der Fürstlichen Amalienstiftung zu Dessau. Dessau 1913.

Kat. Dessau 1991
Gemäldegalerie Dessau. Schloß Georgium. Kat. Bearb. v. Margit Ziesché. München, Zürich 1991.

Kat. Dresden 1974
Caspar David Friedrich und sein Kreis. Ausst. Kat. Albertinum, Dresden 1974/75. Dresden 1974.

Kat. Dresden 1992
Gemäldegalerie Dresden Alte Meister. Katalog der ausgestellten Werke. Bearb. v. Angelo Walther, Annaliese Mayer-Meintschel, Angelika Lasius, Harald Marx. Leipzig 1992.

Kat. Duisburg 1987
Kostbarkeiten aus Goethes Kunstsammlung. Nationale Forschungs- und Gedenkstätten der klassischen Literatur, Goethe Nationalmuseum Weimar. Aust. Kat. Niederrheinisches Museum der Stadt Duisburg. Duisburg 1987.

Kat. Düsseldorf 1981
Gaspard Dughet und die ideale Landschaft. Bearb. v. Christian Klemm. Ausst. Kat. Goethe-Museum Düsseldorf. Düsseldorf 1981.

Kat. Düsseldorf 1983
Der Maler Georg Melchior Kraus (1733–1806). Ausst. Kat. Goethe-Museum Düsseldorf. Bearb. v. Christina Kröll. Hrsg. v. Jörn Göres. Düsseldorf 1983.

Kat. Düsseldorf u.a. 1986/87
»... auf classischem Boden begeistert«. Goethe in Italien. Ausst. Kat. Goethe-Museum Düsseldorf u.a. 1986/87. Hrsg. v. Jörn Göres. Mainz 1986.

Kat. Frankfurt 1977
Die Nazarener. Ausst. Kat. Städtische Galerie im Städel, Frankfurt. Hrsg. v. Klaus Gallwitz. Frankfurt 1977.

Kat. Frankfurt 1982
Freies Deutsches Hochstift/Frankfurter Goethe-Museum. Katalog der Gemälde. Bearb. v. Sabine Michaelis. Hrsg. v. Detlev Lüders. Tübingen 1982.

Kat. Frankfurt 1982 a
Frankfurter Malerei zur Zeit des jungen Goethe. Bearb. v. Hans-Joachim Ziemke. Hrsg. v. Klaus Gallwitz. Ausst. Kat. Städtische Galerie im Städelschen Kunstinstitut. Frankfurt a.M. 1982.

Kat. Frankfurt 1985/86
Natur und Antike in der Renaissance. Ausst. Kat. Liebighaus – Museum alter Plastik, Frankfurt 1985/86. Frankfurt a.M. 1985.

Kat. Frankfurt 1990/91
Polyklet. Der Bildhauer der griechischen Klassik. Ausst. Kat. Liebighaus – Museum alter Plastik, Frankfurt 1990/91. Mainz 1990.

Kat. Frankfurt 1991
Christian Georg Schütz d.Ä. (1718–1791). Ein Frankfurter Landschaftsmaler der Goethezeit. Ausst. Kat. Freies Deutsches Hochstift/Frankfurter Goethe-Museum. Bearb. v. Petra Maisak. Hrsg. v. Christoph Perels. Frankfurt a.M. 1991.

Kat. Frankfurt 1994
Das Frankfurter Goethe-Museum zu Gast im Städel. Ausst. Kat. Freies Deutsches Hochstift/Frankfurter Goethe-Museum, Städelsches Kunstinstitut. Bearb. v. Petra Maisak. Hrsg. v. Christoph Perels. Frankfurt a.M. 1994.

Kat. Frankfurt/Düsseldorf 1988/89
Sturm und Drang. Ausst. Kat. Freies Deutsches Hochstift/Frankfurter Goethe-Museum 1988/89, Goethe-Museum Düsseldorf 1989. Hrsg. v. Christoph Perels. Frankfurt a.M. 1988.

Kat. Gelsenkirchen 1993
Alexander von Humboldt. Natur als Idee und Abenteuer. Ausst. Kat. Städtisches Museum Gelsenkirchen. Essen 1993.

Kat. Genf 1978
Rousseau illustré par Saint-Ours. Ausst. Kat. Musée d'art et d'histoire, Genf. Genf 1978.

Kat. Gibellina/Rom 1992
Goethe in Sicilia. Disegni e aquerelli da Weimar. Ausst. Kat. Case di Stefano, Gibellina, Musei Capitolini, Rom. Hrsg. v. Paolo Chiarini. Rom 1992.

Kat. Göttingen 1975
Die Skulpturen der Sammlung Wallmoden. Ausst. Kat. Archäologisches Institut der Universität Göttingen. Hrsg. von Klaus Fittschen. Göttingen 1975.

Kat. Göttingen/Hannover/Nürnberg 1977
Rubens in der Grafik. Ausst. Kat. Kunstsammlung der Universität Göttingen, Landesmuseum Hannover, Museen der Stadt Nürnberg. Nürnberg 1977.

Kat. Hamburg 1972
Architekt Johann August Arens 1757–1806. Ausst. Kat. Altonaer Museum Hamburg, Norddeutsches Landesmuseum. Hamburg 1972.

Kat. Hamburg 1974
Ossian und die Kunst um 1800. Ausst. Kat. Hamburger Kunsthalle. Hrsg. v. Werner Hofmann. München 1974.

Kat. Hamburg 1974 a
Caspar David Friedrich. Ausst. Kat. Hamburger Kunsthalle. Hrsg. v. Werner Hofmann. München 1974.

Kat. Hamburg 1974/75
Johann Heinrich Füssli 1741–1825. Bearb. v. Gert Schiff. Hrsg. v. Werner Hofmann. Ausst. Kat. Hamburger Kunsthalle. München 1974.

Kat. Hamburg 1976
William Turner und die Landschaft seiner Zeit. Ausst. Kat. Hamburger Kunsthalle. Hrsg. v. Werner Hofmann. München 1976.

Kat. Hamburg 1977
Runge in seiner Zeit. Ausst. Kat. Hamburger Kunsthalle. Hrsg. v. Werner Hofmann. Hamburg 1977.

Kat. Hamburg 1979
John Flaxman. Mythologie und Industrie. Ausst. Kat. Hamburger Kunsthalle. Hrsg. v. Werner Hofmann. Hamburg 1979.

Kat. Hamburg 1981
Goya. Das Zeitalter der Revolutionen. 1789–1830. Ausst. Kat. Hamburger Kunsthalle. Hrsg. v. Werner Hofmann. Hamburg 1981.

Kat. Hamburg 1993
Pegasus und die Künste. Ausst. Kat. Museum für Kunst und Gewerbe, Hamburg. Hrsg. v. Claudia Brink und Wilhelm Hornbostel. Hamburg 1993.

Kat. Hannover/Lübeck 1990/91
Goethezeit und Romantik. Einhundert Meisterzeichnungen aus einer Privatsammlung. Ausst. Kat. Niedersächsische Landesgalerie Hannover 1990, Museum für Kunst und Kulturgeschichte der Hansestadt Lübeck 1991. Hannover 1990.

Kat. Hildesheim 1992
Christoph Heinrich Kniep – Zeichner an Goethes Seite. Zwischen Klassizismus, Realismus und Romantik. Ausst. Kat. Roemer Museum Hildesheim. Hrsg. v. Manfred Boetzke. Bearb. v. Georg Striehl. Hildesheim 1992.

Kat. Kassel 1989
Johann Heinrich Tischbein d.Ä. 1722–1789. Bearb. v. Marianne Heinz und Erich Herzog. Ausst. Kat. Staatliche und Städtische Kunstsammlungen Kassel, Neue Galerie. Kassel 1989.

Kat. Kiel 1975
Kunst im Dienste der Aufklärung. Radierungen von Bernhard Rode 1725–1797. Ausst. Kat. Kiel 1975.

Kat. Köln 1977
Peter Paul Rubens 1577–1640. Maler mit dem Grabstichel. Rubens und die Druckgraphik. Katalog der Ausstellung des Wallraff-Richartz-Museums in der Kunsthalle Köln. Köln 1977.

Kat. Köln 1982
Johann Wolfgang von Goethe und die Geowissenschaften. Ausst. Kat. Universitäts- und Stadtbibliothek Köln. Bearb. von Gunter Quarg. Köln 1982.

Kat. Köln 1984
Heroismus und Idylle. Formen der Landschaft um 1800 bei Jacob Philipp Hackert, Joseph Anton Koch und Johann Christian Reinhart. Ausst. Kat. Wallraf-Richartz-Museum, Köln. Köln 1984.

Kat. Köln u.a. 1987/88
Triumph und Tod des Helden. Europäische Historienmalerei von Rubens bis Manet. Wallraff-Richartz-Museum, Köln 1987/88, Kunsthaus Zürich 1988, Musée des Beaux Arts, Lyon 1988. Bearb. v. David Irwin. Köln 1987.

Kat. Konstanz 1992
Angelika Kauffmann (1741–1807) – Marie Ellenrieder (1791–1863). Ausst. Kat. Rosengartenmuseum Konstanz. Konstanz 1992.

Kat. Kopenhagen 1990
Mellem guder og helte. Historienmaleriet i Rom, Paris og Kobenhavn. Bearb. v. Kasper Monrad und Peter N. Larsen. Ausst. Kat. Statens Museum for Kunst. Kopenhagen 1990.

Kat. Krems 1989
Michael Wutky 1739–1822. Zur Wiederkehr des 250. Geburtstages. Ausst. Kat. Moderne Galerie im Dominikanerkloster, Krems. Krems 1989.

Kat. Leningrad 1989
German and Austrian Painting Fifteenth to Eighteenth Centuries. The Hermitage Catalogue of Western European Painting. Leningrad 1989.

Kat. London 1971
Classical Sites and Monuments. Ausst. Kat. British Museum (Department of Prints and Drawings), London. Hrsg. v. Andrew Wilton. London 1971.

Kat. London 1976
Constable. Paintings, Watercolours & Drawings. Ausst. Kat. Tate Gallery, London. Hrsg. von Leslie Parris, Ian Flemming-Williams, Conal Shields. London 1976.

Kat. London 1988/89
Rubens. Paintings, Drawings, Prints in the Princes Gate Collection. Ausst. Kat. Courtauld Institute Galleries, University of London 1988/89. London 1988.

Kat. London 1990
In the Shadow of Vesuvius. Views of Naples from Baroque to Romanticism 1631–1830. Ausst. Kat. Accademia delle Arti e delle Arti Applicate, London. Neapel 1990.

Kat. London 1991
Constable. Ausst. Kat. Tate Gallery, London 1991. Hrsg.von Leslie Parris und Ian Flemming Williams. London 1991.

Kat. London/New York 1992
Andrea Mantegna. Ausst. Kat. Royal Academy of Arts, London, Metropolitan Museum of Art, New York. Hrsg. von Jane Martineau. Mailand 1992.

Kat. London/Paris/New York 1990
Wright of Derby. Ausst. Kat. Tate Gallery, London, Grand Palais, Paris, Metropolitan Museum, New York. Hrsg. v. Judy Egerton. London 1990.

Kat. Madrid 1992
Caspar David Friedrich. Pinturas y dibujos. Ausst. Kat. Museo del Prado, Madrid. Madrid 1992.

Kat. Manchester 1971
Watercolours by John Robert Cozens. Ausst. Kat. Witworth Art Gallery, Manchester. Hrsg. v. F.W. Hawcroft. Manchester 1971.

Kat. Manchester 1982
The Arrogant Connoisseur. Richard Payne Knight 1751–1824. Ausst. Kat. Whitworth Art Gallery, Manchester. Hrsg. v. Michael Clarke und Nicholas Penny. Manchester 1982.

Kat. Manchester 1988
Travels in Italy 1776–1783. Based on the Memoirs of Thomas Jones. Ausst. Kat. Witworth Art Gallery, Manchester. Hrsg. v. F.W. Hawcroft. Manchester 1988.

Kat. Mannheim 1991
Die Zeichnungen und Aquarelle des 19.Jahrhunderts der Kunsthalle Mannheim in sechs Bänden. Hrsg. v. Manfred Fath. Bd. 3: Caspar David Friedrich in seiner Zeit. Zeichnungen und Aquarelle der Romantik und des Biedermeier. Bearb.v. Hans Dickel. Weinheim 1991.

Kat. Marbach 1966
Auch ich in Arkadien. Kunstreisen nach Italien 1600–1900. Ausst. Kat. Marbach. Hrsg. v. Dorothea Kuhn. Stuttgart 1966.

Kat. München 1972
Alte Pinakothek München. Gemäldekataloge. Bd. XIV: Altdeutsche Gemälde. Köln und Nordwestdeutschland. Bearb. v. G. Goldberg und G. Scheffler. München 1972.

Kat. München 1983
Im Licht von Claude Lorrain. Landschaftsmalerei aus drei Jahrhunderten. Ausst. Kat. Haus der Kunst, München. Hrsg. v. Marcel Roethlisberger. München 1983.

Kat. München 1988/89
Johan Christian Dahl 1788–1857. Ein Malerfreund Caspar David Friedrichs. Ausst. Kat. Neue Pinakothek, München 1988/89. München 1988.

Kat. München/Dresden 1991/92
Johann Georg von Dillis 1759–1841. Landschaft und Menschenbild. Ausst. Kat. Neue Pinakothek München 1991/92, Albertinum, Dresden 1992. Hrsg. v. Christoph Heilmann. München 1991.

Kat. Münster 1976
Bilder nach Bildern. Druckgraphik und die Vermittlung von Kunst. Ausst. Kat. Westfälisches Landesmuseum für Kunst und Kulturgeschichte, Münster. Münster 1976.

Kat. Münster 1978
Leichter als Luft. Zur Geschichte der Ballonfahrt. Ausst. Kat. Westfälisches Landesmuseum für Kunst und Kulturgeschichte, Münster. Münster 1978.

Kat. Neapel 1979/80
Civiltà del‹ 700 a Napoli 1773–1799. Ausst. Kat. Neapel 1979/80. 2 Bde. Florenz 1979.

Kat. Neapel 1990
All'ombra del Vesuvio. Ausst. Kat. Neapel 1990.

Kat. New Haven 1980
The Art of Alexander and John Robert Cozens. Ausst. Kat. Yale Center for British Art, New Haven. Hrsg. v. Andrew Wilton. New Haven 1980.

Kat. New York 1981
German Masters of the 19th Century. Paintings and Drawings from the Federal Republic of Germany. Ausst. Kat. The Metropolitan Museum of Modern Art, New York. New York 1981.

Kat. Nürnberg 1966
Klassizismus und Romantik in Deutschland. Gemälde und Zeichnungen aus der Sammlung Schäfer, Schweinfurt. Ausst. Kat. Germanisches Nationalmuseum Nürnberg. Nürnberg 1966.

Kat. Nürnberg 1983
Zeichnungen der Goethezeit aus einer neuerworbenen Sammlung. Ausst. Kat. Germanisches Nationalmuseum, Nürnberg. Bearb. v. Rainer Schoch. Nürnberg 1983.

Kat. Nürnberg 1989
Freiheit – Gleichheit – Brüderlichkeit. 200 Jahre Französische Revolution in Deutschland. Ausst. Kat. Germanisches Nationalmuseum Nürnberg. Hrsg. v. Gerhard Bott. Nürnberg 1989.

Kat. Oldenburg 1930
Wilhelm-Tischbein-Gedächtnisausstellung. Ausst. Kat. Oldenburger Landesmuseum. Bearb. v. Wilhelm Müller-Wulckow. Oldenburg 1930.

Kat. Oldenburg 1987/88
Johann Heinrich Wilhelm Tischbein. Goethes Maler und Freund. Ausst. Kat. Landesmuseum Oldenburg, Schleswig Holsteinisches Landesmuseum, Kloster Cismar, Freies Deutsches Hochstift/ Frankfurter Goethe-Museum 1987/88. Bearb. v. Hermann Mildenberger. Oldenburg 1987.

Kat. Paris 1984
Caspar David Friedrich. Linien und Transparenz. Ausst. Kat. Centre Culturel du Marais, Paris. Paris 1984.

Kat. Paris 1989
La Révolution Française et l'Europe 1789–1799. XXe exposition du Conseil de l'Europe. Paris 1988.

Kat. Paris 1989/90 a
Jacques Louis David 1748 – 1825. Ausst. Kat. Musée du Louvre, Paris 1989/90. Paris 1989.

Kat. Paris 1989/90/I–III
La Révolution Française et l'Europe 1789–1799. 3 Bde. Ausstellung im Grand Palais Paris 1989/90. Paris 1989.

Kat. Paris 1990
Houël: Voyage en Sicile (1776–1779). Ausst. Kat. Musée du Louvre, Paris. Paris 1990.

Kat. Paris 1993/94
L'âme au corps: arts et sciences 1793–1993. Ausst. Kat. Galeries nationales du Grand Palais, Paris 1993/94. Hrsg. v. Jean Clair. Paris 1993.

Kat. Rennes 1985
Jean-Germain Drouais 1763–1788. Ausst. Kat. Musée des Beaux-Arts de Rennes. Rennes 1985.

Kat. Rom 1977
Rubens e l'incisione nelle collezioni del Gabinetto Nazionale delle Stampe. Ausst. Kat. Villa della Farnesina alla Lungara Rom. Rom 1977.

Kat. Rom 1981/82
David e Roma. Ausst. Kat. Accademia di Francia, Rom 1981/82. Rom 1981.

Kat. Rom 1988
Goethe a Roma (1786–1788). Disegni e acquarelli da Weimar. Ausst. Kat. Musei Capitolini, Rom. Hrsg. v. Paolo Chiarini. Rom 1988.

Kat. Rom 1992
Goethe in Sicilia. Disegni e acquarelli da Weimar. Ausst. Kat. Musei Capitolini, Rom. Hrsg. v. Paolo Chiarini. Rom 1992.

Kat. Rom 1992/93
La collezione Roncompagni Ludovisi. Algardi, Bernini e la fortuna dell' antico. Ausst. Kat. Palazzo Ruspoli, Rom 1992/93. Hrsg. v. Antonio Giuliano. Venedig 1992.

Kat. Rom/Paris 1976
Piranèse et les Français. Ausst. Kat. Rom, Paris 1976.

Kat. Salerno 1986/IX–II
La fortuna di Paestum e la memoria moderna del dorico 1750–1830. Ausst. Kat. Salerno. 2 Bde. Hrsg. v. Joselita Raspi Serra und Giorgio Simoncini. Salerno 1986.

Kat. Salzburg 1959
Romantik in Österreich. Malerei und Graphik. Ausst. Kat. Residenzgalerie Salzburg. Salzburg 1959.

Kat. Schaffhausen 1993
Alexander Trippel (1744–1793). Skulpturen und Zeichnungen. Ausst. Kat. Schaffhausen 1993.

Kat. Schleswig 1992
Asmus Jakob Carstens. Goethes Erwerbungen für Weimar. Ausst. Kat. Schleswig-Holsteinisches Landesmuseum, Schloß Gottorf. Schleswig 1992.

Kat. Sidney 1980
French Painting: the Revolutionary Decades 1760-1830. Ausst. Kat. Art Gallery of New South Wales, Sidney. Sidney 1980.

Kat. St. Petersburg 1958/II
The State Hermitage. Kat. West-European Painting. Album of Reproductions. Bd. II. Moskau 1958.

Kat. Stuttgart 1989
Joseph Anton Koch. Ansichten der Natur. Ausst. Kat. Staatsgalerie Stuttgart. Hrsg. v. Christian von Holst. Stuttgart 1989.

Kat. Stuttgart 1993
Schwäbischer Klassizismus zwischen Ideal und Wirklichkeit 1770–1830. Ausst. Kat. Staatsgalerie Stuttgart. Hrsg. v. Christian von Holst. Stuttgart 1993.

Kat. Trento 1989
Goethe e l'Italia. Nationale Forschungs- und Gedenkstätten der klassischen Literatur, Weimar. Ausst. Kat. Palazzo Trentini, Trento. Trento 1989.

Kat. Trento 1993
Romanticismo. Il nouvo sentimento della natura. Ausst. Kat. Palazzo delle Albere, Trento. Milano 1993.

Kat. Venedig 1992
Antonio Canova. Ausstellung im Museum Corre/Possagno, Gipsoteca 1992. Venedig 1992.

Kat. Venedig u.a. 1977
Disegni di Goethe in Italia. Ausst. Kat. Fondazione Giorgio Chini, Venezia, Galleria Communale d'Arte Moderna, Bologna, Museo di Roma Palazzo Braschi. Hrsg. v. Gerhard Femmel. Venedig 1977.

Kat. Washington/Paris/Berlin 1985
Watteau 1684–1721. Ausst. Kat. National Gallery of Art, Washington 1984, Galeries Nationales du Grand Palais, Paris 1984/85, Schloß Charlottenburg, Berlin 1985. Berlin 1985.

Kat. Weimar 1969
Winckelmann und Goethe. Hrsg. von den Nationalen Forschungs- und Gedenkstätten der klassischen Literatur in Weimar. Berlin, Weimar 1969.

Kat. Weimar 1972
Lucas Cranach 1472–1553. Ein großer Maler in bewegter Zeit. Ausstellung zu seinem 500. Geburtstag. Ausst. Kat. Kunstsammlungen zu Weimar. Weimar 1972.

Kat. Weimar 1977
Das Aquarell in fünf Jahrhunderten. Schätze der Kunstsammlungen zu Weimar. Ausst. Kat. Kunstsammlungen zu Weimar, Kunsthalle am Theaterplatz. Weimar 1977.

Kat. Weimar 1992 a
Die deutschen Gemälde des XVI. Jahrhunderts. Kat. Kunstsammlungen zu Weimar. Bearb. v. Helga Hoffmann. Weimar 1992.

Kat. Weimar 1992 b
Johann Peter Eckermann. Leben im Spannungsfeld Goethes. Ausst. Kat. Goethe-Nationalmuseum Weimar. Weimar 1992.

Kat. Weimar 1994
Museumsstück. Kat. Kunstsammlungen zu Weimar. Schloßmuseum – Gemäldegalerie. München 1994.

Kat. Weimar/Wittenberg 1953
Lucas Cranach. Kat. Bearb. v. Heinz Lüdecke, Walther Scheidig. Hrsg. vom Deutschen Lucas-Cranach-Komitee. Weimar, Wittenberg 1953.

Kat. Wien 1964
Meisterzeichnungen der Albertina. Europäische Schulen von der Gotik bis zum Klassizismus. Kat. Bearb. v. Otto Benesch unter Mitarbeit v. Eva Benesch. Salzburg 1964

Kat. Wien 1981
Gemälde aus der Eremitage und dem Puschkin Museum. Ausst. Kat. Kunsthistorisches Museum Wien. Wien 1981.

Kat. Wien 1982
Goethe und die Wiener Akademie. Ausst. Kat. Akademie [illegible] bildenden Künste, Wien. Wien

Kat. Wien 1985
Bilder und Bücher. 200 Jahre ehem. Familien-Fideikomiß-Bibliothek des Hauses Habsburg-Lothringen. 200 Jahre Porträtsammlung. Österreich 1945 bis 1955. Ausst. Kat. Österreichische Nationalbibliothek, Wien. Bearb. v. Walter G. Wieser und Wilhelm Zrounek. Wien 1985.

Kat. Wien 1992
Die Beredsamkeit des Leibes. Zur Körpersprache in der Kunst. Ausst. Kat. Albertina Wien. (Veröffentlichungen der Albertina Nr. 31). Hrsg. v. Ilsebill Barta Fliedl und Christoph Geissmar. Wien 1992.

Kat. Wolfenbüttel 1993
Eine Reise der Aufklärung. Lessing in Italien. Ausst. Kat. Herzog August Bibliothek und Schloßmuseum Wolfenbüttel. Hrsg. v. Lea Ritter Santini. Berlin 1993.

Kat. Zürich 1989/90
Goethe als Sammler. Kunst aus dem Haus am Frauenplan in Weimar. Ausst. Kat. Strauhof Zürich 1989/90. Zürich, Weinheim 1989.

Kat. Zürich/Schwäbisch Hall 1991
Helvetien in Deutschland. Schweizer Kunst aus Residenzen deutscher Klassik 1770–1830. Ausst. Kat. Strauhof Zürich, Hällisch-Fränkisches Museum Schwäbisch Hall. Hrsg. von Nicolas Baerlocher und Martin Bircher. Zürich, Weinheim 1991.

Keiser 1970
Herbert Wolfgang Keiser: Johann Wolfgang Goethe. Wilhelm Tischbeins Idyllen. München 1970.

Keller 1968
Werner Keller: »Die antwortenden Gegenbilder«. Eine Studie zu Goethes Wolkendichtung. In: Jahrbuch des Freien Deutschen Hochstifts 1968, S. 191–236.

Kemp 1979
Wolfgang Kemp: »...einen wahrhaft bildenden Kunstunterricht einzuführen«. Zeichnen und Zeichenunterricht für Laien 1500–1870. Ein Handbuch. Frankfurt a.M. 1979.

Kieser 1931
E. Kieser: Tizians und Spaniens Einwirkungen auf die späten Landschaften des Rubens. In: Münchner Jahrbuch der bildenden Kunst. N.F. 8, 1931, S. 281–291.

Kippenberg 1921
Anton Kippenberg: Die Technik der Silhouette. In: Jahrbuch der Sammlung Kippenberg I, 1921.

Kippenberg 1952
Goethe, Dittmar und Lavater. In: Ders.: Reden und Schriften. Leipzig 1952, S. 220–242.

Klauß 1988
Jochen Klauß: Goethe als Zeichner in Italien. Hrsg. von den Nationalen Forschungs- und Gedenkstätten der klassischen Literatur in Weimar. Weimar 1988.

Klauß 1990
Jochen Klauß: Der Zeichner Goethe. 1788–1832. Hrsg. von den Nationalen Forschungs- und Gedenkstätten der klassischen Literatur in Weimar. Weimar 1990.

Klauß 1992
Jochen Klauß: Zeichnungen von Goethes Hand. 32 Wiedergaben nach Aquarellen und Skizzen des Dichters mit Texten von ihm selbst. Leipzig 1992.

Klemm 1992
Christian Klemm: Tischbeins ›Brutus‹ – Ein Hauptwerk des deutschen Klassizismus aus Zürcher Geist. In: Kunsthaus Zürich. Jahresbericht 1992, S. 69–80.

Knight 1983
Carlo Knight: Il Contributo di Peter Fabris ai ›Campi Phlegaei‹ di Hamilton. In: Napoli nobilissima 22, 1983, S. 100–110.

Knight 1986
Richard Payne Knight: Expedition into Sicily (1777). Hrsg. v. Claudia Stumpf. London 1986.

Knight 1990
Carlo Knight: Hamilton a Napoli. Cultura, svaghi, civilità di una grande capitale europea. Neapel 1990.

Knight 1993
Carlo Knight: Hamilton's Lusieri. In: The Burlington Magazine CXXXV, 1993, Nr. 1085, S. 536–538.

Koch 1957
Hanna Koch: Johann Joachim Winckelmann. Sprache und Kunstwerk. Hrsg. von der Winckelmann-Gesellschaft Stendal. Jahresausgabe 1956/57. Berlin 1957.

Koch 1984
Moderne Kunstchronik, Briefe zweier Freunde in Rom und der Tartarei über das moderne Kunstleben und Treiben; oder die Rumfordische Suppe, gekocht und geschrieben von Joseph Anton Koch in Rom (1834). Hrsg. und erl. v. Hilmar Frank. Leipzig, Weimar 1984.

Körner 1988
Hans Körner: Auf der Suche nach der »wahren Einheit«. Ganzheitsvorstellungen in der französischen Malerei und Kunstliteratur vom mittleren 17. bis zum mittleren 19. Jahrhundert. München 1988.

Körner 1990
Gudrun Körner: Zur Theorie der Bildhauerkunst in der deutschen Aufklärung. Diss. Berlin 1990.

Kragelund 1988/89
Patrick Kragelund: Abildgaard, Homer and the Dawn of the Millenium (Analecta Romana Instituti Danici XVI), 1988/89.

Krätz 1985
Otto Paul Krätz: Bibliographie. In: William Hamilton: Beobachtungen über den Vesuv den Aetna und andere Vulkane .... (Reprint der Ausgabe Berlin 1773). Hrsg. v. Otto Paul Krätz. Weinheim 1985, S. 255ff.

Krätz 1992
Otto Krätz: Goethe und die Naturwissenschaften. München 1992.

Kreikenbom 1990
Detlev Kreikenbom: Bildwerke nach Polyklet. (Schriften des Liebighauses – Museum alter Plastik, Frankfurt a.M.). Berlin 1990.

Kreikenbom 1992
Detlev Kreikenbom: Griechische und römische Kolossalporträts bis zum späten ersten Jahrhundert nach Christus. Jahrbuch des Deutschen Archäologischen Instituts. 27. Ergh. Berlin 1992.

Krenzlin 1990
Ulrike Grenzlin: Johann Gottfried Schadow. Stuttgart 1990.

Kreuchauff 1768
Franz Wilhelm Kreuchauff: Historische Erklärungen der Gemälde, welche Herr Gottfried Winkler in Leipzig gesammlet. Leipzig 1768.

Kröll 1985
Christina Kröll: Karl August Schwerdgeburth. Düsseldorf 1985.

Krönig 1964
Wolfgang Krönig: Eine Italien-Landschaft des 18.Jahrhunderts im Deutschen Archäologischen Institut zu Berlin. Philipp Hackerts Ansicht der Solfatara bei Neapel. Berlin 1964.

Krönig 1967
Wolfgang Krönig: Der königliche Jagd-Pavillon im Fusaro-See bei Neapel und Philipp Hackerts Jahreszeiten-Bilder. In: Wallraff Richartz-Jahrbuch 29, 1967, S. 219–242.

Krönig 1968 a
Wolfgang Krönig: Kehrtwendung der Blickrichtung in Vedutenpaaren von Philipp Hackert. In: Wallraff-Richartz-Jahrbuch 30, 1968, S. 253–274.

Krönig 1968 b
Wolfgang Krönig: Vesuv-Ausbrüche 1774 und 1779 gemalt von Philipp Hackert. In: Medicinae et artibus. Festschrift für Wilhelm Katner. Düsseldorf 1968.

Krönig 1971
Wolfgang Krönig: Sepia-Zeichnungen aus der Umgebung Neapels von Philipp Hackert. In: Wallraf-Richartz-Jahrbuch 33, 1971, S. 175–204.

Krönig 1979
Wolfgang Krönig: Philipp Hackerts Ansichten Griechischer Tempel in Sizilien (1777). In: Willmuth Arenhövel, Christa Schreiber (Hrsg.): Berlin und die Antike. Berlin 1979, S. 363–377.

Krönig 1984
Wolfgang Krönig: Zehn Aussichten von dem Landhause des Horaz (1780). In: Pantheon 42, 1984.

Krönig 1987
Wolfgang Krönig: Vedute di luoghi classici della Sicilia. Il viaggio di Philipp Hackert del 1777. Palermo 1987.

Krönig/Wegner/Krieger 1994
Wolfgang Krönig, Reinhard Wegner, V. Krieger: Philipp Hackert (1737–1807). Der Landschaftsmaler der Goethezeit. Köln 1994.

Kruft 1970
Hanno-Walter Kruft: Goethe und Kniep in Sizilien. In: Jahrbuch der Sammlung Kippenberg, N.F. 2, 1970, S.201-327.

Kruse 1988
Jens Kruse: Flamme im Wasser, Schimmel im Kalk. Französische Revolution und Naturwissenschaft im Werk Goethes. In: Goethe Yearbook 4, 1988, S. 209–234.

Kruse/Neumann 1920
John Kruse, Karl Neumann: Die Zeichnungen Rembrandts und seiner Schule im National-Museum zu Stockholm. Den Haag 1920.

Kuhn 1980/I–II
Brigitte Kuhn: Der Landschaftsmaler Michael Wutky (1739X–1822). Leben und Werk. 2 Bde. Diss. Innsbruck 1980.

Kuhn 1989
Brigitte Kuhn: »Wutky, ein vortrefflicher Landschaftsmaler aus Österreich...«. In: Michael Wutky 1739–1822. Zur Wiederkehr des 250. Geburtstages. Katalog der Ausstellung in der Modernen Galerie im Dominikanerkloster, Krems. Krems 1989.

Lacambre 1976
Geneviève Lacambre: Les paysages de Pierre-Henri de Valenciennes 1750–1819. (Le petit Journal des grandes Expositions. Dossier du département des Peintures. No.11). Paris 1976.

Lacambre 1980a
G. Lacambre: Toulouse, Musée des Augustins. L'éruption du Vésuve par Pierre-Henri de Valenciennes. In: Revue du Louvre, Nr. 5–6, 1980, S. 312–314.

Lacambre 1980b
G. Lacambre: Pierre Henri de Valenciennes en Italie. Un journal de voyage inédit. In: Bulletin de la Société Historique d'Art Français. Paris 1980, S. 139–172.

Lammel 1993
Gisold Lammel: Tagträume. Bilder im Lichte der Aufklärung. Dresden 1993.

Landsberger 1908
Franz Landsberger: Wilhelm Tischbein. Ein Künstlerleben des 18. Jahrhunderts. Leipzig 1908.

Landsberger 1931
Franz Landsberger: Die Kunst der Goethezeit. Leipzig 1931.

Landwehr 1993
Christa Landwehr: Die römischen Skulpturen von Caesarca Mauretaniae. Denkmäler aus Stein und Bronze. Bd. 1. Idealplastik. Weibliche Figuren benannt. (Deutsches Archäologisches Institut Berlin, Archäologische Forschungen, Bd. 18). Berlin 1993.

Lange 1991
Victor Lange: Bilder – Ideen – Begriffe. Goethe-Studien. Würzburg 1991.

Lavater 1772
Johann Caspar Lavater: Von der Physiognomik. Zweytes Stück. Leipzig 1772.

Lavater 1775–78/I–IV
Johann Caspar Lavater: Physiognomische Fragmente, zur Beförderung der Menschenkenntniß und Menschenliebe. 4 Bde. Leipzig, Winterthur 1975–78.

Lavater 1781–1803
Johann Kaspar Lavater: Essai sur la Physiognomie... La Haye 1781–1803.

LCI 1968–76/I–VIII
Lexikon der christlichen Ikonographie. Bd. 1–4: Allgemeine Ikonographie. Hrsg. von Engelbert Kirschbaum. In Zusammenarbeit mit Günter Bandmann, Wolfgang Braunfels, Johannes Kollwitz, Wilhelm Mrazek, Alfred A. Schmid, Hugo Schnell. Rom/Freiburg/Basel/Wien 1968–72. Bd. 5–8: Ikonographie der Heiligen. Hrsg. von Wolfgang Braunfels. Rom/Freiburg/Basel/Wien 1973–76. Sonderausgabe Freiburg 1990.

Lebensztejn 1990
Jean-Claude Lebensztejn: L'art de la tache. Introduction à la »Nouvelle méthode« d'Alexander Cozens. Epinal 1990.

Lehmann 1756
Johann Gottlob Lehmann: Versuch einer Geschichte von Flötzgebirgen. Berlin 1756.

Lenz 1910
Max Lenz: Geschichte der Königlichen Friedrich-Wilhelms-Universität zu Berlin. Bd.I. Halle 1910.

Lenz 1974
Angelika Lenz: Jahresbericht 1972/73. In: Jahrbuch des Freien Deutschen Hochstifts, 1974, S. 398 ff.

Lenz 1984
Christian Lenz: Stielers Bildniszeichnung von Goethe. In: Pantheon 42, 1984, S. 90f.

Lepenies 1976
Wolf Lepenies: Das Ende der Naturgeschichte. Wandel kultureller Selbstverständlichkeiten in den Wissenschaften des 18. und 19. Jahrhunderts. München, Wien 1976.

Lepenies 1988
Wolf Lepenies: Autoren und Wissenschaftler im 18. Jahrhundert. München, Wien 1988.

Leppien 1993
Helmut R. Leppien: Caspar David Friedrich in der Hamburger Kunsthalle. Stuttgart 1993.

Lewis 1981/82
Douglas Lewis: The Drawings of Andrea Palladio. Washington, D.C. 1981/82.

Lichtenberg 1778
Georg Christoph Lichtenberg: Über Physiognomik, wider die Physiognomen. Zur Beförderung der Menschenliebe und Menschenkenntnis (1778). In: Ders.: Werke in einem Band. Hrsg. v. Peter Plett. Hamburg o.J.

Lichtenstern 1974
Christa Lichtenstern: Beobachtungen zum Dialog Goethe-Caspar David Friedrich. In: Baltische Studien, N.F., Bd. 60, 1974.

Lichtenstern 1990
Christa Lichtenstern: Metamorphose in der Kunst des 19. und 20. Jahrhunderts. Bd. 1: Die Wirkungsgeschichte der Metamorphosenlehre Goethes. Weinheim 1990.

Liepe 1972
Gertrud Liepe: Luke Howard (1772–1864) (mit dem bisher unveröffentlichten, von Goethe übersetzten Originaltext der Autobiographie Howards). In: Jahrbuch des Freien Deutschen Hochstifts 1972, S. 59–107.

Liess 1985
Reinhard Liess: Goethe vor dem Straßburger Münster. Zum Wissenschaftsbild der Kunst. Weinheim 1985.

Lightbown 1986
Ronald W. Lightbown: Mantegna. Oxford, Berkeley, Los Angeles 1986.

Lillies/Schiering 1988
Reinhard Lillies, Wolfgang Schiering (Hrsg.): Archäologiebildnisse. Mainz 1988.

LIMC 1981–92/I–VI
Lexicon Iconographicum Mythologiae Classicae (LIMC). Publié par la Fondation pour le LIMC. Bd.I–VI (bisher erschienen). Zürich und München 1981–92.

Lindsay 1966
Jack Lindsay: J. M. W. Turner. His Life and Work. London 1966.

Lippmann 1888–1911/I–IV
F. Lippmann: Original Drawings by Rembrandt. Reproduced in the colours of the Originals. Berlin, Den Haag 1888–1911.

Lohmann-Siems 1964
Isa Lohmann-Siems: Der universale Formbegriff in der Physiognomik des 18. Jahrhunderts. In: Jahrbuch der Hamburger Kunstsammlungen, Bd. 9, 1964, S. 49–72.

Lohse 1936
B. Lohse: Jacob Philipp Hackert. Leben und Anfänge seiner Kunst. Emsdetten 1936.

Lorck 1936
C. v. Lorck: Goethe und Lessings ›Klosterhof im Schnee‹. In: Wallraff-Richartz-Jahrbuch, Bd. 9, S. 205ff.

Löschner 1978
Renate Löschner: Die künstlerische Darstellung Lateinamerikas im 19. Jahrhundert unter dem Einfluß Alexander von Humboldts. In: Deutsche Künstler in Lateinamerika. Maler und Naturforscher des 19. Jahrhunderts illustrieren einen Kontinent. Ausst. Kat. Wissenschaftszentrum Bonn-Bad Godesberg. Hrsg. vom Ibero-Amerikanischen Institut Preußischer Kulturbesitz Berlin. Berlin 1978, S. 13–24.

Luckardt 1994
Jochen Luckardt: Pascha Johann Friedrich Weitschs »Bodetal mit Roßtrappe« – Figurenstaffage und Erklärung des »Ortes« in der zweiten Hälfte des 18. Jahrhunderts. In: Beiträge zur Geschichte der Literatur und Kunst des 18. Jahrhunderts. Bd. 13. Heidelberg 1994.

Lukács 1955
Georg Lukács: Das ästhetische Problem des Besonderen in der Aufklärung und bei Goethe. In: Festschrift Ernst Bloch zum 70. Geburtstag. Berlin 1955, S. 201–226.

Lukian 1974/I–III
Lukian: Werke in drei Bänden. Aus dem Griechischen übersetzt von Christoph Martin Wieland. (Bibliothek der Antike). Neudruck Berlin, Weimar 1974.

Lutterotti 1985
Otto R. von Lutterotti: Joseph Anton Koch. 1768-1839. Leben und Werk. Mit einem vollständigen Werkverzeichnis. 2. Aufl. München 1985.

Maaz 1990
Bernhard Maaz: Christian Friedrich Tieck 1776-1851. Leben und Werk unter besonderer Berücksichtigung seines Bildnisschaffens. Mit einem Werkverzeichnis. Diss. Halle-Wittenberg 1990.

Magnus 1949
Rudolf Magnus: Goethe as a Scientist. New York 1949.

Maisak 1983
Petra Maisak: Das Stammbuch des Freiherrn von Berlepsch. Ein Künstlerstammbuch des 19. Jahrhunderts mit unbekannten Handzeichnungen von Goethe, C.D. Friedrich u.a. In: Jahrbuch des Freien Deutschen Hochstifts, 1983, S. 283–319.

Maisak 1986
Petra Maisak: Wir passen zusammen, als hätten wir zusammen gelebt. In: Johann Heinrich Wilhelm Tischbein. Goethes Maler und Freund. Ausst. Kat. Landesmuseum Oldenburg, Schleswig Holsteinisches Landesmuseum, Kloster Cismar, Freies Deutsches Hochstift, Frankfurter Goethe-Museum 1987/88. Bearb. v. Hermann Mildenberger. Oldenburg 1987.

Maisak 1986a
Petra Maisak: Goethe und die Malerei in Italien. In: »...auf classischem Boden begeistert«. Goethe in Italien. Ausst. Kat. Goethe-Museum Düsseldorf u.a. 1986/87. Mainz 1986, S. 66–87.

Maisak 1988
Petra Maisak: Aspekte der Kunst im Sturm und Drang. In: Sturm und Drang. Ausst. Kat. Freies Deutsches Hochstift/Frankfurter Goethe-Museum 1988/89, Goethe-Museum Düsseldorf 1989. Hrsg. v. Christoph Perels. Frankfurt a.M. 1988, S.223-291.

Maisak 1992
Petra Maisak: Goethes »Bequemes Wandern«. In: Jahresbericht Museum und Graphische Sammlung, Jahrbuch des Freien Deutschen Hochstifts 1992, S. 318–324.

Maltzahn 1940
H. Frh. v. Maltzahn: Philipp Otto Runges Briefwechsel mit Goethe. (Schriften der Goethe-Gesellschaft, Bd. 51). Weimar 1940.

Mandelkow 1990
K. R. Mandelkow: Die bürgerliche Bildung in der Rezeptionsgeschichte der deutschen Klassik. In: Reinhart Koselleck (Hrsg.): Bildungsbürgertum im 19. Jahrhundert. Teil II: Bildungsgüter und Bildungswissen. Stuttgart 1990.

Manners/Williamson 1976
Victoria Manners, G.C. Williamson: Angelica Kauffmann. Her life and her works. New York 1976.

Martin 1962/IV
Kurt Martin: Kunst des Abendlandes. Teil IV: Neuzeit II. Karlsruhe 1962.

Martindale 1979
Andrew Martindale: The Triumphs of Caesar by Andrea Mantegna in the Collection of her Majesty the Queen at Hampton Court. Mit einem Vorwort von Anthony Blunt. London 1979.

Mathey 1959
J. Mathey: Le rôle décisif des dessins dans l'œuvre de Watteau. In: Connaissance des Arts 86, 1959, S. 40–49.

Matile 1973
H. Matile: Die Farbenlehre Philipp Otto Runges. Ein Beitrag zur Geschichte der Künstlerfarbenlehre. Bern 1973.

Mattenklott 1987
Gert Mattenklott. Mantegnas Doppelleben als Muster für Goethes späte Ästhetik. Einige Beobachtungen zur klassisch-romantischen Balance an Goethes Essay »Julius Caesars Triumphzug – gemalt von Mantegna« (1822). In: Paolo Chiarini (Hrsg.): Bausteine zu einem neuen Goethe. Frankfurt/Main 1987, S. 135–145.

Matthisson 1814
Friedrich von Matthisson: Erinnerungen. Bd. 4. Zürich 1814.

Maturana 1982
Humberto R. Maturana: Erkennen. Die Organisation und Verkörperung von Wirklichkeit. Braunschweig, Wiesbaden 1982.

Maurach 1992
Gregor Maurach: Der vergilische und der vatikanische Laokoon. Mit einem Anhang zu Michelangelos Laokoon-Zeichnung. In: Gymnasium 99, 1992, S. 227–247, Taf. I–VIII.

Mazzucchetti 1939
Lavinia Mazzucchetti: Goethe e il Cenacolo di Leonardo. Mailand 1939.

Meckler 1981
Rolf Meckler: Das Goethe-Porträt von Joseph Stieler. Zur Geschichte des Bildes. In: Goethe-Jahrbuch 98, 1981, S. 91–112.

Meder 1922
J. Meder: Albertina-Facsimile. Handzeichnungen deutscher Meister des XV. und XVI. Jahrhunderts. Wien 1922.

Messerer 1983
Wilhelm Messerer: Über Ferdinand Oliviers Zeichnungen von Salzburg. In: Von österreichischer Kunst. Franz Fuhrmann gewidmet. Klagenfurt 1983.

Meusel 1779
Johann Georg Meusel: Miscellaneen artistischen Inhalts. Heft 1. Erfurt 1779.

Meusel 1805
Johann Georg Meusel: Archiv für Künstler und Kunstfreunde. Bd. 1,4. Dresden 1805.

Meyer 1816
Heinrich Meyer: Neudeutsche religiospatriotische Kunst. In: Goethe, Berliner Ausgabe. Bd.XX: Kunsttheoretische Schriften und Übersetzungen. 2. Aufl. Berlin, Weimar 1985, S. 58–83.

Meyer 1991
Hugo Meyer: Antinoos. München 1991.

Michealis 1879
Adolf Michealis: Geschichte des Deutschen Archäologischen Instituts 1829-1879. Hrsg. v. der Centraldirection des Archäologischen Instituts. Berlin 1879.

Mildenberger 1986
Hermann Mildenberger: Dichtende Maler – Malende Dichter. Beobachtungen zur Frage der »Doppelbegabung« am Beispiel von Wilhelm Tischbein. In: Bilder zur Weltliteratur. Siegfried Lenz zum 60. Geburtstag. Ausst. Kat. Landesmuseum Schleswig. Schleswig 1986.

Mildenberger 1986/87
Hermann Mildenberger: J.H.W. Tischbein – Philipp Otto Runge – Friedrich Overbeck. Aspekte des künstlerischen Austauschs. In: Jahrbuch des Schleswig-Holsteinischen Landesmuseums Schloß Gottorf, N.F., Bd. 1, 1986–87. Neumünster 1988, S. 31–87.

Mildenberger 1987
Hermann Mildenberger: Heinrich Friedrich Füger. Theatervorhang-Entwürfe für Wien und Hamburg. In: Weltkunst, Heft 6, 1987.

Mildenberger 1989
Hermann Mildenberger: Johann Heinrich Wilhelm Tischbein (1751–1829). Historienmalerei und niedere Bildgattungen vereint im Dienst monarchischer Restauration. In: IDEA, Jahrbuch der Hamburger Kunsthalle, Bd. VIII, 1989.

Mildenberger 1990
Hermann Mildenberger: Philosophie und klassizistische Kontur. Arthur Schopenhauer zu Zeichnungen von J.H.W. Tischbein. In: Studien zur Künstlerzeichnung. Klaus Schwager zum 65. Geburtstag. Hrsg. v. Stefan Kummer und Georg Satzinger. Stuttgart 1990, S. 258–273.

Milizia 1768
Francesco Milizia: Le Vite dei piu celebri Architetti. Rom 1768.

Milizia 1785
Francesco Milizia: Memorie degli architetti antichi e moderni. 4. Aufl. Bassano 1785.

Miller 1972
Norbert Miller: Mutmaßungen über lebende Bilder. Attitüde und »tableau vivant« als Anschauungsform des 19. Jahrhunderts. In: Das Triviale in Literatur, Musik und bildender Kunst. Hrsg. v. Helga de la Motte Haber. Frankfurt a.M. 1972, S. 106–130.

Miller 1982
Norbert Miller: Winckelmann und der Griechenstreit. Überlegungen zur Historisierung der Antiken-Anschauung im 18. Jahrhundert. In: Tagungsbericht des Winckelmann-Kongresses, Berlin. Berlin 1982.

Miller 1983
Norbert Miller: Europäischer Philhellenismus. Die Auseinandersetzung mit Griechenland von Winckelmann bis zu den Freiheitskriegen. In: Propyläen Geschichte der Literatur, Bd. 4, 1983, S. 315ff.

Miller 1985
Norbert Miller: Der Dichter als Landschaftsmaler. Zu Goethes Umgang mit der Wahrnehmung. In: Michael Ruetz: Goethes Italienische Reise. München 1985, S. 9–19.

Miller 1986
Norbert Miller: Goethes Begegnung mit Jakob Philipp Hackert. Der Jahreszeiten-Zyklus und die »Landschaft nach der Natur« als klassizistisches Programm. In: Die Vier Jahreszeiten im 18. Jahrhundert. Colloquium der Arbeitsstelle 18. Jahrhundert, Gesamthochschule Wuppertal, Universität Münster, 3.–5. Oktober 1983. Heidelberg 1986, S. 185–224.

Miller 1989
Norbert Miller: Landschaften nach der Natur: Der Jahreszeiten-Zyklus des Malers Jacob Philipp Hackert. In: Das Reich der Jahreszeiten. Ausst. Kat. Strauhof Zürich. Zürich 1989.

Miller 1992
Norbert Miller: Rispecciamenti dell'avventura siciliana. Gli ›Estratti da un diario di viaggio‹ e la prima fase del rapporto di Goethe con l'Italia. In: Goethe in Sicilia. Disegni e aquarelli da Weimar. Ausst. Kat. Gibellina und Rom. Hrsg. v. Paolo Chiarini. Rom 1992, S. 55–85.

Miller 1994
Norbert Miller: Die Insel der Nausikaa. Spiegelungen des sizilianischen Abenteuers in Goethes Aufsätzen für Wielands ›Teutscher Merkur‹. In: Abhandlungen der Mainzer Akademie für Wissenschaften und Literatur 1994.

Moffitt 1990
John F. Moffitt: Malleus maleficarum. A literary context for Fuseli's Nightmare. In: Gazette des beaux-arts. Pér. 6, T. 115, 1990, S. 241–248.

Moisy 1986
Sigrid von Moisy u.a. (Hrsg): Johann Joachim Winckelmann: Unbekannte Schriften. Antiquarische Relationen und Beschreibung der Villa Albani. (Bayerische Akademie der Wissenschaften, Phil.-Hist. Klasse, Abhandlungen, N.F. Heft 95). München 1986.

Möller 1953
Kurt Detlev Möller: Hamburg im Spiegel der Tagebücher des holsteinischen Kammerherrn August von Hennings 1796, 1798, 1801. In: Zeitschrift des Vereins für Hamburgische Geschichte 42, 1953.

Monot/Noirot/Theodorides 1967
Th. Monot, P. Noirot, I. Theodorides: Achille Valenciennes. Paris 1967.

Monrad 1986/87
Kasper Monrad: Abildgaard and the Art Academy in Copenhagen at the End of the 18th Century. In: Leids Kunsthistorisch Jaarboek V/VI, 1986/87 (Academies of Art between Renaissance and Romanticism). Den Haag 1989.

Mordaunt Crook 1972
J. Mordaunt Crook: The Greek Revival. London 1972.

Moritz 1948
Karl Philipp Moritz: Götterlehre oder mythologische Dichtungen der Alten. (Erstdruck 1791). Lahr 1948.

Moritz 1962
Karl Philipp Moritz: Schriften zur Ästhetik und Poetik. Hrsg. v. H.-J. Schrimpf. Tübingen 1962.

Moritz 1981/I–II
Karl Philipp Moritz: Werke in zwei Bänden. (Bibliothek deutscher Klassiker. Hrsg. von den Nationalen Forschungs- und Gedenkstätten der klassischen deutschen Literatur in Weimar). Berlin, Weimar 1981.

Moxey 1980
Keith P.F. Moxey: Master E.S. and the folly of love. In: Simiolus. Netherlands quarterly for the history of art, Bd. II, 1980, Nr. 2, S. 125–148.

Müllensiepen 1930
Paul Müllensiepen: Die Französische Revolution und Napoleon in Goethes Weltanschauung. In: Jahrbuch der Goethe-Gesellschaft 16, 1930, S. 73–108.

Müller 1832
Karl Wilhelm Müller: Goethes letzte literarische Tätigkeit. Jena 1832.

Müller 1882
Kanzler Friedrich von Müller: Unterhaltungen mit Goethe. Mit Anmerkungen vers. und hrsg. v. Renate Grumach. Weimar 1956

Müller-Hofstede 1973
Annelore Müller-Hofstede: Der Landschaftsmaler Pascha Johann Friedrich Weitsch 1723–1803. Braunschweig 1973.

Müller-Tamm 1991
Pia Müller-Tamm: Rumohrs »Haushalt der Kunst«. Zu einem kunsttheoretischen Werk der Goethezeit. (Studien zur Kunstgeschichte, Bd. 60). Hildesheim, Zürich, New York 1991.

Müller-Tamm 1993
Jutta Müller-Tamm: »Kunst als Gipfel der Wissenschaft«. Ästhetische und wissenschaftliche Weltaneignung bei Carl Gustav Carus. Unveröffentl. Diss. Frankfurt 1993.

Münz 1949
Ludwig Münz: Goethes Zeichnungen und Radierungen. Wien 1949.

Muthmann 1955
Friedrich Muthmann: Alexander von Humboldt und sein Naturbild im Spiegel der Goethezeit. Zürich, Stuttgart 1955.

Neidhardt 1976
Hans Joachim Neidhardt: Die Malerei der Romantik in Dresden. Leipzig 1976.

Nerval 1989
Gérard de Nerval: Werke. Bd. III: Die Töchter der Flamme. Hrsg. v. Norbert Miller und Friedhelm Kemp. München 1989.

Neues Deutsches Museum 1791
Neues Deutsches Museum, Vierter Band, Leipzig 1791.

Neues Testament und Psalter 1982
Neues Testament und Psalter. In der Sprache Martin Luthers. Hamburg 1982.

Neumann 1988/89
Gerhard Neumann: »...der Mensch ohne Hülle ist eigentlich der Mensch«. Goethe und Heinrich von Kleist in der Geschichte des physiognomischen Blicks. In: Kleist-Jahrbuch, 1988/89, S. 259–279.

Nicolson 1968
Benedict Nicolson: Joseph Wright of Derby. Painter of Light. 2 Bde. London 1968.

Noack 1976
Hermann Noack: Naturgemälde und Naturerkenntnis. Alexander von Humboldts »Kosmos« in problemgeschichtlicher Rückschau. In: R. Hammacher (Hrsg.): Universalismus und Wissenschaft im werk und Wirken der Brüder Humboldt. Frankfurt 1976, S. 46–70.

Oberhuber 1988
Konrad Oberhuber: Poussin. The Early Years in Rome. The Origins of French Classicism. Foreword by P. Pillsbury. Oxford 1988.

Obermeier 1983
F. Obermeier: Die Eutiner literarische Gesellschaft, Werden und Wirken. Bd. 1. Eutin 1983.

Oesterreich 1775
Matthias Oesterreich: Beschreibung und Erklärung der Grupen, Statuen, ..., welche die Sammlung Sr. Majestät, des Königs von Preußen, ausmachen. Berlin 1775.

Oettingen 1910
Wolfgang von Oettingen: Goethe und Tischbein. In: Schriften der Gothe-Gesellschaft, Bd. 25. Weimar 1910.

Oldroyd 1979
D.R. Oldroyd: Historicism and the Rise of Historical Geology. Part I. In: History of Sciences 17, 1979, S. 191–213.

Oppé 1952
Adolf Paul Oppé: Alexander and John Robert Cozens. London 1952.

Oppé 1952
A.P. Oppé: Alexander & John Robert Cozens. London 1952.

Osten 1983
Gert von der Osten: Hans Baldung Grien. Gemälde und Dokumente. Berlin 1983.

Osterkamp 1986
Ernst Osterkamp: Nachwort. In: Sizilien. Reisebilder aus drei Jahrhunderten. Hrsg. v. Ernst Osterkamp. München 1986.

Osterkamp 1986 a
Ernst Osterkamp: Bedeutende Falten. Goethes Winckelmann-Rezeption am Beispiel seiner Beschreibung von Marcantonio Raimondis Apostelzyklus. In: Johann Joachim Winckelmann 1717–1768. Hrsg. von Thomas W. Gaethgens (Studien zum 18. Jahrhundert, Bd. 7). Hamburg 1986, S. 265–288..

Osterkamp 1987
Ernst Osterkamp: Zur Geschichte der deutschen Sizilienwahrnehmung im 18. und 19. Jahrhundert. In: Ein unsäglich schönes Land! Hrsg. v. Albert Meier. Palermo 1987.

Osterkamp 1991
Ernst Osterkamp: Im Buchstabenbilde. Studien zum Verfahren Goethescher Bildbeschreibungen. Stuttgart 1991.

Osterkamp 1992
Ernst Osterkamp: Johann Hermann von Riedesels Sizilienreise. Die Winckelmannsche Perspektive und ihre Folgen. In: Europäische Reisen im Zeitalter der Aufklärung. Hrsg. v. Hans-Wolf Jäger. Heidelberg 1992.

Osterkamp 1993
Ernst Osterkamp: Die Dichtung als Mutter der Künste. Zur Bedeutung eines kunsttheoretischen Topos im deutschen Klassizismus. In: Schwäbischer Klassizismus zwischen Ideal und Wirklichkeit. Aufsätze. Hrsg. von Christian von Holst. Staatsgalerie Stuttgart 1993, S. 177-183.

Otto/Wenzlaff 1979
Goethe in vertraulichen Briefen seiner Zeitgenossen. Zusammengestellt von Wilhelm Bode, neu hrsg. v. Regine Otto und Paul Gerhard Wenzlaff. München 1979.

Palma 1983
Beatrice Palma: Museo Nazionale Romano. Le sculture. Hrsg. v. Antonio Giuliano. I,4. I Marmi Ludovisi: Storia della Collezione. Rom 1983.

Parker 1948
K. T. Parker: The Drawings of Antonio Canaletto. Oxford, London 1948.

Parker/Mathey 1957/58
K. T. Parker, J. Mathey: Antoine Watteau. Catalogue complet de son œuvre dessiné. 2 Bde. Paris 1957/58.

Paulson 1982
Ronald Paulson: Literary Landscapes. Turner and Constable. New Haven 1982.

Pestalozzi 1984
Karl Pestalozzi: Zum Lavater-Porträt in Goethes »Dichtung und Wahrheit«. In: Goethe im Kontext. Hrsg. v. Wolfgang Wittkowski. Tübingen 1984, S. 283–299.

Petrucci 1965
A. Petrucci: Le Magnificenze di Roma. Rom 1965.

Pfotenhauer 1988/89
Helmut Pfotenhauer: Goethes sizilianische Ästhetik. In: Jahrbuch des Wiener Goethe-Vereins Bd. 92/93, 1988/89, S. 81–90.

Piepmeier 1980
Rainer Piepmeier: Das Ende der ästhetischen Kategorie »Landschaft«. Zu einem Aspekt neuzeitlichen Naturverständnisses. In: Westfälische Forschungen 30, 1980, S. 8–46.

Piles 1708
Roger de Piles: Cours de Peinture par Principes. Paris 1708.

Piles 1760
Roger de Piles: Einleitung in die Malerey aus Grundsätzen. Aus dem Französischen ... übersetzt. Leipzig 1760.

Pilger 1978
Anton Pilger: Die tektonische Erforschung der Alpen zwischen 1787 und 1915 (Clausthaler Geologische Abhandlungen, Bd. 32). Clausthal-Zellerfeld 1978.

Pinder 1938
Wilhelm Pinder: Goethe und die bildende Kunst. In: Gesammelte Aufsätze. Leipzig 1938.

Playfair 1822
John Playfair: The Works. 2 Bde. Edinburgh 1822.

Pohlen 1985
Ingeborg Pohlen: Untersuchungen zur Reproduktionsgraphik der Rubenswerkstatt (Beiträge zur Kunstwissenschaft; Bd. 6). München 1985.

Poulsen 1991
Ellen Poulsen: Jens Juel. Malerier og pasteller. Kopenhagen 1991.

Powell 1973
Nicolas Powell: Fuseli. The Nightmare. London 1973.

Prause 1968
Marianne Prause: Carl Gustav Carus. Leben und Werk. Berlin 1968.

Prause 1975
Die Kataloge der Dresdner Akademie-Ausstellungen. Bearb. v. Marianne Prause. Berlin 1975.

Praz/Pavanello 1976
Mario Praz, Giuseppe Pavanello: L'opera completa del Canova. (Classici dell'Arte). Mailand 1976.

Preiß 1992
Bettina Preiß: Die wissenschaftliche Beschäftigung mit der Laokoongruppe. Die Bedeutung Christian Gottlob Heynes für die Archäologie des 18. Jahrhunderts. Diss. Bonn 1992.

Prescher 1978
Hans Prescher: Goethes Sammlungen zur Mineralogie, Geologie und Paläontologie (Goethes Sammlungen zur Kunst, Literatur und Naturwissenschaft. Hrsg. von den Nationalen Forschungs- und Gedenkstätten der klassischen deutschen Literatur in Weimar). Berlin 1978.

Propyläen 1965
Propyläen. Eine periodische Schrift. Hrsg. v. Goethe. Bd. 1–3. Einf. und Anh. von Wolfgang Freiherr von Löhneysen. (Fotomechanischer Nachdruck der Ausgabe Tübingen 1798–1800). Stuttgart 1965.

Puttfarken 1981
Thomas Puttfarken: David's »Brutus« and Theories of Pictorial Unity in France. In: Art History, IV/3, 1981, S. 291–304.

Quensted 1856
August Wilhelm Quensted: Sündflut und Paradies. In: Sonst und Jetzt. Populäre Vorträge über Geologie. Tübingen o.J. (1856).

Rademacher 1949
Franz Rademacher: Goethes letztes Bildnis. Krefeld 1949.

Raeber 1979
Willi Raeber: Caspar Wolf 1735-1783. Sein Leben und sein Werk. Ein Beitrag zur Geschichte der Schweizer Malerei des 18. Jahrhunderts (Schweizerisches Institut für Kunstwissenschaft. Œuvrekataloge Schweizer Künstler 7). Zürich 1979.

Rave 1940
Paul Ortwin Rave: Karl Blechen. Leben – Würdigung – Werk. Berlin 1940.

Rave 1950
Paul Ortwin Rave: Die holländernde Mode in der Vaterstadt des jungen Goethe. In: Jahrbuch der Goethe-Gesellschaft. Neue Folge, Bd. 12, 1950, S. 18–31.

Réau 1929
L. Réau: Catalogue de l'art français dans les musées russes. Paris 1929

Rehm 1951
Walther Rehm: Götterstille und Göttertrauer. Bern 1951.

Reindl 1982
Peter Reindl: Johann Heinrich Wilhelm Tischbein. Idyllen. Dortmund 1982.

Rennenkampff 1821
Alexander von Rennenkampff: Ueber Tischbeins neueste Gemälde. In: Oldenburger Blätter 22.I – 26.III, 1821, Sp. 56–57.

Reynolds 1993
Graham Reynolds: Constable's England. Berlin 1993.

Richter 1965/ I–III
Gisela M.A. Richter: The Portraits of the Greeks. 3 Bde. London 1965.

Richter 1992
Simon J. Richter: The End of Laocoon: Pain and Allegory in Goethes »Über Laokoon«. In: Goethe Yearbook 6, 1992, S. 123–134.

Ridgway 1990
Brunilde Sismondo Ridgway: Hellenistic Sculpture I. The Styles of ca. 331–200 B.C. Bristol 1990.

Riemann 1979
Gottfried Riemann (Hrsg.): Karl Friedrich Schinkel. Reisen nach Italien. Tagebücher, Briefe, Zeichnungen, Aquarelle. Berlin 1979.

Ritter Santini 1988
Lea Ritter Santini: Per ritornare: con una barca carica di fagiani. Goethe straniero in Sicilia. In: Nel giardino della storia. Bologna Il Mulino 1988.

Ritter Santini 1994
Lea Ritter Santini: Il paesaggio addomesticato – Dal Settecento agli ultimi romantici. In: Il Paesaggio. Quaderni di San Giorgio, Venedig 1994.

Robert 1893
Carl Robert: Die Iliuperis des Polygnot. Halle 1893.

Robson-Scott 1981
William Douglas Robson-Scott: The younger Goethe and the Visual Arts. Cambridge/London 1981.

Rochette 1822
Raoul Rochette: Lettre de Suisse écrites en 1820, suivies d'un voyage à Chamouny et au Simplon. 2 Bde. Paris 1822.

Rodenwaldt 1942
Gerhardt Rodenwaldt: Goethes Besuch im Museum Maffeianum zu Verona. (102. Winckelmannsprogramm der Archäologischen Gesellschaft zu Berlin). Berlin 1942.

Röder o.J.
Sabine Röder: Höhlenfaszination in der Kunst um 1800. Ein Beitrag zur Ikonographie von Klassizismus und Romantik in Deutschland. Phil. Diss. Berlin. Remscheid o.J. [1987].

Roethlisberger 1958
Marcel Roethlisberger: Les pendants dans l'œuvre de Claude Lorrain. In: Gazette des Beaux- Arts, April 1958, S. 215–228.

Roethlisberger 1960
Marcel Roethlisberger: The subjects of Claude Lorrain's paintings. In: Gazette des Beaux-Arts, April 1960, S. 209–224.

Roethlisberger 1961/I–II
Marcel Roethlisberger: Claude Lorrain. The Paintings. 2 Bde. New Haven 1961.

Roethlisberger 1968
Marcel Roethlisberger: Claude Lorrain. The Drawings. Berkeley, Los Angeles 1968.

Roethlisberger 1977
Marcel Roethlisberger: Tout l'œuvre peint de Claude Lorrain. Paris 1977.

Rölleke 1989
Heinz Rölleke: »...non est pictum« – auch ein Goethesches Dictum? In: Jahrbuch Freies Deutsches Hochstift, Frankfurt 1989, S. 147–155

Rollett 1883
Hermann Rollett: Die Goethe-Bildnisse. Biographisch-kunstgeschichtlich vorgestellt. Wien 1883.

Rooses 1886–92/I–V
M. Rooses: L'Œuvre de P.P. Rubens. Histoire et Description de ses Tableaux et Dessins. 5 Bde. Antwerpen 1886–92.

Roquette 1883
O. Roquette: Friedrich Preller. Frankfurt 1883.

Rosenberg 1973
Pierre Rosenberg: La mort de Germanicus de Poussin. In: La Revue du Louvre 23, 1973, S. 137f.

Rosenblum 1966 (1969, 1974)
Robert Rosenblum: Transformations in Late 18th Century Art. Princeton 1966 (Weitere Ausgaben: Princeton 1969 und 1974).

Rosenthal 1927
Anna Rosenthal: Bernhard Rode, ein Berliner Maler des 18. Jahrhunderts. In: Mitteilungen des Vereins für die Geschichte Berlins, Bd. 44, 1827, Heft 3, S. 81–104.

Rotermund 1963
Hans-Martin Rotermund (Hrsg.): Rembrandts Handzeichnungen und Radierungen zur Bibel. Stuttgart 1963.

Röttgen 1981
Steffi Röttgen: Zum Antikenbesitz des Anton Raphael Mengs und zur Geschichte und Wirkung seiner Abguß- und Formensammlung. In: Antikensammlungen im 18. Jahrhundert. Hrsg. v. Herbert Beck und Peter C. Bol. (Frankfurter Forschungen zur Kunstgeschichte, Bd. 9). Berlin 1981, S. 129–148.

Roworth 1992
Wendy Wassyng Roworth (Hrsg.): Angelica Kauffmann. A Continental Artist in Georgian England. London 1992.

Rudwick 1976
Martin J.S. Rudwick: The Emergence of a Visual Language for Geological Science 1760-1840. In: History of Science 14, 1976, S. 149–195.

Ruland 1887
Carl Ruland: Die Schätze des Goethe-National-Museums. Leipzig 1887.

Runge 1840
Philipp Otto Runge: Hinterlassene Schriften. 2 Bde. Hrsg. v. Daniel Runge. Hamburg 1840–41.

Runge/Goethe 1940
Philipp Otto Runges Briefwechsel mit Goethe. Hrsg. v. Hellmuth Frh. von Maltzahn. Weimar 1940.

Ruskin 1904
The Works of John Ruskin. Library Edition. Hrsg. v. Edward T. Cook und Alexander Wedderburn. Bd.1. London 1904.

Russel 1982
H. Russel: Claude Lorrain 1600–1682. Washington 1982.

Saché 1933
Marc Saché: David d'Angers et Goethe. Weimar Août 1829. In: La Province D'Anjou, VIII, 1933, S. 1–44.

Salerno 1977–82/I–III
Luigi Salerno: Landscape Painters of the Seventeenth Century in Rome. 3 Bde. Rom 1977–1982.

Sandrart 1675–79
Joachim von Sandrart: Teutsche Academie. 2 Bde. Nürnberg, Frankfurt 1675–1679.

Saussure 1779–1796
Horace-Bénédict de Saussure: Voyages dans les Alpes, Précédes d'un essai sur l'histoire naturelle des envirins de Genève. 4 Bde. Neuchâtel 1779X–1796.

Saussure 1781–88
Horacius Benedictus von Saussure: Reisen durch die Alpen, nebst einem Versuche über die Naturgeschichte der Gegenden von Genf. 4 Bde. Leipzig 1781–88.

Schadow 1849
J. G. Schadow: Kunstwerke und Kunstansichten. Ein Quellenwerk zur Berliner Kunst- und Kulturgeschichte zwischen 1780 und 1845. Kommentierte Neuausgabe der Veröffentlichung von 1849. Hrsg. v. G. Eckardt. 2 Bde. Berlin 1987.

Schadow 1980
Johann Gottfried Schadow: Kunst-Werke und Kunst-Ansichten (1849). Aufsätze und Briefe (2. Aufl. 1890). Eingel. und mit einem Register versehen v. Helmut Börsch-Supan. Berlin 1980.

Schaeffer 1914
Emil Schaeffer: Goethes äußere Erscheinung. Leipzig 1914.

Schaeffer 1980
Emil Schaeffer: Goethe. Seine äussere Erscheinung. Ergänzt von Jörn Göres. Frankfurt a.M. 1980.

Schaller 1990
Marie-Louise Schaller: Annäherung an die Natur. Schweizer Kleinmeisterei in Bern 1750–1800. Bern 1990.

Scheidig 1952 a
Walther Scheidig: Leonardo – Goethe – Bossi. In: Leonardo da Vinci. Der Künstler und seine Zeit. Hrsg. v. H. Lüdecke im Auftrag der Deutschen Akademie der Künste. Berlin 1952, S. 107–114.

Scheidig 1952 b
Walther Scheidig: Nachwort. In: Johann Wolfgang von Goethe: Joseph Bossi ueber Leonards da Vinci Abendmahl zu Mailand. o.O. 1952.

Scheidig 1958
Walther Scheidig: Goethes Preisaufgaben für bildende Künstler 1799-1805 (Schriften der Goethe-Gesellschaft, Bd. 57). Weimar 1958.

Schenk zu Schweinsberg 1930
Eberhard Schenk zu Schweinsberg: Georg Melchior Kraus. Weimar 1930.

Schenk-Sorge 1989
Jutta Schenk-Sorge: Carl Blechen und der Beginn der Freilichtmalerei. Studien zu seinen Ölskizzen. Diss. Bonn 1989.

Schiering 1969
Wolfgang Schiering: Zur Geschichte der Archäologie. In: Ulrich Hausmann (Hrsg.): Allgemeine Grundlagen der Archäologie. Handbuch der Archäologie (im Rahmen des Handbuchs der Altertumswissenschaft). München 1969.

Schiff 1961
Gert Schiff: J.H. Füssli. Ein Sommernachtstraum. Stuttgart 1961.

Schiff 1973
Gert Schiff: Johann Heinrich Füssli 1741–1825. Text und Œvrekatalog. 2 Bde. Zürich, München 1973.

Schiller 1861
J.H.W. Tischbein: Aus meinem Leben. Hrsg. v. Carl G. W. Schiller. Braunschweig 1861.

Schlaffer 1986
Hannelore Schlaffer: Klassik und Romantik 1770–1830. Epochen der deutschen Literatur in Bildern. Stuttgart 1986.

Schlegel 1957
Friedrich Schlegel: Literary Notebooks 1797–1801. Hrsg. v. Hans Eichner. London 1957.

Schlegel 1959
F. Schlegel: ZAnsichten und Ideen von der christlichen Kunst. (Kritische Friedrich-Schlegel-Ausgabe, Bd. 4). München u.a. 1959.

Schlegel 1984
Friedrich Schlegel: Gemälde alter Meister. Mit Kommentar und Nachwort von Hans Eichner und Norma Lelless. Darmstadt 1984.

Schlegel 1988
Ursula Schlegel: Die italienischen Bildwerke des 17. und 18. Jahrhunderts. Die Erwerbungen von 1978 bis 1988. (Staatliche Museen Preußischer Kulturbesitz. Die Bildwerke der Skulpturengalerie Berlin. Bd. I A). Berlin 1988.

Schleiermacher 1799
Friedrich Schleiermacher: Über die Religion. Reden an die Gebildeten unter ihren Verächtern (1799). Hrsg. von C. H. Ratschow. Stuttgart 1969.

Schlink 1992
Wilhelm Schlink: Der Bilderbasar. Die Maler am Pariser Salon 1791-1880. Rez. v. Andrée Sfeir-Semler: Die Maler am Pariser Salon 1791 bis 1880. Frankfurt, New York 1992. In: Neue Zürcher Zeitung, 11./12.Dez. 1993, S. 65.

Schmidt 1961
Peter Schmidt: Die privaten Kunstsammlungen in Frankfurt am Main von ihren Anfängen bis zur Ausbildung der reinen Kunstsammlung. Diss. Göttingen 1961.

Schmidt 1965
Peter Schmidt: Goethes schematische Kreise. Ein Beitrag zum mystischen Gebrauch der Farben. In: Jahrbuch des Freien Deutschen Hochstifts 1965, S. 168–185.

Schmidt 1985/I–II
Jochen Schmidt: Die Geschichte des Genie-Gedankens in der deutschen Literatur, Philosophie und Politik 1750–1945. 2 Bde. Darmstadt 1985.

Schmoll gen. Eisenwerth 1970
J.A. Schmoll gen. Eisenwerth: Fensterbilder. Motivketten in der europäischen Malerei. In: Beiträge zur Motivkunde des 19. Jahrhunderts. (Studien zur Kunst des 19. Jahrhunderts, Bd. 6). München 1970, S. 112ff.

Schnackenburg 1981/I–II
Bernhard Schnackenburg: Adriaen van Ostade. Isack van Ostade. Zeichnungen und Aquarelle. Gesamtdarstellung mit Werkkatalogen. 2 Bde. Hamburg 1981.

Schneider-Carius 1950
Karl Schneider Carius: Goethes Erlebnis und Erforschung der atmosphärischen Erscheinungen. In: Goethe, Neue Folge des Jahrbuchs der Goethe-Gesellschaft 12, 1950, S. 276–309.

Schnyder-Seidel 1980
Barbara Schnyder-Seidel: Goethes letzte Schweizer Reise. Mit zeitgenössischen Illustrationen. Frankfurt 1980.

Schnyder-Seidel 1989
Barbara Schnyder-Seidel: Goethe in der Schweiz: anders zu lesen. Von der Wahrheit in der Dichtung letztem Teil. Bern, Stuttgart 1989.

Schöll 1833
Gustav Adolf Schöll: Über das Leben der Kunst in der Zeit, aus Veranlassung der Berliner Kunstausstellung im Herbst 1832. In: Museum 1, 1833, S. 41–43.

Schönberger 1932
Guido Schönberger: Kunst und Kunstleben in Frankfurt a.M. In: Heinrich Voelcker (Hrsg.): Die Stadt Goethes. Frankfurt am Main im 18. Jahrhundert. Frankfurt a.M. 1932 (unveränderter Nachdruck 1982), S. 289–324.

Schöne 1968
Albrecht Schöne: Über Goethes Wolkenlehre. In: Jahrbuch der Akademie der Wissenschaften in Göttingen 1968, S. 26–54.

Schröder 1993
Stephan F. Schröder: Katalog der antiken Skulpturen des Museo del Prado in Madrid. Band 1: Die Porträts. Mainz 1993.

Schubert 1987
Werner Schubert: Christiane von Goethe, geb. Vulpius. Zwei Zeichnungen Goethes. Hrsg. von den Nationalen Forschungs- und Gedenkstätten der klassischen deutschen Literatur in Weimar. Weimar 1987.

Schuch. I–II
Goethes Kunstsammlungen. 2 Tle. Beschrieben von Christian Schuchardt. Jena 1848.

Schudt 1959
Ludwig Schudt: Italienreisen im 17. und 18. Jahrhundert. Wien, München 1959.

Schuette 1910
Marie Schuette: Das Goethe-National-Museum zu Weimar. Leipzig 1910.

Schulte-Strathaus 1910
Ernst Schulte-Strathaus: Die Bildnisse Goethes. 49. Bd. der Propyläen. 1. Supplement. München 1910.

Schulz-Uellenberg 1947
Gisela Schulz-Uellenberg: Goethe und die Bedeutung des Gegenstandes für die bildende Kunst. München 1947.

Schulze 1940
Friedrich Schulze: Adam Friedrich Oeser und die Gründung der Leipziger Akademie. Leipzig 1940.

Schulze 1943
Friedrich Schulze: Adam Friedrich Oeser. Der Vorläufer des Klassizismus. Leipzig 1943.

Schulze 1989
Sabine Schulze: Antikes Vorbild in barockem Pathos – Berninis Daniel in der Löwengrube. In: Herbert Beck, Sabine Schulze (Hrsg.): Antikenrezeption im Hochbarock. Berlin 1989.

Schulze 1994
Sabine Schulze: Zwischen Innovation und Tradition. Berninis Apoll und Daphne. In: Städel Jahrbuch, NF, Bd. 14, 1993, S. 231–250.

Schulze Altcappenberg 1986
Hein-Th. Schulze Altcappenberg: Zwischen Ideal und Wirklichkeit. Zum Verständnis der Goethe Zeichnungen. In: »...auf classischem Boden begeistert«. Goethe in Italien. Ausst. Kat. Goethe-Museum Düsseldorf u.a. 1986/87. Hrsg. v. Jörn Göres. Mainz 1986, S. 99–112.

Schuster 1983/84
Peter Klaus Schuster: Gesetz und Gnade. In: Luther und die Folgen für die Kunst. Hrsg. v. Werner Hofmann. Ausst. Kat. Hamburger Kunsthalle 1983/84. München 1983, S. 210–217.

Schuster 1990
Peter Klaus Schuster: Vielfalt und Brüche. Carl Blechen zwischen Romantik und Realismus. In: Carl Blechen. Zwischen Romantik und Realismus. Ausst. Kat. Nationalgalerie, Berlin. Hrsg. v. Peter-Klaus Schuster. Berlin 1990, S. 9–26.

Scott 1975
Jonathan Scott: Piranesi. London, New York 1975.

Scurla 1976
Herbert Scurla: Wilhelm von Humboldt. Werden und Wirken. Düsseldorf 1976.

Seibold 1987
Ursula Seibold: Zum Verständnis des Lichts in der Malerei J.M.W. Turners. Diss. Heidelberg 1987.

Seidlitz 1914
W. von Seidlitz: Die französische Kunstakademie und der Klassizismus. In: Zeitschrift für bildende Kunst. N.F. 25, 1914.

Seitz 1987
Gabriele Seitz: Wo Europa den Himmel berührt. Die Entdeckung der Alpen. München, Zürich 1987.

Serao 1740
Francesco Serao: Istoria dell'incendio del Vesuvio. Napoli 1740.

Serao 1741
Francesco Serao: Histoire du mont Vesuve. Paris 1741.

Shanes 1990
Eric Shanes: Turner's Human Landscape. London 1990.

Sieveking 1990
Hinrich Sieveking: Zeichen der Zeit – von Füssli bis Menzel – Aspekte deutscher Zeichenkunst der Goethezeit. In: Zeichnung und Moderne I. Alsfeld 1990, S. 45–127.

Silberschlag 1779
Johann Elias Silberschlag: Physikalisch-mathematische Beschreibung des Brockenbergs. In: Beschäftigungen der Berlinischen Gesellschaft naturforschender Freunde 4, 1779, S. 332–407.

Simon 1987
Erika Simon: Kriterien zur Deutung ›pasitelischer‹ Gruppen. In: Jahrbuch des Deutschen Archäologischen Instituts. Bd. 102, 1987, S. 291–304.

Slive 1965/I–II
Seymour Slive: Drawings of Rembrandt. With a Selection of Drawings by His Pupils and Followers. 2 Bde. New York 1965.

Sloan 1986
Kim Sloan: Alexander and John Robert Cozens. The Poetry of Landscape. New Haven, London 1986.

Small 1990
Alistair M. Small: A New Head of Antonia Minor. In: Mitteilungen des Deutschen Archäologischen Instituts, Römische Abteilung, Bd. 97. Mainz 1990, S. 217–234.

Sonnenfels 1768
Joseph Sonnenfels: Von dem Verdienste des Porträtmalers. Wien 1768.

Sörensen 1963
Bengt Algot Sörensen: Symbol und Symbolismus in der ästhetischen Theorie des 18. Jahrhunderts und der deutschen Romantik. Kopenhagen 1963.

Sörrensen 1910
Wolfgang Sörrensen: Johann Heinrich Wilhelm Tischbein. Sein Leben und seine Kunst. Berlin, Stuttgart 1910.

Spielmann 1966
Heinz Spielmann: Andrea Palladio und die Antike. München 1966.

Sprigath 1968
Gabriele Sprigath: Themen aus der Geschichte der römischen Republik in der französischen Malerei des 18. Jahrhunderts. 2 Bde. Diss. München 1968.

Springer 1981
Peter Springer: Schinkels Schloßbrücke in Berlin. Zweckbau und Monument. Frankfurt a.M., Berlin, Wien 1981.

Staccioli/Moreno 1981
Sara Staccioli, Paolo Moreno: La collezine della Galleria Borghese Roma. (I grandi Musei). Mailand 1981.

Staël 1979
Germaine de Staël: Corinna oder Italien. (Übersetzung Dorothea Schlegel). München 1979.

Stark 1880
Carl Bernhard Stark: Systematik und Geschichte der Archäologie der Kunst. Leipzig 1880.

Steinbrucker 1915
Charlotte Steinbrucker: Lavaters Physiognomische Fragmente im Verhältnis zur bildenden Kunst. Berlin 1915.

Steinfeld 1991
Ludwig Steinfeld: Goethes Reisen zwischen Frankfurt und Weimar. Frankfurt a.M. 1991.

Sterling 1958
Ch. Sterling: Die Französische Malerei in der Eremitage von Poussin bis zu Picasso. Berlin 1958.

Stoll 1923
Adolf Stoll: Der Maler Johann Friedrich August Tischbein und seine Familie. Stuttgart 1923.

Stolpe 1985
Elmar Stolpe: Klassizismus und Krieg. Über den Historienmaler Jacques-Louis David. Frankfurt a.M., New York 1985.

Strauss 1976
Ernst Strauss: William Turner und die Landschaft seiner Zeit. Zur Ausstellung in der Hamburger Kunsthalle, Mai/Juli 1976. In: Kunstchronik, 29. Jg., 1976, H. 12, S. 401–417.

Stumpf 1982
Claudia Stumpf: The ›Expedition into Sicily‹. In: Michael Clarke, Nicholas Penny (Hrsg.): The Arrogant Connoisseur. Richard Payne Knight 1751–1824. Manchester 1982, S. 19–31.

Stumpf 1986
Claudia Stumpf: Introduction. In: Richard Payne Knight: Expedition into Sicily (1777). Hrsg. v. Claudia Stumpf. London 1986, S. 9–22.

Sulzer 1778
Johann Georg Sulzer: Allgemeine Theorie der Schönen Künste. 2. Aufl. Leipzig 1778.

Sumowski 1970
Werner Sumowski: Caspar David Friedrich-Studien. Wiesbaden 1970.

Szondi 1974
Peter Szondi: Poetik und Geschichtsphilosophie I. Antike und Moderne in der Ästhetik der Goethezeit. Hegels Lehre von der Dichtung (Studienausgabe der Vorlesungen. Bd. 2). Hrsg. von Senta Metz und Hans-Hagen Hildebrandt. Frankfurt a.M. 1974.

Thornes 1978
John E. Thornes: The Accurate Dating of Certain of John Constable's Cloud Studies 1821/22 Using Historical Weather Records (Occasional Papers. No. 34. University College London). London 1978.

Thuillier 1974
Jacques Thuillier: Tout l'œuvre peint de Poussin. Paris 1974.

Tietze-Conrat 1935
E. Tietze-Conrat: Die Vorbilder von Daniel Hopfers figuralem Werk. In: Jahrbuch der Kunsthistorischen Sammlungen in Wien, N.F., Bd. IX, 1935, S. 97–110.

Tischbein 1786
J. H. W. Tischbein: Briefe aus Rom über neue Kunstwerke jetzt lebender Künstler. In: Der Teutsche Merkur vom Jahre 1786, Erstes Vierteljahr, Weimar 1786.

Tischbein 1861
J. H. W. Tischbein, Aus meinem Leben. Bd. 2. Hrsg. von Carl G. W. Schiller. Braunschweig 1861.

Tischbein 1922
Wilhelm Tischbein: Aus meinem Leben. Hrsg. v. Lothar Brieger. Berlin 1922.

Tomory 1974
Peter Tomory: Heinrich Füssli. Leben und Werk. Berlin 1974.

Traeger 1975
Jörg Traeger: Philipp Otto Runge und sein Werk. Monographie und kritischer Katalog. München 1975.

Traeger 1980
Jörg Traeger: »...Als ob einem die Augenlider weggeschnitten wären«. Bildtheoretische Betrachtungen zu einer Metapher von Kleist. In: Kleist-Jahrbuch 1980, S. 86–106.

Trease 1967
Geoffrey Trease: The Grand Tour. London 1967.

Trier 1980
Eduard Trier: Der vollendete Dom. In: Der Kölner Dom im Jahrhundert seiner Vollendung. Ausst. Kat. Historisches Museum, Josef-Haubrich-Kunsthalle Köln. Bd. 2: Essays zur Ausstellung. Hrsg. von Hugo Borger. Köln 1980, S. 36–X47.

Trümpy 1968
Rudolf Trümpy: Goethes geognostisches Weltbild. (Eidgenössische Technische Hochschule. Kultur- und Staatswissenschaftliche Schriften. Heft 127). Zürich 1968.

Trunz 1971
Erich Trunz: Über Goethes Verse und Prosa zu Tischbeins Idyllen. In: Erich Trunz (Hrsg.): Studien zu Goethes Alterswerken. Frankfurt a.M. 1971.

Trunz 1972
Erich Trunz: Goethe als Sammler. In: Goethe-Jahrbuch 1972, S. 13-61.

Trunz 1980
Erich Trunz: Goethes Entwurf Landschaftliche Malerei. In: Ders.: Weimarer Goethe-Studien. (Schriften der Goethe-Gesellschaft, Bd. 61). Weimar 1980.

Uhde 1922
Hermann Uhde: Erinnerungen und Leben der Malerin Louise Seidler. Berlin 1922.

Utz 1990
Peter Utz: Das Auge und das Ohr im Text. Literarische Sinneswahrnehmung in der Goethezeit. München 1990.

Vaget 1971
Hans Rudolf Vaget: Dilettantismus und Meisterschaft. Zum Problem des Dilettantismus bei Goethe: Praxis, Theorie, Zeitkritik. München 1971.

Vagt 1984
Cornelia Vagt: Gerdt Hardorff und sein Werk. Monographie und Katalog. Diss. Kiel (masch.) 1984.

Valenciennes 1799/1800
Pierre-Henri de Valenciennes: Eléments de perspective pratique à l'usages des artistes, suivis de Réflexions et Conseils à un Elève sur la Peinture et particulièrement sur le genre du Paysage. Paris l'an VIII (1799/1800).

Valentiner 1925–34/I–II
Wilhelm R. Valentiner: Rembrandt. Des Meisters Handzeichnungen. 2 Bde. (Klassiker der Kunst; Bd. 31, 32). Stuttgart, Berlin 1925–1934.

Vergara 1982
Lisa Vergara: Rubens and the Poetics of Landscape. London 1982.

Vierneisel-Schlörb 1979
Barbara Vierneisel-Schlörb: Glyptothek München. Katalog der Skulpturen. Hrsg. von Klaus Vierneisel. Bd. II: Klassische Skulpturen des 5. und 4. Jahrhunderts v. Chr. München 1979.

Vivian 1989
Francis Vivian: Die Sammlung des Consul Smith. Meisterwerke italienischer Zeichnung aus der Royal Library, Windsor Castle. Von Raffael bis Canaletto. München 1989.

Vogel 1909
Julius Vogel: Goethes Leipziger Studentenjahre. Leipzig 1909.

Vogel 1958
Hans Vogel: Staatliche Gemäldegalerie Kassel. Kat. Kassel 1958.

Voigt/Sucker 1987
Wolfram Voigt, Ulrich Sucker: Johann Wolfgang von Goethe als Naturwissenschaftler. (Biographien hervorragender Naturwissenschaftler, Techniker und Mediziner. Bd. 38). Leipzig 1987.

Voorhelm Schneevoogt 1873
C.G. Voorhelm Schneevogt: Catalogue des Estampes Gravées d'après P.P. Rubens avec l'Indication des Collections où se trouvent les Tableaux et les Gravures. Haarlem 1873.

Waagen 1980
Gustav Friedrich Waagen: Karl Friedrich Schinkel als Mensch und als Künstler (1844). Berlin 1980.

Wackenroder 1984
Wilhelm Heinrich Wackenroder: Werke und Briefe. München 1984.

Waetzoldt 1920
Wilhelm Waetzoldt: Goethes kunstgeschichtliche Sendung. In: Zeitschrift für Deutschkunde 34, 1920, S. 273–288.

Waetzoldt 1921–24
Wilhelm Waetzoldt: Deutsche Kunsthistoriker. 2 Bde. Leipzig 1921–24.

Wagner 1835
Karl Wagner (Hrsg.): Briefe an Johann Heinrich Merck von Goethe, Herder, Wieland und andern bedeutenden Zeitgenossen. Darmstadt 1835.

Wahl 1925
Hans Wahl: Goethe im Bildnis. Leipzig 1925.

Waldenfels 1990
Bernhard Waldenfels: Der Stachel des Fremden. Frankfurt a.M. 1990.

Walford 1991
E. John Walford: Jacob van Ruisdael and the Perception of Landscape. New Haven, London 1991.

Wallerius 1782
Johann Gottschalk Wallerius: Physisch-chemische Betrachtungen über den Ursprung der Welt besonders der Erdwelt und ihrer Veränderung. Erfurt 1782.

Walsh 1991
John Walsh: Skies and reality in Dutch Landscape. In: David Freedberg und Jan de Vries (Hrsg.): Art in History/History in Art. Studies in seventeenth-century Dutch culture (= Issues & Debates. The Getty Center for the History of Art and the Humanities). Santa Monica 1991, S. 95–117.

Wegner 1944
Max Wegner: Goethes Anschauung antiker Kunst. Berlin 1944.

Wegner 1954
Wolfgang Wegner: Ein Schwert von Daniel Hopfer im Germanischen Nationalmuseum in Nürnberg. In: Münchner Jahrbuch für Kunstgeschichte, 1954, S. 124–130.

Wegner 1957
Wolfgang Wegner: Beiträge zum graphischen Werk Daniel Hopfers. In: Zeitschrift für Kunstgeschichte 3, 1957, S. 239–259.

Weinglass 1982
David H. Weinglass: Henry Fuseli and the engraver's art. (The University of Missouri-Kansas City Library). Kansas City 1982.

Weisbach 1932
W. Weisbach: Die französische Malerei des XVII. Jahrhunderts. O.O. 1932.

Welcker 1819/I–II
Friedrich Gottlieb Welcker: Zoegas's Leben. Sammlung seiner Briefe und

Beurtheilung seiner Werke. 2 Tle. Stuttgart und Tübingen 1819.

Wells 1964–65
George A. Wells: Goethe's Geological Studies. In: Pubications of the English Goethe Society 35, 1964–65, S. 92–137.

Werner 1774
Abraham Gottlob Werner: Von den äußerlichen Kennzeichen der Foßilien. Leipzig 1774.

Werner 1787
Abraham Gottlob Werner: Kurze Klassifikation und Beschreibung der verschiedenen Gebirgsarten. Dresden 1787 (Reprint Freiberg 1967).

Wijngaert 1940
F. van den Wijngaert: Inventaris der Rubeniaanschen Prentkunst. Antwerpen 1940.

Wildenstein 1957
Georges Wildenstein: Les Graveurs de Poussin au XVIIe siècle. Introduction par Julien Cain. Paris 1957.

Williams 1982
Charles Williams: Lusieri's surviving works. In: The Burlington Magazine CXXIV, 1982, Nr. 953, S. 492–496.

Williams 1987
Charles Williams: Lusieri's masterpiece? In: The Burlington Magazine CXXIX, 1987, Nr. 1012, S. 459–475.

Wilton 1977
Andrew Wilton: British Watercolours, 1750–1850. Oxford 1977.

Wilton 1979
Andrew Wilton: J.M.W. Turner. Leben und Werk. München 1979.

Wilton 1980
Andrew Wilton: The Art of Alexander and John Robert Cozens. New Haven 1980.

Winckelmann 1756
Johann Joachim Winckelmann: Gedanken über die Nachahmung der griechischen Werke in der Malerei und Bildhauerkunst. Dresden, Leipzig 1756.

Winckelmann 1764
J. J. Winckelmann: Geschichte der Kunst des Alterthums. (Faksimile d. 1. Aufl. Dresden 1764). Straßburg 1966.

Winckelmann 1808
Winckelmann's Werke herausgegeben von C. L. Fernow. Bd. 1. Dresden 1808.

Winckelmann 1825
Johann Winckelmanns sämtliche Werke. Einzige vollständige Ausgabe. Hrsg. v. Joseph Eiselein. Bd. 7. Donaueschingen 1825.

Wirth 1979
Jean Wirth: La jeune fille et la mort. Recherches sur les thèmes macabres dans l'art germanique de la Renaissance. (Hautes Etudes médiévales et modernes, Bd. 36). Genf 1979.

Wolff 1980
Arnold Wolff: Die Baugeschichte des Kölner Domes im 19. Jahrhundert. In: Der Kölner Dom im Jahrhundert seiner Vollendung. Bd. 2: Essays zur Ausstellung der Historischen Museen in der Josef-Haubrich-Kunsthalle Köln 1980/81. Hrsg. von Hugo Borger. Köln 1980, S. 24–35.

Wollin 1933
N.G. Wollin: Gravures originales de Desprez ou executées d'après ses dessins. Malmö 1933.

Woodward 1726
John Woodward: The Natural History of the Earth. Hrsg. von Benjamin Holloway. London 1726.

Wünsche 1956
Erica Wünsche: Der Oldenburger Idyllenzyklus Wilhelm Tischbeins. Diss. München 1956.

Wünsche 1985
Raimund Wünsche. Ein griechischer Traum. Leo von Klenze. Der Archäologe. Ausst. Kat. München 1985/86. München 1985.

Zanker 1974
Paul Zanker: Klassizistische Statuen. Mainz 1974.

Zumbühl 1980
Heinz J. Zumbühl: Die Schwankungen des Grindelwaldgletschers in den historischen Bild- und Schriftquellen des 12. bis 19. Jahrhunderts. Ein Beitrag zur Gletschergeschichte und Erforschung des Alpenraumes (Denkschriften der Schweizerischen Naturforschenden Gesellschaft. Bd. XCII). Basel 1980.

PERSONENREGISTER

Das Register bezieht sich auf Katalog und Aufsätze, nicht auf die Biographie; es erschließt Seitenzahlen und – fettgedruckt – Katalognummern. »f.« verweist auf die folgende, »ff.« auf die zwei folgenden Seiten. Unter dem Stichwort »Goethe, J. W.« wurden nur Seitenzahlen erfaßt, auf denen sich Abbildungen nach Zeichnungen und Aquarellen von Goethe befinden, sowie entsprechende Katalognummern.

IMPRESSUM

Konzeption:
Sabine Schulze
in Zusammenarbeit mit den Autoren

Wissenschaftliche Mitarbeit:
Jutta Müller-Tamm, Anja Petz

Kulturgesellschaft Frankfurt mbhH

Gesamtredaktion:
Ingrid Ehrhardt

Mitarbeit:
Jutta Müller-Tamm

Personenregister:
Veronika Mertens

Kataloggestaltung:
Gerhard Brunner

Gesamtherstellung:
Dr. Cantz'sche Druckerei
Ostfildern-Ruit

Verlag Gerd Hatje
Senefelderstraße 9
73760 Ostfildern
Tel. 0711/44993-0
Fax 0711/4414579

ISBN 3-7757-0817-0

Printed in Germany

DANK

Unser besonderer Dank gilt allen nachstehenden Personen und Institutionen, die mit ihren großzügigen Leihgaben zum Gelingen der Ausstellung beigetragen haben:

Dänemark

Kopenhagen, Statens Museum for Kunst, Dr. Villads Villadsen, Dr. Kasper Monrad

Deutschland

Arolsen, Stiftung des Fürstl. Hauses Waldeck und Pyrmont, Seine Durchlaucht Fürst zu Waldeck und Pyrmont

Bad Homburg v.d.H., Verwaltung der Staatlichen Schlösser und Gärten, Hessen, Dr. Fäthke, Dr. Dräger

Berlin, Deutsches Archäologisches Institut, Prof. Dr. Helmut Kyrieleis, Prof. Dr.-Ing. Adolf Hoffmann

Berlin, Staatliche Museen zu Berlin, Nationalgalerie, Prof. Dr. Peter-Klaus Schuster

Berlin, Staatliche Museen zu Berlin, Kupferstichkabinett, Dr. Gottfried Riemann

Braunschweig, Herzog Anton Ulrich-Museum, Dr. Jochen Luckhardt

Darmstadt, Hessisches Landesmuseum, Dr. Sybille Ebert-Schifferer

Dessau, Anhaltische Gemäldegalerie, Schloß Georgium, Dr. Norbert Michels, Margit Zisché

Dresden, Sächsische Landesbibliothek, Dr. Wolfgang Frühauf

Dresden, Gemäldegalerie Alte Meister der Staatlichen Kunstsammlungen, Dr. Harald Marx, Gerhard Rüger

Dresden, Gemäldegalerie Neue Meister der Staatlichen Kunstsammlungen, Prof. Dr. h.c. Werner Schmidt, Dr. Ulrich Bischoff, Dr. Gerd Spitzer

Dresden, Staatliche Kunstsammlungen, Kupferstichkabinett, Dr. Wolfgang Holler, Dr. Petra Kuhlmann-Hodick

Frankfurt a.M, Freies Deutsches Hochstift/Frankfurter Goethe-Museum, Prof. Dr. Christoph Perels, Dr. Petra Maisak

Frankfurt a.M, Historisches Museum, Prof. Dr. Rainer Koch, Dr. Kurt Wettengl

Frankfurt a.M, Graphische Sammlung im Städelschen Kunstinstitut, Dr. Margret Stuffmann

Gotha, Museen der Stadt Gotha, Schloßmuseum, Dr. Bernd Schäfer, Dr. Allmuth Schuttwolf

Hamburger Kunsthalle, Dr. Helmut R. Leppien

Hamburger Kunsthalle, Kupferstichkabinett, Dr. Eckhard Schaar, Dr. Hanna Hohl

Hamburg, Universität Hamburg/Zentrum für Theaterforschung/Theatersammlung, Dr. Michaela Giesing

Hamburg, Bibliothek der Physikalischen Institute der Universität Hamburg, Dipl.-Bibliothekarin Brigitte Meyer

Hannover, Niedersächsisches Landesmuseum Hannover, Dr. Heide Grape-Albers, Dr. Sigrid Bertuleit

Jena, Thüringer Universitäts- und Landesbibliothek, Dr. Konrad Marwinski

Karlsruhe, Staatliche Kunsthalle Karlsruhe, Dr. Annemarie Winther

Kassel, Staatliche Museen Kassel, Neue Galerie, Dr. Marianne Heinz

Ludwigsburg, Staatliche Schlösser und Gärten, Schloßverwaltung, Dr. Krüger

Mannheim, Städtische Kunsthalle, Prof. Dr. Manfred Fath

Marbach, Schiller-Nationalmuseum, Deutsches Literaturachiv, Dr. Bernhard Fischer

München, Museum für Abgüsse klassischer Bildwerke, Prof. Dr. Paul Zanker, Prof. Dr. Hans-Ulrich Cain

München, Staatliche Graphische Sammlung, Dr. Tilman Falk

München, Bayerische Staatsgemäldesammlungen, Neue Pinakothek, Dr. Christoph Heilmann

München, Städtische Galerie im Lenbachhaus, Dr. Barbara Eschenburg

Nürnberg, Germanisches Nationalmuseum, Dr. Kurt Löcher

Nürnberg, Stadtgeschichtliche Museen Nürnberg, Dr. Matthias Mende

Oldenburg, Landesmuseum, Dr. Peter Reindl

Potsdam-Sanssouci, Stiftung Schlösser und Gärten, Dr. Saskia Hüneke

Rudolstadt, Thüringer Landesmuseum Heidecksburg, Horst Fleischer, Dr. L. Unbehaun

Schwerin, Staatliches Museum Kunstsammlungen, Schlösser und Gärten, Dr. Kornelia von Berswordt-Wallrabe

Stuttgart, Staatsgalerie, Dr. Karin Frank von Maur

Stadt Weimar

Weimar, Kunstsammlungen zu Weimar, Prof. Dr. Rolf Bothe, Dr. Hermann Mildenberger

Weimar, Stiftung Weimarer Klassik, Bernd Kauffmann, Dr. Renate Müller-Krumbach, Dr. Gerhard Schuster, Margarete Oppel

Würzburg, Martin von Wagner Museum der Universität Würzburg, Dr. Irma Wehgartner

Estland

Tartu, Bibliothek der Universität, Dr. Malle Ermels

Frankreich

Angers, Musée d'Angers, Patrick le Nouëne

Chartres, Musée des Beaux-Arts, Maithé Valles-Bled

Nantes, Musée des Beaux-Arts, Henry-Claude Cousseau

Paris, Musée du Louvre, Pierre Rosenberg

Paris, Musée du Louvre, Département des Arts Graphiques, Françoise Viatte

Toulouse, Musées des Augustins, Denis Milhau

Großbritannien

Birmingham, Museum & Art Gallery, Michael Diamond

Derby, Museum and Art Gallery, Keith Wharam

Edinburgh, Scottish National Portrait Gallery, Dr. Duncan Thomas

London, The British Museum Department of Prints and Drawings, A.V. Griffiths, Kim Sloan

London, Royal Academy of Arts, Helen Valentine, Mary Anne Stevens

London, The Courtauld Institute Galleries, John Murdoch, Helen Braham, William Bradford

London, The Tate Gallery, Nicholas Serota, Andrew Williams, David Brown

Manchester City Art Galleries, Sandra Martin

Manchester, The Whitworth Art Gallery, Alistair Smith

Stratford-upon-Avon, Warwickshire Royal Shakespeare Company Collection, Brian Glover

Italien

Bologna, Pinacoteca Nazionale, Prof. Andrea Emiliani

Rom, Palazzo Barberini, Galleria Nazionale d'Arte Antica, Dr. Lorenza Mochi Onori

Città del Vaticano, Monumenti Musei e Gallerie, Prof. Carlo Pietrangeli

Neapel, Dr. Carlo Knight

Norwegen

Oslo, Nasjonalgalleriet, Nils Messel

Österreich

Wien, Akademie der Bildenden Künste, Kupferstichkabinett, Dr. Robert Wagner, Dr. Ulrike Jenni

Wien, Österreichische Nationalbibliothek, Dr. Gerda Mraz

Rußland

St. Petersburg, Ermitage Museum, Prof. Dr. M. Piotrovsky

Moskau, Pushkin State Museum of Fine Arts, Prof. Dr. Irina Antonova

Schweiz

Aarau, Aargauer Kunsthaus, Beat Wismer

Bern, Kunstmuseum, Dr. Hans Christoph von Tavel

Genf, Musée d'art et d'histoire, Cäsar Menz

Solothurn, Kunstmuseum, André Kamber

Winterthur, Kunstmuseum, Dr. Dieter Schwarz

Zürich, Kunsthaus, Dr. Felix Baumann, Dr. Christian Klemm

Spanien

Madrid, Fundación Colección Thyssen-Bornemisza, Tomás Llorens

USA

Malibu, The J. Paul Getty Museum, John Walsh

New Haven, Yale Center for British Art, Duncan Robinson

Princeton, Visual Materials Division. Department of Rare Books and Special Collections, University Libraries, Charles E. Greene

Richmond, Virginia Museum of Fine Arts, Katharine C. Lee

Sowie acht Privatleihgeber, die nicht genannt werden wollen.

Für inhaltliche Ratschläge, Vermittlungen und Ermutigungen danken wir folgenden Kollegen sehr herzlich:

Dr. Svigliano Alloisi, Rom
Prof. Dr. Bernard Andreae, Rom
Prof. Dr. Herbert Beck, Frankfurt
Dr. Maria Grazia Benini, Rom
Prof. Dr. Christian Beutler, Frankfurt
Prof. Dr. Bruno Bushart, Augsburg
Dr. Francis Carrey, London
Prof. Dr. Giovanni Chiarini, Neapel
Prof. Dr. Jens Christian Jensen, Hamburg
Prof. Dr. Klaus Herding, Frankfurt
Prof. Hilmar Hoffmann, München
Dr. Christian von Holst, Stuttgart
Dr. Katharina Krügel, Weimar
Jürgen Krieghoff, Rom
Prof. Dr. Christian Lenz, München
Prof. Dr. Christa Lichtenstern, Frankfurt
Dr. Hans A. Lüthy, Zürich
Dr. Bernhard Maaz, Berlin
Dr. Ekkehard Mai, Köln
Dr. Erich Milleker, Bonn
Prof. Bruno Mocci, Bonn
Dr. Pia Müller-Tamm, Mannheim
Dorothée Nikolaus, Bonn
Dr. Stephen Pepper, Rom
Prof. Dr. Steffi Roettgen, München
Prof. Dr. Lea Ritter Santini, Münster
Petra und Helmut Rumbler, Frankfurt
Dr. Bernhard Schnackenburg, Kassel
Dr. Hinrich Sieveking, München
Dr. Claudio Strinati, Rom
Prof. Dr. Jörg Träger, Regensburg
Christoph Vitali, München
Dr. Lutz Vogel, Weimar
Prof. Dr. Reinhard Wegner, Heidelberg
Prof. Federico Zeri, Rom

PHOTONACHWEIS

Das Bildmaterial wurde von den Leihgebern zur Verfügung gestellt
sowie von
Jörg P. Anders, Berlin
Bildarchiv Foto Marburg
Constantin Beyer, Weimar
Brunzel, Kassel
Richard Caspole, New Haven
Ursula Edelmann, Frankfurt am Main
Sigrid Geske, Weimar
Viktor Harrandt
Foto-Atelier Louis Held (Inh. Eberhard Renno)
Ernst Hirsch, Kassel
Ann Hutchinson, Virginia
Insel Verlag, Frankfurt am Main
Walter Klein, Düsseldorf
Kittel, Weimar
J. Lathion, Oslo
Günther Leipelt
Rheinisches Bildarchiv, Köln
Rolf Lenz, Frankfurt am Main
Hermann Michels, Wuppertal
Pfeifer (Labor), Rudolstadt
Dieter Schwerdtle, Kassel
H. R. Wacker, Oldenburg
Elke Walford, Hamburg
W. W. Winter Ltd., Derby
Liselotte Witzel, Essen
Horst Ziegenfusz